Monatsschrift Kinderheilkunde

Organ der
Deutschen Gesellschaft
für Kinderheilkunde

128. Band 1980

AF135933

Federführende Schriftleiter

H. Ewerbeck
Kinderkrankenhaus der Stadt
Amsterdamer Straße 59
D-5000 Köln 60

K. H. Schäfer
Universitäts-Kinderklinik
Martinistraße 52
D-2000 Hamburg 20

Schriftleitung

K. Betke, München
H. Bickel, Heidelberg
F. Bläker, Hamburg
O. Butenandt, München
O. Hövels, Frankfurt/M.

G. Landbeck, Hamburg
H. Moll, Papenburg
W. Schröter, Göttingen
H.-R. Wiedemann, Kiel

Herausgeber

K. D. Bachmann, Münster
H. Berger, Innsbruck
J. Bierich, Tübingen
D. Boda, Szeged
H.-J. Bremer, Düsseldorf
J. Brodehl, Hannover
G. R. Burgio, Pavia
K. Fischer, Hamburg
E. Gladtke, Köln
B. Hadorn, Graz
B. Hagberg, Göteborg
N. Hallman, Helsinki
H. G. Hansen, Lübeck
H. Harbauer †, Frankfurt/M.
G.-A. von Harnack, Düsseldorf
W. C. Hecker, München
H. Helge, Berlin
W. H. Hitzig, Zürich
E. Huth, Mannheim
E. Kleihauer, Ulm
W. Künzer, Freiburg i. Br.
M. A. Lassrich, Hamburg

B. Leiber, Frankfurt/M.
B. Lindquist, Lund
W. Marget, München
J. Oehme, Braunschweig
H. Olbing, Essen
R. A. Pfeiffer, Erlangen
A. Prader, Zürich
K. Riegel, München
E. Rossi, Bern
K. Schärer, Heidelberg
E. Schmidt, Düsseldorf
F.-J. Schulte, Hamburg
H. Spiess, München
J. Spranger, Mainz
G. Stalder, Basel
U. Stephan, Essen
J. Stoermer, Essen
J. Ströder, Würzburg
W. Teller, Ulm
R. Zetterström, Stockholm
E. Zweymüller, Wien

Senior-Herausgeber

H. Asperger †, Wien
Ph. Bamberger, München
W. Catel, Kiel
F. H. Dost, Gießen
H. Hungerland, Bonn
G. Joppich, Göttingen
E. Kerpel-Fronius, Budapest

S. Liebe, Leipzig
J. Lind, Stockholm
F. Linneweh, Marburg/L.
J. B. Mayer, Homburg
L. Weingärtner, Halle
A. Windorfer, Erlangen
A. H. Ylppö, Helsinki

Begründet 1903 und herausgegeben von A. Keller, A. Cerny, G. Bessau, H. Kleinschmidt u. a.

Band 1—18: Wien, F. Deuticke; Band 19—20: Berlin, H. Pusch; Band 21 (1922) bis 51 (1931): Leipzig, F. C. W. Vogel; Band 52—88: Berlin, F. C. W. Vogel; ab Band 89 (1941): Berlin, Springer, Organ der Deutschen Gesellschaft für Kinderheilkunde.

Die Zeitschrift erscheint monatlich. Der Bezugspreis beträgt jährlich DM 188,— zuzüglich Porto und Versandgebühren. USA und Kanada: US $ 117.50 einschließlich Porto und Versandgebühren. Japan: DM 208,— einschließlich Porto (Surface Airmail Lifted) und Bearbeitungsgebühren. Die Lieferung läuft weiter, wenn nicht vier Wochen vor Jahresabschluß abbestellt wird. Für Mitglieder der Deutschen Gesellschaft für Kinderheilkunde sowie für Studierende ermäßigt sich der Bezugspreis auf jährlich DM 150,40 zuzüglich Porto und Versandgebühren.

Bestellungen nehmen jede Buchhandlung und der Verlag entgegen.

Bei Adressenänderungen muß neben dem Titel der Zeitschrift die neue und alte Adresse angegeben werden. Adressenänderungen sollten mindestens 4 Wochen vor Gültigkeit gemeldet werden.

Manuskriptsendungen sind zu richten an:
Prof. Dr. H. Ewerbeck, Kinderkrankenhaus der Stadt Köln, Amsterdamer Straße 59, D-5000 Köln 60
Prof. Dr. K. H. Schäfer, Universitäts-Kinderklinik, Martinistraße 52, D-2000 Hamburg 20
Prof. Dr. W. Schröter, Universitäts-Kinderklinik, Humboldtallee 38, D-3400 Göttingen.

Anzeigen nimmt die Anzeigenabteilung des Verlages, Kurfürstendamm 237, D-1000 Berlin 15 (West-Berlin), Fernsprecher Sammel-Nr. (030) 8821031, Fernschreib-Nr. 01-85411, entgegen.

Springer-Verlag KG

Postfach 105280, D-6900 Heidelberg 1, Tel. (06221) 487-1, Telex 04-61690

Heidelberger Platz 3, D-1000 Berlin 33, Tel. (030) 8207-1, Telex 01-83319

Springer-Verlag New York Inc., 175 Fifth Avenue, New York, NY 10010, USA, Telex 232235

Copyright © by Springer-Verlag Berlin Heidelberg 1980
Ursprünglich erschienen bei Springer-Verlag Berlin Heidelberg New York 1980.
Softcover reprint of the hardcover 1st edition 1980
ISBN 978-3-662-37745-1   ISBN 978-3-662-38563-0 (eBook)
DOI 10.1007/978-3-662-38563-0

Inhaltsverzeichnis

Die Abkürzungen vor den Seitenzahlen bedeuten: Ü = Übersichten, O = Originalien, K = Kasuistik, bzw. Der interessante Fall, AF = Aktuelle Fragen, PK = Praxis – Klinik „Wußten Sie schon", GB = Aus Gesellschaften und Berufsverband, L = Laudationes, IM = In Memoriam, D = Diskussionen, KO = Kongreßberichte

Das Sachregister befindet sich auf den Seiten 794–798 des Bandes

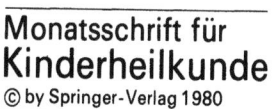
Monatsschrift für
Kinderheilkunde
© by Springer-Verlag 1980

Übersichten

Pathophysiologie anomaler Hämoglobine

I. Einführung

E. Kleihauer

Department für Kinderheilkunde der Universität Ulm/Donau

Das Hämoglobinmolekül ist aus vier Polypeptidketten aufgebaut, wovon jeweils zwei identisch sind. Jede Polypeptidkette besteht aus ca. 140 Aminosäuren, die fortlaufend in einer durch den genetischen Code vorgegebenen Folge (Sequenz) aneinandergereiht sind. Jede Aminosäure hat ihren festen Platz, wo sie mehr oder weniger wichtige Aufgaben entweder für die Stabilität des Molekülgerüstes (Struktur) oder für die Funktion zu erfüllen hat. Die normalen menschlichen Hämoglobintypen sind das HbA_1 ($\alpha_2\beta_2$), das HbA_2 ($\alpha_2\delta_2$) und das HbF ($\alpha_2\gamma_2$).

Anomale Hämoglobine entstehen durch Mutationen im genetischen Code, d.h. es werden bei der Plazierung der Aminosäuren „Tippfehler" gemacht. Dabei kann z.B. eine Aminosäure (oder mehrere) gegen eine andere ausgetauscht sein, es kann eine (oder mehrere) Aminosäure vergessen oder eine (oder mehrere) zusätzlich eingefügt sein. Schließlich gibt es Verlängerungen durch Anfügen mehrerer Aminosäuren am Ende der Polypeptidkette und außerdem sind Fusionen von zwei Polypeptidketten möglich. Der Erbgang der Anomalien ist autosomal dominant.

Diese Defekte in der Sequenz führen zu Störungen im Hämoglobinmolekül, je nach Position und Eigenschaften der falsch codierten Aminosäuren. Daraus ergeben sich Anomalien, die keine Folgen für die Struktur oder Funktion haben (*harmlose Varianten*) und solche, die Störungen verursachen (*pathologische Varianten*). Die Gruppierung der pathologischen Varianten richtet sich für die Klinik nach dem molekularbiologischen Defekt:

1. Varianten mit erhöhter Aggregationsneigung (z.B. HbS, HbC),
2. Varianten mit erhöhter Präzipitationsneigung (instabile Varianten, z.B Hb Köln),
3. Varianten mit erhöhter Oxydierbarkeit (z.B. HbM-Anomalien),
4. Varianten mit veränderter Sauerstoffaffinität (erhöhte Affinität, erniedrigte Affinität),
5. Varianten, die Thalassämie-Syndrome verursachen (z.B. Hb Lepore).

In den folgenden Beiträgen werden Klinik (Tönz), Diagnostik (Kohne), Bedeutung und Vorkommen im europäischen Raum (Betke) sowie Therapie (Kleihauer) besprochen.

Prof. Dr. E. Kleihauer
Department für Kinderheilkunde
der Universität
Prittwitzstraße 43
D-7900 Ulm/Donau

Monatsschrift für
Kinderheilkunde
© by Springer-Verlag 1980

II. Anomale Hämoglobine

Klinische Aspekte

O. Tönz

Kinderspital Luzern

Von den über 200 biochemisch identifizierten anomalen Hämoglobinen führen nur etwa 50, also ein knappes Viertel zu klinischen Symptomen. Wenn wir uns auf die Kardinalsymptome beschränken, so lassen sich deren vier aufzählen, nämlich *Sichelzellkrisen, Anämie, Polyglobulie, Cyanose,* und wenn nicht nur die Globin-, sondern auch die Haem-Anomalien berücksichtigt werden sollen, noch ein fünftes, die *Photosensibilität.*

I. Sichelzellkrisen

Sie sind weltweit betrachtet wohl die gewichtigsten Folgen einer molekularen Anomalie und hatten bei der Entdeckung des Sichelzellhämoglobins die Tragweite einer "molecular disease" schlagartig klargemacht. Die Substitution des Glutamins in Stellung 6 der β-Ketten durch Valin (β 6 Glu→Val) führt zu veränderten physikalischen Eigenschaften des Moleküls, nämlich zu einer verminderten Löslichkeit des Hämoglobins, d.h. zur Tendenz der intermolekularen Bindung bzw. zur Molekül-Aggregation. Die Folge für den zirkulierenden Erythrocyten ist der Verlust der Plastizität und die Verformung zu sichelförmigen Zellen.

Die derart rigide gewordenen Blutkörperchen verstopfen das Kapillargebiet und verursachen Infarkte. Da die intermolekulare Aggregation mit fallendem Sauerstoffdruck zunimmt, ereignen sich diese Infarkte vor allem in den Organen mit geringem Sauerstoffdruck wie Milz, Nieren, Leber, Knochen, etc. Durch wiederholte Milzinfarkte kommt es zu einer Fibrosierung dieses Organes und damit zu einer Autosplenektomie. Damit verbunden ist auch eine erhöhte Infektionsgefährdung dieser Kinder. Für das Kindesalter besonders typisch ist das sog. Hand-Fuß-Syndrom: Kinder in den ersten 2 Lebensjahren erleiden plötzliche, sehr schmerzhafte Schwellungen der Hand- oder Fußrücken als Folge von Gefäßverschlüssen im Bereiche der Metacarpalia oder -tarsalia. Mit zunehmendem Alter verschwinden diese Zwischenfälle spontan, um andern, vor allem abdominellen Krisen Platz zu machen. Nebst diesen schmerzhaften Attacken kommen bei der Sichelzellkrankheit auch plötzliche hämo-lytische, aber auch aplastische Schübe vor, die die chronische Anämie dieser Patienten bedrohlich verstärken können. Sie führen uns bereits zum nächsten Kernsymptom:

II. Anämie

Eine Hämoglobin-Anomalie kann über ganz verschiedene Mechanismen zur Anämie führen. Den ersten haben wir bereits angedeutet: Durch *Aggregation* werden die rheologischen Eigenschaften des Blutes verändert, es kommt damit zu einer vermehrten Sequestration gesichelter Zellen, was gleichbedeutend ist mit Verkürzung der Lebenszeit. Damit ist die chronische hämolytische Anämie bei homozygoten Patienten mit Hämoglobin S oder Hämoglobin C sowie bei Doppelt-Heterozygoten für S und C erklärt. Hämoglobin C ($\alpha_2\beta_2$ 6 Glu→Lys) ist sowohl in seiner strukturellen Aberration wie in seinem physikalischen Verhalten dem Hämoglobin S sehr nahe verwandt.

Eine noch bedeutungsvollere Gruppe ist diejenige der *instabilen Hämoglobine,* die eine chronische Hämolyse durch Denaturierung bzw. *Präzipitation* des Hämoglobins herbeiführen. Wir kennen hier im wesentlichen drei Typen:

1. Defekte der Haemtasche: Wenn Bindungen zur Haemgruppe gestört sind, kommt es zum Verlust dieser prosthetischen Gruppe und damit auch zum raschen Zerfall des Hämoglobins in seine Untereinheiten.

2. Defekte an den Haftstellen zwischen den Polypeptidketten.

3. Substitution einer Aminosäure in den helikalen Abschnitten durch Prolin. Prolin eignet sich infolge seiner speziellen zyklischen Struktur nicht für den Einbau in eine Helix-Windung. Die ganze Tertiärstruktur des Hämoglobins wird dadurch gestört und zerfällt sehr leicht.

Alle diese Hämoglobin-Varianten neigen zu frühzeitigem Zerfall mit Bildung von Heinz'schen Innenkörpern. Diese werden von der Milz geflissentlich entfernt, so daß sie in vielen Fällen erst nach Entfernung der Milz in eindrücklicher Weise in Erscheinung treten.

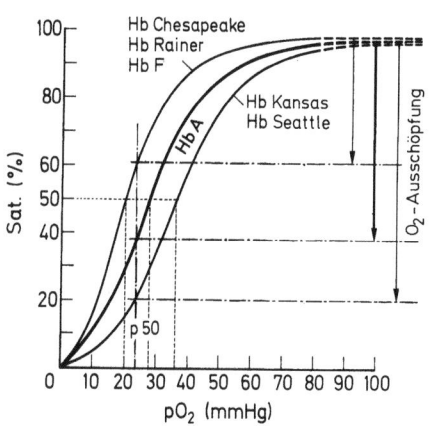

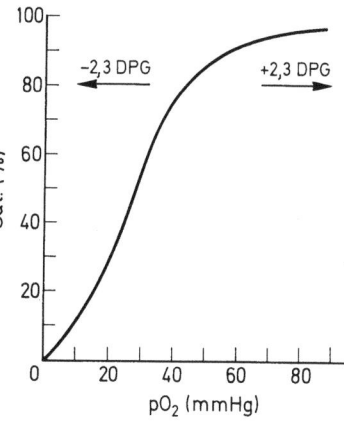

Abb. 1. Rechts- und Linksverschiebung der O₂-Dissoziationskurve des Hämoglobins hat eine unterschiedliche O₂-Ausschöpfung aus dem Gewebe zur Folge. Die Verschiebung steht in direktem Zusammenhang mit der Fähigkeit des Hämoglobins, 2,3 DPG einzulagern

Klinisch äußern sich diese Krankheiten durch eine mehr oder weniger schwere hämolytische Anämie mit Milzvergrößerung und Ikterus wechselnder Stärke. Im Zusammenhang mit Infekten oder medikamentösen Behandlungen tritt häufig eine Intensivierung des Hämolysegeschehens auf. In solchen Fällen kommt es dann oft zur Ausscheidung eines dunklen Pigmentes im Urin, dem Mesobilifuscin, einem Dipyrol aus dem Haem-Abbau.

Medikamentös induzierte Hämolysen: Es ist eine Besonderheit des Hämoglobins Zürich, daß Träger dieser Hämoglobin-Anomalie völlig gesund sind und keine Anämie aufweisen, bis bei ihnen durch Medikamente eine akute, schwere Hämolyse ausgelöst wird. Es handelt sich weitgehend um die gleichen Stoffgruppen, die auch beim G-6-PO-Mangel hämolysierend wirken, nämlich vor allem Sulfonamide, Furantoine, Phenacetin, etc.

Hypochrome Anämien bzw. *Synthese-Störungen* einzelner Hämoglobin-Ketten kommen vor allem bei Ketten-Anomalien vom Typ Hämoglobin Lepore vor. Dabei kommt es zu einem klinischen Bild, wie es uns von der Thalassämie her bekannt ist, weshalb hier nicht mehr weiter auf diese Probleme eingegangen werden kann.

Eine weitere, theoretische Möglichkeit der Anämie liegt dann vor, wenn die *O₂-Dissoziationskurve* nach rechts verschoben ist. In dieser Situation kann der Sauerstoff aus dem Gewebe vermehrt ausgeschöpft werden, der Organismus kommt mit weniger Hämoglobin aus und wird deshalb anämisch.

III. Polyglobulie

Eine Rechtsverschiebung der O₂-Dissoziation führt andererseits zu einer schlechten Sauerstoffabgabe an das Gewebe; der Organismus reagiert darauf mit einer sekundären Polyglobulie. Diesen Hämoglobinvarianten liegt eine gestörte Bindungskapazität für 2,3 DPG zugrunde. Die Einlagerung dieses Intermediärproduktes in den „innern Zwischenraum" des Hb-Moleküls verbessert die Sauerstoffabgabe. Anomalien an den *Bindungsstellen des 2,3 DPG* oder an den Haftstellen zwischen den Polypeptidketten (fehlende Kettenbeweglichkeit) verhindert die Einlagerung und führt damit zur rechtsverschobenen Dissoziationskurve mit den erwähnten Konsequenzen (Abb. 1).

IV. Cyanose

Klinisch tritt eine Cyanose in Erscheinung, wenn mehr als 5 g-% reduziertes Hämoglobin vorliegt. Bei Hämoglobinen mit erniedrigter O₂-Affinität kann die Ausschöpfung im Kapillargebiet so weit gehen, daß der kritische Wert von 5 g-% ungesättigtem Hämoglobin leicht erreicht wird. Cyanose entsteht aber auch, wenn *Methämoglobin*, also oxydiertes Hämoglobin mit dreiwertigem Eisen vorliegt. Das Eisen wird im Hämoglobin-Molekül normalerweise in zweiwertiger Form durch zwei Histidine stabilisiert. Erfolgt eine Substitution eines der beiden eisenbindenden Histidine durch ein negativ geladenes Tyrosin, so geht letzteres eine Komplexbindung mit dem Eisen ein und verunmöglicht den Sauerstofftransport. Diese Hämoglobin-Varianten nennen wir wegen ihrer Methämoglobin-Bildung Hämoglobin M. Die Träger weisen ein auffallend braunes Hämoglobin auf und sind zeitlebens cyanotisch, denn 1,5 g-% Methämoglobin reicht schon aus, um die Cyanose klinisch erkennbar zu machen. Im Gegensatz zu Patienten mit Cyanose infolge Untersättigung des Hämoglobins sind diese aber durchaus gesund und leistungsfähig.

V. Photosensibilität

Die Hämoglobin-M-Varianten mit dreiwertigem Eisen standen bereits an der Kupplungsstelle zwischen Globin und Haem. Sie erlangen ihre klinische Bedeutung durch die Veränderungen in der Haem-Gruppe. Es erscheint mir deshalb nicht logisch, eine andere strukturelle Abberration des Porphyrinringes bei der Besprechung der Hämoglobin-Anomalien dauernd unerwähnt zu lassen: Die pathologische Isomerie-Form des Haems, die zur congenitalen erythropoietischen Uroporphyrie oder der Günther'schen Erkrankung führt.

Wird infolge eines Mangels an Cosynthetase zu wenig Uroporphyrin III gebildet, so entsteht ein Über-

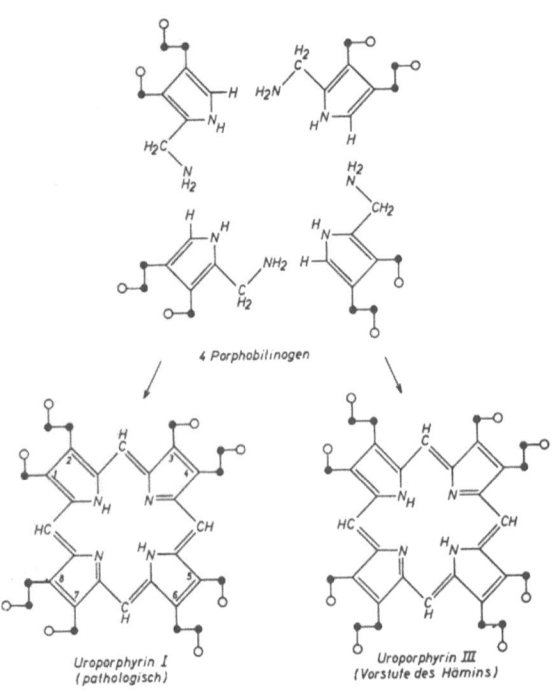

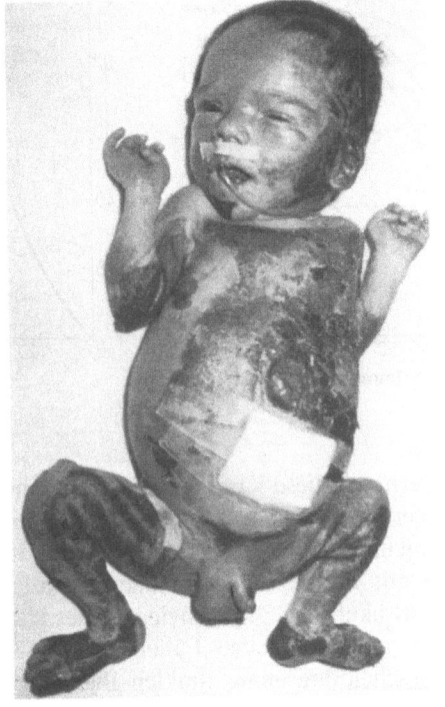

Abb. 2. Mangel an Uroporphyrinogen III-Cosynthetase führt zu vermehrter Bildung der pathologischen Isomerieform (Uroporphyrin I), welches eine photosensibilisierende Wirkung hat

Abb. 3. Kind mit erythropoietischer Porphyrie. Großflächige Verbrennung nach 18stündiger Phototherapie wegen Hyperbilirubinämie

schuß an Uroporphyrinogen I, ein Stoffwechselprodukt, das sich durch Licht photodynamisch aktivieren läßt (Abb. 2).

Die intraerythrocytäre Anreicherung dieses Porphyrins führt zur Hämolyse und zur Ausschwemmung dieses Stoffes in alle Gewebe, besonders auch in die Zähne, Knochen und Haut. Unter Lichteinwirkung kommt es zu eigentlichen Verbrennungen und damit zu schweren Mutilationen. Besonders verhehrend kann sich diese Krankheit bei Neugeborenen äußern, wenn diese mittels Phototherapie behandelt werden.

Das in Abb. 3 gezeigte Beispiel zeigt besonders eindrücklich, wie schwer sich kleinste Abweichungen von der normalen Molekularstruktur klinisch auswirken können. Die Faszination, die uns beim Studium abnormer Hämoglobine erfaßt, beruht in der Erkenntnis der Zusammenhänge zwischen der Anatomie eines Moleküls und den funktionellen Auswirkungen seiner Abweichungen.

Prof. Dr. O. Tönz
Kinderspital Luzern
CH-6004 Luzern

Monatsschr. Kinderheilkd. 128, 5–6 (1980)

Monatsschrift für
Kinderheilkunde
© by Springer-Verlag 1980

III. Diagnostik anomaler Hämoglobine

E. Kohne

Department für Kinderheilkunde der Universität Ulm/Donau

Grundlagen

Die Diagnose einer Hämoglobinanomalie ist in der Regel das Ergebnis einer erfolgreichen Zusammenarbeit zwischen dem Arzt in Klinik oder Praxis und einem Speziallabor. Mit der Erarbeitung und Interpretation hämatologischer Befunde muß der praktisch tätige Arzt die Voraussetzungen schaffen, um die Indikation zur Hämoglobinanalyse zu stellen. Das Speziallabor übernimmt den Nachweis, die Identifizierung und die Charakterisierung eines abnormen Blutfarbstoffs.

Gleichwertige Bestandteile des diagnostischen Programms sind demnach die Anamnese, die körperliche Untersuchung, die hämatologische Routinediagnostik und die Hämoglobinanalyse.

Grundlage der hämatologischen Routinediagnostik bildet analog den Thalassämien der Nachweis von Veränderungen, die ein Strukturdefekt des Hämoglobins am erythrozytären System verursacht. Das Untersuchungsprogramm im Routinelabor umfaßt einen identischen Katalog an Bestimmungen wie bei den Thalassämien.

Bei den *klinisch harmlosen Hämoglobinanomalien* bzw. den genetischen Konstellationen ohne Pathogenität sind sämtliche Parameter normal; die Diagnose wird per Zufall gestellt, vielleicht bei Familienuntersuchungen oder im Rahmen eines Bevölkerungsscreenings.

Die *klinisch pathologischen Varianten*, d. h. die Hämoglobinopathien weisen entsprechend ihrer Heterogenität sehr differente hämatologische Befunde auf, in Abhängigkeit von der Molekularpathologie der Strukturdefekte. Es ist daher auch für diagnostische Zwecke sinnvoll, eine Einteilung der Hämoglobinopathien in drei pathophysiologisch verschiedene Hauptgruppen vorzunehmen.

Die wichtigsten hämatologischen Kriterien für die drei Gruppen sind folgende:

1. Bei den Hämoglobinen mit *Aggregationsneigung*, das sind HbS und HbC, stehen bei Homozygoten die chronische hämolytische Anämie mit Hb-Werten zwischen 6 und 10 g/100 ml, extrem pathologische Blutbildwerte bei hämolytischen oder aplastischen Krisen und morphologisch die ausgeprägte Anisozytose und Poikilozytose mit Sichelzellen (HbS) bzw. Kristall- oder Stabzellen (HbC) im Vordergrund.

2. Bei den *instabilen Hämoglobinen* ist die Heinzkörperbildung charakteristisch. Ihre Darstellung gelingt oft erst nach Splenektomie. Zum Nachweis eignet sich neben der Färbung mit Brillantkresylblau besonders auch die Säureelutionsmethode, womit oft auch bei nicht splenektomierten Patienten Innenkörper sichtbar werden. Weitere Charakteristika sind eine chronische Hämolyse und die Mesobilifuszinurie. Die Hb-Konzentration kann stark erniedrigt, aber auch bis auf Normalwerte kompensiert sein.

3. In der Gruppe der *Hämoglobine mit gestörter Funktion* verursacht die erhöhte Sauerstoffaffinität eine Polyglobulie, die erniedrigte eine Zyanose infolge starker Deoxygenierung des Blutfarbstoffs. Die HbM-Anomalien zeigen die für eine Methämoglobinämie typische Zyanose.

Labormethoden

Wenn aufgrund eines oder mehrerer der genannten Parameter differentialdiagnostisch eine Hämoglobinopathie in Betracht kommt, muß eine Hämoglobinanalyse durchgeführt werden. Initiale Maßnahme ist meistens die Elektrophorese. Wird dabei eine abnorme Fraktion nachgewiesen, besteht die nächste Aufgabe in deren Identifizierung.

Besonders bei den häufiger vorkommenden Varianten ergeben sich bereits aus ihrer elektrophoretischen Wanderung Hinweise für die Zuordnung zu einer der bekannten Anomalien (Abb. 1). Bezugspunkte sind die Positionen von HbA_1 und HbA_2. Schneller als HbA_1 wandern z. B. HbK, HbJ, Hb Bart's, HbN, HbH und HbI. Etwas kathodenwärts von HbA_1 ist die HbF-Bande lokalisiert. Genau in der Mitte zwischen HbA_1 und HbA_2 befinden sich HbS, HbD und Hb Lepore. Die Hämoglobine C, O und E liegen in der gleichen Position wie HbA_2. Viele der instabilen Hämoglobine, z. B. Hb Köln, kommen als diffuse, meist breite Schmierzone zur Darstellung.

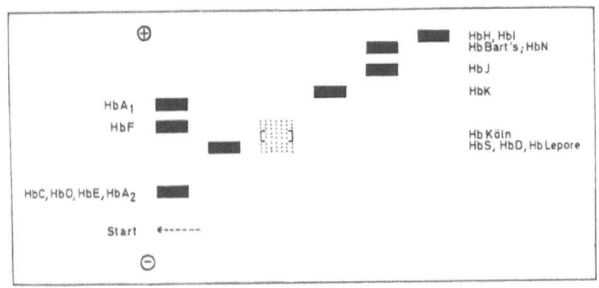

Abb. 1. Vergleich elektrophoretischer Wanderungen normaler und einiger anomaler Hämoglobine (vgl. Text)

Für die Unterscheidung von Hämoglobinen mit gleicher elektrophoretischer Wanderung werden zusätzliche Untersuchungen eingesetzt, z. B. der Löslichkeitstest zur Differenzierung zwischen HbS und HbD oder die Zitratagarelektrophorese. Eine wertvolle Orientierungshilfe sind außerdem die klinisch-hämatologischen Daten und die geographische Abstammung des Patienten.

Wegen der Vielfalt der Anomalien in Mitteleuropa können sich die Untersuchungen nur selten auf die Elektrophorese und einige Zusatztechniken beschränken. Nach unserer Erfahrung ist es vielmehr empfehlenswert, von vornherein ein bestimmtes Schema für den Ablauf der Analysen einzuhalten. Bestandteile eines solchen Programms sind unter anderem zytologische Teste, verschiedene elektrophoretische und chromatographische Trennverfahren, Stabilitätsteste und schließlich die Kettentrennung und die Bestimmung der Aminosäurensequenz. Die Bestimmung der O_2-Affinität oder des Methämoglobin kann bei bestimmten Fragestellungen am Anfang stehen oder wird später zur funktionellen Charakterisierung eines Hämoglobins durchgeführt.

Besondere Schwierigkeiten ergeben sich immer dann, wenn ein anomales Hämoglobin gegenüber dem HbA keinen Ladungsunterschied aufweist und sich infolgedessen dem Nachweis mittels Elektrophorese und Chromatographie entzieht. Dies gilt für die Mehrzahl der hierzulande nicht seltenen instabilen Hämoglobine. Die Bearbeitung solcher Fragestellungen, aber auch die Überprüfung unklarer Befunde und die Bestätigung einer Verdachtsdiagnose, sollte einem besonders dafür ausgerüsteten Referenzlaboratorium vorbehalten bleiben.

Literatur

1. Bunn, H.F., Forget, B.G., Ranney, H.M.: Human hemoglobin. Philadelphia, London, Toronto: Saunders 1977
2. Huisman, T.H.J., Jonxis, J.H.P.: The hemoglobinopathies. Techniques of identification. New York, Basel: Dekker 1977
3. Kleihauer, E.: Hämoglobine. Normale und anomale Varianten. In: Humangenetik, Bd. III/3. Becker, P.E. (Hrsg.). Stuttgart: Thieme 1976
4. Lehmann, H., Huntsman, R.G.: Man's haemoglobins. Amsterdam, Oxford: North-Holland, Publishing 1974

Prof. Dr. E. Kohne
Department für Kinderheilkunde
der Universität
Prittwitzstraße 43
D-7900 Ulm/Donau

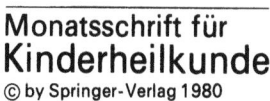

Monatsschrift für
Kinderheilkunde
© by Springer-Verlag 1980

IV. Bedeutung und Vorkommen anomaler Hämoglobinvarianten im europäischen Raum

K. Betke

Universitäts-Kinderklinik München

Europäische Bevölkerung

Hämoglobinanomalien kommen in zwei verschiedenen Mustern vor: Endemisch in größeren Bevölkerungsgruppen und sporadisch in einzelnen Familien. Die endemische Verbreitung gilt vor allem für die Thalassämie und für die Sichelzellanomalie, weiter auch für Hämoglobin C, Hämoglobin E und in geringerem Maß für eine Variante von Hämoglobin D. Im europäischen Bereich spielt sie nur für gewisse Mittelmeerländer eine Rolle: Die Thalassämie ist von Spanien bis nach Bulgarien weit verbreitet, mit besonders hohem Vorkommen in Italien und Griechenland. Von den anomalen Hämoglobinen ist HbS, das Sichelzellhämoglobin, in gewissen Regionen von Italien (Sizilien und Kalabrien) und von Griechenland (Epirus, Chalkidike) heimisch. Thalassämie und HbS stellen in solchen Ländern ein stets einzukalkulierendes Gesundheitsrisiko dar und müssen in der täglichen klinischen Diagnostik routinemäßig berücksichtigt werden. Aber auch wir müssen heute bei Kindern von Gastarbeitern aus Mittelmeerländern von vornherein die Möglichkeit des Vorliegens einer der dort endemischen Hb-Anomalien mit in Betracht ziehen.

In der Bevölkerung von Mittel- und Nordeuropa findet man Hämoglobinanomalien nur sporadisch. Bei der Thalassämie dürfte es sich weitgehend um eine genetische Ausstrahlung von den Mittelmeerländern handeln, offensichtlich abhängig von einstigen Gebieten mit römischer Besatzung und von stark begangenen Handelswegen. Bei den anomalen Hämoglobinen, die in unseren Breiten vorkommen, handelt es sich jedoch ganz überwiegend um autochthone Mutationen.

Deutschsprachige Bevölkerung

Ich möchte mich im folgenden auf die Verhältnisse im deutschsprachigen Gebiet Mitteleuropas beschränken, da ich darüber zahlenmäßige Unterlagen habe. Sie stammen aus den eigenen Untersuchungsstellen in Freiburg, Tübingen und München, aus dem daraus hervorgegangenen Laboratorium in Ulm (Prof. Klei-

Tabelle 1. Hämoglobinanomalien bei deutschen Patienten

Untersuchungsstelle Zeitraum	Zahl der Untersuchungen	Thalassämie		Hb-Anomalie	
		Zahl	%	Zahl	%
Tübingen-München 1963–1969	2883	237	8,2	22	0,8
Ulm 1969–1977	5256	616	11,7	52	1,0
Frankfurt 1960–1977	6583	162	2,5	36	0,5

hauer, Prof. Kohne); ferner aus der Medizinischen Universitätsklinik in Aarau (Prof. Marti) und aus der Abteilung für Hämatologie des Zentrums für Innere Medizin in Frankfurt (Prof. Martin, Prof. Nowicki)[1].

Wie Tabelle 1 zeigt, fanden sich bei insgesamt fast 15000 Einsendungen von Blutproben, – meist wegen unklarer Anämie geschickt –, 110 Fälle von anomalem Hämoglobin, das sind rund 0,75% der Einsendungen. Befunde von Thalassämie waren etwa 10mal so häufig, nämlich bei rund 7% der Einsendungen. Es fällt dabei auf, daß im Frankfurter Laboratorium ein viel niedrigerer Prozentsatz an Thalassämien gefunden wurde als in den Untersuchungsstellen von Tübingen, München und Ulm. Lassen wir dies auf sich beruhen; es interessieren uns hier die anomalen Hämoglobine. Ihre Frequenz war in den Untersuchungsstellen recht gleichartig.

Welche anomalen Hämoglobine gibt es bei uns? Da es sich in der Mehrzahl um Mutationen in einer Familie handelt, ergibt sich eine bunte Vielfalt, ohne daß sich darin ein System erkennen ließe. Wenn man in unseren Breiten eine Hämoglobinanomalie findet, ist es nicht selten etwas Besonderes: Das erste anomale Hämoglobin der Weltliteratur überhaupt (ein HbM, Hörlein u. Weber), die ersten unstabilen Hämoglobine (Hb Zürich, Hb Köln) und das erste Hämoglobin mit einer Deletion in einer Polypeptidkette (Hb Freiburg) wurden im deutschsprachigen Raum entdeckt.

---

1 Ich bin den genannten Kollegen für die bereitwillige Überlassung ihrer Unterlagen sehr dankbar

Tabelle 2. Relative Häufigkeit von Hb M und instabilen Hämoglobine bei deutschen bzw. deutschsprachigen Patienten

Untersuchungs-stelle	Zahl der Unter-suchungen	Anomale Hb	Hb M	Instabile Hb
Aarau		34	—	9 = 27%
Frankfurt	6583	36	1	12 = 33%
Ulm	5265	52	11 = 21%	19 = 37%

Unter den mannigfachen Befunden anomaler Hämoglobine hebt sich eine Gruppe hervor, die der instabilen Hämoglobine. Bei verschiedenartigem genetischen Defekt des Moleküls sind diese Varianten klinisch dadurch gekennzeichnet, daß sie bereits im heterozygoten Status eine hämolytische Anämie verursachen, meist mit Innenkörperbildung verbunden. Aus Tabelle 2 geht hervor, daß unter den im deutschsprachigen Raum gefundenen anomalen Hämoglobinen rund ein Drittel solche instabilen Hämoglobine betrafen, in den verschiedenen Untersuchungsstellen recht gleichartig. Aus Tabelle 2 ist ferner zu ersehen, daß Befunde von HbM sich fast ganz auf Ulm konzentrieren. Es dürfte sich hier um eine Selektion aufgrund der bei den Einsendern bekannten Tatsache handeln, daß man sich in Ulm (ebenso wie vorher in Freiburg, Tübingen und München) besonders für die verschiedenen Formen einer angeborenen Methämoglobinämie interessiert.

Häufigster Grund für eine Einsendung einer Blutprobe zur Hb-Analyse ist eine unklare Anämie. Viel seltener wird Blut von Patienten geschickt, die eine unklare Zyanose aufweisen, zur Prüfung auf HbM oder enzymopenische Methämoglobinämie, oder auf ein Hämoglobin mit stark herabgesetzter O_2-Affinität. Noch nicht recht in der Ärzteschaft bekannt ist die Tatsache, daß bei unklaren Polyglobulien die Fahndung nach einem anomalen Hämoglobin mit vermehrter Sauerstoffaffinität nützlich sein kann.

Da Hämoglobinanomalien in unseren Breiten dadurch gefunden werden, daß man Blutproben von Patienten schickt, die bestimmte Symptome bieten – eine unklare Anämie, eine unklare Zyanose oder eine unklare Polyglobulie –, erfaßt man nur einen kleinen Teil der Hämoglobinvarianten. Die Mehrzahl ist, zumal im heterozygoten Status, klinisch stumm. Um also die tatsächliche Frequenz von Hämoglobinanomalien festzustellen, müßte man Screeninguntersuchungen durchführen. Überschlägig läßt sich sagen, daß man bei uns mindestens 10000 Blutproben untersuchen müßte, um eine anomale Hb-Variante zu finden. Das ist ein Aufwand, den man bisher gescheut hat.

Prof. Dr. K. Betke
Universitäts-Kinderklinik
Lindwurmstraße 4
D-8000 München 15

Monatsschr. Kinderheilkd. 128, 9–10 (1980)

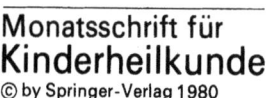

Monatsschrift für
Kinderheilkunde
© by Springer-Verlag 1980

V. Therapie der Hämoglobinkrankheiten

E. Kleihauer

Department für Kinderheilkunde der Universität Ulm/Donau

Die Behandlung von hämatologischen und klinischen Störungen, die durch pathologische Varianten verursacht werden, umfaßt verschiedene Möglichkeiten.

1. Genetische Beratung

Als präventive Maßnahmen bieten sich in erster Linie genetische Beratung und pränatale Diagnostik an. Diese werden im Prinzip wie bei den Thalassämien durchgeführt (s. Beitrag Jensen). Besonders die genetische Beratung kann durch Intensivierung der Information der betroffenen Bevölkerungsgruppen wesentlich effektiver gestaltet werden.

2. Prävention der Aggravation von Symptomen

Entsprechend der Klassifikation nach molekularpathologischen Kriterien (s. Beiträge Kleihauer, Tönz) haben pathologische Varianten charakteristische Symptome. Es gibt bestimmte Bedingungen, die zu einer Verstärkung dieser Symptome führen. So verursacht u. a. Sauerstoffmangel beim HbS eine verstärkte Sichelbildung mit entsprechenden Symptomen. Deshalb sind Sauerstoffmangelzustände (Narkosen, schwere Pneumonie, Fliegen ohne Druckkabinen etc.) zu vermeiden. Bei Hämoglobinen mit erhöhter Oxydierbarkeit (Methämoglobinbildung) und bei den instabilen Varianten sind alle Medikamente mit oxydierenden Eigenschaften zu vermeiden. Es ist bekannt, daß z. B. Sulfonamide hämolytische Innenkörperkrisen bei instabilen Hämoglobinen auslösen können.

3. Substitutionstherapie

Diese beinhaltet einmal die Korrektur einer Anämie durch Substitution mit Erythrozytenkonzentraten. Die Indikation ergibt sich aus den bekannten Richtlinien zur Transfusionsbehandlung von Anämien. Eine Sonderform dieser Substitutionstherapie stellen multiple Transfusionen oder partielle Austauschtransfusionen bei Sichelzellkrisen dar [2]. Eine andere, allerdings nicht allgemein empfohlene Maßnahme ist bei den Formen mit chronischer hämolytischer Anämie die Gabe von *Folsäure* in bestimmten Zeitintervallen.

4. Splenektomie

Eine Milzentfernung ist im Prinzip nur dann indiziert, wenn die Milz bei dem Prozeß der Anämisierung eine entsprechende Rolle spielt, wenn ein Hypersplenie-Syndrom besteht oder wenn das Organ infolge der intraabdominellen Größe zu mechanischen Behinderungen und zur Rupturgefahr führt. Diese Indikationen ergeben sich eigentlich nur bei den schwer verlaufenden hämolytischen Anämien verursacht durch instabile Varianten.

Zur Selbstsplenektomie kommt es bei der Sichelzellanämie über den Mechanismus fortwährender Infarzierungen.

5. Spezielle Therapieregime: Sichelzellkrisen

Das Auftreten der unangenehmen und schmerzhaften Krisen macht die Sichelzellanämie für den Patienten zu einem stark belastenden Leiden. Es gibt bisher kein sicheres Vorgehen, mit dem die Krisen verhütet werden können. Eine einmal vorhandene Krise [Übersicht bei 3] wird mit schmerzstillenden Mitteln (z. B. Acetylsalizylsäure i. v.), Kontrollen des Säure-Basenstatus und entweder mit wiederholten kleinen Transfusionen oder partiellen Austauschtransfusionen behandelt [2]. Alle anderen Methoden [Übersicht bei 1] haben als effektive Maßnahme versagt.

6. Pharmakotherapie auf molekularer Ebene

Das Prinzip dieser Therapie steckt noch überwiegend in theoretischen Konzeptionen. Es besteht einmal darin, das Hämoglobinmolekül durch ein- oder anfügen chemischer Substanzen so zu verändern, daß es seine Pathogenität verliert. Dies ist für das HbS entweder über molekulare Strukturveränderung oder über eine Erhöhung der Sauerstoffaffinität mit verschiedenen Substanzen gelungen [Übersicht bei 1]. Die Schwierigkeiten liegen in der Bewältigung der Nebenwirkungen dieser Pharmaka. Eine andere Möglichkeit für eine Beeinflussung des Sichelns liegt darin, die O_2-Affinität z. B. durch Erniedrigung der 2,3 Diphosphoglyzeratkonzentration in der Zelle zu erniedrigen. Ein ganz anderes und faszinierendes Prinzip basiert auf folgender Beobachtung: Ein Erythrozyt, der beispielsweise 80% HbS und 20% HbA enthält, sichelt sehr leicht. Ist anstelle von HbA aber 20% HbF vorhanden, dann ist die Neigung zur Sichelung weitgehend verschwunden. Wenn es gelingen würde, bei Patienten mit Sichelzellanämie die Hämoglobinsynthese von HbA nach HbF umzuschalten, dann wäre ein entscheidender Schritt für die Behandlung der Sichelzellanämie getan. Vom theoretischen Konzept bis zur praktischen Durchführung ist es aber noch ein weiter Weg.

Chemische Modifikationen des Moleküls sind theoretisch als sinnvoll auch bei den instabilen Varianten vorstellbar. Hier bieten sich aber auch Möglichkeiten über die Verbesserung der Schutzmechanismen gegenüber oxydierenden Einflüssen an. Eine Zufuhr von Vitamin E könnte Membranschäden durch Lipidperoxydation günstig beeinflussen. Die Gabe von Vitamin B_2 (FAD) hat insofern interessante Aspekte, weil damit das Glutathionsystem als wichtiges Schutzsystem für das Hämoglobin aktiviert werden kann.

Damit sind Möglichkeiten aufgezeigt, die sich zusammen mit Versuchen zur Verbesserung der Rheologie der Erythrozyten zukünftig als erfolgreich oder aussichtslos für die Therapie der Hämoglobinkrankheiten erweisen müssen.

Literatur

1. Bunn, F.H., Forget, B.G., Ranney, H.M.: Hemoglobinopathies. In: Major problems in internal medicine, Vol. XII. Smith, L.H. (ed.). Philadelphia, London, Toronto: Saunders 1977
2. Charache, S.: The treatment of sickle cell anemia. Arch. Intern. Med. **133**, 698 (1974)
3. Kleihauer, E.: Hämatologie. Physiologie, Pathologie und Klinik. Berlin, Heidelberg, New York: Springer 1978

Prof. Dr. E. Kleihauer
Department für Kinderheilkunde
der Universität
Prittwitzstraße 43
D-7900 Ulm/Donau

Monatsschr. Kinderheilkd. 128, 11–15 (1980)

Monatsschrift für
Kinderheilkunde
© by Springer-Verlag 1980

Psychologische Betreuung diabetischer Kinder und Jugendlicher und ihrer Eltern

Heike Hürter und P. Hürter

Städtische Kinderklinik Cecilienstift Hannover

Psychological Care for Diabetic Children, Adolescents and Their Parents

Summary. A model of the psychological care for diabetic children, adolescents and their parents is presented. The model was developed from experiences gained in an out-patient clinic for diabetic children, based on individual, family and group discussions. It proved necessary to start psychological care immediately after the manifestation of diabetes. The psychological problems of diabetic children and adolescents as well as their parents vary with age. This calls for a grouping according to the age of the individual patient. The aim of the psychological care is to help the patients and their parents to accept the fact of diabetes, and to allow a more conflict-free adjustment to the new burden involved. A further aim is to prevent the development of neurosis. The clinical manifestation of neurosis in diabetic children and adolescents is characterized by symptoms specific to diabetes.

Key words: Diabetes mellitus – Children – Adolescents – Psychological care.

Zusammenfassung. Ein im Rahmen einer Diabetesambulanz durchgeführtes Modell psychologischer Betreuung diabetischer Kinder und Jugendlicher und ihrer Eltern wird dargestellt. Grundlage der psychologischen Betreuung sind Einzel-, Familien- und Gruppengespräche. Es hat sich als notwendig erwiesen, mit der psychologischen Betreuung unmittelbar nach Manifestation des Diabetes zu beginnen. Diabetesbedingte psychologische Probleme weisen bei Kindern und Jugendlichen altersbedingte Unterschiede auf, die es erforderlich machen, für die Gruppengespräche diabetische Kinder und Jugendliche nach ihrem Alter, die Eltern nach dem Alter ihrer Kinder in verschiedene Gruppen aufzuteilen. Die psychologische Betreuung hat die Aufgabe, zu helfen, den Diabetes zu akzeptieren und die mit der Erkrankung verbundenen Belastungen möglichst konfliktfrei zu erleben. Neurotische Fehlentwicklungen sollen verhindert werden. Das Bild einer Neurose ist bei diabetischen Kindern und Jugendlichen durch diabetesspezifische Symptome geprägt.

Schlüsselwörter: Diabetes mellitus – Kinder – Jugendliche – Psychologische Betreuung.

Die Langzeitbehandlung des Diabetes mellitus erfolgt nach Joslin [1] durch die drei Maßnahmen Insulinsubstitution, Diät und körperliche Bewegung, die man auch die drei „klassischen Säulen" der Diabetestherapie genannt hat. Die lebenslange Realisierung dieser Maßnahmen liegt in den Händen des Patienten selbst, bei diabetischen Kindern in denen der Eltern, und setzt ein hohes Maß an Wissen und Erfahrung voraus. Die Vermittlung der für die Behandlung notwendigen Kenntnisse muß unmittelbar nach Manifestation des Diabetes beginnen und ist eine der Hauptaufgaben des behandelnden Arztes. Die „*Diabetikerschulung*" wird daher als „vierte Säule" der Diabetestherapie bezeichnet.

Inhalte der Diabetikerschulung sind nach Graber et al. [2] „die Vermittlung der Kenntnis der Pathophysiologie des Diabetes, die Unterweisungen in der Technik der Insulininjektion, in der Durchführung und Beurteilung der Urinuntersuchungen, in der Vermeidung einer Ketoacidose, in der Vermeidung bzw. Behandlung von Hypoglykämien, sowie auf dem Gebiet der Ernährungslehre, der Diät und der persönlichen Hygiene".

Zur Diabetikerschulung gehört nicht nur die Vermittlung von Wissen, sondern auch die Fähigkeit, Patienten und Eltern zu motivieren, das Erlernte sinnvoll und konsequent anzuwenden. Wegen des ausgeprägt restriktiven und prohibitiven Charakters der Diabetestherapie ist diese Aufgabe nur erfolgreich zu lösen, wenn die Persönlichkeit, die psychischen Reaktionen und die Motivationen des Patienten und seiner Eltern berücksichtigt werden.

Dieser psychologische Aspekt der Diabetikerschulung wird, und darauf hat besonders Campagnoli [3] hingewiesen, vielfach zu Unrecht mit „psychologischer Betreuung" diabetischer Patienten gleichgesetzt. Die Tatsache, daß die psychologische Behandlung von Diabetikern sich häufig im Rahmen der Schulung durch den behandelnden Arzt artikuliert und erschöpft, darf nicht verschleiern, daß eine eigenständige

Tabelle 1. Formen psychologischer Betreuung diabetischer Kinder und Jugendlicher und ihrer Eltern

1.   Familiengespräche
1.1 Erstgespräche nach Diabetesmanifestation
1.2 Folgegespräche bei diabetesbedingten Konfliktsituationen
2.   Gruppengespräche
2.1 mit *Eltern* von
2.1.1 Kindern aller Altersstufen,
2.1.2 Kindern unter 6 Jahren,
2.1.3 Kindern zwischen 6 und 12 Jahren,
2.1.4 Kindern und Jugendlichen über 12 Jahre.
2.2 mit *Eltern und Kindern* gemeinsam
2.3 mit *Kindern und Jugendlichen*
2.3.1 zwischen 8 und 12 Jahren,
2.3.2 über 12 Jahre
3.   Einzelgespräche
3.1 mit Kindern und Jugendlichen bei diabetesbedingten Konfliktsituationen
3.2 mit Kindern und Jugendlichen bei neurotischer Fehlentwicklung (Psychotherapie)

psychologische Betreuung des Diabetikers durch einen Psychologen oder psychotherapeutisch orientierten Arzt notwendig ist. Campagnoli [3] bezeichnet daher die *psychologische Betreuung* von Diabetikern mit Recht als „fünfte Säule" der Diabetestherapie.

In den letzten Jahren sind zahlreiche Befunde über die Persönlichkeitsstruktur, das psychische Verhalten und die psychische Entwicklung diabetischer Kinder und Jugendlicher und ihrer Eltern erhoben und publiziert worden [4–12]. Alle Autoren sind sich darin einig, daß die vielfältigen mit dem Diabetes verbundenen Aufgaben, Pflichten, Mühen, Sorgen, Ängste und Restriktionen die psychische Entwicklung diabetischer Kinder und Jugendlicher gefährden und die Persönlichkeitsstruktur ihrer Eltern nachhaltig beeinflussen können, und daß daher eine mit der Manifestation beginnende psychologische Betreuung ein dringendes Erfordernis ist. Konkrete Angaben darüber, in welcher Weise die psychologische Behandlung realisiert werden sollte, sind in der Literatur wenig zu finden [6, 7, 10, 13–15].

Im Rahmen der Diabetesambulanz unserer Klinik haben wir ein Konzept psychologischer Betreuung diabetischer Kinder und Jugendlicher und ihrer Eltern entwickelt. Da es sich bewährt hat und denkbar ist, daß dieses Modell psychologischer Betreuung auch auf andere chronische Erkrankungen im Kindes- und Jugendalter modifiziert übertragbar ist (z. B. bei Asthma bronchiale, Mukoviscidose, Hämophilie, Leukose, nephrotischem Syndrom), soll es vorgestellt werden.

Grundlage der psychologischen Betreuung ist das *Gespräch*. Gesprächspartner sind ein Psychologe oder ein psychotherapeutisch orientierter Arzt einerseits, die diabetischen Kinder, Jugendlichen und ihre Eltern andererseits. Aufgrund unterschiedlicher psychologischer Notwendigkeiten werden die Gespräche als *Familien-, Gruppen-* oder *Einzelgespräche* durchgeführt. Es hat

sich als zweckmäßig erwiesen, die Gesprächsgrundtypen weiter zu untergliedern (Tabelle 1). Die Charakteristika der im Rahmen der psychologischen Betreuung stattfindenden Gespräche sollen dargestellt werden.

1. Familiengespräche

Bei Familiengesprächen werden Erstgespräche unmittelbar nach Manifestation des Diabetes von Folgegesprächen unterschieden, die in unregelmäßigen Abständen nach Bedarf geführt werden.

1.1. Erstgespräche

Die psychologische Betreuung des diabetischen Kindes und seiner Eltern sollte unmittelbar nach Manifestation des Diabetes beginnen. Die Mitteilung der Diagnose, die Information über die notwendigen therapeutischen Maßnahmen und das Erfahren der Lebenslänglichkeit der Erkrankung führen stets zu einer tiefen Verstörtheit des Kindes und seiner Eltern. Diese Verstörtheit drückt sich in unterschiedlicher Weise aus. Häufig wirken Kinder der Diabetesmanifestation gegenüber zunächst gefaßter und scheinen ihre Eltern in der Initialphase zu stützen. Die Erfahrung zeigt, daß sich dieses Verhalten nach einigen Wochen umkehren kann. Da nicht vorhersehbar ist, in welcher Weise und zu welchem Zeitpunkt Eltern und Kinder mit Konflikten reagieren, ist die Anwesenheit des psychologischen Betreuers schon beim *Erstgespräch* des behandelnden Arztes wünschenswert. Einerseits kann der psychologische Betreuer initial auftretende Probleme auffangen, andererseits lernt die Familie ihn frühzeitig als Gesprächspartner kennen und ist zu einem späteren Zeitpunkt eher motiviert, seine Hilfe in Anspruch zu nehmen.

1.2. Folgegespräche

Die *Folgegespräche* finden auf Wunsch der Eltern bei Auftreten diabetesbedingter Konfliktsituationen statt (Naschen, Spritzenangst usw.). In manchen Fällen kann das Problem in einem einzigen Gespräch geklärt und behoben werden, in anderen sind mehrere Sitzungen in kürzeren Abständen (z. B. einmal wöchentlich) notwendig. Manchmal ist es hilfreich, zur Klärung der gestörten Familiensituation auch andere Familienmitglieder (z. B. Geschwister) oder auch andere Mitarbeiter der Diabetesambulanz (z. B. Ernährungsberaterin) in die Gespräche mit einzubeziehen.

Es hat sich als sinnvoll erwiesen, Familiengespräche bei diabetischen Kindern bis etwa zum 12. Lebensjahr durchzuführen. Diabetische Jugendliche bevorzugen Einzelgespräche, da sie häufig wegen ihrer Verselbständigungstendenzen die Anwesenheit ihrer Eltern als hemmend und störend empfinden.

2. Gruppengespräche

Die Gruppengespräche entwickelten sich aus Schulungsveranstaltungen, die für Eltern diabetischer Kinder und Jugendlicher durchgeführt wurden. Dabei wurde das Bedürfnis der Eltern deutlich, sich nicht nur mit den Inhalten der Diabetikerschulung zu befassen, sondern auch über diabetesspezifische psychologische Probleme zu sprechen.

2.1 Gruppengespräche mit Eltern

Die Gesprächsgruppe war zunächst sehr groß, da Eltern von diabetischen Kindern aller Altersgruppen teilnahmen (Tabelle 1: 2.1.1). Die Folge war, daß viele Eltern sich nicht äußern mochten, andere eine Gelegenheit sahen, sich zu profilieren. Weiterhin stellte sich heraus, daß auch die diabetesbedingten psychologischen Probleme altersspezifische Unterschiede aufwiesen. Daraus entstand der Wunsch, kleinere Gesprächsgruppen zu bilden, in denen Eltern gleichaltriger diabetischer Kinder ihre ähnlichen Sorgen und Ängste äußern konnten.

Drei Gruppen wurden gebildet: eine Gruppe mit Eltern von Kindern unter 6 Jahren, eine mit Eltern von Kindern zwischen 6 und 12 Jahren und eine mit Eltern von Kindern und Jugendlichen über 12 Jahre.

Die Gruppengespräche fanden im Anschluß an die monatliche Diabetikerschulung statt, d. h. jede der drei Altersgruppen traf sich in vierteljährlichen Abständen. An den Sitzungen der offenen Gruppen nahmen 10–35 Eltern teil. Geleitet wurden sie von einer Psychotherapeutin, die sich zurückhaltend verhielt. Dadurch wurde die anfangs vorhandene Erwartungshaltung der Eltern, psychologische Ratschläge und Erklärungen auf Fragen zu erhalten, abgebaut. Es entwickelte sich ein Dialog unter den Eltern, dessen Inhalt sie selbst bestimmten. Bei aufbrechenden Emotionen oder Ausweichen auf Inhalte der Diabetikerschulung griff die Therapeutin ein.

Die Gruppengespräche hatten einen doppelten Effekt, einen praktischen und einen psychologischen. Die Eltern lernten sich kennen, trafen sich auch außerhalb der Gruppe und boten sich gegenseitige Hilfe an. Es entwickelte sich ein "Family-to-family guidance", wie von Amir u. Laron [16] beschrieben.

Der psychologische Effekt bestand darin, die Möglichkeit zu haben, eigene Sorgen, Ängste und Konflikte auszusprechen, zu erfahren, daß andere Eltern mit ähnlichen Problemen belastet sind und zu hören, wie sie damit umgehen. Als Erleichterung wurde erlebt, nicht mit seinen Problemen allein zu sein.

Einige Problemkreise erwiesen sich als altersunabhängig und wurden daher in allen drei Gruppen diskutiert.

Fast alle Eltern litten unter Schuldgefühlen ihren Kindern gegenüber, wobei die „Vererbbarkeit des Diabetes" und die Angst „etwas falsch gemacht oder versäumt zu haben" im Vordergrund standen. Weiterhin zeigte sich, daß die Eltern aller drei Gruppen in hohem Maße durch die Sorge um die Zukunft ihrer Kinder bedrückt waren.

Bei den Eltern der Vorschulkinder (Tabelle 1: 2.1.2) standen die Schwierigkeiten im Vordergrund, die sich aus der Durchführung der Insulininjektion ergeben. Die Eltern erlebten in konflikthafter Weise, daß sie ihren Kindern mit der lebensnotwendigen Insulininjektion täglich Schmerzen zufügen müssen. Besonders gequält waren die Eltern, deren Kinder sich aus altersbedingt mangelnder Einsichtsfähigkeit der Injektion widersetzen.

Die Bereitschaft, sich mit Konflikten, Sorgen und Ängsten auseinanderzusetzen, war bei den Eltern von diabetischen Kindern zwischen 6 und 12 Jahren am größten (Tabelle 1: 2.1.3). Die Sitzungen verliefen lebhaft, dynamisch, oft dramatisch. Die Vielfalt angesprochener Probleme war kennzeichnend für diese Gruppe. Besonders die Mütter erschienen durch die tägliche Verantwortung für die „Gesundheit" ihrer Kinder bedrückt. Die Verpflichtung, ständig für ihre Kinder verfügbar sein zu müssen (Zubereitung der Diät, Durchführung der Stoffwechselkontrollen und Insulininjektionen) empfanden sie als Last. Konflikthaft und mit Schuldgefühlen behaftet wurde schon der Wunsch nach „Erholung vom diabetischen Kind" erlebt. Auffallend war, daß in dieser Gruppe über die mangelnde Beteiligung der Väter geklagt wurde. Für die Mütter dieser Altersgruppe schien es besonders schmerzlich zu sein, die täglich notwendigen Restriktionen, denen ihr Kind aus Gründen der Diabetestherapie unterworfen ist, miterleben zu müssen. Verstärkt wurde dieser Kummer durch den Vergleich mit der „freieren" Lebensweise stoffwechselgesunder Kinder.

Während die Eltern dieser Gruppe unter dem ständigen Kontrollzwang litten, wurde es für die Eltern der diabetischen Kinder und Jugendlichen über 12 Jahre (Tabelle 1: 2.1.4) problematisch, daß sich die Kinder zunehmend der Aufsicht ihrer Eltern entziehen. Damit verlieren die Eltern den bis dahin gewohnten Einblick in die Stoffwechselsituation ihres Kindes. Dieser Kontrollverlust wurde mit Beunruhigung und Verunsicherung erlebt. Vorwiegend wurden diese Ängste von Eltern geäußert, die in dieser Situation ihren Kindern mit Aggressionen und Mißtrauen gegenüberstanden. Andere Eltern versuchten, ihre Befürchtungen durch „blindes Vertrauen" in ihre Kinder zu verleugnen.

2.2 Gruppengespräche mit Eltern und Kindern

Auf Wunsch der Eltern der diabetischen Kinder und Jugendlichen über 12 Jahre fand eine Sitzung gemeinsam mit ihren Kindern statt. Dahinter stand die Hoffnung der Eltern, durch ein Gruppengespräch Einblick in die sich ändernden Lebensgewohnheiten ihrer Kinder zu gewinnen. Die Sitzung konnte nur einmal stattfinden, da die Kinder und Jugendlichen gemeinsame Gruppengespräche mit ihren Eltern ablehnten. Dagegen äußerten sie das Bedürfnis nach Gruppengesprächen „unter sich".

2.3. Gruppengespräche mit Kindern und Jugendlichen

Für die Gruppengespräche mit diabetischen Kindern und Jugendlichen wurden zwei Altersgruppen gebildet:

Tabelle 2. Symptomgruppen, die auf eine neurotische Fehlentwicklung bei diabetischen Kindern und Jugendlichen hinweisen, modifiziert nach Campagnoli [3]

1. *Oralität:*
   Gesteigerte emotionale Bindung an die Nahrungszufuhr mit positiven und negativen Reaktionen (Freßsucht, Naschsucht, Ekel vor Speisen).

2. *Rebellion:*
   Verweigerung diagnostischer und therapeutischer Maßnahmen im Rahmen des Diabetesregimes aus Protest.

3. *Manische Reaktion:*
   Gesteigerte Extraversion mit Omnipotenzgefühlen als Abwehr gegen vermindertes Selbstwertgefühl bei als Kränkung erlebter Krankheit.

4. *Introversion:*
   Abweisend unzugängliches bis feindliches Verhalten Personen gegenüber, die zum Diabetesarrangement gehören (Eltern, Ärzte, Ernährungsberaterin).

5. *Depression:*
   Resignativ-passives Verhalten der eigenen Gesundheit gegenüber, verbunden mit Hoffnungslosigkeit und fehlender Zukunftsperspektive.

6. *Thanatophiles Verhalten:*
   Unbewußte Suizidversuche durch grobe Mißachtung therapeutischer Maßnahmen (gesteigerte oder fehlende Nahrungszufuhr, Über- oder Unterdosierung des Insulins, Aufgabe der Stoffwechselkontrollen).

---

eine Gruppe mit Acht- bis Zwölfjährigen, eine zweite mit Dreizehn- bis Achtzehnjährigen.

Die Sitzungen fanden einmal monatlich statt. Die Zahl der Teilnehmer der offenen Gruppen betrug 10–15. Die Durchführung der Sitzungen entsprach der der Elterngruppen. Auffallend war bei der Gruppe jüngerer diabetischer Kinder (Tabelle 1: 2.3.1) die fehlende Einsichtsfähigkeit in die Schwere ihrer Erkrankung. Sie betonten, weder Schmerzen noch Beschwerden zu haben und keine äußerlichen Krankheitszeichen aufzuweisen („stille, stumme Krankheit"). Aus diesen Gründen empfanden sie Mitleid, Besorgnis und Ängstlichkeit der Umwelt ihnen gegenüber als ungerechtfertigt und häufig als lästig. Die Rebellion gegen das für sie nicht faßbare Kranksein äußerte sich im Protest gegen die diagnostischen und therapeutischen Maßnahmen des Diabetes. Daher sind für diese Altergruppen Übertretungen der Regeln des Diabetesregimes kennzeichnend (Nichteinhalten der Diät, Naschen von Süßigkeiten, Vergessen der Stoffwechselkontrollen).

Um von Gleichaltrigen nicht als „krank" abgelehnt zu werden, verheimlichen sie nicht selten, Diabetiker zu sein. Ihren Eltern gegenüber leugnen sie ihre Übertretungen. Dadurch geraten sie leicht in ein Netz von Lügen, unter dem sie leiden.

Für die diabetischen Kinder über 12 Jahre (Tabelle 1: 2.3.2) ist die Verleugnung, Diabetiker zu sein, nicht mehr möglich. Diese Altersgruppe litt besonders unter dem Gefühl „anders zu sein". Beklagt wurde jede sichtbare Fürsorgemaßnahme der Eltern (z. B. vorbereitende Anrufe vor Partys, Klassenfahrten, Landheimauf-

enthalten). Sie betonten ihr Streben nach Eigenverantwortlichkeit für den Diabetes und lehnten sich gegen das Gefühl auf, „ihr Körper gehöre nicht ihnen, sondern ihren Eltern". Die Erfahrungen, auch durch öffentliche Institutionen wegen ihres Diabetes anders behandelt zu werden als Stoffwechselgesunde (z. B. beim Erwerb des Führerscheins), wurden als besondere Kränkung erlebt. Wut und Depressionen waren die Folge. Diese Gruppe rang heftig um ihre Selbstachtung und um ihr Selbstwertgefühl.

Besonders gefährdet erschienen die Jugendlichen, die keine Wut oder Depression mehr erkennen ließen, sondern eine resignative Haltung, vor allem ihrer Zukunft gegenüber, einnahmen. Bezeichnend war, daß Themen, die als Ursache ihrer Resignation vermutet werden müssen, gemieden wurden (diabetisches Spätsyndrom, Heirat und eigene Kinder). Die Indikation zu Einzelgesprächen hängt eng mit dieser Erfahrung zusammen.

3. Einzelgespräche

Einzelgespräche werden vorwiegend mit älteren diabetischen Kindern und Jugendlichen durchgeführt, da sie wegen ihrer Verselbständigungstendenzen in Einzelgesprächen eher bereit sind, ihre Probleme zu erörtern.

Wir unterscheiden zwei Formen von Einzelgesprächen. Bei akut auftretenden diabesbedingten Konfliktsituationen (z. B. Verschweigen, Diabetiker zu sein; Angst vor dem Wechsel von der Schule in den Beruf) genügen oft ein oder zwei Sitzungen (Tabelle 1: 3.1).

Streng zu trennen von den bisher beschriebenen Formen psychologischer Betreuung diabetischer Kinder und Jugendlicher ist eine längerdauernde Psychotherapie, die bei neurotischer Fehlentwicklung notwendig wird (Tabelle 1: 3.2.). Einerseits ist es sehr schwierig zu erkennen, welche pathogenetische Bedeutung der Diabetes für die Neurose hat, andererseits ist die Symptomatologie der Neurose durch den Diabetes geprägt. Daher lassen sich charakteristische Symptomgruppen identifizieren, die auf die Entwicklung einer Neurose bei einem diabetischen Kind oder Jugendlichen hinweisen.

In Tabelle 2 sind sechs Symptomgruppen, modifiziert nach Campagnoli [3], zusammengestellt.

Erfahrungsgemäß werden in jeder größeren Diabetesambulanz mehrere Kinder und Jugendliche betreut, die einen Teil der beschriebenen Symptome aufweisen. Es gehört zu den verantwortungsvollen Aufgaben des behandelnden Arztes und des psychologischen Betreuers, frühzeitig die ersten Hinweise einer neurotischen Fehlentwicklung zu erkennen, da diese Patienten z. T. vital gefährdet sind und daher dringend psychotherapeutisch behandelt werden müssen.

Die im Rahmen des dargestellten Modells psychologischer Betreuung diabetischer Kinder und Jugendlicher und ihrer Eltern durchgeführten Einzel-, Familien- und Gruppengespräche sollen helfen, zu akzeptieren, Diabetiker zu sein oder ein diabetisches Kind zu haben und die damit verbundenen psychologischen Belastungen möglichst konfliktfrei zu erleben. Außerdem soll verhindert werden, daß neurotische Fehlentwicklungen auftreten, die eine Psychotherapie erforderlich machen.

Literatur

1. Joslin, E.P.: The treatment of diabetes mellitus, 3rd. ed. Philadelphia: Lea and Febinger 1923
2. Graber, L.A., Christman, B.G., Alogna, M.T., Davidson, J.K.: Evaluationen of diabetes patient-education programs. Diabetes **26**, 61 (1977)
3. Campagnoli, M.: A "fifth" pillar in diabetes therapy? Bull. Int. Diab. Fed. **24**, 21 (1979)
4. Geist, A.: The psychological aspect of diabetes. Springfield III: Thomas 1964
5. Koski, M.-L.: The coping processes in childhood diabetes. Acta Paediatr. Scand. [Suppl.] 198 (1969)
6. Laron, Z. (ed.): Habilitation and rehabilitation of juvenile diabetics. Leiden: Stenfert Kroese 1970
7. Jochmus, J.: Die psychische Entwicklung diabetischer Kinder und Jugendlicher. Arch. Kinderheilkd. **66**, Beiheft (1971)
8. Fällström, K.: On the personality structure in diabetic school children. Acta Paediatr. Scand. [Suppl.] 251 (1974)
9. Laron, Z. (ed.): Diabetes in juveniles; Medical and rehabilitation aspects. Basel: Karger 1975
10. Laron, Z. (ed.): Psychological aspects of balance of diabetes in juveniles. Basel: Karger 1977
11. Steinhausen, H.C., Börner, S.: Kinder und Jugendliche mit Diabetes, Psychologie einer chronischen Krankheit. Göttingen: Vandenhoeck u. Ruprecht 1978
12. Steinhausen, H.C., Börner, S.: Psychologische Korrelate des klinischen Verlaufs beim juvenilen Diabetes mellitus. Monatsschr. Kinderheilkd. **127**, 139 (1979)
13. Laron, Z., Amir, S., Galatzer, A., Gil, R., Blum, J., Mimoumi, M.: Vorteile eines ambulanten multidisziplinären Behandlungsprogramms für diabetische Kinder. In: Ambulante Langzeitbehandlung diabetischer Kinder und Jugendlicher. Weber, B. (Hrsg.). Stuttgart: Enke 1977
14. Hürter, P.: Diabetes bei Kindern und Jugendlichen. Berlin, Heidelberg, New York: Springer 1977
15. Groen, J.J., Pelser, H.E., Stuyling De Lange, M.J.: Group discussions with diabetic patients and their families; an adjunct to education and treatment. Vortrag: The 4th International Beilinson Symposium on "Nutrition and the diabetic child". Israel 21.–24.5.1978
16. Amir, S., Laron, Z.: Family-to-family guicance. In: Habilitation and rehabilitation of juvenile diabetics. Laron, Z. (ed.). Leiden: Stenfert Kroese 1970

Dr. Heike Hürter
Städtische Kinderklinik Cecilienstift
Leisewitzstraße 28
D-3000 Hannover

Monatsschr. Kinderheilkd. 128, 16–20 (1980)

Monatsschrift für
Kinderheilkunde
© by Springer-Verlag 1980

Insektenstich-Allergie[*]

Diagnostische und therapeutische Möglichkeiten

R. Urbanek

Universitäts-Kinderklinik Freiburg/Br. (Direktor: Prof. Dr. W. Künzer)

Allergy to Insect Stings. Diagnosis and Therapy

Summary. An allergic reaction to stings by insects can occur within minutes and may be fatal. The history serves to assess the severity of the reaction and may aid in the identification of the insect involved. The diagnosis is established by a skin test and the hyposensitization tested by determining the levels of insect venom specific IgE. Minor allergic reactions can be treated with drugs, the more severe forms require hyposensitization therapy with pure insect venom, especially when the risk of re-exposure to insect sting is high. By means of the rush-hyposensitization, a protection against insect stings can be achieved within 1 week. With increasing dosage, patients who have previously had severe reactions to insect stings, develop allergic side-effects. During the course of the treatment with insect venom, the levels of allergic IgE- and the levels of the protective IgG-antibodies rise. After 6 months, the allergic antibody levels fall, the protective IgG-antibodies, however, remain above their pretreatment level.

Key words: Insect venom allergy – Specific IgE and IgG – Hyposensitization with insect venom.

Zusammenfassung. Die allergische Reaktion nach Insektenstich tritt innerhalb von Minuten auf und kann bisweilen letal verlaufen. Anamnestisch wird nach dem ursächlichen Insekt und dem klinischen Schweregrad gefragt, diagnostisch wird mit dem Hauttest und der Bestimmung des Insektengift-spezifischen IgE die Sensibilisierung geprüft. Leichte allergische Allgemeinreaktion können medikamentös behandelt werden; schwere, insbesondere bei Gefahr einer neuen Insektenstichexposition, indizieren eine Hyposensibilisierungstherapie mit reinem Insektengift. Mit der Methode der Schnell-Hyposensibilisierung kann bereits nach einer Woche ein Schutz gegen Insektenstiche erreicht werden. Während der Steigerung der Hyposensibilisierungsdosis treten bei laut Anamnese stark sensibilisierten Patienten allergische Nebenreaktionen auf. Im Verlauf der Behandlung mit Insektengift steigen sowohl die allergischen IgE-, als auch die protektiven IgG-Antikörper an, nach sechs Monaten sinken die allergischen Antikörper, der Spiegel der protektiven IgG-Antikörper bleibt hingegen oberhalb des Ausgangswertes.

Schlüsselwörter: Insektengift-Allergie – Spezifisches IgE und IgG – Hyposensibilisierung mit Insektengift.

Bienen und Wespen sind in unseren Breiten die wichtigsten Hymenopteren, deren Stiche allergische Reaktionen hervorrufen können. Das klinische Bild äußert sich innerhalb von Minuten nach dem Insektenstich, entweder als übermäßige Lokalreaktion, bei welcher die Schwellung über zwei der Stichstelle benachbarte Gelenke hinausgeht, oder als bedrohliche Allgemeinreaktion mit generalisierter Urticaria, Quincke-Ödem, Atemnot, bis hin zum Kollaps mit Schock (Mueller, 1966; Wortmann, 1977). Die Mortalitätsrate für Insektenstiche wird in den Vereinigten Staaten für die Jahre 1950–1959 mit 299 Todesfällen (Parish, 1963), in Frankreich für die Zeit von 1958–1965 mit 75 Todesfällen (Gervais u. Bouix, 1968) und in der Schweiz 1970–1974 mit 3–4 Personen pro Jahr (Müller u. Spieß, 1976) angegeben. Aus den USA wurde berichtet, daß 0,4–0,8 % der Bevölkerung eine systemische Reaktion nach einem Insektenstich durchgemacht hat (Chafee, 1970; Settipane, 1972).

Ursache für die allergischen Reaktionen ist die Sensibilisierung gegen das Gift, bzw. gegen die Giftkomponenten der Hymenopteren. Die Zusammensetzung des Bienengiftes ist bestens bekannt; chromatographisch konnte man bisher neun Fraktionen auftrennen (Habermann, 1972; Shepard, 1974). Das wichtigste Antigen ist die Phospholipase A, sowohl im Bienengift als auch im Wespengift.

Die allergische Reaktion nach Insektenstichen ist von der toxischen Wirkung des Giftes zu unterscheiden. Die Haupttoxin des Bienengiftes sind Mellitin, Apamin und MCD-Peptid. Im Gegensatz zu der toxischen letalen Wirkung von 100 bis 200 Bienenstichen genügt beim Bienengift-Allergiker ein einziger Stich, um eine Allgemeinreaktion bis zum tödlichen Schock auszulösen.

---

[*] Herrn Prof. Dr. W. Künzer zu seinem 60. Geburtstag gewidmet

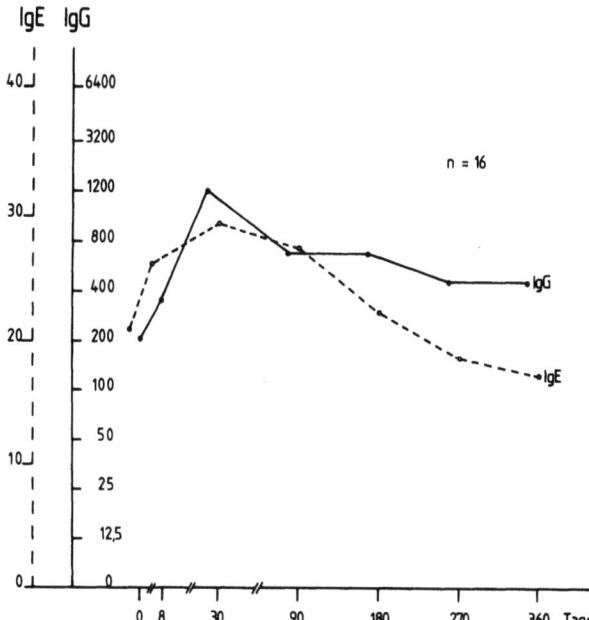

Abb. 1. Bienengift-spezifisches IgE und IgG während Hyposensibilisierung. – – – IgE in % des Referenzserums; —— IgG in reziprokern Titern

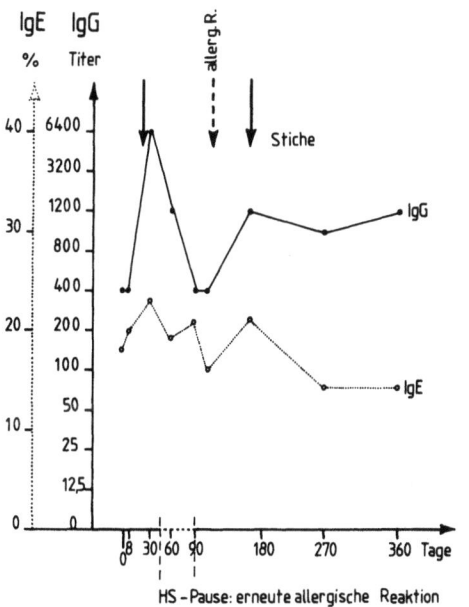

Abb. 2. Hyposensibilisierung, Schutz gegen Bienenstichallergie, Spezifische IgE- und IgG-Antikörper

Immunologische Grundlagen

Die allergischen Antikörper gehören der Immunglobulin-Klasse E und die Schutzantikörper, auch blockierende Antikörper genannt, der Immunglobulin-Klasse G an.

Akzidentelle Insektenstiche sensibilisieren den allergisch praedisponierten Patienten, so daß im Laufe der Zeit allergen-spezifische Antikörper nachweisbar sind. Ein erneuter Stich führt dann bei dem bereits sensibilisierten Insektenstich-Allergiker zur IgE-vermittelten Degranulation der Mastzellen, damit auch zur Histaminfreisetzung und löst die allergischen Symptome aus.

Die spezifischen IgE-Antikörper können mit dem Radio-Allergo-Sorbens-Test (RAST) bestimmt werden. Bei der Mehrzahl der Patienten gehen hohe Spiegel an spezifischem IgE mit einer hohen Sensibilisierung einher, es muß jedoch nicht in jedem Einzelfall ein direkter Zusammenhang zwischen klinischer Reaktion und IgE-Konzentration bestehen. Der zeitliche Abstand zwischen Insektenstich und Bestimmung der allergischen IgE-Antikörper ist ebenfalls zu beachten. Die höchsten Werte werden 2 Wochen bis 6 Monate nach dem Stich gemessen.

Interessant erscheint der Nachweis von Bienengift-spezifischem IgE im RAST bei polytopen Allergikern mit sehr hohen Konzentrationen an Gesamt-IgE (PRIST). Wir fanden bei 11 solchen Allergikern mit Gesamt-IgE-Werten von 2000 U/ml und mehr auch das Bienengift-spezifische IgE, obwohl die Bienenstiche ohne eine allergische Allgemeinreaktion toleriert wurden. Der alleinige Nachweis von Insektengift-spezifischem IgE reicht damit nicht zur Bestätigung einer Insektengift-Allergie und muß durch die Anamnese und durch den Hauttest ergänzt werden (Urbanek, 1979).

Nicht nur das IgE, sondern auch das spezifische IgG wird nach dem Insektenstich gebildet. Das Verhältnis zwischen den allergischen- und den Schutz-Antikörpern ist für das Auftreten einer allergischen Allgemeinreaktion maßgebend.

Am Beispiel der hyperimmunen Imker konnte nachgewiesen werden, daß im Verlaufe der natürlichen Immunisierung mit Bienenstichen sehr hohe Spiegel von Schutz-Antikörpern erreicht werden, und daß auch beim Vorhandensein der allergischen IgE-Antikörper keine systemische Reaktion nach Bienenstich auftritt (Light et al., 1975; Spiess, 1979; Urbanek u. Kalveram, 1979).

Dasselbe Phänomen wird auch während der Hyposensibilisierung mit reinem Insektengift beobachtet: die Gift-spezifischen IgG-Antikörper steigen an und die allergischen IgE-Antikörper persistieren (Abb. 1). Die höchsten IgG-Spiegel werden bei der Anwendung der Rasch-Hyposensibilisierung nach 1–2 Monaten erzielt, danach erfolgt ein leichter Abfall (Forster u. Urbanek, 1979).

Falls die Hyposensibilisierungs-Therapie unterbrochen wird, können die Schutzantikörper bis zum Ausgangswert absinken und der erworbene Schutz geht verloren. Nach erneuter Immunisierung wird wieder mit dem Anstieg der spezifischen IgG-Antikörper der vorherige Schutz gegen Insektenstiche erreicht (Abb. 2).

Diagnose

Anamnestisch wird nach Schweregrad der vorausgegangenen allergischen Reaktion und nach Art des Insekts gefragt.

Wir unterteilen die allergische Reaktion in drei *klinische Schweregrade:*

1. Verstärkte Lokalreaktion
2. Leichte Allgemeinreaktion
3. Schwere Allgemeinreaktion.

Die Symptome der einzelnen Schweregrade sind in Tabelle 1 aufgeführt.

Im Gegensatz zu den klaren Angaben über die systemische Reaktion nach Insektenstich sind die Informationen über das ursächliche Insekt häufig nicht eindeutig. Man kann dem Patienten die Insekten auf einer Abbildung oder präpariert im Schaukasten zeigen und nach dem Verbleiben des Stachels fragen; die Biene läßt ihren Stachel in der Haut zurück, die Wespe nicht.

Zur Bestätigung der anamnestischen Angaben werden routinemäßig der Hauttest und die Bestimmung des Insektengift-spezifischen IgE herangezogen.

Sowohl das Bienen- als auch das Wespengift stehen für den *Prick-Test* oder den *Intrakutan-Test* zur Verfügung. Die höchste Konzentration der Testlösung beträgt beim Pricktest 100 µg/ml und beim Intrakutan-Test 1 µg/ml; wird diese Konzentration überschritten, besteht die Gefahr einer irritativ entstandenen positiven Hautreaktion. Man wendet das Titrationsverfahren an, wobei das aufgelöste Gift in ansteigenden Konzentrationen, die sich jeweils um eine Zehnerpotenz unterscheiden, getestet wird. Mit dem Titrationsverfahren kann auch eine semiquantitative Beurteilung der vorhandenen Sensibilisierung erfolgen, wobei die erreichte Hautreaktion stets mit derjenigen von gleichzeitig mitgetesteter Histamin- und Kochsalz-Lösung verglichen wird.

Nicht selten wird im Hauttest eine Sensibilisierung gegen mehrere Insektengifte beobachtet (Reismann, 1979). Sowohl die irritativ entstandenen als auch die klinisch nicht-relevanten Sensibilisierungen müssen bezüglich ihrer Wertigkeit anamnestisch und mit den immunologischen Methoden überprüft werden.

Von den *immunologischen Methoden* zur Diagnostik der Insektengift-Allergie hat sich die Bestimmung des *Gesamt-IgE*-Spiegels (PRIST) als nicht hilfreich herausgestellt:

Nur ein Drittel der untersuchten Bienengift-Allergiker hatte erhöhte Gesamt-IgE-Werte (Urbanek et al., 1978).

Im Gegensatz zum Gesamt-IgE stellt die Bestimmung des *Insektengift-spezifischen IgE*–Spiegels mit dem RAST eine zur Anamnese und dem Hauttest sinnvolle Zusatzuntersuchung dar. Die RAST-Klassen 2 bis 4 können als eindeutig positiv bewertet werden, die RAST-Klasse 1 gilt als Grenzwert.

Ein weiterer in-vitro-Test ist die Bestimmung der Histamin-Freisetzung. Die Wertigkeit der diagnostischen Aussage dieser hauptsächlich in den USA gebräuchlichen Methode ist ebenfalls limitiert, etwa 15 % der Insektengift-Allergiker setzen kein Histamin aus ihren basophilen Leukozyten frei (Conroy et al., 1977).

Insgesamt kommt der Anamnese in dem „diagnostischen Mosaik" eine Schlüsselrolle zu. Patienten mit anamnestischer Allgemeinreaktion nach Insektenstich

Tabelle 1. Allergische Reaktion nach Insektenstich

Verstärkte Lokalreaktion:
Schwellung über 2 benachbarte Gelenke

Leichte Allgemeinreaktion:
Generalisierte Rötung, Juckreiz, Ödem, Urticaria; Übelkeit, Schwächegefühl, Heiserkeit, Conjunctivitis, Rhinitis

Schwere Allgemeinreaktion:
Atemnot, Kollaps, Schock

Tabelle 2. Erste-Hilfe-Maßnahmen

1. Den Stachel sofort mit dem Fingernagel entfernen, ohne die Giftblase auszudrücken
2. Orale Einnahme von Antihistaminika (z. B. 2 Tbl. Tavegil®)
3. Wenn Atemenge infolge Schwellung im Kehlkopfbereich auftritt: Einsprühen der Rachenhinterwand mit Adrenergika-Aerosol (z. B. Alupent®)
4. Wenn Atemnot infolge von Bronchospasmus entsteht: 2 tiefe Atemzüge eines Adrenergikums inhalieren (z. B. Alupent® oder Adrenalin-Medihaler®).

Notfall-Apotheke: 2 Tbl. Tavegil®
                      1 Dosier-Aerosol (Alupent®, oder Adrenalin-Medihaler®).

und negativem Hauttest oder gift-spezifischem IgE-Nachweis gelten als potentielle Allergiker und sollten nach wiederholtem Stich erneut (mit dem Hauttest und RAST) untersucht werden. Bei erhöhter Expositionsgefahr ist ein provokativer Insektenstich unter klinischen Bedingungen zur Klärung der Sensibilisierungslage zu empfehlen.

Therapie

Bei der kausalen Behandlung unterscheidet man zwischen einer symptomatischen und kausalen Therapie.

Die *symptomatische medikamentöse Therapie* wird sofort nach Auftreten einer allergischen Allgemeinreaktion nach Insektenstich eingeleitet. Der klinische Schweregrad bestimmt die Medikation. Bei Urticaria, Juckreiz, Quincke-Ödem, Rhinitis und Conjunctivitis reichen in der Regel Antihistaminika wie z. B. Clemastin (= 2 mg Tavegil®) aus.

Bei Bronchospasmus verabreicht man Bronchodilatantien wie Beta-Adrenergika (= z. B. Alupent® inhalativ oder langsam intravenös. Meistens kommt man mit zwei tiefen Zügen aus dem Dosieraerosol (ggf. wiederholt) gut zurecht.

Die größten therapeutischen Schwierigkeiten bereitet die anaphylaktische Reaktion mit Schock. Hierbei empfiehlt sich zu der allgemeinen Therapie mit Plasmaexpander (z. B. 0,5 g/kg Körpergewicht Human-Albumin oder 10 ml/kg Körpergewicht Rheomakrodex) auch eine langsame Gabe von Adrenergika (z. B. 0,01 mg/kg Körpergewicht Alupent® oder 0,001 mg/kg Körpergewicht Suprarenin®). Die intravenöse Verabreichung von Adrenergika soll jedoch wegen möglicher cardialer Nebenwirkungen nicht ohne EKG-Überwachung erfolgen.

Tabelle 3. Dosierungsschema bei Schnell-Hyposensibilisierung mit Bienengift (individuelle Steigerung häufig notwendig)

Tag	Dosis in µg	Tag	Dosis in µg
1.	0,01	5.	30
	0,1		40
	0,5		50
	1,0		60
2.	1	6.	70
	2		80
	3		90
	4		100
3.	5	7.	100
	6		
	7		
	8		
4.	9	Danach:	
	10	alle 7 Tage 100 µg, 4 ×
	10	alle 2 Wochen 100 µg, 4 ×
	20	alle 3 Wochen 100 µg, 4 ×
		weitere 100 µg, 1 × monatl

Bei Einsatz von Kortikoiden muß der verzögerte Wirkungsbeginn bedacht werden, für eine Initialtherapie spielen sie daher eine untergeordnete Rolle.

Die Erste-Hilfe-Maßnahmen müssen auch der Patient und seine Eltern beherrschen, da sie bei bekannter Sensibilisierung meistens unmittelbar nach dem Insektenstich eingeleitet werden sollten, auch wenn die ersten Symptome noch fehlen. Wir empfehlen als *Notfallapotheke* zwei Medikamente bei sich zu tragen (Tabelle 2) und üben mit den Patienten die selbständige Verabreichung. Die immer wieder empfohlene selbständige Anwendung von Adrenalinspritze halten wir für nicht mehr gerechtfertigt, da weniger gefährliche Beta-selektive Adrenergica zur intravenösen und subkutanen Applikation zur Verfügung stehen. Darüber hinaus bestehen Zweifel an der richtigen, vom Patienten selbst durchgeführten Verabreichung der Adrenalinspritze im Zustand der Aufregung.

Die einzige *kausale Therapie* der Insektengift-Allergie ist die *Hyposensibilisierung*. Sie erscheint indiziert, wenn eine eindeutige Sensibilisierung vorliegt und eine erneute Explosionsgefahr besteht. Eine erhöhte Expositionsgefahr haben neben Kindern aus ländlichen Gegenden vorwiegend solche von Imkern, sie sind mit 40 % in unserem Krankengut vertreten.

Bei leichter Allgemeinreaktion kann mit der Hyposensibilisierung eventuell abgewartet werden und die Patienten kommen mit symptomatischer Therapie aus. Erst die Entwicklung von schweren Allgemeinreaktionen stellt eine absolute Indikation zur Hyposensibilisierung dar.

Die bis vor kurzem gebräuchlichen Ganzkörper-Extrakte sind nach neueren Literaturberichten (Lichtenstein et al., 1974; Hunt et al., 1978; Urbanek et al., 1978) unwirksam, sie wurden durch reine Gift-Extrakte ersetzt. Die lyophilisierten Gift-Extrakte werden mit einem wäßrigen Lösungsmittel vor der Verabreichung aufgelöst und zeichnen sich mit einer hohen Allergenpotenz aus. Aus diesen Gründen kann es bei Einleitung der Hyposensibilisierung zu allergischen systemischen Nebenreaktionen kommen. Nach Erreichen der Erhaltungsdosis von 100 µg (entsprechend etwa 1–2 Insektenstichen) gehen die Nebenreaktionen zurück.

Die Nebenwirkungen der Hyposensibilisierung können in der Klinik leicht behandelt werden, weshalb wir eine stationäre Einleitung der Immunisierung mit Insektengiften empfehlen. In unserer Klinik wurden bisher 35 Patienten erfolgreich behandelt; den vollkommenen Schutz haben wir bei 32 Patienten nach einer Woche und bei den restlichen 3 Patienten nach spätestens 4 Wochen erreicht. Das Behandlungsschema ist in der Tabelle 3 dargestellt.

Als Alternative zu der Schnell-Hyposensibilisierung steht die konventionelle Therapie mit wöchentlichen Injektionsintervallen zur Wahl (Lichtenstein et al., 1979). Die Erfolgsraten sind dieselben, hierbei wird die Erhaltungsdosis und damit auch der Schutz anstatt nach einer Woche nach 2–3 Monaten erreicht. Systemische Nebenreaktionen treten bei beiden Methoden gleich häufig auf (Golden et al., 1979).

Von Lesoff et al. (1978) und Yunginger et al. (1979) wurde über die Anwendung der passiven Immunisierung berichtet; das gegen Bienengift hyperimmune Serum kann leicht von Imkern gewonnen werden. Der Schutz hält jedoch nur einige Tage an, weshalb die aktive Immunisierung im Anschluß erfolgen muß.

Der Erfolg der Hyposensibilisierung sollte kontrolliert werden. Dazu wird der Patient einem natürlichen Insektenstich ausgesetzt. Dieses Verfahren empfiehlt sich nach Erreichen der Erhaltungsdosis, da die Insektenstich-Allergiker dann ohne Angst und ohne Notfallapotheke ein normales Leben führen können. Im eigenen Krankengut wurden alle Patienten unter klinischen Bedingungen dem Insektenstich exponiert und der Therapieeffekt mit den erreichten Spiegeln an Schutz-Antikörpern verglichen.

Die Fortsetzung der Hyposensibilisierung wird im allgemeinen vom Kinderarzt oder vom Hausarzt durchgeführt. Ein komplikationsloser Verlauf ist zu erwarten, wenn die Erhaltungsdosis erreicht worden ist, wenn die spezifischen IgG-Schutz-Antikörper angestiegen sind und wenn der Patient die provokative Insektenstich-Exposition gut vertragen hat. Die Behandlungsdauer wird zur Zeit auf fünf Jahre veranschlagt, eine lebenslängliche Notwendigkeit der spezifischen Immunisierung ist vorläufig nicht auszuschließen.

Die Insektengift-Extrakte brachten einen Fortschritt in die Behandlung der Insektengift-Allergien. Die Hyposensibilisierung mit solchen Extrakten erreicht einen vollen Schutz gegen Insektenstiche innerhalb weniger Tage, sie muß jedoch über Jahre fortgesetzt werden. Anzustreben ist die Ausarbeitung von Depot-Extrakten oder von Allergoiden, welche die Hyposensibilisierung im Hinblick auf die möglichen Nebenwirkungen noch sicherer machen würden.

Die in der Behandlung gewonnenen Erkenntnisse stellen eine Orientierungshilfe dafür dar, in welche Richtung sich die diagnostischen und therapeutischen Bemühungen auch um die anderen Allergien vom Soforttyp konzentrieren müssen.

Die Untersuchungen wurden mit Unterstützung der Deutschen Forschungsgemeinschaft, Nr. Ur 12/2, durchgeführt.
Für die Hilfe bei der Erstellung dieses Manuskripts möchte ich mich bei Dr. W. Kuhn und Frau Kiechle herzlichst bedanken.

Literatur

1. Chafee, F.H.: The prevalence of bee sting allergy in an allergic population. Acta Allergol. **25**, 292 (1970)
2. Conroy, M.C., Adkinson, N.F.Jr., Sobotka, A.K., Lichtenstein, L.M.: "Releasibility" of histamine from human basophils. Fed. Proc. **36**, 1216 (1977)
3. Forster, J., Urbanek, R.: Enzyme-linked immunosorbent assay of allergen specific IgG antibodies in bee sting allergic patients hyposensitized with pure bee venom. Klin.Wochenschr. **57**, 421 (1979)
4. Gervais, P., Bouix, G.: Les accidents consécutivs aux piqures dhymenoptères. Concours Med. **93**, 638 (1968)
5 Golden, D., Valentine, M.D., Sobotka, A.K., Lichtenstein, L.M.: Regimens of hymenoptera venom immunotherapy. J.Allergy Clin. Immunol. (Abstract 156) **63**, 180 (1979)
6. Habermann, E.: Bee and wasp venoms. Science **177**, 314 (1972)
7. Hunt, K.J., Valentine, M.D., Sobotka, A.K., Benton, A.W., Amodio, F.J., Lichtenstein, L.M.: A controlled trial of immunotherapy in insect hypersensitivity. N.Engl.J.Med. **299**, 157 (1978)
8. Lessof, M.H. Sobotka, A.K., Lichtenstein, L.M.: Effects of passive antibody in bee venom anaphylaxis. Johns Hopkins Med.J. **142**, 1 (1978)
9. Lichtenstein, L.M., Valentine, M.D., Sobotka, A.K.: A case for venom treatment in anaphylactic sensitivity to hymenoptera sting. N.Engl.J.Med. **290**, 1223 (1974)
10. Lichtenstein, L.M., Valentine, M.d., Sobotka, A.K.: Insect allergy: The state of the art. J. Allergy Clin.Immunol. **64**, 5 (1979)
11 Light, W.C., Riesmann, R.E., Wypsch, J.I., Arbesman, C.E.: Clinical and immunological studies of bee keepers. Clin.Allergy **5**, 389 (1975)
12 Mueller, H.L.: Diagnosis and treatment of insect sting sensitivity. J.Asthma Res. **3**, 331 (1966)
13. Müller, U. Spiess, J.: Serologische Untersuchungen bei Bienenstich-Allergie. Vortrag, Davos 26.3.1976
14. Reismann, R.E.: Antigenic content and cross reactions of hymenoptera venoms. 35. Annual meeting of American Academy of Allergy, New Orleans 24.3.1979
15. Parrish, H.M.: Analysis of 400 fatalities from venomous animals in USA. Am.J.Med. **245**, 129 (1963)
16. Settipane, G.A., Newstead, G.J., Boyd, G.K.: Frequency of hymenoptera allergy in an atopic and normal population. J.Allergy Clin.Immunol. **50**, 146 (1972)
17. Shepherd, G.W., Elliot, W.B., Arbesman, C.E.: Fractination of bee venom. I. Preparation and characterization of four antigenic components. Prep.Biochem. **4**, 71 (1974)
18. Spiess, J.: Blutuntersuchungen bei Imkern. Schweiz. Bienen-Ztg. 295 (1979)
19. Urbanek, R., Karitzky, D., Forster, J.: Allergie gegen Insektenstiche: Hyposensibilisierung mit reinem Bienengift. Dtsch.Med. Wochenschr. **103**, 1656 (1978)
20. Urbanek, R.: Diagnostik der Insektengift-Allergie. Symposium: Die kausale Behandlung der Insektenstich-Allergie, Köln 16.5.1979
21. Urbanek, R., Kalveram, K.: Spezifische IgG-Antikörper bei Imkern, Vergleichsuntersuchung mit RIA und ELISA. Hautkr. (im Druck)
22. Wortmann, F.: Diagnostik und herapie der Insektenstichallergie. Therapiewoche **27**, 4385 (1977)
23. Yunginger, J.W., Santrach, P.J.: Treatment failures following honeybee venom immunotherapy: Use of passive immunization. J.Allergy Clin.Immunol. (Abstract) **63**, 179 (1979)

Dr. R. Urbanek
Universitäts-Kinderklinik
Mathildenstraße 1
D-7800 Freiburg/Br.

Monatsschr. Kinderheilkd. 128, 21–26 (1980)

Monatsschrift für
Kinderheilkunde
© by Springer-Verlag 1980

Originalien

Obstetrische und postnatale Komplikationen bei Kindern mit einer Alkoholembryopathie

R. Michaelis, Sibylle Haug, F. Majewski, J. R. Bierich und R. Dopfer

Abteilung Entwicklungsneurologie der Universitäts-Kinderklinik Tübingen

Obstetrical and Postnatal Complications in Children of Chronically Alcoholic Mothers

Summary. The histories of mothers addicted to chronic abuse of alcohol always present severe complications during pregnancy and for most of their children during the peri- and postnatal period aswell. The question arises to what extent peri- and postnatal complications may influence the clinical aspect of the alcoholembryopathy (AE) in these children. In 35 children with AE all details of their histories could be traced. By using Prechtl's concept of optimal conditions two different populations could be found amongst the children with AE, one with and the other without severe peri- and postnatal complications (exclusively peri- and postnatal asphyxia). No correlation could be found between the severity of AE and perinatal asphyxia. The result suggests reservations in rating peri- and postnatal asphyxia as an always potent factor causing brain damage.

Key words: Alcoholembryopathy – Pre-, peri-, postnatal complications – Perinatal asphyxia.

Zusammenfassung. Bei Kindern mit einer Alkoholembryopathie lassen sich immer schwere prae-, peri- und postnatale Komplikationen nachweisen. Daher stellt sich die Frage, inwieweit peri- und postnatale Komplikationen das Krankheitsbild der Alkoholembryopathie (AE) mit beeinflussen können. Bei 35 Kindern mit einer AE konnten alle anamnestisch relevanten Angaben zusammengetragen werden. Mit der Anwendung des Optimalitätskonzeptes von Prechtl ließen sich zwei Populationen von Kindern mit einer AE unterscheiden. Eine der beiden Populationen war in ihrer Optimalität deutlich stärker reduziert. Es konnte nachgewiesen werden, daß die stärkere Reduzierung der Optimalität durch peri- und postnatale Asphyxien ausgelöst worden ist. Außerdem konnte gezeigt werden, daß die Schwere der AE in keiner Beziehung zu einer überstandenen perinatalen Asphyxie steht. Ein solches Ergebnis legt jedoch nahe, daß die Bedeutung einer peri- und/oder postnatalen Asphyxie als Ursache für eine Schädigung des Zentralnervensystems oft überschätzt wird.

Schlüsselwörter: Alkoholembryopathie – Prae-, peri-, postnatale Komplikationen – Asphyxie.

Problemstellung

Obwohl schon seit langem vermutet wurde, daß Alkoholismus der Eltern Schädigungen bei den Kindern hervorrufen könnte, gelang es erst 1968 Lemoine u. Mitarb. [12], aus einer Gruppe von Mangelgeborenen das Fehlbildungssyndrom der Alkoholembryopathie (AE) zu isolieren. Jones u. Mitarb. [10] haben ohne Kenntnis der französischen Arbeiten 1973 in den Vereinigten Staaten 11 Kinder alkoholabhängiger Mütter untersucht und das sogenannte fetale Alkoholsyndrom beschrieben. Aus der Tübinger Klinik erfolgte ab 1975 eine Reihe von Veröffentlichungen zum Krankheitsbild zur Entstehung der Alkoholembryopathie [u.a. 1, 13, 14]. Untersuchungen zur Entstehung der Alkoholembryopathie haben gezeigt, daß die Anamnese von Mutter und Kind in sehr auffälliger Weise durch prae-, peri- und postnatale Komplikationen belastet ist [7]. Damit stellt sich die Frage, welchen Anteil natale und postnatale Komplikationen am Krankheitsbild der AE haben könnten. Es wäre denkbar, daß Komplikationen unter der Geburt und der Postnatalzeit zu einer zusätzlichen, der Embryo- und Fetopathie aufgepfropften cerebralen Schädigung führen könnten. Dann wäre aber auch zu fordern, daß es zwei Populationen von Kindern mit einer AE geben müßte, eine Gruppe von Kindern mit einer ausschließlich praenatalen Schädigung sowie eine Gruppe von Kindern mit einer natalen bzw. postnatalen Schädigung des Zentralnervensystems.

Diese Fragestellung wurde unter Anwendung des an anderer Stelle ausführlich beschriebenen Optimalitätskonzepts von Prechtl [18] durch Haug [7] genauer untersucht. In dieser Arbeit sollen die Methodik und die wichtigsten Ergebnisse dargestellt werden.

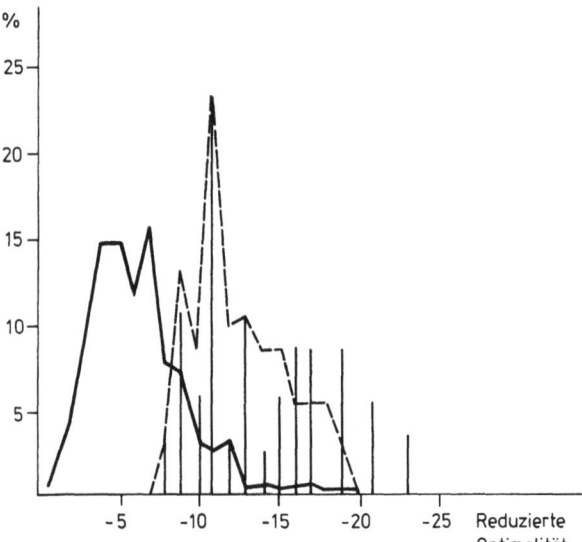

Abb. 1. Durchgezogener Kurvenverlauf: Verteilung der reduzierten Optimalität der Kontrollpopulation (n = 400). Senkrechte Linien: Verteilung der reduzierten Optimalität bei 35 Kindern mit AE. Gebrochener Kurvenverlauf: Verteilung der reduzierten Optimalität der 35 Kinder mit AE, wenn die Anamnesepunkte, die sich auf eine Asphyxie beziehen, nicht mitgezählt werden. Es entsteht dann eine eingipfelige Kurve. Weitere Erklärungen im Text

Methodik der Untersuchung

Das methodische Vorgehen richtete sich nach den Kriterien einer Liste optimaler obstetrischer und postnataler Bedingungen, wie sie von Prechtl [18] erstmals angegeben worden ist. Die in dieser Untersuchung verwendete Liste weicht von der Liste Prechtl nur durch eine quantitative Erweiterung ab, eine prinzipielle Änderung der Methodik erfolgte nicht [16]. Die Erweiterung der Optimalitätsliste erfolgte vor allem durch zusätzliche Definitionen der Optimalität in der Postnatalzeit. Die von uns verwendete Optimalitätsliste enthält 52 Punkte. Wird ein in seiner Optimalität definierter Punkt der Liste von der Anamnese des Kindes nicht erfüllt, erhält das betreffende Kind dafür einen negativen Punkt. Eine Wägung der Schwere der Komplikation ist bei der Verwendung eines Optimalitätskonzeptes nicht notwendig.

Entsprechen z.B. 10 Anamnesepunkte in der Anamnese eines Kindes nicht der definierten Optimalität, wird die Belastung des Kindes als „reduzierte Optimalität" mit der Ziffer − 10 angegeben. Dies bedeutet: Das Kind erfüllt nur in 42 Punkten die definierte Optimalität, oder − anders ausgedrückt − die „reduzierte Optimalität" beträgt − 10. Nur mit einer solchen Methodik ist es möglich, semiquantitative Daten zu erhalten, die einer statistischen Bearbeitung zugänglich sind. Die Optimalitätsliste besteht aus 5 Untergruppen: (A): 11 Definitionen der Optimalität der mütterlichen Anamnese. (B): 11 Definitionen der Optimalität der Schwangerschaftsanamnese und je 10 Definitionen der Optimalität der (C) Geburtsanamnese, der (D) Anamnese des Kindes und der (E) Postnatalanamnese. Eine eingehende Darstellung der Optimalitätsliste und der Konsequenzen, die sich aus einem solchen Vorgehen ergeben, ist bereits an einer anderen Stelle erfolgt [16].

Die für die Optimalitätsliste erforderlichen Daten wurden in persönlichen Gesprächen mit der Mutter erfragt, wenn notwendig, wurden zusätzlich an die Mütter und an deren Frauenärzte oder an die Hausärzte Fragebogen verschickt. Um über den Geburtsverlauf und die kindlichen und postnatalen Faktoren alle anamnestischen Angaben zu erhalten, wurden die jeweiligen geburtshilflichen Abteilungen, an denen die Mütter entbunden hatten, um Informationen gebeten. Für 35 Kinder konnten alle geforderten Informationen vollständig erhoben werden. Nur diese Kinder wurden auch in diese Auswertung übernommen.

Die Ergebnisse bei den 35 Kindern mit einer AE wurden den Ergebnissen einer Kontrollgruppe von 400 Neugeborenen gegenübergestellt, die nach dem Zufallsprinzip mit Zufallszahlen aus einem bestimmen Jahrgang an zwei verschiedenen Kliniken ausgewählt worden waren. Die Beschreibung dieser Population und die Verteilung der „reduzierten Optimalität" in dieser Population wurden bereits in dieser Zeitschrift veröffentlicht [17].

Die Gliederung der Optimalitätsliste in 5 Untergruppen erlaubt eine Differenzierung in die mütterliche Anamnese (A + B) sowie in die kindliche Anamnese (C + D + E). Für die mütterliche Anamnese sowie für die kindliche Anamnese ist die Verteilung der reduzierten Optimalität ebenfalls in der Kontrollgruppe beschrieben worden. Damit können auch die Ergebnisse der mütterlichen Anamnese und der kindlichen Anamnese bei den Kindern mit einer AE getrennt mit einer Kontrollpopulation verglichen werden.

Signifikanzberechnungen erfolgten mit Hilfe des Chi-Quadrat-Testes, des Fisher-Exact-Probability-Tests und des Median-Tests.

Von Majewski u. Mitarb. [13] ist eine Einteilung der AE in drei Schweregrade vorgeschlagen worden. Mit einem Punktsystem werden Minderwuchs, Mikrocephalie, Schwere der psychomotorischen Retardierung, neurologische Symptome, dysplastische Symptome und Fehlbildungen erfaßt. Die Schweregrade der AE sind durch folgende Punktzahlen definiert: AE 1: 10–29 Punkte AE 2: 30–39 Punkte, AE 3: 40 und mehr Punkte. Die neurologische Symptomatik sowie die psychomotorische Retardierung ist in dem Schweregrad 3 am stärksten ausgeprägt, im Schweregrad 1 am geringsten.

Ergebnisse

Die Gesamtzahl der untersuchten Anamnesen der Kinder mit einer Alkoholembryopathie betrug 35. Schädigungsgrad 1: 16 Kinder, Schädigungsgrad 2: 9 Kinder, Schädigungsgrad 3: 10 Kinder. In der Abb. 1 ist die Verteilung der reduzierten Optimalität bei den Kindern mit einer AE der Verteilung der reduzierten Optimalität der Kontrollgruppe von 400 Kindern gegenübergestellt. Die reduzierte Optimalität der AE-Kinder ist stark nach rechts, zu höheren negativen Werten verschoben. Außerdem stellt sich eine zweigipfelige Kurve dar. Der erste Gipfel liegt bei − 11, der zweite Gipfel liegt bei − 17. Um beide Populationen miteinander vergleichen zu können, wurden die Werte der reduzierten Optimalität der Kinder mit einer AE der Perzentilenverteilung der Kontrollpopulation gegenübergestellt (Tabelle 1).

Tabelle 1

Kontrolle n = 400	Red. Opt.	− 2	− 3	− 4	− 5	− 6	− 7	− 8	− 9	− 10	− 11	− 12	> − 12
	Perzentile	5.	10.	25.	50.	60.	75.	80.	85.	90.	95.	97.	> 97.
AE Verteilung Red. Optimal. n = 35		—	—	—	—	—	—	1	4	2	8	1	19

1 Kind lag mit einer reduzierten Optimalität von −8 im Bereich der 80. Perzentile der Kontrollgruppe. Bei 19 Kindern betrug die reduzierte Optimalität mehr als 12 Punkte, womit sie im Vergleich zur Kontrollgruppe über der 97. Perzentile lagen. Der höchste erreichte Wert beträgt −23.

An einer Reihe von Anamnesepunkten konnte im Vergleich zu der Kontrollpopulation nachgewiesen werden, daß bei den Kindern mit einer AE die Optimalität signifikant häufiger nicht erfüllt ist. In der folgenden Aufstellung gibt die erste Zahl in der Klammer an, bei wieviel Kindern der betreffende Anamnesepunkt die Optimalität bei den AE-Kindern nicht erfüllt hat. Die zweite Zahl in der Klammer gibt die Anzahl der Kinder der Kontrollpopulation an, bei denen der entsprechende Anamnesepunkt ebenfalls die Definition der Optimalität nicht erfüllte. Die Berechnung der Signifikanz erfolgte mit dem Fisher-Exact-Probability-Test. Folgende signifikante Unterschiede fanden sich:

Schlechte soziale Stellung (5/1) $p < 0,001$
Alleinstehende Mutter (8/22) $p < 0,05$
Mütterliches Alter unter 18 oder über 30 Jahren (19/144) $p < 0,05$
Weniger als 3× in ärztlicher Überwachung (13/18) $p < 0,001$
Schwere Erkrankungen während der Schwangerschaft (13/14) $p < 0,001$
Gestationsalter unter 38 oder über 41 Wochen (15/46) $p < 0,001$
Geburtsgewicht über der 90. und unter der 10. Perzentile (25/31) $p < 0,001$
Plazentaanomalien (13/36) $p < 0,001$
Apgarwert 1 min weniger als 7, 5 min weniger als 8 (12/26) $p < 0,001$
Künstliche Beatmung oder Intubation sofort nach der Geburt (12/26) $p < 0,001$
Medikamentöse Behandlung einer Asphyxie sofort nach der Geburt (10/37) $p < 0,05$
Hypoxie, Azidose oder Atemnotsyndrom (9/9) $p < 0,001$
Trinkschwäche oder Gedeihstörung (15/3) $p < 0,001$
Gesamtbilirubin über der Beobachtungszone (5/9) $p < 0,05$
Lebensbedrohliche Erkrankungen in der Postnatalzeit (6/5) $p < 0,001$.

Bei den folgenden Anamnesepunkten zeichnete sich ein Trend in Richtung eines signifikanten Unterschiedes ab:
Gestose (14/107) $p = 0,07$
Austreibungsperiode kürzer als 10 und länger als 60 min (21/139) $p = 0,07$
Hämatokrit über 70% (3/11) $p = 0,09$.

Bei der Verteilung der reduzierten Optimalität der Kinder mit einer AE fällt in der Abb. 1 die Doppelgipfeligkeit der Verteilungsgruppe auf. Es stellt sich die Frage, ob damit zwei unterschiedliche Populationen charakterisiert werden, die sich durch bestimmte Komplikationen unterscheiden, oder ob ganz allgemein zwei Populationen bestehen, bei denen alle Anamnesepunk-

te zufallsverteilt weniger oder deutlich vermehrt auftreten. Um diese Frage zu prüfen, wurden die Kinder mit einer AE in zwei Gruppen unterteilt. Die Gruppe I erfaßt Kinder mit einer reduzierten Optimalität, die zwischen −8 und −14 liegt (1. Gipfel, $n = 21$), die Gruppe II erfaßt Kinder mit einer reduzierten Optimalität von −15 bis −23 (2. Gipfel, $n = 14$).

In der Tabelle 2 ist zusammengestellt, in welchen Anamnesegruppen sich die beiden Populationen der Kinder mit einer AE unterscheiden.

Die Zahlen in den Spalten „Gruppe I" und „Gruppe II" geben an, wieviel negative Faktoren im Vergleich zur Gesamtzahl der optimalen Faktoren in der Population der Kinder mit einer AE gefunden worden sind. So besteht die Gruppe I aus 21 Kindern, deren Gesamtoptimalität $11 \times 21 = 231$ beträgt. Diese Gesamtoptimalität ist bei der Gruppe I in der mütterlichen Anamnese (A) um 58 Punkte reduziert. Wie die Tabelle 2 zeigt, bestehen signifikante Unterschiede zwischen den beiden Gruppen in der Geburtsanamnese, in der kindlichen Anamnese und in der Postnatalanamnese. Bei der Untersuchung, welche Faktoren diese Unterschiede auslösen, wurden alle Punkte der Anamnese des Kindes einer statistischen Analyse unterzogen. In der Tabelle 3 ist zusammengefaßt, bei welchen Punkten ein signifikanter Unterschied zwischen den beiden Gruppen gefunden werden konnte.

Tabelle 2

		Optim.-Punkte n	Gruppe I (−8/−14) $n = 21$	Gruppe II (−15/−23) $n = 14$	X^2-Test
A	Mütterliche Anamnese	11	231/−58	154/−47	N. S.
B	Schwangerschafts-Anamnese	11	231/−72	154/−59	N. S.
C	Geburt	10	210/−45	140/−50	$p < 0,001$
D	Anamnese des Kindes	10	210/−40	140/−62	$p < 0,001$
E	Postnatale Anamnese	10	210/−15	140/−33	$p < 0,001$

Tabelle 3

	Punkte der Optimalitätsliste	Gruppe I (−8/−14) $n = 21$	Gruppe II (−15/−23) $n = 14$	Fisher Exact Prob. Test
30	Auffälliges Fruchtwasser	2/21	8/14	$p < 0,05$
39	Apgar 1' < 7 Apgar 5' < 8	3/21	9/14	$p < 0,05$
40	Schwere natale Asphyxie	2/21	9/14	$p < 0,05$
43	Schwere postnatale Asphyxie u./o. Atemnotsyndrom	0/21	9/14	$p < 0,05$

Wie die Tabelle 3 zeigt, werden die Unterschiede zwischen den beiden Gruppen durch Faktoren bestimmt, die darauf hinweisen, daß die Kinder der Gruppe II signifikant häufiger unter der Geburt und in der Postnatalzeit eine Asphyxie durchgemacht haben. Werden die Anamnesepunkte 30, 39, 40, 43 bei denjenigen Kindern mit einer AE, bei denen sie vorkommen, nicht als reduzierte Optimalität gerechnet, zeigt sich, daß die Kurve der reduzierten Optimalität bei den Kindern mit einer AE zu einer eingipfeligen Kurve wird (Abb. 1, gestrichelte Verteilung).

Schließlich ist noch zu untersuchen, ob die Kinder der Gruppe II (reduzierte Optimalität − 15/ − 23) auch signifikant häufiger den Schweregrad 3 der AE zeigen. In der Tabelle 4 sind die gefundenen Verteilungen zusammengefaßt.

Eine statistisch signifikante Gruppierung besteht nicht, auch dann nicht, wenn der Schweregrad 1 mit dem Schweregrad 2 zusammengefaßt und dem Schweregrad 3 gegenübergestellt wird. Eine Signifikanz ist auch nicht bei der Kombination Schweregrad 2 und 3 gegen Schweregrad 1 nachzuweisen.

Unabhängig von dem von Majewski [13] angegebenen Einteilungsschema der Alkoholembryopathien boten die neurologischen Befunde der 35 Kinder ein einheitliches Bild. Die neurologische Symptomatik ist charakterisiert durch zentrale muskuläre Hypotonien, durch Hyperkinesien und durch Ataxien, die mehr oder weniger stark ausgeprägt sind. Bei älteren Kindern war die neurologische Symptomatik sehr viel geringer ausgeprägt als bei den Kindern im 1. bis 3. Lebensjahr. Kinder, die in ihrer Entwicklung verfolgt werden konnten, zeigten ein Abklingen der neurologischen Symptomatik mit dem Älterwerden. Symptome einer Schädigung der Pyramidenbahn (Pyramidenzeichen, spastische Tonuserhöhung, Cloni, gesteigerte Eigenreflexe) konnten bei keinem der Kinder gefunden werden, auch nicht als Symptome, die die muskuläre Hypotonie überlagerten.

Diskussion der Ergebnisse

Die Ergebnisse sollen an dieser Stelle kurz zusammengefaßt werden:

1. Die obstetrische und postnatale Optimalität der Kinder mit einer AE ist gegenüber einer Kontrollgruppe signifikant reduziert.

2. Die Verteilungskurve der reduzierten Optimalität der Kinder mit einer AE zeigt zwei Gipfel. Es konnte nachgewiesen werden, daß die beiden Gipfel zwei unterschiedliche Populationen repräsentieren. Die Kin-

der mit der stärker reduzierten Optimalität haben häufiger eine natale und postnatale Asphyxie durchgemacht.

3. Im Vergleich zu den Werten einer Kontrollgruppe ist die Anamnese der alkoholabhängigen Mütter vor allem durch soziale Benachteiligungen, durch höheres Alter bei der Geburt, durch fehlende ärztliche Überwachung während der Schwangerschaft und durch Erkrankungen während der Schwangerschaft belastet.

4. Die Anamnese der Kinder mit einer AE ist vorwiegend belastet durch Frühgeburtlichkeit, durch eine Hypotrophie bei der Geburt, durch eine perinatale Asphyxie und durch Gedeihstörungen sowie durch schwere Erkrankungen in der Postnatalzeit.

5. Eine Korrelation zwischen dem Schweregrad einer AE und einer durchgemachten natalen und/oder postnatalen Asphyxie konnte nicht nachgewiesen werden.

Die Anamnese alkoholabhängiger Mütter, aber auch die Anamnese der Kinder mit einer AE ist, verglichen mit einer Kontrollgruppe, schwer belastet. Methodisch und statistisch läßt sich diese Belastung mit dem Optimalitätskonzept von Prechtl zuverlässig als Reduzierung der Optimalität erfassen. Die reduzierte Optimalität einer definierten Kontrollgruppe ist von uns in Perzentilenverteilungen bereits in einer anderen Veröffentlichung angegeben worden [17]. Die reduzierte Optimalität des einzelnen Kindes (Tabelle 1) kann somit auf die Perzentilenverteilung einer Kontrollgruppe bezogen werden. Wie in der Abbildung gezeigt, ist es aber auch möglich, das Histogramm der reduzierten Optimalität der Kontrollgruppe gegenüberzustellen. Knapp 9/10 der AE-Kinder lagen im Bereich der 90. Perzentile und darüber im Vergleich zu der Kontrollgruppe.

Analysiert man, welche Faktoren hauptsächlich an der Reduzierung der Optimalität beteiligt sind, dann ergibt sich für die mütterliche Anamnese ein im Vergleich zu der Kontrollgruppe sehr charakteristisches Bild. Die Reduzierung der Optimalität wird bedingt durch: schlechte soziale Stellung, alleinstehende Mutter, mütterliches Alter über 30 Jahre, mangelhafte ärztliche Überwachung der Schwangerschaft, schwere Erkrankungen während der Schwangerschaft. Die Häufigkeit des Vorkommens einer Gestose ergab keine signifikanten Unterschiede zur Kontrollgruppe, jedoch besteht ein deutlicher Trend zu gehäuftem Auftreten bei den alkoholabhängigen Müttern.

In der hier vorliegenden Untersuchung wurde die soziale Situation der Mutter nur dann als schlecht bewertet, wenn eine für bundesrepublikanische Verhältnisse sehr schlechte Wohnsituation und eine Zuordnung zu einer sehr unterprivilegierten Schicht gegeben war. So gesehen ist das Vorkommen einer „schlechten sozialen Stellung" bei 5 von 35 Müttern zwar signifikant gegenüber der Kontrollgruppe erhöht, diese Zahl erfaßt aber nicht die mit Sicherheit bestehenden Schwierigkeiten sozialer Art bei vielen der 30 anderen Mütter. Daß Kinder von Müttern aus niedrigen sozia-

Tabelle 4

Schweregrad AE	Gruppe I (−8/−14)	Gruppe II (−15/−23)
1	11	6
2	4	4
3	6	6

len Schichten ein höheres Risiko im Hinblick auf Mortalität und Morbidität tragen, darauf haben schon Knobloch u. Pasamanik [11], aber auch Drillien [4] hingewiesen. Eine ähnliche Situation scheint für die Kinder alleinstehender Mütter zu gelten, wobei hier jedoch die Korrelation zur späteren Entwicklung weniger eng ist [8, 9]. Daß bei älteren Müttern häufiger Blutungen und Gestosen während der Schwangerschaft und eine hohe Frequenz operativer Entbindungen und Lageanomalien vorkommen, ist ebenfalls bekannt [15, 19]. Dagegen wird die kindliche Optimalität fast ausschließlich von Faktoren beeinflußt, die auf eine natale und/oder postnatale Asphyxie hinweisen. Eine verkürzte Gestationsdauer, ein niedriges Geburtsgewicht sowie Trinkschwäche und Gedeihstörungen in der Postnatalzeit führen zu einer weiteren Reduzierung der Optimalität.

Prechtl [18] und auch wir [16] konnten nachweisen, daß Komplikationen aus der mütterlichen Anamnese Anfangsglieder eines kumulierenden Systems sein können, die die Optimalität des Kindes zu reduzieren vermögen. In der gleichen Arbeit konnte von uns auch nachgewiesen werden, daß, je stärker die mütterliche Optimalität reduziert ist, auch die kindliche Optimalität um so stärker in Mitleidenschaft gezogen wird.

Die Verteilung der reduzierten Optimalität der Kinder mit einer AE stellt sich als eine zweigipfelige Kurve dar, womit zwei verschiedene Populationen charakterisiert werden. Der Unterschied in den beiden Populationen liegt, wie in Tabelle 2 und 3 gezeigt worden ist, in der kindlichen Anamnese und hier speziell in den Anamnesepunkten, die eine natale und/oder postnatale Asphyxie dokumentieren. Werden die 4 Anamnesepunkte [30, 39, 40, 43] bei den Kindern mit einer AE, die eine Asphyxie durchgemacht haben, nicht mitgezählt, dann verschwindet die Zweigipfeligkeit der Kurve, wie dies in der Abb. 1 mit dem gebrochenen Kurvenverlauf dargestellt ist.

Eine Korrelation zwischen dem Schweregrad der Alkoholembryopathie und der Komplikation einer natalen und/oder postnatalen Asphyxie konnte nicht nachgewiesen werden. Allerdings erlaubt das Schema von Majewski [13] keine sensible Einteilung des neurologischen Befundes nach dem Schweregrad der Alkoholembryopathie. Das Bild einer spastischen Parese oder einer vorwiegenden Läsion des Pyramidensystems wurde in der hier untersuchten Population nicht beobachtet, auch nicht bei den Kindern, die eine perinatale Asphyxie durchgemacht haben. Die neurologische Symptomatik der Kinder mit einer AE läßt dagegen ein Schädigungsmuster erkennen, das auf das extrapyramidale Nervensystem bezogen werden kann. Durch die moderne Intensivtherapie des Neugeborenen [6] ist ein Rückgang der Häufigkeit der spastischen Syndrome eingetreten. Daraus darf geschlossen werden, daß zumindest ein Teil der spastischen Syndrome durch natale und postnatale Asphyxien ausgelöst werden. Es hätte daher die Kombination des Bildes einer Alkoholembryopathie mit dem einer spastischen Parese wenig-

stens bei einigen der Kinder mit AE erwartet werden dürfen. Eine solche Kombination wurde jedoch in der hier untersuchten Population gegen unsere Erwartung nicht beobachtet. Alle Kinder zeigten das mehr oder weniger stark ausgeprägte Bild extrapyramidaler Ausfälle.

Nun könnte argumentiert werden, das Zentralnervensystem der Kinder mit einer AE sei bereits pränatal so schwer oder so gezielt in bestimmten Strukturen beeinträchtigt, daß eine perinatale Asphyxie keine zusätzliche Schädigung am Zentralnervensystem auslösen könne. Dagegen spricht jedoch, daß in der hier untersuchten Population die neurologische Symptomatik in der Asphyxiegruppe, aber auch in der Gruppe der Kinder ohne Asphyxien, qualitativ sehr ähnlich ist. Eine neurologische Symptomatik, die einer durchgemachten Asphyxie entsprechen würde, müßte dann auch bei den Kindern mit einem Schweregrad I und dem Schweregrad II der Alkoholembryopathie zu finden sein.

Verschiedene Autoren [4, 6, 15] vertreten die Ansicht, daß Kinder, die im Laufe der Gestation eine Störung der Entwicklung – auch der zentralnervösen – durchgemacht haben, in besonderer Weise zu Komplikationen in der Perinatalperiode neigen. Die Verhältnisse, die hier bei den Kindern mit einer Alkoholembryopathie gefunden wurden, unterstützen diese These.

Ältere, aber auch neuere Untersuchungen [2, 3, 5] haben gezeigt, daß selbst schwere perinatale Asphyxien keineswegs immer und unausweichlich zu einer Schädigung des Zentralnervensystems führen. Der Begriff „Asphyxie" beschreibt zunächst nur ein klinisches Zustandsbild, das nicht so selten auch lebensbedrohliche Ausmaße annehmen kann. Eine verläßliche Korrelation der Schwere der Asphyxie mit späteren Funktionsausfällen am Zentralnervensystem besteht jedoch nur sehr bedingt [17, 18]. Daß bei den Kindern mit einer AE, die eine Asphyxie überstanden haben, keine neurologischen Symptome gefunden wurden, die Asphyxie-bedingt sein könnten, läßt sich mit den Beobachtungen der genannten Autoren [2, 3, 5] gut vereinigen. Eine alleinige Schädigung des Zentralnervensystems durch perinatale Asphyxien sollte daher nur mit Zurückhaltung und unter kritischer Abwägung auch anderer schädigender Faktoren akzeptiert werden.

Literatur

1. Bierich, J.R., Majewski, F., Michaelis, R., Tillner, L.: Das embryofetale Alkoholsyndrom. Eur. J. Pediatr. **121**, 155 (1976)
2. Corah, N.L., Anthony, E.J., Painter, P., Stern, J.A., Thurston, D.L.: Effects of perinatal anoxia after seven years. Psychol. Monogr. **79**, No. 596 (1965)
3. De Souza, S.W., Richards, W.: Neurological sequelae in newborn babies after perinatal asphyxia. Arch. Dis. Child. **53**, 564 (1978)
4. Drillien, C.M.: Studies in mental handicap II; some obstetric factors of possible aetiological significance. Arch. Dis. Child. **43**, 283 (1968)
5. Graham, F.K., Ernhart, C.B., Thurston, D., Craft, M.: Development three years after perinatal anoxia and other potentially damaging newborn experience. Psychol. Monogr. **76** (1962)

6. Hagberg, B.: Pre-, peri- and postnatal prevention of major neuropediatric handicaps. Neuropediatric **6**, 331 (1975)
 7. Haug, S.: Häufigkeit und Verteilung von optimalen obstetrischen und postnatalen Faktoren bei Kindern mit einer Alkoholembryopathie. Inaugural-Dissertation, Tübingen 1980
 8. Jaeger, J., Valdenaire, K.: Perinatale Mortalität bei ehelichen und unehelichen Kindern. Fortschr. Med. **88**, 218 (1970)
 9. Johns, N.: The infant born of a single mother pregnancy. A study of the risk. Aust. Paediatr. J. **10**, 277 (1974)
10. Jones, K.L., Smith, D.W., Ulleland, Ch., Streissguth, A.P.: Pattern of malformation in offspring of chronic alcoholic mothers. Lancet **1973 I**, 1267
11. Knobloch, H., Pasamanick, B.: Prospective studies on the epidemiology of reproductive causality. Merill-Palmer Quarterly **12**, 27 (1966)
12. Lemoine, P., Harousseau, H., Borteyru, J.P., Menuet, J.C.: Les enfants des perents alcooliques. Anomalies observées a propos de 127 cas. Quest. Medical **25**, 477 (1968)
13. Majewski, F., Bierich, J.R., Löser, H., Michaelis, R., Leiber, B., Bettecken, F.: Zur Klinik und Pathogonese der Alkoholembryopathie. Münch. Med. Wochenschr. **118**, 1635 (1976)
14. Majewski, F.: Über schädigende Einflüsse des Alkohols auf die Nachkommen. Nervenarzt **49**, 410 (1978)
15. Mau, G., Netter, P.: Blutungen in der Frühschwangerschaft. Z. Kinderheilkd. **117**, 79 (1974)
16. Michaelis, R., Dopfer, R., Gerbig, W., Dopfer-Feller, P., Rohr, M.: Die Erfassung obstetrischer und postnataler Risikofaktoren durch eine Liste optimaler Bedingungen. Monatsschr. Kinderheilkd. **127**, 149 (1979)
17. Michaelis, R., Dopfer-Feller, P., Dopfer, R., Gerbig, W., Rohr, M.: Die Verteilung obstetrischer und postnataler Risikofaktoren bei 400 zufällig ausgewählten Neugeborenen. Monatsschr. Kinderheilkd. **127**, 196 (1979)
18. Prechtl, H.F.R.: Neurological findings in newborn infants after pre- and paranatal complications. In: Aspects of prematurity and dysmaturity. Jonxis, J.H.P., Visser, H.K.A., Troelstra, J.A. (eds.). Leiden: University press 1968
19. Scholtes, G.: Schwangerschaft und Geburt bei Frauen über 40. Dtsch. Ärztebl. **20**, 1377 (1976)

Prof. Dr. R. Michaelis
Universitäts-Kinderklinik
Abteilung Entwicklungsneurologie
Fondsbergstraße 23
D-7400 Tübingen

Monatsschr. Kinderheilkd. 128, 27–29 (1980)

Monatsschrift für
Kinderheilkunde
© by Springer-Verlag 1980

Zusammentreffen einer Thalidomid-induzierten Fehlbildung mit einem malignen Lymphom hohen Malignitätsgrades

A. Miller, C.G. Schmidt, A. Horwitz und W. Kosenow

Innere Universitätsklinik und Poliklinik (Tumorforschung), Westdeutsches Tumorzentrum Essen (Direktor: Prof. Dr. C.G. Schmidt) und Kinderklinik der Städtischen Krankenanstalten Krefeld (Direktor: Prof. Dr. W. Kosenow)

Coincidence of a Thalidomide-Induced Malformation and a Lymphoma of High Malignancy

Summary. The case history of a fifteen years old patient with Thalidomide induced malformation who developed a lymphoma of high malignancy is presented.

Key words: Thalidomide embryopathy – Non-Hodgkin-lymphoma – Malignant lymphoblastic lymphoma.

Zusammenfassung. Es wird über die Krankheitsgeschichte einer 15jährigen, Thalidomid-vorgeschädigten Patientin berichtet, die in der Folge an einem malignen Lymphom hohen Malignitätsgrades erkrankte.

Schlüsselwörter: Thalidomid-Embryopathie – Non-Hodgkin-Lymphom – Malignes lymphoblastisches Lymphom.

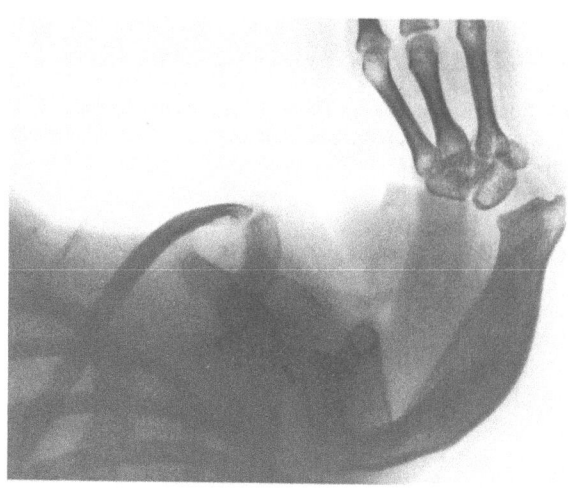

Abb. 1. Röntgenaufnahmen der rechten oberen Extremität. Dysmelie bei Thalidomid-Embryopathie (gleiche Veränderungen auch am linken Arm)

In den Jahren 1959–1962 kam es zu einer Häufung von fehlgebildeten Neugeborenen mit Dysmelie-Syndrom, das auf die Einnahme von Thalidomid während der Schwangerschaft zurückgeführt wurde. Die Thalidomid-Embryopathie, definiert als kombinierte Fehlbildung der Extremitäten und inneren Organe des Neugeborenen [7], ist Folge einer Keimschädigung in der 4.–6. Embryonalwoche. In der vorliegenden Arbeit wird über das Zusammentreffen einer Thalidomid-induzierten Phokomelie mit einem lymphoblastischen Lymphom hohen Malignitätsgrades vom "convoluted cell type" bei einer 15jährigen Patientin berichtet. Da es offen ist, ob nach der Einnahme von Thalidomid in der Schwangerschaft neben den bekannten Fehlbildungen auch Spätschäden auftreten können, berichten wir über diesen Fall.

Kasuistik

Die 15jährige Patientin (S. M., geb. 3. 11. 1961, verst. 31. 8. 1978), erkrankte im August 1977 erstmals mit Halsschmerzen und Globusgefühl. In der Annahme, daß es sich hierbei um eine Struma handele, erhielt sie zunächst Jodsalz für eine Woche. Eine szintigraphische Untersuchung und eine Schilddrüsenaspirationspunktion lenkten den Verdacht auf eine akute Thyreoiditis. Entsprechend diesem Befund wurde sie mit Antibiotika, Antiphlogistika und Schilddrüsenhormonen behandelt. Da hierunter keine Besserung eintrat, erfolgte die erste stationäre Aufnahme im September 1977 in der Kinderklinik der Städtischen Krankenanstalten Krefeld. Mittlerweile war es auch zu Schmerzen im Brustkorb, Kopfschmerzen, Übelkeit und Erbrechen gekommen. Schließlich traten trockener Husten und Heiserkeit auf.

Bei der ersten klinischen Untersuchung fielen eine Vorwölbung oberhalb des Jugulums im Schilddrüsenbereich und eine deutliche Verdickung des Halses auf. Zwischen den beiden Musculi sternocleidomastoidei fand sich ein derber, schlecht verschieblicher und druckdolenter Tumor. In der rechten Supraclaviculargrube waren ein pflaumengroßer Lymphknoten und in der linken Supraclaviculargrube mehrere bohnengroße Lymphknoten zu tasten. Eine Hepatomegalie und klinische Hinweise für Fehlbildungen der inneren Organe fanden sich nicht. Der zweite auffällige Befund war eine thalidomidinduzierte Fehlbildung der oberen Extremität im Sinne einer Phokomelie. Beide Hände bestanden nur aus drei Fingern und setzten mit extrem verkürztem Ober- und Unterarm direkt an der Schulter an (Abb. 1). Der übrige körperliche sowie geistige Entwicklungsstand war altersentsprechend.

Die Schilddrüsenlaboruntersuchungen waren unauffällig, so daß die Diagnose einer Schilddrüsenerkrankung fallengelassen wurde. Die Röntgenaufnahme des Thorax zeigte im oberen Anteil des Mediastinums eine rundliche, glatt begrenzte Verschattung nach bei-

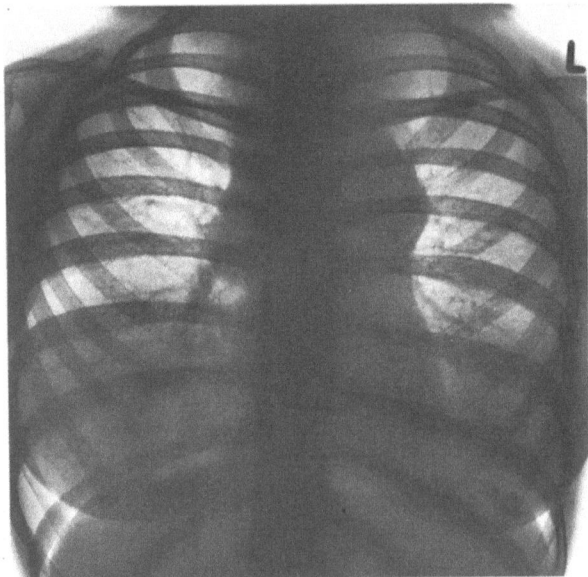

Abb. 2. Röntgenaufnahme des Thorax bei Klinikaufnahme am 10. 9. 1977. Rundliche, tumoröse, bds. glatt begrenzte Vorwölbung des oberen Mediastinums

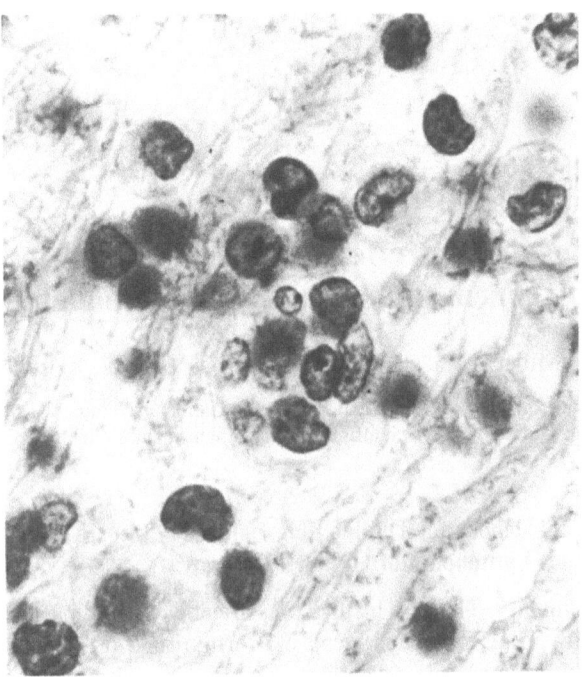

Abb. 4. Lymphom-Zellen vom "convoluted type" aus dem Pleuraerguß. Kennzeichen der Tumorzellen ist der gebuchtete Zellkern. Vergrößerung 1500 fach

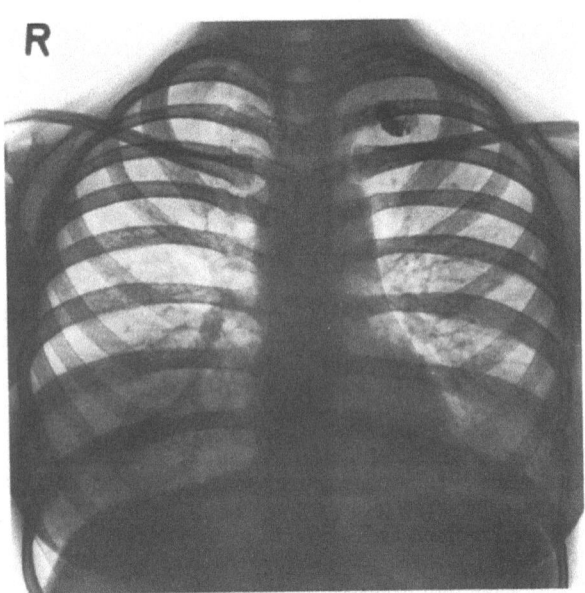

Abb. 3. Röntgenaufnahme des Thorax am 26. 9. 1977 zeigt die Remission nach 14 tägiger Behandlung. Rückgang der tumorösen Verbreiterung des oberen Mittelschattens. Bei dem kalkharten Fleckschatten im li. Spitzenfeld handelt es sich um einen kontrastmittelgefüllten Lymphknoten nach Lymphographie

inspiratorischen Stridor zeigte eine erneute Röntgenaufnahme eine Einengung der Trachea im Bereich der oberen Thoraxapertur. Es wurde daher eine kombinierte cytostatische Chemotherapie mit den Substanzen Endoxan, Vincristin und Prednison eingeleitet, die bereits innerhalb eines Tages eine deutliche Besserung der Dyspnoe erbrachte. Vierzehn Tage nach Therapiebeginn zeigte sich röntgenologisch eine deutliche Rückbildung der Verbreiterung des oberen Mediastinums (Abb. 3). Eine ebenfalls vorgeschlagene Strahlentherapie dieses Bereiches wurde von den Eltern zunächst noch abgelehnt, dann aber – mit der gleichzeitigen Bitte um Verlegung in das Westdeutsche Tumorzentrum in Essen – doch in Aussicht genommen.

Bei der Übernahme in die Klinik in Essen im September 1977 befand sich die jetzt fast 16 jährige Patientin in Vollremission. Auch die ergänzenden nuklearmedizinischen und ultrasonographischen Untersuchungsergebnisse erbrachten keinen Hinweis auf Tumoraktivität. Aus diesem Grunde wurde eine explorative Laparotomie nicht in Erwägung gezogen. Die Chemotherapie wurde mit Methotrexat, Endoxan, Vincristin und Prednison fortgesetzt. Unter Zugrundelegung des lymphoblastischen Lymphoms hohen Malignitätsgrades erfolgte im Dezember 1977 die prophylaktische Bestrahlung des ZNS mit einer Herddosis von 2400 Rad, in Kombination mit der intrathekalen Gabe von Methotrexat (Gesamtdosis 40 mg).

Im April 1978 mußte die Chemotherapie wegen des Auftretens von Varicellen um nur eine Woche verschoben werden. Bei der Wiederaufnahme klagte die Patientin über Schluckbeschwerden sowie über Heiserkeit und beginnende Atemnot. Klinisch bestand erneut eine deutliche Zunahme des Halsumfanges mit mediastinalem Tumorrezidiv 8 Monate nach Krankheitsbeginn. Unter einer sofort eingeleiteten Strahlentherapie des oberen Mediastinums, kombiniert mit Chemotherapie, trat rasch eine erneute Remission ein. Bis Juni 1978 wurden das obere und mittlere Mediastinum sowie die Halsregion bestrahlt und die kombinierte Chemotherapie konsequent fortgeführt. Im Juni 1978 war dennoch eine Befundverschlechterung eingetreten: Mediastinalverbreiterung und Auftreten eines links basalen Pleuraergusses. Die cytologische Untersuchung des Ergusses zeigte lymphoide Zellen, die dem convoluted type (T-Zellen-Lymphom) entsprachen (Abb. 4). Im Anschluß an die Pleurapunktion wurde Thiotepa intrapleural appliziert und die systematische Chemotherapie auf die Kombination Adriamycin, Bleomycin und Endoxan umgestellt.

den Seiten (Abb. 2). Die Exstirpation eines Lymphknotens von der rechten Halsseite erbrachte die histologische Diagnose Malignes, saure Phosphatase positives, lymphoblastisches Lymphom vom "convoluted type", somit lag ein Non-Hodgkin-Lymphom von hohem Malignitätsgrad vor. Die Lymphographie erbrachte keinen sicheren Hinweis für eine Beteiligung der retroperitonealen Lymphknoten. Das Knochenmark war histologisch frei von Tumorzellinfiltrationen. Auch der Liquor cerebrospinalis zeigte keine pathologischen Befunde. Die Zusammenfassung der erhobenen Befunde ergab damit ein klinisches Stadium II.

Während der Untersuchungen nahmen die Beschwerden der Patientin ständig zu. Der Halsumfang stieg an, der Reizhusten und das Druckgefühl im Hals verstärkten sich. Im Zusammenhang mit einem

Einen Monat später kam es zu einem Rezidiv des linksseitigen Pleuraergusses, wodurch eine erneute intrakavitäre Isotopentherapie erforderlich wurde. Im Anschluß an einen vorsichtig dosierten Kurs der Kombination Adriamycin, Bleomycin, Endoxan und Prednison kam es zu einer ausgeprägten Anämie, Leukopenie sowie zu remittierenden Fieberschüben und einer beidseitigen Epistaxis. Diese Komplikationen bildeten sich zwar unter intensiven, symptomatischen Maßnahmen rasch zurück; die ausgeprägte Reaktion des Knochenmarks auf die Therapie veranlaßte uns aber zu einer erneuten Knochenbiopsie. Histologisch zeigte sich dabei eine ausgeprägte Infiltration durch das maligne Lymphom. Etwa ein Jahr nach Krankheitsbeginn war somit im August 1978 ein Stadium IV des lymphoblastischen malignen Lymphoms mit mediastinalem, pleuralem und ossärem Befall erreicht.

Der Verlauf im letzten Lebensmonat der Patientin war durch eine rasche Progression gekennzeichnet. Der Allgemeinzustand verschlechterte sich ständig, die Atemnot nahm zu, und zusätzlich traten zahlreiche kutane Infiltrate im Bereich des Schädels auf. Röntgenologisch waren beidseitig basale Pleuraergüsse sowie eine weiter zunehmende Mediastinalverbreiterung nachweisbar. Eine in Anbetracht der Knochenmarksinfiltration milde gewählte Chemotherapie war nicht mehr effektiv. Eine erneute mediastinale Strahlentherapie erschien unter Berücksichtigung des geringen Ansprechens und der vorausgegangenen Dosierung nicht sinnvoll. Durch symptomatische supportive Maßnahmen wurde der Patientin, soweit als möglich, Erleichterung verschafft. Sie verstarb Ende August 1978 unter den Zeichen der zunehmenden Ateminsuffizienz und des Herz-Kreislauf-Versagens.

Eine Obduktion wurde von den Angehörigen nicht genehmigt.

Diskussion

Das maligne Lymphom vom "convoluted cell type" ist eine relativ seltene Lymphomentität, die 1973 von Lukes [8, 9] beschrieben wurde. Sie entspricht weitgehend dem lymphoblastischen Lymphom der Kiel-Klassifikation und wird den T-Zell-Lymphomen zugerechnet. Typischerweise tritt dieser Tumor, wie auch im vorliegenden Fall, im Pubertätsalter mit einem Mediastinaltumor auf. Der Name "convoluted cell type" leitet sich aus der gebuchteten Form der Zellkerne ab. Außer den eigenartig gewundenen, gyriformen Zellkernen sind ein gut entwickeltes Golgi-Feld und reichlich lysosomenartige Granula weitere Charakteristika dieser Tumorzellen. Für die Zugehörigkeit dieser Lymphomform zu den T-Zell-Neoplasien sprechen das Rezeptorenmuster der Tumorzellen und die charakteristische, streng paranukleäre saure Phosphatase-Reaktion [6].

Ein Zusammentreffen des malignen Lymphoms vom "convoluted cell type" mit einer Thalidomid-Dysmelie ist unseres Wissens bisher nicht beschrieben worden. L. Teppo u. Mitarb. [12] berichteten 1977 über Thalidomid-typische Fehlbildungen mit darauffolgendem Osteosarkom bei einem geistig und körperlich retardierten 16jährigen Jungen. Die Autoren regten an, zukünftig derartige Fälle zu sammeln. In der Literatur finden sich noch keine weiteren Arbeiten über bösartige Tumoren bei Thalidomid-Vorschädigung. Dabei muß allerdings berücksichtigt werden, daß diese Kinder und Jugendlichen jetzt erst 16–19 Jahre alt sind. Thalidomid gehört zu kontraindizierten Medikamenten während der Schwangerschaft [3, 5], da es insbesondere die Skeletentwicklung beeinträchtigt [2] und darüber hinaus zu weiteren teratogenen Effekten mit Fehlbildungen der inneren Organe führen kann. Im Tierexperiment wirken Thalidomid und seine Derivate sowohl teratogen [11] wie auch onkogen [1, 6], wie auch antineoplastisch [4]. Aus der Literatur läßt sich aber bisher nicht die Frage beantworten, ob Thalidomid beim Menschen Tumoren induzieren kann.

Literatur

1. Baroche, C.: Effects of thalidomide on drosophila: Development and tumorigenesis. Bull. Cancer (Paris) **55**, 413–428 (1968)
2. Berry, C.L.: Drugs and the developing skeleton. Invest. Cell Pathol. **1**, 129–137 (1978)
3. Cohlan, S.Q.: Fetal and neonatal hazards from drugs administered during pregnancy. N.Y. State J. Med. **64**, 493–499 (1964)
4. De, A.U., Pal, D.: Possible autineoplastic agents. J. Pharm. Sci. **64**, 262–266 (1975)
5. Delavest, P.: Contraindicated drugs in the pregnant woman. Rev. Prat. **28**, 791–792 (1978)
6. Kaiserling, E.: Non-Hodgkin-Lymphome, S. 163–171. Stuttgart, New York: Fischer 1977
7. Lenz, W. Knapp, K.: Die Thalidomid-Embryopathie. Dtsch. Med. Wochenschr. **87**, 1232–1242 (1962)
8. Lukes, R.J., Collins, R.D.: Immunologic characterization of human malignant lymphomas. Cancer **34**, 1488–1503 (1974)
9. Lukes, R. J., Collins, R.D.: New Approaches to the classification of the lymphomata. Br. J. Cancer Suppl. II, **31**, 1–28 (1975)
10. Miura, M., Southam, C.M., Wuest, H.: Potentiating effect of thalidomide on methyl-cholanthrene onkogenesis in mice. Experientia **26**, 305–306 (1970)
11. Roux, C., Emerit, J., Taillemite, J.L.: Chromosomal breakage and teratogenesis. Teratology **4**, 303–315 (1971)
12. Teppo, L., Saxen, E., Terro, T., Partio, E., Bonsdorff, H. von, Salmela, J., Avikainen, V., Isomäki, M., Krees, R.: Thalidomide-type malformations and subsequent osteosarkoma. Lancet **1977 II**, 405

Prof. Dr. W. Kosenow
Kinderklinik der
Städtischen Krankenanstalten
Lutherplatz 40
D-4150 Krefeld

Monatsschr. Kinderheilkd. 128, 30–33 (1980)

Monatsschrift für
Kinderheilkunde
© by Springer-Verlag 1980

Serumlysozymspiegel bei Frühgeborenen und reifen Neugeborenen

W. Dick

Kinderklinik des Städtischen Krankenhauses Pforzheim (Chefarzt: Prof. Dr. O.H. Braun)

Serum Lysozyme Activity in Term and Preterm Newborns

Summary. Serum levels of lysozyme were studied in 43 term und 36 premature newborns. Levels in premature babies were found to be significantly ($p < 0,001$) lower than those of matures. Observation over two weeks revealed a rise of serum lysozyme in premature babies and a decline in mature newborns. The level seems to depend upon the turnover of neutrophile granulocytes. In 5 premature babies with clinical signs of sepsis the serum lysozyme concentrations were significantly ($p < 0,01$) lower than those in healthy prematures. It is assumed that the activity of the intraneutrophilic lysozyme in patients with bacterial infections is reduced to as little as 50%. Urine controls for lysozyme in 43 newborns (mature and premature) did not show evidence of measurable lysozyme concentrations.

Key words: Lysozyme – Neutrophile granulocytes.

Zusammenfassung. Die Serumlysozymspiegel wurden bei 43 reifen Neugeborenen und 36 Frühgeborenen untersucht. Hierbei waren die Lysozymkonzentrationen im Serum von Frühgeborenen im Vergleich zum reifen Neugeborenen signifikant niedriger ($p < 0,001$). Verlaufsbeobachtungen des Serumlysozyms zeigten nach 2 Wochen bei Frühgeborenen einen Anstieg, bei reifen Neugeborenen einen Abfall. Die Höhe des Lysozymspiegels scheint vom Umsatz der neutrophilen Granulozyten abhängig zu sein. Bei 5 Frühgeborenen mit klinisch nachgewiesener Sepsis lagen die Lysozymkonzentrationen im Vergleich zum Mittelwert gesunder Frühgeborener signifikant niedriger ($p < 0,01$). Es wird angenommen, daß die Aktivität des intraneutrophilen Lysozyms bei Patienten mit bakterieller Infektion bis auf 50% reduziert ist. Die Urinuntersuchung auf Lysozym bei 43 reifen Säuglingen und Frühgeborenen zeigte in keinem Fall meßbare Lysozymkonzentrationen.

Schlüsselwörter: Lysozym – Neutrophile Granulozyten.

I. Einführung

Bei dem von Fleming [7] im Nasensekret entdeckten Lysozym handelt es sich um ein basisches Polypeptid, bestehend aus 129 Aminosäuren mit Disulfidbrükken [8].

Reichhaltige Lysozymquellen finden sich vor allen Dingen innerhalb der menschlichen neutrophilen Granulozyten oder Sekreten (Speichel, Nasensekret, Tränenflüssigkeit, Blutserum). Im Gewebe läßt sich das Lysozym durch Immunfluoreszenztechnik in den Panethzellen des Dünndarms, in den proximalen Tubuluszellen der Niere, den Drüsen (Tränen-, Speichel-, Bronchial- und Brustdrüsen), Knorpel, Knochen und den Kupffer'schen Sternzellen der Leber nachweisen [10, 11, 23].

Lysozym wirkt bakteriolytisch auf grampositive Bakterien, wobei die Hauptwirkung direkt auf den wesentlichen Bestandteil der Zellwand, das Murein des Mukopolysaccharidkomplexes, gerichtet ist. In einer Konzentration von 0,5 mg/ml soll Lysozym in der Lage sein, die Bestandteile der grampositiven Bakterienzellwand aufzulösen [2]. Diese enzymatische Eigenschaft des Lysozyms gegen die grampositive Bakterienwand führte zu der Bezeichnung Muramidase. Die gramnegative Bakterienzelle ist zweischichtig gebaut und enthält neben dem Mukopolysaccharidkomplex auf der Außenseite Lipoide und Lipoproteine [17]. Die gramnegative Bakterienzellwand läßt sich nur unter bestimmten Voraussetzungen von Lysozym auflösen, z.B. mit Hilfe eines Komplement-Antikörper-Systems bei hohen Lysozymkonzentrationen im Serum [3].

Klinische Bedeutung erlangte die Bestimmung der Lysozymkonzentration im Serum und Urin in neuerer Zeit bei der Differenzierung und Verlaufsbeobachtung von Leukosen [21, 24] sowie bei der Früherkennung einer Abstoßreaktion nach Nierentransplantation [27].

Es wird angenommen, daß die antibakterielle Eigenschaft der Frauenmilch u.a. dem Lysozym zuzuschreiben ist, welches sich im Stuhl von Brustkindern in hoher Konzentration nachweisen läßt, während es beim künstlich ernährten Säugling fehlt [1].

Mitteilungen über Serumlysozymspiegel bei reifen Neugeborenen und Frühgeborenen sind bisher nur vereinzelt erfolgt [18, 32]. Es war deshalb von Interesse, das Verhalten der Lysozymkonzentration im Serum dieser Altersgruppe am 1. und 14. Lebenstag zu verfolgen.

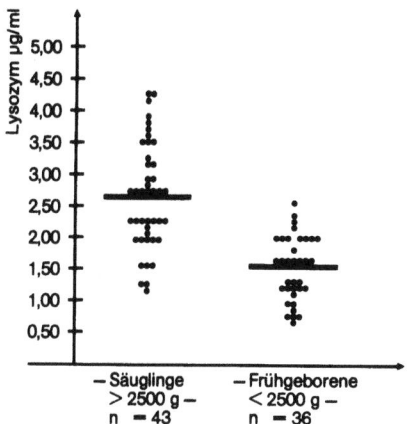

Abb. 1. Serumlysozymspiegel bei reifen Säuglingen und Frühgeborenen am 1. Lebenstag

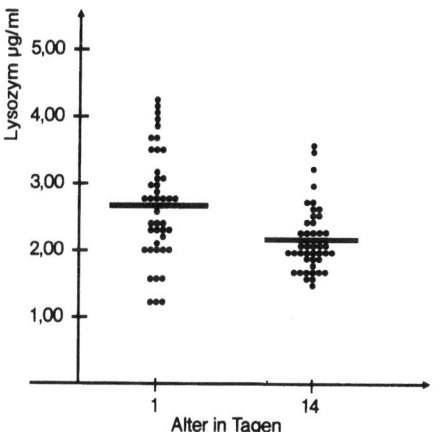

Abb. 2. Abfall der Serumlysozymspiegel bei reifen Neugeborenen nach 2 Wochen

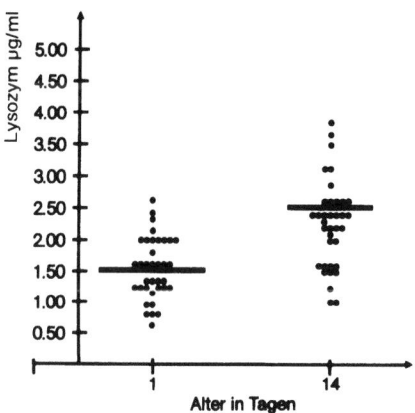

Abb. 3. Anstieg der Serumlysozymkonzentrationen bei Frühgeborenen nach 14 Tagen

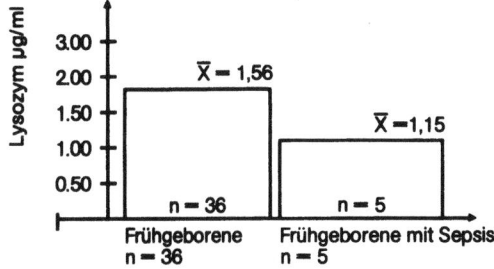

Abb. 4. *Erniedrigte Serumlysozymspiegel bei Frühgeborenen mit Sepsis im Vergleich zu gesunden*

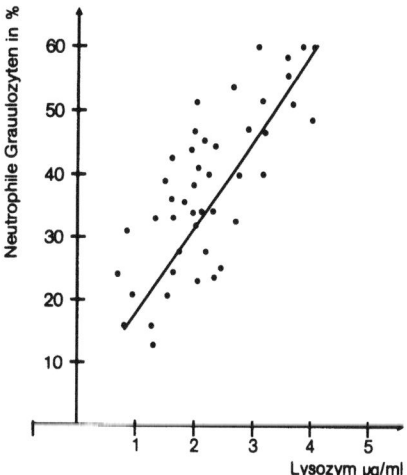

Abb. 5. Beziehung des Serumlysozyms im Verhältnis zur absoluten Granulozytenzahl

II. Material und Methodik

Insgesamt wurde bei 79 Kindern die Serumlysozymkonzentration bestimmt. Hierbei waren 43 reife Neugeborene mit einem Gewicht von über 2500 g und 36 Frühgeborene mit einem Gewicht unterhalb von 2500 g und einer Schwangerschaftsdauer von weniger als 37 Wochen. Bei den reifen Neugeborenen lag zum Zeitpunkt der Untersuchung keine schwerwiegende Erkrankung vor, meist war eine stationäre Aufnahme wegen einer Hyperbilirubinämie erfolgt. Die 36 Frühgeborenen wurden uns zur Aufzucht verlegt. Neben der Serumlysozymbestimmung, die am 1. und 14. Lebenstag durchgeführt wurde, haben wir bei 43 Säuglingen die Lysozymspiegel im Urin untersucht.

Nach der venösen Blutabnahme wurde nach Absetzen eines Blutkuchens sofort zentrifugiert, das Serum abpipettiert und bei $-20\,°C$ bis zur Bestimmung tiefgefroren, da hierbei kein Aktivitätsverlust eintritt. Zur Bestimmung führten wir den enzymatischen Plattentest durch [25]. Das Verfahren beruht auf der bakteriolytischen Wirkung des Enzyms gegenüber dem als Substrat dienenden Mikrococcus lysodeikticus-Keim. In die Platten werden 12–14 Löcher gestanzt, jedes Loch wird mit Hilfe einer Kapillare bis zum Rand gefüllt. In der mittleren Reihe befindet sich eine menschliche Lysozymstandardlösung in µg/ml in steigender Konzentration zur Erstellung einer Eichkurve. Der Versuch selbst dauert ca. 12–14 Std bei Raumtemperatur. Die Ablesung des Testes geschieht durch Messung der bakteriellen Trübung im Agarosegel. Die Durchmesser der lytischen Zonen lassen sich anhand von Standardkurven mit bekannter menschlicher Lysozymkonzentration ablesen [28].

III. Ergebnisse

Die mittleren Serumlysozymspiegel lagen bei reifen Säuglingen ($n=43$) signifikant höher als bei Frühgeborenen ($n=36$) ($p<0,001$). Als Mittelwert fand sich bei den reifen Neugeborenen $2,65\pm0,82$ µg/ml Lysozym, bei den Frühgeborenen $1,56\pm0,56$ µg/ml (s. Abb. 1). Die Kontrolluntersuchung der Serumlysozymspiegel nach 14 Tagen zeigte, daß es bei den reifen Neugeborenen zu einem Abfall der Serumlysozymspiegel kam, hingegen bei den Frühgeborenen ein Anstieg des Mittelwertes zu beobachten war (s. Abb. 2 und 3).

Bei Frühgeborenen mit einem Gewicht zwischen 1700–2400 g und klinisch gesicherter Sepsis wurde innerhalb der ersten Lebenstage die Konzentration des Serumlysozyms bestimmt. Hierbei fand sich ein Mittelwert von $1,15\pm0,22$ µg/ml. Dieser Wert liegt signifikant niedriger als die Serumlysozymspiegel der gesunden Frühgeborenen ($p < 0,01$) (s. Abb. 4).

Bei der Urinuntersuchung der reifen Säuglinge bzw. Frühgeborenen konnten in keinem Fall meßbare Lysozymkonzentrationen nachgewiesen werden.

IV. Diskussion

Auf die im Vergleich zu reifen Neugeborenen erniedrigten Lysozymspiegel bei Frühgeborenen wurde früher bereits hingewiesen [32]. Ebenso finden sich bei "small-for-dates"-Neugeborenen niedrige Konzentrationen des Lysozyms [18]. Nach 14 Tagen kam es bei den Frühgeborenen zu einem Anstieg der Serumlysozymspiegel, während umgekehrt bei reifen Neugeborenen ein Abfall zu beobachten war (s. Abb. 2 und 3).

Neuere Untersuchungen ergaben, daß die Lysozymproduktion im Blut ab der 9.–12. Woche bei 40% der Feten beginnt und bis zur 20. Schwangerschaftswoche stetig zunimmt [9]. Hinzu kommt die Beobachtung, daß die Serumlysozymspiegel bei reifen Neugeborenen am 1. Lebenstag oft höher liegen als im mütterlichen Serum [22]. Eine diaplazentare Übertragung des Lysozyms erscheint trotz des niedrigen Molekulargewichts von 15000 somit nicht stattzufinden.

Wie weitere Arbeiten zeigen [6, 12, 13, 29] ist die Lysozymaktivität abhängig von der Freisetzung des Enzyms im Rahmen des Abbaus neutrophiler Granulozyten. Normwerte für die neutrophilen Granulozyten bei reifen Neugeborenen bzw. Frühgeborenen [20, 31] lassen vermuten, daß bei Frühgeborenen ein verminderter Umsatz der neutrophilen Granulozyten stattfindet und deshalb primär erniedrigte Lysozymspiegel vorliegen. Bei reifen Neugeborenen wurde am 1. Tag ein erhöhter Prozentsatz neutrophiler Granulozyten festgestellt [20, 22]. Dies wäre eine Erklärung der erhöhten Lysozymspiegel am 1. Lebenstag.

Beim Erwachsenen konnte eine intraneutrophile Lysozymkonzentration von 2,7 µg/10^6 Granulozyten nachgewiesen werden [14, 15]. Der Ursprung des Serumlysozyms stammt also überwiegend aus neutrophilen Granulozyten, zum geringeren Teil aus Monozyten. Zwischen der Lysozymkonzentration und der absoluten Granulozytenzahl besteht eine signifikante Korrelation [19]. Dies wird durch unsere Untersuchungen bestätigt, wie Abb. 5 zeigt.

Auf die insuffiziente Immunabwehr bei Frühgeborenen ist mehrfach hingewiesen worden [4, 5, 30]. Bei 5 Frühgeborenen mit klinischen Zeichen einer Sepsis und Erregernachweis in der Blutkultur wurde die Konzentration des Serumlysozyms innerhalb der 1. Lebenswoche bestimmt. Vergleich man das Ergebnis mit der anderen Gruppe der Frühgeborenen (s. Abb. 4), fallen signifikant erniedrigte Werte auf ($p < 0,01$). Dies läßt sich dadurch erklären, daß der Gehalt des Lysozyms innerhalb der Granula neutrophiler Granulozyten bei bakterieller Infektion zu 50% vermindert ist [13, 14]. Folglich ist die Umsatzrate der neutrophilen Granuloyzten und die Funktionsfähigkeit eingeschränkt.

Die Urinuntersuchung der reifen Säuglinge bzw. Neugeborenen erbrachte keine meßbare Lysozymkonzentration. Ebenso läßt sich Lysozym im Urin beim Erwachsenen nur in Spuren oder gar nicht nachweisen [16]. Eine Lysozymurie ist als Schädigung der proximalen Tubuluszelle anzusehen. Dies kann z.B. auftreten bei chronischer Pyelonephritis bzw. Glomerulonephritis [26, 29]. Unsere Ergebnisse weisen darauf hin, daß der Abfall der Lysozymkonzentration im Serum bei reifen Neugeborenen nicht durch einen Verlust des Ferments über die unreife neonatale Niere zu erklären ist [12, 32].

Literatur

1. Braun, O.H.: Über die infektionsverhütende Wirkung der Muttermilch und deren mögliche Ursachen. Klin. Paediatr. **188**, 297 (1976)
2. Brisou, J., Denis, F., Babin, Ph., Babin, P.: Die antibakterielle Wirkung von Lysozym. Not. Med. **2**, 87 (1978)
3. Carraz, M., Frobert, Y., Yavardios, D., Sonillet, G.: Aktuelle Aspekte der immunologischen Lysozymfunktion. Krankenhausarzt **49**, 5, 269 (1976)
4. Erdmann, G.: Die septischen Infektionen der Neugeborenen. Münch. Med. Wochenschr. **110**, 1109 (1968)
5. Ewerbeck, H.: Zur Klinik und Ätiologie der Sepsis beim Kind. Monatsschr. Kinderheilkd. **122**, 450 (1974)
6. Finch, S.C., Gnabasik, F.J., Rogoway, W.: The relationship between serum lysozyme and leukocyte turnover. Med. Hyg. (Geneve) **22**, 972 (1964)
7. Fleming, A.: On a remarkable bacteriolytic element found in tissues and secretions. Proc. R. Soc. **93**, 306 (1922)
8. Gajdos, A.: Biochimie des lysozymes. Presse Méd. **79**, 351 (1971)
9. Glynn, A.A., Martin, W., Adinolfi, M.: Levels of lysozyme in human foetuses and newborns. Nature **225**, 77 (1970)
10. Greenwald, R.A., Josephson, A.S., Diamond, H.S., Tang, A.: Human cartilage lysozyme. J. Clin. Invest. **51**, 2264 (1972)
11. Grossgebauer, K., Langmaack, H.: Lysozyme. Klin. Wochenschr. **46**, 1121 (1968)
12. Hankiewicz, J., Swierczek, E.: Lysozyme in human body fluids. Clin. Chim. Acta **57**, 205 (1974)
13. Hansen, N.E., Karle, H., Andersen, V., Ølgaad, K.: Lysozyme turnover in man. J. Clin. Invest. **51**, 1146 (1972)
14. Hansen, N.E., Andersen, V.: Lysozyme activity in human neutrophilic granulocytes. Br. J. Haematol. **24**, 613 (1973)
15. Hansen, N.E., Karle, H., Andersen, V., Malmquist, J., Hoff, G.E.: Neutrophilic granulocytes in acute bacterial infection. Clin. Exp. Immunol. **26**, 463 (1976)
16. Hayslett, J.P., Perillie, P.E., Finch, S.C.: Urinary muramidase and renal disease. N. Engl. J. Med. **279**, 506 (1968)
17. Heinrich, S.: Strukturen der Bakterienzelle und ihre Funktionen unter der Berücksichtigung der Wirkungsweise von Antibiotika-Therapie. Berichte **3**, 83 (1964)
18. Iwaszko-Krawczuk, W.: Serum lysozyme activity in the small-for-dates newborn. Acta Acad. Sci. Hung. **14**, 135 (1973)
19. Jollis, P.: The relationship between serum lysozyme levels and the blood leukocytes. Isr. J. Med. Sci. **1**, 445 (1965)
20. Klaus, M.H., Fanaroff, A.A.: Care of the high-risk neonate. Philadelphia, London: Saunders 1973
21. Labedzki, L., Seché, G., Lorbacher, P. Untersuchungen der Lysozymaktivität in Serum, Urin und Blutausstrichen von Patienten mit hämatologischen Erkrankungen. Klin. Wochenschr. **55**, 677 (1977)
22. Mason, D.Y., Taylor, C.R.: The distribution of muramidase (lysozyme) in human tissues. J. Clin. Pathol. **28**, 124 (1975)
23. McMahon, L.C., Zanger, B., Desfarges, J.F.: Serum muramidase in newborns. Biol. Neonate **17**, 24 (1971)

24. Moe, P.J., Haneberg, B., Finne, P.H.: Serum lysozyme activity in children with hematological and malignant disorders. Acta Paediatr. Scand. **64**, 830 (1975)

25. Ossermann, E.F., Lawlor, D.P.: Serum and urinary lysozyme (muramidase) in monocytic and monomyelocytic leukemia. J. Exp. Med. **124**, 921 (1966)

26. Prockop, D.J., Davidson, W.D.: A study of urinary and serum lysozyme in patients with renal disease. N. Engl. J. Med. **270**, 269 (1964)

27. Schmidt, P., Kopsa, H., Balcke, P., Zazgornik, J., Pils, P., Hysek, H.: Verhalten des Lysozyms im Serum und Harn nach Nierentransplantationen. Wien. Klin. Wochenschr. **89**, 238 (1977)

28. Tischendorf, F.W., Tischendorf, M.M., Ledderose, G.: Lysozym-Nachweis im Serum und Urin zur Diagnostik und Verlaufsbeurteilung von Hämoblastosen. In: Methodische Fortschritte im medizinischen Laboratorium, I „Serumproteine". Engelhardt, A., Lommel, H. (Hrsg.). Weinheim: Chemie 1974

29. Tischendorf, F.W.: Lysozym in Nephrologie und Hämatologie. Laborblätter **25**, 70 (1975)

30. Truckenbrodt, H.: Septische Infektionen im Kindesalter. Med. Klin. **72**, 779 (1977)

31. Xanthou, M.: Leukocyte blood picture in healthy fullterm and premature babies during neonatal period. Arch. Dis. Child. **45**, 242 (1970)

32. Xanthou, M., Agathopoutos, A., Sakellariou, H., Ecohomou-Marrou, C., Tlingoglou, S., Matsaniotis, N.: Serum levels of lysozyme in term and preterm newborns. Arch. Dis. Child. **50**, 304 (1975)

Dr. W. Dick
Kinderklinik des
Städtischen Krankenhauses
Kanzlerstraße 2–6
D-7530 Pforzheim

Monatsschr. Kinderheilkd. 128, 34–39 (1980)

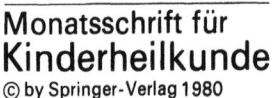

Monatsschrift für
Kinderheilkunde
© by Springer-Verlag 1980

Strahlenrisiko des Kindes
bei der Urographie und beim Miktionscystourethrogramm

H. Vogel, H. Löhr, F. Wallbaum und M. A. Lassrich

Abteilung Röntgendiagnostik (Direktor: Prof. Dr. E. Bücheler)
und Röntgenabteilung der Universitätskinderklinik (Direktor: Prof. Dr. M. A. Lassrich) der Universitätsklinik Hamburg

Radiation Risk for the Child in Urinary Tract Roentgendiagnostic

Summary. During one urogramm skin doses were measured between 0,1–0,9 Roentgen (R) in the radiation field. The testes dose was 6–41 mR. In mictioncysto-urethrography the skin dose was between 0,2 and 4,2 R/examination, and the testes dose 50–80 mR. The energy transferred to the body by the X-rays (integral dose) was 5,6–23 mJoule (mJ) per urogramm. The mean-body-dose (integral dose/bodyweight) was 1,3–0,6 mJ/kg per examination. The probability to induce a lethal disease (for example leukemia or malignoma) by this dose is approximately 1:50 000–1:500 000. The probability that exposure of the gonades induces mutations and thereby malformations in the following two generations is equally about 1:50 000–1:500 000.

Key words: Radiation risk – Urography – Induction of malignancy – Induction of mutations.

Zusammenfassung. Die Haut im Strahlenfeld wurde beim Urogramm mit 0,1–0,9 Röntgen (R) belastet. Die Dosis am Testis lag zwischen 6 und 41 mR. Beim Miktionscystourethrogramm war die Hautexposition pro Untersuchung 0,2–4,2 R und die Testesexposition pro Untersuchung 50–80 mR. Die durch die Röntgenstrahlen auf den Körper übertragene Energie (Integraldosis) betrug 5,6–23 m Joule (mJ) pro Urogramm. Für die mittlere Körperdosis (Integraldosis/Körpergewicht) ergab sich ein Wert von 1,3–0,6 mJ/kg pro Untersuchung. Die Wahrscheinlichkeit, daß diese Dosis eine letale Erkrankung (z. B. Leukämie oder Malignom) induziert hat die Größenordnung von 1:50 000 bis 1:500 000. Die Wahrscheinlichkeit, daß die Gonadenexposition zu mutationsbedingten Mißbildungen in den folgenden zwei Generationen führt, liegt ebenfalls um 1:50 000–1:500 000.

Schlüsselwörter: Strahlenrisiko – Urographie – Malignominduktion – Mutationsinduktion.

Bei bekannter Strahlenexposition kann das Strahlenrisiko des Kindes bei Urogramm und Miktionscystourethrogramm reach den Zahlen der ICRP 26 [11] abgeschätzt werden [27]. Zu bedenken ist, daß

1. der Organismus des Kindes möglicherweise empfindlicher ist für die Strahleneinwirkung als der des Erwachsenen,

2. die Gruppe der Patienten eine andere Lebenserwartung haben kann als gesunde Kinder und als das Bevölkerungskollektiv der ICRP 26,

3. die Fortpflanzungswahrscheinlichkeit der Untersuchten von der gesunder Kinder und von der des Bevölkerungskollektivs der ICRP 26 vermutlich verschieden ist.

Daraus ergeben sich Abweichungen des somatischen und des genetischen Risikos der Vergleichsgruppen bei gleicher Strahlenexposition. Über die Größenordnung der Abweichungen lassen sich allenfalls Vermutungen anstellen. Voraussetzung für eine Berücksichtigung der genannten Einflüsse ist die Kenntnis der Strahlenexposition bei den verschieden Untersuchungen und die Kenntnis des mit der Exposition verbundener Risikos für eines der genannten Kollektive.

Aus den dargestellten Überlegungen ergaben sich folgende Fragestellungen für die eigene Untersuchung:

1. Wie hoch ist die Strahlenexposition des Kindes bei Urogramm und Miktions cystourethrogramm?

2. Welche Größenordnung hat das Strahlenrisiko bei Urogramm und Miktionscystourethrogramm?

1. Methodik und Krankengut

Mit Hilfe einer urologischen Röntgenuntersuchung gelingt es, Erkrankungen sowie Art und Schweregrad einer Anomalie des Harntraktes und ihre funktionellen Auswirkungen zu definieren. Dies ist deswegen besonders wichtig, weil auf den Harntrakt hinweisende klinische Symptome nur etwa in der Hälfte aller betroffenen Kinder vorhanden sind. Die andere Hälfte der Kinder mit Harnwegsmißbildungen zeigt nur allgemeine und uncharakteristische Krankheitssymptome. Hierzu gehören schlechtes Gedeihen, Mattigkeit, Blässe, Fieberschübe ohne pathologischen Urinbefund, unklare Leib- und Rückenschmerzen, Wachstums- und Entwicklungsstörungen und anderes.

Die *klinischen Symptome* einer Anomalie des Harntraktes sind je nach Art und Lokalisation der Mißbildung oder Erkrankung unterschiedlich. Obstruktive Anomalien des oberen Harntraktes führen häufig zu einer chronischen oder rezidivierenden Pyurie. Infravesikale Mißbildungen haben Miktionsstörungen oder eine Inkontinenz zur Folge.

Tabelle 1. Urogramm. Strahlenexposition und Lebensalter

	Alter (Jahre)			
	0–1	1–4	4–9	9–16
Hautexposition/Untersuchung:				
Anzahl der Untersuchungen	14	10	33	27
Mittlere Dosis (mR)	520	416	535	644
Beobachtungsbereich (mR)	168–1640	178–696	237–1244	132–864
Hautexposition/Aufnahme:				
Anzahl der Aufnahmen	50	24	74	68
Mittlere Dosis (mR)	146	173	239	264
Beobachtungsbereich (mR)	34–266	74–388	88–465	65–500
Testesexposition/Untersuchung:				
Anzahl der Untersuchungen	7	3	11	8
Mittlere Dosis (mR)	8,6	9,9	20,9	22,3
Beobachtungsbereich (mR)	6–14	9–11	7–36	6–41
Testesexposition/Aufnahme:				
Anzahl der Aufnahmen	34	8	26	24
Mittlere Dosis (mR)	2,5	3,2	8,9	8,1
Beobachtungsbereich (mR)	1,4–7,4	1,9–6,1	3,5–17,9	2,0–14,5

Aufgrund umfangreicher Erfahrungen ist es erforderlich, bei Knaben nach dem ersten, bei Mädchen nach dem zweiten Rezidiv einer Harnwegsinfektion, die gezielt antibiotisch behandelt wurde, röntgenologisch nach Anomalien zu suchen. Die *Indikation* ist ferner gegeben bei Hämaturien, abdominellen Tumoren, einer Hypertension, bei Mißbildungen der äußeren Genitale, der Blasen- und Rekto-Analregion, sowie bei Mißbildungssyndromen mit bekannter oder möglicher Nierenbeteiligung.

Ausstattung des Arbeitsplatzes

12 Puls Generator (Maximus M 100), Amplimat für Filmfolien, Durchleuchtungsgerät „Diagnost 73 P" Untertischröhrenanordnung für Durchleuchtung und Zielaufnahmen. Deckenstativ BT-S 2 für Bucky-, Zonographie- und Tomographieaufnahmen. Filmfokusabstand 100 cm, Cronex Normalfilm, Normalfolien, 2 mm Al-Filterung.

Meßgeräte

Diamentor zur Bestimmung des Flächendosisproduktes (FDP, Rcm²) bei Durchleuchtung, Übersichts- und Zielaufnahmen; Kondiometer mit zugehörigen Kugel-, Plexiglas- und Zylinderkammern (Meßbereich: 100–400 mR, 15–700 mR und 0,4–20 mR) zur Messung der Oberflächendosis; Röntgen-γ-Dosimeter VAJ-15A zur Ortsdosismessung; Thermolumineszensdosimeter gehalten von Fingerringen zur Messung der Handbelastung. Kalibrierung der Geräte vor der Meßserie.

Meßorte

Haut im Strahlenfeld (Oberflächenbelastung), Skrotum (Hodenbelastung), Stirn (Augenbelastung).

Meßorte an Begleitpersonen und Untersucher

Leiste (Gonadenbelastung) unter einer Schutzschürze (Pb-Äquivalent 0,25 mm), Ringfinger der rechten Hand (Extremitätenbelastung), Stirn (Augenbelastung).

Berechnung der vom Körper aufgenommenen Energie

Die durch die Untersuchung mit Röntgenstrahlen dem Körper übertragene Energie [Integraldosis, $W_D = Ddm$ (Einheit kg, Gy = Joule)] wurde nach der von Mayneörd (1940) angegebenen Form ermittelt [17, 27, 28].

$$W_D = 1,44 \, D_0 \, I A s \left(1 + 2,88 \frac{s}{a} - \left(1 + 2,88 \frac{s}{a} + 2 \frac{d}{a}\right)^{\left(-0,69\frac{d}{s}\right)}\right)$$

Daraus ergibt sich die Integraldosis in g × rd
D_0: Oberflächendosis in rd (= 0,01 Gy)
A: Feldgröße in cm²
s: Gewebehalbwertdicke in cm
d: Durchmesser des Patienten in cm
a: Fokushautabstand in cm
O: Dichte in g/cm³
Rückstreufaktor $rd/R = 0,9$ rd
$1 \, grd = 10^{-3} \, kgrd = 10^{-5} \, kg \, Gy = 10^{-5} \, Joule$
Daraus ergibt sich:
$W_D = 1,6 \, FDP \, s(./.) \, 10^{-5}$ Joule.

Der Quotient Integraldosis/Körpergewicht (Joule/kg = Gy) bildet das Maß für die Ganzkörperexposition des Kindes.

Risikoabschätzung

Die Ganzkörperexposition (Quotient: Integraldosis/Körpergewicht, Einheit: Gy) wurde verglichen mit den Angaben der ICRP 26 zum somatischen und genetischen Risiko bei Strahlenexposition. Dabei wurde gleichgesetzt Gray (Gy) und Sievert (Sv) bzw. rd und rem.

Untersuchungstechnik beim Urogramm

Nativaufnahme und Übersichtsaufnahmen 4–5 min, 10 min und 15 min nach Kontrastmittelgabe. Bleiabdeckung des Testes. Zusätzliche Übersichtsaufnahmen bei Bedarf, desgleichen Zielaufnahmen unter Durchleuchtung. Aufnahmedaten 50–75 kV; 25–40 mAs. Im Mittel 3,2 Aufnahmen pro Untersuchung. Beim Miktionscystourethrogramm: Übersichtsaufnahme, retrograde Kontrastmittelfüllung der Blase, röntgenologische Kontrolle der Füllung und Entleerung, Aufnahmedaten 65–100 kV, 0,5 mAs, im Mittel 1 min 44 s Durchleuchtungszeit.

Unterteilung

Unterschieden wurden vier Gruppen. Gruppe I, 0–12 Monate; Gruppe II, 1–4 Jahre; Gruppe III, 5–9 Jahre; Gruppe IV, 9–14 Jahre. Erfaßt wurden Urogramme und Miktionszystourethrogramme sowie kombinierte Untersuchungen (Urogramm und Miktionscystourethrogramm bei den Miktionscystourethrogrammen registriert).

2. Ergebnisse

2.1. Urogramm (Tabelle 1)

Die *Hautexposition* pro Urographie hängt von den Maßen des Kindes und von der Zahl der Aufnahmen

Tabelle 2. Miktionscystourethrogramm, Strahlenexposition und Lebensalter

	Alter (Jahre)			
	0–1	1–4	4–9	9–16
Hautexposition/Untersuchung:				
Anzahl der Untersuchungen	2	5	18	10
Mittlere Dosis (mR)	967	798	1634	1492
Beobachtungsbereich (mR)	725–1208	176–2772	213–2651	346–4229
Testesexposition/Untersuchung:				
Anzahl der Untersuchungen	7	3	5	
Mittlere Dosis (mR)	47	56	81	

pro Untersuchung ab. Die Hautdosis pro Aufnahme stieg von Gruppe I nach Gruppe IV an. In der Gruppe I wurden im Mittel mehr Aufnahmen angefertigt ($M = 3,6$) als in Gruppe II ($M = 2,4$), so daß die Hautdosis pro Urogramm in Gruppe I höher war als in Gruppe II. Die *Testesexposition* pro Urographie stieg von Gruppe I bis Gruppe IV an. Die Hodenbelastung pro Aufnahme ergab ähnliche Werte für Gruppe III und IV.

2.2. Miktionscystourethrogramm (Tabelle 2)

Die *Hautexposition* pro Minute Durchleuchtungszeit stieg, wie erwartet, von Gruppe I nach Gruppe IV an. Die mittlere Dosis pro Untersuchung war in Gruppe I wegen der längeren Durchleuchtungszeit höher als in Gruppe II. Die Dosen bei Kindern ab 5 Jahren waren deutlich höher als bei den jüngeren Patienten.

Die *Testesexposition* (erfaßt wurden nur Patienten der Gruppe I bis III) betrug in Gruppe I 11%, in Gruppe III 4,5% der Hautdosis. Wahrscheinlich wirkte sich die größere Entfernung der Testes vom unteren Rand des Strahlenfeldes bei älteren Kindern und ihr Vermögen mitzuarbeiten aus.

2.3. Sonstiges

Bei 7 Untersuchungen wurden *Tomographien* durchgeführt. In Gruppe III betrug die Hautexposition pro Schichtaufnahme (Format 24 × 30 cm) mit 390 mR etwa das Doppelte der Hautexposition pro Übersichtsaufnahme (171 mR). Der Wert für die Testesexposition (7,3 mR) glich dem der Übersichtsaufnahme, die ein größeres Format hatte. In Gruppe IV betrug die Hautexposition pro Schichtaufnahme des Formats 24 × 30 cm 285 mR und pro Schichtaufnahme des Formats 30 × 40 cm 571 mR im Vergleich zu 171 mR bzw. 250 mR bei Übersichtsaufnahmen des gleichen Formats.

In Einzelfällen wurde im *seitlichen Strahlengang* untersucht. Die Dosen waren wegen des größeren Querdurchmessers des Körpers größer als die entsprechenden Werte für den sagittalen Strahlengang [Format 18 × 24 cm (Gruppe I und II) 336 mR, Format 30 × 40 cm (Gruppe III und IV) 589 mR].

Die *Augenexposition* der Patienten durch Streustrahlen lag unterhalb des Meßbereichs (kleiner als 15 mR).

Tabelle 3. Flächendosisprodukt (FDP), die auf den Körper übertragene Energie (Integraldosis) und die mittlere Körperdosis (Integraldosis/Körpergewicht) pro Urogramm

	Alter (Jahre)			
	0–1	1–4	4–9	9–16
FDP ($R \times cm^2$)	120	101	171	338
Integraldosis (mJoule)	5,6	5,8	10,3	23,0
$\dfrac{\text{Integraldosis (mJoule)}}{\text{Körpergewicht (kg)}}$ (mrd[a])	130	51	50	61

[a]   1 mrd = 0,01 mGray

2.4. Untersucher und Begleitpersonen

Beim Untersucher ($n = 41$) wurde unter der Schutzschürze (Pb-Gleichwert 0,25 mm) in der Leiste (Gonadenbelastung) im Mittel 0,5 mR pro Untersuchung gemessen. Die Augenexposition betrug 1,75 mR. Die Dosis an der Hand war mit drei Ausnahmen kleiner als 20 mR pro Untersuchung. Die drei Untersuchungen mit höheren Werten (200, 200 und 260 mR) waren besonders schwierig und dauerten überdurchschnittlich lange. Es dürfte zur Direktexposition der Hand gekommen sein.

Bei der *Halteperson* ($n = 62$) wurde im Mittel 0,1 mR unter der Schürze (Pb-Gleichwert 0,25 mm) gemessen. Der größte Wert war 0,4 mR. Die Handexposition war in der Regel kleiner als 5 mR. Bei 10 Messungen lag der Wert zwischen 30 und 40 mR.

2.5. Integraldosis und Ganzkörperdosis (Tabelle 3)

Für das *Urogramm* ergibt sich eine Vervierfachung der auf den Körper übertragenen Energie (Integraldosis) von Gruppe I nach Gruppe IV. Dennoch beträgt die gemittelte Ganzkörperdosis (Integraldosis/Körpergewicht) in Gruppe II das Doppelte des Wertes von Gruppe IV.

Für das *Miktionscystourethrogramm* verdreifacht sich die Integraldosis von Gruppe II nach Gruppe IV. Die Integraldosis in Gruppe I beträgt etwa das Zweieinhalbfache des Wertes von Gruppe II. Die kleinen Patienten in Gruppe I sind nicht so zur Mitarbeit in der Lage wie die älteren Kinder. Die längere Durchleuchtungszeit führt zu einer höheren Belastung. Die gemittelte Ganzkörperdosis ist deshalb für Gruppe I das 6,5fache des Wertes für Gruppe IV.

Tabelle 4. Strahlenrisiko beim Urogramm und Miktionscystourethrogramm in den verschiedenen Lebensaltern berechnet aus den eigenen Meßwerten und den Risikozahlen der ICRP 26 (1977)

		Alter (Jahre)				Risikozahl der ICRP 26, Sv^{-1}[c]
		0–1	1–4	4–9	9–16	
Somatisches Risiko[a]:						10^{-2}
Urogramm		1: 77000	1:200000	1:200000	1:160000	
Miktionscystourethrogramm		1: 59000	1:370000	1:280000	1:380000	
Genetisches Risiko[b]:						10^{-2}
Urogramm,	Knaben	1:1,2 Mill.	1:1,0 Mill.	1:480000	1:450000	
	Mädchen	1: 77000	1:200000	1:200000	1:160000	
Miktionscystourethrogramm,	Knaben	1:210000	1:180000	1:120000		
	Mädchen	1: 59000	1:370000	1:280000		

[a] Wahrscheinlichkeit einer strahlenbedingten Erkrankung mit tödlichem Ausgang pro Untersuchung
[b] Wahrscheinlichkeit der Manifestation einer strahleninduzierten mutationsbedingten Mißbildung in den folgenden zwei Generationen
[c] 1 Sievert (Sv) = 100 rem = 1 Gray (Gy) = 100 rd (für Röntgendiagnostik)

2.6. Somatisches und genetisches Strahlenrisiko (Tabelle 4)

Berechnet man das *somatische Strahlenrisiko* für die gemittelte Ganzkörperdosis nach den Werten der ICRP 26, so erhält man die Zahl der Untersuchungen, der eine strahleninduzierte Erkrankung mit tödlichem Ausgang zuzuordnen ist bzw. die Wahrscheinlichkeit, mit der die Strahlenexposition zu einer tödlichen Erkrankung führt. Das Risiko bei Urogramm und Miktionscystourethrogramm ist für die Gruppe I deutlich höher als für die übrigen Gruppen.

Das *genetische Strahlenrisiko für Knaben* wurde für die Dosis am Hoden nach den Werten der IRCP 26 ermittelt. Beim *Urogramm* sinkt das Risiko mit zunehmendem Alter entsprechend der abnehmenden Dosis am Scrotum. Der größere Abstand beim älteren Kind zwischen Hoden und unterem Feldrand wirkt sich aus. Beim *Miktionscystourethrogramm* ist mit zunehmendem Alter eine mäßige Abnahme des genetischen Risikos für Knaben zu beobachten. Die bessere Kooperationsfähigkeit älterer Kinder führt über die kürzere Durchleuchtungszeit zu einer geringeren Strahlenexposition.

Das *genetische Strahlenrisiko für Mädchen* ließ sich nur über Hilfsannahmen bestimmen, da die Dosis am Ovar nicht direkt meßbar ist. Als oberer Grenzwert der Eierstockbelastung kann die Hautdosis gelten. Für die Risikoabschätzung bietet sich die gemittelte Ganzkörperdosis an [vgl. 27, 28]. Geht man von diesen Werten aus, ergibt sich für Gruppe I ein deutlich höheres Risiko bei Urogramm und Miktionscystourethrogramm als für die Gruppe II bis IV mit untereinander ähnlichen Risikozahlen.

Der *Vergleich des genetischen Risikos für Knaben* mit dem *für Mädchen* zeigt beim Urogramm eine höhere Gefährdung der Nachkommen von Mädchen. Beim Miktionscystourethrogramm ist in Gruppe I für die Nachkommen von Mädchen die Wahrscheinlichkeit strahleninduzierter Mißbildungen größer als für die von Knaben, in Gruppe II und III verhält es sich umgekehrt.

3. Diskussion

Der Vergleich der eigenen Werte für die Hautexposition bei Urogramm und Miktionscystourethrogramm mit den Angaben des Schrifttums [8, 9, 15, 19, 22] (Tabelle 5 und 6) zeigt die niedrige Strahlenexposition während unserer Meßserie. Soweit analysierbare Daten mitgeteilt werden, führen niedrigere kV-Zahlen, eine höhere Aufnahmezahl und/oder eine längere Durchleuchtungszeit zur höheren Strahlenbelastung bei den genannten Untersuchungen. Die günstigeren Werte von Fendel (1968) für das Flächendosisprodukt beim Urogramm ist durch die geringere Aufnahmezahl pro Untersuchung (im Mittel 2,3 Aufnahmen pro Untersuchung, bei uns 3,2 Aufnahmen pro Untersuchung) erklärt. Für die Testesexposition beim Urogramm erreichen nur Fendel, Egblatt und Lassrich ähnliche Werte wie bei unseren Messungen [1]. Entscheidend ist der Gonadenschutz. Lassrich demonstrierte bereits 1962 für die konventionelle Röntgend. an Kindern mit Leukämie, daß die konsequente Abdeckung der Gonaden die Dosis am Testes etwa um den Faktor 10–40 reduziert. Die Testesexposition beim Miktionszystourethrogramm war ebenfalls niedrig. Vergleichbar günstige Werte teilen nur Fendel, Kaude und Otto sowie Pratt für Cineurographie mit. Wichtigste Parameter sind die Durchleuchtungszeit und die Einblendung.

Die ICRP 26 bezieht die Angaben zum Strahlenrisiko auf strahleninduzierte letale Erkrankungen. Neben dem Mortalitätsrisiko ist das statistisch schwerer faßbare Morbiditätsrisiko zu berücksichtigen. Weiter sind bei Abschätzung des Strahlenrisikos die Latenzzeiten in Rechnung zu stellen. Für die Malignome betragen sie einige Jahre, für die Leukämie ist die Latenzzeit kürzer [4, 26]. Um zu genaueren Angaben zu kommen, wird der Begriff „Risikojahr" gebraucht [22]. Unter „Risikojahren" werden die Lebensjahre nach Ende der Latenzzeit bis zum Abklingen einer erhöhten strahlen-

---

[1] Die eigene Meßserie wurde an neu installierten Geräten durchgeführt. Nach weiterer Einarbeitung ist eine Dosisreduktion um ca. 20% zu erwarten

Tabelle 5. Lebensalter und Strahlenexposition beim Urogramm. Literaturvergleich. Die Angaben lassen nicht immer eine Zuordnung der Werte zu den verschiedenen Lebensaltern zu. In fast allen Meßserien sind bei älteren (größeren) Kindern wegen des größeren Sagittaldurchmessers die Meßwerte an der Haut im Strahlenfeld und am Testis höher als bei jüngeren

Autor	Jahr	Alter (Jahre)			
		0–1	1–4	4–9	9–16
Hautdosis/Urogramm (mR):					
Seelentag	1958	800	950		1850
Lassrich	1962	820	1048		1850
Pape	1964		1000		
Eigene Messung		520	416	535	664
Flächendosisprodukt/Urogramm (Rcm²):					
Fendel	1968	30			280
Eigene Messung		120	101	171	338
Hautdosis/Aufnahme (mR):					
Seelentag	1958	160	190		370
Hartung	1959	63	143		175
Lassrich	1962	124	420		416
Pape	1964		250		
Eigene Messung		146	173	239	264
Testesdosis/Urogramm (mR):					
Seelentag	1958	607	900		1030
Knorr	1959	607	900		1030
Garrett	1960		825		
Lassrich	1962	623	860		1120
mit Gonadenschutz		16	24		85
Pape	1964		1000		
mit Gonadenschutz			50		
Fendel	1968	5			15
Egeblad	1975	20	30	15	40
Otto	1977		154		
Fendel	1976		12		
Eigene Messung		8,6	9,9	20,6	22,9
Testesdosis/Aufnahme (mR):					
Seelentag	1958	202	242		202
Knorr	1959		200		
Lassrich	1962	109	395		374
Aspin	1965	0,9–14	1,2–18		5,4–60
Eigene Messung		2,5	3,2	8,9	8,1

Tabelle 6. Lebensalter und Strahlenexposition beim Miktionscystourethrogramm. Literaturvergleich. Die Angaben lassen eine Zuordnung der Werte zu den verschiedenen Lebensaltern nicht immer zu. Die Fähigkeit zur Mitarbeit älterer, vernünftiger Kinder führt zu einer geringeren Strahlenbelastung als bei jüngeren

Alter (Jahre)		0–1	1–4	4–9	9–16
Autor	Jahr				
Hautdosis/Miktionscycstourethrogramm (mR):					
Garrett	1960		1000–3000		
Lassrich	1962	1850	1600		3100
Eigene Messung		976	798	1654	1300
Flächendosisprodukt/Miktionscystourethrogramm (Rcm²):					
Fendel	1968	100			300
Eigene Messungen		142	96	228	316
Testesdosis/Miktionscystourethrogramm (mR):					
Garrett	1960		180		
Lassrich	1962	1380	1140		1200
Fendel	1968		40		
Kaude	1969		104		
Pratt	1973	129	102		43
Egeblatt	1974	85	490	1330	1025
Hertz	1977	520	450	270	
Otto	1977		116		
Eigene Messungen		47	56	81	

bedingten Erkrankungswahrscheinlichkeit verstanden. Unklar ist, ob z. B. nach 25 oder 30 Jahren die Risikojahre enden oder ob sie für den Rest des Lebens fortbestehen [11, 22].

Ausgehend von neueren Mitteilungen über die Opfer von Hiroshima und Nagasaki bestimmten Schmitz-Feuerhake et al. die Erkrankungswahrscheinlichkeit für die der Strahleneinwirkung folgenden 30 Jahre für alle Altersklassen. Ihre Zahlen zum Morbiditätsrisiko pro 30 Jahre sind für die malignomgefährdeten Organe ca. 3–10mal höher als die Zahlen der ICRP 26 zum Mortalitätsrisiko durch strahleninduzierte Erkrankungen mit tödlichem Ausgang.

Die Mitteilungen zur erhöhten Erkrankungswahrscheinlichkeit des Kindes nach Strahleneinwirkung basieren meist auf kleinen Kollektiven [18, 21]. Die Angaben des BEIR-Report [24], der bei intrauteriner Strahlenexposition der Frucht eine erhöhte Spontaninzidenz von Malignomen beim Kind (etwa 10fach) mitteilt und

von Stewart et al. [26], die nach Röntgendiagnostik im ersten Trimester der Gravidität eine sechsfach höhere Rate pro rd finden als in den späteren Monaten, lassen eine erhöhte Morbidität des Kindes möglich erscheinen. Ein erhöhtes Risiko für das Schilddrüsenmalignom beim Kind ermittelt Paker et al. (ca. dreimal höheres Risiko für die Altersklasse bis 10 Jahre) und Refetoff et al. (ca. zweifach höheres Risiko für die Altersklasse bis 10 Jahre) [18, 21, 22]. Eine höhere Mammamalignominzidenz bei gleicher Dosis für die Altersklasse 10–19 Jahre als für die Altersklasse 35–49 Jahre wird vermutet [22, 26]. Gegenwärtig läßt sich feststellen, daß bei gleicher Dosis manches auf eine strahlenbedingte höhere Erkrankungswahrscheinlichkeit des Kindes hinweist, die zur Verfügung stehenden Daten eine abschließende Beurteilung aber nicht zulassen.

Vergleicht man die eigenen Werte zum *somatischen Strahlenrisiko* mit dem Risiko letaler Kotrastmittelzwischenfälle[2], so ergibt sich für die Gruppe I (0–12 Monate) eine vergleichbare Größenordnung. Das Morbiditätsrisiko wäre höher anzusetzen. Bei konsequentem Strahlenschutz ist das genetische Risiko für Mädchen höher als für Knaben. Die Wahrscheinlichkeit, daß sich an den Nachkommen der weiblichen oder männlichen Patienten strahleninduzierte mutationsbedingte Mißbildungen manifestieren, ist 2–3 Zehnerpotenzen kleiner als die spontane Mißbildungsrate.

4. Folgerungen

Die der Untersuchung zugrundeliegenden Fragen lassen sich wie folgt beantworten:

---

2 Ca. 1:100 000 bei der intravenösen Ausscheidungsurographie

ad 1: Die Strahlenexposition des Kindes bei der röntgenologischen Harnwegsdiagnostik ist bezogen auf den ganzen Körper höher als beim Erwachsenen. Sie kann die Größenordnung der Belastung durch die Umgebungsstrahlung pro Jahr und mehr haben.

ad 2: Die Wahrscheinlichkeit einer strahlenbedingten letalen Erkrankung (somatisches Risiko) hat die Größenordnung von 1:50 000–1:500 000. Das Morbiditätsrisiko könnte um den Faktor 3–10 höher sein.

Die Wahrscheinlichkeit einer strahlenbedingten Mutation mit Manifestation in der Kinder- und Enkelgeneration (genetisches Risiko) ist von ähnlicher Größenordnung wie das somatische Risiko. Somatisches und genetisches Risiko sind akzeptabel bei sorgfältiger Indikationsstellung und verpflichten zu konsequentem Strahlenschutz.

In Anbetracht der Folgen einer nicht diagnostizierten, aber klinisch bedeutungsvollen Harnwegsmißbildung darf die Indikation zur urologischen Röntgenuntersuchung heutzutage nicht eng gestellt werden. Um die Strahlenbelastung zu vermindern, aber auch wegen der Belästigung des Kindes, des Arbeitsaufwandes und der Kosten läßt sich die Untersuchung zum Ausschluß pathologischer Veränderungen mit erweiterter Indikation häufig als *„Kurzurogramm"* durchführen. Das bedeutet, lediglich *zwei* Röntgenaufnahmen, nämlich eine Übersichts- und eine Kontrastmittelaufnahme anzufertigen.

Ganz allgemein darf man bei Kindern den Untersuchungsablauf nicht der Röntgenassistentin allein überlassen. Jede Aufnahme muß sofort analysiert werden, um den Fortgang der Untersuchung eventuell zu modifizieren oder gar die Untersuchung vorzeitig zu beenden.

Literatur

1. Aspin, N.: The gonadal x-ray dose to children from diagnostic radiographic technics. Radiology **85**, 944 (1965)
2. Egeblad, M., Berg, O., Gottlieb, E.: Radiation dose measurements in micturation cystourography. Ann. Radiol. **17**, 423 (1974)
3. Egeblad, M., Gottlieb, E.: Radiation dose measurements in intravenous pyelography. Ann. Radiol. **18**, 321 (1975)
4. Fritz-Niggli, H.: Strahlengefährdung/Strahlenschutz. Bern, Stuttgart, Wien: Huber 1975
5. Fendel, H., Hartmann, C.: Strahlenexposition von Kindern mit Harnwegsinfektionen. Ann. Radiol. **12**, 245 (1969)
6. Fendel, H.: Patientenexposition in der diagnostischen Kinderradiologie. Röntgenpraxis **21**, 61 (1968)
7. Fendel, H.: Patientendosimetrie bei Röntgenuntersuchungen im Kindesalter. Monatsschr. Kinderheilk. **112**, 233 (1964)
8. Garrett, R.A., Klattz, E.C.: Cineurography. J. Urol. **83**, 498 (1960)
9. Hartung, K.: Strahlenbelastung und Strahlenschutz in der pädiatrischen Röntgendiagnostik. Stuttgart: Thieme 1959
10. Hertz, M., Werner, A.: Radiation dose to the gonads during cystourethrography in children. Isr. J. Med. Sci. **13**, 614 (1977)
11. ICRP 26: Oxford, New York, Frankfurt: Pergamon Press 1977
12. Kaude, V., Lorenz, E., Reed, J.M.: Gonad dose to children in voiding urethrocystography performed with 70-mm image-intensifer fluorography. Radiology **92**, 771 (1969)
13. Kaude, J.V., Reed, J.M.: Voiding urethrocytography by means of 70 mm image intensifer fluorography. Radiology **92**, 768 (1969)
14. Knorr, D.: Die Gonadenbelastung durch übliche Röntgenuntersuchungen im Kindesalter. Monatschr. Kinderheilkd. **107**, 199 (1959)
15. Lassrich, M.A., Mohr, H.: Über Dosismessungen der Oberflächen- und Gonadendosis in der pädiatrischen Röntgendiagnostik. Röntgen-Europ. **5**, 31 (1962)
16. Löhr, H., Vogel, H.: Strahlendosis beim Infusionsurogramm und bei der Angiografie der Nieren und Nebennieren. Urologe B **16**, 216 (1976)
17. Mayneord, W.V.: Thema: Volumendosis. Nature **145**, 927 (1940), Br. J. Radiol. **13**, 235 (1940)
18. Parker, L.N., Belsky, J.L., Yamamoto, T., Kawamoto, S., Keehn, R.J.: Thyroid carcinoma after exposure to atomic radiation. Ann. Intern. Med. **80**, 600 (1974)
19. Pape, R., Zakowsky, J., Harasta, A.: Über die röntgendiagnostische Strahlenbelastung der Kinder in Spitälern und Abulatorien. RÖFO **100**, 543 (1964)
20. Pratt, A.D., Valbraith, R.H., Kerliades, J.G.: Evaluation of 16 mm cinecystourethrography in children: Method and dosimetry. Radiology **106**, 183 (1973)
21. Refetoff, S., Harrison, J., Krafilski, B.T., Kaplan, E.L., De Groot, L.J., Bekermann, C.: Continuing occurence of thyroid carcinoma after irradiation of the neck in infancy and childhood. N. Engl. J. Med. **292**, 172 (1975)
22. Schmitz-Feuerhake, I., Bätjer, K., Kollert, R., Muschol, E.: Abschätzung zum somatischen Strahlenrisiko im Bereich diagnostischer Dosis. Radioaktive Isotope. Klinik und Forschung **13**, 187 (1978), Wien: Egermann 1978
23. Seelentag, W., Numberger, J., Knorr, D., Kolberg, G.: Zur Frage der genetischen Belastung der Bevölkerung durch Anwendung ionisierender Strahlen in der Medizin. Strahlentherapie **107**, 537 (1958)
24. Stewart, A.: An epidemiologist takes a look at radiation risks. DHEW Publication No. (FDA) 73-8024, BRH/DBE 73-2. US Department of Health Education, and Welfare, Public Health Service, Food and Drug Administration, Bureau of Radiological Health, Rockville, Maryland 20852, Jan. 1973
25. Stieve, F.E.: Strahlenbedingte teratogene Wirkung und Schwangerschaftsabbruch. Röntgenblätter **29**, 465 (1976)
26. USCEAR-Report United Nations 1972 und 1978 BEIR-Report (Nat. Acad. of Sciences): The Effects on Populations of Exposure to Low Levels of Ionizing Radiation. Nat. Res. Council, Washington D.C. 20006, Nov. 1972
27. Vogel, H., Löhr, H., Wallbaum, F.: Strahlenexposition und -risiko bei der Röntgendiagnostik des kindlichen Verdauungstraktes. Klin. Pädiatr. **190**, 560 (1978)
28. Vogel, H., Löhr, H.: Strahlenbelastung und Strahlenrisiko bei der Röntgenuntersuchung des Dünndarms mit der Sonde. Radiol. Diagn. (Berl.) **19**, 812 (1978)

PD Dr. H. Vogel
Prof. Dr. H. Löhr
cand. med. F. Wallbaum
Abteilung Röntgendiagnostik

Prof. Dr. M. A. Lassrich
Röntgenabteilung der Universitätskinderklinik
Martinistraße 52
D-2000 Hamburg 20

Monatsschr. Kinderheilkd. 128, 40–43 (1980)

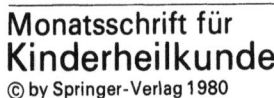
Monatsschrift für
Kinderheilkunde
© by Springer-Verlag 1980

Pharmakokinetische Analyse der Fluktuation im Blutspiegelverlauf während oraler Therapie mit β-Methyl-Digoxin bei Herzinsuffizienz im Kindesalter

H. Netz, H. M. von Hattingberg, H. Bleyl und H. W. Rautenburg

Zentrum für Kinderheilkunde (Abteilung Kinderkardiologie) und Institut für Klinische Chemie und Pathobiochemie am Klinikum der Justus-Liebig-Universität Gießen

Pharmacokinetic Analysis of the Fluctuation in Digitalis Bloodlevels During Oral Therapy with β-Methyldigoxin in Children with Heart Insufficiency

Summary. In five children with insufficiency of the heart the blood digitalis-digoxin level was monitored by drawing blood 5 times daily over a period of 7 days, starting from the first day of digitalisation. The dosage aimed at a mid-rate attainment of the plateau concentration in the blood. Digitalis blood levels were determined by a commercial radioimmunassay. The blood level curves were simultaneously adjusted over the whole period, with the aid of a selfdeveloped programme for tablecacultators, so that the considerable fluctuations of blood levels could be exhibited. The so adjusted curves were also pharmacokinetically analysed. Our data are in good agreement with the literature. The total clearance was significantly below that of adults. The total amount of digoxin in the whole organism, as calculated and represented graphically, changed less significantly, but was clearly higher in the first days of the mid-rate digitalisation than during the steady state.

Key words: Digitalis therapy – β-Methyldigoxin – Pharmacokinetic – Dosis in the whole organism – Blood-level fluctuations – Radioimmunassay – Children.

Zusammenfassung. Bei 5 herzinsuffizienten Kindern wurden die Digoxinblutspiegel vom ersten Tag der Digitalisierung an bei mittelschneller Sättigung über eine Woche beobachtet (5 Blutproben pro Tag). Die Bestimmung der Serumspiegel erfolgte mittels eines industriellen Radioimmunassay. Mit einem selbstentwickelten Rechenprogramm für Tischrechner wurden die Kurven simultan über den gesamten Zeitraum angepaßt, so daß die erheblichen Fluktuationen im Blutspiegelverlauf dargestellt werden konnten. Die so angepaßten Kurven wurden auch pharmakokinetisch analysiert. Die gewonnenen Daten korrelierten gut mit Literaturberichten. Die totale Clearance lag deutlich über Werten von Erwachsenen. Ebenfalls berechnet und graphisch dargestellt wurde die Menge an Digoxin im Gesamtorganismus, die weniger ausgeprägte Fluktuationen aufwies, aber während der ersten Tage der mittelschnellen Sättigung deutlich über der während der Erhaltungsphase lag.

Schlüsselwörter: Digitalistherapie – Betamethyldigoxin – Pharmakokinetik – Menge im Gesamtorganismus – Blutspiegelfluktuationen – Radioimmunassay – Kinder.

Seit der Einführung radioimmunchemischer Nachweismethoden für Digoxin durch Oliver u. Parker [12], Butler [2] sowie Smith [16] wurde eine Fülle pharmakokinetischer Daten erarbeitet. Zunächst bei Erwachsenen, inzwischen aber auch bei Säuglingen und Kindern, vor allem durch Wetrell [17–20], Iisalo et al. [8, 9], wurden die üblichen pharmakokinetischen Untersuchungen durchgeführt: Einerseits die Bestimmung der Blutspiegel und der Ausscheidung nach einmaliger Dosis und zum anderen die Bestimmung der Fußpunkte bei Dauermedikation.

Das in der deutschen Pädiatrie derzeit bei weitem am häufigsten verwandte Präparat ist β-Methyl-Digoxin [6]. Die Dosierung erfolgt dabei üblicherweise nach Tabellen, die aufgrund klinischer Erfahrungen aufgestellt und kürzlich modifiziert wurden [4, 15]. Grundlage dieser Dosierungsempfehlungen waren, neben der erwarteten Abklingquote, klinischer Effekt und Toxizität.

Inzwischen wurden aber bei umfangreichen Untersuchungen im steady-state bei dauerdigitalisierten Kindern in der Regel sehr hohe Digoxin-Blutspiegel gefunden [3, 5, 9, 10, 13, 14, 20, 21]. Als Konsequenz aus diesen Befunden wurden daher neue Dosierungsvorschläge, vor allem für Neugeborene und Säuglinge unterbreitet [1].

Für eine rationale Digitalistherapie wäre die bessere Kenntnis der pharmakokinetischen Daten beim herzinsuffizienten Patienten wünschenswert, zumal der klassische Eindosis-Versuch sich meist nur bei herzgesunden Probanden durchführen läßt. In der vorliegenden Arbeit soll eine Methode vorgestellt werden, die die

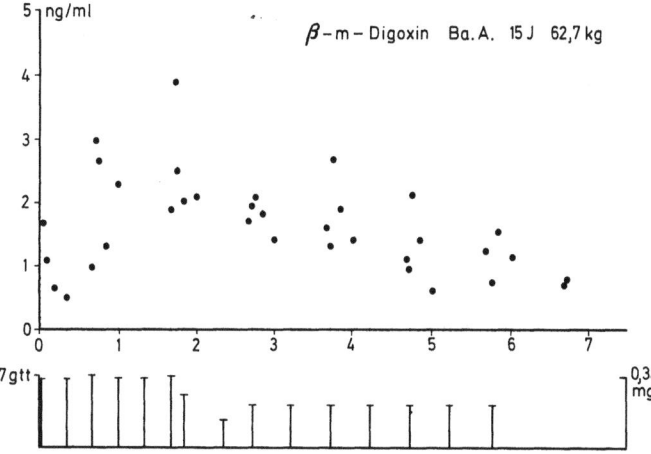

Abb. 1. Experimentell ermittelte Digoxin-Blutspiegel und Dosierungsschema bei einem 15jährigen Mädchen während oraler Therapie mit β-Methyl-Digoxin bei mittelschneller Sättigung. Ordinate: Konzentration im Blut in ng/ml; Abszisse: Zeit in Tagen

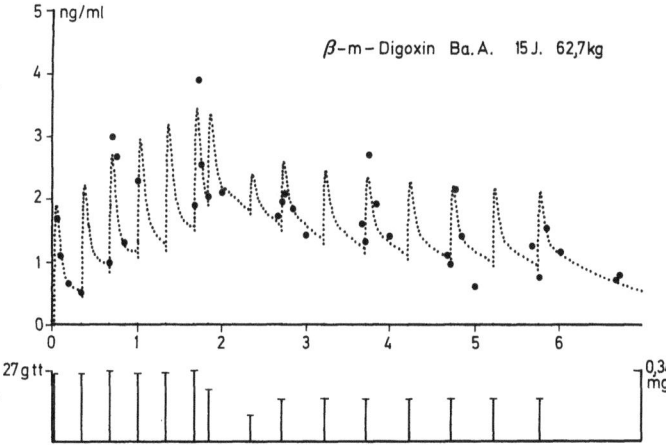

Abb. 2. Rechnerisch angepaßter Blutspiegelverlauf (kleine Punkte) von Digoxin und Dosierungsschema bei einem 15jährigen Mädchen während oraler Therapie mit β-Methyl-Digoxin bei mittelschneller Sättigung. Übrige Daten siehe Abb. 1

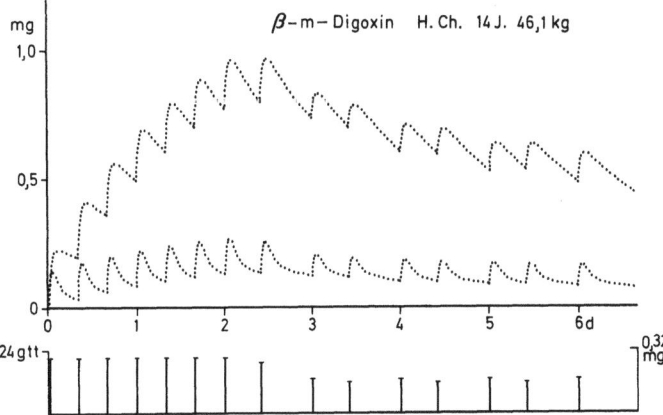

Abb. 3. 14jähriges Mädchen während oraler Therapie mit β-Methyl-Digoxin bei mittelschneller Sättigung. Obere Kurve: Durch Rechner ermittelte Menge von Digoxin im Gesamtorganismus in mg (= absorbierte minus eliminierte Digoxinmenge) Untere Kurve: Rechnerisch angepaßter Blutspiegelverlauf entsprechend den gemessenen Digoxinspiegeln im Blut. Abszisse wie Abb. 1 und 2. Säulendiagramm am unteren Abbildungsrand: β-Methyl-Digoxin-Dosen in Tropfen der 0,06%igen Lösung bzw. in mg

Ermittlung der wesentlichen pharmakokinetischen Daten unter der Therapie zuläßt und die eine Beschreibung der Fluktuationen im Blutspiegelverlauf und im Gesamtorganismus ermöglicht.

Patienten

Die Untersuchungen wurden an 5 Kindern durchgeführt, bei denen eine Digitalistherapie wegen einer Herzinsuffizienz unterschiedlicher Genese erforderlich war (Tabelle 1). Es handelte sich um 3 Jungen und 2 Mädchen im Alter zwischen 1 und 15 Jahren. Dreimal war die Ursache der Herzinsuffizienz eine Karditis. Bei den beiden anderen Kindern war es bei angeborenen Herzfehlern zur Herzinsuffizienz gekommen, einmal postoperativ. Bei allen 5 Kindern fanden sich die typischen Zeichen der Rechtsherzinsuffizienz in Form von Lebervergrößerung, prätibialen Ödemen, Dyspnoe und Tachykardie. Röntgenologisch war der Herzschatten verbreitert. Ein Anhalt für eine Niereninsuffizienz bestand in keinem Fall.

Die Digitalistherapie erfolgte oral mit β-Methyl-Digoxin unter Anwendung der von der Herstellfirma empfohlenen, gewichtsbezogenen Dosierung für mitelschnelle Sättigung. Die Blutspiegelverläufe wurden vom ersten Tag an verfolgt. Die Kinder erhielten die Tagesdosis meist in zwei Portionen verabreicht. Die Blutentnahmen erfolgten vor der morgendlichen Dosis sowie etwa 1, 2, 4 und 8 Std später. Dabei wurde darauf geachtet, daß die genaue Zeit der Probenentnahme protokolliert wurde.

Der Blutspiegelverlauf wurde über eine Woche beobachtet, so daß von jedem Kind 35 Meßpunkte in mindestens 14 Dosierungsintervallen ermittelt wurden.

Methodik

Die Bestimmung der Digoxin-Blutspiegel erfolgt mittels eines industriellen Radioimmunassay der Firma Becton a. Dickinson (Kaninchen-Antikörper, 3-0-Succinyl-Digoxigenin-Thyrosin (Jod-125) als Tracer).

Für die pharmakokinetische Analyse wurde ein auf Tischrechnern verwendbares Programm zur nicht-linearen Anpassung zusammengesetzter e-Funktionen an experimentelle Daten verwendet [7]. Das Programm arbeitet nach einem modifizierten Gauß-Newton-Verfahren und wurde so erweitert, daß variable Dosen und Dosierungsintervalle gespeichert und berücksichtigt werden können.

Ergebnisse

Abbildung 2 zeigt das Ergebnis einer Kurvenanpassung. Auffällig sind die hohen Blutspiegel und die großen Fluktuationen während der mittelschnellen Sättigung. Die Kurvenverläufe bei den anderen Kindern bieten ein ähnliches Bild.

In Abb. 3 ist der Verlauf der Mengen von Digoxin im Gesamtorganismus dargestellt, der sich aus der Fläche unter der Blutspiegelkurve und der totalen Clearance errechnen läßt. Es zeigt sich im Vergleich zu den Blutspiegeln eine weit geringere Fluktuation; während der Aufsättigungsphase liegt ein sehr hoher Körperbestand an Digoxin vor, der den während der Erhaltungstherapie deutlich übersteigt.

Tabelle 2 zeigt die Auflistung der pharmakokinetischen Daten. Besonders hervorzuheben ist die Möglichkeit der Berechnung der totalen Clearance, die zwischen 0,19 und 0,54 l/kg/h schwankt. Das Verteilungsvolumen im steady-state liegt zwischen 6,37 und 14,8 l/kg, das zentrale Verteilungsvolumen zwischen

Tabelle 1. Zusammenfassende Daten von 5 Kindern mit Herzinsuffizienz

Patient	Alter	Geschl.	Körpergewicht kg	Diagnose	Kreatinin U/l
1. V., B.	9 J.	♂	34,2	PDA, PHD, Karditis Mitralinsuff.	0,5
2. Bl., I.	1½ J.	♂	10,4	1-TGA, double outlet right ventricle	0,5
3. M., K.	6 J.	♂	21,5	ASD II – Op, Karditis	0,6
4. H., Ch.	14 J.	♀	46,1	Karditis	0,7
5. Ba., A.	15 J.	♀	62,7	ASD II – Op, Pneumonie	0,7

Tabelle 2. Pharmakokinetische Daten des Digoxin bei 5 Kindern mit Herzinsuffizienz. Cl_{tot} = totale Clearance, V_{ss} = Gesamtverteilungsvolumen, V_c = zentrales Verteilungsvolumen, K_e = Eliminationskonstante Cl/V_c

Pat./Alter	$Cl_{tot.}$ l/kg·h	V_{ss} l/kg	V_c l/kg	K_e 1/h	Terminale $t_{50\%}$ h
Bl., J. 1½ J.	0,54	11,6	2,6	0,20	18 h
M., K. 6 J.	0,24	9,8	1,80	0,13	36 h
V., B. 9 J.	0,19	14,8	1,2	0,16	74 h
Ba., A. 15 J.	0,23	6,37	1,3	0,17	21 h
H., Ch. 14 J.	0,24	8,75	1,7	0,13	30 h

1,2 und 2,6 l/kg. Die Eliminationskonstante betrug 0,13–0,2/h. Als terminale Halbwertszeit wurden Werte zwischen 18 und 74 Stunden errechnet.

Diskussion

Im Gegensatz zu den klassischen pharmakokinetischen Untersuchungen ermöglicht das von uns dargestellte Verfahren die Ermittlung aller wesentlichen pharmakokinetischen Parameter ohne Unterbrechung der Therapie. Die optische Darstellung der Fluktuationen im Blutspiegelverlauf demonstriert eindrucksvoll, wie wesentlich der ausreichende zeitliche Abstand der Probenentnahme zur Medikamentenapplikation für eine sinnvolle Interpretation des Ergebnisses ist.

Im Gegensatz dazu stehen die geringen Fluktuationen im Gesamtorganismus. Der auffällig hohe Digoxingehalt am 2. und 3. Tag der mittelschnellen Sättigung zwingt zu weiteren Untersuchungen hinsichtlich der Frage, ob diese Form der Aufsättigung in jedem Fall sinnvoll ist, oder ob sie nicht ein unnötig hohes Toxizitätsrisiko birgt.

Ein Vergleich der mit unserer Methode ermittelten pharmakokinetischen Daten mit Literaturangaben ergibt eine recht gute Übereinstimmung. Iisalo [8] gibt eine Eliminationshalbwertzeit von 26–45 Std an. Ähnliche Schwankungsbereiche fanden Lang u. von Bernuth [10] sowie Wettrell [17, 19], wobei eine zunehmende Reifung des kindlichen Organismus während des ersten Lebensjahres zu beobachten ist. Das Verteilungsvolumen im steady-state bestimmte Wettrell mit 9,9 l/kg im Mittel, das im zentralen Kompatiment mit 1,3 l/kg [16, 18]. Die gute Übereinstimmung der von uns ermittelten Daten mit Literaturangaben werten wir als Bestätigung unserer Methodik.

Vergleicht man jedoch die totale Clearance bei Kindern mit der bei Erwachsenen [11], so fällt eine erhebliche Diskrepanz auf in dem Sinne, daß alle bei unseren Kindern gefundenen Werte deutlich über denen von Erwachsenen liegen.

Für eine rationelle Digitalistherapie kann das dargestellte Verfahren durchaus hilfreich sein. Zur Erleichterung bemühen wir uns zur Zeit das Rechenprogramm so abzuändern, daß zwei Blutentnahmen pro Tag für eine vernünftige Kurvenanpassung ausreichen. Dann wird man von einer auch für die Klinik praktikablen Methode sprechen können.

Literatur

1. v. Bernuth, G., D. Lang: Digoxin-Dosierung bei Neugeborenen. Dtsch. Med. Wochenschr. **103**, 289 (1978)
2. Butler, V.P.: Digoxin radioimmunassay. Lancet **1978/I**, 186
3. Greenwood, H., M. Howard, J. Landon, B. Fraser, E. Shinebourne: Development of a highly sensitive radioimmunassay for digoxin and its application in pediatric practice. Eur. J. Cardiol. **5**, 413–424 (1977)
4. Gutheil, H., K. Sandhage, H. Singer: Klinische Erfahrungen mit dem Herzglykosid-Methyl-Digoxin im Kindesalter. Fortschr. Med. **89**, 1363–1368 (1971)
5. Halkin, H., M. Radonsky, P. Millman, S. Almog, L. Blieden, H. Boichis: Steady state serum concentrations and renal clearance of digoxin in neonates, infants and children. Eur. J. Clin. Pharmacol. **13**, 113–117 (1978)
6. v. Harnack, G.-A.: Medikamentöse Therapie im Kindesalter 1977. Pädiatr. Prax. **20**, 135–151 (1978)
7. v. Hattingberg, H.M., D. Brockmeier, G. Kreuter: A rotating iterative procedure (RIP) for estimating hybrid constants in multicompartment analysis on desk computers. Eur. J. Clin. Pharmacol. **11**, 381–388 (1977)
8. Iisalo, E.: Clinical pharmacokinetics of digoxin. Clin. Pharmacokinet. **2**, 1–16 (1977)
9. Iisalo, E., M. Dahl: Serum levels and renal excretion of digoxin during maintenance therapy in children. Acta Paediatr. Scand. **63**, 699–704 (1974)
10. Lang, D., G. v. Bernuth: Serum concentration and serum half-life of digoxin in premature and mature newborns. Pediatrics **59**, 902–906 (1977)
11. Ochs, H.R., D.J. Greenblatt, G. Bodem, J.S. Harmatz: Dose-independent pharmacokinetis of digoxin in humans. Am. Heart J. **96**, 507–511 (1978)
12. Oliver, G.C., B.M. Parker, D.L. Brasfield, C.W. Parker: The measurement of digitoxin in human serum by radioimmunassay. J. Clin. Invest. **47**, 1035–1042 (1968)
13. O'Malley, K., E.N. Coleman, W.B. Doig, I.H. Stevenson: Plasma digoxin levels in infants. Arch. Dis. Child. **48**, 55–57 (1973)

14. Patel, R.G., T. Cater, P. Gresham, S. P. Singh: Plasma digoxin levels in infants, children and adults, using a radioimmunassay micromethod. Eur. J. Cardiol. **7**, 211–217 (1977)

15. Sandhage, K.: Digitalistherapie bei der Herzinsuffizienz des Kindes. Z. Allg. Med. **47**, 1220–1226 (1971)

16. Smith, T.W., V. P. Butler, E. Haber: Determination of therapeutic and toxic serum digoxin concentrations by radioimmunassay. N. Engl. J. Med. **281**, 1212–1216 (1969)

17. Wettrell, G.: Digoxin therapy in infants. Acta Paediatr. Scand. Suppl. **257** (1976)

18. Wettrell, G.: Distribution and elimination of digoxin in infants. Eur. J. Clin. Pharmacol. **11**, 329–335 (1977)

19. Wettrell, G., K. E. Andersson: Clinical pharmacokinetics of digoxin in infants. Clin. Pharmacokinet. **2**, 17–31 (1977)

20. Wettrell, G., K. E. Andersson, A. Bertler, N. R. Lundstroem: Concentrations of digoxin in plasma and urine in neonates, infants, and Children with heart disease. Acta Paediatr. Scand. **63**, 705–710 (1974)

21. Windorfer, A., W. Pringsheim, R. Gädeke, G. Schumacher: Digoxin-Serumkonzentrationen und Digitalisüberdosierung bei Neugeborenen, Säuglingen und Kleinkindern. Z. Kinderheilkd. **118**, 207–214 (1974)

Dr. H. Netz
Prof. Dr. H. M. von Hattingberg
Prof. Dr. H. W. Rautenburg
Zentrum für Kinderheilkunde

Dr. H. Bleyl
Institut für Klinische Chemie
und Pathobiochemie
am Klinikum der Justus-Liebig-Universität
D-6300 Gießen

Monatsschr. Kinderheilkd. 128, 44–46 (1980)

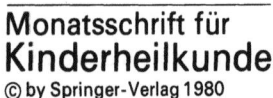

Monatsschrift für
Kinderheilkunde
© by Springer-Verlag 1980

Kasuistik

Invagination des Neugeborenen

W. Lambrecht, H. H. Hellwege und E. Schaefer

Chirurgische Universitätsklinik Hamburg, Abteilung für Allgemeinchirurgie (Direktor: Prof. Dr. H.W. Schreiber), Universitäts-Kinderklinik (Geschäftsführender Direktor: Prof. Dr. K.H. Schäfer) und Abteilung für Kinder-Röntgenologie (Abteilungs-Direktor: Prof. Dr. M.A. Lassrich) der Universitäts-Kinderklinik Hamburg

Intussusception in the Newborn

Summary. A five day old male neonate had bloody stools and decreasing appetite. He was subjected to laparotomy after x-ray investigations had shown an intussusception. This was due to a cystic duplication of the ileum just before the ileocecal valve. After an ileocecal resection the postoperative course was uneventful. Special problems of the intussusception in the newborn are discussed.

Key words: Intussusception – Newborn.

Zusammenfassung. Bei einem fünf Tage alten Neugeborenen traten blutige Stühle und Trinkunlust auf. Im Kolonkontrasteinlauf zeigte sich als Ursache eine ileo-kolische Invagination, die bedingt war durch eine cystische Duplikatur des Ileums unmittelbar vor der Bauhinschen Klappe. Nach sparsamer Ileocoecalresektion war der postoperative Verlauf komplikationslos. Die spezielle Problematik der Invagination des Neugeborenen wird diskutiert.

Schlüsselwörter: Invagination – Neugeborene.

Die ileo-colische Invagination stellt einen häufigen abdominellen Notfall im Säuglings- und Kleinkindesalter dar. In der Neugeborenenperiode ist sie sehr selten. Unter 62 Kindern mit einer Invagination, die wir in den vergangenen 20 Jahren beobachtet haben, befand sich nur eines in dieser Altersgruppe. Ursache war eine zystische Duplikatur des Endileums. Wir möchten anhand dieses Falles auf die spezielle Problematik der Invagination des Neugeborenen eingehen.

Eigene Beobachtung

Das zweite Kind (A.D., Kr.-Bl. Nr. 8 091 282/78) einer 32jährigen Mutter wurde nach normaler Schwangerschaft zum errechneten Geburtstermin spontan geboren. Das Geburtsgewicht betrug 3320 g. Die ersten Lebenstage verliefen komplikationslos, die orale Ernährung bereitete keine Probleme. Am 5. Tage wurden zunächst wenige, dann zunehmende Blutauflagerungen auf dem sonst normalen Stuhl beobachtet. Gleichzeitig trank das Kind schlechter. Aus diesem Grunde erfolgte die Verlegung in die Universitäts-Kinderklinik Hamburg.

Bei der Aufnahme befand sich das reife Neugeborene in gutem Allgemeinzustand. Das Abdomen war weich, Resistenzen waren nicht tastbar. Der Hb-Wert betrug 11,4 g%. Leukozyten: 9600 pro mm³. Der Gerinnungsstatus war normal. Innerhalb weniger Stunden wurden drei weitere blutige Stühle abgesetzt. Die Abdomenübersichtsaufnahme im Hängen (Abb. 1) zeigte leicht geblähte Darmschlingen, aber keine Spiegel. Freie Luft unter dem Zwerchfell war nicht erkennbar. Im Kolonkontrasteinlauf mit 1:4 verdünntem Gastrografin kam es zu einem Kontrastmittelstopp hinter der linken Flexur (Abb. 2), der als Invagination gedeutet wurde. Wegen der bestehenden intestinalen Blutung und des Lebensalters wurde auf einen hydrostatischen Repositionsversuch verzichtet und das Kind operiert. Die Bauchhöhle wurde von einer unteren medianen Laparotomie aus eröffnet. Es bestand eine ileo-colische Invagination, die bis zur rechten Flexur reichte. Sie ließ sich relativ leicht reponieren. Der anfänglich bläulich verfärbte Dünndarm erholte sich rasch. Die Ursache der Invagination bildete ein kirschkerngroßer prallelastischer Tumor in der Wand des Ileums unmittelbar vor der Ileocoecalklappe. Außerdem fand sich oberen Ileumbereich ein breitbasig aufsitzendes Mekkelsches Divertikel. Eine Ausschälung des Tumors war technisch nicht möglich, so daß eine sparsame Ileocoecalresektion durchgeführt wurde. Die Darmkontinuität wurde durch eine End-zu-End-Anastomose mit 6–0 Vicryl Einzelnähten wiederhergestellt. Das Meckel'sche Divertikel wurde belassen, um das Operationsrisiko nicht zu erhöhen. Die histologische Untersuchung des eingesandten Präparates ergab eine zystische Duplikatur des Ileums unmittelbar vor der Bauhin'schen Klappe. Der postoperative Verlauf war komplikationslos, das Kind konnte am 14. Tage nach der Operation mit einem Gewicht von 3530 g nach Hause entlassen werden.

Diskussion

Die Invagination des Neugeborenen unterscheidet sich in der Häufigkeit, der klinischen Symptomatik, der Ursache und der Therapie wesentlich von der des älteren Säuglings und Kleinkindes. Diese Unterschiede sind in der Tabelle 1 zusammengefaßt. Die Erkrankung ist in diesem Lebensalter sehr selten, kann aber auch bereits intrauterin vorkommen und dann zu einer Darmatresie führen [4, 6]. Es sind auch Selbstheilungen beschrieben, bei denen das Invaginat ausgeschieden wurde und es zur Bildung einer Autoanastomose kam [8].

Nur etwa 0,3% aller kindlichen Invaginationen treten in der Neugeborenenperiode auf [8]. Meist werden nur Einzelfälle beschrieben. Yoo [12] fand 1974 nur 22 gut dokumentierte Fälle in der englischsprachigen Lite-

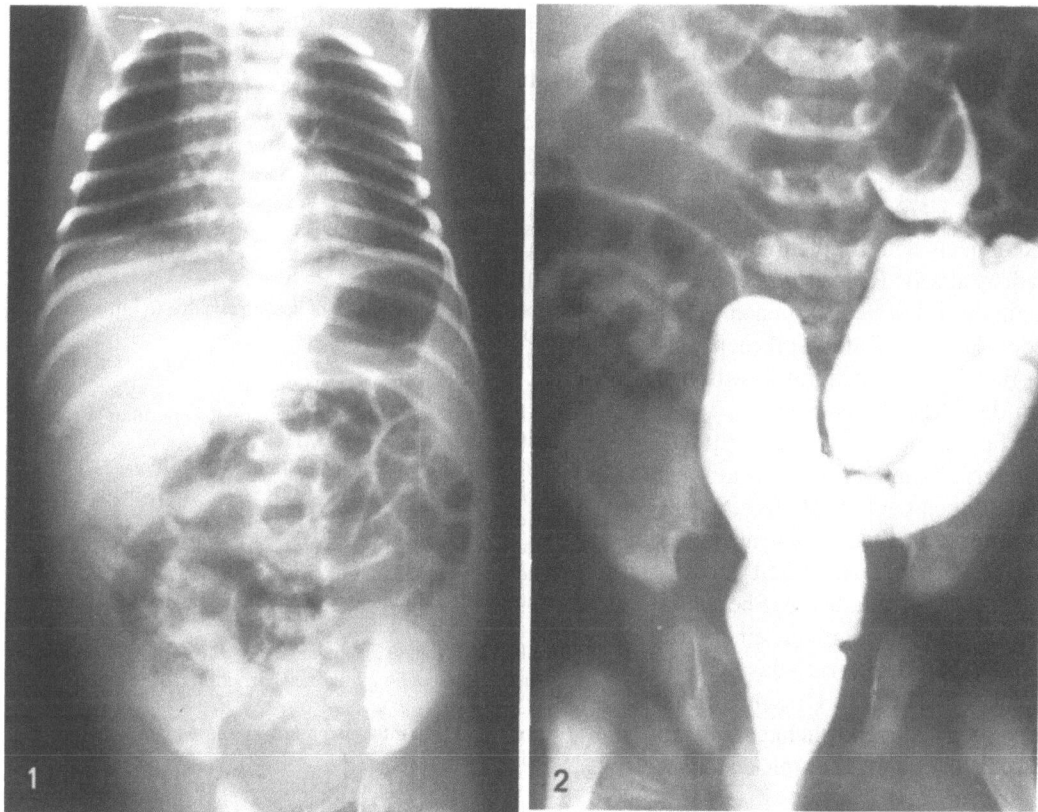

Abb. 1. Abdomenübersichtsaufnahme im Hängen

Abb. 2. Kolonkontrasteinlauf. Kontrastmittelstop im Bereich der linken Flexur

Tabelle 1. Unterschiede zwischen der Invagination des Neugeborenen und der des älteren Säuglings und Kleinkindes

	Neugeborene	Ältere Säuglinge und Kleinkinder
Häufigkeit	Sehr selten	Relativ häufig
Symptomatik	Uncharakteristisch	Charakteristisch
Ursachen	Anatomische Ursachen häufig (30–60%)	Meist idiopathisch, anatomische Ursachen nur bei 5–8%
Therapie	In der Regel operativ	In der Regel kons. (hydrostatische Reposition)

ratur. Nach Patriquin u. Mitarb. [7] waren bis 1977 weniger als 40 Fälle beschrieben. Die Autoren fügten diesen 12 weitere hinzu, die innerhalb von 30 Jahren an acht großen nordamerikanischen Kinderzentren beobachtet wurden.

Die Symptomatik der Neugeboreneninvagination weicht erheblich von der des älteren Säuglings und Kleinkindes ab. Das klinische Bild der letzteren ist jedem Pädiater geläufig. Plötzlich einsetzende intermittierende kolikartige Bauchschmerzen, während der das Kind blaß wird, die Beine anzieht und welche von einem initialen Erbrechen begleitet werden, lassen die Diagnose häufig schon auf Grund der Anamnese vermuten. Der tastbare Invaginationstumor kann die Diagnose bereits klinisch sichern. Rektale Blutungen sind Spätsymptome. Dieses klassische Bild wird beim Neugeborenen nicht beobachtet. Die Invagination ist in dieser Altersgruppe durch uncharakteristische Zeichen intestinaler Obstruktion gekennzeichnet, vor allem fehlen die so typischen abdominellen Koliken. Häufigstes Symptom ist das gallige Erbrechen, gefolgt von blutigen Stühlen und einem aufgetriebenen Abdomen [2]. Ein abdomineller Tumor ist nur selten tastbar. Manchmal jedoch können blutige Stühle einziges Symptom sein [11]. Sie stellten auch bei unserem Patienten das Leitsymptom dar, welches zur Diagnose führte. Auf Grund der uncharakteristischen Klinik ist die präoperative Diagnose beim Neugeborenen schwierig. Nach Talwalker [11] wurde sie nur bei 6 von 26 Neugeborenen gestellt. Die übrigen 20 Kinder wurden unter der Diagnose eines Ileus operiert.

Bei der Invagination des älteren Säuglings und Kleinkindes überwiegen die idiopathischen Formen. Eine anatomische Ursache für die Invagination wird nur bei 5–8% aller Kinder gefunden [1–3]. Von diesen ist das Meckel'sche Divertikel am häufigsten, gefolgt von Polypen, Duplikaturen, Purpura Schönlein-Henoch, Darmanastomosen und sonstigen Tumoren. Dagegen liegt beim Neugeborenen in 30–60% eine anatomische Ursache für die Invagination vor [7, 10, 12]. Enterogene Zysten im Bereich des Endileums wurden dabei neben den oben aufgeführten Ursachen besonders häufig beobachtet. Wir konnten sechs solcher Fälle in der Literatur finden [10–12]. Im späteren Lebensalter kommt diese Ursache seltener vor. Gross [3] beobachtete sie einmal unter 610 Invaginationen. Am Hospital for Sick Children in Toronto wurden unter 569 Invaginationen zwei weitere Fälle gesehen [1].

Während die ileo-colische Invagination des älteren Säuglings und Kleinkindes bei uns wie auch in den meisten anderen Kliniken nach den Empfehlungen von Ravitch [9] durch hydrostatische Reposition behandelt wird, sollte die Invagination des Neugeborenen in der Regel operiert werden [11, 12]. Dafür sprechen verschiedene Gründe: Wegen der uncharakteristischen Symptomatik kommt das Neugeborene meist spät zur Behandlung. Es liegt fast immer ein fortgeschrittenes Krankheitsbild mit gangränösem Darm, Perforationen oder anderen Komplikationen vor [12]. Hydrostatische Repositionsversuche sind in solchen Fällen nicht nur sinnlos, sondern auch gefährlich, da sie leicht zur Perforation führen können [5, 12]. So haben wir bei unserem Patienten wegen des Blutabgangs auf einen solchen Versuch verzichtet. Außerdem sprach das Lebensalter für ein anatomisches Substrat als Ursache für die Invagination. Diese hohe Wahrscheinlichkeit ist ein weiteres Argument für die operative Therapie der Invagination des Neugeborenen.

Aus diesen Gründen werden beim Neugeborenen in vielen Fällen Darmresektionen notwendig, entweder, um bei fortgeschrittenen Fällen gangränösen Darm oder um – wie bei unserem Kind – anatomische Ursachen zu beseitigen. Trotzdem ist die Prognose der Neugeboreneninvagination gut, wenn nicht zusätzliche Mißbildungen oder Frühgeburtlichkeit vorliegt. So ist von den 12 Patienten, über die Patriquin u. Mitarb. [7] berichteten, keines gestorben.

Literatur

1. Ein, S.H.: Leading points in childhood intussusception. J. Pediatr. Surg. 11, 209 (1976)
2. Gierup, J., Jorulf H., Livaditis, A.: Management of Intussusception in infants and children: A survey based on 288 consecutive cases. Pediatrics 50, 535 (1972)
3. Gross, R., Ware, P.F.: Intussusception in childhood. N. Engl. J. Med. 239, 645 (1948)
4. Grossfeld, J.L.: The nature of ileal atresia due to intrauterine intussusception. Arch. Surg. 100, 714 (1970)
5. Naylor, H.G.: Hydrostatic perforation of intussusception. Br. J. Surg. 57, 79 (1970)
6. Parkkulainen, K.V.: Intrauterine intussusception as a cause of intestinal atresia. Surgery 44, 1106 (1958)
7. Patriquin, H.B., Afshani, E., Effman, E., Griscom, N.T., Johnson, F., Kramer, S.S., Rapp, K., Reilly, B.J.: Neonatal intussusception. Radiology 125, 463 (1977)
8. Rachelson, M.H., Jernigan, J.P., Jackson, W.F.: Intussusception in the newborn infant. J. Pediatr. 47, 87 (1955)
9. Ravitch, M.M.: Intussusception in infancy and childhood. N. Engl. J. Med. 259, 1058 (1958)
10. Suzuki, H., Ryoji, O., Hebiguchi, T., Matsumura, Y.: Acute intussusception in a 3-day-old newborn infant. Z. Kinderchir. 20, 364 (1977)
11. Talwalker, V.C.: Intussusception in the newborn. Arch. Dis. Child. 37, 203 (1962)
12. Yoo, R.P., Touloukian, R.J.: Intussusception in the newborn. J. Pediatr. Surg. 9, 495 (1974)

Dr. W. Lambrecht
Chirurgische Universitätsklinik

Dr. H. H. Hellwege
Dr. E. Schaefer
Universitätskinderklinik
Martinistraße 52
D-2000 Hamburg 20

Monatsschr. Kinderheilkd. 128, 47–49 (1980)

Monatsschrift für
Kinderheilkunde
© by Springer-Verlag 1980

Eine postnatal erworbene Hypothyreose bei einem Säugling als Variante der kongenitalen Hypothyreose *

W. Rabl, W. Käferlein und D. Färber

Kinderklinik der Technischen Universität München

Postnatally Acquired Hypothyroidism in an Infant – a Variant of Congenital Hypothyroidism

Summary. We are reporting a case of hypothyroidism in an infant which developed at the end of the second quarter of the first year of life on the basis of a dysgenetic thyroid gland. By the time of its diagnosis in the ninth month of life it had led to bone age retardation and dysgenesis of the second lumbar vertebra. Clinical picture, longitudinal growth and psychomotor development were minimally or not affected. Pathogenetically this case of relatively mild postnatally acquired hypothyroidism has to be classified under the spectrum of congenital hypothyroidism. Clinically it is important that it would not have been picked up by a neonatal screening program and still might have led to impairment of the cerebral development.

Key words: Congenital hypothyroidism – Pathogenesis – Screening.

Zusammenfassung. Es wird von einem Fall einer Hypothyreose bei einem Säugling berichtet, die am Ende des zweiten Lebensquartals auf dem Boden einer dysgenetischen Schilddrüse entstanden war. Bis zum Zeitpunkt ihrer Diagnostizierung im neunten Lebensmonat hatte sie zu Verzögerung der Skeletreifung und leichter Deformierung des zweiten Lendenwirbelkörpers geführt. Klinisches Bild, Längenwachstum und psychomotorische Entwicklung waren minimal oder gar nicht beeinflußt. Pathogenetisch ist dieser Fall einer relativ leichten frühzeitig erworbenen Hypothyreose noch in das Spektrum der angeborenen Hypothyreose einzuordnen. Klinisch bedeutsam ist vor allem, daß er von einem Neugeborenen-Screening nicht erfaßt worden wäre und dennoch zu einer Beeinträchtigung der Gehirnentwicklung hätte führen können.

Schlüsselwörter: Congenitale Hypothyreose – Pathogenese – Screening.

---

* In anderer Form teilweise vorgetragen auf der 27. Tagung der Süddeutschen Kinderärzte, Darmstadt 1978

Da die klinische Diagnose bei eindeutig vorhandenen, im einzelnen jedoch unspezifischen Symptomen [14] immer wieder verspätet gestellt wird, ist in mehreren Ländern bzw. Staaten Nordamerikas und Europas in den letzten Jahren ein Neugeborenen-Screening zur Erfassung der Hypothyreose eingeführt worden. Auch in der Bundesrepublik Deutschland soll es demnächst endlich übernommen werden. Dieses Screening hat sich als erfolgreich erwiesen, da Fälle von kongenitaler Hypothyreose, die ihm entgangen wären, bislang nicht bekannt geworden sind [3, 4, 9]. Hieraus könnte der Schluß gezogen werden, daß damit jede Hypothyreose automatisch einer umgehenden Diagnose und Therapie zugeführt werden wird. Sicherlich trifft das bei optimaler Durchführung des Screening auf alle angeborenen Hypothyreosen zu. Trotzdem wird man mit dem seltenen Fall einer zwar postnatal, aber doch sehr frühzeitig erworbenen Hypothyreose rechnen müssen, der vom Neugeborenen-Screening nicht erfaßt wird, möglicherweise aber doch noch zu einer Beeinträchtigung der Gehirnentwicklung führen kann. Zu dieser Warnung, die ursprünglich aus pathogenetischen Überlegungen heraus ausgesprochen worden ist [3], sehen wir uns jetzt auf Grund einer eigenen klinischen Beobachtung veranlaßt.

Kasuistik

Der weibliche Säugling wurde nach normal langer und – abgesehen von Varizellen im siebten Monat – komplikationsloser Schwangerschaft mit einem Gewicht von 3250 g und einer Länge von 52 cm spontan geboren. In der Neugeborenenperiode erschien das Kind unauffällig. Knapp vier Wochen lang wurde es gestillt. Es gedieh normal, zeigte keine Trinkfaulheit und hatte normalen Stuhlgang. Während es nicht einmal vage Verdachtsmomente einer Hypothyreose erkennen ließ, hatte seine Zunge schon sehr frühzeitig als leicht vergrößert imponiert. Daher ließ die Hausärztin im Alter von drei Monaten eine TSH-Bestimmung und mit vier Monaten eine Röntgenaufnahme der linken Handwurzel durchführen. Dabei war das Serum-TSH unterhalb der unteren Nachweisgrenze, und das Röntgenbild zeigte mit der Anwesenheit von zwei Knochenkernen eine altersgemäße Skeletreifung [6]. Auch danach entwickelte sich die Patientin ausgezeichnet. Sie konnte mit fünf Monaten sitzen, mit acht Monaten krabbeln und wurde von ihrer Mutter als ausgesprochen munter, spiel- und kontaktfreudig empfunden. Wegen der jedoch weiterhin etwas vergrößert erscheinenden Zunge und einer jetzt auch geringgradig auffälligen Gesichtskonfiguration wurde von der Hausärztin im Alter von neun Monaten eine erneute TSH-Bestimmung vorgenommen, die dieses Mal ein Ergebnis von 60 mE/l zeigte. Darauf Einweisung zur weiteren Diagnostik zu uns.

Die vorher erhobenen klinischen Befunde wurden bestätigt sowie eine 3 × 3 cm große vordere und eine geschlossene hintere Fontanelle festgestellt. Weitere Diagnostik ergab: Serum-T_4 1,9 µg-%, Serum-T_3 140 ng-%, Serum-TSH über 50 mE/l, Serum-TBG 2,5 mg-%, Thyreoglobulin- und mikrosomale Schilddrüsen-Antikörper negativ, im Technetium-Szintigramm keine wesentliche Speicherung zwischen Schädelbasis und Sternum, Röntgen der linken Handwurzel: Skeletalter fünf bis sechs Monate [6], Röntgen der Lendenwirbelsäule seitlich: Angedeutete Keilform des zweiten Lendenwirbelkörpers ("Swoboda-Wirbel") [15], im Alter von zehneinhalb Monaten Röntgen-Beckenübersicht: Keine Femurkopfkerne nachweisbar.

Die Patientin wurde seit Beginn des elften Lebensmonats mit erst kurzfristig 25, dann 50 µg l-Thyroxin täglich behandelt. Darunter lagen die Ergebnisse der in vitro-Tests nach den ersten Wochen immer im Normbereich. Die Zunge erschien noch ein Jahr später im wesentlichen unverändert.

Diskussion

Der supprimierte TSH-Spiegel im Alter von drei Monaten belegt, daß die Patientin bis zu diesem Zeitpunkt euthyreot gewesen ist. Denn gerade bei beginnender primärer Hypothyreose im Kindesalter ist eine TSH-Erhöhung frühzeitiger und zuverlässiger als jede andere Veränderung in den Parametern der Schilddrüsenfunktion zu beobachten [1, 5]. Auch ist die Trennschärfe zwischen einem supprimierten und einem erhöhten TSH-Wert so hoch, daß selbst der jeder Laboratoriumsmethode innewohnende Ungenauigkeitsfaktor die Annahme einer primären Hypothyreose zum Zeitpunkt der TSH-Suppression nicht erlaubt. Möglich wäre das nur bei einer Probenverwechslung.

Auch die altersgemäße Skeletreifung im vierten Lebensmonat sowie ihr weiterer Fortschritt bis zu einem Skeletalter von knapp sechs Monaten sprechen für eine normale Schilddrüsenfunktion bis über das erste Lebensquartal, da sie schon bei sehr leichter und klinisch inapparenter Hypothyreose empfindlich gestört zu sein pflegt [2, 5, 7, 18].

Die anfängliche Ernährung mit Brustmilch war zu kurz, als daß sie den euthyreoten Zustand in den ersten Lebensmonaten erklären könnte. Zudem werden über die Muttermilch nur subphysiologische Schilddrüsenhormondosen zugeführt [17]. Damit können zwar das klinische Bild der Hypothyreose verschleiert [2] und wohl auch eine normale Gehirnentwicklung ermöglicht werden [16]. Eine ungestörte Skeletreifung wie bei unserer Patientin wird hiermit jedoch nicht erzielt [2].

Die zweite Röntgenaufnahme der linken Handwurzel im Alter von neun Monaten zeigte gegenüber dem Vorbefund noch eine Zunahme der Ossifikation entsprechend einem Skeletalter von knapp sechs Monaten. Im Alter von zehneinhalb Monaten waren noch keine Femurkopfkerne nachweisbar. Normalerweise sollten sie bis zum Ende des zweiten Lebensvierteljahres sichtbar werden [7]. Bestimmt man den Beginn der Schilddrüseninsuffizienz an Hand des Skeletalters

retrospektiv [18], darf für unsere Patientin hierfür das Ende des zweiten Lebensquartals angesetzt werden.

Bis zum Therapiebeginn blieb die Patientin klinisch weitgehend unauffällig. Die frühzeitig leicht vergrößerte Zunge kann aus zeitlichen Gründen schwerlich Folge des Hormonmangels gewesen sein. Daß es sich hierbei um eine Normvariante des Kindes handelt, wird dadurch belegt, daß ihr Aussehen sich unter einjähriger T_4-Substitution nicht wesentlich verändert hat. Dagegen mag die später geringgradig auffällige Gesichtskonfiguration ein diskretes Zeichen der Hypothyreose gewesen sein. Insgesamt ist eine Symptomarmut für einen mehrere Monate währenden Zustand der Schilddrüseninsuffizienz festzustellen. Hierfür könnte der noch unmittelbar vor Therapiebeginn im mittleren Normbereich [5] befindliche T_3-Spiegel verantwortlich sein. Dieser Gedanke ist bereits für vergleichbare Fälle im Neugeborenenalter erwogen worden [11].

Im Technetium-Szintigramm war keine Speicherung und somit kein funktionierendes Schilddrüsengewebe nachweisbar. In Anbetracht der vorher normalen Schilddrüsenfunktion ist jedoch keine Athyreose, sondern eine primär dysgenetische Schilddrüse anzunehmen, die später zunehmend insuffizient geworden ist. Derselbe pathogenetische Vorgang liegt auch der Mehrzahl aller Fälle von kongenitaler Hypothyreose zugrunde [12]. Nur vollzieht er sich hierbei so frühzeitig, daß er bereits unmittelbar postnatal mindestens zur TSH-Erhöhung, häufig aber auch zu diskreten klinischen Symptomen [14] führt. Unterschieden im Ablauf dieses "Ausbrennens" der Schilddrüsenfunktion scheinen dann Unterschiede in der klinischen Manifestation der angeborenen Hypothyreose zu entsprechen [11]. Daher nimmt ihr klinisches Erscheinungsbild ein breites Spektrum ein. Sein prognostisch ungünstiges Ende wird durch diejenigen Fälle markiert, bei denen sich die Schilddrüsenfunktion schon intrauterin erschöpft hat. Am äußersten anderen Ende dieses Spektrums ist aus pathogenetischer Sicht unser Fall einer leichten postnatal "erworbenen" Hypothyreose angesiedelt. Demnach ist er trotz seiner anfänglichen Euthyreose noch als Variante der kongenitalen Hypothyreose anzusprechen. Jedoch hätte diese anfängliche Euthyreose zur Folge gehabt, daß er einem Neugeborenen-Screening mit Sicherheit entgangen wäre.

Über die Häufigkeit vergleichbarer Fälle läßt sich kein Urteil abgeben. Es ist zwar naheliegend, daß sie von Patienten mit kongenitaler Hypothyreose mit ungewöhnlich günstiger mentaler und neurologischer Prognose [19] repräsentiert werden. Damit wären sie also nicht selten. Dagegen spricht jedoch, daß bisher keine Hypothyreosen im Säuglingsalter bekannt geworden sind, die einem Neugeborenen-Screening entgangen wären [4, 9]. Genauere Auskunft werden wohl erst langfristige Erfahrungen mit dem Screening geben.

In Anbetracht der geschilderten Pathogenese wäre auch bei unserer Patientin nach mehreren Wochen oder höchstens Monaten ein noch weiter fortschreitendes Absinken der Schilddrüsenfunktion zu erwarten gewesen. Damit wäre die klinisch deutliche Manifestation der Hypothyreose mit großer Sicherheit noch in die ersten beiden Lebensjahre gefallen, in denen eine normale Gehirnentwicklung auf ausreichende Schilddrüsenhormonspiegel angewiesen ist. Wie hoch die Gefahr einer cerebralen Beeinträchtigung für einen Verlauf wie den hier geschilderten zu veranschlagen wäre, ist nicht abzuschätzen. Auf jeden Fall müssen Pädiater und Allgemeinärzte auch nach Einführung des Screening in den ersten beiden Lebensjahren weiterhin auf eine Hypothyreose achten, um einen möglichen Cerebralschaden zu verhüten.

Wir danken Frau Dr. Karola Schulz, Ebersberg, für die Überweisung der Patientin, Herrn Dr. Lenz, Ebersberg, für die Überlassung der ersten Röntgenaufnahme der linken Handwurzel, Frau Dr. von Reuss (Hormonlabor Städtisches Krankenhaus München-Schwabing) für die erste T$_4$(RIA)- und TSH-Bestimmung nach Überweisung der Patientin zu uns, Herrn Dr. Reidel (Nuklearmedizinisches Institut der TU München) für alle weiteren T$_4$(RIA)- und TSH-, die T$_3$(RIA)- sowie die Antikörper-Bestimmungen, dem Endokrinologischen Labor (Prof. Scriba) der Medizinischen Klinik Innenstadt der Universität München für die TBG(RIA)-Bestimmung und dem Nuklearmedizinischen Institut des Städtischen Krankenhauses München-Schwabing (Dr. Czempiel) für die Anfertigung des Technetium-Szintigramms. Die beiden TSH-Bestimmungen vor Überweisung der Patientin zu uns wurden im Labor Dr. Herzog, München, durchgeführt.

Literatur

1. Barnes, N.D.: Serum TSH measurement in children with thyroid disorders. Arch. Dis. Child. **50**, 497–499 (1975)
2. Bode, H.H., Vanjonack, W.J., Crawford, J.D.: Mitigation of cretinism by breast-feeding. Pediatrics **62**, 13–16 (1978)
3. Fisher, D.A.: Neonatal detection of hypothyroidism. J. Pediatr. **86**, 822–824 (1975)
4. Foley, T.P., Klein, A.H., Foley, B., Agustin, A.V., MacDonald, H.M., Hopwood, N., Postellon, D.C.: TSH-Screening-Programm für kongenitale Hypothyreose. Fortschr. Med. **97**, 221–224 (1979)
5. Gardner, L.I.: Endocrine and genetic diseases of child-hood and adolescence, 2nd Ed. Philadelphia, London, Toronto: Saunders 1975
6. Greulich, W.W., Pyle, S.I.: Radiographic atlas of skeletal development of the hand and wrist, 2nd Ed. Stanford: Stanford University Press 1959
7. Grünebaum, M.: The serendipitous diagnosis of mild hypothyroidism during childhood. Am. J. Dis. Child. **131**, 675–677 (1977)
8. Hayles, A.B., Cloutier, M.D.: Clinical hypothyroidism in the young – a second look. Med. Clin. North Am. **56**, 871–884 (1972)
9. Illig, R., Torresani, T., Sobradillo, B.: Early detection of neonatal hypothyroidism by serial TSH determination in dried blood. Helv. Paediatr. Acta **32**, 289–297 (1977)
10. Klein, A.H., Meltzer, S., Kenny, F.M.: Improved prognosis in congenital hypothyroidism treated before age three months. J. Pediatr. **81**, 912–915 (1972)
11. Klein, A.H., Foley, T.P., Larsen, P.R., Agustin, A.V., Hopwood, N.J.: Neonatal thyroid function in congenital hypothyroidism. J. Pediatr. **89**, 545–549 (1976)
12. Little, G., Meador, C.K., Cunningham, R., Pittman, J.A.: "Cryptothyroidism", the major cause of sporadic "athyreotic" cretinism. J. Clin. Endocrinol. Metab. **25**, 1529–1536 (1965)
13. MacFaul, R., Dorner, S., Brett, E.M., Grant, D.B.: Neurological abnormalities in patients treated for hypothyroidism from early life. Arch. Dis. Child. **53**, 611–619 (1978)
14. Smith, D.W., Klein, A.M., Henderson, J.R., Myrianthopoulos, N.C.: Congenital hypothyroidism – signs and symptoms in the newborn period. J. Pediatr. **87**, 958–962 (1975)
15. Swoboda, W.: Das Skelet des Kindes, 2. Aufl. Stuttgart: Thieme 1969
16. Tenore, A., Parks, J.S., Bongiovanni, A.M.: Relationship of breast feeding to congenital hypothyroidism. In: Recent progress in pediatric endocrinology. Chiumello, G., Laron, Z. (eds.). London, New York, San Francisco: Academic Press 1977
17. Varma, S.K., Collins, M., Row, A., Haller, W.S., Varma, K.: Thyroxine, tri-iodothyronnie, and reverse triiodothyronine concentrations in human milk. J. Pediatr. **93**, 803–806 (1978)
18. Wilkins, L.: The diagnosis and treatment of endocrine disorders of childhood and adolescence, 3rd Ed. Springfield: Thomas 1965
19. Wolter, R., Verstraeten, F., Vanderschueren-Lodeweyckx, M., de Cock, P., Craen, M., Malvaux, P.: Neuropsychological study in treated thyroid dysgenesis (abstract). 17th Annual Meeting, European Society for Paediatric Endocrinology, Athens 1978

Dr. W. Rabl
Kinderklinik der TU
Kölner Platz
D-8000 München 40

Monatsschr. Kinderheilkd. 128, 50–52 (1980)

Monatsschrift für
Kinderheilkunde
© by Springer-Verlag 1980

Opticushypoplasie und Wachstumshormon-Mangel

De Morsier-Syndrom

H. Frisch und Edith Schober

Universitäts-Kinderklinik Wien (Vorstand: Univ.-Prof. Dr. E. Zweymüller)

Septo-Optic Dysplasia and Growth Hormone Deficiency
De Morsier-Syndrome

Summary. In a 4½ year old blind boy with cryptorchidism and severe growth retardation a deficiency of growth hormone was verified. He has the symptoms of septo-optic dysplasia, an inborn malformation of the brain with hypoplasia of the optic nerves and tractus opticus, absent septum pellucidum and variable pituitary hormone deficiencies. Treatment with growth hormone was successful. In children with growth hormone deficiency the syndrome seems to be not infrequent.

Key words: Optic hypoplasia – Septo-optic-dysplasia – Dwarfism – Growth hormone deficiency.

Zusammenfassung. Bei einem viereinhalbjährigen, blinden Knaben mit Hodenhochstand besteht ein hochgradiger Minderwuchs. Die Überprüfung der hypophysären Hormonreserven ergibt einen Mangel an Wachstumshormon. Es besteht das Syndrom der Septo-optic-dysplasie, einer angeborenen Hypoplasie des Nervus und Tractus opticus mit Mißbildungen im Bereich der Mittellinie des Zentralnervensystems und Fehlen des Septum pellucidum, sowie Verminderung hypophysärer Hormone. Auf Behandlung mit Wachstumshormon ist ein gutes Ansprechen zu verzeichnen. Bei Kindern mit Wachstumshormonmangel scheint diese Symptomenkombination nicht selten zu sein.

Schlüsselwörter: Opticushypoplasie – Minderwuchs – Wachstumshormonmangel.

Die Genese des mit Wachstumshormonmangel einhergehenden sogenannten „hypophysären Minderwuchses" ist nicht einheitlich.

Eine bis dahin unbekannte, mit Wachstumshormonmangel einhergehende Symptomenkombination wurde 1970 von Kaplan et al. [9] beschrieben. Sie konnten feststellen, daß die von De Morsier [12] erwähnte Septo-optic-dysplasia, eine angeborene Mißbildung der vorderen Mittellinie des Zentralnervensystems mit Fehlen des Septum pellucidum und Hypoplasie des Nervus und Tractus opticus, nicht selten mit multiplen hypophysären Hormonausfällen vergesellschaftet sein kann.

Im folgenden wird die Kasuistik eines vierjährigen minderwüchsigen Knaben mit angeborener Amaurose, Fehlbildung des Septum pellucidums und Mangel an Wachstumshormon mitgeteilt.

Kasuistik

Der Knabe B. F. (Amb.-Nr. 3058/77) wurde nach unauffälliger Schwangerschaft einer 20jährigen Erstgebärenden 10 Tage vor dem errechneten Termin aus Beckenendlage geboren. Geburtsgewicht 2800 g, Länge 48 cm. Post partum verlängerter Icterus neonatorum für 4 Wochen, doch wurden diesbezüglich keine Untersuchungen durchgeführt. Im Alter von 6 Monaten fiel ein Strabismus convergens auf. Die augenärztliche Untersuchung ergab eine Amaurose aufgrund einer beidseitigen Opticushypoplasie. Im Alter von $4^2/_{12}$ Jahren wurde das Kind zur Abklärung des Wachstumsrückstandes an die Universitäts-Kinderklinik Wien gebracht. Die Körperlänge betrug 90 cm und lag damit weit unter der 3. Perzentile [17]. Das Gewicht war mit 12 kg der Länge entsprechend. Auffallend waren ein Strabismus convergens und ein horizontaler Pendelnystagmus, das Kind war völlig blind (Abb. 1). Die Nasenwurzel war breit und flach, es bestand ein beidseitiger Hodenhochstand. – Die interne Untersuchung war unauffällig. Als Ursache des Minderwuchses wurde ein Mangel an Wachstumshormon (hGH) festgestellt und eine Behandlung mit hGH in der Dosierung von 2×4 IE/Woche begonnen. Die Längenzunahme im ersten Jahr der Therapie betrug 9,5 cm. Nach dem zu diagnostischen Zwecken durchgeführten HCG-Test erfolgte der Deszensus des rechten Hodens, links wurde eine Orchidopexie durchgeführt. Das Kind hatte eine altersentsprechende Sprach- und Merkfähigkeit, war aber durch die Sehbehinderung entwicklungsretardiert.

Spezielle Befunde

Augenbefund [1]: Beidseitige amaurotische Pupillenstarre. Der Fundus (Abb. 2) zeigt eine Micropapille mit deutlicher Abblassung, um die Papille eine schmale Zone mit Aderhautatrophie; die dadurch entstehende Doppelkonturierung ist für dieses Syndrom typisch [2, 6, 15]. *ERG:* Normal. Dieser Befund zeigt, daß die Retina normal angelegt ist und die Fehlbildung auf den N. bzw. Tractus opticus beschränkt ist.

Verwendete Abkürzungen:
hGH: Wachstumshormon; HCG: humanes Choriongonadotropin; TSH: thyreoideastimulierendes Hormon; TRH: Thyreotropin-Releasing-Hormon; LH-RH: luteotropes Releasing-Hormon; LH: luteotropes Hormon; FSH: follikelstimulierendes Hormon; ACTH: adrenocorticotropes Hormon

1   I. Universitäts-Augenklinik Wien

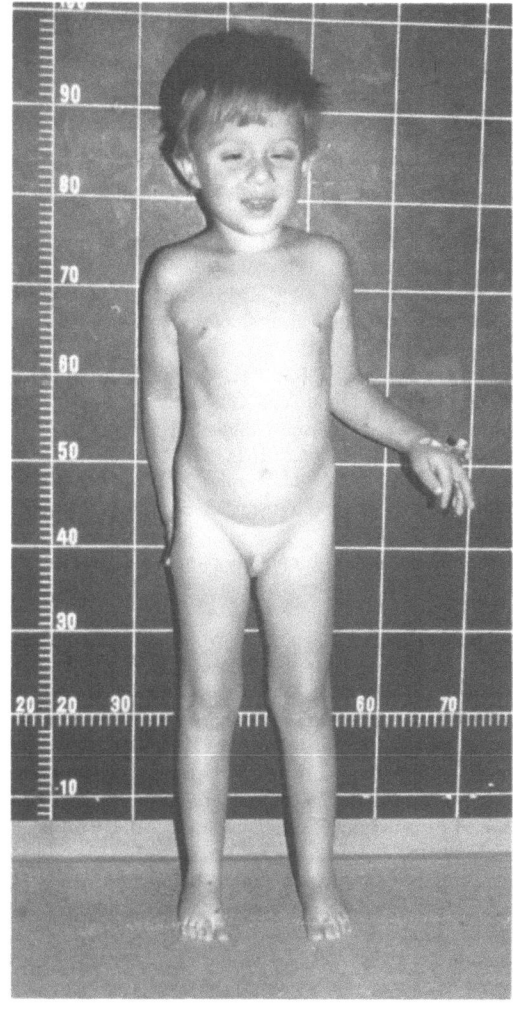

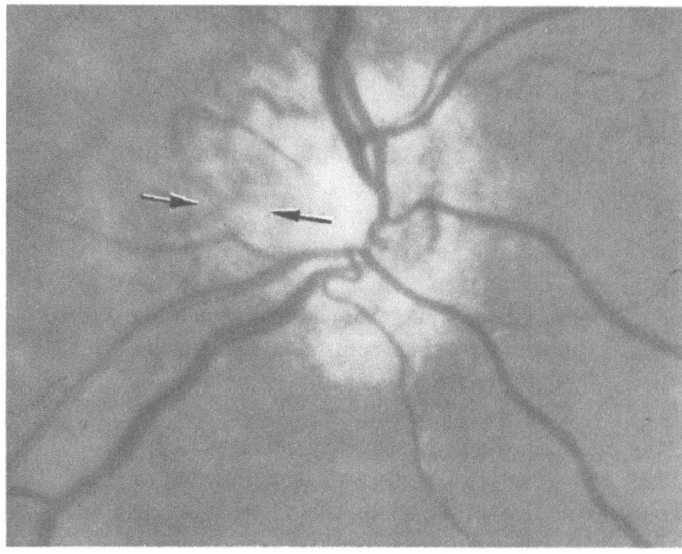

Abb. 2. Augenfundus: Mikropapille mit umgebender Zone von Aderhautatrophie (Pfeil)

Abb. 1. B. F. im Alter von 5 Jahren nach Beginn der hGH-Behandlung

Tabelle 1. Hypophysäre Hormonbefunde (Basalwerte und Maximalwerte nach Stimulation)

hGH ng/ml (Insulin)	1,6→ 3,6
(Arginin)	2,0→ 4,2
TSH µE/ml (TRH)	2,1→12,2
Prolactin ng/ml (TRH)	6,6→62,3
LH mIE/ml (LH-RH)	6,6→ 9,2
FSH mIE/ml (LH-RH)	5,0→ 9,5
Indirekte ACTH-Bestimmung: Cortisol µg/ml (Insulin)	10,2→23,5

Schädelröntgen: Unauffällig. Pneumencephalographie: Mäßig erweitertes Ventrikelsystem. *Computertomographie[2] des Schädels:* Zwischen beiden Cellae mediae eine durchgehend liquordichte Zone, verursacht durch ein partielles Fehlen des Septum pellucidum.
EEG: Im Rahmen der Norm.
Knochenalter [5]: 1⁶/₁₂ Jahre (chronologisches Alter 4²/₁₂ Jahre).
Endocrinologische Befunde: (Tabelle 1): Die hGH-Reserve wurde durch Insulin-(4 E Altinsulin/m² Körperoberfläche i. v.) und Arginin-Toleranztest (0,5 mg/kg) überprüft. Nach Insulingabe Absinken des Blutzuckers um mehr als 50% des Ausgangswertes. In beiden Stimulationstests wurde ein hGH-Anstieg von nur 2 bzw. 2,2 ng/ml erreicht. Als normal gilt ein Mindestanstieg des hGH von mehr als 4 ng/ml nach Stimulation [4]. Prolaktin und TSH wurden nach i. v. Gabe von 200 µg TRH (Hoechst) bestimmt, der Basal- und Peakwert des TSH war normal [16]. Thyroxin im Serum 7,9 µg-% (normal 5–11,2 µg-%). Der basale Prolaktinspiegel liegt im Normbereich, nach

TRH-Stimulation kommt es zu einem neunfachen Anstieg. Überprüfung der hypophysären Gonadotropinreserve durch i. v.-Gabe von 100 µg LH-RH (Hoechst) und nachfolgender Bestimmung von LH und FSH. Die Basisspiegel waren relativ hoch, die Stimulierbarkeit jedoch normal [18]. Ein ACTH-Mangel wurde indirekt durch Bestimmung des Cortisols ausgeschlossen. Im Insulintoleranztest normaler Cortisolanstieg, der Morgen- und Abendwert waren 11, bzw. 2,8 µg/dl [10].

Im HCG-Test (2 × 3 000 E HCG i. m. in zweitägigem Abstand) Ansteigen des Testosterons von 3 ng/dl auf 117 ng/dl, was einem normalen Basis- und Stimulationswert entspricht [20].

Das spezifische Gewicht des Harnes von 1030 spricht gegen das Vorliegen eines Diabetes insipidus.

Die Hormonbestimmungen wurden mit kommerziellen RIA Testsätzen durchgeführt: Wachstumshormon (Hoechst), TSH (Beckmann), LH, FSH, Prolaktin (Serono).

Diskussion

Die Ätiopathogenese dieses Syndroms ist ungeklärt. Entwicklungsgeschichtlich werden nach Schluß des Neuralrohres in der 4. Embryonalwoche aus dem Prosencephalon die Augenbläschen und die telencephalischen Hemisphärenblasen gebildet. In der 6. Embryonalwoche entsteht eine Verdickung der Vorderwand des Telencephalons, aus diesem Gewebe bildet sich auch das Septum pellucidum [3]. In der 18. Woche ist das Septum erstmals nachweisbar, so daß ein möglicher teratogener Faktor vor dieser Zeit einge-

---

2   *Dr. T. Reisner, Neurologische Universitäts-Klinik, Wien*

wirkt haben müßte. In den bisher beschriebenen Fällen war der Verlauf der Schwangerschaft unauffällig, insbesondere konnten keine Viruserkrankungen in der Frühschwangerschaft nachgewiesen werden. Auffallend ist, daß es sich in der Mehrzahl der Fälle um Erstgeburten junger Mütter handelt [6, 8, 13]. Auch die Mutter unseres Patienten war bei der Geburt erst 20 Jahre.

Der Ausprägungsgrad der Fehlbildung kann unterschiedlich sein. Neben beidseitiger Opticushypoplasie mit vollständiger Amaurose gibt es Formen, die einseitig auftreten oder nur Gesichtsfeldausfälle bieten [14] und daher im frühen Kindesalter kaum erkannt werden. Der Fehlbildung des Septum pellucidum, die eine sehr unterschiedliche Ausprägung haben kann und die nicht obligat ist [1], kommt wahrscheinlich pathogenetisch keine Bedeutung zu, da diese auch öfter als Zufallsbefund beobachtet wird. Wichtiger sind die gleichzeitig vorkommenden hypophysären Hormonausfälle; neben einem isolierten Wachstumshormonmangel wurden auch Patienten mit multiplen hypophysären Hormonausfällen, bzw. Panhypopituitarismus beschrieben [1, 2, 9, 11, 13, 19]. Die Unterscheidung, ob diese hormonellen Störungen durch eine hypothalamische oder eine hypophysäre Läsion bedingt sind, ist schwierig. Aufgrund der embryogenetischen Entwicklung ist eine hypothalamische, d. h., diencephale Genese wahrscheinlich [7, 9], dies wird auch aufgrund klinischer Studien mit Releasinghormonen vermutet [19]; andere Autoren nehmen eine primäre Störung der Hypophysenfunktion an [11]. In 2 Fällen wurden zusätzlich eine vorzeitige sexuelle Entwicklung und ein überhöhter Gonadotropinanstieg nach Stimulation beobachtet [8] und als Ursache eine Verminderung von Hemmfaktoren höherer hypothalamischer Zentren vermutet. Bei unserem Patienten fand sich nur ein mit der Klinik in gutem Einklang stehender hGH-Mangel, es bestand kein Hinweis für eine Verminderung anderer Hypophysenhormone, ebenso waren Thyroxin und Cortisol im Normbereich. Die relativ hohen Basisspiegel von LH und FSH sprechen ebenso wie die normale Stimulierbarkeit gegen einen hypophysären Gonadotropinmangel.

Angeregt durch die Beschreibung von De Morsier hat Kaplan 36 Patienten mit idiopathischem Wachstumshormonmangel nachuntersucht und fand darunter 6 mit fehlendem Septum pellucidum, Opticushypoplasie und Gesichtsfeldausfällen, bzw. Amblyopie. Das Syndrom scheint also nicht so selten zu sein [7].

Unser Patient wird seit einem Jahr mit Wachstumshormon behandelt und hat auf diese Therapie gut angesprochen.

Es soll darauf hingewiesen werden, daß ein frühzeitiges Erkennen der hormonellen Störung und die entsprechende Behandlung zumindest eine normale körperliche Entwicklung dieser sehbehinderten Kinder sichern kann. Unter Patienten mit hypophysärem hGH-Mangel muß an die Möglichkeit assoziierter Fehlbildungen im Verlauf des N. opticus gedacht werden.

Literatur

1. Billson, F., Hopkins, I.J.: Optic hypoplasia and hypopituitarism. Lancet 1972 I, 905
2. Brook, D.G.D., Sanders, M.D., Hoare, R.D.: Septo-optic dysplasia. Brit. Med. J. 1972 II, 811
3. Ellenberger, L., Runyan, T.E.: Holoprosencephaly with hypoplasia of the optic nerves, and agenesis of the septum pellucidum. Am. J. Ophtalmol. 70, 960 (1970)
4. Frisch, H., Waldhäusl, W., Rath, F.: Diagnostische Verwertbarkeit der Insulin-, Arginin- und Glucagonbelastung für die Feststellung eines Wachstumshormonmangels bei minderwüchsigen Kindern. Pädiatr. Pädol. 7, 162 (1972)
5. Greulich, W.W., Pyle, S.I.: Radiographic Atlas of Skeletal Development of the Hand and Wrist, 2nd Ed. Stanford, Calif.: Stanford Univ. Press 1959
6. Harris, R.J., Haas, L.: Septo optic dysplasia with growth hormone deficiency, (De Morsier Syndrom). Arch. Dis. Child. 47, 973 (1972)
7. Hoyt, W.F., Kaplan, S.L., Grumbach, M.M., Glaser, J.S.: Septo-optic dysplasia und pituitary dwarfism. Lancet 1970 I, 893
8. Huseman, C.A., Kelch, R.P., Hopwood, N., Zipf, W.: Sexual precocity in assoziation with septo-optic dysplasia and hypothalamic hypopituitarism. J. Pediatr. 92, 748 (1978).
9. Kaplan, S., Grumbach, M., Hoyt, W.: (Abstract). A syndrome of hypopituitary dwarfism, hypoplasia of optic nerves and malformation of prosencephalon. Pediatr. Res. 4, 480 (1970)
10. Landon, J., Wynn, V., James, V.: The adrenocortical response to insulin induced hypoglycemia. J. Endocrinol 27, 183 (1963)
11. Lovrencic, M.K., Oberiter, V., Banovac, Z.R., Schmutzer, L., Petek, M.: Pituitary function in a patient with septo-optic dysplasia and pituitary dwarfism. Eur. J. Pediatr. 129, 47 (1978).
12. De Morsier, G.: Etudes sur les dysraphies cranioencéphaliques. Schweiz. Arch. Neurol. Neurochir. Psychiat. 77, 267 (1956)
13. Patel, H., Wah jun Tze, J. Crichton, McCormick, A., Robinson, G., Dolman, D.: Optic nerve hypoplasia with hypopotiutarism. Am. J. Child. 129, 175 (1975)
14. Rush, J.A., Bajandas, F.J.: Septo-optic Dysplasia (De Morsier Syndrome). Am. J. Ophtalmol 86, 202 (1978)
15. Sanders, M.D., Wybar, K.C., Wilson, J., Hoare, R.D., Wolff, O.H.: Septo-optic dysplasia (letter). Lancet 1970 I, 1291
16. Staub, J.J., Girard, J., Gemsenjäger, E.: Entwicklung eines einfachen oralen Kurztestes mit dem TSH-Releasing-Hormon (TRH) und dessen Anwendung in der Schilddrüsendiagnostik. Schweiz. Med. Wochenschr. 106, 1839 (1976)
17. Tanner, J.M., Whitehouse, R.H.: Height and weight standard charts. University of London, Institute of Child Health, The Hospital for Sick Children, London 1966
18. Waldhauser, F., Kemeter, P., Frisch, H.: Präpubertäre Diagnose de sekundären Hypogonadismus mit Hilfe des LH-RH-Testes bei Kindern mit Wachstumshormonmangel. 15. Jahrestagung d. Österr. Ges. f. Kinderheilk., Bad Ischl 1977
19. Wilson, P.W., Easley, R.B., Bolander, F.F., Hammond, C.B.: Evidence für a hypothalamic defect in septo-optic dysplasia. Arch. Intern. Med. 138, 1276 (1978)
20. Winter, J.S.D., Faimann, D.: Serum gonadotropin concentrations in agonadal children and adults. J. Clin. Endocrinol. Metab. 35, 561 (1972)

Dr. E. Schober
Universitäts-Kinderklinik
Währinger Gurtel 74–76
A–1090 Wien IX

Buchbesprechungen

Zaino, Costantino and Thomas C. Beneventano: Radiologic examination of the orohypopharynx and esophagus. The barium swallow. New York, Heidelberg, Berlin: Springer 1977. XIII, 317 S. u. 450 Abb. geb. DM 120,–.

In dieser Monographie geben die beiden nordamerikanischen Autoren einen guten Überblick über das große Spektrum radiologisch-diagnostizierbarer Erkrankungen vom Mesopharynx abwärts bis zum Mageneingang. Nach einer einleitenden Darstellung der Röntgenanatomie, der Untersuchungstechniken und der Röntgenphysiologie wird bei der Diagnostik die einfach Kontrastbreiuntersuchung mit einigen Varianten in den Vordergrund gestellt. Der größte Teil des Buchinhalts betrifft Erkrankungen des Erwachsenen. Bei dieser Zielsetzung kommen pädiatrisch-radiologische Probleme naturlich zu kurz, so daß wichtige Anomalien und Erkrankungen entweder fehlen oder ihre Darstellung in Text und Bild unzureichend bleibt. Hinzukommt, daß die differenzierten Untersuchungstechniken bei Anomalien gar nicht angewendet oder nicht ausreichend beschrieben werden. Auch vermißt man in den Bildlegenden die Altersangaben. Diese Einschränkungen mindern zwar den Wert der Monographie für Radiologen nicht entscheidend, machen das Buch aber für Pädiater und besonders für pädiatrische Radiologen nicht gerade hilfreich. Nur ein kleiner Teil der Abbildungen ist hervorragend, der größere Teil durchschnittlich gut und informativ, einige sind aber diagnostisch unbrauchbar oder technisch schlecht. Eine Empfehlung des Buches für Pädiater und pädiatrische Radiologen ist vom Inhalt her nicht so angebracht, sei denn, man suche allgemeine Informationen. Die moderne Literatur wurde berücksichtigt, aber europäische bzw. nicht in Englisch publizierende Autoren und deren Erfahrungen sind fast gar nicht zitiert oder verwertet worden.

Lassrich (Hamburg)

Windorfer, A. und R. Schlenk: Die Deutsche Gesellschaft für Kinderheilkunde. Ihre Entstehung und historische Entwicklung. Berlin, Heidelberg, New York: Springer 1978. 199 S. u. 12 Abb. DM 38,–.

Man kann es nur begrüßen, daß die Autoren ihren Fachkollegen die Geschichte ihrer wissenschaftlichen Gesellschaft zugänglich gemacht haben, eine gewiß mühevolle, viel Aktenstudium erfordernde Arbeit. Anlaß war das Jubiläum der 75. ihrer Tagungen im Jahre 1978, die sich über 95 Jahre erstreckt hatten. Der eigentlichen Gründung einer selbständigen Gesellschaft waren seit 1868 Sitzungen der Abteilung Kinderheilkunde im Rahmen der Gesellschaft Deutscher Naturforscher und Ärzte vorausgegangen. Mit dieser Gesellschaft blieb sie noch bis 1930 während ihrer Kongresse verbunden. Die Darstellung gliedert sich in zwei Hauptabteilungen, einmal die Schilderung der historischen Entwicklung der Gesellschaft aus bescheidenen Anfängen, zum anderen die Dokumentation anfangs aller, später der wichtigsten Referate und Vorträge, verbunden mit den steigenden Mitgliederzahlen. Eine bunte Palette stellt sich dar mit anfangs mehr kasuistischen Schilderungen, wie z. B. heftigem Husten bei tiefer Karies eines Backenzahnes (1880) oder dem die Jahrtausende überlebenden „Dauerbrenner" der übermäßigen Schulbelastung (1886) zu den großen Themen der Diätetik und Infektionskrankheiten bis hin zu den umfassenden Übersichten der letzten Jahre. Auch in dieser Darstellung werden der langjährige Kampf der Kinderheilkunde um eigenes Profil und Anerkennung wieder lebendig zugleich die eindrucksvollen Gestalten der Väter unseres Faches. Für medizinhistorisch interessierte Kollegen wird das Buch eine Fundgrube wichtiger Daten sein, den älteren Pädiatern zahlreiche Erinnerungen an vergangene Jahrzehnte neuerlich wachrufen.

Köttgen (Mainz)

Clinical oncology. A manual for students and doctors. (Edit. under the auspices of the UICC). 2. edit. fully revised and enlarged. Berlin, Heidelberg, New York: Springer 1978. XV, 304 S. u. 31 Abb. DM 29,–.

Wer einen kurzgefaßten Überblick über die menschlichen Tumoren im Hinblick auf Ätiologie, Klinik und Therapie sucht, kann zu diesem, in zweiter Auflage neu bearbeiteten Taschenbuch greifen. Es ist herausgegeben von Mitarbeitern der International Union against Cancer, von deutscher Seite ist als Autor C. G. Schmidt-Essen beteiligt. Der Kinderarzt wird seine speziellen Probleme aber nur am Rande und oft nur vage ausgedrückt berücksichtigt finden. Spezielle Aufgaben zu den bösartigen Tumoren des Kindes finden sich nur auf acht Seiten. Diese Tatsache ist an sich dem hervorragenden Werk nicht anzulasten, mehr ist bei der Breite der Problematik auf diesem kleinen Raum nicht möglich. Zudem hat ein pädiatrischer Onkologe nicht mitgearbeitet. Die U.I.C.C. hat im übrigen im glichen Verlag ein spezielles Werk über Krebs bei Kindern herausgebracht.

Hertl (Mönchengladbach)

Hausbrandt, Fritz und Fritz Gstirner †: Handbuch der Störwirkungen durch Pharmaka. Prophylaxe und Therapie in der Praxis. Mit einem Geleitwort von H. Braunsteiner. 2. erg. Aufl. Heidelberg: Vlg. f. Med. Dr. Ewald Fischer 1978. XXI, 585 S. u. 8 Tab. geb. DM 132,–.

In deutsch-österreichisch-südtiroler Zusammenarbeit werden die Arzneimittel auf ihre Nebenwirkungen katalogisiert, ein ebenso wichtiges und dankenswertes wie arbeitsaufwendiges Verfahren. Dabei geht es den Verfassern weniger um toxische Wirkungen bei Überdosierung, sondern vor allem um Nebeneffekte, die unter üblichen Bedingungen und Dosierungen zu erwarten sind. Wie der Referent durch zahlreiche Stichproben erkennen konnte, sind die Angaben differenziert, sorgfältig, trotz der Verwendung vieler Abkürzungen exakt lesbar, und ist auch das Kindesalter mit seinen speziellen Empfindlichkeitsproblemen und Gegenindikationen einwandfrei berücksichtigt. Die zahlreich angegebene Literatur reicht bis 1975. Gutes Register. Ein Nachschlagewerk für Kliniker, praktische Ärzte und Apotheker.

Hertl (Mönchengladbach)

Jatzkewitz, Horst: Neurochemie. Eine Einführung. Stuttgart: Georg Thieme 1978. VII, 246 S. u. 74 Abb. DM 19,80.

Bau und Funktionsweise des Nervensystems, insbesondere des Gehirns haben sich der Erkenntnis erst in den letzten Jahren zunehmend erschlossen. Es bedurfte der verbesserten Strukturforschung im submikroskopischen Bereich und der Ausarbeitung chemischer Methoden nicht nur in der Einzelzelle sondern selbst in den intrazellulären Kompartimenten, um tiefen Einblick in diese ungeheuer komplizierten Mechanismen zu gewinnen. Der Verfasser ist als Neurochemiker des Max-Planck-Instituts für Psychiatrie besonders befugt, über diese neuen Erkenntnisse zu berichten, zumal dieses Institut nicht nur isolierte Grundlagenforschung betreibt sondern jeweils die Beziehung zur Klinik psychischer Störungen pflegt. Ausgehend von einer kurzen anatomischen Einleitung werden die chemische Zusammensetzung des Gesamtgehirns, die Biochemie zellulärer und intrazellulärer Strukturelemente von Gehirn und peripheren Nerven, die so bedeutsam gewordenen Formen der synaptischen Übertragung (Neurotransmission) besprochen, um abschließend das ganz neue Kapitel der Opiatrezeptoren sowie endlich den Komplex des hypothalamisch-hypophysären Systems abzuhandeln. An den jeweils geeigneten Stellen werden die einschlägigen Erkrankungen von den erblichen Stoffwechselstörungen wie der PKU bis zu den Psychosen wie Depression und Schizophrenie dargestellt. Der inzwischen sehr groß angewachsene Stoffbereich wird vom Verfasser auch für den Nichtchemiker klar ausgebreitet, wozu eine beträchtliche Zahl meist schematischer Zeichnungen, Strukturformeln und Tabellen beitragen. Auch der Arzt, der nicht auf chemischem Gebiet arbeitet, findet hier die Möglichkeit, sich zumindest über die Grundlagen normaler und pathologischer Prozesse zu orientieren, denen er täglich begegnet und die er zum großen Teil in seinem Studium noch nicht kennengelernt hat. Dem Autor ist für die Erschließung dieses Weges durchaus zu danken.

Köttgen (Mainz)

Biermann, Gerd: Autogenes Training mit Kindern und Jugendlichen. 2. wesentl. erw. Aufl. München, Basel: Ernst Reinhardt 1978. 157 S. u. 7 Abb. DM 15,80.

In 2. erweiterter Auflage legt der Autor das inzwischen vielfach bewährte Autogene Training J. H. Schultz's vor, das er für Kinder erstmals 1975 herausgab. Nach dem Willen des Autors ist diese detaillierte Anleitung zum Autogenen Training auch für geschulte Erzieher und Pädagogen und nicht mehr nur für Ärzte (wie es noch der

Forderung von Schultz entsprach) geschrieben. Mit dem Ziel der Vermittlung von Selbstvertrauen können nach Ansicht und Erfahrung des Autors „nahezu alle Verhaltensstörungen und psychosomatische Erkrankungen", auch Schulschwierigkeiten, mit dem Autogenen Training behandelt werden, sofern die Patienten nicht tiefergelagerte charakterneurotische Störungen haben oder gar die im Kindesalter seltenen unzugänglichen Kernneurosen. Dem Verfasser scheint die untere Grenze zur Behandlung das 10. Lebensjahr zu sein, da jüngere Kinder noch kein gültiges Körperschema entwickeln könnten. Nur in besonders gelagerten Fällen empfiehlt er Teile oder das Ganze des Trainings bei Kindern in Einzelbehandlung vorzunehmen und hält nach seiner Erfahrung das Gruppentraining für besser (zum Einüben der Unterstufe mit 10 bis 12, bei Wiederholungen mit bis zu 25 Kindern), das Behandlungsminimum gibt er mit zwei Wochensitzungen an, unterstützt von häuslichen Alleinübungen der Kinder. Weitere und sehr vielfältige Anregungen und beratende Ansichten können in dem für alle Interessierten sehr lesenswerten Buch nachgeschlagen werden. Für den Kinderarzt sicher eine Bereicherung seiner Bibliothek! Ref. stieß sich ein wenig am Fachjargon: z. B. „psychotherapeutische Behandlung".   Schlange (Göttingen)

Tagesgeschichte

Hochschulnachrichten

Prof. Dr. H. *Hungerland* (Bonn) ist von der Académie nationale de Médicin, Paris, zum korrespondierenden Mitglied gewählt worden.

Prof. Dr. R. *Gietzelmann* (Zürich) wurde zum Präsidenten der International Society for the Study of Inborn Errors of Metabolism gewählt.

Prof. Dr. E. *Müller* (Düsseldorf) ist zum ordentlichen Professor für das Fachgebiet Kinderchirurgie ernannt worden.

Prof. Dr. J. *Keutel* (Bonn) wurde zum Direktor der Kinderklinik am Zentralkrankenhaus „Links der Weser" in Bremen gewählt.

Priv. Doz. Dr. R. D. *Reinhardt* (Düsseldorf) wurde zum außerplanmäßigen Professor ernannt.

Dr. J. *Hammer* (Innsbruck) und Dr. H. *Stopfkuchen* (Mainz) habilitierten sich für das Fachgebiet Kinderheilkunde.

Kongreßkalender

Das *International Symposium on Breast Feeding* findet vom 25. bis 29. Febr. 1980 in Tel Aviv, Israel, statt. Auskunft erteilt das Sekretariat, P.O. Box 29323, Tel Aviv, Israel.

Ein *Internationales Symposion über Lebensrettung* für Ärzte, Gesundheitsberufe, Krankenschwestern und -pfleger sowie Rettungssanitäter wird vom 6. bis 8. März 1980 in Mainz abgehalten. Auskunft erteilt das Kongreßbüro, Institut für Anaesthesiologie der Universität, Langenbeckstraße 1, D-6500 Mainz.

Der *XVII. Wissenschaftliche Kongreß der Deutschen Gesellschaft für Ernährung* (DGE) wird am 26. und 27. März 1980 in Bonn durchgeführt. Auskunft erteilt: Prof. Dr. G. Schlierf, Klinisches Institut für Herzinfarktforschung an der Med. Universitätsklinik, Bergheimer Straße 58, D-6900 Heidelberg.

Das *6. Symposion über pädiatrische Intensivmedizin* der Deutschen Gesellschaft für Neonatologie und pädiatrische Intensivmedizin findet am 26. und 27. April in Frankfurt atatt. Auskunft erteilt: Prof. Dr. V. v. Loewenich, Abteilung Neonatologie der Universitäts-Kinderklinik, Theodor-Stern-Kai 7, D-6000 Frankfurt 70

Die *2. Jahrestagung des Arbeitskreises Oralpathologie* wird am 14. und 15. Mai 1980 in München abgehalten. Themen: Odontogene Cysten; Symptom Mundschleimhautblutungen; chronische Mundtrockenheit. Auskunft erteilt: Sekretariat Prof. Dr. Schlegel, Goethestraße 70, D-8000 München 2.

Der *British Council* führt vom 11. bis 23. Mai 1980 einen Lehrgang über maligne Krankheiten des Kindesalters durch. Auskunft erteilt: The British Council, Hahnenstraße 6, D-5000 Köln 1.

Die *29. Tagung der Nordwestdeutschen Gesellschaft für Kinderheilkunde* wird vom 30. Mai bis 1. Juni 1980 in Göttingen abgehalten. Hauptthema: Erkrankungen des Pankreas. Auskunft erteilt: Prof. Dr. W. Schröter, Universitäts-Kinderklinik, Humboldtallee 38, D-3400 Göttingen.

Für den Textteil verantwortlich: Prof. Dr. K. H. Schäfer, Universitäts-Kinderklinik und Poliklinik, Martinistraße 52, D-2000 Hamburg 20, und Prof. Dr. H. Ewerbeck, Kinderkrankenhaus der Stadt Köln, Amsterdamer Straße 59, D-5000 Köln 60. Für den Anzeigenteil: L. Siegel, W. Pehla, Kurfürstendamm 237, D-1000 Berlin 15, Fernsprecher (0 30) 8 82 10 31, Telex: 01-85411. Springer-Verlag Berlin, Heidelberg, New York.   Druck: Brühlsche Universitätsdruckerei, Gießen.   Printed in Germany.   © by Springer-Verlag Berlin, Heidelberg 1980.

Monatsschr. Kinderheilkd. 128, 55–56 (1980)

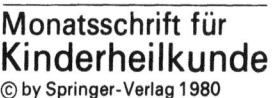

Monatsschrift für
Kinderheilkunde
© by Springer-Verlag 1980

Übersichten

Myogene und neuromuskuläre Erkrankungen

*Podiumsdiskussion anläßlich der 75. Tagung der Deutschen Gesellschaft für Kinderheilkunde
vom 4. bis 6. September 1978 in Freiburg*

I. Einleitung

R. Beckmann

Abteilung Pädiatrische Muskelerkrankungen der Universitäts-Kinderklinik Freiburg/Br.

Neue Möglichkeiten der Biochemie, Genetik, Enzymologie, Elektronenmikroskopie und elektrophysiologische Untersuchungsverfahren haben in den vergangenen Jahren zu einer so großen Ausweitung des Wissens geführt, daß – verglichen etwa mit der Cardiologie, Hämatologie und Endokrinologie – von der „Myologie", der Lehre von den Muskelkrankheiten, gesprochen werden muß.

Eine wirklich gute, d.h. brauchbare Synopsis ist in der gegenwärtigen Phase sich rapide ausweitender Erkenntnisse mit der Aufdeckung immer neuer Myopathieformen und z.T. Einblicken in die Pathogenese – bedeutsam für gezieltere, erfolgreichere therapeutische Maßnahmen – wenigstens schon bei einigen derselben – kaum möglich.

Seit Bestehen der Abteilung „Pädiatrische Muskelerkrankungen" an unserer Klinik wurden etwa

4000 Patienten mit myogenen und neuromuskulären Erkrankungen erfaßt; ein großer Teil wird fortlaufend betreut. Muskelerkrankungen sind also keineswegs selten. Die rezessiv-geschlechtsgebundene Duchenne-Muskeldystrophie kommt nach vorläufigen, durch Massenscreening noch zu bestätigenden Erkenntnissen eines weltweit angelegten Versuches mit dem CK-Screening-Test bei 16 520 Neugeborenen einmal auf 1700 Knaben vor.

Die Abb. 1a–d zeigt, daß von den genannten 4000 Patienten allein 327 Kinder mit Muskelerkrankungen aus Freiburg und Südbaden stammen. Diese Zahl mag gering erscheinen, doch bleibt zu berücksichtigen, daß 5 benachbarte Univ.-Kinderkliniken, zahlreiche Kinderkrankenhäuser, Rehabilitationszentren und Heime – wenngleich nicht schwerpunktmäßig – um diese Patienten bemüht sind. Hinzu kommt,

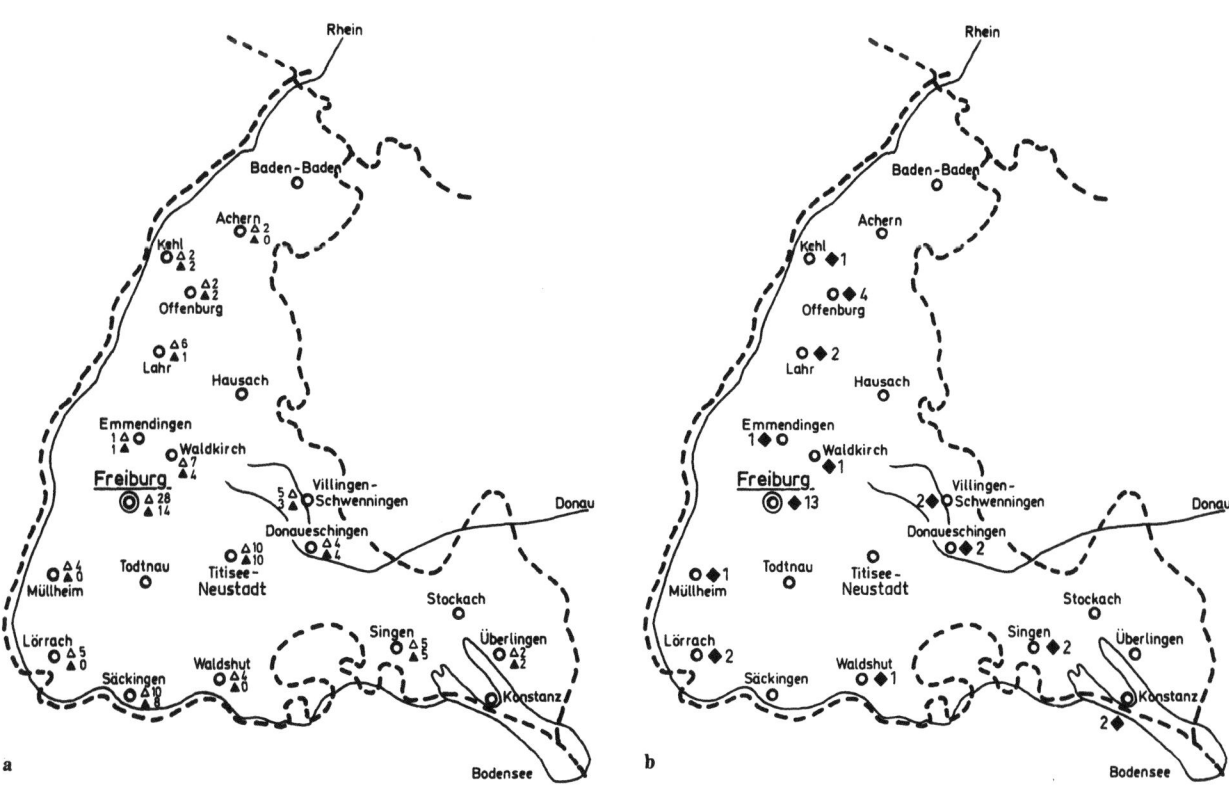

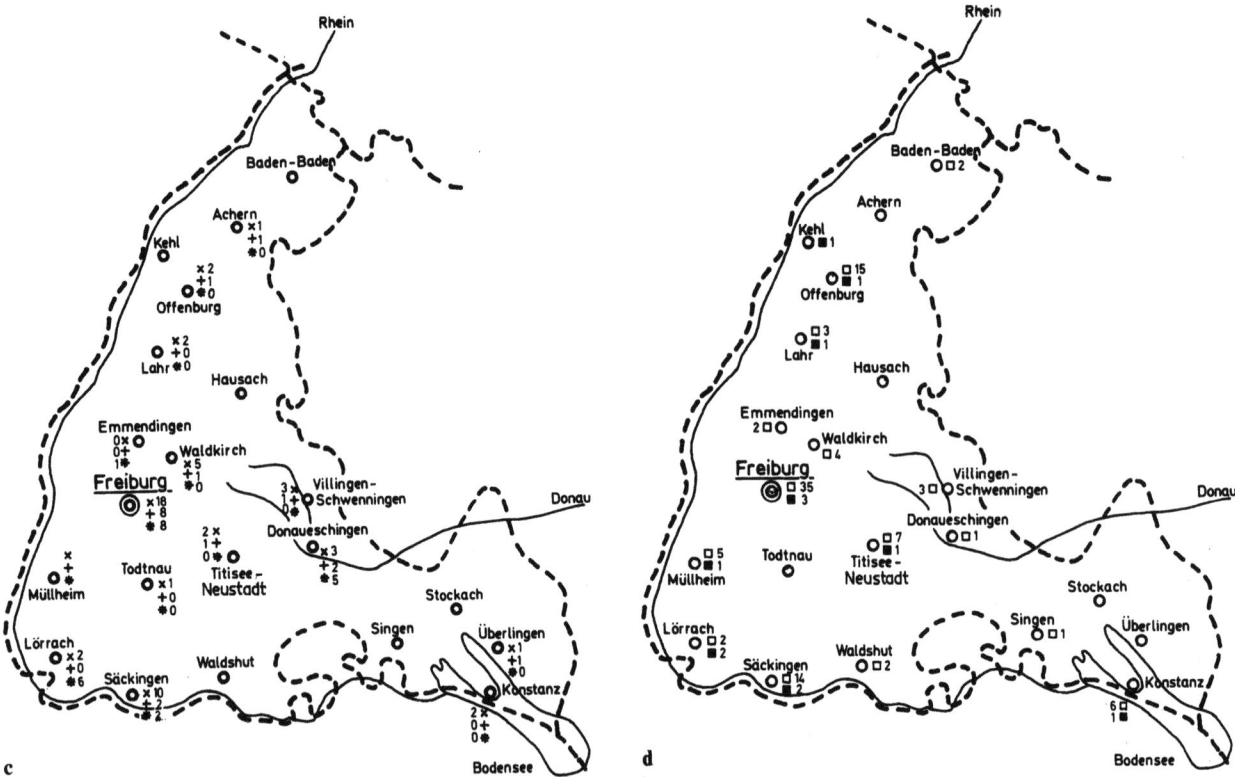

Abb. 1. a *Muskeldystrophien* in Freiburg und Südbaden, erfaßt von 1968–1978 (Stand: 1.August 1978). △ = Gesamtzahl der Muskeldystrophien; ▲ = Anteil der Duchenne-Muskeldystrophien an Gesamtzahl, **b** *entzündliche Myopathien* in Freiburg und Südbaden, erfaßt von 1968–1978 (Stand: 1. August 1978). ◆ = Gesamtzahl der Myositiden, **c** *neurogene Muskelatrophien* in Freiburg und Südbaden, erfaßt von 1968–1978 (Stand: 1. August 1978). × = Gesamtzahl der *spinalen* Muskelatrophien; + = Anteil der Werdnig-Hoffmann an Gesamtzahl; ∗ = Gesamtzahl der *neutralen* Muskelatrophien, **d** *übrige myogene und neuromuskuläre Erkrankungen* in Freiburg und Südbaden, erfaßt von 1968–1978 (Stand: 1. August 1978). ☐ = Gesamtzahl der Floppy Infant Syndrome*; ■ = Gesamtzahl der funktionellen Myopathien**

Tabelle 1. Diskussions-Themata (Auswertung der Umfragen)

Gewünschte Themata:	
Erste Symptome von Muskelkrankheiten (Differentialdiagnose)	85%
Therapeutische Möglichkeiten	82%
Betreuung der Muskelkranken durch den Hausarzt	54%
Diagnostik bei Knaben mit Duchenne-Muskeldystrophie	42%
Krankengymnastik	42%
Diagnostik bei anderen Muskeldystrophien	36%
Diagnostik bei spinalen Muskelatrophien	36%
Aufklärung und Mitarbeit der Eltern	36%
Identifizierung von Überträgerinnen der Duchenne-Muskeldystrophie	35%
Diagnostik bei kongenitalen Myopathien	33%
Diagnostik bei entzündlichen Muskelerkrankungen	32%
Diagnostik bei neuralen Muskelatrophien	30%
Diagnostik metabolisch bedingter Myopathien	29%
Diagnostik bei funktionellen Myopathien	25%
Diagnostik bei Begleitmyopathien	24%
Diagnostik bei anderen Muskelerkrankungen	18%

daß nicht nur wir Kinderärzte, sondern auch Allgemeinpraktiker, Orthopäden, Neurologen und Internisten Muskelkranke betreuen. Bei den 327 Patienten handelt es sich um Säuglinge, Kleinkinder, Schulkinder und Adoleszenten. Vereinzelt, konsiliarisch, werden Erwachsene zusätzlich betreut und beraten.

Erschwerend für die Diagnose, insbesondere die so wichtige Frühdiagnose ist in der Praxis die oft ziemlich eintönige Symptomatik von *Muskelschwäche, Muskelhypotonie, Bewegungsarmut* und *Muskel*-

schwund mit dem *meist schleichenden Beginn* und *Fehlen von Muskelschmerzen.*

Wie soll man *erkennen* – mindestens 500 myogene und neuromuskuläre Erkrankungen sind klassifizierbar –, *ob es sich um eine primäre myogene Erkrankung* handelt, etwa eine progressiv-dystrophische, entzündliche, congenitale stationäre oder metabolisch-bedingte Myopathie, *oder* ob die Muskelatrophie *spinale oder neurale* Ursachen hat.

Wir wollen versuchen – obwohl vieles noch ungeklärt ist –, Ihnen möglichst prägnant und übersichtlich zu vermitteln, was in der kinderärztlichen Praxis diagnostisch – und soferń Erfahrungen vorliegen – therapeutisch realisierbar und nutzvoll sein kann.

Die Antwort auf 2500 Umfragen in Kinderarztpraxen – herzlichen Dank hierfür – erleichtert diese Aufgabe sehr.

Sicherlich ist es zweckmäßig, nacheinander die 4 Referate zu hören. Manche Frage und Diskussionsbemerkung dürfte hierbei bereits eine Beantwortung finden. Die verbleibende Zeit sollte dann weniger wissenschaftliche oder theoretische *Belange* zur Diskussion stellen, als vielmehr solche *aus der kinderärztlichen Praxis.*

Prof. Dr. R. Beckmann
Abteilung Pädiatrische Muskelerkrankungen
der Universitäts-Kinderklinik
Mathildenstraße 1
D-7800 Freiburg/Br.

Monatsschr. Kinderheilkd. 128, 57–59 (1980)

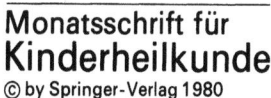

Monatsschrift für
Kinderheilkunde
© by Springer-Verlag 1980

II. Klinische Symptomatik bei Säuglingen, insbesondere in der Neugeborenenzeit

H. Zellweger

Pediatric Department, University of Iowa, Iowa City, Iowa

Kenntnis und Verständnis neuromuskulärer Erkrankungen haben sich in den letzten Jahrzehnten vervielfacht; dies wohl dank der Einführung und Verbesserung histochemischer, biochemischer und elektronenmikroskopischer Untersuchungsmethoden. Die viel umstrittene Myatonia congenita Oppenheim der Jahrhundertwende hat sich in zahlreiche spezifische Krankheiten aufgesplittert. Eine Auslese derselben, soweit sie für das Säuglingsalter von Belang sind, findet sich in Tabelle 1.

Alle hier aufgeführten Erkrankungen zeichnen sich durch Muskelschwäche, Muskelhypotonie, Muskelatrophie, Bewegungsarmut und Reflexanomalien aus. Manche Mütter beobachten Verminderung der Kindsbewegungen in den letzten Schwangerschaftsmonaten, was darauf hindeutet, daß manche dieser Erkrankungen schon während der Fetalzeit in Erscheinung treten können. Pränatale Bewegungsarmut führt in manchen Fällen zu Arthrogryposis multiplex congenita. Wir haben dies in einzelnen Fällen von pränatal beginnender spinaler Muskelatrophie und kongenitaler Muskeldystrophie beobachtet. Andere Kinder werden mit schwerer Muskelhypotonie oder sogar -atonie geboren.

Tabelle 1. Neuromuskuläre Erkrankungen des Säuglings, die mit Muskelhypotonie einhergehen

1. Muskel
   Kongenitale Muskeldystrophie
   Benigne „nicht" progrediente Myopathien
   (Central Core, Nemalin, zentronukleär, Fasertyp Disproportion, Mitochondrienmyopathien etc.)
   Glykogenosen
   (namentlich Pompe, aber auch Cori und Andersen Typ)
2. Peripheres motorisches Neuron
   Peroneale Muskelatrophien
   Spinale Muskelatrophien
   Metachromatische Leukodystrophie
   Galactosylceramid Lipidosis (Krabbe)
3. Läsionen oberhalb des peripheren Reflexbogens
   Geburtstraumatische Rückenmarksläsion
   Supraspinale (cerebrale) Hypotonien
   Atonische Diplegie (Förster)
   Prader-Willi Syndrom (1. Phase)
   Cerebrohepatorenales Syndrom
4. Multisystem Erkrankung
   Kongenitale myotonische Dystrophie

Hier einige Kommentare zu Tabelle 1. Die metachromatische Leukodystrophie und Krabbesche Krankheit wurden unter Erkrankungen des peripheren motorischen Neurons eingeordnet, weil die Hypotonie dieser Kinder durch eine periphere Neuropathie verursacht wird. Der Hauptsitz der beiden Krankheiten ist jedoch das zentrale Nervensystem. Daß die peronealen Muskelatrophien in die Tabelle 1 aufgenommen wurden, mag zu Erstaunen Anlaß geben, da deren Krankheitsbeginn in den meisten Lehrbüchern auf das spätere Kindesalter und Erwachsenenalter verlegt wird. Etwa die Hälfte der von uns beobachteten Fälle waren schon im ersten Jahrfünft symptomatisch und einige wiesen eine ausgesprochene Muskelhypotonie im Säuglingsalter auf. Bei manchen dieser mit langsam fortschreitender Muskelschwäche einhergehenden Erkrankungen ist es oft kaum möglich die Zeit des Krankheitsbeginnes genau zu eruieren. Manche dieser Erkrankungen beginnen lange bevor sie klinische Symptome zeigen. Die Duchennesche Muskeldystrophie z.B., welche erst im Kleinkindesalter erkannt wird, zeigt eine erhöhte Serum-Kreatinphosphokinase und histologische Veränderungen im Muskel schon bei der Geburt oder noch früher. Gelegentlich kann man auch schon beim jungen Säugling eine erhebliche Muskelhypotonie feststellen. Wenn angegeben wird die Muskelschwäche bei der Werdnig-Hoffmannschen Krankheit habe mit 6 Monaten begonnen, lohnt es sich die Frage aufzuwerfen, ob das Kind beim Wickeln je die Beinchen in die Höhe streckte. Nicht selten lautet die Antwort negativ, was dann schon auf einen früheren Beginn hindeutet.

Es ist nicht möglich, die verschiedenen neuromuskulären Erkrankungen getrennt und einzeln zu besprechen. Wir beschränken uns darauf, differentialdiagnostische Merkmale zu erörtern, die es erlauben, zwischen Myopathien, Neuropathien, Vorderhornzellerkrankungen und supraspinalen Hypotonien zu unterscheiden (Tabellen 2 u. 3). Bei allen Erkrankungen der peripheren "motor unit" sind Muskeltonus und Muskelkraft in gleicher Weise vermindert, während bei supraspinalen Hypotonien der Muskeltonus mehr befallen ist als die Muskelkraft. Ein Säugling mit supraspinaler Hypotonie mag, wenn in Ruhe, sehr schlaff erscheinen und trotzdem sehr kräftig stram-

Tabelle 2. Klinische Differentialdiagnose der Muskelhypotonien im Säuglingsalter

Befallenes Organ	Muskelkraft	Muskeltonus	Muskelatrophie	Sehnenreflexe	Andere Symptome	Faszikuläre Zuckungen
Muskel	Vermindert	Vermindert	Spät	Herabgesetzt oder negativ		Keine
Peripherer Nerv	Vermindert	Vermindert		Herabgesetzt oder negativ	Periphere Hypaesthesie	Möglich
Vorderhornzelle	Vermindert	Vermindert	Früh	Herabgesetzt oder negativ		Häufig
Rückenmarksläsion oberhalb Reflexbogen	Vermindert	Vermindert, später erhöht		Anfangs negativ später positiv	Hypaesthesie unterhalb Läsion Sphinkterlähmung	
Supraspinal (Cerebral)	Oft gut	Vermindert		Positiv oder gesteigert		

Tabelle 3. Laboratoriumsbefunde bei den Hypotonien im Säuglingsalter

Befallenes Organ	Elektromyogramm	Mot. Nervenleit-Geschwindigkeit	Muskelhistologie	Nervenhistologie	Serum-Kreatinphosphokinase
Muskel	„Myopathisch"	Normal	Myopathisch, verschiedene Typen	Normal	Normal, erhöht oder sehr stark erhöht
Peripherer Nerv	Neuropathisch	Verlangsamt, gelegentlich normal	Neuropathisch, faszikuläre Atrophie	Axon- oder Myelinscheiden Degeneration	Normal (meistens)
Vorderhornzelle	Neuropathisch	Normal	Neuropathisch, faszikuläre Atrophie	Wallersche Degeneration[a]	Normal (erhöht bei Begleitmyopathie)
Supraspinal (Cerebral)	Normal	Normal	Normal oder Fasertyp II Atrophie	Normal, Pigment-ablagerung bei metachromatischer Leukodystrophie	Normal

[a] Primäre Läsion in der Vorderhornzelle führt zur Atrophie der Vorderwurzel und zu Wallerscher absteigender Degeneration im peripheren motorischen Nerven

peln, wenn er aktiv in-nerviert. Nur in Ausnahmefällen kann die supraspinale Hypotonie so schwer sein, daß der Patient wie gelähmt erscheint. Dies ist z.B. der Fall beim cerebrohepatorenalen Syndrom (Zellweger) und in der ersten Phase des Prader-Willi Syndroms. Bei der geburtstraumatischen Rückenmarksläsion (nach Steißgeburten) ist anfänglich eine schwere Hypotonie feststellbar (Monakowsche Diaschisis); später mag es dann zu Kontrakturen kommen. Bei Erkrankungen des peripheren motorischen Neurons kommt es sehr frühzeitig zu Muskelatrophie, während bei den meisten Myopathien der Muskel erst im weiteren Verlauf der Krankheit atrophiert. Die Sehnenreflexe sind bei Erkrankungen der peripheren "motor unit" vermindert bis aufgehoben. Bei supraspinalen Hypotonien sind sie vorhanden, jedoch manchmal schwer und nur bei nicht innerviertem Muskel auslösbar. Beim Auslösen des Patellarsehnenreflexes pendelt der Unterschenkel mehrmals hin und her (wahrscheinlich weil die zentrale Kontrolle des Gammasystems ungenügend ist). Bei geburtstraumatischer Rückenmarksläsion sind die Reflexe (Sehnen- und Fluchtreflexe) unterhalb der Läsion auslösbar. Periphere Hypaesthesie kommt bei den meisten Polyneuropathien vor. Bei der geburtstraumatischen Rückenmarksläsion ist die Sensibilität unterhalb der Läsion erloschen, überdies können sphinkter ani und vesicae gelähmt sein.

Tabelle 3 zeigt einige für die Differentialdiagnose wichtige Laboratoriumsbefunde. Das Elektromyogramm ist bei Muskelerkrankungen „myopathisch" mit vielen niedrig gespannten, polyphasischen Potentialen und guter Interferenz. Bei Läsionen des peripheren motorischen Neurons findet sich elektrische Aktivität beim nicht innervierten Muskel, nämlich sogenannte Fibrillationen und "positive sharp waves". Wenn der Muskel aktiv innerviert wird, findet man geringe Interferenz, hochgespannte, länger dauernde Potentiale. Bei supraspinalen Hypotonien ist das Elektromyogramm normal.

Die motorische Nervenleitgeschwindigkeit ist bei den meisten Neuropathien, so auch bei den meisten Fällen von peronealer Muskelatrophie, verlangsamt. Dies ist namentlich so in Fällen wo es zur Degeneration der Myelinscheiden kommt, während Axon Degeneration mit normaler oder subnormaler Nervenleitgeschwindigkeit einhergeht. Es gibt eine seltenere Variante der autosomal dominant vererbten peronealen Muskelatrophie, wo die Nervenleitgeschwindigkeit normal ist. Die Neuropathie bei der metachromatischen Leukodystrophie ist gekennzeichnet durch verminderte Nervenleitgeschwindigkeit und dem Vorkommen von Pigmentablagerungen in peripheren Nerven.

Die Muskelhistologie wird an anderer Stelle besprochen werden.

Die Serum-Kreatinphosphokinase ist bei manchen Myopathien erhöht, bei anderen normal. Bei der kongenitalen Muskeldystrophie findet man z.T. normale, z.T. erhöhte Werte. Bei den X-gebundenen Muskeldystrophien (Duchenne, Becker) findet man schon sehr frühzeitig stark erhöhte CPK. Bei erhöhter CPK vergesse man nicht auch an die maligne Hyperthermie zu denken. Bei der spinalen Muskelatrophie des Säuglings ist die CPK normal. Bei länger dauernder Erkrankung kann eine Begleitmyopathie vorkommen, die dann mit Erhöhung der CPK einhergeht.

Im zweiten Teil dieser Besprechung sei kurz auf zwei mit schwerer Muskelhypotonie einhergehende Krankheitsbilder hingewiesen: das Prader-Willi Syndrom (erste Phase) und die kongenitale myotonische Dystrophie.

Das Prader-Willi Syndrom wird als eine autosomal dominante Mutation aufgefaßt. Da sowohl männliche als auch weibliche Patienten steril sind, ist der Beweis für autosomal dominanten Erbgang bisher noch nicht erbracht worden. Beim Neugeborenen und jungen Säugling besteht eine äußerst schwere Hypotonie oder sogar Atonie. Die kleinen Patientchen sind auffallend schlaff und bewegungsarm. Schluck-, Saug- und Sehnenreflexe sind aufgehoben. Oft ist Sondenfütterung über viele Wochen oder sogar Monate nötig. Es besteht eine Fazial-Diplegie mit Karpfenmund. Oft besteht in den ersten Tagen eine auffallende Hypothermie. Es besteht eine Genitalhypoplasie bei beiden Geschlechtern. Bei Knaben erkennt man einen Mikropenis, eine Skrotumhypoplasie mit Kryptorchismus. Die Kombination schwerster Hypotonie mit obigem Genitalbefund drängt die Diagnose Prader-Willi auf. Beim Mädchen ist die Diagnose in der ersten Phase nicht immer leicht, es besteht jedoch eine Hypoplasie der kleinen Labien, die leicht übersehen werden kann, weswegen die richtige Diagnose erst in der zweiten Phase gestellt wird, wenn sich Bulimie und Adipositas eingestellt haben.

Die kongenitale myotonische Dystrophie ist erst innerhalb der letzten 2 Jahrzehnte bekannt geworden, obwohl das Krankheitsbild keineswegs selten ist. Es wird nicht selten mit der Werdnig-Hoffmannschen Krankheit verwechselt, obwohl die Krankheit heute nicht mehr verkannt werden sollte. In einem Drittel der Fälle werden schon vor der Geburt Hydramnios und verminderte Fetalbewegungen beobachtet. Die Kinder werden oft in Steißlage geboren, wohl eine Folge des Hydramnios. Das Geburtsgewicht ist niedriger als normal. Auffallend ist die schwere Hypotonie, die über Monate und Jahre anhält. Anfänglich sind die Säuglinge außerordentlich bewegungsarm. Schluck-, Saug- und Sehnenreflexe sind nicht vorhanden. Sondenfütterung mag sich über längere Zeit als nötig erweisen. Es besteht eine ausgesprochene Fazial-Diplegie. Atemstörungen, anfallsweise Apnoe und Zyanose, sind häufig. Ebenso häufig besteht ein angeborener Zwerchfellhochstand. Pes equinovarus kommt in der Hälfte der Fälle vor. Manche Patienten kommen im Säuglingsalter ad exitum. Bei den das Säuglingsalter überlebenden Patienten treten myotonische Symptome auf, jedoch erst nach einer Reihe von Monaten oder sogar Jahren. Serum Kreatinphosphokinase, Elektromyogramm und Muskelhistologie können in diesem Alter noch normal sein und helfen daher nicht bei der Diagnosestellung. Die Diagnose ergibt sich mit Sicherheit, wenn man die Mutter untersucht und bei ihr Zeichen der myotonischen Dystrophie feststellt. Diese mögen sehr leicht sein, sind aber ausnahmslos vorhanden. Im Zweifelsfalle lasse man die Augen untersuchen. Ophthalmologische Manifestationen der myotonischen Dystrophie werden dann mit an Sicherheit grenzender Wahrscheinlichkeit gefunden. Solche Manifestationen sind myotonische Pupillenreaktion, Erniedrigung des Augen-Innendruckes, Pigmentverschiebungen in der Retina, Linsenstaub oder Katarakte und elektroretinographische Abnormalitäten.

Die kongenitale myotonische Dystrophie kommt nur dann vor, wenn das Kind das mutante Gen von der Mutter bekommt. Wird das mutante Gen vom Vater ererbt, kommt es wohl zur myotonischen Dystrophie, aber nicht zur kongenitalen Variante.

Wenn eine Mutter mit myotonischer Dystrophie das normale Gen auf das Kind überträgt, kommt es gleichfalls nicht zur kongenitalen myotonischen Dystrophie. Hieraus kann geschlossen werden, daß für das Zustandekommen der kongenitalen myotonischen Dystrophie zwei ursächliche Faktoren nötig sind, nämlich ein Umweltfaktor, das uterine Milieu der dystrophischen Mutter, und ein Erbfaktor, das mutante Gen. Welches diese Umweltfaktoren wirklich sind, ist noch nicht bekannt. Es ist auch noch nicht bekannt, warum diese Nature-Nurture Kombination nicht in jedem Falle zur kongenitalen myotonischen Dystrophie führt.

Prof. Dr. H. Zellweger
Pediatric Department
University of Iowa
Iowa Hospitals and Clinics
Iowa City, IA 52242
USA

Monatsschr. Kinderheilkd. 128, 60–63 (1980)

Monatsschrift für
Kinderheilkunde
© by Springer-Verlag 1980

III. Klinische Symptome bei Kleinkindern und Schulkindern

H. Moser

Medizinische Universitäts-Kinderklinik Bern

Progrediente neuromuskuläre Erkrankungen und Myopathien des Kleinkinder- und Schulalters, also mit ersten Symptomen *nach* der Neugeborenen- und Säuglingsperiode, sind gerade aus diesem Grund mit einer besonderen Problematik verbunden: Die Latenzzeit, die zwischen der Erstmanifestation bis zur diagnostischen Abklärungsuntersuchung verstreicht, dauert hier erfahrungsgemäß oft Monate bis Jahre. Hinzu kommt, daß die meisten dieser Krankheiten genetisch bedingt sind, auch wenn sie oft sporadisch auftreten. Je länger es somit bis zur Diagnosestellung dauert, desto größer wird naturgemäß die Wahrscheinlichkeit, daß noch ein oder mehrere Kinder mit dem gleichen Leiden geboren werden. Die Früherfassung solcher Patienten liegt daher nicht nur im Interesse einer früh einsetzenden Behandlung sondern vor allem auch in demjenigen einer genetischen Beratung, also der Prävention dieser meist unheilbaren Störungen.

In der genannten Altersgruppe sind heute über 50 verschiedene neuromuskuläre Krankheiten bekannt, von denen nachfolgend nur die wichtigsten kurz besprochen werden sollen.

1. Differentialdiagnose der Muskelhypotonie

Auch im Kleinkindes- und Schulalter kann als Leitsymptom einer neuromuskulären Krankheit, resp. einer Myopathie die *Muskelhypotonie* im Vordergrund stehen. Diese ist häufig generalisiert, seltener lokalisiert an einzelnen Muskelgruppen (z.B. Beckengürtel, Rumpf, etc.) zu beobachten.

In Tabelle 1 sind einige Unterscheidungskriterien für die Differentialdiagnose der Muskelhypotonien vereinfacht dargestellt. Zunächst muß eine Zuteilung der Krankheitsbilder zu einer der drei Hauptkategorien angestrebt werden: supraspinale, spinale bzw. neurogene Störungen und Myopathien. Wie die Tabelle zeigt, können oft schon die Anamnese und klinische Untersuchungen in der Praxis eine entsprechende Zuordnung ermöglichen. Anamnestisch ist vor allem das Vorhandensein, bzw. Fehlen einer Progredienz von großer Bedeutung. Fehlt eine solche, dann liegt häufig (wenn auch nicht immer) eine exogene Ursache vor, z.B. ein Geburtstrauma, eine Meningo-Encephalitis, während progrediente Symptome vorwiegend bei genetischen Störungen beobachtet werden.

Auch die klinisch-neurologische Untersuchung ist häufig aufschlußreich: So weisen z.B. Faszikulationen an der Zunge oder anderer Lokalisation auf einen Krankheitsprozeß der Vorderhornzellen hin.

Die wichtigsten Zusatzuntersuchungen bei Verdacht auf neuromuskuläre Erkrankungen betreffen die Bestimmung muskelspezifischer Enzyme im Serum (z.B. Kreatinkinase), elektrophysiologische Abklärungen (z.B. EMG, Nervenleitgeschwindigkeit) sowie Muskel-, bzw. Nervenbiopsie. Es empfiehlt sich, solche Untersuchungen anläßlich einer kurzen stationären Abklärung in einer Kinderklinik durchführen zu lassen. Auch diese Laboruntersuchungen dienen primär zur Unterscheidung zwischen neurogenen Erkrankungen und den eigentlichen Myopathien, ermöglichen jedoch in vielen Fällen erst eigentlich die richtige Diagnose, vor allem wenn Biopsiematerial nicht nur licht-

Tabelle 1. Vereinfachte Differentialdiagnose der Muskelhypotonien

Lokalisation	Beispiel	Klinik			Labor		
		Progredienz	Reflexe	Faszikulationen	CPK	EMG	Biopsie
Supraspinale Störungen ($N > 50$)	C.P.	−	↑	−	Normal	Normal	Normal
Spinale und neurale Störungen ($N > 10$)	M. Werdnig-Hoffmann	+ +	−	+	(↑)	Neurogen	Neurogen
Myopathien ($N > 30$)	Muskeldystrophie Duchenne	+ +	↓↓	−	↑↑↑	Myogen	Myogen

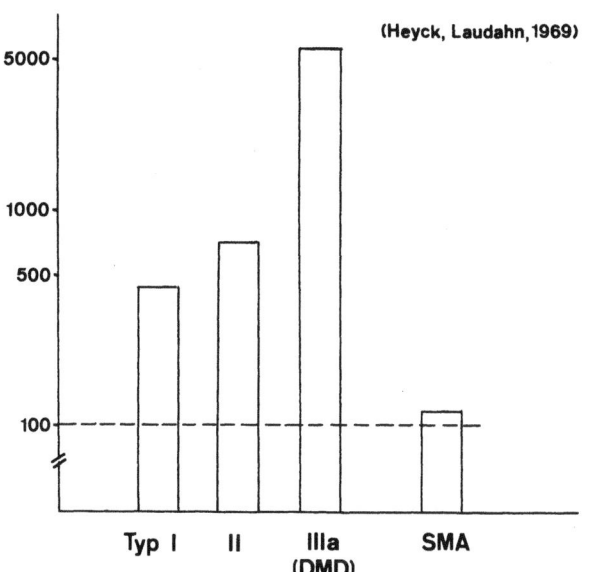

Abb. 1. Aussagemöglichkeiten der Serum-CK bei verschiedenen neuromuskulären Erkrankungen: facio-scapulo-humerale Muskeldystrophie (Typ I), Rumpfgürtel-MD (Typ II), Duchenne MD (Typ IIIa) und spinale Muskelatrophie (SMA), nach Heyck u. Laudahn (1969)

optisch, sondern elektronenmikroskopisch und histochemisch untersucht wird.

Über den Aussagewert von Muskel- und Nervenbiopsien wird von den Kollegen Ketelsen und Sluga ausführlicher berichtet.

2. Biochemische und elektrophysiologische Untersuchungen

In Abb. 1 wurden die Aktivitäten der Serum-Kreatinkinase (CK) bei verschiedenen neuromuskulären Er-

krankungen dargestellt. Dieses Enzym ist vor allem bei den Muskeldystrophien erhöht, und zwar besonders deutlich bei der Duchenne-Muskeldystrophie (DMD). Es hat sich gezeigt, daß diese Enzymerhöhungen bei allen Muskeldystrophien in den frühen Stadien, ja sogar „praeklinisch", besonders deutlich sind. Bei spinalen oder neurogenen Erkrankungen sind die Werte meist normal oder an der oberen Normgrenze.

Auch die *Elektromyographie* erlaubt meist eine Unterscheidung zwischen myogenen und neurogenen Affektionen.

Besonders deutlich ergeben sich Unterschiede dann, wenn unter maximaler Willkürinnervation untersucht werden kann. Bei neurogenen Affektionen zeigen sich dann ein gelichtetes Interferenzmuster, ferner Fibrillationspotentiale oder sogenannte Rieseneinheiten, vor allem im Falle chronischer Vorderhornaffektionen. Bei Myopathien dagegen ist das Interferenzmuster noch normal dicht, die Amplituden der Potentiale sind jedoch deutlich vermindert.

3. Neurogene Muskelerkrankungen

In Tabelle 2 sind einige Beispiele von neurogenen Affektionen angeführt. In der Gruppe der spinalen Störungen sind die wichtigsten Vertreter die verschiedenen Formen der progressiven spinalen Muskelatrophien. Im Kindesalter können wir unter ihnen mindestens 3 Varianten unterscheiden: eine maligne (Typ I) und eine etwas gutartigere Variante (Typ II) des M. Werdnig-Hoffmann, sowie als Spätform den M. Kugelberg-Welander mit einer meist viel besseren Prognose. Die beiden ersten Varianten werden autosomal-rezessiv vererbt, der M. Kugelberg-Welander ist jedoch wiederum heterogen, d.h. es wurden neben rezessiven Formen auch Familien mit dominanter oder geschlechtsgebundener Vererbung beschrieben.

Tabelle 2. Differentialdiagnose der spinalen und neuralen Störungen (Beispiele)

Einteilung	Beginn	Lebenserwartung	Erbgang	Häufigkeit
Spinale Muskelatrophien				
– M. Werdnig-Hoffmann Typ I	Erste 6 Monate	Monate	Autos.-rez.	1:20000
– M. Werdnig-Hoffmann Typ II	Erstes Lebensjahr	Monate bis wenige Jahre	Autos.-rez.	1:20000
– M. Kugelberg-Welander	Schulalter	Jahrzehnte	Heterogen	Selten
Neurale Störungen				
– M. Charcot-Marie-Tooth	Schulalter (variabel)	Meist normal	Heterogen	ca. 1:20000

Tabelle 3. Differentialdiagnose der Myopathien im Kindesalter (Beispiele)

Einteilung	Beginn	Mittlere Lebenserwartung	Häufigkeit
1. Progressive Muskeldystrophien			
— Typ II: autos.-rezessive Formen	Kleinkind bis Schulalter	Leicht bis deutlich ↓	1:20000
— Typ III: X-chromosomale Formen			
a) Typ Duchenne	Kleinkind	Unter 20 J.	1:3000 (♂)
b) Typ Becker	Schulalter	Leicht ↓	Selten
c) Typ Rotthauwe	z.T. Schulalter	Leicht ↓	Sehr selten
2. Dystrophia myotonica (M. Steinert)	Schulalter (selten kong.)	Leicht ↓ (deutlich ↓)	Ca. 1:15000 (selten)
3. (Myotone Syndrome)			
4. Exogene Myopathien (z.B. Steroide)			
5. (Seltene Formen $N > 30$)			

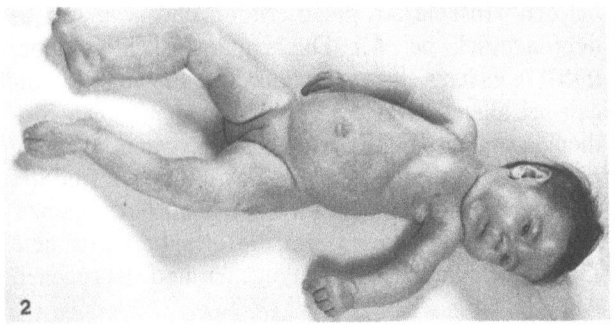 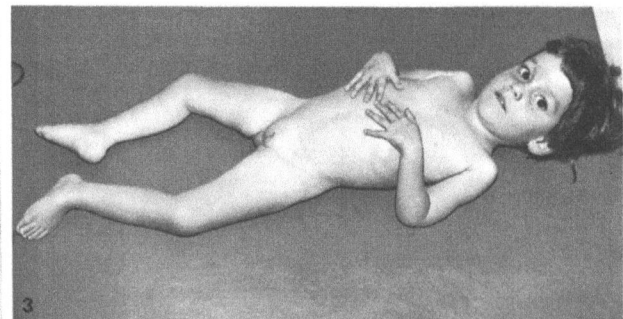

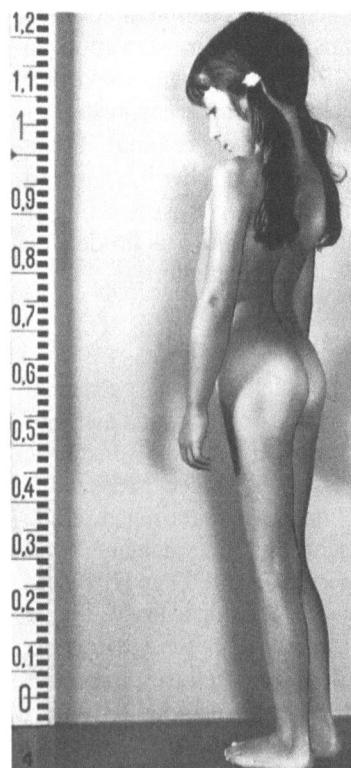 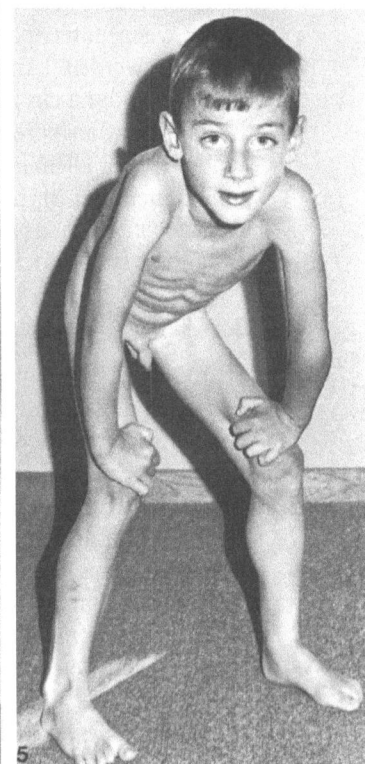

Abb. 2. Maligne Form des M. Werdnig-Hoffmann (Typ I)

Abb. 3. „Benigne" Form des M. Werdnig-Hoffmann (Typ II)

Abb. 4. Rumpfgürtel-Muskeldystrophie

Abb. 5. Duchenne Muskeldystrophie. Aufrichten unter Abstützen auf den Knien (positives Gowers-Zeichen)

Ähnliche Überlegungen gelten für die eigentlichen neuralen Muskelatrophien, also den M. Charcot-Marie-Tooth. Beginn und Verlauf sind sehr variabel, die Prognose meistens günstig. Bei Verdacht auf neurale Affektionen empfiehlt es sich, eine Nervenleitgeschwindigkeit bestimmen zu lassen sowie eine Biopsie des N. suralis zu untersuchen.

In den Abb. 2 und 3 ist der klinische Aspekt des M. Werdnig-Hoffmann in seinen beiden Varianten: Typ I und II wiedergegeben. Bei der malignen Form (Abb. 2) werden die ersten Symptome häufig schon nach der Geburt, z. T. sogar praenatal durch verminderte Kindsbewegungen festgestellt. Klinisch besteht eine generalisierte Muskelhypotonie, die Sehnenreflexe sind nicht auslösbar, der Thorax ist „glockenförmig" deformiert. Der Verlauf ist rasch progredient und führt praktisch immer vor Erreichen des 1. Lebensjahres zum Exitus letalis.

Bei der etwas benigneren Variante (Abb. 3) beginnen die Symptome etwas später, aber ebenfalls noch im 1. Lebensjahr. Nur wenige Patienten lernen vorübergehend stehen oder gehen, und die Überlebenszeit

kann mehrere Jahre betragen. Die Spätprognose ist indessen aber auch bei dieser Form ungünstig.

4. Myopathien

In Tabelle 3 ist eine summarische Einteilung der verschiedenen Muskelerkrankungen im Kindesalter wiedergegeben. Unter den über 40 bekannten Myopathien dieser Altersgruppe wurden nur gerade von den wichtigsten einige Beispiele übernommen. Es betrifft dies vor allem die verschiedenen, bereits im Kindesalter auftretenden Formen von progressiver Muskeldystrophie. Die heutige Einteilung erfolgt vorwiegend nach klinisch-genetischen Gesichtspunkten. So unterscheiden wir verschiedene autosomal-rezessive Formen der Muskeldystrophie, die bezüglich Erstmanifestation und Krankheitsverlauf von Patient zu Patient sehr unterschiedlich sein können. Auch die Lokalisation der befallenen Muskeln variiert, d. h. es kann sowohl primär der Beckengürtel als auch der Schultergürtel betroffen sein, manchmal ist auch die Gesichtsmuskulatur betroffen, wie bei dem – hier nicht angeführten – autosomal-dominanten Typ (Facio-scapulo-humerale Form). Ein Beispiel für diese, auch Rumpfgürtel-Muskeldystrophie genannte Myopathie zeigt Abb. 4: Es handelt sich um ein 12jähriges Mädchen mit symmetrischem Befall von Schulter- und Beckengürtel. Charakteristisch ist die Haltung in Hyperlordose und die abstehenden Schulterblätter (Scapulae alatae). Der Verlauf ist bisher relativ langsam progredient, die Kreatinkinase ist massiv erhöht, und die Muskelbiopsie zeigt ein myopathisches Bild.

Die *Duchenne-Muskeldystrophie* (Typ III a) ist die häufigste Myopathie und gleichzeitig (nach der cystischen Fibrose) auch die zweithäufigste Erbkrankheit mit malignem Verlauf überhaupt. Entsprechend dem X-chromosomalen Erbgang wird das Leiden über gesunde Frauen (Konduktorinnen) auf Knaben übertragen, doch zeigt die Erfahrung, daß viele Patienten nicht familiär, sondern isoliert auftreten.

Der Krankheitsbeginn ist schleichend, erste Symptome können zuweilen schon im Gehalter bemerkt werden, doch wird die Diagnose, vor allem bei den isolierten Fällen, meist erst im Alter von vier und mehr Jahren gestellt. Die Patienten zeigen einen eigenartigen, watschelnden Gang und eine Pseudohypertrophie der Wadenmuskulatur. Die Patienten fallen häufig um und stehen dann auf charakteristische Weise auf, indem sie „an sich selbst hochklettern" (positives Gowers'sches Zeichen). Dieser Vorgang ist in Abb. 5 dargestellt.

Der weitere Verlauf ist leider immer ungünstig: Die meisten Patienten werden im Alter von ca. 12 Jahren invalid und überleben das 20. Altersjahr nur selten. Wegen dieser schlechten Prognose, die auch durch optimale Behandlungsmethoden nur unwesentlich verbessert werden kann, spielt die Prävention, d. h. die genetische Beratung in solchen Familien eine zentrale Rolle. Es gelingt heute, gesunde Konduktorinnen mit verschiedenen biochemischen Methoden zu identifizieren. Beispielsweise zeigen 70% der erwachsenen Konduktorinnen und über 90% der heterozygoten Mädchen im Kindesalter eine erhöhte Aktivität der CK im Serum (Moser, 1977). Erbberatungen und Heterozygoten-Tests sind jedoch nicht nur in familiären Fällen wichtig, sondern auch bei isoliertem Auftreten, denn auch die Mutter eines solchen Einzelfalles ist unter Umständen eine Konduktorin. Aus diesem Grund ist eine möglichst frühzeitige Diagnosestellung gerade bei den isolierten Fällen besonders wichtig. Es wurden deshalb in den letzten Jahren Suchtests auf erhöhte Kreatinkinase entwickelt, die eine routinemäßige Erfassung von Duchenne-Patienten bereits im Säuglingsalter gestatten (Beckmann, 1976).

Neben der Duchenne-Muskeldystrophie gibt es noch seltenere, ebenfalls geschlechtsgebundene Formen, z. B. den Typ Becker und die von Rotthauwe beschriebene Form. Diese sind jedoch wesentlich gutartiger, indem die Lebenserwartung nicht oder nur wenig vermindert ist.

Von den übrigen, in Tabelle 3 erwähnten Myopathien sind die meisten sehr selten und nur durch spezielle Untersuchungen von Biopsiematerial diagnostizierbar.

Eine Ausnahme bildet die Dystrophia myotonica (M. Steinert), die autosomal-dominant vererbt wird. Krankheitsbeginn und klinischer Verlauf sind, auch innerhalb ein und derselben Familie, stark variabel. In seltenen Fällen kann das Leiden bereits bei der Geburt manifest sein. Bei diesen congenitalen Fällen ist praktisch immer die Mutter der erkrankte Elternteil, so daß zusätzliche, noch unbekannte Faktoren diskutiert werden, die diaplazentar die Manifestation verstärken könnten.

5. Schlußfolgerungen

Die Zahl der verschiedenen neurogenen und myogenen Erkrankungen im Kindesalter hat in den letzten 20 Jahren dank moderner Untersuchungstechniken sehr stark zugenommen, und es ist aus räumlichen Gründen unmöglich, diese Vielfalt hier auch nur angenähert zur Darstellung zu bringen. Vom praktischen Standpunkt aus ist indessen eine genaue Abklärung jedes „motorisch auffälligen" Kindes insofern von Bedeutung, als die meisten dieser mehr oder weniger seltenen Krankheiten erblich bedingt sind. Wie der Erbgang jedoch im einzelnen ist, und wie hoch die Erbrisiken bei den Angehörigen solcher Patienten im einzelnen sind, kann jedoch nur dann bestimmt werden, wenn die Diagnose verifiziert ist. Die Prävention durch eine Erbberatung ist dabei um so größer, je früher die Diagnosestellung erfolgt, vor allem bei autosomal-rezessiven Erkrankungen oder bei isolierten Fällen von geschlechtsgebundenen Myopathien.

Wie bei allen Erbkrankheiten ist eine kausale Therapie bei den progredienten neuromuskulären Erkrankungen nicht möglich. Die Erfahrung zeigt jedoch, daß auch eine rein symptomatische Behandlung, etwa durch Physiotherapie oder orthopädische Maßnahmen selbst bei rasch progredienten Formen dieser Krankheitsgruppe die Lebensqualität der Patienten wesentlich verbessern kann und sowohl für diese selbst als auch für die Angehörigen in psychologischer Hinsicht eine große Hilfe bedeutet.

Literatur

Beckmann, R., Scheuerbrandt, G.: Screening auf erhöhte CK-Aktivitäten zur Früherkennung der Duchenne-Muskeldystrophie. Ergebnisse einer Studie an Blutproben von 16 520 Neugeborenen. Der Kinderarzt **7**, 1267–1272 (1976)

Heyck, H., Laudahn, G.: Die progressiv-dystrophischen Myopathien. Berlin, Heidelberg, New York: Springer 1969

Moser, H.: Heterozygotenerfassung und genetische Beratung bei der progressiven Muskeldystrophie Duchenne. Schweiz. Rdsch., Med. Prax. **27**, 841–822 (1977)

Dr. H. Moser
Medizinische Universitäts-Kinderklinik
CH-3010 Bern

Monatsschr. Kinderheilkd. 128, 64–68 (1980)

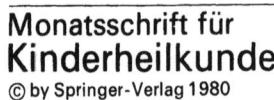

Monatsschrift für
Kinderheilkunde
© by Springer-Verlag 1980

IV. Differentialdiagnostische Bedeutung der Nervenbiopsien

Histologie, Elektronenmikroskopie

Elfriede Sluga

Abteilung für klinische Neuropathologie des Neurologischen Instituts der Universität Wien (Vorstand: Prof. Dr. F. Seitelberger)

Unter den Erkrankungen des Nervensystems zeigen eine nicht unerhebliche Zahl den peripheren Nerven betroffen – entweder als selbständige periphere Nervenkrankheit, die Neuropathien oder Neuritiden, oder kombiniert mit zentral-nervösen Läsionen, wie bei den spino-cerebellaren Systemerkrankungen oder den Leukodystrophien (LD).

Ist die peripher-nervöse Läsion als solche klinisch meist feststellbar, so ist die Abgrenzung der Art der peripheren Nervenerkrankung oft aus der Klinik allein sehr schwierig, wenn nicht Begleitsymptome, wie z. B. Verlauf oder vor allem zentral-nervöse Ausfälle, ein krankheitsspezifisches Syndrom ergeben. Elektrophysiologische Daten erlauben bereits die Grundtypen der peripheren Nervenläsion abzugrenzen, wie axonale oder demyelinisierende Nervenveränderungen. Sie liefern damit für die klinische Verdachtsdiagnose eine wesentliche differentialdiagnostische Abgrenzung, erfassen aber immer noch große heterogene Krankheitsgruppen.

Die Erfassung von mehr spezifischen Neuropathietypen ist heute noch vielfach der direkten Gewebsuntersuchung – der Nervenbiopsie – vorbehalten.

Technik

Nervenbiopsien können prinzipiell nur aus Hautästen sensibler Nerven gewonnen werden, vorwiegend am N. suralis retromalleolär durchgeführt. Bei der Vulnerabilität des Nervengewebes ist eine adaequate Entnahme- und Präparationstechnik von entscheidender Wichtigkeit. Erst wenn das volle Spektrum verfügbarer Untersuchungen, vor allem Elektronenmikroskopie, aber auch fiber-teasing und Zählverfahren angewendet werden, bringt die Aussagefähigkeit der Biopsie eine Erweiterung der Diagnostik und Einblick in pathogenetische Mechanismen, die besonders dort, wo primäre Ursachen unbekannt bleiben, richtungsweisend sind.

Die *Indikation* für Nervenbiopsien umfaßt mehrere Krankheitsgruppen, in denen schon eine Fülle von Einzelerkrankungen heute genannt wurden, sie stellt sich aber prinzipiell aus 2 diagnostischen Situationen:

1. Bei unklaren myatrophischen Prozessen, vorwiegend distaler Lokalisation. Dazu würden die mehr akut verlaufenden Polyneuritiden und die mehr subakut-chronischen Polyneuropathien gehören. Bei der Polyneuritis, häufig als Guillain-Barrée-Typ vertreten, ist aber eine Nervenbiopsie meist nicht erforderlich, Verlauf und Liquorbefund geben in der Regel die Diagnose, die Erkrankung bleibt nicht unklar. Schwere Verläufe und remittierende Formen sind die Ausnahme.

Anders bei der Gruppe der Polyneuropathien, hier bleibt heute noch vielfach das myatrophische Syndrom nach Art und Aetiologie unklar. Klinisch stehen die verschiedenen Formen der peronealen Muskelatrophien (Charcot-Marie-Tooth, Dejerine-Sottas, Roussy-Levy) oder sensorische Neuropathien, im Kindesalter durch einen eigenen Typ II [4] vertreten, in Frage und sind abzugrenzen gegen toxische bzw. toxisch-medikamentöse Neuropathien oder auch spinocerebellare Ataxien.

2. Ein zweiter Indikationsbereich stellt sich bei der Diagnostik cerebral-nervöser Prozesse mit zwar obligatorischen aber nur begleitenden peripheren Nervenänderungen. Hierher gehören zahlreiche metabolische Erkrankungen wie z. B. die verschiedenen Formen der LD oder die neuro-axonalen Dystrophien. Aber auch Lipidosen wie etwa die schwer diagnostizierbare Ceroidlipofuszinose Batten-Spielmeyer-Vogt Typ, oder Mucolipidosen bzw. Mucopolysaccharidosen sind vertreten, Erkrankungen die allerdings kaum Neuropathien machen. Für diese meist generalisierten Stoffwechselerkrankungen ist eine Biopsie oft gar nicht mehr aus dem N. suralis erforderlich, eine kleine Hautstanze erlaubt schon die Diagnose.

Ergebnisse

Wird nun eine Nervenbiopsie regelrecht durchgeführt, welche diagnostischen Aussagen erlaubt sie?

Sie kann in jedem Fall das Vorliegen einer Neuropathie feststellen oder ausschließen, überwiegend den Neuropathietyp, also die Art der Nervenschädigung, abgrenzen und mehrfach auch krankheitsspezifische Aussagen treffen.

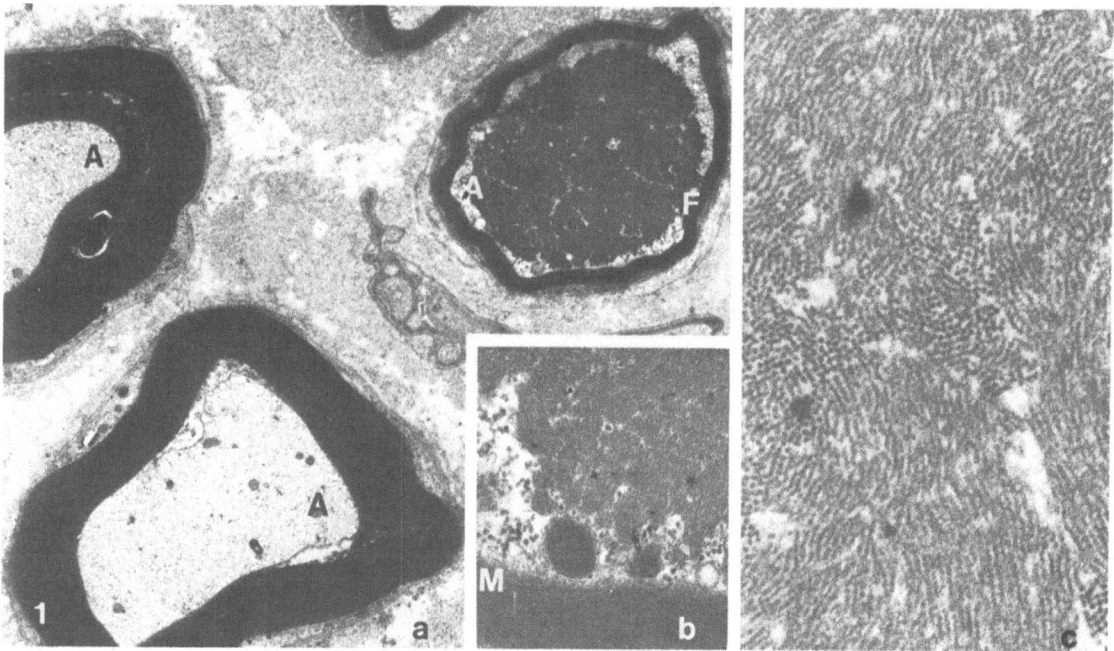

Abb. 1 a–c. Dystrophische axonale Neuropathie (bei sensorischer Neuropathie Typ I). **a** Übersicht: Erhebliche Vermehrung intra-axonaler Strukturen in einer Markfaser – F.A-Axon, ×6000, **b und c** Detail: Vermehrte intra-axonale Strukturen zeigen sich als Bündeln von Filamenten: Dicke um 150 Å. M-Markscheide, ×24900/×87000

Tabelle 1. Übersicht über die einzelnen Neuropathietypen und ihre zugehörigen Erkrankungen

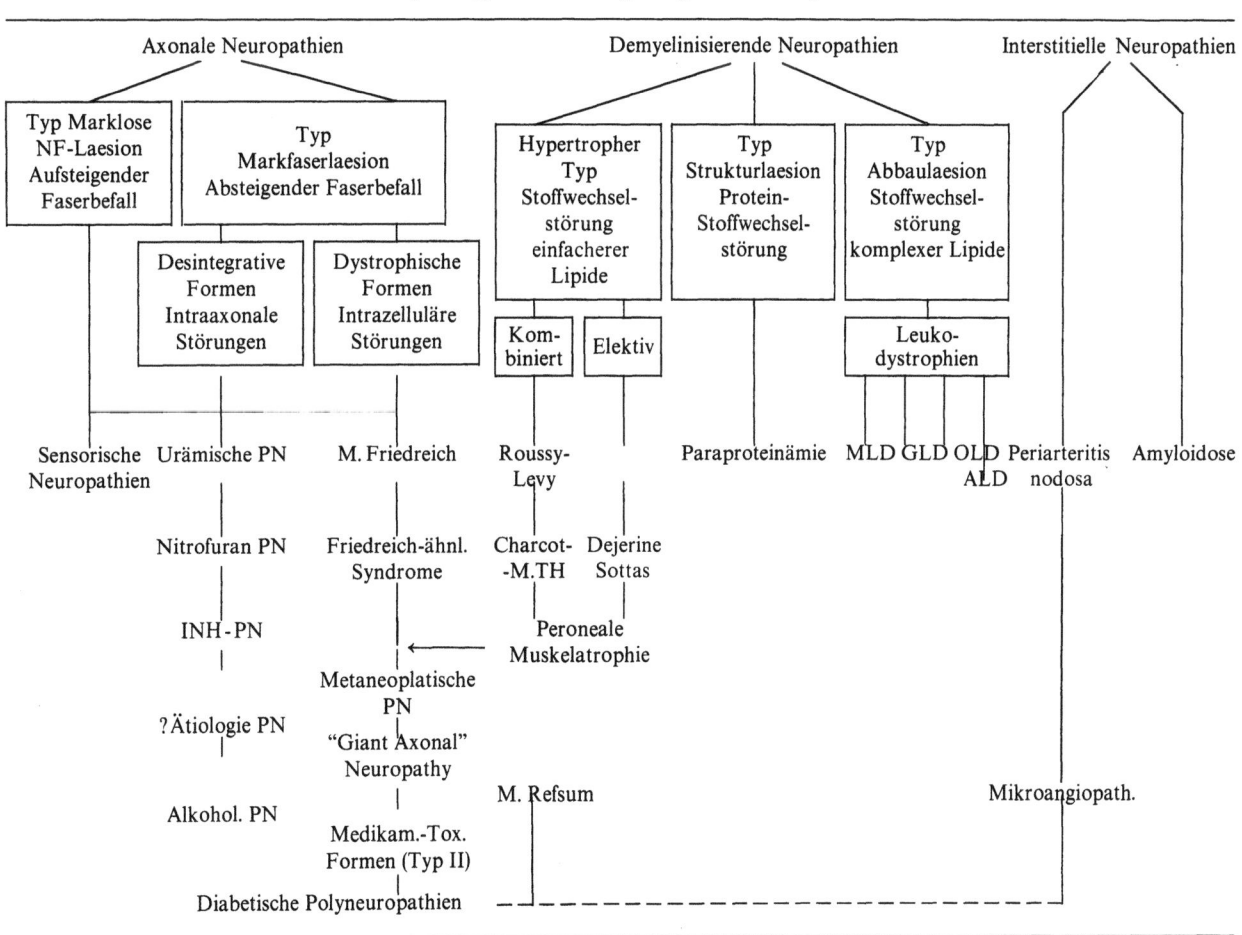

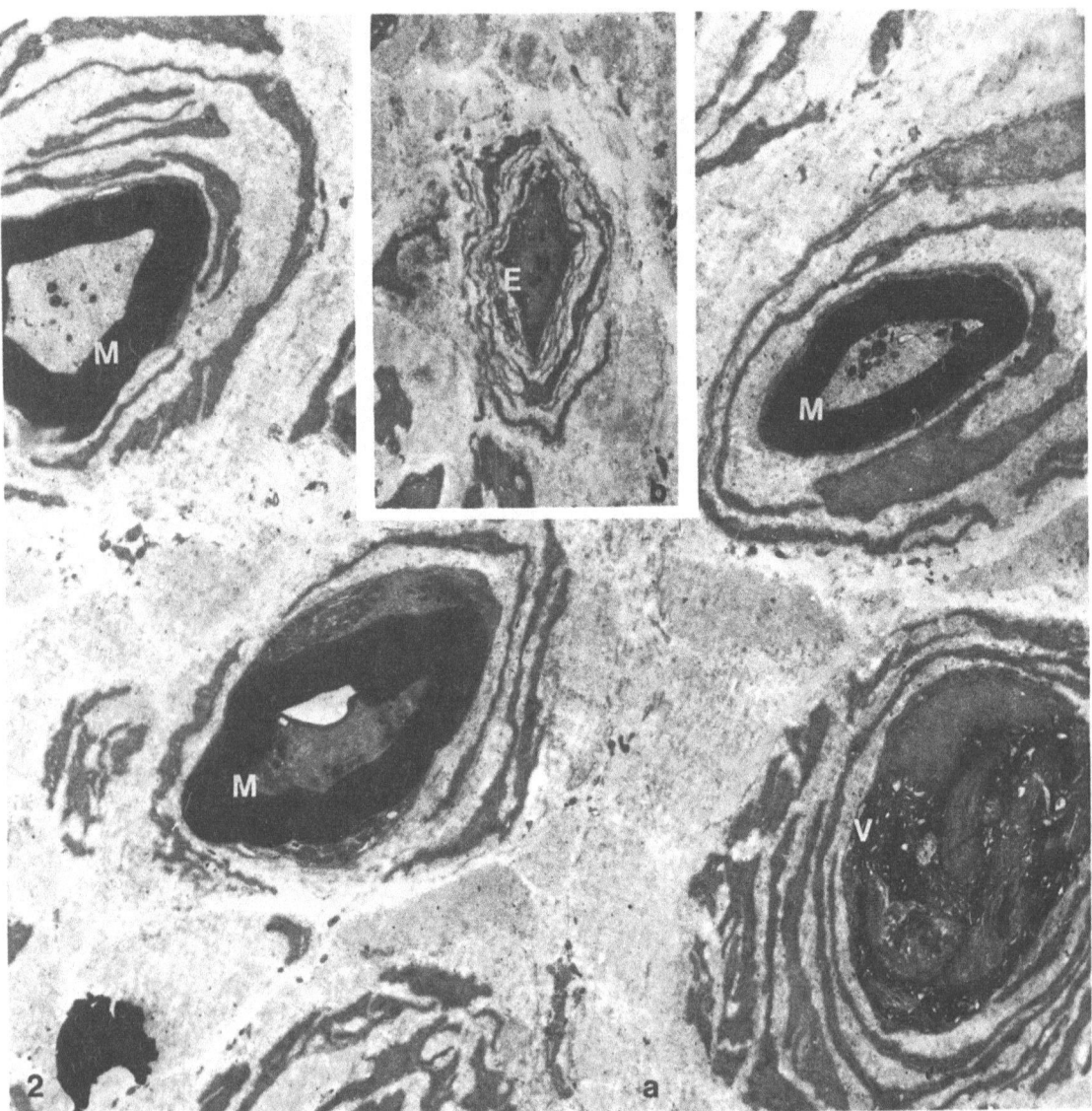

Abb. 2 a und b. Hypertrophe Neuropathie (bei peronealen Muskelatrophien). **a** Zwiebelschalenbildungen um bemarkte -M und markveränderte -V Nervenfasern. Kombinierter Typ. ×6000; **b** Zwiebelschalenbildungen um komplett entmarkte Nervenfaser-E. Detail aus einem elektiv entmarkenden Typ, ×6000

Der Neuropathietyp ist bei peripheren Nervenkrankheiten eine wesentliche Aussage. Denn es kann der periphere Nerv auf die vielfältigen pathogenen Ursachen nicht mit ebenso vielfältigen Veränderungen reagieren. Es stehen ihm nur gewisse Reaktionsmuster pathologischer Veränderungen zur Verfügung, die in den Neuropathietypen ihren Ausdruck finden. Aus der Untersuchung peripherer Nervenbiopsien ist daher oft nicht direkt die spezielle Erkrankung oder Noxe abzuleiten, aber die möglichst differenzierte Feststellung des Neuropathietyps erlaubt eine weitgehende diagnostische Zuordnung. Die wesentliche Fragestellung ist daher: Welche Neuropathietypen lassen sich abgrenzen und bei welchen Erkrankungen kommen sie vor.

A

Die *axonalen* Neuropathien sind solche, bei denen das Axon primär betroffen ist.

1. Unter ihnen gibt es solche, die zuerst großkalibrige Markfasern befallen und erst später auf kleine übergreifen – axonale Neuropathien vom absteigendem Faserläsionstyp. Sie sind überwiegend und daher bei verschiedenen Neuropathien anzutreffen.

Aufsteigender Faserläsionstyp bedeutet initiale Läsion markloser und kleiner markhältiger Fasern, eine seltene Form axonaler Neuropathien, aber spezifisch für die Gruppe der sensorischen Neuropathien (meist vom ulcero-mutilierenden Typ).

2. Eine entscheidende Differenzierung ergibt sich aus der Art der Axonveränderungen. Hier unterscheidet man:

a) Die desintegrativen axonalen Neuropathien, bei denen die axonalen Strukturen zugrunde gehen, das Axon in seiner ganzen Länge betroffen wird und schließlich bald die ganze Faser inklusive der Markscheide degeneriert.

Das Neurotonikum
Vitasprint B12
aktiviert die Eigendynamik bei

Kindern
mit Lern- und Konzentrationsschwierigkeiten
in der Schule
nach schweren Erkrankungen und Operationen
bei Neurasthenie und Anorexia nervosa

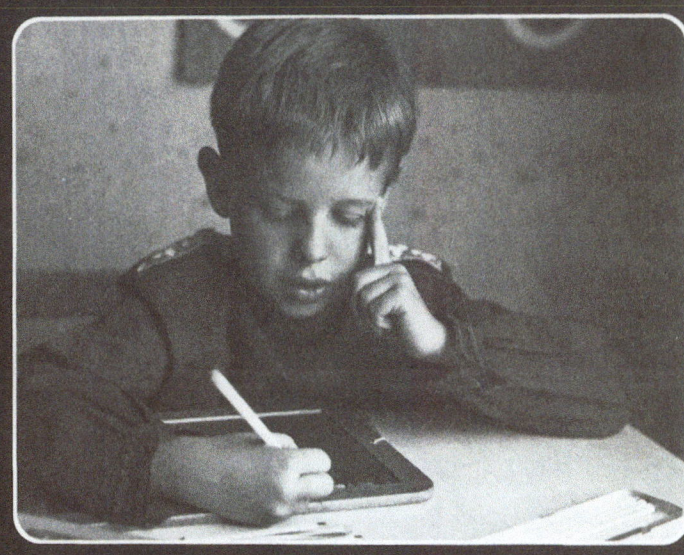

Die Wiederherstellung gestörter
psychischer und physischer Funktionen
durch physiologische Wirkstoffe führt zur

- Verbesserung der Zellatmung
- Förderung der Acetylcholin-Bildung
- Anregung der Phosphoprotein-Synthese
- Aktivierung des DNS-Aufbaus

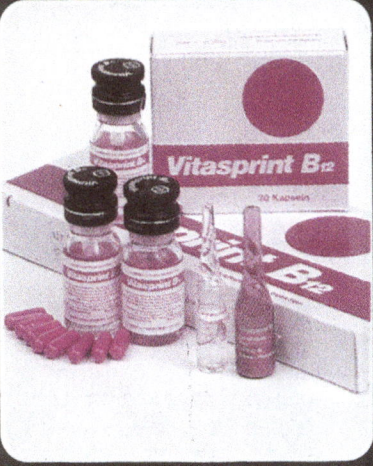

Indikationen: Wiederherstellung der körperlichen und geistigen Leistungsfähigkeit bei Streß, Überlastung, Neurasthenie, schneller Ermüdbarkeit, Anorexia nervosa und in der Rekonvaleszenz. Nach Operationen und nach Bestrahlungen. Bei Lern- und Konzentrationsschwierigkeiten von Schulkindern.

Zusammensetzung:
Kapseln Eine Kapsel mit L($+$)-Glutamin 30 mg, DL-O-Phosphoserin 30 mg, Vitamin B12-Cyanokomplex 200 μg.
Ampullen Eine Ampulle Lyophilisat mit L($+$)-Glutamin 30 mg, DL-O-Phosphoserin 30 mg, Vitamin B12-Cyanokomplex 500 μg. Eine Ampulle Lösungsmittel mit isotonischer Natriumchlorid-Lösung ad 2 ml.
Fläschchen: Lyophilisat und Lösungsmittel zum Einnehmen mit L($+$)-Glutamin 60 mg, DL-O-Phosphoserin 40 mg, Vitamin B12-Cyanokomplex 500 μg.

Dosierung:
Kapseln Täglich dreimal 1 Kapsel.
Fläschchen
Inhalt eines Fläschchens morgens nüchtern mit Wasser einnehmen.
Ampullen Täglich eine Ampulle intramuskulär.

Kontraindikationen und Nebenwirkungen
sind von Vitasprint B12 nicht bekannt und nicht zu erwarten.

Darreichungsformen:

Packung mit 30 Kapseln	DM 16,62
Packung mit 120 Kapseln	DM 53,60
Packung mit 10 Fläschchen	DM 24,31
Packung mit 30 Fläschchen	DM 60,48
Packung mit 6 Ampullen	DM 18,33
Packung mit 24 Ampullen	DM 63,79
Klinikpackungen auf Anfrage	

EFEKA · FRIEDRICH & KAUFMANN GMBH & CO KG · ARZNEIMITTELFABRIK · HANNOVER

A 27

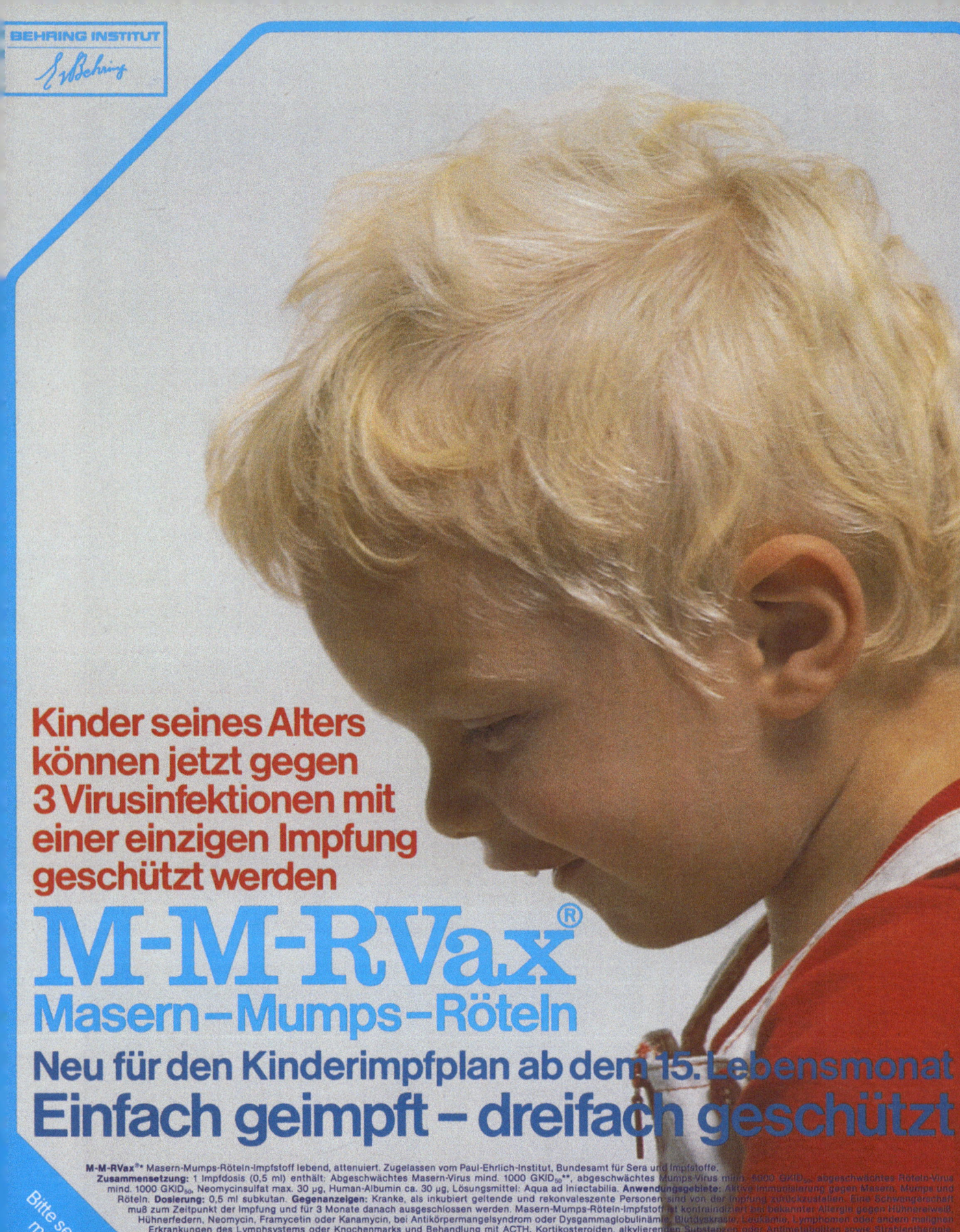

b) Ein 2. Typ sind die dystrophischen axonalen Neuropathien, bei denen axonale Strukturen vermehrt werden – vor allem Neurofilamente (Abb. 1) und Tubuli. Meist sind nur Segmente des Axons befallen, zuerst die distalsten, der Prozeß verläuft als dying-back. Die Vermehrung der Strukturen kann zu Axonvergrößerungen und schließlich bis zu Riesenaxonen führen, ein Syndrom, das als „giant axonal neuropathy" eine Erkrankung des Kindesalters, in der Literatur Eingang gefunden hat. In den letzten Jahren wird zunehmend eine andere 2. Form dystrophischer Axonveränderungen beschrieben, die vor allem mit Bildung von Lamellenkörper einhergehen und sogar als „Phospholipid-Speicherkrankheit" bezeichnet wurde [6]. Bei welchen Erkrankungen sind nun axonale Neuropathien manifest?

Wie aus der Tabelle 1 zu ersehen, treten desintegrative Typen vor allem bei toxischen Formen auf, bei Kindern z. B. nach Nitrofuran beobachtet, aber auch im Rahmen schwerer Allgemeinerkrankungen wie z. B. Uraemie oder Malnutrition. Zur Entstehung einer Polyneuropathie auf dem Weg einer desintegrativen axonalen Neuropathie bedarf es offenbar Ursachen, die das Axon in seiner ganzen Länge betreffen, und, wie vom IHN oder Nitrofuran als Carbonylreagentien bereits bekannt [5], in den Intermediär-Stoffwechsel an verschiedenen Stellen eingreifen.

Dystrophische Axonneuropathien sind nicht nur wie anfänglich beobachtet bei den spino-cerebellaren Ataxien manifest, sondern auch bei den Blastom-induzierten Formen und bei den sensorischen Neuropathien, bisher beim Typ 1 nachgewiesen (Abb. 1). In extensivster Ausprägung treten sie auch bei der Riesenaxonneuropathie in Erscheinung, die von Ashbury et al. 1972 erstmals beschrieben wurde [1], hier allerdings nur mit Filamentvermehrung und diese ist nicht nur auf das Axon alleine beschränkt. Starke Vermehrung axonaler Strukturen, vorwiegend aber tubulärer Art, tritt bei der neuro-axonalen Dystrophie auf, vorwiegend zentral aber auch peripher lokalisiert [2].

Zunehmend zahlreich werden medikamentös-toxische Neuropathien mit dystrophischen Axonveränderungen beschrieben, wie z. B. bei Appetitzüglern, Psychopharmaka, Vincristine oder Resochin [6, 8]. Diese Gruppe gehört allerdings überwiegend zum 2. Typ, jenem mit Lamellenkörperbildung.

Pathogenetisch werden für die Axondystrophien Störungen im Axonflow diskutiert [11]. Die langsame Komponente dieses proximodistalen Axonflusses ist von der Intaktheit der Neurotubuli abhängig [10]. Störungen dieser bzw. der sie konstituierenden Proteine beeinträchtigen den Axonflow, damit die Versorgung der Peripherie und führen zu Anhäufungen von Organellen. Bei der „giant axonal neuropathy" aber tritt die Vermehrung der Filamente nicht nur im Axon, sondern auch in Schwannzellen und ZNS-Strukturen auf, so daß hier eine weiterreichende Störung der Filamentenbildung bzw. ihrer Proteine diskutiert wird. Für die Pathogenese der vorwiegend Lamellenkörper-bilden-

den dystrophischen Neuropathien stehen pathogenetische Daten noch aus.

B

Als 2. große Neuropathiegruppen sind die *demyelinisierenden* Erkrankungen abzugrenzen, bei denen primär die Markscheide betroffen wird, meist in segmentaler Verteilung, seltener diffus. Sie manifestieren sich als Neuropathien vom hypertrophen Typ, als solche mit Abbaustörungen von Lipiden und sehr selten unter einem Typ mit Strukturstörungen.

a) Beim hypertrophen Typ ist das charakteristische Gewebsmerkmal eigentlich eine unspezifische Veränderung, nämlich die Ausbildung von Zwiebelschalen (ZS). Sie entsprechen konzentrisch geschichteten Fortsätzen von Schwannzellen und entstehen bei Prozessen mit De- und Remyelinisierungen. ZS spiralisieren sich um Nervenfasern – oft um noch bemarkte, vielfach aber um entmarkende oder bereits entmarkte (Abb. 2).

Das Axon bleibt lange erhalten. Allerdings bei der Mehrzahl der hypertrophen Formen kommt es später auch zu Axondegenerationen, Formen, die als kombiniert abgegrenzt werden (Abb. 2 a) und meist nur mäßige ZS-formationen ausbilden. Elektiv-entmarkend (Abb. 2 b) bleiben nur wenige hypertrophe Neuropathien, dann meist mit massiven ZS-Bildungen einhergehend. Das sind jene Fälle, die oft schon makroskopisch eine Nervenverdickung erkennen lassen. Bei welchen Erkrankungen werden nun diese hypertrophen Neuropathien manifest?

Ihnen gehören die überwiegende Zahl der peronealen Muskelatrophien zu. Der kombinierte Typ findet sich beim Charcot-Marie-Tooth und Roussy-Levy, der elektiv-entmarkende Typ ist beim Dejerine-Sottas und beim Lyon-Typ anzutreffen. Hypertrophe Neuropathien können auch bei diabetischen Neuropathien entstehen, letztere sind ja prinzipiell in allen Neuropathietypen anzutreffen (Tabelle 1). Hypertroph ist auch die Neuropathie der Refsum Krankheit, die in Folge einer Abbaustörung der Phytansäure, einer verzweigten Fettsäure, entsteht [7]. Das hat bei den hypertrophen Neuropathien umfangreiche Untersuchungen hinsichtlich des Stoffwechsels von Fettsäuren und einfachen Lipiden in Gang gebracht, bisher allerdings keine dem Refsum vergleichbaren Resultate gebracht.

b) Strukturläsionen im Sinne einer Veränderung der originalen Markscheidenperiodik sind selten anzutreffen, sie wurden bei Proteinstoffwechselstörungen aus der Gruppe der Paraproteinaemien angetroffen [11]. Hier kommt es zur Verdoppelung der Myelinperiodik durch Auftreten neuer Lamellenstrukturen eines proteinhaltigen Materials. Beziehung zu den Paraproteinen ist anzunehmen, deren Art noch offen ist. Erwähnenswert ist, daß solche Strukturveränderungen auch bei exp. allergischer Entmarkung unter besonderen Bedingungen auftreten [3].

c) Die Gruppe der demyelinisierenden Neuropathie vom Typ der Abbaustörungen betrifft meist komplexe

Lipide und umfaßt die als LD bekannten Erkrankungen. Am bekanntesten die metachromatische Form mit Auftreten der metachromatischen Granula, die sich strukturell in typischen aber verschiedenen Formen zeigt. Die Krabbe-Krankheit hat die typischen Nadeln als Strukturen des gespeicherten Galaktocerebrosid, und orthochromatische oder sudanophile LD zeigen nur unspezifische Markabbauprodukte. Die Adreno-LD schließlich, erst in den letzten Jahren genauer aufgeklärt [9], läßt doppelmembranartige Tubulusstrukturen erkennen, ebenfalls in Schwannzellen lokalisiert, möglicherweise Cholesterinverbindungen entsprechend. Speichermaterial ist auch die Grundlage der Diagnose bei Lipidosen und anderen heredo-degenerativen Stoffwechselerkrankungen, auf die allerdings nicht weiter eingegangen werden soll, da sie keine manifesten Neuropathien machen.

d) Bei den demyelinisierenden peripheren Nervenkrankheiten soll doch auch noch einmal die Polyneuritis Typ Guillain-Barrée erwähnt werden. Denn sie hat einen eigenen Mechanismus der Entmarkung, der analog der multiplen Sklerose im ZNS durch direkten Kontakt mit immunkompetenten Zellen erfolgt.

C

Interstitielle Formen von Neuropathien sind im Kindesalter seltener. Amyloidosen können vorkommen. Entzündliche Gefäßerkrankungen etwa aus der Gruppe der Panarteritis nodosa sind bisher nicht bekannt.

Aus der Diagnostik der peripheren Nervenkrankheiten ist heute die Nervenbiopsie nicht mehr wegzudenken. Am Patientengut der Wiener Abteilung für klinische Neuropathologie konnten aus methodisch komplett untersuchbarem peripheren Nervengewebe bis zu 90% diagnostische Aussagen gemacht werden, Daten die die Wertigkeit klar erkennen lassen.

Daß Nervenbiopsien einen wesentlichen Beitrag in der Pathogeneseforschung peripherer Nervenkrankheiten gebracht haben und noch immer leisten, ist ein weiterer Hinweis auf die Fülle der Informationsmöglichkeiten dieser Untersuchungen.

Literatur

1. Ashbury, A.K., Gale, M.K., Cox, S.C., Baringer, J.R., Berg, B.O.: Giant axonal neuropathy–a unique case with segmental neurofilamentous masses. Acta Neuropathol. **20**, 237–247 (1972)
2. Berard-Badier, M., Gambarelli, D., Pinsard, N., Hassoun, J., Toga, M.: Infantile neuro-axonal dystrophy or Seitelberger's disease. II. Peripheral nerve involvement: electron microscopic study in one case. Acta Neuropathol. [Suppl.] **V**, 30–39 (1971)
3. Bornstein, M.B., Raine, C.S.: The initial structural lesion in serum-induced demyelination in vitro. Lab. Invest. **35**, 391–401 (1976)
4. Dyck, P.J., Ohta, M.: Neuronal atrophy and degeneration predominantly affecting peripheral neurons. pp. 791–824. In: Peripheral Neuropathy. Dyck/Thomas/Labert (eds.). Vol. II. Philadelphia: Saunders 1975
5. Klinghardt, G..W.: Ein gemeinsames biochemisches Schädigungsprinzip bei einigen aetiologisch verschiedenen Formen von Polyneuropathien. Nervenarzt **34**, 231–234 (1963)
6. Lüllmann, H., Lüllmann-Rauch, R., Wassermann, O.: Arzneimittel-induzierte Phospholipidspeicherkrankheit. Dtsch. Med. Wochenschr. **98**, 1616–1625 (1973)
7. Refsum, S., Stokke, O., Eldjarn, L., Fardeau, M.: Heredopathia atactica polyneuritiformis (Refsum's disease), pp. 868–890. In: Peripheral Neuropathy. Dyck/Thomas/Lambert (eds.). Vol. II. Philadelphia: Saunders 1975
8. Runne, U., Orfanos, C.E.: Tumor- und arzneimittelinduzierte cutane Axondystrophie. Elektronenmikroskopischer Nachweis multipler lamellärer Körper. Arch. Dermatol. Res. **254**, 55–66 (1975)
9. Schaumburg, H.H., Powers, J.M., Suzuki, K., Raine, S.C.: Adreno-leukodystrophy (Sex-linked Schilder disease). Arch. Neurol. **31**, 210–213 (1974)
10. Shelanski, M.L., Ewen, M., Grafstein, B.: Proteins in the slow component of axoplasmic flow J. Neuropathol. Exp. Neurol. **28**, 165–165 (1969)
11. Sluga, E.: Polyneuropathien. Typen und Differenzierung. Ergebnisse bioptischer Untersuchungen. In: Schriftenreihe Neurologie, Bd. 14. Berlin, Heidelberg, New York: Springer 1974

Dozent Dr. Elfriede Sluga
Abteilung für klinische Neuropathologie
des Neurologischen Instituts
der Universität
Schwarzspanierstraße 17
A-1090 Wien IX

Monatsschr. Kinderheilkd. 128, 69–79 (1980)

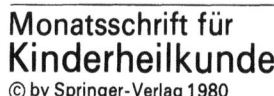

Monatsschrift für
Kinderheilkunde
© by Springer-Verlag 1980

V. Differentialdiagnostische Bedeutung der Muskelbiopsie bei myogenen und neuromuskulären Erkrankungen* **

Lichtmikroskopisch-histochemische und elektronenmikroskopische Befunde

U.-P. Ketelsen

Abteilung Pädiatrische Muskelerkrankungen (Ärztlicher Direktor: Prof. Dr. R. Beckmann) der Universitäts-Kinderklinik Freiburg/Br.

Die Skeletmuskelzelle besitzt auf Grund ihrer funktionellen Sonderstellung eine an die Funktion angepaßte spezifische Organisation, die sie von Zellen anderer Organe unverwechselbar unterscheidet.

Der normale Muskel arbeitet in Form einer Funktionseinheit zwischen zentralem Nervensystem, Rückenmark, peripherem Nerv und Muskelzelle selbst. Diese Funktionseinheit wird durch mehrere Schaltstellen unterbrochen. Pädiatrische Krankheitsbilder, die durch Muskelschwäche, Muskeldegeneration oder Muskeldysfunktionen gekennzeichnet sind, haben ihren Ursprung in Krankheitsprozessen, die bestimmte Teilbereiche dieser Funktionseinheit primär betreffen. Die klinischen Symptome können jedoch – trotz unterschiedlichen Ursprungs des Krankheitsprozesses – gleichartig sein. Ohne Zusatzuntersuchungen ist dann eine sichere Diagnose nicht zu stellen. Hierzu gehören das Elektromyogramm, das Elektroneurogramm sowie Enzymbestimmungen im Blutserum. Diese Untersuchungsmethoden geben prinzipiell Auskunft darüber, ob der Krankheitsprozeß in der Muskelzelle selbst oder in einem anderen Teilbereich der beschriebenen Funktionseinheit lokalisiert ist. Sie sagen jedoch häufig nichts über die *Art* der path. Veränderung aus, welche letztlich über Verlauf, therapeutische Maßnahmen sowie über genetische Untersuchungen von Familienmitgliedern und deren Beratung zu Fragen der Geburtenkontrolle entscheidet.

Richtungsweisend in der Beantwortung dieser Frage wurde die Entwicklung routinemäßig anwendbarer lichtmikroskopisch-histochemischer und, bei entsprechender Fragestellung, auch der Einsatz elektronenmikroskopischer Untersuchungsmethoden von Muskel- und Nervenbiopsien.

Der normale kindliche Skeletmuskel zeigt im Querschnitt polygonale Muskelfasern mit randständigen Kernen (Abb. 1a). Die einzelnen Muskelfasern sind in Muskelfaszikeln angeordnet, die von einem schmalen Bindegewebsband umgeben werden. Im Längsschnitt wird, insbesondere bei modifizierter Gomori-Trichrom-Färbung, die geordnete Querstreifung der Myofibrillen erkennbar.

Der lichtmikroskopische Nachweis muskelzellulärer Enzyme ermöglicht die morphologische Differenzierung biochemisch und funktionell unterschiedlicher Muskelfasertypen, die innerhalb eines Muskelfaszikels im Querschnitt mosaikartig angeordnet sind (Abb. 1 b). Wir unterscheiden zwischen Typ 1 und verschiedenen Typ 2-Fasern, die ein reziprokes Enzymverhalten aufweisen [5].

So werden die Muskelfasern mit der Succinat-dehydrogenase-Reaktion nach ihrem Mitochondriengehalt, mit der Adenosin-triphosphatase-Reaktion nach den enzymatischen Eigenschaften des Myosins differenziert. Durch Modifikation der ATPase-Reaktion nach Präinkubation bei verschiedenen pH-Werten können innerhalb der Typ 2-Fasern Untergruppen definiert werden. Abb. 1 b zeigt eine ATPase-Reaktion nach Präinkubation bei pH 4,35 mit dunklen Typ 1-Fasern, hellen Typ 2 A- und B-Fasern und mittelbraunen Typ 2 C-Fasern.

Weitere histochemische Reaktionen geben u.a. Auskunft über den Glykogen- und Lipidstoffwechsel der Muskelzelle. Während mit routinehistologischen Untersuchungen von Muskelbiopsien und herkömmlichen Färbemethoden meist nur fortgeschrittene degenerative Veränderungen des Muskelparenchyms nachweisbar sind, ermöglicht die histochemische und histometrische Beurteilung Aussagen zu krankheitsbedingten Veränderungen bezüglich der Fasertypenverteilung und -anzahl sowie Aussagen in bezug auf selektive Fasertypenatrophien, Hypertrophien und Hypotrophien. Darüber hinaus können histochemisch Anomalien der Muskelzellarchitektur und Störungen im Muskelzellstoffwechsel nachgewiesen werden. Histochemische Methoden ergeben häufig jedoch keine umfassende Auskunft über feinstrukturelle Veränderungen der Zellorganellen und Myofibrillen und versagen bei Veränderungen von Zellstrukturen, für die bis heute keine histochemische Reaktion zur Verfügung steht. Grenzen, die damit den lichtmikroskopisch-histochemischen Methoden gesetzt sind, können durch zusätzliche elektronenmikroskopische Untersuchungen des Muskelgewebes in vielen Fällen aufgehoben werden. Mit den folgenden Beispielen sollen die Möglichkeiten derartiger Untersuchungen für die Dif-

* Mit Unterstützung durch die Deutsche Forschungsgemeinschaft
** Herrn Professor Beckmann zum 60. Geburtstag gewidmet

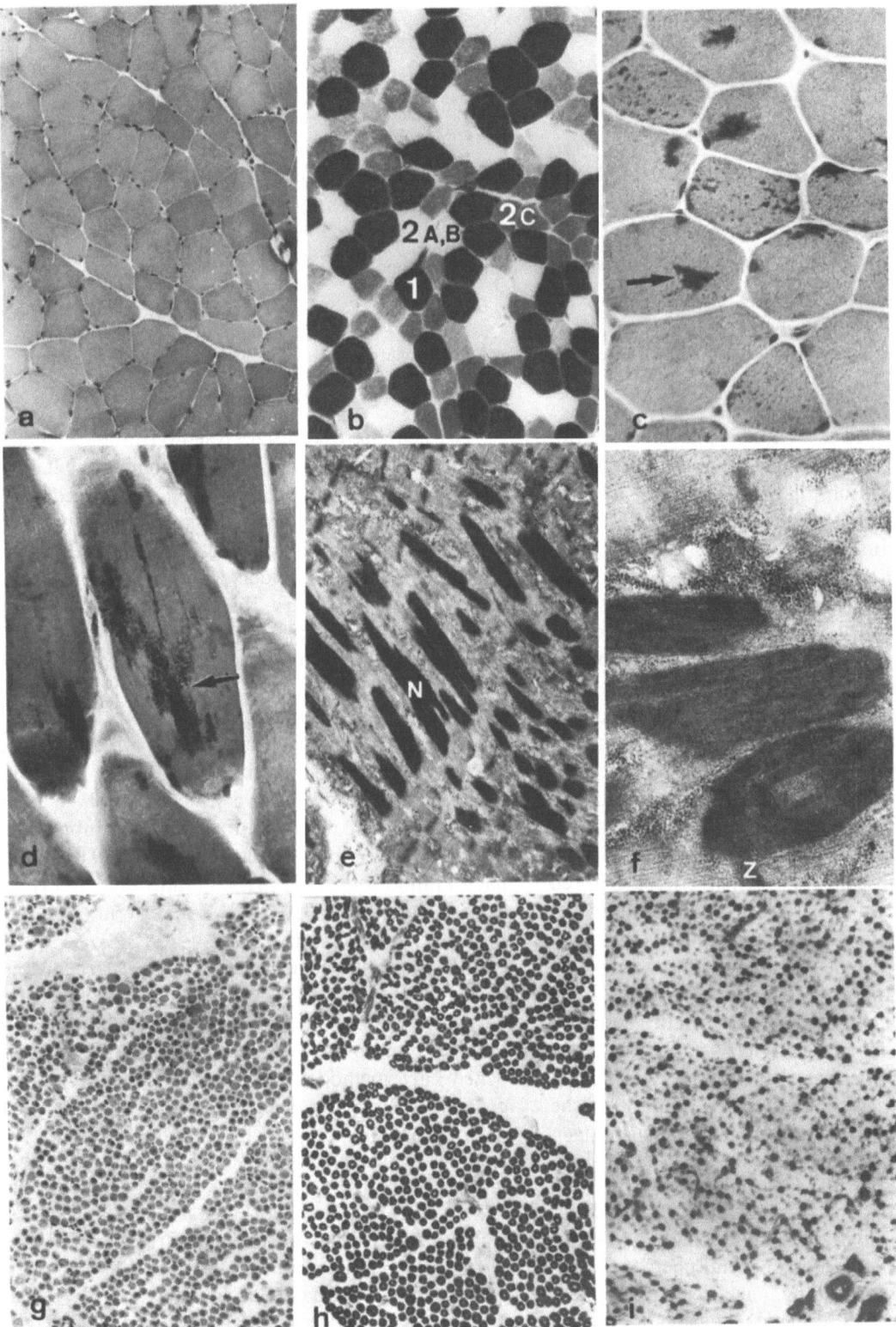

Abb.1.a *Muskelquerschnitt (normale Kontrolle).* Polygonale Muskelfasern mit randständigen Kernen, HE; × 85. **b** Muskelquerschnitt (normale Kontrolle) ATPase nach Vorinkubation bei pH 4,35. Mosaikmuster der verschiedenen Fasertypen (1, 2A, B und C). **c–f** *Nemaline-Myopathie:* **c** Querschnitt von Muskelzellen bei Trichromfärbung mit teils zentral, teils peripher gelegenen dichtgepackten „Nemaline"-Strukturen (→); × 210. **d** „Nemaline"-Strukturen (→) im Längsschnitt; Trichrom; × 400. **e** Elektronenmikroskopische Darstellung der „Nemaline-Strukturen" (N) im Längsschnitt einer Muskelzelle, × 7560. **f** Bei starker Vergrößerung wird die feine periodische Quer- und Längsstreifung dieser aus dem Z-Band (Z) entstehenden Strukturen erkennbar, × 24000. **g–i** *Perinatale Form der myotubulären Myopathie:* **g** Bei HE-Färbung stark verschmälerte und abgerundete Muskelzellen mit überwiegend zentralständigen Kernen, × 85. **h** In zentralen Zellbereichen fehlt meist die myofibrilläre Enzymaktivität; ATPase nach Vorinkubation bei pH 4,35; × 85. **i** Bei ATPase-Reaktion nach Vorinkubation bei pH 10,5 werden vorwiegend Typ 1-Fasern (hell) mit diffus eingestreuten Typ-2-Fasern (dunkel) nachgewiesen, × 85

ferentialdiagnose neuromuskulärer und primär myogener Erkrankungen aufgezeigt werden. Eine umfassende Darstellung dieses sehr komplexen Fachgebietes ist im Rahmen dieser Arbeit nicht möglich. Es wird auf die Monographien von Dubowitz u. Brooke [5] sowie Pongratz [18] verwiesen.

1. Kongenitale Myopathien

Unter dem Begriff der kongenitalen Myopathien werden Muskelerkrankungen verstanden, bei denen die Patienten bereits in der Säuglingszeit durch eine generalisierte Muskelhypotonie, Bewegungsarmut, Muskelhypoplasie oder Muskelhypotrophie auffällig werden. Können Muskelhypotonien mit zentraler Genese, Stoffwechsel- und endokrinbedingte Hypotonien, Hypotonien bei Chromosomenaberationen oder Hypotonien als Folge spinal oder peripher neuropathisch bedingter Muskelatrophien sowie als Folge von Störungen der neuromuskulären Erregungsübertragung ausgeschlossen werden, ist die Ursache der Krankheitssymptome in der Muskelzelle selbst zu suchen. Die kongenitalen Myopathien sind überwiegend in ihrem Verlauf nicht oder nur langsam progredient. Die klinische, elektromyographische und serumenzymatische Abgrenzung zu primär degenerativen Myopathien anderer Genese und chronischen Vorderhornprozessen kann in einzelnen Fällen unmöglich sein. Die Krankheitssymptome erfordern dann die diagnostische Abklärung durch die Muskelbiopsie.

Wir unterscheiden histochemisch und elektronenmikroskopisch zwischen kongenitalen Myopathien mit Strukturanomalien der Muskelzelle, Erkrankungen mit Störungen der Muskelzelldifferenzierung und Myopathien mit Faseratypien bei regelrechter Zellstruktur [19].

a) Strukturanomalien

Bei der „Nemaline"-Myopathie [21] weisen die Patienten überwiegend bereits postnatal die beschriebenen Symptome einer allgemeinen Muskelhypotonie auf.

Der muskelbioptische Befund führt bei diesen Patienten zu übereinstimmenden Ergebnissen. Bei Trichrom-Färbung und im Semidurchschnitt können in den Muskelzellen stäbchenförmige Veränderungen nachgewiesen werden (Abb. 1 c, d), die sog. „Nemaline"-Körper (griech.: nema, der Faden).

Elektronenmikroskopische Untersuchungen haben ergeben, daß diese stäbchenförmigen Gebilde aus den Z-Streifen der Myofibrillen entstehen (Abb. 1 e, f).

Ausgebildete „Nemaline"-Körper zeigen bei höherer Vergrößerung eine feine periodische Quer- und weniger deutlich auch eine feine Längsstreifung (Abb. 1 f). Ihr Ursprung im Z-Band führte zu der Vermutung, daß die „Nemaline"-Strukturen aus Protein des Z-Streifens bestehen. Bis heute konnte jedoch die biochemische Natur dieses Proteins nicht eindeutig

bestimmt werden. Die Muskelzellen weisen prinzipiell keine weiteren charakteristischen Veränderungen auf. Lichtmikroskopisch-histochemisch kann lediglich eine verminderte Fasertypendifferenzierung oder Reduzierung der Typ 2-Fasern nachgewiesen werden.

Eine weitere, nicht progressive kongenitale Myopathie wurde auf Grund des histochemischen Befundes als „multicore"-Myopathie bezeichnet [10]. Histochemisch fehlt bei dieser Myopathie in umschriebenen peripheren und zentralen Zellbereichen die oxydative Enzymreaktion [2, 10]. Elektronenmikroskopisch sind diese Zellbereiche durch Zerstörung des myofibrillären Gefüges sowie durch Verlust an Mitochondrien gekennzeichnet. In unzerstörten Anteilen der Muskelzellen sind die Mitochondrien erhalten. Analoge ultrastrukturelle Veränderungen finden sich bei der sog. "Central-core"-Myopathie, hier werden die beschriebenen zellulären Degenerationsbereiche jedoch ausschließlich im Zentrum der Muskelzellen nachgewiesen (Abb. 2 c) und durchziehen häufig, im Gegensatz zur "Multi-core"-Myopathie, die ganze Länge der Faser.

b) Störungen der Muskelzelldifferenzierung

Bereits 1966 beschrieben Spiro, Shy u. Gonatas [22] das Krankheitsbild eines 12jährigen Jungen mit seit der Geburt langsam progredienter Myopathie. Die Muskelbiopsie zeigte im Querschnitt Muskelzellen mit einem Durchmesser von ca. 27 µm, der in diesem Alter normalerweise 50 µm beträgt. 85% der Muskelzellen wiesen zentralständige Kerne auf, die häufig von einem myofibrillenfreien Hof umgeben waren.

Der Vergleich mit embryonaler Muskulatur führte zu der auch elektronenmikroskopisch untermauerten Hypothese, daß dieses Krankheitsbild auf einer bisher in ihrer Genese unklaren Störung der Muskelzelldifferenzierung beruht. Da die Muskelzellen solcher Patienten sowohl lichtmikroskopisch-histochemisch als auch ultrastrukturell embryonalen Myotuben gleichen, wurde dieses Krankheitsbild als „myotubuläre Myopathie" bezeichnet. Abbildung 1 g–i zeigt den lichtmikroskopisch-histochemischen Befund einer perinatalen Form der myotubulären Myopathie. Es finden sich sehr schmale (Durchmesser meist kleiner als 10 µm) und abgerundete Muskelzellen mit überwiegend zentralständigen Kernen (Abb. 1 g). Bei ATPase-Reaktion nach Präinkubation bei pH 4,35 werden überwiegend Typ 1-Muskelfasern nachgewiesen (Abb. 1 h). Die Mehrzahl dieser Muskelzellen zeigt im Querschnitt zentrale Aufhellungen mit fehlender ATPase-Reaktion. Bei ATPase-Reaktion (pH 10,5) finden sich nur wenige, diffus innerhalb der Muskelfaszikel verstreute Typ 2-Fasern (dunkle Fasern, Abb. 1 i).

c) Faseratypien (selektive Fasertypenhypoplasie oder -hypotrophie)

Ohne Strukturanomalien und ohne Zeichen einer primären Degeneration der Muskelzellen finden sich hi-

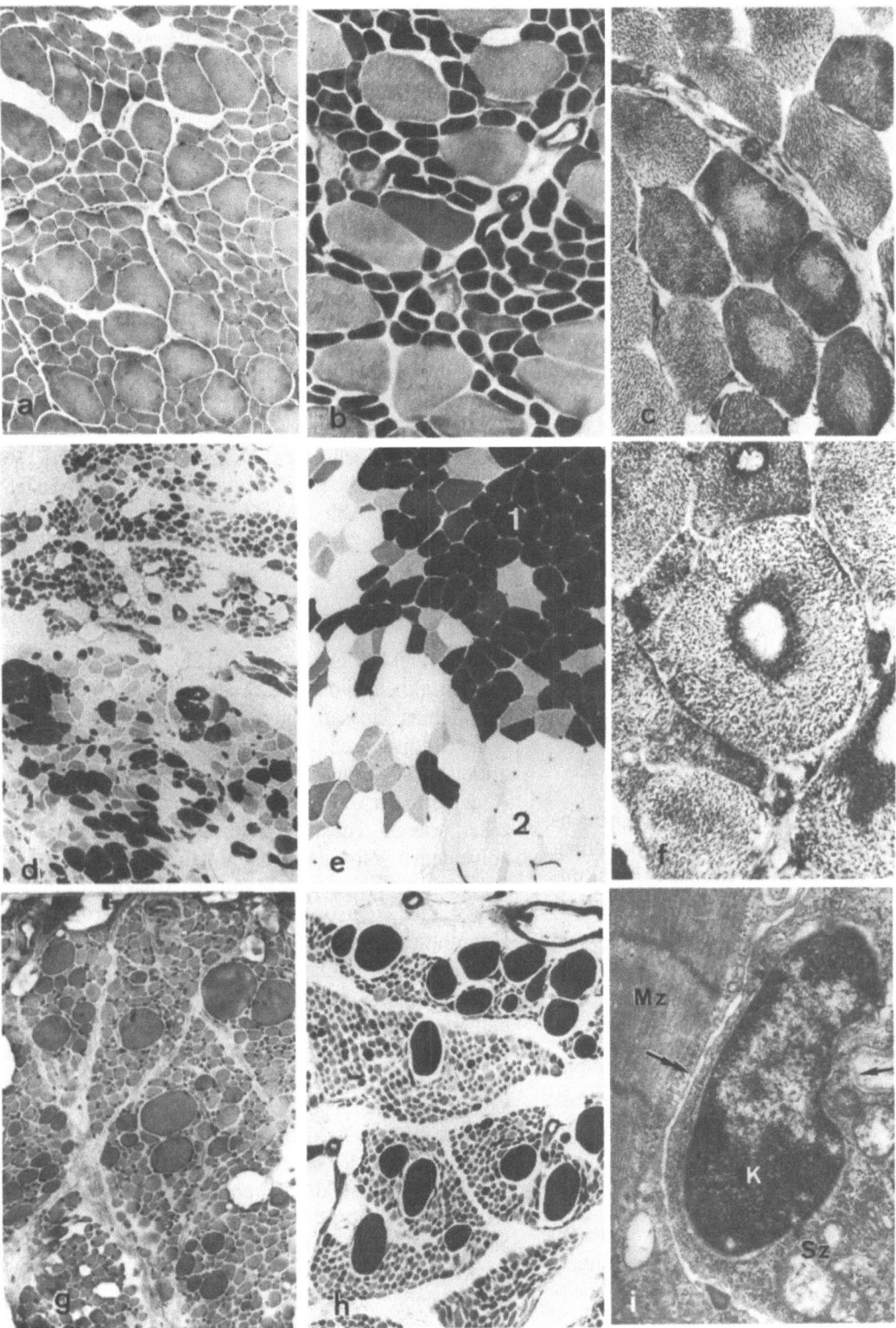

Abb. 2. a und b *Kongenitale Fasertyp 1-Hypotrophie:* Bei Trichromfärbung (a) neben normkalibrigen oder hypertrophischen Muskelzellen stark verschmälerte Fasern mit überwiegend randständigen Kernen, welche bei ATPase-Reaktion nach Vorinkubation bei pH 4,35 (b) überwiegend den Typ 1-Fasern (dunkel) zuzuordnen sind, × 110. **c** *„Central-Cores"*. Zentrale Muskelzellbereiche mit fehlender oxydativer Enzymaktivität, LDH-Reaktion; × 140. **d** *Muskelatrophie bei chronisch peripherer Neuropathie*. Im oberen Bildabschnitt größere Felder atrophischer Muskelfasern, im unteren noch erhaltenes Restparenchym mit leichter Fasertypengruppierung. ATPase nach Vorinkubation bei pH 4,35, × 85. **e** Ausgeprägte Fasertypengruppierung sowohl der Typ 1- als auch der Typ 2-Fasern bei chronisch peripherer Neuropathie. ATPase-Reaktion nach Vorinkubation bei pH 4,35, × 85. **f** *Target-Fasern* bei chronischer Polyneuropathie. Im Zentrum fehlende, im Randsaum erhöhte oxydative Enzymreaktion. LDH-Reaktion, × 340. **g–i** *Spinale Muskelatrophie* (Typ Werdnig-Hoffmann): Große Gruppen atrophischer Muskelzellen mit eingestreut hypertrophischen Fasern (**g**), die bei ATPase-Reaktion nach Vorinkubation bei pH 4,35 (**h**) als Typ 1-Fasern (dunkel) zu klassifizieren sind, × 100. **i** Elektronenmikroskopische Aufnahme einer Satellit-Zelle (Sz) zwischen Basalmembran (→) und Plasmalemm (↠) einer Muskelzelle (Mz) bei spinaler Muskelatrophie (Typ Werdnig-Hoffmann). Kern der Satellitzelle (K), × 18000

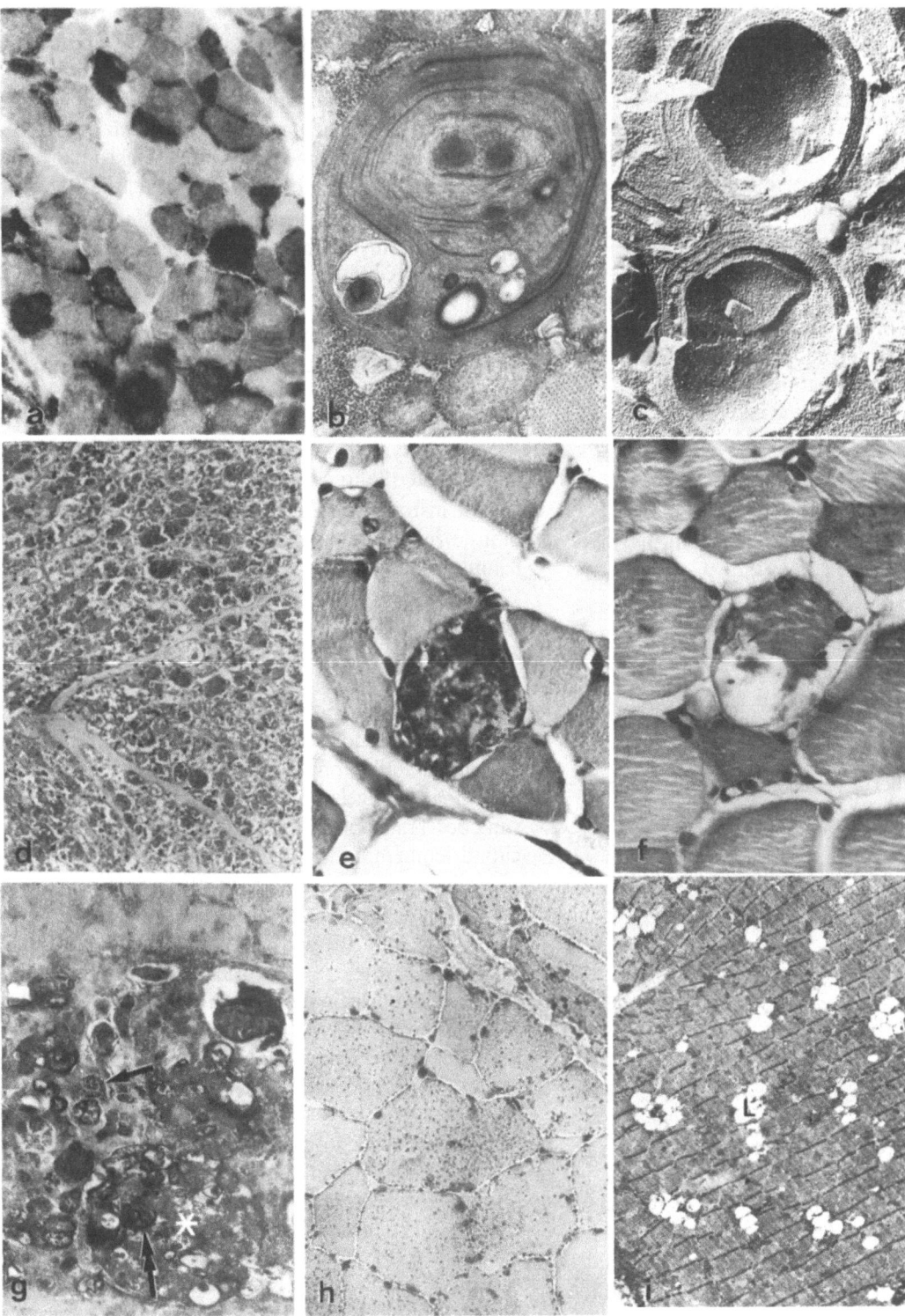

Abb.3.a–c *Mitochondriale Myopathie.* In zahlreichen Muskelzellen findet sich sowohl intermyofibrillär als auch subsarkolemmal eine pathologisch vermehrte mitochondriale Enzymaktivität (**a**) bei Succinatdehydrogenasereaktion, × 85. Elektronenmikroskopisch werden subsarkolemmal und intermyofibrillär Riesenmitochondrien mit umorientierten und teilweise myelinartig degenerierten Cristae mitochondriales (**b**), × 22 500, und parakristallinen Ablagerungen (keine Abbildung) nachgewiesen. Die Darstellung dieser Mitochondrien im Gefrierbruch (**c**) zeigt, daß die transformierten Mitochondrien aus kugelförmig ineinander verschachtelten Mitochondrienmembranen mit überwiegend erhaltener makromolekularer Membranarchitektur bestehen, × 20 000. **d** *Typ II-Glykogenose (Pompe).* Ausgeprägte vakuoläre Myopathie. HE-Färbung, × 85. **e–g** *Abortive Form der Typ II-Glykogenose.* **e** PAS-positive Ablagerungen von Glykogen, PAS-Färbung, × 500. **f** PAS-Färbung nach Einwirkung von Diastase. Herauslösung der PAS-positiven Ablagerungen, × 500. **g** Elektronenmikroskopischer Nachweis der Glykogenspeicherung in membrangebundenen Vakuolen (→). Daneben große „autophage" Vakuolen (*) mit aggregierten Glykogenpartikeln und myelinartiger Membrandegeneration (→→), × 11 000. **h und i** *Myopathien mit Lipidspeicherung:* **h** Intrazelluläre feintropfige Lipidspeicherung bei Oil-red-O-Färbung, × 250. **i** Elektronenmikroskopische Darstellung intrazellulärer Lipidtropfen (L) bei Lipidspeichermyopathie, × 2600

stochemisch bei einer Vielzahl von kongenitalen Myopathien Fasertypenanomalien. Ein Beispiel hierfür ist der Befund einer Fasertyp 1-Hypotrophie (Abb. 2a) mit selektiver Verschmälerung der Typ 2-Fasern, die bei ATPase-Reaktion nach Präinkubation bei pH 4,35 dunkel erscheinen (Abb. 2b).

Elektromyographisch und elektroneurographisch fand sich bei diesen Patienten kein sicherer Hinweis auf einen neurogen bedingten Muskelprozeß. Anomalien eines bestimmten Fasertyps lassen jedoch generell daran denken, daß der primäre Defekt in dem Motoneuron liegt, welches für die Entwicklung, Erhaltung und Funktion des von ihm versorgten Muskelfasertyps zuständig ist. Nervenbiopsien ergaben jedoch bisher keinen Hinweis auf pathologische Veränderungen des peripheren Nerven. Eine endgültige nosologische Klassifizierung der Faseratypien steht noch aus.

2. Muskelzellstoffwechselanomalien mit oder ohne nachweisbare Strukturanomalien

In den letzten Jahren wurden bei Kindern, aber auch bei Erwachsenen, zahlreiche Erkrankungen der Skeletmuskulatur mit klinisch unterschiedlicher Symptomatik mitgeteilt, die wir bei einem Teil der Patienten als primäre Mitochondriopathien klassifizieren können.

Wie bei einem von uns untersuchten $9\frac{1}{2}$ Jahre alten Mädchen [15], bei dem neben der klinischen Symptomatik einer sehr langsam progredienten Muskelerkrankung eine isolierte Erhöhung der Lactatdehydrogenase im Serum sowie eine chronische Erhöhung des Serumpyruvats und Serumlactats von Bedeutung ist, können auch bei anderen Patienten mit Mitochondriopathien der Skeletmuskeln histochemisch in zahlreichen Muskelzellen pathologisch positive Reaktionen der oxydativen Enzyme, wie z.B. der mitochondrialen Succinatdehydrogenase (Abb. 3a), nachgewiesen werden. Biochemische Untersuchungen des Muskelhomogenats erbrachten bei diesen Patienten pathologische Veränderungen des mitochondrialen Stoffwechsels [4]. Elektronenmikroskopisch fanden sich bei unserer kleinen Patientin [15] in nahezu allen Muskelzellen Riesenmitochondrien mit dichtgepackten und zu konzentrischen Kreisen umorientierten Cristaemembranen sowie parakristallinen Einschlüssen (Abb. 3b). Mit Hilfe der Gefrierätzung konnten wir die makromolekulare Architektur derartig transformierter Mitochondrienmembranen analysieren (Abb. 3c). Es ergab sich, daß die Membranarchitektur bei einem großen Teil dieser Mitochondrien erhalten geblieben ist. Wir haben daraus gefolgert [15], daß ein Teil der transformierten Mitochondrien durch kugelförmige Abgrenzung vom Zellplasma und durch Erhaltung der molekularen Membranarchitektur funktionell aktiv bleibt. Diese Aussage ermöglicht im vorliegenden Fall eine Erklärung für die nur langsame Progredienz der klinischen Symptome trotz des eindrucksvollen pathologischen Befundes.

Myopathien, die auf spezifischen Zellstoffwechselstörungen (z.T. ohne charakteristische Strukturanomalien bestimmter Zellorganellen) beruhen, werden histochemisch nachweisbar.

Der erste Hinweis auf eine stoffwechselbedingte Myopathie findet sich häufig bereits lichtmikroskopisch bei Hämatoxilin-Eosin- oder Trichromfärbung in Form einer *Vakuolisierung* von Muskelfasern.

Differentialdiagnostisch kommen Glykogenosen, Lipidspeichermyopathien, periodische Paralyse sowie vakuoläre Myopathie bei Lupus erythematodes in Betracht.

Lipidablagerungen innerhalb der Skeletmuskelzelle können bei verschiedenen neuromuskulären Erkrankungen und Myopathien beobachtet werden. Pathologische Lipidspeicherungen mit myogenen Krankheitssymptomen sind als Krankheitseinheit erst in den letzten Jahren bekannt geworden.

Die histopathologische Untersuchung der Muskelbiopsie zeigt bereits im Hämatoxilin-Eosin-gefärbten Schnitt innerhalb der Muskelzellen multiple, kleine Vakuolen. Bei Fettfärbungen, z.B. mit Oil-red-O, finden sich diffus verteilt intrazelluläre Lipidablagerungen (Abb. 3h), vorwiegend in den Typ 1-Fasern.

Elektronenmikroskopisch sind bei einem Teil dieser Patienten die Lipidtropfen z.T. strukturell veränderten Mitochondrien angelagert (Abb. 3i). In einem Teil dieser Fälle konnte biochemisch mit dem Nachweis eines Mangels an Carnitin im Muskel die Störung des Transportes von Fettsäuren durch die Mitochondrienmembran als pathologische Ursache der Lipidspeicherung erkannt werden [9].

Eine andere Myopathie mit Bildung intrazellulärer Vakuolen (Abb. 3d) wird hervorgerufen durch einen Mangel an saurer $\alpha_{1,4}$-Glucosidase. Diese Typ II-Glycogenose mit Cardiomegalie, z.T. Hepatomegalie und generalisierter Glykogenspeicherung, deren klinisches Bild durch Pompe bekannt wurde, manifestiert sich bereits im frühen Säuglingsalter und endet noch innerhalb des ersten Lebensjahres letal.

Im Gegensatz zu dieser klassischen Form wurden in den letzten Jahren zahlreiche Krankheitsfälle mit Mangel an saurer $\alpha_{1,4}$-Glucosidase beschrieben, bei denen die Prognose günstiger war. Bei diesen Patienten standen die Symptome einer Myopathie im Vordergrund des klinischen Bildes. Cardiomegalie, Hepatomegalie und Makroglossie können fehlen.

Gemeinsam ist allen Formen der Typ II-Glycogenose mit Mangel an saurer $\alpha_{1,4}$-Glucosidase die Ablagerung von Glykogen in großen lysosomalen Vakuolen. Das PAS-positive Glykogen (Abb. 3e) wird nach Einwirkung von Diastase in Parallelschnitten fast völlig herausgelöst. Es werden dadurch die intrazellulären Vakuolen sichtbar (Abb. 3f).

Elektronenmikroskopisch enthalten diese membrangebundenen Vakuolen bei den beschriebenen Fällen mit prognostisch günstigerem Verlauf neben aggregierten Glykogenpartikeln häufig myelinartige

Abbauprodukte cytoplasmatischer Membranen (Abb. 3g).

Analoge Befunde wurden von A.G. Engel [6] erstmals bei 3 erwachsenen Patienten erhoben, bei denen ebenfalls ein Mangel an saurer $\alpha_{1,4}$-Glucosidase nachgewiesen wurde. Er prägte, insbesondere auf Grund des elektronenmikroskopischen Befundes, den Begriff der „autophagen Glykogenose". Klinischer Befund und Verlauf führen gemeinsam mit den biochemischen und histopathologischen Ergebnissen in diesen Fällen zur Diagnose einer abortiven muskulären Form der Typ II-Glykogenose [16].

3. Neurogene Muskelatrophien

Schon während der Ontogenese der quergestreiften Muskulatur prägt der periphere Nerv mit der Innervation den biochemischen Charakter der Muskelzelle. Im postnatalen Skeletmuskel kontrolliert das motorische Neuron mit der Innervation die Proteinsynthese der Muskelzellen. Diese grundlegende Tatsache können wir bei der histochemischen Untersuchung von Muskelbiopsien bei Patienten mit chronischen Erkrankungen des peripheren Nerven nutzen.

Die Abb. 2d u. e zeigen Befunde bei *peripher chronischer Neuropathie*, die durch die ultrastrukturelle Untersuchung einer Biopsie des N. suralis bestätigt wurde. Bei ATP-ase-Reaktion werden Gruppierungen eines Fasertyps nachgewiesen (Abb. 2e). Das normale Mosaikmuster in der Fasertypenverteilung ist aufgehoben. Dieser Befund findet die folgende Erklärung: Nach Zerstörung eines peripheren Nerven atrophieren die von ihm innervierten, z.B. Typ 1-Muskelfasern. Durch kollaterale Reinnervation dieser atrophischen Muskelfasern durch einen Nerv, der ursprünglich die Typ 2-Fasern innerviert, werden den reinnervierten Muskelzellen die biochemischen Charakteristika des Typs 2 aufgeprägt. Es kommt zur *Fasertypengruppierung*. Bei Degeneration des reinnervierenden Nerven kommt es anschließend zur *gruppenförmigen Atrophie eines Fasertyps*. Zusätzlich histopathologische Zeichen bei peripherer Neuropathie sind neben der Muskelzellatrophie und Fasertypengruppierung charakteristische Architekturveränderungen der Muskelzelle, wie die sog. Target-Fasern (Abb. 2f) und targetoiden Fasern [7], Unregelmäßigkeiten im intrazellulären oxydativen Enzymreaktionsmuster sowie sog. „anguläre Muskelfasern", d.h. stark atrophische Muskelzellen mit deutlich positiver oxydativer Enzymreaktion.

Die spinalen Muskelatrophien sind im Kindesalter ebenso häufig wie die Muskeldystrophien. Die milder verlaufenden Formen (intermediäre, juvenile Form und Typ Kugelberg-Welander) können das klinische Bild der Muskeldystrophie imitieren und müssen dann, insbesondere wegen ihrer vergleichsweise besseren Prognose mit häufig relativ stationärem klinischen Verlauf, sowohl von der Muskeldystrophie wie auch von der malignen Form der spinalen Muskelatrophie (Typ Werding-Hoffmann) abgegrenzt werden.

Im Gegensatz zur Muskelatrophie bei peripherer Neuropathie finden sich bei progressiv *spinaler Muskelatrophie* vom Typ Werdnig-Hoffmann charakteristischerweise große Gruppen atrophischer Fasern, zwischen denen einzelne, meist hypertrophische Muskelzellen eingestreut sind (Abb. 2g). Diese hypertrophischen Fasern sind überwiegend dem Fasertyp 1 zuzuordnen (Abb. 2h).

Elektronenmikroskopisch werden bei spinaler Muskelatrophie (Werdnig-Hoffmann) in Muskelbiopsien sehr unterschiedliche Zellkomponenten nachgewiesen. Neben atrophischen und sekundär myopathisch veränderten Muskelzellen finden sich Myoblasten, myotubenähnliche Zellen und zahlreiche Satellitzellen (Abb. 2i). Diese Vorstufen reifer Muskelzellen stützen die Hypothese, daß eine Unterbrechung der motorischen Innervation zu einer Entwicklungshemmung der betroffenen Muskelzellareale führen kann und die beschriebenen Muskelzellvorstufen embryonale Myoblasten und Myotuben darstellen [11, 13].

Bei spinaler Muskelatrophie vom Typ Kugelberg-Welander und bei milder verlaufenden spinalen Muskelatrophien innerhalb der juvenilen Formen weicht das histopathologische Bild von dem bei spinaler Muskelatrophie vom Typ Werdnig-Hoffmann ab. Auch bei diesen Patienten werden gruppenförmige Atrophien nachgewiesen, jedoch finden sich vergleichsweise meist kleinere Gruppen atrophischer und weniger angerundeter Muskelzellen. Die großen Fasern weisen häufig Typengruppierungen auf. Vielfach werden neben einer Typ 2-Faserprädominanz Muskelzellarchitekturveränderungen wie Core-Bildungen oder Target-Formationen beobachtet.

4. Polymyositis und Dermatomyositis. Sonderformen

Beachtung verdienen wegen aussichtsvoller Behandlung die entzündlichen Muskelerkrankungen (Abb. 4a), deren Diagnose auch muskelbioptisch, vor allem in Fällen mit sog. pseudomyopathischer Polymyositis, sehr schwierig sein kann, insbesondere dann, wenn im untersuchten Muskelgewebe ausgeprägte entzündliche Infiltrate fehlen, bei sonst degenerativen Veränderungen. In derartigen Fällen stützen histopathologische Befunde wie eine perifaszikuläre Atrophie (Abb. 4b) und eine deutliche Schwarzfärbung interstitieller Bindegewebsstränge bei alkalischer Phosphatase-Reaktion (Abb. 4c) die klinische Verdachtsdiagnose [8].

Bei kindlicher Dermatomyositis können elektronenmikroskopisch in den Endothelzellen der Kapillaren, die z.T. degeneriert sind, zusätzlich charakteristische filamentös-tubuläre Strukturen nachgewiesen werden (Abb. 4d), deren virale Natur diskutiert wird.

Von Brooke et al. wurde 1972 [5] erstmals eine progressive neuromuskuläre Erkrankung beschrieben,

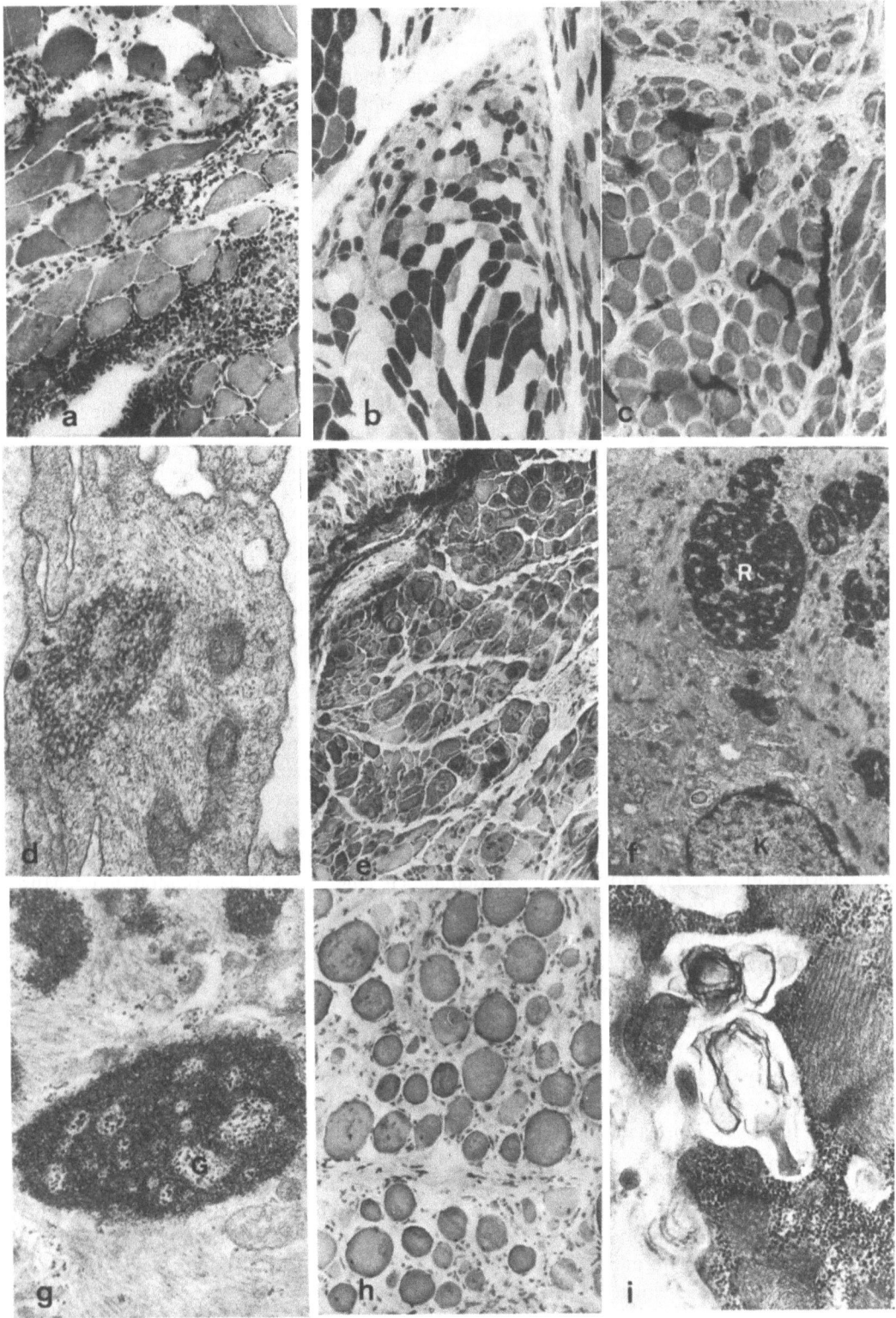

Abb. 4. a *Akute diffuse Polymyositis* mit ausgeprägter Rundzellinfiltration und beginnender Muskelparenchymschädigung. HE-Färbung; × 85.
b–d Histopathologische Befunde bei *Dermatomyositis* mit geringgradigen oder fehlenden entzündlichen Infiltraten: **b** Deutliche perifaszikuläre
Atrophie, ATPase-Reaktion nach Vorinkubation bei pH 4,35, × 85. **c** Schwarzfärbung einzelner Bindegewebsstränge bei alkalischer Phospha-
tasereaktion, × 85. **d** Elektronenmikroskopischer Nachweis tubulär-filamentöser Einschlüsse in einer Kapillarendothelzelle, × 34 000. **e–g**
"Reducing-body"-Myopathie **e** Diffuse Muskelparenchymschädigung mit Faserkalibervariation, Zellnekrosen und intrazellulären eosinophilen Einschlüssen. HE-Färbung; × 85. **f** Elektronenmikroskopischer Nachweis muskelzellulärer "reducing-bodies" (R). Daneben Myofibrillen-
degeneration. Kern der Muskelzelle (K), × 5100. **g** "Reducing-body" aus dichtgepackten osmiophilen Granula und Glykogenpartikeln in
elektronenmikroskopisch hellen Höfen (G). Die Einschlußkörper sind nicht von einer Membran umgeben, × 24 000. **h** Muskelparenchymveränderungen im fortgeschrittenen Stadium der *Duchenne-Muskeldystrophie*. Zerstörung der normalen Muskelfaszikelstruktur durch Faserver-
lust und bindegewebigen Umbau. Deutliche Faserkalibervariation und Faserabrundung. Zellnekrosen, z.T. mit Phagozytose. Vermehrt
zentralständige Kerne, HE-Färbung, × 85. **i** Fokale Läsion des Plasmalemms einer Muskelzelle im Frühstadium der Duchenne-Muskeldystrophie, × 15 000

Tabelle 1. Ultrastrukturelle Veränderungen bei Überträgerinnen und Patienten der Duchenne-Muskeldystrophie

		Überträgerinnen der Duchenne-Muskeldystrophie	Patienten mit Duchenne-Muskeldystrophie
Myofibrillen		Proliferation von Myofilamenten; Fragmentation	Fragmentation; homogener Zerfall myofibrillärer Proteine. Proliferation von Myofilamenten
Mitochondrien	Verdichtete Grundmatrix; vakuolige oder myelinartige Degeneration	+/−	+
	Formvariation mit umorientierten cristae	−	−
	Kristalloide Einschlüsse	−	−
Kerne	Zentralständigkeit	+/−	+
	Vermehrung	+/−	+
	Invagination cytoplasmatischer Bestandteile	−	−
	Chromatinverklumpungen	+/−	+
	Pathologische Einschlüsse	−	−
Glycogen		+/−	Vermehrt im Frühstadium vermindert im degenerativen Stadium
Lipidtropfen		−	+/−
T-System		Keine signifikanten Veränderungen	Keine signifikanten Veränderungen
Sarkoplasmatisches Retikulum		Keine signifikanten Veränderungen	Vakuolige Ausweitung im Spätstadium
Sarkolemm		Keine signifikanten Veränderungen im Ultradünnschnitt	Membranaufbrüche im Ultradünnschnitt; veränderte makromolekulare Architektur im Gefrierätzpräparat
Satellitzellen; Myoblasten; Myotuben		−	+/− (Ineffektiver Regenerationsversuch)
Vermehrung des Binde- und Fettgewebes		−	+
Phagozytose		−	+/−

deren klinische Symptome bereits in der Neugeborenenperiode ausgeprägt waren. Histopathologisch wurden in den Muskelzellen Einschlußkörper nachgewiesen, die nicht von Membranen umschlossen sind und aus kleinen elektronendichten Partikeln, vereinzelt Filamentstrukturen und Glykogenpartikeln bestehen. Diese Einschlußkörper haben die Eigenschaft, Menadion-Nitroblau-Tetrazolium zu reduzieren und enthalten Nucleinsäuren. Auf Grund der reduzierenden Eigenschaft dieser Einschlußkörper erhielt die Myopathie den Namen "reducing body"-Myopathie.

Abbildung 4e–g zeigt den muskelbioptischen Befund einer 4jährigen Patientin aus dem eigenen Krankengut mit "reducing-body"-Myopathie. Die schweren Muskelparenchymveränderungen bestehen in einer deutlichen Faserkalibervariation mit zahlreichen degenerierenden Muskelfasern, zentralständigen Kernen und eosinophilen Einschlüssen (Abb. 4e), die histochemisch und elektronenmikroskopisch (Abb. 4f u. g) als "reducing-bodies" zu bestimmen sind. Bei dieser Myopathie wird eine Virus-Infektion (Coxsackie B) als auslösender Faktor diskutiert [5]. Ob diese myogene Erkrankung deshalb als eigenständige primär degenerative (congenitale?) Myopathie bezeichnet werden kann oder ob sie den virusbedingten Myo-

sitiden zugeordnet werden muß, ist bis heute noch nicht entschieden.

5. Muskeldystrophie

Die histopathologischen Veränderungen bei Muskeldystrophie bestehen in einer diffusen Muskelzelldegeneration mit zunehmendem Verlust an Muskelfasern, ausgeprägter Faserkalibervariation mit abnormer Faservergrößerung oder -verschmälerung, vermehrt zentralständigen Kernen, Faseraufspaltung und -abrundung, Proliferation des interstitiellen Binde- und Fettgewebes und vereinzelt leichten entzündlichen Infiltraten. Die histochemische Fasertypendifferenzierung ist häufig abgeschwächt und wird, soweit dann beurteilbar, durch eine Fasertyp 1-Prädominanz bei verminderter Anzahl der Typ 2-Fasern bestimmt.

Bei *Duchenne-Muskeldystrophie* sind im fortgeschrittenen Stadium ganze Muskelparenchymbereiche durch Binde- und Fettgewebe ersetzt. Im Frühstadium dieser malignen Form der dystrophischen Muskelerkrankungen konnten sowohl licht- als auch elektronenmikroskopisch (Abb. 4i) Muskelzellmembrandefekte sowie makromolekulare Veränderungen der Zellmembranarchitektur [14, 20] nachgewiesen wer-

den, die möglicherweise zu einer frühzeitigen Calcium-
überladung der Zelle führen [23, 3]. Diese Membran-
defekte mit anschließender intrazellulärer (mitochon-
drialer?) Calciumakkumulation könnte im ursächlichen Zusammenhang mit der Zellnekrose stehen [23].
Elektronenmikroskopische Analysen von Muskelbiopsien bei Patienten und Überträgerinnen der Duchenne-Muskeldystrophie erbrachten pathologische
Veränderungen der Myofibrillen und Zellorganellen,
die in Tabelle 1 dargestellt sind. Derartige Untersuchungen können, neben der möglichst frühzeitigen Bestimmung der Serum-Kreatinphosphokinase, einen
wertvollen Beitrag zur Identifizierung von Überträgerinnen dieser Erkrankung leisten. Wie die Duchenne-
Muskeldystrophie, so wird auch die *Becker-Kiener-
Muskeldystrophie* x-chromosomal-rezessiv vererbt,
mit jedoch späterem Beginn der klinischen Symptome
und benignem Krankheitsverlauf. Die Serumkreatin-
phosphokinase kann bei diesen Patienten ebenfalls
stark erhöht sein, so daß in vielen Fällen mit der Enzymbestimmung im Serum allein keine differentialdiagnostische Abgrenzung zur malignen Duchenne-
Muskeldystrophie möglich ist. Die Muskelbiopsie
zeigt in Analogie zu gleichaltrigen Duchenne-Patienten meist weniger ausgeprägte degenerative Muskelparenchymveränderungen und vermehrt Zeichen der
Muskelzellregeneration bei überwiegend guter Fasertypendifferenzierung. Eine positive Familienanamnese
mit einem stationär muskelkranken Onkel stützt die
Differentialdiagnose.

Die *Gliedergürtelmuskeldystrophie* (Schulter- oder
Beckengürtelmuskeldystrophie) wird autosomal-rezessiv vererbt, so daß auch Mädchen betroffen sein
können. Der Beginn der klinischen Symptome ist äußerst variabel und reicht von der frühen Kindheit bis
ins Erwachsenenalter.

Ebenso unterschiedlich kann der klinische Verlauf
sein, mit milder und langsam fortschreitender Symptomatik oder Perioden rascher Progression. Histopathologisch findet sich eine ausgeprägte Faserkalibervariation mit Zelldegeneration, Faseraufspaltung und
Regeneration sowie Muskelzellarchitekturveränderungen in Form sog. "moth eaten"-Fasern oder Ring-
binden (senkrecht zur Längsachse der Muskelfasern
zirkulär umorientierte Myofibrillen).

Bei *congenitaler Muskeldystrophie* werden die Patienten bereits in der Säuglingszeit als sog. "floppy
babies" auffällig, z.T. mit Kontrakturen einzelner
Muskelgruppen (Arthrogryposis). Die differentialdiagnostische Abklärung der Muskelhypotonie dieser
Säuglinge ist bedeutsam, um entweder eine congenitale Myopathie anderer Genese (s.o.) oder eine Muskelhypotonie nichtmuskulären Ursprungs auszuschließen. Die Muskelbiopsie zeigt bei congenitaler
Muskeldystrophie häufig ausgeprägte dystrophische
Veränderungen mit deutlichem Verlust an Muskelfasern und starker Binde- und Fettgewebsvermehrung.

Dieser Befund erlaubt jedoch keine Aussage zur
Prognose des Krankheitsbildes, welches einerseits re-

lativ gutartig (Typ Batten-Turner), andererseits maligne (Typ De Lange) verlaufen kann.

Zusammenfassung

Die Differentialdiagnose primär myogener und neuromuskulärer Erkrankungen im Kindesalter entscheidet
über die Krankheitsprognose, therapeutische Maßnahmen sowie über Untersuchungen und genetische
Beratung von Familienmitgliedern unter anderem zu
Fragen der Geburtenkontrolle.

Während elektromyographische, elektroneurogra-
phische und serumenzymatische Untersuchungsmethoden Hinweise zur Lokalisation des Krankheitsprozesses geben (Muskelparenchym, peripherer Nerv
oder Rückenmark), wird durch lichtmikroskopisch-histochemische und elektronenmikroskopische Untersuchungen der Muskel- und/oder Nervenbiopsie *die
Art* der pathologischen Veränderung definierbar, welche letztlich über Verlauf und Therapiemöglichkeit
der Krankheit sowie eine wirksame genetische Beratung entscheidet.

Lichtmikroskopisch-histochemische Methoden erbrachten grundlegende neue Möglichkeiten in der Erkennung myogener und neuromuskulärer Erkrankungen:

1. Die morphologische Differenzierung biochemisch und funktionell unterschiedlicher Muskelfasertypen und deren krankheitsspezifischen Veränderungen bezüglich der Fasertypenverteilung, des Faserty-
pendurchmessers und der Anzahl von Fasertypen.

2. Nachweis charakteristischer und/oder spezifischer Veränderungen der Muskelzellarchitektur.

3. Nachweis metabolischer Myopathien.

Durch zusätzliche *elektronenmikroskopische* Untersuchungen werden auch diejenigen, für bestimmte
Krankheitsbilder charakteristischen Zellstrukturver-
änderungen erkennbar, die sich dem lichtmikroskopisch-histochemischen Nachweis entziehen können.

Es wird an ausgewählten Beispielen aus mehreren
hundert ätiologisch verschiedenartigen, primär myogenen und neuromuskulären Erkrankungen die differentialdiagnostische Aussagekraft lichtmikroskopisch-
histochemischer und elektronenmikroskopischer Untersuchungen von Muskelbiopsien demonstriert.

Literatur

1. Angelini, C.: J. Neurol. **214**, 1 (1976)
2. Beckmann, R., Ketelsen, U.-P., Noetzel, H., Grigoriadis, P.: Der Kinderarzt **21**, 631 (1973)
3. Bodensteiner, J.B., Engel, A.G.: Neurology **28**, 439 (1978)
4. DiMauro, S., Schotland, D.L., Bonilla, E., Lee, C.P., DiMauro, P.M.M., Scarpa, A.: In: Exploratory concepts in muscular dystrophy, p. 506. Amsterdam: Excerpta Medica 1974
5. Dubowitz, V., Brooke, M.H.: Muscle biopsy: A modern approach. London, Philadelphia, Toronto: Saunders 1973
6. Engel, A.G.: In: Muscle diseases. Proc. Int. Congr. Milan 1969. Walton, J.N., Canal, N., Scarlato, G. (eds.). Amsterdam: Excerpta Media 1976
7. Engel, W.K.: Nature (Lond.) **191**, 389 (1961)

8. Engel, W.K.: In: Pathogenesis of human muscular dystrophies. Rowland, L.P. (ed.). Amsterdam: Excerpta Medica 1977

9. Engel, A.G., Angelini, C.: Science **1173**, 899 (1973)

10. Engel, A.G., Gomez, M.R., Groover, R.V.: Mayo Clin. Proc. **46**, 666 (1971)

11. Fidzianska, A.: Acta Neuropathol. (Berl.) **27**, 247 (1974)

12. Hers, H.G.: Biochem. J. **86**, 11 (1963)

13. Ketelsen, U.-P.: Pathol. Eur. **10**, 73 (1975)

14. Ketelsen, U.-P.: In: Recent advances in myology. Bradley, W.G., Gardner-Medwin, D., Walton, J.N. (eds.). Amsterdam: Excerpta Medica 1974

15. Ketelsen, U.-P., Beckmann, R., Nolte, J.: J. Neurol. Sci. **35**, 275 (1978)

16. Ketelsen, U.-P., Beckmann, R., Nolte, J., Menzel, K.: Z. Kinderheilkd. **116**, 23 (1973)

17. Olivarius, B., Christensen, E.: Acta Neurol. Scand. **41**, 1 (1965)

18. Pongratz, D.: Differentialdiagnose der Erkrankungen der Skeletmuskulatur anhand von Muskelbiopsien. Enzymhistochemische und histometrische Untersuchungen zur besonderen Vulnerabilität der Typ II-Fasern. Stuttgart: Thieme 1976

19. Sauer, M., Beckmann, R., Ketelsen, U.-P.: Paediatr. Prax. **20**, 351 (1978)

20. Schotland, D.L., Bonilla, E., Van Meter, M.: Science **196**, 1005 (1977)

21. Shy, G.M., Engel, W.K., Somers, J.E., Wanko, T.: Brain **86**, 793 (1963)

22. Spiro, A.J., Shy, G.M., Gonatas, N.K.: Arch. Neurol. **14**, 1 (1966)

23. Wrogemann, K., Pena, S.D.J.: Lancet **1976 I**, 672

PD Dr. U.-P. Ketelsen
Abteilung Pädiatrische Muskelerkrankungen
der Universitäts-Kinderklinik
Mathildenstraße 1
D-7800 Freiburg/Br.

Monatsschrift für
Kinderheilkunde
© by Springer-Verlag 1980

VI. Schlußwort

R. Beckmann

Abteilung Pädiatrische Muskelerkrankungen der Universitäts-Kinderklinik Freiburg/Br.

Manche Fragen konnten mit den Referaten beantwortet werden, andere blieben ungeklärt.

Herr Moser hat die besondere Problematik herausgestellt, erste Symptome der Muskelerkrankungen bei der „Latenzzeit" zwischen Erstmanifestation und Diagnosestellung frühzeitig zu erkennen. Herr Zellweger wies darauf hin, daß Muskelhypotonien, bedingt durch Erkrankungen des ZNS oberhalb des peripheren Reflexbogens z.T. ein so schweres Ausmaß haben, daß sie klinisch kaum von Erkrankungen der "peripher motor unit" zu unterscheiden sind. Die Referate von Frau Sluga und Herrn Ketelsen unterstreichen die Notwendigkeit gezielter diagnostischer Zusatzuntersuchungen. Hinweisende „erste" Symptome myogener und neuromuskulärer Erkrankungen sind somit, wie aus den Referaten hervorgeht, da meist unspezifisch, nur mit Vorbehalt zu betrachten.

Therapeutische Maßnahmen

Hier sind die Möglichkeiten mit gezielter Krankengymnastik bei Myopathien infolge gestörter Ontogenese der Muskelfasern vielfach aussichtsvoll. Bei entzündlichen Muskelerkrankungen, insbesondere Dermatomyositis und Polymyositis, können Nebennierenrindenhormone, gegebenenfalls mit Immunsuppressiva, zur Ausheilung führen. Herr Zellweger betont, daß die Muskeldystrophien zwar "not curable, but treatable" sind.

V. Pfaffenholz und K. Theurer (Ostfildern bei Stuttgart) berichteten über den „Einfluß von makromolekularen Organsubstanzen auf Zellkulturen[1] von muskeldystrophischen Spendern". Als Meß-

---

[1] Fibroblasten

kriterien dienten die Aktivierung des Zellstoffwechsels sowie Veränderungen von Enzymaktivitäten (u.a. CK), die auch zur Diagnostik und Verlaufskontrolle der Muskeldystrophien herangezogen werden. Während der Behandlung mit makromolekularen Organsubstanzen (fetaler Herzmuskel, Hypophyse, Nebenniere, Mischpräparat aus Skelettmuskulatur, Thymus, Rückenmark, fetales Myocard) kam es zu einer vermehrten Zellteilung, ohne daß jedoch Veränderungen der Enzymaktivitäten im Kulturmedium nachgewiesen werden konnten. Hingegen zeigten sich im Zellhomogenat bei den behandelten Kindern leicht erhöhte Enzymaktivitäten. Diese konnten ebenso wie die allgemeine Aktivierung des Zellstoffwechsels und Stimulierung der Teilungsrate gemessen werden. Pfaffenholz und Theurer halten es für möglich, daß auch eine Beeinflussung des muskelzellulären Stoffwechsels durch die genannten Zellextrakte zustande kommt. Langzeittherapieversuche, ggf. randomisiert, sollten diese *Hypothese* untermauern.

Zur Zeit beeinträchtigen leider noch immer vielfältige Unkenntnisse und tiefe Resignation ein aktives und effektives klinisches, wissenschaftliches und therapeutisches Engagement. Zu gewissen Hoffnungen für eine verbesserte Situation der Patienten mit myogenen und neuromuskulären Erkrankungen, die auch in ihrer zahlenmäßigen, d.h. sozialen Bedeutung zu leicht noch unterschätzt werden, berechtigen die Aktivitäten verschiedener allgemeinnütziger Gesellschaften, die sich z.B. als European Alliance of Muscular Dystrophy Associations (EAMDA) zusammengeschlossen haben und ihre wesentliche Aufgabe darin sehen, die Anstrengungen um erfolgreiche therapeutische Maßnahmen wirksam zu unterstützen.

Prof. Dr. R. Beckmann
Abteilung Pädiatrische Muskelerkrankungen
der Universitäts-Kinderklinik
Mathildenstraße 1
D-7800 Freiburg/Br.

Monatsschr. Kinderheilkd. 128, 81–83 (1980)

Monatsschrift für
Kinderheilkunde
© by Springer-Verlag 1980

Originalien

Schwere kardiogene hämolytische Anämie infolge verminderter Verformbarkeit der Erythrozyten nach operativ entstandener Mitralstenose

W. Tillmann[1], D. Dähn[2] und K. Hellberg[3]

[1] Universitäts-Kinderklinik und Poliklinik (Direktor: Prof. Dr. W. Schröter),
[2] Kardiologische Abteilung der Universitäts Kinderklinik (Direktor: Prof. Dr. A. Beuren) und
[3] Klinik und Poliklinik für Thorax- und Herz-Gefäßchirurgie (Direktor: Prof. Dr. J. Koncz), Göttingen

Severe Cardiogenic Hemolytic Anemia with Decreased Flexibility of Erythrocytes Following Surgical Correction of Mitral Valve Stenosis

Summary. After surgical correction of a common atrium and closure of a mitral cleft, a mitral stenosis developed in a 5 year old girl. Postoperatively a pronounced hemolysis developed necessitating multiple blood transfusions. Rheologic measurements showed that hemolysis was due to a loss of erythrocyte deformability after mechanical damage. On the basis of these measurements it was concluded that the mitral stenosis was most likely responsible for this mechanical damage. Following another surgical correction of the mitral valve there was no hemolysis anymore.

Key words: Cardiogenic hemolytic anemia – Mechanical hemolysis – Mitral cleft – Mitral stenosis – Deformability of erythrocytes.

Zusammenfassung. In der vorliegenden Arbeit wird über ein 5jähriges Mädchen berichtet, bei dem sich nach Korrekturoperation eines Common atrium und operativem Verschluß eines Mitralklappenspaltes eine Mitralstenose ausbildete. Im Anschluß an die Operation kam es zu einer so ausgeprägten Hämolyse, daß mehrfach Bluttransfusionen gegeben werden mußten. Durch rheologische Untersuchungen konnte in vitro nachgewiesen werden, daß die Erythrozyten der Patientin hämolysierten, da sie ihre Flexibilität durch mechanische Schädigung eingebüßt hatten. Aufgrund dieses Befundes wurde eine erneute Operation durchgeführt, in der die Mitralstenose, die für die Schädigung der Erythrozyten am ehesten verantwortlich gemacht werden konnte, beseitigt wurde. Postoperativ kam es sofort zu einer wesentlichen Besserung der schweren kardiogenen hämolytischen Anämie.

Schlüsselwörter: Kardiogene hämolytische Anämie – mechanische Hämolyse – Mitralstenose – Mitralklappenspalt – Erythrozytenverformbarkeit.

Kardiogene hämolytische Anämien resultieren aus mechanischer Schädigung der Erythrozyten, wenn diese unter hohem Druck strömungsungünstige Strukturen passieren müssen. Am häufigsten wird mechanische Hämolyse nach prothetischem Ersatz der Aorten- oder, weitaus weniger häufig, der Mitralklappe beobachtet. Aber auch ohne operative Eingriffe kann es durch pathologische Strukturen, z. B. bei Koarktation der Aorta, zur mechanischen Schädigung der Erythrozyten kommen [1]. Bei der hier beschriebenen Patientin kam es nach Korrekturoperation eines Common atrium und operativem Verschluß eines Mitralklappenspaltes zu einer Mitralstenose, die eine ausgeprägte Hämolyse der Erythrozyten auslöste. Da durch rheologische Untersuchungen gezeigt werden konnte, daß die Erythrozyten der Patientin ihre Flexibilität durch mechanische Schädigung verloren, wurde die Indikation zur Reoperation gestellt. Nach operativer Beseitigung der Mitralstenose konnte die mechanische Schädigung der Erythrozyten fast völlig aufgehoben werden.

Kasuistik

Die Patientin U.H. war zum Zeitpunkt der hier beschriebenen Untersuchungen $5^1/_{12}$ Jahre alt. Die Diagnose eines Common atrium mit links-atrialer Kardinalvene wurde im Alter von 3 Jahren gestellt. In einer ersten Korrekturoperation wurde das fehlende Vorhofseptum durch einen Perikardflicken ersetzt und die linksatriale Kardinalvene in den rechten Vorhof umgeleitet. Im Alter von 4½ Jahren mußte erneut eine Katheteruntersuchung mit Angiokardiographie durchgeführt werden, bei der die Diagnose eines rezidivierenden Vorhofseptumdefektes gestellt wurde. Während der zweiten Korrekturoperation im Alter von 5 Jahren fand sich als Ursache des Vorhofseptumdefektes eine Nahtdehiszenz im ursprünglich eingesetzten Perikard-Patch. Daneben bestand eine Mitralinsuffizienz, die durch eine Kerbe im aortalen Segel sowie durch ein daneben liegendes sekundäres Orificium, in das teilweise der vordere Papillarmuskel prolabierte, hervorgerufen wurde. Der rezidivierte Vorhofseptumdefekt wurde durch einen weiteren Perikardflicken verschlossen, und die Kerbe im aortalen Mitralsegel wurde vernäht. Darüber hinaus wurde das sekundäre Orificium durch eine Whooler-Naht gerafft und verschlossen.

Im unmittelbaren Anschluß an die Operation kam es zu einer massiven Hämolyse mit raschem Abfall der Hämoglobinkonzentration auf 7 g/dl. Es entwickelte sich ein deutlicher Sklerenikterus, die Milz war palpatorisch nicht vergrößert. Die anhaltende Hämolyse machte innerhalb von 17 Tagen 12 Bluttransfusionen erforderlich. Nachdem durch die unten aufgeführten Untersuchungen eine mechanische Hämolyse und gleichzeitig klinisch eine Mitralstenose diagnostiziert wurde, die für die Schädigung der Erythrozyten am ehesten in Frage kam, mußte eine dritte Korrekturoperation angeschlossen werden. Intraoperativ fand sich eine erhebliche Mitralstenose, für die die Whooler-Naht über dem sekundären Orificium im aortalen Segel verantwortlich war. Nach Lösen dieser Naht wurde das akzessorische Orificium wieder sichtbar. Da das Orificium in den Koaptationsraum der geschlossenen Klappe einging, resultierte keine wesentliche Schlußunfähigkeit der Mitralklappe. Noch während der Operation wurde die Hämolyse, angezeigt durch eine abnehmende Hämoglobinurie, deutlich geringer. Die Hämoglobinkonzentrationen stabilisierten sich postoperativ zwischen 10 und 11 g/dl, Bluttransfusionen benötigte die Patientin nicht mehr. Im Verlauf der nächsten 6 Monate zeigte sich, daß die mechanische Hämolyse zwar nicht völlig unterbrochen war, aber die weiterbestehende hämolytische Anämie mit Hämoglobinkonzentrationen um 11 g/dl voll kompensiert war.

Untersuchungen zur Abklärung der Hämolyse

Hämatologische Daten

In Abhängigkeit vom Zeitpunkt der letzten Transfusion fand sich eine normochrome, normozytäre Anämie mit Hämoglobinkonzentrationen zwischen 7,0 und 11 g/dl. Im Blutausstrich zeigten sich basophile Tüpfelung, Polychromasie und Anisozytose der Erythrozyten. Darüber hinaus waren zahlreiche Mikrosphärozyten und 2–5% irregulär geformte, z. T. eierschalenförmige „Schistozyten" zu sehen. Der Anteil der Retikulozyten betrug 45‰. Als Ausdruck der Hämolyse waren das indirekte Bilirubin mit 3,5 mg/dl, die Lactatdehydrogenaseaktivität mit 5540 I.E./ml und das Serum-Eisen mit 160 µg/dl erhöht, während Haptoglobin nicht nachweisbar war. Eine antikörperbedingte Hämolyse konnte durch einen negativen Coombs-Test sowie fehlenden Nachweis von irregulären Antikörpern ausgeschlossen werden.

Bei einer Kontrolluntersuchung, 6 Monate nach der letzten Korrekturoperation, fanden sich folgende hämatologische Daten: Hämoglobin 10,8 g/dl, Erythrozyten $3,4 \times 10^{12}$/l, Hämatokrit 37%, MCH 32 pg, MCHC 29 g/dl, MCV 102 µm³, Retikulozyten 60‰. Im Blutausstrich zeigten sich basophile Tüpfelung, Poikilo- und Anisozytose, vereinzelte Mikrosphärozyten und 2% Schistozyten. Das indirekte Bilirubin war mit 1,5 mg/dl, ebenso wie das Serum-Eisen mit 140 µg/dl leicht erhöht, während das Haptoglobin weiterhin mit 0,12 mg/dl vermindert war.

Rheologische Daten

Die rheologischen Eigenschaften der Erythrozyten wurden mit Filtration der Zellen durch Polycarbonatfilter mit einer Porengröße von 5 µm und Viskositätsmessungen an Erythrozytensuspensionen mit einem Hämatokrit von 80% untersucht:

Filtrationsmessungen. Heparinisierte Blutproben wurden, wie bereits beschrieben [3], zentrifugiert (10 min, 600 g), und Plasma und Buffycoat sowie die oberen 5% der Erythrozytensäule vorsichtig aspiriert, um möglichst alle Leukozyten zu entfernen. Die endgültigen Erythrozytensuspensionen enthielten weniger als 50 Leukozyten/10⁶ Erythrozyten. Das Plasma wurde durch Zelluloseesterfilter mit einer Porengröße von 1,2 µm (Millipore Filter, Typ RA; Millipore Corp., Bedford, Mass., USA) filtriert und zur Herstellung der Erythrozytensuspensionen im autologen Plasma verwendet. Die Erythrozyten wurden dreimal in isotonem Phosphatpuffer, pH 7,4, gewaschen.

Nach der Methode von Schmid-Schönbein et al. [2] wurde eine Suspension von Erythrozyten im autologen Plasma (Hämatokrit = 10%) durch Polycarbonatfilter mit einer Porengröße von 5 µm filtriert (Nukleopore Filter; Thomas Comp., Philadelphia, Pa., USA). Der positive Filtrationsdruck betrug 5 cm H_2O, das Volumen der Zellsuspensionen 1 ml. Als Flußrate, mit der die Zellen die Filterporen passierten, wurde das Volumen angegeben, das in 1 s den Filter durchlief. Alle Experimente wurden dreifach bei 37 °C ausgeführt.

Viskositätsmessungen. Die Viskosität von Erythrozytensuspensionen von 24 gesunden Kontrollpersonen und der Patientin in autologem Plasma (Hämatokrit = 80%) wurde bei 37 °C mit Platte-Kegel-Viskosimetern gemessen (Modelle Wells-Brookfield $1 \times LVT$ und $10 \times LVT$; Brookfield Engineering Laboratories, Inc., Stoughton, Mass., USA). Die Instrumente ermöglichen Messungen bei Schergraden von $1,15–230/s^{-1}$. Sie wurden mit Standardöl mit einer Viskosität von 5,02 Centipoise bei 37 °C geeicht (Standardöl 10 A; Physikalisch-Technische Bundesanstalt, Braunschweig). Alle Experimente wurden doppelt ausgeführt.

In Abbildung 1 wird gezeigt, daß die Flexibilität der Erythrozyten der Patientin stark vermindert war. Die schlecht verformbaren Zellen passierten die Filterporen im Vergleich zu Kontrollzellen wesentlich langsamer (Abb. 1 a) und waren bei Viskositätsmessungen an Erythrozytensuspensionen deutlich rigider (Abb. 1 b).

Diskussion

Bei dem hier dargestellten Fall bildete sich nach Korrekturoperation eines Common atrium durch eine Naht über ein sekundäres Orificium im aortalen Mitralsegel eine Mitralstenose, die eine schwere mechanische Hämolyse der Erythrozyten auslöste. Nach Beseitigung der Mitralstenose in der letzten Korrekturoperation konnte die massiv gesteigerte Hämolyse der Erythrozyten weitgehend reduziert werden. Die auch postoperativ noch weiter gering gesteigerte, aber voll kom-

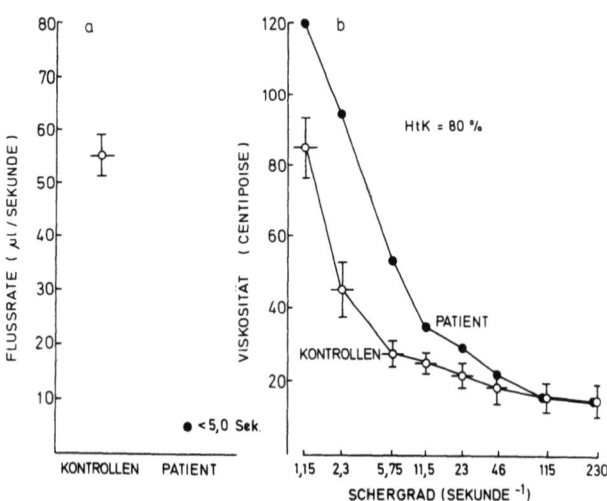

Abb. 1. a Flußrate der Erythrozytensuspensionen durch Polycarbonatfilter mit einem Porendurchmesser von 5 µm in autologem Plasma des Patienten (●) und 24 Kontrollen (○). Die Flußrate der Zellen der Kontrollen ist als Mittelwert ± S.A., die Flußrate der Zellen des Patienten als Mittelwert aus zwei gesondert gewonnenen Blutproben angegeben. **b** Viskosität von Erythrozytensuspensionen des Patienten (●) und 24 Kontrollen (○) mit einem Hämatokritwert von 80%. Die Werte der Kontrollen sind Mittelwerte ± S.A., die des Patienten Mittelwerte von zwei getrennt gewonnenen Blutproben

pensierte Hämolyse kann durch die während der zweiten Korrekturoperation entstandenen anatomischen Verhältnisse ebenfalls erklärt werden. Nach komplizierten chirurgischen Eingriffen an Klappen- oder Endokardstrukturen kommen kompensierte hämolytische Anämien häufig vor [1, 5].

Die Frage, durch welche physikalischen Faktoren eine mechanische Hämolyse der Erythrozyten hervorgerufen werden kann, ist noch nicht völlig geklärt [1]. Wahrscheinlich kommt es in Strömungsgebieten mit hohen Druckgradienten dann zu extrem hohen, auf die Erythrozyten einwirkende Schubspannungen, wenn an veränderten anatomischen Strukturen Turbulenzen entstehen. Nevaril und Mitarb. konnten in vitro zeigen, daß es bei Schubspannungen über 3000 dyn/cm² zur Fragmentation der Erythrozyten kommt [6]. Wir nehmen an, daß bei unserer Patientin der hohe Druck vor der stenosierenden Mitralklappe zusammen mit Turbulenzen an der Naht des aortalen Mitralsegels zu so hohen Schubspannungen geführt hat, daß eine schwere, mechanisch bedingte Hämolyse entstand.

Unsere durch rheologische Untersuchungen in vitro gewonnenen Ergebnisse zeigen, daß die in vivo mechanisch geschädigten Erythrozyten ihre Verformbarkeit weitgehend verloren hatten.

Man kann davon ausgehen, daß die Erythrozyten bei kardiogenen hämolytischen Anämien ihre Verformbarkeit durch einen Verlust an Oberfläche einbüßen. Diese Ansicht wird dadurch gestützt, daß im peripheren Blutbild „Schistozyten", fragmentierte Erythrozyten, zu sehen sind. Da die biconkave Form, d. h. ein Überschuß an Oberfläche, eine wesentliche Voraussetzung für die Verformbarkeit menschlicher Erythrozyten darstellt [7], wird deutlich, daß aus dem mechanisch bedingten Verlust an Oberfläche die Hämolyse der Erythrozyten bei kardiogenen hämolytischen Anämien resultieren muß.

Im Gegensatz zu einer Reihe von congenitalen hämolytischen Anämien, z. B. der hereditären Sphärozytose, werden bei kardiogenen hämolytischen Anämien die rigiden Erythrozyten nicht in den venösen Sinus der Milz, der anatomisch engsten Stelle in der Mikrozirkulation, abgebaut, sondern die Zellen hämolysieren intravasal, direkt am Ort der Schädigung. Dafür spricht, daß die Milz, wie auch in unserem Fall, bei kardiogenen hämolytischen Anämien palpatorisch nicht vergrößert war. Darüber hinaus wurde die Hämolyse bei unserer Patientin, unmittelbar nachdem die die Erythrozyten schädigenden anatomischen Strukturen weitgehend beseitigt wurden, fast völlig unterbrochen, was zu einer sofort sichtbaren Abnahme der Hämoglobinurie führte.

Literatur

1. Maurer, H.M.: Hematologic effects of cardiac disease. Pediatr. Clin. North Am. **19**, 1083 (1972)
2. Schmid-Schönbein, H., Weiss, J., Ludwig, H.: A simple method for measuring red cell deformability in models of the microcirculation. Blut **26**, 369 (1973)
3. Tillmann, W., Labitzke, N., Schröter, W.: Rheological properties of red cells in haemoglobin Köln disease. Br. J. Haematol. **33**, 279 (1976)
4. Tillmann, W., Schröter, W.: Rheological properties of erythrocytes in heterozygous- and homozygous β-Thalassaemia. Br. J. Haematol. (in press)
5. Bell, R.E., Petuoglu, S., Fraser, R.S.: Chronic hemolysis occuring in patients following cardiac surgery. Br. J. Haematol. **29**, 327 (1967)
6. Nevaril, C.G., Lynch, E.C., Alfrey, C.P., Hellums, J.D.: Erythrocyte damage and destruction induced by shearing stress. J. Lab. Clin. Med. **71**, 784 (1968)
7. Fung, Y.C.: Theoretical considerations of the elasticity of red cells and small blood vessels. Fed. Proc. **25**, 1761 (1966)

PD Dr. W. Tillmann
Universitäts-Kinder- und Poliklinik
Humboldtallee 38
D-3400 Göttingen

Monatsschr. Kinderheilkd. 128, 84–88 (1980)

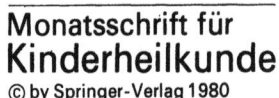

Monatsschrift für
Kinderheilkunde
© by Springer-Verlag 1980

Klinische, cytogenetische und psychoneurologische Beobachtungen bei Knaben mit Klinefeltersyndrom

O. Szczepski, Maria Goncerzewicz, Marian Krawczyński und K. Bartkowiak

Stoffwechselabteilung des Instituts für Pädiatrie (Leiter: Prof. Dr. M. Goncerzewicz)
und II Kinderklinik des Instituts für Pädiatrie (Direktor: Prof. Dr. O. Szczepski) Poznań

Clinical Cytogenetic and Psychoneurological Aspects of Klinefelter's Syndrome in Boys

Summary. Investigations were carried out on boys aged between 8 and 20 years by positive chromatin test. Klinefelter's syndrome was confirmed by karyotype determination in 13 cases. In comparison with the average Polish population the patients' parents were older. The patients were usually the last children to be born in their families. Typical hypogonadism, cryptorchism, especially unilateral, and delay in the development of secondary sex characteristics were observed. Besides typical eunuchoid habitus, endomorphic type of body build, tendency towards obesity or sometimes even delay in growth and a deficiency in body weight were noticed. True gynaecomastia was only present in ¼ of these patients. Very frequent features of Klinefelter's syndrome are – in the authors' opinion – mental subnormality, inadequate social adaptation and neurotic symptoms. Before adolescence the characteristic phenotype of Klinefelter's syndrome is absent. These results indicate that sex chromatin examination is a general screening test to determine Klinefelter's syndrome in boys.

Key word: Klinefelter's syndrome – Chromosomal aberrations – Mental subnormality.

Zusammenfassung. 20 Knaben im Alter von 8–20 Jahren mit einem positiven Chromatintest wurden untersucht. Bei 13 wurde die Diagnose des Klinefeltersyndroms mit dem typischen Karyotypus bestätigt. Das mittlere Alter der Eltern der untersuchten Patienten überschreitet die Mittelwerte für die polnische Population. Diese Probanden sind auch aus einer letzten von multiplen Schwangerschaften geboren. Es wurde bei ihnen ein Hypogonadismus bei Hodenhochstand, besonders ein einseitiger Maldescensus mit Hypoplasie des zweiten Hodens, sowie die Verzögerung der sexuellen Reifung festgestellt. Auch wurde eunuchoider Habitus mit der Tendenz zur Fettleibigkeit und manchmal die Unterentwicklung im Wachstum und Untergewicht bemerkt. Gynäkomastie wurde nur bei ¼ der Untersuchten festgestellt. Charakteristisch für das Syndrom sind die Zeichen des psychischen Infantilismus, die Herabsetzung der intellektuellen Fähigkeit, eine schlechte Anpassung an die Umwelt und neurotische Symptome. In der Entwicklungsperiode fehlt ein charakteristischer Phänotypus für das Klinefeltersyndrom. Die obengenannten Symptome sollen als Hinweise für die Bestimmung des Zellchromatins als „sereening test" für das Klinefeltersyndrom gelten.

Schlüsselwörter: Klinefeltersyndrom – Chromosomenaberration – Herabsetzung der intellektuellen Fähigkeit.

Die Diagnose Klinefeltersyndrom ist bei Knaben im allgemeinen ziemlich schwierig zu stellen, weil es an typischen Zeichen des Syndroms, besonders vor der Pubertät, fehlt [1, 6, 9, 13]. Es wird darum im Kindesalter häufig nicht erkannt. Einzige Methoden, die frühere Erkennung dieses Syndroms gestatten, sind die cytogenetischen Untersuchungen, also die Bestimmung des Zellchromatins und die Chromosomenanalyse [1, 5, 8, 9 u. a.].

Einziger „screening-test" zur Frühdiagnose des Klinefeltersyndrom ist die Bestimmung des Zellchromatins [5, 13]. Anzustreben ist, daß mit dem Test die ganze Population des männlichen Phänotypus möglichst frühzeitig am besten im Neugeborenenalter, erfaßt wird. Bisher sind keine sicheren klinischen Hinweissymptome bekannt, welche eine selektionierte Durchführung der cytogenetischen Untersuchungen erlauben.

Eigene Untersuchungen

Aus diesen Gründen wurden Analysen einiger Elemente der Familienanamnese und der phänotypischen Zeichen vorgenommen, die mit großer Wahrscheinlichkeit auf das Vorhandensein des Syndroms schließen lassen.

Unsere Untersuchungen betreffen 20 Knaben von denen einer 8 Jahre, die anderen zwischen 12 und 20 Jahre alt waren und bei denen die Bestimmung des Zellchromatins positiv ausgefallen ist. Ermittelt wurde das Alter der Eltern bei der Geburt sowie die Reihenfolge der

Schwangerschaft der Patienten, ebenso die Art der medizinischen Anstalt registriert, in welcher die Diagnose des Klinefeltersyndroms vermutet wurde und deshalb die Bestimmung des Zellchromatins angeordnet war. Des weiteren wurden die Resultate der Bestimmung des Zellchromatins und des Karyotyps miteinander verglichen. Außerdem wurde die Häufigkeit einiger phänotypischer Merkmale bei diesen Patienten wie Körperlänge, Gewicht, Geschlechtsentwicklung und einige Eigenschaften der Persönlichkeit definiert.

Bei 13 von den 20 Knaben wurde auch eine psychologische Untersuchung vorgenommen. Im Laufe der klinischen Anamnese und des psychologischen Gesprächs mit den Probanden und deren Eltern hat man sich bemüht, den Einfluß des Milieu auf die Persönlichkeitsbildung, sowie die emotionelle Sphäre, das Streben, die Motivation und Sozialgesinnung festzustellen. Außerdem hat man den M.P.I. Eysencksfragebogen und den Rohrschachtest ausgewertet. Bei den Knaben im Schulalter wurden auch die Schulleistungen analysiert. Die psychische Entwicklung wurde im Wechslertest bestimmt. Bei 5 Jungen wurde eine EEG-Untersuchung durchgeführt.

Resultate und Besprechung

Das Alter der Eltern, die Reihenfolge der Schwangerschaft und die Resultate der Bestimmung des Zellchromatins wurden in Tabelle 1 zusammengestellt.

Das durchschnittliche Alter der Eltern der untersuchten Patienten überschreitet die Mittelwerte für die polnische Population. Bei den von uns analysierten 20 Fällen hat das durchschnittliche Alter der Mütter zur Zeit der Geburt $30^8/_{12}$ Jahre (19–42 Jahre) und das durchschnittliche Alter der Väter $35^8/_{12}$ Jahre (25–45 Jahre) betragen. Das durchschnittliche Alter der Eltern in der gesamten, polnischen Population beträgt für die Mütter $26^9/_{12}$ Jahre und für die Väter $30^4/_{12}$ Jahre [12].

In den 8 Fällen mit der bestätigten Chromosomenformel 47,XXY ist das durchschnittliche Alter noch höher und erreicht bei den Müttern $33^1/_{12}$ Jahre und bei den Vätern $37^1/_{12}$ Jahre. Die chromatin-positiven Knaben wurden häufiger aus der letzten von multiplen Schwangerschaften geboren. Der Mittelwert beträgt 3,95. In 2 Fällen wurden die Untersuchten sogar aus der 10. und 12. Schwangerschaft geboren. Bei den 8 Fällen mit dem Karyotyp 47,XXY liegt der Mittelwert bei 4,9.

Die medizinischen Anstalten, von welchen die Patienten zur Untersuchung des Zellchromatins überwiesen wurden, waren in 7 Fällen Ambulatorien für Endokrinologie, in 4 Fällen Ambulatorien für Psychiatrie. Weitere 4 Fälle wurden bei Massenuntersuchungen des Zellchromatins unter den Schülern von Spezialschulen und 3 Fälle in Kindernervenheilanstalten entdeckt. Die letzten 2 Fälle wurden durch den Schularzt und den Chirurgen, welcher die Orchidopexie ausgeführt hat, entdeckt.

Die Ergebnisse der cytogenetischen Untersuchungen sind auch in Tabelle 1 zusammenstellt.

Die Häufigkeit des Auftretens der Barrkörperchen in den Mucosazellen schwankt von 8–45% (Mittelwert 27,4%). In 5 Fällen stellte man niedrige Prozente (6–10%) fest. Die Karyotypuntersuchungen haben den positiven Barrtest in 13 Fällen bestätigt. In 8 Fällen davon wurde ein Sexualchromosomdefekt 47,XXY festgestellt. Außerdem wurden bei 2 Patienten doppelte Barrkörperchen gesehen. Einer von ihnen hatte den Karyotyp 48,XXXY. Bei einem weiteren Fall wurde ein Mo-

Tabelle 1. Zusammenstellung einiger klinischer, psychologischer und cytogenetischer Merkmale bei 20 Patienten mit Klinefeltersyndrom

Nr.	Genetischer Code	Alter der Patienten	Reihenfolge der Schwangerschaft	Alter der Eltern		Klinische Symptome und Merkmale der Persönlichkeit										I.Q. (Wechsler)	% der Barrkörperchen	Karyotypus
				Mutter	Vater	1	2	3	4	5	6	7	8	9	10[a]			
1	JB 240150	14	3	28	30	+	+		+			+		+		70	30	XXY
2	JC 141052	15	4	32	30	+	+						+			82	25	XXY
3	HC 240555	14	10	33	40	+		+			+	+			+	85	23	XXY
4	SD 080159	14	7	41	48	+	+						+			78	45	XXY
5	MG 190758	12	5	37	48	+	+	+		+		+			+		25	—
6	AG 050954	16	1	26	27	+	+										18	—
7	TN 160155	14	4	38	37	+	+	+	+								35	—
8	FO 101050	16	2	24	26	+	+		+							80	42	—
9	MO 241256	16	1	22	31	+	+					+				90	35	XXY
10	HO 130352	17	4	32	33	+	+										8	—
11	SP 070455	14	2	28	25		+	+	+		+	+	+		+	72	15	—
12	AR 030653	18	2	27	28	+	+	+					+			76	12	XXY
13	CS 090952	15	5	40	48	+	+						+			84	34	XXY
14	KS 021150	16	4	31	37	+							+	+		61	36 (12)	XXXY
15	BU 110856	14	3	29	29	+	+	+		+	+		+			85	38	—
16	LW 090756	13	1	25	25	+	+	+		+						92	32	XXXY
17	JW 040458	13	12	42	45							+				75	25	XY/XXY
18	LW 200250	20	1	19	27	+	+		+								14 (4)	XXY/XXXY
19	MZ 311063	8	7	42	42							+			+		21	XXY
20	PZ 221053	20	1	22	24	+							+		+	+	28	XX
	Durchschnittliche Werte:		3,9	30,9	35,0	17	15	7	5	3	6	4	3	8	5		27,4 (5,4)	

[a] Erläuterungen: 1 Hypogonadismus, 2 Eunuchoider Körperbau, 3 Fettleibigkeit oder Tendenz zur Obesitas, 4 Gynäkomastie, 5 Lipomastie, 6 Maldescensus der Hoden oder Zustand nach der Orchidopexie, 7 Pathologischer E.E.G.-Befund, 8 Psychischer Infantilismus, 9 Schlechte Anpassung an die Umwelt, 10 Neurosensymptome
In Klammern doppelte Barrkörperchen

saik mit Ahornzelle mit 3 Heterochromosomen X gefunden. In der Tabelle 1 werden die phänotypischen Zeichen der jugendlichen chromatinpositiven Patienten in der Reihenfolge des Auftretens dargestellt.

Das seit dem 14. Lebensjahr stufenweise erkennbare Klinefeltersyndrom ist durch den *Hypogonadismus* und durch den meistens nicht hochgradigen Schwachsinn charakterisiert. Die im Scrotum befindlichen Hoden zeigen keine Tendenz zum Wachstum, was typisch für die weiteren Phasen der Geschlechtsentwicklung der Knaben ist. Anfangs sind die Hoden weich. Später führt die progressve Sklerose der Samenkanälchen dazu, daß die germinativen Elemente ganz verschwinden und die Tubuli hyalinisieren. Bei 18jährigen Jungen zeigen die Hoden in der Regel schon die typischen Zeichen des Klinefeltersyndroms; sie sind klein und hart und überschreiten nicht die II. Phase der Entwicklung nach Reynolds-Wines.

Weiterhin wurde ein *eunuchoider Körperbau,* eine *Fettleibigkeit* sowie eine *Verzögerung der sexuellen Reifung,* eine feminine Pubes bei zumeist spärlicher Behaarung bemerkt. Sehr oft wurden auch Neurosensymptome, Zeichen eines psychischen Infantilismus, schlechte Anpassung an die Umwelt und Verhaltensstörungen wahrgenommen. Ein Junge ist mit dem Recht in Konflikt geraten.

Nur in 5 Fällen wurde eine deutliche *Gynäkomastie,* die als durchaus charakteristisches Symptom des Klinefeltersyndroms beschrieben ist, festgestellt. Es ist auch möglich, daß diese Anomalie im Einzelfall mit der für dieses Syndrom typischen lokalen Ablagerung von Fettgewebe (= Lipomastie) verwechselt worden ist.

Schwachsinnigkeit befindet sich unter den drei dominierenden phänotypischen Zeichen. In der Regel ist sie unbedeutend, meistens im Bereich der unteren Grenze der Norm. Man kennt auch Klinefelter-Patienten mit einer normalen psychischen Entwicklung. Die berechneten I.Q. (Intelligenzquotienten) im Wechslertest befinden sich im bereich 92–61. Der niedrigste I.Q. wurde bei dem Patienten Nr. 14 mit zwei zusätzlichen Chromosomen X gefunden.

Die Herabsetzung der intellektuellen Entwicklung wird meistens in den höheren Klassen der Grundschule bemerkt. In den ersten Jahren des Unterrichts wurden Schwierigkeiten in der normalen Schulleistung (Dysgraphie, Dyslexie) bei 3 Untersuchten beobachtet. Eine solchermaßen unterdurchschnittliche intellektuelle Begabung muß jedoch diese Knaben nicht immer aus der Gruppe ihrer Altersgenossen ausschließen. Man bemerkt bei ihnen einen Mangel an Vigilität, Konzentrationsfähigkeit und Gedächtnisleistung. Das hat Nichtversetzung in die nächsthöhere Klasse, oder durch die Überweisung in eine Spezialschule für minderbegabte Kinder zur Folge. In der Regel erfolgt dies in der 4. bis 5. Klasse der Grundschule, wenn zunehmend abstraktes Denken gefordert wird.

Oft bemerkt man bei diesen Jungen eine *Herabsetzung der Sozialreife.* Auch wird bei ihnen psychischer Infantilismus beobachtet. In 3 Fällen im Alter von 14–20 Jahren wurde eine auffallende Unselbständigkeit mit starker psychischer Abhängigkeit von der Mutter angetroffen. Nicht ohne Einfluß hierauf dürfte eine übermäßige Besorgtheit der Mutter gewesen sein, welche die Entwicklung des Kindes zur Selbständigkeit hemmte. Bei 8 Untersuchten bestand eine schlechte Anpassung an die Umwelt, die sich besonders im Kreise der Altersgenossen infolge Ablehnung durch diese bemerkbar machte. Bei 5 Knaben wurden Neurosensymptome beobachtet. Drei von diesen Jungen sind Patienten der Kindernervenheilanstalt.

Zu einer verspäteten intellektuellen Entwicklung und zu den Schwierigkeiten im Sozialleben können sich zusätzlich später, besonders in der Pubertät, *affektive Störungen und Neurosensymptome* gesellen. Das kommt besonders in einer Überempfindlichkeit in Konfliktlagen zum Ausdruck. Es werden auch Zeichen des Mißtrauens, einer feindlichen Gesinnung, des Zornes oder ein Gefühl des erlittenen Unrechtes und der Ratlosigkeit beobachtet. Bei 2 Knaben wurden die Zeichen einer Depressionsneurose bemerkt. Eine Zunahme der Störungen der Persönlichkeit mit dem Alter der Untersuchten erklärt sich teilweise aus dem Nichterreichen einer genügenden, sozialberuflichen Stellung und aus dem Minderwertigkeitsgefühl im Bereich der Sexualsphäre. Kein Proband unter 18 Jahren hatte einen gesellschaftlichen Kontakt mit Mädchen und keiner von ihnen hatte, wie die gesunden Altersgenossen, in typischem Ausmaß Interesse an dem anderen Geschlecht. Zwei der Untersuchten, die über 18 Jahre alt waren, versuchten ihr Minderwertigkeitsgefühl in diesen Bereich mit Phantasiegebilden zu verdecken oder geben unklare Antworten.

Von 5 durchgeführten EEG-Untersuchungen wurden 4 als pathologisch begutachtet. Es handelte sich um allgemeine Veränderungen, die in 2 Fällen betont in der Schläfengegend registriert wurde. Es fragt sich, ob diese bis zum gewissen Grade mit den in solchen Fällen beobachteten Verhaltensstörungen zusammenhängen. Die Bestätigung der Dysfunktion der intellektuellen Prozesse und Störungen in der Persönlichkeitsphäre beweist die Tatsache, daß außer 4 in Spezialschulen entdeckten Fällen, 4 weitere aus psychosomatischen Polikliniken gekommen sind. Die letzten 3 wurden in Kindernervenheilanstalten erfaßt.

Verhältnismäßig oft wurden *Anomalien der äußeren Geschlechtsorgane* gesehen. Besonders häufig liegt ein einseitiger Maldescensus, meistens mit einer Hypoplasie des zweiten Hodens verbunden, seltener ein doppelseitiger Hodenhochstand vor. Eine doppelseitige Retentio wurde bei 5 Jungen angetroffen. In einigen Fällen wurde in der Anamnese über eine durchgeführte Hormontherapie oder über eine ausgeführte Orchidopexie berichtet. In einzelnen Fällen wurden Vorhautunterentwicklung, Phimose und Hypospadie bemerkt.

Die Meßergebnisse der *Körperlänge* der chromatinpositiven Knaben zeigten im Perzentilenetz große Streuungen. Bei dieser Analyse konnte man eine Abhängigkeit von der Art des Karyotyps feststellen. Die

Mehrzahl der Untersuchten mit der Chromosomen-konstellation 47,XXY liegt im Perzentilbereich 75–97, was frühere Beobachtungen bestätigen. Unser Patientengut ist jedoch zu klein, um allgemeine Schlußfolgerungen zuzulassen. Entsprechendes gilt für longitudinale Beobachtungen. Auch der restliche Teil der Patienten zeigt die Tendenz zur Überschreitung des 50er Perzentils. Bei 2 Knaben ist mit einem Perzentilwert von weniger als 3 ein deutlicher Minderwuchs festzustellen. Das *Körpergewicht* zeigt eine ähnlich große Streuung. Auf diesem Gebiet ist es schwer, irgendeine Regelmäßigkeit zu erfassen; denn sie Werte schwanken extrem. Die Patienten mit dem Karyotyp 47,XXY zeigen für das Körpergewicht niedrigere Perzentilwerte als für die Körperlänge. Diese Feststellung bestätigt das gehäufte Vorkommen eines schlanken, im allgemeinen eunuchoiden Körperbaues.

Besprechung

Das Klinefeltersyndrom wurde in vielen klinisch-cytogenetischen Arbeiten beschrieben [6, 8, 10]. In der Regel jedoch betrifft dies Erwachsene. Eine der Ursachen ist die erwähnte Schwierigkeit der Diagnose vor der Pubertät. Vor dieser Entwickungsperiode ist die Symptomatologie noch sehr dürftig und uncharakteristisch. Darum sind Bearbeitungen, welche die klinisch-cytogenetische Diagnostik und die psychologische Beurteilung in der Pubertät betreffen, recht spärlich.

Eine gut durchgeführte Anamnese kann sehr wichtige diagnostische Hinweise geben. Das erwähnte höhere Alter der Eltern zur Zeit der Geburt der Patienten mit dem Klinefeltersyndrom ist ebenfalls in der Mehrzahl der Arbeiten, welche dieses Problem behandeln, in Betracht gezogen (Tabelle 2). Es wurde auch beobachtet, daß diese Patienten als letzte aus multiplen Schwangerschaften geboren sind. In einigen Fällen des Klinefeltersyndroms wurde auch in der Pubertät die

Verzögerung der sexuellen Reifung mit kleineren Geschlechtsorganen, die feminine Pubes mit der sichtbaren und spärlichen Behaarung gesehen. Viele Autoren [3, 5–8, 10, 11, 15, 16] stellen ebenfalls einen psychischen Infantilismus, eine Senkung der Leistungsfähigkeit und die Zeichen einer schlechten sozialen Anpassung fest. Sie weisen unter anderen auf gewisse Korrelationen zwischen Chromosomenaberrationen und der Fr der Intellektstörung hin. Annel u. Mitarb. [1] behaupten, daß Störungen dieser Art im Schulalter eine Bestätigung schwacher Schulleistungen sowie verschiedener Formen eines anomalen Verhaltens bringen.

Kurz zusammengefaßt: das höhere Alter der Eltern, letzte von multiplen Schwangerschaften bei Knaben mit Störungen im Verhalten bei schwachen Schulleistungen und ein gleichzeitiges Auftreten einiger dargestellter phänotypischer Zeichen, weisen mit großer Wahrscheinlichkeit auf das Klinefeltersyndrom hin. Er muß auf die Notwendigkeit einer zutreffenden Frühdiagnose vor der Pubertät besonders gegenüber den Endokrinologen, Psychiatern, Schulärzten und Chirurgen, zu denen die Jungen wegen Anomalien der Geschlechtsorgane kommen, aufmerksam gemacht werden. Eine frühe Diagnose dieses Syndroms und eine verordnete Behandlung, z. B. schon in der Reifungsperiode, kann schnellere und dauerhaftere therapeutische Effekte, auch im Bereich der Phänotypkorrektur [2] wie auch bei den manchmal beobachteten Störungen in der Persönlichkeitsentwicklung [1] erreichen.

Schlußfolgerungen

1. In der Entwicklungsperiode fehlt ein charakteristischer Phänotypus für das Klinefeltersyndrom. Zu den häufigsten Symptomen dieses Syndroms im Jugendalter gehören: Eunuchoidismus, seltener Fettleibigkeit, Zeichen eines psychischen Intantilismus und Störungen im Verhalten oft mit einer schlechten Anpassung

Tabelle 2. Mittleres Alter der Eltern zur Zeit der Geburt der chromatinpositiven Knaben nach verschiedenen Autoren

Nr.	Autor (Nach der Literatur)	Jahr der Veröffentlichung	Mutter		Vater	
			Zahl der Fälle	Mittleres Alter	Zahl der Fälle	Mittleres Alter
1	Penrose [Nach 10]	1961	25	30,8 (28,5)	—	—
2	Ferguson-Smith [5]	1964	45	32,5	—	—
3	Court-Brown et al. [4]	1964				
		Dänemark	41	32,3	41	35,7
		Schottland	44	32,5	83	35,2
4	Hambert [8]	1966	72	33,4 (29,8)	66	37,0 (34,2)
5	Zuppinger et al. [15]	1967	21	29,9	9	34,5
6	Nielsen [10]	1969	30	33,0	30	34,5
		Dabei ausschließlich				
		XXY	20	34,6 (29,6)	20	34,9
7	Froland [6]	1969	53	31,6	50	35,3
8	Annell [1]	1970	10	30,8	8	31,5
9	Eigenes Untersuchungsgut	1973	20	30,9 (26,9)	20	35,0 (30,4)
		Dabei ausschließlich				
		XXY	8	33,1	8	37,1

Bemerkung: In den Klammern ist das mittlere Alter der Eltern bei der Geburt für die Population des erwähnten Staates angegeben

an die Umwelt und ein Hydogonadismus vom Pubertätsalter an.

2. Das höhere Alter der Eltern zur Zeit der Geburt von Patienten mit Klinefeltersyndrom und das Vorliegen einer letzten von multiplen Schwangerschaften zählen zu den weiteren charakteristischen Hinweisen auf das Vorliegen dieses Syndroms.

3. In Anbetracht der häufigsten phänotypischen Zeichen dieses Syndroms wächst die Wahrscheinlichkeit der richtigen Diagnose bei den in den Spezialschulen und in den jugendlichen neuropsychiatrischen Anstalten untersuchten Knaben.

4. Außer den drei grundsätzlichen Zeichen gemäß Punkt 1 sind Gynäkomastie, Hodenhochstand, besonders einseitiger Maldescensus mit Hypoplasie des zweiten Hodens Hinweise für die Bestimmung des Zellchromatins.

Literatur

1. Annel, A.-L., Gustavson, K.-H., Tenstam, J.: Symptomatology in schoolboys with positive sex chromatin (The Klinefelter Syndrome). Acta Psychiatr. Scand. **46**, 71 (1970)
2. Bablok, K., Janczewski, Z.: Bliskie i odległe wyniki leczenia zespołu Klinefeltera z dodatnim typem chromatyny płciowej. Endokrynol. Pol. **19**, 20 (1969)
3. Borcatyńska-Dabrowska, M., Huber, Z., Kosowicz, J., Nowika, H.: Ocena psychologiczna chorych z zespołem Klinefeltera. Endokrynol. Pol. **21**, 42 (1970)
4. Ferguson-Smith, M.A.: The prepubertal testicular lesion in chromatin-positive Klinefelter's syndrome (primary microorchidism) as seen in mentally handicaped children. Lancet **1959** I, 219
5. Ferguson-Smith, M.A.: The sex chromatin, Klinefelter's syndrome and mental deficiency. In: The sex chromatin. Moore, K.L. (ed.) Philadelphia: Saunders Comp. 1966
6. Froland, A.: Klinefelter's syndrome. Copenhagen: Costers Bogtrykkeri 1969
7. Goncerzewicz, M., Krawczyński, M., Grezicka-Filuś, B., Białecki, M.: Chromatyna płciowa i aberacje heterochromosomów X, a sprawność umysłowa u fenotypowych chłopców. Pol. Tyg. Lek. **30**, 1777 (1975)
8. Hambert, G.: Males with positive sex chromatin. Göteborg: Elanders 1966
9. Krawczyński, M.: Genotype-phenotype incompatibility in the light of sex chromatin studies in boys. Pol. Endocrinol. **23**, 233 (1972)
10. Nielsen, J.: Klinefelter's syndrome and XYY syndrome. Acta Psychiatr. Scand. [Suppl.] **45**, 209 (1969)
11. Pasqualini, R.Q., Vidal, G., Bur, G.E.: Psychopathology of Klinefelter's syndrome. Lancet **1957** II, 164
12. Rocznik Demograficzny (Yearbook of Demography) 1945–1966. Warszawa: G.U.S. 1968
13. Szczepski, O., Walczak, M., Krawczyński, M.: Dodatni test chromatyny płciowej u chłopców upośledzonych umysłowo, jako podstawa wczesnej diagnostyki zespołu Klinefeltera. Pediatr. Pol. **45**, 777 (1970)
14. Walczak, M., Krawczyński, M., Simm, S., Pawlaczyk, B., Wojciechowski, K., Erikson, E.: Klinefelter's syndrome in a 16-year old boy with 48, XXXY karyotype. Pol. Endocrinol. **22**, 153 (1971)
15. Zuppinger, K., Engel, E., Forbes, A.P., Mantooth, L., Claffey, J.: Klinefelter's Syndrome, a clinical and cytogenetic study in twenty-four cases. Acta Endocrinol. [Suppl.] (Kbh.) 113 (1967)
16. Züblin, C.: Chromosomale Aberrationen und Psyche. Basel: Karger 1969

Prof. Dr. O. Szczepski
Instytut Pediatrii
Akademii Medycznej W. Poznaniu
Ul. Szpitalna 27/33
Poznań

Monatsschr. Kinderheilkd. 128, 89–92 (1980)

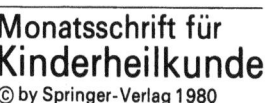
Monatsschrift für
Kinderheilkunde
© by Springer-Verlag 1980

Salbutamol (Aerosol und Zäpfchen) bei Kindern mit Asthma bronchiale

Lungenfunktionswerte und Blutplasmaspiegel

E. A. Stemmann und G. E. Wolff

Kinderklinik der Medizinischen Einrichtungen der Universität Düsseldorf (Geschäftsführender Direktor: Prof. Dr. G.-A. von Harnack)

Salbutamol in Asthmatic Children, Lung Function and Plasma Levels of Free Salbutamol After Treatment with Salbutamol Rectally and by Pressurized Aerosol

Summary. In 10 children with asthma bronchiale aged $4^{10}/_{12}$–$14^3/_{12}$ years, Salbutamol was given rectally and by pressurized aerosol. After 1 h plasma concentration of free salbutamol and lung function were measured. Plasma concentrations of free salbutamol ranged between 1.2–12.3 ng/ml, when 2 mg of salbutamol were given rectally and between <0.5–1.6 ng/ml, when a dose of 0.2 mg salbutamol was inhaled. Airway resistance decreased significantly after both forms of treatment but there was no statistical difference. Plasma concentrations of free salbutamol were rather low following an aerosol dose of 0.2 mg salbutamol, suggesting a topical action of salbutamol. When taken rectally improvement in lung function seemed to be related to plasma levels of free salbutamol.

Key words: Salbutamol – Suppository – Pressurized aerosol – Plasma level – Lung function – Asthmatic children.

Zusammenfassung. 10 Kinder mit Asthma bronchiale im Alter von $4^{10}/_{12}$–$14^3/_{12}$ Jahren erhielten ein Salbutamol-Zäpfchen zu 2 mg. Eine Stunde nach Gabe schwankten die Plasmakonzentrationen an freiem Salbutamol zwischen 1,2–12,3 ng/ml. Inhalierten die Kinder 0,2 mg Salbutamol aus einem Dosieraerosol, so lagen die Werte für freies Salbutamol im Plasma eine Stunde später in einem Bereich von <0,5–1,6 ng/ml. Der bronchiale Strömungswiderstand fiel sowohl nach Applikation des Zäpfchens als auch nach Inhalation des Aerosols signifikant ab. Zwischen den beiden Arzneiformen ließ sich in der bronchialen Wirkung kein statistisch signifikanter Unterschied errechnen. Ein Vergleich der Plasmaspiegel an freiem Salbutamol zeigt bedeutend niedrigere Konzentrationen nach Aerosolinhalation im Vergleich zur Zäpfchengabe. Es wird vermutet, daß das Aerosol lokal angreift, die broncholytische Wirkung des Zäpfchens scheint dagegen an die Höhe des Blutplasmaspiegels gebunden zu sein.

Schlüsselwörter: Salbutamol – Zäpfchen – Dosieraerosol – Plasmaspiegel – Lungenfunktion – kindliches Asthma bronchiale.

Salbutamol wird bei obstruktiven Ventilationsstörungen eingesetzt. Es stimuliert die β-2-Rezeptoren der glatten Bronchialmuskulatur und wirkt dadurch broncholytisch. Salbutamol (Sultanol) ist im Handel als Dosieraerosol, als Inhalationslösung und in Form von Tabletten. Für Säuglinge, Kleinkinder und Kinder sind Salbutamol-Zäpfchen vorgesehen. Ein Arzneimittel, das zur Behandlung von Atemstörungen dient, muß rasch und sicher wirken. Diese Forderungen erfüllt das Dosieraerosol. Für Arzneimittel in Zäpfchenform gilt im allgemeinen, daß die Wirkung langsam eintritt, zudem ist die Resorption unsicher. *Ziel der Untersuchung war es daher, die bronchospasmolytische Wirkung von Salbutamol-Zäpfchen im Vergleich zum Dosieraerosol zu prüfen.* Neben Lungenfunktionswerten sollten Salbutamol-Plasmaspiegel bestimmt werden. Vergleichsmessungen erfolgten 1 Std nach Medikamentengabe. Die Messungen nach Gabe von Salbutamol-Zäpfchen wurden darüber hinaus auf einen Zeitraum von 10 Std ausgedehnt.

Versuchsanordnung

1. Tag: Blutentnahme (Kontrollwert ohne Salbutamol).

2. Tag: 7.50 Uhr Stuhlentleerung. 7.55 Uhr Lungenfunktionsprüfung (Vitalkapazität, 1-Sekundenkapazität, Resistance). 8.00 Uhr Gabe eines Salbutamol-Zäpfchens, 2 mg. 9.00 Uhr Registrierung des bronchialen Strömungswiderstandes (Resistance) sowie Blutentnahme zur Bestimmung des Salbutamol-Plasmaspiegels. Weitere Kontrollen wurden um 12.00, 15.00 und 18.00 Uhr vorgenommen.

3. Tag: 7.55 Uhr Lungenfunktionsprüfung. 8.00 Uhr Inhalation von 2 Hüben Salbutamol aus einem Dosieraerosol ($2 \times 0,1$ mg). 9.00 Uhr Bestimmung der Resistance und Blutentnahme.

Zur Definition der Ausgangslage wurde die relative 1-Sekundenkapazität, d. h. die 1-Sekundenkapazität bezogen auf die Vitalkapazität, errechnet. Vitalkapazität und 1-Sekundenkapazität wurden mit Hilfe eines Glockenspirographen Expirograph (EP 16000) gemessen, die Resistance mit einem Ganzkörperplethysmographen Siregnost FD 40/91 registriert. Pro Probe wurden 10 ml Venenblut entnommen, heparinisiert und zentrifugiert. Das Plasma wurde abpipet-

Tabelle 1. Verhalten des bronchialen Strömungswiderstandes nach Gabe von Salbutamol-Zäpfchen und Inhalation aus einem Dosieraerosol. Untersucht wurden 10 Kinder mit Asthma bronchiale in einem Alter von $4^{10}/_{12}$–$14^3/_{12}$ Jahren. Gemessen wurde der bronchiale Strömungswiderstand in Ruhe und 1 Std nach Medikamentengabe. Die Messungen nach der Applikation des Zäpfchens wurden auf einen Zeitraum von 10 Std ausgedehnt

Pat.	Gew. (kg)	Resistance nach Gabe von Salbutamol (cm H_2O/l/s)						
		Zäpfchen (2 mg)					Dosieraerosol ($2 \times 0,1$ mg)	
		Ruhewert	Stunden nach Applikation				Ruhewert	Stunden nach Applikation
			1	4	7	10		1
1	34,5	11,9	2,8	3,8	11,4	5,8	13,5	3,0
2	29,3	3,9	1,9	2,7	2,4	3,4	4,8	3,3
3	22,4	6,6	5,8	5,5	7,1	6,4	6,3	5,7
4	60,5	5,7	3,9	4,3	3,3	10,9	8,4	3,7
5	17,3	11,6	6,2	8,6	9,7	10,0	13,5	8,9
6	29,1	4,3	3,6	2,7	4,8	3,6	3,6	3,2
7	18,8	7,8	4,8	3,3	5,7	4,9	11,4	4,4
8	40,0	8,0	1,1	1,6	2,9	2,2	8,2	2,2
9	20,0	5,7	4,0	5,1	5,1	5,4	4,5	4,2
10	26,2	6,8	4,5	4,3	4,4	4,2	4,9	3,6
$\bar{X}$		7,23	3,86	4,19	5,68	5,68	7,91	4,22
δ		2,72	1,61	1,95	2,94	2,81	3,75	1,89

tiert und tiefgefroren bei $-15\,°C$ aufbewahrt. Tanner und Rees[1] in den Allen & Hanburys Forschungslabors, Biochemical Research, bestimmten die Salbutamolkonzentration im Plasma. Sie verwendeten ein gaschromatisch-massenspektrometrisches Verfahren [4]. Es wurde das freie Salbutamol und nicht der Metabolit gemessen.

10 Kinder mit Asthma bronchiale, 7 Jungen und 3 Mädchen, nahmen an der Untersuchung teil. Sie waren $4^{10}/_{12}$–$14^3/_{12}$ Jahre, im Mittel $9^3/_{12}$ Jahre alt. Das Körpergewicht schwankte zwischen 17,3–60,5 kg, es betrug im Mittel 29,8 kg. Bei 2 Kindern dominierten Infekte, bei 8 Kindern Allergene und hochlabile Bronchien (exercise-induced Asthma) als wesentliche auslösende Faktoren der asthmatischen Beschwerden. Die Aufnahme in die Studie unterlag keinen Auswahlkriterien.

Ergebnisse

Salbutamol-Zäpfchen: Vor Medikamentengabe wurde eine relative 1-Sekundenkapazität von 72% errechnet, minimal 51%, maximal 89%. Die Resistance fiel 1 Std nach Applikation des Zäpfchens von $7,23 \pm 2,72$ cm H_2O/l/s auf $3,86 \pm 1,61$ cm H_2O/l/s (s. Tabelle 1). Der Unterschied ist statistisch signifikant ($2\alpha \leq 0,005$).

Bei einer Gabe von 2 mg Wirksubstanz erhielten die Kinder im Mittel 0,077 mg/kg Körpergewicht Salbutamol (minimal 0,03 mg/kg KG, maximal 0,12 mg/ kg Körpergewicht).

Die Werte an freiem Salbutamol im Plasma schwankten 1 Std nach Applikation zwischen 1,2–12,3 ng/ml (s. Tabelle 2, Abb. 1). Nach 10 Std betrug die Konzentration von Salbutamol im Plasma im Mittel $1,63 \pm 0,72$ ng/ml (s. Tabelle 2, Abb. 2).

Der Gehalt von Salbutamol im Plasma erreichte bei 7 Kindern nach 1 Std, bei 2 weiteren nach 4 Std und bei 1 Kind nach 7 Std den Höchstwert (s. Tabelle 2).

---

[1]   R. J. N. Tanner und J. Rees gilt unser Dank für die Bestimmung der Salbutamol-Plasmakonzentration

Tabelle 2. Freies Salbutamol im Plasma nach Gabe von Salbutamol-Zäpfchen und Inhalation eines trockenen Aerosols. Das Salbutamol liegt in den Zäpfchen in einer 10fach höheren Konzentration vor. 1 Std nach Applikation lauten die Plasmaspiegel an freiem Salbutamol 1,2–12,3 ng/ml für das Zäpfchen, <0,5–1,6 ng/ml für das Aerosol. Der Höchstwert des freien Salbutamol im Plasma nach Zäpfchengabe wird bei 7 Kindern nach 1 Std, bei 2 weiteren nach 4 Std und bei 1 Kind nach 7 Std gemessen

Pat.	Gew. (kg)	Salbutamol-Plasmaspiegel (ng/ml)				
		Zäpfchen (2 mg)				Dosieraerosol (0,2 mg)
		Stunden nach Applikation				
		1	4	7	10	1
1	34,5	4,4	3,2	2,2	2,0	1,0
2	29,3	7,6	4,2	2,6	2,2	1,5
3	22,4	12,3	11,9	1,9	1,1	~0,5
4	60,5	2,8	4,2	1,3	1,2	<0,5
5	17,3	8,6	4,6	3,9	1,4	<0,5
6	29,1	5,0	2,9	2,5	1,4	<0,5
7	18,8	9,3	7,5	5,1	3,2	1,6
8	40,0	5,6	6,0	3,2	2,0	1,6
9	20,0	4,0	1,7	1,0	1,0	<0,5
10	26,2	1,2	1,5	4,2	0,8	1,4
$\bar{X}$		6,08	4,77	2,79	1,63	
δ		3,35	3,10	1,31	0,72	

Salbutamol-Dosieraerosol: Vor der Inhalation wurde eine relative 1-Sekundenkapazität von 70% (minimal 54%, maximal 84%) bestimmt. 1 Std nach Inhalation sank die Resistance von $7,91 \pm 3,75$ cm H_2O/l/s auf $4,23 \pm 1,89$ cm H_2O/l/s (s. Tabelle 1). Der Unterschied ist statistisch signifikant ($2\alpha \leq 0,005$).

Die Kinder inhalierten 2 Hübe (0,2 mg) Salbutamol, dies entspricht einer Dosierung von im Mittel

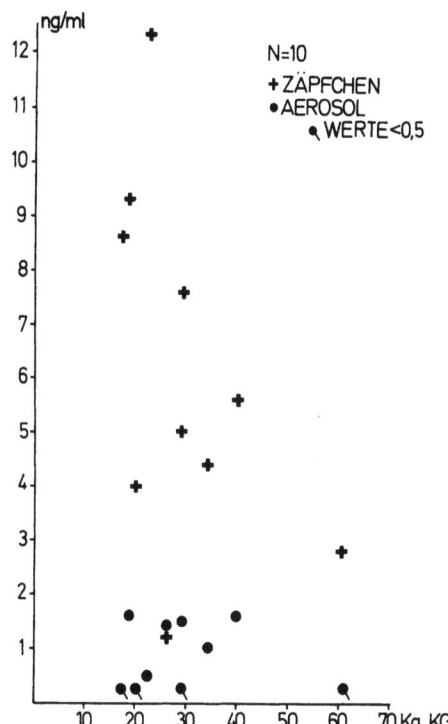

Abb. 1. Freies Salbutamol im Plasma in Abhängigkeit vom Körpergewicht der Kinder 1 Std nach Applikation eines Zäpfchens bzw. Inhalation eines Aerosols. Verabreicht wurde ein Zäpfchen zu 2 mg Salbutamol. Bei einer Dosierung von 0,03–0,12 mg/kg Körpergewicht schwankte das freie Salbutamol im Plasma zwischen 1,2–12,3 ng/ml. Nach Inhalation von 0,2 mg Salbutamol aus einem Dosieraerosol (0,003–0,012 mg/kg KG Salbutamol) werden <0,5–1,6 ng freies Salbutamol pro ml Plasma erreicht

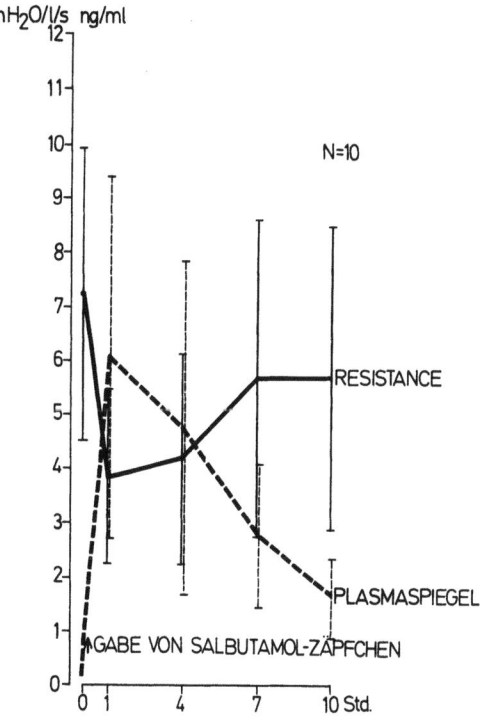

Abb. 2. Bronchialer Strömungswiderstand und Blutplasmaspiegel an freiem Salbutamol nach Gabe eines Salbutamol-Zäpfchens zu 2 mg. Aufgetragen sind die Mittelwertskurven mit Standardabweichungen. Der bronchiale Strömungswiderstand sinkt im Mittel nach 1 Std steil ab, um dann im Verlauf von 4 bzw. 7 Std erst allmählich, dann stärker anzusteigen. Er erreicht das Plateau 7–10 Std nach Zäpfchengabe. Die Konzentration an freiem Salbutamol im Plasma erreicht im Mittel nach 1 Std das Maximum, um danach stetig abzufallen

0,0077 mg/kg KG (minimal 0,003, maximal 0,012 mg/kg KG).

1 Stunde nach Inhalation wurden <0,5–1,6 ng Salbutamol pro ml Plasma gemessen (s. Tabelle 2, Abb. 1).

Bei einem Vergleich der Resistance-Werte nach Gabe eines Salbutamol-Zäpfchens und Inhalation aus einem Dosieraerosol ließ sich 1 Std nach Applikation kein statistisch signifikanter Unterschied errechnen ($2\alpha \leqq 0,1$).

Diskussion

Die bronchospasmolytische Wirkung eines Arzneimittels ist meßbar an der Erniedrigung des bronchialen Strömungswiderstandes. Der bronchiale Strömungswiderstand ändert sich bei Asthmatikern im Verlauf von 24 Std. Hohe bronchiale Strömungswiderstände nachts/frühmorgens sinken allmählich im Verlauf von mehreren Stunden auf niedrige Werte mittags/nachmittags ab [8]. Die Untersuchungen wurden frühmorgens durchgeführt. Die Resistance fiel signifikant im Verlauf einer Stunde sowohl nach Gabe des Zäpfchens als auch nach Inhalation des Aerosols. Zwischen beiden Arzneiformen ließ sich in der broncholytischen Wirkung kein statistisch signifikanter Unterschied errechnen.

Bei einigen Kindern wurde nur ein geringer Abfall der Resistance nach Broncholyse erzielt. Der Grund ist in einer weniger ausgeprägten Tag-Nachtschwankung des bronchialen Strömungswiderstandes bei den betreffenden Asthmatikern zu sehen. Ausgangswerte der relativen 1-Sekundenkapazität von 89 bzw. 84%, die im Normbereich liegen, und niedrige Werte der Resistance schon vor der Broncholyse unterstützen diese Annahme.

Lunge und Gastrointestinaltrakt verhalten sich unterschiedlich bei der Absorption und Metabolisierung von Salbutamol. Salbutamol liegt im Plasma als freies Salbutamol und als Metabolit vor. Das freie Salbutamol ist voll wirksam. Die betaadrenerge Wirkung des Metaboliten ist gering. Sie beträgt im Vergleich zu Isoprenalin an der isolierten Meerschweinchentrachea 1:2000 [2]. Der Metabolit wird wahrscheinlich in der Leber und dem Gastrointestinaltrakt gebildet [2]. Wird Salbutamol über ein Bronchoskop lokal auf die Bronchialschleimhaut gebracht, erscheint es innerhalb von 10 min zum größten Teil als freies Salbutamol im Plasma [6]. Bei peroraler Aufnahme von Salbutamol werden Höchstwerte im Plasma bei Erwachsenen erst nach $2\frac{1}{2}$–3 Std gefunden, und der Metabolit liegt zu einem höheren Anteil als das freie Salbutamol vor [2]. Nach Inhalation aus einem Dosieraerosol wird der Maximalwert im Plasma nach 3–4 bzw. 3–5 Std [7] erreicht. Da etwa 80–90% des trockenen Aerosols verschluckt wird [5], bestimmt dieses wesentlich Höhe und zeitliches Auftreten des Plasmaspiegels sowie den Anteil des Metaboliten. In der vorliegenden Untersuchung stellt sich nach Gabe von Salbutamol-Zäpfchen das Maximum der Konzentration an freiem Salbutamol im Plasma bei 9 von 10 Kindern im Verlauf von 4 Std ein. Da ein Teil des resorbierten Salbutamols die Lunge auf dem Blutweg unter Umgehung der Leber erreicht, dürfte der Anteil des Metaboliten nicht sehr hoch sein.

Bei vergleichbarer Broncholyse finden sich nach Inhalation wesentlich niedrigere Werte an freiem Salbutamol im Plasma als nach Zäpfchengabe. Dies läßt vermuten, daß das Aerosol lokal wirkt [3, 7]. Die Wirkung des Zäpfchens scheint dagegen an die Höhe des Salbutamol-Plasmaspiegels gebunden zu sein. Für diese Annahme spricht der Plasmaspiegel an freiem Salbutamol 10 Std nach Gabe eines Zäpfchens. Obwohl zu diesem Zeitpunkt keine broncholytische Wirkung mehr nachweisbar ist, liegen die Salbutamol-Plasmawerte in einem Bereich, wie er 1 Std nach Inhalation zum Zeitpunkt der maximalen Broncholyse des Aerosols gefunden wird. Für einen lokalen Angriffspunkt des Aerosols spricht auch, daß sich nach Inhalation die Lungenfunktion schon bessert, bevor meßbare Salbutamol-Plasmaspiegel vorhanden sind [7].

Bei der Behandlung obstruktiver Ventilationsstörungen ist *dem Dosieraerosol der Vorzug zu geben,* da die Broncholyse durch eine 10 mal niedrigere Dosis erzielt wird als nach Zäpfchengabe. Leider gebrauchen Kinder das Dosieraerosol meist häufiger als notwendig. Ein Abusus wird besonders bei schweren Asthmaanfällen betrieben, bei denen Broncholytika allgemein nur gering wirken. Bei Säuglingen und Kleinkindern, die nicht inhalieren können, sind Salbutamol-Zäpfchen zu 1 mg, bei Kindern Zäpfchen zu 2 mg Wirksubstanz angezeigt. Nach der Zäpfchengabe kann eine sichere Bronchospasmolyse erwartet werden, vorausgesetzt, daß der Bronchialmuskelspasmus wesentlich an der obstruktiven Ventilationsstörung beteiligt ist.

Eine konsequente broncholytische Behandlung müßte durch Inhalation eines Aerosols (Angriffspunkt lokal) und gleichzeitige Gabe eines Zäpfchens (Angriffspunkt über den Blutweg) erfolgen. Der Plasmaspiegel an freiem Salbutamol wird bei der kombinierten Anwendung nicht wesentlich höher sein als bei Gabe eines Zäpfchens allein. Nebenreaktionen wie Muskelzittern, Tachykardie, Hemmung der Darmmotilität oder verstärkte Insulinsekretion dürften daher kaum häufiger auftreten.

Literatur

1. Evans, M.E., Paterson, J.W., Richards, A.J., Walker, S.R.: Pharmacokinetics of inhaled salbutamol in asthmatic patients. Br. J. Pharmacol. **43**, 466 (1971)
2. Evans, M.E., Walker, S.R., Brittain, R.T., Paterson, J.W.: The metabolism of salbutamol in man. Xenobiotica **3**, 113 (1973)
3. Martin, L.E., Hobson, J.C., Page, J.A., Harrison, C.: Metabolic studies of salbutamol – ³H: a new bronchodilatator in rat, rabbit, dog, and man. Eur. J. Pharmacol. **14**, 183 (1971)
4. Martin, L.E., Rees, J., Tanner, R.J.N.: Quantitative determination of salbutamol in plasma, as either its trimethylsilyl or t-butyldimethylsilyl ether, using a stable isotope multiple ion recording technique. Biomed. Mass Spectrom. **3**, 184 (1976)
5. Shenfield, G.M., Evans, E., Paterson, J.W.: The effect of different nebulizers with and without intermittent positive pressure breathing on the absorption and metabolism of salbutamol. Br. J. Clin. Pharmacol. **1**, 295 (1974)
6. Shenfield, G.M., Evans, M.E., Paterson, J.W.: Absorption of drugs by the lung. Br. J. Clin. Pharmacol. **3**, 583 (1976)
7. Walker, S.R., Evans, M.E., Richards, A.J., Paterson, J.W.: The clinical pharmacology of oral and inhaled salbumatol. Clin. Pharmacol. Ther. **13**, 861 (1972)
8. Zuidema, P., von Essel, A.D.: Messung von Tagesschwankungen des bronchialen Strömungswiderstandes bei Asthmatikern. Vergleichende Untersuchung verschiedener Methoden. Schweiz. Med. Wochenschr. **95**, 805 (1965)

PD Dr. E.A. Stemmann
Kinderklinik der Medizinischen Einrichtungen
der Universität Düsseldorf
Moorenstraße 5
D-4000 Düsseldorf

Monatsschr. Kinderheilkd. 128, 93–99 (1980)

Monatsschrift für
Kinderheilkunde
© by Springer-Verlag 1980

Nahrungsbedarf und Variabilität der Nahrungsaufnahme diabetischer Kinder und Jugendlicher bei geregelter Kost*

B. Weber, Gudrun Heide und Ursula Oberdisse

Kinderklinik der Freien Universität Berlin

Energy Requirement and Day-to-Day Variation of Food Intake in Diabetic Children and Adolescents on a Regulated Nutritional Regime

Summary. 69 out-patient diabetic children and adolescents, aged between 3.3 and 17.9 years [5 subgroups (I through V): 3–6, 6–9, 9–12, 12–15, > 15 years], whose nutritional regime was carefully adapted to their individual needs and regulated with respect to food quantity, composition, and meal schedule (regulated diet), or their mothers, respectively, were asked to choose every food-stuff routinely and weigh it afterwards, during a 10-day period. 76 protocols were analyzed to calculate the daily and the mean 10-day-intake of energy and nutrients. The results were compared to the dietary schedules prescribed as references for qualitative variations. The day-to-day variation of energy and nutrients consumption during the study period was expressed

　　1. by their coefficients of variation (SDs in % of the Means) and

　　2. the lowest and highest intake compared to the expected values (schedule = 100%).

Energy intake in these children increased with age in boys from group I to group V. Girls of groups IV and V, however, consumed less than those of group III. The overall intake of both boys and girls was on the low side, compared to other measured and recommended age-related values. A trend for lower rather than higher intake compared to the prescribed dietary schedule demonstrated statisfaction with the previous prescription. A fat restriction to 30–35% of total energy intake was on the whole maintained, although it constituted a marked difference to the eating habits of the non-diabetic population allowing for a fat consumption of 42–45%. Conversely, protein and carbohydrate intake were relatively higher (16 and 50% versus 12 and 42%, respectively) in the diabetics.

The coefficients of day-to-day variation ranged between 2 and 19% for energy and carbohydrate, between 6 and 35% for protein and fat intake, respectively.

Minimal and maximal consumption were measured to be around 85 and 110%, respectively, of the expected intake of energy and carbohydrates, while protein and fat consumption varied between 70 and 120%. Compared to free choice nutrition, this concept of food regulation markedly reduces day-to-day variation of food intake.

Key words: Insulin-dependent juvenile diabetes – Regulated nutritional regime – Mean energy and nutrient intake of different age groups – Day-to-day variation of food consumption.

Zusammenfassung. Bei 69 diabetischen Kindern und Jugendlichen im Alter zwischen 3,3 und 17,9 Jahren [5 Gruppen (I–V): 3–6, 6–9, 9–12, 12–15, > 15 Jahre], welche eine nach Quantität, Zusammensetzung und Mahlzeiten geregelte, ihrem individuellen Bedarf angepaßte Kost erhielten, wurden die Einhaltung der schriftlichen Kostempfehlung und die Variabilität der Nahrungsmengen unter alltäglichen Bedingungen zu Hause geprüft. Entsprechend ihrem täglichen Vorgehen wählten die Patienten oder ihre Mütter die vorgesehene Nahrung per Hand und wogen sie dann an 10 aufeinanderfolgenden Tagen ab. Nach den Protokollen ihrer Wägungen wurden die tägliche und die mittlere Aufnahme von Kalorien und Energieträgern jedes Probanden berechnet. Die aus insgesamt 76 Protokollen ermittelten Ergebnisse wurden mit den empfohlenen Kostplänen verglichen. Die Schwankungen der Nahrungsaufnahme von Tag zu Tag wurden ausgedrückt

　　1. als Variationskoeffizienten der über 10 Tage gemessenen Werte (Standardabweichungen der Mittelwerte in %)

　　2. als minimale und maximale Aufnahme, verglichen mit der Kostempfehlung (100%).

Die Energie-(Kalorien-)aufnahme der untersuchten Probanden nahm bei den Jungen mit steigendem Alter zu. Mädchen der Gruppen IV und V dagegen aßen weniger als jene der Gruppe III. Insgesamt war die Nahrungsaufnahme bei Jungen und Mädchen eher niedrig, verglichen mit Literatur-Angaben für gemessene oder empfohlene Nahrungszufuhr gleichaltriger Probanden.

* Eine englische Version dieser Arbeit wird veröffentlicht in: Pediatric and Adolescent Endocrinology, Karger Verlag Basel

Ein Trend, die nach dem Appetit berechneten Kostempfehlungen eher zu unter- als zu überschreiten, läßt
auf ein Einverständnis mit der Kostverordnung, vielleicht aber auch auf besonders gute Mitarbeit der Mütter schließen. Die Fettbeschränkung auf 30–35% der
Gesamt-Energiezufuhr wurde sorgfältig eingehalten,
obwohl dies eine spürbare Abweichung vom Ernäh-
rungsverhalten der gleichaltrigen nicht-diabetischen
Normalbevölkerung, welche 42–45% Fett konsumiert,
darstellt. Eiweiß- und Kohlenhydratzufuhr dagegen lagen deutlich höher (16 und 50% gegenüber 12 und 42%)
bei unseren diabetischen Probanden.

Die Variationskoeffizienten der Nahrungsaufnahme unserer Patienten schwankten zwischen 2 und 19%
für Energie- und Kohlenhydrat-, zwischen 6 und 35%
für Eiweiß- und Fettaufnahme. Die erwartete Zufuhr
an Energie und Kohlenhydraten wurde maximal um
15% unter- und um 10% überschritten, während die Ei-
weiß- und Fettzufuhr größeren Schwankungen, zwischen 70 und 120% der empfohlenen Mengen unterlag.
Verglichen mit der Variationsbreite der Nahrungsaufnahme bei völlig freier Kostwahl sind die hier für eine
regulierte Kost mitgeteilten Schwankungen nur etwa
halb so groß.

Schlüsselwörter: Insulinabhängige diabetische Kinder –
geregelte Kost – mittlere Aufnahme von Kalorien und
Energieträgern bei verschiedenen Altersgruppen – tägliche Schwankungen der Nahrungsaufnahme.

Eine Regulierung der Nahrungsaufnahme mit täglich
etwa gleichen Mengen der Energieträger und festgelegte Zeitpläne der einzelnen Mahlzeiten sind heute in weiten Teilen der Welt akzeptierte Prinzipien der Behandlung insulinbedürftiger Diabetiker. Der rationale Hintergrund dieser Maßnahmen ist der Versuch, dem Patienten eine gewisse Stoffwechsel-Kontrolle von außen
zu ermöglichen. Ein Weg zu diesem Ziel ist das tägliche
Abwiegen der Nahrung und damit die Festsetzung der
Energiezufuhr in engen Grenzen. Viele Diabetologen
ziehen es jedoch vor, die Patienten selbst und ihre Familien so gründlich zu schulen, daß sie nach einem individuellen, ihrem Nahrungsbedarf angepaßten Kostplan vergleichbare Nahrungsmengen ohne Waage, mit
Augenmaß und Erfahrung, per Hand zu wählen lernen
und nur noch gelegentlicher Wäge-Kontrollen bedürfen. Dieses Verfahren setzt bei den Patienten jedoch eine dauernde Motivation voraus, sich der einmal akzep-
tierten Kontrolle ihrer Ernährung zu unterwerfen.

Die vorliegende Studie sollte unter alltäglichen Bedingungen zu Hause möglichst exakte Informationen
sammeln über die täglichen Schwankungen der Nahrungsmengen diabetischer Kinder und Jugendlicher bei
geregelter Kost. Da jeder als Leitlinie für die eigene Variation empfohlene und berechnete Ernährungsplan
dem individuellen Bedarf der Patienten angepaßt war,
ergaben sich zusätzliche Erkenntnisse über den aktuellen Nahrungsbedarf dieser Probanden unter den Be-

dingungen des Großstadtlebens, die einen Vergleich zu
Literatur-Angaben aus verschiedenen Ländern ermög-
lichten.

Material und Methoden

Bei 69 Kindern und Adoleszenten mit normaler Körperlänge und ad-
äquatem Körpergewicht, 44 Jungen und 25 Mädchen im Alter zwischen 3,3 und 17,9 Jahren, mit einer Diabetes-Dauer von im Schnitt
$3,3 \pm 3,1$ Jahren (0,1 bis 13,9 Jahre) wurde während eines Zeitraumes
von 10 Tagen zu Hause die Nahrung für jede Mahlzeit wie üblich zusammengestellt, dann erst gewogen und protokolliert. Diese Aufgabe
fiel meistens der Mutter zu. Die Kinder und Jugendlichen selbst waren gehalten, jegliche Nahrungs- und Flüssigkeitsaufnahme und jede
Nascherei ausdrücklich anzugeben. Es wurde besonderer Wert darauf gelegt, daß die alltäglichen Verpflichtungen und Aktivitäten eingehalten wurden. Bei einigen Kindern wurden wiederholte Messungen in Abständen mehrerer Monate oder Jahre vorgenommen, welche die Gesamtzahl der ausgewählten 10-Tages-Aufzeichnungen auf
76 erhöhen.

Alle Kinder erhielten eine ihrem Appetit, ihrem individuellen
Nahrungsbedarf, den Ernährungsgewohnheiten ihrer Familie, und ihrem Insulinregime angepaßte geregelte Kost, welche von Tag zu Tag
mit Hilfe von Nahrungs-Austausch-Tabellen qualitativ variiert werden konnte. Sättigung, Wohlbefinden, volle Leistungsbreite, normales Wachstum und der Größe adäquater Gewichtsanstieg waren dabei wichtiger für die Fetsetzung der Kostpläne als der theoretisch errechnete, allein auf das Körpergewicht bezogene Nahrungsbedarf.
Diese Kostempfehlungen wurden mindestens jährlich dem wechselnden Bedarf angepaßt. Zwei über 15jährige Mädchen aßen wegen einer Neigung zur Gewichtszunahme zum Zeitpunkt der Studie eine
kalorisch reduzierte Kost mit 1000 Kalorien (4,18 MJ) pro Tag. In
der Regel erhielten die Kinder 6 Mahlzeiten, mit größeren Energie-
mengen zum ersten Frühstück, zum Mittagessen und Abendessen,
und kleineren Mengen zu den Zwischenmahlzeiten. Alle wurden angehalten, vor größeren unüblichen körperlichen Belastungen zusätzlich zu essen, um schwereren Hypoglykämien vorzubeugen.

Die meisten Probanden ($n = 56$) injizierten Insulin zweimal täglich, einige ($n = 13$), vor allem kleinere Kinder und solche in partieller
Remission, nur einmal am Tage.

Alle 10-Tages-Protokolle wurden von der gleichen Ernährungsberaterin (G. H.) nach Tabellen der Deutschen Gesellschaft für Ernährung (DGE, [5]) sowie von Souci u. Bosch [21] berechnet. Um die
Aufnahme der Kalorien und Energieträger mit anderen Studien bei
normalen und diabetischen Kindern, mit gemessenen und empfohlenen Werten vergleichen zu können, wurden die 76 10-Tages-Auswer-
tungen nach 5 Altersgruppen unterteilt:

I   3– 6 Jahre [2♀, 5♂; ($n = $ 7)]
II   6– 9 Jahre [5♀, 6♂; ($n = 11$)]
III   9–12 Jahre [9♀, 20♂; ($n = 29$)]
IV   12–15 Jahre [7♀, 11♂; ($n = 18$)]
V   >15 Jahre [4♀, 7♂; ($n = 11$)]

Die Daten wurden für Jungen und Mädchen in den Altersgruppen I und II zusammen, in III bis V getrennt ausgewertet, da in der
Pubertät mit erheblichen Geschlechts-Unterschieden in der Nahrungsaufnahme gerechnet werden mußte.

Folgende Meßgrößen wurden ermittelt: Körpergewicht, tägliche
Energie-Aufnahme, und der Energiequotient (EQ; Energieaufnah-
me/kg Körpergewicht), absolute (in g pro Tag) und relative Aufnahme (in % der Gesamt-Energiezufuhr) von Eiweiß (P = Protein), Fett
(F) und Kohlenhydraten (KH). Für die Berechnung der alters- und
geschlechtsbezogenen Mittelwerte der Nahrungsaufnahme (Gruppen I bis V) wurden die Mittelwerte der einzelnen 10-Tages-Nah-
rungsprofile herangezogen. Bei 24 Kindern wurde auch die tägliche
Harnzuckerausscheidung während des 10-Tages-Zeitraums in jeweils
3 Portionen mit einer semiquantitativen Methode (Clinitest-2-Trop-
fen-Methode) gemessen und mit der Energie- und Kohlenhydrataufnahme korreliert.

Trotz vermutlich inhomogener Verteilung der Einzelwerte wurden um des Vergleichs mit Literaturangaben willen Berechnungen

der Mittelwerte anstelle der Medianwerte vorgenommen. Bei allen Kindern wurde die Nahrungsaufnahme verglichen mit der schriftlichen Kostempfehlung. Ihre Variation von Tag zu Tag wurde ausgedrückt

1. als Variationskoeffizient der Aufnahme von Energie und Energieträgern während des Untersuchungszeitraumes (Standardabweichung des Mittelwertes in %)

2. als minimale und maximale prozentuale Aufnahme, verglichen mit der Kostempfehlung (100%).

Für beide Meßgrößen wurden die Streubereiche der einzelnen Altersgruppen I bis V ermittelt.

Ergebnisse (s. Tabelle 1)

Die diabetischen Jungen nahmen mit zunehmendem Alter (I→V) steigende Nahrungsmengen auf, wobei die größte absolute Steigerung in der Frühpubertät, dem Zeitpunkt der größten Muskelmassenzunahme, erfolgte (III→IV). 12–15jährige Mädchen dagegen, deren Geschlechtsreifung der der Jungen in der Regel um 2 Jahre vorauseilt, aßen im Schnitt bereits weniger als die 9–12jährigen. Lediglich die Werte der Gruppe V sind nicht repräsentativ für das Alter, da die Gruppe zu klein ist und außerdem 2 der 4 jungen Mädchen eine willkürlich reduzierte Kost erhielten.

Der relative Energiebedarf (s. 5. Spalte) nahm erwartungsgemäß bei beiden Geschlechtern mit dem Alter ab. Zwischen empfohlenem Kostplan und gemessener Nahrungsaufnahme (Spalten 4 u. 3) bestanden keine signifikanten Unterschiede.

Verglichen mit gemessenen Werten der Nahrungs- bzw. Kalorienaufnahme in anderen Studien (Tabelle 2A) und mit Empfehlungen der WHO, des amerikanischen National Research Council, und der Deutschen Gesellschaft für Ernährung (DGE) (Tabelle 2B) ist die Kalorienaufnahme der diabetischen Kinder unseres Kollektivs in allen Altersgruppen eher niedrig. Bemerkenswerterweise deckt sie sich jedoch weitgehend mit der kürzlich (1976) von der DGE ermittelten Nahrungsaufnahme nicht-diabetischer Kinder in Deutschland [7] (Tabelle 2A); (Ausnahme: Gruppe V, ♀, s. oben).

Die prozentuale Proteinaufnahme der diabetischen Probanden bleibt während der gesamten Kindheit und Adoleszenz weitgehend konstant und beträgt im Schnitt 16% der Gesamtenergieaufnahme (Tabelle 3). Ihr Fettkonsum nimmt mit dem Alter dagegen auf Kosten der Kohlenhydrate leicht zu. Ein Vergleich mit den Ergebnissen des Ernährungsberichts der DGE im Jahre 1976 [7] zeigt (Tabelle 3), daß diese Nahrungsverteilung keineswegs repräsentativ für die Ernährung gleichaltriger Nicht-Diabetiker ist. Vor allem die Fettzufuhr ist in der „Normal-Ernährung" (berechnet nach den Mengen eingekaufter Nahrung, deshalb sicherlich nicht exakt) offenbar deutlich höher. Der Anteil mehrfach ungesättigter Fettsäuren an der Gesamt-Fettzufuhr beträgt in der unseren Patienten angebotenen Kost etwa 50%, der P/S-Quotient (*p*olyunsaturated/*s*aturated fatty acids) demnach 1,0, verglichen mit etwa 0,4 in der durchschnittlichen deutschen Ernährung [7].

Obwohl die Kooperationsbereitschaft der an der Studie teilnehmenden Probanden und ihrer Eltern uns hatte vermuten lassen, daß die wirkliche Nahrungsaufnahme dem vorgeschlagenen Kostplan weitgehend folge, wurden doch verhältnismäßig große Schwankungen der Aufnahme von Kalorien und Energieträgern von Tag zu Tag registriert (Abb. 1). Die Variationsbreite nimmt mit dem Alter zu und ist deutlich größer für Eiweiß und Fett als für Kohlenhydrat- und Energiezufuhr. Verglichen mit ihren Kostplänen aßen kleinere Kinder eher weniger, Adoleszenten dagegen mehr als geplant, vor allem an Fett und Kohlenhydraten. Im Schnitt lagen die Minimal- und Maximalwerte der Nahrungsaufnahme während 10 Tagen zwischen 85 und 110% der als Bedarf ermittelten und empfohlenen Mengen von Energie und Kohlenhydraten, zwischen 70 und 120% bei Eiweiß und Fett.

Die Aufnahme von Süßungsmitteln (absolute Mengen s. Tabelle 1), vorwiegend als Sorbit, wurde berechnet (in % der Gesamt-Energieaufnahme) mit 1,6±0,5 in Gruppe I, 2,3±0,9 in II, 2,3±1,0 in III, zwischen 2,4±1,4 und 2,8±1,6 in IV. Die willkürliche Beschränkung der Nahrungszufuhr bei 2 von 4 Mädchen der Gruppe V führte auch zur Beschränkung der Süßmittelzufuhr auf 0,3±0,6%, während die gleichaltrigen Jungen 3,8±2,3% zu sich nahmen, entsprechend ihrer deutlich höheren Gesamt-Nahrungsaufnahme.

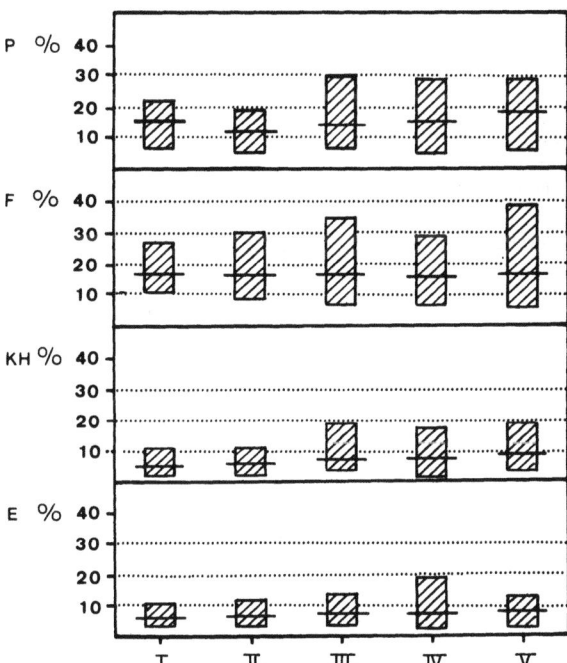

Abb. 1. Variationsbreite der Aufnahme von Energie (E) (unten) und Energieträgern (P = Eiweiß, F = Fett, KH = Kohlenhydrate) bei diabetischen Kindern unterschiedlichen Alters während eines Zeitraumes von 10 Tagen. Die Säulen zeigen die Schwankungsbereiche der Variationskoeffizienten (VK = Standardabweichungen der Mittelwerte dieser Meßgrößen für die Untersuchungsperiode von 10 Tagen, gemessen in %), die sie schneidenden horizontalen Linien deren arithmetische Mittelwerte. Letztere deuten an, daß die Variation der Eiweiß- und Fettaufnahme im Schnitt um 15%, jene der Kohlenhydrat- und Energieaufnahme dagegen nur 6–8% beträgt, also nur etwa halb so groß ist

Tabelle 1. Tägliche Aufnahme an Energie, Eiweiß (P), Fett (F), Kohlenhydraten (KH) und Zuckeraustauschstoffen bei 69 diabetischen Kindern unterschiedlichen Alters. Die Zahlen geben die Mittelwerte und Standardabweichungen der einzelnen Meßgrößen, berechnet aus 76 Protokollen 10tägiger Nahrungsaufzeichnung, wieder. In den Spalten 3 und 4 werden wirkliche Nahrungsaufnahme und vorher empfohlener Kostplan miteinander verglichen

Gruppen	Anzahl	Nahrungs-aufnahme (kcal/d)	Kostplan (kcal/d)	Energie-quotient (kcal/kg/d)	Aufnahme von Energieträgern (in g/d)			Zucker-austauschstoffe (g/d)
					P	F	KH	
I ♂+♀	7	1345±279	1388±251	75.3± 7.0	51.0±10.0	40.8± 8.6	160.7±22.2	6.1± 1.5
II ♂+♀	11	1697±246	1792±198	65.0± 8.7	67.0±13.4	56.7±10.1	204.8±28.9	9.6± 3.6
III ♂	20	1948±264	2026±212	58.9±13.2	69.2±17.6	66.1± 8.4	233.7±41.2	12.0± 7.2
IV ♂	11	2486±535	2494±491	53.0±14.3	100.8±26.2	90.4±21.1	278.7±66.4	14.3±10.2
V ♂	7	2642±462	2500±465	43.1± 8.9	102.5±11.0	96.7±21.8	290.7±56.1	23.4±15.4
III ♀	9	2049±333	2034±338	57.9±15.9	79.4±12.8	65.2±14.8	252.4±41.6	11.3± 6.0
IV ♀	7	1908±290	2133±242	43.0± 6.1	75.2±14.1	66.5±10.1	252.7±31.6	11.4± 8.1
V ♀[a]	4	1630±629	1482±317	29.3±12.8	71.2±19.7	61.1±22.1	165.3±48.8	2.0± 2.3

[a]　Werte der Gruppe V ♀ nicht repräsentativ: Gruppe zu klein, Reduktionskost bei 2 von 4 Probanden (s. Text)

Tabelle 2 A und B. Nahrungsaufnahme (in kcal/Tag) gesunder (N) und diabetischer (D) Kinder unterschiedlichen Alters. Der obere Teil der Tabelle **A** gibt gemessene (siehe Literaturverzeichnis), der untere Teil **B** empfohlene Kalorienmengen an. Einzelne Werte mußten rechnerisch den gewählten Altersgruppen angepaßt werden. Weitere Alters-Abweichungen der zum Vergleich herangezogenen Kollektive sind ausdrücklich aufgeführt

Tabelle 2 A

	Pro-banden	Altersgruppen									
		3–6		6–9		9–12		12–15		>15	
		♀	♂	♀	♂	♀	♂	♀	♂	♀	♂
Burke (USA) 1959	N	1595	1655	1935	2050	2280	2420	2560	3110	2470	3480
Sterky (Schweden) 1962	N	—	—	1818	2359	2200	2877	2364	2763	2158	3135
	D	—	—	1832	1886	2171	1790	1927	2321	1871	2578
				(6–10)		(10–12)		(12–14)		(15–16)	
Dartois (Frankreich) 1966	N	—	—	—	—	1951	2347	2118	2736	—	—
Diemer (Deutschland) 1968	D	1350	1510	1840	1895	2150	2180	2320	2700	—	—
Sachsse (Deutschland) 1969	D	2158	2235	2514	2851	2724	2969	3033	3269	—	—
Wait (USA) 1969	N	1541	1693	1840	2129	2204	2526	2229	3250	2046	3607
Samuelsson (Schweden) 1971	N	1779 (4 J.)		2188 (8 J.)		—	—	2194	2668	—	—
								(13 J.)			
Stolley (Deutschland) 1977	N	1530	1640	1680	1800	1900	2190	2390	2580	—	—
DGE (Deutschland) 1976	N	1395	1543	1603	1888	1813	2105	1949	2320	2261	2685
Berlin 1978	D	1345		1697		2049	1948	1908	2486	1630	2642

Tabelle 2 B

	Pro-banden	3–6		6–9		9–12		12–15		>15	
Struwe (Deutschland) 1960	N	1200		1480		1660	1800	1880	2050	2050	2300
Rec. Diet. All., NRC (USA) 1964	N	1600		2100		2200	2400	2500	3000	2300	3400
Rec. Diet. All., NRC (USA) 1974	N	1800		2400		—	—	2400	2800	—	—
				(6–10)				(10–14)			
WHO 1974	N	1830		2190		2350	2600	2490	2900	2310	3070
DGE (Deutschland) 1975	N	1600		2000		2100	2400	2400	2700	2500	3100

Tabelle 3. Prozentuale Verteilung der Energieträger in dem untersuchten Kollektiv diabetischer Kinder, verglichen mit Angaben der DGE über gleichaltrige Nicht-Diabetiker im Ernährungsbericht 1976

Studie	Probanden	Energieträger	Aufnahme in % der Kalorienzufuhr				
			3–6	6–9	9–12	12–15	>15 J.
Berlin	Diabetische Kinder und Jugendliche	P	16	16	16	17	18
		F	30	32	31	33	35
		KH	52	51	50	48	45
DGE	Stoffwechselgesunde Kinder und Jugendliche	P	12	12	12	11	12
		F	45	45	45	45	42
		KH	43	43	42	41	40

Eine Korrelation zwischen der Nahrungsmenge und der Zuckerausscheidung im Harn wurde bei den 24 Kindern, bei denen diese Beziehung geprüft wurde, nicht nachgewiesen. Insbesondere war keine statistische Beziehung zwischen KH-Aufnahme und Glukosurie zu erkennen.

Diskussion

Quantität der Nahrung

Gut vergleichbare Werte der Energieaufnahme bei den diabetischen Probanden (diese Studie) und gleichaltrigen Kindern in der deutschen Normalbevölkerung [7] (s. auch Tabelle 2 A) bestätigen den offenbar normalen Ernährungswert der hier empfohlenen geregelten Kost. Große Unterschiede in anderen Studien [2, 4, 8, 20, 22–24, 27] (s. Tabelle 2 A) mögen teilweise regionale oder nationale Ernährungsgewohnheiten widerspiegeln, zum Teil aber auch die Bedingungen, unter denen die verschiedenen Untersuchungen zustande gekommen sind. Einige der angesprochenen Studien bei diabetischen Kindern wurden in Ferienlagern vorgenommen [4, 8], wo der Energieverbrauch, folglich aber auch die Energieaufnahme erheblich größer sein mögen als unter alltäglichen Bedingungen in der Großstadt. Andere Autoren maßen die Energieaufnahme diabetischer Kinder während der Krankenhausbehandlung und kamen zu wesentlich höheren Werten [19]. Die letztgenannte Studie von Sachsse et al. berichtet auch über größere Gewichtsanstiege als gesunde Kinder sie im gleichen Zeitraum aufweisen. Deshalb müssen ihre Mengenangaben, vor allem für jüngere Kinder, als überhöht angesehen werden.

Einige Autoren berichten über eine niedrigere Nahrungsaufnahme diabetischer gegenüber nicht-diabetischen Kindern [16, 22]. Eine Begründung für diese Beobachtung fällt schwer. Wenn eine Erkrankung das Wohlbefinden beeinflußt und normale physische Aktivität verhindert, ist eine verminderte Aufnahme leicht verständlich. Bei Diabetikern aber trifft dies nur während akuter metabolischer Entgleisungen zu. Ein konstanter Energieverlust durch Glukosurie müßte im Gegenteil eher eine kompensatorische Zunahme als eine Abnahme der Energieaufnahme erwarten lassen, wenn gleiche körperliche Aktivität von den Diabetikern verlangt und geleistet wird. Bei den Kindern des hier untersuchten Kollektivs wurde durch eine Fragebogenaktion eine gegenüber altersgleichen nicht-diabetischen Probanden eher größere Aktivität ermittelt [11]. Daraus möchten wir schließen, daß die angegebenen, vergleichsweise niedrigen, Nahrungsmengen dennoch für Großstadtkinder adäquat sind.

Im Vergleich zu den Ergebnissen dieser und anderer Messungen der Nahrungsaufnahme geben Empfehlungen [6, 17, 18, 28], welche nicht nur Bedürfnisse decken, sondern auch Mängel der Energie-, Spurenelement- und Vitaminversorgung mit Sicherheit verhindern sol-

len, oft deutlich höhere Werte der notwendigen Kalorienzufuhr an (s. Tabelle 2 B). Diese Unterschiede können sich auf 10 bis 20% belaufen. Empfehlungen sollten deshalb als Richtlinien für die Ernährungsberatung verstanden werden, können aber bei ausgewogener Verteilung der essentiellen Nahrungsbestandteile in der Menge oft unterschritten werden, wenn Überernährung und Fettsucht vermieden werden sollen. Die auffallend niedrigen Werte einer früheren Empfehlung [26] basieren auf Angaben aus der Nachkriegszeit und sind damit vermutlich auf andere Voraussetzungen gegründet, als sie heutigen Ernährungsempfehlungen zugrunde liegen.

Zusammensetzung der Nahrung

In der vorliegenden Studie wird auch der Nährstoffverteilung Bedeutung zugemessen. Die Meßergebnisse zeigen (s. Tabelle 3), daß es gelingt, eine von der Ernährung des Großteils der Bevölkerung verschiedene Kost auch bei Kindern und Jugendlichen langfristig durchzuführen und die Anteile an Eiweiß, Fett und Kohlenhydraten über Jahre weitgehend konstant zu halten. Eine objektive Wertung der Richtigkeit solchen Vorgehens ist aber leider nicht möglich. Große Variationen der Nährstoffverteilung in den Diabetes-„Diäten" verschiedener Länder [1, 10, 16] (s. Tabelle 4), welche zum Teil nur die Zusammensetzung der in der Bevölkerung üblichen Ernährung widerspiegeln und vom Nahrungsangebot und der kulturellen Entwicklung wesentlich mitbestimmt sein dürften, machen eine Einschätzung der Notwendigkeit einer eigenen „Diabetes-Kost" außerordentlich schwierig. Während die Beschränkung freier Zucker, die in dieser Studie auch in dem niedrigen Prozentsatz von Süßungsmitteln zum Ausdruck kommt, stabilere metabolische Verhältnisse verheißt, zielen Fettbeschränkung und Erhöhung des P/S-Quotienten eher auf eine Reduktion atherogener Faktoren. Ob wirklich eine der in der Tabelle 4 aufgelisteten Nährstoffverteilungen sich langfristig als günstiger denn andere erweist, muß offenbleiben. Eine Prüfung dieser Frage wird aber sicher durch die Vielfalt anderer Einflüsse auf Stoffwechsellage und vaskuläre Komplikationen des Diabetes erheblich erschwert.

Tabelle 4. Verteilung der Energieträger bei diabetischen Kindern

	P	F	KH
White (USA) 1959[a]	20	40	40
Heik (DDR) 1964[a]	15	25	60
Lestradet (Frankreich) 1966[a]	16	24	60
Rosenkranz (Österreich) 1967[a]	25	25	50
Hungerland (Deutschland) 1968[a]	15	40	45
Birkbeck (Großbritannien) 1976	14	44	42
Birkbeck (Kanada) 1976	20	32	48
Mozin (Belgien) 1978	15	43	43
Berlin 1978	16	34	50

[a] Zitiert bei [10]

Variation der täglichen Nahrungsaufnahme

Variation der Nahrungsaufnahme von Tag zu Tag ist ein physiologisches Phänomen. Selbst Säuglinge essen nicht täglich gleiche Nahrungsmengen, wenn ihr eigenes Bedürfnis (self-demand) und nicht ein festes Ernährungsschema respektiert wird. Dennoch nehmen sie kontinuierlich an Gewicht zu. Nur über längere Zeiträume, 10 oder 14 Tage etwa, ist die Gesamt-Kalorienzufuhr gut vergleichbar. Deshalb war trotz einer aus prinzipiellen Erwägungen vorgenommenen Regulierung der Kost bei unseren diabetischen Probanden mit einer mehr oder weniger großen Variation der Nahrungsaufnahme zu rechnen, wenn die Wahl der Nahrung per Hand akzeptiert und die einzelnen Nahrungsmittel nicht vorher gewogen wurden. Die Streubereiche der gemessenen Variationskoeffizienten nahmen in unserer Studie mit dem Alter und der absoluten Menge der Nahrungsaufnahme zu. Sie waren geringer für KH und Energie als für Eiweiß und Fett. Ihre Zunahme mit dem Alter könnte natürlich größere Schwankungen des Bedarfs bei unterschiedlicher physischer Aktivität, vielleicht aber auch nur eine weniger dichte Kontrolle der Nahrungsaufnahme durch die Mütter widerspiegeln. Das Ausmaß dieser Variationen kann nur im Vergleich zu den Schwankungen der gleichen Meßgrößen einer nicht-regulierten Kost richtig bewertet werden, welche offenbar innerhalb kurzer Zeitspannen zwischen X und 2X variieren können [4, 9]. Schätzungen der Variationskoeffizienten für Energie- und Kohlenhydrataufnahme bei unlimitierter Kostwahl [13, 14] ergaben ebenfalls deutlich höhere Werte als die für gleichaltrige Kinder der vorliegenden Studie berechneten Zahlen (Tabelle 5).

Die psychologische Belastung dieses Diätkonzepts ist für jedes Kind tolerabel, wenn es sorgfältig geschult und motiviert wird, die erforderliche Kostregelung zu akzeptieren, und wenn seine Kost von Zeit zu Zeit seinem wechselnden Bedarf angepaßt wird. Aus theoretischen wie aus praktischen Gründen sind kleinere Schwankungen der Energie- und Brennstoffaufnahme allzu großen Variationen vorzuziehen, wie sie bei der unlimitierten, völlig freien Kostwahl auftreten, welche als sogenannte „freie Diät" in den 30er Jahren [15, 25] als Gegenpol zu den schweren Kostbeschränkungen der Vorinsulin- und frühen Insulin-Ära propagiert wurde. Die aktuelle Stoffwechselkontrolle dagegen wird offenbar von der Variation der täglichen Nahrungsaufnahme nicht beeinflußt; eine Korrelation zwischen Nahrungszufuhr und Glukosurie wurde nicht gefunden. Eine ähnliche Beobachtung wurde kürzlich selbst bei wesentlich liberalerer Kostwahl gemacht [9].

Entscheidend ist aber schließlich die Frage nach dem Nutzen einer Kostregelung für die langfristige Kontrolle und für die Prävention vaskulärer Komplikationen des Diabetes. Natürlich kann diese Frage nur mit Vorsicht beantwortet werden, wenn man die Vielzahl weiterer Einflüsse berücksichtigt, welche die Stoffwechselstabilität kontrollieren. Einige retrospektive Untersuchungen deuten das frühzeitigere Auftreten vaskulärer Komplikationen nach sehr liberalen Diät-Regimes an [3, 12]. Nur langfristige Studien, welche viele Einzelfaktoren der Entwicklung vaskulärer Schäden berücksichtigen, können aber letztlich die Überlegenheit einer geregelten gegenüber einer nicht-regulierten Kost für die Diabetes-Kontrolle wirklich beweisen.

Tabelle 5. Variation der Aufnahme von Energie (E) und Kohlenhydraten (KH) bei Kindern mit freier Kostwahl (sogenannte „freie Kost" [13, 14]) und mit regulierter Nahrungszufuhr (diese Studie)

	E	KH	Quelle
Diabetisches Kind, ♀, 13 J.	15.4		Lestradet u. Schaetz (1966)
Gesundes Kind, 12 J.	13.4		
Diabetische Jugendliche, ♂, 19 J.	16.3		
18 J.	18.6		
Diabetische Kinder, ♀, 12–15 J.	9.3 (3.7–19.4)		Berlin-Studie
Diabetische Jugendliche, ♂, >15 J.	7.4 (2.8–13.5)		
Diabetisches Kind, ♂, 12 J.		16.7	Lestradet u. Dartois (1960)
Diabetische Kinder, ♂, 12–15 J.		6.0 (1.0–12.4)	Berlin-Studie

Literatur

1. Birkbeck, J.A., Truswell, A.S., Thomas, B.J.: Current practice in dietary management of diabetic children. Arch. Dis. Child. **51**, 467–470 (1976)
2. Burke, B.S., Reed, R.B., van den Berg, A.S., Stuart, H.S.: Caloric and protein intakes of children between 1 and 18 years of age. Pediatrics **24**, 922–940 (1959)
3. Constam, G.R., Reich, Th.: Ist die „freie" oder „normale" Kost in der Behandlung Zuckerkranker harmlos? Schweiz. Med. Wochenschr. **90**, 14–17 (1960)
4. Dartois, A.M., Quetin, Cl., Lestradet, H.: L'alimentation spontanée de l'enfant normal de neuf a seize ans. Arch. Fr. Pédiatr. **25**, 941–953 (1968)
5. DGE: Kleine Nährwerttabelle der Deutschen Gesellschaft für Ernährung e. V., Frankfurt a. M., 26. Aufl., 1976. Umschau-Verlag, Frankfurt a. M.
6. DGE: Empfehlung für die Nährstoffzufuhr der Deutschen Gesellschaft für Ernährung e. V., Frankfurt a. M., 3. Aufl., 1975. Umschau-Verlag, Frankfurt a. M.
7. DGE: Ernährungsbericht der Deutschen Gesellschaft für Ernährung e. V., Frankfurt a. M., 1976
8. Diemer, K.: Die Kost des diabetischen Kindes. In: Die Betreuung des diabetischen Kindes. 58. Beiheft zum Archiv für Kinderheilkunde, pp. 19–27 (1968)
9. Dorchy, H., Mozin, M.J., Smets, Ph., Ernould, Ch., Loeb, H.: Spontaneous variations in food intake and balance of diabetes. Acta Paediatr. Belg. **30**, 21–26 (1977)
10. Jahnke, K.: Diätbehandlung des Diabetes mellitus. In: Handbuch des Diabetes mellitus. Pfeiffer, E.F. (Hrsg.), pp. 1019–1067. München: J.F. Lehmanns Verlag 1971
11. Janisch, H.-D., Witt, K.-H.: Diabetes mellitus bei Kindern. Kenntnis der Störung, Auseinandersetzung mit dem Diabetes und soziale Integration. Inaugural-Dissertation zur Erlangung der medizinischen Doktorwürde an den Medizinischen Fachbereichen der Freien Universität Berlin 1976

12. Larsson, J., Sterky, G.: Long-term prognosis in juvenile diabetes mellitus. Acta Paediatr. **51**, Suppl. 130 (1962)
13. Lestradet, H., Dartois, A.-M.: L'alimentation spontanée de l'enfant diabetique traité par l'insuline. Presse Med. **68**, 1172–1174 (1960)
14. Lestradet, H., Schaetz, A.: Der Diabetes Mellitus. Neue Wege der Diagnostik und Therapie. München: Johann Ambrosius Barth 1966
15. Lichtenstein, A.: Treatment of children's diabetes. Ten years' experience without dietetic restrictions. Acta Paediatr. (Uppsala) **32**, 556–576 (1944)
16. Mozin, M.J., Dorchy, H., de Maertelaer, V., Ernould, Ch., Loeb, H.: Food habits of 215 diabetic children in Belgium. Acta Paediatr. Belg. **31**, 56–58 (1978)
17. Recommended Dietary Allowances, Food and Nutrition Board, National Research Council, USA 1964
18. Recommended Dietary Allowances, Food and Nutrition Board, National Research Council, USA 1974
19. Sachsse, R., Sachsse, B., Jahnke, K., Daweke, H.: Nahrungsbedarf diabetischer Kinder. Dtsch. Med. Wochenschr. **94**, 2535–2539 (1969)
20. Samuelson, G.: An epidemiological study of child health and nutrition in a northern Swedish county. Acta Paediatr. Scand. Suppl. **214** (1971)
21. Souci, S.W., Bosch, H.: Lebensmittel-Tabellen für die Nährwertberechnung. Stuttgart: Wissenschaftliche Verlagsgesellschaft 1967
22. Sterky, G.: Consumption of calories and nutrients by diabetic and non-diabetic school-children. A dietary study based on the 24 h recall method. Acta Paed. Scand. Suppl. **135**, 185–196 (1962)
23. Stolley, H., Droese, W., Schlage, C.: Nahrungsmittelverbrauch und Nährstoffversorgung von Kleinkindern und Schulkindern. Monatsschr. Kinderheilkd. **121**, 539–542 (1973)
24. Stolley, H., Droese, W., Kersting, M.: Energie- und Nährstoffversorgung im Verlauf der Kindheit. Monatsschr. Kinderheilkd. **125**, 929–934 (1977)
25. Stolte, K., Wolff, J.: Die Behandlung der kindlichen Zuckerkrankheit mit freigewählter Kost. Ergebn. Inn. Med. Kinderheilkd. **56**, 154–193 (1939)
26. Struwe, F.E.: Grundlagen der Berechnung von Kostplänen für diabetische Kinder. Deutsch. Med. J. **14**, 761–766 (1963)
27. Wait, B., Blair, R., Roberts, L.J.: Energy intake of well-nourished children and adolescents. Am. J. Clin. Nutr. **22**, 1383–1396 (1969)
28. WHO: Recommended intakes of nutrients, 1974. Handbook on human nutritional requirements. Monograph Series, No. 61. Geneva

Dr. Bruno Weber
Universitäts-Kinderklinik
Heubnerweg 6
D-1000 Berlin 19

Monatsschr. Kinderheilkd. 128, 100–103 (1980)

Monatsschrift für
Kinderheilkunde
© by Springer-Verlag 1980

Therapieversuch mit einem ACTH-Fragment (ACTH 4-10) bei frühkindlichen Anfällen*

R. P. Willig und I. Lagenstein

Universitätskinderklinik Hamburg-Eppendorf (Geschäftsführender Direktor: Prof. Dr. K. H. Schäfer)

Therapeutic Trial with a Fragment of ACTH (ACTH 4-10) in Early Childhood Epilepsy

Summary. Epilepsy in early childhood has been treatet successfully with ACTH. However, side effects were significant due to the stimulation of the adrenal cortex by high doses of ACTH over a long time. It has been suggested, that ACTH does not influence the seizures via the adrenal cortex. Therefore we administered an ACTH fragment (ACTH 4-10) which does not influence the adrenal cortex. Seven children aged between 8 months and $13\frac{1}{2}$ years were treated at least for 3 weeks with doses from 15 mg twice daily to 12×30 mg/day. Adrenal stimulation did not occur as proven by normal circadian plasma cortisol levels. However, the EEG regularly repeated, did not show improvements. The frequency of seizure was not reduced. It is concluded that this ACTH fragment (ACTH 4-10) does neither influence the adrenal cortex nor the EEG nor the frequency of seizures in early childhood epilepsy.

Key words: Petit mal therapy – ACTH therapy – ACTH fragment – Lennox syndrome – Propulsive petit mal.

Zusammenfassung. Frühkindliche Anfälle sind mit konventionellem ACTH mit Erfolg behandelt worden. Da die Therapie hochdosiert über Wochen durchgeführt werden muß, kam es durch Stimulation der Nebennierenrinde zu erheblichen Nebenwirkungen. Es muß vermutet werden, daß ACTH das Anfallsgeschehen nicht via Nebennierenrinde beeinflußt. Deshalb wurde der Versuch unternommen, die Anfälle mit dem adrenalunwirksamen ACTH 4-10 zu beeinflussen. 7 Kinder im Alter von 8 Monaten bis 13½ Jahren wurden in einer Dosierung von 2×15 mg/die bis 12×30 mg/die mindestens über 3 Wochen behandelt. Durch Cortisoltagesprofile ließ sich sicherstellen, daß die Nebennierenrinden nicht stimuliert wurden. Regelmäßig durchgeführte Kontroll-EEGs zeigten jedoch ebenfalls keine Beeinflussung. Auch die Anfallsfrequenz nahm unter der Behandlung mit dem ACTH-Bruchstück nicht ab. ACTH 4-10 beeinflußt weder die Nebennierenrinde noch das EEG oder das Anfallsgeschehen frühkindlicher Anfallsformen.

Schlüsselwörter: Petit Mal-Therapie – ACTH-Therapie – ACTH-Fragment – Lennox-Syndrom – Propulsiv-Petit-Mal.

Frühkindliche Petit-Mal-Epilepsien zeichnen sich aus durch das erste Auftreten der Anfälle im Säuglings- bzw. Kleinkindesalter. Bei ähnlichen klinischen Anfallsbildern [myoklonische oder astatische (Nick, Sturzanfälle) Anfälle oder Absencen] lassen sich mittels der EEG-Merkmale drei Verlaufsformen unterscheiden:

1) das Propulsiv-Petit-Mal (sog. Blitz-Nick-Salaam-Krämpfe mit Hypsarrhythmie im EEG) stellt eine Reaktionsform des Säuglingsalters dar. Es handelt sich um eine sekundär generalisierte Epilepsie.

2) das Lennox-Syndrom mit ähnlichen Anfällen, aber SW-Variant-Muster im EEG wird bei Klein- und Schulkindern angetroffen. Auch bei dieser Verlaufsform handelt es sich um eine sekundär generalisierte Epilepsie.

3) das centrencephale myoklonisch-astatische Petit Mal mit ähnlichen Anfällen weist im EEG irreguläre Spike wave-Muster auf und reicht von der Säuglingszeit bis zum Schulkindalter.

Unbehandelt führen alle 3 epileptischen Verlaufsformen zu schweren Hirnschäden, Intelligenz- und Persönlichkeitsverlusten. Mit konventionellen Antikonvulsiva läßt sich nicht in allen Fällen Anfallsfreiheit erzielen. Von vielen Autoren sind deshalb Steroidhormone und ACTH versucht worden, um das Anfallsgeschehen zu beeinflussen. 1950 waren Klein u. Livingston erstmalig mit ACTH erfolgreich [2]. In einer prospektiven Studie [3, 4, 9] überprüften wir mit konventionellem ACTH 1-23 den therapeutischen Effekt und versuchten bei 22 von 28 behandelten Kindern, die Anfallsreduktion und die EEG-Veränderungen mit Cortisoltagesprofilen unter ACTH und Dexamethason zu

---

* Ergebnisse teilweise vorgetragen auf der 75. Tagung der Deutschen Gesellschaft für Kinderheilkunde, Freiburg, September 1978

Tabelle 1. Charakterisierung der Patienten mit Anfallstyp und EEG-Befund

Nr.	Name	Alter	Gew.	Lg.	Ictustyp	EEG-Befund
1	B. J.	2 J., 5 M.	14,2	91	BNS	Hypsarrhythmie
2	F. O.	2 J., 8 M.	14,0	95	BNS	Hypsarrhythmie
3	G. H.	8 M.	8,3	77	BNS	Hypsarrhythmie
4	H. R.	3 J., 3 M.	12,9	103	BNS	Hypsarrhythmie
5	K. M.	13 J., 6 M.	48,6	168	Lennox-S.	S/W-Variant
6	K. A.	9 J., 11 M.	22,6	115	Lennox-S.	S/W-V., Hypsar.
7	M. A.	2 J., 8 M.	12,5	86	Myocl.-ast.	Irreguläre S/W

Tabelle 2. Negativer Erfolg der ACTH 4-10-Therapie im Vergleich zum positiven Erfolg der vorher oder nachher durchgeführten Therapie mit konventionellem ACTH

Nr.	Ictus seit	mg/d Dosis	Vorher: konvent. ACTH		ACTH 4–10		Nachher: konvent. ACTH	
			EEG	Ictus	EEG	Ictus	EEG	Ictus
1	1 J., 5 M.	2 × 30	+ + +	+ + +	– – –	– – –	+ + +	+ +
2	1 J., 5 M.	12 × 30	+ + +	+ + +	– – –	– – –	+ + +	+ + +
3	7 M.	12 × 15	+ + +	+ + +	– – –	– – –	+ + +	+ + +
4	3 J., 2 M.	2 × 30	+ + +	+ + +	– – –	– – –		
5	13 J., 6 M.	2 × 30		+ + +	– – –	– – –	+ +	+ +
6	7 J., 1 M.	2 × 30	+ + +		– – –	– – –		
7	2 J., 8 M.	2 × 15		+ +	– – –	– – –	+ + +	+ + +

korrelieren. Dabei kamen wir zu dem Ergebnis, daß ACTH mit großer Wahrscheinlichkeit nicht über die Stimulierung der Nebennierenrinde, sondern direkt an der Hirnzelle angreift. Diese Vermutung wurde gestützt durch die Beobachtung, daß ein Säugling mit Adrenogenitalem Syndrom und Salzverlust sowie ein 13jähriger Junge mit Nebennierenrindeninsuffizienz im EEG auf ACTH ansprachen, obwohl die Nebennierenrinden weder Gluko- noch Mineralcorticoide bilden konnten [10]. Da andererseits an adrenalektomierten Tieren ACTH-Effekte bezüglich des Verhaltens beobachtet wurden [6] und die Arbeitsgruppe um de Wied [1, 7] verschiedene Versuche mit ACTH-Bruchstücken an Tieren und Menschen durchgeführt hatte, fühlten wir uns veranlaßt, einen Versuch mit dem adrenalunwirksamen ACTH-Fragment ACTH 4-10 in ausgesuchten Fällen von frühkindlichem Anfallsleiden zu beginnen.

Methoden

Patienten

7 Kinder im Alter von 8 Monaten bis 13½ Jahren gelangten zur Untersuchung. Von 5 wußten wir vorher, daß sie auf konventionelles ACTH sowohl im EEG als auch bezüglich ihrer Anfallsfrequenz ansprachen. Die beiden anderen Patienten wurden im Anschluß an die ACTH 4-10-Anwendung mit konventionellem ACTH behandelt, auch sie zeigten sich als nicht therapieresistent. Alle Patienten waren vorher mit konventionellen Antikonvulsiva nicht erfolgreich zu behandeln. 4 Patienten litten an typischen BNS-Krämpfen mit Hypsarrhythmie, zwei zeigten ein Lennox-Syndrom mit SW-Variant, und ein Patient hatte ein centrencephal-myoklonisch-astatisches Petit Mal mit irregulärem Spike-wave-Muster (Tabelle 1). Die Eltern der Patienten wurden ausführlich über das anzuwendende Präparat und über dessen möglicherweise fehlende Wirkung eingehend unterrichtet. Sie gaben ihre Zustimmung in der Hoffnung, daß ein Mittel ge-

funden werde, das keine Nebenwirkungen bei ihren Kindern verursacht, das Anfallsleiden aber positiv beeinflußt.

Hormonuntersuchungen

Cortisoltagesprofile wurden vor Beginn der Therapie am ersten Therapietag und am 10. Tag unter ACTH 4-10 durchgeführt. Über 24 Std wurde jeweils 7mal Cortisol bestimmt [8, 9].

EEG

Vor Therapie, zweimal wöchentlich unter Therapie und nach Therapieende wurden EEG-Ableitungen in standardisierter Ableitungstechnik durchgeführt [5].

Biochemische Kontrollparameter: Elektrolyte, Transaminasen, Gesamteiweiß, Bilirubin und Blutbild wurden in regelmäßigen Abständen kontrolliert.

ACTH 4-10 [1]

Verwendet wurde das ACTH-Fragment ACTH 4-10. Dieses Heptapeptid ist in der Aminosäurefrequenz identisch mit dem biologischen ACTH, soweit es dessen Aminosäuren 4-10 betrifft (Tabelle 3). Das Präparat lag nicht als Depot-Form vor und wurde deshalb zweimal pro die im Abstand von 12 Std in einer Dosis von 15 mg subkutan injiziert. Bei allen Kindern wurde die Dosis auf 2 × 30 mg/die gesteigert. Um zu niedrige Wirkspiegel auszuschließen, erhielt ein Patient 12 × 30 mg/die über 7 Tage (vgl. Abb. 2).

Ergebnisse

ACTH 4-10 wurde von allen Patienten gut toleriert. Es kam zu keinerlei Reaktionen im Bereich der Injektionsstellen.

Die Cortisoltagesprofile unter der Behandlung unterschieden sich nicht von denen vor Behandlung. Es ergab sich auch kein Unterschied zu einer Kontrollgruppe von 84 gesunden Kindern. Die Tagesprofile der

1   Der Fa. Organon danken wir für die Bereitstellung des Versuchspräparates

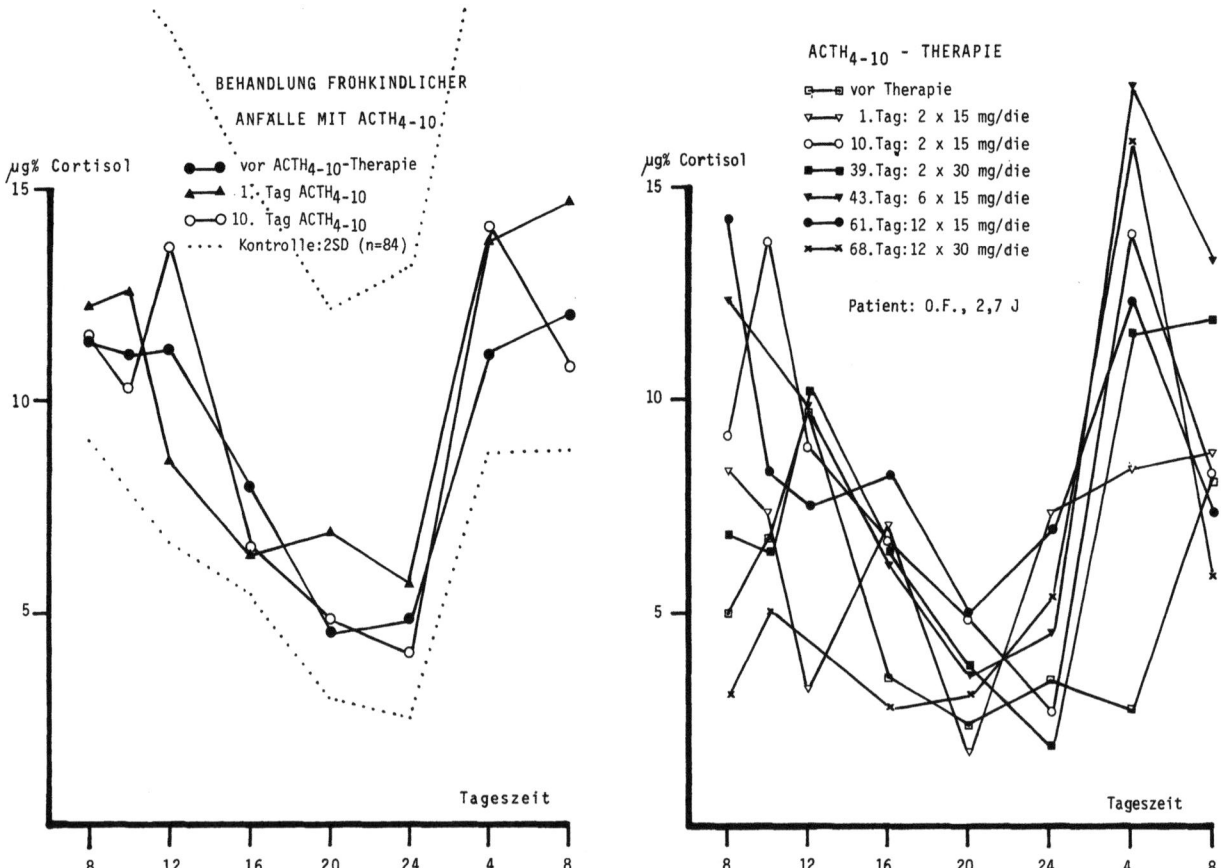

Abb. 1. Mittelwerte der Cortisoltagesprofile von 7 Patienten vor und während der ACTH 4-10-Therapie im Vergleich zur 2-Sigma-Grenze einer Kontrollgruppe von 84 endokrin gesunden Kindern

Abb. 2. Cortisoltagesprofile eines Patienten vor und während ACTH 4-10-Therapie in ansteigender Dosierung

behandelten Patienten lagen innerhalb der 2-Sigma-Grenze der Kontrollgruppe (Abb. 1). Auch die Tages-profile des Patienten, der über 68 Tage mit ACTH 4-10 in steigender Dosierung bis zu 12 × 30 mg pro die behandelt wurde, ließen keinen adrenalstimulierenden Effekt des ACTH-Präparates erkennen (Abb. 2).

Bei keinem der Patienten kam es zu EEG-Verände-rungen wie sie unter konventionellem ACTH beobach-

tet worden waren. Die Hypsarrhythmie bzw. das SW-Variant-Muster und die irregulären Spike-wave-Grup-pen blieben bestehen und ließen sich nicht durch die an-gewendete Therapie beeinflussen. Auch die Anfallsfre-quenz wurde nicht reduziert, der klinische Zustand der Patienten blieb unverändert (Tabelle 2).

An den biochemischen Parametern traten keine Veränderungen auf.

Tabelle 3. Aminosäuresequenz der ACTH-Fragmente im Vergleich zum biologi-schen ACTH

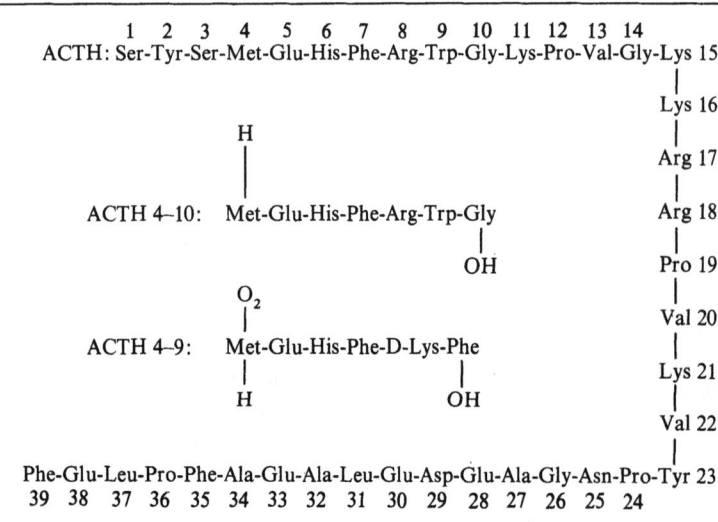

Diskussion

ACTH 4-10 zeigte leider nicht den erhofften Effekt. Es hatte zwar keine adrenalstimulierende Wirkung, aber auch keinerlei antikonvulsiven Effekt. Alle Kinder waren entweder vor oder nach der ACTH 4-10-Therapie mit konventionellem ACTH behandelt worden und hatten darauf sowohl im EEG als auch in bezug auf die Anfälle positiv angesprochen, während bei keinem der untersuchten Patienten unter ACTH 4-10 im EEG oder klinisch eine Besserung zu beobachten war (Tabelle 2). Da eine Unterdosierung oder zu lange Injektionsintervalle bei der verwendeten Dosierung mit großer Sicherheit ausgeschlossen ist, scheint die verwendete Präparation bei frühkindlichen Anfällen nicht wirksam zu sein. Aus den in der Einleitung genannten Gründen sollten jedoch andere ACTH-Bruchstücke versucht werden, wie z.B. ein ADTH 4-9 (Abb. 1), das tausendmal stärker wirksam sein soll [1]. Noch günstiger erscheint die Verwendung anderer ACTH-Analoge, etwa 4–16 oder 11–24, da möglicherweise an diesem Ende des konventionellen ACTH die Aminosäuresequenz zu finden ist, die zu einer Veränderung der Hirnzellen im Sinne eines antikonvulsiven Effektes führt.

Literatur

1. Greven, H.M., de Wied, D.: Influence of peptides structurally related to ACTH and MSH on active avoidance behaviour in rats. Front. Horm. Res. **4**, 140–152 (1977)
2. Klein, R., Livingston, S.: The effect of adrenocorticotropic hormone in epilepsy. J. Pediatr. **37**, 733–742 (1950)
3. Lagenstein, I., Willig, R.P., Iffland, E.: Behandlung frühkindlicher Anfälle mit ACTH und Dexamethason unter standardisierten Bedingungen. I. Klinische Ergebnisse. Monatsschr. Kinderheilkd. **126**, 492–499 (1978)
4. Lagenstein, I., Willig, R.P., Iffland, E.: Behandlung frühkindlicher Anfälle mit ACTH und Dexamethason unter standardisierten Bedingungen. II. Elektroencephalographische Beobachtungen. Monatsschr. Kinderheilkd. **126**, 500–506 (1978)
5. Lagenstein, I.: Das zentrenzephale myoklonisch-astatische Petit Mal. Eine klinische und elektroencephalographische Verlaufsuntersuchung an 52 Patienten. Z. EEG-EMG **9**, 86–96 (1978)
6. Poole, A.E., Brain, P.: Effects of adrenalectomy and treatments with ACTH and glucocorticoids on isolation-induced aggressive behavior in male albino mice. Prog. Brain Res. **41**, 465–472 (1974)
7. Urban, J., Lopes da Silva, F.H., Storm van Leeuwen, W., de Wied, D.: A frequency shift in the hippocampal theta activity: an electrical correlate of central action of ACTH analogues in the dog? Brain Res. **69**, 361–365 (1974)
8. Willig, R.P., Blunck, W.: Die Dynamik der Corticoid-Plasmaspiegel nach ACTH bei Kindern und Erwachsenen unter i.v.- und i.m.-Applikation. Monatsschr. Kinderheilkd. **124**, 9–14 (1976)
9. Willig, R.P., Lagenstein, I., Iffland, E.: Cortisoltagesprofile unter ACTH- und Dexamethason-Therapie frühkindlicher Anfälle (BNS- und Lennox-Syndrom). Monatsschr. Kinderheilkd. **126**, 191–197 (1978)
10. Willig, R.P., Lagenstein, I.: Wirkung von konventionellem ACTH und ACTH-Bruchstücken auf frühkindliche Anfälle. Vortrag: 4. Jahrestagung der Gesellschaft für Neuropädiatrie, Wien 1978

PD Dr. R.P. Willig
Universitäts-Kinderklinik
Martinistraße 52
D-2000 Hamburg 20

Monatsschr. Kinderheilkd. 128, 104–105 (1980)

Monatsschrift für
Kinderheilkunde
© by Springer-Verlag 1980

Kasuistik

Chondrodysplasia punctata

Z. Boroń, A. Balcar-Boroń und J. Słowik

Radiologische Anstalt (Leiter: Dozent Dr. Z. Boroń) und Pädiatrische Klinik (Leiter: Dozent Dr. A. Balcar-Boroń) der Medizinischen
Akademie Gdańsk – Zweigstelle Bydgoszcz

Chondrodysplasia Punctata

Summary. The radiological features of two children
with chondrodysplasia punctata are presented. Ac-
cordig to the classifcation of Spranger case 1, a 2 year-
old boy, belongs to the Conradi-Hünermann-syn-
drome, and case 2, a 13 month-old girl, to the
rhizomelic type.

Key words: Chondrodysplasia punctata.

Zusammenfassung. Darstellung der Röntgensymptome
von zwei Kinder mit Chondrodysplasia punctata. Entsprechend der Einteilung nach Spranger läßt sich Fall
1, ein 2jähriger Junge, dem Conradi-Hünermann-Syn-

drom, und Fall 2, ein 13 Monate altes Mädchen, dem
rhizomelen Typ zuordnen.

Schlüsselwörter: Chondrodysphasia punctata.

Die Chondrodysplasia punctata ist ein genetisch unein-
heitliches Krankheitsbild, das sich in verschiedene Formen aufteilen läßt. Nach der Klassifizierung von
Spranger et al. [6] unterscheidet man zwei Hauptformen:

I. Den rhizomelen Typ der Chondrodysplasia
punctata, der gekennzeichnet ist durch eine symmetri-

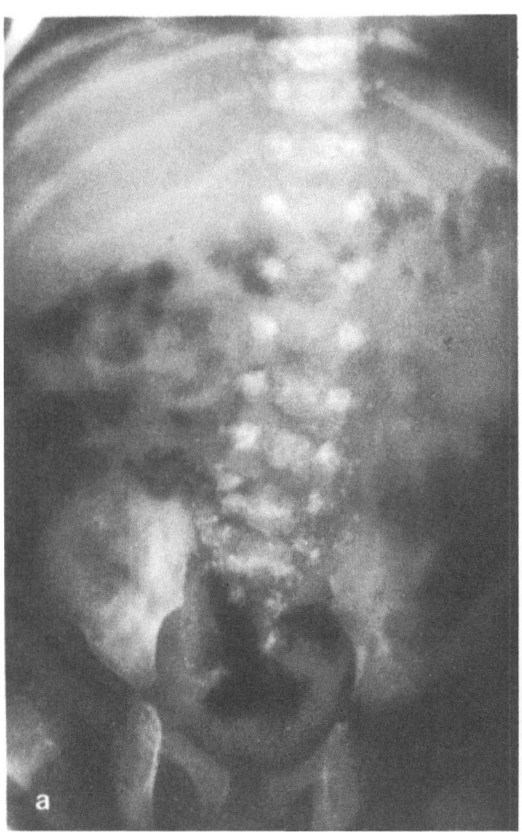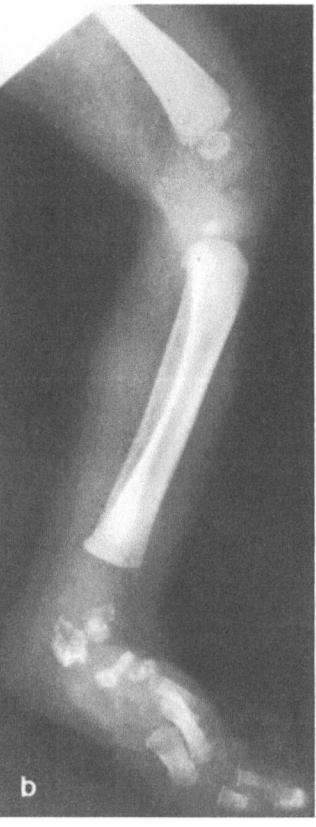

Abb. 1a und b. Fall 1: Ausgedehnte
punktförmige Verkalkungs herde im
Bereich der Wirbelsäule, des Hüftgelenks
und des Sprunggelenks

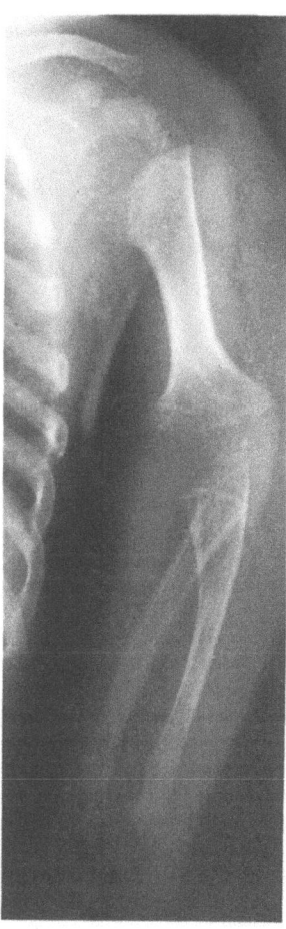

Abb. 2. Fall 2: Linker Arm, diskrete punktförmige Verkalkungen im Schuler- und Ellenbogengelenk. Verkürzung des Humerus mit trompetenförmiger Metaphysenverbreiterung

Tabelle 1. Charakteristische klinische und radiologische Symptome der beiden Fälle

Symptome	Fall 1 (S. W.)	Fall 2 (G. K.)
Minderwuchs	+	+
Verkürzung der proximalen Röhrenknochen (Rhizomelie)	–	+
Asymetrische Verkürzung der Extremitäten	+	–
Brachycephalie	+	+
Sattelnase	+	+
Hüftluxation	+	+
Knieluxation	–	+
Metaphysäre Verbreiterung der langen Röhrenknochen	–	+
Punktförmige Verkalkungsherde im Bereich der Handwurzelknochen	+	–
Fußwurzelknochen	+	+
langen Röhrenknochen	+	+
Wirbelkörper	+	–
vorderen Rippenanteile	+	–

sche Verkürzung von Femur und Humerus, epiphysäre und extraepiphysäre Verkalkungsherde und vertikale Ossifikationsspalten der Wirbelkörper. Der Vererbungsgang ist wahrscheinlich autosomal rezessiv. Die Kinder überleben selten das erste Lebensjahr.

II. Das Conradi-Hünermann-Syndrom, charakterisiert durch eine asymmetrische Verkürzung der Extremitäten, mit seien Untertypen:

a) Zwergwuchs, Tod innerhalb des ersten Lebensjahres;

b) mäßiger Minderwuchs, zumeist Katarakt und Ichthyosis, gute Prognsoe;

c) mäßiger Minderwuchs, symmetriche epiphysäre Veränderungen, keine Katarakt und Ichthyosis.

Allen Formen gemeinsam sind radiologisch nachweisbare punktförmige Verkalkungen im Bereich der Epiphysenknorpel sowie symmetrische bzw. asymmetrische Skelettwachstumsstörungen. Histologisch wurden im Bereich der Epiphysenknorpel Knorpelzellnekrosen, Kalksalzablagerunge sowie Einsprossungen von kapillarreichem Bindegewebe nachgewiesen [1–7].

In der Literatur wurden bis 1976 übr 130 Fälle, davon 7 im polnischen Schrifttum, beschrieben [5].

In diesen zwei eigenen Beobachtungen lassen sich der Fall 1/S.W., 2 jähriger Junge/dem Typ c/des Conradi-Hünermann-Syndroms und der Fall 2/G. K., Mädchen, verstorben im Alter von 13 Monaten/dem rhizomellen Typ zuordnen. Beide Kinder zeigen keine Hautveränderungen; das Mädchen hatte einen beiderseitigen Katarakt. Die wichtigsten Auffälligkeiten am Skelettsystem sind in der Tabelle 1 zusammengefaßt.

Charakteristische Röntgenbefunde zeigen die Abb. 1 und 2.

Literatur

1. Fritsch, H., Manzke, H.: Beitrag zur Chondrodystrophia calcificans connata. Arch. Kinderheilkd. **169**, 235–254 (1963)
2. Gekle, D.: Ein Beitrag zum Problem der Chondrodystrophia calcificans congenita. Arch. Kinderheilkd. **169**, 267–273 (1963)
3. Gremin, B. J., Beighton, P.: Bone dysplasias of infancy. A radiological atlas, p. 53. Berlin, Heidelberg, New York: Springer 1978
4. Kaufmann, J.: Ein Beitrag zur Chondrodystrophia calcificans congenita. Monatsschr. Kinderheilkd. **113**, 589–591 (1965)
5. Nartowicz, A., Kręgielska, U.: Chondrodysplasia punctata u 13 miesięcznego dziecka. Wiad. Lek. 1976, XXIX, (gew.) **23**, 2163–2165
6. Spranger, J.W., Opitz, J.M., Bidder, W.: Heterogeneity of chondrodysplasia punctata. Humangenetik **11**, 190–211 (1971)
7. Sugarman, G.I.: Chondrodysplasia punctata (Rhisomelic type): Cade report and pathologic findings. Skeletal dysplasias, pp. 334–340. Bergsma, D., (ed.) New York: Elsevier 1974

Dozent Dr. Z. Boroń
Kl. Currii Sklodowskiej 9
85-094 Bydgoszcz

Monatsschr. Kinderheilkd. 128, 106 (1980)

Monatsschrift für
Kinderheilkunde
© by Springer-Verlag 1980

Laudationes

Professor Dr. Hermann Stutte 70 Jahre

Prof. Dr. med., Dr. phil. h. c., Dr. jur. h. c. Hermann *Stutte*, em. o. Prof. für Kinder- und Jugendpsychiatrie an der Universität Marburg und langjähriger Direktor der dortigen Klinik sowie des Instituts für ärztlich-pädagogische Jugendhilfe, wurde am 1. 8. 1979 70 Jahre alt. Hermann Stutte hat sich als Arzt und Wissenschaftler um die Entwicklung seines Fachgebietes und um die internationale Anerkennung der Deutschen Kinder- und Jugendpsychiatrie hochverdient gemacht.

Er wurde 1909 in Weidenau/Sieg geboren. Nach dem Abitur 1928 studierte er in Freiburg, Bonn, Königsberg, Paris, Frankfurt, München und Gießen. Seine Assistentenzeit verbrachte er in Gießen und Tübingen, wo er sich habilitierte. 1938 übernahm er die Kinderabteilung der Universitätsnervenklinik Tübingen. 1946 folgte Stutte seinem damaligen Chef Villinger nach Marburg, wo er die neue Kinderpsychiatrische Abteilung übernahm. Diese wurde nach einem Neubau 1958 zur ersten selbständigen Universitätsklinik für Kinder- und Jugendpsychiatrie in der Bundesrepublik Deutschland. Als deren Direktor wurde Stutte 1961 zum Ordentlichen Professor ernannt.

Die Bedeutung Stuttes liegt zunächst einmal in seinem umfangreichen wissenschaftlichen Werk von mehr als 400 Publikationen aus allen Teilbereichen der Kinder- und Jugendpsychiatrie, der forensischen Kinder- und Jugendpsychiatrie, der Neurologie des Kindesalters, Psychohygiene, Erziehungsberatung, Sozialpädagogik u.a.m. - Viele dieser Arbeiten haben für die genannten Teilgebiete grundsätzliche Bedeutung gewonnen und dem Fach Kinder- und Jugendpsychiatrie ein solides Fundament verschafft. Fast ebenso groß ist aber die Bedeutung Stuttes im wissenschaftspolitischen Raum. Er war es, der maßgeblich daran beteiligt war, nach dem 2. Weltkrieg die internationalen Beziehungen wieder anzuknüpfen, die Deutsche Gesellschaft für Kinder- und Jugendpsychiatrie als langjähriger Schriftführer und Vorsitzender auf- und auszubauen, die europäische Zusammenarbeit als mehrjähriger Präsident der Union Europäischer Pädopsychiater zu intensivieren, die Facharztbezeichnung für Kinder- und Jugendpsychiater durchzusetzen und die ersten Weiterbildungsrichtlinien zu entwickeln.

Er war Gründer, Herausgeber oder Mitherausgeber aller wesentlichen deutschsprachigen wissenschaftlichen Publikationsorgane seines Faches und vieler „Anrainerdisziplinen", mit denen eng zusammenzuarbeiten ihm stets besonders am Herzen lag. Seine Tätigkeit wirkt denn auch weit über sein engeres Fach hinaus in die Gestaltung von Jugendrecht, Jugendhilfe und Jugendfürsorge, wie sie sich in den Nachkriegsjahrzehnten entwickelten und an der er in zahlreichen Beratungsgremien mitwirkte.

Die juristische Ehrendoktorwürde der Universität Marburg und die philosophische der Universität Gießen sind einige der vielen Ehrungen, die diese breite Wirkung belegen.

Aus der Schule von Hermann Stutte sind allein fünf der acht Lehrstuhlinhaber für Kinder- und Jugendpsychiatrie in der Bundesrepublik hervorgegangen. Insider wissen, wie intensiv und herzlich das Verhältnis von Hermann Stutte zu seinen Schülern und Fachkollegen bis heute ist, wie rege die Korrespondenz, wie lebhaft der Gedankenaustausch. Dieses möge zum Wohle seines Faches noch lange so bleiben.

Hedwig Wallis, Hamburg

Professor Dr. Joachim Wolff 70 Jahre

Am 9. Oktober 1979 vollendete Professor Dr. Joachim Wolff - Duisburg sein 70. Lebensjahr. Nur wenige haben in den letzten 20 bis 25 Jahren so im Drehpunkt der deutschen Pädiatrie gestanden wie er. Wer diesen stets zum Einsatz für das Ganze bereiten, liebenswerten Kollegen und guten Kameraden kennt, weiß, warum dies so war und ist.

Wolff hat nach vollendetem Medizinstudium in der Breslauer Universitäts-Kinderklinik bei Stolte eine umfassende Pädiatrie gelernt und zugleich seine wissenschaftliche Qualifikation erbracht. Sein besonderes wissenschaftliches Interesse galt damals dem Icterus gravis neonatorum und der fetalen Erythroblastose, schon wenige Jahre nach der Entdeckung des Rhesus-Blutgruppensystems in seiner Bedeutung für den Morbus haemolyticus neonatorum. Nach der Flucht aus Schlesien kroch er zunächst in Göttingen unter. Ich sehe ihn noch vor mir in seinem blau eingefärbten Militärmantel - voller Sorge um die Zukunft natürlich, aber immer tapfer, nie mutlos oder gar verzweifelt. Nach einiger Zeit wurde er Oberarzt an der Bremer Kinderklinik unter Hess, nur wenige Jahre später zum Chefarzt der Städtischen Kinderklinik nach Duisburg berufen. Diese Klinik gewann unter seiner Leitung ein hohes klinisches Ansehen und war zugleich eine Stätte klinisch-wissenschaft-licher Arbeit. Sie stand gerade auch - und dies war damals der leitenden Hand von Wolff unmittelbar zuzuschreiben - viele Jahre betont im Dienste der pädiatrischen Fortbildung.

So bildete Wolff den Fundus für eine breite Ausstrahlung in die Praxis und auf standesorganisatorischem und standespolitischem Feld. Hier scheute er keine Mühe und keinen Einsatz. Hervorgehoben sei an dieser Stelle nur seine unermüdliche Arbeit als Schriftführer und Schatzmeister in den Jahren 1959 bis 1966 und anschließend bis 1970 als Schatzmeister der Deutschen Gesellschaft für Kinderheilkunde. Zum Nutzen für uns alle wurde er hier zum Drehpunkt, zum ruhenden Pol der gemeinsamen Arbeit in der deutschen Pädiatrie. Die Verleihung der Ehrenmitgliedschaft der Gesellschaft bereits 1972 mag dies deutlich gemacht haben. Heute aber, bei seinem 70. Geburtstag darf er gewiß sein, daß zahllose Kolleginnen und Kollegen sich des ihm gebührenden Dankes erneut sehr bewußt geworden sind. In deren Namen soll er darum Herrn Wolff an dieser Stelle nochmals ausgesprochen werden, verbunden mit dem Wunsch, er möge noch viele Jahre als hochgeschätzter Kollege und - wenn es nottut - als Mahner so munter unter uns sein.

K. H. Schäfer, Hamburg

Buchbesprechungen

Ebel, Klaus-Dietrich und Eberhard Willich: Die Röntgenuntersuchung im Kindesalter. Technik und Indikation. Unter Berücksichtigung der Nuklearmedizin und der kranialen Computertomographie. Mit einem Beitrag über Ultraschalldiagnostik von R. D. Schulz. Geleitwort von Lutz Schall. 2., neubearb. u. erw. Aufl. Berlin, Heidelberg, New York: Springer 1979. XVII, 308 S., 301 Abb., geb. DM 88,–.

Die Autoren haben die Chance einer Neuauflage ihres inzwischen zu einem Standard-Werk gewordenen Buches genutzt. Nicht nur äußerlich präsentiert es sich in einem neuen Gewand (wobei es durch Verkleinerung des Formats und Änderung der Papiersorte handlicher und leichter geworden ist), sondern es wurde offensichtlich große Sorgfalt darauf verwendet, auch Inhalt und Bebilderung der Entwicklung der Kinderradiologie (und der allgemeinen Radiologie) in den letzten 10 Jahren anzupassen. Einiger Ballast wurde abgeworfen. Dafür wurde eine Anzahl neuer Untersuchungsmethoden (z. B. Sonographie, Computer-Tomographie, nuklearmedizinische Diagnostik, Lymphographie) in das Buch aufgenommen oder wesentlich vertieft dargestellt. Verff. haben sich hierbei des Rates und der Hilfe einer Anzahl im Vorwort namentlich aufgeführter erfahrener Fachkollegen bedient. Besonders erwähnt sei hier nur R. D. Schulz, der das in sich geschlossene Kapitel über die Ultraschalldiagnostik im Kindesalter beigesteuert hat. Daß dies ohne wesentliche Vermehrung der Seitenzahl möglich wurde, beweist, wie viel Mühe und Sorgfalt die Autoren auf die Straffung des gesamten Textes verwendet haben. Besonders wertvoll wird das Buch durch sein Indikationsverzeichnis, das ebenfalls weiter ausgebaut wurde, so daß das Buch in seiner Neuauflage zu Recht den Untertitel „Technik und Indikation" trägt. Völlig neu (und meines Wissens einmalig in einem Lehrbuch) ist das praktisch außerordentlich wichtige und auch an die Adresse der Verwaltungsleiter und Krankenhausträger gerichtete Kapitel über die Leistungsbewertung in der Kinderradiologie (mit neuester Literatur zu diesem Thema!). Das Literaturverzeichnis (auch die Literaturhinweise zum Problemkomplex der Indikationsstellung) wurde überall auf den neuesten Stand (1978) gebracht. Zweifellos wird das Buch in seiner neuen Gestalt seinen Ruf als „Standard-Werk" weiter festigen. Es sollte nirgens fehlen, wo Kinder geröntgt werden, und überall dort, wo die erste Auflage vorhanden ist, diese möglichst bald ersetzen. W. Holthusen (Hamburg)

Leger, Lucien und Martin Nagel: Chirurgische Diagnostik. Krankheitslehre und Untersuchungstechnik. 3., überarb. u. erw. Aufl. Mit einer Einleitung von L. F. Hollender und einem Vorwort von F. Kümmerle. Unter Mitarbeit von Edgar Stahl. (Übers. des aus dem franz. Ausg. verw. Textes von Ursula Nagel). Berlin, Heidelberg, New York: Springer 1978. XXV, 400 S. u. 644 Abb. DM 58,–.

Dieses Buch besticht, mehr noch – es begeistert durch die Fülle des vermittelten Wissens, die Klarheit seines Textes und durch die Vielfalt seiner Zeichnungen und Abbildungen. Insbesondere sind die Skizzierungen der chirurgischen Krankheitsbilder und der jeweils notwendigen diagnostischen Maßnahmen einprägsam „auf den ersten Blick". Etwas zu wenig bedacht erscheinen allerdings die chirurgischen Erkrankungen des Kopfes. Sollten in diesem Kapitel nicht doch noch weitere chirurgische Gesichtspunkte Erwähnung finden? Es ist eine Freude und ein Genuß, in diesem Buch zu lesen, aus ihm zu lernen und mit ihm umzugehen, denn es lehrt uns erkennen, wie vielgestaltig und zugleich zielgerecht chirurgische Diagnostik sein kann und muß. Daher ist es Studenten, in Ausbildung befindlichen Assistenten und in der Praxis tätigen Ärzten sehr zu empfehlen. v. Ekesparre (Hamburg)

Wagenknecht, Lothar V.: Retroperitoneale Fibrosen. Symptomatik, Diagnostik, Therapie, Prognose. Unter Mitarbeit von Jean-Claude Hardy. Geleitwort von John K. Ormond. Stuttgart: Georg Thieme 1978. IX, 266 S., 122 Abb. u. 41 Tab. geb. DM 98,–.

Die rund 260 Seiten umfassende Monographie von Wagenknecht, unter der Mitarbeiter von Hardy, befaßt sich mit einer relativ seltenen Erkrankung, von der bisher 640 Einzelfälle bekannt wurden. Vor dem Hintergrund einer groß angelegten internationalen Retrospektivstudie, an der sich 2025 Urologen, Chirurgen, Gastroenterologen und Radiologen beteiligten und 430 Kranke erfaßt wurden, legen die Verff. die vielschichtige Problematik der retroperitonealen Fibrose (RPF) dar. Nach Begriffsbestimmung und Terminologie ist ein großes Kapitel der Pathogenese der RPF gewidmet, wobei die primäre idiopathische RPF, die medizinisch induzierten Formen, die RPF durch benachbarte Entzündungsvorgänge und durch posttraumatische Ursachen etc. unterschieden werden. In weiteren Kapiteln werden Symptomatik, Diagnostik, Therapie und Prognose der RPF abgehandelt. Die einzelnen Kapitel sind didaktisch hervorragend aufgebaut, immer wieder erhellen kasuistische Beiträge das Gesagte. 122 hervorragende Abbildungen in 175 Einzeldarstellungen und 41 Tabellen illustrieren den Text. Die Monographie ist mit einem ausführlichen Literaturverzeichnis – mehr als 500 Titel – ausgestattet, ein ausführliches Sachverzeichnis ist angeführt. Die Autoren verstehen es glänzend, den verschiedensten Disziplinen, die mit der RPF konfrontiert werden, wichtige Informationen zu liefern und darüber hinaus Anregungen für Klinik und Forschung zu geben. Allen, die sich in irgendeiner Weise mit dem Retroperitonealraum befassen, kann die Monographie bestens empfohlen werden. R. Daum (Heidelberg)

Moderne Endoskopie im Kindesalter. Hrsg.: P. Wurnig. (Pädiat. Fortbildungskurse f. d. Praxis. Hrsg. von E. Rossi. Bd. 46). Basel, München, Paris, London, New York, Sydney: S. Karger 1978. V, 122 S., 94 Abb., 13 Tab. u. 4 Taf. DM 49,–.

Bd. 46 der Publikationsreihe „Pädiatr. Fortbildungskurse für die Praxis" wurde von P. Wurnig herausgegeben und trägt den Titel: „Moderne Endoskopie im Kindesalter". Die meisten Vorträge der auf dem durch die Österreichische Gesellschaft für Kinderchirurgie organisierten Symposion in Obergurgl (24.–25. 1. 77) sind in dem Band erhalten. In 4 großen Kapiteln: Endoskopie der Körperhöhlen, Urologische Endoskopie, Endoskopie im Respirationstrakt, Endoskopie des Verdauungstraktes, wird in 14 Einzelpublikationen über den Wert, über Indikation, über manche therapeutische Maßnahme und über Ergebnisse berichtet. Gute Abbildungen und Tabellen ergänzen den Text. Es wird einmal mehr von namhaften nationalen und internationalen bekannten Autoren darauf hingewiesen, daß die Endoskopie auch im Säuglings- und Kindesalter zu einem festen Bestandteil unserer diagnostischen und zum Teil auch therapeutischen Maßnahmen geworden ist, und daß alle Anstrengungen übernommen werden müssen, das relativ junge Gebiet zu erweitern. Allen, die sich mit Fragen der Kinderchirurgie und Pädiatrie befassen, kann diese kleine Broschüre, die nahezu einer Monographie gleichkommt, bestens empfohlen werden. R. Daum (Heidelberg)

Berlin-Heimendahl, S. v.: Das große Handbuch zur Pflege und Erziehung des Kindes. Von der Geburt bis zum Reifungsalter. 2. aktualisierte u. verb. Aufl. München: Moderne Verlags GmbH 1977. 536 S. mit Abb. geb. DM 49,80.

Ein Hausbuch oder volkstümliches Handbuch sollte folgende Eigenschaften haben: Es sollte alles Wichtige enthalten in guter Übersichtlichkeit, hilfreich für alle Lebenslagen, gut verständlich im Text, alle Angaben auf dem neuesten Stand. In den meisten konkreten Fällen ist an einem der genannten Kriterien das Ideal nicht erfüllt. Der größte Feind auch des zuverlässigsten Werkes ist im übrigen der Alterungsfaktor, der auch ein zunächst optimales Werk schon nach wenigen Jahren fast wertlos, zumindest unzuverlässig machen muß. Da der Preis dieser großvolumigen Werke nicht gering ist und in der Durchschnittsfamilie kaum ein altes Exemplar durch ein neues ersetzt wird, stellt sich bei dieser Kategorie „Haus- und Handbuch" die grundsätzliche Frage, ob man nicht einem Verlag nahelegen sollte, den umfangreichen Stoff aufzuteilen (die eine Lösung) oder (die andere Lösung) mit einem raumsparenden Druckverfahren und billigem Bindeverfahren preissenkend zu arbeiten. Für diese grundsätzlich wichtigen und richtigen Überlegungen bietet das vorliegende Buch aber offensichtlich keinen Anlaß. 6 Jahre nach der ersten Auflage konnte die zweite folgen. Der Text ist in jeder Hinsicht aktuell auf den neuesten Stand. Für die moderne Darstellung, insbesondere der psychologischen Fragen von Entwicklung und Erziehung, verdient die Autorin besondere Anerkennung. Mit der ausführlichen Besprechung von Geburt und Wochenbett kommt sie wahrscheinlich schon modernen Tendenzen zur verstärkten Hausentbindung entgegen. Die breite Anlage des Buches erlaubt ausführliche Darlegung der doch manchmal prinzipiell schwierigen Einzelheiten, so daß kaum Verstehensschwierigkeiten bei ratsuchenden Eltern gegeben sein dürften. Auch für lebensbedrohliche Situationen ist das Entscheidende und Bedeutsame klar gesagt, ohne übermäßige Ängste auszulösen, die ein besonnenes Handeln verhindern könnten. Besondere Aufmerksamkeit ist der Vorsorge gewidmet. Instruktive Strichzeichnungen und Halbtonabbildungen sind beigegeben. Nur bei zwei Abbildungen (bei Seite 280 und 73) hätte ich wegen der Telefonschnüre und der Halskette Bedenken, daß sich das Kind strangulieren könnte. Im ganzen kann dieses Handbuch für das gesunde und kranke Kind wärmstens empfohlen werden: zuverlässig in allen Einzelheiten, warmherzig in der Schreibweise, ein Buch, dem die große Erfahrung der Verfasserin anzumerken ist.

M. Hertl (Mönchengladbach)

Korporal, J. und A. Zink: Epidemiologie der Säuglingssterblichkeit. Hrsg. im Rahmen der Sfb 29 – Publikationen (Sonderforschungsbereich 29 der Deutschen Forschungsgemeinschaft) von H.-J. Merker, D. Neubert und A. Bedürftig. Stuttgart: Georg Thieme 1978. VIII, 162 S., 29 Abb. u. 10 Tab. DM 18,–.

Die Verff., Vertreter der Soziologie, legen eine eingehende epidemiologische Studie zur perinatalen und Säuglingssterblichkeit vor, die einleitend einen Überblick der bisher vorliegenden Erfahrungen anhand eingehender Literaturstudien (700 Arbeiten) vermittelt und in der 2. Hälfte diese nun zu einer Analyse der Verhältnisse in Westberlin auswertet. Mehr am Rande werden die Zahlen der Bundesrepublik und der DDR hierzu in Beziehung gesetzt. Schon der allgemeine Teil bietet jedem sozialpädiatrisch Interessierten eine Fülle schnell greifbarer Informationen. Wann liest man z. B. daß bereits im Säuglingsalter die Bundesrepublik einen traurigen, einsamen Spitzenplatz in der Häufigkeit der Unfallsterblichkeit einnimmt und nicht etwa erst jenseits dieses Lebensalters, wie allgemein angeführt (Verhältnis Bundesrepublik:Schweden 115:13 auf 100 000)! Besondere Beachtung findet die Auswertung zahlreicher biologischer und sozialer Parameter speziell der Mütter. In der praktischen Auswirkung für West-Berlin wird sinnvollerweise nicht der Zustand in dieser Stadt als gesamte, vielmehr getrennt nach ihren 12 Stadtgebieten betrachtet. Die sozialen Unterschiede zwischen ungünstigen Bezirken wie Kreuzberg mit einem extrem hohen Ausländeranteil zu günstigen wie Zehlendorf spiegeln sich naturgemäß in den Sterblichkeitsziffern wieder. Die bekannte Benachteiligung nichtehelicher Kinder hat sich auch in den sozial günstigen Bezirken mit 2–3fach überhöhten Zahlen ausgewirkt und war offenbar der allgemeinen Besserung relativ

wenig zugänglich. Solche Zahlen sollten bei der Tendenz, in steigendem Anteil auf eine Eheschließung der Partner zu verzichten, immer wieder genannt werden. Die Autoren betonen sicher zu Recht, daß die Schwangerenberatung und Säuglingsvorsorgeuntersuchungen nachdrücklich verbessert werden müßten. Ein Teil des hohen Aufwandes für die Geburtshilfe könnte möglicherweise hierdurch eingespart und das Gesamtergebnis verbessert werden. Mit ihrer Schlußfolgerung, daß diese Maßnahmen mehr in Institutionen wie öffentliche Beratungsstellen oder Krankenhäuser zu verlegen seien, werden sie gewiß auf Widerstand zahlreicher Ärzte stoßen, wobei sicher nicht zu leugnen ist, daß das bisherige System zu ändern, d. h. zu bessern wäre. Insgesamt handelt es sich um eine sozialmedizinisch interessante und dringend diskussionswürdige Schrift.

U. Köttgen (Mainz)

Ostrea jr., Enrique M., Cleofe J. Chavez and Joan C. Stryker: The care of the drug dependent pregnant woman and her infant. Lansing, Mich.: Michigan Dept. of Publ. Hlth 1978. XI, 83 S. mit Abb. u. Tab. $ 1.25.

Nachdem die Zahl der Rauschgiftsüchtigen auch in der Bundesrepublik immer weiter ansteigt (z. Z. 40 000 offiziell registriert, insgesamt wahrscheinlich 60 000), wird insbesondere in den Großstädten der Wunsch zunehmen, sich Auslandserfahrungen zu Nutze zu machen. Den Autoren bot sich in Detroit reichlich Gelegenheit, zumal sie mit einer Überwachungsstelle des Methadon-Programms für drogenabhängige Frauen zusammenarbeiten. Das Büchlein, ganz auf praktische Bedürfnisse abgestimmt, gibt prägnante Anweisungen zur Diagnostik der allgemeinen Betreuung und Medikation bereits der Schwangeren, dann unter der Geburt und anschließend des Kindes. Die recht unterschiedlichen Zustandsbilder nach Opiaten (spez. Heroin) und anderen Drogen (z. B. Barbiturate, Sedativa, Alkohol usw.) werden gesondert abgehandelt, wobei allerdings bei zahlreichen Süchtigen mit der Kombination mehrerer Stoffe zu rechnen ist. Zu einem erheblichen Anteil stehen solche Frauen dort unter der kontrollierten Verabreichung einer Ersatzdroge, Methadon (Polamidon, in der Bundesrepublik zu diesem Zweck verboten). Abgesehen von den bekannten schweren Entziehungserscheinungen sind die Kinder noch durch zahlreiche andere Komplikationen gefährdet. Es ist zu beachten, daß sich die Entzugssymptomatik noch bis zu 16 Wochen hinziehen kann. Auch der späteren Pflege und Überwachung (hohe Gefährdung durch Vernachlässigung und Mißhandlung) werden einige Anregungen gewidmet. Für eine schnelle Orientierung und Einführung ist die Schrift zu empfehlen.   U. Köttgen (Mainz)

Tagesgeschichte

Hochschulnachrichten

Prof. Dr. A. *Romahn* (Bonn) ist zum Direktor der Städtischen Kinderklinik Dortmund gewählt worden.

Für das Fach Kinderheilkunde habilitierten sich Dr. W. *Sippel* (München) und Dr. M. *Haidvogel* (Graz).

Forschungspreis Klinische Gastroenterologie

Für grundlegende und richtungsweisende Arbeiten im Bereich der klinischen Gastroenterologie wurde von der Deutschen Pharmacia GmbH, Freiburg, ein mit DM 15 000,– dotierter Preis gestiftet. Der Preis wird von der Deutschen Gesellschaft für Verdauungs- und Soffwechselkrankheiten alle zwei Jahre, erstmalig im Juni 1980, während ihrer Jahrestagung verliehen. Auskunft erteilt: Prof. Dr. W. Creutzfeldt, Medizinische Universitäts-Klinik Göttingen, Robert-Koch-Straße 40, D-3400 Göttingen.

Kongreßkalender

Die 29. *Tagung der Nordwestdeutschen Gesellschaft für Kinderheilkunde* findet vom 30. Mai bis 1. Juni 1980 in Göttingen statt. Hauptthemen: Möglichkeiten und Grenzen der Laboratoriumsdiagnostik in Praxis und Klinik bei infektiösen Erkrankungen; Erkrankungen des Pankreas; Infektionsanfälligkeit und Infektionsgefährdung. Auskunft erteilt: Prof. Dr. W. Schröter, Universitäts-Kinderklinik, Humboldtallee 38, D-3400 Göttingen.

Das *Medizinische Landesuntersuchungsamt Stuttgart* gibt folgende Lehrgänge und Fortbildungstagungen bekannt: *Fortbildungstag* für Hygienebeauftragte am 17. März 1980. *Fortbildungskurs* für Ärzte, die im Rahmen der Richtlinien des BGA mit der Aufgabe eines Hygienebeauftragten betraut sind oder werden sollen, vom 21. April bis 25. April 1980. *Fortbildungstag* für Gesundheitsaufseher vom 2. bis 3. Juni 1980. Auskunft erteilt: Frau Dr. U. Lutz-Dettinger, Medizinisches Landesuntersuchungsamt Stuttgart, Wiederholdstraße 15, D-7000 Stuttgart 1.

Für den Textteil verantwortlich: Prof. Dr. K.H. Schäfer, Universitäts-Kinderklinik und Poliklinik, Martinistraße 52, D-2000 Hamburg 20, und Prof. Dr. H. Ewerbeck, Krankenhaus der Stadt Köln, Amsterdamer Straße 59, D-5000 Köln 60. Für den Anzeigenteil: L. Siegel, W. Pehla, Kurfürstendamm 237, D-1000 Berlin 15, Fernsprecher (030) 8 82 10 31, Telex: 01-85411. Springer-Verlag Berlin, Heidelberg, New York.   Druck: Brühlsche Universitätsdruckerei, Gießen.   Printed in Germany.   © by Springer-Verlag Berlin, Heidelberg 1980.

Das Heft enthält je eine Beilage der Firmen Behringwerke AG, Frankfurt/M., Hoechst Aktiengesellschaft, Frankfurt/M., Bayer AG, Leverkusen, Grünenthal GmbH, Stolberg und des Gustav Fischer-Verlages, Stuttgart.

Monatsschr. Kinderheilkd. 128, 109–117 (1980)

Monatsschrift für
Kinderheilkunde
© by Springer-Verlag 1980

Übersichten

Coeliakie – Klinik und Pathogenese *

R. Grüttner und M. Stern

Universitäts-Kinderklinik Hamburg (Direktor: Prof. Dr. K. H. Schäfer)

Coeliac Disease: Clinical and Pathogenic Aspects

Summary. Coeliac disease is a permanent food intolerance with a genetic basis which persists throughout the whole life. Ingestion of gluten proteins (wheat, rye, barley, oats) causes atrophy of the jejunal villi and, as a consequence, malabsorption. Diagnosis can only be proved by three consecutive intestinal biopsies: initially on normal diet, after 12–18 months of gluten-free diet, and after a final challenge with gluten-containing food. Biochemical changes have been discussed for a long time to be of primary importance in the pathogenesis of coeliac disease. Recently, however, evidence is increasing that immunological mechanisms are primary factors in the development of the disease. A synopsis of biochemical and immunological phenomena and of membrane receptor alterations of enterocytes and immunocytes which are genetically based is more likely to answer the question of pathogenesis than any single theory. Therapeutically, life-long gluten-free diet is necessary. In some cases, after a long course the prognosis is limited by the increased incidence of malignancy.

Key words: Coeliac Disease – Clinical aspects – Diagnosis – Gluten – Pathogenesis – Immunology – Prognosis.

Zusammenfassung. Die Coeliakie ist eine familiär auftretende lebenslang andauernde Nahrungsproteinintoleranz, bei der es durch die Kleberproteine aus Weizen, Roggen, Gerste und Hafer zur Zottenatrophie mit Ausbildung einer Malabsorptionssymptomatik kommt. Die Diagnose kann mit Sicherheit nur nach dreimaliger intestinaler Saugbiopsie initial unter Normalkost, nach 12–18 Monaten glutenfreier Diät und schließlich nach einer Belastung mit Normalkost gestellt werden. Pathogenetisch wurden lange biochemische Störungen diskutiert; jedoch häufen sich heute die Hinweise, daß immunologische Mechanismen primär an der Krankheitsentstehung beteiligt sind. Eine Zusammenschau biochemischer und immunologischer Phänomene sowie der genetisch determinierten Veränderungen von Rezeptoren an Enterozyten- und Immu-nozytenmembranen scheint die Frage nach der Pathogenese der Coeliakie besser beantworten zu können als jede Einzeltheorie. Therapeutisch ergibt sich die Notwendigkeit der lebenslang einzuhaltenden glutenfreien Diät. Die Prognose wird in einigen Fällen auf lange Sicht durch das gehäufte Auftreten von Malignomen eingeschränkt.

Schlüsselwörter: Coeliakie – Klinik – Diagnose – Gluten – Pathogenese – Immunologie – Prognose.

1. Geschichte

Die Erstbeschreibung der Coeliakie erfolgte bereits 1888. Erst im Jahre 1950 wurde aus Holland die Entdeckung des Glutens als krankheitsauslösende Substanz bekannt [8] und wenig später konnte mitgeteilt werden [18], daß der Gliadinanteil des Weizenklebers die Symptomatik hervorruft. Von größter Bedeutung für die Diagnostik dieser Krankheit wurde schließlich die Möglichkeit einer Dünndarmschleimhautbiopsie mit lupenmikroskopischer und histologischer Untersuchung der Schleimhaut [23].

2. Definition

Die Coeliakie wird heute definiert [19] als eine Krankheit, bei der durch Gliadin des Weizen- und Roggenmehls sowie durch Hordein der Gerste und Avenin des Hafers eine hochgradige Zottenatrophie der Dünndarmschleimhaut des Patienten solange hervorgerufen wird, wie diese Eiweißfraktionen, die man wegen ihrer speziellen Aminosäurenzusammensetzung auch als Prolamine bezeichnet, in der Nahrung enthalten sind.

3. Krankheitsbild

Das *Vollbild der Krankheit* wird wohl heute kaum ein Arzt, der sich überhaupt mit Erkrankungen von Kindern befaßt, übersehen. Zwischen dem 6. und 18. Lebensmonat kommt es meist zu immer wieder auftretenden, mehr oder weniger langandauernden Durchfallserkrankungen. Sehr häufig beginnen diese Durchfalls-

---

* Herrn Prof. Dr. Karl Heinz Schäfer in Verehrung gewidmet

phasen mit einem Infekt des Nasen-Rachenraumes, so daß man nicht selten irregeleitet wird in der Annahme, es läge eine bakteriell- oder viralbedingte Gastroenteritis vor. Die bei jeder Durchfallserkrankung bestehende Appetitlosigkeit, der Wasser- und Elektrolytverlust, die schlechten Stühle, das Erbrechen sowie die nur langsam einsetzende Erholung der akuten Krankheitsphase führen zu einem Gewichtsstillstand, gelegentlich zur Gewichtsabnahme. Typisch ist also die Angabe der Eltern, daß ein solcher Patient schon seit vielen Monaten nicht mehr an Gewicht zugenommen habe, obwohl er zunächst noch ein normales Längenwachstum aufweist. Viele der Kinder zeigen psychische Symptome. Sie verlieren ihre Munterkeit, sitzen phlegmatisch und abweisend in ihrer Spielecke. Stellt man sie hin, sieht man die dünnen Extremitäten. Es fehlt das subkutane Fettgewebe, die Muskulatur ist hypoton, der Bauch infolge dieser Muskelschlaffheit und durch den stark vermehrten Darminhalt vorgewölbt, ausladend. Schließlich ist auch die Zahl der Stühle durch symptomatische Maßnahmen nur vorübergehend zu bessern. Die Stühle selbst sind massig, häufig fettglänzend. Statt einer Stuhlmenge von 40–80 g, steigt diese auf 500 g und mehr pro Tag an.

4. Seltenere Formen

Weniger bekannt sind *besondere Verlaufsformen,* die dadurch entstehen, daß das Kind zunächst noch befriedigend gedeiht, und auch das ausladende Abdomen fehlt. Wohl können Phasen mit durchfälligen Stühlen, gelegentlich aber auch nur eine Tendenz zu etwas weicheren Stühlen bestehen. Dagegen können sich frühzeitig Zeichen einer Absorptionsstörung der Dünndarmschleimhaut für Vitamine oder Spurenelemente einstellen. Eine Spätrachitis kann auch ohne die sonstigen typischen Erscheinungen allein dadurch bedingt sein, daß das fettlösliche Vitamin D während der Säuglingszeit und im zweiten Lebensjahr nicht in ausreichendem Maße die Dünndarmschleimhaut passieren kann. Ein Symptom, das bei den leichteren Verlaufsformen [32] meist nicht zu fehlen pflegt, sind Zeichen des Eisenmangels bis hin zur Eisenmangelanämie. Ganz offensichtlich ist die stark geschädigte Dünndarmschleimhaut nicht in der Lage, Eisen in ausreichendem Maße zu absorbieren, solange die Nahrung Gluten, bzw. Gliadin enthält. Selten geworden sind dagegen Zeichen eines Vitamin A, oder Vitamin K-Mangels. Auch megaloblastische Anämien durch Störung in der Absorption von Folsäure oder Vitamin B_{12} können manchmal als einziges Zeichen einer Coeliakie im Kleinkindesalter beobachtet werden.

Noch weitgehend unbekannt dagegen ist, daß die Coeliakie in einem uns nicht bekannten Prozentsatz symptomarm oder völlig symptomfrei verlaufen kann. Von diesen asymptomatischen Patienten erfuhr man erst [6] durch Untersuchungen von Familienangehörigen mittels intestinaler Saugbiopsie: in 10–20% konnte man bei Geschwistern und in 5–10% bei den Eltern

der Patienten ebenfalls eine Coeliakie nachweisen. Es könnte nun der Gedanke aufkommen, daß es ja schließlich völlig gleichgültig wäre, ob bei Familienangehörigen eine asymptomatische Coeliakie besteht oder nicht. Solange eine Krankheit keine Symptome macht, brauchte sie tatsächlich nicht bekannt zu sein, wenn nicht auch bei diesen Patienten mit Wahrscheinlichkeit das gleiche Erkrankungsrisiko für maligne Tumoren des Magen-Darmtraktes bestünde, wie bei Krankheitsverläufen mit voll ausgeprägter Symptomatik. Hier ergibt sich natürlich sofort die Frage, ob der Kinderarzt damit allen Familienangehörigen eines Coeliakie-Patienten die intestinale Saugbiopsie anraten sollte oder nicht. Wäre dieser Eingriff mit einem hohen Risiko verbunden, z. B. für Darmblutungen oder Perforationen des Darms, wäre diese Maßnahme sicherlich nicht gerechtfertigt. Diese Komplikationen sind jedoch außerordentlich selten geworden. Wir haben sie bei etwa 700 Eingriffen nicht erlebt.

Dennoch haben wir uns bisher nicht dazu entschließen können, bei gesunden Familienangehörigen eine intestinale Saugbiopsie vorzunehmen. Wir haben einen Kompromiß gewählt, indem wir eine sehr sorgfältige Familienanamnese bei jedem Angehörigen zu erheben versuchen und eine Gliadinantikörperbestimmung durchführen. Wir informieren die Geschwister und Eltern über die Häufigkeit des familiären Auftretens und auch darüber, welche Folgen eine nichtbehandelte Krankheit haben kann. Besonders sorgfältig aber sollte bei Familienangehörigen gefahndet werden nach durchfälligen Stühlen in den ersten Lebensjahren. Es sollte gefragt werden, ob das körperliche Gedeihen unauffällig war, ob eine Anämie vorgelegen haben könnte oder vielleicht jetzt noch besteht. Liegen derartige Symptome vor, oder sind Gliadinantikörper nachgewiesen worden, so ist unserer Meinung nach eine intestinale Biopsie auch bei diesen Angehörigen eines Patienten indiziert.

5. Zottenatrophie

Im Mittelpunkt der Coeliakie steht die meist hochgradige Zottenatrophie der Dünndarmschleimhaut. Sie kann den gesamten Dünndarm betreffen, nimmt aber meist an Intensität in den letzten Dünndarmabschnitten ab. Zum Verständnis dieser durch Gliadin aus Weizen- und Roggenmehl und Hordein aus Gersten- sowie Avenin aus Hafermehl entstehenden erheblichen Veränderungen des Dünndarms soll zunächst auf die physiologische Entwicklung und die normale Proliferation von Darmepithelien und Zotten hingewiesen werden. Sogenannte Enteroblasten sind proliferative Zellen im basalen Bereich der Krypten. Hier ist die größte mitotische Aktivität. Die älteren Epithelien erreichen hierdurch höhere Abschnitte der Zotten, bis die Zellen schließlich die Spitze der Zotten erreicht haben, zugrunde gehen und in das Darmlumen abgestoßen werden. Dieser gesamte Prozeß erstreckt sich über eine Zeit von etwa 2 Tagen. Die Zelle macht während dieser Zeit sowohl eine morphologische als auch eine biochemische Differenzierung durch, die vor allem die Mikrovilli, also die dem Darmlumen zugewandte Zellseite betrifft. Biochemisch kommt es zu einer Vermehrung der Enzymaktivitäten, z. B. der alkalischen Phosphatase, wie auch der Disaccharidasen [21]. Bei Patienten mit Coeliakie, also mit glutensensitiver Enteropathie, ist die Zellteilungsrate der Enteroblasten stark erhöht. Es findet sich eine Hyperplasie der Enteroblasten. Unreife, proliferative Zellen mit hohen Enzymaktivitäten werden aber an der Schleimhautoberfläche nicht beobachtet. Es tritt im Gegenteil eine vermehrte Zerstörung von Epithelien mit Verlust in das Darmlumen auf. Die flache, zottenlose Dünndarmschleimhaut ist also das Resultat vermehrter Zellzerstörung mit Verlust reifer Epithelien einerseits und einer kompensatorischen Vermehrung der Epithelzellproliferation in den Krypten andererseits.

6. Identifizierung der toxischen Weizenproteinfraktion

Nach der Entdeckung des schädlichen Weizenmehleffekts bei Coeliakie durch den Niederländer Dicke aus dem Jahre 1950 gab es zwei Theorien zur Pathogenese der Coeliakie, die sich zunächst zu widersprechen schienen: eine biochemische und eine immunologische.

Die Vertreter der biochemischen Theorie versuchten die Toxizität von Weizenproteinfraktionen durch verschiedene biochemische Manipulationen aufzuheben. Auf diesem Weg gelang ihnen die genauere Identifizierung der toxischen Fraktion. So gelangten niederländische Gruppen zum Gliadin [18] und zum α-Gliadin [17]. Nach Digestion erhielten britische Forscher die Frazer'sche Fraktion III [16] sowie in neuerer Zeit die Fraktion B_2 mit einem Molekulargewicht um 2000 [9]. Eine Aussage über den Wirkungsmechanismus dieser Proteine und Oligopeptide konnte nicht getroffen werden, zumal sich die Annahme, bei Coeliakie existiere primär ein Peptidasedefekt der Enterozyten, experimentell nicht bestätigen ließ. Auch die jüngsten Arbeiten biochemischer Orientierung [7] blieben den entscheidenden Beweis, den Belastungsversuch in vivo mit bioptischer Kontrolle, schuldig. Ob unter Umständen ein Kohlenhydratanteil des Gliadin dessen Toxizität ausmacht [22], läßt sich zur Zeit nicht sicher aussagen.

7. Allgemeine Hinweise auf eine Immunpathogenese der Coeliakie

Bereits 1954 vermutete Schäfer [25] ein „allergisches Geschehen" als primum movens der Coeliakie. Vertreter der immunologischen Theorie gingen von Phänomenen aus, die bei Coeliakie auf verschiedenen Ebenen des Immunsystems gefunden wurden, sowohl lokal als auch systemisch. Diese Veränderungen beginnen bei Reaktionen des dünndarm-assoziierten lymphatischen Gewebes (gut-associated lymphoid tissue, GALT) auf

immunogene Reize aus dem Darmlumen. Die Bedeutung solcher Phänomene wird unter anderem durch den Anteil des GALT am gesamten Dünndarm von immerhin 25% unterstrichen.

Die Histologie der Dünndarmveränderungen nach Gliadinexposition zeigt neben den beschriebenen enterozytären Schäden eine lymphozytär-plasmazelluläre Infiltration der Lamina propria sowie eine Vermehrung der vorwiegend thymus-abhängigen intraepithelialen Lymphozyten. Mittels Folgebiopsien nach Gliadinbelastung konnte Shiner [26] elektronenmikroskopisch einen Ablauf zeigen, der zeitlich und morphologisch einer Immunreaktion vom Arthus-Typ entspricht: nach 5 Std Ödem der Lamina propria und Infiltration mit Eosinophilen, nach 11 Std auch mit Polymorphkernigen. Nach 18–24 Std Endothelschwellung, nach 48 Std Kollagenfaservermehrung, verstärkte Rundzellinfiltration und enterozytäre Vakuolenbildung sowie keulenartige Auftreibungen der Mikrovilli. Zeitlich folgen die enterozytären Schäden somit auf vorgeschaltete Veränderungen am subepithelialen Gewebe.

Neben den morphologischen Hinweisen auf eine Immunpathogenese der Coeliakie wurden auch klinische Beobachtungen angegeben, wie das Auftreten eines „Gliadinschocks", die vereinzelt beobachtete Eosinophilie im peripheren Blutbild, der therapeutische Effekt von Kortikosteroiden, der bei Erwachsenen häufig beobachtete Hyposplenismus sowie die Koinzidenz mit Autoimmunkrankheiten. Das statistisch gehäufte Auftreten von Malignomen nach jahrelanger Krankheitsdauer wurde einerseits als Hyperaktivität des immunologisch kompetenten Gewebes verstanden. Andererseits läßt sich auch eine Entgleisung der immunologischen Erkennungsmechanismen bei der Tumorabwehr vermuten.

8. Humorale Immunreaktionen [2, 10, 14]

Als eindeutig sekundär einzustufen sind in der formalen Pathogenese der Coeliakie eine Reihe humoraler Immunreaktionen. So ließ sich vor allem bei Kindern eine Vermehrung des IgA im Serum aufzeigen. Möglicherweise handelt es sich um qualitativ verändertes IgA. Bei vermindertem IgA andererseits findet sich zehnfach häufiger eine Coeliakie als bei normalen Werten. Das sekretorische IgA im Intestinalsekret, das an Ort und Stelle in der Reaktion mit Antigenen aus der Nahrung eine wichtige Funktion hat, wurde vermehrt gefunden. Die IgA-tragenden Plasmazellen der Lamina propria sind bei Coeliakie ebenfalls vermehrt. Es findet sich zusätzlich eine relativ noch höhere Zunahme der IgM-Plasmazellen, die absolut jedoch nicht die IgA-Zellzahlen erreicht. Zwar gibt es einzelne Hinweise auf eine unmittelbare Abhängigkeit dieser Plasmazellverschiebungen von der Gliadinexposition. Ähnliche Veränderungen sind aber bei Kuhmilchproteinintoleranz und weiter distal bei immuninflammatorischen Krankheiten auch außerhalb des Dünndarms beschrieben.

Die IgA-Zellverschiebungen stellen somit eine unspezifische Reaktionsform des GALT auf Antigene aus dem Darmlumen dar.

Auf der Suche nach spezifischen Antikörpern im Serum von Kindern mit Coeliakie fand man zunächst Nahrungsprotein-Antikörper gegen Getreide- und Kuhmilch-Proteine. Voraussetzung für die Entstehung solcher Antikörper ist die Resorption immunogener unverdauter Makromoleküle aus der Nahrung durch die Enterozyten. Intakte Moleküle dringen so bis zu den immunkompetenten Zellen des GALT vor [33]. Verschiedene Schutzmechanismen verhindern im Normalfall eine übermäßige Antigenaufnahme: die komplette Digestion, die morphologische Unversehrtheit der Mucosabarriere und das lokal gebildete sekretorische IgA. Bei Störungen dieser Schutzmechanismen kann es zur Resorption größerer Mengen von Nahrungsantigenen und zur nachfolgenden Antikörperbildung kommen. Makrophagen der Lamina propria und lokale Immunozyten vermitteln die Antikörpersynthese, die in den regionären Lymphknoten und in den Plasmazellen der Milz erfolgt.

Nach Einführung hochsensibler Nachweisverfahren gelang es in jüngster Zeit [5, 12, 29], die Bestimmung von Gliadin-Antikörpern diagnostisch nutzbar zu machen, auch wenn die Treffsicherheit der Dünndarmbiopsie von solchen Methoden keinesfalls erreicht wird. Es ließ sich allerdings keine Subpopulation von Gliadinantikörpern finden, die streng spezifisch bei allen Kindern mit Coeliakie vorkäme, so wie man es für einen Befund von primärer pathogenetischer Bedeutung annehmen müßte. Immunogene und pathogene Eigenschaften der Weizenproteinfraktionen sind keinesfalls identisch [29].

Eine besondere Form von Nahrungs-Antikörpern stellen Retikulin-Antikörper dar, die bei bis zu 100% der Kinder mit florider Coeliakie nachgewiesen wurden [10]. Eine übergeordnete Bedeutung dieser Befunde im Sinne einer Auto-Antikörperfunktion ließ sich entgegen ursprünglichen Daten nicht bestätigen. Als Bindeglied zwischen humoraler und zellvermittelter Immunantwort können folgende Befunde verstanden werden: An Empfängerzellen (targets) gebundene IgG- und IgM-Antikörper aus dem Serum von Patienten kooptierten normale Lymphozyten und wirkten in dieser Reaktion zytotoxisch auf das target [13]. Dieser Effekt einer antikörperabhängigen, zellvermittelten Zytotoxizität blieb bisher unbestätigt; ein größeres Kontrollkollektiv wurde nicht untersucht.

Nach oraler Glutenbelastung fand sich im Serum von Patienten mit Coeliakie ein akuter Abfall des C_3-Spiegels [2]. Andere Autoren fanden gleichzeitig einen Anstieg der C_3-Abbauprodukte sowie zirkulierende Immunkomplexe. Bestandteil dieser Immunkomplexe [20] waren IgA- und IgG-Antikörper. Eine Gliadinspezifität der Reaktionen konnte bisher nicht direkt nachgewiesen werden. Immerhin fand sich C_3 und IgA nach Glutenbelastung auch lokal in der Dünndarmschleimhaut abgelagert. Zusammen mit den beschriebenen

elektronenoptischen Befunden von Shiner [26] weisen diese Daten auf eine lokale Immunreaktion vom Arthustyp mit Immunkomplexvaskulitis und Komplementverbrauch.

In jüngster Zeit [1, 3] wurden Hautreaktionen nach intracutaner Injektion von Digestionsprodukten des Gluten beschrieben. Eine Spezifität der Reaktion für die Coeliakie besteht nicht. Histologie, Immunfluoreszenzhistologie und zeitliches Auftreten nach 5–8 Std entsprechen einer Arthus-Reaktion. Es ist nach allen diesen Daten sehr wahrscheinlich, daß eine solche Reaktion eine wesentliche Rolle im unspezifisch–sekundären, efferenten Teil der Immunantwort auf den Gliadinreiz bei Coeliakie spielt.

9. Zellvermittelte Immunreaktionen

Zellvermittelte Immunreaktionen sind vielfältig mit der Pathogenese der Coeliakie verknüpft. Dazu gehört die erwähnte Vermehrung der intraepithelialen Lymphozyten, die nach Beginn einer glutenfreien Diät rückläufig ist. Die pathogenetische Bedeutung dieser Zellen für die Coeliakie sollte allerdings nicht überbewertet werden. Wahrscheinlich stellen sie nur unspezifische Bindungsträger dar, die eine deletäre Reaktion zwischen Antigen aus dem Darmlumen und hochreagiblen T-Lymphozyten der Lamina propria verhindern sollen [15].

In einer Reihe von Tiermodellen gelang es Ferguson aufzuzeigen, wie lymphozytäre Reaktionen des GALT zur Enteropathie mit Zottenatrophie führen können [14]: So tritt bei der Maus eine Abstoßung von allogenen Jejunumtransplantaten in fast allen Fällen thymusabhängig auf. Charakteristisch sind dabei Vermehrung der intraepithelialen Lymphozyten und partielle Zottenatrophie. Ähnliches gilt für bestimmte enterale Parasiteninfektionen der Ratte und für die lokale BCG-immunisierung bei der Maus. Solche Studien liefern zwar keinen Beweis für die Beziehung zwischen zellvermittelter Immunreaktion und enterozytärer Schädigung beim Menschen, sie zeigen aber mögliche Bindeglieder auf.

Was die peripheren Lymphozyten angeht, so fanden einzelne Autoren eine allgemeine herabgesetzte Stimulierbarkeit durch Phytohämagglutinin (PHA) bei Coeliakie. Hingegen vermochte Frazer's Fraktion III und spezifischer noch die Fraktion B_2 [9] Lymphozyten von Patienten unter Diät signifikant höher zu stimulieren als solche von Kontrollen oder auch solche von Patienten mit florider Erkrankung [2, 27]. Mesenteriale Lymphozyten waren ebenfalls durch Glutenfraktionen stimulierbar. Erklärt wird der Unterschied in der Reaktion der Lymphozyten von Patienten unter Diät von denen unter Normalkost durch eine Ablenkung der stimulierbaren Zellen in den Dünndarm mit intraluminalem Antigenangebot, wenn Gluten mit der Nahrung zugeführt wird. Bei Diät würden spezifisch stimulierbare Lymphozyten freigesetzt und somit auch peripher nachweisbar. Unmittelbar lokal sind solche Zellen bisher allerdings nicht nachgewiesen worden.

Als Ausdruck der Beteiligung zellvermittelter Immunreaktionen läßt sich eine gesteigerte Produktion verschiedener Mediatoren, sogenannter Lymphokine, durch Lymphozyten erkrankter Personen nachweisen. Dazu gehört der Leukozyten-Migrations-Inhibitionsfaktor (MIF), dessen Produktion abhängig vom coeliakie-auslösenden α-Gliadin in Gewebskulturen von Coeliakie-Mucosa gesteigert abläuft [14]. Auch periphere Lymphozyten produzieren diesen MIF bei Coeliakie vermehrt. Ähnlich findet sich ein Leukozyten-Adhärenz-Hemmfaktor α-gliadinabhängig.

Unspezifisch konnte ein vermehrter Lymphozytenverlust vorwiegend von T-Zellen ins Darmlumen bei Coeliakie und bei anderen enteralen Krankheiten mit massiver Schädigung der Mucosabarriere nachgewiesen werden. Sekundär resultieren in einigen Fällen niedrige periphere Lymphozytenzahlen. Aus den bisher bekannten Untersuchungen der zellvermittelten Immunität bei Coeliakie ergeben sich bei aller Lückenhaftigkeit einige Bindeglieder zwischen gliadinspezifischer Immunreaktion, Veränderungen von T-Lymphozyten des GALT und efferenten Mechanismen der Zytotoxizität mit nachfolgender Enterozytenschädigung.

10. Primäre Immunphänomene [31, 34]

Nachdem aus dem bisher Dargelegten hervorgeht, wie vielfältige immunologische Mechanismen am efferenten, sekundären Schenkel der Pathogenese der Coeliakie beteiligt sind, soll nun auf Vorgänge eingegangen werden, die möglicherweise Bedeutung im afferenten, primären Teil der Reaktion besitzen. Dazu gehören Membranbindungsvorgänge an Enterozyten und Immunozyten sowie primär lokale immunologische Reaktionen.

In 60–80% der Fälle von Coeliakie läßt sich das Histocompatibilitäts-Antigen HLA B8 nachweisen. Diese Membrandeterminante findet sich an allen kernhaltigen Körperzellen und kommt bei Gesunden bis zu 30% vor, so daß sich keine unmittelbare Beziehung zwischen HLA B8 und Coeliakie ergibt. Die genetisch fixierte Membrankonstellation läßt sich dennoch als „Marker" für die Coeliakie auffassen. Noch häufiger war die Koinzidenz von Coeliakie mit HLA DW3 sowie einem spezifischen Antigen der B-Lymphozyten. Dieses letztere Membranantigen wird nach Strober [31] für eine unmittelbare Gliadinbindung an Immunozyten verantwortlich gemacht. Es soll für einen Gliadinrezeptor an der Immunozytenmembran codieren, dessen Existenz bisher allerdings reine Hypothese ist. Das HLA B8 bewirkte nach Meinung desselben Autors eine generelle „Immunfacilitation", die eine Immunreaktion des GALT auf Nahrungsantigene erleichterte. Tatsächlich koinzidierte das Auftreten von hämagglutinierenden Gluten-Antikörpern mit dem HLA B8-Merkmal.

Nicht nur an Immunozyten, sondern auch an den Enterozyten selbst kann eine Bindung von Gliadin oder einem Gliadinfragment stattfinden. Für diese epitheliale Gliadinbindung gibt es experimentelle Beweise [11, 24]. Ausgehend von der Annahme, daß Gliadin ähnlich wie ein Lectin [34] Membranbindungen an Körperzellen mit Glykoproteinspezifität eingehen könne, konnte eine epitheliale Bindung von radioaktiv markiertem Gliadin bei Patienten mit Coeliakie, nicht aber bei Kontrollen, gefunden werden. Diese Bindung war hemmbar durch einfache Zuckermoleküle, so daß eine Glykoproteinspezifität anzunehmen ist. Eine mögliche Folge dieser enterozytären Bindung von Gliadin ist die Ausbildung einer „Zielscheibe" (target) für sensibilisierte Immunozyten und für weitere zytotoxische Reaktionen.

Die primäre Membranstörung als Ursache für eine enterozytäre Bindung ist nach Weiser und Douglas [35] in einer vermehrten Galactosyltransferase – Aktivität der Enterozyten von Patienten zu sehen. Diese biochemisch – funktionelle Unreife der Epithelzellen bei Coeliakie entspricht somit der morphologischen Unreife in Form der Kryptenzellhyperplasie. Es resultieren inkomplette Glykoproteinkomplexe an der Membran, die als Bindungsstellen für Gliadin fungieren könnten. Die beschriebenen Veränderungen wurden bei Patienten sowohl im floriden Stadium wie in der Remission gefunden; es scheint sich von daher um primäre Phänomene zu handeln. Der direkte Nachweis, daß unreife Membran-Glykoproteine tatsächlich als Bindungsstelle für Gliadin wirken, fehlt bisher. In dem Maße aber, wie sich die genannten biochemischen Störungen auch experimentell gesichert in die Pathogenese der Coeliakie einfügen lassen, wie auch Verknüpfungen mit immunologischen Reaktionen nachzuweisen sind, scheint eine übergreifende Synthese der biochemischen und immunologischen Pathogenesetheorien möglich zu werden.

Weniger spekulativ erscheinen folgende Befunde, die als Zeichen einer primären lokalen Immunreaktion verstanden werden können [31]: In einer Serie von Gewebekultur-Experimenten konnten Falchuk und Strober ein „in vitro-Modell" der Coeliakie aufbauen. In vitro kultivierter Dünndarm von Coeliakiepatienten mit morphologisch flacher Schleimhaut zeigte ohne Gliadinzusatz in der Kultur eine Tendenz zur morphologischen Normalisierung mit Anstieg der Aktivität der alkalischen Phosphatase, die als Markerenzym für alle enterozytären Veränderungen angesehen wurden. Mit Gliadin blieb dieser Effekt aus, und zwar auch nur dann, wenn die Patienten zuvor in vivo mit Normalkost belastet worden waren, also nicht in der diätbedingten Remission. Es zeigte sich eine Abhängigkeit der Schädigung vom Vorhandensein des HLA B8.

Die Autoren führten die Notwendigkeit der in vivo erfolgten Präexposition auf einen endogenen Effektormechanismus zurück, der experimentell in gemischten Kulturen von Mucosa in Exazerbation auf Mucosa in Remission humoral übertragen werden konnte. Die Natur dieses Faktors ist nicht geklärt. Es dürfte sich um einen spezifischen Antikörper oder um ein Lympho-

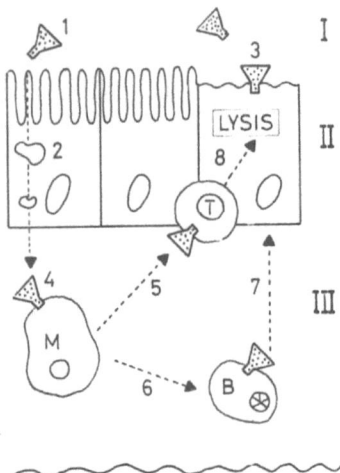

Abb. 1. Pathogenese der Coeliakie (Schema). I = Intraluminale Phase; II = Enterozyten-Ebene; III = Ebene des GALT (gut associated lymphoid tissue) mit Makrophagen(M), T-Lymphozyten (T) und B-Lymphozyten (B). 1 = Gliadin; 2 = Endo-/Exozytose; 3 = Enterozytäre Bindung von Gliadin; 4 = Kontakt zwischen Gliadin und Makrophagen; 5 = Zellvermittelte Immunreaktion; 6 = Reaktion der B-Lymphozyten (Plasmazellen); 7 = Antikörpersynthese, Komplementbindung, Arthus-Reaktion; 8 = Lymphokinsynthese, Zytolyse des Enterozyten-Gliadin-Targets

kin handeln. In die Richtung eines Antikörpers weisen weitere Kulturexperimente, in denen nach Glutenbelastung eine lokal gesteigerte IgA- und IgM-Synthese gezeigt wurde. Diese Antikörper wiesen zum überwiegenden Teil Antigluten-Spezifität auf. Alle diese Effekte waren durch Kortikosteroide in der Kultur hemmbar. Zwar reichen die beschriebenen Versuche zur endgültigen Aussage nicht aus, insbesondere fehlen genügend Kontrollen, und die Kriterien zur Beurteilung des toxischen Effekts sind nicht ausreichend. Dennoch liefert das in vitro-Modell eine ganze Anzahl von Indizien für eine primäre lokale Immunreaktion nach Glutenbelastung mit Folgeschädigung der biochemischen und morphologischen Unversehrtheit der Enterozyten.

11. Zusammenschau der Coeliakie – Pathogenese (Abb. 1)

Es erscheint heute möglich, die geschilderten Pathogenese-Theorien sowie die vielfältigen primären und sekundären Immunphänomene bei der Coeliakie schematisch zusammenzufassen. Dabei ist auszugehen von der funktionellen Einheit der funktionellen Einheit der Epithelzellen und des GALT auf Dünndarmebene.

In der intraluminalen Phase (I) findet sich Gliadin oder auch ein Abbauprodukt der Gliadin mit spezifischer Bindungsfähigkeit für Coeliakie-Mucosa. Das toxische Agens ist bisher auf molekularer Ebene nicht identifiziert; es erscheint aber möglich, daß die Bindungsfähigkeit durch eine Glykoproteinuntereinheit bestimmt wird.

Am weiteren Verlauf sind afferente, primäre und efferente, sekundäre Mechanismen beteiligt. Auf der Ebene der Enterozyten (II) existieren Membranrezep-

toren für Gliadin. Nach Bindung von Gliadin entsteht ein „target" für schädigende Reaktionen. Der besonderen Bindungsfähigkeit entsprechen unreife Glykoproteinstrukturen an der Enterozyten-Membran, die aufgrund überschießender Aktivität einer Galactosyltransferase entstehen. Über eine Endo- und Exozytose gelangt Gliadin mit erhaltenen immunogenen Eigenschaften durch die Enterozyten in Kontakt mit Makrophagen und immunkompetenten Zellen der Lamina propria.

Auf der Ebene des subepithelialen Gewebes mit den Zellen des GALT (III) existieren ebenfalls Membranrezeptoren für Gliadin, nun aber an den Immunozyten. Ihre Ausbildung ist abhängig von spezifischen B-Zellantigenen. Besondere Histocompatibilitäts-Antigene (HLA B8, HLA DW 3) bewirken eine Immunfacilitation mit Ausprägung einer Immunreaktion auf Nahrungsantigene. Tritt nun Gliadin in Kontakt mit den Makrophagen, T- und B-Lymphozyten des GALT, so kann eine spezifische Sensibilisierung mit nachfolgender lokaler Immunreaktion resultieren. Diese Reaktion ist sowohl primär als auch sekundär im Sinne einer sich selbst perpetuierenden Reaktion nach enterozytärer Schädigung möglich.

Über die verschiedenen Elemente des GALT wird nun eine ganze Reihe von efferenten Mechanismen in Gang gesetzt: Antikörpersynthese, Komplementaktivierung, Immunkomplexbildung und Reaktion vom Arthus-Typ ebenso wie Lymphokinsynthese und zellvermittelte Zytotoxizität. Am Ende der Kette steht die Lyse des Enterozyten-Gliadin-Targets. Sekundär sind vielfältige Veränderungen auf der Ebene der Enterozyten (z. B. Peptidasedefekt) und der Immunozyten (z. B. Nahrungsantikörper) mit dem geschilderten Vorgang verknüpft.

Es ist zwar ein gut Teil Spekulation in dieser Zusammenschau enthalten. Dennoch vermag sie die bisher bekannten Daten zur Pathogenese der Coeliakie einzubeziehen. Unzweifelhaft wird bei allen Lücken des Schemas, daß eine Konkurrenz biochemischer und immunologischer Theorien dem Problem nicht gerecht wird, und daß erst eine übergreifende Synthese vorwärts weist.

12. Praktische Konsequenzen

Wir verstehen die Coeliakie also als eine Krankheit bei der es nach Verabfolgung von Gluten und Glutenabbauprodukten zu der beschriebenen Veränderung der Dünndarmschleimhaut kommt. Wie bereits erwähnt, gibt es vom klinischen Verlauf her keine sicheren Hinweise für das Vorliegen einer durch Gluten hervorgerufenen flachen Dünndarmschleimhaut. Da es aber in Anbetracht der Prognose dieser Krankheit nicht gleichgültig sein kann, ob eine glutensensitive Enteropathie vorliegt oder nicht, steht heute noch die Dünndarmbiopsie als einzige verläßliche Maßnahme im Mittelpunkt der Diagnostik. Wir wollen hier auf Einzelheiten ihrer Durchführung nicht eingehen, sondern nur kurz erwähnen, wie die Diagnose unserer Meinung nach gestellt werden muß. Die *Dünndarmschleimhautbiopsie* sollte bei Patienten mit chronischer Verdauungsinsuffizienz im akuten Stadium der Krankheit vorgenommen werden, nachdem allerdings eine Mucoviscidose durch eine Schweißelektrolytbestimmung ausgeschlossen ist. Es ist sinnvoll, diese Reihenfolge einzuhalten, da auch die Mucoviscidose einen sehr unterschiedlichen Verlauf nehmen kann und in ihrer überwiegend intestinalen Erscheinungsform durchaus einer mittelschweren oder schweren Coeliakie ähnelt. Wird im lupenmikroskopischen Bild eine zottenlose, flache Dünndarmschleimhaut gefunden und ergibt sich histologisch eine Vertiefung der Krypten und die bereits beschriebene Infiltration mit Plasmazellen und Lymphozyten in der Schleimhautmukosa und wird weiter ein Aktivitätsverlust aller Disaccharidasen nachgewiesen, ist eine glutensensitive Enteropathie, also eine Coeliakie wahrscheinlich, aber noch nicht bewiesen! Wir informieren jetzt die Eltern über die Notwendigkeit, sehr exakt eine Diät einzuhalten, die frei ist von Gliadin aus Weizen- und Roggenmehl und den daraus hergestellten Backwaren, aber auch frei ist von Hordein und Avenin. In der akuten Krankheitssituation, in der die unter allen Disaccharidasen besonders empfindliche Laktaseaktivität im Bürstensaum der Dünndarmschleimhaut häufig bei der Coeliakie ganz erheblich reduziert ist, erweist sich meist auch eine laktosefreie, also milchfreie Kost als notwendig. Bei einwandfrei durchgeführter Diät normalisieren sich die Disaccharidasen der Dünndarmschleimhaut, wenngleich gerade die Laktase als besonders empfindliches Enzym sehr lange Zeit bis zur annähernden Normalisierung benötigt. Dennoch ist meist schon nach Wochen bis Monaten eine Besserung der anfänglich deutlichen Milchunverträglichkeit vorhanden. Gerade jetzt sind Kontrollen mit *Gliadinantikörperbestimmungen* des Blutes indiziert, da eine Korrelation zur Exaktheit der gliadinfreien Kost besteht, so daß mit Hilfe dieser Untersuchungen zwischenzeitliche Biopsien eingespart werden können.

Meist muß bis zur zweiten Biopsie mindestens 12 Monate gewartet werden. Erfolgt diese zu früh, so besteht die Gefahr, daß sowohl lupenmikroskopisch als auch biochemisch nur geringfügige Besserungen festgestellt werden und weitere Biopsien indiziert sind. Ergibt die nächste Biopsie eine weitgehende Normalisierung oder zumindest eine deutliche Besserung aller Befunde, muß jetzt eine Belastung mit Gliadin oder gliadinhaltiger Kost vorgenommen werden, um nach weiteren 12–18 Monaten durch eine dritte Biopsie die erneuten charakteristischen Veränderungen der Dünndarmschleimhaut nachweisen zu können. Damit ist die Diagnose einer glutensensitiven Enteropathie oder Coeliakie gesichert, und nach heutiger Anschauung ist eine lebenslang gliadinfreie Diät erforderlich.

Befinden sich die Kinder vor der ersten Zuweisung in die Kinderklinik bereits längere Zeit auf einer glutenbzw. gliadinfreien Kost, so ist ein anderes Vorgehen indiziert. Wir setzen diese Kost in gleicher Weise fort bis zu insgesamt 12–18 Monaten und führen dann die erste Biopsie durch. Sind lupenmikroskopischer, histologischer und biochemischer Befund einwandfrei, so empfehlen wir eine normale, also glutenhaltige Nahrung und schlagen gleichzeitig eine Kontrollbiopsie nach weiteren 1–2 Jahren vor.

Nicht alle Zentren haben sich diesen, z. B. in der European Society for Paediatric Gastroenterology and Nutrition diskutierten Empfehlungen angeschlossen. Bei einem Säugling mit rezidivierenden Durchfällen und schwerer Dünndarmschleimhautatrophie wird mancherorts die Diagnose einer Coeliakie aufgrund bestehender Erfahrungen für gesichert gehalten. Wir fürchten jedoch, daß sich hierunter Kinder mit transitorischer Glutenintoleranz befinden, bei denen sich später keine Schädigung der Dünndarmschleimhaut unter glutenhaltiger Normalkost mehr nachweisen läßt. Solche Formen von transitorischer Glutenintoleranz sind u. E. von echter, glutensensitiver Enteropathie, bzw. Coeliakie nur durch Wiederholung der Biopsien zu differenzieren. Solange man die Empfehlung einer lebenslang glutenfreien Kost geben muß, halten wir daher in Anbetracht dieser schwerwiegenden Therapieempfehlung auch das Vorgehen mit mehreren Biopsien unter veränderten Nahrungsbedingungen für gerechtfertigt.

In der *Differentialdiagnose* von Krankheiten mit den Symptomen chronischer Verdauungsinsuffizienz unterscheiden wir Störungen der Verdauung von denen der Absorption. Zu den Störungen der Verdauung müssen wir als fast ebenso häufige Krankheit wie die Coeliakie an erster Stelle die Mucoviscidose nennen, die zwar in vielen Fällen schon in der Säuglingszeit nicht nur mit gastrointestinalen Erscheinungen, sondern auch mit rezidivierenden Infektionen der Luftwege einhergeht. Es muß jedoch erwähnt werden, daß auch die Coeliakie, vor allem bei den schweren Verlaufsformen, mit gehäuften Infekten der Luftwege einhergehen kann, so daß die Unterscheidung dieser beiden häufigen Formen chronischer Verdauungsinsuffizienz allein von der Klinik her schwer, wenn nicht unmöglich ist. Wir haben daher bereits darauf hingewiesen, daß zu Beginn der Diagnostik in Fällen chronischer Verdauungsinsuffizienz, die Schweißelektrolytbestimmung, am besten mittels Pilocarpiniontophorese, durchgeführt werden sollte, um stets die häufige Mucoviscidose entweder zu beweisen oder ausschließen zu können. Neben der Gliadinantikörperbestimmung des Blutes hat sich der D-Xylosetest im Blut bewährt. Wichtig ist auch der Nachweis einer Steatorrhoe durch eine quantitative Stuhlfettanalyse über eine Sammelperiode von mindestens 3 Tagen. Die Kinder sollen dabei 3–4 g Fett/kg Körpergewicht und Tag mit ihrer Nahrung erhalten. Zum Ausschluß eines humoralen Antikörpermangel-Syndroms ist schließlich eine quantitative Analyse der Immunglobulinfraktionen des Blutes und evtl. eine Immunglobulin-A-Bestimmung im Speichel unerläßlich. Letztere gibt Hinweise über das sekretorische IgA der Dünndarmschleimhaut.

Während eine der angeborenen Disaccharidasemangelkrankheiten bei der intestinalen Saugbiopsie ebenfalls diagnostiziert werden kann, muß die Glukose-Galaktosemalabsorption mit Hilfe einer Glukosebelastung ausgeschlossen werden. Daß Untersuchungen von Blutbild, Blutsenkung, Serumeisenbestimmung ebenso durchgeführt werden müssen wie Untersuchungen der Serumelektrolyte, des Harnstoff-Stickstoffs und des Serumkreatinins, sei nur am Rande erwähnt.

Zur *Therapie* der Coeliakie ist im Grunde nicht viel Neues vorzutragen. Nach heutiger Anschauung wird es allgemein für sinnvoll gehalten, die Coeliakie, oder wie der Internist sagt, einheimische Sprue, lebenslang mit einer möglichst streng gliadinfreien Kost zu behandeln. Es gehört zur Definition der Coeliakie, daß mehr oder weniger rasch unter einer gliadinhaltigen Normalkost, zumindest in den oberen Dünndarmanteilen, erneut eine flache, zottenlose Dünndarmschleimhaut auftritt mit den beschriebenen Zellinfiltrationen und Veränderungen auch im Bindegewebe der Mukosa. Je älter die Patienten werden, desto geringer ist der Prozentsatz der Kranken, bei denen sich klinische Symptome entwickeln, die wiederum die gleichen klinischen Zeichen betreffen, wie sie in der Anfangsphase bei Kindern aufzutreten pflegen.

In der ersten Behandlungsphase erweist es sich, wie bereits geschildert, häufig als notwendig, daß Disaccharide, vor allem die Laktose, nicht oder in nicht zu hoher Konzentration angeboten werden, da die Disaccharidasen fast immer fehlen oder stark vermindert sind. Bei besonders schwerem Verlauf kommt man um eine Anfangsphase mit parenteraler Ernährung nicht herum und gelegentlich konnte eine Besserung der schweren Krankheitssymptomatik erst durch Verabfolgung von Cortison neben Antibiotika und parenteraler Ernährung erzielt werden. Verschwindet die Krankheitssymptomatik völlig und ist das körperliche Gedeihen des Kindes unauffällig, so erübrigen sich nach exakter Diagnostik weitere Biopsien. Sie können jedoch erneut indiziert sein, wenn das Allgemeinbefinden der Kinder beeinträchtigt bleibt. Es gibt Fälle, bei denen zwar alle Kriterien einer glutensensitiven Enteropathie vorliegen und eine Dünndarmsaugbiopsie die typischen Veränderungen einer flachen, zottenlosen Dünndarmschleimhaut ergibt, es gelingt in diesen seltenen Verlaufsformen jedoch manchmal nicht, eine Besserung durch eine glutenfreie Kost zu erzielen. Es tritt das Krankheitsbild der ulcerativen Ileojejunitis auf [4]. Zusätzlich kann es zu Strikturen am Darmtrakt kommen, ähnlich wie beim M. Crohn. Die Prognose dieser Komplikation der Coeliakie, bzw. der besonderen Verlaufsform dieser Krankheit, ist in vielen Fällen schlecht.

Wenn es im Verlauf einer viele Jahre bestehenden Coeliakie, bzw. einheimischen Sprue bei Jugendlichen, selten bei Kindern, häufiger aber bei Erwachsenen im 4. und 5. Lebensjahrzehnt zu Verdauungsbeschwerden mit Leibschmerzen, blutigen Stühlen, Gewichtsabnahme und Fieberschüben kommt, so muß an eine maligne

Entartung im Magen-Darmtrakt der Patienten gedacht werden. Es treten sowohl Karzinome, häufiger aber maligne Lymphome auf, die eine besonders schlechte Prognose haben, weil das Leiden rasch progredient verläuft. Die Häufigkeit der malignen Entartung bei Coeliakie-Sprue Patienten ist nicht genauer bekannt. Sie soll etwa bei 10–20% der Erwachsenen-Patienten auftreten [30]. Es ist darüber hinaus wahrscheinlich, daß eine exakte, glutenfreie Kost wohl das Auftreten von Karzinomen verhindern kann. Unsicher dagegen ist, ob die diätetische Behandlung das Auftreten maligner Lymphome des Darmtraktes beeinflussen kann.

Auch heute noch gibt die Pathogenese der Coeliakie wie auch die Verschiedenartigkeit klinischer Verlaufsformen dem Pädiater und dem Internisten mancherlei Rätsel auf. Wenn man jedoch bedenkt, daß erst 35 Jahre vergangen sind, seit durch Dicke und Weijers und van de Kamer in Holland ein toxischer Effekt des Glutens, bzw. des Gliadins nachgewiesen worden ist, muß man doch feststellen, daß in den letzten Jahrzehnten zahlreiche Erkenntnisse zur Aufklärung gerade auch pathogenetischer Zusammenhänge beigetragen haben.

Literatur

1. Anand, B.S., Truelove, S.C., Offord, R.E.: Skin test for coeliac disease using a subfraction of gluten. Lancet **1977 I**, 118–120
2. Asquith, P.: Coeliac disease. Immunology. Clin. Gastroenterol. **3**, 213–234 (1974)
3. Baker, P.G., Read, A.E.: Positive skin reactions to gluten in coeliac disease. J. Med. **45**, 603–610 (1976)
4. Bayless, T.M., Kapelovitz, R.F., Shelly, W.M., Ballinger, W.F., Hendrix, T.R.: Intestinal ulceration. A complication of celiac disease. N. Engl. J. Med. **276**, 996–1002 (1967)
5. Bürgin-Wolff, A., Hernandez, R., Just, M., Signer, E.: Immunofluorescent antibodies against gliadin: a screening test for coeliac disease. Helv. Paediatr. Acta **31**, 375–380 (1976)
6. Carter, C., Sheldon, W., Walker, C.: The inheritance of coeliac disease. Ann. Hum. Genet. **23**, 266–273 (1959)
7. Cornell, H.J., Rolles, C.J.: Further evidence of a primary mucosal defect in coeliac disease. In vitro mucosal digestion studies in coeliac patients in remission, their relatives, and control subjects. Gut **19**, 253–259 (1958)
8. Dicke, W.K.: Coeliakie. Een onderzoek naar de nadelige invloed van sommige graansorten op de lijder aan coeliakie. (Investigation of the harmful effects of certain types of cereals in patients with coeliac disease). Utrecht: Thesis 1950
9. Dissanayake, A.S., Jerrome, D.Q., Offord, E., Truelove, S.C., Whitehead, R.: Identifying toxic fractions of wheat gluten and their effect on the jejunal mucosa in coeliac disease. Gut **15**, 931–946 (1974)
10. Douglas, A.P.: The immunological basis of coeliac disease. Front. Gastrointest. Res. **1**, 49–73 (1975)
11. Douglas, A.P.: The binding of a glycopeptide component of wheat gluten to intestinal mucosa of normal and coeliac human subjects. Clin. Chim. Acta **73**, 357–361 (1976)
12. Eterman, K.P., Feltkamp, T.E.W.: Antibodies to gluten and reticulin in gastrointestinal diseases. Clin. Exp. Immunol. **31**, 92–99 (1978)
13. Ezeoke, A., Ferguson, N., Fakhri, O., Hekkens, W.Th.J.M., Hobbs, J.R.: Antibodies in the sera of coeliac patients which can coopt K-cells to attack gluten-labelled targets. In: Coeliac disease, Hekkens, W.Th.J.M., Pena, A.S. (eds.), pp. 1, 76–188. Leiden: Stenfert Kroese 1974

14. Ferguson, A.: Celiac disease and gastrointestinal food allergy. Immunological aspects of the liver and gastrointestinal tract. In: Ferguson, A., MacSween, R.N.M. (eds.), pp. 153–202. Lancaster: MTP 1976

15. Ferguson, A.: Intraepithelial lymphocytes of the small intestine. Gut **18**, 921–937 (1977)

16. Frazer, A.C., Fletcher, R.F., Ross, C.A.C., Shaw, B., Sammons, H.G., Schneider, R.: Gluten-induced enteropathy–The effect of partially digested gluten. Lancet **1959 II**, 252–255

17. Hekkens, W.Th.J.M., Haex, A.J., Willighagen, R.G.J.: Some apsects of gliadin fractionation and testing by a histochemical method. In: Coeliac disease, Booth, C.C., Dowling, R.H. (eds.), pp. 11–19. Edinburgh: Churchill Livingstone 1970

18. v.d.Kamer, J.H., Weijers, H.A., Dicke, W.K.: Coeliac disease IV. An investigation into the injurious constituents of wheat in connection with their action on patients with coeliac disease. Acta Paediatr. Scand. **42**, 223–231 (1953)

19. Meeuwisse, G.: Diagnostic criteria in coeliac disease. European society for paediatric gastroenterology. Acta Paediatr. Scand. **59**, 461–463 (1970)

20. Mohammed, I., Holborow, E.J., Fry, L., Thompson, B.R., Hoffbrand, A.V., Stewart, J.S.: Multiple immune complexes and hypocomplementaemia in dermatitis herpetiformis and coeliac disease. Lancet **1976 II**, 487–490

21. Nordström, C., Dahlquist, A.: Quantitative distribution of some enzymes along villi and crypts of human small intestine. Scand. J. Gastroenterol. **8**, 407–416 (1973)

22. Phelan, J.J., McCarthy, C.F., Stevens, F.M., McNicholl, B., Fottrell, P.F.: The nature of gliadin toxicity in coeliac disease: a new concept. In: Coeliac disease. Hekkens, W.Th.J.M., Pena, A.S. (eds.), pp. 60–71. Leiden: Stenfert Kroese 1974

23. Rubin, C.E., Brandborg, L.L., Phelps, P.C., Taylor, H.C.: Studies of coeliac disease I. The apparent identical and specific nature of duodenal and proximal jejunal lesion in coeliac disease and idiopathic sprue. Gastroenterology **38**, 28–49 (1960)

24. Rubin, W., Fauci, A.S., Sleisenger, M.H., Jeffries, G.H., Margolis, S.: Immunofluorescent studies in adult coeliac disease. J. Clin. Invest. **44**, 475–485 (1965)

25. Schäfer, K.H.: Die Erkrankungen des Magendarmkanals. Coeliakie. In: Lehrbuch der Pädiatrie, 3. Aufl., Fanconi, G., Wallgren, A. (eds.), p. 589. Basel: Schwabe 1954

26. Shiner, M.: Ultrastructural changes suggestive of immune reactios in the jejunal mucosa of coeliac children following gluten challenge. Gut **14**, 1–12 (1973)

27. Sikora, K., Anand, B.S., Truelove, S.C., Ciclitira, P.J., Offord, R.E.: Stimulation of lymphocytes from patients with coeliac disease by a subfraction of gluten. Lancet **1976 II**, 389–391

28. Silverblatt E.R., Conklin, K., Gray, M.: Sucrase precursor in human jejunal crypts. J. Clin. Invest. **53**, 76 (1974)

29. Stern, M., Fischer, K., Grüttner, R.: Immunofluorescent gliadin antibodies in childhood coeliac disease. In: Perspectives in coeliac disease, McNicholl, B., McCarthy, C.F., Fottrell, P.F. (eds.), pp. 207–216. Lancaster: MTP 1978

30. Strober, W.: Glutensensitive enteropathy. Clinics in Gastroenterology, 5/2, 429–452. London: Saunders Co.

31. Strober, W.: An immunological theory of gluten-sensitive enteropathy. In: Perspectives in coeliac disease, McNicholl, B., McCarthy, C.F., Fottrell, P.F. (eds.), pp. 169–182. Lancaster: MTP 1978

32. Visakorpi, J.K., Immonen, P.: Intolerance to cow's milk and wheat gluten in the primary malabsorption syndrome in infancy. Acta Paediatr. Scand. **56**, 49–56 (1967)

33. Walker, W.A.: Antigen absorption from the small intestine and gastrointestinal disease. Pediatr. Clin. North Am. **22**, 731–746 (1975)

34. Weiser, M.M., Douglas, A.P.: An alternative mechanism for gluten toxicity in coeliac disease. Lancet **1976 I**, 567–569

35. Weiser, M.M., Douglas, A.P.: Cell surface glycosyltransferases of the enterocyte in coeliac disease. In: Perspectives in coeliac disease, McNicholl, B., McCarthy, C.F., Fottrell, P.F. (eds.), pp. 451–459. Lancaster: MTP 1978

Dr. M. Stern
Universitäts-Kinderklinik
Martinistraße 52
D–2000 Hamburg 20

Monatsschr. Kinderheilkd. 128, 118–122 (1980)

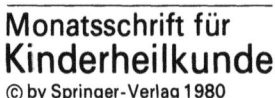
Monatsschrift für
Kinderheilkunde
© by Springer-Verlag 1980

Gesichtspunkte für die Erstellung
eines verläßlichen klinisch-chemischen Befundes

C.-D. Koch und K. Rommel

Department für Klinische Chemie (Prof. Dr. K. Rommel) im Zentrum für Interdisziplinäre Medizinische Einheiten der Universität Ulm/Donau

Concept of Reliable Laboratory Test Procedures

Summary. Considering the multitude of tests in clinical chemistry and hematology, their low diagnostic sensitivity and specifity, and the low incidence of the diseases in a non selected population it is not possible presently to recommend a general screening procedure based on the definition of the reference, the methodological reproducibility and the diagnostic information of a test procedure it is possible to calculate the number of requests necessary to get any desired number of pathological results. "Tell me how many pathological results you want and I'll tell you how many requests you need". In order to get an optimal diagnostic information for clinical chemistry and hematological tests, it is necessary to increase the prevalence by proper selection of the patients and then to order test procedures specific for the suspected disease.

Key words: Diagnostic specifity – Diagnostic sensitivity – Predictive value – Screening.

Zusammenfassung. Bei vielen der heute zur Verfügung stehenden klinisch-chemischen und hämatologischen Teste ist ein screeningmäßiger Einsatz durch zu geringe diagnostische Sensibilität und diagnostische Spezifität bei niedriger Prävalenz nicht möglich. Aus der Definition des Referenzbereiches, der methodischen Reproduzierbarkeit und dem diagnostischen Aussagewert eines Testes läßt sich ermitteln, wieviel Untersuchungen angeordnet werden müssen, um eine beliebige Anzahl „pathologischer" Analysenresultate zu erhalten. – „Sage mir, wieviel pathologische Teste Du erhalten willst, und ich sage Dir, wieviel Untersuchungen dafür erforderlich sind." Die Durchführung klinisch-chemischer und hämatologischer Untersuchungen sollte fragestellungsbezogen *nach* Selektion der Patienten zur Erhöhung der Prävalenz erfolgen, um für das Analysenresultat einen optimalen diagnostischen Aussagewert zu erhalten.

Schlüsselwörter: Diagnostische Spezifität – Diagnostische Sensibilität – Screening – Diagnostischer Aussagewert von Testen.

Durch die methodische und instrumentelle Verbesserungen wurde in den letzten Jahren die Leistungsfähigkeit der Laboratorien gesteigert. Es kam zu einer laufenden Zunahme der Untersuchungsfrequenz, die sich seit etwa 20 Jahren in 5-Jahres-Intervallen verdoppelte [1, 2]. Die Steigerung der Untersuchungszahlen wurde vorwiegend durch Screeninguntersuchungen zur Krankheitsfrüherkennung oder zur Suche nach Zweiterkrankungen bei ambulanten oder stationären Patienten ausgelöst. Die Anzahl diagnosebezogener Untersuchungsanforderungen blieb dagegen über die Jahre fast konstant.

Während die *analytische Validität* der Methoden ständig verbessert wurde, wird der *diagnostischen Validität* der Teste sowie der Bedeutung von Einflußgrößen und Störfaktoren erst jetzt nachgegangen. Schon die ersten Untersuchungen dieser Fragerichtung ließen schnell die *Fragwürdigkeit eines Screenings* mit den heute zur Verfügung stehenden Verfahren erkennen.

Im folgenden sollen Fragen zur diagnostischen Wertigkeit der Teste besprochen werden. Die diagnostische Wertigkeit eines Testes beinhaltet Aussagen über:

1. Referenzbereich
2. Diagnostische Spezifität
3. Diagnostische Empfindlichkeit
4. Diagnostischer Aussagewert (predictive value)
5. Optimaler Grenzwert (ROC-Kurve).

Bedeutung des Referenzbereiches
für die diagnostische Validität

Der sogenannte „Normalbereich" ist definiert als der 95%-Vertrauensbereich einer klinisch-chemischen Kenngröße (Parameter), die in einem „gesunden" Kollektiv ermittelt wurde.

Alle Analysenresultate, die außerhalb des sogenannten „Normalbereiches" liegen, werden als abweichend und damit induktiv als pathologisch gewertet. Da der „Normalbereich" jedoch über den 95%-Vertrauensbereich definiert ist, ist *bei jedem 14. Gesunden* oder bei einem Gesunden bei 14 Analysenresultaten *ein „pathologisches" Untersuchungsergebnis* zu erwarten, ohne daß es sich hierbei ursächlich um eine Erkrankung handeln muß. Diese Feststellung muß auch vor dem Hintergrund gesehen werden, daß die meisten Parameter altersabhängig sind und z. B. altersbezogene *Referenzwerte in der Pädiatrie* bislang *häufig noch nicht* ausreichend *erstellt* worden sind. Das kann dazu führen, daß die verwendeten Entscheidungsgrenzen entweder für den Einzelfall nicht zutreffen, d. h. „pathologische" Resultate nicht sicher zu bewerten sind, oder eine so große Alters- und Geschlechtsgruppe umfassen, daß für den individuellen Patienten die „diagnostische Schärfe" verlorengeht.

Dem Ausdruck „Referenzwert" wird gegenüber dem traditionellen Begriff „Normalwert" der Vorzug gegeben, weil der Begriff „normal" nichts über die Kriterien, unter denen die Kontrollpersonen ausgesucht wurden aussagt, und nichts darüber aussagt, wie das Untersuchungsmaterial gewonnen wurde, welche Qualität die analytische Methode hatte, und wie die Untersuchungsergebnisse statistisch ausgewertet worden sind. Die Verwendung des Begriffs Referenzwert hingegen impliziert, daß die Referenzpopulation charakterisiert wurde, die Gewinnung, der Transport und die Lagerung des Untersuchungsmaterials standardisiert war, ebenso die physiologischen Bedingungen für die Untersuchungsgutgewinnung vergleichbar waren, die analytische Methode durch statistische Qualitätskontrolle (Präzision, Richtigkeit, Nachweisgrenze) gesichert worden ist, und schließlich die statistische Bearbeitung durch Anwendung geeigneter Verfahren valide war.

Einflußgrößen und Störfaktoren

Außer durch die intraindividuelle Variation der Kenngrößen, die von Tag/Tag beispielsweise für die alkalische Phosphatase bis zu 12%, für den Harnstoff im Mittel 16% und für das Eisen bis zu 30% beträgt [4], sowie durch die interindividuelle Variation [5] gut vergleichbarer Subpopulationen, wird der Referenzbereich bzw. das individuelle Analysenergebnis beeinflußt durch zahlreiche andere Faktoren. Diese anderen Faktoren sind z. B. Lebensalter, Geschlecht, Rasse, Tages- und Jahreszeit der Probennahme, Nahrungsaufnahme, Körperlage, Kreislaufverhältnisse, therapeutische und diagnostische Maßnahmen, die Entnahmestelle, sowie den Stauungsgrad bei der Blutabnahme und die Art des Untersuchungsmaterials, da Bestimmungen im venösen oder arteriellen Blut, im Plasma oder Serum differenzierende Konzentrationen ergeben können [6]. Die genannten Faktoren werden als Einflußgrößen zusammengefaßt, während Störfaktoren auf die eigentliche chemische Analytik wirken. Der Transport des Untersuchungsmaterials, die Verwahrung und die der Analytik vorhergehenden Arbeitsgänge (z. B. Zentrifugation) können zu Störungen führen, d. h. das Analysenergebnis verfälschen. Von Wichtigkeit ist hier der Einfluß von Medikamenten (Störung der Harnglucosebestimmung mit bestimmten Teststreifen durch Vitamin C, Drehung des polarisierten Lichtes im Polarimeter durch Antibiotica, Störung des Eiweißnachweises mit Sulfosalizylsäure durch Sulfonylharnstoffe etc.) [6, 7]. Beim Individualbefund führt eine Nichtbeachtung von Einflußgrößen und Störfaktoren zu pathologischen Analysenresultaten; bei der Erstellung des Referenzbereiches kann dieser durch diese

Faktoren so ausgeweitet werden, daß seine diagnostische Anwendbarkeit in Frage gestellt ist.

Zur Verbesserung der diagnostischen Validität müssen daher u. a. die Gewinnung des Untersuchungsmaterials, sein Transport und die Verwahrung einer strengen Standardisierung unterzogen werden, die sich bislang nur in Ansätzen durchgesetzt hat.

Einfluß der methodischen Reproduzierbarkeit

Auf die Interpretierbarkeit von Analysenergebnissen hat nicht zuletzt auch die methodische Variation einen erheblichen Einfluß. Die analytische Varianz (A) setzt sich aus derjenigen von Tag/Tag (T) sowie in der Serie (S) zusammen und beeinflußt direkt die intraindividuelle Streuung (I), d. h. das einzelne Analysen-Ergebnis ebenso wie den Referenzbereich (N) (Abb. 1) [8].

Welchen Einfluß die methodische Streuung (Variationskoeffizient) auf den Einzelbefund hat, soll an einem Beispiel gezeigt werden (Tabelle 1). Bei einem Patienten sei die Hämoglobinkonzentration mit 12 g/dl bestimmt worden. Es ergibt sich die Frage, ob dieses Analysenergebnis an der Untergrenze des Referenzbereiches [9] noch normal oder schon pathologisch ist. Wird davon ausgegangen, daß der gefundene Wert von 12 g/dl als Mittelwert einer Mehrfachbestimmung vorliegt und beträgt die methodische Variation 3%, so liegt mit 95%iger Wahrscheinlichkeit ($\pm 1,96$ Standardabweichungen) der wahre Wert zwischen 11,3 g/dl und 12,7 g/dl. Ein Einzelwert kann aber mit der gleichen Wahrscheinlichkeit an der unteren oder oberen 95%-Vertrauensgrenze liegen. In diesem Fall ist der wahre Wert zwischen 10,6 g/dl und 13,4 /dl, d. h. im eindeutig normalen oder pathologischen Bereich zu suchen. Eine Entscheidung ist nach statistischen Wahrscheinlichkeiten nicht mehr möglich. Verschlechtert sich die methodische Reproduzierbarkeit der Analytik auf einen Variationskoeffizienten von 8%, so liegt die mit 12 g/dl bestimmte Hämoglobinkonzentration mit 95%iger Wahrscheinlichkeit im Bereich zwischen 8,2 g/dl und 15,8 g/dl.

Das Beispiel zeigt ferner, daß *ein isoliert „pathologisches" klinisch-chemisches Analysenergebnis kaum interpretierbar* ist, wenn nicht weitere, unabhängige (Hämoglobin, Erythrozyten, Hämatokrit sind in der Regel voneinander abhängig [9]) Untersuchungsergebnisse wie z. B. die Anamese oder die körperliche Untersuchung in die gleiche Richtung weisen. Außerdem bedeutet jede methodische Verbesserung der Reproduzierbarkeit von Verfahren einen erheblichen Gewinn an diagnostischer Aussagekraft.

Diagnostische Spezifität, diagnostische Empfindlichkeit und Vorhersagewert (predictive value)

Die diagnostische Zuverlässigkeit eines Testes läßt sich durch die Begriffe diagnostische Spezifität, diagnostische Empfindlichkeit (Sensibilität) und den Vorhersa-

Qualitätskontrolle　　Probanden

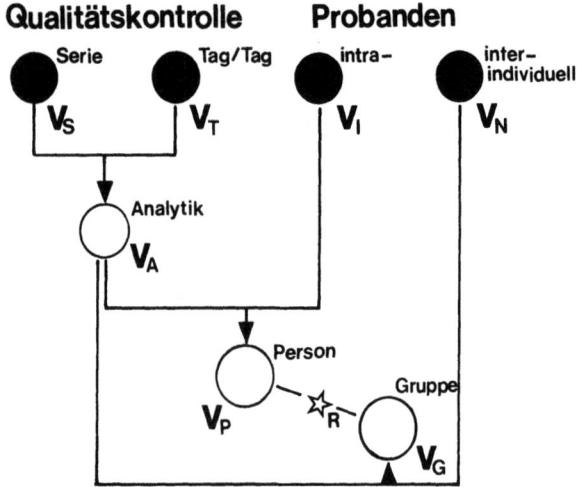

● gemessen
○ berechnet

Abb. 1. Analyse der Streuungsüberlagerung. V_S = Variation in der Serie; V_T = Variation von Tag/Tag; V_A = Variation der Analytik; V_I = Intraindividuelle Varianz; V_N = Interindividuelle Varianz (scheinbarer Referenzbereich): $V_P = V_I - V_A$; $V_G = V_N - V_A$; $R = V_P/V_G$

Tabelle 1. Einfluß der methodischen Reproduzierbarkeit (VK%) auf ein Analysenergebnis von 12 g/dl Hämoglobin, berechnet auf den 95% Vertrauensbereich ($\pm 1,96$ s)

Methodische Variation (VK%)	Angenommene Lage des Meßwertes von 12 g/dl Hb...			
	im Mittelwert	bei $-1,96$ s	bei $+1,96$ s	möglicher Bereich
3	11,3–12,7	12,0–13,4	10,6–12,0	10,6–13,4
5	10,8–13,2	12,0–14,4	9,6–12,0	9,6–14,4
8	10,1–13,9	12,0–15,8	8,2–12,0	8,2–15,8

gewert (predictive value) beschreiben [10, 11] (Tabelle 2). Ein Test ist spezifisch, wenn er bei Gesunden negativ ist. Er ist empfindlich, wenn bei Kranken positive Ergebnisse zu erwarten sind. Es ist jedoch wichtiger zu wissen, mit welcher Wahrscheinlichkeit ein Untersuchter bei negativem Testausfall gesund oder bei positivem Testausfall krank ist. Diese Angabe ist aus dem predictive value, dem Vorhersagewert eines Testes zu entnehmen. Während Sensibilität und Spezifität von der Prävalenz unabhängig sind, d.h. dem Anteil Kranker am untersuchten Kollektiv, gilt das für den diagnostischen Aussagewert nicht, wie die Tabelle 3 deutlich zeigt. Eine Untersuchung sei jeweils bei 1000 Probanden durchzuführen. Sie sei außerdem ausgesprochen gut diskriminierend. Ihre Spezifität (richtig negative Teste bei Gesunden) und Sensibilität (richtig positive Teste bei Kranken) betrage jeweils 95%. Dies sind Kriterien, die von kaum einem diagnostisch eingesetzten Test erreicht werden. Beträgt die Krankheitshäufigkeit im Kollektiv 1% (bei Screeninguntersuchungen häufig niedriger), so werden 9 (genau 9,5) Kranke einen richtig positiven, aber nur 1 Patient einen falschen negativen Testausfall zeigen. Der diagnostische Vorhersagewert für einen positiven Test beträgt 15%, d.h. *bei ei-*

Tabelle 2. Definitionen zur diagnostischen Beurteilung klinisch-chemischer Analysenresultate

$$\text{Spezifität} = \frac{\text{Testnegative Gesunde} \times 100}{\text{Anzahl der getesteten Gesunden}} (\%)$$

$$\text{Sensibilität} = \frac{\text{Testpositive Kranke} \times 100}{\text{Anzahl der getesteten Kranken}} (\%)$$

$$\text{Prävalenz} = \frac{\text{Kranke} \times 100}{\text{Anzahl der getesteten Personen}} (\%)$$

Diagnostischer Aussagewert (predictive value):

$$\text{Positiver Test} = \frac{\text{Testpositive Kranke} \times 100}{\text{Anzahl der getesteten Personen mit positivem Test}} (\%)$$

$$\text{Negativer Test} = \frac{\text{Testnegative Gesunde} \times 100}{\text{Anzahl der getesteten Personen mit negativem Test}} (\%)$$

Tabelle 3. Testausfall und diagnostischer Vorhersagewert (predictive value) in Abhängigkeit von der Krankheitsprävalenz, Sensibilität und Spezifität, berechnet für jeweils 1000 untersuchte Personen

	Prävalenz			
	1%		50%	
	Kranke	Gesunde	Kranke	Gesunde
A) Spezifität 95% Sensibilität 95%:				
Test positiv	9	50	475	25
Test negativ	1	950	25	475
$n = 1000$				
Diagnostischer Vorhersagewert:				
Test positiv	15%		95%	
Test negativ	99,9%		95%	
B) Spezifität 90%, Sensibilität 80%:				
Test positiv	8	99	400	50
Test negativ	2	891	100	450
$n = 1000$				
Diagnostischer Vorhersagewert:				
Test positiv	7,5%		88,9%	
Test negativ	99,8%		81,8%	

nem positiven Testausfall handelt es sich nur mit 15%iger Wahrscheinlichkeit um einen Kranken.

Wird die Prävalenz der Kranken (beispielsweise durch Anamnese und körperlichen Befund) im zu untersuchenden Kollektiv auf 50% erhöht, so steigt die Wahrscheinlichkeit, daß ein Proband krank ist bei positivem Testausfall von 15% auf 95%. Gleichzeitig verringert sich jedoch die Wahrscheinlichkeit, daß ein Proband bei negativem Testausfall wirklich gesund ist von 99,9% auf 95%.

Wird dieses Beispiel für eine Spezifität von 90% und eine Empfindlichkeit von 80% – auch diese werden nur von sehr wenigen Testen erreicht – durchgerechnet, so beträgt der diagnostische Vorhersagewert eines positiven Testes bei einer Krankheitsprävalenz von 1% nur

Tabelle 4. Positiver und negativer Vorhersagewert der CEA-Bestimmung für das Colon-Carcinom bei einer „globalen" diagnostischen Sensibilität von 72% und Spezifität von 80% [14, 15]. Stichprobe $n = 100\,000$. (Aus: Wisser, H., Knoll, E. [12])

	Kranke	Gesunde	Prävalenz %	Positiver Vorhersagewert %	Negativer Vorhersagewert %
Test positiv	144	19960	0,2	0,72	99,93
	5760	18400	8	23,84	97,05
	36000	10000	50	78,3	74,07
Test negativ	56	79840			
	2240	73600			
	14000	40000			

noch 7,5%; bei einer 50%igen Prävalenz der Kranken steigt dieser auf 88,9%.

Die Tabelle 4 zeigt an einem praktischen Beispiel, daß die teilweise empfohlene Bestimmung von carcinoembryonalem Antigen (CEA) zur Erfassung von Coloncarcinomen im positiven Fall nur dann einen 78%igen Aussagewert hat, wenn die Prävalenz auf 50% angehoben werden kann. Trotz einer guten Empfindlichkeit von 72% und einer Spezifität von 80% versagt das CEA beim Einsatz als Screeningmethode. Der so eingesetzte Test wird darüber hinaus *durch den hohen Anteil falsch positiver Ergebnisse* eine weiterführende Diagnostik erforderlich machen, d. h. *Kosten verursachen, um die Gesunden unter den positiven Testen herauszufiltern.*

Bestimmung des optimalen Entscheidungskriteriums

Das klassische Entscheidungskriterium zur Berechnung der diagnostischen Wertigkeit eines Testes ist beim qualitativen Nachweis die Ja/Nein-Antwort an der Nachweisgrenze, also der positive oder negative Testausfall. Bei der quantitativen Bestimmung eines Parameters ist dies die obere oder untere Grenze des Referenzbereiches.

In der Regel überschneidet sich jedoch das Kollektiv der Gesunden und der Kranken (Abb. 2). Der 95%-Vertrauensbereich der Vergleichspopulation (Gesund) ist damit nur noch ein bedingt geeignetes Entscheidungskriterium, da hier, wie in Beispiel B dargestellt, die Spezifität 100%, die Empfindlichkeit oder Sensibilität u. U. nur noch 60% beträgt. Der Test verliert an Empfindlichkeit Kranken zu erkennen. Wird andererseits das Entscheidungskriterium an die Untergrenze des kranken Kollektives gelegt (Beispiel A), so werden zu viele Gesunde für krank befunden. Optimale Verhältnisse fanden sich im vorliegenden Fall bei einer Spezifität von 98% und einer Sensibilität von 85%.

Die Lage des Entscheidungskriteriums, des Punktes höchsten Informationsgehaltes läßt sich nach der jeweiligen diagnostischen Fragestellung und dem Einsatzfeld des Testes über die Receiver-Operating-Characteristic-(ROC)-Kurve, einem aus der Informations-

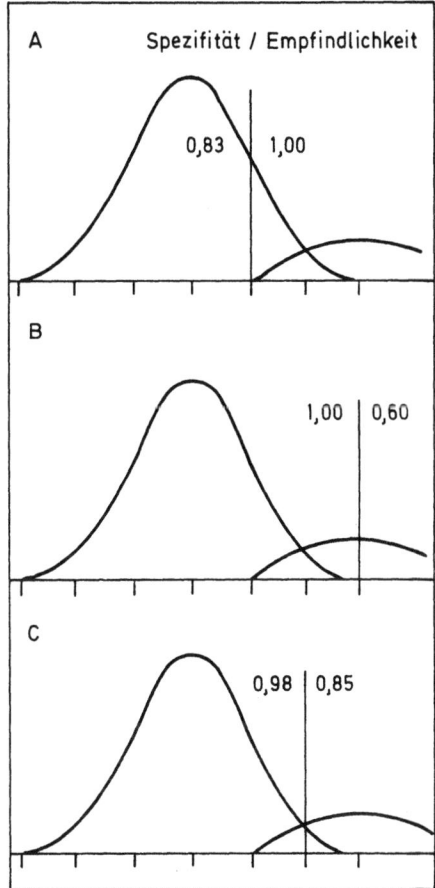

Abb. 2 A–C. Einfluß der Entscheidungsgrenze auf diagnostische Empfindlichkeit und Spezifität [15]. **A** Entscheidungsgrenze am Anfang der Verteilungskurve der Kranken. **B** Entscheidungsgrenze am Ende der Verteilungskurve der Gesunden. **C** Entscheidungsgrenze am Punkt der Überschneidung beider Kollektive

theorie übernommenen Verfahren [16, 17] berechnen. Hierbei wird für jedes Analysenresultat der Anteil falsch positiver gegen den Anteil richtig positiver Entscheidungen aufgetragen. Die Tangente mit der durch die Prävalenz gegebenen Steigung an die ROC-Kurve angelegt ergibt die Lage des Entscheidungskriteriums, des optimalen Grenzwertes zwischen Gesunden und Kranken einer bestimmten Diagnose.

Dynamisierung der Entscheidungsgrenze

Erfahrungen der letzten Jahre haben gezeigt, daß der klassische starre Referenzwert häufig einen zu geringen Informationsgehalt besitzt. Das optimale Entscheidungskriterium zur Diagnostik der Lebercirrhose liegt z. B. für den Parameter Präalbumin bei einem anderen Zahlenwert als bei der Diagnostik chronischer Hepatiden [18]. Der feste Referenzbereich muß daher zur Erhöhung des diagnostischen Aussagewertes dynamisiert werden.

Das gilt auf jeden Fall immer dann, wenn durch eine niedrige Prävalenz die Kranken im untersuchten Kollektiv verdünnt sind. Der Einsatz entsprechend variabler Grenzwerte zur Verbesserung der diagnostischen Validität bei niedriger Prävalenz ist heute jedoch noch nicht allgemein möglich, da für die meisten Teste bislang bestenfalls nur Referenzbereiche, nicht aber diagnosebezogene Entscheidungsgrenzen erarbeitet worden sind.

Literatur

1. Koch, C.D.: Der unklare pathologische Laborbefund. Int. Prax. **17**, 659–665 (1977); **18**, 79–87 (1978)
2. Koch, C.D.: Untersuchung über die Probenzunahme im Hauptlabor der 1. Medizinischen Klinik und Poliklinik von 1964–1974. Habil. Arbeit, Lübeck 1975
3. Rommel, K.: Der klinisch-chemische Befund. Med. Welt **29**, 1306–1308 (1978)
4. Winkel, P., Statland, B.E.: Cousistency of intra-individual correlation values, means, and variance during four months. Clin. Chem. **22**, 1855–1861 (1976)
5. Hammond, J., Wentz, P., Statland, B.E., Phillips, J.C., Winkel P.: Daily variation of lipids and hormons in sera of healthy subjects. Clin. Chim. Acta **73**, 347–352 (1976)
6. Koch, C.D., Rommel, K.: Bedeutung der Gewinnung, des Transportes und der Lagerung von Blutproben für den klinisch-chemischen Befund. Dtsch. Ärztebl. **75**, 1251–1252 (1978)
7. Guder, W.G.: Einfluß von Probenahme, Probentransport und Probenverwahrung auf klinisch-chemische Untersuchungsergebnisse. Ärztl. Lab. **22**, 69–75 (1976)
8. Cotlove, E., Harris, E.K., Williams, G.Z.: Biological and analytic components of variation in long-term studies of serum constituents in normal subjects. Clin. Chem. **16**, 1028–1032 (1970)
9. Begemann, H., Harwerth, H.G.: Praktische Hämatologie. 5. Aufl. Stuttgart: Thieme 1971
10. Yerushalmy, J.: Statistical problems in assessing methods of medical diagnosis with special reference to X-ray techniques. Public Health Rep. **62**, 1432–1449 (1947)
11. Vecchio, T.J.: Predictive value of a single diagnostic test in unselected populations. N. Engl. J. Med. **274**, 3587–3591 (1974)
12. Wisser, H., Knoll, E.: Beurteilungskriterien der diagnostischen Wertigkeit klinisch-chemischer Untersuchungen. Medizintechnik **98**, 124–128 (1978)
13. Galen, R.S., Gambino, S.R.: Beyond normality. New York: Wiley&Sons 1975
14. Wagener, C., Breuer, H.: Diagnostic significance and clinical application of tumor associated antigens in man. Z. Klin. Chem. Klin. Biochem. **15**, 529–543 (1977)
15. Kreutz, H.F.: Möglichkeiten und Grenzen rationeller Labordiagnostik. DIA **4**, 93–103 (1977)
16. Wepler, R., Rommel, K.: Der klinisch-chemische Befund. – Zuverlässigkeit und Notwendigkeit der Interpretation. Kassenarzt **18**, 216–218 (1978)
17. Büttner, H.: Die Beurteilung des diagnostischen Wertes klinisch-chemischer Untersuchungen. Z. Klin. Chem. Klin. Biochem. **15**, 1–12 (1977)
18. Weber-Walb, H.: Klinisch-chemische Validierung von LP-X und Präalbumin bei Erkrankungen der Leber mit und ohne Cholestase. Diss., Ulm 1977

PD Dr. C.-D. Koch
Prof. Dr. K. Rommel
Department für Klinische Chemie
der Universität
Steinhövelstraße 9
D-7900 Ulm/Donau

Monatsschr. Kinderheilkd. 128, 123–127 (1980)

Monatsschrift für
Kinderheilkunde
© by Springer-Verlag 1980

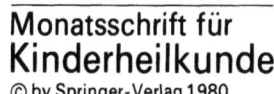

Originalien

Cardiorespirographische Untersuchungen bei Frühgeborenen mit Apnoen und Bradycardien unter Spontanatmung und CPAP-Behandlung

C. Pörksen, H. Larsen und P. Hürter

Städtische Kinderklinik Cecilienstift Hannover

Cardiorespirographic Studies in Prematures with Apnea and Bradycardia During Spontaneous Breathing and CPAP-Therapy

Summary. Cardiorespirographic studies were performed in 11 prematures with episodes of apnea and bradycardia (gestational age: $\bar{x} = 31$ weeks, birth weight: $\bar{x} = 1390$ g). Total registration time was 90 h; 45 h during spontaneous breathing, 45 h during CPAP-treatment. Episodes of bradycardia occured three times more frequently than apnea. The frequency of apnea and bradycardia, the duration of bradycardia and the deceleration area were significantly reduced during CPAP-therapy, whilst the duration of apnea was not influenced. Estimation of deceleration areas as compared to measurements of bradycardia duration offers no further clinical advantage. Respiratory monitoring by impedance has to be supplemented or even replaced by beat-to-beat heart rate monitoring. Cardiorespirography allows assessment of frequency and degree of pathophysiological changes in heart rate and breathing patterns and should be supplemented by transcutaneous oxygen measurements.

Key words: Cardiorespirography – Prematures – Apnea – Bradycardia.

Zusammenfassung. Bei 11 Frühgeborenen mit Apnoe- und Bradycardieanfällen (Gestationsalter: $\bar{x} = 31$ Wochen, Geburtsgewicht: $\bar{x} = 1390$ g) wurden cardiorographische Aufzeichnungen durchgeführt. Die Gesamtdauer der Registrierungen betrug 90 Std, davon 45 Std unter Spontanatmung, 45 Std unter CPAP-Behandlung. Unter beiden Untersuchungsbedingungen traten Bradycardien etwa dreimal häufiger auf als Apnoen. Apnoen und Bradycardien nahmen unter CPAP-Therapie in ihrer Häufigkeit signifikant ab. Auch die mittlere Bradycardiedauer und die Dezelerationsfläche als Parameter für das Ausmaß der Bradycardie war unter CPAP-Behandlung signifikant reduziert. Die mittlere Apnoedauer blieb unverändert. Die Bestimmung der Dezelerationsflächen bietet gegenüber der Messung der Bradycardiedauer für klinische Belange keinen wesentlichen Informationszuwachs. Die isolierte

Atemüberwachung durch Impedanzmessung sollte durch die Überwachung der instantanen Herzfrequenz ergänzt oder sogar ersetzt werden. Die Cardiorespirographie ermöglicht die Beurteilung der Häufigkeit und des Ausmaßes pathophysiologischer Veränderungen von Herz- und Atemfunktion bei Früh- und Neugeborenen, die durch die transkutane Sauerstoffmessung ergänzt werden sollte.

Schlüsselwörter: Cardiorespirographie – Frühgeborene – Apnoen – Bradycardien.

Die Erkennung und Registrierung von Apnoen und Bradycardien hat für die Zustandsbeurteilung von Früh- und Neugeborenen zunehmend an Bedeutung gewonnen [1, 2]. Umstritten ist jedoch, welche der beiden Überwachungsmethoden, die Aufzeichnung von Apnoen oder die von Bradycardien, für die Beurteilung der Patienten geeigneter ist [3, 4].

Mit der Cardiorespirographie steht heute eine Methode zur Verfügung, mit deren Hilfe Langzeitbeobachtungen beider Parameter gleichzeitig durchgeführt und dokumentiert werden können. Dadurch ist es möglich geworden, die Wertigkeit beider Parameter miteinander zu vergleichen.

Nach Einführung der kontinuierlichen transkutanen O_2-Messung [5] konnte gezeigt werden, daß hypoxämische Zustände bei Neugeborenen nicht nur durch Bradycardien und Apnoen hervorgerufen werden, sondern auch durch diagnostische und therapeutische Maßnahmen sowie funktionelle Zustandsänderungen, die Schmerzen und Unruhe verursachen (z. B. Absaugen, Blutentnahmen, Stuhlentleerung, Erbrechen, Schreien, Singultus usw.) [6, 7].

Weiterhin konnte mit Hilfe der transkutanen O_2-Messung nachgewiesen werden, daß das Ausmaß hypoxämischer Zustände wesentlich durch die Dauer und den Grad der Bradycardie [7] und die Dauer der Apnoe beeinflußt wird [8].

Es ist bekannt, daß die Häufigkeit von Apnoen und Bradycardien durch CPAP-Behandlung vermindert

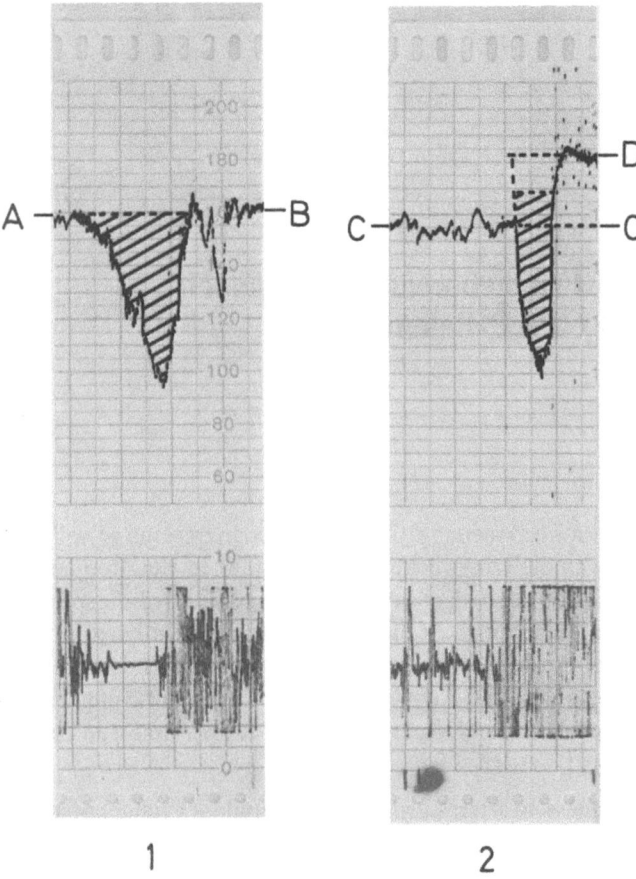

Abb. 1. Beispiele zur gravimetrischen Ermittlung der Dezelerationsfläche (schraffiert): Beispiel 1: „Floating line" bei Beginn *A* und am Ende *B* der Dezeleration in gleicher Höhe. Beispiel 2: „Floating line" bei Beginn *C* und Ende *D* der Dezeleration in unterschiedlicher Höhe. Als obere Begrenzung der Dezelerationsfläche wurde eine zur „floating line" parallel verlaufende Linie in Höhe ½ *CD* gewählt

Tabelle 1. Apnoe- und Bradycardiehäufigkeit unter Spontanatmung und CPAP-Behandlung

	Spontan-atmung	CPAP-Therapie	*p*
Apnoen pro Std	1,19	0,62	<0,0125
Bradycardien pro Std	3,96	1,75	<0,005

wird [9, 10], nicht geklärt ist dagegen, ob auch die Dauer von Apnoen und Bradycardien verkürzt wird.

Durch die kontinuierliche cardiorespirographische Aufzeichnung von Apnoen und Bradycardien und quantitative Erfassung ihrer Dauer und ihres Ausmaßes bei Frühgeborenen unter Spontanatmung und CPAP-Behandlung sollte versucht werden, folgende Fragen zu klären: Welcher der beiden Parameter ist für die Zustandsbeurteilung der Patienten geeigneter, inwieweit ergänzen sich beide Methoden, wird durch CPAP-Behandlung nicht nur die Häufigkeit, sondern auch die Dauer von Apnoen und die Dauer und das Ausmaß von Bradycardien günstig beeinflußt?

Krankengut und Methode

In einer prospektiven Studie wurden 11 Frühgeborene mit idiopathischen Apnoe- und Bradycardieanfällen untersucht. Das Gestationsalter lag zwischen 28 und 36 Schwangerschaftswochen ($\bar{x}$:31 Wochen), das Geburtsgewicht zwischen 900 und 2370 g ($\bar{x}$:1390 g).

Als Apnoeanfall wurde eine Atempause von mehr als 15 s Dauer eingestuft. Als Bradycardie wurde ein Abfallen der Herzfrequenz um mehr als 30% der Basisfrequenz gewertet. In der Regel entsprach einer Bradycardie eine Herzfrequenzverminderung unter 100/min. Frühgeborene mit silenter Herzfrequenz wurden in dieser Studie nicht untersucht.

Im Rahmen der Routineüberwachung von Frühgeborenen wurden die Apnoen und Bradycardien mit Hilfe eines Herz-Atem-Monitorsystems der Firma Hewlett Packard [1] angezeigt (Atemalarmgrenze bei 15 s intermittierend, bei 30 s Dauer kontinuierlich; Herzfrequenzalarm je nach Basisfrequenz mit einer Verzögerung von 5 s Dauer).

Um die Dauer der Apnoen und die Dauer und das Ausmaß der Bradycardien quantitativ zu erfassen, wurde die cardiorespirographische Aufzeichnung der Herz- und Atemkurven als Methode gewählt. Die Schreibgeschwindigkeit betrug 2 cm/min. Die Herzfrequenz wurde "beat to beat" registriert. Das Signal der Atemkurve wurde durch Impedanzmessung erhalten. Atempausen ließen sich gut ablesen.

Ausgewertet wurden nur Aufzeichnungen, bei denen sich an eine Periode der Spontanatmung eine Periode der CPAP-Therapie unmittelbar anschloß. Jeder der insgesamt 11 Patienten diente dabei als eine Untersuchungseinheit. Als Ausgangsfrequenz für die quantitative Erfassung der Dezeleration der Herzfrequenz wurde die „floating line" gewählt, eine mittlere fiktive Linie, um welche die instantane Herzfrequenz fluktuiert.

Die Fläche jeder Dezeleration, die 70% der Ausgangsfrequenz unterschritt, wurde mit einem feinen Bleistift umzeichnet. Die erhaltene Fläche wurde auf transparentes Millimeterpapier (Normgewicht: 5,0–5,5 mg/cm²) übertragen, ausgeschnitten und gewogen. Mit Hilfe einer Eichkurve wurde aus dem Gewicht die Fläche ermittelt, die durch „floating line" und Dezelerationskurve begrenzt wird und damit eine quantitative Aussage über das Ausmaß der Dezeleration zuläßt. Wenn die Ausgangsfrequenz am Beginn und am Ende einer Dezeleration voneinander abwich, so wurde die Fläche nach der in Abb. 1 dargestellten Methode ermittelt.

Neben der Fläche der Bradycardien wurde weiterhin die Dauer einer Bradycardie oder Apnoe, die Anzahl der Bradycardien und Apnoen pro Stunde und die Gesamtdauer von Bradycardien und Apnoen pro Stunde ausgewertet.

Die unter Spontanatmung erhobenen Befunde wurden den unter CPAP-Therapie ermittelten Messungen gegenübergestellt. Der statistische Vergleich der Meßwerte erfolgte mit Hilfe des verbundenen *t*-Tests nach Student.

Ergebnisse

Die bei 11 Patienten erhobenen cardiorespirographischen Befunde umfassen einen Zeitraum von insgesamt 90,5 Std, davon wurden je 45,25 Std unter Spontanatmung und 45,25 Std unter CPAP-Behandlung aufgezeichnet. Bei jedem Patienten wurden durchschnittlich etwa 4 Std lang unter beiden Beatmungsbedingungen cardiorespirographische Registrierungen vorgenommen.

Bradycardien traten insgesamt sehr viel häufiger auf als Apnoen (Tabelle 1): unter Spontanatmung betrug der Bradycardie/Apnoe-Quotient 3,33, unter CPAP-Beatmung 2,82. Allerdings nahmen sowohl Apnoen als Bradycardien unter CPAP-Behandlung signi-

---

1 Hewlett-Packard Co., Frankfurt/Main

Tabelle 2. Mittelwert ($\bar{x}$) und Standardabweichung (s) der mittleren Dauer einer Apnoe bzw. einer Bradycardie unter Spontanatmung und CPAP-Therapie

	Spontan-atmung $\bar{x} \pm s$	CPAP-Therapie $\bar{x} \pm s$	p
Apnoe mittlere Dauer (s)	$28,7 \pm 9,7$ ($N = 54$)	$28,5 \pm 9,3$ ($N = 28$)	n.s.
Bradycardie mittlere Dauer (s)	$50,2 \pm 44,8$ ($N = 179$)	$39,2 \pm 25,3$ ($N = 79$)	$< 0,01$

N = Anzahl der Meßwerte

Tabelle 3. Die Anzahl von Bradycardien (N) unterschiedlicher Dauer unter Spontanatmung und CPAP-Therapie

Bradycardiedauer	Zahl der Bradycardien	
	Spontanatmung	CPAP-Therapie
< 30 s	$N = 76$ (42,5%)	$N = 38$ (48,1%)
30–60 s	$N = 46$ (25,7%)	$N = 31$ (39,2%)
> 60 s	$N = 57$ (31,8%)	$N = 10$ (12,7%)
	$\sum N = 179$	$\sum N = 79$

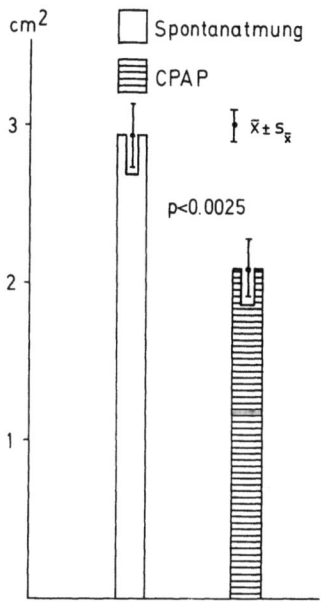

Abb. 2. Mittelwerte ($\bar{x}$) und Standardabweichungen des Mittelwertes ($s_{\bar{x}}$) der Dezelerationsflächen unter Spontanatmung und CPAP-Therapie

fikant an Häufigkeit ab: Apnoen von 1,19 auf 0,62/Std, Bradycardien von 3,96 auf 1,75/Std (Tabelle 1).

Unter CPAP-Behandlung traten jedoch nicht nur seltener Bradycardien auf, sondern die mittlere Bradycardiedauer war mit 39,2 s signifikant kürzer als unter Spontanatmung mit 50,2 s (Tabelle 2). Dagegen war die mittlere Apnoedauer mit 28,7 s unter Spontanatmung bzw. 28,5 s unter CPAP-Beatmung gleich lang (Tabelle 2).

Die durch „floating line" und Dezelerationskurve begrenzte Fläche diente als Maß für die Erfassung des Ausmaßes einer Bradycardie. Abb. 2 zeigt, daß die mittlere Bradycardiefläche unter CPAP-Behandlung signifikant geringer war als unter Spontanatmung. Sie betrug 2,09 cm² unter CPAP-Therapie, 2,93 cm² dagegen unter Spontanatmung.

Schlüsselt man die Bradycardien nach ihrer Dauer auf und bezeichnet Bradycardien bis 30 s Dauer als kurze, von 30–60 s Dauer als mittellange und mehr als 60 s Dauer als lange, so findet man unter beiden Beatmungsbedingungen (Tabelle 3) am häufigsten kurze Bradycardien. Unter CPAP-Beatmung nahm allerdings die Häufigkeit langdauernder Bradycardien signifikant ab. Während unter Spontanatmung 31,8% aller Bradycardien länger als 60 s dauerten, waren es unter CPAP-Behandlung nur noch 12,7% (Tabelle 3).

Bemerkenswert ist, daß etwa ein Drittel der registrierten Apnoezustände (26 von 82) *nicht* von einer Bradycardie begleitet war. Von den 26 nicht von einer Bradycardie begleiteten Apnoezuständen dauerte allerdings auch nur einer länger als 30 s.

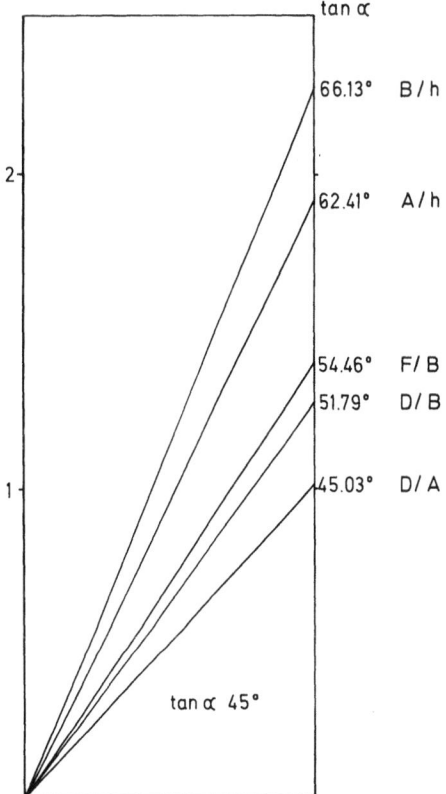

Abb. 3. Darstellung der Unterschiede der unter Spontanatmung und CPAP-Therapie erhobenen Befunde unabhängig vom Maßsystem. Bei einem Steigungswinkel von tan $\alpha = 45°$ beträgt der Quotient der unter Spontanatmung und CDAP-Therapie erhobenen Befunde 1. B/h = Bradycardien/h (Tabelle 1); A/h = Apnoen/h (Tabelle 1); F/B = Dezelerationsfläche/Bradycardie (Abb. 2); D/B = mittlere Bradycardiedauer (Tabelle 2); D/A = mittlere Apnoedauer (Tabelle 3)

In Abb. 3 werden unabhängig vom Maßsystem die Abweichungen der unter Spontanatmung erhobenen Befunde von den unter CPAP-Behandlung aufgezeichneten dargestellt. Das Ausmaß der Abweichung wird an der Größe des Steigungswinkels tan α ablesbar. Bei einem Steigungswinkel tan $\alpha = 45°$ beträgt der Quotient der unter Spontanatmung und CPAP-Behandlung gemessenen Befunde 1.

Von den in den Tabellen 1 und 2 und in Abb. 2 zusammengestellten Daten wies die Häufigkeit von Bradycardien (tan $\alpha = 66,13°$) und Apnoen (tan $\alpha = 62,41°$) unter CPAP-Beatmung die stärkste Abweichung, d.h. Verminderung von der unter Spontanatmung, auf. Es folgten die Abnahme der Bradycardieflächen (tan $\alpha = 54,46°$) und die Reduzierung der mittleren Bradycardiedauer (tan $\alpha = 51,79°$). Die mittlere Apnoedauer war unter Spontanatmung und CPAP-Behandlung fast gleich (tan $\alpha = 45,03°$).

Diskussion

Die Frage, ob die Registrierung der Herzfrequenz oder die Impedanzrespirographie die geeignetere Methode zur Überwachung intensivbehandelter Früh- und Neugeborener ist, wird unterschiedlich beurteilt [3, 4, 11].

Die von uns erhobenen Befunde zeigen, daß bei Frühgeborenen mit Bradycardie- und Apnoeanfällen die Aufzeichnung der instantanen Herzfrequenz der Impedanzrespirographie überlegen ist.

Mit Recht wies Cabal [12] darauf hin, daß man zu einer falschen Beurteilung kommen muß, wenn die Herzfrequenz mit Geräten registriert wird, die über längere Zeiträume Mittelwerte bilden. Dadurch entsteht eine Glättung der Kurven und Bradycardien werden übersehen.

Die polygraphischen Studien von Gabriel u. Albani [13], die die auftretenden Bradycardien durch Auswertung der RR-Abstände nachgewiesen haben, erhärten die Bedeutung der „beat-to-beat"-Messung. Andere polygraphische Studien [14] bestätigen diese Befunde oder zeigen, daß durch Kurvenglättung ein falsches Bild entstehen kann, wenn die Herzfrequenz nicht „beat-to-beat" aufgezeichnet wird [15].

Die Wertigkeit der Impedanzrespirographie wird durch verschiedene Faktoren vermindert, so durch das Auftreten sogenannter „durchbrochener" Apnoen [16], durch das Fehlen von Alarm bei Obstruktion der Luftwege [17] und vor allem durch die vielfältigen technischen Schwierigkeiten der Impedanzmessung [11, 18]. Im Gegensatz zur Auffassung der American Academy of Pediatrics [4] sind wir daher der Meinung, daß die ausschließliche Überwachung der Atemfrequenz unzureichend ist.

Die Zustandsbeurteilung von Früh- und Neugeborenen wird dadurch kompliziert, daß schwere hypoxische Zustände auftreten können, ohne daß bei Überwachung der Herz- und Atemfrequenz Alarm ausgelöst wird.

Mit Hilfe der transkutanen Sauerstoffmessung konnte nachgewiesen werden, daß Apnoen und Bradycardien nur zwei unter verschiedenen anderen Ursachen sind, die hypoxische Zustände auslösen können. Diagnostische, therapeutische und pflegerische Maßnahmen sind wichtige hypoxieauslösende Faktoren [6].

Kürzerdauernde Atempausen und Bradycardien sind häufig nur als Warnzeichen aufzufassen und machen ein therapeutisches Eingreifen nicht notwendig. Es konnte gezeigt werden, daß nur Apnoen von über 20 s Dauer [8] und Bradycardien von über 30 s Dauer (7) $tcPO_2$-Abfälle von über 20 torr hervorrufen und damit eine Hypoxie verursachen.

In diesem Zusammenhang stellte sich die Frage, ob neben der Bestimmung der Dauer von Apnoen und Bradycardien die Messung des Ausmaßes der Bradycardien über die Auswertung der Dezelerationsfläche hinaus wichtige ergänzende Informationen liefert. Die Gegenüberstellung der Befunde unter Spontanatmung und CPAP-Behandlung hat ergeben, daß unter CPAP-Therapie nicht nur die Häufigkeit der Bradycardien abnimmt, sondern daß auch die Dauer und in fast gleichem Maße die Fläche der einzelnen Dezelerationen vermindert werden. Obwohl die Bestimmung der Dezelerationsfläche der genauere Parameter für die Beurteilung des Ausmaßes der Bradycardie ist, scheint der Informationswert der Messung der Bradycardiedauer im Bereich der „floating-line" für klinische Belange ausreichend zu sein. Unsere Untersuchungen bestätigen die Ansicht anderer Autoren [19, 20], daß die technisch schwierige und aufwendige Messung der Dezelerationsfläche keinen wesentlichen zusätzlichen Informationsgewinn für die Zustandsbeurteilung von Früh- und Neugeborenen erbringt.

Mit Hilfe der Cardiorespirographie ist es nicht nur möglich geworden, nachzuweisen, daß unter CPAP-Therapie längerdauernde Bradycardien signifikant abnehmen und damit die Hypoxiegefährdung der Patienten geringer wird, sondern es gelingt auch, Fehlalarme auszuschalten und vor allem die Apnoe- und Bradycardieanfälle genau zu charakterisieren und zu dokumentieren, die kein therapeutisches Eingreifen erfordern.

Dies ist auch im Hinblick auf die Diskussion um das „Syndrom des plötzlichen Kindstodes" (sudden infant death syndrome = SIDS) von großer Bedeutung. Auch bei reifen Neugeborenen scheinen längere Atempausen und Bradycardien während der REM-Schlafphase, wie sie für Frühgeborene lange bekannt sind [21], aufzutreten. Die Cardiorespirographie eignet sich wahrscheinlich zur Erkennung dieser lebensbedrohlichen Apnoezustände. Sie sollte daher bei apnoegefährdeten Patienten in der klinischen Diagnostik als Monitorsystem eingesetzt werden, besonders bei den Säuglingen, bei denen ein sogenanntes „Syndrom des nahezu plötzlichen Kindstodes" (aborted SIDS) [22] vorzuliegen scheint.

An die Leistungsfähigkeit der in der Neonatologie angewendeten Herz-Atem-Monitorsysteme müssen besondere Anforderungen gestellt werden:

1. Die Herzfrequenz muß „beat to beat" bestimmt und cardiographisch aufgezeichnet werden. Mittelwertbildungen sollten vermieden werden. Um ein Anwachsen der Dokumentationsflut zu verhindern, sind Verfahren denkbar, die aus gespeichertem Material nur die patho-

logischen Veränderungen aufzeichnen oder abrufen lassen. Eine Schreibgeschwindigkeit von 1 cm pro Minute ist als ausreichend anzusehen. Diese Geschwindigkeit hat sich auch in der Geburtshilfe bewährt.

2. Die Impedanzmessung als z. Z. gebräuchlichste Methode der Atemüberwachung weist viele Mängel auf und vermittelt dem Neonatologen häufig ein falsches Sicherheitsgefühl. Neue einfache Methoden der Atemüberwachung, die insbesondere den Gasaustausch und nicht so sehr die Atemanstrengung überwachen, sollten daher entwickelt werden. Neben dem Atemstillstand sollte als Überwachungskriterium die Suffizienz der Atmung berücksichtigt werden.

3. Durch Anwendung der transkutanen Sauerstoffmessung kann diese Forderung bereits teilweise erfüllt werden, obwohl die Dauer des Einsatzes dieser Meßmethode durch die Läsionen der Haut, die am Meßort entstehen, begrenzt ist.

Abschließend kann festgestellt werden, daß mit Hilfe des Einsatzes der Cardiographie, der Cardiorespirographie und insbesondere der transkutanen Sauerstoffmessung (Sauerstoffcardiorespirographie) eine Vielzahl therapiebedürftiger Zwischenfälle bei Früh- und Neugeborenen frühzeitig erfaßt und auch dokumentierbare Aussagen über Häufigkeit und Ausmaß pathophysiologischer Veränderungen gemacht werden können.

Literatur

1. Kattwinkel, J.: Neonatal apnea: Pathogenesis and therapy. J. Pediatr. **90**, 342 (1977)
2. Gabriel, M., Albani, M., Schulte, F.: Apneic spells and sleep states in preterm infants. Pediatrics **57**, 142 (1976)
3. Klaus, M.H., Fanaroff, A.A.: Care of the high-risk neonate. Philadelphia, London, Toronto: Saunders 1973
4. American Academy of Pediatrics: Task force on prolonged apnea. Pediatrics **61**, 651 (1978)
5. Huch, R., Lübbers, D.W., Huch, A.: Quantitative continuous measurement of partial oxygen pressure (PO_2 measurement) on the skin of adults and newborn babies. Pfluegers Arch. **337**, 185 (1972)
6. Lucey, J.F., Peabody, J.L., Philip, A.G.S.: Recurrent undetected hypoxia and hyperoxia, a newly recognised iatrogenic problem of "intensive care". In: Perinatale Medizin, Bd. VII. Schmidt, E., Dudenhausen, G.W., Saling, E. (Hrsg.), S. 524. Stuttgart: Thieme 1978
7. Pörksen, C., Larsen, H., Hürter, P.: Evaluation of $tcpO_2$, beat to beat heart rate and respiration in neonates with episodes of cyanosis, bradycardia or apnea. Vortrag: First International Symposium: Continuous transcutaneous blood gas monitoring. Marburg 1978
8. Peabody, J.L., Gregory, G.A., Willis, M.M., Tooley, W.H., Philip, A.G.S., Lucey, J.F.: Advantages of continuous transcutaneous blood gas monitoring over conventional cardiorespiratory monitoring systems in neonatal medicine. Vortrag: First International Symposium: Continuous transcutaneous blood gas monitoring. Marburg 1978
9. Kattwinkel, J., Nearman, H.S., Fanaroff, A.A., Katona, P.G.: Klaus, M.H.: Apnea of prematurity. Comparative therapeutic effects of cutaneous stimulation and nasal continuous positive airway pressure. J. Pediatr. **86**, 588 (1975)
10. Pörksen, C., Ehlers, H., Bernsau, I., Hürter, P.: CPAP als Therapie bei Apnoeanfällen Frühgeborener. Monatsschr. Kinderheilkd. **124**, 432 (1976)
11. Lucey, J.F.: Are apnea monitors worthwhile? Pediatr. Res. **11**, 536 (1977)
12. Cabal, L.A., Goldberg, R.N., Hodgman, J.E., Siossi, B., Plajstek, C.E.: A primer of neonatal intensive care monitoring. Book I: Neonatal heart rate. North Haven, Connecticut: The William J. Mack Co. 1977
13. Gabriel, M., Albani, M.: Cardiac slowing and respiratory arrest in preterm infants. Eur. J. Pediatr. **122**, 257 (1976)
14. Deuel, R.K.: Polygraphic monitoring of apneic spells. Arch. Neurol. **28**, 71 (1973)
15. Girling, D.J.: Changes in heart rate, blood pressure, and pulse pressure during apnoeic attacks in newborn babies. Arch. Dis. Child. **47**, 405 (1972)
16. Peabody, J.L., Philip, A.G.S., Lucey, J.F.: "Disorganised breathing" – an important form of apnea and cause of hypoxia. Pediatr. Res. **11**, 540 (1977)
17. Stark, A.R., Thach, B.T.: Mechanisms of airway obstruction leading to apnea in newborn infants. J. Pediatr. **89**, 982 (1976)
18. Von Loewenich, V.: Monitoring and intensive care in perinatal medicine. Perinatal Medicine. 3rd European Congress of Perinatal Medicine, Lausanne. Bern, Stuttgart, Vienna: Huber 1972
19. Fischer, W.M.: Kardiotokographie. Stuttgart: Thieme 1976
20. Tournaire, M., Yeh, S., Forsythe, A., Hon, E.H.: A study of fetal heart rate deceleration areas. Obstet. Gynecol. **42**, 711 (1973)
21. Gould, J.B., Lee, A.F.S., James, O., Sander, L., Teoger, H., Fineberg, N.: The sleep state characteristics of apnea during infancy. Pediatrics **59**, 182 (1977)
22. Kelly, D.H., Shannon, D.C., O'Connel, K.: Care of infants with near-miss sudden infant death syndrome. Pediatrics **61**, 511 (1978)

Dr. C. Pörksen
Städtische Kinderklinik Cecilienstift
Leisewitzstraße 28
D-3000 Hannover

Monatsschr. Kinderheilkd. 128, 128–135 (1980)

Monatsschrift für
Kinderheilkunde
© by Springer-Verlag 1980

Pylephlebitis nach Nabelvenenkatheterismus

H. Wiedersberg und P. Pawlowski

Pathologisches Institut (Direktor: OMR Doz. Dr. G. Möbius) und Kinderklinik (Chefarzt: MR Dr. G. Meyer)
des Bezirkskrankenhauses Schwerin

Pylephlebitis After Umbilical Vein Catheterization

Summary. In spite of extensive precausions and antibiotic therapy, pylephlebitis was found in 11 of 200 dead newborns as complicat infection after umbilical vein catheterization. All stages from local pylephlebitis to suppurative hepatitis were found. The clinical manifestations are not characteristic and therefore misinterpreted very often. Umbilical vein infection should be taken into account in every newborn child with or after umbilical vein catheterization, even when the umbilicus appears normal, when body temperature is rising, the general condition is turning to the worse, and icterus is increasing. Blood picture and transaminase values might be helpful parameters. Reviewing the literature and reporting a case of fatal portal hypertension, pylephlebitis after umbilical vein catheterization is shown as a possible cause of the pseudo-Banti-syndrome in children.

Key words: Umbilical vein catheterization – Pylephlebitis – Portal hypertension.

Zusammenfassung. Infektiöse Komplikationen nach Nabelvenenkatheterismus traten trotz aller notwendiger Vorsichsmaßnahmen und antibiotischer Behandlung bei 11 von 200 verstorbenen Neugeborenen in Form einer Pylephlebitis auf. Es waren dabei alle Übergänge von der lokalen Pylephlebitis bis hin zur peripheren abszedierenden Leberentzündung anzutreffen. Das klinische Bild der Pylephlebitis ist sehr uncharakteristisch und wird dadurch sehr häufig fehlgedeutet. Bei jedem Neugeborenen mit oder nach Nabelvenenkatheterismus sollte bei Auftreten von Symptomen wie Temperaturerhöhung, Verschlechterung des Allgemeinzustandes und verstärktem Ikterus an eine Nabelveneninfektion gedacht werden. Ein unauffälliger äußerer Nabelbefund kann diesen Verdacht nicht entkräften. Blutbild- und Transaminasenbefunde können hilfreiche diagnostische Parameter sein. Anhand der Literatur und eines Falles von tödlicher portaler Hypertension wird aufgezeigt, daß die Pylephlebitis nach Nabelvenenkatheterismus eine der möglichen Ursachen für das Pseudo-Banti-Syndrom im Kindesalter sein kann.

Schlüsselwörter: Nabelvenenkatheterismus – Pylephlebitis – Portale Hypertension.

Seit dem Rückgang der Hausentbindungen, der Einführung einer aseptischen Nabelpflege und der Anwendung von Antibiotika bei Nabelbuchtentzündungen sind schwere Nabelinfektionen des Neugeborenen zunehmend seltener geworden [6]. Die Einführung des Nabelvenenkatheterismus hat aber eine neue Infektionsgefährdung herbeigeführt, die trotz aller Vorsichtsmaßnahmen keineswegs völlig gebannt ist [30, 38]. Unter den möglichen infektiösen Komplikationen nach Nabelvenenkatheterismus sind zu unterscheiden:

1. Isolierte Thrombophlebitis der Vena umbilicalis [3, 8, 19, 24, 28, 33, 36].

2. Pylephlebitis [7, 20, 28, 39], worunter eine meist eitrige, mitunter abszedierende Entzündung des intrahepatischen Pfortadersystems zu verstehen ist.

3. Septikopyämie [10, 11, 19–21, 23, 30, 31, 35, 39, 42] bei Lage der Katheterspitze jenseits des Ductus venosus.

Wir möchten über 11 Fälle von Pylephlebitis berichten, die wir während der Jahre 1971 und 1972 unter 200 Sektionsfällen Neugeborener mit Nabelvenenkatheterismus beobachten konnten.

Eigene Befunde

1. Klinische Befunde

Alle 11 Kinder waren Frühgeborene (Geburtsgewichte siehe Tabelle 1; klinische Daten siehe Tabelle 2). Die Indikation für den Nabelvenenkatheterismus war durch Pufferung und parenterale Ernährung gegeben. Bis auf eine Ausnahme (Fall 9) wurde der Nabelvenenkatheter am 1. Lebenstag, kurz nach Aufnahme unter Berücksichtigung der klinisch üblichen sterilen Kautelen gelegt. Die kürzeste Katheterverweildauer betrug 2, die längste 12 Tage. Die durchschnittliche Katheterverweildauer liegt mit 5,5 Tagen sehr hoch. Das älteste Kind verstarb im Alter von 23 Tagen. Das Durchschnittsalter aller Kinder beträgt 9 Tage. Die sehr lange

Tabelle 1. Morphologische und bakteriologische Daten zu 11 Sterbefällen nach Pylephlebitis

Lfd. Nr.	S.-Nr.	Alter Tage	Gewicht	KVD Tage	Katheterspitze	Lokalisation der Pylephlebitis	Leber- nekrosen	Bakteriologisch
1	247/71	3	1330 g	3	K. abknickg. im R. princ. dex.	Zentr. u. mittelgroße Pfortaderabschnitte	+	Bakt. coli und Enterococcen
2	723/71	2	2100 g	2	V. portae	Zentr. u. herdf. peripher		Pseudomonas pyocyanea
3	965/71	3	1170 g	3	D. venosus	Zentr. u. peripher Leberabszesse		Pseudomonas pyocyanea
4	1061/71	5	1165 g	5	R. princ. sin.	Zentral		Pseudomonas pyocyanea
5	1126/71	10	950 g	6	Gezogen	Zentral	+	Pseudomonas pyocyanea
6	1159/71	5	1600 g	5	R. princ. dex.	Zentr. u. peripher	+	Pseudomonas pyocyanea
7	1449/71	9	1340 g	7	Gezogen	Zentr. u. herdf. peripher, Leberabszesse	+	Bakt. coli und Enterococcen
8	1848/71	5	1320 g	5	R. princ. sin.	Zentral	+	Pseudomonas pyocyanea
9	88/72	23	2180 g	6	Gezogen	Zentral, mit Organisationszeichen		Pseudomonas pyocyanea
10	1082/72	20	1800 g	12	Gezogen	Zentr. u. peripher		Bakt. coli und Enterococcen
11	1624/72	7	1230 g	7	Pfortadersinus	Zentr. u. peripher, fortgeleitete Arteriitis	+	Bakt. Proteus Enterococcen

Tabelle 2. Klinische Daten zu 11 Sterbefällen nach Pylephlebitis

Lfd. Nr.	S.-Nr.	Gest.- alter Wochen	Geb.- gew. in g	Grundkrankheit	Apgar p. p.	bei Aufnahme	Astrup bei Aufnahme[a]	Klinischer Verlauf
1	247/71	28	1330	Idiop. ANS Hirnblutung	8	5	7,250 − 7 42	Birdbeatmung ab 1. Lebenstag
2	723/71	36	2310	Idiop. ANS Pyocyaneus-Infektion	10	9	7,350 − 2 52	Zeitweilig Birdbeatmung ab 2. Lebenstag. Hyperbilirubinämie
3	965/71	28	1200	Idiop. ANS Pyocyaneus-Infektion	6	7	7,200 − 8 48	Birdbeatmung ab 2. Lebenstag Hyperbilirubinämie
4	1061/71	28	1175	Fruchtwasseraspiration Pyocyaneus-Infektion	6	9	7,430 + 8 56	Zeitweilig Birdbeatmung ab 2. Lebenstag. Hyperbilirubinämie (1 × AT)
5	1126/71	28	1150	Unreife	7	10	7,500 + 4 34	Zeitweilig Birdbeatmung ab 10. Lebenstag
6	1159/71	32	1600	Idiop. ANS Hirnblutung	7	7	7,150 − 10 50	Birdbeatmung ab 4. Lebenstag. Hyperbilirubinämie
7	1449/71	32	1600	Idiop. ANS Hirnblutung	7	8	7,130 − 11 79	Birdbeatmung ab 7. Lebenstag. Hyperbilirubinämie (2 × AT)
8	1848/71	29	1400	Hirnblutung	9	9	7,340 − 2 45	Birdbeatmung ab 4. Lebenstag. Hyperbilirubinämie
9	88/72	36	2220	Idiopath. ANS Meningitis pur. (E.-Coli) Pyocyaneus-Infektion	8	8	7,165 + 1 80	Meningitis pur. ab 8. Lebenstag Birdbeatmung ab 9. Lebenstag
10	1082/72	33	1770	Idiop. ANS Hirnblutung	7	9	7,325 − 2 50	Birdbeatmung ab 12. Lebenstag Hyperbilirubinämie
11	1624/72	30	1450	Idiop. ANS Hirnblutung	8	8	7,245 − 2 72	Birdbeatmung ab 5. Lebenstag

[a]   Oben: pH-Wert. Mitte: base excess in mval/l. Unten: pCo_2 in Torr

Katheterverweildauer ergab sich aus der klinischen Notwendigkeit eines sicheren venösen Zuganges bei diesen 11 neonatologischen Intensivtherapiepatienten. In den meisten Fällen handelte es sich um recht unreife Frühgeborene ohne gleichzeitige Hypotrophiezeichen (oberhalb der 10. Percentile nach Lubchenco), bei denen schwere Grundkrankheiten bestanden. Bei 4 Kindern kam zur schweren Grundkrankheit noch eine schwere Hospitalinfektion hinzu, obwohl alle Kinder prophylaktisch mit Pembritin oder Methicillin (100 mg/kg/KG/die) behandelt wurden (Applikation über den Nabelvenenkatheter). Hierbei handelte es sich um eine Infektion mit Pseudomonas pyocyanea, die primär im Bereich von Rachen, Ösophagus und Magen lokalisiert war, bei intubierten Kindern auch im Bereich des Kehlkopfes. Im weiteren klinischen Verlauf mußte bei allen Kindern zeitweilig oder auch kontinuierlich eine maschinelle Beatmung eingesetzt werden. Beatmungsindikationen waren ein irreversibler Atemstillstand und laufende Apnoeanfälle.

2. Pathologisch-anatomische Befunde

Bei 7 Fällen lag der Katheter bei der Sektion noch in situ. Bei allen 11 Fällen bestand makroskopisch im Bereich der Katheterspitze sowie der anschließenden 2–3 cm der Katheterstrecke eine Thrombophlebitis von schmutzig-bräunlich bis grünlichem Farbton und weicher Konsistenz. Diese „zentrale" auf die großen intrahepatischen Pfortaderabschnitte beschränkte Pylephlebitis (Abb. 1) kann sich intrahepatisch in die portale Peripherie ausbreiten, was sich makroskopisch in einer Verbreiterung und grau-weißen Verfärbung der betroffenen periportalen Bindegewebsräume sowie in einer bäumchenartigen fleckigen Zeichnung des Leberparenchyms äußert.

Schließlich können auch pylephlebitische Leberabszesse auftreten. Bei 4 Fällen lag eine isolierte „zentrale" Pylephlebitis vor. Es war also nicht oder noch nicht zu einer Ausbreitung der Entzündung gekommen. Die „periphere" Pylephlebitis (7 Fälle) tritt nur bei gleichzeitigem Vorliegen einer zentralen Pylephlebitis auf. Nur in einem Fall war die Entzündung gleichmäßig in allen Leberabschnitten nachweisbar. Bei den übrigen 10 Fällen war die Entzündung überwiegend im linken Lappen, herdförmig auch im rechten Lappen zu erkennen. Lediglich bei einem Fall war sie vorwiegend im rechten Lappen lokalisiert. In Übereinstimmung dazu war auch die zentrale Pylephlebitis überwiegend im Bereich des R. princ. sin. entwickelt, nur bei 3 Fällen waren außerdem der Pfortadersinus, der R. princ. dexter und der Pfortaderhauptstamm betroffen. Eine kontinuierliche zentrifugale Ausbreitung der Entzündung bis in die kleinsten Periportalfelder war bei 3 Fällen nachweisbar; diese Fälle hatten auch Leberabszesse aufzuweisen (Abb. 2). Bakterienkolonien konnten bei 3 Fällen massenhaft im Schnittpräparat aufgefunden werden. 6 unserer 11 Fälle hatten als zusätzliche Komplikation anämische Lebernekrosen aufzuweisen, über

deren komplizierte Pathogenese anderenorts berichtet wurde [43].

Wegen der besonderen Stellung der vorwiegend rechtsseitigen Pylephlebitis und Lebernekrosen sei der Fall 6 kurz epikritisch abgehandelt:

5 Tage altes Frühgeborenes. Geburtsgewicht 1600 g. Atemstillstand 7 min p.p. Intubation. Beatmung. Blindpufferung über einen Nabelvenenkatheter. Verlegung in Frühgeburten-Abteilung. Pufferung einer mittelgradigen Azidose mit Tris. über den liegenden Nabelvenenkatheter. Vom 2. Tag an zunehmende Apnoe-Anfälle. Krampfneigung. Am 3. Tag tonisch-klonische Krämpfe. Langsame Erholung nach PPSB, Pamba und Calcium. Am 5. Tag erneut Krampfanfälle, Anpoe-Anfälle; daher Wiederintubation und Beatmung bis zum Tode.

Bei der Sektion lag der Nabelvenenkatheter weit peripher im R. princ. dexter (Abb. 3). Schwere eitrige und nekrotisierende Pylephlebitis mit großer Kolliquationsnekrose im rechten Leberlappen. Ikterus und Kernikterus. Der thrombotisch eingescheidete Nabelvenenkatheter und die Pylephlebitis hatten die Pfortaderdurchblutung des rechten Leberlappens völlig blockiert.

3. Bakteriologische Befunde

Die Ergebnisse bakteriologischer Untersuchungen [1] sind in der Tabelle 1 dargestellt. Die Häufung von Pseudomonas pyocyanea erklärt sich aus einer rezidivierenden hartnäckigen Hospitalinfektion in einer Frühgeborenen-Abteilung unseres Einzugsbereiches im Untersuchungszeitraum.

Diskussion

1. Häufigkeit

Die beschriebenen 11 Fälle mit Pylephlebitis entstammen einem Gesamtkollektiv von 575 Neugeborenen im Untersuchungszeitraum, bei denen ein Nabelvenenkatheter gelegen hatte. Das entspricht einer Häufigkeit der Pylephlebitis von 2%. Wieviele derartige Erkrankungen darüber hinaus bei den gesund entlassenen Kindern aufgetreten waren, bleibt eine Dunkelziffer, da gering ausgeprägte Formen der Pylephlebitis kaum Symptome machen dürften.

2. Klinische Symptomatik

Bei der Auswertung des klinischen Erscheinungsbildes der Pylephlebitis mußten wir wegen einer gleichzeitig außerhalb des Nabelbereiches bestehenden schweren Infektion (Pseudomonas pyocyanea und E. Coli) 4 Fälle (Fälle, 2–4, 9) unberücksichtigt lassen. Von den verbliebenen 7 Kindern mußte ein Kind (Fall 1) sofort nach Aufnahme wegen eines irreversiblen Atemstillstandes bei massiver geburtstraumatischer Hirnblutung maschinell beatmet werden. Es überlebte drei Tage unter Dauerbeatmung ohne klinische Hinweiszeichen für eine Infektion.

1   Für die Durchführung der bakteriologischen Untersuchungen danken wir Herrn OMR Dr. Heinrich, damaliger Direktor des Bezirks-Hygiene-Institutes Schwerin

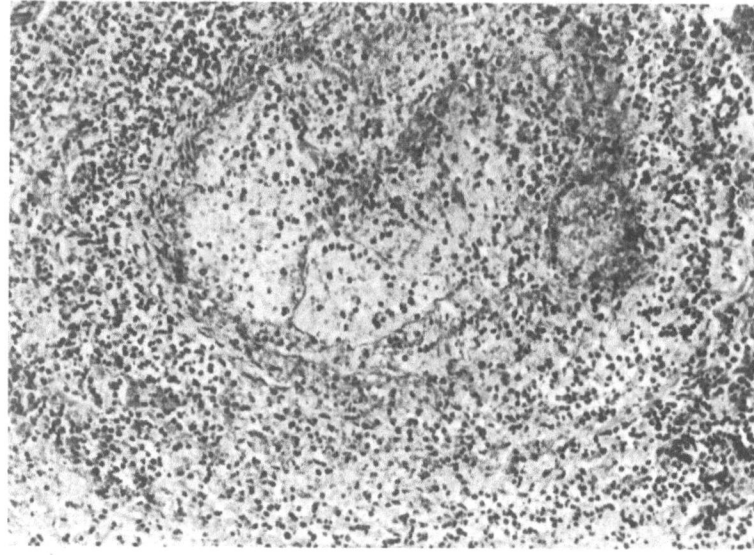

Abb. 1. Pylephlebitis mit herdförmiger Zerstörung der Gefäßwand und Ausbreitung in das Periportalfeld (S.-Nr. 247/71). H.E. 40 ×

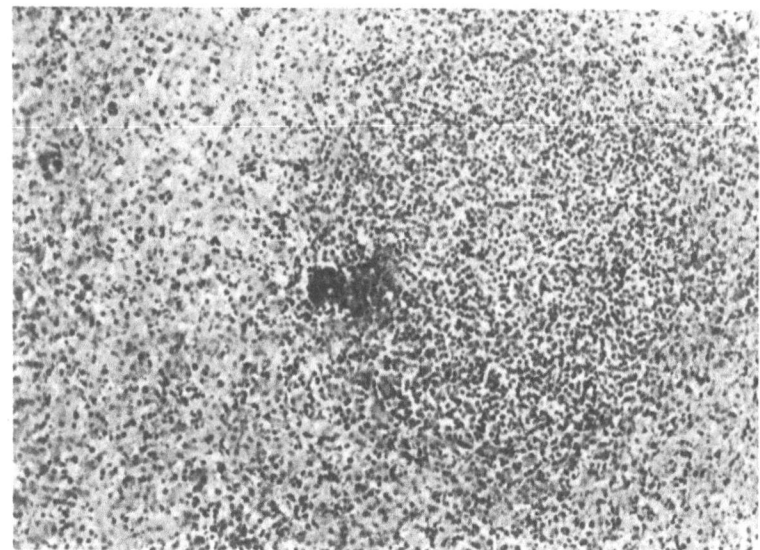

Abb. 2. Abszedierende Pylephlebitis (S.-Nr. 1449/71). H.E. 80 ×

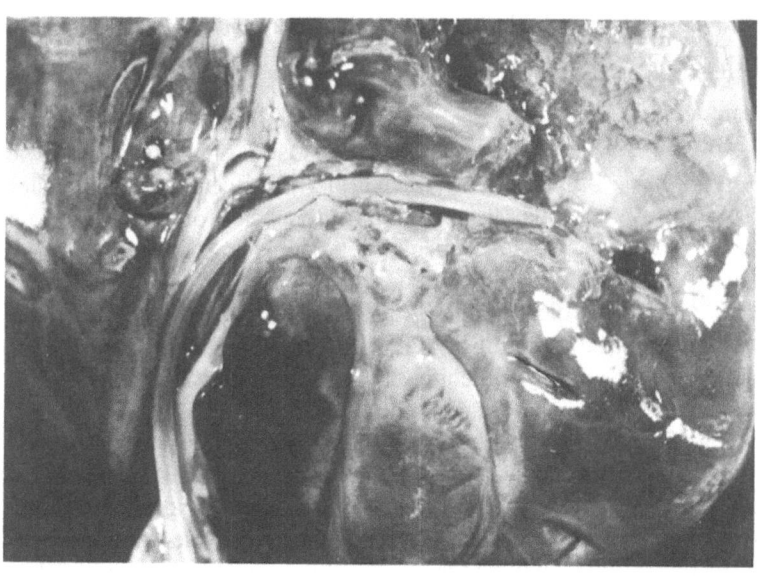

Abb. 3. Katheter im R. princ. dexter. Thrombose im Bereich der Katheterstrecke (S.-Nr. 1159/71)

Nach Auswertung der Krankenblätter würden wir folgende klinische Symptome auf eine Nabelveneninfektion zurückführen:

a) Temperaturerhöhung zwischen 38,0 und 39,0 °C bei 6 Kindern (Fälle 5–8, 10, 11). Exogene Temperaturschwankungen konnten durch regelmäßige Kontrolle der konstant gehaltenen Inkubatortemperatur ausgeschlossen werden. Andere Fieberursachen als die Pylephlebitis waren klinisch und auch später pathologisch-anatomisch nicht nachweisbar.

b) Verschlechterung des Allgemeinzustandes bei 6 Kindern (Fälle 5–8, 10, 11), charakterisiert durch ein zunehmendes Apathiesyndrom mit Auftreten von Apnoeanfällen.

c) Verstärkter Ikterus bei 4 Kindern (Fälle 6–8, 10).

d) Skleroedeme bei 2 Kindern (Fälle 5, 10).

Andere, evtl. zu erwartende Symptome, wie Lebervergrößerung, Blähbauch und entzündlicher Lokalbefund im Nabelbereich, waren bei keinem Kind nachweisbar. Paraklinische Befunde lagen nur unzureichend vor, so daß deren Auswertung nicht möglich ist.

Die klinische Symptomatik der Pylephlebitis ist sehr uncharakteristisch. Die Temperaturerhöhung weist auf das Vorhandensein einer Infektion, die Verschlechterung des Allgemeinzustandes auf infektiös-toxische Einflüsse hin. Ob die Zustandsverschlechterung durch die Infektion allein bedingt ist oder erst in Kombination mit anderen Störungen, wie Hypoxie, Hyperbilirubinämie und Elektrolytstörungen, auftritt, kann klinisch fast nie entschieden werden. Auch verstärkter Ikterus und Skleroedem sind Erscheinungen, die nicht spezifisch für eine Pylephlebitis sind. Der verstärkte Ikterus läßt sich auf die infektiös-toxische Leberzellschädigung, das Skleroedem auf die allgemeine infektiöstoxische Grenzflächenschädigung mit nachfolgender Transmineralisation und Flüssigkeitsverschiebung zurückführen.

An paraklinischen Befunden können Blutbild und Transaminasen von gewissem diagnostischem Wert sein. Wir konnten z. B. bei zwei Patienten außerhalb dieser Untersuchungsserie im Blutbild eine Leukozytose mit starker Linksverschiebung, toxischen Granulationen sowie eine Thrombozytopenie nachweisen. Bei beiden Patienten waren auch die Transaminasen deutlich erhöht. Auf der anderen Seite haben wir aber auch Fälle mit völlig normalen Blutbild- und Transaminasenbefunden beobachtet.

3. Pathogenese

Kunststoffkatheter als Leitschienen für bakterielle Infektionen sind in den letzten Jahren mit zunehmender Ausweitung des Katheterismus, insbesondere der Vena subclavia, häufig beschrieben worden [2, 5, 13, 15, 17, 18, 32, 37]. Als pathogenetisch wichtige Faktoren werden eine längere Katheterverweildauer und die Entwicklung von Thrombosen genannt. Nach Mücke u. Mitarb. [29] sowie nach Marget [27] sind auch für den

Nabelvenenkatheterismus eine lange Katheterverweildauer und insbesondere ein später Nabelvenenkatheter die wesentlichen Faktoren für das Zustandekommen einer Keimbesiedlung des Katheters bzw. der Katheterstrecke. Es muß aber unterschieden werden zwischen einer Katheterbesiedlung ohne klinische Erscheinungen und einer Katheterinfektion mit klinischen Symptomen [12, 18]. Durch Resistenzminderung kann eine Katheterbesiedlung in eine echte Infektion übergehen [18]. Eine besondere Rolle bei der Entwicklung von Infektionen nach Nabelvenenkatheterismus scheint die von Geburt an zunehmende Keimbesiedlung des Nabels zu spielen. Durch fortlaufende Abimpfung vom Nabelschnurrest konnte Laursen [25] die zunehmende bakterielle Besiedlung nachweisen. Das Einwandern der Keime von den äußeren Abschnitten des Nabels in das Innere des Nabelschnurrestes konnte von Lipsitz u. Cornet [26] nachgewiesen werden, und das Übergreifen der Keime vom Nabelschnurrest in die Vena umbilicalis bewiesen Andersen u. Holm [1].

Beim Nabelvenenkatheterismus dürfte die Keimeinschleppung bei der Kathetereinlage bei exakter vorheriger Nabeldesinfektion kaum eine Rolle spielen. Wahrscheinlich tritt die Infektion erst später in Form einer Keimaszension am bereits liegenden Katheter auf. Katheterumscheidungthrombosen oder Parietalthrombosen bieten den aszendierenden Keimen einen guten Nährboden. Aus der Thrombose entsteht so die Thrombophlebitis. Bei Katheterposition innerhalb des Pfortadersystems entwickelt sich die Pylephlebitis. Liegt die Katheterspitze jenseits des Ductus venosus, kann die eingetretene Infektion zur Septikopyämie führen.

4. Pylephlebitis und portale Hypertension

Es ergibt sich die Frage, ob manche Fälle mit portaler Hypertension im Kindesalter (Tabelle 3) auf eine durchgemachte Pylephlebitis im Neugeborenenalter zurückgeführt werden können (sog. Pseudo-Banti-Syndrom). Während Ruckes u. Mitarb. [36] sowie Kunad [22] einen Kausalzusammenhang zwischen dem „Morbus Banti" und einem Nabelvenenkatheterismus in der Neugeborenenperiode lediglich für möglich halten bzw. vor dieser Spätkomplikation warnen, haben Tizard [41], Larroche [24], Oskin u. Mitarb. [34] sowie Buttenberg u. Walch [7] Fälle mitgeteilt, bei denen der kausale Zusammenhang zwischen Pfortaderthrombose nach Nabelvenenkatheterismus und portaler Hypertension gesichert zu sein scheint. Wir haben die Befunde dieser Fälle in der Tabelle 3 geordnet. Tizard [41] läßt allerdings offen, ob eine blande Thrombose oder eine Pylephlebitis die Ursache einer bleibenden Pfortaderstenose darstellt.

Biernacka u. Mitarb. [4] kontrollierten bezüglich klinischer und röntgenologischer Zeichen portaler Hypertension 56 Patienten zwischen 1 und 8 Jahren, bei denen im Neugeborenenalter Austauschtransfusionen über die Nabelvene durchgeführt worden waren. Ihre

Tabelle 3. Portale Hypertension im Kindesalter und Nabelvenenkatheterismus

Autor	Indikation für NVK	Komplikation nach NVK	Frühsymptome	Spätsymptome	Splenoportogramm
Habif (1959)	Infusion	Nabelnekrose	Thrombophlebitis	Portale Obstruktion	—
Shaldon u. Sherlock (1962)	1 × AT	Nabelinfektion	Pfortaderthrombose. Sepsis	Portale Hypertension nach 6 Monaten	—
Tizard (1962)					
Fall 1	2 × AT	Pfortaderthrombose	Fieber nach 5 Tagen. Druckempfindlichkeit der Leber. Stauung der abdominalen Hautvenen	Hämatemesis. Milzvergrößerung nach 21 Monaten	Kollateralkreislauf. Fehlende Pfortaderdarstellung nach 5 Jahren
Fall 2	3 × AT	Unbekannt	Aszites. Hepatosplenomegalie nach 9 Tagen. Druckempfindlichkeit der Leber. Stauung der abdominalen Hautvenen	Hämatemesis. Teerstuhl. Leberzirrhose nach 4 Jahren	Kollateralkreislauf nach 5 Jahren
Fall 3	2 × AT	Unbekannt	Fieber nach 3 Wochen. Aszites nach 3 Monaten	Milzvenenhochdruck bei Laparotomie	Pfortaderverschluß
Oski u. Mitarb. (1963)					
Fall 1	3 × AT	2. AT ging schwer	Keine	Hämatemesis. Teerstuhl nach 19 Monaten	Ösophagusvarizen. Hepatosplenomegalie
Fall 2	1 × AT	Abbruch der AT	Keine	Hepatosplenomegalie mit 10 Wochen. Melaena mit 13 Monaten Anämie	Ösophagusvarizen. Aszites. Caput medusae
Fall 3	3 × AT	AT ging schwer	Keine	Splenomegalie nach 9 Monaten	Ösophagusvarizen nach 5 Jahren
Fall 4	Infusion	Keine	Keine	Hepatosplenomegalie. Anämie	Keine
Buttenberg u. Walch (1968)	3 × AT	Thrombose	Nicht beobachtet	Hämatemesis. Teerstuhl nach 7 Monaten	Prähepatischer Block mit Kollateralen nach 2 Jahren
Larroche (1970)	1 × AT	Thrombose	Ikterus. Splenomegalie. Magen-Darm-Blutungen	—	—
Eigene Beobachtung	Infusion	Keine	Blut im Stuhl. Hepatosplenomegalie	Portale Hypertension nach 5 Monaten manifest	Pfortaderstenose. Kollateralkreislauf.

Untersuchungen verliefen negativ, Zeichen portaler Hypertension waren in keinem Falle nachweisbar. Mit modernen angiographischen Methoden konnten Zurbriggen u. Mitarb. [45] die portale Hypertension im Kindesalter bei einzelnen Fällen als Folge einer Austauschtransfusion im Neugeborenenalter abklären. Auch Devens u. Mitarb. [9] sprechen der Austauschtransfusion über die Nabelvene eine besondere Bedeutung für die Ätiologie der portalen Hypertension beim Kind zu. Gruber [14] versucht modellhaft eine pathogenetische Deutung mehrerer Erwachsenensektionsfälle mit alten Pfortaderthrombosen und linksseitigen Lappenatrophien anhand eines 3 Wochen alten Säuglings, bei dem im Anschluß an eine Nabelinfektion (kein Nabelvenenkatheterismus) eine eitrige Thrombophlebitis und Pylephlebitis entstanden war.

In unserem klinischen Material findet sich ein vergleichbarer Fall mit einer Spätkomplikation nach Pylephlebitis infolge Nabelvenenkatheterismus. Es handelt sich um einen 9 Monate alten Säugling, der an einer Ösophagusvarizenblutung verstarb.

Das 2770 g schwere, 52 cm lange männliche Neugeborene wurde nach komplikationsloser Geburt am 2. Lebenstag wegen eines Atem-

notsyndroms stationär aufgenommen. Eine gemischte Azidose wurde mit Puffertherapie über einen am 2. Lebenstag eingelegten Nabelvenenkatheter behandelt. Außerdem wurden über den Katheter noch PPSB und wegen einer Anämie Blut verabfolgt. Am 3. Tag nach der Kathetereinlage sowie am 1. und 2. Tag nach der Katheterentfernung (Katheterverweildauer 5 Tage) wurde Blut im Stuhl beobachtet. Andere Blutungszeichen waren nicht nachweisbar. Eine Bronchopneumonie bildete sich unter antibiotischer Therapie nur zögernd zurück. Im Alter von 6 Wochen fielen erstmalig eine Hepatosplenomegalie, ein Aszites, eine vermehrte Gefäßzeichnung am Abdomen und eine hypochrome Anämie auf. Die Milz war zeitweilig bis zu 8 cm unterhalb des Rippenbogens tastbar. Es wurde eine portale Hypertension infolge Pylephlebitis nach Nabelvenenkatheterismus angenommen. Eine Portographie im Alter von 5 Monaten konnte den Pfortaderverschluß bestätigen. 2 Monate vor dem Tode kam es erstmalig zum Auftreten von Ösophagusvarizenblutungen und zum Teerstuhl. Am Tage vor dem Tode traten erneut Bluterbrechen und Teerstühle auf. Am Todestag mußten die Ösophagusvarizen aus vitaler Indikation operativ umstochen werden. Das Kind verstarb kurz nach der Operation.

Auszug aus dem Sektionsprotokoll (S.-Nr. 361/72, Pathologisches Institut der Ernst-Moritz-Arndt-Universität Greifswald)[2]: Partielle trunkuläre Pfortaderobliteration mit narbiger Obliteration des Pfortadersinus sowie des R. princ. dexter et sin. Ältere stenosie-

---

2 Herrn Prof. Dr. Patzelt, Direktor des Pathologischen Institutes der Ernst-Moritz-Arndt-Universität Greifswald, danken wir für die Überlassung der Sektionsbefunde

rende Thrombose mehrerer klein- bis mittelgroßkalibriger Äste der V. mesenterica sup.

Zeichen portaler Hypertension: Splenomegalie (Organgewicht 80 g), Fibroadenie der Milz (histol.). Ausgeprägte Venektasien des unteren Ösophagusdrittels, weniger des Fundus ventriculi. Punktförmige frischere Blutungen daselbst. Wenig hämatinhaltiger Mageninhalt.

Zustand nach frischerer Varizenumstechung und Dissektionsligatur. Regelrechte Operationsverhältnisse. Älteres abgegrenztes subdurales Empyem.

Epikrise: Der 9 Monate alt gewordene Säugling wurde wegen eines Atemnotsyndroms vom 2. bis 7. Lebenstag über einen Nabelvenenkatheter behandelt. Während der Zeit und kurz danach war bereits Blut im Stuhl aufgefallen. Anschließend hatte sich zunehmend eine portale Hypertension mit Splenomegalie, Aszites und hyperchromer Anämie als Folge einer obliterierenden Pylephlebitis entwickelt. Als Ursache wurde eine Komplikation nach Nabelvenenkatheterismus angenommen, wofür besonders der blutige Stuhl während und unmittelbar nach dem Katheterismus sprach. Der Tod trat infolge Ösophagusvarizenblutung ein.

Die Sektion bestätigte die klinische Diagnose. Die entzündliche Pfortaderobliteration wird nach Ausschluß anderer Ursachen als Folge einer Pylephlebitis nach Nabelvenenkatheterismus gedeutet.

Daß solche schweren Spätfolgen nach Nabelvenenkatheterismus selten sind, erklärt sich vermutlich durch die kleine Chance, eine akute obliterierende Pylephlebitis zu überleben. Unsere 11 eingangs beschriebenen Fälle hatten jedenfalls mit der Pylephlebitis zu ihrem ohnehin schweren Grundleiden eine Komplikation erlitten, die den tödlichen Ausgang wesentlich begünstigt hatte.

Wir hatten mit der Darstellung unserer Fälle nicht die Absicht, die bewährte Methode des Nabelvenenkatheterismus in Mißkredit zu bringen, sondern wollten aus der großen Breite bekannter Komplikationen [43, 44] die Pylephlebitis als mögliche Quelle einer portalen Hypertension im Kindesalter besonders herausstellen. Leider belegen unsere Fälle, daß trotz aller eingehaltenen Vorsichtsmaßnahmen bei der Technik des Nabelvenenkatheterismus und trotz großzügiger antibiotischer Prophylaxe und Therapie Hospitalinfektionen immer wieder zu einem Problem werden und nicht selten das Schicksal vorgeschädigter abwehrgeschwächter Kinder besiegeln. Dabei darf allerdings nicht übersehen werden, daß einer „Pathologie der Intensiv-Therapie" stets die undankbare Aufgabe zufällt, Therapieschäden zu beschreiben, deren Ausmaß logischerweise um so größer sein wird, je intensiver die Notfalltherapie betrieben werden mußte.

Literatur

1. Andersen, H.J., Holm, S.E.: A bacteriological comparison between. Two methods of exchange transfusion. Acta Paediatr. **52**, 143–144 (1963)
2. Bansmer, G., Keith, D., Tesluk, H.: Complications following use of indwelling catheters of inferior vena cava. J. A. M. A. **167**, 1606–1611 (1958)
3. Berger, G., Schwarza, R.: Beitrag zur nekrotisierenden Enterokolitis der Früh- und Neugeborenen. Dtsch. Ges.-Wesen **27**, 597–600 (1972)
4. Biernacka, E., Gross, R., Niwinska, E.: Umbilical vein catheterisation and portal hypertension in children. Pediatr. Pol. **10**, 1055–1058 (1965)
5. Braun, U., Fassolt, A., Tesske, H.J.: Phlebographische Untersuchungen zur Frage der fremdkörperbedingten Thrombose beim infraclavicularen Subclaviakatheter. Anaesthesist **19**, 432–437 (1970)
6. Bucke, B.: Nabelinfektionen der Säuglinge und der Wandel seit Kriegsende. Med. Klin. **56**, 302–305 (1961)
7. Buttenberg, H., Walch, R.: Pfortaderthrombose als Folge wiederholter Austauschtransfusionen über verweilenden Nabelvenenkatheter. Monatsschr. Kinderheilkd. **116**, 33–35 (1968)
8. Cochran, W.D., Davis, H.T., Smith, C.A.: Advantages and complications of umbilical artery catheterization in the newborn. Pediatrics **42**, 769–777 (1968)
9. Devens, K., Fendel, H., Meister, D.: Die Ätiologie der extrahepatisch bedingten portalen Hypertension beim Kind. Z. Kinderchir. **7**, 458–462 (1969)
10. Dortmann, A., Düchting, M., Küster, F.: Infektionsrisiko der Austauschtransfusion. Z. Kinderheilkd. **106**, 14–20 (1969)
11. Erkan, V., Blankenship, W., Stahlman, M.T.: The complikations of chronic umbilical vessel catheterization. Pediatr. Res. **2**, 317 (1968)
12. Fuchs, P.C.: zit. bei Heunisch u. Mitarb. (18)
13. Gloger, K.: Die risikoarme Verwendung des Einschwemmkatheters zur Rechtsherzkatheterisierung. Dtsch. Med. Wochenschr. **96**, 2003–2004 (1971)
14. Gruber, G.B.: Zur Pathologie und Genese alter Pfortaderthrombosen. Zentralbl. Allg. Pathol. **97**, 211–224 (1957)
15. Gülke, Ch., Kipka, E.H., Opderbecke, H.W.: Der Kava-Katheter. Ein 10jähriger Erfahrungsbericht. Münch. Med. Wochenschr. **114**, 1503–1508 (1972)
16. Habif, D.V.: Treatment of esophageal varices by partial esophagogastrectomy and interposed jejunal segment. Surgery **46**, 212 (1959)
17. Haber, S.L., Bennington, J.L.: Pulmonary embolism in an infant. J. Pediatr. **61**, 759–762 (1962)
18. Heunisch, K., Engelmann, L., Wildführ, W., Köhler, H.: Erfahrungen mit intravenösen Verweilkathetern bei internen Erkrankungen. Dtsch. Ges.-Wesen **27**, 1462–1468 (1972)
19. Hinkel, G.K., Schwarze, R., Wichmann, G.: Komplikationen nach Nabelvenenkatheterisierung bei Früh- und Neugeborenen. Acta Paediatr. Acad. Sci. Hung. **10**, 335–343 (1969)
20. Keller, E., Theile, H.: Komplikationen nach Austauschtransfusionen über die Nabelvene in Abhängigkeit von prophylaktischen Antibiotikagaben. Kinderärztl. Prax. **38**, 52–58 (1970)
21. Kintzel, H.W., Thomas, K., Kleint, W.: Über die Verwendbarkeit von konserviertem Blut für Austauschtransfusionen. Dtsch. Ges.-Wesen **17**, 2189–2196 (1962)
22. Kunad, Th.: Über Schwierigkeiten und Gefahren beim Katheterisieren der Nabelvene. Kinderärztl. Prax. **35**, 293–300 (1967)
23. Künzel, R., Reich, J.: Untersuchungen zur Keimbesiedlung von Nabelvenenkathetern bei Neugeborenen. Kinderärztl. Prax. **36**, 109–113 (1968)
24. Larroche, J.Cl.: Umbilical catheterization: its complications. Biol. Neonate **16**, 101–116 (1970)
25. Laursen, H.: Umbilical bacterial flora in newly born infants, with particular regard to the occurrence of staphylococcus aureus. Ugeskr. Laeger **123**, 1395 (1961)
26. Lipsitz, P.J., Cornet, J.M.: Blood cultures from the umbilical vein in the newborn infant. Pediatrics **26**, 657 (1960)
27. Marget, W.: Zur Frage der Therapie und Prophylaxe schwerer Infektionen im Neugeborenenalter. Dtsch. Med. Wochenschr. **92**, 1848–1853 (1967)
28. Menzel, K., Buttenberg, H.: Pylephlebitis mit multiplen Leberabszessen als Komplikation mehrfacher Sondierungen der Nabelvene. Kinderärztl. Prax. **40**, 14–19 (1972)
29. Mücke, D., Pfeifer, H.J., Tacke, A., Syllm-Rapoport, I.: Untersuchungen über Häufigkeit und Ursachen von Nabelvenenkatheter-Infektionen nach Austauschtransfusion. Kinderärztl. Prax. **40**, 69–77 (1972)
30. Nelson, J.D., Richardson, J., Shelton, S.: The significance of bacteriemia with exchange transfusion. J. Pediatr. **66**, 291–299 (1965)

31. Neu, W.: Ergebnisse der Behandlung der fetalen Erythroblastose unter besonderer Berücksichtigung der Mortalität und Spätprognose. Z. Kinderheilkd. **84**, 23–38 (1960)
32. Orestano, F., Dietz, H.: Endophlebitis und Myokarditis als seltene Komplikation bei Anwendung von Vena-cava-Kathetern. Anaesthesist **15**, 225–229 (1966)
33. Opderbecke, H.W., Bardachzi, E.: Die Verwendung eines „Kava-Katheters" bei langdauernder Infusionsbehandlung. Dtsch. Med. Wochenschr. **86**, 203–206 (1961)
34. Oski, F.A., Allen, D.M., Diamond, L.K.: Portal hypertension, a complication of umbilical vein catheterization. Pediatrics **31**, 297–302 (1963)
35. Polácek, K.: Die frühzeitige Indikationsstellung zur Austauschtransfusion bei hämolytischen Neugeborenenerkrankungen. Monatschr. Kinderheilkd. **111**, 6 (1963)
36. Ruckes, J., Bopp, G.H., Toussaint, W.: Histomorphologie der Nabelvene, der Pfortader und des Ductus venosus Arantii des Früh- und Neugeborenen nach Einführung von Kunststoffkathetern. Monatschr. Kinderheilkd. **114**, 90–93 (1966)
37. Satter, P., Heydenreich, C.J.: Der venöse Zugang als Infektionsquelle. Zentralbl. Chir. **96**, 513–519 (1971)
38. Schellong, G.: Die Gefahren der Austauschtransfusion. Paediatr. Paedol. **1**, 317–328 (1965)
39. Scott, J.M.: Iatrogenic lesions in babies following umbilical vein catheterization. Arch. Dis. Child. **40**, 426–429 (1965)
40. Shaldon, S., Sherlock, S.: Obstruction to the extrahepatic portal circulation in childhood. Lancet **1962** I, 63
41. Tizard, J.P.M.: Portal hypertension following exchange transfusion through the umbilical vein. Proc. R. Soc. Med. **55**, 772 (1962)
42. Weisser, K., Hof, R., Nars, P.W.: Organisation und Funktion einer Neugeborenen-Intensivpflegestation. Internationales Symposion über Intensivpflege bei Neugeborenen 1970 in Berlin. Wiesener, H. (Hrsg.), S. 24–30. Stuttgart: Thieme 1971
43. Wiedersberg, H.: Der Nabelvenenkatheterismus. Eine morphologische Untersuchung unter besonderer Berücksichtigung der Komplikationen. Promotion B Berlin 1973
44. Wigger, H.J., Bransilver, B.R., Blanc, W.A.: Thromboses due to catheterization in infants and children. J. Pediatr. **76**, 1–11 (1969)
45. Zurbriggen, St., Fuchs, W.A., Bettex, M.: Die angiographische Abklärung der portalen Hypertension im Kindesalter. RÖFO **116**, 318 (1972)

Dr. H. Wiedersberg
Pathologisches Institut
Werderstraße 30
DDR-27 Schwerin

Monatsschr. Kinderheilkd. 128, 136–140 (1980)

Monatsschrift für
Kinderheilkunde
© by Springer-Verlag 1980

Regionale Behandlung von Kindern mit Nierenversagen

Organisation und bisherige Behandlungsergebnisse des Dialysezentrums für Kinder und Jugendliche in Essen

K. Pistor, H. J. Bachmann, N. Graben, H. D. Jakubowski und H. Olbing

Universitäts-Kinderklinik, Abteilung für pädiatrische Nephrologie (Direktor: Prof. Dr. H. Olbing),
Chirurgische Universitäts-Klinik und Poliklinik, Abteilung für allgemeine Chirurgie (Direktor: Prof. Dr. F. W. Eigler) und
Medizinische Klinik und Poliklinik, Abteilung für Nieren- und Hochdruckkranke (Direktor: Prof. Dr. K. D. Bock), Essen

Regional Service for Dialysis and Kidney-Transplantation in Children

Summary. Children with renal failure should be treated in specialized pediatric centres. In October 1977 we initiated a pediatric dialysis unit at the university of Essen, as there were no special facilities for this area (Ruhr). In 18 months 24 children with end-stage renal failure and 15 children with acute renal failure or severe poisoning had to be treated. We performed 2300 hemodialyses and 400 peritonealdialyses; 12 children got a transplant. The pediatric dialysis unit of Essen has all facilities for treatment of children with acute and chronic renal failure. The documented results were possible by cooperation with all specialists of our hospital and with the neighbouring pediatric dialysis centres.

Key words: Organization of the pediatric dialysis unit – Regional service for children with renal failure – Chronic renal failure in childhood – Acute renal failure in childhood – Pediatric kidney-transplantation.

Zusammenfassung. Für Kinder mit Nierenversagen fehlte bisher im Ruhrgebiet eine spezielle pädiatrische Dialyseeinheit. Deshalb wurde Oktober 1977 an der Universitäts-Kinderklinik Essen ein Behandlungszentrum eingerichtet, mit dem das gesamte Versorgungsspektrum für Kinder mit chronischer Niereninsuffizienz (nephrologische Spezialambulanz, zentrale Heimdialyse, Heimdialyse und Nierentransplantation) oder akutem Nierenversagen und Vergiftungen (Intensivdialyse, Hämoperfusion) möglich ist. In 18 Monaten mußten bei 24 Kindern mit CNI und bei 15 Kindern mit akuter Niereninsuffizienz oder Vergiftung bereits 2300 Hämodialysen und 400 Peritonealdialysen vorgenommen werden; in gleichem Zeitraum wurden 12 Kinder nierentransplantiert. Dieser erste Erfahrungsbericht weist auf den Bedarf einer regionalen Schwerpunktversorgung in unserem Einzugsgebiet hin. Die aufgeführten Behandlungsergebnisse wurden in enger interdisziplinärer Zusammenarbeit unserer Klinik sowie mit den benachbarten Kinderdialysezentren erreicht.

Schlüsselwörter: Regionale Behandlung von Kindern mit Nierenversagen – Chronische Niereninsuffizienz bei Kindern – Akutes Nierenversagen bei Kindern – Nierentransplantation – Vergiftungen bei Kindern – Pädiatrische Dialysebehandlung.

Seit Jahren werden in der Bundesrepublik Deutschland über 50% aller dialysepflichtigen Kinder in medizinischen Dialysezentren behandelt [3, 5, 12]. So wurde auch in Essen bis 1. Oktober 1977 die Dialysebehandlung von Kindern vom Dialysezentrum der Abteilung für Nieren- und Hochdruckkrankheiten (Direktor: Prof. Dr. K. H. Bock) übernommen. Da im Ruhrgebiet mit einer Einwohnerzahl von 5 Mio eine spezielle Einheit für Dialyse und Transplantation von Kindern nicht bestand, mußten bei Engpässen Kinder aus dem unmittelbaren Einzugsgebiet an weiter entfernte Zentren verlegt werden. Die Möglichkeiten für Dialyse und Nierentransplantation bei Kindern waren in Nordrhein-Westfalen unzureichend [10].

Das im Oktober 1977 an der kindernephrologischen Abteilung der Univ.-Kinderklinik Essen (Direktor: Prof. Dr. H. Olbing) deshalb eingerichtete neue Dialysezentrum für Kinder und Jugendliche legt hiermit einen ersten Tätigkeitsbericht vor.

Die Dialyseeinheit verfügt über Räume für Heimdialysetraining, zentrale Heimdialyse und akute Dialyse mit insgesamt 8 Hämodialyseplätzen, von denen 3 mit elektronischen Bettenwaagen versehen sind. Anfang 1979 wurde ein zusätzlicher Hämodialyseplatz für schwerstkranke Kinder auf der Kinderintensivstation eingerichtet. Außerdem sind 2 Peritonealdialysegeräte für mobilen Einsatz auf der jeweiligen Bettenstation vorhanden.

Die Einrichtung der Heimdialysetrainingsplätze, die Versorgung der Kinder in zentraler- und Heimdialyse mit Verbrauchsmaterial sowie die Finanzierung der Heimdialysetrainingsschwestern wurde vom Kuratorium für Heimdialyse und Nierentransplantation e.V., 6078 Neu-Isenburg, ermöglicht.

Tabelle 1. Dialysierte Kinder mit TCNI, Oktober 1977 bis April 1979

Nr.	Initialen	Geschl.	Alter bei Dialysebeginn (Jahre)	Grunderkrankung	Behandlung	Rehabilitation
1.	V. H.	ml.	$13^7/_{12}$	Megalureteren, Hydronephrose bds.	Z.H.D.	befriedigend
2.	S. E.	wbl.	$9^8/_{12}$	Zum Beispiel hypoplastische Nieren, chron. Pyeleonephritis	Heimdialyse u. Z.H.D.	Exitus, Herzversagen
3.	M. K.	ml.	$9^5/_{12}$	Schönlein-Henoch-Nephritis	Z.H.D., T. I/79	gut
4.	S. K.	wbl.	$3^9/_{12}$	Hämolyt.-uräm. Syndrom	Z.H.D., $2 \times$ T., MHH, IX/77 + VI/78	gut
5.	J. K.	ml.	$12^1/_{12}$	Megalureteren, Hydronephrose bds.	Z.H.D.	befriedigend
6.	M. K.	ml.	$12^1/_{12}$	Familiäre Nephropathie	Z.H.D., T I/79	gut
7.	N. B.	wbl.	3	Wilms-Tumor, Glomerulonephritis	Z.H.D.	befriedigend
8.	J. L.	ml.	$12^6/_{12}$	Megalureteren, Hydronephrose bds.	Z.H.D.	gut
9.	S. O.	wbl.	$12^5/_{12}$	Fokal segmental sklerosierende Glomerulopathie	Z.H.D.	gut
10.	D. W.	ml.	$13^8/_{12}$	Alport-Syndrom	Heimdialyse	gut
11.	C. K.	wbl.	$15^2/_{12}$	Hämolyt.-uräm. Syndrom	Z.H.D.	befriedigend
12.	G. S.	wbl.	9	Membranoproliferative Glomerulonephritis	Dialyse MS., T., E., Z.H.D. n.T.	gut
13.	M. Th.	ml.	$9^2/_{12}$	Fokal segmental sklerosierende Glomerulopathie	Z.H.D.	befriedigend
14.	S. L.	wbl.	12	Familiäre Nephropathie	Ki-Dialyse MS, Ferien-Hd., E.	gut
15.	S. L.	wbl.	$12^6/_{12}$	Mesangial proliferative Glomerulonephritis	Z.H.D., T II/79	befriedigend
16.	P. L.	ml.	17	Familiäre Nephropathie	H-D. Emsdetten, Ferien-HD, E.	gut
17.	H. H.	wbl.	$6^2/_{12}$	Cystinose	H-H.D., V.T. VIII/78, MHH	gut
18.	M. B.	ml.	13	Nephronophthise	Heimndial. K., T IX/78K, IX/79 E.	gut
19.	N. H.	wbl.	$8^{10}/_{12}$	Cystinose	Z.H.D., VT. VIII/78, MHH	gut
20.	S. H.	ml.	$7^{10}/_{12}$	Infantile Cystennieren	Heimdialyse	gut
21.	A. B.	wbl.	$1^7/_{12}$	Hämolyt.-uräm. Syndrom	PD, Heim P.D., T IX/78	gut
22.	A. H.	wbl.	8	Nierendysplasie	Ki-Dial. K., T 75K. + T. I/79 E.	gut
23.	T. T.	ml.	6	Hämolyt.-uräm. Syndrom	Ki-Dial. MS, T. II/78 E.	gut
24.	J. M.	ml.	13	Nieren-Amyloidose, Bronchiektasien	Z.H.D.	unzureichend

Der Betreuung der Kinder widmen sich 2 Dialyseärzte, 6 Schwestern, eine Lehrerin sowie ein Pfleger. Beschäftigungstherapeutin und Diätassistentin sind in das Behandlungsteam einbezogen.

Die Notwendigkeit einer Kinderdialyseeinheit für das Ruhrgebiet wurde durch die folgende Entwicklung bestätigt: Vom 12. Oktober bis 14. April 1979 wurden in 1½ Jahren bei Kindern und Jugendlichen 2267 Hämodialysen sowie 400 Peritonealdialysen vorgenommen. Wir behandelten 24 Kinder mit terminal-chronischer Niereninsuffizienz, auf die der Hauptanteil der Hämodialysen entfiel (Tabelle 1). Für diese Kinder besteht die Möglichkeit der ambulant vorgenommenen zentralen Heimdialyse ("limited care-Dialyse"), der stationären Klinikdialyse und die der Heimdialyse.

Nach bisherigen Erfahrungen trägt die bis zur Nierentransplantation vorgenommene zentrale Heimdialyse zur Rehabilitation der Kinder bei: Die Kinder übernehmen einen Teil der Vorbereitungs- und Überwachungsmaßnahmen für die Dialyse selbst. Die aktive Teilnahme an der Behandlung erleichtert ihnen die Bewältigung des Krankheitsschicksals. Im Gegensatz zur Erwachsenendialyse ist bei zentraler Heimdialyse eine Personalersparnis nicht möglich, da Kinder auch bei Mithilfe der Eltern besonderer Zuwendung des Dialysepersonals bedürfen [2, 5]. Die Betreuung darf sich keinesfalls mit der Durchführung der Dialysen allein begnügen [1]. So werden unsere Patienten während der 3- bis 4mal wöchentlich notwendigen mehrstündigen Dialysebehandlung durch Beschäftigungstherapie, Fernsehen etc. abgelenkt und erhalten individuellen Schulunterricht. Die meisten Kinder besuchen außerdem regelmäßig den Unterricht ihrer Heimatschule.

3 Kinder wurden im Alter von weniger als 4 Jahren in Dialysebehandlung übernommen. Da für Kleinkinder und deren Familie die Langzeitdialyse eine nahezu unzumutbare Belastung darstellt, ist hier eine rasche Nierentransplantation unumgänglich [7].

Stationäre Behandlungen der zeitlebens von ärztlicher Betreuung abhängigen und z. T. bereits zuvor hospitalisierten Kinder werden auf ein Minimum begrenzt. So haben wir bei den chronisch dialysepflichtigen Kindern weniger als 10% der Dialysen während stationären Klinikaufenthalten vornehmen müssen. Indikation

Tabelle 2. Kinder nach Nierentransplantation, Oktober 1977 bis April 1979

Nr.	Initialen	Geschl.	Alter bei (2) Transplant. in Jahren	Grunderkrankung	Transplantationsform	Verlauf	Kreatinin i.S. Stand IV/79
1.	T. T.	ml.	$5^{11}/_{12}$	Hämolyt.-uräm. Syndrom	Cadavertranspl. II/78	Keine Komplikationen	1,0 mg/dl
2.	A. H.	wbl.	12	Fokal segmental sklerosierende Glomerulopathie	Cadavertranspl. IV/78	Keine Komplikationen	1,2 mg/dl
3.	S. K.	wbl.	$5^{6}/_{12}$	Hämolyt.-uräm. Syndrom	Cadavertranspl. IX/77 + VI/78 MHH	1. Transpl. entfernt, Nierenart. Stenose, 2. Transpl. o. B.	0,7 mg/dl
4.	G. S.	wbl.	$10^{10}/_{12}$	Membranöse Glomerulonephr.	Cadavertranspl. VI/78	Postop. Hämodialyse	1,1 mg/dl
5.	H. H.	wbl.	7	Cystinose	Verwandtentranspl. VII/78 MHH	Keine Komplikationen	0,6 mg/dl
6.	N. H.	wbl.	$9^{1}/_{12}$	Cystinose	Verwandtentranspl. VIII/78 MHH	Keine Komplikationen	0,6 mg/dl
7.	M. B.	ml.	$14^{1}/_{12}$	Nephronophthise	Cadavertranspl. IV/73 K u. VIII/78	1. Transpl. Nierenart. Thrombose, 2. Transpl. o. b.	0,7 mg/dl
8.	A. B.	wbl.	$2^{4}/_{12}$	Hämolyt.-uräm. Syndrom	Cadavertranspl. XII/78	III/79 Nierenart. Stenose, OP Korrektur	0,5 mg/dl
9.	M. K.	ml.	$10^{3}/_{12}$	Schönlein-Henoch Nephritis	Cadavertranspl. I/79	Mehrere akute Abst.	1,4 mg/dl
10.	A. H.	wbl.	$13^{1}/_{12}$	Mesangial proliferative Glomerulonephritis	Cadavertranspl. I/79	Postop. ANI, Hämodial.	1,2 mg/dl
11.	M. K.	ml.		Familiäre Nephropathie	Cadavertranspl. II/79	Postop. ANI, Hämodial.	1,0 mg/dl
12.	U. J.	wbl.	$13^{4}/_{12}$	Mesangial proliferative Glomerulonephritis	Verwandtentranspl. II/79	Ovarialtumor Relaparotomie w.	1,0 mg/dl

für die Krankenhausaufnahme waren Erstdialysen bei schweren Urämiesymptomen, Shuntkomplikationen und interkurrente Infektionen.

Von 2 in Münster und Emsdetten dialysierten Kindern wurde die bestehende Möglichkeit einer Feriendialysebehandlung in unserer Abteilung wahrgenommen. Umgebungswechsel und Änderung der sonst stets gleichen Bezugsperson tragen in Feriendialyse zur Rehabilitation der Kinder bei und entlasten die durch chronische Krankheit des Kindes nicht selten angespannte familiäre Situation. Deshalb wurde 1978 auch 5 unserer Patienten eine Feriendialyse ermöglicht. Für 4 Kinder konnte in einem Landhaus in Velen/Münsterland ein Dialyseraum eingerichtet werden; die Betreuung der Kinder wurde von unserem Team übernommen. Ein Kind verbrachte seine Ferien im Schwarzwald (Dialyse Universitäts-Klinik Freiburg).

Da Kinder in Heimdialyse unter bestimmten Voraussetzungen besser als mit zentraler Heimdialyse rehabilitiert werden können [8, 11], haben wir 4 unserer Patienten für die Heimdialyse vorbereitet. 2 dieser Patienten sind inzwischen erfolgreich transplantiert, ein Kind befindet sich in Heimdialyse, ein Kind mit seiner Mutter noch im Training (Tabelle 1).

Die Dialysebehandlung terminal niereninsuffizienter Kinder wird auch von uns als Überbrückungsmaßnahme bis zur Nierentransplantation angesehen, da Kinder nach erfolgreicher Transplantation ungleich besser rehabilitiert werden können [9]. So wurden seit dem 1. Oktober 1977 von der eng mit der Kinderdialyse

kooperierenden Transplantationsabteilung der Chirurgischen Universitätsklinik Essen (Direktor: Prof. Dr. F. W. Eigler) bei 9 zuvor von uns oder Nachbarzentren dialysierter Kinder eine Nierentransplantation vorgenommen; 3 Kinder wurden von der Medizinischen Hochschule Hannover transplantiert (Tabelle 2).

Auf der Tabelle 2 sind Alter bei Transplantation, Grunderkrankung, Daten der Transplantation und Verlauf bis April 1979 aufgeführt. Sämtliche Kinder leben z. Z. mit guter bis befriedigender Organfunktion. Insgesamt wurden im Transplantationszentrum Essen seit 1971 29 Kinder und Jugendliche im Alter bis zu 18 Jahren nierentransplantiert. Bei dem Kleinkind A. B. (Tabelle 1, Nr. 2; Tabelle 2, Nr. 8) trat im Alter von $1^{7}/_{12}$ Jahren ein hämolytisch-urämisches Syndrom mit terminal chronischer Niereninsuffizienz auf. Nach mehrmonatiger Klinikperitonealdialyse über Tenkhoff-Verweilkatheter und anschließender Heimperitonealdialyse wurde über Eurotransplant eine Kleinkinderniere vermittelt und erfolgreich transplantiert. 3 Monate später wurde eine mit medikamentös nicht beeinflußbarer Hypertonie einhergehende Nierenarterienstenose operativ korrigiert, die Blutdruckwerte liegen seitdem wieder im Normbereich, die Transplantatfunktion ist gut, Abstoßungsreaktionen traten bisher nicht auf.

Akute Niereninsuffienz oder Vergiftungen waren im gleichen Zeitraum bei 15 Kindern die Dialyseindikation. Bei 7 Kindern wurde eine Peritoneal-, bei 8 Kindern die Hämodialyse vorgenommen. Häufigste

Tabelle 3. Dialysebehandlung bei Kindern mit ANI oder schweren Vergiftungen, Oktober 1977 bis April 1979

Nr.	Initialen	Geschl.	Alter bei Dialysebeginn (Jahre)	Grunderkrankung	Harnstoff-N u. Kreatinin i. S. in mg/dl vor 1. Dialyse	Behandlung	Verlauf
1.	A. Z.	wbl.	4	Hämolyt.-uräm. Syndrom	109/6,6	16 HD	Exitus Soorsepsis
2.	A. J.	wbl.	2	Rez. fam. Hämolyt.-uräm. Syndrom	97/3,6	3 Mon. PD	Exitus, Rezidiv Linksherzinsuff.
3.	M. R.	wbl.	$5^6/_{12}$	Akute diffuse Glomerulonephritis nach Streptokokkeninfektion	168/10,1	5 HD	gesund
4.	L. F.	wbl.	$4^9/_{12}$	Hämolyt.-uräm. Syndrom	238,8/12	PD	gesund
5.	S. N.	wbl.	$6^{11}/_{12}$	Intoxikation (Carbomal)		Hämoperfusion	gesund
6.	A. K.	wbl.	$^8/_{12}$	Transposition der großen Gefäße, ANI nach Korrektur-OP	130	PD	gesund
7.	A. B.	wbl.	$14^{10}/_{12}$	Intoxikation (Carbomal)		Hämoperfusion	gesund
8.	M. S.	ml.	$1^{11}/_{12}$	Hämolyt.-uräm. Syndrom	150	PD	gesund
9.	T. H.	ml.	$10^4/_{12}$	Uratnephropathie, akute Leukose	179/7,7	PD	gesund
10.	E. W.	ml.	$4^8/_{12}$	Hämolyt.-uräm. Syndrom	215,2/12	15 HD	gesund
11.	A. P.	wbl.	$13^6/_{12}$	Verbrennung 3. Grades, 40% KO	150/4,6	1, HD	Exitus, Herzversagen
12.	M. B.	ml.	$2^{11}/_{12}$	Intoxikation (Neoteben)		2 Hämoperfusion	gesund
13.	J. L.	wbl.	$1^3/_{12}$	Hämolyt.-uräm. Syndrom	82/5,8	PD	gesund
14.	C. K.	wbl.	$2^8/_{12}$	Hämolyt.-uräm. Syndrom	162/7,7	PD	gesund
15.	P. M.	ml.	$1^9/_{12}$	Hämolyt.-uräm. Syndrom	275	PD	Restschaden

PD = Peritonealdialyse; HD = Hämodialyse; gesund = Normale Niereninfektion, keine Hypertonie; Restschaden = Niereninsuffizienz und/oder Hypertonie

Grunderkrankung war auch bei uns das hämolytisch-urämische Syndrom, das bei 8 von 12 Kindern vorlag [3]; andere Ursachen waren Schockniere nach Herzoperation, nach Verbrennungen 4. Grades von 40% der Körperoberfläche und Uratnephropathie bei Leukose. Bei 9 Kindern konnte eine z. T. mehrwöchige oligoanurische Phase überwunden werden, die Kinder überlebten gesund. Bei einem Kind (Nr. 15) fand sich 8 Wochen nach der Verlegung in die Heimatklinik noch eine eingeschränkte Nierenfunktion.

Im gleichen Zeitraum wurden 3 Kinder mit schweren Vergiftungen und vital bedrohlichen Organausfällen in Zusammenarbeit mit der Dialyseabteilung der Medizinischen Universitätsklinik Essen kombiniert hämoperfundiert und dialysiert. Sämtliche Kinder, wie 6 zuvor hämoperfundierte Kinder, überlebten gesund [6].

Diese ersten Daten zeigen, daß mit der Einrichtung des Kinderdialysezentrums Essen für die Bevölkerung des Ruhrgebiets eine Versorgungslücke geschlossen werden konnte. Der enge Verbund mit Spezialambulanz und Bettenstation der kindernephrologischen Abteilung sowie die Zusammenarbeit mit medizinischer Dialyseabteilung, Transplantationszentrum und Institut für medizinische Virologie und Immunologie gewährleisten eine umfassende Betreuung von Kindern mit Niereninsuffizienz oder Vergiftungen im Einzugsgebiet.

Die Betreuung chronisch niereninsuffizienter Kinder sollte frühzeitig, vor Erreichen des dialysepflichtigen Endstadiums einsetzen [1, 5, 8]. Eine enge Zusammenarbeit zwischen Hausarzt, Klinik und nephrologischem Zentrum ist erforderlich, damit chronisch niereninsuffiziente Kinder langfristig auf die Dialysebehandlung vorbereitet sowie medikamentös und diätetisch Langzeitkomplikationen der chronischen Urämie (Osteopathie, Wachstum, Anämie) vorgebeugt werden kann.

Die Prognose des akuten Nierenversagens und die schwerer Vergiftungen bei Kindern wird nur durch rechtzeitigen Einsatz der Dialysebehandlung verbessert [4, 5]. Deshalb ist auch bei diesen schwerkranken Kindern eine frühzeitige Kontaktaufnahme der behandelnden Klinik mit einem spezialisierten Zentrum notwendig, das über sämtliche Behandlungsverfahren bei Nierenversagen (konservative Behandlung, Hämodialyse, Peritonealdialyse, Nierentransplantation sowie extrakorporale Detoxikation) verfügt.

Abkürzungen

ANI = Akute Niereninsuffizienz; E = Universitätsklinik Essen; K = Universitätsklinik Köln; MHH = Medizinische Hochschule Hannover; MS = Universitätsklinik Münster; PD = Peritonealdialyse; T = Cadavernierentransplantation; TCNI = Terminal-chronische Niereninsuffizienz; VT = Verwandtentransplantation; Z.H.D. = Zentrale Heimdialyse.

Rehabilitationskriterien: gut = Regelmäßiger Schulbesuch, bei Kleinkindern normale Belastbarkeit; befriedigend = Schulbesuch nicht regelmäßig, körperliche Belastbarkeit wechselnd; unzureichend = Kein Schulbesuch, unzureichende häusliche Aktivität, mehr als 4 × Kliniksdialyse/Jahr.

Literatur

1. Bläker, F., Hellwege, H.H.: Organisatorische Fragen im Zusammenhang mit der Behandlung der terminalen Niereninsuffizienz im Kindesalter. Monatsschr. Kinderheilkd. **122**, 826–835 (1974)
2. Bulla, M.: Dialyse im Kindesalter. Stuttgart: Enke 1977

3. Chantler, C., Donckerwolcke, R. A., Brunner, F. P., Brynger, H., Hathway, R. A., Jacobs, C., Selwood, N. H., Wing, A. J.: Combined report on regular dialysis and transplantation of children in Europe, 1978. Proc. Eur. Transplant. Assoc. **16**, (1979)

4. Diekmann, L. Pösnecker, J.: Das akute Nierenversagen im Kindesalter. Monatsschr. Kinderheilkd. **124**, 772–778 (1976)

5. Dippell, J.: Die Behandlung der chronischen Niereninsuffizienz im Kindesalter durch Dialyse und Transplantation. Aktuel. Urol. **7**, 137–145 (1976)

6. Graben, N., Sohn, J., Pistor, K.: Treatment of life-threatening exogenous intoxications in infants and children by combination of hemoperfusion trough charcoal or resin and hemodialysis. Euromed. (in press)

7. Hodson, E.M., Najarian, J.S., Kjellstrand, C.M., Simmons, R.L., Maurer, S.M.: Renal transplantation in children aged 1 to 5 years. Pediatrics **61**, 458–464 (1977)

8. Müller-Wiefel, D.E., Schärer, K., Michalk, D., Mehls, O., Gilli, G., Klare, B.: Die Bedeutung der frühzeitigen und langfristigen Betreuung von Kindern mit chronischer Niereninsuffizienz. Therapiewoche **28**, 4210–4230 (1978)

9. Offner, G., Brandis, M., Krohn, H.-P., Pichlmayr, R., Tidow, G.: Nierentransplantationen bei Kindern in Hannover 1970–1977. Dtsch. Med. Wochenschr. **104**, 393–401 (1979)

10. Olbing, H., Strauch F., Bachmann, H.-J.: Möglichkeiten für Dialyse und Nierentransplantation bei Kindern in NRW unzureichend. Dtsch. Med. Wochenschr. **101**, 711 (1976)

11. Pistor, K.: Heimdialyse von Kindern. Monatsschr. Kinderheilkd. **123**, 751 (1975)

12. Schärer, K., Schüler, H.W., Gurland, H.J.: Intermittierende Dialyse und Nierentransplantation in der BRD. Monatsschr. Kinderheilkd. **122**, 565–566 (1974)

Dr. K. Pistor
Universitäts-Kinderklinik
Abteilung für pädiatrische Nephrologie
Hufelandstraße 55
D-4300 Essen 1

Nachtrag bei Korrektur: Am 31. Dezember 79 lebten alle auf Tab. 1 bzw. 2 aufgeführten Kinder unter Dialyse bzw. mit weiterhin funktionierendem Transplantat. Seit 1. April 79 wurden 7 weitere Kinder in intermittierende Dialyse übernommen. 8 Kinder (Alter $2^{10}/_{12}$–15 J.) wurden transplantiert. Von diesen kam 1 Kind postoperativ ad finem. 1 Kind mußte wieder explantiert werden, bei den anderen findet sich eine gute Transplantatfunktion.

Monatsschr. Kinderheilkd. 128, 141–146 (1980)

Monatsschrift für
Kinderheilkunde
© by Springer-Verlag 1980

Energie- und Nährstoffversorgung im Verlauf der Kindheit*

VI. Calcium, Phospor, Magnesium

Helga Stolley, Mathilde Kersting und W. Droese

Forschungsinstitut für Kinderernährung (Direktor: Prof. Dr. W. Droese), Dortmund

**Energy and Nutrient Supply During Childhood.
VI. Calcium, Phosphorus, Magnesium**

Summary. The calcium, phosphorus and magnesium intake of 2–14 year old children living at home is reported. The calcium intake of 2–3 year old boys amounts to 646 ± 139 mg/day, the phosphorus intake to 747 ± 132 mg/day, the magnesium intake to 174 ± 22 mg/day. The intake of calcium increases to 1017 ± 186 mg/day, the intake of phosphorus to 1321 ± 187 mg/day, the intake of magnesium to 292 ± 51 mg/day in 12 to 14 year old boys. The intake of girls on average is 10% less. The ratio of calcium : phosphorus is between 0,75 and 0,79 in the diet of 2 to 11 year old children and 0,69 for 12 to 14 year old children. The distribution of calcium, phosphorus and magnesium in the different meals of the day does not correlate with the energy distribution. In the usual mixed diet 70–75% of the calcium derives from milk and milk products; 60% of the phosphorus and 35–45% of the magnesium derive from animal foodstuffs. In a random sample of 400 daily diets the calculation with food composition tables differs from chemical analyses on average, for calcium for −1%, for phosphorus for less than 1%, for magnesium for +11%. In our observations calcium and phosphorus intake is in the same range as for English and Dutch children. Calcium intake is in accordance with the German and British recommendations. According to a higher milk intake calcium and phosphorus intake of children in USA and in North Sweden ist 200–300 mg higher.

Key words: Nutrition survey – Preschool child, schoolchild – Calcium, phosphorus, magnesium intake.

Zusammenfassung. Es wird über die Calcium-, Phosphor- und Magnesiumaufnahme von 2 bis 14 Jahre alten Kindern in Familien berichtet. Die Calciumaufnahme beträgt bei 2- und 3jährigen Jungen im Durchschnitt 646 ± 139 mg/Tag, die Phosphoraufnahme 747 ± 132 mg/Tag, die Magnesiumaufnahme 174 ± 22 mg/Tag. Bis zum Alter von 12–14 Jahren nimmt die Aufnahme von Calcium auf 1017 ± 186 mg/Tag, von Phosphor auf 1321 ± 187 mg/Tag, von Magnesium auf 292 ± 51 mg/Tag zu. Bei Mädchen sind die Aufnahmen im Durchschnitt 10% niedriger. Das Verhältnis von Calcium:Phosphor in der Nahrung liegt bei den 2- bis 11jährigen Kindern zwischen 0,75 und 0,79, bei den 12- bis 14jährigen Kindern bei 0,69. Die Verteilung von Calcium, Phosphor und Magnesium auf die Tagesmahlzeiten geht nicht mit der Energieverteilung auf die Mahlzeiten parallel. Bei der in den Familien üblichen Gemischtkost tragen Milch und Milchprodukte zu 70–75% zur Calciumversorgung bei. Die Phosphoraufnahme stammt zu 60% aus tierischen Lebensmitteln, die Magnesiumaufnahme zu 35–45%. In einer Stichprobe von 400 Tagesnahrungen unterscheiden sich die Mittelwerte aus Berechnung mit Nährwerttabellen von denen aus chemischer Analyse bei Calcium um −1%, bei Phosphor um weniger als 1%, bei Magnesium um +11%. Die Calcium- und Phosphoraufnahme der von uns beobachteten Kinder stimmt mit der von englischen und holländischen Kindern überein. Die Calciumaufnahme entspricht den Empfehlungen der deutschen sowie englischen Ernährungskommission. Amerikanische und nordschwedische Kinder bekommen mit ihrer Nahrung 200–300 mg mehr Phosphor und Calcium, da die Kinder in diesen Ländern mehr Milch trinken.

Schlüsselwörter: Ernährungsbeobachtung – Kleinkind, Schulkind – Calcium-, Phosphor-, Magnesiumversorgung.

* Die Untersuchungen wurden mit Mitteln des Ministeriums für Wissenschaft und Forschung des Landes Nordrhein-Westfalen und des Bundesministeriums für Jugend, Familie und Gesundheit durchgeführt

Einleitung

Aus unseren Untersuchungen über Nahrungsverzehr und Nährstoffversorgung von Kindern in Familien [10, 11, 21–23] berichten wir in der vorliegenden Arbeit über die Calcium-, Phosphor- und Magnesiumaufnahme von 2- bis 14jährigen Kindern.

Tabelle 1. Durchschnittliche tägliche Calcium-, Phosphor- und Magnesiumaufnahmen von Jungen und Mädchen im Alter von 2–14 Jahren

		Calcium mg/Tag	Phosphor mg/Tag	Verhältnis Calcium: Phosphor	Magnesium mg/Tag
2– 3 Jahre	Jungen	646 ± 139	747 ± 132	0,78	174 ± 22
	Mädchen	551 ± 127	655 ± 114		152 ± 24
4– 5 Jahre	Jungen	700 ± 160	893 ± 149	0,75	199 ± 32
	Mädchen	660 ± 124	811 ± 119		181 ± 25
6– 7 Jahre	Jungen	755 ± 147	950 ± 132	0,75	210 ± 29
	Mädchen	719 ± 127	900 ± 111		201 ± 23
8– 9 Jahre	Jungen	762 ± 173	1025 ± 143	0,79	217 ± 33
	Mädchen	861 ± 194	1008 ± 143		220 ± 29
10–11 Jahre	Jungen	937 ± 207	1136 ± 170	0,79	251 ± 43
	Mädchen	825 ± 220	998 ± 183		219 ± 44
12–14 Jahre	Jungen	1017 ± 186	1321 ± 187	0,69	292 ± 51
	Mädchen	952 ± 246	1197 ± 211		271 ± 56

Tabelle 2. Verteilung der Calcium-, Phosphor- und Magnesiumaufnahme auf die Tagesmahlzeiten von Kindern (Tagesmahlzeiten = 1. und 2. Frühstück; Mittagessen; Nachmittags- und Abendmahlzeit)

		Anteile an der Calciumaufnahme in %			Anteile an der Phosphoraufnahme in %			Anteile an der Magnesiumaufnahme in %		
		Früh-stück	Mittag	Nachm. Abend	Früh-stück	Mittag	Nachm. Abend	Früh-stück	Mittag	Nachm. Abend
2– 3 Jahre	Jungen	32	18	50	27	25	48	23	28	49
	Mädchen	30	18	52	26	25	49	23	28	49
4– 5 Jahre	Jungen	36	19	45	28	27	45	26	32	42
	Mädchen	36	18	46	29	25	46	26	29	45
6– 7 Jahre	Jungen	42	18	40	33	29	38	29	36	35
	Mädchen	35	19	46	28	29	43	23	34	43
8– 9 Jahre	Jungen	39	23	38	31	32	37	25	42	33
	Mädchen	37	17	46	32	27	41	25	35	40
10–11 Jahre	Jungen	38	18	44	32	28	40	24	39	37
	Mädchen	33	18	49	29	28	43	21	37	42
12–14 Jahre	Jungen	41	18	41	34	28	38	25	40	35
	Mädchen	35	17	48	30	26	44	25	33	42

Tabelle 3. Durchschnittlicher Lebensmittelverzehr in g/Tag und Anteile der Lebensmittel an der Calciumaufnahme in Prozent

	Altersgruppe in Jahren					
	2–3	4–5	6–7	8–9	10–11	12–14
Milch (Trinkmilch, Milch-kakao, Joghurt etc.)	278 g = 61%	308 g = 58%	412 g = 69%	456 g = 70%	487 g = 71%	498 g = 67%
Käse (Frischkäse, Hartkäse)	20 g = 10%	31 g = 13%	24 g = 6%	27 g = 7%	26 g = 7%	30 g = 6%
Fleisch, Eier	67 g = 3%	81 g = 3%	93 g = 3%	99 g = 3%	89 g = 3%	125 g = 3%
Brot, Getreideprodukte	77 g = 5%	106 g = 5%	123 g = 5%	127 g = 4%	149 g = 4%	185 g = 5%
Kuchen, Süßigkeiten, Eiscreme etc.	103 g = 7%	103 g = 6%	119 g = 5%	136 g = 6%	142 g = 6%	215 g = 8%
Gemüse, Kartoffeln	86 g = 4%	117 g = 5%	159 g = 5%	181 g = 5%	199 g = 5%	249 g = 6%
Obst, Obstsäfte	351 g = 8%	360 g = 7%	262 g = 5%	209 g = 4%	168 g = 3%	209 g = 4%

Ergebnisse

Calcium-, Phosphor- und Magnesiumaufnahme (Tabelle 1)

Calcium: Die Calciumaufnahme beträgt bei 2- und 3jährigen Jungen im Durchschnitt 646 ± 139 mg/Tag, bei gleichaltrigen Mädchen 551 ± 127 mg/Tag. Im Verlauf der Kindheit steigt die Calciumaufnahme auf 1017 ± 186 mg/Tag bei den 12- bis 14jährigen Jungen, bei Mädchen auf 952 ± 246 mg/Tag an.

Phosphor: Die Phosphoraufnahme liegt bei den 2- und 3jährigen Jungen im Durchschnitt bei 747 ± 132 mg/Tag, bei gleichaltrigen Mädchen bei 655 ± 114 mg/Tag. Im Verlauf der Kindheit steigt die Phosphoraufnahme auf 1321 ± 187 mg/Tag bei den 12- bis 14jährigen Jungen, bei Mädchen auf 1197 ± 211 mg/Tag an.

Tabelle 4. Durchschnittlicher Lebensmittelverzehr in g/Tag und Anteile der Lebensmittel an der Phosphoraufnahme in Prozent

	Altersgruppe in Jahren					
	2–3	4–5	6–7	8–9	10–11	12–14
Milch, Milchprodukte	298 g = 45%	339 g = 44%	436 g = 45%	483 g = 45%	513 g = 45%	528 g = 40%
Fleisch, Fleischwaren	48 g = 11%	61 g = 11%	73 g = 12%	76 g = 12%	64 g = 10%	98 g = 12%
Eier	19 g = 6%	20 g = 5%	20 g = 4%	23 g = 5%	25 g = 5%	27 g = 5%
Brot, Getreideprodukte	77 g = 16%	106 g = 18%	123 g = 18%	127 g = 16%	149 g = 18%	185 g = 19%
Obst, Obstsäfte	351 g = 8%	360 g = 6%	262 g = 5%	209 g = 3%	168 g = 3%	209 g = 4%
Gemüse	49 g = 3%	62 g = 3%	71 g = 3%	76 g = 3%	72 g = 3%	95 g = 3%
Kartoffeln	37 g = 3%	55 g = 4%	88 g = 5%	105 g = 6%	127 g = 7%	154 g = 7%
Kuchen, Süßigkeiten, Eiscreme, etc.	103 g = 6%	103 g = 6%	119 g = 6%	136 g = 8%	142 g = 7%	215 g = 8%

Tabelle 5. Durchschnittlicher Lebensmittelverzehr in g/Tag und Anteile der Lebensmittel an der Magnesiumaufnahme in Prozent

	Altersgruppe in Jahren					
	2–3	4–5	6–7	8–9	10–11	12–14
Milch, Milchprodukte	298 g = 27%	339 g = 26%	436 g = 31%	483 g = 35%	513 g = 36%	528 g = 31%
Fleisch, Fleischwaren	48 g = 6%	61 g = 7%	73 g = 8%	76 g = 8%	64 g = 8%	98 g = 8%
Eier	19 g = 1%	20 g = 1%	20 g = 1%	23 g = 1%	25 g = 1%	27 g = 1%
Obst, Obstsäfte	351 g = 24%	360 g = 20%	262 g = 14%	209 g = 10%	168 g = 9%	209 g = 9%
Kartoffeln	37 g = 7%	55 g = 9%	88 g = 13%	105 g = 15%	127 g = 17%	154 g = 17%
Gemüse	49 g = 7%	62 g = 7%	71 g = 7%	76 g = 8%	72 g = 7%	95 g = 7%
Brot, Getreideprodukte	77 g = 14%	106 g = 16%	123 g = 14%	127 g = 12%	149 g = 10%	185 g = 12%
Kuchen, Süßigkeiten, Eiscreme, etc.	103 g = 11%	103 g = 12%	119 g = 11%	136 g = 11%	142 g = 12%	215 g = 14%

Das Verhältnis von Calcium : Phosphor in der Nahrung der 2- bis 11jährigen Kinder liegt zwischen 0,75 und 0,79, bei den 12- bis 14jährigen bei 0,69.

Magnesium: 2- bis 3jährige Jungen erhalten im Durchschnitt 174 ± 22 mg Magnesium/Tag, gleichaltrige Mädchen 152 ± 24 mg/Tag. Die Magnesiumaufnahme steigt im Verlauf der Kindheit an auf 292 ± 51 mg/Tag bei den 12- bis 14jährigen Jungen und 271 ± 56 mg/Tag bei den Mädchen.

Im Durchschnitt der Altersgruppen haben Jungen eine um 6% größere Calciumaufnahme, eine um 9% größere Phosphoraufnahme und eine um 8% größere Magnesiumaufnahme als Mädchen. Die Unterschiede zwischen Jungen und Mädchen in der Calcium-, Phosphor- und Magnesiumaufnahme sind signifikant in den Altersgruppen der 2- bis 3-, 4- bis 5- und 10- bis 11jährigen Kinder.

Bezogen auf den Energiegehalt liegt, unabhängig von Alter und Geschlecht, die Calciumaufnahme zwischen 400–450 mg/1000 kcal, die Phosphoraufnahme zwischen 500–540 mg/1000 kcal und die Magnesiumaufnahme zwischen 110–120 mg/1000 kcal.

Es bestehen positive Korrelationen zwischen Calcium-, Phosphor- und Magnesiumaufnahme. Der Korrelationskoeffizient zwischen Calcium und Phosphor beträgt $r = +0,83$, zwischen Calcium und Magnesium $r = +0,61$ und zwischen Phosphor und Magnesium $r = +0,74$. Positive Korrelationen bestehen zwischen Energie- und Phosphoraufnahme mit $r = +0,66$, zwischen Energie- und Magnesiumaufnahme mit $r = +0,61$. Die Korrelation zwischen Protein und Calcium beträgt $r = +0,64$, zwischen Protein und Phosphor

$r = +0,88$, zwischen Protein und Magnesium $r = +0,61$.

Anteile der Tagesmahlzeiten an der Calcium-, Phosphor- und Magnesiumversorgung (Tabelle 2)

Mit dem 1. und 2. Frühstück bekommen Vorschulkinder und Schulkinder zwischen 30% und 42% ihrer täglichen Calciumaufnahme, zwischen 26% und 34% ihrer täglichen Phosphoraufnahme, zwischen 21% und 29% ihrer täglichen Magnesiumaufnahme.

Das Mittagessen trägt zur Versorgung mit Calcium zu 17–23%, zur Versorgung mit Phosphor zu 25–32% und zur Versorgung mit Magnesium zu 28–42% bei.

Nachmittags- und Abendmahlzeit zusammen haben einen Anteil an der Calciumversorgung zwischen 38% und 52%, an der Phosphorversorgung zwischen 37% und 49%, an der Magnesiumversorgung zwischen 33% und 49%.

Lebensmittel – Calcium, Phosphor, Magnesium

Calcium (Tabelle 3): Vorschulkinder erhalten mit rund 300 g Milch am Tag durchschnittlich 60%, Schulkinder mit 400–500 g Milch um 70% ihrer Calciumversorgung. Milch und Milchprodukte zusammen tragen in allen Altersgruppen zu 70–75% zur Calciumversorgung bei. Alle übrigen Lebensmittelgruppen haben Anteile an der Calciumversorgung zwischen 3% und 7%.

Phosphor (Tabelle 4): Kleinkinder und Schulkinder erhalten 60% ihrer Phosphoraufnahme aus tierischen Lebensmitteln. 45% des Phosphors werden allein durch Milch und Milchprodukte geliefert. Brot und Getreide-

Tabelle 6. Erforderliche Beobachtungstage zur Ermittlung der Calcium-, Phosphor- und Magnesiumaufnahme beim einzelnen Kind mit 25 und mehr Beobachtungstagen

Alter der Kinder Zahl der Kinder mit 25 und mehr Beobachtungstagen Mittelwert ± 5% erreicht	Calciumaufnahme 2–14 Jahre 155 Kinder = 100%	Summe %	Phosphoraufnahme 2–14 Jahre 155 Kinder = 100%	Summe %	Magnesiumaufnahme 2–14 Jahre 155 Kinder = 100%	Summe %
nach ≤ 7 Tagen	kein Kind	0%	19 Kinder = 12%	12%	5 Kinder = 3%	3%
nach 8–14 Tagen	7 Kinder = 5%	5%	36 Kinder = 23%	35%	57 Kinder = 37%	40%
nach 15–21 Tagen	20 Kinder = 13%	18%	60 Kinder = 39%	74%	45 Kinder = 29%	69%
nach 22–28 Tagen	30 Kinder = 19%	37%	23 Kinder = 15%	89%	32 Kinder = 21%	90%
nach 29–35 Tagen	19 Kinder = 12%	49%	11 Kinder = 7%	96%	5 Kinder = 3%	93%
nach 36–42 Tagen	12 Kinder = 8%	57%	kein Kind		2 Kinder = 1%	94%
nach > 42 Tagen	11 Kinder = 7%	64%	kein Kind		kein Kind	
	99 Kinder = 64%		149 Kinder = 96%		146 Kinder = 94%	

produkte machen 16–19%, Obst, Gemüse und Kartoffeln zusammen 12–14% der Phosphorversorgung aus. 6–8% der Phosphoraufnahme bekommen die Kinder aus Lebensmitteln, die wir unter dem Begriff „Süßigkeiten" zusammenfassen.

Magnesium (Tabelle 5): Tierische Lebensmittel machen bei Kleinkindern etwa ein Drittel, bei Schulkindern 40–45% der Magnesiumversorgung aus. Von den tierischen Lebensmitteln haben Milch und Milchprodukte den größten Anteil. Im Verlauf der Kindheit nimmt der Anteil von Obst und Obstsäften an der Magnesiumversorgung von 24% auf 9% ab, während der Anteil von Kartoffeln an der Magnesiumversorgung von 7% auf 17% steigt. Brot und Getreideprodukte tragen in allen Altersgruppen zwischen 10% und 16% zur Magnesiumversorgung bei.

Calcium-, Phosphor- und Magnesiumaufnahme von Kindern im Verlauf einer mindestens 25tägigen Beobachtungsdauer

Wir berechneten bei 155 Kindern (111 Kleinkinder, 44 Schulkinder) für jedes einzelne Kind den individuellen Mittelwert der Calcium-, Phosphor- und Magnesiumaufnahme im Verlauf seiner Beobachtungsperiode von mindestens 25 Tagen (Tabelle 6).

Nach einer Beobachtungsdauer von 7 Tagen hatten bei der Calciumaufnahme kein Kind, bei der Phosphoraufnahme 12% der Kinder, bei der Magnesiumaufnahme 3% der Kinder ihren individuellen Mittelwert mit einem Standardfehler $s_{\bar{x}} \pm 5\%$ erreicht. Nach 28 Tagen hatten bei der Calciumaufnahme 37% der Kinder, bei der Phosphoraufnahme 89% der Kinder und bei der Magnesiumaufnahme 90% der Kinder ihren individuellen Mittelwert erreicht. Nach 42 Tagen und mehr hatten erst zwei Drittel der Kinder ihre mittlere individuelle Calciumaufnahme erreicht. In der erforderlichen Zeitdauer zur Erreichung des individuellen Mittelwertes bestanden keine deutlichen Unterschiede zwischen Kleinkindern und Schulkindern.

Nach mindestens 25 Tagen unterschieden sich im Mittelwert ihre individuellen Aufnahme bei Calcium 50%, bei Phosphor 47%, bei Magnesium 52% der Kleinkinder signifikant voneinander (p ≤ 0,05). Bei den Schulkindern unterschieden sich im Mittelwert ihrer individuellen Calciumaufnahme 75%, ihrer Phosporaufnahme 58% und ihrer Magnesiumaufnahme 63% der Kinder signifikant voneinander.

Als Maßstab für die Schwankungsbreite in der Calcium-, Phosphor- und Magnesiumaufnahme von Tag zu Tag wurde für jedes einzelne Kind sein individueller Variationskoeffizient berechnet. Einen Variationskoeffizienten zwischen ± 11% und ± 30% hatten von den 155 Kindern bei der Calciumaufnahme 18%, bei der Phosphoraufnahme 56% und bei der Magnesiumaufnahme 57%. Einen Variationskoeffizienten zwischen ± 31% und ± 50% hatten bei der Calciumaufnahme 57%, bei der Phosphoraufnahme und Magnesiumaufnahme je 32% der Kinder. Einen Variationskoeffizienten von mehr als ± 50% hatten bei Calcium 22%, bei Phosphor und Magnesium je 8% der Kinder.

Diskussion

Bei Berechnung der Nährstoffaufnahme mit Nährwerttabellen stellt sich die Frage, in wieweit berechnete Werte mit parallel durchgeführten chemischen Analysen übereinstimmen.

Unsere Untersuchung mit einer Stichprobe von 400 Tagesnahrungen ergab zwischen den mit Nährwerttabellen [20] berechneten und den chemisch analysierten Werten eine Abweichung im Mittel bei Calcium von –1%, bei Phosphor von weniger als 1%, bei Magnesium von +11% [19, 24].

Vergleicht man die Mittelwerte aus jeweils 28 berechneten und analysierten Tagesnahrungen, so hatten die Mittelwerte bei Calcium in 86% der Vergleiche und bei Phosphor in 100% der Vergleiche eine Übereinstimmung im Bereich von ± 5%. Beim Magnesium stimmten Berechnung und Analyse nur in 9% der verglichenen Vierwochenperioden im Bereich von ± 5% überein.

Werden für jede einzelne der 400 Tagesnahrungen berechneter und analytisch ermittelter Wert gegenübergestellt, so zeigten sich Abweichungen von weniger als ± 5% für Calcium in 36% der Tage, für Phosphor in 53% der Tage und für Magnesium in 29% der Tage. Toleriert man Abweichungen von ± 10%, ergaben sich Übereinstimmungen zwischen Berechnung und Analyse bei Calcium in 66% der Tage, bei Phosphor in 79% der Tage, bei Magnesium in 47% der Tage. Die geringe Übereinstimmung zwischen Analyse und Berechnung des Magnesiumgehaltes in Tagesnahrungen führen wir auf die noch geringe Anzahl von Magnesiumanalysen in Lebensmitteln zurück.

Bei der in unserem Lande üblichen Gemischtkost erhalten Vorschulkinder im Durchschnitt 600–700 mg Calcium/Tag, Schulkinder 750–1000 mg Calcium/Tag. Die warme Mittagsmahlzeit trägt im Durchschnitt nur zu 18% zur Calciumaufnahme bei. Eine Beurteilung der Calciumversorgung nur aufgrund von Untersuchungen der Mittagsmahlzeit führt deshalb zu falschen Ergebnissen.

Die Calciumversorgung englischer [2, 3, 5, 8, 16] und holländischer Kinder [14, 15] liegt in derselben Größenordnung wie bei den von uns beobachteten Kindern. Französische Schulkinder haben eine geringere Calciumaufnahme [6]. Amerikanische Kinder [1, 4, 13, 17, 25] und Kinder in Nordschweden [18] erhalten in allen Altersstufen 200–400 mg Calcium mehr als die Dortmunder Kinder. Die größere Calciumaufnahme der amerikanischen und nordschwedischen Kinder ist ausschließlich auf den größeren Milchverzehr zurückzuführen. Würde man aus der in hochindustrialisierten Staaten derzeit üblichen Gemischtkost Milch und Milchprodukte herauslassen, so würden die Kinder, je nach Alter, nur 200–300 mg Calcium pro Tag bekommen.

Die Calciumaufnahmen Dortmunder Kinder liegen im Bereich der Empfehlungen für die Bundesrepublik [9], für die DDR [26] und für England [7]. Die amerikanischen Empfehlungen [12] sind für alle Altersstufen 200 mg höher. Die Unterschiede zwischen den amerikanischen und europäischen Empfehlungen für die wünschenswerte Höhe der Calciumaufnahme zeigen, daß Empfehlungen von Ernährungskommissionen mehr die Ernährungsgewohnheiten des Landes widerspiegeln und nicht unbedingt den Bedarf angeben.

Die Phosphoraufnahme der von uns beobachteten Kinder lag zwischen 700 und 850 mg/Tag im Vorschulalter und zwischen 900 und 1250 mg/Tag im Schulalter. Die Kinder erhielten also 20–30% mehr Phosphor als Calcium. Das ist darauf zurückzuführen, daß Fleisch und Getreideprodukte reichlich Phosphor und wenig Calcium enthalten.

Untersuchungen über die Phosphoraufnahme, die mit unseren vergleichbar sind, liegen nur für amerikanische Kinder vor [1, 13, 25]. Danach ist die Phosphoraufnahme amerikanischer Kinder 150–350 mg größer als die der Dortmunder Kinder. Die größere Phosphoraufnahme ist auf den größeren Milchverzehr zu beziehen.

Der Calcium-Phosphor-Quotient in der Nahrung gibt einen Hinweis über das Verhältnis von Milch zu anderen Lebensmitteln. Das Brustkind hat in seiner Nahrung einen Calcium-Phosphor-Quotienten von 2,0, der mit Kuhmilchmischungen ernährte Säugling von 1,2. In dem Maße, in dem der Milchverbrauch gegenüber anderen Lebensmitteln in einer Gemischtkost zurückgeht, nimmt auch der Calcium-Phosphor-Quotient ab. Bei den Dortmunder Kindern zwischen 2–11 Jahren liegt der Calcium-Phosphor-Quotient zwischen 0,75 und 0,79. Nach dem 12. Lebensjahr sinkt der Quotient auf 0,69 ab. Bei den amerikanischen Kindern liegt aufgrund des höheren Milchverbrauchs der Quotient zwischen 0,9 bis 0,8 [1, 13, 25].

In den Empfehlungen der Deutschen Gesellschaft für Ernährung und der amerikanischen Food and Nutrition Board wird ein Calcium-Phosphor-Quotient von 1,0 angegeben. Bei einer normalen Gemischtkost ist das unrealistisch. Eine zweckmäßig zusammengesetzte Gemischtkost für Kinder wird immer einen Quotienten zwischen 0,7 und 0,8 haben.

Ergebnisse über die Magnesiumaufnahme von Kindern in anderen hochindustrialisierten Ländern fanden wir nicht. Die Ernährungskommissionen der verschiedenen Länder empfehlen für Vorschulkinder eine Magnesiumaufnahme zwischen 120 bis 200 mg/Tag, für Schulkinder von 200–300 mg/Tag [9, 12, 26]. Die Dortmunder Vorschulkinder erhielten im Durchschnitt 150–200 mg Magnesium/Tag, Schulkinder 200–300 mg/Tag.

Zeichen eines latenten oder manifesten Calcium-, Phosphor- oder Magnesiummangels werden bei gesunden Kindern in unserem Lande nicht beobachtet. Daraus darf mit aller Vorsicht der Schluß gezogen werden, daß die Calcium-, Phosphor- und Magnesiumaufnahmen, wie wir sie gefunden haben, den Bedarf decken. Da die untere Grenze des Bedarfs an diesen Nährstoffen nicht exakt bekannt ist, sollte bei Kindern, die streng vegetarisch ernährt werden, die eine Allergie gegen Kuhmilch haben oder die ungenügende Mengen an Milch und Milchprodukten verzehren, besonders die Calciumversorgung und die Entwicklung des Knochensystems überprüft werden.

Literatur

1. Beal, V. H.: In: Human growth and development. McCammon, R.W. (ed.). Springfield, Ill.: Thomas 1970
2. Black, A.E., Billewicz, W.Z., Thomson, A.M.: The diets of preschool children in newcastle upon type 1968–1971. Br. J. Nutr. **35**, 105–113 (1976)
3. Bransby, E.R., Fothergill, J.E.: The diets of young children. Br. J. Nutr. **8**, 195–204 (1954)
4. Burke, B.S., Reed, R.B., Berg, A. van den., Stuart, H.C.: A longitudinal study of the calcium intake of children from one to eighteen years of age. Am. J. Clin. Nutr. **10**, 79–88 (1962)
5. Cook, J., Altmann, D.G., Moore, D.M.C., Topp, S.G., Holland, W.W., Elliott, A.: A survey of the nutritional status of schoolchildren. Br. J. Prev. Soc. Med. **27**, 91–99 (1973)

6. Dartois, A.M., Quetin, C., Lestradet, H.: L'alimentation spontanée de l'enfant normal de neuf á seize ans. Arch. Fr. Pediatr. **25**, 941–953 (1968)
7. Department of Health and Social Security: Recommended intakes of nutrients for the United Kingdom. Reports on Public Health and Medical Subjects No. 120. London: Her Majesty's Stationery Office 1969, Reprinted 1970
8. Department of Health and Social Security: A nutrition survey of pre-school children, 1967–1968. Reports on Health and Social Subjects No. 10. London: Her Majesty's Stationery Office 1975
9. Deutsche Gesellschaft für Ernährung: Empfehlungen für die Nährstoffzufuhr. Frankfurt/M.: Umschau 1975
10. Droese, W., Stolley, H., Kersting, M.: Energie- und Nährstoffversorgung im Verlauf der Kindheit. II. Protein. Monatsschr. Kinderheilkd. **126**, 524–528 (1978)
11. Droese, W., Stolley, H., Kersting, M.: Energie- und Nährstoffversorgung im Verlauf der Kindheit. IV. Kohlenhydrate, Rohfaser. Monatsschr. Kinderheilkd. **127**, 405–410 (1979)
12. Food and Nutrition Board, National Research Council: Recommended dietary allowances. Washington, D.C.: National Academy of Sciences 1974
13. Fox, H.M., Fryer, B.A., Lamkin, G., Vivian, V.A., Eppright, E.S.: Diets of preschool children in the north central region. Calcium, phosphours and iron. J. Am. Diet. Assoc. **59**, 233–237 (1971)
14. Hezemans, A.M., Cramwinckel, A.B., Doesburg, W.H., Lemmens, W.A.J.G., Reintjes, A.G.M.: Verschillen in de voedselopneming tijdens het weekeinde en gedurende de werkdagen bij 4 – 6jarige kleuters. Voeding **38**, 268–272 (1977)
15. Hezemans, A.M., Cramwinckel, A.B., Doesburg, W.H., Lemmens, W.A.J.G., Reintjes, A.G.M.: Onderzoek naar de voedselopneming van 6–12jarige schoolkinderen. Voeding **38**, 273–286 (1977)
16. Ministry of Health: A pilot survey of the nutrition of young children in 1963. Reports on Public Health and Medical Subjects No. 118. London: Her Majesty's Stationery Office 1968
17. Peckos, P.S., Ross, M.L.: Longitudinal study of the caloric and nutrient intake of individual twins. II. Calcium, iron and vitamin intakes. J. Am. Diet. Assoc. **62**, 404–408 (1973)
18. Samuelson, G.: Child health and nutrition in a northern swedish county, 1. Food consumption survey. Acta Paediatr. Scand., [Suppl.] **214** (1971)
19. Stolley, H., Droese, W.: Über den Nährstoffgehalt in der Nahrung gesunder Kinder. Eine Gegenüberstellung von analytisch ermittelten und aus Nährstofftabellen berechneten Werten. Med. u. Ernähr. **11**, 129–131 (1970)
20. Stolley, H., Kersting, M., Schlage, C.: Nährwerttabellen für die pädiatrische Praxis. München: Marseille 1973
21. Stolley, H., Droese, W., Kersting, M.: Energie- und Nährstoffversorgung im Verlauf der Kindheit. I. Nahrungsmenge und Energie. Monatsschr. Kinderheilkd. **125**, 929–934 (1977)
22. Stolley, H., Droese, W., Kersting, M.: Energie- und Nährstoffversorgung im Verlauf der Kindheit. III. Fett, Linolsäure, Cholesterin. Monatsschr. Kinderheilkd. **127**, 80–85 (1979)
23. Stolley, H., Droese, W., Kersting, M.: Energie- und Nährstoffversorgung im Verlauf der Kindheit. V. Eisen. Monatsschr. Kinderheilkd. **127**, 499–503 (1979)
24. Stolley, H., Kersting, M., Schlage, C., Maurer, J.: Unveröffentlicht
25. Wait, B., Roberts, L.J.: Studies in the food requirement of adolescent girls: IV. The mineral intake of 38 well- nourished girls 10 to 16 years of age. J. Am. Diet. Assoc. **9**, 124–137 (1933)
26. Zentralinstitut für Ernährung der Akademie der Wissenschaften der DDR und der Gesellschaft für Ernährung in der DDR: Durchschnittswerte des physiologischen Energie- und Nährstoffbedarfs für die Bevölkerung der Deutschen Demokratischen Republik. Ernährungsforschung **22**, 5–22 (1977)

Dr. Helga Stolley
Forschungsinstitut für Kinderernährung
Heinstück 11
D-4600 Dortmund 50

Monatsschr. Kinderheilkd. 128, 147–152 (1980)

Monatsschrift für
Kinderheilkunde
© by Springer-Verlag 1980

Varizellen-Arthritis – seltene Komplikation der Varizellen

K.-G. Evers[1], Carola Zippel[2] und J. Krüger[3]

[1] Städtisches Kinderkrankenhaus (Ärztlicher Direktor: Prof. Dr. H. Ewerbeck),
[2] Institut für Virologie (Direktor: Prof. Dr. H.J. Eggers) und
[3] Abteilung für Transfusionswesen der Medizinischen Einrichtungen der Universität (Abteilungsleiter: Prof. Dr. J. Krüger), Köln

Varicella Arthritis – a Rare Complication of Varicella

Summary. A 13 year-old boy and a 5 year-old girl developed an acutely inflamed, swollen knee 1 day after the eruption of a typical varicella exanthema. The knee joint fluid was aspirated; it was clear, straw coloured containing 2,100 and 16,000 white blood cells per cmm., with predominance of mononuclear cells. All attempts to culture bacteria from the synovial fluid yielded no growth. On human embryo lung fibroblast cultures, however, varicella-zostervirus was isolated in 1 patient. After aspiration of 50 ml of the effusion all symptoms and signs of inflammation subsided in both patients within one week without any specific treatment. The clinical course of our patients, their haematological and laboratory and clinical data are compared with those of 8 other cases which have been published recently. The varicella arthritis is interpreted as the result of a direct local effect of the varicella-zostervirus on the synovial tissue. Alternative pathogenetic mechanisms are discussed. Since in one of our patient the HLA-B 27 antigen was found, the question is raised whether a genetic basis for susceptibility to varicella arthritis could be established. Finally our attention is directed to rheumatoid arthritis and to purulent arthritis as a rare complication of bacterially infected vesicles of chicken pox.

Key words: Varicella arthritis – Complications of varicella – HLA-B 27 antigen.

Zusammenfassung. Es wird über 2 Patienten, einem 13 jährigen Jungen und ein 5 jähriges Mädchen, berichtet, die beide während einer typischen Varizellenerkrankung am 2. Exanthemtag eine Kniegelenksschwellung entwickelten. Bakteriologische Kulturen des Kniegelenkpunktates beider Patienten blieben steril. Bei Zellzahlen von 2100 bzw. 16000/mm³ im Erguß herrschten Lymphozyten vor. Im Punktat des Jungen gelang die VZ-Virusisolierung. Die Ergüsse bildeten sich nach einmaliger Abpunktion von jeweils 50 ml innerhalb einer Woche spontan zurück. Klinischer Verlauf sowie hämatologische und laborchemische Daten unserer Patienten werden mit denen aus bisher 8 in der Literatur bekannt gewordenen Kasuistiken verglichen. Die Gelenkmanifestation wird als Folge einer direkten lokalen Einwirkung des Varizella-Zoster-Virus gewertet. Weitere in Frage kommende pathogenetische Mechanismen werden angeführt. An den Nachweis des HLA-Antigens B 27 bei einem unserer Patienten schließen sich Überlegungen bezüglich einer genetisch bedingten Prädisposition zur Ausbildung einer Varizellen-Arthritis an. Auf die differentialdiagnostische Abgrenzung gegen bakterielle Arthritiden als Ausdruck einer seltenen Komplikation superinfizierter Varizelleneffloreszenzen sowie gegenüber rheumatoiden Arthritiden wird eingegangen.

Schlüsselwörter: Varizellenarthritis – Varizellenkomplikationen – HLA-Antigen B 27.

Erkrankungen an Varizellen nehmen in der Regel einen unkomplizierten Verlauf. So beträgt die Encephalitis-Rate weniger als 1 Fall auf 1000 Erkrankungen [14]. Varizellenpneumonien treten als gefürchtete Komplikation vor allem bei Kindern mit angeborenen zellulären Immundefekten oder bei Kindern auf, deren Immunabwehr infolge immunsuppressiver oder zytostatischer Therapie beeinträchtigt ist [8].

Neben äußerst seltenen Komplikationen wie Hepatitis, Uveitis, Orchitis oder Glomerulonephritis ist auf eine Arthritis als unmittelbare Folge einer Varizelleninfektion bisher nur in vereinzelten Kasuistiken hingewiesen worden [14]. Wir möchten den 8 bisher publizierten Fällen [2, 5, 9, 18, 21, 23, 31] 2 weitere Kasuistiken hinzufügen und aus dem Vergleich der klinischen Verläufe und der Labordaten einige verallgemeinernde Überlegungen anstellen.

Kasuistik

1. Patient E., Ingo, geb. 6. Oktober 1964

2 Tage vor der Klinikaufnahme am 6. August 1978 Erkrankung an Varizellen mit febrilen Temperaturen um 38,5 °C. Ein Tag nach Auftreten der ersten Effloreszenzen spontane Schwellung des rechten Kniegelenks ohne vorausgehendes Trauma.

Befund bei Klinikaufnahme: Körpertemperatur 38,2 °C; typische Varizelleneffloreszenzen mit schütterer Verteilung über den Extremitäten und dichterer Anordnung über dem Stamm. Schwellung des rechten Kniegelenks (Knieumfang rechts 34 cm, links 30 cm), Patellatanzen, keine Rötung, keine Gelenküberwärmung, leicht schmerzhafte Bewegungseinschränkung.

Laborbefunde: BKS 5/17 mm, Hb 15,1 g-%, Ery 4,87 Mill./mm³, Leuko 4100/mm³, im Differentialblutbild 52% Lymphozyten, 2% Monozyten, 42% Segmentkernige, 2% Basophile, 2% Eosinophile. Gesamteiweiß 7,0 g-%. Immunglobuline: IgA 248 mg-%, IgG 1470 mg-%, IgM 206 mg-%. Komplementfaktor C 3 82 mg-%, Komplementfaktor C 4 51 mg-%, IgE 88 U/ml. C-reaktives Protein positiv, Rheumafaktoren negativ. ASL 40 I.E./ml. Antinukleäre Antikörper und granulozytenspezifische Antikörper nicht nachweisbar. Varizella-Zoster-Antikörpertiter 1:120 (vom 10. August 1978).

Gelenkpunktatuntersuchungen: Zellzahl 2090/mm³, Vorherrschen von Lymphozyten. Glukose 80 mg-%, Gesamteiweiß 4,6 g-%. Immunglobuline: IgA 149 mg-%, IgG 670 mg-%, IgM 110 mg-%. Varizellen-Zoster-Antikörper 1:80, RF-Latextest 1:20 positiv. C-reaktives Protein negativ. Komplementfaktor C 3 54 mg-%, C 4 6,0 mg-%. Bakteriologische Kulturen steril. Mittels Isolierungsversuchen auf embryonalen menschlichen Lungenfibroblasten Nachweis eines langsam wachsenden Virus, aufgrund des Zelltropismus sowie des typischen cytopathischen Effektes als Varizella-Zoster-Virus identifizierbar.

Klinischer Verlauf: Nach einmaliger Abpunktion von 52 ml einer gelblich-klaren, viskösen Flüssigkeit vollständige Rückbildung innerhalb 1 Woche. Normalisierung der zunächst erhöhten Körpertemperaturen bereits ab dem 2. Beobachtungstag. Bei Entlassung am 15. August 1978 uneingeschränkte Belastbarkeit des betroffenen Gelenkes; seitdem anhaltende Beschwerdefreiheit.

Familienanamnese: Großvater väterlicherseits in jungen Jahren an Rheuma erkrankt; mit 57 Jahren an den Folgen eines erworbenen Herzklappenfehlers verstorben. Bei dem Vater Ausbildung einer Kniegelenksschwellung rechts mit 32 Jahren spontan ohne vorausgehendes Trauma oder begleitende Infektzeichen, mit rascher Rückbildungstendenz innerhalb 1 Woche. Bei einer Tante (Schwester des Vaters) sowie der Schwester des Patienten unkomplizierte Varizellen im gleichen Zeitraum wie bei dem Patienten. Unkomplizierte Varizellen bei beiden Elternteilen im Kindesalter.

2. Patient S., Michaela, geb. 12. August 1973

Varizellenerkrankung am 4. Oktober 1978. 12 Std nach Aufschießen der ersten Effloreszenzen zunehmende Kniegelenksschwellung rechts mit schmerzhafter Bewegungseinschränkung: Klinikaufnahme am 5. Oktober 1978.

Aufnahmebefund: Typische Varizelleneffloreszenzen in allen Stadien über Stamm, Extremitäten, behaartem Kopf und vereinzelt über dem weichen Gaumen. Schwellung des rechten Kniegelenks (Knieumfang rechts 29 cm, links 25 cm; s.a. Abb. 1), keine Rötung, leichte Überwärmung, schmerzhafte Bewegungseinschränkung. Diskrete Schwellung des linken Fußgelenkes. Körpertemperatur 37,7 °C.

Laborbefunde: BKS 7/24 mm, Hb 13,8 g-%, Ery 4,87 Mill./mm³, Leuko 4800/mm³, im Differentialblutbild 67% Lymphozyten, 1% Monozyten, 32% Segmentkernige. Urinstatus unauffällig. Gesamt-Eiweiß 6,4 g-%. Immunglobuline: IgA 100 mg-%, IgG 1130 mg-%, IgM 135 mg-%, Komplementfaktor C 3 81 mg-%, Komplementfaktor C 4 110 mg-%. AST 400 I.E./ml. RF-Latextest 1:40 positiv. Antinukleäre Antikörper und granulocyten-spezifische Antikörper nicht nachweisbar. Harnsäure 3,8 mg-%. VZ-AK-Titer am 5. Oktober 1978 nicht nachweisbar, am 18. Oktober 1978 1:200.

Gelenkpunktatbefunde: Zellzahl 16000/mm³, in der Differenzierung 100% Lymphozyten. Glukose 50 mg-%, Gesamteiweiß 5,3 g-%. Immunglobuline: IgA 50 mg-%, IgG 620 mg-%, IgM 75 mg-%, Kom-

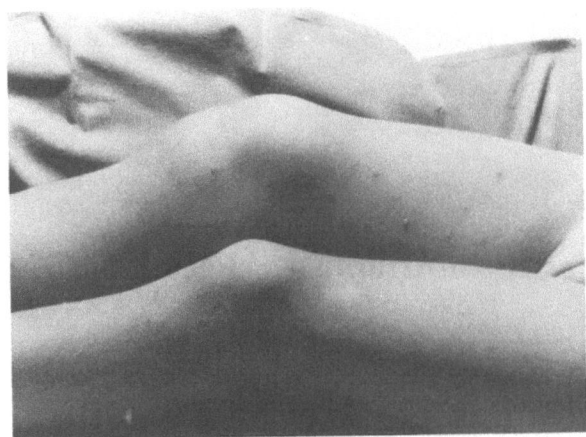

Abb. 1. Patientin S., Michaela: Varizellen-Arthritis des rechten Kniegelenks

plementfaktor C 3 36 mg-%, Komplementfaktor C 4 45 mg-%, RF-Latextest 1:20 positiv. CRP 1,1 mg-%. Bakteriologische Kulturen steril. Virusisolierungsversuche negativ. Varizella-Zoster-Antikörpertiter am 6. Oktober 1978 negativ.

Klinischer Verlauf: Am 6. Oktober 1978 Aspiration von ca 50 ml einer xanthochromen viskösen Flüssigkeit aus dem rechten Kniegelenk. In den folgenden 8 Tagen spontane Rückbildung des Restergusses. Rückbildung der Schwellung des linken Fußgelenkes nach 3 Tagen. Bei Entlassung am 19. Oktober 1978 Beschwerdefreiheit. Am 5. Januar 1979 erneute Kniegelenkschwellung rechts bei unbeeinträchtigtem Allgemeinbefinden, ohne anamnestische Hinweise auf Trauma oder Infekte.

Jetziger Untersuchungsbefund: Gutes Allgemeinbefinden, keine Infektzeichen, Körpertemperatur 37,0 °C. Kein Exanthem. Knieumfang rechts 26,5 cm, links 25 cm. Geringe Überwärmung im Bereich des rechten Kniegelenks, keine schmerzhafte Bewegungseinschränkung.

Gelenkpunktatbefunde: Zellzahl 4000/mm³, 100% Lymphozyten, Gesamt-Eiweiß 4,6 g-%. Immunglobuline: IgA 66 mg-%, IgG 340 mg-%, IgM 45 mg-%, ASL 75 I.E./ml. Komplementfaktoren C 3 58 mg-%, C 4 32 mg-%. RF-Latextest negativ. CRP negativ. Varizella-Zoster-Antikörper negativ.

Klinischer Verlauf: Am 5. Januar 1979 erneute Aspiration von 30 ml einer gelblich-klaren viskösen Flüssigkeit aus dem rechten Kniegelenk. Bei Verlaufskontrollen am 15. und 29. Januar 1979 unverändert leichte Umfangsdifferenz von 1 cm. Vorübergehender Therapieversuch mit Acetylsalizylat 80 mg/kg/Tag über 3 Wochen; seit Anfang Februar 1979 vollständige Ergußrückbildung; im weiteren Verlauf ohne Therapie anhaltende Beschwerdefreiheit.

Familienanamnese: Bei 2 Geschwisterkindern komplikationslose Varizellen; bei den weiteren Familienmitgliedern keine Besonderheiten.

Bestimmung der HLA-Antigene

Zwecks Abgrenzung einer möglicherweise bestehenden genetischen Prädisposition zur Ausbildung einer Arthritis wurden bei den Patienten sowie zwecks Ableitung der Genotypen bei den Familienmitgliedern HLA-Faktorenbestimmungen vorgenommen. Die Bestimmung der HLA-Antigene erfolgte mittels des Mikrolymphozytotoxizitätstests nach Terasaki und McClelland [30].

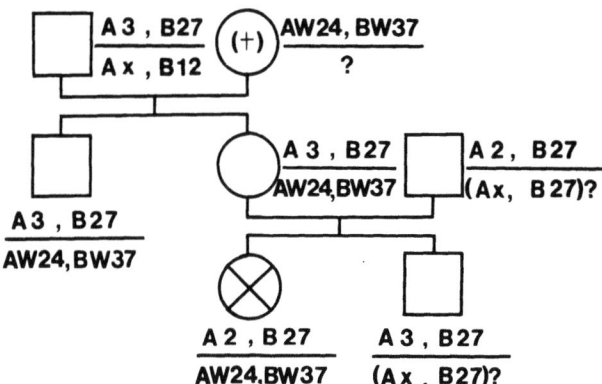

Abb. 2. HLA-Genotypen des Patienten E., Ingo (x) und dessen Familienmitgliedern (□ = weiblich; ○ = männlich)

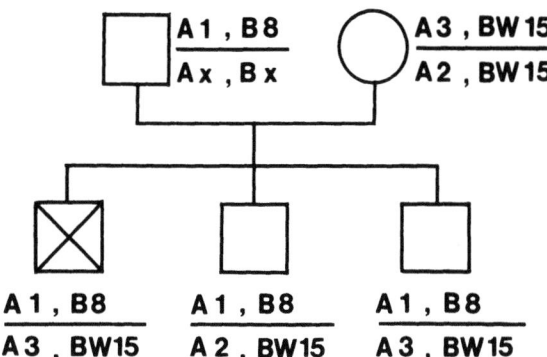

Abb. 3. HLA-Genotypen der Patientin S., Michaela (x) und deren Familienmitgliedern

Die Untersuchungsergebnisse sind in Abb. 2 und 3 wiedergegeben. Patient 1 (E., Ingo) besitzt das HLA-Antigen B 27 als Teil des mütterlichen Haplotyps A 2, B 27. Mutter und Schwester des Patienten sind wahrscheinlich B 27 homozygot. Der Vater des Patienten besitzt ebenfalls das Antigen B 27; der Genotyp des Vaters ist identisch mit dem seiner Schwester. Der Patient besitzt mit dem Vater und dem Großvater väterlicherseits gemeinsam den Haplotyp AW 24, BW 37. Die Schwester des Patienten hat das Antigen B 27 in der Haplotypenkonstellation A 3, B 27 vom Vater geerbt. Möglicherweise lautet der von der Mutter vererbte 2. Haplotyp Ax, B 27.

Das Antigen B 27 ist bei der 2. Patientin (S., Michaela) nicht nachweisbar. Der Genotyp einer Schwester ist mit dem der Patientin identisch.

Diskussion

Der Nachweis des HLA-Antigens B 27 bei einem unserer Patienten mit Varizellenarthritis ist insofern von Interesse, als dieses Antigen mit dem Auftreten von postinfektiösen Arthritiden assoziiert ist. Patienten mit Arthritis-Komplikation bei Salmonellen-, Klebsiellen- und Yersinien-Infektionen besitzen überdurchschnittlich häufig das Antigen B 27 [1, 4, 10, 11, 15]. Baier et al. [1] wiesen bei 9 von 12 Patienten mit Yersinia-Enterocolitica-Infektionen, einhergehend mit arthritischen Beschwerden, das Antigen B 27 nach. Bei weiteren 12 Patienten mit Yersinia-Enteritis ohne Arthritis-Symptomatik war B 27 nur bei 1 Patient nachweisbar, entsprechend einer Antigenfrequenz von etwa 6% der gesunden Bevölkerung. Cox [4] berichtete über eine septische Klebsiellen-Arthritis bei einer B 27-positiven Patientin.

Die ausgeprägteste Assoziation zwischen HLA-Antigen und einer Krankheit findet sich beim M. Bechterew, bei dem bis zu 95% aller Patienten B 27 besitzen [27]. Der von Ebringer et al. [7] erbrachte Nachweis erhöhter Ausscheidungsraten von Klebsiella in den Faeces von Patienten mit ankylosierender Spondylitis ist in diesem Zusammenhang von besonderem Interesse und scheint auf pathogenetische Zusammenhänge hinzuweisen. Geczy und Jap [10] vermuten pathogenetisch

Kreuzreaktionen zwischen Klebsiellen-Antigen und eng mit B 27 assoziierten Genprodukten oder ein möglicherweise durch Klebsiella modifiziertes B 27-Antigen.

Sofern der Nachweis des Antigens B 27 bei einem unserer Patienten als Hinweis auf eine erhöhte Reaktionsbereitschaft zur Ausbildung arthritischer Komplikationen bei Infekten gewertet wird, ist doch einschränkend auf die Bedeutung weiterer genetischer Faktoren hinzuweisen. Hierfür spricht der unkomplizierte Varizellenverlauf bei Familienmitgliedern des Patienten E., Ingo, die ebenfalls das Antigen B 27 besitzen. Die Familienuntersuchung ergab ferner, daß hinsichtlich des anamnestischen Hinweises auf Gelenkerkrankungen bei Vater und Großvater des Patienten eine mögliche genetische Prädisposition unabhängig von dem das Antigen B 27 kodierenden Genlocus weitergegeben werden muß.

In der Ätiologie viraler Arthritiden sind vor allem Arboviren, Rötelnvirus, Hepatitis-B-Virus und Adenoviren von Bedeutung [22, 26]. Selten gehen Mumps, Pocken und infektiöse Mononukleose mit einer Arthritis einher. Auf eine Arthritis im Verlaufe einer Varizelleninfektion wiesen erstmals Ward et al. [31] (1970) sowie Mulhern et al. [18] hin. Beide Kasuistiken berichten über eine am 2. Exanthemtag auftretende Monoarthritis des Kniegelenkes mit Ergußbildung, Berührungsempfindlichkeit, schmerzhafter Bewegungseinschränkung, jedoch fehlender Rötung. In den Gelenkpunktaten herrschten bei Zellzahlen bis 3850/mm³ Lymphozyten vor (s. auch Tabelle 1). Bakteriologische Kulturen blieben steril. Die Arthritis klang in beiden Fällen im Verlauf weniger Tage vollständig ab. Über ähnliche Verläufe wurde in den letzten Jahren in Kasuistiken von Di Liberti et al. [5] sowie Priest et al. [21] berichtet. Auch bei unseren Patienten sahen wir eine am 2. Exanthemtag sich manifestierende Arthritis des Kniegelenkes mit rascher Ergußrückbildung und Beschwerdefreiheit innerhalb weniger Tage. Von diesen Verläufen sind die beiden von Brook [2] mitgeteilten Beobachtungen abzugrenzen, der bei 2 Patienten einen mono- bzw. oligoartikulären Befall bei Varizellen erst am 6. Exanthemtag beobachtete. Bei einer 6jährigen Patientin (Pa-

Tabelle 1. Varizellen-Arthritis – Zusammenstellung von Laborwerten und klinischen Befunden aus bisher mitgeteilten Kasuistiken

Autor	Patient (lfd. Nr.)	Geschlecht	Alter	Lokalisation	Zeit-intervall[a]	Körper-temp.	BKS	Leuko./mm³	Lympho. (%)	Segmentk. (%)	Weitere	Gelenkpunktat Leuko./mm³	Lympho. (%)	Segmentk. (%)
Ward et al. (1970)	1	w.	5	Kniegelenk	1	38,4	7/?	5,400	41	53	Bas. 6	3,850	93	7
Mulhern et al. (1971)	2	m.	10	Kniegelenk	1	37,8	n.u.	6,400	47	53		3,600	91	9
Friedmann et al. (1971)	3	w.	4	„Polyarthritis": Knie-, Fuß- und Handgelenke	4	38,2	76/107	10,500	„normal"			nicht untersucht		
Sekanina et al. (1973)	4	m.	3,5	Hand-, Knöchel-, Ellbogengelenke	4	39,2	56/82	13,200	12	78	Mono. 4 Stab. 6	nicht untersucht		
Di Liberti (1977)	5	w.	5	Fußgelenk	1	38,8	35/?	13,300	20	76	Stab. 4	„many PMN's"		
Brook (1977)	6	w.	6	Kniegelenk	6	37,4	„normal"	16,700	27	73		51,700 (1. Tag) 5,000 (3. Tag)	15 95	85 5
Brook (1977)	7	w.	7	Kniegelenk	6	37,0	„slightly elevated"	7,200	30	70		nicht untersucht		
Priest et al. (1978)	8	w.	8	Kniegelenk	1	37,0	27/?	4,200	47	43	Mono. 8 Eos. 2	25,000	100	
Eigene Beobachtung	9	m.	13	Kniegelenk	1	38,2	5/17	4,100	52	42	Mono. 2 Bas. 2 Eos. 2	2,090	100	
Eigene Beobachtung	10	w.	5	Kniegelenk	1	37,7	7/24	4,800	67	32	Mono. 1	16,000	100	

[a] zwischen 1. Exanthemtag und Gelenkbefall

tient Nr. 6 in Tabelle 1) ergab eine erste Gelenkpunktion eine Zellzahl von 51 700/mm³, wobei Segmentkernige mit 85% vorherrschten. Die Kontrollpunktion 2 Tage später ergab jetzt bei einer Zellzahl von 5000/mm³ ein Überwiegen von Lymphozyten. Der klinische Verlauf entsprach im übrigen dem der bisher aufgezeigten Fälle.

Abweichend von diesen Beobachtungen sahen Friedmann et al. [9] sowie Sekanina et al. [23] polyartikuläre Manifestationen mit unterschiedlichen klinischen Verlaufsformen. Die von Friedmann et al. [9] beobachtete 4jährige Patientin bot 4 Tage nach Exanthemausbruch eine akute Polyarthritis mit Befall beider Hand-, Knie- und Ellbogengelenke. Während sich bei dieser Patientin innerhalb von 7 Tagen eine vollständige Rückbildung der Gelenksymptome ergab, sahen Sekanina et al. [23] bei einem 4jährigen Jungen, der ebenfalls am 5. Exanthemtag eine Polyarthritis mit Befall der Hand-, Ellbogen- und Fußgelenke entwickelte, erst eine Besserung der Gelenksymptome, nachdem nach 2 Wochen anhaltenden Beschwerden Corticosteroide gegeben wurden. Unter Prednison 1,5 mg/kg/Tag über 18 Tage trat bereits nach 1 Tag Entfieberung ein. Nach 10tägiger Therapie bestand völlige Beschwerdefreiheit. Ein Rezidiv wurde in den folgenden 1½ Jahren nicht gesehen.

Aus den Mitteilungen über klinische und hämatologische Befunde der aufgeführten Kasuistiken (s. Tabelle 1) lassen sich *folgende Verlaufstendenzen einer Varizellenarthritis* herausstellen:

1. monoartikuläre bzw. oligoartikuläre Verlaufsformen (8 von 10 Patienten) überwiegen; am häufigsten ist der Befall eines Kniegelenkes (7 Patienten).

2. Die Gelenksymptome treten innerhalb von 1–6 Tagen nach Exanthemausbruch auf. Bei monoartikulärem Befall überwiegt die Frühmanifestation am 2. Exanthemtag (6 Patienten).

3. Bei polyartikulärem Verlauf ergibt sich die Tendenz einer späteren Gelenkmanifestation (5. Exanthemtag bei 2 Patienten; die BKS ist hierbei ausgeprägter beschleunigt (76/107 bzw. 56/82 mm bei Patient 3 und 4).

4. Im Gelenkpunktat finden sich bei variabler Zellzahl zwischen 2090–57000/mm³ überwiegend Lymphozyten; bei früher Punktion (Patient 5 und 6) können Segmentkernige überwiegen.

Die verschiedenartigen klinischen Verlaufsformen weisen auf unterschiedliche einer Virusarthritis zugrunde liegenden pathogenetische Mechanismen hin. Während nach Sauter et al. [22] eine virale Mono- bzw. Oligoarthritis durchaus auf lokale virale Replikation zurückführbar ist, scheinen bei polyartikulärem Befall eher Immunkomplexreaktionen eine Synovitis hervorzurufen. Für die Annahme einer direkten lokalen viralen Einwirkung spricht der erstmalig von Priest et al.

[21] erbrachte Nachweis des Varizella-Zoster-Virus im Gelenkpunktat einer Patientin mit Varizella-Arthritis. Uns gelang bei einem weiteren Patienten die Isolierung von Varizella-Zoster-Virus aus Gelenkpunktat. Priest et al. [21] werten den Virusnachweis im Punktat als eindeutigen Hinweis auf einen direkten Zusammenhang zwischen lokaler Virusinvasion und Arthritis. Der von Sekanina et al. [23] beschriebene Zusammenhang zwischen Besserung einer Varizellen-Polyarthritis und Corticoidgabe könnte für die Immunkomplexhypothese sprechen. Erniedrigungen des Serumkomplementspiegels bei Patienten mit Hepatitis – B-Arthritis und Adenovirus-Arthritis sowie der direktc Nachweis von Immunkomplexen in den Gelenkpunktaten dieser Patienten unterstreichen die Bedeutung der Immunkomplexhypothese [22]. Darüber hinaus weisen Beobachtungen einer akuten Glomerulonephritis bzw. eines nephrotischen Syndroms nach Varizellen auf die grundsätzliche Bedeutung immunologischer Reaktionsabläufe in der Ausbildung von Varizellenkomplikationen hin [13, 20, 25].

Differentialdiagnostisch ist insbesondere eine septische Arthritis als Folge bakterieller Superinfektionen von Varizelleneffloreszenzen mit nachfolgender hämatogener Streuung abzugrenzen. Solche bakteriellen Komplikationen sind wiederholt beschrieben worden [13, 16, 24]. Zwecks Ausschluß einer bakteriellen Arthritis sollte daher bei jeder im Verlauf einer Varizellenerkrankung auftretenden Gelenkschwellung eine diagnostische Gelenkpunktion erwogen werden.

Gegen eine rheumatoide Arthritis spricht die in nahezu allen Fällen beschriebene spontane und rasche Rückbildungstendenz der Gelenkmanifestationen. Der Nachweis von Rheumafaktoren bei unserer 6 jährigen Patientin sowie bei der Patientin von Ward et al. [31] ist als ein unspezifisches Phänomen zu werten. Der Latex RF-Test fällt gelegentlich auch bei Rubella-Arthritis positiv aus [12]; er ist bei bis zu 15% der Patienten mit Hepatitis-B-Arthritis positiv [6]. Zum Zeitpunkt des Gelenkrezidivs war dieser Test bei unserer Patientin negativ.

Ein ätiologischer Zusammenhang dieses Rezidivs mit der 3 Monate vorher abgelaufenen Varizellen-Arthritis kann im übrigen nur vermutet werden, eine andere auslösende Noxe jedoch nicht sicher ausgeschlossen werden. Bezüglich der Möglichkeit und der Häufigkeit eines Rezidivs nach viral ausgelösten Arthritiden wurden von Spruance et al. [29] für die Arthritis nach Rötelnimpfung mit dem inzwischen nicht mehr gebräuchlichen Stamm HPV-77 DK 12 eine Rezidivrate von 1% angegeben; die Rate einmaliger postvakzinaler Arthritiskomplikationen betrug bei diesem Impfstamm bis zu 20%. Ogra et al. [19] gelang bei 3 Jungen mit rezidivierenden Kniegelenksergüssen nach Rötelnimpfung die Isolierung des Impfvirus aus dem Punktat mehrere Wochen nach der Impfung. Die Rötelnantikörpertiter bei diesem Patienten waren zum Zeitpunkt der Virusisolierung in nur geringen Titerstufen in Serum und Punktat vorhanden. Virusisolierungsversuche

bei unserer Patientin verliefen negativ; Titerverlaufs-
kontrollen der Varizellenantikörper ergaben zum Zeitpunkt des Rezidivs eine rückläufige Tendenz. Hinsichtlich der besonderen methodischen Schwierigkeiten der
Isolierung von Varizella-Virus ist somit in Anlehnung
an die von Ogra et al. [19] mitgeteilten Beobachtungen
eine lokale Viruspersistenz mit erneuter entzündlicher
Reaktion denkbar.

Literatur

1. Baier, R., Puppel, H., Hahn, E.: Erkrankungen durch Yersinia
   enterocolitica. Dtsch. Med. Wochenschr. 104, 281–285 (1979)
2. Brook, J.: Varicella arthritis in childhood. Clin. Pediatr. 16,
   1156–1157 (1977)
3. Buck, R.E.: Pyarthrosis of the hip complicating chickenpox.
   J.A.M.A 206, 135–136 (1968)
4. Cox, N.L.: Septic arthritis due to Klebsiella in a B 27-positive
   patient. Lancet 1979 I, 720
5. Di Liberti, J.H., Bartel, S.J., Humphrey, T.R., Pang, A.W.:
   Acute monoarticular arthritis in association with varicella. Clin.
   Pediatr. 16, 663–664 (1977)
6. Duffy, J., Lidsky, M.D., Sharp, J.T., Davids, J.S., Person, D.A.,
   Hollinger, F.B., Min, K.W.: Polyarthritis, polyarteritis and
   hepatitis B. Medicine 55, 19–37 (1976)
7. Ebringer, R.W., Cawdell, D.R., Cowling, P., Ebringer A.: Sequential studies in ankylosing spondylitis. Association of klebsiella pneumoniae with active disease. Ann. Rheum. Dis. 37,
   146–151 (1978)
8. Feldmann, S., Hughes, W.T., Daniel, C.B.: Varicella in children
   with cancer: 77 cases. Pediatrics 56, 388–397 (1975)
9. Friedmann, A., Naveh, Y.: Polyarthritis associated with
   chickenpox. Am. J. Dis. Child. 122, 179–180 (1971)
10. Geczy, A.S., Yap, J.: HLA-B 27, klebsiella, and ankylosing
    spondylitis. Lancet 1979 I, 719–720
11. Goldenberg, D.L., Cohen, A.S.: Arthritis due to gramnegative
    bacilli. Clin. Rheum. Dis. 4, 197–210 (1978)
12. Gupta, J.D., Peterson, V.: Rubella and rheumatoid arthritis.
    Lancet 1970 II, 781–784
13. Krebs, R.H., Burvant, M.U.: Nephrotic syndrome in association
    with varicella. J.A.M.A. 222, 325–326 (1972)
14. Krugman, F., Ward, R., Katz, S.L.: Infectious diseases of chil-
    dren, 6. ed., pp. 461–465. Saint Louis, Mosby Co.: 1977
15. Levine, J., Honig, P.J., Boyle, T.: Salmonella reactive arthritis:
    Clues to diagnosis. J. Pediatr. 94, 596–597 (1979)
16. Meade R.H.: Chickenpox and a tender shoulder. Hosp. Pract.
    13, 53–54 (1978)
17. Minkowitz, S., Wenk, R., Friedman, E., Yuceoglu, A., Ber-
    kowich, S.: Acute glomerulonephritis associated with varicella
    infection. Am. J. Med. 44, 489–492 (1968)
18. Mulhern, L.M., Friday, G.A., Perri, J.A.: Arthritis complicating
    varicella infection. Pediatrics 48, 827–829 (1971)
19. Ogra, P.L., Herd, J.K.: Arthritis associated with induced rubella
    infection. J. Immunol. 107, 810–813 (1971)
20. Pedersen, F.K., Petersen, E.A.: Varicella followed by glomeru-
    lonephritis. Acta Paediatr. Scand. 64, 886–890 (1975)
21. Priest, J.R., Ulrick, J.J., Groth, K.E., Balfour, H.H.: Varicella
    arthritis documented by isolation of virus from joint fluid. J.
    Pediatr. 93, 990–992 (1978)
22. Sauter, S.V.H., Utsinger, P.D.: Viral arthritis. Clin. Rheum. Dis.
    4, 225–240 (1978)
23. Sekanina, M., Frana, L.: A case of acute polyarthritis com-
    plicating chickenpox. Cesk. Pediatr. 28, 253–254 (1973)
24. Sethi, A.S., Schloff, J.: Purulent arthritis complicating chicken-
    pox. Clin. Pediatr. 13, 280 (1974)
25. Singhal, P.C., Chugh, K.S., Muthusethupathi, M.A.: Rapidly
    progressive glomerulonephritis associated with varicella infec-
    tion. J. Pediatr. 91, 680–681 (1977)
26. Smith, J.W., Sanford, J.P.: Viral arthritis. Ann. Int. Med. 67,
    651–659 (1967)
27. Schaller, J.G., Omenn, G.S.: The histocompatibility system and
    human disease. J. Pediatr. 88, 913–925 (1976)
28. Schumacher, H.R.: Joint pathology in infectious arthritis. Clin.
    Rheum. Dis. 4, 33–50 (1978)
29. Spruance, S.L., Smith, C.B.: Joint complications associated with
    derivatives of HPV-77 rubella virus vaccine. Am. J. Dis. Child.
    122, 105–111 (1971)
30. Terasaki, P.J., McClelland, J.P.: Microdroplet assay of human
    serum cytotoxins. Nature 204, 998 (1964)
31. Ward, J.R., Bishop, B.: Varicella arthritis. J.A.M.A. 212, 1954–
    1956 (1970)

Dr. K.-G. Evers
Städtisches Kinderkrankenhaus
Amsterdamer Straße 59
D-5000 Köln 60

Monatsschr. Kinderheilkd. 128, 153–156 (1980)

Monatsschrift für
Kinderheilkunde
© by Springer-Verlag 1980

Kasuistik

Metatroper Zwergwuchs

Eine seltene Form der Skelettdysplasie

R. Miething, B. Stöver und H. Noeske

Abteilung Neonatologie (Leiter: Prof. Dr. V. v. Loewenich) und Abteilung Pädiatrische Radiologie (Leiter: Prof. Dr. F. Ball) des Zentrums für Kinderheilkunde der Johann-Wolfgang-Goethe-Universität Frankfurt/Main

Metatropic Dysplasia.
A Rare Skeletal Anomaly

Summary. Metatropic dwarfism is a rare form of bone dysplasia which is manifest already at birth. One feature is an early manifestation of progressive kyphoscoliosis, causing a reversal of body proportions. The radiological changes permit classification by establishing the presence of anisospondylia, a "halberd shaped" pelvis and epimetaphyseal ossification disorders. Inheritance is probably autosomal-recessive or dominant.

Key words: Metatropic dysplasia – Halberd pelvis – Anisospondyly – Thoraco-lumbal kyphoscoliosis.

Zusammenfassung. Der metatrope Zwergwuchs ist eine seltene Form der Skelettdysplasie, die schon bei der Geburt manifest ist. Es besteht eine frühmanifeste progrediente Kyphoskoliose, die zu einer Proportionsumkehr der Körpermaße führt. Die radiologischen Veränderungen erlauben die Klassifizierung durch den Nachweis einer Anisospondylie, eines „Hellebardenbeckens" sowie epimetaphysärer Ossifikationsstörungen. Der Erbgang ist wahrscheinlich autosomal-recessiv.

Schlüsselwörter: Metatroper Zwergwuchs – Hellebardenbecken – Anisospondylie – thorako-lumbale Kyphoskoliose.

Seitdem Maroteaux, Spranger und Wiedemann 1966 den metatropen Zwergwuchs aus der Gruppe der frühmanifesten Dysostosen als differentes Krankheitsbild isoliert haben [7], sind in der Folgezeit mehrfach kasuistische Beiträge zu diesem Syndrom erschienen [1–3, 5, 10, 12, 15]. Der metatrope Zwergwuchs ist eine Form der Skelettdysplasie, die zum Zeitpunkt der Geburt manifest ist. Wenngleich der tiefgreifende Gestaltwandel erst in den ersten Lebensjahren evident wird, so erlauben doch klinische und vor allem radiologische Kriterien eine eindeutige Diagnosestellung

bereits in der Neugeborenenperiode. Eine Falldarstellung soll zu einer Abgrenzung von anderen Formen der Skelettdysplasie beitragen.

Kasuistik

Bei der Mutter handelt es sich um eine Primipara und Primigravida. In der Familie sind keine angeborenen Erkrankungen des Skelettsystems bekannt. Nach komplikationslosem Schwangerschaftsverlauf wird das Kind zum errechneten Termin durch Vakuumextraktion mit einem Gewicht von 3700 g, einer Länge von 51 cm und einem Kopfumfang von 36,5 cm geboren. Bei der stationären Aufnahme wenige Stunden nach der Geburt erscheint das Kind vital und atmet spontan.

Untersuchungsbefund

Relativ großer Kopf, tief eingezogene Nasenwurzel bei sonst unauffälligem Gesicht, das symmetrisch ist (Abb. 1). Der Thorax ist lang und schmal, es besteht eine Kyphose am Übergang von der Brustwirbelsäule zur Lendenwirbelsäule. Das Steißbein ist prominent und zeigt eine darüber liegende längliche Doppelfalte ohne Fistel oder Spaltbildung (Abb. 2). Es besteht eine auf 90 Grad eingeschränkte Abspreizhemmung in der Hüfte mit positivem Ortolanizeichen rechts. Die Ober- und Unterschenkel sind ebenso wie die Unterarme verkürzt. Die Beweglichkeit in den Gelenken erscheint insgesamt eingeschränkt. An den distalen Enden von Radius und Tibia tastet man verbreiterte Epiphysen. Die Unterschenkel sind kurz und medial konkav deformiert. Die flektierten Finger sind überlang und reichen bis zur Handwurzel, auch die Zehen sind verlängert.

Laborchemische Untersuchungen

Mutter: Komplementbindungsreaktion gegen Listeriose, Toxoplasmose, Lues und Cytomegalie negativ, Aminosäurenkonzentration im Serum mit 4,86 mg-% normal.

Kind: T_3 und T_4 waren normal. Blutzucker, Differentialblutbild, IgM, Aminosäurenkonzentration im Serum, Serumelektrolyte, Kreatinin, Kreatininclearance und die quantitative Verteilung der Aminosäuren im Serum zeigten keine Abweichung von der Norm. Die Chromosomenanalyse ergab einen normalen männlichen Karyotypen. Hydroxyprolin im Urin negativ, Mucopolysaccharide negativ, Urinelektrolyte im Normbereich. In der Urinkultur waren E. coli mit 10^5 Keimen pro ml nachweisbar.

Radiologische Befunde

Infolge einer meta-epiphysären Wachstumsstörung besteht zum Zeitpunkt der Geburt eine evidente Verkürzung der langen Röhrenknochen. Das Rumpfskelett ist insgesamt normal hoch, jedoch

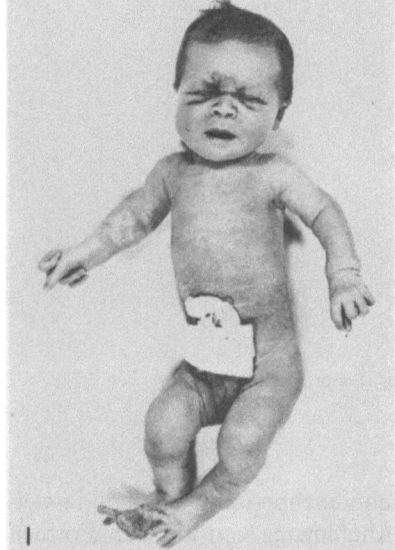

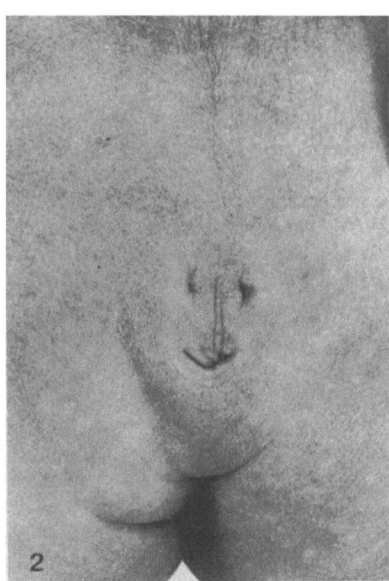

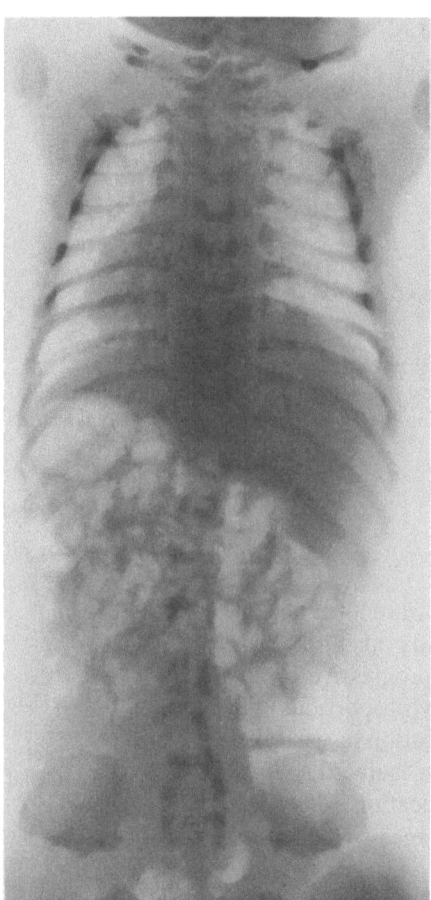

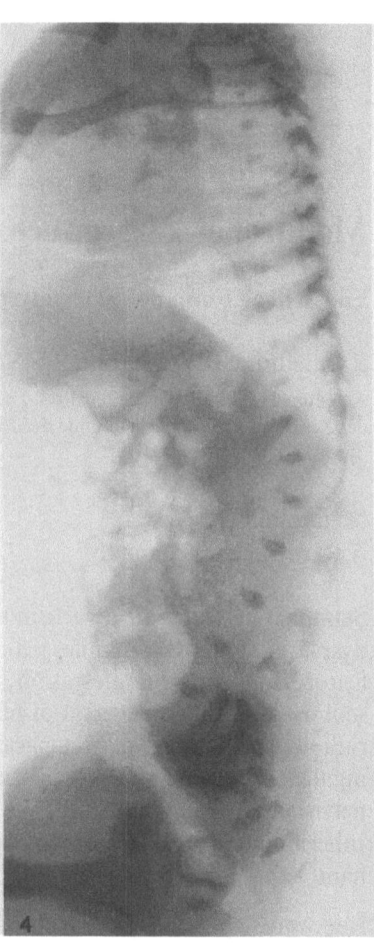

Abb. 1. Übersichtsaufnahme nach der Geburt

Abb. 2. Längsgerichtete Hautfalte oberhalb des os sacrum

Abb. 3. Normale Stammlänge bei der Geburt, zylindrische Verformung der Brust

Abb. 4. Anisospondylie, Skoliose der Lendenwirbelsäule

weist der Thorax eine zylindrische Deformierung auf (Abb. 3). Die Rippen sind kurz und plump, die Claviculae breit. Der erhebliche Wachstumsrückstand manifestiert sich am deutlichsten an der Wirbelsäule, die charakteristische Veränderungen aufweist (Abb. 4): es besteht eine thorako-lumbale Kyphose. Der ossifizierte Anteil der einzelnen Wirbelkörper ist ovalär oder spindelförmig konfiguriert, die Lendenwirbelkörper lassen teilweise ventral ein zusätzliches Ossifikationszentrum erkennen. In der Mittellinie zeigt sich eine Konturunterbrechung zwischen den ossifizierten Anteilen der Lendenwirbelkörper. Die Platyspondylie nimmt von distal nach proximal ab, es besteht eine angedeutete Anisospondylie. Infolge des verminderten ossifizierten, d.h. vermehrten cartilaginären Anteils der Wirbelkörper erscheint die Distanz der Intervertebralräume um das Drei- bis Vierfache vergrößert. In der Relation wirken die Wirbelbögen deutlich zu groß, tatsächlich ist ihr ossifizierter Anteil jedoch altersentsprechend. Die Wirbelbogenabschnitte verengen sich crani-caudal. Das Becken ist insgesamt niedrig, bedingt durch flache, fast quadratisch konfigurierte Iliacae und nahezu horizontal verlaufende Acetabuli, die wellig begrenzt sind. Os ischii und Os pubis sind schmal und kurz. Die Incisurae ischiadicae sind kleinbogig, spaltförmig und bewirken den Aspekt des sogenannten „Hellebardenbeckens" (Abb. 5). An den Extremitäten wird die Mikromelie durch das gestörte Knochenwachstum

besonders deutlich belassen (Abb. 6). Die trompetenartig oder pilzförmig aufgetriebene Metaphysenendzonen bewirken die sog. „Hantelform" der Röhrenknochen. Die Fibula ist – wie auch der Radius – sehr lang. Talus und Calcaneus sind fleckig-krümelig ossifiziert. Ein Ossifikationskern in der distalen Femurepiphyse und der proximalen Tibiaepiphyse fehlt. Dem klinischen Aspekt der langen Finger und Zehen entsprechen radiologisch plumpe, nahezu quadratische unregelmäßig begrenzte Metatarsalia und Metacarpalia. Teilweise fehlen Ossifikationskerne in den Mittelphalangen. Am knöchernen Schädel findet sich kein auffälliger Befund. Zusätzlich besteht bei diesem Kind eine angeborene Hydronephrose rechts.

Diskussion

Für das Krankheitsbild des metatropen Zwergwuchses, um das es sich in unserem Falle zweifelsfrei handelt, ist sowohl ein dominanter wie recessiver Erbgang beschrieben. Die geistig normalen Kinder machen durch die rasch progrediente Kyphoskoliose einen Gestaltwandel durch, in dem aus dem ursprüng-

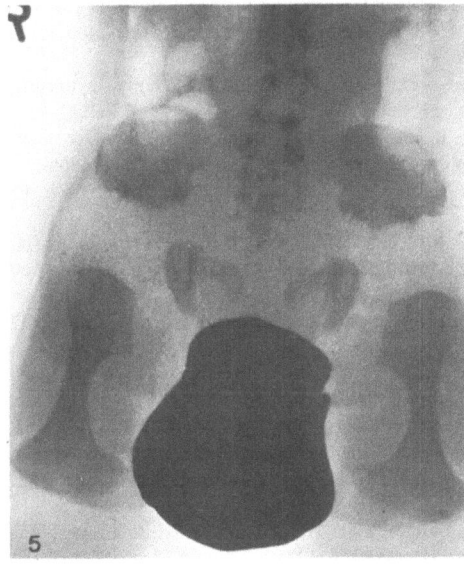

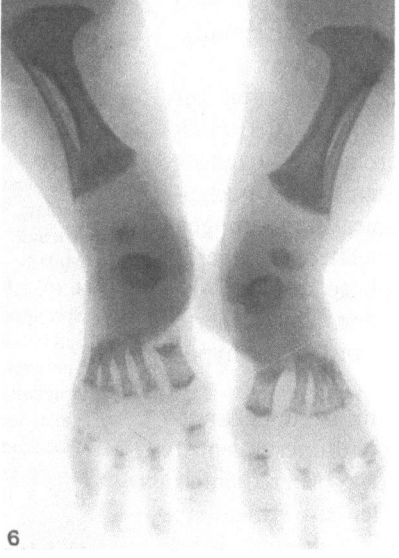

Abb. 5. Hellebardenform des Beckens, Hantelform der langen Röhrenknochen

Abb. 6. Verbreiterte Metaphysen, lange Tibia, fleckförmige Verknöcherung des Talus und Calcaneus

lich langen Rumpf eine extreme Rumpfverkürzung resultiert. Die maximale Körperlänge beträgt 120 cm.

In der Neugeborenen- bzw. Säuglingsperiode ist eine Abgrenzung des metatropen Zwergwuchses zur Achondroplasie möglich, da bei der Achondroplasie Kyphose und Ossifikationsrückstände der Wirbelkörper fehlen. Die metaphysären Veränderungen sind weniger ausgeprägt, außerdem bestehen charakteristische Schädelveränderungen (Tabelle 1). Das klinisch durch ein flaches Gesicht, prominente Augen, Myopie und Taubheit charakterisierte Kniest-Syndrom zeichnet sich vor allem durch einen flachen, breiten und kurzen Thorax sowie rechteckige Wirbel-

körper aus [4, 6, 8]. Es besteht ein Genu valgum, Hände und Füße sind nicht normal [6, 14].

Bei der kongenitalen spondylo-epiphysären Dysplasie [11] entsprechen Becken- und Thoraxveränderungen in etwa dem Kniest-Syndrom, die Metaphysenendzonen sind jedoch breiter als beim Kniest-Syndrom. Der Epiphysenbefall unterscheidet das Krankheitsbild von metatropen Zwergwuchs.

Eine Abgrenzung des metatropen Zwergwuchses zur Chondrodystrophia calcificans congenita ist möglich, da nur bei der letzteren meta- und periarticuläre Calcifizierungen vorkommen. Bei dem thanatophoren Zwergwuchs bedingt die asphyxierende Thoraxdefor-

Tabelle 1. Differentialdiagnose des metatropen Zwergwuchses

	Brust	Wirbelsäule	Hände	Epiphysen	Metaphysen	Größe cm	Vererbung	Besonderheiten
Achondro-plasie	lang	generalisierte Platyspondylie thorakolumbale Kyphose	kurze Finger	normale Ossifikation außer Knie	geringe Unregelmäßig-keiten	130	autosomal dominant	ungewöhnlich großer Kopf, hervorragende Stirn
Kniest Syndrom	kurz	unregelmäßige Platyspondylie	spindelförmige (fusiforme) Finger	groß, deformiert	verbreitert	>150	autosomal dominant	Myopie Taubheit breiter, flacher Nasenrücken
Congenitale spondylo-epiphysäre Dysplasie	normal	generalisierte Platyspondylie	normal	unter-schiedliche Anomalien	unter-schiedliche Anomalien	>150	autosomal dominant	flaches Gesicht Myopie Genu valgum
Morquios Syndrom	kurz, Verwölbung des Sternums	thorakale und lumbale Platy-spondylie	proximale Metacarpalia kegelförmig	klein	unregelmäßig	120	autosomal recessiv	Korneatrübung Keratansulfaturie
Metatroper Zwergwuchs	verengt und verlängert	deutliche Platyspondylie, Anisospondylie, fortschreitende Kyphoskoliose	lang und dünn, radiolog. kurze stummelartige Fingerglieder	klein, deformiert	verbreitert	>120	autosomal recessiv und dominant	schwanzähnliches Anhängsel am Os sacrum vergrößerte Gelenke

mierung den Verlauf dieser Erkrankung, zudem sind die Wirbelkörper gleichfalls deformiert (Platyspondylie), die Metaphysen jedoch nicht aufgetrieben.

Im Kleinkindesalter kann eine Abgrenzung zur Mucopolysaccharidose Typ IV, Morquio, [9] klinisch und radiologisch problematisch werden. Die Diagnose Morquio wird dann durch die Keratansulfat-Ausscheidung im Urin und durch die Corneaveränderungen untermauert. Es fehlt die für den metatropen Zwergwuchs charakteristische Kyphoskoliose und die Anisospondylie, stattdessen besteht eine generalisierte Platyspondylie. Ferner ist der Dens epistrophei hypoplastisch.

Die Pathogenese der Erkrankung ist unbekannt. Die Prognose bezüglich der Skelettdeformierungen ist schlecht, da die Auswirkungen der progredienten Kyphoskoliose auf das übrige Skelett unvermeidbar sind. Eine Physiotherapie kann hilfreich sein, u. U. werden orthopädische Maßnahmen erforderlich.

Literatur

1. Crowle, P., Astley, R., Insley, J.: A form of metatropic dwarfism in two brothers. Pediatr. Radiol. **4**, 172 (1976)
2. Gefferth, K.: Beiträge zur Diagnostik des metatropen Zwergwuchses. Z. Kinderheilkd. **103**, 325 (1968)
3. Jenkins, P., Smith, M.B., McKinnell, J.S.: Metatropic dwarfism. Br. J. Radiol. **43**, 561 (1970)
4. Kim, H.J., Beratis, N.G., Brill, P., Raab, E., Hirschhorn, K., Matalon, R.: Kniest syndrome with dominant inheritance and mucopolysacchariduria. Am. J. Hum. Genet. **27**, 755 (1975)
5. Kozlowski, K., Morris, L., Reinwein, H., Sprague, P., Tamaela, L.A.: Metatropic dwarfism and its variants. Aust. Radiol. **20**, IV 367 (1976)
6. Kozlowski, K., Barylak, A., Kobielowa, Z.: Kniest syndrome. Aust. Radiol. **21**, I 60 (1977)
7. Maroteaux, P., Spranger, J., Wiedemann, H.R.: Der metatropische Zwergwuchs. Arch. Kinderheilkd. **173**, 211 (1966)
8. Maroteaux, P., Spranger, J.: La maladie de Kniest. Arch. Fr. Pediatr. **30**, 735 (1973)
9. Michail, J., Matsoukas, J., Theodorou, S., Houliaras, H.: Maladie de Morquio chez deux frères. Helv. Paediatr. Acta **4**, 403 (1956)
10. Spranger, J.: Der metatropische Zwergwuchs. Radiologe **7**, 385 (1967)
11. Spranger, J., Langer, L.O.: Spondyloepiphyseal dysplasia congenita. Radiology **94**, 313 (1970)
12. Vallcanera, A., Lanuza, A., Cortina, H., Aparici, R.: Un cas de chondrodysplasie difficilement classable: nanisme metatropique ou dysplasie spondylo-métaphysaire type Kozlowski. Ann. Radiol. **20**, V 527 (1977)
13. Spranger, J., Langer, L.O., Wiedemann, H.R.: Bone dysplasias. Philadelphia: Saunders Co. 1974
14. Kniest, W., Leiber, B.: Kniest Syndrom. Monatsschr. Kinderheilkd. **125**, 970 (1977)
15. International nomenclature of constitutional diseases of bone. J. Pediatr. **93**, 614 (1978)

Dr. R. Miething
Abteilung Neonatologie
Universitäts-Kinderklinik
Theodor-Stern-Kai 7
D-6000 Frankfurt/Main

Monatsschr. Kinderheilkd. 128, 157–159 (1980)

Monatsschrift für
Kinderheilkunde
© by Springer-Verlag 1980

Metaphysäre Chondrodysplasie vom Typ McKusick

(Knorpel-Haar-Hypoplasie)

M. Seige

Kinderklinik der Medizinischen Akademie Erfurt (Direktor: Prof. Dr. H. Patzer)

Metaphysed Chondrodysplasia Type McKusick (Cartilage-Hair-Hypoplasia)

Summary. Cartilage-Hair-Hypoplasia is a rare form of metaphyseal chondrodystrophia. Its clinical picture is characterized by dysproportionate deficient growth shift to length of upper part of the body. The hair diameter is reduced, and the eyebrows are defectly marked. After stimulation by insulin, the levels of somatotropic hormone are found in the acromegalic range. The bone structure is rarefied at the distal metaphyses of the metacarpals and the proximal metaphyses of the finger basal phalanges. The most important roentgenologic symptoms to be found are clowdy, cystic rarefactions at the distal femoral metaphyses. As to the pathophysiology, deficient proliferation of cartilaginous cells is mentioned in literature.

Key words: Dysproportionate dwarfism – Metaphyseal chondrodystrophia – Cartilage-hair-hypoplasia, clinical – Hormonal and roentgenologic findings.

Zusammenfassung. Das Krankheitsbild der Knorpel-Haar-Hypoplasie (Cartilage-Hair-Hypoplasia) ist eine seltene Form der metaphysären Chondrodystrophie. Klinisch imponiert ein disproportionierter Minderwuchs, wobei das Verhältnis Ober- zu Unterlänge zu Gunsten der Oberlänge verlagert ist. Der Haardurchmesser ist reduziert, die Augenbrauen sind mangelhaft ausgebildet. Die Werte des somatotropen Hormons liegen nach Insulinstimulation im akromegalen Bereich. Die Knochenstruktur an den distalen Metaphysen der Metacarpalia und an den proximalen Metaphysen der Fingergrundgelenke ist rarefiziert. Als röntgenologischer Hauptbefund sind an den distalen Femurepiphysen wolkige, zystische Aufhellungen zu erheben. Pathophysiologisch wird eine mangelhafte Proliferation der Knorpelzellen angeführt.

Schlüsselwörter: Disproportionierter Minderwuchs – Metaphysäre Chondrodystrophie – Knorpel-Haar-Hypoplasie, klinische – Hormonanalytische und röntgenologische Befunde.

Nur wenige Beschreibungen existieren von einer seltenen Form der metaphysären Chondrodysplasie, ins Schrifttum eingegangen mit der Bezeichnung Knorpel-Haar-Hypoplasie (Cartilage-Hair-Hypoplasia). Von McKusick wurde sie in einem nordamerikanischen Inzuchtsgebiet beobachtet und 1964 als eine Entität beschrieben [3].

1968 wurde im deutschsprachigen Schrifttum von Wiedemann u. Mitarb. [11] über dieses Syndrom im Kindes- und Erwachsenenalter berichtet. Im folgenden werden die Befunde eines 11 jährigen Knaben kasuistisch wiedergegeben, der das klinische Vollbild der Knorpel-Haar-Hypoplasie zeigt.

Kasuistik

Anamnese

(F. K. Krbl.-Nr. (Polikl.) 42 547): Zweites von drei Kindern, Familie ohne bekannte Heredopathien, keine Hinweise auf Verwandtenehen innerhalb der mütterlichen oder väterlichen Linie. Vater und Mutter sind mittelgroß, 2 Geschwister proportioniert; Schwangerschafts- und Geburtsanamnese des Patienten unauffällig; Geburtsgewicht 3200 g; Länge 47 cm. Schon als Säugling „gesetzt und gedrungen". Wegen protrahiert verlaufender statomotorischer Entwicklung (18 Monate Sitzen, 24 Monate Laufen) orthopädische Behandlung mit Massagen, Brettlagerung und Bandagen.

Von dem inzwischen $11^{1}/_{12}$ Jahre alten Patienten wurde eine umfangreiche Zahl von Einzelbefunden erhoben.

Klinischer Befund

Minderwüchsiger, disproportionierter Knabe, erhebliche Adipositas ohne zonale Betonung (Abb. 1). Kopfhaare auffallend weich, sich wollig anfühlend, Haarfarbe mittelblond, hoher Haaransatz, Augenbrauen nur diskret ausgebildet (Abb. 2), Finger- und Zehennägel breit und kurz, gealterter Gesichtsausdruck bei sonst unauffälliger Facies, kurzer Hals, glockenförmiger Thorax, Lordose in der unteren Brust- und Lendenwirbelsäule, Pseudomamaebildung, Fettschürze im Abdominalbereich, Penislänge 2 cm, Hodenvolumen 2 ml (nach Prader), kurze, plumpe, tatzenförmige Hände, Vierfingerfurchen, plumpe Füße, ausgeprägte Genua vara (Zustand nach Keilosteotomie beidseits).

Gewandte, flinke Körperbewegungen beim Spielen und Klettern, Streckhemmung der Ellenbogengelenke (160 Grad), Hand-, Fingergrund-, Zehengrund-, Hüft- und Fußgelenke weit überstreckbar, tiefe, heisere Stimme, interner Organbefund und neurologischer Befund unauffällig, RR 110/80.

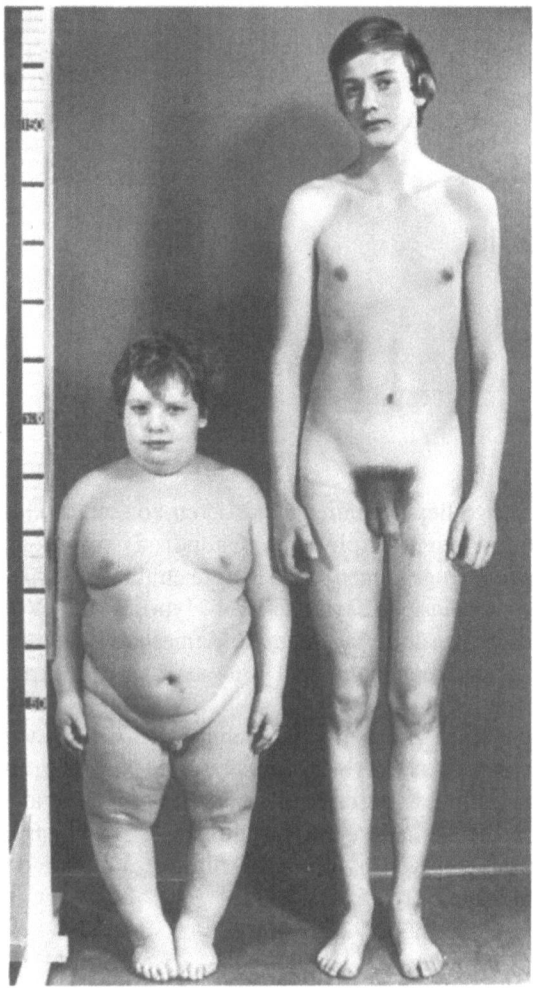

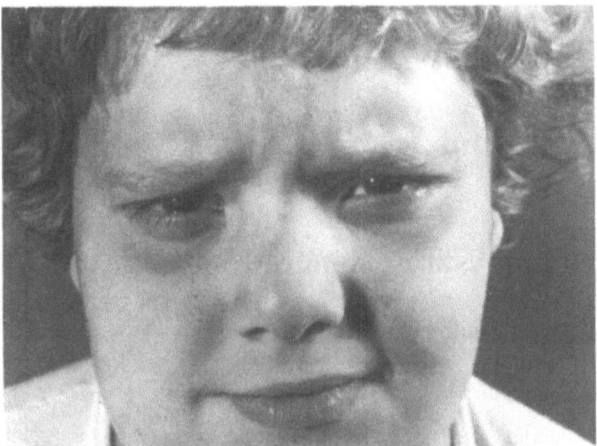

Abb. 2. Diskret ausgebildete Augenbrauen

Abb. 1. Patient im Alter von 11¹/₁₂ Jahren: disproportionierter Minderwuchs mit Betonung der Oberlänge, erhebliche Adipositas ohne zonale Betonung, 13⁶/₁₂ Jahre alter gesunder Bruder

Harn: Sediment unauffällig, spezifisches Gewicht 1025, Ionogramm, Kreatinin, Aminosäuren und saure Mukipolysaccharide im Normbereich.

Hormonanalysen: Schilddrüseninvitrodiagnostik: euthyreot, Somatotropes Hormon (Insulininduzierter Hypoglykämietest): Basalwerte im oberen Normbereich, nach Insulin ausreichender Blutzukkerabfall – Stimulation möglich, Werte stark erhöht.

Röntgendiagnostik: Schädel in 2 Ebenen: unauffällig, Ellenbogen: unauffällig, Wirbelsäule seitlich: kein sicherer pathologischer Befund.

Hände a. p.: Rarefizierte Knochenstruktur an den distalen Metaphysen der Metacarpalia und den proximalen Metaphysen der Fingergrundphalangen, Sklerosierung der Corticalis und Strukturauflösung im Sinne einer Polsterung an der distalen Radius- und Ulnaepiphyse. Knochenalter um 4½ Jahre retardiert. Kniegelenke a. p. (Abb. 3) und rechtes Kniegelenk seitlich: Patella nicht sicher abgrenzbar, normale Knochenstruktur diaphysär, Femurmetaphysenplatten medial wolkig aufgelöst, Riffelung und Defektbildung, pilzartige Auftreibung der Femur- und Tibiaepiphysen, analoge Veränderungen an den Tibiae. Füße a. p.: Brachymetatarsalie I beidseits.

Weitere Einzelbefunde

Haardurchmesser: ∅ 45,7 µm (normal 71–92 µm nach Martin u. Saller), (30 Haare gemessen mit Neophot 2 bei 500facher Vergrößerung mit geeichtem Objektmikrometer), Zahnärztliche Untersuchung: altersentsprechende unauffällige Zahnentwicklung. Augenärztliche Untersuchung (einschließlich Spaltlampe): unauffällig. Wachstumsgeschwindigkeit seit Geburt nahezu kontinuierlich 3–4 cm pro Jahr.

Einzelmaße

Gesamtkörperlänge 112 cm (18 cm unter P₃ nach Oehmisch) Körpergewicht 47 kg (Sollgewicht bei Individuallänge 20 kg) Sitzhöhe 64,5 cm, Unterlänge 44 cm, Oberarmlänge 18 cm (proximaler Punkt des Schultergelenks bis Olecranon), Unterarmlänge 20 cm (Olecranon bis Handgelenk). Handlänge 12 cm, Handbreite 12 cm (Mittelhand), Beinlänge 55 cm (Trochanter major bis äußerer Fußrand), Unterlänge 44 cm (oberer Symphysenrand bis innerer Fußrand), Oberschenkel 21 cm (Trochanter major bis Epicondylus lateralis), Unterschenkel 30 cm (proximale Tibia bis äußerer Fußrand), Fußlänge 17 cm, Fußbreite 11 cm (Mittelfuß), Spannweite 118 cm, Kopfumfang 52,8 cm.

Psychologische Beurteilung

Altersentsprechende mentale Entwicklung, sehr kontaktfreudig mit der Neigung zu übertriebenen, teilweise clownhaften Reaktionen, um den zunächst mitleiderregenden äußeren Eindruck zu kompensieren, schulische Leistungen in der allgemeinbildenden Oberschule trotz häufiger Krankenhausaufenthalte zufriedenstellend, im Sport und Singen von der Zensierung befreit.

Laborbefunde

Serum: Blutbild, Blutsenkungsgeschwindigkeit, Elektrophorese, alkalische Phosphatase, Kreatinin, Säure-Basen-Haushalt im Normbereich.

Diskussion

Der Patient stammt aus einem entlegenen Ort von den Höhen des Thüringer Waldes. Obwohl die Eltern eine Heirat innerhalb ihrer Sippen verneinen, ist gerade ihre Heimat infolge der geographischen Lage und der regional-politischen Entwicklung während der vergangenen Jahrhunderte in Thüringen als ein Gebiet, in dem vermehrt Verwandtenehen zu beobachten waren, bekannt.

Der Knabe wirkte schon in der Säuglingszeit gedrungen. Die verzögerte statische Entwicklung bei normalem Muskeltonus und nahezu überschießender Motorik kann sicher teilweise auf die Dysplasie des Bindegewebes, der Sehnen und des Knorpels zurückgeführt werden.

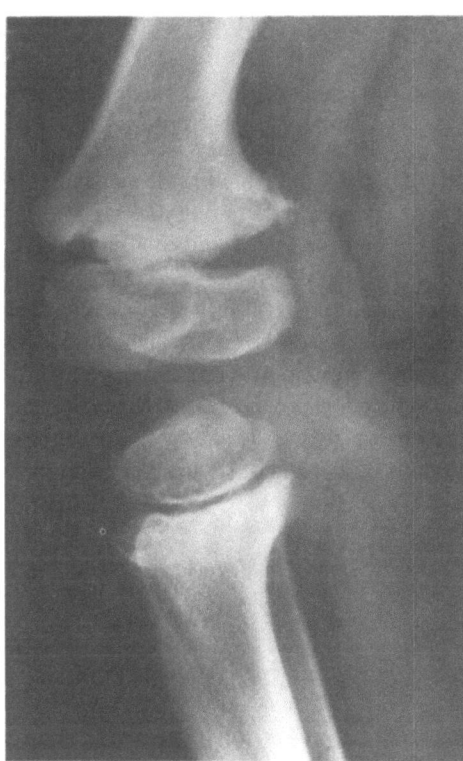

Abb. 3. Röntgenbild vom rechten Knie in seitlicher Projektion: pilzartige Auftreibungen der Femur- und Tibiametaphysen, Defektbildung besonders deutlich an der Femurmetaphyse

Schließlich sind in diesem Zusammenhang auch die tiefe, heisere Stimme durch Veränderungen der knorpeligen Anteile des Kehlkopfgerüstes, die Streckhemmung der Ellenbogengelenke und die Überstreckbarkeit in den Hand-, Fingergrund- sowie Zehengrundgelenken zu sehen. Es sei darauf hingewiesen, daß an den Gelenken, bei denen röntgenologische Veränderungen faßbar sind, die abnormale Beweglichkeit am ausgeprägtesten ist.

Das Vollbild des disproportionierten Minderwuchses manifestiert sich erst in der Vorschulperiode, also in der Zeit des ersten Gestaltwandels.

Das Verhältnis Ober- zu Unterlänge ist deutlich zu Gunsten der Oberlänge verlagert. Die Spannweite ist im Vergleich zur Gesamtlänge übermäßig.

Die spontane Wachstumsrate der Körperlänge liegt unter der altersentsprechenden Norm. Die relativ hohen Basalwerte und die maximale Stimulierbarkeit der Inkretion des somatotropen Hormons lassen eine periphere Resistenz im Sinne einer „Endorganresistenz" annehmen. Ob es infolge des Überangebots von somatotropem Hormon zu transitorischen Gegenregulationen der Insulinausschüttung kommt und die Mastfettsucht als eine Folge eines Hyperinsulinismus angesehen werden muß, bleibt spekulativ. Nüchternblutzuckerwerte waren im Normbereich, Hypoglykämien wurden nicht beobachtet, auch fehlen entsprechende anamnestische Hinweise.

Unter der Vorstellung, daß die akromegalen Werte möglicherweise infolge Kompensation eines biochemisch abartigen und deshalb biologisch unzureichend wirksamen somatotropen Hormons zustande kommen, wurde probatorisch ein Jahr lang mit hohen Dosen menschlichem Wachstumshormons (3×10 IE Sotropin H, AWD Dresden) behandelt. Nach einer anfänglich mäßigen Wachstumsbeschleunigung ging nach etwa einem halben Jahr die monatliche Wachstumsrate auf das ursprüngliche Maß zurück. Da Antikörper gegen das Medikament nachweisbar waren, wurde die Behandlung abgebrochen.

Die zu erwartende Körpergröße des Patienten wird mit durchschnittlich 140 cm angegeben [12]. Im Schrifttum wird über eine verminderte Proliferation der Knorpelzellen berichtet [5] und als wesentliche ätiopathogenetische Ursache angeführt (Somatomedinmangel?).

Zur Differentialdiagnose des Krankheitsbildes liegen zahlreiche Informationen vor [1, 2, 7–9, 11, 12].

Die klinischen Befunde, durch röntgenologische Diagnostik und Bestimmung der Haardurchmesser ergänzt, erlauben eine eindeutige Zuordnung zu dieser Form der metaphysären Chondrodysplasie.

Herrn Dr. med. E. Rupprecht, Kinderklinik der Medizinischen Akademie Dresden, Leiter der Röntgenabteilung, danken wir für die Mitbeurteilung der röntgenologischen Befunde und seine entscheidenden Anregungen zum diagnostischen Vorgehen.

Den Mitarbeitern des Isotopenlabors der Medizinischen Klinik der Medizinischen Akademie Erfurt unter der Leitung von Herrn Dr. rer. nat. L. Senf danken wir für die Bestimmung des Somatotropen Hormons im Serum.

Herrn Dr.-Ing. W. Schaefer, VEB Funkwerk Erfurt, danken wir für die Bestimmungen der Haardurchmesser.

Literatur

1. Blunck, W.: Pädiatrische Endokrinologie, S. 240, München, Wien, Baltimore: Urban und Schwarzenberg, 1977
2. Irwin, G.A.L.: Catilage-hair-hypoplasia (CHH) – Variant of familial metaphysical dysostosis. Radiology **86**, 926 (1966)
3. Martin, R., Saller, K.: Lehrbuch der Anthropologie, Bd. II. Stuttgart: Fischer 1962
4. McKusick, V.A.: Metaphysical dysostosis and thin hair: a „new" recessively inhereted syndrome. Lancet **1964 I**, 832
5. McKusick, V.A., Eldrigde, R., Hostetler, J.A., Ruangwit, U., Egeland, J.A.: Dwarfism in the amish, II. Cartilage-hair-hypoplasia. Bull. Johns Hopkins Hosp. **116**, 285 (1965)
6. Oehmisch, W.: Die Entwicklung der Körpergröße bei Kindern und Jugendlichen in der DDR. Dtsch. Akademie für ärztl. Fortb., Berlin 1970
7. Ray, H.C., Dorst, J.P.: Catilage-hair-hypoplasia. Prog. Pediatr. Radiol. **4**, 270
8. Rupprecht, E.: Minderwuchs bei Osteochondrodysplasien. In: Minderwuchs, Diagnostik und Therapie, S. 82. Jena: Friedrich-Schiller-Universität 1978
9. Smith, D.W.: Compendium on shortness of stature: J. Pediatr. **70**, 463 (1967)
10. Spranger, J.W., Langer, L.O., Jr., Wiedemann, H.-R.: Bone Dysplasias, S. 78. Jena: Fischer 1974
11. Wiedemann, H.R., Spranger, J., Kosenow, W.: Knorpel-Haar-Hypoplasie. Arch. Kinderheilkd. **176**, 74 (1968)
12. Wiedemann, H.R., Grosse, F.R., Dibbern, H.: Das charakteristische Syndrom, S. 100. Stuttgart, New York: Schattauer 1976

Dr. M. Seige
Kinderklinik der Medizinischen Akademie Erfurt
Am Schwemmbach 32 a
DDR-508 Erfurt

In memoriam

Professor Dr. Guido Fanconi

Mit Professor Dr. Dr. h. c. mult Guido Fanconi verliert die Deutsche Gesellschaft für Kinderheilkunde nicht nur ein langjähriges und prominentes Ehrenmitglied. Hier ist ein Mann von uns gegangen, der für uns alle vorbildlich mit großer Intensität seine vielfältigen Gaben genutzt hat, um wichtige Gebiete in der Kinderheilkunde dem spekulativen Denken zu entreißen und für alle Kinderärzte mit dem Licht sicheren Wissens zu erhellen. Seine Neugier, sein überwältigender Arbeitstrieb und seine Fähigkeit zum Zweifel an Althergebrachtem haben ihn quer durch die Kinderheilkunde getrieben. Überall hat er Spuren hinterlassen, die wir heute nun als sichere Wege gehen. Professor Fanconi ist trotz seiner Erfolge und trotz seiner hohen Ansprüche an sich selbst warmherzig und bescheiden geblieben, voll Verständnis für menschliche Schwächen und Ängste. Seine wissenschaftlichen Verdienste hat unsere Gesellschaft durch die Verleihung des Otto-Heubner-Preises vor drei Jahren ausgezeichnet. Heute ist es an der Zeit zu erkennen, welche Lücke er hinterläßt. Fanconi wird noch lange in unserer Erinnerung leben.

H. Ewerbeck, Köln

Tagesgeschichte

Hochschulnachrichten

Die *Rosén von Rosenstein-Medaille* der Schwedischen Pädiatrischen Gesellschaft wurde im Jahre 1979 den Professoren Donald *Court* (New Castle), Niilo *Hallman* (Helsinki), Henry C. *Kempe* (Denver) und John *Lind* (Stockholm) verliehen. Die Medaille wurde im Jahre 1964 zur 200. Wiederkehr des Erscheinungsjahres des berühmten Lehrbuches von Rosén von Rosenstein „Anweisung zur Kenntnis und Cur der Kinderkrankheiten" (Titel der deutschen Übersetzung 1766, s. diese Zeitschrift Bd. 112, S. 466, 1964) geprägt. Mit ihr werden seitdem alle 5 Jahre, 1979 also zum 4. Mal, hervorragende Pädiater ausgezeichnet, welche im Geiste Rosén von Rosensteins für die Weiterentwicklung der Pädiatrie gewirkt haben.

Prof. Dr. W. *Teller* (Ulm) hat einen Ruf auf den Lehrstuhl für Kinderheilkunde an der Technischen Universität München erhalten.

Prof. Dr. F.-C. *Sitzmann* (Homburg/Saar) ist von der Österreichischen Gesellschaft für Kinderheilkunde zum korrespondierenden Mitglied gewählt worden.

Prof. Dr. G. *Landbeck* (Hamburg) wurde mit dem *Wilhelm-Warner-Preis 1979* für seine Arbeiten auf dem Gebiet der Krebsbekämpfung ausgezeichnet.

Prof. Dr. C. *Gasser* (Zürich) ist zum Ehrenmitglied der Türkischen Gesellschaft für Hämatologie gewählt worden.

Priv. Doz. Dr. G. *Schöch* (Hamburg) wurde der *Jürgen und Margarete Voß-Preis 1979* der Werner Otto Stiftung zu Hamburg für seine Arbeiten zur Einführung der RNA-Kataboliten-Messung in die klinische Diagnostik und Therapieverlaufs-Kontrolle bei krebskranken Kindern und Erwachsenen verliehen.

Priv. Doz. Dr. H. *Gadner* (Berlin) hat einen Ruf auf eine befristete C 2-Professur für Pädiatrie mit Schwerpunkt Hämatologie und Onkologie am Klinikum Charlottenburg erhalten.

Es habilitierten sich für das Fach Kinderheilkunde Dr. Ch. *Franz* (Köln) und für das Fach Humangenetik Dr. K.R. *Held* (Hamburg).

Kongreßkalender

Die *29. Tagung der Süddeutschen Kinderärzte* findet vom 16. bis 18. Mai 1980 in Kaiserslautern statt. Auskunft erteilt: Prof. Dr. E.G. Janssen, Kinderklinik des Städtischen Krankenhauses, Friedrich-Engels-Straße 25, D-6750 Kaiserslautern.

Die *Jahrestagung des Berufsverbandes der Kinderärzte Deutschlands e. V.* wird vom 15. bis 17. Juni 1980 in Bonn abgehalten. Auskunft erteilt das Sekretariat des Berufsverbandes, Bergisch-Gladbacher Straße 735, D-5000 Köln 80.

Der *„pädiatreff '80", Jahrestagung des Landesverbandes Nordrhein im Berufsverband der Kinderärzte Deutschlands e. V.,* wird am 30. August 1980 in Duisburg veranstaltet. Auskunft erteilt: Dr. H. Herpertz, Wilhelmstraße 18, D-4200 Oberhausen 11.

Der *6. Jahreskongreß der Internationalen Gesellschaft für Präventivmedizin* wird vom 8. bis 12. September 1980 in Berlin durchgeführt. Themen: Perinatale Medizin; Dermopathien; Humangenetik und Praxis. Auskunft erteilt das Sekretariat Prof. Dr. Dr. Gabka, Schloßpark-Klinik, Heubenweg 2a, D-1000 Berlin.

Die *XXVI. Jahrestagung* über Zytoplasmatische Therapie und Methoden der Serum-Desensibilisierung wird vom 3. bis 5. Oktober 1980 in Stuttgart veranstaltet. Thema: Organotherapie – Molekularbiologische Methoden in der Medizin – Desensibilisierungsmethoden. Auskunft erteilt: Dr. H. Porcher, Brunnwiesenstraße 21, D-7302 Ostfildern 1/Ruit.

Die *17. Tagung der Gesellschaft für Pädiatrische Radiologie* findet am 17. und 18. Oktober 1980 in Münster statt. Themen: Fehldiagnose und Befundvalidität; Röntgenologie der Hals-Nasen-Ohren-Region. Auskunft erteilt: Prof. Dr. H.-J. v. Lengerke, Kinderklinik der Westfälischen Wilhelms-Universität, Robert-Koch-Straße 31, D-4400 Münster.

Die *Schweizerische Gesellschaft für Pädiatrie* führt ihren diesjährigen *Fortbildungskurs* vom 20. bis 25. Oktober 1980 an der Universitäts-Kinderklinik Bern durch. Auskunft erteilt: Dr. R. Kraemer, Universitäts-Kinderklinik, Inselspital Bern, CH-3010 Bern.

Für den Textteil verantwortlich: Prof. Dr. K. H. Schäfer, Universitäts-Kinderklinik und Poliklinik, Martinistraße 52, D-2000 Hamburg 20, und Prof. Dr. H. Ewerbeck, Kinderkrankenhaus der Stadt Köln, Amsterdamer Straße 59, D-5000 Köln 60. Für den Anzeigenteil: L. Siegel, W. Pehla, Kurfürstendamm 237, D-1000 Berlin 15, Fernsprecher (0 30) 8 82 10 31, Telex: 01-85411. Springer-Verlag Berlin, Heidelberg, New York.   Druck: Brühlsche Universitätsdruckerei, Gießen.   Printed in Germany.   © by Springer-Verlag Berlin, Heidelberg 1980.

Das Heft enthält je eine Beilage der Firmen Behringwerke AG, Frankfurt/Main, Grünenthal GmbH, Stolberg/Rhld., Bayer AG, Leverkusen, und Drägerwerk AG, Lübeck.

Monatsschr. Kinderheilkd. 128, 161–165 (1980)

Monatsschrift für
Kinderheilkunde
© by Springer-Verlag 1980

Übersichten

Die natürliche und künstliche Ernährung des Säuglings*

E. Rossi

Medizinische Universitäts-Kinderklinik Bern

Breast Milk and Artificial Nutrition of Infants

Summary. A comparative review of the various properties of human breast milk and cows' milk is presented. The advantages of breast feeding are emphasized. The recommendations of the ESPGAN and other international organizations for the formulation of artificial feeds are discussed.

Key words: Breast milk – Modified milk – Immunology.

Zusammenfassung. Es wird ein Überblick gegeben über die verschiedenen Eigenschaften der Frauenmilch verglichen mit der Kuhmilch. Die Vorteile der Brustmilchernährung werden hervorgehoben. Betreffend künstliche Ernährung werden die Richtlinien der ESPGAN und der internationalen Organisationen diskutiert.

Schlüsselwörter: Brustmilch – Adaptierte Milch – Immunologie.

«Les étres vivants» – sagt Monod in seinem Essai – Le hasard et la nécessité – «sont des machines chimiques. La croissance et la multiplication de tous les organismes exigent que soient accomplies des milliers de réactions chimiques grâce auxquelles sont élaborés les constituants essentiels des cellules». Das nennen wir Stoffwechsel.

Es sind hauptsächlich exogene Faktoren, in erster Linie die Proteine, die dieser „chemischen Maschine" die Impulse geben und eine reibungslose Funktion schon in den ersten Lebensstunden gewährleisten.

1. Rückgang des Stillens

Die bedenkliche Abnahme der Brustmilchernährung nicht nur in industrialisierten sondern auch in Entwicklungsländern hat in letzter Zeit zu einer glücklichen Reaktion geführt. Unsere Kenntnisse über die Vorteile der Brustmilch sowohl vom ernährungsphysiologischen wie vom immunologischen Standpunkt

---

* Vortrag bei der Podiumsdiskussion: „Ernährung des Säuglings heute", 75. Tagung der Deutschen Gesellschaft für Kinderheilkunde, Freiburg 1978

aus haben sich vertieft. Es sind wesentliche Unterschiede zu artfremder Milch, für uns hauptsächlich Kuhmilch, vorhanden. Statistiken aus angelsächsischen Ländern [1] führten zur Schlußfolgerung: "The United Kingdom is largely an artificially fed or bottle feeding nation". Wie Tönz [14] in seiner Untersuchung feststellen konnte, werden in der Schweiz in den ersten 3 Wochen 43,5% der Säuglinge „mehr oder weniger" voll gestillt, in den ersten 10 Wochen 23,4%, in den ersten 4 Monaten 10,4% und bei mehr als 4 Monaten sinkt die Zahl auf 4,8% (Tabelle 1). Es wurde ferner festgestellt, daß aus ländlichen Kreisen eine geringere Stilltätigkeit als aus städtischen gemeldet wurde.

Die hauptsächlichen Ursachen für das Nicht-Stillen waren, wider Erwarten, die ungenügende Instruktion in den Geburtskliniken, dann das Angebot an Säuglingsmilchpräparaten durch die Industrie und erst an dritter Stelle die Hypogalaktie. Wie Hüter [10] in einer großen Umfrage in Deutschland eruieren konnte, zeigen nur 4% aller Mütter a priori eine Abneigung gegen das Stillen.

2. Vorteile der Muttermilch

In den Entwicklungsländern, sagte mir kürzlich Dr. Basse, Direktor des «Institut sur l'alimentation du Senegal», liegt der Hauptgrund des Abstillens auf sozioökonomischer Grundlage infolge der durch die Jahrhunderte eingeprägten Nachahmung der kolonialen westlichen Zivilisation.

Im Lichte der modernen ernährungsphysiologischen Errungenschaften weicht die Brustmilch von artfremden Milchen noch stärker ab als man bis vor kurzem glaubte. So hat Hambraeus [8] feststellen können,

Tabelle 1. Brusternährung in der Schweiz [14]

Voll gestillt	102 Antworten
In den ersten 3 Wochen	43,5%
In den ersten 10 Wochen	23,4%
In den ersten 4 Monaten	10,4%
Nach 4 Monaten	4,8%

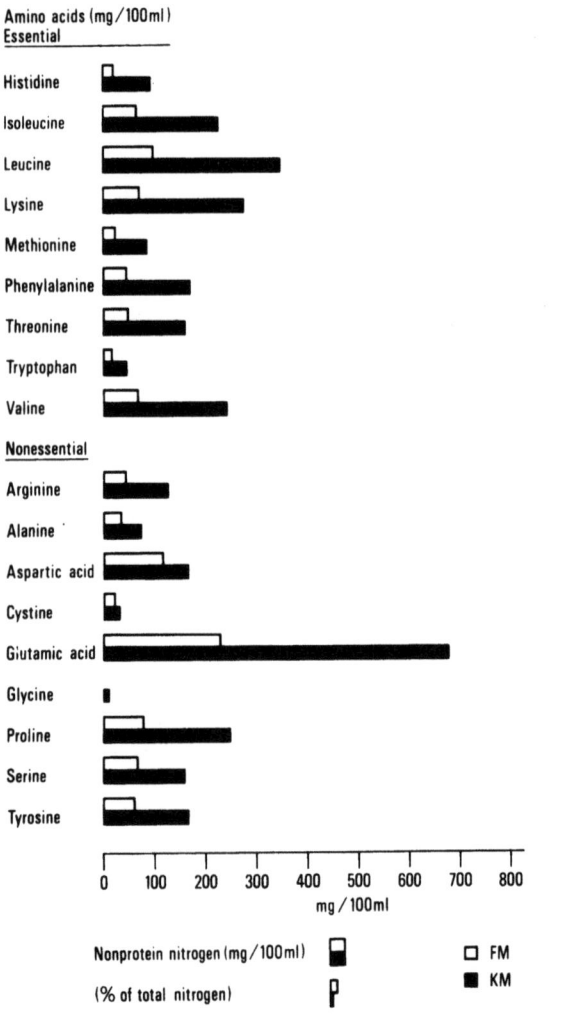

Abb. 1. Aminosäurengehalt in der Frauenmilch und in der Kuhmilch

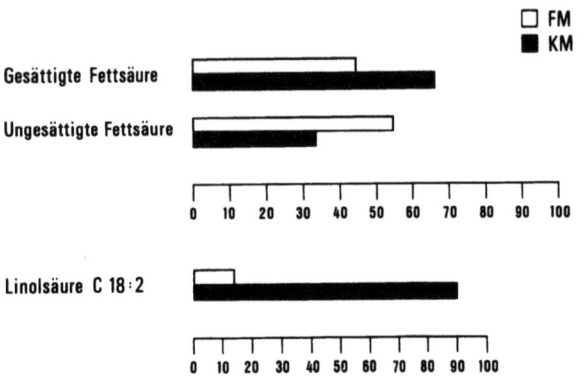

Abb. 2. Fettsäuregehalt in FM und KM (g/100 g Fett)

Tabelle 2. Voraussetzungen, die zur Empfehlung der Formula zu berücksichtigen sind

1. Nierenfunktion
2. Regulation des Säure-Basen-Gleichgewichts
3. Aminosäuren-Stoffwechsel

Die niedrige Eiweißzufuhr bei FM berücksichtigt das gegenüber anderen Spezies relativ langsame Wachstum des menschlichen Organismus. Die Eiweiße zeigen aber qualitativ eine Zusammensetzung, die den minimalen Bedürfnissen des Säuglings entsprechen.

Einige in der Kuhmilch im Überschuß vorhandene Aminosäuren wie Tyrosin und Phenylalanin können nach gewissen Autoren, hauptsächlich bei Frühgeborenen, sogar schädlich sein. So hat Casein zuviele aromatische Aminosäuren wie Tyrosin und Phenylalanin, aber auch zuviel Leucin, Isoleucin und Valin, hingegen zu wenig Cystin. Cystin wird bei den Neugeborenen infolge Mangel an Cystathionase gar nicht gebildet und wird in diesem Alter deswegen als essentielle Aminosäure betrachtet. Durch die Verminderung des Caseins werden allerdings in den sogenannten adaptierten Milchen solche Diskrepanzen z. T. korrigiert, aber die in den Kuhmilch-Molkenproteinen enthaltenen artfremden Makromoleküle wie das β-Lactoglobulin bleiben vorhanden. Solche Fremdstoffe können die noch nicht ausgereifte Darmwand leicht passieren und zur Allergisierung führen.

Dafür enthält die Frauenmilch α-Lactoglobulin (ein Co-Ferment der Lactose Synthetase), Lactoferrin (ein wichtiger hemmender Faktor des Erregerwachstums) und Lysozym (mit direkter und indirekter bakterizider Wirkung).

Die *Fette* (4 g/dl) der Frauenmilch decken mehr als 50% des kindlichen Energiebedarfes. Sie spielen in der Entwicklung des Nervensystems eine große Rolle.

Die Unterschiede zwischen FM und KM sind, wenn nicht quantitativ, so doch qualitativ beträchtlich, und zwar beispielsweise in der Zusammensetzung der Fettsäuren. In der FM sind mehr ungesättigte, langkettige Fettsäuren, vor allem die als essentiell geltende Linolsäure (C 18:2) enthalten (Abb. 2).

Auch die besondere Struktur der Palminsäure ermöglicht bei der FM eine leichtere Resorption durch die Enterocyten, was bei der Herstellung von adaptierter Milch nicht zu erreichen ist. Auch ist die unvergleichlich bessere Darmresorption der artspezifischen Fette zu unterstreichen (Frühgeborene resorbieren 80% der FM-Fette gegen 50% der KM-Fette).

Unter den Kohlenhydraten ist hauptsächlich die *Laktose* zu erwähnen (7 g/dl). Sie spielt nicht nur als Caloriespender, sondern auch für die Wasserbindung im Stuhl, für die Darmflora sowie als Bestandteil der Cerebroside des Zentralnervensystems eine wichtige Rolle.

Im Gegensatz zur Lactose der adaptierten Milch wird diejenige der Frauenmilch im Dünndarm langsa-

daß der Eiweißgehalt der FM mit 0,9 g/dl noch tiefer liegt als ca. 1,2 g/dl, wie man früher angenommen hat.

Diese tieferen Werte kommen der ungenügenden Nierenfunktion entgegen. Der "renal solute load" beträgt nach den Untersuchungen von Davies u. Saunders [4] bei FM ernährten Kindern 79 mOsm/l gegenüber 228 bei den kuhmilchernährten, was hauptsächlich in warmen Ländern eine große Bedeutung hat. Auch spielt die Regulation des Säure-Basen Gleichgewichtes sowie das Aminosäurespektrum eine große Rolle (Tabelle 2).

mer resorbiert, was ein für die Flora günstigeres pH im
Dickdarm zur Folge hat. Dies wurde bei zwei Kindern
mit Anus praeter von Heine u. Mitarb. [9] demonstriert.

Die Gesamtmenge der *Mineralien* liegt mit 0,2 g
Asche/dl sehr tief. Somit entsteht eine kleinere molare
Belastung der Nieren. Dabei spielt Na, hauptsächlich
in warmen Ländern, eine besondere Rolle. Hypernatriämische Exsikkosen sind bei FM-Ernährung unbekannt. Über die Bedeutung von Na in der Entstehung
der Adipositas und der essentiellen Hypertonie sind die
experimentellen und klinischen Untersuchungen noch
in vollem Gange. Die hochkonzentrierte Na-Ernährung einer japanischen Sippe begleitet durch die sehr
hohe Inzidenz von Herzinfarkten vor dem 40. Lebensjahr scheint in diesem Sinne zu sprechen. Neonatale
Hypocalcämien sind trotz des dreimal höheren Ca-Gehaltes der Kuhmilch viel seltener bei brusternährten
Säuglingen. Die Kalziumabsorption ist bei Kuhmilchernährten viel kleiner als bei FM (ca. 20% gegenüber
75%), was auch beim Eisen und beim Zink der Fall ist.
Bekannt ist in der FM der höhere Gehalt an Vitamin
C und E und nach neueren Erkenntnissen auch von
Vitamin D, was angeblich die antirachitische Wirkung
der FM erklärt und einen Zusatz dieser Vitamine
unnötig macht.

Vom *immunologischen Standpunkt* aus wird die FM
als antiallergisch hauptsächlich infolge Fehlens des β-
Lactoglobulins betrachtet. Die unreife Darmwand des
jungen Säuglings produziert in den ersten Lebenswochen ungenügend sekretorisches IgA. Die in der Brustmilch enthaltenen Immunglobuline kompensieren in
dieser Zeit und während intestinalen Erkrankungen
diesen Mangel. Auch steigen die IgE im Blut der künstlich ernährten Kinder in den ersten 6 Wochen rascher
an als bei FM-ernährten [12], was möglicherweise in
Verbindung mit plötzlichen Kindstodesfällen steht.
Ekzem und Asthma sind ferner bei Brustkindern seltener.

Es sei nun noch auf den antiinfektiösen Effekt der
Brustmilch hingewiesen.

Bei der Abwehr im Darm spielt das von der Brustdrüse sezernierte stabile Immunglobulin A die Hauptrolle.

Andere Faktoren sind mit der zellgebundenen Immunität in Zusammenhang zu bringen (Tabelle 3).

Heute noch, auch in unseren Ländern, und selbstverständlich in Entwicklungsländern, ist die Inzidenz
von Infektionskrankheiten, z. B. die Enterocolitis necroticans der Frühgeborenen deutlich geringer bei
brustmilchernährten Kindern. Dabei spielt auch die
niedrige Osmolarität der FM eine beträchtliche ätiologische Rolle [13].

Kinder an der Brust neigen auch viel weniger zu
Übergewicht als künstlich Ernährte. Über die in diesem
Kreise mehr als selbstverständliche psychologische
Komponente Mütter–Kind werde ich in diesem Zusammenhang nicht sprechen.

Ich verweise für weitere Einzelheiten auf die ausführliche neulich erschienene Arbeit von Tönz [15].

Tabelle 3. Antiinfektiöser Effekt der Brustmilch [15]

Zelluläre Elemente	Makrophagen, Lymphozyten
	Granulozyten
Humorale Faktoren	Sekretorisches IgA (hoch bei Colostrum)
	andere Immunglobuline
	Lysozym
	Lactoferrin
	C_4 und C_3
	Interferon
	Antistaphylokokkus Faktor
	Bifidus Faktor
	Lactoperoxydase
	usw
Keimfreiheit der FM	

Die künstliche Ernährung

Allerdings wird das Problem bei Spezialfällen differenzierter. So hat Forbes [6] am diesjährigen amerikanischen Pädiater-Kongreß mitgeteilt, daß bei Frühgeborenen und leichtgewichtigen Säuglingen, infolge des
raschen Wachstums, die Brustmilch ungenügend Ca, P,
Na und FE, dafür genügend K, Cl, Cu und Mg enthält.
Eine Mitteilung, die allerdins nicht unwidersprochen
blieb.

Ferner zeigen während der Schwangerschaft und
der Stillzeit unterernährte Mütter der Entwicklungsländer bald eine ungenügende Ernährung des Säuglings. Lauer u. Mitarb. [11] finden bei Müttern der Elfenbeinküste eine deutliche Neigung zum gefährlichen
Sinken der Eiweißwerte der Brustmilch im Verlauf des
ersten Jahres. Auch die Lipidkonzentration der Frauenmilch sinkt nach Crawford et al. [3] bei Müttern von
Ostafrika sehr stark und rasch und führt zum Marasmus beim Säugling nach 4 bis 8 Monaten. Auch Whitehead [16] hat in Zentralafrika deutliche Unterernährungszeichen schon bei dreimonatigen Kindern festgestellt, die ausschließlich an der Brust von unterernährten Müttern ernährt wurden.

Diese und andere sozio-ökonomische Gründe, die
entscheidenden Vorteile der FM vorausgesetzt, führen
uns aber zur Analyse der modernsten „künstlichen"
Ernährung, sei es als Ersatz nach dem Abstillen, sei es
als Zusatz zur ungenügend gewordenen FM.

Die Beschäftigung mit dieser Frage beginnt mit der
Zivilisation. Die künstlerische Darstellung der stillenden Mutter findet ihren Ausdruck in allen Kulturen,
während das Erscheinen der Trinkfläschchen schon
durch Funde in den griechisch-etruskischen und römischen Kindergräbern bewiesen wird.

Nur in den letzten Jahren hat man die Empirie der
Vergangenheit durch eine wissenschaftliche Bearbeitung des Problems ersetzt. «Chaque hommes se fait des
idees sur le qu'il voit» – sagte Claude Bernard – «et il
est porté à interpréter les phénomènes de la nature par
anticipation avant de les connaître par l'expérience».

In letzter Zeit hat man diese, für die Pädiatrie so
entscheidende Frage einer sehr eingehenden Analyse
unterzogen, obwohl auf dem Gebiet der Energielieferung durch die Nährstoffe noch sehr viel unbekannt ist.
Der Säugling braucht nämlich für seine Entwicklung

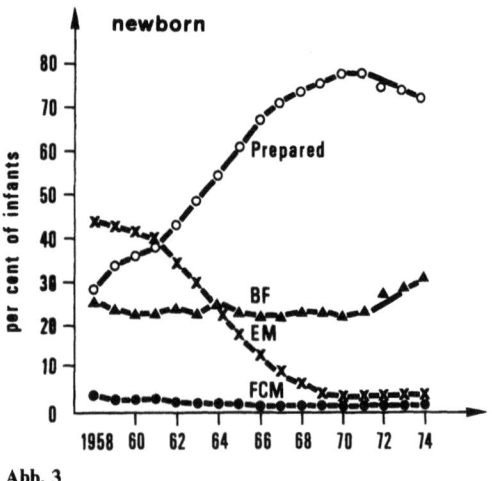

Abb. 3

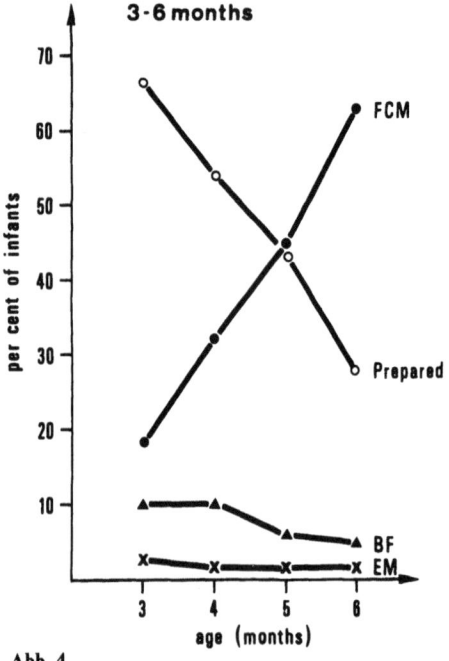

Abb. 4

Abb. 3 und 4. Gebrauch der verschiedenen Milchsorten im Verlauf der Jahre [5]. FCM = frische Kuhmilch; EM = Kondensmilch; BF = Brustmilch; Prepared = adaptierte Milch

viel mehr Energie und Wasser als der Erwachsene. Andererseits ist immer Vorsicht am Platz, wenn man versucht, zu weit in die menschliche Beziehung biologischer Phänomene – wie Mutter und Kindverhältnisse – einzudringen.

Zweifellos hat die Technik der Milchindustrie zu hervorragenden Resultaten geführt. Sie ermöglichen unter bestimmten Voraussetzungen eine optimale Vervollständigung der natürlichen Ernährung.

Im Verlauf der Jahrzehnte hat die industrielle Entwicklung über die Etappen der Pasteurisierung, der Kondensmilch (mit zu hohem Saccharosegehalt), der Ansäuerung (mit antiinfektiöser Wirkung), der Homogenisierung, des Zusatzes von Vitaminen und Eisen und zuletzt infolge der Fortschritte der Technik zur Herstellung der adaptierten und teiladaptierten Milch (die Bezeichnung humanisierte Milch ist streng zu vermeiden) geführt (Tabelle 4).

Tabelle 4. Entwicklung der künstlichen Milchernährung

1880	Pasteurisierung
1900	Kondensierte Milch
1920	Ansäuerung
	Homogenisierung
	Zusatz von Vitamin D und Vitamin C
1940	Fortschritte in der Technik der Milchherstellung
1960	Adaptierte Milch

Tabelle 5. Adaptierte Formula enthält

– keine	Stärke oder Mehl
– keine	Ansäuerung
– keine	anderen Stoffe (z. B. Honig)
– keinen	„Wachstumsfaktor"
– keine	Verdickungsstoffe
– keinen	Überschuß an Mineralien
	Adaptierte Formula
– soll	isotonisch sein
– ergänzt	durch Di- oder Oligosaccharide eher als durch Monosaccharide

Tabelle 6. Optimale Proteinmenge

Geburt bis 3. Monat	2,4 gm/kg/die
3. Monat bis 6. Monat	1,85 gm/kg/die

In den verschiedenen Zeitabschnitten erlebten wir nach Fomon [5] eine entscheidende Wandlung in der Anwendung der Milchpräparate. Im allgemeinen eine starke Abnahme der Kondensmilch in den ersten 2 Monaten zugunsten der adaptierten Milch, während nach dem 3. Monat auch aus ökonomischen Gründen die frisch zubereitete Kuhmilch den Platz der Pulvermilch einnimmt. Bei der FM erlebt man in letzter Zeit eine entscheidende Besserung der Lage (Abb. 3 u. 4).

Das entsprechende Komitee der ESPGAN hat 1977 einige Regeln, die zur Herstellung einer adaptierten Milch zu empfehlen sind, zusammengefaßt. Die Formula soll die Toleranz der verschiedenen Altersstufen sowie der Ausreifung des Organismus berücksichtigen. Die Fette sollten 50% der Energie liefern. Die Proteine spielen in der Herstellung der Milchpräparate die Hauptrolle. Die Quantität und Qualität der Proteine, hauptsächlich bei leichtgewichtigen Säuglingen soll nach neueren Arbeiten von Gaull et al. [7] nach der Menge der organischen Säuren im Urin bestimmt werden (Tabelle 5).

Die notwendigen Proteine für das Neugeborene bis zum dritten Lebensmonat sollten 2,4 g/kg/die, vom dritten zum sechsten Monat 1,85 g/kg/die betragen. Auch ist die Osmolarität zu beachten. Jedes Gramm Protein über den minimalen Bedarf hinaus führt zu einer Erhöhung von 5,7 milliosmol.

Im Rahmen der modernen künstlichen Ernährung verdient die Sojamilch einen besonderen Platz. In den Vereinigten Staaten werden heutzutage etwa 10% der Säuglinge bis zum 4. Lebensmonat mit Sojamilch ernährt. Bei uns wird sie hauptsächlich bei Kuhmilchin-

Tabelle 7. Composition of Milks

	Breastmilk 100 g	Cow's milk 100 g	Sojamilk 100 g	Cocomilk (+ meat) 100 g	Cocomilk (∅ meat) 100 g
Calories	70	70	35	252	25
Proteins	1,5	3,5	3,4	3,2	0,4
Lipids	3,8	3,7	1,5	24,9	0,4
Carbohydrates	7,3	4,8	2,1	5,2	5
Salts	Ca 35,0 mg	Ca 125 mg	Ca 21 mg	Ca 16 mg	Ca 24 mg
	P 20.0 mg	P 100 mg	P 47 mg	P 100 mg	P 30 mg
	Fe 0.05 mg	Fe 0.04 mg	Fe 0.7 mg	Fe 1.6 mg	Fe 1.6 mg
Water	88	87	91	65,7	93,5

toleranz angewandt. Es sei dabei zu bemerken (auch nach neueren statistischen Evaluationen von Whitington u. Gibson [17], daß die gleichzeitige Allergie den beiden Milchen gegenüber bis zu 30% oder sogar mehr beträgt.

Kinder, die mit Sojamilch ernährt wurden, zeigen nach Fomon [5] ein Wachstum, einen Stickstoff-Stoffwechsel und andere biochemische Parameter, die denjenigen mit Kuhmilch ernährten Kindern vergleichbar sind.

Ein Vergleich zwischen Kuhmilch (in niedrig osmolarer Lösung) und Sojamilch zeigt bei der ersteren einen deutlicheren Gewichtsanstieg. Die Darmstörungen waren aber bei Sojamilch geringer [2]. Eine weitere interessante Beobachtung wurde am diesjährigen amerikanischen Pädiatrie-Kongreß mitgeteilt. Sojamilch findet ihre Anwendung bei der Phototherapie der Hyperbilirubinämie der Neugeborenen. Die Phototherapie führt zu einer Hemmung der Lactase im Darm und dementsprechend zu Intoleranzerscheinungen und Diarrhoe bei Ernährung mit lactosehaltiger Milch. Die Sojamilch enthält Saccharose (und keine Lactose) und kann deswegen als Heilmilch angewandt werden (Tabelle 6).

Ein Vergleich von FM, KM und Sojamilch zeigt bei der letzteren tiefe Lipidwerte, hat aber reichlich ungesättigte Fettsäuren (besonders Linolensäure), was günstig ist (Tabelle 7). Die Einführung der Sojamilch stellt besonders in Entwicklungsländern hauptsächlich ein landwirtschaftliches Problem dar. Es sind noch etliche technische Schwierigkeiten zu überwinden, wie die Entfernung eines tryptischen Inhibitors, die Verminderung einer strumogenen Wirkung, ein Zusatz an Vitaminen und eine Änderung des Salzbestandes.

Auch die Cocosnuß-Milch findet in letzter Zeit hauptsächlich in südasiatischen Ländern mehr Aufmerksamkeit. Ein Zusatz von anderen Produkten ist aber notwendig. Eine Mischung von Mais- und Cocosöl scheint z.B. eine Resorption im Darm zu zeigen, die ähnlich wie diejenige bei FM ist.

Das gesamte Problem der Säuglingsernährung ist in eine neue Phase eingetreten. Es eröffnen sich eindeutig neue Horizonte, die zur harmonischeren und optimalen Entwicklung des Kindes führen wird.

Literatur

1. Arneil, G.C., McKilligin, H.R., Lobo, E.: Malnutrition in Glasgow children. Scott. Med. J. **10**, 480–482 (1965)
2. Bustamante, S.A., Schreck, S.: Anthropometric growth study of infants less than 1750 grams using three different formulas. Pediatr. Res. **12**, 430 (1978)
3. Crawford, M.A., Laurance, B.M., Munhambo, A.E.: Breast feeding and human milk composition. Lancet **1977 I**, 99–100
4. Davies, D.P., Saunders, R.: Blood urea. Normal values in early infancy related to feeding practices. Arch. Dis. Child. **48**, 563–565 (1973)
5. Fomon, S.J.: Infant nutrition, 2nd ed. Philadelphia, London, Toronto: Saunders 1974
6. Forbes, G.B.: Is human milk the best food for low birth weight babies? Pediatr. Res. **12**, 434 (1978)
7. Gaull, G.E., Cohen, S.R., Rassin, D.K., Chiou, B.L., Heinonen, K., Raiha, N.C.: Milk protein quality and quantity: Effects on organic acids in low birth weight infants. Pediatr. Res. **12**, 434 (1978)
8. Hambraeus, L.: Proprietary milk versus human breast milk in infant feeding. Pediatr. Clin. North Am. **24**, 17–36 (1977)
9. Heine, W., Zunft, H.-J., Müller-Beuthow, W., Grütte, F.K.: Lactose and protein absorption from breast milk and cow's milk preparations and its influence on the intestinal flora. Acta Paediatr. Scand. **66**, 699–703 (1977)
10. Hüter, K.A.: Stillprobleme aus der Sicht des Geburtshelfers. In: Prophylaxe und Therapie perinataler Fruchtschäden-Stillprobleme. Ewerbeck, H., Elert, R., Friedberg, V. (Hrsg.), S. 84. Stuttgart: Thieme 1967
11. Lauer, R.M., Filer, L.J., Reiter, M.A., Clarke, W.R.: Blood pressure, salt preference, salt threshold, and relative weight. Am. J. Dis. Child. **130**, 493–497 (1976)
12. Matthew, D.J., Taylor, B., Norman, A.P., Turner, W.M., Soothill, J.F.: Prevention of eczema. Lancet **1977 I**, 321–324
13. Tomarelli, R.M.: Osmolality, osmolarity, and renal solute load of infant formulas. J. Pediatr. **88**, 454–456 (1976)
14. Tönz, O.: Die Ernährungssituation des Säuglings in der Schweiz. In: Zur Ernährungssituation der schweizerischen Bevölkerung. Brubacher, G., Ritzel, G. (Hrsg.), S. 115–125. Bern, Stuttgart, Wien: Huber 1975
15. Tönz, O.: Ernährungsphysiologische und immunologische Vorzüge der Frauenmilchernährung. Ther. Umsch. **35**, 610 (1978)
16. Whitehead, R.G., Coward, W.A., Lunn, P.G. et al.: A comparison of the pathogenesis of protein-energy malnutrition in Uganda and The Gambia. Trans. R. Soc. Trop. Med. Hyg. **71**, 189–195 (1977)
17. Whitington, P.F., Gibson, R.: Soy protein intolerance: Four patients with concomitant cow's milk intolerance. Pediatrics **59**, 730–732 (1977)

Professor Dr. E. Rossi
Medizinische Universitäts-Kinderklinik
CH-3008 Bern

Monatsschr. Kinderheilkd. 128, 166–169 (1980)

Monatsschrift für
Kinderheilkunde
© by Springer-Verlag 1980

Nahrungsmittelintoleranz im Säuglingsalter*

J.K. Visakorpi
Universitäts-Kinderklinik Tampere

Wenn ein Patient ein Nahrungsmittel nicht toleriert und man nichts über die Ätiologie dieser Reaktion zu sagen weiß, so wird dafür in der klinischen Sprache der Begriff „Intoleranz" verwendet. Damit kommt zum Ausdruck, daß der Patient eine veränderte, von der Norm abweichende Reaktion zeigt. Eine ausgesprochene toxische Reaktion auf ein Nahrungsmittel wird nicht als Intoleranz bezeichnet. Auch verrät der Begriff nichts über die Ätiologie und die Pathogenese der Reaktion.

Forschungen auf diesem Gebiet haben jedoch in den letzten Jahrzehnten eine Reihe von Krankheitsursachen geklärt, so daß man heute pathogenetisch verschiedene Typen der Intoleranz unterscheiden kann. Auch wenn eine offizielle Klassifizierung noch nicht besteht, kann man folgende Haupttypen trennen:

1. metabolische Intoleranzen,
2. darmenzymatische Intoleranzen,
3. immunologische Intoleranzen,
4. die spezifische Gluten- (Gliadin-) Intoleranz.

Die metabolischen Intoleranzen

Hier handelt es sich um seltene angeborene Stoffwechselkrankheiten, z. B. die Fructoseintoleranz, die lysinurische Protein-Intoleranz usw.

Die klinischen Symptome sind dabei auf metabolische Anomalien zurückzuführen, z. B. auf eine Hypoglykämie oder eine Hyperammonämie. Gastroenterologische Symptome sind dabei selten.

Die darmenzymatischen Intoleranzen

Sie entstehen durch primäre oder sekundäre Enzymmängel des Magen-Darm-Traktes, wie Disaccharidasemangel der Dünndarmschleimhaut oder enzymatische Transportstörungen, wie die Glukose- Galactose-Malabsorption.

---

* Vortrag bei der Podiumsdiskussion: „Ernährung des Säuglings heute", 75. Tagung der Deutschen Gesellschaft für Kinderheilkunde, Freiburg 1978

Das klinische Bild entspricht einer Malabsorption, die mit chronischer Diarrhoe und Ernährungsstörungen einhergeht.

Die angeborenen Formen, wie die connatale Lactose-Malabsorption und die connatale Saccharose-Malabsorption sind selten und leicht diagnostizierbar, denn die Krankheit beginnt schon beim Neugeborenen mit eindeutigen Laborbefunden.

Ein sekundärer Disaccharidasemangel tritt häufig bei einer Dünndarmschleimhautatrophie auf, meist als Lactasemangel, weil dieses Enzym, an den Spitzen der Schleimhautzotten gebildet, gegen Schädigungen besonders empfindlich ist. Eine derartige sekundäre Intoleranz verzögert zwar die Heilung des Durchfalls, aber es besteht Einigkeit darüber, daß diese sekundäre Lactoseintoleranz meist schnell vorübergeht und immer die Folge einer Schädigung der Darmschleimhäute durch andere Krankheiten ist. Sie kann Ursache dafür sein, daß ein Durchfall nach einer akuten infektiösen Enteritis weiter anhält oder auch bei einer Coeliakie das Durchfallgeschehen verschlimmern. In solchen Fällen läßt sich die Lactoseintoleranz mit der Clinitest-Methode leicht nachweisen.

Immunologische Intoleranzen

Sie sind in den letzten Jahren Gegenstand lebhaften Interesses und intensiver Forschung. Immunologische Intoleranzen bringt man zumeist mit Kuhmilch in Verbindung, weil Kuhmilchproteine zu den üblichen Fremdproteinen gehören, wie sie die Kinder in einem Alter erhalten, in dem immunologische Intoleranzen auftreten können, die man dann etwa mit Allergie oder Überempfindlichkeit bezeichnet. Die diagnostischen Kriterien für immunologische Intoleranzen variieren relativ stark. Deshalb lassen sich für ihre Häufigkeit recht unterschiedliche Zahlen anführen.

Die Liste der Symptome und Syndrome, die man auf Kuhmilch-Intoleranz zurückführt, ist sehr umfangreich (s. Tabelle 1). Man findet Krankheiten vom anaphylaktischen Schock bis zu neurologischen Störungen und von klassischen allergischen Symptomen – wie Ekzem und Asthma – bis hin zum Wiegentod. Verständli-

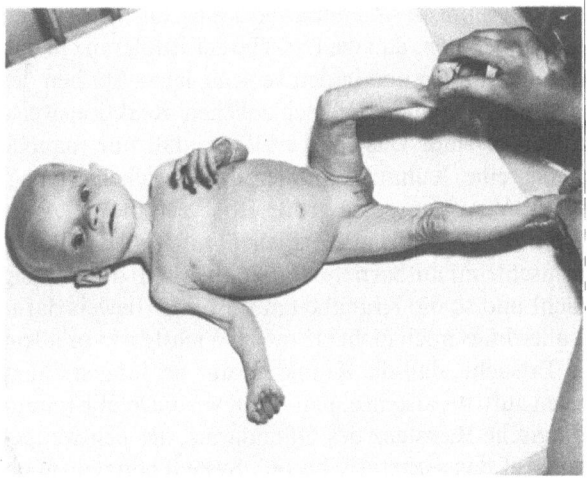

Abb. 1. 3 Monate alter Säugling mit schwerer Kuhmilch-Intoleranz

Tabelle 1. Syndrome mit Kuhmilchallergie

1. Anaphylaktischer Schock
2. Erkrankungen der Luftwege und der Ohren
   - Asthma
   - Rhinitis
   - Otitis
   - Rezidivierender Infektionen
3. Erkrankungen des Magen-Darmtraktes
   - Erbrechen, Leibschmerzen, Durchfall
   - Malabsorptionsyndrom
   - Colitis ulcerosa
   - Eisenmangelanämie
4. Erkrankungen des Nervensystems
5. Hautkrankheiten
   - Ekzeme
6. Wiegentod

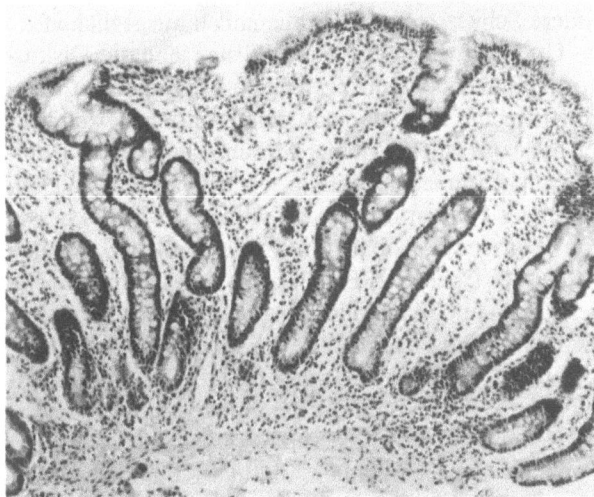

Abb. 2. Schwere Schleimhaut-Atrophie der Dünndarmsmukosa im Kuhmilch-Intoleranz

cherweise beobachtet man vor allem gastro-enterologische Syndrome, weil die Nahrung eben zuerst mit dem Magen-Darm-Trakt in Kontakt gerät. In den letzten Jahren haben viele Forschungsteams ein ziemlich einheitliches Syndrom der Nahrungsmittelallergie erarbeitet, bei dem die Proteine in der Nahrung, und zwar vor allem die Kuhmilchproteine, eine eindeutige, wenn auch vorübergehende Darmschleimhaut-Atrophie verursachen. Bevor auf die Kuhmilchprotein-Intoleranz eingegangen wird, sei noch kurz die spezifische Glutenintoleranz erwähnt, die in vieler Hinsicht zu den immunologischen Intoleranzen zu rechnen ist. Darunter versteht man eine Intoleranz, die nur bei der Coeliakie und der Dermatitis herpetiformes vorkommt. Sie stellt immer – im Gegensatz zu den echten immunologischen Intoleranzen – eine konstitutionell bedingte und spezifische Störung dar.

Kuhmilchintoleranz

Darunter versteht man eine Krankheit, bei der die Kuhmilch und vor allem deren Proteinfraktionen pa-

thologische Veränderungen in der Dünndarmschleimhaut hervorgerufen mit dem Resultat eines Malabsorptionssyndroms.

Sie wird in der Literatur schon früh erwähnt u. a. von Kundstater u. Schultz (1953) im Zusammenhang mit der Coeliakie [3]. Die erste ausführliche Beschreibung über Kuhmilch-Intoleranz auf der Basis einer Dünndarmbiopsie stammt von Lamy u. Mitarb. aus dem Jahre 1963 [4]. Seither liegen noch zahlreiche andere Veröffentlichungen aus vielen Ländern vor.

Die Kuhmilch-Intoleranz ist eine Krankheit der jungen Säuglinge. Im zweiten Lebensmonat treten meist die ersten Symptome auf, also deutlich früher als bei der Coeliakie. Das klinische Bild beginnt auch bei den von uns beobachteten Kranken ziemlich eindeutig: Durchfall, Erbrechen und Dystrophie [2, 9]. Oft ist der Durchfall sehr schwer und verursacht eine Toxikose, und manchmal auch das als „intractable diarrhoe" bezeichnete Syndrom (Abb. 1). Ein Viertel der Patienten zeigt auch klassische Symptome der Allergie, wie Ekzem und Respirationssymptome.

Die Laborbefunde entsprechen einem Malabsorptionssyndrom, insbesondere mit pathologisch verminderter Fettresorption. Mit Hilfe der peroralen Dünndarmbiopsie läßt sich eine Schleimhautatrophie verschiedenen Grades feststellen. Sie ist oft nur partiell, zuweilen auch subtotal wie bei der Coeliakie (Abb. 2). Krankheitsbild und klinischer Befund sind also unspezifisch und können genauso bei einer Coeliakie oder als Folge eines schweren Durchfalls vorkommen. Die endgültige Diagnose kann sich nur auf den Provokationstest stützen.

Zu dessen Vorbereitung ernährt man den Patienten mit einer milchfreien Diät. Ist diese erfolgreich und erlaubt es der Zustand des Kranken, wird die Provokation mit einer geringen Milchmenge durchgeführt. Die Reaktionen können sehr unterschiedlich ausfallen. Wird der Provokationstest in einem frühen Stadium der Krankheit durchgeführt, tritt die positive Reaktion meist schnell ein: Erbrechen und Durchfall oder anaphylaktischer Schock innerhalb von einer halben bis zwei Stunden nach Verabreichung der Milch. Diese schnellen Reaktionen verlangsamen sich dann. Mehrere Tage oder Wochen nach der Milchaufnahme zeigt der Patient wieder Krankheitssymptome, wie Durchfall und Gedeihstörungen. Aber schließlich treten beim Patienten überhaupt keine Symptome mehr auf und die Intoleranz läßt sich nur noch durch Laborbefunde oder Dünndarmbiopsie nachweisen. Unsere eigenen Patienten zeigten noch nach durchschnittlich 6½ Monaten Symptome, die erst im Alter von durchschnittlich 13 Monaten endgültig verschwanden. Die individuellen Unterschiede waren groß. Man kann sagen, daß die Intoleranz i. allg. mit dem Erreichen des zweiten Lebensjahres überwunden ist.

Bei der Analyse der Pathogenese ergibt sich, daß die Patienten oft viele Proteinfraktionen der Milch nicht tolerieren. Am häufigsten handelt es sich um Kasein und Lactoglobulin. Typisch ist auch, daß der Patient im Frühstadium der Krankheit auch gegen andere Fremdproteine leicht eine Intoleranz entwickelt. Soja ist deshalb kein ideales Diätmittel, auch wenn man oft gerade darauf zurückgreifen muß. Besser gibt man im ersten Stadium der Krankheit deshalb Frauenmilch und geht erst später auf Sojamilch über. Hühnerfleisch erscheint in vielen Fällen gut verträglich. Auch gegen Weizen entwickelt sich leicht eine Intoleranz. Dabei handelt es sich allerdings um eine transitorische Glutenintoleranz, die nicht mit der Coeliakie verwechselt werden darf. Insgesamt ist die Kuhmilch-Intoleranz eine unspezifische Erscheinung, die i. allg. auch mit einer allgemeinen Empfindlichkeit gegen andere Fremdproteine einhergeht.

Welche Rolle spielen solche fremden Proteine bei der Entstehung der Krankheit? Wir konnten durch Provokationsexperimente nachweisen, daß die Kuhmilch bei den Patienten unmittelbar die Dünndarmschleimhaut lädiert [1]. Dabei gehen Epithelzellen zugrunde, Zellinfiltrationen und mit dem Elektronenmikroskop erkennbare Zellschädigungen werden sichtbar. Zu ähnlichen Ergebnissen kamen später auch Shiner u. Mitarb. [6] und neuerdings Walker-Smith u. Mitarb. [8]. Offenbar liegt hier eine immunologische Reaktion vor. Eine andere Erklärung bietet sich kaum an. Dafür sprechen auch zahlreiche andere immunologische Erscheinungen bei dieser Krankheit, so der meist auffallend angestiegene IgA-Gehalt im Serum und die Antikörper gegen Kuhmilch-Protein. Savilahti [5] konnte eine Vermehrung der IgA-produzierenden Lymphozyten im Dünndarm während der Provokation nachweisen.

Über den Typ dieser immunologischen Antwort ist man jedoch geteilter Meinung. Einige Forscher haben auf den erhöhten IgE-Gehalt des Serums hingewiesen und auch die Zellen im Dünndarm entdeckt, welche diese Antikörper produzieren. Das würde auf eine Aktivität der Reagine hinweisen. Andere Beobachtungen sprechen mehr für eine langsamere Reaktion nach der Art des Arthusphänomens, bei dem die Antikörper einem anderen Typ als dem IgE angehören. Die Untersu-

chungsergebnisse sind noch widersprüchlich, aber man kann annehmen, daß die Ursache der Intoleranz in den einzelnen Fällen und in den verschiedenen Stadien der Krankheit in einer unterschiedlichen Reaktionsweise zu suchen sind. Das mag erklären, daß nur manche Kinder eine Kuhmilch-Intoleranz entwickeln. Dabei scheint Vererbung eine große Rolle zu spielen. Auch vermutet man, daß ein plötzlicher Durchfall die Dünndarmschleimhautbarriere immunologisch durchlässig macht und so die Krankheit auslöst. Der Beweis dafür ist allerdings noch nicht erbracht. Wichtig ist vor allem die Tatsache, daß die Krankheit nur bei jungen Säuglingen auftritt, also in einem Alter, wo die lokale immunologische Resistenz des Dünndarms, die sich weitgehend auf das sekretorische IgA-System stützten muß, noch unzureichend entwickelt ist. Bei Brustkindern wird physiologischerweise ja dieser Mangel durch die mit der Frauenmilch aufgenommenen Antikörper und andere Schutzstoffe der Frauenmilch ausgeglichen.

Unlängst wurde in Lancet [7] eine lebhafte Diskussion geführt, ob sich die Diagnose Kuhmilch-Intoleranz in jedem Fall auf eine Dünndarmbiopsie zu stützten habe oder nicht. Meiner Ansicht nach ist dieser Eingriff nicht immer notwendig, denn Diagnose und Behandlung können bei dieser Krankheit weitaus besser von klinischen Beobachtungen aus gesteuert werden als bei der Coeliakie. Ein Patient, der Kuhmilch toleriert, kann auch Kuhmilch zu sich nehmen, auch wenn die Dünndarmschleimhaut noch nicht ganz geheilt ist. Sie erfolgt unabhängig von der Diät. Das einzige wesentliche Problem ist die Differentialdiagnose zwischen der Kuhmilch-Intoleranz und der Coeliakie. Man muß nämlich im Auge behalten, daß die Kuhmilch-Intoleranz weitaus häufiger in Zusammenhang mit der Coeliakie auftritt als allein. Deshalb ist immer zu erwägen, ob die Krankheit des Patienten nicht dennoch eine Coeliakie sein könnte und nicht nur eine reine Kuhmilch-Intoleranz. Nachuntersuchungen mit der Dünndarmbiopsie bringen in solchen Fällen Klarheit.

Zusammenfassend ist festzustellen, daß man bei der Planung einer Ernährung im Säuglingsalter die durch Nahrungsmittel verursachten Intoleranzen ganz besonders berücksichtigen muß. Einige angeborene Intoleranzen manifestieren sich nicht nur gerade in diesem Alter, sondern der Abwehrmechanismus der Darmschleimhaut ist in dieser Lebensphase noch so unzureichend entwickelt, daß leicht erworbene Intoleranzen entstehen.

Literatur

1. Kuitunen, P., Rapola, J., Savilahti, E. Visakorpi, J.K.: Response of the jejunal mucosa to cow's milk in the malabsorption syndrome with cow's milk intolerance. A light-and electron-microscopic study. Acta Paediatr. Scand. **62**, 585–595 (1973)
2. Kuitunen, P., Visakorpi, J.K. Savilahti, E., Pelkonen, P.: Malabsorption syndrome with cow's milk intolerance: Clinical findings and course in the light of 54 cases. Arch. Dis. Childh. **50**, 351–356 (1965)

3. Kunstadter, R.H., Schultz, A.: Gastrointestinal allergy and the celiac syndrome with particular reference to allergy to cow's milk. Ann. Allergy **11**, 426–434 (1953)

4. Lamy, M., Nezelof, C., Jos, J., Frézal, J., Rey, J.: La biopsie de la muqueuse intestinal chez l'enfants. Premiers resultats d'une etude des syndrome de malabsorption. Presse Med. **71**, 1267–1270 (1963)

5. Savilahti, E.: Immunochemical study of the malabsorption syndrome with cow's milk intolerance. Gut **14**, 491–501 (1973)

6. Shiner, M., Ballard, J., Brook, C.G.D., Herman, S.: Intestinal biopsy in the diagnosis of cow's milk protein intolerance without' acute symptoms. Lancet **1975 II**, 1060–1063

7. Sumithran, E., Iyngkaran, N.: Is jejunal biopsy really necessary in cow's milk protein intolerance? Lancet **1977 II**, 1122

8. Walker-Smith, J. Harrison, M., Kilby, A., Philips, A., France, N.: Cow's milk-sensitive enteropathy. Arch. Dis. Child. **53**, 375–380 (1978)

9. Visakorpi, J.K.: Mil allergy and the gastrointestinal tract. In: Immunology of the gastrointestinal tract. Asquith, P., Churchill Livingstone 1978

Dr. J. K. Visakorpi
Institute of Clinical Sciences
University of Tampere
Teiskontie 35
SF-33520 Tampere 52

Monatsschr. Kinderheilkd. 128, 170–176 (1980)

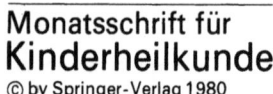
Monatsschrift für
Kinderheilkunde
© by Springer-Verlag 1980

Originalien

Stoffwechselstudien bei übergewichtigen Kindern vor und während einer mehrwöchigen Kur zur Gewichtsreduktion*

Anne-Marie Mingers, J. Ströder und H. Pfüller

Universitäts-Kinderklinik Würzburg (Direktor: Prof. Dr. Dr. h.c. J. Ströder)

Studies of Metabolism of Overweight Children Before and During Weight Reducing Diet Applied Some Weeks

Summary. 32 overweight and otherwise healthy children aged 8–15 years received a hypocaloric assorted diet for some weeks. Their weight loss was satisfactory, and as expected most considerable in the beginning. Before and during dieting a great number of investigations were carried out concerning the changes of metabolism and blood counts. This was done in weekly intervals. By means of the resulting parameters the changes of metabolism during dieting are discussed.

Key words: Overweight children – Hypocaloric diet – Metabolism.

Zusammenfassung. 32 übergewichtige, sonst gesunde Kinder im Alter von 8–15 Jahren erhielten eine mehrwöchige kalorienarme Mischkost. Die Gewichtsabnahmen waren zufriedenstellend, erwartungsgemäß am Anfang am stärksten. Vor und während der Diät wurden in wöchentlichen Abständen ausgiebige Laboruntersuchungen hinsichtlich Kohlenhydrat-, Fett- und Eiweißstoffwechsel sowie Mineralhaushalt und Blutbild durchgeführt. Die diätbedingten Stoffwechseländerungen werden anhand der überprüften Parameter diskutiert.

Schlüsselwörter: Übergewichtige Kinder – Hypokalorische Diät – Stoffwechsel.

Bisher liegen nur wenige Berichte über biochemische Befunde im Blut übergewichtiger Kinder unter Reduktionsdiät vor [1, 8, 17, 18, 25], über entsprechende Gerinnungsuntersuchungen so gut wie keine, wenige über fastenbedingte Änderungen einzelner Thrombocyten- und Gerinnungsparameter übergewichtiger Erwachsener [3, 5]. Deshalb haben wir bei 32 adipösen Kindern anläßlich einer mehrwöchigen Kur zur Gewichtsreduktion biochemische und gerinnungsphysiologische Untersuchungen durchgeführt. Hier werden die Ergebnisse der biochemischen Parameter vorgelegt.

Probanden

Gruppe A

10 männliche und 10 weibliche übergewichtige, sonst gesunde Kinder im Alter von 9–14 Jahren ($m = 12^9/_{12} \pm 0^6/_{12}$ Jahre[1]). Ihre mittlere Körperlänge betrug $153 \pm 2,6$ cm[1], bei einer mittleren Soll-Länge von $152 \pm 2,65$ cm[1] ihr Übergewicht im Mittel $50,9 \pm 4,6\%$[1].

Gruppe B

7 männliche und 5 weibliche übergewichtige, sonst gesunde Kinder im Alter von $8^2/_{12}$–$15^4/_{12}$ Jahre. Bei ihnen waren nach Auswertung der Ergebnisse der Gruppe A ergänzende Untersuchungen durchgeführt worden.

Kurprogramm

Die Kur erfolgte bei allen Probanden stationär. Die Diät bestand in einer eiweißreichen, kohlenhydrat- und fettarmen Mischkost (Tabelle 1), in der ersten Woche 800 Kalorien, ab der 2. Woche 600 Kalorien. Medikamente wurden nicht verabreicht. Die Probanden hatten außerdem unter Anleitung und Aufsicht von Krankengymnastinnen ein ausgiebiges körperliches Trainingsprogramm zu absolvieren.

Methodik

Die Blutabnahmen erfolgten unter allgemein üblichen Kautelen ausnahmslos morgens beim nüchternen Kind, für die ersten Untersuchungen vor Diätbeginn nach nächtlicher Nahrungskarenz von 12–

---

[1] $m \pm \sigma m$

Tabelle 1. Diätplan

		1. Woche	Ab 2. Woche
Tägliche Kalorienzufuhr		800 Kalorien	600 Kalorien
Kohlenhydrate in:	Obst	10 g	10 g
	Gemüse, Salat	20 g	20 g
	Brot	20 g	10 g
Eiweiß:	Vegetatives Eiweiß	10 g	5–7 g
	Tierisches Eiweiß	65 g	53–55 g
Fett:	Im Keimöl	5–8 g	3–5 g
	Gesamtfett	30 g	20 g
	Verstecktes Fett	Rest	Rest

---

*   Herrn Professor Dr. Fred Bamatter zu seinem 80. Geburtstag in Verehrung und Freundschaft gewidmet

15 Std. Die zugehörigen Urinproben wurden jeweils am Morgen desselben Tages genommen. Nach allgemein üblichen Routinemethoden wurden folgende Laboruntersuchungen durchgeführt.

Im Kapillarblut

Blutgasuntersuchungen am Eschweiler-Combi-Analysator. Blutbildparameter mittels Coulter-Counter, Modell ZF.

Im Serum

GPT, GOT, LDH, alk. Phosphatase, Cholesterin nach Liebermann-Buchard.

β-Lipoproteide und Triglyzeride nach Angaben in den Testpackungen (Boehringer-Mannheim) unter nichtenzymatischer Enteiweißung, Ges.-Eiw., Harnstoff-N, Harnsäure, Natrium, Kalium, Calcium, Chlorid und anorganischer Phosphor.

Im Urin

Eiweiß, Blut, Aceton und Zucker mittels Teststreifen (Boehringer-Mannheim). Die Urinsedimente wurden mikroskopisch überprüft. Da hierbei keine Auffälligkeiten auftraten, wird auf die Ergebnisse nicht weiter eingegangen.

Auswertung der Laborbefunde[2]

Die statistische Auswertung erfolgte durch Mittelwertsberechnungen und Mittelwertsvergleiche bei vorhandener Normalität und gleicher Streuung mittels T-Test paarweise und in Gruppen, bei fehlender Normalität und nichtgleicher Streuung mittels *U*-Test und Wilcoxon-Test. Ferner wurde jeder Parameter mit jedem korreliert. Als Wahrscheinlichkeitsgrenze wurde 95% zugrunde gelegt.

Untersuchungsergebnisse bei den Mädchen während der Menses wurden nicht in die Berechnungen einbezogen.

Ergebnisse

Sofern nicht ausdrücklich anders vermerkt, beziehen sich die Ergebnisse auf die Untersuchungen bei den Kindern der Gruppe A. Der Wert der ersten Woche entspricht dem Ausgangswert vor Kurbeginn.

Gewichtsabnahmen

Jeder Proband nahm in jeder Woche an Gewicht ab, in der ersten Kurwoche am meisten.

Im Mittel ($m \pm \sigma m$) betrugen die wöchentlichen Gewichtsabnahmen:

1. bis 2. Woche	$1,74 \pm 0,26$ kg	$n = 20$
2. bis 3. Woche	$1,31 \pm 0,17$ kg	$n = 18$
3. bis 4. Woche	$1,06 \pm 0,18$ kg	$n = 14$
4. bis 5. Woche	$0,85 \pm 0,36$ kg	$n = 11$
5. bis 6. Woche	$1,06 \pm 0,15$ kg	$n = 7$

Die Gewichtsdifferenzen zwischen den einzelnen Wochen waren statistisch signifikant.

Die wöchentlichen Gewichtsabnahmen standen statistisch signifikant in positiver Korrelation zur Körperlänge, die Gesamtgewichtsabnahme zusätzlich in positiver Korrelation zum Alter. Zwischen Gewichtsabnahme und Übergewicht ergab sich keine statistisch zu sichernde Beziehung (Tabelle 4).

Blutglukose (Tabelle 2a)

Sämtliche Glukosemittelwerte der einzelnen Diätwochen lagen ohne statistisch signifikante Änderung im mittleren Normbereich.

Serumlipide (Abb. 1)

Unter der Diät sanken die Cholesterinwerte im Mittel ohne initialen Anstieg kontinuierlich ab. Die Differenz zum Ausgangswert war bereits nach 2 Wochen statistisch signifikant. Sämtliche Cholesterinmittelwerte lagen im Normbereich.

Alle Triglyzerid-Mittelwerte bewegten sich ebenfalls im Normbereich. Nach einer Kurwoche lagen sie etwas über dem Ausgangswert, in den folgenden Wochen progredient niedriger, in der 6. Woche wieder geringgradig höher. Die genannten Änderungen waren nicht statistisch signifikant.

Sämtliche β-Lipoproteidmittelwerte lagen im Normbereich. Ihre Änderungen verliefen wie diejenigen des Cholesterins. Hier war der Mittelwert bereits nach einer Kurwoche statistisch signifikant niedriger als der Ausgangswert, in der 6. Woche sogar an der untersten Normgrenze gelegen.

Säure-Basen-Status (Tabelle 2a)

Der Blut pH-Wert nahm im Mittel zur 2. Woche statistisch signifikant ab und zeigte ab der 4. Woche wieder ansteigende Tendenz. Alle Mittelwerte lagen im mittleren Normbereich.

Die pCO_2-Mittelwerte bewegten sich während der gesamten Beobachtungszeit ohne statistisch signifikante Schwankungen stets an der unteren Normgrenze.

Basenüberschuß wie Standardbicarbonat nahmen im Mittel von der 1. zur 2. Woche wertmäßig wenig, statistisch jedoch signifikant ab und stiegen nach der 3. bzw. 4. Woche wieder an. Mittelwerte außerhalb des Normalbereiches ergaben sich nur beim Basenüberschuß der 3. und 4. Kurwoche.

Harnsäure (Abb. 1)

Der Harnsäure-Mittelwert lag vor Beginn an der oberen Normgrenze, stieg zur 2. Woche statistisch signifikant an, nahm dann stetig wieder ab und befand sich in der 5. und 6. Woche wieder in Höhe des Ausgangswertes.

Harnstoff-N (Abb. 1)

Die Harnstoff-N-Mittelwerte lagen vor Kurbeginn im mittleren Normbereich, ohne initialen Anstieg ab 3. Woche statistisch signifikant niedriger, in der 5. und 6. Woche noch tiefer und nun im untersten Normbereich.

Serum-Eiweiß (Abb. 1)

Sämtliche Serumeiweiß-Mittelwerte bewegten sich ohne signifikante Schwankungen im mittleren Normbereich.

2 Die statistischen Berechnungen verdanken wir Frau Dipl.-Math. Dr. I. Haubitz vom Recheninstitut der Universität Würzburg

Tabelle 2a. Biochemische Parameter des Blutes

Woche		1.	2.	3.	4.	5.	6.	Normalwert
Glucose in mg-%	n	8	13	15	10	6	4	
	m	89,1	86,3	85,5	87,5	93,8	80,3	60–110
	δm	4,8	5,1	3,9	5,0	3,9	3,0	
pH-Wert	n	20	20	17	15	10	6	
	m	7,40	7,38	7,38	7,39	7,41	7,40	7,35–7,45
	δm	0,008	0,010	0,013	0,009	0,012	0,017	
P_{CO_2}	n	20	20	17	15	10	6	
	m	34,2	33,2	32,8	34,8	33,6	34,0	33,0–44,4
	δm	0,60	0,63	1,12	1,05	0,67	1,57	
Basenüberschuß	n	20	20	17	15	10	6	
	m	−2,78	−4,13	−4,36	−2,46	−2,06	−2,62	−2,4–+2,3
	δm	0,46	0,63	0,86	0,62	0,72	1,19	
Standard-Bicarbonat	n	20	20	17	15	10	6	
	m	21,8	20,4	20,6	20,2	21,6	21,6	21–26
	δm	0,45	0,50	0,67	1,80	0,76	0,93	
SGPT in U/l	n	14	5	15	5	7	3	
	m	5,3	6,3	6,7	5,4	4,7	8,7	4–20
	δm	0,55	1,38	1,33	0,68	0,83	1,45	
SGOT in U/l	n	15	5	15	5	7	3	
	m	8,9	12,7	10,0	11,5	6,8	11,4	6–23
	δm	1,10	3,70	1,19	1,95	1,15	2,74	
LDH in U/l	n	15	4	13	4	6	4	
	m	151	189	162	183	156	150	90–270
	δm	6,82	35,8	12,3	18,1	26,6	23,9	
Alkal. Phosphatase in U/l	n	16	7	16	6	5	3	
	m	184	149	185	153	76	251	110–550
	δm	43,4	36,4	45,0	32,8	21,2	175	
γ-GT[a] in U/l	n	11	2	5	7	7	4	
	m	13,2	10,6	9,6	8,6	10,8	13,4	4,5–13
	δm	1,26	0,15	0,62	0,26	0,60	2,04	

[a]　Werte von Probanden der Gruppe B

SGPT, SGOT, LDH, alk. Phosphatase (Tabelle 2a)

Bei Bestimmung der Enzymaktivitäten GPT, GOT, LDH und alk. Phosphatase wurden stets Werte im Normbereich gefunden. Mittelwertsvergleiche erbrachten keine statistisch signifikanten Differenzen. Im Hinterblick auf die gleichzeitig überprüften Gerinnungsparameter [9, 20] muß jedoch erwähnt werden, daß unter der Diät das Verhalten der Serum-Enzyme bei den einzelnen Probanden sehr unterschiedlich war. Bei einigen Kindern stiegen die Werte in der ersten Woche an, bei anderen sanken sie ab und bei wiederum anderen blieben sie praktisch unverändert.

γ-GT (Tabelle 2a)

Bei den Probanden der Gruppe A waren keine γ-GT-Bestimmungen durchgeführt worden. Aufgrund der bei der statistischen Auswertung erhobenen Befunde wurden diese Untersuchungen daher stichprobenartig bei den Kindern der Gruppe B vorgenommen.

Im Gegensatz zu den vorgenannten Parametern zeigte sich bei jedem der 11 Probanden ein gleichgesinntes Verhalten der γ-GT, d. h. die Werte nahmen bei jedem zunächst ab mit Tiefstwerten in der 3., meist in der 4. Woche, um anschließend aber wieder anzusteigen. Die Differenz zwischen Ausgangs- und Tiefstwert

ist statistisch signifikant. Abgesehen von vier Ausgangswerten (Höchstwert 24,0 U/l) lagen alle Einzelwerte im Normbereich.

Serumbilirubin (Tabelle 3)

Serumbilirubin-Bestimmungen waren in dieser Studie nicht eingeplant. Rein zufällig wurden jedoch bei 9 Probanden vereinzelt diese Untersuchungen durchgeführt. Alle 9 Kinder zeigten unter der Diät erhöhte Werte ihres Gesamtbilirubins, vorwiegend des indirekten Bilirubins. Bei 3 dieser Kinder liegen zusätzlich die Ausgangswerte vor, sie waren normal.

Serumelektrolyte (Tabelle 2b)

Die Mittelwerte von Natrium, Kalium und Calcium lagen während der gesamten Beobachtungszeit praktisch unverändert im mittleren Normbereich. Der Chlorid-Mittelwert stieg während der ersten Diätwoche statistisch signifikant an, hielt sich dann aber praktisch unverändert auf diesem Niveau. Alle Chlorid-Mittelwerte lagen im mittleren Normbereich.

Der Mittelwert des anorganischen Phosphors lag vor Kurbeginn an der untersten Normgrenze, stieg dann langsam an, um später wieder etwas abzusinken. Die Differenz zwischen Höchstwert in der 4. Woche und Ausgangswert war statistisch signifikant.

Tabelle 2b. Biochemische Parameter des Blutes

Woche		1.	2.	3.	4.	5.	6.	Normalwert
Natrium in mmol/l	n	16	14	14	7	9	4	
	m	140,0	140,3	140,0	140,4	140,6	140,8	135–145
	δm	0,56	0,57	0,56	0,69	0,56	0,48	
Kalium in mmol/l	n	16	14	14	7	9	4	
	m	4,24	4,27	4,28	4,25	4,26	4,25	3,5–5,1
	δm	0,07	0,09	0,09	0,06	0,19	0,20	
Calcium in mmol/l	n	16	15	14	7	9	4	
	m	2,43	2,45	2,46	2,40	2,44	2,42	2,2–2,7
	δm	0,04	0,02	0,04	0,05	0,04	0,06	
Chlorid in mmol/l	n	15	14	13	8	9	3	
	m	101,2	103,7	103,2	103,2	103,6	103,0	96–108
	δm	0,67	0,83	0,85	1,08	1,12	3,51	
Phosphor (anorg.) in mg/dl	n	11	16	14	8	7	3	
	m	4,05	4,29	4,25	4,81	4,31	4,47	4–4,6
	δm	0,15	0,22	0,32	0,31	0,21	0,44	
Hämatokrit in %	n	16	19	17	11	11	5	
	m	40,8	39,2	40,3	41,0	31,2	41,2	37,5 ± 5,0
	δm	0,95	0,80	1,23	1,00	0,63	1,11	
Hb in g-%	n	16	19	17	11	11	5	
	m	13,7	13,4	13,8	13,8	13,8	13,2	12,9 ± 2,3
	δm	0,23	0,24	0,28	0,27	0,28	0,50	
Erythrocyten Mio/mm³	n	16	19	17	11	11	5	
	m	4,78	4,59	4,81	4,83	4,80	4,57	4,7 ± 0,6
	δm	0,11	0,09	0,10	0,15	0,11	0,21	
HbE in pg-%	n	16	19	17	11	11	5	
	m	28,8	28,8	28,1	28,4	28,7	29,0	27 ± 3
	δm	0,68	0,51	0,34	0,38	0,47	0,91	
Leukocyten/mm³	n	16	19	17	11	11	5	
	m	7670	7030	6340	6450	5290	6120	4500–11500
	δm	442	319	200	466	266	205	

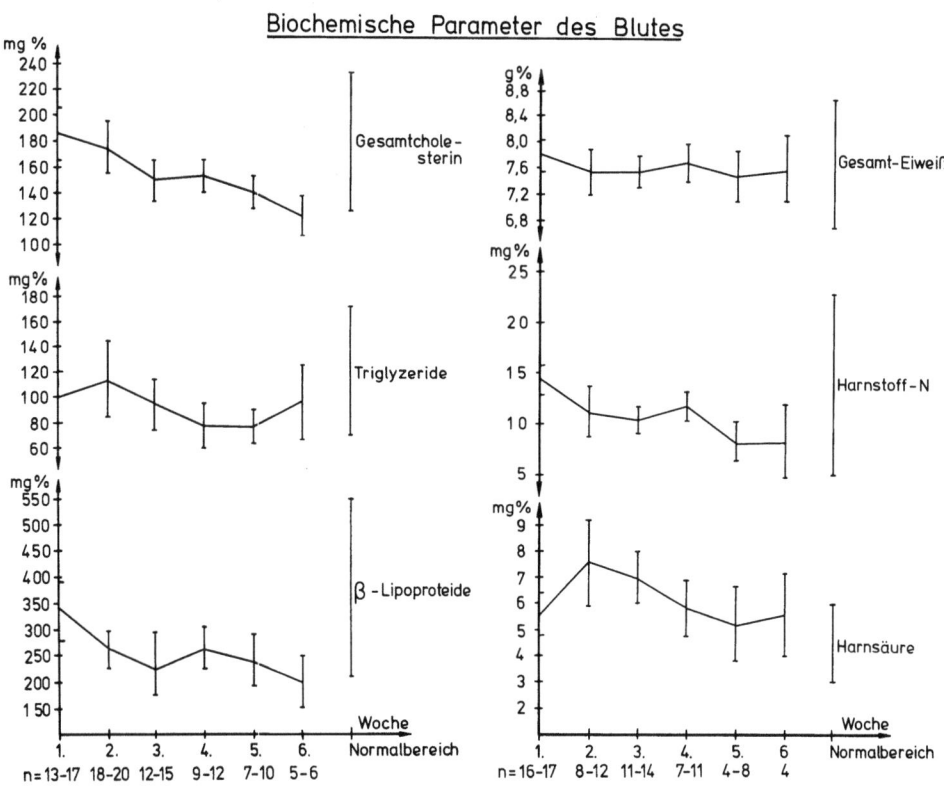

Abb. 1. Biochemische Parameter des Blutes

Blutbild und Hämatokrit (Tabelle 2b)

Sämtliche Mittelwerte für Hämatokrit, Erythrocytenzahl, Hb- und HbE-Wert sowie Leukocytenzahl befanden sich während der gesamten Beobachtungszeit im Normbereich.

Die Hämatokrit-Mittelwerte zeigten untereinander keine statistisch signifikanten Unterschiede, ebenso Hb- und HbE-Wert. Die Erythrocytenzahlen nahmen im Mittel während der 1. Woche statistisch signifikant ab, dann wieder zu, bis zur 4. Woche statistisch signifikant.

Die Mittelwerte der Leukocytenzahlen zeigten bis zur 5. Woche eine kontinuierliche Abnahme. Die Differenz zum Ausgangswert war ab der 3. Woche statistisch signifikant.

Urinbefunde

Die Untersuchungen auf Blut, Eiweiß und Zucker hatten stets zu negativen Ergebnissen geführt.

Der Acetonnachweis verlief vor Diätbeginn bei 15 von 20 Probanden negativ, nach einer Diätwoche nur noch bei 4 von 18 Kindern, in der darauffolgenden Woche bei 2 von 17. Insgesamt fiel das Teststreifenergebnis auf Aceton in den ersten Diätwochen stärker positiv aus als in der Folgezeit.

Die pH-Werte schwankten zwischen 5 und 6. Unter der Diät fand eine leichte Verschiebung zur sauren Seite statt, insbesondere von der 1. zur 2. Woche.

Auf eine statistische Auswertung wurde wegen zu grober Ungenauigkeit der Untersuchungsmethoden verzichtet.

Korrelationen (Tabelle 4)

Alle Korrelationen, die die festgelegte Wahrscheinlichkeitsgrenze erreichten bzw. überschritten, sind Tabelle 4 zu entnehmen.

Diskussion

Die *Gewichtsabnahmen* waren erwartungsgemäß in der 1. Kurwoche am stärksten. Bekanntlich geht in der Frühphase des Fastens hauptsächlich Wasser verloren [16]. Das Verhalten der Hämatokrit-Werte zeigte, daß bei unseren Probanden die Gewichtsverluste nicht mit einer Eindickung des Blutes verbunden waren. In der Initialphase zeigte sich eher ein entgegengesetztes Verhalten.

Übergewicht wie Gewichtsreduktion ergaben sich letztlich aus Energiebilanzen. So ist verständlich, warum bei gleicher Kalorienzufuhr die Gewichtsabnahmen unserer Probanden in statistisch enger positiver Beziehung zur Körperlänge und damit zur Körperoberfläche, nicht aber zum Übergewicht standen.

Die *Blutglukosespiegel* nahmen bei unseren Patienten im Mittel nur wenig ab. Über die Mittelwerte der 5. und 6. Woche möchten wir wegen ihrer großen Schwankungen bei relativ kleiner Probandenzahl nicht weiter diskutieren. Die Literaturangaben über das Verhalten der Glukosespiegel im Blut während Kuren zur Gewichtsreduktion schwanken zwischen nichtsignifikanten und statistisch signifikanten Abnahmen, letztere insbesondere bei längerem totalem Fasten oder fettreicher, kohlenhydratarmer Diät [12, 14–16, 21, 22, 24]. Vor Diätbeginn hatte keiner unserer Probanden einen pathologischen Nüchternblutzuckerwert. Dieser lag jedoch – durch Korrelationsrechnungen statistisch gesichert – um so höher, je ausgeprägter das prozentuale Übergewicht war. Dieser Befund unterstreicht die allgemeine Annahme, daß Adipositas Diabetes mellitusfördernd wirkt.

In der Frühphase alimentär bedingter Gewichtsreduktionen werden mitunter Konzentrationszunahmen von Cholesterin und Triglyzeriden beobachtet [17, 18]. Bei unseren Probanden zeigten die Mittelwertsänderungen nur bei den Triglyzeriden ein leichtes Ansteigen und dann langsames Absinken, beim Cholesterin sofort stetige Abnahme. Offensichtlich verlief bei der hier gewählten kalorienarmen Mischkost die Lipolyse weniger überstürzt. Im übrigen verhielten sich beide Parameter sehr ähnlich wie bei Widhalm u. Mitarb. [25], die

Tabelle 3. Serum-Bilirubin (gesamt und indirekt) in mg/dl

Woche	1.	2.	3.	4.	5.	Normalwert
Proband						
1	0,50	–	–	–	–	
2	0,59	–	1,35	1,42/1,25ᵃ	0,76/0,17ᵃ	<1,00/<0,25ᵃ
3	–	–	1,55	1,47/1,34ᵃ	–	
4	–	–	–	1,72/1,61ᵃ	–	
5	–	–	–	1,69/	1,36/1,25ᵃ	
6	–	–	–	1,50/	1,67/1,54ᵃ	
7	0,86	–	1,12	1,71/1,55ᵃ	–	
8	–	–	–	1,66/	1,74/1,64ᵃ	
9	–	–	1,00	0,55/0,44ᵃ		

ᵃ Indirektes Bilirubin

Tabelle 4. Korrelationen biochemischer Parameter zu Körpermaßen

	Positive Korrelationen	Negative Korrelationen
Gewichtsdifferenz (%)	Glucose	Cholesterin β-Lipoproteide Anorg. Phosphor
CO_2	Anorg. Phosphor	Gesamteiweiß SGPT
Blut pH-Wert	Gewichtsabnahme β-Lipoproteide Glucose	Harnsäure Anorg. Phosphor LDH Alkalische Phosphatase
Basenüberschuß	Gewichtsabnahme	Harnsäure Calcium SGPT SGOT Alkalische Phosphatase
Hämatokrit	Gewichtsdifferenz CO_2	Cholesterin Harnsäure

älteren Kindern eine dreiwöchige 1000-Kalorien-Mischkost gegeben hatten. Die Feststellung, daß bei anhaltender diätetischer Gewichtsreduktion Cholesterin- und Triglyzerid-Konzentration im Serum abnehmen, steht in guter Übereinstimmung mit der Literatur, die sich allerdings vorwiegend auf Untersuchungen bei Erwachsenen bezieht [11, 12, 17, 21, 23, 24–25].

Vor Kurbeginn lagen bei unseren Probanden die Mittelwerte für Cholesterin, Triglyzeride und β-Lipoproteid im mittleren Normbereich. Cholesterin und β-Lipoproteid standen in negativer Korrelation zum Übergewicht, d. h. entgegen aller Erwartung lagen die genannten Parameter um so niedriger je größer das prozentuale Übergewicht war. Die Befunde legen die Vermutung nahe, daß die oft bei adipösen Erwachsenen zu beobachtende Hyperlipidämie [11] nicht primär der Fettleibigkeit anzulasten ist.

Erwartungsgemäß [2, 16] wurden bald nach Diätbeginn vermehrt *Ketonkörper* mit dem Urin ausgeschieden, in den ersten Wochen eher mehr als nachher. Die Veränderungen im Säure-Basen-Status des Blutes waren nicht stark ausgeprägt, anfangs im Sinne einer leichten metabolischen Acidose mit nachfolgender Normalisierungstendenz. Basenüberschuß und pH-Wert des Blutes standen in positiver Korrelation zur wöchentlichen Gewichtsabnahme. Aus diesen Befunden läßt sich schließen, daß die geringer werdenden Gewichtsabnahmen nicht nur durch geringer werdende Wasserabgabe aus dem Gewebe erklärbar sind, sondern daß andere Stoffwechselvorgänge einsetzen, die dem Gewichtsschwund entgegen wirken.

Vermehrte Ausscheidung von Ketonkörpern im Harn führt infolge Hemmung der tubulären Harnsäuresekretion zur Einschränkung der Harnsäure-Clearance [2, 13, 15, 22]. Das erklärt den initialen Anstieg der *Serum-Harnsäure-Spiegel,* den wir bei unseren Probanden – wie auch andere Untersucher [2, 12, 13, 15, 22, 24] – feststellen konnten. Im Weiterverlauf sanken die Harnsäurewerte, wie auch andere Autoren angeben, wieder ab. Allerdings haben wir entgegen dem Vorgehen einiger anderer Autoren [11, 12] kein Allopurinol gegeben.

Während der gesamten Kur lagen die *Serumeiweißwerte* ohne nennenswerte Schwankungen im mittleren Normbereich. Einige Autoren geben ähnliche Beobachtungen an, z.B. unter elftägigem Fasten oder fettreicher, kohlenhydratarme Diät an [12, 22], andere bei totalem Fasten initial ein statistisch signifikantes Absinken mit Wiederanstieg nach einer Woche, ohne jedoch in pathologische Bereiche zu gelangen [23].

Die Tatsache, daß die Serumeiweißwerte unserer Probanden praktisch unverändert blieben, schließt jedoch eine gleichzeitige Reduzierung der fettfreien Körpermasse unter der Gewichtsreduktion nicht aus. Spahn u. Mitarb. [19] z. B. haben bei Kindern nachgewiesen, daß zweiwöchige Nulldiät eindeutig mit einem Eiweißverlust verbunden war. Zu ähnlichen Ergebnissen waren Schmidt u. Mitarb. [15] bei Erwachsenen unter ketogener Diät gelangt. Unsere Gerinnungsbefunde [9, 20] können ebenfalls als Hinweise auf Proteinverluste interpretiert werden.

Bezüglich der *Harnstoff-N-Werte* waren der Literatur keine gleich gearteten Änderungen zu entnehmen. In der Regel findet man bei verschiedenen Diätformen praktisch unveränderte Werte für Harnstoff bzw. Harnstoff-N angegeben [22, 23]. Wessels u. Mitarb. [24] fanden unter kalorienarmer Kost mit 21% Eiweißgehalt sogar eine signifikante Erhöhung. Das Verhalten der Harnstoff-N-Spiegel im Blut unserer Probanden deuten wir dahin, daß bei der hier gewählten Diätform der Eiweißkatabolismus nicht so stark ausgeprägt war, wie ihn z. B. andere Autoren [19] bei Kindern unter Nulldiät beobachteten.

Die Literaturangaben über das Verhalten der *Transaminasen* unter kalorienarmer Kost schwanken. Beschrieben werden bei Erwachsenen unter fettreicher, kohlenhydratarmer Kost, insbesondere bei erhöhten Ausgangswerten, signifikante Abnahmen von SGOT und SGPT, wahrscheinlich infolge nun fehlenden Alkoholismus [12]. Andere Autoren berichten über relativ häufige bzw. nahezu regelmäßige Anstiege von SGPT und SGOT, weniger der LDH, vor allem bei Nulldiät. Diese Veränderungen werden von den betreffenden Untersuchern entweder als Auswirkungen von Fettablagerungen in der Leber [17] angesehen oder auf regulativ erhöhte Transaminierungsprozesse zurückgeführt [2]. Andere Untersucher wiederum konnten – wie wir – keine signifikante Änderung der Transaminasen – auch nach 2- bis 4wöchigem Fasten nicht – feststellen [13, 21]. Verwertbare Literaturangaben zur γ-GT stehen uns nicht zur Verfügung. Wir interpretierten unsere Befunde als Zeichen zunächst zunehmender Einschränkung der Proteinsynthese, wobei diese sich offensichtlich trotz Einhaltung der Diät nach 3–4 Wochen wieder zum vorher normalen Ausgangswert reguliert.

Die von uns stichprobenartig durchgeführten *Serumbilirubin-Bestimmungen* zeigen, daß unter der hier gewählten Diät mit regelmäßigen Bilirubinanstiegen auf Werte zwischen 1–2 mg-%, überwiegend zugunsten des indirekten Bilirubins gerechnet werden muß. Diese Beobachtung wurde auch von anderen Autoren gemacht [2, 4, 6, 7]. Es gibt keine Erklärung hierfür. Nach Lämmli u. Mitarb. [7] handelt es sich möglicherweise um eine verminderte Bilirubinaufnahme in die Leberzelle oder um einen erhöhten Erythrocytenumsatz mit gesteigertem Bilirubinstoffwechsel. Die Mittelwerte von *Erythrocytenzahl, Hb- und HbE-Wert* lagen bei unseren Probanden während der gesamten Beobachtungszeit im mittleren Normbereich. Unverkennbar ist jedoch, daß die Erythrocytenzahlen im Mittel nach einer Diätwoche signifikant unter dem Ausgangswert lagen, in der Folgezeit jedoch wieder wie vor Diätbeginn. Dieser Befund stützt die Hypothese des erhöhten Erythrocytenumsatzes, wobei die Leberzelle unter der Diät nicht mehr in der Lage ist, vermehrt anfallendes Bilirubin aufzunehmen.

Zu der doch recht auffälligen kontinuierlichen Abnahme der *Leukocytenzahl* ist eine verbindliche Erklärung wie auch ein entsprechender Literaturvergleich nicht möglich. Palmblad [10] fand bei seinen Studien unter 10tägigem Fasten zwar keine signifikante Minderung der Leukocytenzahl, wohl aber Änderungen ihrer Funktionen.

Wie andere Autoren mit unterschiedlichen kalorienarmen Diäten [2, 12, 23, 24] fanden auch wir *Natrium, Kalium, Calcium und Chlorid* während der gesamten Beobachtungszeit im Serum stets gut ausbalanciert.

Die Werte des *anorganischen Phosphors* unserer Probanden waren insofern auffällig, als sie im Mittel vor Diätbeginn an der untersten Grenze der Norm lagen und unter Diät ansteigende Tendenz zeigten. Wir führen das darauf zurück, daß Adipöse nicht nur zu viel, sondern auch falsch ausgesuchte Nahrung zu sich nehmen.

Die vorliegenden Befunde zeigen, daß man unter der hier zusammengestellten kalorienarmen Mischkost 1. eine befriedigende Abnahme der wasserfreien Körpermasse erreichen kann und 2. Stoffwechseländerungen insbesondere im Vergleich zum totalen Fasten relativ schonend verlaufen, eine Beeinträchtigung des Eiweißstoffwechsels jedoch auch hier nicht auszuschließen ist und zwar eher im Sinne einer verminderten Eiweißsynthese denn eines gesteigerten Eiweiß-Katabolismus.

Literatur

1. Deschamps, J., Desjeux, J.F., Machinet, S., Rolland, F., Lestradet, H.: Effect of diet and weight loss on plasma glucose, insulin, and free fatty acids in obese children. Pediatr. Res. **12**, 757 (1978)
2. Ditschuneit, H., Faulhaber, J.D., Beil, J., Pfeiffer, E.F.: Veränderungen des Stoffwechsels bei Nulldiät. Internist **11**, 176 (1970)
3. Egberg, N., Kockum, C., Palmblad, J.: Fasting (acute energy deprivation) in man: effect on blood coagulation and fibrinolysis. Am. J. Clin. Nutr. **30**, 1963 (1977)
4. Fahrner, H.: Zitiert in Ditschuneit, H. et al. [2]
5. Gjesdal, K., Norday, A., Wang, H., Berntsen, H., Mjos, O.D.: Effects of fasting on plasma and platelet-free fatty acids and platelet function in healthy males. Thromb. Haemostas. **36**, 325 (1976)
6. Krauss, H.: Zitiert in Ditschuneit, H. et al. [2]
7. Lämmlie, J., Cueni, B., Möhr, P., Schmid, M.: Fastenhyperbilirubinämie. Dtsch. Med. Wochenschr. **98**, 1704 (1973)
8. Martin, M.M., Martin, A.L.A.: Obesity, hyperinsulinism and diabetes mellitus in childhood. J. Pediatr. **82**, 192 (1973)
9. Mingers, A.-M., Ströder, J.: Laboratoriumsbefunde bei übergewichtigen Kindern vor und während einer mehrwöchigen Kur zur Gewichtsreduktion. II. Teil. Gerinnungsparameter. In Vorbereitung
10. Palmblad, J.: Fasting in man. Effect on polymorphonuclear granulocyte functions, plasma iron and serum-transferrin. Scand. J. Haematol. **17**, 217 (1976)
11. Rabast, U., Kaspar, H., Schönborn, J.: Zur Frage der kohlenhydratarmen, relativ fettreichen Diät in der Adipositastherapie. Med. Klin. **70**, 653 (1975)
12. Rabast, U., Küstner, H., Zang, E., Ehl, M., Kaspar, H.: Ambulante Fettsuchttherapie mit kohlenhydratreduzierter relativ fettreicher Diät. Med. Klin. **73**, 55 (1978)
13. Rapaport, A., From, L., Hudson, H.: Metabolic studies in prolonged fasting. II. Organic metabolism. Metabolism **14**, 47 (1965)
14. Rooth, G., Carlström, S.: Therapeutic fasting. Acta Med. Scand. **187**, 455 (1970)
15. Schmidt, H., Janik, L., Voigt, K.D.: Auswirkungen einer ketogenen Kost auf das Körpergewicht, den Intermediär- und Elektrolytstoffwechsel von Adipösen. Dtsch. Med. Wochenschr. **94**, 78 (1969)
16. Schönborn, J., Wechsler, J.G., Ditschuneit, H.: Stoffwechselveränderung im Rahmen der Gewichtsreduktion. In: Pro und contra aktueller Therapien bei Adipositas, Rabast, U., Götz, M.L., (Hrsg.), S. 31.Friedberg: Biedernagel 1978
17. Sidbury, J.B., Jr., Schwartz, R.P.: Ein Programm zur Verringerung des Körpergewichtes bei Kindern. In: Fettsucht im Kindesalter. Collins, P.J. (Hrsg.), S. 90. Stuttgart: Hippokrates 1978
18. Spahn, U., Knöll, G., Petrich, E., Czerny, B., Hesse, V., Plenert, W.: Serumlipide und Adipositas des Kindes. II. Diätetische Beeinflussung und Stoffwechselaspekte. Kinderärztl. Prax. **46**, 160 (1978)
19. Spahn, U., Plenert, W.: Veränderungen der Körperzusammensetzung adipöser Kinder bei absoluter Nahrungskarenz. Z. Kinderheilkd. **115**, 59 (1973)
20. Ströder, J., Mingers, A.-M. Gerinnungsstudien bei adipösen Kindern unter Reduktionsdiät. Monatsschr. Kinderheilkd. **127**, 265 (1979)
21. Voigt, K.D., Apostolakis, M.: Einfluß einer 20tägigen Nahrungskarenz auf Substrate des Kohlenhydrat- und Fettstoffwechsels und der Enzymaktivitäten im Blut. Klin. Wochenschr. **47**, 157 (1969)
22. Voigt, K.D., Apostolakis, M., Jungmann, H.: Stoffwechsel- und Kreislaufstudien bei absoluter Nahrungskarenz. Klin. Wochenschr. **45**, 924 (1976)
23. Wechsler, J.G., Schönborn, J., Ditschuneit, H.: Ursachen der Adipositas. In: Pro und contra aktueller Therapien bei Adipositas. Rabast, U., Götz, M.-L. (Hrsg.), S. 17. Friedberg: Bindernagel 1978
24. Wessels, M., Gries, F.A., Irmscher, K., Liebermeister, H., Buchenau, H. Viehweger, H.: Metabolische Konsequenzen einer kohlenhydratarmen Diät („Punkt-Diät") bei Normalpersonen. Dtsch. Med. Wochenschr. **95**, 382 (1970)
25. Wildholm, K., Maxa, E., Zyman, H.: Effect of diet and exercise upon the colesterol and triglyzeride content of plasma lipoproteins in overweight children. J. Pediatr. **82**, 192 (1973)

PD Dr. Anne-Marie Mingers
Universitäts-Kinderklinik
Josef-Schneider-Straße 2
D-8700 Würzburg

Monatsschr. Kinderheilkd. 128, 177–179 (1980)

Monatsschrift für
Kinderheilkunde
© by Springer-Verlag 1980

Ketaminanaesthesie für ambulante Eingriffe bei Kindern

E. Ch. Urban, I. D. Mutz, W. Muntean und G. Fritsch

Universitäts-Kinderklinik Graz (Vorstand: Univ.-Prof. Dr. B. Hadorn)

Ketamine Anesthesia for Outpatient Procedures in Children

Summary. Ketamine anesthesia was used in children to perform 200 outpatient procedures (mainly spinal taps, bone marrow aspirations and biopsies). Atropine was administered in advance and a ketamine dose of 1.8–2.0 mg/kg i.v. was sufficient in most instances. The general anesthesia allows calm and accurate performance of the necessary procedures. Ketamine can be used repeatedly and was preferred by the majority of children for subsequent procedures. The application of Diazepam (2 mg i.v. or 5 mg rectally) reduced unpleasant wake-up dreams in older children. The children were under close observation until consciousness was regained. They left the outpatient clinic attended by their parents approximately one hour after the procedure.

Key words: Ketamine-hydrochloride – Anesthesia in outpatients – diagnostic and therapeutic procedures.

Zusammenfassung. Es wird über 200 ambulante Eingriffe an 37 Kindern berichtet, die zur Durchführung von Knochenmarksaspirationen und -biopsien sowie Lumbalpunktionen Ketamin-Anaesthesien erhielten. Zur Prämedikation wurde routinemäßig Atropin verabreicht; eine Ketamin-Dosierung von 1,8–2,0 mg/kg i.v. reichte für den Eingriff im allgemeinen aus. Durch ruhige Arbeitsmöglichkeit verschafft eine Allgemeinanaesthesie dem Operateur die nötige Treffsicherheit für solche Untersuchungen; Ketamin, das demselben Patienten mehrmals verabreicht werden kann, hat sich hier besonders bewährt und wurde von den Kindern in der überwiegenden Zahl auch für weitere Eingriffe bejaht. Bei älteren Kinder hat sich der Zusatz von Diazepam (2 mg i.v. oder 5 mg als Suppositorium) zur Verhütung von Aufwachträumen bewährt. Die Kinder wurden bis zur vollständigen Reorientierung überwacht und konnten etwa eine Stunde nach Beendigung des Eingriffs in Begleitung Erwachsener nach Hause entlassen werden. Einzelheiten über den Narkoseverlauf und Probleme ambulanter Narkosen bei Kindern werden diskutiert.

Schlüsselwörter: Ketamin-Hydrochlorid – Ambulante Diagnostik und Therapie in Narkose.

Schmerzhafte diagnostische und therapeutische Eingriffe können in der Kinderheilkunde nicht immer vermieden werden. Probleme entstehen besonders bei Kindern, die wiederholt solche Eingriffe über sich ergehen lassen müssen.

An der Universitäts-Kinderklinik Graz wird die Ketaminanalgesie seit fünf Jahren für Knochenmarkspunktionen (und Biopsien), Lumbalpunktionen (teilweise), Verbrühungserstversorgung und Verbandswechsel, sowie Pleurapunktionen verwendet.

Wirkungsmechanismus

Ketamin-Hydrochlorid (2-O-chlorophenyl-2-methylamino-cyclohexanone-hydrochlorid) führt im Gegensatz zu den klassischen generellen Anaesthetika, die das Bewußtsein durch Depression der retikulären Substanz ausschalten, zur dissoziativen Anaesthesie mit einem temporären katatonen Zustandsbild, wobei der Patient unfähig ist, zu denken, zu fühlen und zu handeln, und sich von seiner Umgebung und sogar von seinen eigenen Extremitäten losgelöst fühlt. Analgesie und Amnesie unter Ketamin sind hervorragend, es kommt jedoch zu keiner Muskelrelaxation. Schluck- und Hustenreflexe bleiben weitgehend erhalten, der Einfluß auf die Atmung ist nur gering.

Material

Vorliegende Analyse wurde an 200 ambulanten Eingriffen bei 37 Kindern mit Hämoblastosen durchgeführt. Da es sich hier um chronisch kranke Kinder mit regelmäßig wiederkehrenden Knochenmarks- und Lumbalpunktionen handelte, waren die 200 Eingriffe annähernd gleichmäßig auf die 37 Patienten verteilt.

Methodik

Bei ambulanter Durchführung: morgendliche Nüchternheit. 20–30 min vor Ketamin: Atropin: Prämedikation 0,01 mg/kg Körpergewicht subkutan oder i.m.

Physikalische Untersuchung inklusive Funduskopie.

Nach venöser Blutabnahme und Injektion zytostatischer Medikamente: Ketamin 1,8–2 mg/kg langsam i.v.

Nach Prüfung der Analgesie Knochenmarkspunktion (meist Spina iliaca posterior superior) und Lumbalpunktion (teilweise mit Liquordruckmessung) in Seitenlage mit intrathekaler Medikamentengabe. Anschließend Bauchlage mit Kopfseitenlagerung.

Nach Beendigung des Eingriffs Sitzwache, welche initial von Diplomschwestern, bei ruhigem Schlaf von den Eltern durchgeführt wird, während Diplomschwester oder/und Arzt im Nebenraum erreichbar sind. Transport nach Hause nach vollständigem Erwachen. Genaue Buchführung über alle Eingriffe mit Namen und Alter des Kindes, Name des Operateurs, Dosierung von Ketamin, Schlafdauer und Nebenwirkungen während des Schlafes und der Aufwachphase.

Kontraindikationen

Bei ZNS-Erkrankung mit intrakranieller Drucksteigerung oder Hypertonie wurde Ketamin von uns nicht verwendet.

Ergebnisse

Bei intravenöser Ketamingabe ist die maximale Schlaftiefe innerhalb einer Minute erreicht. Während des Narkoseeintritts kommt es häufig zu unbewußten Augenbewegungen. Der Zustand der Katatonie, der anschließend auftritt, stellt jedoch kein Hindernis für die zur Lumbalpunktion notwendige Kyphose dar. Die Schlafdauer ist dosisabhängig und betrug im Mittel 25 ± 14 min ($n = 50$) bei einer Variationsbreite von 5–75 min. Die Atmungsfrequenz blieb in den meisten Fällen unbeeinträchtigt, während die Pulsfrequenz meist leicht (d. h. um 10/min) über den oberen Altersgrenzwert anstieg. In einigen Fällen kam es zu einer vorübergehenden Erhöhung des diastolischen Blutdruckes über 90 mm Hg; routinemäßig wurde der Blutdruck nicht registriert, da nach den Angaben der Literatur der bei Kindern beobachtete Blutdruckanstieg vernachlässigt werden kann. Die stichprobenartig durchgeführten Liquordruckmessungen ergaben bei 50% der Patienten eine Erhöhung auf ca. das Doppelte des Normalwertes, was aber wahrscheinlich weniger ist, als bei einem schreienden, sich wehrenden Kind ohne Anaesthesie.

In den meisten Fällen genügte Ketamin in einer Dosierung von 1,8–2 mg/kg Körpergewicht i.v. für eine ausreichende Anaesthesie, nur in ganz wenigen Fällen mußte zur Verstärkung der Schlaftiefe 5–10 mg nachinjiziert werden. Vor allem bei älteren Kindern ist es sogar häufig, daß bei wiederholten Untersuchungen reduzierte Dosen ausreichen. Meist war ca. eine Stunde nach vollständigem Erwachen Gehfähigkeit hergestellt und der Transport im Privatauto nach Hause möglich. Brechreiz und Erbrechen auf der Heimfahrt wurde nur selten berichtet. Trotz gewisser subjektiver Beeinträchtigungen, vor allem in der Aufwachphase, wurde für weitere schmerzlose Eingriffe die Ketaminanaesthesie von den allermeisten Kindern bejaht. Vor allem vom langzeitbehandelten Kind wird die Aussicht auf einen schmerzlosen Eingriff zumeist positiv aufgenommen

und selbst erwünscht. Dem Operateur schafft sie durch ruhige Arbeit die notwendige Treffsicherheit seiner erwünschten Untersuchung. In einigen Fällen wurde die Ketaminanaesthesie von älteren Kindern wegen der Aufwachträume und wegen der Zeitdauer bis zum vollkommenen Erwachen abgelehnt. Dies erfolgte vor allem im Hinblick auf die Möglichkeit, eine Knochenmarks- und Lumbalpunktion in Lokalanaesthesie beinahe schmerzfrei durchzuführen. Eine Verringerung von unangenehm gefärbten Aufwachträumen und des Erbrechens wurde eindruckmäßig durch den Zusatz von Diazepam (2 mg langsam i.v. oder 5 mg als Suppositorium) erreicht.

Nebenwirkungen (Tabelle 1)

Tabelle 1

Medikament	Ketamin-Hydrochlorid	
Dosis	1,8–2 mg/kg i.v.	
Patientenzahl	37	
Alter	$2^1/_2$–15 Jahre	
Anaesthesiezahl	200	
	davon:	
	Zittern, Unruhe, Träume:	40%
	Erbrechen	16%
	Exanthem:	2%
	Apnoe: 1 Patient (fragliche Indikation)	

Während der Anaesthesie kann es zu Muskelzittern, vor allem der Arme kommen. Die Speichelsekretion ist erhöht. In der Aufwachphase können Unruhe und subjektiv unangenehme Träume auftreten. Diese Nebenwirkung tritt weniger auffällig und seltener auf, wenn man den Patienten während der Aufwachphase ungestört, d. h. frei von optischen, akustischen und taktilen Reizen läßt. Insgesamt haben wir diese Nebenwirkungen bei 40% unserer Patienten beobachtet, Konvulsionen wurden keine gesehen. Erbrechen nach dem Erwachen zeigten 16% der Kinder. Ein großmakulöses, wenige Minuten dauerndes Exanthem fanden wir bei 2%.

Diese Nebenwirkungen waren annähernd gleichmäßig auf die 37 Patienten verteilt und beim gleichen Patienten nicht jedes Mal gleichausgeprägt. Lediglich zwei sehr ängstliche und nervöse ältere Knaben zeigten stets in der Aufwachphase auffallend starke Unruhe.

Bei einem Patienten trat ein Atemstillstand auf, der mit Absaugen, Sauerstoffzufuhr und Maskenbeatmung beherrschbar war. Hier handelte es sich allerdings um eine fragliche Indikation bei einem Patienten mit Trisomie 21.

Diskussion

1967 berichteten Wilson et al. über die Verwendung von Ketamin-Hydrochlorid bei Kindern mit Verbrühungen, 1968 Stanley et al. bei Herzkatheteruntersuchungen, 1969 Corssen et al. bei neuroradiologischen Untersuchungen und 1972 Page et al. den Gebrauch bei

Kindern für Ruhigstellung zur Radiotherapie. Indirekt wurde die Verträglichkeit bei Neugeborenen durch Anwendung während der Geburt von J. Neumark et al. registriert. An unserer Klinik wurde das Medikament zuerst bei stationären Patienten mit Verbrühungen und Pleuraaspirationen getestet und nachdem keine schädlichen Nebenwirkungen beobachtet worden waren, auch bei ambulant behandelten Patienten verwendet.

Als Indikation gelten schmerzhafte Eingriffe wie Knochenmarks- und Lumbalpunktionen bei ambulanten, zusätzlich Versorgung von Hitzetraumen und Pleurapunktionen bei stationären Patienten. Die Vorteile liegen in der Schmerzlosigkeit und Ruhigstellung des Patienten und der damit erhöhten Trefferquote des Eingriffs. Zum Unterschied zu den kurzwirkenden Barbituraten hat Ketamin auch den Vorteil einer fast fehlenden Atemdepression und der Erhaltung des Muskeltonus und der Reflexe der Rachen- und Kehlkopfmuskulatur, so daß die Aspirationsgefahr relativ gering ist. Im Gegensatz dazu wirkt sich aber nachteilig die Hypersalivation aus, so daß einer Luftwegsverlegung durch das vermehrte Speichelsekret mit der Gefahr eines daraus resultierenden Laryngospasmus durch entsprechende sekrethemmende Prämedikation vorgebeugt werden muß. Im Gegensatz dazu werden Brechreiz und Erbrechen nur selten beobachtet.

Durch zentral ausgelöste Steigerung der Pulsfrequenz und Blutdruckerhöhung wirkt Ketamin auf die Herzkreislauffunktion im allgemeinen stimulierend, obwohl die direkte Wirkung auf das Myokard negativ inotrop ist. Im Vergleich zu den Inhalationsnarkotika ist die kardiodepressive Wirkung aber gering, außerdem wirkt Ketamin schwach antiarrhythmisch.

Ein besonderer Vorteil von Ketamin, vor allem bei Säuglingen und Kleinkindern, besteht in der Möglichkeit, durch intramuskuläre Applikation eine Allgemeinanaesthesie zu erreichen. Hierzu sind drei- bis sechsfach höhere Dosen als bei der intravenösen Applikation notwendig, zum Wirkungseintritt kommt es innerhalb von 5–15 min. Durch diese Applikationsweise kann man dem Kind das negative Operationssaalerlebnis ersparen und Angst und Schmerzen der intravenösen Injektion umgehen. Anschließend kann durch Legung eines venösen Zuganges durch intravenöse Nachinjektion (Repetitionsdosis) die Narkosedauer verlängert werden.

Nach entsprechender Aufklärung wird immer vor der Anaesthesie die Einwilligung der Eltern eingeholt. Bei älteren Kindern werden den Patienten beide Möglichkeiten erklärt und nach elterlicher Zustimmung dem Wunsch des Kindes Rechnung getragen. Ältere Kinder versuchen meist beide Analgesiemöglichkeiten, bevor sie sich für die von ihnen bevorzugte Art der Untersuchung entscheiden.

Insgesamt hat sich an unserer Klinik in den letzten fünf Jahren die Ketaminanaesthesie trotz der genannten Nebenwirkungen als wertvolle Bereicherung für das Bemühen um schonende Behandlung kindlicher Patienten erwiesen.

Literatur

Corssen, G., Groves, E.H., Gornez, S., Allen, R.J.: Ketamine: its place in anesthesia for neurosurgical diagnostic procedures. Anesth. Analg. (Cleve) **48**, 181 (1969)

Elliott, E., Hanid, T.K., Arthur, L.J.H., Kay, B.: Ketamine anesthesia for medical procedures in children. Arch. Dis. Child. **51**, 56 (1976)

Kreuscher, H.: Ketamine. In: Anaesthesiologie und Wiederbelebung, Bd. 40. Berlin, Heidelberg, New York: Springer 1969

Neumark, J., Schmid, E.: Subanaesthetische Ketamindosen vor Durchtritt des vorliegenden Kindesteils bei der Geburt. Wien. Klin. Wochenschr. **90**, 127 (1978)

Page, P, Morgan, M., Loh, L.: Ketamine anesthesia in paediatric procedures. Acta Anaesthesiol. Scand. **15**, 155 (1972)

Stanley, V., Hunt, J., Willis, K.W., Stephen, C.R.: Cardiovascular and respiratory function with CL-581. Anesth. Analg. (Cleve) **47**, 760 (1968)

Wilson, R.D., Nochols, R.J., McCoy, N.R.: Dissociative anesthesia with CL-581 in burned children. Anesth. Analg. (Cleve) **46**, 719 (1967)

Dr. E. Ch. Urban
Universitäts-Kinderklinik
Auenbruggerplatz 30
A-8036 Graz

Monatsschr. Kinderheilkd. 128, 180–185 (1980)

Monatsschrift für
Kinderheilkunde
© by Springer-Verlag 1980

Diabetische Ketoazidosis im Kindesalter*

Effektivität der Behandlung mit kleinen intravenösen Insulindosen im Vergleich zur herkömmlichen Therapie

M. Frank, Agnes Evenschor**, R. Joosten, H. Hörnchen und M. Habedank

Abteilung Kinderheilkunde der Medizinischen Fakultät der RWTH Aachen (Vorstand: Prof. Dr. H. Schönenberg)

**Diabetic Ketoacidosis in Children
Effectivity of Therapy with Small Doses of
Insulin Applicated Intravenously Versus
Conventional Therapy**

Summary. Since 1972, the treatment of diabetic coma, ketoacidotic or hyperosmolar, with regular infusions of low doses of insulin, is a well-established form of therapy. Pediatricians all over the world apply this regimen regularly since 1975. In contrast to this there is the regime of intravenous or intramuscular application of high doses of insulin. To control the effectivity of these two methods, we compared two approximately identical groups of patients and analysed 17 different parameters. The patients of the low dose insulin infusion regimen needed less insulin, potassium and bicarbonate and reached earlier a bloodglucose level of 300 mg/dl. They also had a rapid and uneventful restoration of their electrolyte metabolism. Hypoglycaemia did not occur. There was no significant hypokalaemia or hypernatraemia. In contrast to this, the conventionally treated group showed much more complications. The hospital stay and the daily requirement of insulin was significantly higher. We believe that the low dose infusion regimen of insulin is a safe and easy therapeutic method. It surely is an alternative way for treating diabetic coma.

Key words: Ketoacidosis – Conventional therapy — Low dose infusion regimen.

Zusammenfassung. Seit 1972 wird bei der diabetischen Ketoazidose die kontinuierliche intravenöse Infusion kleiner Insulindosen eingesetzt. Auch in der Pädiatrie löst diese Behandlungsmethode seit 1975 zunehmend die herkömmliche Behandlung mit Injektion relativ hoher als Bolus verabreichter Insulindosen ab. Zur Beurteilung der Effizienz dieser alternativen Verfahren wurden zwei in ihren klinischen und laborchemischen

Merkmalen weitgehend identische Patientenkollektive anhand von 17 Parametern verglichen. Die mit kontinuierlicher Infusion kleiner Insulindosen behandelte Gruppe erreichte unter geringerer Insulin-, Kalium- und Bikarbonatzufuhr den erwünschten Serumglukosespiegel von 300 mg/dl in kürzerer Zeit. Unter Infusion höherer Flüssigkeitsmengen normalisierte sich der Elektrolythaushalt schneller. Hypoglykämien wurden nicht beobachtet. Nennenswerte Hypokaliämien und Hypernatriämien traten nicht auf. Im Gegensatz dazu zeigte die mit der herkömmlichen Methode behandelte Vergleichsgruppe wesentlich mehr Komplikationen, die Verweildauer im Krankenhaus war länger, der Insulinbedarf bei Entlassung höher. Die Behandlung der diabetischen Ketoazidose mit kleinen Insulindosen erwies sich insgesamt als sicher und leicht steuerbar. Aufgrund der vorliegenden Ergebnisse darf sie als empfehlenswerte Alternative zur herkömmlichen Behandlung angesehen werden.

Schlüsselwörter: Diabetische Ketoazidose – Herkömmliche Therapie – Niedrig dosierte Insulininfusion.

1. Einleitung

Die Behandlung des sog. diabetischen Coma besteht im wesentlichen aus: Schockbehandlung, Rehydratation, Gaben von Alt-Insulin und gelegentlich Korrektur des Basendefizits. Therapieempfehlungen sind unter anderem in dieser Zeitschrift 1969 und 1977 gegeben worden [20, 27].

Über Mengen und Applikationsart des zu verabreichenden Alt-Insulins besteht noch keine generelle Übereinstimmung. Bis 1972 injizierte man allgemein hohe Insulinmengen i.m. oder i.v., initial zwischen 0,5 und 3 I.E./kg KG unter Berücksichtigung der Blutzuckerwerte („herkömmliche Therapie"). Dabei waren Insulindosen bis zu 6 I.E./kg KG in den ersten 24 Behandlungsstunden und immerhin noch 4 I.E./kg KG am zweiten Behandlungstag erforderlich [19].

---

* Auszüge dieser Arbeit wurden auf der 14. Jahrestagung der Deutschen Diabetes-Gesellschaft, Freiburg 24.–26. Mai 1979, vorgetragen

** Teile dieser Arbeit sind Gegenstand der Dissertation von cand. med. Agnes Evenschor

Tabelle 1. Aufnahmedaten von 36 Episoden metabolischer Entgleisung bei Diabetes mellitus

	Alter (Jahre)	Geschlecht ♀	♂	Gewicht (kg)	KO (m^2)	Initialer Blutz.-Wert mg/dl	aktueller pH-Wert
Gruppe A 27 Episoden (herkömmliche Therapie: 1966–1975)	9,3 ($\sigma 3,56$)	18	9	28,9 ($\sigma 10,86$)	1,03 ($\sigma 0,27$)	593,26 ($\sigma 203,6$)	7,11 ($\sigma 0,11$)
Gruppe B 9 Episoden (kontinuierliche Infusion kleiner Insulindosen: März 1976–Oktober 1978)	8,8 ($\sigma 4,46$)	3	6	29,16 ($\sigma 12,05$)	1,05 ($\sigma 0,36$)	819,4 ($\sigma 371,3$)	7,09 ($\sigma 0,12$)

Tabelle 2. Gültige Basiskriterien für die Therapie beider Gruppen

	Gruppe A Nach Rosenkranz, Bradley und White, Schröter et al.	Gruppe B Nach Kaufmann et al. (modifiziert)
A) Flüssigkeits- und Elektrolytther.:	2800–4000 ml/m^2 × 24 Std. Initial: 0,9% NaCl-Lsg. Wenn Bl.Z. ≦ 300 mg/dl: 0,9% NaCl + 5% Fruktose (bis 1971, dann Isot. Glukoselösung) + $Na^+H^+CO_3^-$ 8,4% o. Tris (bis 1972). K^+: bis 7 mval/kg × 24 Std in den Inf.-Lösungen und als K^+Cl^- oder Kalinor	1. bis 20. kg/KG = 100 ml/kg – für jedes kg über 20 kg = 40 ml/kg + Geschätzter Verlust (75 ml/kg) + Ständige Verluste. Initial: 0,9% NaCl-Lsg. Wenn Bl.Z. ≦ 300 mg/dl: $^{1}/_{4}$ 0,9% NaCl + $^{3}/_{4}$ Gluc. 5,25% (−286 mosmol/l) K^+: 3–5 mval/kg × 24 Std als K_2HPO_4-Lsg.
B) Insulin:	Initial 0,5–3 IE. Anfangs 50% i.v. + 50% s.c. später nur i.v. Wenn Blutzucker < 300 mg/dl: s.c. 3–4 ×/Tag, z.B. soviel IE. wie das Kind Jahre zählt	0,1 IE./kg (bolus). Dann 0,1 IE./kg × Std bis Blutzucker ≦ 300 mg/dl. Variationsbereich = 0,05–0,2 IE./kg × Std. Wenn Blutzucker < 300 mg/dl: s.c. 3–4 ×/Tag, 0,2–0,3 IE./kg
C) Acidosekorrektur:	Immer, bis BE ≧ − 5. $Na^+H^+CO_3^-$ 8,4% u.o. Tris (bis 1972), dann nur: $Na^+H^+CO_3^-$ 8,4%	Nur wenn pH ≦ 7,20 u.o. BE ≦ − 20! Stop bei BE − 10! $Na^+H^+CO_3^-$ 8,4% (− 1500 mosmol/l!)

Seit 1972 ist bekannt, daß auch mit kleinen Insulindosen in kontinuierlicher Infusion die Wiederherstellung der Glukoseutilisation und die Verminderung der Ketonämie erreicht werden kann. Die ersten Erfahrungsberichte stammen aus der Inneren Medizin [17, 25, 28, 29]; seit 1975 erscheinen zunehmend pädiatrische Mitteilungen über die erfolgreiche Anwendung des "low-dose-regime" [7, 9, 13, 20, 22–24, 33].

Nachfolgend soll anhand der Ketoazidosis Patienten, die von 1966 bis 1978 in der Kinderklinik der RWTH Aachen behandelt wurden, eine vergleichende Gegenüberstellung und retrospektive Effektivitätsbeurteilung beider Therapieverfahren durchgeführt werden.

2. Patienten und Methodik

2.1 Behandlung nach der herkömmlichen Methode (Gruppe A)

23 Kinder, 14 Mädchen und 9 Jungen, im Durchschnitt 9,3 (± 3,56) Jahre alt und 28,9 (± 10,9) kg schwer, wurden 27mal wegen eines dekompensierten Diabetes mellitus zwischen 1966 und 1975 mit der herkömmlichen Therapie versorgt. Der initiale Blutzuckermittelwert betrug 593 (± 203) mg/dl, der initiale pH-Wert 7,11 (± 0,11).

In 24 Fällen handelte es sich um eine diabetische Ketoazidose; bei zwei Fällen lag wahrscheinlich eine Übergangsform zum Coma diabeticum hyperosmolare vor, bei einem dritten Fall jedoch mit Sicherheit ein Coma diabeticum hyperosmolare. Bei 12 Kindern handelte es sich um die Erstmanifestation eines Diabetes mellitus. Zwei Kinder waren bereits auswärts anbehandelt worden.

2.2 Behandlung mit kontinuierlicher Infusion kleiner Insulindosen (Gruppe B)

9 Kinder, 3 Mädchen und 6 Jungen, im Durchschnitt 8,8 (± 4,46) Jahre alt und 29,2 (± 12,1) kg schwer, wurden zwischen März 1976 und Oktober 1978 mit kontinuierlicher Infusion kleiner Insulindosen behandelt. Der initiale Blutzuckermittelwert lag bei 819 (± 371) mg/dl und der mittlere pH-Wert bei 7,09 (± 0,12). Bei 7 Kindern bestand eine diabetische Ketoazidose, bei zweien ein Coma diabeticum hyperosmolare [8, 12]. Bei 8 Kindern handelte es sich um die Erstmanifestation eines Diabetes mellitus. Ein Kind war auswärts anbehandelt worden. Aufnahmedaten aller 36 Beobachtungen sind in Tabelle 1 aufgeführt.

2.3 Methodik

Der Blutzucker wurde mit der Glukosehexokinase-Methode am Technicon Autoanalyzer 2 bzw. mit der Glukoseoxidase-Methode am Beckmann-Gerät bestimmt, Harnglukose quantitativ mit der Hexokinase-Glukose-6-Phosphat-Dehydrogenase-Methode, Acetonurie halbquantitativ mit Acetest-Tabletten, pH und Blutgase am

Astrup-Gerät bzw. am AVL-Gascheck (System K. Harnoncourt), Serumelektrolyte und Harnstoff mit dem Autoanalyzer SMA 12/60 Technicon[1].

Die Serumosmolarität wurde kryoskopisch mit dem Halbmikroosmometer der Fa. Knaur gemessen oder nach der Formel

$$mosmol/l = 2 \times (Na^+ + K^+) + \frac{Harnstoff}{6} + \frac{Glukose}{18} \ (26),$$

bestimmt.

2.4 Therapie

Die Grundprinzipien der Therapie sind in Tabelle 2 dargestellt und Einzelheiten der Flüssigkeits- und Elektrolytzufuhr näher erläutert. Gruppe A erhielt initial zwischen 0,5 und 3 I.E. Alt-Insulin/kg KG anfangs i.v. und s.c., ab 1970 nur noch i.v. In allen Fällen wurde eine Azidosekorrektur durchgeführt. Gruppe B behandelten wir in Anlehnung an Kaufmann u. Mitarb. sowie Malleson [13, 23] mit 0,1 I.E./kg KG × h Alt-Insulin in kontinuierlicher Infusion, der die gleiche Menge im Bolus vorausgegangen war. Eine Azidose wurde nur dann behandelt, wenn der pH kleiner als 7,2 war (später kleiner als 7,15), und bis zu einem Base-Excess von − 10 korrigiert.

2.5 Vergleichsparameter und statistische Analyse

Die Vergleichsstudie wurde anhand von folgenden 17 Parametern durchgeführt: Insulinbedarf bis zum Abfall der Serumglukose auf 300 mg/dl; die dabei verstrichene Zeit; Insulinbedarf in den ersten 24 Behandlungsstunden; Geschwindigkeit des Abfalls der Serumglukose bis auf 300 mg/dl; Blutzuckerschwankungen; Flüssigkeits-, Kalium- und Bikarbonatzufuhr in den ersten 24 Behandlungsstunden; Gesamtglukosurie; Acetonfreiheit im Urin (semiquantitativ); Normalisierung des Säure-Basen-Status; allgemeine Behandlungskomplikationen; Hypoglykämien (Blutzucker < 50 mg/dl); Hypokaliämien (K^+ < 3,0 mval/l); Hypernatriämien (Na^+ > 150 mval/l); Dauer des stationären Aufenthaltes und Insulindosis bei Entlassung.

Die Auswertung der Daten erfolgte nach dem t-Test (Student) für unverbundene Stichproben. Es wurde ein Sicherheitsbereich von 95% angesetzt. Bei nicht parametrischen Verteilungen wurde der U-Test (Wilcoxon) angewandt.

---

1   Wir danken Herrn Prof. Dr. Dr. H. Greiling und seinen Mitarbeitern für die bereitwillige Hilfe bei diesen Bestimmungen

Tabelle 3. Beziehungen zwischen Insulinverbrauch, Blutzuckerabfall, Zeit und Körpergewicht

	Gruppe A (n = 27) $\bar{x}$	Gruppe B (n = 9) $\bar{x}$
Insulinverbrauch bis Bl. Z ≦ 300 mg/dl (in IE)	69,4	21,4
Insulinverbrauch pro kg/KG und h bis Bl. Z ≦ 300 mg/dl (in IE)	0,27	0,10
Zeit bis ein Bl. Z.-Wert von ≦ 300 mg/dl erreicht wurde (in h)	8,8	7,2
Abfallgeschwindigkeit bis Bl. Z. ≦ 300 mg/dl (in mg/dl × h)	33	72
Insulinverbrauch in den ersten 24 Behandlungsstunden (in IE)	89,4	40,4

3. Ergebnisse

Die Beziehungen zwischen Insulingabe, Geschwindigkeit des Abfalls der Serumglukose, Zeit bis zum Erreichen eines Blutzuckerwertes von 300 mg/dl und Körpergewicht sind in Tabelle 3 dargestellt.

Gruppe A erhielt im Mittel 69,4 (±50,2) I.E. Alt-Insulin, bis der Blutzucker 300 mg/dl oder weniger betrug, Gruppe B nur 21,4 (±12,7) I.E.; dieser Unterschied war statistisch signifikant (p < 0,05). Die dabei verstrichene Zeit betrug für die Gruppe A 8,8 (±7,0) Std, für Gruppe B 7,2 (±4,1) Std.

Auch die Insulinzufuhr in den ersten 24 Behandlungsstunden war für Gruppe A signifikant höher (p < 0,05), 89,4 (±41,8) I.E. gegenüber 40,4 (±18,6) I.E. für Gruppe B.

Die Geschwindigkeit des Abfalls der Serumglukose bis zum Wert von 300 mg/dl oder weniger betrug für Gruppe A 33 mg/dl × h, für Gruppe B 72 mg/dl × h. Abbildung 1 verdeutlicht den Blutzuckerabfall wäh-

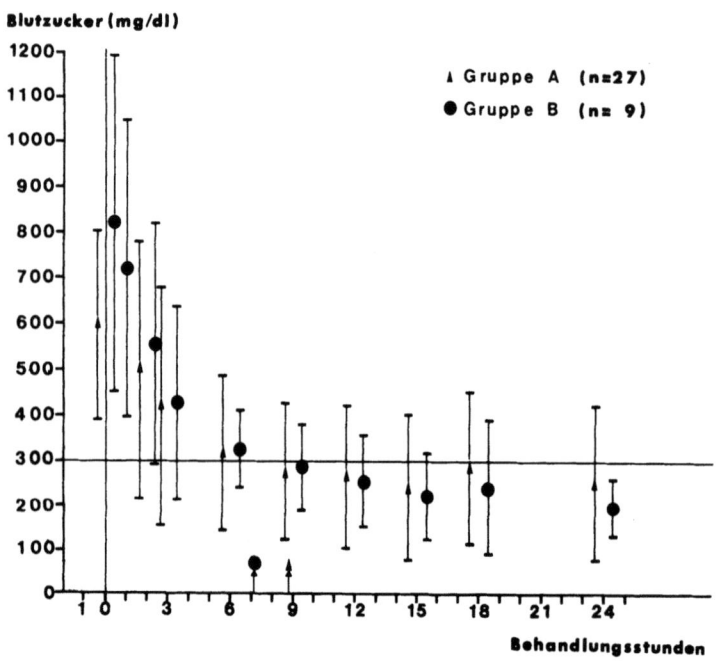

Abb. 1. Blutzuckerabfall während der ersten 24. Behandlungsstunden

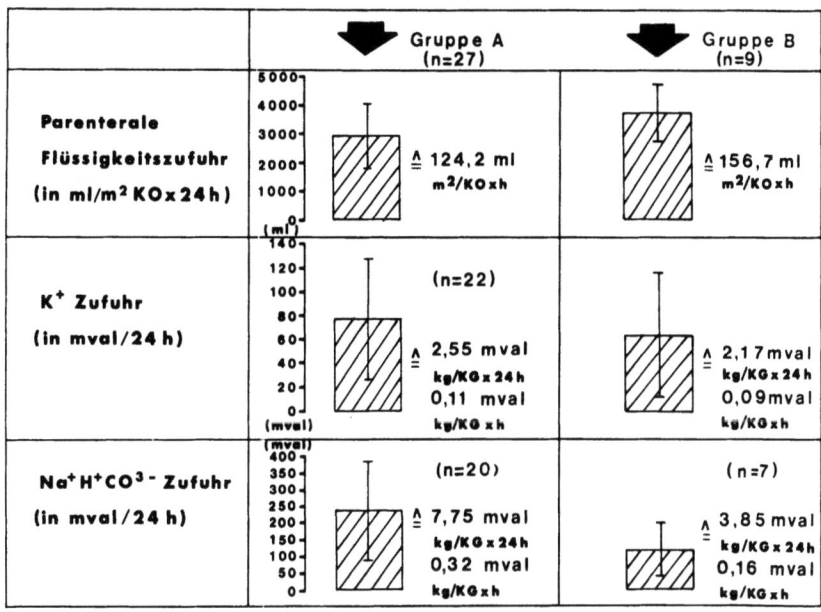

Abb. 2. Parenterale Flüssigkeits-, Kalium- und Natriumbikarbonatzufuhr in den ersten 24 Behandlungsstunden

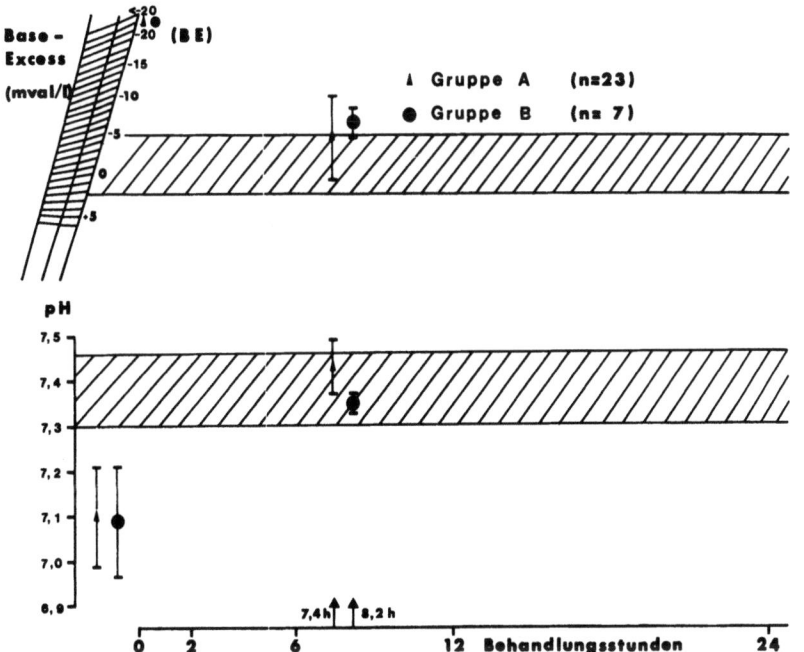

Abb. 3. Normalisierung des Säure-Basen-Status

rend der ersten 24 Behandlungsstunden für beide Gruppen. In der 18. Behandlungsstunde war bei beiden Gruppen ein leichter Wiederanstieg des Blutzuckers zu verzeichnen. Der Blutzuckermittelwert nach 24 Std betrug für Gruppe A 249 ($\pm$169) mg/dl und für Gruppe B 197 ($\pm$62) mg/dl. Die Blutzuckerschwankungen beider Gruppen in den ersten 24 Behandlungsstunden werden in Abb. 1 durch die aufgezeichnete Streuung verdeutlicht.

Abbildung 2 stellt die Flüssigkeits-, Kalium- und Natrium-Bikarbonatzufuhr in den ersten 24 Behandlungsstunden dar. Gruppe A erhielt 2979 ($\pm$1155) ml Flüssigkeit, Gruppe B 3762 ($\pm$1071) ml/qm KO in 24 Std. In der gleichen Zeit bekam Gruppe A (n=22) 77,6 ($\pm$48,7) mval, Gruppe B 63,3 ($\pm$54,5) mval Kalium. Diese Unterschiede waren nicht signifikant. Die Bikar-

bonatzufuhr pro Patient für Gruppe A (n=20) betrug 234 ($\pm$143,6) mval in 24 Std, Gruppe B erhielt 112,1 ($\pm$85,7) mval in der gleichen Zeit. Dieser Unterschied war signifikant ebenso wie der Unterschied der Gesamtzuckerausscheidung in den ersten 48 Behandlungsstunden (p < 0,05), die für Gruppe A 130 ($\pm$90,3) g, für Gruppe B 72 ($\pm$70) g ausmachte.

Die Acetonurie war bei Gruppe A nach 88 ($\pm$69) Stunden, bei Gruppe B nach 58 ($\pm$43) Std beseitigt.

Der Säure-Basen-Status (s. Abb. 3) war bei Gruppe A nach 7,4 ($\pm$5,1) Std, bei Gruppe B nach 8,2 ($\pm$5.6) Std normalisiert.

Folgende Komplikationen traten auf: Bei Gruppe A kamen zwei Kinder ad exitum. Fünf Kinder entwikkelten erneut eine Ketoazidose unter stationärer Behandlung, 6 boten Hypoglykämien und 8 Hypokaliämien (hier war n = 20), in den ersten 24 bzw. 48 Behandlungsstunden. Alle Patienten der Gruppe B überlebten, Hypoglykämien wurden nicht beobachtet, Hypokaliämien traten nur 2mal auf. Hypernatriämien zeigten sich bei 9 Patienten der Gruppe A (n = 18) und bei 2 Patienten der Gruppe B.

Die Kinder der Gruppe A blieben 30,6 (± 12,7) Tage, die der Gruppe B 25,9 (± 4,6) Tage in stationärer Betreuung. Die Insulindosis bei der Entlassung zeigte mit Gaben von 28 (± 19) I.E. für Gruppe A und 15 (± 14) I.E. für Gruppe B einen signifikanten Unterschied (p < 0,05).

4. Diskussion

Die jahrzehntelange Erfahrung mit der Behandlung des sogenannten Coma diabeticum nach der „herkömmlichen Therapie" mit relativ hohen Insulinmengen beweist, daß diese Methode effektiv ist. Sie wird deshalb auch noch im neueren pädiatrischen Schrifttum empfohlen, allerdings mit der etwas vagen Forderung „mäßige Insulindosen" zu verwenden [15].

Die Angaben über die Komplikationsrate und Letalität schwanken erheblich [2, 4, 16, 30]. Mit Werten von 5–15% in großen internistischen Abteilungen sowie 20–30% in weniger spezialisierten Kliniken liegt die Mortalität noch alarmierend hoch [3]. Aus Vergleichsstudien über Methode und Dosierung von Insulin bei Erwachsenen geht hervor, daß Insulin in „ausreichenden, nicht unbedingt großen" Mengen zugeführt werden soll, wobei der Applikationsart eine geringere Bedeutung beigemessen wird [18, 31]. Endgültige Empfehlungen bezüglich der Insulindosierung werden nicht gegeben.

Aus dem pädiatrischen Schrifttum kennen wir die kontrollierten prospektiven Vergleichsstudien von Edwards u. Mitarb. sowie Drop u. Mitarb. [5, 6]. Übereinstimmend mit den Ergebnissen dieser Arbeiten stellten wir fest, daß beide Therapieverfahren grundsätzlich effektiv sind. Die kontinuierliche Infusion kleiner Insulindosen bietet jedoch in einer mittelgroßen Kinderklinik mit Intensivpflegeeinheit einige definitive Vorteile wie Sicherheit, relativ einfache Handhabung und bessere Steuerung.

Was die im einzelnen durchgeführte Analyse unserer Ergebnisse betrifft, so sollten die 2 Todesfälle in Gruppe A zwar bedenklich stimmen, sie erlauben jedoch keine endgültigen Schlüsse, da diese Gruppe teilweise unter schlechteren Kontroll- und Überwachungsbedingungen behandelt wurde. Außerdem handelte es sich bei einem der verstorbenen Kinder um ein Coma diabeticum hyperosmolare, ein Krankheitsbild, das ohnehin mit einer hohen Mortalität einhergeht [32], im anderen Fall um eine Mischform [11]. Obwohl der initiale Blutzuckermittelwert sogar um 225 mg/dl höher lag, erreichte die Gruppe B mit einer signifikant geringeren Insulinmenge einen Blutzuckerwert von 300 mg/dl in kürzerer Zeit (1,6 Std). Für Gruppe B war die Blutzucker-

senkung um mehr als das Doppelte schneller, blieb aber unterhalb des von Irsigler u. Mitarb. empfohlenen Sicherheitswertes von 100 mg/dl × h [10]. Dies läßt auf eine wirksame und physiologische Insulinämie schließen. Der nach 24 Std erreichte Serumglukosewert ist zwar auch für Gruppe A befriedigend, liegt aber für Gruppe B dem angestrebten Ziel eines zuckerfreien Urins viel näher. Für den erneuten Blutzuckeranstieg beider Gruppen in der 18. Behandlungsstunde fanden wir keine genaue Erklärung; es könnte sich um eine ungenügende Insulinzufuhr nach „partiell stabilisierten" Blutzuckerwerten handeln. Eine Parallele findet sich bei den Patienten, die von Drop u. Mitarb. untersucht wurden, allerdings in der 8. Std [5]. Die Schwankungen des Blutzuckers waren für Gruppe B wesentlich kleiner, was im Verlauf der ersten 24 Behandlungsstunden durch die aufgezeichnete Streuung verdeutlicht wird; für die weitere Dauer des stationären Aufenthaltes konnte die Einzelauswertung der Tagesblutzuckerkurven diese Tendenz bestätigen. Auch dieses Ergebnis weist auf eine gleichmäßigere Insulinämie hin.

Bei der Rehydratation ist festzustellen, daß die Gruppe B adäquater substituiert wurde. Sie erhielt größere Flüssigkeitsmengen bezogen auf die Körperoberfläche der Patienten, in Übereinstimmung mit neueren Literaturempfehlungen [15, 19, 20]. Dies trug sicherlich dazu bei, daß der Elektrolythaushalt und die gesamte Homöostase eine raschere Normalisierungstendenz zeigten. Bei kleinerer Insulin- und Bikarbonatzufuhr war auch der Kaliumbedarf pro Liter zugeführter Flüssigkeit für die Gruppe B geringer. Dies stimmt mit den Ergebnissen von Alberti u. Page überein [1, 25]. Bezogen auf die Infusionsmenge bekam Gruppe A 25 mval K^+, Gruppe B hingegen nur 16 mval K^+ pro Liter zugeführter Flüssigkeit. Geringere Gesamtzuckerausscheidung und schnellere Acetonfreiheit untermauern eine bessere Glukoseutilisation für Gruppe B. Die Normalisierung des Säure-Basen-Status mit kleineren Mengen Pufferlösung bestätigt die Überlegungen von Kaye und anderen Autoren bezüglich der endogenen Bikarbonatregeneration [14, 15, 21].

Unter kontinuierlicher Infusion kleiner Insulindosen entstanden keine Hypoglykämien und weniger Hypokaliämien. Dies ist das Ergebnis physiologischer und gleichmäßiger Insulinsubstitution, eine Tatsache, die auch von anderen Arbeitsgruppen beobachtet wurde [13, 23, 24].

Die Hypernatriämien der Gruppe A waren vermutlich eine Folge der zu hohen Natriumbikarbonatsubstitution bei ungenügender Wasserzufuhr. Bei einigen Patienten der Gruppe B war ebenfalls noch eine exzessive „Ausgleichs- und Pufferungsfreudigkeit" zu beobachten; anhand der gewonnenen Erfahrungen wurde dies später durch strengere Indikationsstellung der Natriumbikarbonatinfusion vermieden (s. Tabelle 2).

Die Zeit der stationären Behandlung war bei Gruppe B etwas kürzer, wir sind allerdings der Ansicht, daß sie noch weiter reduziert werden kann.

Der signifikant geringere Insulinbedarf der Gruppe B bei Entlassung weist auf eine bessere metabolische Wirksamkeit dieser Therapieform hin.

Wir sind der Ansicht, daß die kontinuierliche Infusion kleiner Insulindosen in Verbindung mit einer suffizienten Wasser- und Elektrolytsubstitution und der zurückhaltenden Korrektur des Säure-Basen-Status eine adäquate und empfehlenswerte Alternative zur Behandlung der diabetischen Ketoazidose und des Coma diabeticum hyperosmolare bietet.

Literatur

1. Alberti, K. G. M. M., Hockaday, T. D. R., Turner, R. C.: Small doses of intramuscular insulin in the treatment of diabetic "coma". Lancet II, 515–522 (1973)
2. Alberti, K. G. M. M.: Diabetic ketoacidosis-aspects of management. In: Ledingham, J. G., (ed) Tenth advanced medicine symposium. Pitman Medical Tunbridge Wells p. 68 (1974)
3. Alberti, K. G. M. M., Hockaday, T. D. R.: Diabetic coma: a reappraisal after five years. Clin. Endocrinol. Metab. 6, 421–455 (1977)
4. Bradley, R. F.: Diabetic ketoacidosis and coma. In: Marble, A., White, P., Bradley, R. F., Krall, L.P. (eds). Joslin's diabetes mellitus, vol. M. Lea & Febiger Philadelphia, p. 361 (1971)
5. Drop, S. L. S., Duval-Arnould, B. J. M., Gober, A. E., Hersh, J. H., McEnery, P. T., Knowles, H. C.: Low-Dose intravenous insulin infusion versus subcutaneous insulin injection: a controlled comparative study of diabetic ketoacidosis. Pediatrics 59, 733–738 (1977)
6. Edwards, G. A., Kohaut, E. C., Wehring, B., Leighton Hill, L.: Effectiveness of low-dose continuous intravenous insulin infusion in diabetic ketoacidosis. J. Pediatr. 91, 701–705 (1977)
7. Frank, M., Hörnchen, H., Joosten, R.: Diabetische Ketoacidose und Coma diabeticum hyperosmolare im Kindesalter, Behandlung mit kontinuierlicher Infusion kleiner Insulindosen. Klin. Pädiatr. 191, 271–279 (1979)
8. Hörnchen, H., Radermacher, E. H., Frank, M.: Hyperosmolares, nicht-ketotisches Coma diabeticum beim Kinde. Behandlung mit kontinuierlichen, niedrig dosierten Insulin-Infusionen. Monatsschr. Kinderheilkd. 126, 715–718 (1978)
9. Hürter, P.: Diabetes bei Kindern und Jugendlichen. Klinik, Therapie, Rehabilitation, 1. Aufl. Springer, Berlin Heidelberg New York (1977)
10. Irsigler, K., Kaspar, L., Bruneder, H., Lageder, H.: Kein freies Wasser bei der Therapie des „Coma diabeticum hyperosmolare". Dtsch. Med. Wochenschr. 102, 1655–1661 (1977)
11. Irsigler, K., Kaspar, L.: Coma diabeticum. Med. Klin. 74, 257–265 (1979)
12. Joosten, R., Frank, M., Hörnchen, H.: The hyperosmolar non-ketotic diabetic coma. Acta Paediatr. Belg. (im Druck)
13. Kaufmann, I. A., Keller, M. A., Nyhan, W. L.: Diabetic ketosis and acidosis: the continuous infusion of low doses of insulin. J. Pediatr. 87, 846–848 (1975)
14. Kaye, R.: Diabetic ketoacidosis-the bicarbonate controversy. J. Pediatr. 87, 156–159 (1975)
15. Kaye, R.: Diabetes mellitus. In: Gellis, S. S., Kagan, B. M. (eds). Current pediatric therapy 8. Saunders Co. Philadelphia London Toronto. p. 330 (1978)
16. Keller, V., Berger, W., Ritz, R., Truog, R.: Course and prognosis of 86 Episodes of diabetic coma. Diabetologia 11, 93–100 (1975)
17. Kidson, W., Casey, J., Kraegen, E., Lazarus, L.: Treatment of severe diabetes mellitus by insulin infusion. Br. Med. J. II: 691–694 (1974)
18. Kitabchi, A. E., Ayyagari, V., Guerra, S. M. O.: The efficacy of low-dose versus conventional therapy of insulin for treatment of diabetic ketoacidosis. Ann. Intern. Med. 84, 633–638 (1976)
19. Klein, R.: Diabetes mellitus. In: Gellis, S. S., Kagan, B. M. (eds). Current pediatric therapy 5. Saunders Co. Philadelphia London Toronto. p. 334 (1971)
20. Koepp, P.: Coma diabeticum – neues Therapiekonzept. Monatsschr. Kinderheilkd. 125, 912–913 (1977)
21. Krumlick, J. J., Ehrlich, R. M.: Insulin and sodium bicarbonate treatment of diabetic acidosis: a retrospective review. J. Pediatr. 83, 268–270 (1973)
22. Lightner, E. S., Kappy, M. S., Revsin, B.: Low-dose intravenous insulin infusion in patients with diabetic ketoacidosis: Biochemical effects in children. Pediatrics 60, 681–688 (1977)
23. Malleson, P. N.: Diabetic ketosis in children treated by adding low-dose insulin to rehydrating fluid. Arch. Dis. Child. 51, 373–376 (1976)
24. Martin, M. M., Martin, A. L. A.: Continuous low-dose infusion of insulin in the treatment of diabetic ketoacidosis in children. J. Pediatr. 89, 560–564 (1976)
25. Page, M. Mc. B., Alberti, K. G. M. M., Greenwood, R., Gumaa, K. A., Hockaday, T. D. R., Lowy, C., Nabarro, J. D. N., Pyke, D. A., Sönksen, P. H., Watkins, P. J., West, T. E. T.: Treatment of diabetic coma with continous low-dose infusion of insulin. Br. Med. J. II, 687–690 (1974)
26. Schachinger, H., Hanefeld, F., Frank, H.-D., Baethke, R.: Hypertone Dehydration: ein lebensbedrohlicher Zustand. Dtsch. Med. Wochenschr. 99, 1248–1251 (1974)
27. Schröter, W., Hürter, P., Winkler, K.: Die Behandlung des Coma diabeticum. Monatsschr. Kinderheilkd. 117, 580–581 (1969)
28. Semple, P.F., White, C., Manderson, W.G.: Continuous intravenous infusion of small doses of insulin in treatment of diabetic ketoacidosis. Br. Med. J. II. 694–698 (1974)
29. Sönksen, P. H., Srivastava, M. C., Tompkins, C. H. V., Nabarro, J. D. N.: Growth-hormone and cortisol responses to insulin infusion in patients with diabetes mellitus. Lancet II: 155–160 (1972)
30. Soler, N.G., Fitzgerald, M.G., Bennett, M.A., Malins, J.M.: Intensive care in the management of diabetic ketoacidosis. Lancet I: 951–954 (1973)
31. Soler, N.G., Fitzgerald, M.G., Wright, A.D., Malins, J.M.: Comparative study of different insulin regimes in management of diabetic ketoacidosis. Lancet II: 1221–1224 (1975)
32. Stolz, V., Saur, F., Gugler, E.: Das hyperosmolare, nicht-ketogene Coma diabeticum beim Kind. Helv. Paediatr. Acta 32: 155–163 (1977)
33. Veeser, T.E., Glines, M.H., Niederman, L.G., Monteleone, J.A.: Low-dose intravenous insulin therapy for diabetic ketoacidosis in children. Am. J. Dis. Child. 131, 308–310 (1977)

Dr. M. Frank
Abteilung Kinderheilkunde
der Medizinischen Fakultät
der RWTH
Goethestraße 27/29
D-5100 Aachen

Monatsschr. Kinderheilkd. 128, 186–190 (1980)

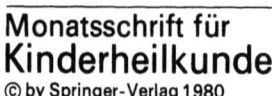

Monatsschrift für
Kinderheilkunde
© by Springer-Verlag 1980

Frühernährung mit Frauenmilch:
Erfahrungen bei Frühgeborenen und Neugeborenen mit niedrigem Geburtsgewicht

I. Schädel- und Körperwachstum im ersten Lebensmonat

H. Rosegger, M. Haidvogl und E. Stern

Universitäts-Kinderklinik Graz (Vorstand: Univ.-Prof. Dr. B. Hadorn)

The Early Feeding of Premature and Low Birth Weight Infants with Breast Milk.
I. Head Growth and Weight Gain During the First Month of Life

Summary. 263 premature (< 37 weeks of gestation) and low birth weight infants (≦ 2500 g) born between 1.1.1975 and 31.12.1976 who were started on feeds with undiluted breast milk within the first 6 h of life were investigated during their 1st month of life. Their mean birth weight (BW) was 1919 g, their mean gestational age (GA) 34.9 weeks. A daily intake of 125 kcal/kg was generally reached on the 7th day of life, in small for date infants (SFD) it was increased to a maximum of 140 kcal/kg/day. At the beginning of the 3rd week of life $^1/_3$ of the total amount of breast milk feed was substituted by a high protein formula rising the mean protein concentration to about 2 g/dl. Aspiration of milk occured in 5 patients (1.9%), abdominal distention and minor vomiting in 3 patients (1.1%). There was no case of necrotizing enterocolitis. Contraindications for oral feedings were early signs suggesting necrotizing enterocolitis, shock, surgical operations, neonatal convulsions or apneic spells of the premature. Following extubation after prolonged artificial ventilation feeds were withheld for 24 h, artificial ventilation alone was not felt contraindicating oral feeds. The mean daily head growth rate for all 263 infants was 0.086 cm. The head circumferences of appropriate for date infants (AFD) remained within normal limits during the 1st month. Although head growth of the SFD was somewhat faster (0.087 cm) a catch-up growth did not occure within the 1st month of life and their head-circumferences remained smaller still compaired to those of the AFD. The maximal weight loss for all 263 infants average 4.9% of the BW (0–18.6%). There was no statistical correlation between weight loss, GA, BW and subsequent head growth or weight gain. The infants with the highest weight loss regained their BW somewhat later than those with moderate or small weight losses. 2 patients, who lost 18% of their BW, and presented with severe perinatal problems developed minor neurological signs of dystonia at the end of the 1st month of life.

Key words: Premature infants – Early feeding – Breast milk – Head growth – Weight gain.

Zusammenfassung. 263 im Zeitraum vom 1. Januar 1975 bis 31. Dezember 1976 geborene Frühgeborene (< 37 Wochen) und Kinder mit niedrigem Geburtsgewicht (GG) (≦ 2500 g), deren Ernährungsbeginn innerhalb der ersten sechs Lebensstunden lag, wurden während des ersten Lebensmonates untersucht. Das mittlere GG betrug 1919 g, das durchschnittliche Gestationsalter (GA) 34,9 Wochen. Die Ernährung erfolgte mit abgepumpter Frauenmilch. Eine tägliche Kalorienzufuhr von 125 kcal/kg wurde üblicherweise am 7. Lebenstag erreicht, bei "Small for date"-Kindern (SFD) erfolgte eine Steigerung bis zu einem Maximum von 140 kcal/kg/Tag, wenn die Kinder dies vertrugen. Am Beginn der 3. Lebenswoche wurde $^1/_3$ der Gesamtnahrungsmenge durch eine eiweißreiche Kunstmilch ersetzt, so daß der durchschnittliche Proteingehalt der Nahrung auf etwa 2 g/dl stieg. Milchaspirationen ereigneten sich insgesamt bei fünf Patienten (1,9%), Blähungen des Magen-Darmtraktes und kleines Erbrechen bei drei Patienten (1,1%). Eine nekrotisierende Enterocolitis trat in keinem Fall auf. Kontraindikationen zur oralen Ernährung waren: Verdachtszeichen auf nekrotisierende Enterocolitis, Schock, chirurgische Eingriffe, Krämpfe oder multiple Apnoeanfälle. Während der auf eine Extubation nach Langzeitbeatmung folgenden 24 Std wurde die orale Ernährung ebenfalls gestoppt und durch i.v. Ernährung ersetzt. Eine künstliche Beatmung alleine galt hingegen nicht als Kontraindikation. Das mittlere tägliche Kopfumfangswachstum betrug für alle 263 Kinder 0,086 cm. Die Kopfumfänge der normalgewichtig Geborenen (AFD) blieben während des 1. Monates im Normbereich. Das Schädelwachstum der SFD war mit 0,087 cm zwar etwas über dem der AFD (keine Signifikanz), doch konnte ihr Defizit nicht aufgeholt werden und ihre Kopfumfänge blieben im Vergleich mit denjenigen der AFD geringer. Der mittlere höchste Gewichtsverlust betrug bei allen 263 Kindern 4,9% des GG (0–18,6%). Eine statistisch signifikante Korrelation zwischen Gewichtsverlust, GA, GG und folgendem Schädelwachstum oder folgender Gewichtszunahme bestand nicht. Die Kinder mit den höchsten Gewichtsverlusten erlangten ihr GG etwas später wieder als diejenigen mit mäßigem oder geringem Gewichtsverlust. Zwei Patienten, die 18% ihres GG verloren und eine Reihe schwerster perinataler Probleme geboten hatten, entwickelten am Ende des ersten Lebensmonates leichte neurologische Zeichen einer Dystonie.

Schlüsselwörter: Frühgeborene – intrauterin-dystrophe Neugeborene – Frauenmilch – Kopfumfangszunahme – Gewichtszunahme.

Kinder mit niedrigem Geburtsgewicht (GG), vor allem Frühgeborene, erleiden nach ihrer Geburt durch Unterbrechung des nutritiven Kreislaufes ein kalorisches Defizit von variabler Dauer, da ihnen Energiedepots, über welche normalgewichtige Reifgeborene verfügen, fehlen. Etliche Studien zeigen, daß auch relativ kurze Zeiträume von postpartaler Nahrungskarenz oder unterkalorischer Ernährung bei diesen Patienten zu irreversiblen Schäden führen können. Schon im Jahre 1955 stellte Ylppö daher die berechtigte Frage, ob Frühgeborene nicht möglichst bald nach der Geburt gefüttert werden sollten [33]. Inzwischen herrscht bezüglich dieser Grundfrage an praktisch allen Zentren Einigkeit. Gewisse Meinungsdifferenzen bestehen allerdings noch über Zeitpunkt, Menge und Zusammensetzung der Ernährung. An der Universitäts-Kinderklinik Graz wurde im Jahre 1971 die von Smallpeice und Davies 1964 propagierte kalorienreiche Frühernährung mit Frauenmilch als Ernährungsmodus gewählt [23]. Im folgenden Bericht wollen wir Ergebnisse und Erfahrungen mit diesem Regime während einer zweijährigen Periode mitteilen.

Patientengut und Methodik

Für die vorliegende Studie wurden 263 überlebende Frühgeborene (GA < 37 Wochen) und Neugeborene mit niedrigem GG ($\leq$ 2500 g), die im Zeitraum zwischen 1. Januar 1975 und 31. Dezember 1976 geboren wurden und an die Univ.-Kinderklinik Graz zur Aufnahme kamen, untersucht. Patienten mit angeborenen Mißbildungen, Chromosomenaberrationen, Stoffwechselstörungen oder bei der Einweisung manifesten Erkrankungen des Gastrointestinaltraktes wurden aus der Studie ausgeschlossen, während sonstige perinatologische Probleme keinen Ausschlußgrund bedeuteten. Das GA wurde nach der Regelanamnese, den somatischen Kriterien nach Farr [11] sowie den neurologischen Kriterien nach Robinson [20], ergänzt durch den Stethoskopreflex [21], ermittelt, wobei im Falle sicherer mütterlicher Daten diesen Angaben der Vorrang gegeben wurde. Als Small for date (SFD) wurden Patienten bezeichnet, deren GG unter der 10. Perzentile für das jeweilige GA lag, bezogen auf die Standardkurven von Hohenauer [16]. Alle anderen Patienten galten als normalgewichtig (appropriate for date, AFD). Die wichtigsten Daten über das gesamte Patiengengut sind in Tabelle 1 angeführt. Tabelle 2 zeigt getrennt für die Gruppen der AFD- und SFD-Kinder das GA, das GG und den okzipitofrontalen Kopfumfang (KU) bei der Geburt. Zusätzlich ist der Tag, an welchem ein Energiequotient (EQ) von 125 erreicht oder überschritten wurde, angeführt. Ein signifikanter Unterschied zwischen den AFD und SFD-Kindern besteht nur für das GA (p < 0,001), während die anderen Daten statistisch nicht signifikant sind.

Tabelle 1. Übersicht über das Gesamtkollektiv von 263 Frühgeborenen und Kindern mit niedrigem Geburtsgewicht. (Die 47 in der Studie enthaltenen Reifgeborenen hatten Geburtsgewichte von $\leq$ 2500)

Gesamtzahl	263
Frühgeborene (< 37 GW)	216
Reifgeborene ($\geq$ 37 GW)	47
Appropriate for date	148
Small for date	115

Tabelle 2. Mittelwerte und Standardabweichungen von GA, GG, KU und EQ für AFD- und SFD-Kinder sowie das Gesamtkollektiv. Extremwerte in Klammern. Der durchschnittlich höhere Reifegrad der SFD-Kinder bei gleichem durchschnittlichem GG ist statistisch signifikant

	GA (Wo)	GG (g)	KU (cm)	EQ 125 (Tg)
AFD	33,7 ± 2,3	1938 ± 359	30,00 ± 1,88	7,3 ± 2,8
SFD	36,5 ± 2,4	1896 ± 362	30,34 ± 1,72	6,8 ± 3,1
Total	34,9 ± 2,3	1919 ± 360	30,14 ± 1,80	7,1 ± 2,9
	(27 –41)	(1020–2500)	(25,0 –34,0)	(4 –15)
p < 0,001	sig	–	–	–

Alle Patienten wurden nach Möglichkeit entsprechend den Angaben von Smallpeice und Davies [23] vor Beginn der sechsten Lebensstunde mit Frauenmilch (FM) der FM-Sammelstelle der Univ.-Kinderklinik Graz in den nachstehenden Mengen ernährt: 60 ml/kg in den ersten 24 Std, 90 ml am zweiten Lebenstag, 120 ml/kg am dritten Lebenstag und 150 ml/kg am vierten Lebenstag. Die weitere Steigerung erfolgte individuell bis zum Erreichen eines EQ von mindestens 125 kcal/kg/Tag, was durchschnittlich am siebten Lebenstag der Fall war (Tabelle 2). Bei SFD wurde danach getrachtet, einen höchstmöglichen EQ zu erreichen, wobei auf das für das jeweilige GA erforderliche Idealgewicht (= 50. Perzentile) Bezug genommen wurde. Die obere Grenze lag bei einem EQ von 140, die in manchen Fällen am Ende der zweiten Lebenswoche erreicht war. Die Nahrung wurde bei fehlendem Saug- und Schluckreflex in angemessenen Portionen über eine nasogastrale Dauersonde, sonst mit der Flasche verabreicht. Bei Auftreten von Nebenerscheinungen wie paradoxer Gewichtsabnahme, flüssigen Stühlen, kleinem Erbrechen, Blähung des Gastrointestinaltraktes oder metabolischen Azidosen wurde die FM-Menge reduziert, der Säuren-Basenhaushalt durch Bikarbonatgaben korrigiert und das Nahrungsdefizit durch parenterale Zufuhr von Lösungen je nach Bedarf zusammengesetzt aus Glukose, 1-Aminosäuren, Elektrolyten und Vitaminen ergänzt. Fettemulsionen wurden nur in wenigen Fällen angewendet. Bei komplikationslosem Verlauf wurde mit Beginn der dritten Lebenswoche ⅓ der Nahrungsmenge in Form einer Eiweißmilch (3,5 g Eiweiß/dl) zugefüttert, die Umstellung auf eine adaptierte Süßmilch erfolgte zwischen vierter und fünfter Lebenswoche, abhängig von Gewicht und Gedeihen des jeweiligen Kindes. Als Kontraindikationen zur oralen Ernährung wurden folgende Zustände angesehen: zunehmender Magenrest, gehäuftes großes Erbrechen, Verdacht oder Zeichen auf nekrotisierende Enterocolitis, prä- oder unmittelbare postoperative Zustände, drohender bzw. manifester Schock, rekurrierende neonatale Krampfanfälle und gehäufte Apnoen von mindestens 20 s Dauer gefolgt von Bradycardie sowie die folgenden 24 Std nach Extubation nach Langzeitbeatmung (< 24 Std) [28]. Beatmung alleine galt nicht als Hindernis zur oralen Ernährung.

Je nach Gewicht und Reife wurden die Patienten in Inkubatoren bei Temperatur zwischen 32–34 CG gepflegt, so daß ihre Rektaltemperatur auf 36,8 ± 0,2 CG blieb. Überwachung, Pflege und notwendige Therapie folgten den für Frühgeborenenpflege üblichen Richtlinien [6]. Bei komplikationslosem Gedeihen kamen die Patienten mit durchschnittlich 1900 g in Wärmebetten, später in Betten – Patienten

Tabelle 3. Durchschnittlich höchster Gewichtsverlust in % des GG, mittlerer Tag, an welchem das GG wieder erreicht wurde sowie mittleres tägliches KU-Wachstum in cm (errechnet) mit einfachen Standardabweichungen für AFD- und SFD-Kinder und für das gesamte Patientengut; Extremwerte in Klammern. Zwischen AFD und SFD besteht in keiner Gruppe ein signifikanter Unterschied

	Gew.-Verl. (% des GG)	TgGG	KU/Tg (cm)
AFD	$5,6 \pm 3,9$	$11,0 \pm 5,6$	$0,085 \pm 0,032$
SFD	$3,9 \pm 3,1$	$9,7 \pm 7,1$	$0,087 \pm 0,035$
Total	$4,9 \pm 3,7$	$10,4 \pm 6,3$	$0,086 \pm 0,033$
	$(0 \ -18,6)$	$(1 \ -28)$	$(0,053-0,150)$
$p < 0,001$	–	–	–

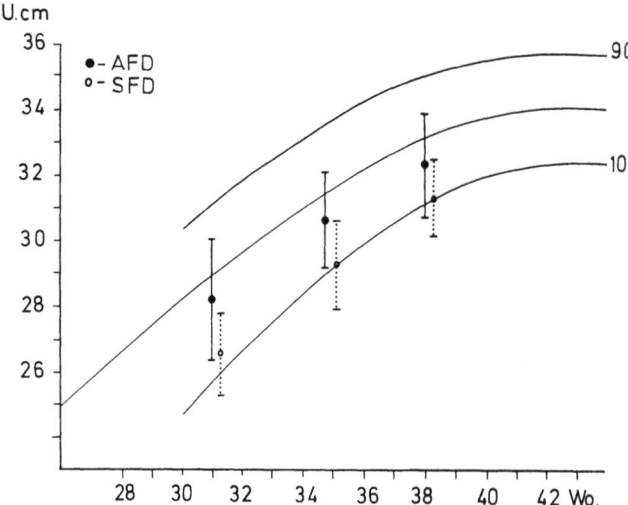

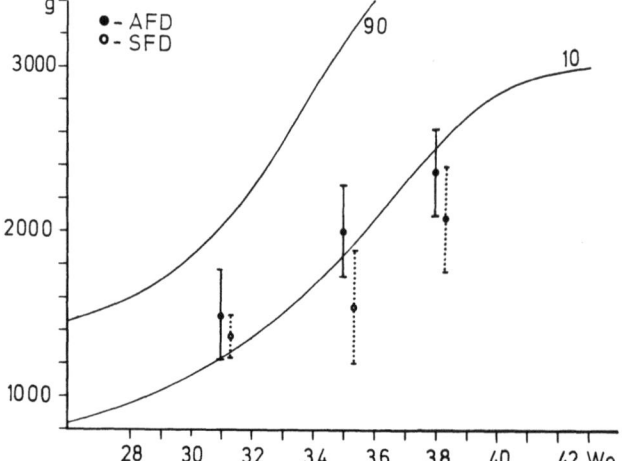

Abb. 1. KU- und Gewichtskurven des Gesamtkollektivs aufgeteilt in AFD (●) und SFD-Kinder (○) mit einfacher Standardabweichung, aufgetragen in die Standardkurven von Hohenauer. Näheres siehe Text

mit GG von 2000 g oder darüber wurden schon bei Beginn der Pflege in Betten gelegt, wenn es ihr Zustand erlaubte. Die Raumtemperaturen schwankten hier zwischen 25–28 CG. Die Entlassung gesunder Kinder erfolgte bei Gewichten zwischen 2300–2500 g.

Das Körpergewicht der Patienten wurde täglich von der ersten Mahlzeit ermittelt. Der KU wurde von den Schwestern bei der Aufnahme und danach in wöchentlichen Abständen gemessen. Orientierende neurologische Untersuchungen erfolgten ebenfalls wöchentlich und bei der Entlassung nach den üblichen Empfehlungen. Die einzelnen Werte wurden mittels χ^2-Testes auf Normverteilung geprüft. Der Vergleich der Mittelwerte und Standardabweichungen erfolgte mittels des t-Testes nach Student.

Ergebnisse

Die wichtigsten Ergebnisse sind in Tabelle 3 sowohl getrennt nach AFD und SFD als auch für das gesamte Kollektiv dargestellt. Es bestehen weder für den höchsten Gewichtsverlust, ausgedrückt in Prozent des GG, noch für den Tag, an dem das GG wiedererlangt wurde oder für die KU-Wachstumsrate[1] signifikante Unterschiede, wenn auch Tendenzen zu rascherem Wachstum bei der SFD-Gruppe bestehen. Bei den in Tabelle 3 angeführten Daten werden jedoch Vergleiche zwischen Gruppen unterschiedlicher Reife angestellt, da sich die GA der beiden Gruppen AFD und SFD signifikant voneinander unterscheiden (s. Tabelle 2). Eine signifikante Korrelation zwischen GG, GA und größter Gewichtsabnahme oder KU-Wachstumsrate war nicht nachzuweisen. Diejenigen Patienten mit den höchsten Gewichtsverlusten erlangten ihr GG durchschnittlich etwas später wieder als solche mit nur geringeren Gewichtsverlusten, doch blieb diese Tatsache ohne nachweislichen Einfluß auf die weitere körperliche Entwicklung.

Bei 32 Patienten mit schweren, prä-, intra- und postpartalen Komplikationen wurden maximale Gewichtsabnahmen zwischen 10–18,6% ihres GG gefunden. Nur knapp die Hälfte dieser Patienten konnte ausschließlich oral ernährt werden, die meisten erhielten über verschieden lange Zeiträume eine intravenöse Teil- oder Vollernährung. Bei ihnen wurde der EQ von 125 durchschnittlich um den achten Tag (4–18) erreicht. Ihre tägliche KU-Wachstumsrate lag mit 0,081

---

[1] (KU mit 1 Monat – KU Geburt) $\div$ 30 = tägliches KU-Wachstum in cm

cm $\pm 0,040$ zwar unter derjenigen des Restkollektivs, unterschied sich davon jedoch nicht signifikant. Bei der Entlassung zeigten zwei dieser Kinder leichtgradig pathologische Bewegungsmuster. Auf die neuromotorische Entwicklung des Patientengutes soll in Teil II der Studie eingegangen werden.

Abbildung 1 stellt die KU bzw. Gewichte der beiden Gruppen AFD und SFD in bezug zum jeweiligen Konzeptionsalter dar ($=$ GA $+$ postnatales Alter in Wochen). Für die Berechnung wurden die Kinder zu drei Blöcken von je vier Konzeptionswochen gruppiert, deren Mittelwerte bei 31, 35 und 38 Wochen liegen. Es wurde daher keine Unterscheidung zwischen intrauterinem oder extrauterinem Erreichen des jeweiligen Meßpunktes getroffen. Beim KU ergaben sich hier signifikante Unterschiede zwischen AFD- und SFD-Kindern bei der Gruppe um 35 und 38 Konzeptionswochen ($p < 0,001$). Die Werte der SFD-Kinder unterscheiden sich allerdings von der Normkurve von Hohenauer nicht signifikant. Analoges gilt für die Gewichtskurve. Hier finden sich in allen drei Gruppen signifikante Unterschiede zwischen den AFD- und SFD-Kindern ($p < 0,01$).

Diskussion

Noch vor etlichen Jahren wurde mit einer oralen Nahrungszufuhr bei unreifen Neugeborenen gezögert, da man einerseits die Folgen einer Nahrungsaspiration fürchtete, andererseits über die Leistungsfähigkeit des Gastrointestinaltraktes dieser Patientengruppe zu wenig wußte. So ließ man diese Kinder mancherorts bis zu drei Tage lang hungern [3] oder gab ihnen nur isotone Glukoselösung per os [15]. Die Entwicklung der so ernährten Frühgeborenen verlief nicht zuletzt deswegen dürftig. Dobbing und Ma [8] wiesen nach, daß das menschliche Gehirn zwei Wachstumsschübe durchmacht: Den ersten um die 26. Gestationswoche, den zweiten in etwa der 36. Gestationswoche beginnend und bis zu etwa dem 18. Lebensmonat anhaltend. Wird die Kalorienzufuhr während dieser zwei Perioden unterbrochen, so flacht die Wachstumskurve ab und die endgültig erreichte Gehirngröße – damit auch die endgültig erreichte Schädelgröße – bleibt geringer [4]. Andere Untersuchungen zeigen in Gehirnen dystropher Neugeborener und spät ernährter Kinder, die aus anderen Ursachen verstorben waren, retardierte Myelinisierung, geringere Ausbildung von Dendriten, erhöhten RDS-Turnover und verminderte Proteinsynthese [32]. Die Gehirne unzureichend parenteral ernährter Neugeborener weisen andere Aminosäuremuster auf als diejenigen normal ernährter Kinder [2]. Zur Zeit existieren weder sichere Daten darüber wie dringend der frühzeitige Nahrungsbedarf ist, noch sind uns die optimale Nahrungsmenge und Beschaffenheit für Frühgeborene verschiedener Gestationsalter bekannt. Es konnte jedoch gezeigt werden, daß die frühe motorische Aktivität und das Wachstum initial unterernährter Frühgeborener oder intrauterin dystropher Kinder gegenüber einer frühernährten Kontrollgruppe deutlich erniedrigt sind. Andere Untersuchungen berichten über signifikant niedrigere IQ-Werte so aufgezogener Frühgeborene [10, 13, 14, 27, 31] (s. a. Teil II).

Bereits in den frühen 60er Jahren wurde die orale Frühernährung Frühgeborener und untergewichtiger Reifgeborener von einigen Arbeitsgruppen propagiert, nachdem an Voruntersuchungen kein nachteiliger Effekt eines derartigen Vorgehens festgestellt werden konnte [23, 24, 29]. Die Gabe von FM vor der sechsten Lebensstunde wurde auch bei sehr unreifen Frühgeborenen (≤ 28 GW) vertragen, da ihr Gastrointestinaltrakt die notwendigen Voraussetzungen zur Aufbereitung und Resorption der in FM enthaltenen Grundstoffe mitbringt [25]. Hypoglycämien traten bei so behandelten Kindern seltener auf, Aspirationen und deren Folgen waren nicht zu beobachten. Die so ernährten Kinder wiesen zudem ein ausreichendes Schädel- und Körperwachstum auf und entwickelten sich normal [6, 23, 24, 28]. Auch im eigenen Krankengut konnten wir bei nur fünf Patienten (1,9%) Aspirationen von Milch beobachten, von denen nur ein einziges Kind eine Aspirationspneumonie als Folgekrankheit durchmachte. Drei weitere sonst unauffällige Kinder (1,1%)

zeigten Blähungen des Gastrointestinaltraktes und Erbrechen.

In vielen Abteilungen, die hitzeunbehandelte FM zur Frühgeborenenernährung verwenden, werden praktisch keine Fälle von nekrotisierender Enterokolitis beobachtet [9, 18, 22]. Es liegen allerdings auch widersprüchliche Berichte vor [19]. Inwieweit hier die relativ kürzere Verweildauer einer Portion FM im Magen des Frühgeborenen, die im Vergleich zu Kunstmilch niedrigere Osmolarität, das Fettsäuremuster und der immunologische Schutz maßgeblich sind, ist Gegenstand von Diskussionen [12, 17, 25]. In dem hier dargestellten Kollektiv fand sich kein einziger Fall mit einer verifizierten nekrotisierenden Enterokolitis, obwohl im Zeitraum dieser Untersuchung mehrere Frühgeborene mit manifesten Zeichen dieser Erkrankung von auswärts zugewiesen worden waren.

Atkinson und Ma wiesen nach, daß FM von Müttern Frühgeborener einen höheren Stickstoffgehalt aufweist, als FM von Müttern reifgeborener Kinder [1]. Davies stellt in einer Studie fest, daß unreife Frühgeborene unter einer reinen FM-Ernährung – es handelte sich hier um Mischmilchen von Müttern reifgeborener Kinder – eine mangelhafte Gewichtszunahme und ein relativ schlechteres Schädelwachstum aufwiesen als Frühgeborene, die mit proteinreicherer Kunstmilch ernährt wurden. Sie führen dieses Versagen auf den niedrigen Proteingehalt der FM zurück [7]. So retiniert ein Fötus zwischen der 30. und 34. Gestationswoche etwa 2,1 g Protein/kg und Tag [30]. Verglichen damit retiniert ein mit FM ernährtes Frühgeborenes nur etwa 1,4 g/kg/Tag. Dies könnte das relativ schlechte Wachstum dieser Kinder durchaus erklären [7, 26]. Die Frühgeborenen der vorliegenden Studie erhielten durchschnittlich ab dem Ende der zweiten Lebenswoche $^1/_3$ ihrer Nahrungsmenge in Form einer Eiweißmilch mit einem Proteingehalt von 3,5 g/dl zugefüttert. Somit betrug der durchschnittliche Eiweißgehalt der von da ab verwendeten Nahrung ungefähr 2 g/dl, wovon bei einer Utilisation von etwa 70% und einem durchschnittlichen EQ von 130 etwa 2,5 g Eiweiß/kg und Tag retiniert werden.

Das tägliche KU-Wachstum des Gesamtkollektivs von $0,086 \pm 0,033$ cm war durchaus befriedigend und vergleichbar mit den Ergebnissen anderer Autoren [5]. Auch das KU-Wachstum der SFD-Kinder war von dieser Größenordnung ($0,087 \pm 0,035$) und statistisch von demjenigen der AFD-Kinder ($0,085 \pm 0,032$) nicht unterschiedlich. Ein entsprechendes Aufholwachstum der KU konnte bei dieser Patientengruppe im Beobachtungszeitraum allerdings nicht festgestellt werden. Die Maße waren am Ende der Meßperiode immer noch unter denjenigen der AFD-Kinder (s. Abb. 1). Bei gesonderter Betrachtung der Gewichtsklasse unter 1500 g konnte ebenfalls keine von der Norm abweichende KU-Wachstumsrate gefunden werden. Das tägliche KU-Wachstum dieser Gruppe lag bei $0,087 \pm 0,030$ cm.

Die Gewichtskurven der Einzelpatienten verlaufen weit streuend. Dennoch besteht zwischen den AFD- und SFD-Gewichten über den gesamten Beobachtungszeitraum ein signifikanter Unterschied. Auch hier kann kein Aufholwachstum der SFD-Gruppe nachgewiesen werden.

Anhand unseres Patientengutes kann kein Zusammenhang zwischen der Höhe des größten Gewichtsverlustes und darauffolgendem Körper- und Schädelwachstum festgestellt werden. So zeigten die Patienten mit dem höchsten Gewichtsverlust (10–18,6% ihres GG) KU-Wachstumsraten, die sich von denjenigen der anderen Kinder nicht signifikant unterschieden. Auch ihre Gewichte lagen im Alter von 1 Monat nicht unter denjenigen der anderen Kinder gleichen Gestationsalters. Obwohl es sich bei dieser Gruppe (32 Patienten) um diejenigen mit den größten perinatalen Risiken handelte (Beatmungspatienten, längerdauernde teilparenterale Ernährung) war ihre neurologische Entwicklung in dem zur Beobachtung verfügbaren Zeitraum lediglich bei zwei Patienten im Sinne einer Dystonie abnorm (s. Teil II).

Liste der verwendeten Abkürzungen

AFD = appropriate for date (Kinder mit GG zwischen 10. und 90. Perzentile)
EQ = Energiequotient (kcal/kg/24 Std)
FM = Frauenmilch (Mischmilch aus der FM-Sammelmilchstelle)
GA = Gestationsalter in Wochen
GG = Geburtsgewicht in g
KU = größter okzipitofrontaler Kopfumfang in cm
SFD = small for date (Kinder mit GG unter der 10. Perzentile).

Literatur

1. Atkinson, S. A., Bryan, M. H., Anderson, G. H.: Human milk: difference in nitrogen concentration in milk from mothers of term and premature infants. J. Pediatr. **93**, 67 (1978)
2. Baum, J. D., Aynsley-Green, A.: Intravenous feeding in children. Clin. Trials J. [Suppl] 114 (1975)
3. Beard, A. G., Panos, T. C., Burroughs, J. C., Marasigan, B. V., Öztalay, A. C.: Perinatal stress and the premature neonate: I. Effect of fluid and calory deprivation. J. Pediatr. **63**, 361 (1963)
4. Brown, R. E.: Decreased brain weight in malnutrition and its implications. East Afr. Med. J. **42**, 584 (1965)
5. Davies, P. A., Davis, J. P.: Very low birth-weight and subsequent head growth. Lancet II: 1216 (1979)
6. Davies, P. A., Robinson, R. J., Scopes, J. W., Tizard, J. P. M., Wigglesworth, J. S.: Medical care of newborn babies. In: Clinics in developmental medicine 44/45. Lippincott, London Philadelphia (1972)
7. Davies, D. P.: Adequacy of expressed breast milk for early growth of preterm infants. Arch. Dis. Child. **52**, 296 (1977)
8. Dobbing, J., Sands, J.: The quantitative growth and development of the human brain. Arch. Dis. Child. **48**, 757 (1973)
9. Drabløs, P. A., Bjordal, R., Bolle, R., Borgnes, J., Langmark, F., Knutrud, O.: Necrotizing enterocolitis. Z. Kinderchir. **22**, 260 (1977)
10. Eisengart, M. A., Gluck, L., Kessen, W.: Early feeding of premature infants. Effect on blood sugar and gross motor activity. Biol. Neonate **17**, 151 (1971)
11. Farr, V., Kerridge, D. F., Mitchell, R. G.: The value of some external characteristics in the assessment of gestational age at birth. Dev. Med. Child. Neurol. **8**, 657 (1966)
12. Fomon, S. J.: Infant nutrition. Saunders, Philadelphia, London (1967)
13. Gruenwald, P., Dawkins, M., Hepner, R.: Chronic deprivation of fetus. (Panel discussion). Sinai Hosp. J. (Balt.) **11**, 51 (1963)
14. Haidvogl, M., Stögmann, W.: Röntgenkraniometrische Untersuchungen zum Schädelwachstum ehemals frühgeborener Kinder. Klin. Pädiatr. **184**, 119 (1972)
15. Hansen, J. D. L., Smith, C. A.: Effects of witholding fluid in the immediate postnatal period. Pediatrics **12**, 99 (1953)
16. Hohenauer, L.: Intrauterines Längen- und Gewichtswachstum. Standardwerte aus Österreich. Pädiatr. u. Pädol. **8**, 195 (1973)
17. Pascale, J. A., Mims, L. C., Greenberg, M. G., Alexander, J. B.: Gastric response in low birth weight infants fed various formulas. Biol. Neonate **34**, 150 (1978)
18. Pitt, J., Barlow, B., Heird, W. C., Santulli, T. V.: Macrophages and the protective action of breast milk in necrotizing enterocolitis, abstracted. Pediatr. Res. **8**, 384 (1974)
19. Reisner, S. H., Garty, B.: Necrotizing enterocolitis despite breast feeding. Lancet II: 507 (1977)
20. Robinson, R. J.: Assessment of gestational age by neurological examination. Arch. Dis. Childh. **41**, 437 (1966)
21. Rosegger, H., Haidvogl, M.: The stethoscope reflex: a simple aid in the assessment of gestational age. Dev. Med. Child. Neurol. **18**, 728 (1976)
22. Santulli, T. V., Schullinger, J. N., Heird, W. C., Gongaware, R. D., Wigger, J., Barlow, B., Blanc, W. A., Berdon, W. E.: Acute necrotizing enterocolitis in infancy: a review of 64 cases. Pediatrics **55**, 376 (1975)
23. Smallpeice, V., Davies, P. A.: Immediate feeding of premature babies with undiluted breast milk. Lancet II: 1349 (1964)
24. Smallpeice, V., Davies P. A.: The immediate feeding of babies weighing 1000 to 2000 g with breast milk. Proc. R. Soc. Med. **57**, 1173 (1964)
25. Smith, C. A., Nelson, N. M.: The physiology of the newborn infant, 4th edn. Thomas, Springfield, Illinois (1976)
26. Snyderman, S. E., Boyer, A., Kogut, M. D., Holt, K. E.: The protein requirement of the premature infant. 1. The effect of protein intake on the retention of nitrogen. J. Pediatr. **74**, 872 (zit. nach 29) (1969)
27. Stoch, M. B., Smythe, P. M.: Does undernutrition during infancy inhibit brain growth and subsequent intellectual development? Arch. Dis. Child. **38**, 546 (1963)
28. Tizard, J. P. M.: Die Ernährung in den ersten Lebenstagen. In: Pädiat. Fortbildungskurse für die Praxis 37, 26. Karger, Basel (1973)
29. Wharton, B. A., Bower, B. D.: Immediate or later feeding for premature babies? A control trial. Lancet II: 969 (1965)
30. Widdowson, E. M., Dickerson, J. W. T.: Chemical composition of the body. In: Comar, C. L., Bronner, F., (eds). Mineral metabolism. Voll. II, part A. Academic Press, New York (zit. nach 7) (1964)
31. Wigglesworth, J. C.: Experimental growth retardation in the foetal rat. J. Pathol. **88**, 1 (1964)
32. Winick, M., Rosso, P.: The effects of severe early malnutrition on cellular growth of human brain. Pediatr. Res. **3**, 181 (1969)
33. Ylppö, A.: Premature children: should they fast or be fed in the first day of life? Ann. Paediatr. Fenniae **1**, 99 (1955)

Dr. H. Rosegger
Universitäts-Kinderklinik
Auenbruggerplatz
A-8036 Graz

Monatsschr. Kinderheilkd. 128, 191–194 (1980)

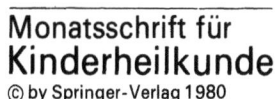

Frühernährung mit Frauenmilch:
Erfahrungen bei Frühgeborenen und Neugeborenen mit niedrigem Geburtsgewicht

II. Wachstum und psychomotorische Entwicklung im ersten Lebensjahr

H. Rosegger, M. Haidvogl und E. Stern

Universitäts-Kinderklinik Graz (Vorstand: Univ.-Prof. Dr. B. Hadorn)

The Early Feeding of Premature and Low Birth Weight Infants with Breast Milk.
II. Growth and Development Within the First Year of Life

Summary. Growth and development of 172 infants with low birth weight (82 AFD, 90 SFD) were controlled within the first year of life. Head growth of AFD infants kept within normal limits during the whole time. The head circumference of the SFD infants was smaller within the first two months, from the third month onwards there was no significant difference between AFD and SFD infants. The difference in body weight between AFD and SFD was significant up to the fifth month. Psychomotor development was within normal limits in 165 of the 172 infants, seven children developed signs of cerebral palsy. The incidence of spastic diplegia in infants with a birth weight below 1500 gm was 2.4%. The favourable outcome seems to be at least partially due to the early high caloric feeding.

Key words: Low-birth-weight infants – Early feeding – Breast milk – Head growth – Weight gain – Psychomotor development.

Zusammenfassung. Bei 172 Kindern mit einem Geburtsgewicht unter 2500 g, davon 82 appropriate-for-date-Kinder (AFD) und 90 small-for-date-Kinder (SFD), wurden Wachstum und Entwicklung im ersten Lebensjahr regelmäßig kontrolliert. Die Kopfumfänge der AFD-Kinder entsprachen ab dem ersten Lebensmonat der Normalkurve für Reifgeborene. Die Kopfumfänge der SFD-Kinder lagen im ersten und zweiten Monat signifikant unter denen der AFD-Kinder, ab dem dritten Lebensmonat bestand aber kein signifikanter Unterschied mehr. Beim Körpergewicht bestand ein statistisch signifikanter Unterschied zwischen den AFD- und SFD-Kindern bis zum fünften Lebensmonat. Von den 172 Kindern zeigten 165 eine normale neuromotorische Entwicklung im ersten Lebensjahr, sieben Kinder entwickelten eine infantile Cerebralparese. Die Häufigkeit spastischer Diplegien bei Kindern mit einem Geburtsgewicht unter 1500 g liegt bei 2,4%.

An der guten Entwicklung der Kinder hat wahrscheinlich die konsequent durchgeführte kalorienreiche Frühernährung mit Frauenmilch einen entscheidenden Anteil.

Schlüsselwörter. Intrauterindystrophe Neugeborene – Früher Nahrungsbeginn – Frauenmilch – Kopfumfangszunahme – Gewichtszunahme – Psychomotorische Entwicklung.

Anhand etlicher Untersuchungen konnte ein Zusammenhang zwischen Unterernährung im ersten Lebensjahr und späterer körperlicher und neuromotorischer Entwicklung festgestellt werden [1, 16, 19]. Davies und Davis zeigten, daß schon die kurze Periode der Unterernährung in der ersten Lebenswoche bei Frühgeborenen ausreichen kann, um ein vermindertes Wachstum des Schädels hervorzurufen [3]. Eine eigene Untersuchung weist auf die Tatsache hin, daß dieses verminderte Schädelwachstum bis zum 14. Lebenjahr nicht aufgeholt werden kann [10]. Es war daher interessant zu prüfen, ob das Phänomen des verminderten Schädelwachstums bei Frühgeborenen auch unter den Bedingungen einer kalorienreichen Frühernährung nachweisbar bleibt.

Krankengut und Methodik

Bezüglich des Krankengutes und der Methodik der Frühernährung sei auf Teil 1 dieser Arbeit verwiesen. Die Ernährung nach der Entlassung entzog sich großteils unserer Kontrolle, die Mütter wurden jedoch bei den Routineuntersuchungen der Kinder beraten. Im allgemeinen erfolgte die Ernährung bei nicht gestillten Kindern bis zum 4. Monat mit einer teiladaptierten Säuglingsnahrung. Danach wurde mit Zufütterung von Beikost und meist ab dem 6. Lebensmonat mit Gaben von Vollmilch und Kindergrieß begonnen. Danach stellten die meisten Mütter ihre Kinder allmählich auf Mischkost um. Neben einer kontinuierlichen Rachitisprophylaxe wurde die Gabe von oralem Eisen bis zum 4. Lebensmonat durchgeführt, bei Bedarf auch länger. Alle Frühgeborenen wurden im 3., 6., 9. und 12. Lebensmonat zu einer entwicklungsdiagnostischen Nachkontrolle bestellt. Die Kontrollen wurden nötigenfalls bis zum Erreichen des freien Gehens und bis zum Erlernen der ersten Worte fortgesetzt.

Im Rahmen dieser Nachkontrollen wurden folgende Untersuchungen durchgeführt:

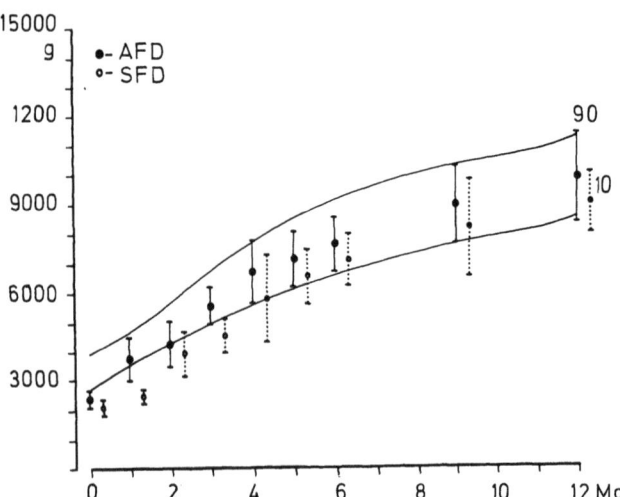

Abb. 1. Mittelwerte und Standardabweichung der Gewichtszunahme von AFD- und SFD-Kindern im ersten Lebensjahr, aufgetragen auf die 10. und 90. Perzentile der Normkurven von Heimendinger

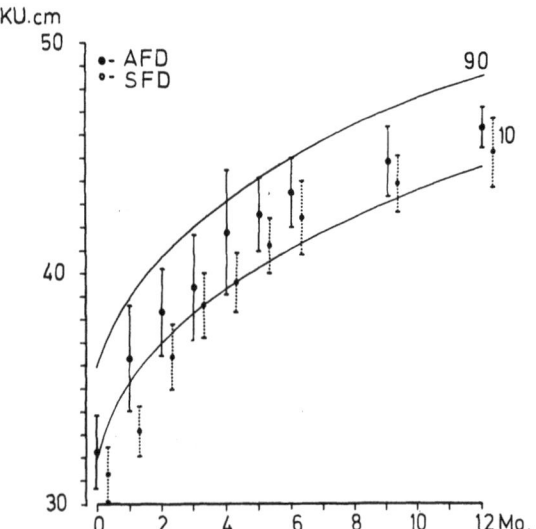

Abb. 2. Zunahme des Kopfumfanges bei AFD- und SFD-Kindern im ersten Lebensjahr, aufgetragen auf die 10. und 90. Perzentile der Normkurve von Heimendinger

a) Messung von Gewicht und Kopfumfang (KU),
b) entwicklungsdiagnostische Untersuchung nach den von Illingworth [13] angegebenen Richtlinien,
c) orientierende Untersuchungen der Hör- und Sehleistung.

Wenn notwendig wurden die Kinder in die entsprechenden Fachabteilungen überwiesen.

Als normal werteten wir Kinder, die die Meilensteine ihrer Entwicklung innerhalb der von Illingworth [13] angegebenen Grenzen unter Einberechnung ihrer Prämaturität erreichten und bei denen keine pathologischen Bewegungsmuster auftraten. Viele Frühgeborene zeigten bei einer oder zwei Kontrollen „abnorme Bewegungsmuster" im Sinne der transienten Dystonie Drilliens [5]. Diese Kinder wurden ebenfalls als normal bewertet, wenn die Symptome bei weiteren Kontrollen schwanden [11].

Kinder mit später aufgetretenen Ernährungsstörungen, weiters solche mit Mißbildungen oder mit später erworbenen Erkrankungen, die die Entwicklung beeinflussen konnten, wurden aus den Nachuntersuchungen ausgeschieden. Kinder, die eine pathologische Entwicklung aufwiesen, wurden einer entsprechenden Therapie zugeführt.

Von ursprünglich 263 Kindern mit niedrigem Geburtsgewicht (GG), die in die Studie aufgenommen waren, erschienen 91 Kinder entweder nicht zu allen Kontrollen oder mußten aus den oben angeführten Gründen aus der Studie ausgeschieden werden. Somit verblieben 172 Kinder, die unsere Kriterien erfüllten. Davon waren 82 AFD und 90 SFD. Auf diese 172 Kinder beziehen sich alle folgenden Angaben.

Ergebnisse

Kopfumfang im ersten Lebensjahr

Mittelwerte und doppelte Standardabweichungen der KU im Alter von 0–12 Monaten sind auf Abb. 1 gegen eine Standardwachstumskurve nach Heimendinger [12] eingezeichnet. Sämtliche Maße sind für das jeweilige Gestationsalter (GA) korrigiert.

Die KU der AFD-Kinder entsprechen ab dem 1. Lebensmonat denen der Normalkurve für Reifgeborene. Die KU der SFD-Kinder liegen im 1. und 2. Monat signifikant sowohl unter denjenigen der AFD-Kinder als auch unter den Werten der Standardwachstumskurve ($p = <0,02$). Mit dem 3. Lebensmonat nähern sich die KU der SFD-Kinder den Normalwerten, bleiben zwar immer etwas tiefer, ein statistisch signifikanter Unterschied besteht jedoch nicht mehr.

Körpergewicht im ersten Lebensjahr

Mittelwerte und doppelte Standardabweichung der Körpergewichte im Alter von 0–12 Monaten sind korrigiert für das GA auf Abb. 2 gegen die Standardwachstumskurve nach Heimendinger eingezeichnet. Die Mittelwerte der Gewichte der AFD-Kinder liegen ab dem 1. Monat im mittleren Bereich der Normkurve, die der SFD-Kinder bleiben bis zum 4. Monat außerhalb der Norm, nähern sich dieser aber ständig und liegen ab dem 5. Monat im unteren Normbereich. Ein statistisch signifikanter Unterschied zwischen den AFD und SFD-Kindern besteht bis zum 5. Monat ($p = <0,05$).

Neuromotorische Entwicklung im ersten Lebensjahr

Von den 172 ausreichend kontrollierten Kindern zeigten 165 (96%) eine normale neuromotorische Entwicklung im ersten Lebensjahr, wobei eine transiente Dystonie [11] als normal bewertet wurde, wenn die Symptome bis zum Ende der Kontrollperiode geschwunden waren. 7 Kinder (4%) entwickelten eine infantile Cerebralparese, davon 3 eine spastische Diplegie, 2 eine spastische Tetraplegie, 2 weitere Kinder zeigten einen Hydrocephalus mit nachfolgender ataktischer Diplegie. Die prä-, intra- und postpartalen Komplikationen dieser Patienten sind auf Tabelle 1 dargestellt.

Diskussion

Die in dieser Studie untersuchten 172 Kinder mit niedrigem GG stellen bezüglich ihrer verschiedenen prä-, intra- und postpartalen Belastungen eine inhomogene Gruppe dar. Die Aufgliederung in AFD und SFD kann daher nur ein Gesichtspunkt in der Prognosestellung sein. Diese Unterteilung scheint uns zur Bewertung von

Tabelle 1. Prä-, peri- und postnatale Belastungsfaktoren von sieben Kindern, die eine infantile Cerebralparese entwickelten

Nr.	Diagnose	Pränatale Komplikationen	Intrapartale Komplikationen	GA	GG	SFD LFD	Postpartale Komplikationen
13	Spast. Diplegie	–	–	35	1200	SFD	Apnoeanfälle
74	Spast. Diplegie	–	Apgar 1:6	35	1950	–	IRDS
210	Spast. Diplegie	Cerclage ML III	–	33	1760	–	–
43	Spast. Tetraplegie	–	Apgar 1:4, BEL	30	1470	–	IRDS, Sepsis
203	Spast. Tetraplegie	–	Apgar 1:4 Eklampsie	31	2460	LFD	Hypoglykämie Krampfanfälle Sepsis Porencephalie
112	Hydrocephalus	Blutungen ML II–VI	Partus prolong. BEL	28	840	SFD	Pneumonie Apnoeanfälle Ikterus gravis
123	Hydrocephalus	–	–	31	1700	–	IRDS Sepsis Ductus Ventrikelblutung

Auswirkungen einer kalorienreichen Frühernährung auf Wachstum und Entwicklung im ersten Lebensjahr deshalb wichtig, weil wir damit eine intrauterine Mangelernährung bis zu einem gewissen Grad berücksichtigen können.

Die eingangs zitierten Autoren Davies und Davis zeigten, daß das Schädelwachstum bei Frühgeborenen durch eine unterkalorische Ernährung in den ersten Lebenstagen anhaltend beeinträchtigt wird. Wir selbst fanden in einer früheren Untersuchung an Kindern aus den Geburtsjahrgängen 1956–1967, daß dieses verminderte Schädelwachstum nicht aufgeholt wird, und daß das Gehirnvolumen dieser Kinder bis zum 14. Lebensjahr kleiner bleibt als das von Reifgeborenen, wobei allerdings mangels geeigneter Daten keine Unterscheidung zwischen SFD- und AFD-Kindern getroffen werden konnte [10]. In der vorliegenden Untersuchung zeigt das Wachstum der KU der AFD-Kinder ab dem 1. Lebensmonat keinen Unterschied zu dem von Reifgeborenen, wenn die Maße auf das GA korrigiert wurden. Die SFD-Kinder hingegen wiesen in den ersten Lebensmonaten in beiden Parametern niedrigere Werte auf, zeigten aber im zweiten Drittel der Untersuchungsperiode ein befriedigendes Aufholwachstum und wiesen am Ende der Untersuchungsperiode Werte auf, die zwar im Mittel leicht unter denen der AFD-Kinder lagen, aber durchaus dem Normbereich entsprachen. Fitzhardinge u. Mitarb. sowie Fitzhardinge fanden ähnliche Ergebnisse an Frühgeborenen mit niedrigem GG [6, 7]. Auch bei ihren Patienten zeigt sich ein Schädelwachstum, das praktisch der Normalkurve entspricht; diese Neugeborenen hatten zum „frühest möglichen Zeitpunkt" eine intravenöse oder orale hochkalorische Ernährung erhalten. Brandt stellte fest, daß die Wachstumskurve der KU von Frühgeborenen AFD-Kindern ohne signifikanten Unterschied zur Kurve von Reifgeborenen verläuft. Unter 32 SFD-Kindern war bei der Hälfte ein Aufholwachstum des KU bis zum Alter von 3 Monaten feststellbar, während die anderen signifikant unter der Wachstumskurve der

Frühgeborenen blieben. Es bestehen keine Angaben über Beginn und Art der Ernährung [2]. Demgegenüber stellten Pape u. Mitarb. anhand einer Gruppe von Kindern mit GG unter 1001 g und besonders hohem perinatalem Risiko ein verzögertes Wachstum fest. Bei diesen Kindern verlief die Ernährung während der ersten Lebenstage allerdings problematisch [15]. Gross u. Mitarb. zeigten, daß bei SFD-Kindern mit schon intrauterin schwer beeinträchtigtem Schädelwachstum und/oder neurologischen Komplikationen in der Neonatalperiode neurologische Spätschäden und ein vermindertes Schädelwachstum häufig waren [8]. Solche Spätschäden sind aber auch bei reifgeborenen Kindern mit neurologischen Störungen in der Neonatalperiode häufig zu finden [9]. Insgesamt darf aber festgestellt werden, daß das Wachstum des KU von Kindern mit niedrigem GG im ersten Lebensjahr heute durchaus befriedigend verläuft.

Ähnliches gilt auch für die Zunahme des Körpergewichtes. Die AFD-Kinder zeigten ab dem ersten Lebensmonat keinen Unterschied zu den Reifgeborenen, die SFD-Kinder blieben bis zum 5. Lebensmonat unter den Werten der AFD-Kinder, holten aber bereits in dieser Zeit deutlich auf. Ab dem 6. Monat zeigt sich kein statistisch signifikanter Unterschied mehr. Auch hier ergaben die Untersuchungen anderer Autoren durchaus ähnliche Ergebnisse [7].

Die neuromotorische Entwicklung der Kinder kann als gut bezeichnet werden. 96% zeigten innerhalb der Untersuchungsperiode keine Zeichen einer infantilen Cerebralparese. Unter den 7 Kindern mit neuromotorischen Spätschäden darf zumindest Patient 203 mit der Porencephalie ausgeschieden werden, da es sich hier eindeutig um eine pränatale Schädigung handelt. Von den beiden Kindern mit Hydrocephalus handelt es sich bei Patient 123 um die Folge einer intraventrikulären Blutung, bei Patient 112 ist die Ursache des Hydrocephalus nicht eindeutig zu klären, dieses Kind wies allerdings mit einem GG von 840 g zahlreiche peripartale Risikofaktoren und Komplikationen auf.

Drei Kinder (1,7%) entwickelten eine spastische Diplegie, die früher als typische und häufige Spätfolge bei Frühgeborenen galt, vor allem bei Kindern mit einem GG unter 1500 g. So fanden Lubchenco u. Mitarb. bei Frühgeborenen unter 1500 g aus den Geburtsjahrgängen 1947–1950 32% spastische Diplegien [14], in unserem eigenen Krankengut aus den Geburtsjahrgängen 1956–1967 waren es noch 13% [17]. Im Krankengut von Davies u. Tizard betrug die Zahl bei den Geburtsjahrgängen 1961–1964 noch 10%, aber von 107 Frühgeborenen aus den Jahren 1965–1970 entwickelte kein einziges Kind eine spastische Diplegie [4]. Wilk u. Hohenauer fanden in den Geburtsjahrgängen 1971–1972 eine Diplegiehäufigkeit von 4% [18]. In unserer Studie liegt die Häufigkeit bei Frühgeborenen unter 1500 g mit 1 von 41 bei 2,4%.

Zusammenfassend läßt sich also feststellen, daß sich die Spätprognose von Kindern mit niedrigem GG sowohl im Hinblick auf die somatische als auch auf die psychomotorische Entwicklung in den letzten Jahren entscheidend verbessert hat. Diese Verbesserung ist sicherlich nicht alleine auf die kalorienreiche Frühernährung zurückzuführen, sondern hat ihre Ursache in zahlreichen Verbesserungen der perinatalen Versorgung. Wir glauben aber, daß auch die kalorienreiche Frühernährung einen entscheidenden Anteil an diesen Fortschritten hat.

Literatur

1. Birch, H.G., Pineiro, C. Alcalde, E., Toca, T., Carvioto, J.: Relation of kwashiorkor in early childhood and intelligence at school age. Pediatr. Res. **5**, 579 (1971)
2. Brandt, I.: Normwerte für den Kopfumfang vor und nach dem regulären Geburtstermin bis zum Alter von 18 Monaten. Absolutes Wachstum und Wachstumsgeschwindigkeit. Mschr. Kinderheilkd. **124**, 141 (1976)
3. Davies, P.A., Davis, J.P.: Very low birth-weight and subsequent head-growth. Lancet II: 1216 (1970)
4. Davies, P.A., Tizard, J.P.M.: Very low birthweight and subsequent neurological defect (with special reference to spastic diplegia). Dev. Med. Child Neurol. **17**, 3 (1975)
5. Drillien, C.M.: Abnormal neurologic signs in the first year of life in low-birthweight infants. Possible prognostic significance. Dev. Med. Child Neurol. **14**, 575 (1972)
6. Fitzhardinge, P.M., Ramsay, M.: The improving outlook for the small prematurely born infant. Dev. Med. Child Neurol. **15**, 447 (1973)
7. Fitzhardinge, P.M.: Early growth and development in low-birthweight infants following treatment in an intensive care nursery. Pediatrics **56**, 162 (1975)
8. Gross, S.J., Kosmetatos, N., Grimes, C.T., Williams, M.L.: Newborn head size and neurological status. Am. J. Dis. Child. **132**, 753 (1978)
9. Haidvogl, M., Rosegger, H., Höfler, G.: Die neurologische Untersuchung des Neugeborenen als Auswahlkriterium für die Früherfassung der infantilen Zerebralparese. Wien. Klin. Wochenschr. **87**, 595 (1975)
10. Haidvogl, M., Stögmann, W.: Röntgenkraniometrische Untersuchungen zum Schädelwachstum ehemals frühgeborener Kinder. Klin. Pädiatr. **184**, 119 (1972)
11. Haidvogl, M., Tauffkirchen, E.: Die Unterscheidung zwischen pathologischen Bewegungsmustern und Normvarianten im Säuglingsalter. Wien. Med. Wochenschr. **128**, 37 (1979)
12. Heimendinger, J.: Gemischt longitudinale Messungen von Körperlänge, Gewicht, oberem Segment, Thoraxumfang und Kopfumfang bei 1–24 Monate alten Säuglingen. Helv. Paediatr. Acta **19**, 406 (1964)
13. Illingworth, R.S.: The development of the infant and young child, 5th edn. Churchill Livingstone, Edinburgh, London (1972)
14. Lubchenco, L.O., Delivorio-Papadopoulos, M., Butterfield, L.J., French, J.H., Metcalf, D., Hix, I.E.Jr., Danick, J., Dodds, J., Downs, J., Freeland, E.: Long-term follow-up studies of prematurely born infants. I. Relationship of handicaps to nursery routines. J. Pediatr. **80**, 501 (1972)
15. Pape, K.E., Buncic, R.J., Ashby, S., Fitzhardinge, P.M.: The status at two years of low-birth-weight infants born in 1974 with birth weights of less than 1001 gm. J. Pediatr. **92**, 253 (1978)
16. Stoch, M.B., Smythe, P.M.: Does undernutrition during infancy inhibit brain growth and subsequent intellectual developement? Arch. Dis. Childh. **38**, 546 (1963)
17. Stögmann, W., Haidvogl, M., Steiner, H.: Untersuchungen zur Mortalität und zur körperlich-geistigen Entwicklung kleiner Frühgeborener. Arch. Kinderheilkd. **183**, 284 (1971)
18. Wilk, F., Hohenauer, L.: Neuromotorische Nachuntersuchung von Frühgeborenen mit niedrigem Geburtsgewicht. Klin. Pädiatr. **187**, 222 (1975)
19. Winick, M.: Early malnutrition, brain structure and function. Prev. Med. **6**, 358 (1977)

Dr. H. Rosegger
Universitäts-Kinderklinik
Auenbruggerplatz
A-8036 Graz

Monatsschr. Kinderheilkd. 128, 195–198 (1980)

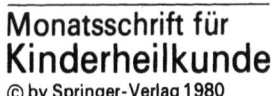
Monatsschrift für
Kinderheilkunde
© by Springer-Verlag 1980

Diagnose der exokrinen Pankreasinsuffizienz mit Fluorescein-Dilaurat bei Patienten mit cystischer Fibrose

W. Schönberger und D. Weitzel

Universitäts-Kinderklinik Mainz (Direktor: Prof. Dr. J. Spranger)

Diagnosis of Pancreatic Insufficiency with Fluorescein Dilaurate in Patients with Cystic Fibrosis

Summary. The tubeless pancreas-function test with fluorescein dilaurate, which is based on the saponification of the test substance by pancreas-specific arylesterases, and which has proved itself in adults, was given to children for the first time. After reduction of the size of the test dose and the amount of liquid to be drunk, there were no difficulties in carrying out the test. Elimination of the fluorescein released from the flourescein dilaurate and excreted via the kidneys was clearly less in patients with cystic fibrosis than in normal subjects. Thus, the test in its modified form for children can provide adequate differentiation between normal and pathological pancreas function.

Key words: Cystic fibrosis – Oral pancreas-function test – Fluorescein dilaurate.

Zusammenfassung. Der beim Erwachsenen erprobte, sondenfreie Pankreasfunktionstest mit Fluorescein-Dilaurat, der auf der Verseifung der Testsubstanz durch pankreasspezifische Arylesterasen beruht, wurde erstmals bei Kindern erprobt. Nach Reduktion der beim Erwachsenen üblichen Trinkmenge und Testdosis bereitete die Durchführung keinerlei Schwierigkeiten. Die Ausscheidung des aus dem Fluorescein-Dilaurat freigesetzten und mit dem Urin ausgeschiedenen Fluoresceins lag bei Patienten mit cystischer Fibrose deutlich unter den Werten des Normalkollektivs. Der Test hat somit auch für das Kindesalter in der von uns modifizierten Form eine ausreichende Trennschärfe zwischen einer normalen und pathologischen Pankreasfunktion.

Schlüsselwörter: Mukoviscidose – Oraler Pankreasfunktionstest – Fluorescein-Dilaurat.

Von der cystischen Fibrose abgesehen ist eine exokrine Pankreasinsuffizienz im Kindesalter äußerst selten. Da nach den Untersuchungen von Kopel [13] jedoch 20% der Patienten mit cystischer Fibrose keine exokrine Pankreasinsuffizienz haben, sollte die Pankreasinsuffizienz gesichert werden, bevor eine Enzymsubstitution erfolgt [21]. Für diese Diagnostik gilt der Pankreozymin-Sekretin-Test noch immer als die exakteste Methode. Da diese Untersuchungsmethode jedoch aufwendig und für den Patienten sehr belästigend ist, war man bemüht, einfache Tests zur sondenfreien Prüfung der exokrinen Pankreasfunktion zu entwickeln. Mit dem Peptid-PABA-Pankreasfunktionstest [1–4] liegen für das Kindesalter bereits positive Erfahrungen vor [14, 21].

Durch unsere Untersuchungen sollte geprüft werden, ob sich der Pankreasfunktionstest mit Fluorescein-Dilaurat [8–12, 17], dessen Treffsicherheit bei einem größeren Kollektiv von Erwachsenen mit Pankreaserkrankungen erwiesen wurde [5–7, 17], auch für das Kindesalter eignet. Die Testsubstanz dieses Funktionstestes ist der Fluorescein-Dilaurinsäure-Ester [8, 15, 18, 19], eine C_{12}-Fettsäureverbindung des Fluoresceins, der durch die langkettige Fettsäure schwer wasserlöslich ist und daher von der Darmschleimhaut nicht resorbiert werden kann. Erst nach enzymatischer Hydrolyse der Esterverbindung durch pankreasspezifische Aryl-Esterasen wird das freigesetzte Fluorescein resobiert und relativ schnell über die Nieren ausgeschieden [17]. Dabei ist die im Sammelurin gemessene Fluoresceinmenge der Esteraseaktivität im Pankreassekret direkt proportional [10, 11, 20]. Um Störungen der Resorption und Ausscheidung des Farbstoffs als Fehlerquelle auszuschließen, wird durch orale Gabe von unverestertem Fluorescein zusätzlich ein individueller Sollwert bestimmt und die Fluorescein-Ausscheidung nach Einnahme des Fluorescein-Dilaurinsäure-Esters dann in Relativprozenten auf den individuellen Sollwert bezogen.

Patienten und Methode

Das Normalkollektiv bestand aus 23 Probanden im Alter von 6 bis 14 Jahren. Bei 14 Probanden wurde der Test der Literaturangabe (8) entsprechend durchgeführt. Die nüchternen Probanden tranken zuerst 500 ml Tee oder Mineralwasser. 30 Minuten später bekamen sie dann 50 g Weißbrot mit 20 g Butter und eine Tasse Tee als Pro-

Tabelle 1. Daten des Normalkollektivs. (*n*: Trinkmenge und Testdosis wie beim Erwachsenen; $^2/_3$: auf $^2/_3$ reduzierte Trinkmenge; $^1/_3$: auf $^1/_3$ reduzierte Testdosis)

	Alter (Jahre)	Gewicht (kg)	Körpergröße (cm)	Trinkmenge	Dosis	T/K-Quotient (Sammelperiode 10 Std)
1. S., R.	13	29,7	142	*n*	*n*	22
2. W., G.	11	27,4	138	*n*	*n*	87
3. D., F.	14	40	138	*n*	*n*	59,6
4. M., M.	12	50,5	143	*n*	*n*	46
5. K., C.	11	21	129	*n*	*n*	55,9
6. K., S.	9	27	123	*n*	*n*	70,5
7. M., M.	7	23	129	*n*	*n*	95
8. S., B.	9	27,9	128	*n*	*n*	68,7
9. B., S.	11	38	149	*n*	*n*	71,3
10. F., H.	9	21	123	*n*	*n*	50
11. K., T.	13	31,5	150	*n*	*n*	30
12. W., K.	10	33,9	142	*n*	*n*	84
13. I., N.	6	22,5	121	*n*	*n*	34
14. S., C.	13	59,3	152	*n*	*n*	51
15. W., A.	9	38,6	139	$^2/_3$	$^1/_3$	80
16. S., C.	6	19,4	111	$^2/_3$	$^1/_3$	34
17. G., B.	12	41,3	135	$^2/_3$	$^1/_3$	91,5
18. R., C.	10	28,9	135	$^2/_3$	$^1/_3$	62,3
19. S., P.	13	28,7	130	$^2/_3$	$^1/_3$	32,5
20. B., S.	10	31	138	$^2/_3$	$^1/_3$	26,7
21. L., C.	7	27,1	125	$^2/_3$	$^1/_3$	33,9
22. K., C.	14	47	153	$^2/_3$	$^1/_3$	79,9
23. C., M.	10	32,2	142	$^2/_3$	$^1/_3$	75

Tabelle 2. Daten der Mukoviszidose-Patienten. ($^2/_3$: auf $^2/_3$ reduzierte Trinkmenge; $^1/_3$: auf $^1/_3$ reduzierte Testdosis)

	Alter (Jahre)	Gewicht (kg)	Körpergröße (cm)	Trinkmenge	Dosis	T/K-Quotient (Sammelperiode 10 Std)
1. S., M.	12	30	140	$^2/_3$	$^1/_3$	5
2. S., M.	11	34	142	$^2/_3$	$^1/_3$	2,6
3. S., C.	8	20,6	126	$^2/_3$	$^1/_3$	9
4. W., S.	11	22	126	$^2/_3$	$^1/_3$	11
5. F., H.	14	27	140	$^2/_3$	$^1/_3$	4,3
6. H., T.	15	29,9	147	$^2/_3$	$^1/_3$	4
7. L., W.	16	43	170	$^2/_3$	$^1/_3$	6,7

befrühstück. Als Testsubstanz nahmen sie während des Probefrühstücks 0,5 mmol (= 348,5 mg) Fluorescein-Dilaurat in 2 magenlöslichen Kapseln ein. Nach einer Karenzzeit von 3 Std, in denen sie weder essen noch trinken durften, mußten sie zur Anregung der Diurese innerhalb von 2 Std 1000 ml Flüssigkeit trinken. Nach Einnahme des Probefrühstücks wurde der Urin über 10 Std gesammelt. 2 Tage später wurde dann der Kontrollversuch durchgeführt, bei dem die Probanden anstelle der Testsubstanz eine Kapsel mit 0,5 mmol (= 188,2 mg) Fluorescein-Natrium einnahmen.

Durch die Größe der Testkapseln und die für Kinder erhebliche Trinkmenge entstanden bei der Durchführung des Tests Schwierigkeiten. Daher erhielten die übrigen 9 Probanden, deren Gewicht unter 50 kg lag, nur $^1/_3$ der Erwachsenendosis des Fluorescein-Dilaurats ($^1/_6$ mmol = 116,2 mg) bzw. Fluorescein-Natriums ($^1/_6$ mmol = 62,7 mg) in kleineren Kapseln.

Lag das Gewicht der Probanden unter 25 kg, so wurde die Trinkmenge zum Testbeginn auf 170 ml und bei Probanden mit einem Gewicht von 25–50 kg auf 340 ml Flüssigkeit reduziert. 3 Std nach Einnahme der Testsubstanzen erhielten diese Probanden 330 bzw. 660 ml Flüssigkeit zu trinken. Mit den Ergebnissen dieses Normalkollektivs wurden dann die Werte von 7 Patienten mit cystischer Fibrose verglichen, bei denen die Diagnose durch Pilocarpiniontophorese bereits gesichert war.

Meßprinzip

Da ein Teil des Farbstoffs als farblose Fluorescein-Glucuronide ausgeschieden wird, werden 0,5 ml des exakt gemessenen und gut gemischten Sammelurins zur Hydrolyse mit 4,5 ml 0,1 n NaOH versetzt, 10 min lang in einem Wasserbad auf 70 °C erwärmt und anschließend zentrifugiert. Der optisch homogene Ansatz wird anschließend bei 492 nm gegen Wasser photometriert. Aufgrund der Verdünnung von 1:10, der eingesetzten Testdosis von 0,5 mmol und des molaren Extinktionskoeffizienten von Fluorescein (70×10^6 cm^2/Mol) errechnet sich die prozentuale Fluoresceinausscheidung im Urin nach der Formel:

$$\frac{\text{Extinktion des Urins (492)} \times \text{Urinvolumen (ml)}}{35}$$

= Ausscheidung des eingesetzten Fluoresceins in Absolutprozenten.

Wird dagegen nur eine Testdosis von 1,6 mmol eingesetzt, so muß durch 11,6 dividiert werden. Anhand der prozentualen Farbstoffausscheidungen nach Einnahme der Test- (*T*) und Kontrollkapseln (*K*) wird dann die Fluoresceinausscheidung in Relativprozenten als *T/K*-Quotient berechnet. Der *T/K*-Quotient ergibt sich aus der Beziehung zu den mit unverestertem Fluorescein ermittelten und als 100% angesetzten Sollwert der Kontrolle nach der Formel:

$$\frac{\text{Fluorescein-Ausscheidg. in Absolutprozent. n. Einnahm. d. Testk.}}{\text{Fluorescein-Ausscheidg. in Absolutprozent. n. Einnahm. d. Kontrollk.}}$$

$\times$ 100 = relative prozentuale Ausscheidung als *T/K*-Quotient.

Aufgrund der Literaturangaben liegt dieser Quotient bei einer exokrinen Pankreasinsuffizienz des Erwachsenen unter 20% [6, 16].

Ergebnisse

Auf Grund der Kapselgröße und der großen Trinkmenge ließ sich der Pankreolauryltest bei den Kindern nur schlecht in der beim Erwachsenen üblichen Form durchführen. Nach der Reduktion der Flüssigkeitsmenge und der Testdosis, die dann in kleineren Kapseln eingenommen wurde, bereitete die Durchführung des Tests jedoch keine Schwierigkeiten mehr. Die Tabelle 1 enthält neben dem *T/K*-Quotienten die Trinkmenge und Testdosis der Probanden unseres Normalkollektivs. Bei keinem Probanden lag die relative Fluoresceinausscheidung unterhalb des beim Erwachsenen ermittelten Grenzwertes von 20%. Bei zwei Probanden lagen die *T/K*-Quotienten in dem Bereich zwischen 20 und 30%, der beim Erwachsenen als fraglich pathologisch angesehen wird [7, 17]. In der Tabelle 2 sind die Daten der Kinder mit nachgewiesener cystischer Fibrose aufgeführt. Bei ihnen liegen dagegen die *T/K*-Quotienten alle im eindeutig pathologischen Bereich. Um zu prüfen, ob der *T/K*-Quotient von der Testdosis, der Körpergröße und dem Gewicht beeinflußt wird, wurden in der Abbildung 1 die *T/K*-Quotienten gegen das Körpergewicht und die Körpergröße aufgetragen, wo-

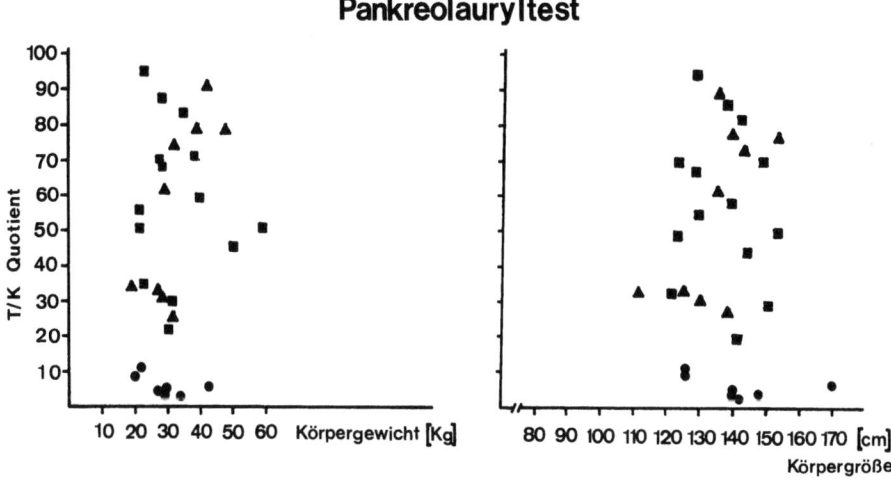

Abb. 1. Die *T/K*-Quotienten zeigen keine Abhängigkeit vom Körpergewicht, der Körpergröße und der verwendeten Fluorescein-Dilauratdosis

bei die Testdosis durch unterschiedliche Symbole charakterisiert ist. Dabei ergab sich erwartungsgemäß keine Abhängigkeit des *T/K*-Quotienten von diesen Parametern.

Diskussion

Der Pankreasfunktionstest mit Fluorescein-Dilaurat beruht auf der Verseifung der Teststubstanz durch pankreasspezifische Arylesterasen, die im Gegensatz zur Lipase keine Triglyceride hydrolysieren [15]. Die Pankreasspezifität dieser Arylesterasen ergibt sich aus der Beobachtung, daß die Testsubstanz zu 94% in unveränderter Form im Faeces nachgewiesen werden kann, wenn die Pankreasstimulation durch ein Probefrühstück unterbleibt [9, 11]. Fluorescein kann dann im Urin nicht nachgewiesen werden. Der übrige Gastrointestinaltrakt ist somit offensichtlich frei von weiteren Esterasen, die Fluorescein-Dilaurat hydrolysieren können.

Da bei jedem Test zusätzlich eine Kontrolle mit unverestertem Fluorescein erfolgt, kann das Testergebnis durch Resorptions- und Ausscheidungsstörungen nicht beeinflußt werden [6]. Untersuchungen bei Erwachsenen mit exokriner Pankreasinsuffizienz ergaben daher die für einen biologischen Test sehr hohe Sensitivität von 94% und bei Pankreasgesunden eine Spezifität von 95% [6].

Unsere ersten Ergebnisse haben gezeigt, daß sich der Pankreasfunktionstest auch bei Kindern ohne Schwierigkeiten durchführen läßt, sofern die Menge der Testsubstanz und der Flüssigkeit reduziert wird. Die Durchführung des Tests ist dann einfach und für den Patienten in keiner Weise beeinträchtigend.

Vergleicht man die *T/K*-Quotienten der Patienten mit cystischer Fibrose mit den Werten des Normalkol-

lektivs, so liegen diese deutlich auseinander und es ergibt sich für die beiden Kollektive eine ausreichende Trennschärfe. Da der *T/K*-Quotient bei zwei Probanden in dem für Erwachsene fraglich pathologischen Bereich von 20–30 Rel.% lag, müssen weitere Untersuchungen zeigen, ob der Grenzwert zum Pathologischen im Kindesalter evtl. niedriger anzusetzen ist. Wahrscheinlicher ist jedoch eine fehlerhafte Durchführung des Tests. Pathologische Ergebnisse bei normaler Pankreasfunktion kommen vor allem dann vor, wenn die Testkapseln vor dem Probefrühstück eingenommen werden oder die Diurese nicht ausreichend stimuliert wird [7]. Auf diese Fehlermöglichkeiten muß bei Kindern besonders geachtet werden, weshalb die Durchführung des Tests am besten unter Aufsicht erfolgt.

Literatur

1. Arvanitakis, C., Greenberger, N.I.: Diagnosis of pancreatic disease by a synthetic peptide. Lancet **1976 I**, 663
2. Bornschein, W., Goldmann, F.L., und Otte, M.: Methodische und erste klinische Untersuchungsergebnisse mit einem indirekten Pankreasfunktionstest. Clin. Chim. Acta **67**, 21 (1976)
3. Bornschein, W., Goldmann, F.L., Otte, M.: Methodik und weitere klinische Erfahrungen mit Peptid-PABA-Test, einem neuen, indirekten Pankreasfunktionstest. Verh. Dtsch. Ges. Inn. Med. **82**, 957 (1976)
4. Gyr. K., Stalder, G.A., Schiffmann, I., Fehr, C., Vonderschmitt, D., Fahrlaender, H.: Oral adminstration of a chymotrypsin-labile peptide – a new test of exocrine pancreatic function in man. Gut **17**, 27 (1976)
5. Gregory, D.v., Opitz, H.: Die Beurteilung der exokrinen Pankreasfunktion mit Fluorescein-Dilaurat. Verh. Dtsch. Ges. Inn. Med. **84**, 1040 (1978)
6. Kaffarnik, H., Gregory, D.v., Opitz, H., Klimkeit, P., Zöfel, P., Meyer-Bertenrath, J.G.: Die Beurteilung der exokrinen Pankreasfunktion mit Fluorescein-Dilaurat (in Vorbereitung)
7. Kaffarnik, H., Klimkeit, P., Zöfel, P., Otte, U., Meyer-Bertenrath, J.G.: Zur klinischen Wertigkeit des oralen Pankreasfunktionstests mit Fluoreszein-Dilaurat. Münch. Med. Wochenschr. **119**, 1467 (1977)

8. Kaffarnik, H., Meyer-Bertenrath, J.G.: Ein neuer Pankreaslipasetest und seine klinische Anwendung. Verh. Dtsch. Ges. Inn. Med. **74**, 237 (1968)
 9. Kaffarnik, H., Meyer-Bertenrath, J.G.: Zur Methodik und klinischen Bedeutung eines neuen Pankreaslipase-Tests mit Fluoreszein-Dilaurinsäureester. Klin. Wochenschr. **47**, 221 (1969)
10. Kaffarnik, H., Meyer-Bertenrath, J.G.: Bestimmung von Esteraseaktivitäten in vivo mit dem neuen Substrat Fluoreszein-Dilaurinsäureester. Arzneim. Forsch. **20**, 754 (1970)
11. Kaffarnik, H., Meyer-Bertenrath, J.G.: Zur Pankreasspezifität des oralen Funktionstests mit Fluoreszein-Di-Monolaurat. Verh. Dtsch. Ges. Inn. Med. **77**, 524 (1971)
12. Kaffarnik, H., Meyer-Bertenrath, J.G., Goebell, H.: Erfahrungen mit dem neuen Pankreasfunktionstest (Fluoreszeintest). Verh. Dtsch. Ges. Inn. Med. **75**, 635 (1969)
13. Kopel, F.B.: Gastrointestinal manifestations of cystic fibrosis. Gastroenterology **62**, 483 (1972)
14. Malis, F., Fric, P., Kasafirek, E., Jodl, J., Vavrova, V., Slaby, J.: A peroral test of pancreatic insufficiency with 4-(N-acetyl-L-tyrosyl(aminobenzoic acid in the children with cystic fibrosis. J. Pediatr. **94**, 942 (1979)
15. Meyer-Bertenrath, J.G.: Synthese und Eigenschaften von Di-Fettsäure-Estern des Fluoreszeins. Hoppe Seylers Z. Physiol. Chem. **349**, 728 (1968)
16. Meyer-Bertenrath, J.G., Heckmann, G., Kaffarnik, H.: Über Esterasen des Pankreas mit hydrolytischer Aktivität gegenüber Fluoreszein-Estern. Hoppe-Seylers Z. Physiol. Chem. **351**, 1316 (1970)
17. Meyer-Bertenrath, J.G., Heckmann, G., Kaffarnik, H.: Zur Biochemie und klinischen Bedeutung des oralen Pankreasfunktionstests mit Fluoresceindilaurinsäureester. Klin. Wochenschr. **56**, 917 (1978)
18. Meyer-Bertenrath, J.G., Kaffarnik, H.: In vitro Untersuchungen neuer Substrate zur Funktionsdiagnostik des exokrinen Pankreas. Verh. Dtsch. Ges. Inn. Med. **74**, 236 (1968)
19. Meyer-Bertenrath, J.G., Kaffarnik, H.: Über Eigenschaften neuer Substrate zur Bestimmung von Pankreasenzymen. Z. Klin. Chem. Klin. Biochem. **6**, 484 (1968)
20. Meyer-Bertenrath, J.G., Kaffarnik, H., Hausmann, I.: Untersuchungen zur Substitutionstherapie bei Pankreasinsuffizienz. Therapiewoche **23**, 955 (1975)
21. Nousia-Arvanitakis, S., Arvanitakis, C., Desai, N., and Greenberger, N.J.: Diagnosis of exocrine pancreatic insufficiency in cystic fibrosis by synthetic peptide N-benzol-L-tyrosyl-p-aminobenzoic acid. J. Pediatr. **92**, 734 (1978)

Prof. Dr. W. Schönberger
Prof. Dr. D. Weitzel
Universitäts-Kinderklinik
Langenbeckstraße
6500 Mainz

Monatsschr. Kinderheilkd. 128, 199–202 (1980)

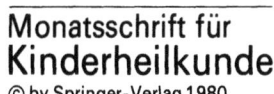
Monatsschrift für
Kinderheilkunde
© by Springer-Verlag 1980

Über die Alpha₁-Antitrypsin-Bestimmung (AAT) bei Kindern mit obstruktiven Ventilationsstörungen

G. Diller, R.-D. Staud, G. Kunkel, C. Baumgarten und R. Rudolph

Abteilung für Klinische Immunologie und Asthma-Poliklinik der Freien Universität Berlin

α_1-Antitrypsin Determination in Children with Obstructive Lung Disease

Summary. In 184 children and juvenile with type I respiratory allergies the AAT-content in serum was measured by the rocket technique. The results do show neither disease – nor agedependant changes. The mean of the total was 283 mg%. This value does agree very well with the normal values reported in literature. In 5 patients however (2,71%) of the total collective an intermediary AAT-deficiency was found. This frequency though lies within the percentage of occurrence in nonselected patients. The individual analysis of these cases did not give any valid connection to history, age, lung function, immunoglobulins and course of disease. On the basis of the demonstrated results it can be said, that the determination of AAT in serum patients with type-I-allergy is of no practical diagnostic value.

Key words: α_1-Antitrypsin serum levels – Obstructive lung disease – Children.

Zusammenfassung. Bei 184 Kindern und Jugendlichen mit Respirationsallergien vom Typ I wurde der AAT-Gehalt im Serum mit der Raketen-Technik bestimmt. Es finden sich weder krankheitsspezifische noch altersspezifische Abhängigkeiten. Der Mittelwert des Gesamtkollektivs beträgt 283 mg%. Dieser Wert stimmt mit den Normalwerten, die in der Literatur mitgeteilt werden, gut überein. Bei insgesamt 5 Patienten, d.h. 2,71% des Gesamtkollektivs wird ein intermediärer AAT-Mangel festgestellt. Dieser Prozentsatz liegt noch innerhalb der in der Literatur angegebenen Häufigkeit des Vorkommens von intermediärem AAT-Mangel bei nicht-selektionierten Kollektiven. Die Einzelanalyse der Fälle ergibt keine eindeutigen Zusammenhänge zu Anamnese, Alter, Lungenfunktion, Immunglobulinstatus und Krankheitsverlauf. Abschließend wird festgestellt, daß der Bestimmung des AAT im Serum für die Diagnostik von Typ-I-Allergien bei Kindern und Jugendlichen keine praktische Bedeutung zukommt.

Schlüsselwörter: α_1-Antitrypsin Serum Spiegel – obstruktive Ventilationsstörungen – Kinder.

Im menschlichen Plasma finden sich eine Reihe von proteinspaltenden Enzymen, die sogenannten Proteinasen. Sie treten meist als Vorstufe im Plasma auf und entfalten ihre Aktivität durch die Reaktion mit einem oder mehreren Plasmafaktoren. Dabei kann es sich um selbständige Proenzyme handeln, aber auch um Glieder eines Kaskadensystems, wie es z. B. bei der Blutgerinnung oder der Fibrinolyse der Fall ist. Als übergreifender Regelmechanismus dieser Abläufe enthält das Plasma andere, das jeweilige Enzym bindende oder neutralisierende Faktoren. Diese werden im allgemeinen als Proteinaseinhibitoren bezeichnet. Damit werden im Normalfall die Enzymreaktionen den biologischen Anforderungen angepaßt. Hierbei ist von Bedeutung, daß physiologischerweise die Wirkung der Proteinasen überwiegend lokal erwünscht ist; daher befinden sich im Plasma große Mengen von Inhibitoren, um einen systemischen Nebeneffekt zu verhindern. Beim Menschen lassen sich bis heute 6 verschiedene Proteinaseinhibitoren isolieren. Es handelt sich bei allen um Glykoproteide, die in der Elektrophorese eine charakteristische, inhibitorspezifische Wanderungsgeschwindigkeit aufweisen. Diese ist abhängig von dem jeweiligen Molekulargewicht. AAT ist einer der anteilmäßig größten und polyvalentesten Inhibitoren des Humanplasmas. Es wurde 1955 erstmals von Schultze et al. [17] isoliert. Trotz der sehr spezifischen Namen, die die Proteinaseinhibitoren erhalten haben, ist festzustellen, daß die verschiedenen Inhibitoren nicht nur spezifische Proteinasen beeinflussen, sondern vielfache Funktionen ausüben. So hemmt AAT neben Trypsin, Chymotrypsin, Pankreaskallikrein und Plasmin auch die Elastase und Kollagenase der Granulozyten [14], und ist somit vielfältig unter anderem auch an der Verhinderung der Autolyse beteiligt. Auch in Bezug auf Erkrankungen des Respirationstraktes spielt AAT eine offenbar bedeutsame Rolle. So konnte nachgewiesen werden, daß AAT einen Einfluß auf die Proteinasen von Mikroorganismen ausübt und damit bei AAT-Mangel eine ungenügende Kontrolle dieser Proteinasen zur Autodigestion des lokalen Gewebes führt, was zur Emphysementwicklung beiträgt. An diesem Vorgang sind die Kollagenasen und Elastasen der Granulozyten maßgeblich

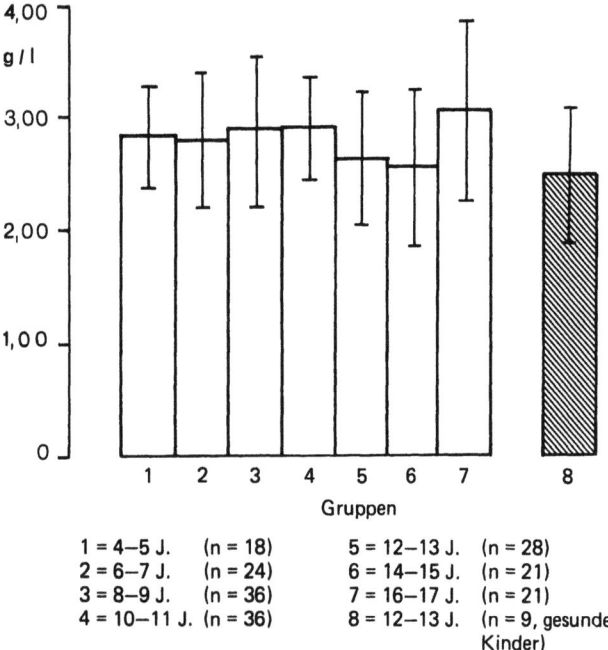

Abb. 1. A.A.T.-Konzentrationen in g/l (Mittelwerte und Standardabweichung) von allergischen Kindern verschiedener Altersgruppen und die einer gesunden Gruppe

1 = 4–5 J.	(n = 18)	5 = 12–13 J.	(n = 28)
2 = 6–7 J.	(n = 24)	6 = 14–15 J.	(n = 21)
3 = 8–9 J.	(n = 36)	7 = 16–17 J.	(n = 21)
4 = 10–11 J.	(n = 36)	8 = 12–13 J.	(n = 9, gesunde Kinder)

Tabelle 1. A.A.T.-Konzentrationen (einschließlich Mittelwert) verschiedener Autoren

Autoren		A.A.T. g/l
Augener	(1)	2,35
Cleve	(3)	4,32
Geisler	(6)	2,90
Hofman	(8)	2,26
Künzer	(10)	2,50
Kueppers	(11)	2,12
Störiko	(19)	2,87
Mittelwert		2,76

Tabelle 2. A.A.T.-Konzentrationen (g/l) von 5 Patienten mit intermediärem Mangel

Patienten	1 5 (H.M.) 7 J.	2 (W.K.) 12 J.	3 (W.T.) 13 J.	4 (B.F.) 14 J.	5 (S.C.) 16 J.
1. Untersuchung	0,89	1,48	0,76	0,75	1,44
1. Nachuntersuchung (3 Monate)	0,95	1,41	0,74	0,80	1,58
2. Nachuntersuchung (12 Monate)	1,92	1,54	1,40	1,45	1,60

beteiligt. In diesem Zusammenhang konnte von Islam et al. [9] nachgewiesen werden, daß Proteinasen die sogenannten „Irritant-Rezeptoren" stimulieren, und somit eine Atemwegsobstruktion ausgelöst wird. Zumindest für die chronische bronchiale Hyperreaktivität wäre, was die Bedeutung dieser Rezeptoren angeht, ein solcher Mechanismus unter anderem auch über AAT-Mangel zu erklären. 1963 wiesen Laurell u. Erikson

[13] erstmalig auf die genetische Kontrolle des AAT-Mangels hin, wobei zwischen heterozygotem und homozygotem Erbgang unterschieden werden muß. Bei beiden Formen kommt es zu einem AAT-Defizit; während beim homozygot vererbten Mangel ein extrem niedriger AAT-Spiegel gefunden wird – dieser stellt eine häufige Ursache für ein primäres panlobuläres Lungenemphysem dar – findet sich beim heterozygoten Erbgang ein AAT-Spiegel deutlich unterhalb der Normgrenze. In diesem Fall wird von einem sogenannten „intermediären Mangel" gesprochen. AAT stellt etwa 30% der gesamten antiproteolytischen Aktivität im menschlichen Bronchialsekret [15].

Das Ziel der vorgelegten Arbeit war es, zu klären, ob bei Kindern mit Respirationsallergien vom Sofort-Typ (Typ I) ein erniedrigter AAT-Spiegel (intermediärer AAT-Mangel) nachweisbar ist. Möglicherweise könnte einem solchen Befund eine Bedeutung für die Diagnosestellung einer Typ-I-Allergie bei Kindern und Jugendlichen zukommen. Ferner sollte untersucht werden, ob altersspezifische Variationen des AAT-Spiegels vorhanden sind und ob sich saisonale von ganzjährigen Krankheitsbildern in bezug auf den AAT-Spiegel unterscheiden.

Untersuchungsgang und Methoden

Bei insgesamt 184 Kindern und Jugendlichen mit Respirationsallergien im Alter von 4–17 Jahren wurden venöse Blutproben entnommen, zentrifugiert und zunächst bei −20 °C tiefgefroren. Die Aufarbeitung erfolgte, nachdem alle Proben gesammelt waren, mit der Immunelektrodiffusion in Form der sogenannten Raketentechnik [12, 18]. Diese Technik kann prinzipiell bei allen Proteinen des menschlichen Serums angewandt werden, die anodisch wandern. Die mit spezifischen AAT-Antikörper vermischte Agarose wurde auf Glasplatten gegossen. Danach wurden an der Unterseite der Platte in die Agarose Löcher gestanzt, in die das verdünnte Patientenserum sowie 4 Standard- und 1 Kontrollserum eingegeben wurden. Die elektrophoretische Auftrennung erfolgte in einer Boskamp-Kammer über 90′ bei 240 Volt/cm. Nach diesem Arbeitsgang wurden die Platten getrocknet, gefärbt und entfärbt. Die Höhe der gebildeten Raketen ist der AAT-Konzentration proportional. Die allergologische Abklärung erfolgte durch eingehende Anamnese, Prick-, Intrakutan-Test und in Zweifelsfällen durch Provokationstest. Das Gesamtkollektiv wurde zunächst nach Alter in 7 Gruppen (jeweils 2 Jahrgänge zusammengefaßt) von 4–17 Jahren aufgeteilt (s. Abb. 1), darüber hinaus wurde altersunabhängig eine Kollektivierung nach saisonalen und ganzjährigen Krankheitsbildern vorgenommen. Als Normalkollektiv wurden die Seren von 9 gesunden Kindern im Alter von 12 und 13 Jahren untersucht, ferner wird mit den in der Literatur mitgeteilten Werten verglichen.

Ergebnisse

In Abb. 1 sind die Mittelwerte der verschiedenen 7 Altersgruppen graphisch zusammengefaßt. Werden im T-Test Gruppe 1 mit Gruppe 2 bis 7 verglichen, so ist ein statistisch signifikanter Unterschied nicht nachzuweisen. Auch der Vergleich zu dem Normalkollektiv zeigt statistisch zu der Gruppe 5 keine signifikante Abweichung. Der AAT-Mittelwert für das Gesamtkollektiv betrug 2,83 g/l.

Tabelle 3. Anamnestische und klinische Daten der 5 Patienten mit intermediärem A.A.T.-Mangel

Patient Nr.	1	2	3	4	5
Familien-Anamnese	∅	∅	∅	Vater: allergische Rhinitis	∅
Beschwerden	Neurodermitis ab 4. LJ.: Rhinitis ⎱ peren. u. Asthma ⎰ saison. Häufige Infekte	Neurodermitis ab 2. LJ.: Bronchitis Ab 4. LJ.: Asthma	Ab 9. LJ.: Saisonale Rhinitis	Ab 12. LJ.: Perenniale Rhinitis	Gastrointest. Nahrungsmittel-Allergie ab 8. LJ.: Rhinitis ⎱ peren. Asthma ⎰ Häufige Infekte Nach Pubertät deutliche Besserung
Hauttest positiv auf	Hausstaub Pollen	Hausstaub Pollen Pilze	Hausstaub Pollen	Hausstaub Pollen Pilze	Hausstaub
Rö-Thorax	Vermehrte bronch.-vask. Strukturen	Vermehrte bronch.-vask. Strukturen	∅	∅	∅

Tabelle 4. Lungenfunktionswerte der Patienten mit intermediärem A.A.T.-Mangel
$(-) = $ Sollwerte

Patient Nr.	1	2	3	4	5
VK (1)	2,50 (3,12)	1,75 (3,77)	3,30 (5,14)	4,90 (6,04)	3,95 (4,12)
FRC (1)	2,44 (1,16)	2,06 (1,74)	2,47 (2,79)	2,69 (3,47)	3,17 (2,63)
RV (1)	1,54 (0,38)	1,46 (0,80)	1,77 (1,51)	1,24 (1,96)	1,97 (1,60)
TK (1)	4,04 (3,50)	3,21 (4,57)	5,07 (6,65)	6,14 (8,00)	5,92 (5,73)
FEV₁ (%)	72 (85)	66 (84)	86 (83)	75 (83)	90 (89)
R_t(cmH₂O/l/s)	5,74	4,90	2,88	2,33	1,66

Tabelle 5. Immunglobulin-Status der Patienten mit intermediärem A.A.T.-Mangel

Patient Nr.	1	2	3	4	5
IgE (U/ml)	158	152	76	235	20
IgG g/l	11,87	14,99	11,66	11,03	13,54
IgA g/l	1,73	1,79	2,42	1,66	2,10
IgM g/l	1,02	1,06	0,88	0,56	1,02

In der Tabelle 1 sind die in der Literatur mitgeteilten Mittelwerte aufgeführt. Der sich daraus errechnende Mittelwert beträgt 2,76 g/l und stimmt mit den eigenen Ergebnissen sehr gut überein. Der krankheitsbezogene Vergleich (saisonale – ganzjährige Symptomatik) ergab ebenfalls keinen signifikanten Unterschied der beiden Krankheitsgruppen.

Bezogen auf das Gesamtkollektiv fielen 5 Patienten heraus, bei denen ein AAT-Spiegel unter 1,60 g/l nachgewiesen wurde. Diese Werte lagen zwischen 0,75 und 1,48 g/l. Jeweils nach 3 Monaten bzw. 1 Jahr wurde eine Kontrolluntersuchung durchgeführt. Während nach 3 Monaten keine Unterschiede erkennbar waren, lag der Meßwert nach 1 Jahr bei 1 Patienten wieder im Normalbereich, während 2 Patienten einen deutlichen Anstieg aufwiesen, und die restlichen 2 Patienten praktisch unveränderte Werte zeigten (Tabelle 2).

In Tabelle 3 sind die anamnestischen und diagnostischen Daten dieser Patienten zusammengestellt. In Tabelle 4 die Ergebnisse der Lungenfunktionsprüfung (Bodyplethysmographie, Jäger, Würzburg). Hierbei fällt bei den Patienten 1, 2, 3 und 4 eine Verringerung der VK bei normaler TK auf, bei Patient 1 und 2 ist zusätzlich die Resistance sowie als Folge der bronchialen Hyperreaktivität das Residualvolumen gering erhöht. Zur Vervollständigung finden sich auf Tabelle 5 die Einzelwerte der verschiedenen gemessenen Immunglobulin-Konzentrationen. Außer einer mäßigen IgE-Erhöhung bei Patient 1, 2 und 4 finden sich keine Auffälligkeiten.

Diskussion

Bei insgesamt 184 Kindern und Jugendlichen wurde der AAT-Gehalt im Serum bestimmt, um abzuklären, ob bei Respirationsallergien vom Typ I Auffälligkeiten bestehen, die darauf hindeuten, daß AAT an der Entwicklung dieser Krankheitsbilder mitbeteiligt ist. Das Gesamtkollektiv zeigte im Vergleich zu dem mituntersuchten Normalkollektiv und den in der Literatur angegebenen Werten keine Abweichung von der Norm. Weder das Alter der Patienten noch die Zuordnung zu verschiedenen Krankheitsbildern ergaben Anhaltspunkte, daß AAT als pathogenetischer Faktor für Respirationsallergien vom Typ I von Bedeutung ist. Auch ein übernormales Vorkommen von AAT-Mangel ist nicht festzustellen, da lediglich bei 5 Patienten des Gesamtkollektivs, d.h. bei 2,71% erniedrigte AAT-Spiegel nachweisbar waren. Dieser Prozentsatz liegt innerhalb der in der Literatur angegebenen Werte von 0,2–4,6% für die Häufigkeit des Vorkommens von intermediärem AAT-Mangel bei nicht selektionierten Kollektiven. Interessanter dagegen scheint die Analyse dieser 5 Patienten, bei denen AAT-Spiegel zwischen 0,75 und 1,48 g/l nachweisbar waren. Bei der sehr kleinen Anzahl ist von vornherein einzuwenden, daß auch eine Interpretation der Individualfälle auf Schwierigkeiten stoßen muß. Vergleicht man bei diesen Patienten die Familienanamnese und das nachgewiesene Allergenmuster, so sind hier mit Ausnahme eines Patienten (Patient 4), der eine positive Familienanamnese aufweist, identische Voraussetzungen gegeben. In bezug auf das Alter der Entstehung der Erkrankung ist eine Streuung über die ersten Alterskollektive nachweisbar, wobei lediglich festzustellen ist, daß die Patienten, die die niedrigsten AAT-Spiegel aufweisen, das späteste Manifestationsalter zeigen. Ob dieses jedoch für den nachgewiesenen intermediären AAT-Mangel relevant ist, ist spekulativ, viel eher ist eine Abhängigkeit von der Erkrankungsdauer oder vice versa, ähnlich wie diese für Proteinaseinhibitoren bei langjähriger allergischer Rhinopathie nachgewiesen wurde [4, 16] zu erwarten. Die Krankheitsdauer unterscheidet sich jedoch bei diesen beschriebenen 5 Patienten im Vergleich zum Gesamtkollektiv nicht wesentlich. Auch die Erhöhung des Resiudalvolumens bei fast noch normaler TK bei gleichzeitiger geringer Erhöhung der Resistance als Ausdruck der Atemwegsobstruktion bei Patient 1 und 2 kann nicht im Sinne eines primären panlobulärem Empyhsems gedeutet werden [2, 5], da in diesen Fällen die Erhöhung des RV sicher eher auf die Erhöhung des bronchomotorischen Tonus zurückzuführen ist. Die nachgewiesenen Immunglobulin-Spiegel liegen im Bereich der Norm, so daß insgesamt eine normale Proteinsynthese und damit Abwehrbereitschaft der Patienten angenommen werden muß; lediglich bei 3 Patienten findet sich eine Erhöhung von Gesamt-IgE, die krankheitsspezifisch für die Typ-I-Reaktion interpretiert werden muß. Die Verläufe von AAT, gemessen nach 3 Monaten und einem Jahr gestatten (unter Zugrundelegung der vorliegenden Mitteilungen [7], daß es wahrscheinlich kein sekundäres AAT-Defizit gibt) nur die Aussage, daß es sich um eine sekundäre Erhöhung des AAT-Gehaltes im Serum bei diesen Patienten handelt, die auf interkurrente Infekte (Patient 1 und 4) oder auf eine zum Zeitpunkt der Kontrolle laufende spezifische Hyposensibilisierung (Patient 3) zurückzuführen ist [7, 10]. Insgesamt bleibt festzustellen, daß auch für die 5 Patienten mit intermediärem AAT-Mangel eine eindeutige Zuordnung zum Krankheitsbild nicht gelingt; inwieweit sich weitere Kontrollen in Bezug auf die Prognose interpretieren lassen, muß durch langfristige Verlaufskontrollen abgeklärt werden.

Insgesamt zeigen die Ergebnisse auf, daß der Bestimmung des AAT im Serum für die Diagnostik von Typ-I-Allergien bei Kindern und Jugendlichen keine praktische Bedeutung zukommt.

Literatur

1. Augener, W.: Immunanalyse von Glykoproteinen. Protides Biol. Fluids, Proc. Colloq. **12**, 363 (1965)
2. Briscoe, W.A.: A case of inherited deficiency of serum alpha$_1$-antitrypsin associated with pulmonary emphysema. Amer. Rev. Respir. Dis. **94**, 529 (1966)
3. Cleve, H.: Quantitative immunologische Bestimmung von saurem Alpha$_1$-Glykoprotein und Alpha$_1$-Antitrypsin; Serumkonzentrationen bei gesunden Blutspendern. Klin. Wochenschr. **44**, 1256 (1966)
4. Dölling, J.: Das Verhalten eines Proteinaseinhibitors im menschlichen Nasensekret bei der ganzjährigen allergischen Rhinitis (Hausstauballergie). Med. Dissertation, FU Berlin 1978
5. Eriksson, S.: Studies in α_1-Antitrypsin deficiency. Acta Med. Scand. Suppl. 432, **177**, 1–85 (1965)
6. Geisler, L.S., Rost, H.D., Bachmann, G.W., Vogel. F.: Pathogenetische Bedeutung des Alpha$_1$-Antitrypsins bei chronisch obstruktiven Atemwegserkrankungen. Pneumologie **152**, 93 (1975)
7. Grob, P.: Alpha$_1$-Antitrypsin. Ergeb. Inn. Med. Kinderheilkd. **38**, 95 (1976)
8. Hofmann, S., Grob, P.J., Hany, A.: Alpha$_1$-Antitrypsin-Genotyp-Bestimmung. Untersuchung in 2 Familien. Schweiz. Med. Wochenschr. **103**, 100 (1973)
9. Islam, M.S., Rasche, B., Vastag, E., Ulmer, W.T.: Empfindlichkeitssteigerung der Bronchialmuskulatur durch proteolytische Fermente im Sputum. Pneumologie **146**, 232 (1971)
10. Künzer, W.: Zum Alpha$_1$-Antitrypsin-Mangel. Klin. Paediatr. **189**, 199 (1977)
11. Kueppers, F.: Immunologic assay of alpha$_1$-Antitrypsin in deficient subjects and their families. Hum. Genet. **5**, 54 (1967)
12. Laurell, C.B.: A screening test for α_1-Antitrypsin deficiency, Scand. J. Clin. Lab. Invest. **29**, 247 (1972)
13. Laurell, C.B., Eriksson, S.: Electrophoretic alpha$_1$-globulin pattern of serum alpha$_1$-antitrypsin deficiency. Scand. J. Clin. Lab. Invest. **15**, 132 (1963)
14. Ohlsson, K.: Interaction between endogenous proteases and plasma protease inhibitors in vitro and in vivo. Proceedings of the Second International Research Confernece. Bayer Sympos. V. Berlin, Heidelberg, New York: Springer 1974
15. Reichert, R., Hochstrasser, K.: Nachweis eines niedermolekularen Proteinaseinhibitors im menschlichen Bronchialsekret. Z. Laryng. Rhinol. **51**, 190 (1972)
16. Rudolph, R., Dölling, J., Kunkel, G., Staudt, R.-D., Baumgarten, C.: The significance of nasal protease inhibition concentrations in house dust allergy. Allergy **3**, 310 (1978)
17. Schultze, H.E., Göllner, I., Heide, K., Schönenberger, M., Schwick, G.: Z. Naturforsch. **10**, 463 (1955)
18. Staud, R.-D., Diller, G., Kunkel, G. Rudolph, R., Baumgarten, C., Sladek, M.: Methodik der Raketentechnik (Laurell) am Beispiel von Untersuchungen über Alpha$_1$-Antitrypsin (AAT) bei Kindern mit Inhalationsallergien vom Sofort-Typ. (In Vorbereitung)
19. Störiko, K., Schwick, G.: Die quantitative immunologische Bestimmung des Alpha$_1$-Antitrypsins im menschlichen Serum. Protides Biol. Fluids, Proc. Colloq. **11**, 41 (1964)

Dr. G. Diller
Abteilung für klinische
Immunologie und
Asthma-Poliklinik der FU
Spandauer Damm 130
D-100 Berlin 19

Monatsschr. Kinderheilkd. 128, 203–207 (1980)

Monatsschrift für
Kinderheilkunde
© by Springer-Verlag 1980

X-gekoppelt dominante Chondrodysplasia punctata

R. Happle

Universitäts-Hautklinik Münster (Direktor: Prof. Dr. E. Macher)

X-linked Dominant Chondrodysplasia Punctata

Summary. Chondrodysplasia punctata displays genetic heterogeneity. The differentiation between the rhizomelic type and the Conradi-Hünermann type is well known. In 1977, an X-linked dominant form was described as a third type. The syndrome of X-linked dominant chondrodysplasia punctata includes skeletal, ocular and cutaneous anomalies with asymmetric involvement of the body. The cutaneous signs and symptoms are characteristic: congenital ichthyosiform erythroderma with linear and patchy hyperkeratoses; ichthyosis in the older child; linear and blotchy atrophoderma mainly involving the hair follicles; circumscribed alopecia; coarse, lusterless and irregularly twisted hair; sparse eyebrows and lashes that grow in various directions; flattened nail plates and onychoschizia. A further case of X-linked dominant chondrodysplasia punctata is reported. The ratio of females to males is so far 40:0. Apparently, the underlying gene defect is lethal in male embryos. The linear and patchy pattern of skin lesions reflects functional X-chromosome mosaicism.

Key words: Chondrodysplasia punctata – X-linked dominant inheritance – Mosaic phenotype – Skin defects – Congenital ichthyosiform erythroderma – Atrophoderma – Circumscribed alopecia.

Zusammenfassung. Die Chondrodysplasia punctata ist ein heterogenes Krankheitsbild. Schon seit längerem bekannt ist die Unterscheidung zwischen dem rhizomelen Typ und dem Typ Conradi-Hünermann. Im Jahre 1977 wurde als dritter Typ die X-gekoppelt dominant vererbte Form beschrieben. Das Syndrom der X-gekoppelt dominanten Chondrodysplasia punctata umfaßt Anomalien des Skelettes, der Augen und der Haut in asymmetrischer Verteilung. Charakteristisch ist die kutane Symptomatik: kongenitale ichthyosiforme Erythrodermie mit fleck- und streifenförmigen Hyperkeratosen; Ichthyosis beim älteren Kind; fleck- und streifenförmige Atrophodermie mit bevorzugtem Befall der Haarfollikel; umschriebene Alopezie; sprödes, unregelmäßig gewundenes Haar; schüttere, in unregelmäßiger Richtung wachsende Augenbrauen und Wimpern; Abflachung der Nagelplatte und Onychoschisis. Eine weitere Beobachtung der X-gekoppelt dominanten Chondrodysplasia punctata wird mitgeteilt. Das Verhältnis Mädchen zu Knaben ist 40:0. Offenbar wirkt der Gendefekt bei männlichen Embryonen als Letalfaktor. Die fleck- und streifenförmige Verteilung der Hautanomalien läßt sich als funktionelles X-chromosomales Mosaik interpretieren.

Schlüsselwörter: Chondrodysplasia punctata – X-chromosomal dominante Vererbung – Mosaikphänotyp – Hautanomalien – kongenitale ichthyosiforme Erythrodermie – Atrophodermie – umschriebene Alopezie.

Die Chondrodysplasia punctata ist ein kongenitaler Defekt, der vorwiegend die epiphysäre Ossifikation betrifft und sich in einer Verkürzung der Extremitäten und in Gelenkanomalien manifestiert. Die charakteristischen punktförmigen enchondralen Verkalkungen sind nur während der ersten Lebensmonate oder -jahre röntgenologisch erkennbar. Im Jahre 1971 haben Spranger et al. [25] die Heterogenität dieses Krankheitsbildes nachgewiesen, indem sie zwei Typen voneinander abgrenzten: den rhizomelen Typ, autosomal rezessiv vererbt und meist schon im ersten Lebensjahr zum Tode führend, und den Typ Conradi-Hünermann mit wahrscheinlich dominanter Vererbung und besserer Prognose. Beim rhizomelen Typ war das Verhältnis Knaben zu Mädchen ungefähr 1:1, und beim Typ Conradi-Hünermann ungefähr 1:2. Die Autoren hielten die Heterogenie des Typs Conradi-Hünermann für möglich. Im Jahre 1977 wurde die X-gekoppelt dominante Chondrodysplasia punctata von dem Typ Conradi-Hünermann abgegrenzt [8, 13]. Die Sonderstellung dieses dritten Typs, der durch mosaikartig verteilte Hautanomalien gekennzeichnet ist und nur im weiblichen Geschlecht vorkommt, ist in der Zwischenzeit durch zusätzliche Fallberichte noch wahrscheinlicher geworden. Eine weitere Beobachtung wird hier mitgeteilt.

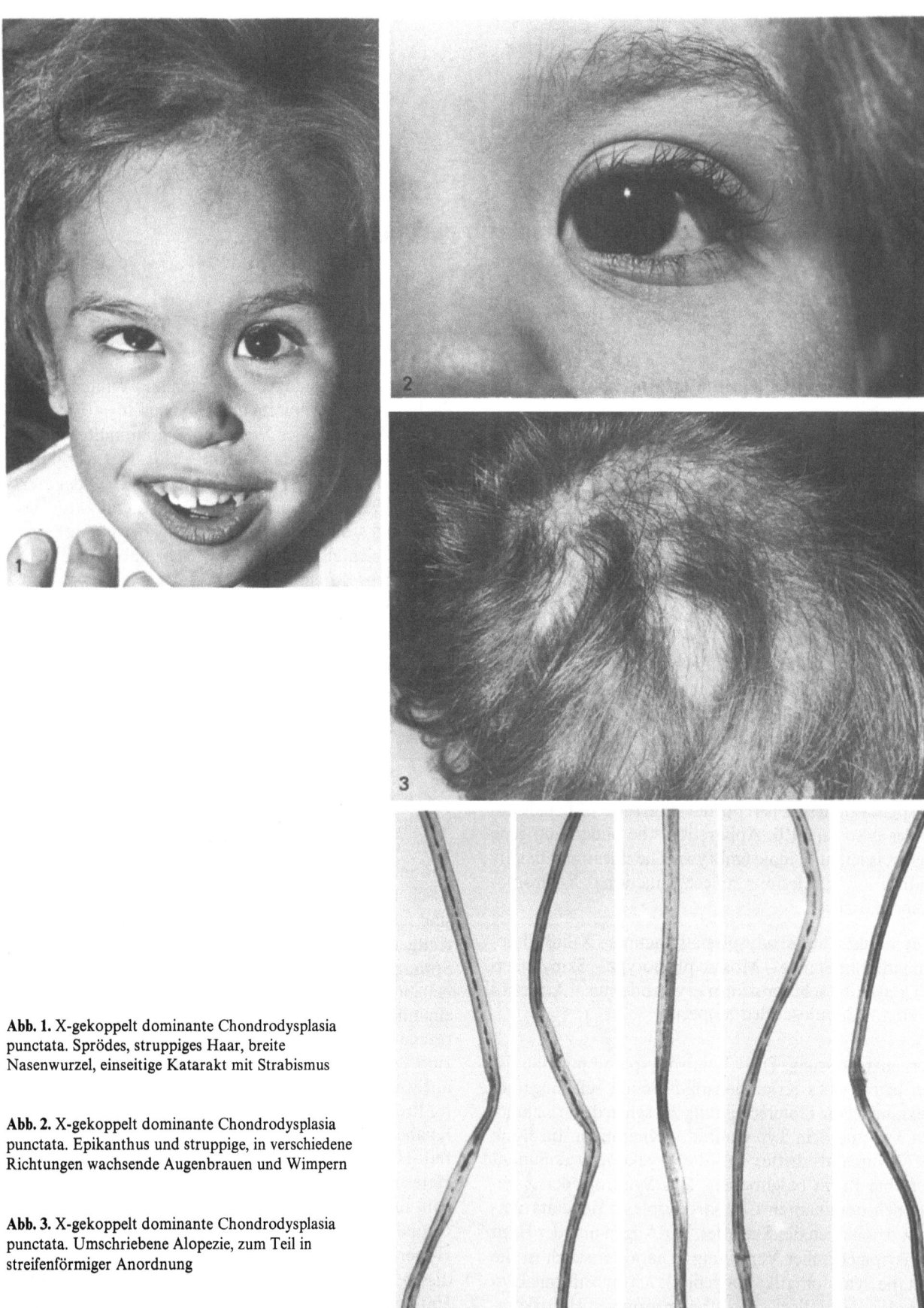

Abb. 1. X-gekoppelt dominante Chondrodysplasia punctata. Sprödes, struppiges Haar, breite Nasenwurzel, einseitige Katarakt mit Strabismus

Abb. 2. X-gekoppelt dominante Chondrodysplasia punctata. Epikanthus und struppige, in verschiedene Richtungen wachsende Augenbrauen und Wimpern

Abb. 3. X-gekoppelt dominante Chondrodysplasia punctata. Umschriebene Alopezie, zum Teil in streifenförmiger Anordnung

Abb. 4. Haaranomalien bei X-gekoppelt dominanter Chondrodysplasia punctata. Drei Haarschäfte zeigen eine Trichorrhexis nodosa in jeweils unterschiedlicher Ausprägung

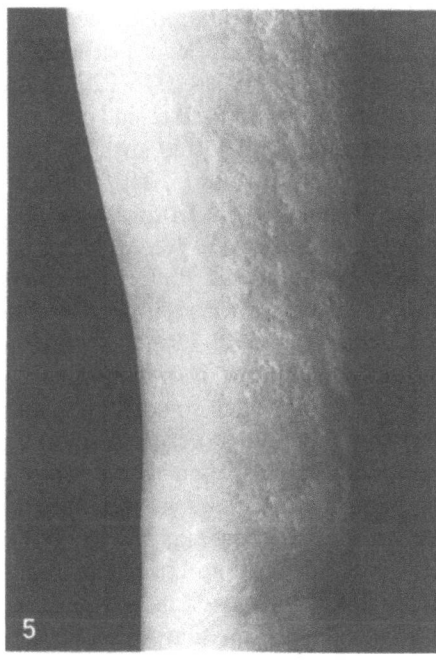 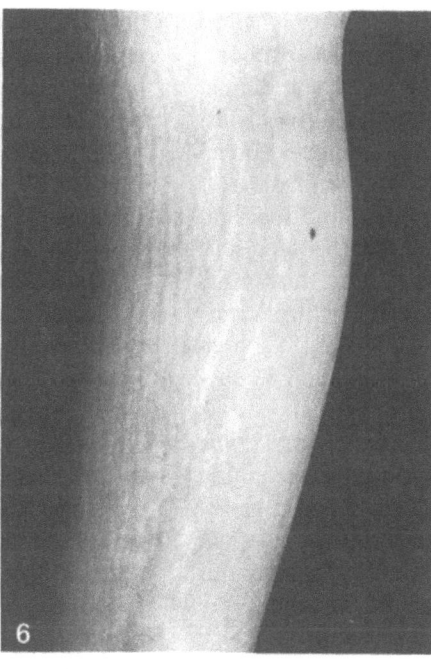

Abb. 5. X-gekoppelt dominante Chondrodysplasia punctata. Folliküläre Atrophodermie am Unterarm, zum Teil in streifenförmiger Anordnung

Abb. 6. X-gekoppelt dominante Chondrodysplasia punctata. Streifenförmige Atrophodermie am Unterschenkel

Fallbericht

C. F. wurde am 20. 3. 1975 in Venedig geboren. Das Geburtsgewicht betrug 2800 g, die Größe 43 cm. Die Eltern sind gesund und nicht blutsverwandt. Der Schwangerschaftsverlauf war normal. Die Mutter hatte keine weiteren Schwangerschaften gehabt; sie war bei der Geburt 29, der Vater 27 Jahre alt. Kurz nach der Geburt trat eine Apnoe mit Zyanose auf. Der Gesichtsschädel des Neugeborenen wirkte asymmetrisch. Die Nasenwurzel war flach und breit. Beide Beine waren verkürzt, das rechte stärker als das linke. Das rechte Kniegelenk war in Beugekontraktur und der linke Fuß in Equinusstellung fixiert. Die Haut war von dicken grünlichgelben Keratosen in fleck- und streifenförmiger Verteilung bedeckt, insbesondere am behaarten Kopf sowie an Rücken, Flanken und Extremitäten. Die keratosenfreie Haut war entzündlich gerötet. Bei einer in der zweiten Lebenswoche durchgeführten Röntgenuntersuchung zeigten sich schrotschußartige Verkalkungen in Wirbeln, Rippen, Sternum, Claviculae, Scapulae, Hand- und Fußgelenken sowie in den Epiphysealregionen der langen Röhrenknochen. Der rechte Femur war besonders stark verkürzt, der linke Femurkopf disloziert.

Erythem und Hyperkeratosen bildeten sich nach einigen Wochen spontan zurück. Während der ersten Lebensmonate blieb das Mädchen in stationärer pädiatrischer Behandlung. Im Alter von 2½ Jahren ergab die Röntgenuntersuchung eine Fehlstellung des rechten Femurkopfes. Der linke Femur war in Außenrotation fixiert. Im Alter von 3½ Jahren wurde die Spitzfußstellung links durch eine Sehnenverlängerung korrigiert.

Befund im 4. Lebensjahr

Das Kind ist nur 83 cm groß, bedingt durch eine asymmetrische Verkürzung der Beine und eine extreme rechtskonvexe Torsionsskoliose. Auf der rechten Seite ist der Femur um 2,5 cm und der Humerus um 2 cm kürzer als links. Seit einem halben Jahr kann das Mädchen an der Hand ein paar Schritte gehen; die Beine sind jedoch zu schwach, als daß sie alleine stehen könnte. Dagegen bewegt sich das Kind geschickt auf allen vieren. Die geistige Entwicklung ist altersentsprechend; das Kind wirkt flink, intelligent und zugewandt.

Es besteht ein ausgeprägter Epikanthus beidseits. Das rechte Auge weist eine dichte Linsentrübung auf; hieraus resultiert ein Strabismus (Abb. 1). Es besteht ein hochbogiger Gaumen und eine leichte Hypoplasie der rechten Mandibula. Die Zähne erscheinen normal. Die Augenbrauen sind schütter und wachsen in verschiedene Richtungen, dasselbe gilt für die Wimpern (Abb. 2). An der Kopfhaut besteht eine teils diffuse, teils fleckige Alopezie. In der linken Scheitel-

region findet sich eine Kahlstelle, die sich streifenförmig in sagittaler Richtung ausdehnt (Abb. 3). Das Haar ist zum Teil von normaler Struktur, zum Teil spröde und glanzlos. Bei der mikroskopischen Untersuchung erkennt man unregelmäßige Windungen und Kaliberschwankungen sowie eine Trichorrhexis nodosa (Abb. 4). Am gesamten Integument mit Bevorzugung der rechten Körperseite findet man fleck- und streifenförmige atrophische Areale, wobei die Haarfollikel besonders stark betroffen sind. Die folliküläre Komponente ist an Unterarmen und Handrücken, die streifenförmige Verteilung an den Beinen besonders ausgeprägt (Abb. 5 und 6). Oberhalb des rechten Außenknöchels sind die atrophischen Hautareale von braunen festhaftenden Schuppen bedeckt. Die Nägel sind auffallend spröde und brüchig.

Diskussion

Das Syndrom der X-gekoppelt dominanten Chondrodysplasia punctata tritt ausschließlich beim weiblichen Geschlecht auf und umfaßt Skelettanomalien, Katarakte und mosaikartig verteilte Hautveränderungen. Charakteristisch ist die asymmetrische Ausprägung all dieser Anomalien. Zur Abgrenzung gegenüber dem rhizomelen und dem autosomal dominanten Typ sind die mosaikartig verteilten Hautanomalien des X-gekoppelt dominanten Typs von entscheidender Bedeutung. Das Syndrom läßt sich selbst dann mit Sicherheit diagnostizieren, wenn in den ersten Lebensjahren keine Röntgenuntersuchung erfolgt ist und die schrotschußartigen Verkalkungen nicht mehr nachgewiesen werden können.

Symptomatologie

Die folgenden Hautanomalien werden bei der X-gekoppelt dominanten Chondrodysplasia punctata beobachtet: kongenitale ichthyosiforme Erythrodermie, systematisierte Atrophodermie mit bevorzugtem Befall der Haarfollikel, umschriebene Alopezie, Ichthyosis beim älteren Kind und streifenförmige Pigmentanomalien. Weitere kutane Symptome sind sprödes, glanzloses Haar sowie Abplattung und horizontales Aufsplittern der Nägel.

Die *ichthyosiforme Erythrodermie* des Neugeborenen ist gekennzeichnet durch Hyperkeratosen, die tief in die Haarfollikel hinabreichen und deshalb sehr fest haften. Im Unterschied zu anderen Formen der kongenitalen ichthyosiformen Erythrodermie sind die Hyperkeratosen in einem bizarren Streifen- und Fleckenmuster angeordnet [2, 6, 7, 15, 28]. Die histologische Untersuchung zeigt, daß im Gegensatz zur autosomal dominanten bullösen ichthyosiformen Erythrodermie keine Akanthokeratolyse besteht [2, 3, 6, 7]. Nach einigen Wochen oder Monaten verschwindet die kongenitale ichthyosiforme Erythrodermie spontan.

Als Folge bleibt eine *systematisierte Atrophodermie* zurück, wobei die fleck- und streifenförmige Verteilung den Blaschkoschen Linien folgt [12]. Die Atrophie betrifft vor allem die Haarfollikel, zum Teil jedoch auch die interfollikulären Hautareale. An Handrücken und Unterarmen pflegt die follikuläre Komponente der Atrophodermie besonders deutlich zu sein [4, 5, 8, 12, 17, 20].

Am behaarten Kopf manifestiert sich die follikuläre Atrophodermie in einer *umschriebenen Alopezie,* die sowohl klinisch als auch histologisch einer Pseudopelade entspricht [5, 8, 19, 22, 24]. Das Haar ist zum Teil von normaler Struktur, zum Teil jedoch spröde, korkenzieherartig gewunden und von unregelmäßiger Dicke [4, 11, 17]. Die Augenbrauen und Wimpern sind schütter und wachsen in unregelmäßiger Richtung [12, 18, 20, Proposita].

Eine *Ichthyosis beim älteren Kind* ist oft beschrieben worden [17–20, 22, 24, 26]. Bei der hier mitgeteilten Beobachtung bestand im vierten Lebensjahr keine Ichthyosis, wenn man von einer leichten Schuppung im Bereich atrophischer Zonen absieht. Möglicherweise entwickelt sich die Ichthyosis erst in späteren Lebensjahren, wie es bei den anderen eigenen Beobachtungen der Fall war [8, 12]. Das Auftreten einer Ichthyosis im Rahmen dieses Syndroms ist insofern bedeutsam, als damit zum ersten Mal der X-gekoppelt dominante Erbgang in die genetische Klassifikation der Ichthyosen eingefügt wird [10].

Als fakultatives Symptom kann eine *systematisierte streifenförmige Pigmentstörung* vorhanden sein [1, 5, 13]. Diese Anomalie, deren Verteilungsmuster mit den Blaschkoschen Linien übereinstimmt [9], ist früher irrtümlich als Incontinentia pigmenti Bloch-Sulzberger angesehen worden [1, 5]. Wahrscheinlich handelt es sich nicht um einen Folgezustand nach kongenitaler ichthyosiformer Erythrodermie, denn die Pigmentstörung ist nicht mit der systematisierten Atrophodermie kongruent.

Anomalien der Form oder Struktur der Nagelplatte sind mehrfach beobachtet worden [5, 12, 22]. Charakteristisch sind *Abflachung (Platonychie) und sperrholzartiges Aufsplittern der Nagelplatte (Onychoschisis).* Bei der hier beschriebenen Patientin war den Eltern eine abnorme Brüchigkeit der Nägel aufgefallen.

Als häufigste Augenanomalie werden konnatale oder frühzeitig sich entwickelnde *Katarakte* beobachtet, entweder einseitig [3, 12, 23, 28] oder beidseitig in unterschiedlicher Ausprägung [1, 2, 4, 5, 15, 22, 27]. Bilateral gleich stark entwickelte Katarakte sind offenbar selten [6, 14, 28]. In einigen Fällen sind auch Epikanthus [16, 19, Proposita], Nystagmus [5, 24], Mikrophthalmus [28] und Trübung der Kornea [24] beschrieben worden.

Die *Skelettanomalien* sind vielgestaltig. Besonders auffallend ist die Verkürzung einer oder mehrerer Extremitäten, wobei der *asymmetrische Befall* einen Hinweis zur Abgrenzung sowohl gegenüber dem rhizomelen Typ als auch gegenüber dem autosomal dominanten Typ geben kann. Am häufigsten ist der Femur, an zweiter Stelle der Humerus betroffen. Die Dysplasie der langen Röhrenknochen führt zu schweren funktionellen Störungen der Gelenke, insbesondere der Hüftgelenke. Sehr oft werden Beugekontrakturen beobachtet [13, 26], und meist besteht eine sekundäre Skoliose. Es sind jedoch auch genuine Dysplasien der Wirbelkörper beschrieben worden [4, 6, 21].

Am Schädel werden Sattelnase [2, 3], Stirnhöcker [5, 22] und mongoloide Lidachsenstellung [1, 6] beobachtet. Diese Syptome treten zwar auch bei anderen Typen der Chondrodysplasia punctata auf [25], charakteristisch für den X-gekoppelt dominanten Typ scheint aber die ausgeprägte Asymmetrie der Anomalien zu sein. Der Eindruck der Asymmetrie wird durch halbseitig betonte Anomalien der Haare und der Augen noch verstärkt.

Mehrfach wurde eine *Hexadaktylie* beobachtet [15, 27, 28]. Diese Fehlbildung ist bisher weder beim rhizomelen Typ noch beim Typ Conradi-Hünermann beschrieben worden [25]. Dies mag als Hinweis dafür gelten, daß es in Zukunft möglicherweise gelingen wird, weitere röntgenologische Kriterien zur Abgrenzung des X-gekoppelt dominanten Typs von den anderen Formen der Chondrodysplasia punctata herauszuarbeiten.

Genetik

Das Konzept der X-gekoppelt dominanten Chondrodysplasia punctata bietet eine befriedigende Erklärung sowohl für den kutanen Mosaikphänotyp als auch für dessen Begrenzung auf das weibliche Geschlecht. Die streifen- und fleckförmige Anordnung der Hautanomalien folgt den Blaschkoschen Linien und stimmt mit dem Verteilungsmuster der Incontinentia pigmenti Bloch-Sulzberger überein [9]. Wenn dieses Fehlbildungsmuster nur im weiblichen Geschlecht auftritt, liegt die Vermutung nahe, daß sich hier ein funktionelles X-chromosomales Mosaik manifestiert. In den befallenen Hautarealen wäre das normale X-Chromosom inaktiviert, während in den Zellen der normalen Haut das X-Chromosom mit dem Gendefekt inaktiviert wäre. Auch die ausgeprägte Asymmetrie der Skelett- und Augenanomalien wäre als eine Manifestation des Lyon-Effektes zu erklären. Aufgrund der bisher bekannten ist das Verhältnis Mädchen zu Knaben 40:0. Als Ursache der Geschlechtsbegrenzung kann man annehmen, daß das X-gekoppelt dominante Gen bei männlichen Embryonen als Letalfaktor wirkt. Dagegen würde die Annahme eines autosomal dominanten Gens mit Geschlechtsbegrenzung nur das Vorkommen im weiblichen Geschlecht erklären, nicht aber die mosaikartige Verteilung der Hautanomalien.

Die meisten bisher beobachteten Fälle sind sporadisch. Eine genuine Subfertilität der Patientinnen ist zwar nicht ausgeschlossen, die wahrscheinlichere Ursache sind jedoch psychologische und soziale Schwierigkeiten bei der Partnerfindung. Die bisher mitgeteilten Familienbeobachtungen sind vereinbar mit der Annahme eines X-gekoppelt dominanten Erbgangs. Curth [5] berichtete über eine Patientin, die sechs Kinder hatte. Von den fünf Töchtern waren zwei befallen, und der einzige Sohn war gesund. Das Verhältnis von fünf Mädchen zu einem Knaben könnte bedingt sein durch das X-gekoppelte Gen, das bei 50% der männlichen Embryonen vorhanden wäre und deren Absterben in utero bewirken würde. Bei zwei weiteren Familienbeobachtungen [21, 23] handelt es sich um die Konstellation Mutter und Tochter.

Manzke et al. [18] haben drei Patientinnen, die früher unter der Diagnose Conradi-Hünermann-Syndrom beschrieben worden waren [28], inzwischen nachuntersucht. Bemerkenswerterweise fanden sie in zwei Fällen bei den Müttern eine Pseudopelade, und bei einer von diesen Frauen bestand außerdem eine follikuläre Atrophodermie. Diese Befunde lassen darauf schließen, daß der X-chromosomal vererbte Typ auch in inkompletter Form auftreten kann.

Die Kenntnis der X-gekoppelt dominanten Chondrodysplasia punctata ist für die genetische Beratung bedeutsam. Für Genträgerinnen ist die Wahrscheinlichkeit, ein krankes Kind zu bekommen, 33%. Es ist zu erwarten, daß doppelt so viele Mädchen wie Knaben geboren werden und daß die Hälfte der weiblichen Nachkommen befallen ist. Bei einer gesunden Mutter ist das Wiederholungsrisiko für die Geschwister der Patientin nicht erhöht. Bei möglichen Genträgerinnen ist deshalb eine sorgfältige Untersuchung des Skelettes, der Augen und der Haut notwendig.

Literatur

1. Allansmith, M., Senz, E.: Chondrodystrophia congenita punctata (Conradi's disease). Review of literature and report of case with unusual features. Am. J. Dis. Child. **100**, 109–116 (1960)
2. Bloxsom, A., Johnston, R.A.: Calcinosis universalis with unusual features. Am. J. Dis. Child. **56**, 103–109 (1938)
3. Bodian, E.L.: Skin manifestations of Conradi's disease (chondrodystrophia congenita punctata). Arch. Dermatol. **94**, 743–748 (1966)
4. Comings, D.E., Papazian, C., Schoene, H.R.: Conradi's disease (chondrodystrophia calcificans congenita, congenital stippled epiphyses). J. Pediatr. **72**, 63–69 (1968)
5. Curth, H.O.: Follicular atrophoderma and pseudopelade associated with chondrodystrophia calcificans congenita. J. Invest. Dermatol. **13**, 233–247 (1949)
6. Edidin, D.V., Esterly, N.B., Bamzai, A.K., Fretzin, D.F.: Chondrodysplasia punctata (Conradi-Hünermann syndrome). Arch. Dermatol. **113**, 1431–1434 (1977)
7. Hässler, E., Schallock, G.: Chondrodystrophia calcificans. Monatsschr. Kinderheilkd. **82**, 133–157 (1940)
8. Happle, R.: Dermatologische Leitsymptome einer Sonderform der Chondrodysplasia punctata. Hautarzt **28** [Suppl. 2], 260–263 (1977)
9. Happle, R.: Genetische Interpretation streifenförmiger Hautanomalien. Hautarzt **29**, 357–363 (1978)
10. Happle, R.: X-linked dominant ichthyosis. Clin. Genet. **15**, 239–240 (1979)
11. Happle, R.: X-chromosomales Mosaik und Haaranomalien. In: Haar und Haarkrankheiten. Orfanos. C.E. (Hrsg.), S. 371–386 Stuttgart, New York: Fischer 1979
12. Happle, R., Kästner, H.: X-gekoppelt dominante Chondrodysplasia punctata – ein osteokutanes Syndrom. Hautarzt **30**, 590–594 (1979)
13. Happle, R., Matthiass, H.-H., Macher, E.: Sex-linked chondrodysplasia punctata? Clin. Genet. **11**, 73–76 (1977)
14. Jeune, M., Larbre, F., Carron, R., Couette, I.: La maladie congénitale des épiphyses pointillées ou calcinose foetale épiphysaire chondrodystrophiante. Arch. Fr. Pediatr. **10**, 914–942 (1953)
15. Joosten, R., Habedank, M.: Sex-linked chondrodysplasia punctata due to a new mutation. Acta Paediatr. Belg. (1980, im Druck)
16. Lischi, G., Menichini, G.: L'évolution clinique et radiologique de la chondropathie calcificante congénitale. Helv. Paediatr. Acta **22**, 289–301 (1967)
17. Maleville, J., Alt, J. Grosshans, E.: Atrophodermie folliculaire, pseudo-pelade, kératose pilaire des sourcils et état ichtyosique. Bull. Soc. Fr. Dermatol. Syph. **76**, 85–86 (1969)
18. Manzke, H., Christophers, E., Wiedemann, H.-R.: Dominant sex-linked inherited chondrodysplasia punctata, a distinct type of chondrodysplasia punctata. Clin. Genet. **16** (1980, im Druck)
19. Mayer, H., Wollensak, J., Damerow, R.: Beitrag zur Chondrodystrophia calcificans congenita (Conradi-Hünermann). Z. Kinderheilkd. **91**, 282–296 (1964)
20. Miescher, G.: Atypische Chondrodystrophie, Typus Morguino (sic), kombiniert mit follikulärer Atrophodermie. Dermatologica **89**, 38–40 (1944)
21. Norum, R.A., Brill, P.W., Klass, P.C., Levine, L.S.: Chondrodysplasia punctata, dominant type which peripheral cataracts. Birth Defects **13/3c**, 244–245 (1977)
22. Reed, W.B., Herwick, R.P., Harville, D., Porter, P.S., Conant, M.: Lamellar ichthyosis of the newborn, a distinct clinical entity: its comparison to the other ichthyosiform erythrodermas. Arch. Dermatol. **105**, 394–399 (1972)
23. Scott, C.: Addendum zu Spranger, J.W., Opitz, J.M., Bidder, U.: Heterogeneity of chondrodysplasia punctata. Humangenetik **11**, 190–212 (1971)
24. Scott, C.I.: Chondrodystrophia calcificans congenita (Conradi's disease) with cutaneous changes. Birth Defects **7/8**, 309 (1971)
25. Spranger, J.W., Opitz, J.M., Bidder, U.: Heterogeneity of chondrodysplasia punctata. Humangenetik **11**, 190–212 (1971)
26. Tasker, W.G., Mastri, A.R., Gold, A.P.: Chondrodystrophia calcificans congenita (dysplasia epiphysalis punctata). Recognition of the clinical picture. Am. J. Dis. Child. **119**, 122–127 (1970)
27. Thamdrup, E., Zachau-Christiansen, B.: Dysplasia epiphysialis punctata. Acta Paediatr. (Uppsala) **51**, 589–593 (1962)
28. Thiel, H.-J., Manzke, H., Gunschera, H.: Katarakt bei Chondrodystrophia calcificans connata (Conradi-Hünermann-Syndrom). Klin. Monatsbl. Augenheilkd. **154**, 536–545 (1969)

Prof. Dr. R. Happle
Universitäts-Hautklinik
Von-Esmarch-Straße 56
D-4400 Münster

Monatsschr. Kinderheilkd. 128, 208–211 (1980)

Monatsschrift für
Kinderheilkunde
© by Springer-Verlag 1980

Kasuistik

Tricho-rhino-phalangeales Syndrom

Bericht über 4 Fälle in drei Generationen

M. B. Ranke und H.-Ch. Heitkamp

Universitäts-Kinderklinik Tübingen (Direktor: Prof. Dr. J. R. Bierich)

**The Tricho-Rhino-Phalangeal Syndrom.
Four Cases in 3 Generations**

Summary. The tricho-rhino-phalangeal syndrome is a rare anomaly characterized by typical cranio-facial dysmorphic signs and anomalies of hair and phalanges. Frequently associated are Perthes-like hip changes, low birth weight and short stature. Autosomal-dominant inheritance is prevalent.

Key words: Tricho-rhino-phalangeal syndrome – Short stature – Autosomal-dominant inheritage.

Zusammenfassung. Das tricho-rhino-phalangeale Syndrom ist eine seltene Anomalie, die durch typische Veränderungen der Haare, der Phalangen und cranio-facialen Dysmorphiezeichen charakterisiert ist. Assoziiert sind fakultativ – jedoch sehr häufig – Perthesähnliche Hüftveränderungen, niedriges Geburtsgewicht und Minderwuchs. Autosomal-dominanter Erbgang ist prävalent.

Schlüsselwörter: Tricho-rhino-phalangeales Syndrom – Minderwuchs – autosomal-dominant.

Das Krankheitsbild des tricho-rhino-phalangealen Syndroms (TRP) wurde erstmals von Klingmüller [1] 1956 beschrieben, als syndromologische Einheit jedoch erst von Giedion (2) 1966 detailliert klassifiziert. In einer umfangreichen Übersichtsarbeit, in der die bis dahin bekannt gewordenen Fälle analysiert wurden, hat Giedion [3] 1973 die Vielfalt der Erscheinungsformen dargestellt. Er hat aus den Fallgeschichten gefolgert, daß das Syndrom autosomal-dominant vererbt wird, wobei eine wechselnde Expressivität des Gens anzunehmen sei. Einige Fälle, in denen keine Merkmalsträger in der Aszendenz bekannt waren, ließen jedoch die alternative Möglichkeit eines autosomal-rezessiven Erbgangs nicht ganz ausgeschlossen erscheinen. Hier wird über eine Familie berichtet, in der in drei Generationen vier Fälle von TRP beobachtet wurden. Drei der Fälle sind durch Minderwuchs und niedriges Geburtsgewicht charakterisiert.

Kasuistik

Fall 1 (K.-H. M.; $9^6/_{12}$ J. ml)

Geburt als 2. von 5 Kinder (s. Fall 2 und 3) nach unkomplizierter Schwangerschaft am errechneten Termin. Geburtsgewicht 2250 g. psychomotorische Entwicklung unauffällig. Keine Krankheitsanfälligkeit. Altersgemäßer Grundschulbesuch. Seit 1 Jahr wegen Zahnstellungsanomalien in kieferorthopädischer Behandlung. Einweisung jetzt wegen Ikterus bei laborchemisch gesicherter Hepatitis A.

Größe 118 cm (−2.7 SD; [4], Gewicht 19,7 kg. Kopfumfang 51 cm. Auffällige *Haarbeschaffenheit* (S. Tabelle. 1): dünnes, blondes Haar, das leicht ausgeht, angedeutete „Geheimratsecken", spärliche Zilien, erhebliche Rarifizierung der lateralen Augenbrauen (Hertoghue's Zeichen). Die Morphologie des Haupthaares ist folgendermaßen (Universitäts-Hautklinik Tübingen): anagen 61%; telogen 13%; dystrophisch 26%. Bei den anagenen Haaren sind 40% ohne Wurzelscheide mit keratogener Zone.

Gesichtsmorphologie (Abb. 1): Große Nase mit gering aufgetriebener Nasenspitze, zeltförmige Nares, große Naso-Labialdistanz, schmale Oberlippe, Vorwölbung unter der Unterlippe, Kinngrübchen, große, tief angesetzte Ohren. Lückenhaftes Wechselgebiß mit Malokklusion und Zahnfehlstellung.

Geringe Muskulaturentwicklung, Scapulae alatae. Plumpe Hände, Klinodaktylie V (s. Abb. 2).

Röntgenbefunde: Zapfenepiphysen (Typ 12) im Bereich der Grundphalangen I und Mittelphalangen II und V; Knochenalter [5] $4^9/_{12}$ Jahre; keine Auffälligkeiten im Hüftbereich. IQ (Hawik) 88.

Hormonelle Befunde: T4-RIA 8,9 µg/dl, TSH basal 1,2 µE/ml, nach 200 µg/m² KOF TRH Maximalanstieg auf 9,8 µE/ml nach 30 min.

Wachstumshormon basal 2,8 ng/ml; nach Argininfusion (0,5 g/kg) Maximalanstieg auf 60 ng/ml FSH 2,8 mU/ml; nach LH-RH Maximalanstieg auf 7,3 mU/ml. LH 5 mU/ml, nach LH-RH maximal 13 mU/ml. (Werte im Normbereich).

Fall 2 (C. M.; 7 J. wbl.)

Geburtsgewicht 2500 g, unauffällige Entwicklung. Größe 98 cm (−3,5 SD). Die Haarveränderungen und craniofacialen Dysmorphiezeichen sind mit denjenigen von Fall 1 (Tabelle 1) identisch. Ebenso die röntgenmorphologischen Veränderungen im Bereich der Hände. Untersuchungen der Hüften und des I.Q. wurden nicht durchgeführt.

Fall 3 (M. M.; 38 J. wbl.)

Mutter von Fall 1 und 2. Geburtsgewicht ca. 2000 g, normale Entwicklung. Grundschulabschluß (schlechte Schulleistungen). Manuell

Tabelle 1. Symptome bei den beobachteten Fällen in Beziehung zu den beim TRP-Syndrom gehäuft beschriebenen Befunden

Symptom	Fall 1	2	3	4	Symptom	Fall 1	2	3	4
Haarveränderungen					Clinodaktylie	+	+	+	n
Dichteverminderung	+	+	+	+	Brachymesophalangie	+	+	+	n
Verringerung des Haardurchmessers	+	n	n	n	Perthes-ähnliche Hüftveränderungen	○	○	n	n
Verminderte Wachstumsrate	+	+	+	+	Varisierung des Femurschenkels	○	○	n	n
Farbe	hell	hell	hell	hell	Elfenbeinepiphysen	○	○	○	n
Wimpernreduktion	+	+	+	n	*Andere Veränderungen*				
Hertoghue'sches Zeichen	+	+	+	+	Scapulae alatae	+	+	n	n
„Geheimratsecken"	(+)	○	+	+	Niedriges Geburtsgewicht	+	+	+	n
Cranio-faciale Dysmorphien					Flache Nägel	+	+	+	n
Birnennase	+	+	+	+	Intelligenzveränderung	○	n	n	n
Hohes Philtrum	+	+	+	+	Überzählige Zähne, Malokklusion	+	+	n	n
Dünne Oberlippe	+	+	+	+	Minderwuchs	+	+	+	○
Tief angesetzte, große Ohren	+	+	+	+	Reduktion des Knochenalters	+	+		
Kinngrübchen	+	+	+	+	Herzfehler	○	○	n	n
Knochenveränderungen					Hypoglykämie	○	○	○	n
Zapfenepiphysen (Typ 12)	+	+		n	Dominanter Erbgang	+	+	+	n
Bradydaktylie	+	+	+	n	Kyphose, Skoliose, Hühnerbrust	○	○	n	n
					Verspätete Denition	○	○	n	n
					Rezessiver Erbgang	○	○	○	n

+ = vorhanden   ○ = nicht vorhanden   n = unbekannt

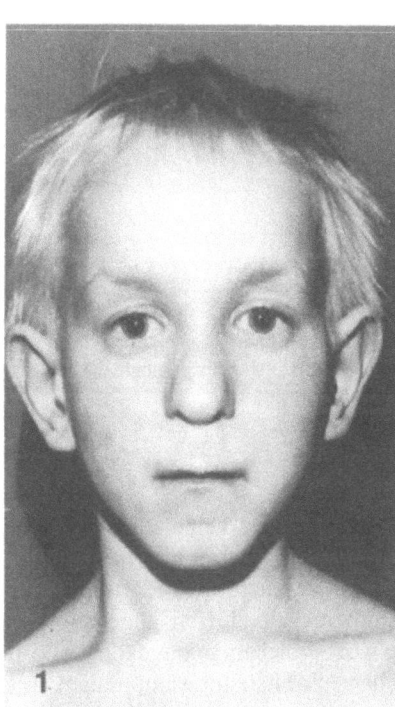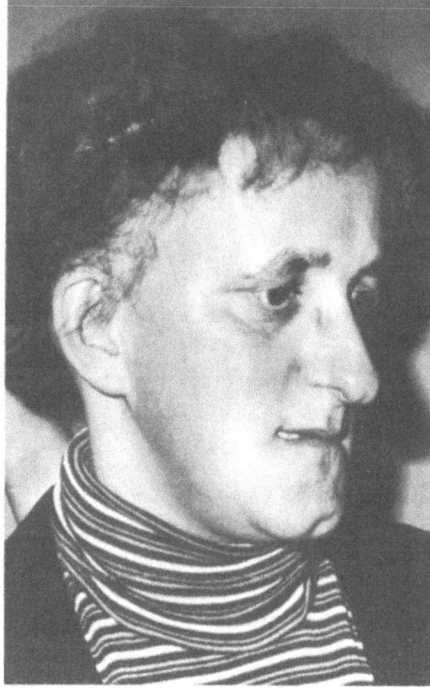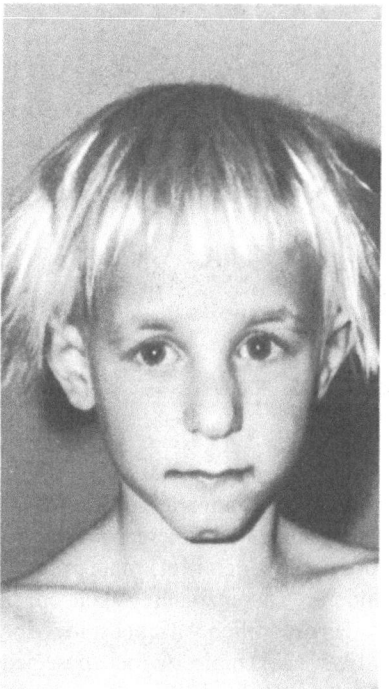

Abb. 1. Cranio-faciale Characteristica: links Fall 1; Mitte Fall 3 (Mutter), rechts Fall 2

betonte Fließbandarbeit; keine schwerwiegenden Erkrankungen, seit dem 30. Lebensjahr Verlust aller Zähne. Größe 147 cm (− 2.5 SD). Feines dünnes Haupthaar. „Geheimratsecken". Hertoghue'sches Zeichen (fehlende laterale Anteile der Augenbrauen). Craniofaciale Veränderungen wie oben beschrieben mit jedoch deutlich „birnenförmiger" Nase. Plumpe Hände (Abb. 2) mit phalangealen Achsendeviationen (röntgenologische Handveränderungen s. Abb. 2). Brüchige Fingernägel.

Fall 4 (O.G.; 72 J. wbl.)

Es handelt sich um die Mutter von Fall 3. Die Dame wurde von uns nicht untersucht. Größe nach Angaben der Angehörigen 155 cm, Ge-

burtsgewicht nicht bekannt. Aufgrund einer Fotografie liegen im Haar und Gesichtsbereich die gleichen Veränderungen vor wie sie bei den anderen Fällen beschrieben wurden. Gehbehinderung und Behinderungen in der Fingerbeweglichkeit bestehen nicht.

Die drei übrigen Geschwister der Fälle 1 und 2 sind normal groß und sind den betroffenen Familienmitgliedern unähnlich.

Diskussion

Das TRP-Syndrom zeigt sich in seinen Hauptsymptomen außerordentlich gleichförmig, so daß eine Diagnose auch im Kindesalter, wenn die Nase noch nicht ihre

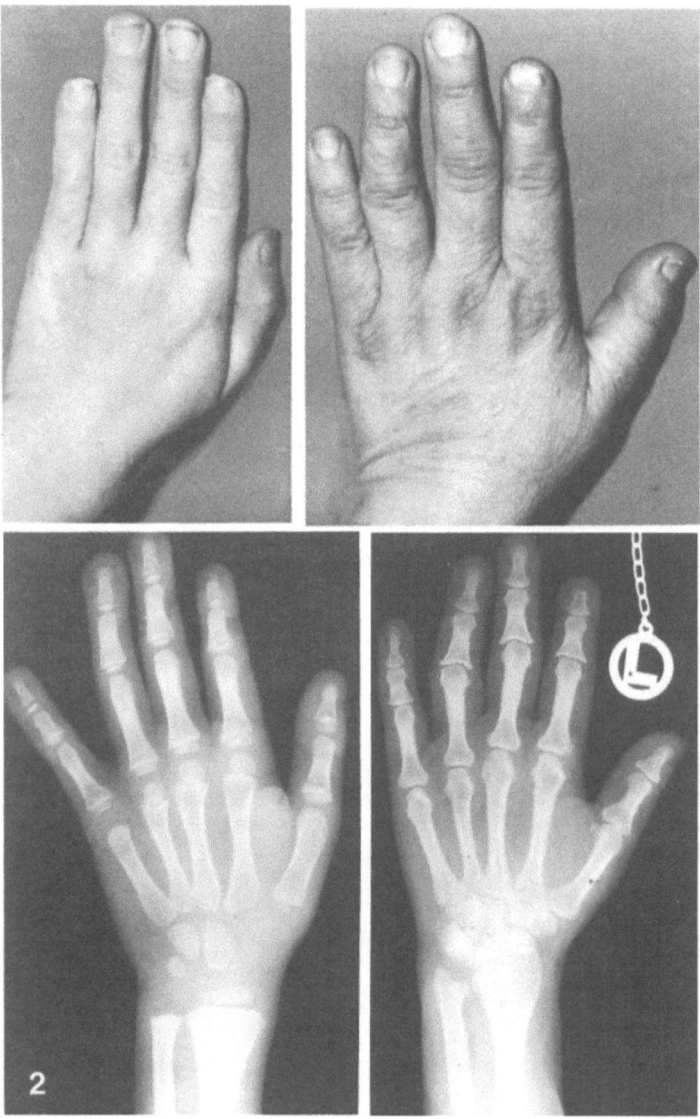

Abb. 2. Gestalt und Röntgenmorphologie der linken Hand: links Fall 1; rechts Fall 3

typische „birnenförmige" Konfiguration hat, prima vista zu stellen ist. Diese über das Individualspezifische hinausgehenden Merkmale prägen sich auch in Fällen anderer Rassenzugehörigkeit charakteristisch aus [6]. Außerordentlich variabel sind jedoch eine Reihe fakultativer Merkmale, wobei diese jedoch innerhalb der hier beschriebenen Familie sehr konstant erscheinen. Bemerkenswert an den hier beobachteten Fällen sind die niedrigen Geburtsgewichte und die Untermaßigkeit der Betroffenen, die auch von einer Reihe anderer Autoren beobachtet wurde [1, 2, 6–8, 15]. Da das Geburtsgewicht von Kindern sehr von der Größe der Mutter bestimmt wird, wäre es interessant zu wissen, ob diese Erscheinung ausschließlich bei Kindern beobachtet wird, deren Mütter betroffen sind. Die Retardierung des Knochenalters [1, 7], welche auch bei den beschriebenen Kindern beobachtet wurde, und die auf eine Entwicklungsretardierung hindeutet, läßt bei Kindern keinen zuverlässigen Schluß über die wahrscheinlich zu erwartende Erwachsenengröße zu. Bei den beobachteten

Erwachsenen dieser Familie sind keine Funktionseinschränkungen aufgrund der beschriebenen Veränderungen aufgetreten [2]. Lediglich Veränderungen der Hüften und im Zahnbereich bedürfen allgemein der Behandlung [9, 13], wobei allerdings ungeklärt ist, ob die häufig beschriebene Zahnstellungsanomalien mit früherem Zahnverlust einhergehen bzw. jener durch orthodontische Maßnahmen vermeidbar ist. Kosmetische Probleme durch eine abnorme Nasengröße sind evtl. chirurgisch korrigierbar [11, 14]. Die differentialdiagnostische Abgrenzung muß vordringlich gegenüber dem Langer-Giedion-Syndrom [12, 15] erfolgen. Bemerkenswert erscheint die Beobachtung von zwei sehr seltenen Erkrankungen, dem TRP-Syndrom und dem Pseudo-Pseudohypothyreoidismus (PPH), in einer Familie, die auf eine über gewisse phänotypische Ähnlichkeit hinausgehende Beziehung zwischen den Anomalien hindeuten könnte [13]. Das Auftreten des TRP-Syndroms in drei Generationen deutet auch hier auf das Vorliegen eines autosomal-dominanten Erbgangs.

Dieser scheint im Gegensatz zu einer möglicherweise autosomal-rezessiven Form der TRP die Regel zu sein [2, 7].

Literatur

1. Klingmüller, G.: Über eigentümliche Konstitutionsanomalien bei 2 Schwestern und ihre Beziehungen zu neueren entwicklungspathologischen Befunden. Hautarzt 7, 105 (1956)
2. Giedion, A.: Das tricho-rhino-phalangeale Syndrom. Helv. Paediatr. Acta 5, 475 (1966)
3. Giedion, A., Burdea, M., Fruchter, Z., Meloni, T., Trosc, V.: Autosomal-dominant transmission of the tricho-rhino-phalangeal syndrome. Helv. Paediatr. Acta 28, 249 (1973)
4. Tanner, J.M., Whitehouse, R.H., Takaishi, M.: Standards from birth to maturity for height, weight, velocity, and weight velocity. British children, 1965, part II. Arch. Dis. Child. 41, 613 (1966)
5. Greulich, W.W., Pyle, S.I.: Radiographic atlas of sceletal development of the hand and wrist, ed. 2. Stanford,Calif.: Stanford University Press 1959
6. Fukushima, N., Anakura, S., Arashima, S., Matsuda, I., Ohsawa, T.: Tricho-rhino-phalangeal syndrome. The fist case in Japan. Hum. Genet. 32, 207 (1976)
7. Hussels, I.E.: Trichorhinophalangeal Syndrome in two sibs. Birth Defects 7, 301 (1971)
8. Peltola, J., Kuokkanen, K. Tricho-rhino-phalangeal Syndrome in 5 successive generations: Report on a family in Finland. Acta Derm. Venereol (Stockh.) 58, 65 (1978)
9. Pashayan, H.M., Solomon, L.M., Chan, G.: Tricho-rhino-phalangeal Syndrome. Am. J. Dis. Child. 127, 257 (1974)
10. Felman, A.H., Frias, J.L.: The trichorhinophalangeal Syndrome: Study of 16 patients in one family. A. J. R. 129, 63 (1977)
11. Senechal, G., Lambert, H.: Les malformations faciales du syndrome tricho-rhino-phalangien. Ann. Chir. Plast. 19, 169 (1974)
12. Stoltzfus, E., Ladda, R.L, Lloyd-Still, J.: Langer-Giedion-Syndrome: Type II tricho-rhino-phalangeal dysplasia. J. Pediatr. 91, 277 (1977)
13. Gerster, J.C., Dubosson, J.D., Beck, P., Fallet, G.H.: Pseudo-pseudo-hypopathyroidisme (PPH) dans une famille: manifestations rhumatis-males dans trois cas dont un associe a un syndrome tricho-rhino-phalangien (Giedion) Schweiz Med. Wochenschr. 106, 883 (1976)
14. Hansson, L.S., Olsson, T.H., Selvik, G., Sunden, G.: A roentgen stcrcophotogrammetric investigation of innominate oesteotomy (salter). Acta Orthop. Scand. 49, 68 (1978)
15. Hall, B.D., Langer, L.O., Giedion, A., Smith, D.W., Cohen, M.M., Beals, R. K., Brandner, M.: Langer-Giedion-Syndrome. Birth Defects 10, 147 (1974)
16. Voigtländer, V., Osswald, F.: Tricho-Rhino-Phalangeal-Syndrome. Dermatologica 156, 34 (1978)

Dr. M.B. Ranke
Universitäts-Kinderklinik
Rümelinstraße 23
D-7400 Tübingen

Monatsschr. Kinderheilkd. 128, 212–213 (1980)

Monatsschrift für
Kinderheilkunde
© by Springer-Verlag 1980

Diagnostische Probleme beim α_1-Antitrypsinmangel[*]

W. Menzel und H. Moll

Kinderabteilung des Marienhospitals Papenburg (Chefarzt: Dr. H. Moll)

Diagnostic Problems in α_1-Antitrypsin Deficiency

Summary. Diagnostic problems in α_1-antitrypsin deficiency are shown by a case report about a seven weeks old infant. The typical morphological changes in a liver biopsy were suspicious for α_1-antitrypsindeficiency. This diagnosis was eventually established by repetition of serum electrophoresis and quantitative determinations. In addition to prognosis, problems of therapy, prophylaxis, early diagnosis and counselling of affected families are discussed.

Key-words: α_1-Antitrypsindeficiency – Cholestatic jaundice – α_1-Antitrypsinvariants – Prophylaxis.

Zusammenfassung. Am Fallbericht eines 7 Wochen alten Säuglings werden diagnostische Probleme beim α_1-Antitrypsinmangel aufgezeigt. Erst der typische morphologische Befund im Leberblindpunktat lenkte den Verdacht auf einen α_1-Antitrypsinmangel, der schließlich durch Wiederholung der Serumelektrophorese und quantitative Bestimmung bestätigt werden konnte. Es werden außer der Prognose auch Fragen der Therapie, prophylaktischer Maßnahmen, Früherkennung und Beratung betroffener Familien erörtert.

Schlüsselwörter: α_1-Antitrypsinmangel – cholestatischer Ikterus – α_1-Antitrypsinvarianten – Prophylaktische Maßnahmen.

Während der Zusammenhang zwischen α_1-Antitrypsinmangel und obstruktivem Lungenemphysem junger Erwachsener schon seit 1963 bekannt ist (Laurell u. Eriksson, 1963), wurde eine Beziehung zwischen kindlicher Leberzirrhose und α_1-Antitrypsinmangel erst 6 Jahre später entdeckt (Sharp et al., 1969). Die überzufällige familiäre Häufung der beiden Erkrankungsformen führte zur Aufdeckung des Vererbungsmodus und läßt den α_1-Antitrypsinmangel heute als angeborene Stoffwechselkrankheit erscheinen.

α_1-Antitrypsin liegt nicht als Einzelsubstanz, sondern in Form zahlreicher molekularer Varianten vor (Fagerhol u. Laurell 1967). Ihre Synthese wird von einer Gruppe kodominant vererbter Allele kontrolliert, die als Pi (Protease inhibitor)-System bezeichnet wird. Die meisten Menschen sind homozygote Träger des Pi M-Gens, 2–12% besitzen genetische Varianten (Pi F, Pi S, Pi Z).

Erniedrigte Serumspiegel wurden in Norddeutschland bisher nur bei Genträgern der Typen Pi Z und Pi S gefunden (Exss et al., 1975). Mit 1–3% ist dabei das Pi Z-Gen relativ häufig vertreten. Für die Entwicklung klinischer Manifestationen scheint Homozygotie dieser Gene erforderlich zu sein.

Fallbericht

Unser Patient, nach unauffälligem Schwangerschaftsverlauf als 4. Kind gesunder, nicht blutsverwandter Eltern mit einem Geburtsgewicht von 3350 g geboren, kam wegen eines Ikterus, der seit der 3. Lebenswoche bestand, und wegen schlechten Gedeihens im Alter von 7 Wochen in unsere stationäre Beobachtung. Familienanamnestisch bemerkenswert war lediglich ein Asthma bronchiale des Großvaters väterlicherseits. Bei der Aufnahmeuntersuchung bot der afebrile, dystrophe, 3410 g schwere Säugling einen mäßigen Haut- und Skleralikterus. Der Leberrand war 3 cm unter dem Rippenbogen, die Milz nicht vergrößert tastbar. Bei der übrigen, insbesondere auch pulmologischen Untersuchung wurde kein pathologischer Befund erhoben. Die Laboruntersuchungen ergaben eine beschleunigte BKS von 16/34 mm n. W., ein erniedrigtes Hgb von 10 g% bei einer Erythrozytenzahl von 3,12 Mill/mm³, und eine Leukozytose von 18480/mm³. Die SGOT war mit 74 mU/ml und die SGPT mit 101 mU/ml erhöht. Der Serumbilirubinspiegel betrug 4,99 mg%, davon entfielen auf direktes Bilirubin 3,97 mg%. Die γ-GT war mit 388 mU/ml und die alkalische Phosphatase mit 579 mU/ml pathologisch erhöht. In der Serumelektrophorese lag keine Verminderung der α_1-Globulinfraktion vor. Keine Gallenfarbstoffausscheidung im Urin. Im Rahmen der Differentialdiagnostik des Ikterus wurden Immunhämolyse, Toxoplasmose, Lues und Zytomegalie ausgeschlossen.

In den folgenden 6 Wochen klang unter symptomatischen und diätetischen Maßnahmen der Ikterus bei zufriedenstellendem Gedeihen des Säuglings ab. Da die biochemischen Parameter, nämlich Transaminasen und γ-GT, erhöht blieben, wurde zur weiteren Abklärung eine Leberblindpunktion durchgeführt. Im histologischen Bild erweckten Cholestase, Faservermehrung und gewucherte Gallengänge den Verdacht auf einen α_1-Antitrypsinmangel[1]. In der dar-

---

[*] Auszugsweise vorgetragen auf der 28. Tagung der Nordwestdeutschen Gesellschaft für Kinderheilkunde am 9. Juni 1979 in Wilhelmshaven

[1] Herrn Prof. Dr. O. Klinge, Direktor des pathologischen Instituts des Stadtkrankenhauses Kassel, danken wir für die Durchführung der histologischen Untersuchung

aufhin wiederholten Serumelektrophorese fehlte die α_1-Globulinfraktion. Die quantitative α_1-Antitrypsinbestimmung im Serum erbrachte einen stark erniedrigten Wert von weniger als 50 mg/100 ml (Normalwert 200–400 mg/100 ml). Nach der Pi-Typisierung liegt die Mangelvariante Pi Z vor[2].

Im Alter von 4 Monaten war der Säugling eutroph und klinisch unauffällig. Die Enzymwerte (Serumtransaminasen, γ-GT und alkalische Phosphatase) waren aber noch pathologisch erhöht.

Diskussion

Am vorgestellten Fall lassen sich an mehreren Stellen die diagnostischen Probleme erkennen. Sie entstanden dadurch, daß klinische und chemische Befunde sich zunächst nicht von denen eines cholestatischen Ikterus ohne α_1-Antitrypsinmangel unterschieden. Die Serumelektrophorese, die gelegentlich als Screeningmethode durchgeführt wird, zeigte anfangs eine normale α_1-Globulinfraktion. Dieses Phänomen wird mit einem kompensatorischen Anstieg der übrigen α_1-Globuline erklärt.

Die histologische Untersuchung des Leberpunktats brachte zwar später den entscheidenden diagnostischen Hinweis, jedoch fehlten in unserem Fall die sonst typischen PAS-positiven und diastaseresistenten Einschlußkörperchen im rauhen endoplasmatischen Retikulum der Hepatozyten, die selbst bei heterozygoten Merkmalsträgern gefunden werden (Aagenaes et al., 1972). Gerade bei diesen taucht ein zusätzliches Problem auf. Hier kann ein sonst erniedrigter α_1-Antitrypsinspiegel schon durch unspezifischen Entzündungsreiz in den Normbereich angehoben werden. In einem solchen Fall kann im Gegensatz zum homozygoten Merkmalsträger die Diagnose durch eine quantitative α_1-Antitrypsinbestimmung im Serum nicht gesichert werden, vielmehr muß auf die genetische Pi-Typisierung zurückgegriffen werden (Grob, 1976).

Nahezu unlösbar stellt sich zur Zeit das Problem der Therapie dar, die sich notgedrungen auf symptomatische Maßnahmen beschränken muß. Versuche, die Sekretion von α_1-Antitrypsin durch Gabe von Phenobarbital, Östrogenen und Glukokortikoiden zu steigern, blieben erfolglos. Die Infusion eines menschlichen α_1-Antitrypsinpräparates kommt wegen der kurzen Halbwertszeit von etwa 4 Tagen in vivo nicht in Frage (Böhme, 1979).

[2] Die genetische Pi-Typisierung wurde dankenswerterweise von Dr. J. P. Martin, Unité de recherches sur la génétique des proteins humaines, Bois-Guillaume, Frankreich, durchgeführt

Angesichts fehlender therapeutischer Beeinflußbarkeit erlangen prophylaktische Maßnahmen eine erhöhte Bedeutung. Heute schon möglich wäre die gezielte α_1-Antitrypsin-Serumspiegelbestimmung bei Patienten mit prolongiertem Neugeborenenikterus, Lebererkrankungen während der Säuglingszeit und Lungenemphysem im jungen Erwachsenenalter, um Familien mit einem α_1-Antitrypsinmangel zu erfassen. Familienmitglieder mit schwerem α_1-Antitrypsinmangel sollten angehalten werden, das Rauchen zu vermeiden und bei pulmonalen Infektionen sich frühzeitig in Behandlung zu begeben. Die meist heterozygoten Eltern müssen im Rahmen einer genetischen Beratung darauf hingewiesen werden, daß sie bei weiterer Schwangerschaften mit einer Wahrscheinlichkeit von 25% ein Kind mit schwerem α_1-Antitrypsinmangel zu erwarten haben.

Bei der ungünstigen Prognose homozygoter Pi Z-Individuen – 10–20% bleiben klinisch stumm, 20–30% erkranken an einer juvenilen Leberzirrhose und 50–60% an einem Lungenemphysem (Aagenaes et al., 1972) – müssen verstärkte Anstrengungen unternommen werden, den pathogenetischen Mechanismus aufzuklären und Therapiemöglichkeiten zu finden.

Literatur

Aagenaes, Ø., Matlary, A., Elgjo, K., Munthe, E., Fagerhol, M.: Neonatal cholestasis in alpha-1-antitrypsin deficient children. Acta Paediatr. Scand. **61**, 632 (1972)

Böhme, B.: Alpha$_1$-Antitrypsin-Mangel im Kindesalter. Kinderärztl. Prax. **47**, 57 (1979)

Exss, R., Rotthauwe, H. W., Schattenberg, P.-J., Totovic, V., Müller, R., Sennekamp, J., Benkmann, H. G., Goedde, H. W.: Alpha$_1$-Antitrypsin-Mangel im Säuglingsalter. Dtsch. Med. Wochenschr. **100**, 122 (1975)

Fagerhol, M. K. Laurell, C. B.: The polymorphism of "prealbumins" and alpha-1-antitrypsin in human sera. Clin. Chim. Acta **16**, 199 (1967)

Grob, P. J.: Alpha$_1$-Antitrypsin. Ergeb. Inn. Med. Kinderheilkd. **38**, 95 (1976)

Laurell, C. B., Eriksson, S.: The electrophoretic alpha-1-globulin pattern of serum in alpha-1-antitrypsin deficiency. Scand. J. Clin. Lab. Invest. **15**, 132 (1963)

Sharp, H. L., Bridges, R. A., Krivit, W., Freier, E. F.: Cirrhosis associated with alpha-1-antitrypsin deficiency; a previously unrecognized inherited disorder. J. Lab. Clin. Med. **73**, 934 (1969)

Dr. W. Menzel
Kinderabteilung
des Marienhospitals
D-2990 Papenburg 1

Monatsschr. Kinderheilkd. 128, 214–216 (1980)

Monatsschrift für
Kinderheilkunde
© by Springer-Verlag 1980

Aktuelle Fragen

Symposium über Anforderungen an diätetische Lebensmittel zur Behandlung von angeborenen Aminosäurestoffwechselstörungen, insbesondere Phenylketonurie*

Ergebnisprotokoll

Das Symposium wurde auf Veranlassung des Bundesministers für Jugend, Familie und Gesundheit unter der Federführung der hiesigen Abteilung Ernährungsmedizin und Ernährungsphysiologie mit dem Ziel durchgeführt Anforderungen für diätetische Lebensmittel zur Behandlung von Aminosäurestoffwechselstörungen für eine Änderung der Diät-Verordnung festzulegen.

Als Grundlage der Diskussion dienten die Erfahrungen mit diesbezüglichen Lebensmitteln, die im Rahmen von Ausnahmegenehmigungen nach § 37 des Lebensmittel- und Bedarfsgegenständegesetzes im Verkehr sind. Dabei handelt es sich einerseits um Produkte, die aus Eiweißhydrolysaten hergestellt werden und andererseits solche, die auf Aminosäuremischungen beruhen. Beide Produktgruppen werden für die Behandlung der Phenylketonurie (PKU) auch weiterhin Bedeutung haben. Bei anderen erblichen Aminosäurestoffwechselstörungen finden jedoch nur dem jeweiligen Stoffwechseldefekt angepaßte Aminosäuremischungen Anwendung. Die Sachverständigen empfehlen, von *erblichen* Störungen des Aminosäurestoffwechsels statt von *angeborenen* zu sprechen.

Die biologische Wertigkeit der Aminosäurezusammensetzung eines Erzeugnisses muß mindestens der von Casein entsprechen. Grundsätzlich sollte jedoch eine höhere biologische Wertigkeit angestrebt werden. Es ist notwendig, alle Aminosäuren zuzulassen, allerdings nur in ihrer L-Form. Lediglich D/L-Tyrosin und D/L-Cystin müssen aus Gründen der Praktikabilität ebenfalls zugelassen werden. Ob aus technologischen Gründen auch Verbindungen von Aminosäuren erforderlich sind, war den Sachverständigen nicht bekannt.

Wegen der Belastung des Säure-Basenhaushaltes der behandelten Kinder sollten Salze, insbesondere Hydrochloride, von Aminosäuren nur in technologisch unvermeidbaren Mengen eingesetzt werden. Es bestand Einigkeit darüber, daß die Behandlung der erblichen Aminosäurestoffwechselstörungen aus medizini-

scher und lebensmitteltechnologischer Sicht sich noch in einem Entwicklungsstadium befindet, das enge lebensmittelrechtliche Vorschriften nicht zweckmäßig erscheinen läßt, um den wissenschaftlichen Fortschritt nicht zu hemmen. Hinzu kommt, daß insbesondere bei PKU die Stoffwechselstörung in ihrem Schweregrad individuell sehr unterschiedlich ausgeprägt sein kann und nicht nur Säuglinge und Kinder aller Altersklassen, sondern auch bestimmte Schwangere behandelt werden müssen.

Während es für die wünschenswerte tägliche Eiweißaufnahme genaue Zahlen gibt, liegen für den Bedarf an essentiellen und nicht essentiellen Aminosäuren keine exakten Angaben vor. Aus diesem Grunde ist es derzeit praktisch nicht möglich, Mindest- oder gar Höchstmengen für diese Aminosäuren festzulegen. Auch würden Stickstoffbilanzversuche bei Kindern nicht zur Klärung des Problems führen. Die Sachverständigen empfahlen, den Bedarf entsprechend dem Codex alimentarius-Standard für Infant Formula, CAC/RS 72-1976, auf die Energiedichte zu beziehen. Dabei sollten aber nur einheitlich 2 g Eiweiß pro 100 kcal enthalten sein. Durch Umrechnung sollte als Bezugssystem der alpha-Aminostickstoff verwendet werden.

Angesichts dieser Schwierigkeiten müssen jedoch zuverlässige Angaben über die Eiweiß- bzw. Aminosäurenzusammensetzung der Produkte gefordert werden. Als notwendige Maßnahme wurde eine Doppelkontrolle verlangt, in der sowohl der Hersteller als auch ein unabhängiges Labor der Lebensmittelüberwachung chargenweise Analysen durchführen sollten. Es wäre in diesem Zusammenhang auch wünschenswert, geeignete Methoden für die amtliche Sammlung des § 35 des Lebensmittel- und Bedarfsgegenständegesetzes zu übernehmen bzw. auszuarbeiten. Desgleichen wurde es für notwendig erachtet, die Herstellung dieser diätetischen Lebensmittel nur über ein Genehmigungsverfahren zu ermöglichen.

Alle Aminosäuren sollten nach Art und Menge pro Charge kenntlich gemacht werden. Bei diätetischen Lebensmitteln zur Behandlung von PKU sollte aufgrund der pädiatrischen Erfahrungen ein Restgehalt von

---

* Symposium gehalten am 2. Juli 1979 im Bundesgesundheitsamt Berlin

Tabelle 1. Mindest- und Höchstmengen von Mineralstoffen, Spurenelementen und Vitaminen in diätetischen Lebensmitteln zur Behandlung von erblichen Störungen des Aminosäurestoffwechsels

| | | Säuglinge Gehalt pro 1 g Eiweiß | | Klein- und Schulkinder Gehalt pro 1 g Eiweiß | |
		Mindest-menge	Höchst-menge	Mindest-menge	Höchst-menge
a) Mineralstoffe					
Calcium[a]	mg	25	75	12	24
Phosphor[a]	mg	12	60	8	16
Magnesium	mg	3	9	1,5	4,5
Natrium	mg	10	30	7	21
Kalium	mg	40	100	15	45
Chlorid	mg	28	75	10	40
Eisen	mg	0,5	1	0,16	0,32
b) Spurenelemente					
Zink	mg	0,25	0,75	0,08	0,24
Kupfer	µg	30	90	16	48
Jod	µg	2,5	7,5	1,5	3
Fluor[b]	µg	(10)	(20)	5	15
c) Vitamine					
Retinol (Vitamin A)	mg	0,025	0,075	0,015	0,030
Chole-calciferol[b] (Vitamin D)	µg	(0,5)	(1,0)	0,08	0,16
α-Tocopherol (Vitamin E)	mg	0,35	1,05	0,12	0,36
Ascorbin-säure (Vitamin C)	mg	2	6	1	3
Thiamin (Vitamin B_1)	mg	0,02	0,06	0,01	0,03
Riboflavin (Vitamin B_2)	mg	0,03	0,09	0,015	0,045
Nicotinamid	mg	0,12	0,36	0,15	0,45
Pyridoxin (Vitamin B_6)	mg	0,02	0,06	0,015	0,045
Folsäure	µg	2	6	5	15
Panto-thensäure	mg	0,15	0,45	0,1	0,3
Cyanoco-balamin (Vitamin B_{12})	µg	0,08	0,24	0,04	0,12
Biotin	µg	0,75	2,25	3	9
d) Cholin	mg	3,5	10,5	4	12

[a] Das Verhältnis Ca:P sollte nicht weniger als 1,2 und nicht mehr als 2,0 betragen
[b] Fluor und Vitamin D sind bei Säuglingen im Rahmen der üblichen Karies- und Rachitisprophylaxe zu substituieren

10 mg Phenylalanin pro 100 g Trockensubstanz nicht überschritten werden.

Bei Proteinhydrolysaten ist zusätzlich die Eiweiß-quelle anzugeben, wobei bei der Verwendung von mehreren Proteinen diese qualitativ in absteigender Reihenfolge zu benennen sind. Der Anteil von 3–5% unlöslicher Peptide nach der Hydrolyse kann vernachlässigt werden. Trotz dieser und anderer Unsicherheiten (Inhomogenität des Ausgangsmaterials, Zerstörung von Aminosäuren während der Hydrolyse) wurde z. T. der Standpunkt vertreten, daß man auf die Proteinhydrolysate gegenwärtig insbesondere wegen ihres Spurenelementgehaltes nicht verzichten kann. Bei fetthaltigen Proteinhydrolysaten besteht die Gefahr, daß chlorierte Propanole durch die Einwirkung von Salzsäure entstehen. Auf entsprechende Reinheit ist in den Fertigprodukten zu achten.

Der Gehalt an Mineralstoffen soll in Anlehnung an den o. g. Codex alimentarius Standard sowohl für Säuglinge als auch für Kinder mit Angabe von Mindest- und Höchstmengen geregelt werden. Da durch den Herstellungsprozeß bei Hydrolysaten primär mit einem hohen Mineralstoffgehalt zu rechnen ist, ist es wichtig, den tatsächlichen Gehalt bestimmter Mineralstoffe zu deklarieren (s. Tabelle 1).

Erhebliche Unklarheiten existieren jedoch noch über den Bedarf und die Verträglichkeitsbreite von fast allen Spurenelementen. Entsprechende Werte konnten deshalb zunächst nur für Zink, Kupfer, Jod und Fluor empfohlen werden. Hierbei genügt es, nur den Zusatz zu deklarieren. Für die übrigen essentiellen Spurenelemente wie z. B. Chrom, Molybdän und Mangan sollten weiterhin Ausnahmegenehmigungen zum Zwecke der wissenschaftlichen hinreichenden Sicherung möglich sein. Auch erscheint es erforderlich, Forschungsaufträge zu diesem Thema zu vergeben.

Bei den Vitaminen brauchen nur die Vitamine A und D zugelassen zu werden. Die anderen können nach geltendem Recht ohne Genehmigung verwendet werden, wobei auch hier die Codex alimentarius-Empfehlungen zugrunde gelegt werden sollen.

Als Bezugssystem für den Gehalt an Vitaminen, Mineralstoffen und Spurenelementen empfahlen die Sachverständigen ebenfalls den α-Aminostickstoffgehalt. Hierdurch könnte nach Umrechnung über die verzehrsfertige Menge die Bedarfsdeckung ermittelt werden. Das Bundesgesundheitsamt wurde beauftragt, die Bedarfszahlen für Mineralien, Spurenelemente und Vitamine in Anlehnung an den Codex alimentarius-Standard zu überarbeiten (Tabelle 1). Die Verwendung des α-Aminostickstoffes als direktes Bezugssystem über den vorgeschlagenen Faktor von 6,25 erschien nachträglich nicht möglich, da bei alleiniger Bestimmung des α-Aminostickstoffes weniger Stickstoff erfaßt würde. Der Faktor 6,25 setzt einen Gehalt von 16% Stickstoff voraus. Zur Vereinfachung wurden deshalb die Mindest- und Höchstgehalte auf eine äquivalente Menge von 1 g Eiweiß bezogen. In der Praxis hat sich außerdem gezeigt, daß man für 1 g Eiweiß 1,2 g Aminosäuren einsetzen muß. Weiterhin ist es aus Gründen der Praktikabilität sinnvoller, die Mindest- und Höchstmengen von Mineralstoffen, Spurenelementen und Vitaminen entsprechend dem Bedarf für Säuglinge und Klein- bzw. Schulkinder getrennt anzugeben. Als Grundlage für diese Berechnungen dienten außerdem die Empfehlungen für die Nährstoffzufuhr der Deutschen Gesellschaft für Ernährung und The National Food Administration's Ordinance on Foods for Infants and Young Children (SLV FS 1978: 17) aus Schweden.

In Anbetracht der Tatsache, daß es sich in allen Fällen um ernährungsphysiologisch nicht vollwertige Lebensmittel handelt, wurden folgende Warnhinweise gefordert:

Kein vollständiges Lebensmittel!

Gebrauchsanweisung beachten!

Nur unter ständiger ärztlicher Kontrolle verwenden!

Teilnehmer:

Baerlocher, K., Ostschweizerisches Kinderspital St. Gallen; *Bickel, H.,* Universitäts-Kinderklinik Heidelberg; *Bremer, H.J.,* 3. Universitäts-Kinderklinik Düsseldorf; *Drews, H.,* Bundesministerium für Jugend, Familie und Gesundheit Bonn; *Evert, W.,* Universitäts-Kinderklinik Hamburg; *Lucas, W.,* Max-von-Pettenkofer-Institut des Bundesgesundheitsamtes Berlin; *Schaub, J.,* Universitäts-Kinderklinik München;

Gesprächsleitung: Pahlke, G., und *Großklaus, R.,* Max-von-Pettenkofer-Institut des Bundesgesundheitsamtes, D-100 Berlin 33, Postfach.

Monatsschr. Kinderheilkd. 128, 217 (1980)

Monatsschrift für
Kinderheilkunde
© by Springer-Verlag 1980

Diskussionsbemerkung zur Arbeit von H. Stolley, C. Schlage und W. Droese

„Zur Frage Nitratgehalt in Karotten für den Säugling in den ersten Lebensmonaten"

[Monatsschr. Kinderheilkd. **126**, 100 (1978)]

W. Goebel und Chr. Rehm

Gemeinschaftskrankenhaus Herdecke

In der dankenswerten Veröffentlichung warnen die Autoren wegen des überhöhten Nitratgehaltes vor Verwendung handelsüblicher Karotten für Säuglinge. Dagegen finden sie im Durchschnitt in den industriell vorgefertigten Karottenzubereitungen einen noch vertretbaren Nitratgehalt.

Etwas einschränkend weisen die Autoren schon darauf hin, daß bei den industriell angebotenen Zubereitungen die Karotteneinwaage nur 60–70% beträgt – die gefundenen Nitratkonzentrationen deshalb hochgerechnet werden müssen und dadurch z. T. ebenfalls über den geforderten Maximalkonzentrationen liegen (zugelassener Gehalt unter 250 mg NO_3/kg, gefundene Werte zwischen 55 und 215 mg, hochgerechnete Werte zwischen 80 und 330 mg). Schaut man sich die Werte der 21 Proben von frischen Karotten und Karottenkonserven an, so fällt auf, daß unter ihnen mindestens eine Probe einen noch niedrigeren Gehalt an Nitrat aufweist, nämlich 40 mg NO_3/kg. Dem stehen 14 Proben gegenüber, die den zulässigen Wert von 250 mg NO_3/kg überschreiten.

Mit der Warnung vor Verwendung frischer handelsüblicher Karotten für den Säugling werden die Erzeuger ungerecht behandelt, die auf Intensivdüngung mit löslichen Nitraten verzichten. Wir haben deshalb fünf verschiedene Karottenzubereitungen für die Säuglingsernährung von bekannten Firmen verglichen mit einer Karottenzubereitung, ebenfalls in Gläschen, aus biologisch-dynamischem Anbau (bekannt unter dem Namen Demeter). Die Untersuchung wurde mit derselben Methode durchgeführt, die auch im Forschungsinstitut für Kinderernährung angewandt wurde. Folgende Werte wurden erhoben:

a) 140 mg   d) 213 mg
b) 133 mg   e) 240 mg
c) 123 mg   f) 43 mg/kg

Die Probe f) stammte aus biologisch-dynamischem Anbau. Das Ergebnis ist nicht verwunderlich. Es bestätigt noch einmal die Feststellung von Helga Stolley u. Mitarb., daß die Nitratkonzentration einiger Karottenzubereitungen, wenn sie auf das Ausgangsprodukt hochgerechnet werden, noch unerwünscht hoch sind. Andererseits wird deutlich genug, daß noch wesentlich geringere Werte erreichbar sind, wenn entsprechende Anstrengungen gemacht werden. Das Ergebnis der Probe aus biologisch-dynamischem Anbau hebt die Warnung vor frischen Karotten aus diesem Anbau auf.

Dr. W. Goebel
Gemeinschaftskrankenhaus
D-5804 Herdecke

Buchbesprechungen

Perinatal pathology. Contributors: M. Bibbo, C. Bron, W.-W. Höpker a. o. Edit.: E. Grundmann. (Current Topics in Pathology. Edit.: E. Grundmann and W. H. Kirsten. Vol. 66.).Berlin, Heidelberg, New York: Springer 1979. 218 S. u. 88 Abb. geb. DM 96,–.

Der vorliegende Band der "Current Topics in Pathology", der Fortsetzung der „Ergebnisse der Pathologie", bringt eine Reihe bemerkenswerter Übersichtsberichte, beginnend mit Placentastörungen, deren Bedeutung für den Fötus in der letzten Zeit zunehmend gewürdigt wird:

Sanstedt über die Placenta (Low Birth Weight) und Höpker und Ohlendorf über Placnetainsuffizienz mit klaren Bezügen zur Klinik und nützlichen tabellarischen Übersichten zur Art der Störung, zirkulatorischen Veränderungen usw. Es folgen interessante immunologische Studien von Olding über Interaktionen zwischen mütterlichen und fetalen/neonatalen Lymphocyten sowie von Kraehenbühl et al. über den Transfer der humoral-sekretorischen und cellulären Immunität von der Mutter auf den Nachwuchs einschließlich der Lactationsperiode. Soma bespricht den Zusammenhang zwischen singulärer Nabelarterie und Mißbildungen, Panem beschäftigt sich mit dem C-Typ Virus in der Placenta, sowie schließlich Bibbo mit den transplacentaren Effekten des Diethylstilbestrol. Die Arbeiten vermitteln jeweils aufschlußreiche Übersichten mit auch für den klinischen Perinatologen wichtigen Erkenntnissen, wozu die vorzügliche Illustrierung beiträgt.   U. Köttgen † (Mainz)

Bleuler, Eugen: Lehrbuch der Psychiatrie. 14. Aufl., neubearb. von Manfred Beuler. Unter Mitwirkung von Jules Angst, Klaus Ernst, Rudolf Hess, Werner Mende, Herbert Reisner und Siegfried Scheidegger. Berlin, Heidelberg, New York: Springer 1979. XXIII. 706 S., 141 Abb. u. 5. Tab. geb. DM 98,–.

In einem überaus sympathischen persönlichen Vorwort für Medizinstudenten im Beginn ihres Psychiatriestudiums fordert Manfred Bleuler auf, sich weder vor der Psychiatrie, noch vor den 700 Seiten dieses Lehrbuches, noch vor den zukünftigen psychiatrischen Aufgaben zu fürchten. Gleiches kann für den fortgeschrittenen Senior-Studenten, also den Arzt in Klinik und Praxis gelten, der sich mit der Psychiatrie eingehender befassen will. Er wird durch die Lektüre eines Buches belohnt, das über mehr als 50 Jahre seines Erscheinens hinweg sowohl psychiatrische Tradition wie auch eine durch regelmäßige Überarbeitung gewährleistete Aktualität vereint. Indem Bleuler die Persönlichkeitsentwicklung im Zusammenhang mit der Lebenserfahrung als eine der Grundlagen der Psychiatrie an den Anfang seines Lehrbuches stellt, dem sich die Abhandlung der allgemeinen Psychopathologie, der psychiatrischen Nosologie und der allgemeinen Prinzipien in Diagnostik, Therapie und Verlauf anschließen, setzt er zugleich Schwerpunkte für das Verständnis und die Behandlung psychiatrischer Krankheiten, die nicht nur in der Vergangenheit richtungsweisend wirkten, sondern auch in der Zukunft das psychiatrische Handeln entscheidend beeinflussen werden. Im speziellen Teil werden die körperlich-organisch begründeten Störungen ebenso wie die endogenen, die psychoreaktiven bzw. psychogenen Störungen und schließlich die Persönlichkeitsstörungen in Beziehung zu angeborenen Persönlichkeitsvarianten abgehandelt. Dabei werden die den Pädiater besonders interessierenden Störungen des frühkindlichen Autismus und die Oligophrenien unter dem zuletzt genannten Abschnitt knapp dargestellt. Gelegentliche Bezüge zur Kinderpsychiatrie werden in kurzen Abschnitten über Legasthenie und Teilleistungsschwächen deutlich und machen erneut das Interesse des Autors an größeren Zusammenhängen und der Perspektive des gesamten menschlichen Lebens deutlich. Ein Anhang über die gerichtliche Psychiatrie in den deutschsprachigen Ländern beschließt dieses Lehrbuch, an dem kein ernsthaft an der Psychiatrie Interessierter vorbeigehen wird.   H.C. Steinhausen (Berlin)

Tagesgeschichte

Hochschulnachrichten

Dr. med. Ulrich *Köttgen*, emeritierter ordentlicher Professor für Kinderheilkunde an der Universität Mainz und ehemaliger Direktor der dortigen Universitäts-Kinderklinik ist am 22. Februar 1980 im Alter von 73 Jahren verstorben. Mit ihm hat uns wiederum eine der bedeutenden, die deutsche Pädiatrie, im besonderen auch die deutsche Sozialpädiatrie unserer Tage mitgestaltenden Persönlichkeiten für immer verlassen. Eine ausführliche Würdigung dieses großen Arztes, Lehrers, Forschers, dieses liebenswerten Kollegen wird folgen.

Prof. Dr. H.-R. *Wiedemann* (Kiel) vollendete am 16. Februar 1980 sein 65. Lebensjahr.

Priv.-Doz. Dr. K. *Baerlocher* (Zürich) ist zum Titularprofessor ernannt worden.

Dr. E. *Harms* (Heidelberg) und Dr. D. *Schulz* (Mannheim) wurde die Venia legendi für das Fach Kinderheilkunde verliehen.

Kongreßkalender

Die Herzklinik Karlsruhe veranstaltet am 7. und 8. Juni 1980 einen *Fortbildungskurs* über Computer Elektrokardiographie; Computer Elektrokardiokartographie, EKG mapping, Computerkarten der elektrischen Herzfelder; EDV surface mapping, Isopotential maps, Vector maps, Computer EKG. Auskunft erteilt: Herzklinik Karlsruhe, Hertstraße 15, D-7500 Karlsruhe.

Die *18. Tagung der Deutschen Gesellschaft für Kinderchirurgie* findet vom 13. bis 15. Juni 1980 in Dortmund statt. Hauptthemen: Brustkorbdeformierungen; Schädel-Hirn-Trauma; Urologie im Kindesalter. Auskunft erteilt: Dr. H. Würtenberger, Kinderchirurgische Klinik, Beurhausstraße 45, D-4600 Dortmund.

Die *6. Jahrestagung der Gesellschaft für Neuropädiatrie* wird vom 17. bis 19. Oktober 1980 in Basel durchgeführt. Hauptthemen: Myopathien; cerebrovasculäre Krankheiten. Auskunft erteilt: Priv.-Doz. Dr. H.R. Hirt, Universitäts-Kinderklinik Basel, Postfach, CH-4005 Basel.

Das *V. Welt Symposium über Pädiatrische Chirurgie* wird vom 15. bis 19. Oktober 1980 in Acapulco, Mexiko abgehalten. Auskunft erteilt: Insurgentes Sur 3700, Mexico 22, D.F., Mexico City, 573-53-48.

Für den Textteil verantwortlich: Prof. Dr. K. H. Schäfer, Universitäts-Kinderklinik und Poliklinik, Martinistraße 52, D-2000 Hamburg 20, und Prof. Dr. H. Ewerbeck, Kinderkrankenhaus der Stadt Köln, Amsterdamer Straße 59, D-5000 Köln 60. Für den Anzeigenteil: L. Siegel, W. Pehla, Kurfürstendamm 237, D-1000 Berlin 15, Fernsprecher (0 30) 8 82 10 31, Telex: 01-85411. Springer-Verlag Berlin, Heidelberg, New York.   Druck: Brühlsche Universitätsdruckerei, Gießen.   Printed in Germany.   © by Springer-Verlag Berlin, Heidelberg 1980.

Das Heft enthält je eine Beilage der Firmen Behringwerke AG, Frankfurt/M., Drägerwerk AG, Lübeck, und Hoechst AG, Arzneimittel RHD, Frankfurt/M.

Monatsschr. Kinderheilkd. 128, 219–224 (1980)

Monatsschrift für
Kinderheilkunde
© by Springer-Verlag 1980

Verhandlungen der 76. ordentlichen Versammlung der Deutschen Gesellschaft für Kinderheilkunde in Karlsruhe von 17. bis 19. September 1979

Eröffnungsansprache

O. Vivell

Kinderklinik des Städtischen Klinikums Karlsruhe

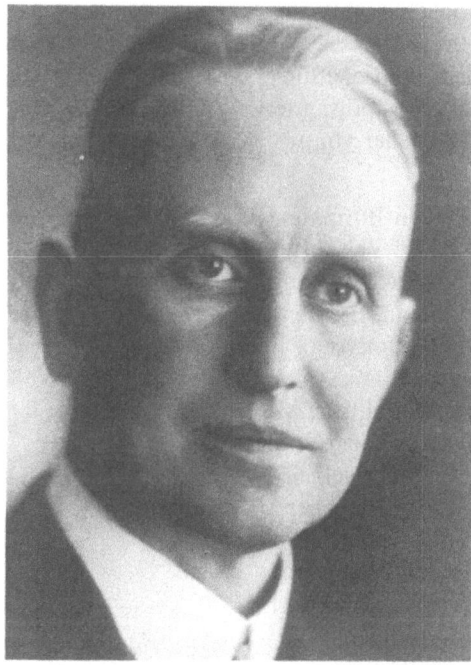

Abb. 1. Professor Franz Lust

Frau Minister Huber, Frau Minister Griesinger, meine sehr geehrten Damen und Herren.

Karlsruhe war bisher erst einmal im Jahre 1911 Kongressort unserer Gesellschaft, die als Sektion der Versammlung Deutscher Naturforscher und Ärzte tagte. Obwohl damals schon eine Stiftung zur Errichtung einer Kinderklinik in Karlsruhe existierte, wurde dieses Vorhaben erst 1920 verwirklicht, als Großherzogin Luise das Viktoriamädchenpensionat für diesen Zweck zur Verfügung stellte. Erster Chefarzt wurde der frühere Oberarzt der Heidelberger Kinderklinik Prof. Dr. Franz Lust. Vom Gründungstag an enthielt die Klinik auch eine chirurgischorthopädische Abteilung. Aus rassischen Gründen mußte Prof. Lust im September 1933 die Leitung der Klinik abgeben. Er beendete 1936 selbst sein Leben, nachdem ein unmenschliches Regime ihm jede berufliche Tätigkeit untersagte.

Prof. Hottinger aus der Basler Kinderklinik ermöglichte durch Übernahme einer Bürgschaft seiner Familie die Ausreise nach USA. Prof. Lust ist vielen von uns durch sein Lehrbuch und den von ihm beschriebenen Peronaeusreflex bekannt.

Wir sind stolz, daß die Karlsruher Klinik heute den Namen

Franz Lust Klinik

trägt. Aus den Trümmern des zweiten Weltkrieges hat dann Prof. Courtin die Klinik wieder aufgebaut und 19 Jahre lang geleitet.

Dieser Tradition bewußt begrüße ich Sie alle herzlich in Karlsruhe.

Unsere Gesellschaft betrachtet es als eine besondere Auszeichnung, daß Sie Frau Bundesminister Huber im Namen der Bundesregierung bei dieser Eröffnungssitzung anwesend sind und Grußworte sprechen werden. Ebenso herzlich begrüßen wir Frau Minister Griesinger, deren Erscheinen das Interesse der Landesregierung an unserer Tagung dokumentiert.

Ich begrüße ferner sehr herzlich den Präsidenten der Landesärztekammer Baden-Württemberg, Herrn Dr. Maiwald.

Wir freuen uns in der Hauptstadt des Rechts mit den Bundesgerichten als Vertreter des Generalbundesanwalts Prof. Dr. Rebmann, Herrn Bundesanwalt Kaul willkommen zu heißen.

Ferner begrüßen wir
als Vertreter des Regierungspräsidiums Nordbaden
Herrn Obermedizinaldirektor Dr. Brugger
als Vertreter des Herrn Oberbürgermeisters
Herrn Bürgermeister Dr. Rehberger
als Vertreter des Städtischen Klinikums
Herrn Ärztlicher Direktor Prof. Dr. Müller
als Vertreter der Ärzteschaft Karlsruhe
Herrn Dr. Späth
als Vertreter der ev. Kirche
Herrn Dekan Mack
als Vertreter der Allgemeinen Ortskrankenkasse
Herr Verwaltungsdirektor Gräfenecker.

Die Ehre einer offiziellen Vertretung ihrer nationalen Kinderärztegesellschaften geben uns die Herren

Dr. Andersen, Dänemark
Dr. van Espen, Belgien
Dr. Glaesener, Luxemburg
Prof. Dr. Braun, Deutsche Demokratische Republik
Prof. Dr. Hadzic, Jugoslawien
Dr. Kansy, Polen
Prof. Dr. Ringel, Tschechoslowakei
Dr. Waldmann, Österreich.

Gäste aus zahlreichen Ländern haben sich für unseren Kongreß angemeldet.

Sie kommen aus Australien, Belgien, Chile, Dänemark, Ghana, Großbritannien, der Deutschen Demokratischen Republik, Finnland, Frankreich, Italien, Japan, Jugoslawien, Libanon, Luxemburg, den Niederlanden, Österreich, Polen, Rumänien, Saudi-Arabien, Schweden, Schweiz, Tschechoslowakei, Ungarn, USA.

Erstmals wird ein Mitglied der offiziellen Delegation der DDR sich am wissenschaftlichen Programm mit einem Vortrag beteiligen. Wir sehen auch darin ein Zeichen der Entspannung im politischen Alltag über das wir uns freuen.

Besonders begrüßen möchte ich den Nestor der finnischen Kinderheilkunde Herrn Prof. Ylppö, der unsere Kongresse regelmäßig besucht und damit die traditionellen freundschaftlichen Beziehungen zwischen deutschen und finnischen Kinderärzten unterstreicht.

Zur Diskussion unseres aktuellen Kongreßthemas „Das mukokutane Lymphknotensyndrom" ist sein Erstbeschreiber Prof. Kawasaki aus Japan angereist. Wir danken ihm herzlich.

Zur Diskussion unseres aktuellen Kongreßthemas „Das mukokutane Lymphknotensyndrom" ist sein Erstbeschreiber Prof. Kawasaki aus Japan angereist. Wir danken ihm herzlich.

Zahlreiche Grüße und Wünsche zum Gelingen der Tagung sind eingetroffen.

So von der Gattin des Bundespräsidenten
    Frau Dr. Carstens
vom Präsidenten des Bundesgesundheitsamts
    Prof. Fülgraff
vom Präsidenten des Bundesverfassungsgerichts
    Prof. Dr. Benda
vom Präsidenten des Bundesgrichtshofs
    Prof. Dr. Pfeiffer
vom Rektor der Universität Freiburg
    Prof. Stoeckle.

Zahlreiche Kollegen, die wegen anderweitiger Verpflichtungen oder Krankheit nicht kommen konnten haben schriftlich Ihre Wünsche für die Tagung übermittelt, so die Herren Professoren Ariztia, Santiago di Chile, Bauza, Montevideo; Belmonte, Funchal (Madeira); Berger, Innsbruck; Burgio, Pavia; Calahane, Dublin; Dogramaci, Ankara; Goldis, Bukarest; Ginsburg, Stockholm; Gautier, Lausanne; Hagberg, Göte-

burg; Harnapp, Leipzig; Ichihashi, Tokio; Jonxis, Haren (Niederlande); Lie, Oslo; Lindquist, Viken (Schweden); Rohmer, Straßburg; Veghelyi, Budapest; Wasz-Höckert, Helsinki; Thalhammer, Wien; Swoboda, Wien; Stapleton, Camperdown (Australien); Winberg, Stockholm; Zweymüller, Wien.

Grüße sandte über seinen Sohn auch Prof. Fanconi, Zürich, den wir besonders vermissen. Wir wünschen ihm rasche Genesung.

Prof. Ballabriga, der Präsident des 16. Internationalen Kongresses für Kinderheilkunde lädt alle Mitglieder unserer Gesellschaft herzlich, sowohl zum 7. Europäischen Kongreß für Perinatale Medizin vom 2.9.–5.9.1980, wie zum 16. Internationalen Kongreß für Kinderheilkunde vom 8.–12.9.1980 nach Barcelona ein. Um möglichst vielen von Ihnen diesen Kongreßbesuch zu ermöglichen, fällt der Deutsche Kinderärztekongreß 1980 aus.

Auch eine wissenschaftliche Gesellschaft wird von ihren Mitgliedern repräsentiert. Wir mußten im vergangenen Jahr wieder von vielen Abschied nehmen. Wir trauern um:

Prof. Dr. Felix von Bormann, Bad Nauheim
Dr. A. Dietrich, St. Veit/Österreich
Dr. Eduard Eschbacher, Freiburg
Dr. Hans Feldmann, Bremen
Dr. Margarete Gimmerthal, Bochum
Dr. Martha Grunz, Düsseldorf
Prof. Dr. Hermann Hilber, München
Dr. Friedrich Holländer, Gummersbach
Dr. Adolf Hofmann, Gießen
Dr. Fritz Hofstadt, München (Ehrenmitglied)
Dr. Ernst Erich Joepchen, Köln
Dr. Benno Kiepe, Wiesbaden
Prim. Doz. Dr. Walter Kircher,
Vöcklabruck/Österreich
Dr. Ruth Leber, Berlin
Dr. Hermann Menke, Hamburg
Prof. Dr. Hans-Dietrich Pache, Grünwald
Prof. Dr. Oktavian Pop, Cluj/Rumänien
Dr. Willy Patzak, Hamburg
Dr. Hedwig Pellengahr, Hagen
Dr. Hans J. Spörl, Ingolstadt
Dr. M. Schwarz, Wien/Österreich
Prof. Dr. Lutz Schall, München (Ehrenmitglied)
Dr. Gerhard Steller, Mainz
Dr. Hans Volberg, Köln
Prof. Dr. Johannes Wenner, Hannover
Dr. Hermine Wöscher, Landau
Dr. Wolfgang Zeller, Heidenheim

Lassen Sie mich bei drei Namen kurz verweilen.
Prof. Dr. Hermann *Hilber* wurde von Prof. Moro Heidelberg motiviert Kinderarzt zu werden und kam anschließend in die Schule der Klinik von Geheimrat v. Pfaundler nach München. Eine künstlerisch-intuitive Prägung verband sich mit rational-analytischer Begabung zu einer imponierenden Arztpersönlichkeit. Als Leiter der Kinderklinik des Städt. Krankenhauses

München-Schwabing wurde er ab 1969 erster Lehrstuhlinhaber für Pädiatrie an der Technischen Universität München. Selbst kinderreicher Vater erlebte er Glück und Sorge mit Kindern nicht nur beruflich, sondern auch im familiären Raum. Seine Arbeit hat Zeichen gesetzt, die weiterwirken.

Ebenso plötzlich wie Prof. Hilber wurde mit Prof. *Pache* ein zweiter Chefarzt einer Münchner Kinderklinik aus unserer Mitte gerissen. Beim Freiburger Kinderärztekongreß war er noch in voller Vitalität unter uns. Mit ihm verloren wir einen Protagonisten der pädiatrischen Neuropädiatrie. Im Harlachinger Kinderkrankenhaus hat er sich besonders um psychologische und soziale Probleme des kranken Kindes gekümmert. Seine Klinik führte modellhaft die Mitaufnahme von Müttern durch, die inzwischen in vielen deutschen Kinderkliniken praktiziert wird. Mit Pache ist ein hervorragender Arzt und gütiger Mensch von uns gegangen.

Während der Kongreßvorbereitungen traf uns die Nachricht vom Tode unseres Kollegen Prof. Dr. Johannes *Wenner*, der in Alter von 59 Jahren aus einer erfolgreichen Aufbauarbeit an der Med. Hochschule Hannover gerissen wurde. Es schuf in den letzten Jahren die Spezialabteilung für pädiatrische Pneumologie, die sich in Kürze hohes Ansehen im In- und Ausland erwarb. Mit ihm haben wir nicht nur einen bedeutenden Wissenschaftler unseres Faches, sondern auch einen begeisternden Lehrer und fröhlichen, begnadeten Arzt verloren.

Sie haben sich zum ehrenden Gedenken an unsere Toten von Ihren Plätzen erhoben. Ich danke Ihnen.

Einen ersten Höhepunkt erreicht unsere Tagung in der Verleihung der Preise unserer Gesellschaft, des Otto Heubner-Preises und des Adalbert Czerny-Preises.

Der amtierende Präsident unserer Gesellschaft, Herr Prof. Ewerbeck, wird die Preisverleihung persönlich vornehmen (s. S. 226).

Die Bundesrepublik ist derzeit das geburtenärmste Land der Welt. Unsere Bevölkerung ist vom Aussterben bedroht, wenn sich ihr generatives Verhalten nicht ändert. Der Geburtenschwund der letzten 10 Jahre ist das folgenschwerste demographische Ereignis des Jahrhunderts. In naher Zukunft ergeben sich daraus schwer lösbare Probleme für unsere Sozialordnung.

Die Ursachen dieser Entwicklung sind vielschichtig und wurzeln tief in sich wandelnden Wertvorstellungen. Fehlende Bereitschaft zum Konsumverzicht, die Auflösung traditioneller Familienstrukturen, schlechte Berufschancen für die nachwachsende Generation, Angst vor der Zukunft und neuerdings das Gespenst der Energiekrise sind kein Klima, in dem ein so sensibles Gebilde wie die Familie gedeihen kann.

In diesem „Internationalen Jahr des Kindes" ist herbe Kritik laut geworden. Man sprach vom Holocaust im Mutterleib, einer kinderfeindlichen Umwelt und Sozialstruktur, von einer Arbeitswelt, die die

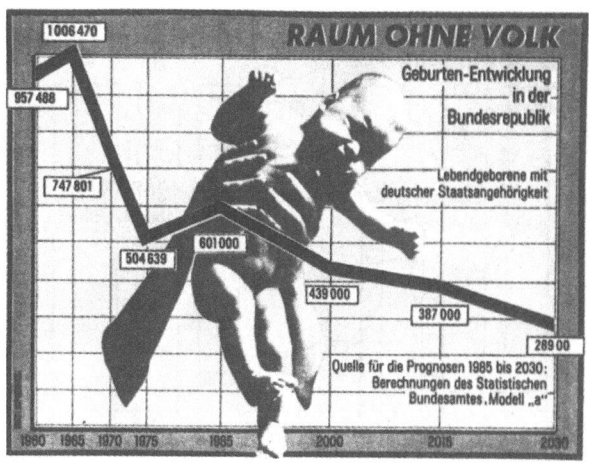

Abb. 2. Aus: Der Spiegel, Nr. 45/1978

kinderreiche Familie ins Abseits drängt. Durch Familienzerrüttung und Schulangst wuchs die Drogen- und Alkoholsucht bei Jugendlichen. Es droht uns eine suizidale Gesellschaft. Auch unser vielgerühmtes Netz sozialer Sicherheit hat dort Risse, wo es um die Gleichstellung nicht berufstätiger Hausfrauen und Mütter, besonders der kinderreichen, geht. Wir Kinderärzte, ob wir in Praxis, Klinik oder Öffentlichem Gesundheitsdienst tätig sind, sind aufgerufen, Anwälte der jungen Generation zu sein. Unsere Aufgabe ist es auch, politisch Verantwortliche darauf hinzuweisen, daß man in Zukunft mit der Familie, dem Hort für ein gesundes Gedeihen unserer Kinder, pfleglicher umgehen muß.

Hier beanspruchen Hilfsprogramme und Investitionen besondere Priorität. Dies soll aber heute nicht unser Thema sein.

Der genius loci von Karlsruhe, wo die älteste technische Universität Deutschlands steht – sie wurde 1825 von Großherzog Ludwig nach dem Vorbild der Pariser Ecole polytechnique gegründet – ist Anstoß, einige Gedanken zum Wohl und Wehe der technischen Entwicklung für unsere Kinder vorzutragen. Dabei wird auch deren Einfluß auf die Struktur unserer Kinderkliniken zu besprechen sein.

Technik ist – wie Zischka es formuliert – die intuitive, methodische, erfinderische und praktische Anwendung von Naturgesetzen im Dienste des Menschen. Mit ihrer Hilfe macht er sich die Naturkräfte dienstbar, beherrscht er sie und verwirklicht sein Menschsein.

Er schafft Wohnung, Nahrung, erträgliche Lebensbedingungen auch für die Jugend. Verzicht auf die technischen Errungenschaften bedeutet heute Selbstzerstörung. Auch wir haben in unseren Praxen und Kliniken den Einbruch der Technik erlebt und genutzt. Ihre Hilfe war entscheidend für die Senkung der Säuglingssterblichkeit, für die gestiegenen Überlebenschancen bei bösartigen Erkrankungen und für die Siege über gefährliche Seuchen wie Poliomyelitis oder Pocken, um nur einige zu nennen. Schon die Entwick-

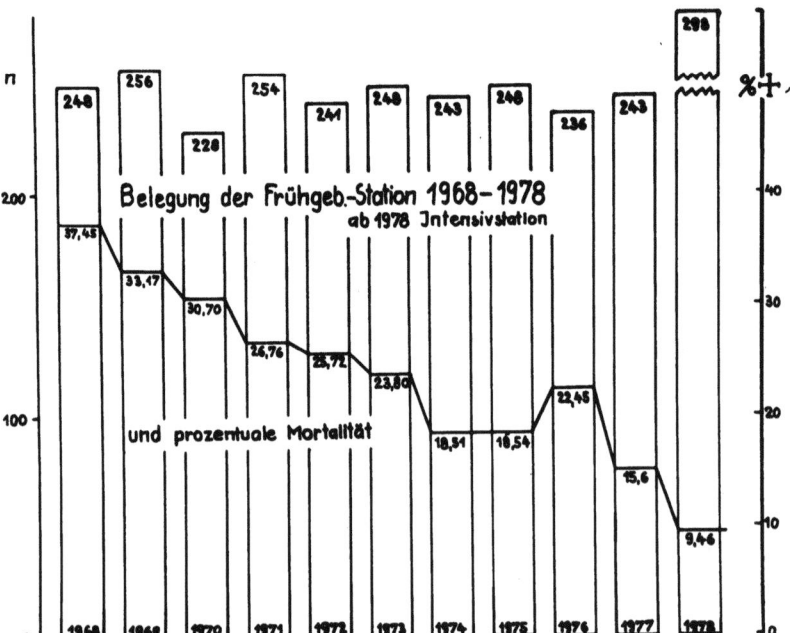

Abb. 3. Belegungs- und Sterblichkeitsstatistik der Frühgeborenenstation
Kinderklinik Karlsruhe 1968–1978

lung gewebefreudlicher Kunststoffe, aus denen Nahrungssonden, Katheter, schließlich Gefäß- und Gelenkprothesen herstellbar waren, glich einer Revolution. Der Weg zum Kunststoffherzen ist programmiert. Besonders faszinierend war die Entwicklung der Elektronik, die im medizinischen Bereich nicht nur die modernen Patientenüberwachungsgeräte für fast alle lebenswichtigen Parameter gebracht hat, sondern auch die Diagnostikautomaten, die aus Mikroblutmengen

Tabelle 1. Die Säuglingssterblichkeit in ausgewählten Ländern 1977 (auf 1000 Lebendgeborene)

Schweden	8,0
Japan	8,9
Niederlande	9,5
Frankreich	11,4
DDR	13,1
England	13,7
USA	14,0
Bundesrepublik	15,4
Italien	17,6
Tschechoslowakei	19,6
Bulgarien	23,7
Polen	24,1
Ungarn	26,1

Tabelle 2. Säuglingssterblichkeit in deutschen Bundesländern 1978 (auf 1000 Lebendgeborene)

Baden-Württemberg	11,7
Bayern	13,6
Bremen	13,9
Hessen	14,0
Niedersachsen	14,2
Schleswig-Holstein	14,7
Berlin (West)	14,9
Hamburg	15,8
Nordrhein-Westfalen	16,5
Rheinland-Pfalz	17,7
Saarland	21,3

in kürzester Zeit zahlreiche biochemische Daten liefern. Die Diagnostik mit ionisierenden Strahlen ist durch die Computertomographie bereichert worden, den gewaltigsten Fortschritt auf dem Gebiet der Radiologie. Die Endoskopie bedient sich lichtstarker flexibler Fiberglassonden. Auch die Ultraschalldiagnostik, die wir als nichtinvasive schadlose Untersuchungstechnik besonders favorisieren, liefert immer deutlichere Bilder der inneren Organe. Auch das heranwachsende Kind im Mutterleib ist zunehmend besser zu erkennen und zu beurteilen. Neue Entwicklungen, besonders auf dem Gebiet der Mikroelektronik, der sog. Mikroprozessoren, und supermagnetischer Materialien stehen ins Haus.

Das Ende ist nicht abzusehen. Neben dem Arzt ist der Physiker und Ingenieur ins Krankenhaus eingezogen.

Im pädiatrischen Bereich verdankt vor allem die Intensivmedizin ihre Existenz der Technik. Es gelang Monitore und Beatmungsgeräte an die Bedürfnisse kleinster Frühgeborener anzupassen. Kritische Phasen des zentralen und peripheren Atemversagens, die das unreife Kind besonders bedrohen, können überbrückt oder verhindert werden. Die kontinuierliche Überwachung des Sauerstoffpartialdrucks durch engmaschige Arterienpunktionen oder Transoxodenmonitor erlauben es heute, hypoxische Hirnschäden weitgehend zu vermeiden. Obwohl immer mehr unreife Frühgeborene überleben, nimmt die Zahl der hirngeschädigten Kinder ab, eine enorm positive Bilanz. Lassen sie mich die dramatisch gestiegenen Überlebenschancen an der Sterblichkeitsstatistik unserer Frühgeborenenstation der letzten 10 Jahre belegen (Abb. 3).

Die Intensivstationen sind die Herzstücke der großen Kinderkliniken geworden und haben deren traditionelle Struktur gesprengt. Der ärztliche und pflegerische Aufwand für die wenigen dort behandelten Patienten ist enorm, entsprechend sind es die

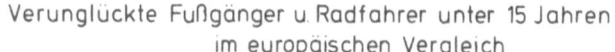

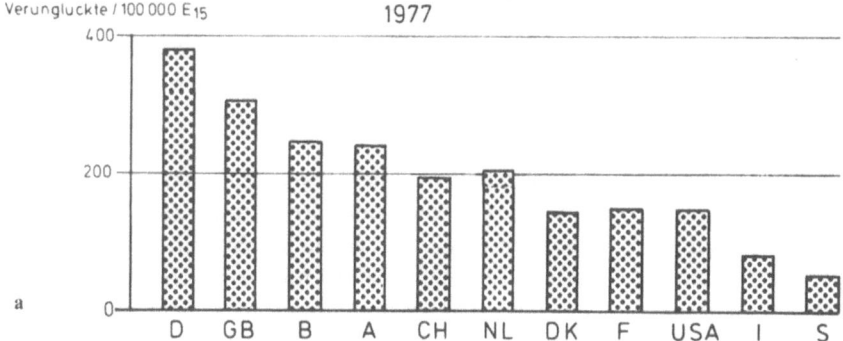

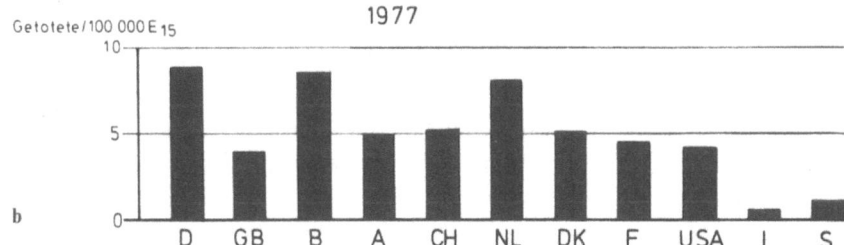

Abb. 4a und b. Relative Unfalldaten im Europäischen Vergleich 1977 (nach Angaben des ADAC).
D = Deutschland; GB = Großbritannien; B = Belgien; A = Österreich; CH = Schweiz; NL = Niederlande; DK = Dänemark; F = Frankreich; USA = Vereinigte Staaten; I = Italien; S = Schweden

Kosten. Der Arzt muß rund um die Uhr anwesend sein. Dies erfordert nach Berechnungen der Baden-Württembergischen Gemeindeprüfanstalt 5,3 Ärzte. Nach dem derzeit gültigen Personalschlüssel für eine 200 Bettenkinderklinik muß danach $\frac{1}{3}$ der Assistenzärzte im physisch und psychisch außerordentlich anstrengenden 8-St-Schichtdienst der Intensivpflege arbeiten und damit auch $\frac{1}{3}$ der gesamten Facharztausbildungszeit.

Angesichts dieser Belastung wird es immer schwieriger, die übrigen Stationen und die Funktionsbereiche einer großen Klinik, wie Cardiologie, Onkologie, Neuropädiatrie, Hämatologie, Diabetologie, Gastroenterologie, Nephrologie, Allergologie, um die wichtigsten zu nennen, personell abzudecken. Als weitere Verpflichtung im Bemühen um eine Senkung der Säuglingssterblichkeit bleibt zusätzlich die pädiatrische Betreuung der Entbindungskliniken bei Risikogeburten und der Transport gefährdeter Neugeborener unter kinderärztlicher Kontrolle zur Intensivstation. Nur unter solchen Voraussetzungen läßt sich die leider noch immer nicht sehr günstige Position der Bundesrepublik im internationalen Vergleich der Säuglingssterblichkeit verbessern (Tabelle 1). Im Kreissaal und auf dem Weg in die Kinderklinik fällt häufig die Entscheidung über Leben und Tod des Kindes.

Wie sollen wir Kinderkliniker dieser wichtigen Aufgabe gerecht werden, wenn unsere gut begründeten Anträge und Memoranden auf Schaffung der personellen Voraussetzungen negativ beschieden werden?

Kinder sind, besonders bei unserer trostlos negativen Geburtenbilanz ein kostbares Gut. Wir müssen bereit sein, für sie auch finanzielle Opfer zu bringen. Deshalb appellieren wir an die Einsicht der Behörden und Verbände, die hier Verantwortung tragen.

Die Technik ist janusköpfig. Sie bringt nicht nur Segen, sondern auch ernste Bedrohungen für unsere Kinder.

Auf das Negativkonto der Technik ist der Einfluß der Medien, besonders des Fernsehens auf Kinder zu buchen. Nach der Studie von Mary Winn wächst in den USA eine fernsehsüchtige Generation auf. Sie stellt daher fest: Fernsehen ist Gift für Kinder. Es hilft nur eines, „abschalten". Zumindest ist ein unkontrollierter Fernsehkonsum bis tief in die Nachtstunden schädlich. Wenn Fernsehen bei Kindern, dann nur mit strenger Auswahl.

Früher waren Infektionen, Ernährungsstörungen und vor allem die Frühgeburtlichkeit hauptsächliche Ursachen für kindliche Todesfälle. Heute hat der Unfall diese Stelle eingenommen. Vergiftungen durch Haushaltchemikalien, Pflanzenschutzmittel aber auch achtlos aufbewahrte Medikamente gehören heute zum klinischen Alltag. Zum Glück verlaufen sie selten tödlich. Der Verkehrsunfall spielt eine bedeutendere Rolle. Die Bundesrepublik hat hier im europäischen Vergleich eine unheilvolle Spitzenposition (Abb. 4a und b).

Schon über 50% aller kindlichen Sterbefälle sind Unfallfolgen. Im Jahre 1977 verunglückten im Straßenverkehr insgesamt 135062 Kinder und Jugendliche bis 18 Jahre. 2442 starben. Besonders stark betroffen waren die 15- bis 18jährigen, meist als Mopedfahrer. Der Unfall auf dem Schulweg ist nach einer Untersuchung aus Bayern in den letzten Jahren doppelt so hoch angestiegen, wie die übrigen Kinderunfälle. Durch die Errichtung von Schulzentren mit tausenden von Kindern sind die Schulwege lang und gefährlich geworden. Auch hier tut Abhilfe not, zumal Mammutschulen den Bedürfnissen junger Schulkinder nicht gerecht werden.

Das Sterben auf der Straße ist der sinnlose Tod katexochen. Er betrifft oft die besonders vitalen Kinder. Alle Versuche, dieser trostlosen Entwicklung Herr zu werden, haben bisher nur Teilerfolge erzielt. Verkehrserziehung der Kinder im Spiel, auf Schul- und Verkehrsübungsplätzen ist gut und notwendig, ebenso die Bereitstellung von ausreichend ungefährdetem Spielraum in Wohnbezirken, sie ändern aber wenig. Erfolge kann die Einsicht der erwachsenen Verkehrsteilnehmer bringen, daß ein diszipliniertes Verhalten und Vorsicht Leben und Gesundheit vieler Kinder rettet. Wir sind gegenüber dem Verkehrsunfall als einem zwar häßlichen, aber alltäglichen Ereignis abgestumpft. Hier ist ein Sinneswandel erforderlich, denn es droht uns ein Stück Humanitas abhanden zu kommen.

Angesichts der stürmischen technischen Entwicklung, die z.T. mit enormen finanziellem Aufwand alles als „machbar" erscheinen läßt, ist es unsere Aufgabe als Ärzte ihre Grenzen zu definieren. Der Glaube an die Technik könnte sonst zu einem Aberglauben pervertieren. Besonders die Kollegen unseres Fachbereichs, die sich immer raffinierterer technischer Hilfsmittel bedienen, sind zu kritischer Analyse aufgefordert. Nur so wird es gelingen, Fehlentwicklungen bei der Industrie und Fehlinvestitionen im Krankenhaus in Grenzen zu halten.

Vom Patient wird die Technik oft als Bedrohung erlebt. Damit wird sie inhuman. Besonders beim Kind gilt es darauf zu achten, daß der intime personale Kontakt zur Mutter, der ein bedeutender Heilfaktor ist, von ihr nicht gestört wird.

Meine Damen und Herren,

wir leben im Jahrhundert der Technik, das uns die Energiekrise, die Verknappung der Rohstoffe, die Ausplünderung unseres Planeten beschert hat. Unserer nachwachsenden Generation werden düstere Prognosen gestellt.

Ich möchte in diese Unkenrufe nicht miteinstimmen. Mit Geschick und Optimismus wird die Jugend Probleme lösen, die heute noch unlösbar scheinen. Lassen Sie mich daher mit tröstlichen Gedanken schließen, die Kahlil Gibran in seinem Buch „Der Prophet" ausgesprochen hat.

„Deine Kinder sind nicht deine Kinder,
sie sind Söhne und Töchter der Sehnsucht
des Lebens nach sich selbst.

Du kannst ihnen deine Liebe geben aber
nicht deine Gedanken, denn sie haben
ihre eigenen Gedanken,
denn das Leben geht nicht rückwärts
und verweilt nicht beim Gestern."

Prof. Dr. O. Vivell
Kinderklinik
Städtisches Klinikum
Karl-Wilhelm-Straße 1
D-7500 Karlsruhe 1

Monatsschr. Kinderheilkd. 128, 225–226 (1980)

Monatsschrift für
Kinderheilkunde
© by Springer-Verlag 1980

Begrüßung

H. Ewerbeck

Kinderkrankenhaus der Stadt Köln

Frau Minister Huber,
Frau Minister Griesinger,
meine sehr verehrten Damen und Herren,
liebe Kolleginnen, liebe Kollegen!

Der Vorsitzende unseres diesjährigen Kongresses hat sehr eindrucksvoll den Einzug der Technik in unsere Kliniken, Krankenhäuser und Abteilungen für Kinder geschildert. Leider hat er nur sehr leise und sehr sanft, wie es die Öffentlichkeit wohl von einem Pädiater erwartet, auf die großen pflegerischen Schwierigkeiten aufmerksam gemacht, die durch den Einbruch dieser Technik in unseren Kinderkliniken eingetreten sind.

Der 6. Punkt unserer letztjährigen Forderungen lautete:

6. Die Humanisierung im Krankenhaus darf auch vor Kinderkrankenhäusern nicht halt machen.

Was ist denn anders geworden?

In der Tat ist in den letzten 10 Jahren ein erheblicher Leistungswandel bei der stationären Behandlung von Kindern eingetreten.

1. Mehr schwerkranke Kinder

Der niedergelassene Kinderarzt kann eine bessere Diagnostik und eine wirkungsvollere Therapie treiben. Er weist also weniger ein und er weist später ein, wenn die sozialen Bedingungen dies erlauben. Wir Kinderärzte halten das für gut, denn ein krankes Kind gehört ins Bett, aber nicht gleich ins Kinderkrankenhaus. Dieser Trend wird allerdings heute erheblich gebremst durch die zunehmende außerhäusliche Arbeit junger Mütter, so daß die Einweisungsquote davon nur wenig beeinflußt wird.

2.

Die moderne Technik ermöglicht in der Klinik eine *intensivere und schnellere Diagnostik* und eine *wirkungsvollere Therapie. Ergebnis:* eine kürzere Verweildauer im Krankenhaus. Dies wird von allen Kinderärzten begrüßt. Jeder Tag einer früheren Entlassung verringert den Trennungsschmerz, der auch bei unbeschränkter Besuchszeit noch besteht.

In den letzten 10 Jahren ist es so gelungen, in Kinderkliniken und Kinderkrankenhäusern die Liegedauer hospitalisierter Kinder um rund 40% zu verkürzen mit der Folge: viele freistehende Betten.

Da aber heute noch immer die Leistung eines Krankenhauses an der Menge der belegten Betten gemessen wird, ist die Konsequenz für die Kassen und die Krankenhausträger: Personalstellen streichen.

Wer aber mißt denn in der Wirtschaft die Leistung einer Autowerkstatt an der Anzahl der vollen Parkplätze? Es kommt doch auf die Anzahl der pro Jahr behandelten Patienten an.

Nehmen Sie ein Beispiel: 1969 wurden in dieser Klinik pro Jahr 4300 Patienten stationär behandelt mit einer Liegedauer von 18 Tagen; 1978 6200 Patienten mit einer Liegedauer von 11 Tagen. 40% kürzere Liegedauer, 42% mehr Patienten pro Jahr behandelt, aber 10% mehr freistehende Betten: also 10% Schwesternstellen streichen, obwohl 42% mehr Patienten aufgenommen, betreut, gepflegt und entlassen wurden!

Aber dies ist noch nicht einmal die volle Wahrheit der Misere: der heutige Schwesternschlüssel aus dem Jahr 1969 beruhte damals schon nur auf geschätzten Zahlen.

Man gestattet uns in der Kinderheilkunde bis zum heutigen Tag keine leistungsbezogenen Zahlen des Personalbedarfs. 1978 hat die Bundesregierung 7 Mio. bereitgestellt für Verfahren zur Berechnung des leistungsbezogenen Personalbedarfs in Krankenhäusern. Zu unserer großen Überraschung hat es sich inzwischen aber herausgestellt, daß dieses Geld nur dazu reicht, um den Personalbedarf bei den erwachsenen Patienten festzustellen. Für entsprechende Untersuchungen im Bereich der Kinderheilkunde ist kein Geld mehr übrig. Auch dieses ist ein Beitrag zum Jahr des Kindes.

Wenn es in dieser Gesellschaft nicht nur beim Lippenbekenntnis für kranke Kinder bleiben soll, dann bitten wir unsere Politiker um folgendes:

1. Geben Sie den Kinderabteilungen, -krankenhäusern und -kliniken endlich Stellenpläne, die sich auf ihre Jahresleistung und nicht auf die Anzahl belegter

Betten beziehen, Stellenpläne, die leistungsbezogen sind.

2. Erlauben Sie den Schwestern und Ärzten endlich, die Kinder so früh wie möglich zu entlassen und bestrafen Sie intensiveres und schnelleres Arbeiten nicht durch Personalentzug.

3. Führen Sie endlich ein Finanzierungssystem ein, das die Krankenhausverwaltung nicht zwingt, auf eine möglichst lange Liegedauer zu drängen, um durch unnötige Pflegetage die entstandenen Unkosten abzudecken.

Kurz: Geben Sie den Kinderkliniken endlich genügend Personal, denn die Humanisierung im Krankenhaus darf auch vor Kinderkrankenhäusern nicht halt machen.

Kinderkliniken sind kein gewinnoptimierter Supermarkt und dürfen es auch nicht werden.

Ganz besonders glücklich bin ich, jetzt im Auftrag unseres Vorstandes und Beirates einen Mann mit der Verleihung des Otto-Heubner-Preises ehren zu dürfen, dessen wissenschaftliches Werk und dessen große Leistung für die Kinderheilkunde damit begann, daß er als einer der ersten die enge Zusammenarbeit von Lehrern, Psychologen, Sozialarbeitern und Ärzten bei der Betreuung von Kindern propagiert hat.

Professor Asperger hat nach seinen Wiener Studienjahren an der ältesten klinischen „heilpädagogischen Abteilung" in Wien gearbeitet und hat sich seinen internationalen Ruf durch die Arbeiten über den kindlichen Autismus begründet. Er ist uns als Vorkämpfer für die psycho-somatischen Belange des kranken und des gesunden Kindes seit Jahrzehnten

vertraut. Er hat mit seinen ganz besonderen wissenschaftlichen Leistungen auf dem Gebiet der Kinderheilkunde neue Erkenntnisgebiete erschlossen und zu ihrer Verbreitung wesentlich beigetragen. Dies war der entscheidende Anlaß für die Verleihung des Otto-Heubner-Preises. Daß Professor Asperger mit unserer Gesellschaft in besonderer Weise verbunden ist, wissen Sie. Er war 1967 unser Vorsitzender, wurde 1973 zum Ehrenmitglied ernannt und reiht sich würdig in die Reihe der Träger dieser seltenen Auszeichnung ein. Wir dürfen ihm in alter Verbundenheit und in Dankbarkeit für seine Arbeit für kranke Kinder herzlich gratulieren.

Wie alljährlich, darf ich Ihnen nun den Preisträger des Czerny-Preises 1979 für eine besonders hervorragende wissenschaftliche Leistung auf dem Gebiet der Kinderheilkunde bekanntgeben:

Czerny-Preisträger ist Herr Professor Walter Baumann, Universitäts-Kinderklinik Mainz. Er hat durch klinische, biochemische und immunpathologische Untersuchungen neue Erkenntnisse auf dem Gebiet der chronischen Hepatitis bei Kindern gewonnen, die es erlauben, sicherer als bisher Infektivität, Verlauf und Prognose der verschiedenen Hepatitisformen zu beurteilen. Er hat damit wissenschaftliches Neuland für die Kinderheilkunde erobert, wofür ihm vom Preisrichterkollegium der Czerny-Preis 1979 zuerkannt wurde.

Prof. Dr. H. Ewerbeck
Kinderkrankenhaus der Stadt Köln
Amsterdamer Straße 59
D–5000 Köln 60

Monatsschr. Kinderheilkd. 128, 227–229 (1980)

Monatsschrift für
Kinderheilkunde
© by Springer-Verlag 1980

I. Hauptthema
Die persistierende Virusinfektion

Tumorentstehung durch Viren

H. zur Hausen

Institut für Virologie, Zentrum für Hygiene der Universität Freiburg/Br.

Seit der Jahrhundertwende etwa wissen wir, daß Viren an der Entstehung maligner Tumoren bestimmter Versuchstiere beteiligt sein können. Obwohl sich in der Zwischenzeit zahlreiche tierische Tumoren als virusinduziert erwiesen, haben erst die letzten 15 Jahre Anhalt dafür erbracht, daß auch bestimmte menschliche Tumorformen mit Virusinfektionen in Verbindung gebracht werden können. Im Folgenden soll versucht werden, einen Abriß über den gegenwärtigen Stand der Tumorvirusforschung im Hinblick auf die Beteiligung von Viren an der Entstehung menschlicher Tumoren zu geben.

Zur Zeit werden folgende Viren oder Virusgruppen in diesem Zusammenhang diskutiert:

1. Retra- oder Oncornaviren;
2. Epstein-Barr Virus;
3. Herpes simplex Viren;
4. Papillomviren;
5. Hepatitis B-Viren.

Retraviren wurden als Erreger zahlreicher Leukämien, Lymphome, aber auch Carcinome bei Geflügel und Nagetieren identifiziert. Darüber hinaus wurden sie auch bei lymphoproliferativen Erkrankungen von Katzen, Rindern, Schafen und auch bei Primaten (Wollaffen, Gibbons) als auslösende Ursache von Tumoren identifiziert. Einige dieser Viren konnten Keimbahnzellen ihrer Wirte infizieren, ihre Desoxyribonukleinsäure (DNS) wurde in die Chromosomen der Wirtszelle eingebaut, wo sie als „neue" Gene auf die Nachkommenschaft weitervererbt werden. Aus ihrem „integrierten" und genetisch wohl meist „stummen" Zustand können sie aktiviert werden, wobei die entsprechende Zelle beginnt, infektiöses Virus zu produzieren, das seinerseits zu Infektionen der Nachbarzellen und zur Umformung (Transformation) einzelner dieser Zellen in Tumorzellen Anlaß geben kann. Bei Mäusen und bei Hühnern wissen wir, daß praktisch jede einzelne Körperzelle eine Vielzahl solcher eingebauten Genomkopien enthält, die zum Teil durch bestimmte Eingriffe aktiviert werden können.

Die weite Verbreitung solcher Viren, ihre Rolle bei zahlreichen – vor allem lymphoproliferativen – Erkrankungen und ihr Vererbungsgang über die Keimbahn haben zu Spekulationen und intensivem Suchen nach solchen Agentien beim Menschen geführt. Diese Untersuchungen sind bisher leider weitgehend erfolglos geblieben. Berichte über Retravirus-spezifische Enzymaktivitäten in menschlichen Leukämie- und Lymphomzellen, elektronenmikroskopische Partikelnachweise wie auch immunologische Bestimmungen unter Verwendung von Primatenvirus als Antigen verliefen entweder von vornherein negativ oder ließen sich nicht durch andere Gruppen reproduzieren.

Bis jetzt ist also nicht geklärt, ob es humanpathogene Retraviren gibt. Es darf jedoch als wahrscheinlich gelten, daß Retraviren beim Menschen vorkommen können, da typische Partikel in Plazentargewebe relativ regelmäßig nachgewiesen werden können, ohne daß bisher eine biologische Aktivität aufgezeigt werden konnte. Ob es sich hier um ein endogenes Retravirus des Menschen handelt, müssen künftige Untersuchungen erweisen.

Beim Epstein-Barr Virus, das seit 1964 bekannt ist und das die infektiöse Mononukleose verursacht, liegen heute gut begründete Anhaltspunkte vor, die seine Rolle bei zwei menschlichen Tumorformen belegen. Beim äquatoralafrikanischen Burkitt-Lymphom, das vorwiegend im Kindesalter auftritt, und beim überwiegend in Südostasien häufigen Nasopharynxcarcinom (Schmincke'sches Lymphoepitheliom), das sich bevorzugt im Erwachsenenalter finden läßt, zeigen folgende Ergebnisse die Beteiligung des Epstein-Barr Virus (EBV) auf:

1. Beide Patientengruppen haben regelmäßig verhältnismäßig hohe Antikörpertiter gegen verschiedene virale Antigene.

2. Die Tumorzellen enthalten regelmäßig EBV-spezifische DNS in multiplen Genomkopien pro Einzelzelle.

3. Die virale DNS ist zum Teil genetisch aktiv: Sie wird partiell in RNS transkribiert und bewirkt die Synthese eines EBV-spezifischen nukleären Antigens (EBNA) in den Tumorzellen.

Für das Burkitt-Lymphom lassen sich weitere Gründe benennen:

1. EBV ist in der Lage, menschliche B-Lymphozyten in permanent wachsende Zell-Linien zu transformieren, eine Eigenschaft, die sonst vorwiegend Tumorzellen besitzen.

2. Das Virus induziert lymphoproliferative Erkrankungen in bestimmten Krallenaffen. Einige dieser Tiere entwickeln Lymphome, wobei die proliferierenden Zellen wiederum virale Nukleinsäure und das Kernantigen EBNA enthalten.

3. Eine kürzlich durchgeführte prospektive Studie der WHO in Uganda zeigt, daß Kinder nach früher und schwer verlaufender EBV-Infektion, die mit der Entwicklung hoher Antikörpertiter gegen virales Capsidantigen einhergeht, ein etwa 30fach erhöhtes Risiko für Burkitt Lymphome aufweisen als entsprechende Alterskontrollen.

Diese Befunde belegen eine Rolle des EBV in der Ätiologie von Burkitt Lymphomen. Dennoch sollen einige Schwierigkeiten, die gegen die ausschließliche Rolle von EBV bei Burkitt-Lymphomen sprechen, nicht verschwiegen werden: Im afrikanischen Endemiebereich läßt sich bei knapp 5% der Burkitt Tumoren weder Virus-Nukleinsäure noch EBNA in den Tumorzellen nachweisen. Die sporadisch überall auf der Welt selten auftretenden Burkitt-Lymphome sind in den USA und in Europa vermutlich zu etwa 75% EBV-negativ und nur 25% dieser Tumoren verhalten sich virologisch „typisch".

Sowohl EBV-negative wie auch positive Burkitt-Lymphome enthalten eine charakteristische Chromosomenaberration: eine reziproke Translokation, die die terminalen Enden der langen Arme der Chromosomen 8 und 14 betrifft.

Schließlich gibt es gelegentlich Immunmangelsyndrome, die offensichtlich spezifisch Abwehrmechanismen gegen EBV betreffen. Obwohl solche Patienten gehäuft maligne Lymphome aufweisen, sind dies nur sehr selten typische Burkitt-Lymphome. Die EBV-Infektion führt hier häufig zu einer progressiven Lymphoproliferation ohne klare Zeichen eines invasiven Wachstums, wobei dieser Prozeß zum Tod des betroffenen Patienten führt.

Diese Befunde zeigen auf, daß viele Fragen offenstehen: Ist EBV in der Lage, gelegentlich das monoklonale Wachstum eines Burkitt-Lymphoms auszulösen? Welche Rolle spielt die reziproke Chromosomenaberration? Sind hier zusätzlich weitere Cancerogene (Chemikalien, UV-Strahlen, andere Viren) beteiligt? Sicherlich werden wir noch Jahre auf diese Antworten zu warten haben.

Beim Nasopharynxcarcinom fehlen uns bisher die negativen Fälle in Nicht-Endemiegebieten. Insofern sieht hier die Situation einheitlicher aus. Auf der anderen Seite haben wir kein geeignetes Tiermodell für die Entstehung dieses Tumors. Die vermutlich über

Jahrzehnte gehenden Latenzzeiten zwischen Primärinfektion und Tumorauftreten komplizieren weiter das Bild. Genetische Prädisposition in Kombination mit weiteren Umweltfaktoren benötigen sicherlich noch einer intensiven Untersuchung.

Obwohl wir zur Zeit mit Recht des Epstein-Barr Virus als menschliches Tumorvirus identifizieren können, läßt sich seine exakte Rolle in der Ätiologie von Burkitt Lympomen und Nasopharynxcarcinomen nicht klar definieren.

Ein weiteres Virus der Herpesgruppe, der genitale Typ des Herpes simplex Virus (HSV 2), geriet in der Vergangenheit in Verdacht, an der Ätiologie genitaler Tumoren, vorzugsweise des Cervixcarcinoms, beteiligt zu sein. Der Verdacht gründete sich auf erhöhte Antikörpertiter von Cervixcarcinom-Patientinnen im Vergleich zu Kontrollgruppen, sowie auf einem höheren Anteil von seropositiven Frauen bei den Tumorträgern. Hinzu kamen Befunde, die zeigten, daß durch ultraviolettes Licht inaktiviertes Herpesvirus zumindest Zellen von Nagetieren (Hamstern, Mäusen) in Tumorzellen umformen kann.

Dennoch hat sich trotz intensiven Suchens im menschlichem Cervixcarcinommaterial bisher weder reproduzierbar virale DNS auffinden lassen, noch zeigen solche Zellen HSV-spezifische Antigene. Auch bei weiteren epidemiologischen Untersuchungen ließ sich bisher nicht der Verdacht erhärten, daß HSV am menschlichen Genitalkrebs beteiligt ist. In bestimmten Untersuchungsgruppen sind bis zu 50% der Cervixcarcinom-Trägerinnen seronegativ gegen HSV-Antigene. Dieser Befund scheint unvereinbar mit einer generellen oder überwiegenden HSV-Ätiologie des menschlichen Genitalkrebs.

Obwohl menschliche Genitaltumoren in ihrer Epidemiologie in besonderer Weise Charakteristika einer Infektionskrankheit tragen, muß die Frage nach einem möglichen viralen Erreger derzeit unbeantwortet bleiben.

Eine andere Virusgruppe, die auch am Genitalkrebs beteiligt sein könnte, stellen die Papillom- oder Warzenviren dar. Kürzlich durchgeführte Untersuchungen haben gezeigt, daß es beim Menschen viele unterschiedliche Papillomvirus-Typen (HPV) gibt, die offensichtlich für spezifische Warzenformen verantwortlich sind. So verursachen HPV 1, HPV 2 und HPV 4 verrucae vulgares an Füßen und anderen Körperregionen, während HPV 3 für Flachwarzen (verrucae planae) verantwortlich ist. Als besonders interessant haben sich die Typen HPV 5 und HPV 6 erwiesen: HPV 5 wird bisher nur in Warzen der Epidermodysplasia verruciformis gefunden, einer seltenen Form von generalisierter Verrucosis, der offensichtlich eine erbliche Komponente zugrunde liegt. Bei dieser Erkrankung kommt es bei etwa 25% der Fälle an lichtexponierten Stellen zur malignen Entartung einzelner Warzen in Plattenepithelcarcinome. Inzwischen konnte auch in mindestens einem dieser Carcinome die DNS von HPV 5 nachgewiesen werden (Orth, persönl.

Mitt.). Wir haben hier also die besondere Situation vorliegen, daß Infektionen mit einem spezifischen Warzentyp besonders oft zu maligner Entartung führen.

HPV6 darf als der Erreger der genitalen Warzen (condylomata acuminata) gelten. Dieses Virus wird venerisch übertragen und führt oft zu üppig wuchernden Papillomen. Auch hier wird gelegentlich – wenn auch glücklicherweise selten – maligne Entartung beobachtet. Dies gilt insbesondere für Vulva- und Peniscondylome. Die Rolle von HPV6 in der Entstehung der invasiven Tumoren ist derzeit nicht sicher bestimmbar. Dennoch lassen die bisher vorliegenden Befunde erhoffen, daß mit der Charakterisierung der Papillomvirusgruppe zumindest einige Kandiataten identifiziert wurden, die als kausale Agentien menschlicher maligner Tumore infrage kommen.

Morphologisch verwandt zur Papillomvirusgruppe – wenn auch deutlich kleiner – sind die Polyoma-Viren, von denen wir bisher 2 humanpathogene Erreger kennen: das JC und das BK Virus. JC Virus kann in ausgeprägt immunsupprimierten Patienten die progressive multifokale Leukencephalopathie (PML) verursachen, während BK Virus bisher nicht als Krankeitserreger definiert werden konnte. Unter Immunsuppression können beide Viren in verhältnismäßig hoher Konzentration im Urin ausgeschieden werden.

Obwohl BK und JC Virus nach Verimpfung in neugeborene Nagetiere maligne Tumoren induzieren können und JC Virus nach intrazerebraler Inokulation in Eulenaffen Gliome hervorruft, existiert bisher kein klarer Anhalt dafür, daß diese Viren auch beim Menschen onkogen sind.

Schließlich muß noch ein anderes Virus erwähnt werden, das zunehmend in den Verdacht gerät, hepatozelluläre Carcinome zu verursachen: das Hepatitis B Virus. Bei geoepidemiologischem Vergleich koinzidieren exakt Gebiete mit hoher Hepatitis B Virus-Durchseuchung mit denen mit hoher Inzidenz primärer Leberzellcarcinome. In mindestens einer Zell-Linie von solchen Tumoren und in frischen Tumorbiopsien wurde inzwischen die DNS des Hepatitis B Virus nachgewiesen. Schließlich wurde in jüngster Zeit ein morphologisch identisches und serologisch und bio-chemisch partiell kreuzreagierendes Virus bei nordamerikanischen Waldmurmeltieren (woodchucks) nachgewiesen, das bei diesen Tieren nicht nur Hepatitiden, sondern in hohem Prozentsatz auch hepatozelluläre Carcinome auslöst.

Es wird von besonderem Interesse sein, zu verfolgen, ob Impffeldversuche mit gereinigtem HBs-Antigen, wie sie zur Zeit in Zentralafrika anlaufen, langfristig auch der Bekämpfung des primären Leberkrebses dienen. Sicherlich ist bis zur Abklärung der Rolle von Hepatitis B Virus bei menschlichem Leberzellkrebs noch ein weiter Weg zurückzulegen. Dennoch besteht berechtigter Anlaß, diese Untersuchungen mit Spannung weiterzuverfolgen.

Wenn wir zusammenfassen, dann lassen sich mit dem in Äquatorialafrika endemischen Burkitt Lymphom, dem in Südostasien ausgesprochen häufigen Nasopharynxcarcinom, dem menschlichen Genitalkrebs (Cervix-, Vulva- und Peniscarcinom), bestimmten Plattenepithelcarcinomen der Haut (bei der Epidermodysplasia verruciformis) und dem primären Leberzellencarcinom bereits ein beachtliches Spektrum menschlicher Tumoren erfassen, bei denen begründeter Verdacht auf eine virale Genese besteht. Wenn wir in diese Reihe als weitere mögliche Kandidaten noch die Lymphogranulomatose und kindliche Leukämien und Lymphome einreihen, dann unterstreicht dies die Notwendigkeit tumorvirologischer Untersuchungen, von denen wir uns nicht zuletzt auch eine gezielte Prophylaxe zumindest für bestimmte Krebsformen erhoffen.

Literatur

1. Hausen, H. zur: Biochim. Biophys. Acta. **417**, 25–53 (1975)
2. Hausen, Z. zur: Curr. Top. Microbiol. Imunol. **78**, 1–30 (1977)
3. Essex, M., Todaro, G., Hausen, H. zur: Viruses in naturally occurring cancer. New York: Cold Spring Harbor Lab. Press (1980, im Druck)

Prof. Dr. H. zur Hausen
Institut für Virologie
Zentrum für Hygiene
der Universität
Hermann-Herder-Straße 11
D-7800 Freiburg/Br.

Monatsschr. Kinderheilkd. 128, 230–231 (1980)

Monatsschrift für
Kinderheilkunde
© by Springer-Verlag 1980

Genetische Vererbung von Tumorviren

R. Jaenisch

Heinrich-Pette-Institut für Experimentelle Virologie und Immunologie an der Universität Hamburg

RNA Tumorviren kommen ubiquitär in der Natur vor und wurden bei einer Reihe von Tierarten als natürliche Erreger maligner Erkrankungen des lymphopoetischen und hämatopoetischen Systems nachgewiesen. Diese Viren werden entweder horizontal von Tier zu Tier oder vertikal von Eltern auf Nachkommen übertragen (Abb. 1). Horizontale Transmission findet sich bei *exogenen* Viren, d.h. Viren, deren genetische Information sich nicht im Genom des uninfizierten Tieres befindet. Infektion mit einem exogenen Virus bedeutet immer Zufuhr neuer genetischer Information für die infizierte Zelle. Im Gegensatz zu exogenen werden *endogene* Viren als fester Bestandteil der normalen genetischen Information eines Tieres, als zelluläres Gen, nach Mendelschen Gesetzen von einer Generation zur nächsten vererbt. Endogenes Virus kann unter bestimmten Bedingungen, z.B. während der zellulären Differenzierung, aus jeder Zelle eines Organismus aktiviert werden. Eine Sonderform der vertikalen Transmission stellt die kongenitale Transmission dar, die von der infizierten Mutter auf den Embryo in utero

(= transplazental) oder während und nach der Geburt (= perinatal) stattfindet. Im Gegensatz zur genetischen Vererbung endogener Viren handelt es sich bei kongenitaler Infektion um Infektion des Embryos mit exogenem mütterlichen Virus. Abbildung 1 stellt schematisch die verschiedenen Übertragungsmechanismen von RNA Tumorviren am Beispiel der Maus dar.

Wird eine neugeborene Maus mit Leukämievirus injiziert, so kann das Virus nur Zellen des lymphatischen Systems (= Zielzellen), jedoch nicht Zellen anderer Organe wie Leber, Hirn, Niere etc. (= Nicht-Zielzellen) infizieren (s. Tabelle 1). Man spricht daher von einem Organtropismus des Virus, im Falle von Leukämieviren von Lymphotropismus. Nicht-Zielzellen, z.B. Zellen der Keimbahn, sind resistent gegen Infektion, was die oben erwähnte Beobachtung, daß exogene Viren nie genetisch vererbt werden, verständlich macht.

Es ist uns kürzlich gelungen, den Organtropismus eines exogenen Leukämievirus experimentell zu umgehen und das Virus in Nicht-Zielzellen einer Maus zu

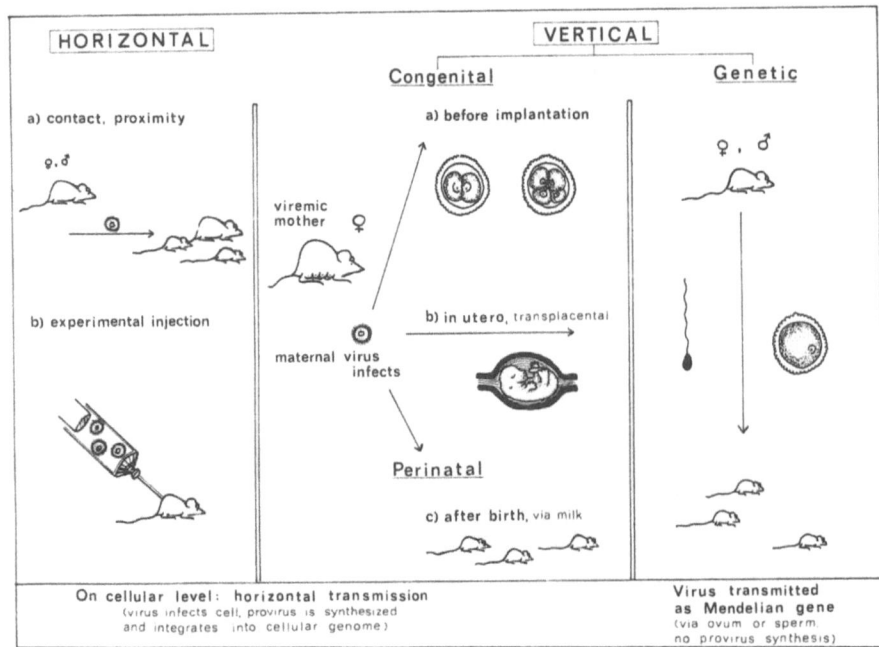

Abb. 1. Übertragungsmechanismen von RNA Tumorviren

Tabelle 1. Genetische Vererbung und virusspezifische genetische Information in Mäusen, die als Neugeborene oder im Präimplantationsstadium mit Leukämievirus infiziert wurden

Stadium der Infektion	Virusgenetische Information in		Genetische Vererbung von Leukämievirus
	Ziel-Zellen (Thymus, Milz)	Nicht-Zielzellen (Hirn, Leber, Niere, Testis, Muskel etc.)	
Neugeboren	+	−	0%
2–8 Zell-Präimplantationsstadium	+	+	100%

integrieren. Dies wurde erreicht, indem nicht neugeborene Mäuse, bestehend aus Ziel- und Nicht-Zielzellen, sondern Mausembryonen in einem Entwicklungsstadium *bevor* zelluläre Differenzierung stattgefunden hat mit Virus infiziert wurden. Aus schwangeren Mäusen lassen sich Embryonen im 2–4 Zellstadium (ca. 36–48 Std nach Befruchtung) isolieren, im Reagenzglas explantieren und mit Virus infizieren. Diese Präimplantationsembryos entwickeln sich bis zum Blastozystenstadium (= 30–60 Zellstadium) und können mit Hilfe mikrochirurgischer Methoden in den Uterus einer pseudoschwangeren Maus transplantiert werden. Dort implantieren sie und entwickeln sich zu normalen Tieren. Wenn so behandelte Mäuse mit molekularbiologischen und genetischen Methoden untersucht wurden, zeigte es sich, daß virusspezifische genetische Information in jeder Zelle, in Ziel- und in Nicht-Zielzellen, vorhanden war (Tabelle 1). Daß auch Virus in Keimbahnzellen integriert hatte, konnte mit genetischen Kreuzungsversuchen nachgewiesen werden (Tabelle 1). Diese Versuche zeigten, daß exogene RNA Tumorviren in endogene Viren überführt werden können. Es war damit das erste Mal gelungen,

unter definierten Laborbedingungen fremde genetische Information, die des Leukämievirus, in das Genom von Tieren zu integrieren und als Mendelsches Gen zu etablieren. Die Tiere, die das Leukämievirus genetisch vererben, erkranken zu 100% an Leukämie. Dieser Mausstamm stellt damit ein Modellsystem dar, an dem die molekularbiologischen und genetischen Grundlagen der virusbedingten Leukämieinduktion untersucht werden können.

Integration exogener Viren in die Keimbahn von Tieren hat auch während der Evolution der Arten stattgefunden. Es konnte z. B. nachgewiesen werden, daß ein endogenes Virus der heute lebenden Hauskatzen vor einigen Millionen Jahren in das Genom der Katze integriert und seitdem als fester genetischer Bestandteil von einer Generation zur nächsten weitergegeben wurde. Dieses endogene Katzenvirus stammt ursprünglich von einem Primaten (= Pavian) ab. Die Tatsache, daß sich endogene Viren über viele Millionen Jahre als genetische Elemente in Tieren erhalten haben, läßt vermuten, daß sie wichtige Funktionen während der Evolution der Arten oder während der embryonalen oder späteren Entwicklung eines Tieres spielen und daher als funktionsfähige Einheiten selektioniert wurden. Es ist zu erwarten, daß die Untersuchung der Funktion, die RNA Tumorviren während der normalen Differenzierung und während der malignen Transformation spielen, nicht nur zu unserem Verständnis grundlegender biologischer und genetischer Vorgänge, sondern auch zu einem besseren Verstehen der malignen zellulären Entartung beitragen wird.

Dr. Rudolf Jaenisch
Heinrich-Pette-Institut für Experimentelle Virologie und Immunologie an der Universität
Martinistraße 52
D-2000 Hamburg 20

Monatsschr. Kinderheilkd. 128, 231–236 (1980)

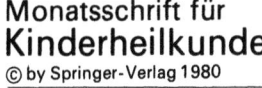

Monatsschrift für
Kinderheilkunde
© by Springer-Verlag 1980

Slow-Virus-Infektionen: Das Konzept chronischer Erkrankungen

V. ter Meulen

Institut für Virologie und Immunbiologie der Universität Würzburg

Virale Infektionen gehören wohl mit zu den häufigsten Krankheitsursachen im Kindesalter. Nach einer kurzen Inkubationszeit entwickelt sich ein akuter Krankheitszustand, der in seinem klinischen Erscheinungsbild durch die Infektion des betroffenen Organes bestimmt wird. Normalerweise wird die Erkrankung vom Orga-

nismus rasch überwunden und als Ausdruck der durchgemachten Infektionskrankheit bleibt eine lebenslange Immunität zurück, die ein Wiederkehren der gleichen Krankheit verhindert. Dieser Ablauf einer Viruserkrankung trifft jedoch nicht für eine besondere Gruppe von Virusinfektionen zu, die vornehmlich das

Tabelle 1. Slow-Virus-Infektionen des ZNS

Subakute Enzephalopathien	Subakute Enzephalomyelitiden
Tierreich:	*Tierreich*
Scrapie	Visna
übertragbare Nerz-enzephalopathie	subakute Staupe-enzephalomyelitis
Mensch:	*Mensch:*
Kuru	Subakute sklerosierende
Morbus Creutzfeldt-Jakob	Panenzephalitis (SSPE)
	Progressive multifokale Leuko-enzephalopathie (PML)
	Progressive Rötelnpanenze-phalitis (PRP)
Erreger:	*Erreger:*
Unkonventionelle Virustypen	Konventionelle Virustypen

zentrale Nervensystem (ZNS) befallen. Ausgehend von tierexperimentellen Studien wurde beobachtet, daß es Virusinfektionen gibt, die eine monate- bis jahrelange Inkubationszeit aufweisen und einen progredienten Krankheitsprozeß induzieren, der immer zum Exitus letalis führt. Diese eigenartigen und mit einer akuten Virusinfektion nicht kompatiblen Krankheitszustände wurden als sog. Slow-Virus-Erkrankungen (SVE) bezeichnet [1–7]. Tabelle 1 faßt die Erkrankungen bei Tier und Mensch zusammen, die als SVE angesehen werden. Zwei Gruppen von Erkrankungen werden aufgrund virologischer Merkmale unterschieden: die spongiformen Enzephalopathien und die subakuten chronischen Enzephalomyelitiden.

In den folgenden Ausführungen wird nicht eine zusammenfassende Übersicht über tierische und menschliche SVE gegeben, da hierzu zahlreiche, umfangreiche Reviews [1–7] in der Literatur vorliegen, sondern es sollen nur einige Aspekte derjenigen Erkrankungen dargelegt und von klinisch-virologischer Seite diskutiert werden, die von exemplarischer Bedeutung und für die Pädiatrie von Interesse sind.

Enzephalopathien

Scrapie

Scrapie, der Prototyp einer SVE, stellt eine chronisch progrediente degenerative ZNS-Erkrankung bei Schafen und Ziegen dar. Dieses Krankheitsbild ist seit 200 Jahren bekannt, befällt nur erwachsene Tiere und kann experimentell auf eine Vielzahl anderer Tierspezies übertragen werden. Nach einer Inkubationszeit von Jahren stellt sich bei den erkrankten Tieren ein starkes Hautjucken, Tremor, Paresen der hinteren Extremitäten und Gewichtsverlust ein. Der Krankheitsverlauf erstreckt sich über Monate bis Jahre. Die lediglich im Gehirn der Tiere nachweisbaren pathologischen Veränderungen sind vorwiegend durch eine progressive neuronale Degeneration, Status spongiosus, Gliahypertrophie und Astrozytose charakterisiert.

Ätiologisches Agens. Der Nachweis, daß dieser Erkrankung ein infektiöses Agens zugrunde liegt, konnte nur durch Transmissions-

versuche bewiesen werden. Filtrationsexperimente ergaben für dieses Agens eine Größe von ~30 nm, doch gibt es bislang keine direkten Hinweise über die Morphologie und physico-chemischen Eigenschaften dieses Erregers. Alle Bemühungen, Virus- oder Antigenstrukturen in infektiösem Material zu lokalisieren, sind bislang fehlgeschlagen. Ebenso scheint es keine Immunreaktion in einem Organismus auf eine Scrapie-Infektion zu geben. Nur das Tierexperiment mit erfolgreicher Induktion eines Krankheitsprozesses, ist das einzige Testsystem, mit dem Scrapie nachgewiesen werden kann. Dieser Mangel an Nachweismethoden erklärt die experimentellen Schwierigkeiten, die diese Krankheitsgruppe aufzeigt. Trotzdem gibt es eine Reihe von interessanten Befunden über die Eigenschaften des Scrapie-Agens, die im Prinzip auch für die anderen Erreger spongioformer Enzephalopathien zutreffen. Diese Gruppe von infektiösen Agentien ist so stark mit Zytoplasmamembranstrukturen assoziiert, daß eine Isolierung und Reinigung bislang nicht erfolgreich war. Sie weisen eine ungewöhnliche Resistenz gegenüber Temperatur, ionisierende Strahlen und chemischen Inaktivierungssubstanzen auf. So sind z. B. Inaktivierungsversuche von Scrapieinfiziertem Material durch einfaches Erhitzen, 70%iger Alkoholbehandlung, UV- oder Röntgenbestrahlung, Formalinäther und Acetonapplikation ineffektiv. Empfindlicher reagieren diese Erreger auf Hyperchlorid- oder Permanganatlösungen. Die einzige Methode zur Inaktivierung ist das Autoklavieren bei 120° und bei einem Druck von 1 kg/cm³ [8]. Diese überraschenden und im Vergleich zu den konventionellen Viren ungewöhnlichen Eigenschaften werden dadurch erklärt, daß diese Erreger bislang nicht in isolierter und reiner Form vorliegen.

Kuru

Krankheitsprozeß. Kuru ist eine chronisch-degenerative ZNS-Erkrankung, die endemisch bei einem gewissen Eingeborenenstamm im östlichen Hochland von Papua, Neuguinea, auftritt. Vorwiegend erkranken Kinder und Frauen [9]. Das Frühstadium der Erkankung ist durch zunehmende Gangunsicherheit, Dysathrie und einen schüttelfrostartigen Tremor charakterisiert. Letzteres Symptom wird in der Eingeborenensprache Kuru genannt. Hinzu kommen Zeichen einer ausgeprägten zerebellären Ataxie, Strabismus und psychischer Veränderungen. Im Spätstadium kann eventuell eine Demenz sich einstellen. Gewöhnlich tritt der Tod nach Manifestation der ersten klinischen Symptome ein. Liquorveränderungen sind nicht nachweisbar, ebenso fehlen Zeichen eines Entzündungsprozesses. Im ZNS läßt sich eine fortschreitende Vakuolisierung in den dendritischen und axonalen Fortsätzen der Neuronen nachweisen. Daneben findet sich in der grauen Substanz aufgrund einer exzessiven Hyperthrophie und Proliferation der Astroglia ein ausgeprägter Status spongiosus. Insbesondere das Kleinhirn weist große Areale argyrophiler, PAS positiver amyloider Plaques auf.

Ätiologisches Agens. Bislang ist es nicht gelungen, das Kuru-Agens zu identifizieren. Es weist jedoch, wie der Erreger der Scrapie-Erkrankung, die gleichen ungewöhnlichen biologischen und physicochemischen Eigenschaften auf, die diese Erreger als unkonventionelle Viren erscheinen lassen. Die Übertragung auf den Menschen erfolgt wahrscheinlich durch Autoinokulation.

Creutzfeldt-Jacob-Erkrankung (CJE)

Krankheitsprozeß. Diese Erkrankung ist nach ihren beiden Erstbeschreibern Creutzfeldt [10] und Jacob [11] benannt. Im Gegensatz zu Kuru tritt die CJE sporadisch auf der ganzen Welt auf. Untersuchungen lassen vermuten, daß 1–2 Fälle pro 1 Mio. auftreten, wobei Männer und Frauen zwischen dem 25. und 70. Jahr mit einem Maximum im 6. Lebensjahrzehnt befallen werden. Das typische klinische Bild ist durch eine progressive Demenz, Zeichen motorischer und sensorischer Störungen, sowie auffällige EEG-Abnormitäten charakterisiert. Pathognomonische Laboratoriumsbefunde zur Diagnose der CJE liegen nicht vor. Der Liquor ist unauffällig und eine Immunreaktion gegen CJE-Agens ist nicht bekannt. Virus kann mit Standardmethoden in Serum und Liquor nicht nachgewiesen werden. Die wesentlichen neuropathologischen Veränderungen umfassen Status spongiosus der grauen Substanz, neuronale Vakuolisierung, Untergang von Neuronen, Hypertrophie der Astroglia und senile Plaques. Davon betroffen sind in der Regel der zerebrale Cortex, das Striatum und der Thalamus.

Ätiologisches Agens. Durch Transmissionsversuche von CJE-Material auf Labortiere wurde die infektiöse Natur dieser Erkrankung aufgezeigt [12]. CJE läßt sich nicht nur auf Neu- und Altweltaffen, sondern auch auf Katzen und Meerschweinchen übertragen. Die biologischen und biochemischen Eigenschaften dieses Erregers entsprechen denen des Scrapie-Agens. Da völlig ungeklärt ist, wie das CJE-Agens normalerweise auf den Menschen übertragen wird, haben einige bemerkenswerte Fallbeschreibungen besonderes Interesse erlangt. Iatrogene Übertragungen von Mensch zu Mensch sind bekanntgeworden, wie z.B. nach Cornealtransplantation [13] oder nach Anwendung von Silberelektroden im Rahmen stereotaktischer EEG-Untersuchungen [14]. In drei weiteren Fällen mit spongioformer Enzephalopathie waren Monate zuvor neurochirurgische Eingriffe vorausgegangen [15]. In einem anderen Fall wird von einem Neurochirurgen berichtet, der neben einer CJE eine seltene systemische Vaskulitis aufwies. Diese beobachteten iatrogenen Übertragungen weisen auf eine Infektiosität des Prozesses hin, der bei gewissen invasiven Eingriffen zu besonderen Vorsichtsmaßnahmen Anlaß gibt. Richtlinien zur Beseitigung infektiösen Materials oder zur Sterilisation benutzter Instrumente wurden von Gajdusek et al. erarbeitet [8]. Es muß jedoch betont werden, daß CJE nicht kontagiös im Sinne einer akuten Virusinfektion ist. Über die pathogenetischen Mechanismen dieser Erkrankung gibt es keine Informationen.

Enzephalomyelitiden

Visna

Krankheitsprozeß. Visna ist eine chronisch verlaufende infektiöse virale Enzephalitis bei Schafen, die erst nach einer Inkubationszeit von Monaten bis Jahren klinisch in Erscheinung tritt. Diese Erkrankung besitzt Modellcharakter [16], da in jüngster Zeit wichtige molekular- und immunbiologische Ergebnisse erarbeitet wurden, die Einblick in den Infektionsprozeß einer Slow-Virus-Erkrankung ermöglichen.

Das Krankheitsbild ist klinisch durch Ataxien und Paresen ohne Zeichen einer typischen Virusinfektion charakterisiert. Mir dem Auftreten neurologischer Symptome findet sich im Liquor eine Proteinvermehrung mit häufig geringer Zellzahlerhöhung. Antikörper gegen Visnavirus sind in Liquor und Serum nachweisbar. Neuropathologisch findet sich eine Meningitis, Chorioiditis und eine diffuse mononukleäre Infil-

tration, die vor allem im Bereich subventrikulärer Areale des Gehirns und in der weißen Substanz des Rückenmarks auftreten. Hier finden sich auch typische Entmerkungsherde.

Ätiologisches Agens. Visna wird durch ein RNS-Virus hervorgerufen, das in seiner Struktur und biochemischen Eigenschaften den RNS-Tumorviren sehr nahesteht. Dieses Virus enthält eine RNS-abhängige DNS-Polymerase, mit deren Hilfe in einer infizierten Zelle eine komplementäre virale DNS (cDNS) synthetisiert werden kann. Diese cDNS erlaubt es dem Virus, im Organismus in einer latenten Form zu verweilen, ohne daß immunologische Abwehrmechanismen eingreifen können [17]. Erst wenn eine Aktivierung der Virusreplikation in einer produktiven Form stattfindet, stellen sich Membranveränderungen ein, die es dem Immunsystem ermöglichen, eine derartige Zelle als infiziert zu erkennen. Da von den infizierten Gehirnzellen nur ein geringer Prozentsatz eine aktive Infektion aufweist, kann die Virusinfektion nicht eliminiert werden. Zusätzlich spielt jedoch noch ein anderer Vorgang eine wichtige pathogenetische Rolle. Unter dem immunologischen Druck der antiviralen Reaktion kommt es in einem infizierten Organismus zur Selektion von Visnamutanten, die von den vorhandenen Visnaantikörpern nicht mehr neutralisiert werden können [18]. Hierdurch können neue Hirnareale infiziert und der Krankheitsprozeß ausgedehnt werden. Das Zusammentreffen dieser verschiedenen Mechanismen einschließlich gewisser immunpathologischer Vorgänge bei der Zerstörung von virusinfizierten Zellelementen, bestimmen den Krankheitsprozeß und lassen erkennen, wie schwierig es sein wird, hier therapeutisch einschreiten zu können. Visna verdeutlicht die Komplexität des pathogenetischen Geschehens einer SVE.

Subakute sklerosierende Panenzephalitis (SSPE)

Krankheitsprozeß. Die SSPE ist eine seltene chronisch-progrediente, entzündliche ZNS-Erkrankung, die bei Kindern und Jugendlichen beobachtet wird [5]. Sie ist assoziiert mit einer persistierenden Maserninfektion im zentralen Nervensystem. Der überwiegende Teil der Patienten erkrankte an akuten Masern 5–7 Jahre vor Ausbruch der SSPE, wobei in ca. 50% der Fälle die Maserninfektion vor dem zweiten Lebensjahr auftrat.

Der klinische Verlauf läßt sich in 3 Stadien einteilen. Das erste Stadium ist durch allmählich fortschreitende, intellektuelle und psychische Veränderungen charakterisiert. Im zweiten Stadium werden zahlreiche neurologische Ausfallsymptome, einschließlich Myoklonien und epileptische Anfälle beobachtet. Im dritten Stadium tritt eine zunehmende Dezerebrationsstarre in Erscheinung. Meist sterben die Patienten an einer terminalen Infektion. Der zeitliche Ablauf dieser Stadien ist variabel, doch weisen ca. 80% der Fälle einen Verlauf von 1–3 Jahren auf. Daneben werden akute Verlaufsformen, die bereits nach 1 Monat zum Tode führen können oder Fälle mit monate- bis jahrelangen Remissionen beobachtet, die allmählich in eine Progredienz einmünden. Neben dieser klinischen Symptomatik gibt es einige charakteristische Laborbefunde:

EEG. Radermecker [20] und Cobb u. Hill [21] haben EEG-Veränderungen bei der SSPE beschrieben, die aus periodischen, hochvoltigen Slow-Wave-Komplexen, die nach Intervallen von 3,5–12 s wiederkehren und ein synchrones Auftreten mit myoklonischen Krämpfen erkennen lassen, bestehen. Die langsamen Komplexe sind di- oder polyphasisch und bestehen gewöhnlich aus 2 oder mehr Deltawellen. In ihrer Form sind sie im allgemeinen konsistent, treten bilateral, gewöhnlich synchron oder symmetrisch auf. Daneben kann das EEG rhythmische Deltaaktivität, Spikes and Sharp Waves über der Frontalregion, paroxysmale biphasische Spikes und Waveaktivität, Asynchronie und Asymmetrie der Komplexe, fokale Abnormitäten, sowie „Besserung des EEG-Musters" im Spätstadium der SSPE aufweisen. Es muß jedoch auch darauf hingewiesen werden, daß diese EEG-Muster insgesamt fehlen können.

Liquorbefund. Der Liquor ist klar und i. allg. ohne Zellzahlerhöhung und der Gesamteiweißgehalt befindet sich im Normbereich oder ist leicht vermehrt. Immer ist eine signifikante Gammaglobulinvermehrung nachweisbar, die auf einer isolierten IgG-Zunahme beruht. In der Liquorelektrophorese treten oligoklonale Banden auf, die auf eine lokale zentralnervöse Immunantwort durch eingewanderte Lymphozytenklone hinweisen. Liquor-IgA und IgM sind im allgemeinen negativ.

Virologische Untersuchungsbefunde. In Hirnbiopsie oder -autopsiematerial finden sich elektronenoptisch oder mit Hilfe der Immunfluoreszenz Virusstrukturen bzw. Masernantigene. Infektiöses Masernvirus läßt sich, unter Zuhilfenahme entsprechender Methoden, aus Hirnmaterial oder aus Lymphknoten gelegentlich isolieren. Im Liquor und Serum finden sich immer stark erhöhte Antikörpertiter gegen das Masernvirus. Untersuchungen lassen erkennen, daß ca. 75% des Gesamtliquor-IgG masernspezifisch ist. Diese hohen Antikörperaktivitäten sind gegen alle bekannten Masernantigene (Hämagglutinin, Hämolysin und Nucleocapsid) gerichtet und lassen sich in allen serologischen Verfahren nachweisen. Die überwiegende Antikörperaktivität ist IgG-assoziiert, doch findet sich bei einigen Patienten im Serum und Liquor auch masernspezifisches IgM als Ausdruck einer vorliegenden Viruspersistenz. Absorptionsversuche von SSPE-Liquores mit Masernantigen lassen erkennen, daß über 90% der oligoklonalen Banden masernspezifisch sind. Diese Untersuchungen unterstreichen die Bedeutung der oligoklonalen IgG-Immunglobuline für diejenigen SVE, die mit konventionellen Virusgruppen assoziiert sind.

Neuropathologie. Lichtmikroskopisch finden sich in den befallenen Hirnregionen Entzündungsherde mit diffusen und perivaskulären Infiltrationen. Zusätzlich zeigt sich eine Proliferation von Makro- und Mikroglia, hypertrophische Astrozyten, sowie ausgeprägte Entmarkungsbereiche. Als pathognomonischer Befund gilt der Nachweis von intranukleären Einschlußkörperchen vom Typ A und B nach Cowdry vornehmlich in Glia- und Gangliazellen. In diesen Einschlußkörpern findet sich Masernvirusnukleokapsid, das mit virologischen Untersuchungstechniken identifiziert werden kann.

Ätiologie und Pathogenese. Der Nachweis von Masernvirusstrukturen im Zentralnervensystem, die Isolierung von infektiösem Virus aus Hirnmaterial, sowie die humorale Hyperimmunreaktion gegen das Masernvirus weisen auf eine enge ätiologische Beziehung dieses Virus zur SSPE hin, ohne daß diese Erkrankung als übliche Masernviruskomplikation angesehen werden kann. Die auffällige Epidemiologie dieses Krankheitsbildes mit einer ländlichen Prävalenz läßt zusätzliche pathogenetische Faktoren vermuten. Eine genetische Prädisposition konnte ausgeschlossen werden, da es mehrere Fälle von SSPE bei eineiigen Zwillingspaaren gibt, wo jeweils nur ein Zwilling an SSPE erkrankte. Die epidemiologischen Befunde haben zu der Hypothese geführt, daß eine zusätzliche Infektion mit einem Virus aus dem Tierreich, das mit dem Masernvirus zu einem SSPE-Virus rekombiniert, für diese Erkrankung verantwortlich sein könnte. Diese Annahme würde die epidemiologischen Erhebungen und das seltene Auftreten der SSPE gut erklären können, doch ist sie bislang unbewiesen. Nach wie vor ist jedoch die Möglichkeit nicht ausgeschlossen, daß die SSPE infolge eines definierten Immundefektes auftritt [22]. Masernvirus weist einen gewissen Tropismus für lymphoide Organe auf. Das Virus vermehrt sich gut in stimulierten Lymphozyten und erzeugt in Lymphknoten und Thymusgewebe zytopathogene Effekte. Bei diesem Befall könnte gelegentlich ein Lymphozytenclon zerstört werden, der für die Eliminierung masernvirusinfizierter Zellen im Organismus verantwortlich ist. Fällt diese Kontrollfunktion aus, könnte Masernvirus im Organismus persistieren und zu einer SSPE führen, aber auch diese Möglichkeit konnte weder ausgeschlossen noch durch Laborbefunde erhärtet werden. Jüngste Untersuchungen [23, 24] lassen erkennen, daß SSPE-Patienten keine Antikörper gegen ein besonderes Strukturprotein (Membranprotein) des Masernvirus bilden, obwohl gegen alle anderen Masernantigene eine Hyperimmunreaktion vorliegt. Dieser Befund weist entweder auf eine Immunstörung oder auf einen Replikationsdefekt des Masernvirus im ZNS hin. Die letztere Annahme wird durch Untersuchungen an einer SSPE-Gewebekultur unterstützt, in der dieses Masernmembranprotein nicht nachgewiesen werden konnte. Darüber hinaus liegen Untersuchungsergebnisse vor, die die von SSPE-Patienten isolierten Masernviren als Mutanten des Masernvirus charakterisieren [25]. Es besteht wohl kein Zweifel, daß das Masernvirus ätiologisch für die SSPE verantwortlich ist, doch fehlen noch die entscheidenden Informationen, die die Vorgänge zur Etablierung der Viruspersistenz im ZNS und ihre Aktivierung zum Krankheitsprozeß erklären.

Progressive Rötelnpanenzephalitis (PRP)

Krankheitsprozeß. Es handelt sich um eine chronisch-entzündliche ZNS-Erkrankung, die bei Kindern und jugendlichen Erwachsenen auftritt. Das Krankheitsbild ist sehr selten, doch steht es in einer Assoziation mit einer Rötelninfektion [26, 27]. Bislang sind nur wenige Fälle mit dieser Erkrankung publiziert worden. Die beobachteten Krankheitsfälle traten im zweiten Dezendium auf und waren durch Krämpfe, Myoklonien, zerebelläre Ataxien, sowie durch eine corticospinale Symptomatik charakterisiert. PRP tritt entweder nach kongenitaler oder auch nach frühkindlich postnataler Rötelninfektion auf. Die Erkrankung verläuft progredient über Jahre und führt immer zum Exitus letalis. Die Neuropathologie weist eine meningiale und perivaskuläre monozytäre Infiltration neben Gliose, Gliaknötchen und Neuronenuntergang auf. Einschlußkörperchen finden sich nicht, doch lassen sich auffallend amorphe Einlagerungen in Blutgefäßwandungen, in der weißen Substanz, Großhirnhemisphären, basalen Ganglien und Kleinhirn nachweisen, sowie sie bei Kindern mit kongenitaler Rubellasymptomatik beschrieben worden sind. Die Liquorveränderungen entsprechen im Prinzip denen der SSPE. Die Zellzahl ist unauffällig, Gesamteiweiß normal oder leicht erhöht, IgG stark vermehrt bei gleichzeitigem Auftreten von oligoklonalen Banden, die rötelnspezifisch sind. In Liquor und Serum finden sich stark erhöhte Antikörpertiter gegen das Rötelnvirus, Masernantikörper sind im Normbereich.

Ätiologie und Pathogenese. Es besteht wohl kein Zweifel, daß das Rötelnvirus als ätiologisches Agens in Frage kommt, da in einem Fall von PRP das Rötelnvirus aus ZNS-Material isoliert werden konnte [28]. Virusantigen oder Virusstrukturen konnten jedoch nicht in diesem Gehirn mit entsprechenden Methoden nachgewiesen werden. In einem anderen Fall gelang die Virusisolierung aus peripheren Lymphozyten. Welche pathogenetischen Mechanismen bei der PRP eine Rolle spielen, sind jedoch noch unbekannt, da zu wenig Fälle aufgetreten und untersucht worden sind.

Eigenschaften der „Slow"-Viren

Die erhobenen virologischen Befunde bei den spongioformen Enzephalopathien und den subakuten Enzephalomyelitiden lassen zwei grundverschiedene Erregergruppen erkennen, die als unkonventionelle und konventionelle Viren bezeichnet werden können. Tabelle 2 faßt die charakteristischen Eigenschaften dieser Erregergruppen zusammen. Es wird deutlich, daß die unkonventionellen Erreger nur indirekt beschrieben werden können. Es fehlt jede Vorstellung über ihre Struktur, biochemische Zusammensetzung, Antigenität und Replikationsverhalten. Man kennt nur die Infektiösität dieser Erreger, die bisher empfindlichen Tierspezies und die klinischen und neuropathologischen Veränderungen, die durch diese Viren hervorgerufen werden. Es muß allerdings betont werden, daß die Erhebungen dieser Eigenschaften auf der Analyse von relativ ungereinigtem Material beruhen. Im Zusammenhang mit Pflanzenviroiden ist jedoch bekannt, daß nicht gereinigte Viroide hinsichtlich ihrer Resistenz gegenüber UV-Licht sich ähnlich verhalten wie z.B. das Scrapie-Agens. Es bleibt abzuwarten, welche wahren Eigenschaften die Gruppe der unkonventionellen Viren besitzen werden. Die konventionellen Viren

Tabelle 2. Charakteristika der unkonventionellen und konventionellen Virustypen bei Slow-Virus-Infektionen

Unkonventionelle Virustypen	Konventionelle Virustypen
1. Kein Hinweis von intra- und extrazellulären Virionen	1. Nachweis von Standard-Virusstrukturen intra- und extrazellulär
2. Fehlender Nachweis von Nukleinsäure-Genomen	2. Nukleinsäure-Genome. Virusmultiplikation wird gehemmt durch Nukleinsäureinhibitoren
3. Keine Immunantwort des Wirtes auf die Infektion	3. Unauffällige antigene Eigenschaften
4. Ungewöhnliche Resistenz gegenüber Temperatur, UV-, Röntgenstrahlen und chemischen Einflüssen	4. Physikalische Stabilität in Abhängigkeit der entsprechenden Virusgruppe

dagegen zeigen ein bekanntes Verhalten in ihren physico-chemischen und biologischen Eigenschaften.

Die bisher erhobenen Befunde weisen darauf hin, daß es im Grunde genommen keine „Slow"-Viren gibt, sondern daß nur der Krankheitsprozeß langsam verläuft.

Viruswirtsbeziehungen bei SVE. Die Kriterien einer SVE: jahrelange Inkubationszeit mit Viruslatenz oder Viruspersistenz und der progrediente Krankheitsprozeß sind mit dem bekannten Verhalten konventioneller Virustypen nicht in Übereinstimmung zu bringen. Detaillierte morphologische und ultrastrukturelle Untersuchungen bei SVE in Relation zur klinischen Symptomatik haben gezeigt, daß zu Beginn der funktionellen Störung ein entsprechendes morphologisches Substrat fehlt. Es besteht ein Stadium der zellulären Dysfunktion ohne morphologische Veränderungen. Dieser Zustand ist wahrscheinlich durch die Virusinfektion bedingt, da sich im Zellmaterial infektiöses Virus nachweisen läßt. Mit der Zunahme der klinischen Symptomatik kommt es zur Ausbildung von neuropathologischen Veränderungen. Auf die zelluläre Ebene projiziert führt die SVE über eine zunehmende Dysfunktion zum langsamen Zelltod der infizierten Wirtszellen. Besondere Faktoren müssen hier eine Rolle spielen, die entweder durch das Virus, den Wirt oder durch die Wechselwirkung beider Komponenten bestimmt werden. Außer ersten Untersuchungsbefunden und vielen Hypothesen gibt es keine überzeugenden Erkenntnisse, die die komplexen Beziehungen zwischen Virus und Organismus bei SVE erklären würden.

Bedeutung der SVE für die Kinderheilkunde

Die bekannten menschlichen SVE sind seltene Ereignisse, von denen vor allem die SSPE und die PRP in der Kinderheilkunde auftreten. Sie bieten von klinischer und virologischer Seite interessante Aspekte, doch sind sie für die tägliche Praxis von untergeordneter Bedeutung. Sie treten so selten auf, daß viele Kinderärzte diese Erkrankung in ihrer Praxis nicht sehen werden. Auf die klinisch-virologische Forschung haben sie jedoch in den letzten 10 Jahren einen ganz wesentlichen Einfluß gehabt. Diese Krankheitsformen haben erkennen lassen, daß Virusinfektionen nicht nur entzündliche Veränderungen hervorrufen können, sondern zelluläre Dysfunktionen induzieren, die klinisch und morphologisch mit herkömmlichen Infektionskrankheiten keine Ähnlichkeit aufweisen. Es ist nicht verwunderkich, daß Erkrankungen, wie z.B. multiple Sklerose, amyotrophe Lateralsklerose, Parkinson-Syndrom oder Morbus Alzheimer zum Formenkreis der Slow-Virus-Infektionen gerechnet werden. Man darf erwarten, daß derartige Viruswirtsbeziehungen nicht nur im Zentralnervensystem auftreten, sondern auch in anderen Organen Krankheitsprozesse hervorrufen. Intensive Bemühungen der verschiedensten Fachrichtungen werden erforderlich sein, um eine Aufklärung dieser verschiedenen Krankheitsformen herbeizuführen.

Literatur

1. Slow virus diseases. Progress in medical virology, Vol. 18. Basel: Karger 1974
2. Slow Viruses. Adams, D.S., Bell, T.M.: Prentice Hall: Addison-Wesley 1976
3. Slow virus diseases in animals and man. Kimberlin, K. (ed.). Amsterdam, Oxford: North Holland Publ. Comp. 1976
4. Slow virus infections of the Central nervous system. ter Meulen, V., Katz, M. (eds.). New York, Heidelberg, Berlin: Springer 1977
5. ter Meulen V., Hall, W.W.: J. Gen. Virol. **41**, 1–25 (1978)
6. Johnson, R.T., ter Meuler, V.: Adv. Intern. Med. **23**, 353 (1978)
7. Agnarsdottir, G.: Subacute sclerosing panencephalitis. In: Recent advances in clinical virology. Waterson, A.P. (ed.), p.21. Edinburgh, London, New York: Churchill Livingstone 1977
8. Gajdusek, D.C., Gibbs, C.J., jr., Asher, D.M., et al.: N. Engl. J. Med. **297**, 1253 (1977)
9. Gajdusek, D.C., Zigas, V.: N. Engl. J. Med. **257**, 974 (1957)
10. Creutzfeldt, H.J.: Z. Ges. Neurol. Psychiat. **57**, 1 (1920)
11. Jakob, A.: Z. Ges. Neurol. Psychiat. **64**, 147 (1921)
12. Traub, R., Gajdusek, D.C., Gibbs, C.J., jr.: Transmissible virus dementia: The relation of transmissible spongioform encephalopathy to Creutzfeldt Jakob disease. New York: Spectrum Publ. 1977
13. Duffy, P., Wolf, J., Collins, G., et al.: N. Engl. J. Med. **290**, 692 (1974)
14. Bernoulli, C., Siegfried, J., Baumgartner, G., et al.: Lancet **1977I**. 478
15. Jones, D.P., Nevin, P.: J. Neurol. Neurosurg. Psychiatry **17**, 148 (1954)
16. Sigurdsson, B., Palsson, P.A., Grimsson, H.: J. Neuropathol. Exp. Neurol. **16**, 389 (1957)
17. Haase, A.T., Brahic, M., Carroll, D., Scott, J., Stowring, L., Traynor, B., Ventura, P., Narayan, O.: Visna: an animal model for studies of virus presistence. In: Persistent viruses. Stevens, J., Todaro, G., Fox, C.F. (eds.), p.643. New York, London, San Francisco: Academic Press 1978
18. Narayan, O., Griffin, D.E., Clements, J.E.: J. Gen. Virol. **41**, 343, (1978)
19. Kalm, H.: Dtsch. Z. Nervenklin. **168**, 89 (1952)
20. Radermecker, J.: Acta Neurol. Psychiatr. Belg. **49**, 222 (1949)
21. Cobb, W., Hill, D.: Brain **73**, 392 (1950)
22. Burnet, F.M.: Lancet **1968II**, 610
23. Hall, W.W., Lamb, R.A., Choppin, P.W.: Proc. Natl. Acad. Sci. USA **76**, 2047 (1979)
24. Stephenson, J.R., ter Meulen, V.: Proc. Natl. Acad. Sci. USA **76**, 6601 (1979)
25. Stephenson, J.R., ter Meulen, V.: The virological state in subacute sclerosing panencephalitis. In: Humoral immunity in neurological diseases. Karcher, D., Lowenthal., A., Strosberg, A.D. (eds.), p.105. New York, London: Plenum Press 1979
26. Townsend, J.J., Barringer, J.R., Wolinsky, J.S., et al.: N. Engl. J. Med. **292**, 990 (1975)
27. Weil, M.L., Itabashi, H.H., Cremer, N.E., et al.: N. Engl. J. Med. **292**, 994 (1975)
28. Cremer, N.E., Oshiro, L.S., Weil, M.L., et al.: J. Gen. Virol. **28**, 143 (1975)

Prof. Dr. V. ter Meulen
Institut für Virologie und Immunbiologie
der Universität
Versbacher Straße 7
D-8700 Würzburg

Monatsschr. Kinderheilkd. 128, 236–239 (1980)

Immunologische Aspekte der Viruspersistenz

H. W. Kreth

Institut für Virologie und Immunbiologie der Universität Würzburg

Aufgabe unseres Immunsystems ist die Abwehr von Krankheitserregern. Wir sind gewohnt, die völlige Eliminierung eines Erregers als erfolgreiche Abwehrleistung anzusehen. Daher sind wir auch leicht geneigt, überall dort eine spezifische immunologische Störung zu vermuten, wo ein Erreger im Anschluß an eine akute Infektion persistiert. Viruspersistenz scheint jedoch bei Mensch und Tier eine häufige Erscheinung zu sein. Wir alle beherbergen vermutlich eine Vielzahl von Viren. Diese Viren können lebenslang stumm sein, episodenhaft Krankheitserscheinungen verursachen oder in einigen Fällen lebensbedrohliche chronische Krankheiten auslösen. Welche Rolle das Immunsystem beim Zustandekommen von Viruspersistenz und chronischer Viruskrankheit spielt, ist das Thema dieses Referates.

Immunologie der akuten Virusinfektion

Die Schlüsselstelle für Viruspersistenz und chronische Viruserkrankung liegt in der ersten Auseinandersetzung zwischen Virus und Wirt zur Zeit der akuten Infektion. Der Eintritt eines Virus in den Organismus setzt eine komplizierte Funktionskette in Gang, bei der unspezifische und spezifische Abwehrleistungen ineinandergreifen. Nach heutiger Auffassung verläuft die spezifische immunologische Abwehr in zwei Phasen (Abb. 1). Die erste Phase ist die der zytotoxischen T-Lymphozyten. Diese Zellen können virusinfizierte Organzellen durch direkten Kontakt zerstören und dadurch die weitere Ausbreitung der Infektion erfolgreich eindämmen. Wie Abb. 1 schematisch darstellt, geht diese frühe Phase rasch zu Ende. Erst wenn die Aktivität zytotoxischer T-Lymphozyten im peripheren Blut und in den lymphatischen Organen absinkt, werden spezifische Antikörper nachweisbar.

Die Höhe der zwei Kurven in Abb. 1 hat mit der Wertigkeit der beiden Immunfunktionen nichts zu tun. Im Gegenteil, die erste Phase allein reicht bei vielen Viruserkrankungen für die erfolgreiche Viruseliminierung völlig aus. Ich möchte hier als klinisches Beispiel die Agammaglobulinämie anführen, bei der zum Beispiel Masern, Mumps und Windpocken komplikationslos überstanden werden. Andererseits sind bei Enterovirusinfektionen (Polio, Coxsackie, Echo) spezifische Antikörper unbedingt erforderlich. Das Risiko, an einer manifesten Poliomyelitis zu erkranken, ist für Kinder mit schweren Antikörperbildungsstörungen größer als bei ihren immunologisch gesunden Altersgenossen [1].

Immunmangel und Viruspersistenz

a) Zelluläre Immundefekte

Schwere Störungen der zellulären Immunität liegen bei den seltenen Syndromen vor, die mit einer Aplasie oder Dysplasie des Thymus einhergehen. Diese Kinder sind extrem infektgefährdet, nicht nur gegenüber Viren, sondern auch gegenüber Pilzen, Bakterien und Protozoen. Virusinfektionen mit Erregern, die normalerweise mit einem starken zytopathogenen Effekt einhergehen, können Krankheiten hervorrufen, die stürmisch zum Tode verlaufen. Als Beispiel seien Masern und Riesenzellpneumonie bei Kindern mit schweren Störungen des zellulären Immunsystems genannt [2].

Über die Häufigkeit von selektiven T-Zelldefekten und deren Rolle beim Zustandekommen von Viruspersistenz und chronischer Viruserkrankung liegen beim Menschen bisher keine systematischen Untersuchungen vor. Diese Frage ist klinisch besonders aktuell bei Hepatitis B, bei der sich relativ häufig im Anschluß an

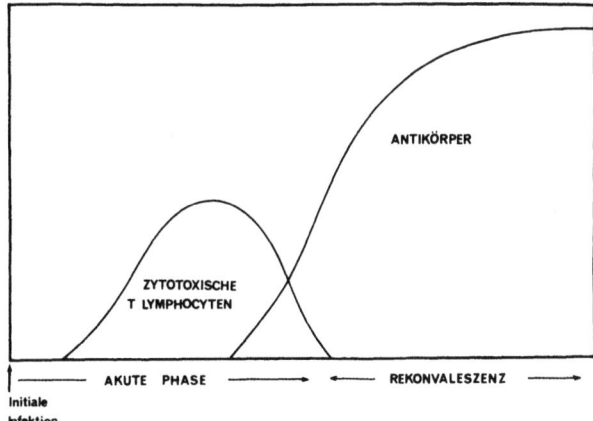

Abb. 1. Immunologie der akuten Virusinfektion

die akute Erkrankung eine Viruspersistenz entwickelt. Hier könnte durchaus ein primärer T-Zelldefekt vorliegen. Nicht auszuschließen ist aber auch, daß das Hepatitis-B-Virus das Immunsystem besonders leicht manipulieren kann.

b) Humorale Immundefekte

Neuere klinische Untersuchungen haben gezeigt, daß Patienten mit schwerer humoraler Immuninsuffizienz an einer ungewöhnlichen chronischen Viruserkrankung leiden können. Ungewöhnlich ist diese Erkrankung insofern, als die Erreger unter normalen Umständen nur lytische Infektionen von zeitlich begrenzter Dauer hervorrufen. Es handelt sich um chronische Echoviruserkrankungen bei Patienten mit Agammaglobulinämie. Tabelle 1 gibt einen Überblick über die bis jetzt in der Literatur veröffentlichten Fälle [3–7]. Die Erkrankung ist gekennzeichnet durch periphere Symptome, die an eine Dermatomyositis erinnern, und zentralnervöse Störungen. Diese können in ihrer Ausprägung variieren von chronischen Kopfschmerzen bis hin zur schweren Meningoenzephalitis. Bei den 11 bisher veröffentlichten Fällen konnte das Virus mitunter über einen Zeitraum von mehreren Jahren aus dem Liquor isoliert werden. Kollagenkrankheiten sind bei Patienten mit konnataler Agammaglobulinämie häufig beschrieben worden. Es ist deshalb damit zu rechnen, daß diese chronische Viruserkrankung in Zukunft häufiger diagnostiziert werden wird.

Tabelle 1. Chronische Echovirus-Infektion bei Agammaglobulinämie

Autor	Anzahl der Fälle	Echovirus Serotyp
Linnemann et al. (1973)	1	2
Ziegler und Penny (1975)	1	30
Bardelas et al. (1977)	1	24
Wilfert et al. (1977)	5	9, 9, 30, 30, 33
Webster et al. (1978)	3	3, 11, 25
	$n = 11$	
	$10 \male / 1 \female$	

Viruspersistenz bei primär intaktem Immunsystem

Ich gehe davon aus, daß Immundefekte, die zur Viruspersistenz prädisponieren, relativ selten sind. Viruspersistenz kann bei offensichtlich intaktem Immunsystem ein regelmäßiges Ereignis sein: Hier sei vor allem an Infektionen mit Erregern der Herpesgruppe (Herpes simplex, Varizella-Zoster, Epstein-Barr und Zytomegalievirus) erinnert. Es muß daher Mechanismen geben, durch die sich ein Virus im Anschluß an eine akute Infektion dem Zugriff des Immunsystems entziehen kann. Nachstehend werden einige „Strategien" aufgezählt.

Der einfachste Weg für einen viralen Erreger, dem Immunsystem völlig zu entgehen, ist fehlende Immunogenität. Nach unserem heutigen Wissensstand trifft das für die sogenannten unkonventionellen Erreger zu, die beim Menschen den Morbus Creutzfeldt-Jakob und beim Tier die Scrapieerkrankung hervorrufen.

Zu den sogenannten Umgehungsstrategien gehört auch Persistenz eines Virus an einem solchen Ort des Körpers, der normalerweise für das Immunsystem schlecht zugänglich ist. Wir sprechen hier von „immunologisch privilegierten Orten". Dazu gehören vor allem das periphere und zentrale Nervensystem; vermutlich aber auch andere Stellen unseres Körpers, wie zum Beispiel die Gelenke und der Hoden. Eine solche Strategie benutzen zum Beispiel das Herpes simplex und das Varizella-Zoster Virus. Beide Viren persistieren regelmäßig im Anschluß an die akute Infektion in den sensorischen Ganglien.

Von großer Bedeutung ist, daß sich die Virusinfektion im lymphatischen System selbst abspielen kann. Experimentelle Untersuchungen haben ergeben, daß sich viele Viren in aktivierten Lymphozyten, den Lymphoblasten, vermehren können. Einige Viren, wie zum Beispiel das Epstein-Barr und das Masernvirus, besitzen eine besonders starke Affinität für lymphoide Zellen. Es gibt viele Möglichkeiten der Virus-Lymphozyten- und der Virus-Makrophagen-Interaktion, wie die abortive und die lytische Infektion von T-Lymphozyten, die Transformation von B-Lymphozyten durch das Epstein-Barr Virus und die Virusreplikation in Makrophagen.

Viren können durch Zerstörung spezifischer Lymphozytenklone oder durch Stimulierung von Suppressorzellen das Immunsystem so manipulieren, daß eine vollständige Viruseliminierung unterbleibt und schließlich das Immunsystem selbst zum Reservoir einer persistierenden Virusinfektion wird.

Für den Kinderarzt ist das Masernvirus von besonderem Interesse. Seit langem ist bekannt, daß dieses Virus eine ausgesprochene immunsuppressive Wirkung hat [8]. Dieser immunsuppressive Effekt beruht auf der Zerstörung von großen Teilen des lymphatischen Parenchyms, insbesondere von Thymozyten und T-Lymphozyten. Der ätiologische Zusammenhang zwischen akuten Masern und der subakuten sklerosierenden Panenzephalitis (SSPE) steht heutzutage außer Zweifel. Es ist jedoch bis jetzt nicht geklärt, welche zusätzlichen Faktoren für die Pathogenese dieser Erkrankung verantwortlich sind. Man könnte sich vorstellen, daß das Masernvirus als lymphotropes Virus in einigen seltenen Fällen die eigenen spezifischen Immunfunktionen so stören kann, daß es zur Viruspersistenz im lymphatischen System im Anschluß an die akute Erkrankung kommt. Virusinfizierte Lymphozyten könnten dann gelegentlich ins ZNS verschleppt werden und dort eine SSPE hervorrufen. In diesem Zusammenhang ist von Interesse, daß bei einem Fall von subakuter sklerosierender Panenzephalitis das infektiöse Agens direkt aus lymphoiden Zellen isoliert werden konnte [9].

Immunpathologie der persistierenden Virusinfektion

Ich komme jetzt zum letzten Punkt meiner Ausführungen: Welche Auswirkungen hat aus immunologischer Sicht die persistierende Virusinfektion auf den Körper?

Für diese Betrachtung ist ausschlaggebend, daß fortlaufend infektiöses Virus oder virale Antigene produziert werden und der Organismus in der Lage ist, immunologisch zu reagieren. Persistenz eines an sich „harmlosen" Erregers, d.h. eines Erregers, der nicht zytopathogen ist und der die normalen Zellfunktionen nicht stört, kann gerade dadurch in eine ernste Erkrankung übergehen, weil der Organismus in voller Stärke immunologisch reagiert, ohne das infektiöse Agens beseitigen zu können. Diese ungebremsten Immunreaktionen gegen persistierende virale Antigene können für den Organismus lebensgefährlich sein und klinisch den Einsatz von immunsuppressiven Medikamenten erfordern. Durch die Anhäufung von Immunprodukten und deren Verschleppung an andere Stellen des Körpers können aber auch sekundäre Krankheiten auftreten, die mit dem primären Entzündungsherd oft nichts mehr gemeinsam haben (Tabelle 2). Hier sei zum Beispiel an die Immunkomplexerkrankung erinnert. So können lösliche Immunkomplexe bei der chronischen Hepatitis-B Virusinfektion eine Glomerulonephritis oder generalisierte Vaskulitis erzeugen [10]. Dabei kann die eigentliche Erkrankung der Leber relativ symptomarm verlaufen.

Eine weitere Möglichkeit ist die der Entstehung von autoimmunen Erkrankungen. Daß Viruspersistenz sich als Autoimmunerkrankung manifestieren kann, ist um so einleuchtender, wenn wir uns vor Augen führen, daß fast alle akuten Viruserkrankungen mit flüchtigen Autoimmunphänomenen einhergehen. Es gibt viele Modellvorstellungen, wie Autoimmunerkrankungen durch Viren ausgelöst werden können [11]. Ich möchte jedoch nachdrücklich darauf hinweisen, daß es bisher beim Menschen in keinem einzigen Fall gelungen ist, einen pathogenetischen Zusammenhang zwischen Autoimmunerkrankung und Viruspersistenz herzustellen. Das gilt ebenfalls für die hypothetische Modellvorstellung, daß ungebremste Immunreaktionen, die im lymphatischen System selbst stattfinden, reaktive Lymphome, etwa vom Typ eines Hodgkin-Lymphoms, auslösen.

Tabelle 2. Immunpathologie der persistierenden Virusinfektion

1. Schwelende Entzündungsreaktion
2. Immunkomplexerkrankungen (Vaskulitis, Glomerulonephritis, Arthritis) durch zirkulierende Virus-Antikörper-Komplexe
3. Autoimmunerkrankungen durch Modifizierung von Zellantigenen oder virusbedingte Dysfunktion des Immunsystems
4. Entstehung von Lymphomen durch fortdauernde antigene Stimulation des Immunsystems und ungebremste Proliferation von B-Lymphozyten

Schlußbetrachtungen

Wir müssen davon ausgehen, daß Viruspersistenz bei Mensch und Tier ein außerordentlich häufiges Phänomen ist, dessen Zustandekommen mehr von den biologischen Eigenschaften eines Erregers als von der immunologischen Reaktionsbereitschaft des Wirtes abhängt. Viruspersistenz kann für den Organismus durchaus nützlich sein und zum Beispiel für die nach vielen akuten Viruserkrankungen beobachtete lebenslange Immunität verantwortlich sein. Welche Ereignisse zur Virusaktivierung führen und welche Mechanismen im einzelnen verhindern, daß eine latente Virusinfektion in eine chronische Erkrankung übergeht, ist letzten Endes nicht bekannt. Doch ist anzunehmen, daß unser Immunsystem dabei eine wichtige protektive Rolle spielt.

Bei den Entgleisungen, den chronischen Viruserkrankungen, steht die immunpathologische Komponente oft ganz im Vordergrund. Die genaue Kenntnis des pathogenetischen Zusammenhangs zwischen persistierender Virusinfektion und immunologisch bedingter „Sekundärkrankheit", hat in der heutigen Medizin eine große praktische Bedeutung, angesichts der Vielzahl chronisch entzündlicher Erkrankungen mit bisher unbekannter Ätiologie wie zum Beispiel der primär chronischen Polyarthritis, der Multiplen Sklerose oder des Lupus Erythematodes.

Literatur

1. Wyatt, H.: J. Infect. Dis. **128**, 802 (1973)
2. Enders, J.F., McCarthy, K., Mitus, A., Cheathram, W.J.: N. Engl. J. Med. **261**, 875 (1959)
3. Linneman, C.C., Jr., May, D.B., Schubert, W.K., Caraway, C.T., Schiff, G.M.: Am. J. Dis. Child. **126**, 100 (1973)
4. Ziegler, J.B., Penny, R.: Clin. Immunol. Immunopathol. **3**, 347 (1975)
5. Bardelas, J.A., Winkelstein, J.A., Seto, D.S.Y., Tsai, T., Rogol, A.D.: J. Pediatr. **90**, 396 (1977)
6. Wilfert, C.M., Buckley, R.H., Mohanakumar, T., Griffith, J.F., Katz, S.L., Whisnant, J.K., Eggleston, P.A., Moore, M., Treadwell, E., Oxman, M.N., Rosen, F.S.: N. Engl. J. Med. **296**, 1485 (1977)
7. Webster, A.D.B., Tripp, J.H., Hayward, A.R., Dayan, A.D., Doshi, R., Macintyre, E.H., Tyrrell, A.J.: Arch. Dis. Child. **53**, 33 (1978)
8. Pirquet, C.: Dtsch. Med. Wochenschr. **34**, 1297 (1908)
9. Horta-Barbosa, L., Hamilton, R., Wittig, B., Fuccillo, D.A., Sever, J.L.: Science **173**, 840 (1971)
10. Gocke, D.J., Hsu, K., Morgan, C., Bombardieri, S., Lockshin, M., Christian, C.L.: Lancet **1970II**, 1149
11. Hirsch, M.S., Proffitt, M.R.: Autoimmunity in viral infections. In: Viral immunology and immunopathology. Notkins, A.L. (ed.), p. 1419. New York, London: Academic Press 1975

Doz. Dr. H. W. Kreth
Institut für Virologie und Immunologie
der Universität
Versbacher Straße 7
D-8700 Würzburg

Monatsschr. Kinderheilkd. 128, 239–241 (1980)

Monatsschrift für
Kinderheilkunde
© by Springer-Verlag 1980

Klinik der chronischen Virusinfektionen

Th. Luthardt

Kinderklinik des Stadtkrankenhauses Worms

Das Referat muß und will wieder in den kinderärztlichen Alltag zurückführen, nachdem Herr ter Meulen Ihnen bereits eine ganz spezielle chronische Virusinfektion, die sog. Slow-Virus-Infektion vorgestellt hat. Dabei kommt die klinische Manifestation durch die abartige immunologische Reaktion eines sonst ganz unauffällig reagierenden Organismus zustande. Das daran beteiligte Virus macht unter normalen Umständen überhaupt keine chronische Infektion. Bei dem Begriff chronische Virusinfektion denken wir zuerst an etwas anderes, nämlich daran, daß das betreffende Virus regelmäßig zu einem chronischen Infektionszustand in dem Wirt führt. Das trifft vor allem für die Angehörigen der *Herpesvirusgruppe* zu, mit denen wir uns dann am meisten zu beschäftigen haben werden.

Außer diesen klassischen chronisch verlaufenden Virusinfektionen und der Slow-Virus-Infektion gibt es noch einige klinisch bedeutsame chronische Virusinfektionen, die ich nur kurz erwähnen kann: Die aus einer B-Hepatitis nicht selten resultierenden rezidivierenden und chronischen klinischen Bilder gehören ganz sicher zum Thema chronische Virusinfektion. Sie werden aber hier ausgeklammert, weil die Hepatologie eine ganz eigene Disziplin geworden ist und die direkte Rolle des Virus für die chronischen Verlaufsformen der Hepatitis auch noch allzu wenig bekannt ist.

Ein weiterer, klinisch ebenfalls sehr bedeutungsvoller chronischer Virusinfektionszustand ist die embryonale Virusinfektion. Beim Embryo oder Feten führt zum Beispiel das sonst so harmlose und auch leicht neutralisierbare Röteln-Virus regelmäßig zu einem über Monate anhaltenden, mit Virusproduktion und -exkretion verbundenen chronischen Infektionszustand.

Es kann also festgehalten werden, daß Viren, die normalerweise zu einem akuten Krankheitsbild führen, unter besonderen und uns nur teilweise bekannten Bedingungen zur klinisch relevanten zeitlich begrenzten oder unbegrenzten chronischen Infektion führen können. Man kann erwarten, daß in Zukunft weitere Zusammenhänge zwischen bekannten Krankheitsbildern und solchen besonderen Formen chronischer Virusinfektionen erkannt werden.

Den *Viren der Herpesgruppe*, also dem *Epstein-Barr-Virus*, dem *Herpes simplex-Virus*, dem *Varizellen-Zoster-Virus* und dem *Cytomegalie-Virus*, ist in unserem Zusammenhang auch nur soviel gemeinsam, daß die Infektion regelmäßig chronisch abläuft und das Virus nach der ersten Infektion dauerhaft in einer Form im Organismus haften bleibt, die eine Reaktivierung mit Virusmultiplikation und klinischer Manifestation zuläßt. Für die einzelnen Viren aber sind Art und Weise sowie Ort dieser Reaktivierung, entsprechend auch die Infektiosität und Übertragungsweise und die resultierenden klinischen Bilder, sogar die Umstände, unter denen es zur Provokation der latenten Infektion kommt, ganz unterschiedlich. Es kann also keines der 4 Viren für ein anderes als Modell angesehen werden. Deshalb müssen sie getrennt abgehandelt werden.

Ich beginne mit dem *Epstein-Barr-Virus* (EBV): Dieses Virus spielt für den ärztlichen Alltag, abgesehen von seinen onkogenen Eigenschaften, über die Sie ausführlich informiert worden sind, als chronische Infektion keine große Rolle. Es besteht heute Einigkeit darüber, daß die infektiöse Mononucleose und die abortiven Varianten dieses Bildes die klinische Manifestation der Primärinfektion mit EBV darstellen. Inwieweit die seltenen zentralnervösen Manifestationen einer EBV-Infektion, die man etwa in der Form des Guillain-Barree-Syndroms gelegentlich sieht, aus einem chronischen Infektionszustand heraus entstehen können, ist noch nicht ausreichend bekannt. Die differenzierten serologischen Möglichkeiten zur Unterscheidung zwischen der primären und der Reaktivierungsaktivität der EBV-Infektion sind noch zu jung, um genügend Fälle ausreichend untersucht zu haben. Es ist heute sicherlich nicht mehr erforderlich, bei dem klinischen Bild der infektiösen Mononucleose mit Nachweis heterophiler Antikörper die EBV-Serologie untersuchen zu lassen. Anders ist es bei weniger gut definierten Krankheitsbildern, insbesondere mit ZNS-Beteiligung, wenn man zum Beispiel durch Nachweis von IgM-Antikörpern eine aktive EBV-Infektion aufgedeckt hat. Weitere serologische Differenzierung kann erkennen lassen, ob es sich um eine Manifestation aus einem reaktivierten chronischen Infektionsstadium heraus oder um eine Primärinfektion handelt. Solche Untersuchungen sind natürlich nur in leistungsfähigen Viruslaboratorien möglich, diese aber bieten sie in ihrem Routineprogramm an.

Bei der EBV-Infektion geht der chronisch-latente Infektionszustand mit intermittierender Virusmultiplikation und -ausscheidung in Rachen und Speicheldrüsen einher. Er hat damit wesentliche epidemiologische

Bedeutung, dagegen ist seine klinische Bedeutung offensichtlich gering.

Das *Herpes simplex-Virus*, HSV, bietet im Gegensatz zum EBV bei der Reaktivierung aus dem chronischen Infektionszustand heraus klassische klinische Erkrankungen: Den Herpes labialis, progenitalis und die Herpeskeratitis. Auch die fudroyant verlaufende *nekrotisierende Herpes-Encephalitis* muß aufgrund ihrer Altersverteilung und der regelmäßig schon im akuten Erkrankungsstadium nachweisbaren spezifischen Antikörper als klinisches Korrelat der Aktivierung eines chronischen Infektionszustandes angesehen werden. Dieses schwerste Krankheitsbild gehört übrigens zu den ganz wenigen, die in jüngster Zeit überzeugend mit einem Virusstaticum, dem Adenin-Arabinosid, behandelt werden konnten. Die Herpeskeratitis hat ebenfalls hohen eigenen Krankheitswert und ist die bislang einzige Viruserkrankung, die erfolgreich mit Interferon angegangen werden konnte. Herpes labialis und Herpes progenitalis sind für den Träger mehr lästig als gefährlich. Diese Formen sind aber wegen ihrer Häufigkeit und Lokalisation verantwortlich für die Verbreitung des Virus auf Suszeptible, und damit für die gefürchtete septische Herpesviruserkrankung bei Neugeborenen. Light kommt in einer Literaturzusammenstellung über die Häufigkeit der Übertragungsweisen auf das Neugeborene zu folgender Reihenfolge: Infektion aus den mütterlichen Geburtswegen (Typ 2), Infektion durch die Mutter nach der Geburt (Typ 1), Übertragung von Kind zu Kind, Übertragung von anderen Erwachsenen (Pflegepersonal etc.). Er stellt die Frage, ob es angesichts des insgesamt sehr seltenen Auftretens der Neugeborenen-Herpes-Sepsis angemessen sei, die durch die vorsorgliche Herausnahme von Personen mit Herpeseffloreszenzen aus der Versorgung von Neugeborenen entstehenden Schwierigkeiten im Dienstablauf einer Klinik oder die Trennung von Mutter und Kind auf sich zu nehmen. Im Hinblick auf die hohe Letalität dieser Neugeborenenerkrankung möchte er aber diese Forderung doch möglichst konsequent eingehalten haben.

Herpes simplex-Virus und *Varizellen-Zoster-Virus* werden im Gegensatz zum EBV während der chronisch-latenten Phase nicht vermehrt und sind nur während der Reaktivierungsphasen mit klinischer Symptomatik ansteckend. Die Umstände, unter denen diese Reaktivierung erfolgt, sind aber für beide Viren ganz unterschiedlich. Der Zoster als einzige klinische Manifestationsform der VZV-Reaktivierung ist seit jeher bekannt als Erkrankung im Senium bei nachlassender Immunreaktion und ebenfalls als Ausdruck gestörter Immunität bei konsumierenden Krankheitsbildern. Seine große praktische Bedeutung hat er als lebensbedrohliche Komplikation im Verlauf von lymphoproliferativen und leukämischen Erkrankungsformen unter der modernen Therapie erlangt. Zoster wird durch diese Erkrankungen selbst, insbesondere durch den Morbus Hodgkin, provoziert, zusätzlich durch Steroidwirkung und die Cytostatica. Dabei sind Häufigkeit und Schweregrad des Zoster unabhängig vom Stadium der Erkrankung, er tritt also auch in der remissionserhaltenden Therapiephase auf, dagegen nicht mehr nach Absetzen der Therapie. Das spricht dafür, daß der Tumortherapie die größere Bedeutung als provokatorischer Faktor zukommt. Daraus darf allerdings keinesfalls die Konsequenz gezogen werden, eine laufende Corticoidbehandlung bei Auftreten eines Zosters abzusetzen, gleichgültig, um welche Grundkrankheit es sich handelt. Die folgende Nebennierenrindeninsuffizienz würde den Zosterverlauf ungünstig beeinflussen. Eher sollte bei niedrigen Dosen, die in der Größenordnung der Substitution liegen, eine vorübergehende Dosissteigerung vorgenommen werden. Auch die Windpocken, die Manifestiation der primären VZV-Infektion, zeigen unter den Bedingungen, die den Zoster provozieren, nicht selten schwere und lebensbedrohliche Verläufe. Wir sahen bei den Leukämiepatienten der Freiburger Kinderklinik zusammen mit Wehinger häufiger Zoster als Varizellen, einige Patienten bekamen im Laufe ihrer langen Behandlung sogar mehrmals einen Zoster. Diese Feststellung ist insofern wesentlich, als man sich von einer Anwendung der in den letzten Jahren vieldiskutierten Varizellen-Vakzine für diese Kinder nichts versprechen kann. Erfolgreiche Therapieversuche bei Zoster wurden mit Adenin-Arabinosid unternommen, fraglich wirksam ist die Verabreichung ausreichender Mengen Hyperimmunserum unmittelbar nach Beginn der Zoster-Erkrankung. Es ist nicht ganz aussichtslos, daß in absehbarer Zeit genügend intravenös verabreichbares Gammaglobulin mit langer Halbwertszeit und hohem VZV-Titer zur Verfügung steht, um die bei diesen Patienten ohnehin indizierte regelmäßige Immunglobulinsubstitution auch Zoster-Prophylaxe-wirksam vornehmen zu können.

Die klinische Bedeutung der *chronischen Cytomegalievirusinfektion*, dem letzten Virus der Herpesgruppe, liegt wieder auf ganz anderer Ebene. Reaktivierungen bei Malignompatienten und unter entsprechender Therapie kommen auch vor, sie beeinflussen aber in aller Regel den Krankheitsverlauf nicht wesentlich. Während früher bei der Cytomegalie der Blick ganz auf den schweren congenitalen Neugeborenenerkrankungen lag, die das Resultat einer Primär-Infektion der Mutter während der Schwangerschaft sind, rücken heute die aus chronischen Infektionszuständen heraus erfolgenden Infektionen bei Neugeborenen, Empfängern von Bluttransfusionen und Fremdorganen immer mehr in den Vordergrund.

Zunächst hat man erkannt, daß diese Infektionen *sehr häufig* sind: 20–30% aller Neugeborenen werden von ihrer Mutter perinatal infiziert. Diese Rate haben wir in Freiburg ermittelt, sie ist in gleicher Höhe in der Schweiz, Skandinavien und in den USA gefunden worden. Praktisch jeder CMV-seropositive Blutspender ist in der Lage, mit seinem Blut den Empfänger zu infizieren, wenn dieser suszeptibel ist. Wir konnten bei suszeptiblen Neugeborenen feststellen, daß 40% von ihnen durch eine einzige Transfusion mit seropositi-

vem Blut infiziert wurden. Betts und Mitarbeiter konnten in einer sehr sorgfältigen Studie zeigen, daß nahezu alle seronegativen Organempfänger CMV-infiziert werden, wenn sie die Niere eines seropositiven Spenders übertragen bekommen. Alle diese aus chronischen Infektionszuständen heraus infizierten Menschen entwickeln selbst eine chronische Infektion. In jüngster Zeit häufen sich die Beobachtungen, daß diese Infektionen viel häufiger klinisch relevant werden, teilweise mit lebensbedrohlicher Symptomatik, als man das zunächst annahm.

Eine tröstliche Erkenntnis behält Gültigkeit, nämlich, daß die häufigste der genannten Situationen, die perinatale Infektion von gesunden Neugeborenen durch ihre Mutter in aller Regel ohne klinische Folgen bleibt. Für alle mit einer Grundkrankheit belasteten Patienten bedeutet die acquirierte chronische CMV-Infektion dagegen ein zusätzliches Risiko, das lebensbedrohlich werden kann. Ich darf abschließend dazu einige Beobachtungen aus Veröffentlichungen der jüngsten Zeit erwähnen:

Wir konnten selbst – noch an der Freiburger Kinderklinik – zwei Beobachtungen machen, die mich besonders aufmerksam werden ließen: Die beiden Kinder, eines mit einer nekrotisierenden Enterocolitis, das andere mit einem Hydrocephalus permagnus, waren seronegativ geboren worden und hatten im Neugeborenenalter durch Bluttransfusion eine CMV-Infektion übertragen bekommen. Sie erkrankten im Alter von einigen Wochen an einer CMV-bedingten Hepatitis und hämolytischen Anämie so schwer, daß sie daran verstarben.

Ballard u. Mitarb. veröffentlichten im Maiheft dieses Jahres im American Journal of Diseases of Children die Ergebnisse einer Studie an 51 Frühgeborenen mit schweren Störungen in der Neugeborenenperiode, die deshalb auch Bluttransfusionen bekommen hatten. 16 dieser Kinder erwarben eine CMV-Infektion, 14 davon erkrankten im Alter von 4–6 Wochen an einem septischen Bild mit Respirationstraktsymptomatik, das etwa 2 Wochen anhielt. 3 von den Kindern, und zwar die mit der schwersten Schädigung durch die Grundkrankheit, starben an dieser aufgepfropften CMV-Infektion.

Riikonen suchte unter 206 Kindern des 1. und 2. Lebensjahres nach Cytomegalie als möglicher Ursache und fand dabei 11 Kinder. 2 dieser Kinder entwickelten im Rahmen einer ACTH-Behandlung ihres Krampfleidens eine Reaktivierung der CMV-Infektion, einhergehend mit einem septischen Krankheitsbild. Eines dieser beiden Kinder verstarb, das andere entwickelte Zeichen einer slow virus-Infektion. Der Autor empfiehlt, bei allen Säuglingen vor einer ACTH-Behandlung die CMV-Serologie zu testen.

In der erwähnten Studie von Betts haben 14 der 16 durch das transplantierte Organ infizierten Patienten nach im Schnitt 48 Tagen klinische Zeichen mit Fieber und Pneumonie entwickelt. Ob die in der Gruppe der CMV-infizierten häufiger notwendig gewordenen Transplantatentfernungen ursächlich mit der Infektion in Zusammenhang stehen, müssen die Autoren offenlassen.

Diese Berichte über teilweise schwere Folgen chronischer CMV-Infektionen relativieren die Bedeutung der Bemühungen um eine CMV-Vakzine ganz erheblich, denn die CMV-Lebendvirusimpfung induziert einen chronischen Infektionsstatus, dessen mögliche Folgen derzeit nicht zu überblicken sind.

Literatur beim Verfasser

Prof. Dr. Th. Luthardt
Kinderklinik des Stadtkrankenhauses
D-6520 Worms

Monatsschr. Kinderheilkd. 128, 242–243 (1980)

Monatsschrift für
Kinderheilkunde
© by Springer-Verlag 1980

Progrediente Rötelnpanencephalitis bei einem Kind mit akuter lymphatischer Leukämie

Elisabeth Meyer[1], P.H. Weiss-Wichert[1], J. Ehrlich[1], W.E. Brandeis[1], D. Scheffner[1] und V. ter Meulen[2]

[1] Universitäts-Kinderklinik Heidelberg und
[2] Institut für Virologie und Immunbiologie der Universität Würzburg

Slow-virus-Infektionen des ZNS können durch verschiedene Viren hervorgerufen werden. 1974 wurde erstmals über eine progredient verlaufende Rötelnencephalitis berichtet, deren klinischer Verlauf starke Ähnlichkeit mit der SSPE aufwies. Insgesamt sind bisher sechs Kinder mit einer Rötelnpanencephalitis beschrieben worden, vier dieser Kinder hatten ein kongenitales Rötelnsyndrom. Bei allen Kindern kam es im 2. Lebensjahrzehnt zu einem progredienten Krankheitsverlauf mit intellektuellem Verfall, Krampfanfällen, Myoklonien und Ataxie, die Erkrankung führte innerhalb weniger Jahre zum Tod. Alle Kinder wiesen die für Slow-Virus-Infektionen des ZNS typischen histologischen Veränderungen auf, aber nur in einem Fall konnte das Rötelnvirus aus dem Hirngewebe isoliert werden. Alle Kinder hatten hohe Röteln-Antikörper im Serum und Liquor und eine ausgeprägte Erhöhung der Gamma-Globuline im Liquor.

Bei immunsuppressiv behandelten Kindern zeigen Slow-Virus-Encephalitiden häufig einen atypischen Verlauf. Von der SSPE wissen wir, daß sie bei diesen Kindern meist wesentlich rascher progredient verläuft.

Wir haben im letzten Jahr bei einem an Leukämie erkrankten Kind eine progrediente Rötelnpanencephalitis beobachtet, die in ihrem Verlauf in Folge der durch die Grunderkrankung bedingten Immunsuppression deutlich von den bisher beschriebenen Fällen einer Rötelnencephalitis abweicht. Im Alter von sechs Jahren wurde bei dem Jungen eine akute lymphatische Leukämie diagnostiziert. Die cytostatische Therapie wurde nach dem Protokoll von Riehm durchgeführt, einschließlich einer prophylaktischen Schädelbestrahlung mit 24 Gray. Nach zweijähriger Remission traten die ersten neurologischen Symptome in Form fokaler Krampfanfälle auf. Zehn

Wochen vorher hatte der Junge während eines Urlaubs einen fieberhaften Infekt mit Rhinitis, Conjunctivitis, Husten und Exanthem durchgemacht. Wegen rezidivierender rechtsfokaler Anfälle wurde das Kind Mitte September 1978 stationär aufgenommen. Es klagte über Kopfschmerzen, wirkte verlangsamt und hatte eine verwaschene Sprache. Es bestanden eine zentrale Facialis- und Hypoglossusparese rechts sowie eine diskrete rechtsseitige Hemiparese. In den nächsten Tagen traten intermittierende rechtsseitige Kloni auf, die übergingen in eine Epilepsia partialis continua; Ende September wurden auch linksseitige Kloni beobachtet. Der Junge trübte zunehmend ein und war zwei Wochen nach Beginn der Symptomatik komatös. Im weiteren Verlauf entwickelte sich eine spastische Tetraparese. Bei der letzten Kontrolle im Mai 1979 – 8 Monate nach Erkrankungsbeginn – war der Junge weiterhin komatös und reagierte lediglich auf Schmerzreize mit ungezielten Abwehrbewegungen. Am Augenhintergrund fanden sich jetzt beidseits abgeblaßte Papillen und pigmentierte Narben im Makulabereich, in der Peripherie außerdem ein frischerer chorioretinitischer Herd. Dieser Zustand besteht bis zum jetzigen Zeitpunkt unverändert.

Im Liquor waren Zellzahl und Eiweißgehalt anfangs normal. Erst nach sechs Wochen war das Liquor-Eiweiß erhöht, wobei vor allem Immunglobulin G deutlich angestiegen war. Die Liquor-Elektrophorese zeigte die für Slow-Virus-Encephalitiden typischen Veränderungen mit einer starken Erhöhung oligoklonaler Gamma-Globuline als Ausdruck der lokalen Gamma-Globulinsynthese im ZNS.

Die serologischen Befunde unseres Patienten sind in Tabelle 1 dargestellt. Vor Erkrankungsbeginn lagen für Röteln und Masern negative Titer vor. Bei der ersten Untersuchung eine Woche nach Auftreten der neurologischen Krankheitszeichen war für Röteln bereits ein deutlich erhöhter Antikörpertiter im HHT nachweisbar, der später bis auf 1:128.000 anstieg. Der Masern-Antikörpertiter blieb unverändert. Im Liquor lag der Röteln-Antikörpertiter bei 1:8 bzw. 1:16, Masern-Antikörper ließen sich nicht nachweisen. Die Titer aller anderen neurotropen Viren waren negativ. Diese serologischen Befunde sprechen eindeutig für eine durch Röteln verursachte Encephalitis.

Der EEG-Verlauf unseres Patienten weist bemerkenswerte Ähnlichkeiten mit den Hirnstromkurven von SSPE-Kindern auf. Die zu Beginn gefundene fokale Verlangsamung links ging innerhalb einer Woche in eine deutlich ausgeprägte hochamplitudige allgemeine Verlangsamung über. Sechs Wochen nach Erkrankungsbeginn waren während einer EEG-Ableitung periodisch auftretende Komplexe generalisierter Theta-Delta-Gruppen nachzuweisen, die in regelmäßigen Abständen von 1–2 s auftraten (Abb. 1). Diese Veränderungen erinnern sehr an die Radermeckerkomplexe, die typischerweise in bestimmten Krankheitsphasen der SSPE gefunden werden. Synchron mit diesen Ausbrüchen zeigte das Kind rhythmische Vertikalbewegungen der Bulbi und Lidkloni. Diese Veränderungen waren in späteren EEG-Kurven nicht mehr zu finden, es kam stattdessen zu einer zunehmenden Kurvenabflachung.

Tabelle 1. Serologische Befunde (Erkrankungsbeginn IX/78)

	IX/76	II/78	IX/78	X/78	I/79
Röteln					
HHT Serum	1:8	1:16	1:4096	1:128000	1:128000
Liquor			1:8	1:16	1:16
IgM					Pos.
Masern					
HHT Serum		1:8	1:32	1:16	1:16
Liquor			<1:8	<1:8	<1:8
IgM Serum					Neg.

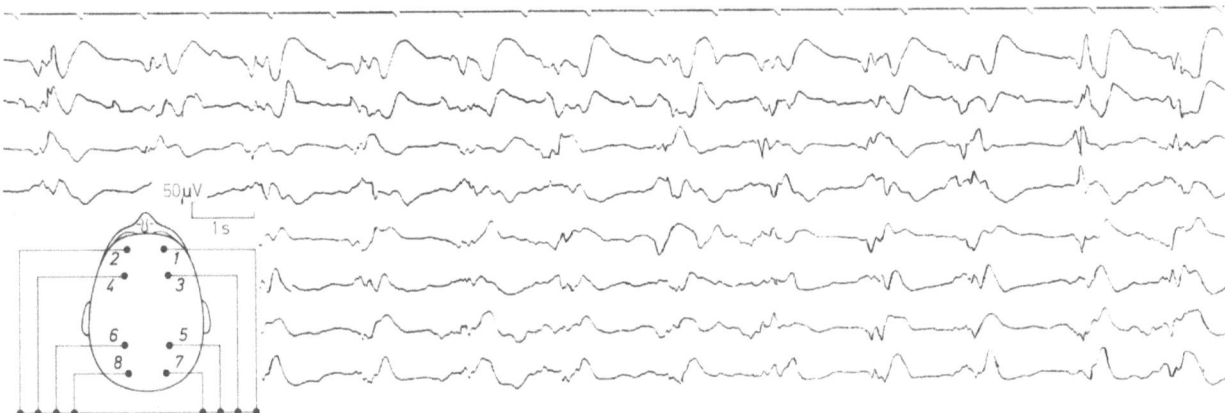

Abb. 1. EEG sechs Wochen nach Erkrankungsbeginn mit periodisch wiederkehrenden Radermeckerkomplexen

Sehr interessant sind auch die Computertomogramme unseres Patienten. Während sich bei drei Kontrollen in den ersten sechs Wochen jeweils normale Befunde ergaben, waren vier Monate nach Erkrankungsbeginn deutliche Veränderungen erkennbar mit ausgedehnten hypodensen Arealen in der weißen Substanz. Diese Bezirke dürften leukenzephalitischen Herden entsprechen. Die basalen Cisternen waren erweitert, ebenso die temporalen Hirnfurchen, der Interhemisphärenspalt und sämtliche Ventrikel (Abb. 2a und b). Neben einem Hydrocephalus internus finden sich also gleichzeitig auch Hinweise auf eine corticale Atrophie. Als Ausdruck des zu dieser Zeit erhöhten intrakraniellen Druckes bestanden röntgenologisch eine mäßige Dehiszenz der Schädelnähte und Stauungszeichen am Augenhintergrund.

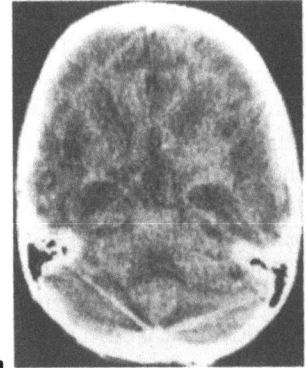
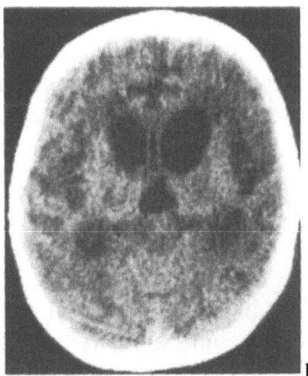

a

b

Abb. 2a and b. Schädelcomputertomogramm vier Monate nach Erkrankungsbeginn mit hypodensen Arealen in der weißen Substanz (**a**), erweiterten Hirnfurchen und Ventrikeln (**b**)

Zusammenfassung

Bei einem achtjährigen an Leukämie erkrankten Patienten traten in der Remissionsphase 10 Wochen nach einem fieberhaften Virusinfekt mit Exanthem, fokale Krampfanfälle auf, die übergingen in eine Epilepsia partialis continua. Innerhalb von zwei Wochen wurde der Junge tief komatös, und es entwickelte sich eine zunehmende Tetraspastik. Am Augenhintergrund fanden sich später chorioretinitische Veränderungen und eine Opticusatrophie beidseits. In einer der zahlreichen Hirnstromkurven waren Radermeckerkomplexe nachzuweisen. Die Computertomogramme des Schädels zeigten eine sich allmählich entwickelnde corticale Atrophie, eine Ventrikelerweiterung und leukencephalitische Herde. Die virologischen Befunde mit einem stark erhöhten Röteln-Antikörpertiter im Serum und Nachweis von Röteln-Antikörpern im Liquor sowie die ausgeprägte Vermehrung oligoclonaler Gamma-Globuline im Liquor sicherten die Diagnose einer progressiven Rötelnpanencephalitis. Daß die Erkrankung bei unserem Patienten soviel rascher progredient war als dies bisher bei den wenigen anderen Fällen einer Rötelnencephalitis beobachtet wurde und innerhalb so kurzer Zeit zum cerebralen Abbau führte, dürfte auf die Leukämie als Grunderkrankung bzw. auf die therapiebedingte Immunsuppression zurückzuführen sein.

Literatur

1. Lebon, P., Lyon, G.: Lancet **1974 II**, 468
2. Meulen, V. ter, Hall, W.W.: J. Gen. Virol. **41**, 1 (1978)
3. Terheggen, H.G., Lowenthal, A.: Monatsschr. Kinderheilkd. **126**, 702 (1978)
4. Townsend, J.J., Baringer, R., Wolinsky, J.S., Malamud, N., Mednick, J.P., Panitch, H.S., Scott, R.A.T., Oshiro, L.S., Cremer, N.E.: N. Engl. J. Med. **292**, 990 (1975)
5. Weil, M.L., Itabashi, H.H., Cremer, N.E., Oshiro, L.S., Lennette, E., Carnay, L.: N. Engl. J. Med. **292**, 994 (1975)
6. Wolinsky, J.S., Berg, B.O., Maitland, C.J.: Arch. Neurol. **33**, 722 (1976)

Dr. E. Meyer
Universitäts-Kinderklinik
Im Neuenheimer Feld 150
D-6900 Heidelberg 1

Monatsschr. Kinderheilkd. 128, 244–246 (1980)

Monatsschrift für
Kinderheilkunde
© by Springer-Verlag 1980

Frühsymptome bei der subakuten sklerosierenden Panenzephalitis

W. Mortier, R. Kiekens und D. Karch

Neuropädiatrische Abteilung (Leiter: Prof. Dr. W. Mortier), Universitäts-Kinderklinik Düsseldorf

Die subakute sklerosierende Panenzephalitis (SSPE) wird bei persistierendem Masernvirus im Gehirn Monate bis viele Jahre nach durchgemachter Masernerkrankung oder – weniger häufig – nach erfolgter Masernimpfung mit Lebendvaccine ausgelöst [1, 4, 7]. Zuerst kommt es in den okzipito-parieto-temporalen Hirnbereichen zu entzündlichen, sklerosierenden Veränderungen, Demyelinisierung, Verlust von Nervenzellen und dem Auftreten von Einschlußkörperchen. Die Veränderungen breiten sich in Wochen bis Jahren nach frontal und von cranial nach caudal bis zum Rückenmark aus (Übersicht 9). Klinisch ist die SSPE zunächst durch einen fortschreitenden Verlust psychischer, sprachlicher und optischer Funktionen (Stadium 1) charakterisiert. Es folgen Myoklonien, Zerebralkrämpfe und stärkere Koordinationsstörungen (Stadium 2). Dann führt der kortikale Abbau zu ausgeprägter Spastik, Opisthotonus, kortikaler Blindheit, hypothalamischen Dysregulationen und schließlich Koma (Stadium 3). Kommt es nicht zum Exitus, so folgt u. U. ein dekortikalisierter Zustand mit Tetraparesen, pathologischem Lachen und Schreien, Reflexbewegungen bei Geräuschen und evtl. Hypotonie (Stadium 4).

Eigene Beobachtungen

Von 1969–1979 beobachteten wir 12 Patienten im Alter von 4–13 Jahren, 7 Jungen und 5 Mädchen. Acht Kinder stammten aus Deutschland, drei aus der Türkei und eines aus Spanien. Alle hatten 1–10 Jahre – durchschnittlich 4 – vor Beginn der SSPE Masern durchgemacht und waren nicht gegen Masern geimpft worden. Die Diagnose wurde bei allen Patienten durch vorhandene Radermecker-Komplexe im Elektroenzephalogramm, Eiweiß- und IgG-Vermehrung (bei 10 Kindern durchgeführt) im Liquor und durch stark erhöhte Masernantikörper im Serum und Liquor gesichert (Tabelle 1). Bei einem Kind zeigte die durchgeführte Hirnbiopsie die typischen pathohistologischen Veränderungen einer SSPE.

Der Diagnose einer SSPE gingen folgende Verdachtsdiagnosen voraus: Psychomotorische Retardierung und Epilepsie (Pat. 1, 4, 5). Hirntumor (Pat. 6,9), Hirntumor oder Enzephalitis (Pat. 11), Hirntumor oder Toxoplasmose (Pat. 12), degeneratives Hirnleiden (Pat. 3,8), Hysterie und/oder Epilepsie (Pat. 2), Z. n. Schädelhirntrauma und Epilepsie (Pat. 7) und „Erkrankung der Stammganglien" (Pat. 10).

Früheste Krankheitszeichen (Tabelle 2) waren Verhaltens- und Wesensänderungen, Antriebsstörungen bis zu Lethargie und Apathie, ungewöhnliche Ängstlichkeit und Kontaktstörungen, die den Eltern als Stumpfheit, „fern sein" oder „abseits bleiben" auffielen.

Tabelle 1. 12 Kinder mit subakut sklerosierender Panenzephalitis (SSPE)

Patienten	1	2	3	4	5	6	7	8	9	10	11	12
Alter (Jahre)	$4^5/_{12}$	$4^8/_{12}$	$4^{11}/_{12}$	$5^3/_{12}$	$6^8/_{12}$	$7^{11}/_{12}$	$8^8/_{12}$	9	$9^9/_{12}$	10	13	$13^9/_{12}$
Geschlecht	w	m	w	m	w	m	m	m	w	m	m	w
Masernerkr. (Jahre)	$6/_{12}$	$1^3/_{12}$	2	2	4	1 oder 3	$3^6/_{12}$	$5^9/_{12}$	6	3	2	3 oder 4
SSPE-Beginn (Jahre)	3	$4^8/_{12}$	$4^{11}/_{12}$	4	5	$7^6/_{12}$	$8^8/_{12}$	$8^2/_{12}$	9	$9^9/_{12}$	$12^{11}/_{12}$	13
Stadium (Erstuntersuchung)	2	2	2	2	3	2	2	2	1/2	2	1	1
Radermecker-Komplexe[a]	−3M+	−14T+	−7T+	−7M+	+	(+)	−16T+	+	+	+	+	−3T+
Liquor-Eiweißerhöhung[a] (39–175 mg/dl)	+	−4M+	−9W+	−4W+	+	+	+	+	+	+	+	+
Liquor-IgG-Vermehrung (4–20 mg/dl)	n.d.	+	+	+	+	+	+	+	n.d.	+	+	+
Masernantikörper erhöht	+	+	+	+	+	+	+	+	+	+	+	+
Relation Serum/Liquor-KBR	2/1	128/1	64/1	32/1	64/1	16/1	16/1	32/1	2/1	8/1	32/1	32/1
Stadium 1 — Dauer	14 M	?–2	9 T	12 M	?–2	3 M	?–2	?–2	7 M	?–2	2 M	4 M
Endstadium erreicht[b]	17 M-2	12 M-4	3 M-3	26 M-4	20 M-3	2 M-3	$2^1/_2$ M-4	12 M-2	13 M-2	5 M-3	3 M-2	3 M-4
Tod	−	$6^1/_2$ J.	$2^6/_{12}$ J.	7 J.	−	4 M	−	−	−	−	−	2 J.
Stadium	−	2	2	−	−	−	2	1	1	2	−	2
bei Therapiebeginn	−	Steroid Endoxan	Steroid	−	−	−	Isoprinosin	Isoprinosin	Isoprinosin	Isoprinosin	−	Ribavirin
Verlauf	Subakut?	Chronisch	Subakut	Chronisch	Subakut?	Subakut	Subakut?	Subakut?	Subakut?	Subakut?	Subakut?	Subakut

[a] − =nicht vorhanden, + =vorhanden bzw. erhöht. M =Monate, W =Wochen, T =Tage geben Zeitraum zwischen nicht nachweisbaren bzw. vorhandenen EEG- und Liquorveränderungen. n. d. =nicht durchgeführt
[b] Zeitdauer bis zum zuletzt beobachteten Stadium

Im gleichen Zeitraum wurden häufig Störungen der Fein- und Grobmotorik vermerkt: Änderungen des Ganges (eckig, plump, „aus der Richtung", verlangsamt) und Stolpern waren neben Schreibstörungen auffälligste Zeichen. Sprech- (Stottern) und Sprachstörungen (abgehackt, abgebrochen, stammelnd, „unsinnig", verwaschen, perseverierend) fielen mit Konzentrations-, Gedächtnis- und Orientierungsschwierigkeiten früh auf. Mehrere Kinder liefen in ihrer bekannten Umgebung plötzlich „wie fremd" umher. Bei zwei Patienten ergab die ärztliche Untersuchung im Frühstadium eine ausgeprägte Aphasie, Apraxie und Agnosie (Pat. 9, 12). Bei 6 Kindern waren Zerebralkrämpfe neben den psychischen Veränderungen erste Symptome. Dreimal traten myoklonisch-astatische und zweimal Fokalkrämpfe auf. Einmal kam es zum schlafgebundenen Grand mal. Myoklonien – meist im Gesicht – wurden fünfmal frühzeitig beschrieben. Bei 5 Patienten (1, 2, 8, 11, 12) wurden zu Beginn der Erkrankung erhöhte Toxoplasmoseiter im Serum (IFT 1:64–1:1000) und bei 3 Patienten (1, 2, 12) ein ein- bzw. beidseitiger chorioretinitischer Herd festgestellt. Ein 13jähriges Mädchen (Pat. 12) klagte vor Beginn anderer Symptome über Sehstörungen. Der $4^1/_2$jährige Patient 1 hatte den chorioretinitischen Herd bereits im Alter von 2 Monaten und gleichzeitig einen Toxoplasmoseiter (IFT) von 1:16000; er wurde wegen einer kongenitalen Toxoplasmose behandelt, einschließlich einer Ventiloperation bei Hydrozephalus. Die motorische Entwicklung soll bei ihm im Alter von 12 Monaten normal gewesen sein, bevor die ersten SSPE-Symptome mit einem astatischen Krampfanfall im Alter von $4^2/_{12}$ Jahren einsetzten. Drei der anderen Kinder mit erhöhten Toxoplasmoseitern waren mit Daraprim und Sulfonamiden behandelt worden. Zwei Kinder wurden erstmals durch starkes Durstgefühl (Pat. 3) bzw. anhaltende Appetitlosigkeit (Pat. 11) auffällig. Zwei weitere Kinder wiesen früh Schlafstörungen auf (Unruhe, Aufschreien).

Erste ärztliche Untersuchungen erfolgten bei 8 Kindern im Stadium 2, meist bedingt durch auftretende Zerebralkrämpfe. 2 Kinder wurden im Stadium 1 erfaßt, eines mit einem Fokalkrampf im Stadium 1/2 und ein letztes im Stadium 3 (Tabelle 1). Im ersten abgeleiteten EEG fehlten bei der Hälfte der Kinder Radermecker-Komplexe, die jedoch bei Kontrolluntersuchungen nach 7 Tagen bzw. 7 Monaten auftraten. Bei 5 Patienten zeigten die Erstableitungen dreimal einseitige Herdbefunde und zweimal eine multifokale hypersynchrone Aktivität. Einmal war die erste Ableitung unauffällig (Pat. 1). Bei 3 Kindern wies die erste Liquoruntersuchung keine Eiweißerhöhung auf, die später zusammen mit einer Vermehrung von IgG vorhanden war. Masernantikörper waren im Serum (KBR 1:40–1:10000, HAH 1:128–8192) und Liquor (KBR 1:40–1:512) immer deutlich erhöht. Bei allen Kindern lag die Relation der Antikörper zwischen Serum und Liquor unter 160:1. Alle Kinder hatten von Beginn an fluoreszenzoptisch nachweisbare Antikörper gegen SSPE-Antigen im Zytoplasma sowohl im Serum als auch im Liquor. Antikörper gegen nukleäres SSPE-Antigen waren dreimal bei der Erstuntersuchung negativ, wurden aber spätestens nach 2 Monaten positiv (Pat. 3, 10, 11).

Bei 7 Patienten dauerte das erste Stadium 9 Tage bis 14 Monate, überwiegend 2–7 Monate. 4 Kinder erreichten innerhalb von 2–3 Monaten das Ende von Stadium 3 (Koma) bzw. Stadium 4 (Tabelle 1). Drei weitere Patienten (2, 4, 5) waren nach 12, 14 und 20 Monaten im Koma. Unter Berücksichtigung des Todeszeitpunktes verlief die SSPE bei 3 Kindern subakut, bei 2 Patienten chronisch, während bei 7 noch lebenden Kindern abzuwarten sein wird, ob ein subakuter (Tod innerhalb von 3 Jahren Krankheitsdauer) oder chronischer Verlauf (Tod nach länger als 3 Jahren Krankheitsdauer) angenommen werden muß (Tabelle 1).

Diskussion

Die SSPE verläuft nicht nur subakut, sondern zu je 10% akut oder chronisch [4]. Bei unseren Patienten 2 und 4 war der Verlauf chronisch mit $6^1/_2$- bzw. 7jähriger Krankheitsdauer. Klinisch bedeutsamer erscheint der rapide Verlauf bei 4 der Kinder mit Eintritt des Komas nach 2–3 Monaten. Solch foudrayante Abläufe sind offenbar seltener (Übersicht 2), stellen aber den Kliniker unter besonderen Zeitdruck. Die ersten psychischen Auffälligkeiten sind als Einzelsymptome vieldeutig und werden oft beim Hinzutreten von neurologischen Abweichungen und Zerebralkrämpfen als Folge eines Tumors, degenerativen Leidens oder einer psychomotorischen Retardierung mit Epilepsie – wie bei unseren Kindern – fehlgedeutet. Verhaltens- und Wesensänderungen mit zunehmenden Schulschwierigkeiten als Folge des Abbaus psychischer Funktionen und progrediente fein- und grobmotorische Ausfälle müssen u.a. an die SSPE denken lassen. Auftretende Myoklonien und Zerebralkrämpfe betonen dann diese diagnostische Möglichkeit und machen psychogene und psychotische Gründe unwahrscheinlich.

EEG's sind oft zunächst ohne Radermecker-Komplexe – wie bei unseren Kindern – oder völlig normal

Tabelle 2. Klinische Frühzeichen bei 12 Kindern mit SSPE

Auffälligkeiten	—	Störungen	n
Verhalten — Wesen —		Antrieb	4
		Angst	3
		Kontakt	3
Psychische und	—	Fein- und Grobmotorik	9
psychomotorische		Sprache und Sprechen	7
Funktionen		Konzentration	4
		Rechnen und Schreiben	4
		Gedächtnis	2
		Orientierung	2
Sonstige	—	Krämpfe	6
		Myoklonien	5
		Erhöhte Toxoplasmosetiter (Serum)	5
		Chorioretinitis	3
		Ernährungs- und Schlafstörung	2

wie bei Patient 1. Sie können auch bei Fortschreiten der SSPE normal bleiben oder nur atypische Komplexe aufweisen (Übersichten 3, 6). Radermecker-Komplexe können selten ohne SSPE bei anderen Enzephalitiden auftreten [3].

Zerebralkrämpfe und erhöhte Toxoplasmoseiter lassen irrtümlich an eine Toxoplasmose denken, besonders wenn gleichzeitig chorioretinitische Herde vorliegen. Neben anderen Antikörpern steigen bei SSPE-Patienten [1, 8] häufig auch unspezifisch Toxoplasmoseiter im Serum. Pigmentveränderungen im Maculabereich – ähnlich der Toxoplasmose – werden bei SSPE beobachtet, wie bei unserer Patientin 12. Die Augenveränderungen bei Patient 1 dürften einer kongenitalen Toxoplasmose zuzuschreiben sein, während es beim 2. Kinde offenbleibt, ob eine Toxoplasmose vor dem SSPE-Beginn bestand. Im Verdachtsfall einer SSPE sind Bestimmungen der Masernantikörper im Liquor (und Serum) entscheidend und bei bleibenden Zweifeln eine Hirnbiopsie. Therapeutische Maßnahmen verlangen die Diagnose im Stadium 1 oder 2. Unsere Erfolglosigkeit mit verschiedenen Mitteln schließen bessere Möglichkeiten in naher Zukunft nicht aus.

Literatur

1. Enders-Ruckle, G.: Dev. Biol. Stand. **41**, 195 (1978)
2. Gilden, D.H., Borke, L.B., Tanaka, R.: Arch. Neurol. **32**, 644 (1975)
3. Ibrahim, M.M., Jeavons, P.M.: Dev. Med. Child. Neurol. **16**, 295 (1974)
4. Jabbour, J.T.: Subacute slerosing panencephalitis (SSPE). In: The practice of pediatric neurology. Swaiman, K.F., Wright, F.S. (eds.), Vol. 2, p. 598. St. Louis: Mosby 1975
5. Landers, M.B., Klintworth, G.K.: Subacute sclerosing panencephalitis (SSPE). A clinicopathological study of the retinal lesions. Arch. Ophthal. **86**, 156 (1971)
6. Markand, O.N., Panszi, J.G.: Arch. Neurol. **32**, 719 (1975)
7. Meulen, V., ter: Med. Microbiol. Immunol. (Berl.) **160**, 165 (1974)
8. Nihei, K., Kamoshity, S., Mizutani, H., Kitayama, T., Nishimura, H.: Acta Neuropathol. (Berl.) **38**, 163 (1977)
9. Ohya, T., Martinez, A.J., Jabbour, J.T., Lemmi, J., Duenas, D.A.: Neurology (Minneap.) **34**, 211 (1974)
10. Risk, W.S., Haddad, F.S., Chemali, R.: Arch. Neurol. **35**, 494 (1978)

Prof. Dr. W. Mortier
Neuropädiatrische Abteilung
Universitäts-Kinderklinik
Moorenstraße 5
D-4000 Düsseldorf

Monatsschr. Kinderheilkd. 128, 246–247 (1980)

Monatsschrift für
Kinderheilkunde
© by Springer-Verlag 1980

Behandlung eines Patienten mit SSPE

O. Goetz und P. Peller

Universitäts-Kinderklinik München

Die SSPE ist eine Erkrankung, die so gut wie immer tödlich ausgeht. Spontanremissionen sind jedoch ganz selten, wie Resnick [6] oder Kennedy [3] berichten, auch über mehrere Jahre möglich. Therapieerfolge bei einzelnen Patienten müssen daher sehr kritisch beurteilt werden. Bis vor wenigen Jahren war eine Therapie der SSPE nicht möglich, auch wenn versucht wurde, mit antiviralen Substanzen, wie z.B. Bromdesoxyuridin [4] zu behandeln. Um so erstaunlicher war es daher, als mit einer Substanz, deren Wirkung zunächst als vorwiegend antiviral angesehen wurde, in mehreren Fällen Langzeitremissionen erzielt wurden [5]. Es handelt sich um das in den USA entwickelte Präparat *Isoprinosin*, von dem erst später nach ausgedehnten Versuchen bekannt wurde, daß es eine das Immunsystem stimulierende Wirkung entfaltet. Bekannt sind bisher 63 Fälle, wobei Langzeitremissionen über 2–3 Jahre bei ca. 30–44 %, Stabilisierung bei ca. 20 % und unbeeinflußter Verlauf bei ca. 35 %, der Patienten eintrat [1].

Aus den Untersuchungen ergibt sich, daß für den Erfolg der Behandlung der Zustand zu Beginn der Therapie entscheidend ist. Wahrscheinlich benötigt Isoprinosin eine längere Anlaufzeit, bis es seine Wirkung entfalten kann. So ist es nicht verwunderlich, daß rasch progredient verlaufende Fälle nicht auf Isoprinosin ansprechen, ebensowenig wie schon weit fortgeschrittene. Nach Jabbour [2] wird die SSPE in 4 Stadien eingeteilt.

Vor 3 Jahren stellten wir bei einem damals 12 Jahre alten Patienten die Diagnose SSPE. Es handelte sich um das 4. Kind gesunder Eltern. Mit einem Jahr habe es Masern durchgemacht. Die Entwicklung bis 1975 war unauffällig. Anfang 1975 habe der Bub in der Schule Konzentrationsschwäche gezeigt und Leistungsabfall. Zu dieser Zeit seien Zuckungen am ganzen Körper mit Augenverdrehen aufgetreten, die sich öfter wiederholten. Der Patient erhielt vom Hausarzt Effortil und Psychosomasaft. Da ab Juli 1975 keine Anfälle mehr auftraten, wurden die Medikamente im Dezember 1975 abgesetzt. Anfang Juli 1976 stellten sich bei dem Buben Sehstörungen ein; er sah verschwommene Bilder. In der Universitäts-Augenklinik in München wurde Visusverlust und zentrale Skotome beiderseits festgestellt und der Verdacht auf eine retrobulbäre Neuritis geäußert. Am 20. 07. 1976 erfolgte deshalb die Aufnahme in unsere Klinik.

Die wichtigsten Befunde: Klar bei Bewußtsein, PSR beids. gesteigert, Babinski (+), EEG am 22. 07. 1976: abnorm mit Funk-

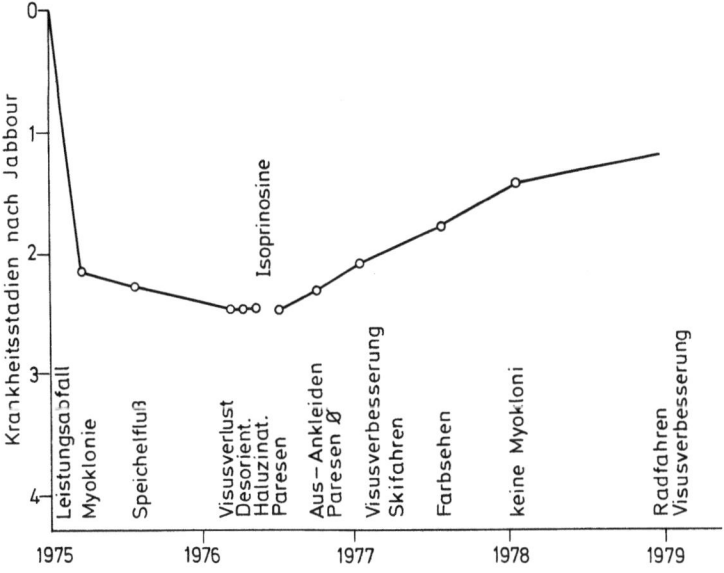

Abb. 1. Verlauf der SSPE bei Patient W. W.

tionsstörungen über der linken Hemisphäre. Lumbalpunktion: 66 Zellen, Gesamteiweiß im Liquor 62,8, Globuline 22,1 %. Es wurde an eine Virusinfektion mit retrobulbärer Neuritis gedacht und eine Ultralanbehandlung eingeleitet. Innerhalb kurzer Zeit verschlechterte sich der Allgemeinzustand, der Bub kommt Aufforderungen nicht mehr nach, ist desorientiert und am 28. 08. 1976 traten tonischklonische generalisierte Anfälle mit leichter Parese links auf. Seitdem bestanden ständig klonische Zuckungen in den Extremitäten. Der Patient redete verwirrt, kann Gegenstände nicht mehr halten, wird aggresiv. Der Visus rechts 0,05, links 0,1.

Die Untersuchung des Blutes und des Liquors auf Masern-Antikörper ergibt am 21. 07. 1976 die in Tabelle 1 wiedergegebenen Befunde. Eine Wiederholung des EEG am 17. 08. 1976 zeigt nunmehr typische Radermecker-Komplexe. Demnach handelt es sich um eine SSPE im Stadium 2–3.

Nach diesen Befunden wird die Ultralantherapie abgebrochen und ausschließlich ab 25. 08. 1976 mit Isoprinosin 5g pro die begonnen. Diese Therapie wird bis heute fortgesetzt, ohne daß irgendwelche Nebenwirkungen aufgetreten sind. Dabei ist eine fortlaufende Besserung des Befindens eingetreten. Diese Fortschritte halten bis heute an (Abb. 1). Seit März 1977 wurden keine klonischen Zuckungen mehr beobachtet, der Bub ist wieder voll in der Familie integriert. Bei der letzten Untersuchung im August 1979 war das Sehvermögen wieder weitgehend hergestellt, d.h. er kann alle Gegenstände erkennen; auch das Farbensehen ist normal. Der Bub kommt Aufforderungen nach, unterhält sich, berichtet, was er die Tage vorher gemacht hat und kann sich selbst versorgen. Seit dem Winter 1977 fährt er wieder Ski und seit Sommer dieses Jahres fährt er Rad. Vor wenigen Tagen ist er von München nach Kufstein – eine Entfernung von ca. 80 km – zusammen mit seinem Vater mit dem Rad gefahren. Dennoch weist der Patient erhebliche geistige Defekte auf. Er kann nicht lesen und schreiben, beginnt aber jetzt wieder damit. Eine Einschulung war bis jetzt nicht möglich, er soll aber im nächsten Monat den Schulunterricht wieder aufnehmen. Auch das EEG hat sich noch nicht normalisiert, erst in diesem Jahr ist eine Besserung eingetreten.

Wer den Verlauf einer SSPE kennt, wird eine solche Besserung kaum für möglich halten. Eine Spontanremission ist natürlich denkbar; nachdem aber unter einer Isoprinosintherapie eine ganze Zahl von Patienten einen ähnlichen Verlauf genommen haben, glauben wir, daß auch in unserem Fall Isoprinosin eine entscheidende Rolle spielt. Wir haben bisher 2 weitere Patienten mit einer SSPE mit Isoprinosin behandelt, einen im Stadium 3 haben wir nach ca. 4 Wochen verloren, ein weiterer Fall im Stadium 2 lebt in Italien und steht seit ca. 1 Jahr unter Isoprinosin. Sein Zustand ist seitdem stationär geblieben.

Wir glauben, daß Isoprinosin immer dann eingesetzt werden muß, wenn eine SSPE diagnostiziert wird. Die Therapie mit Isopri-

Tabelle 1. Masern-Antikörper, Patient W. W.

	Juli 1976	März 1977	April 1978
Serum	1:2560	1:1280	1:320
Liquor	1:32		

nosin soll über Jahre fortgesetzt werden. Ob ein Absetzen des Medikamentes schließlich möglich ist, kann heute nicht entschieden werden, da keiner der Untersucher bisher eine Unterbrechung der Therapie gewagt hat.

Zusammenfassung

Bericht über einen jetzt 16jährigen Patienten, bei dem vor 3 Jahren eine subakute sklerosierende Panencephalitis diagnostiziert wurde. Es handelt sich um das Stadium 2–3 nach Jabbour. Es wurde eine Behandlung mit Isoprinosin eingeleitet und bis heute fortgesetzt. Unter dieser Therapie ist eine erstaunliche Besserung eingetreten, wobei auch heute noch Fortschritte zu beobachten sind. Eine Spontanremission erscheint unwahrscheinlich. Isoprinosin ist bisher das einzige Medikament, das bei einer SSPE Erfolge erzielte.

Literatur

1. Huttenlochner, P.R., Mattson, R.H.: Neurology **29**, 763 (1979)
2. Jabbour, J.T., Garcia, J.H., Lemmi, H.: JAMA **207**, 2248 (1969)
3. Kennedy, C.: Neurology (Minneap.) **18**, 58 (1968)
4. Kertesz, A., Veidlinger, O.P., Furesz, J.: C.M.A.J. **6**, 1264 (1970)
5. Mattson, R.H.: Neurology (Minneap.) **24**, 383 (1974)
6. Resnick, J.S., Engel, W.K., Sever, J.L.: N. Engl. J. Med. **279**, 126 (1968)

Prof. Dr. O. Goetz
Priv.-Doz. Dr. P. Peller
Universitäts-Kinderklinik
Lindwurmstraße 4
D-8000 München 2

Monatsschr. Kinderheilkd. 128, 248–250 (1980)

Monatsschrift für
Kinderheilkunde
© by Springer-Verlag 1980

Vorläufige tierexperimentelle und klinische Erfahrungen mit dem Virustaticum Adenin-Arabinosid-Monophosphat bei Encephalitiden aus der Herpesgruppe und bei Varicella/Zoster-Infektionen

Ortrud Sauer[1], E. Huth[1], H.-G. Lenard[1], H. Schneider[1], L. v. Haselberg[1], H.-J. Nettesheim[1] und G. T. Werner[2]

[1] Universitäts-Kinderklinik Mannheim und
[2] Bayerische Landesimpfanstalt München

Die bisher entwickelten Virustatica haben größtenteils die in sie gesetzten Erwartungen nicht erfüllen können. Dies beruht hauptsächlich auf der obligat intracellulären Virusvermehrung und der damit verbundenen Schwierigkeit, Substanzen zu entwickeln, die selektiv die Virusvermehrung hemmen, ohne gleichzeitig die Wirtszelle zu schädigen.

Bei schweren Infektionen durch DNS-Viren aus der Herpesgruppe oder durch Vacciniaviren fanden in den letzten Jahren in erster Linie 5-Jod-2-desoxyuridin, Cytosin-Arabinosid (ARA-C) und Adenin-Arabinosid (ARA-A) systemische Anwendung.

5-Jod-2-desoxyuridin hemmt die Replikation sowohl der viralen als auch der zellulären DNS und hat deshalb nur eine sehr geringe therapeutische Breite. Es wurde einige Jahre lang bei der Herpes-simplex-Encephalitis eingesetzt, kontrollierte Studien konnten jedoch seine Wirksamkeit nicht bestätigen. Inzwischen wird es fast nur noch lokal angewandt bei der Keratitis herpetica, wo seine Effektivität in Doppelblindstudien gesichert worden ist; dem 5-Jod- 2-desoxyuridin bei topischer Anwendung gleichwertig oder sogar überlegen ist das Trifluorothymidin bei der Keratitis herpetica.

Auch das Cytosin-Arabinosid beeinflußt, wie das 5-Jod- 2-desoxyuridin sowohl die virale als auch die die zelluläre DNS-Synthese. Es fand Anwendung bei der Herpes-simplex-Encephalitis, bei Cytomegalie und bei Patienten unter Immunsuppression, wenn es zu schweren Varicella/Zoster-Infektionen kam. Kontrollierte Studien zeigten jedoch, daß der Verlauf bei den genannten Infektionen durch ARA-C nicht abgekürzt werden konnte, vor allem auch wegen der damit verbundenen zusätzlichen Immunsuppression.

Neuerdings geben nun das Adenin-Arabinosid sowie sein Monophosphat-derivat Anlaß zu vorsichtigem Optimismus [1, 2]. Adenin-Arabinosid (ARA-A) wurde in den USA bereits in den 60er Jahren als potentielles Cytostaticum synthetisiert. Es zeigte sich jedoch bald, daß es praktisch keine cytostatischen Eigenschaften besaß, hingegen entfaltete es in Zellkulturen eine bedeutende antivirale Wirkung gegenüber Herpes simplex-, Varicella/Zoster-, Cytomegalie- und Vaccinia-Virus. Auf Veranlassung des National Institute of Health wurde 1972 eine multizentrische klinische Studie eingeleitet, die die Wirkung von ARA-A bei Herpes-simplex-Encephalitis und bei Zoster generalisatus [4] erproben sollte. Die Ergebnisse einer Doppelblindstudie bei Herpesencephalitis wurden von Whitley 1977 [5] publiziert. Von 28 Patienten mit bioptisch gesicherter Herpesencephalitis wurden 18 mit ARA-A behandelt, 10 erhielten Placebo. In der mit ARA-A behandelten Gruppe betrug die Mortalität 28 % gegenüber 70 % in der Kontrollgruppe. Daraufhin wurde die Studie abgebrochen, da es als nicht mehr vertretbar angesehen wurde, eine Herpes-simplex-Encephalitis nicht mit ARA-A zu behandeln.

Nach diesen überraschend guten Erfahrungen war man bestrebt, Derivate von ARA-A zu entwickeln, die besser wasserlöslich sind und langsamer metabolisiert werden. ARA-A ist sehr schlecht wasserlöslich und muß in großen Flüssigkeitsmengen infundiert werden, was sich bei dem ohnehin oft bedrohlichen Hirnödem der Herpesencephalitis ungünstig auswirkt. So bot sich das Monophosphatderivat von ARA-A an, das eine etwa 50 mal bessere Wasserlöslichkeit zeigt und langsamer metabolisiert wird.

Tierexperimentelle Befunde

Adenin-Arabinosid-Monophosphat (ARA-AMP) wurde tierexperimentell in der Bayerischen Landesimpfanstalt in München bei der experimentellen Vaccinia-Encephalitis der Maus getestet [3] und zwar unter Bedingungen mit und ohne Immunsuppression. Das Vacciniavirus verhält sich in seinen Eigenschaften ähnlich wie das Herpesvirus. Als Immunsuppression erfolgte eine Ganzkörperbestrahlung mit 400 R. Die Ergebnisse sind in Tabelle 1 zusammengefaßt. Sowohl in der bestrahlten als auch in der unbestrahlten Gruppe war die Überlebensrate der mit ARA-AMP behandelten Tiere signifikant höher als in der Kontrollgruppe. Am besten waren die Ergebnisse bei den Tieren, die das Virustaticum in Kombination mit Hyperimmunglobulin erhalten hatten.

Klinische Erfahrungen

Im Laufe eines Jahres wurden 8 Kinder mit Encephalitiden unterschiedlicher Genese mit ARA-AMP behandelt (Tabelle 2). Bei allen Kindern bestand eine über Tage anhaltende Somnolenz, im EEG eine ausgepräg-

Tabelle 1. Ergebnisse der ARA-AMP-Therapie bei Vakzinia-Infektionen (Poxvirus vacciniae, Stamm Ma 1) der Albinomaus

Nr.	Zahl der Tiere (Mäuse)	Infektionsdosis Applikationsart	Bestrahlung Rad	Behandlung	Letalität	
1	25	$100 \times ID_{50}$ i.c.	—	ARA-AMP	3	(12%)
2	25	$100 \times ID_{50}$ i.c.	—	(Kontrollen)	21	(84%)
3	20	$10 \times ID_{50}$ i.p.	400	ARA-AMP	12	(60%)
4	20	$10 \times ID_{50}$ i.p.	400	(Kontrollen)	20	(100%)
5	20	$150 \times ID_{50}$ i.p.	—	ARA-AMP	1	(5%)
6	20	$150 \times ID_{50}$ i.p.	—	(Kontrollen)	18	(90%)
7	20	$100 \times ID_{50}$ i.c.	400	ARA-AMP	11	(55%)
8	20	$100 \times ID_{50}$ i.c.	400	(Kontrollen)	20	(100%)
9	15	$12 \times ID_{50}$ i.p.	400	ARA-AMP	7	(55%)
10	15	$12 \times ID_{50}$ i.p.	400	HIG	8	(60%)
11	15	$12 \times ID_{50}$ i.p.	400	ARA-AMP+HIG	1	(8%)
12	15	$12 \times ID_{50}$ i.p.	400	(Kontrollen)	15	(100%)

i.c. = intracerebrale Inf., i.p. = intraperiton. Inf., HIG = Hyperimmunglob. (heterolog. HIG vom Menschen)

Tabelle 2. ARA-AMP-Therapie bei Encephalitis

Name	Alter	Liquorbefund		KBR	Ergebnis:
		Zellzahl	Protein		
1. E. M. ♀	2 J.	3/3	34 MG%	Varicella/Zoster 1:4/1:64	geheilt
2. S. K. ♂	10 M.	121/3	81 MG%	Cytomegalie 1:32/1:256	geheilt, leichter Residual-schaden
3. P. M. ♀	9 J.	16/3	41 MG%	Herpes Simplex 1:8/1:128	geheilt
4. F. N. ♂	8 J.	52/3	28 MG%	Neurotrope Viren: Kein Titeranstieg	geheilt
5. M. L. ♂	12 J.	178/3	57 MG%	Neurotrope Viren: Kein Titeranstieg	geheilt
6. A. A. ♀	3 J.	34/3	17 MG%	Neurotrope Viren: Kein Titeranstieg	geheilt
7. G. F. ♂	2 J.	3/3	24 MG%	Neurotrope Viren: Kein Titeranstieg	geheilt
8. S. W. ♀	22 M.	7/3	17 MG%	Neurotrope Viren: Kein Titeranstieg	geheilt

te allgemeine Verlangsamung. Bei Kindern, die bereits tief somnolent zur Aufnahme kamen, wurden zusätzlich toxikologische Untersuchungen des Urins und Mageninhalts zum Ausschluß einer Arzneimittelintoxikation durchgeführt. Das die Encephalitis auslösende Virus ließ sich nur in drei Fällen durch Serokonversion retrospektiv sichern. Eine Virusisolierung aus dem Liquor wurde zwar angestrebt, verlief aber stets negativ; sie gelingt i. allg. – insbesondere bei Herpesencephalitiden – nur aus Biopsiematerial. Hirnbiopsien, wie sie von vielen Autoren für die Herpesencephalitis gefordert werden, haben wir in keinem Fall durchgeführt. Die Patienten erhielten über 7 Tage Vidarabinphosphat 15 mg/kg Körpergewicht sowie wegen des meist begleitenden Hirnödems Dexamethason und Furosemid, außerdem Gammavenin. Masernencephalitiden wurden nicht mit einbezogen, da bei in-vitro-Versuchen praktisch keine Beeinflussung von RNS-Viren durch ARA-A beobachtet worden war. Von unseren Fällen konnten eine Varicella/Zoster-Infektion, eine Cytomegalie und eine Herpes-simplex-Encephali-

tis serologisch gesichert werden. Kein Kind verstarb, ein Kind (Encephalomyelitis bei Cytomegalie) wies bei Entlassung noch Residualschäden auf.

Bei Zoster generalisatus (Patienten ohne Immunsuppression) traten nach 2–3 Tagen keine neuen Pusteln mehr auf, nach einer Woche waren alle Effloreszenzen im Austrocknungsstadium. Auch Fälle von Ekzema herpeticatum mit Virusisolierung aus dem Pustelinhalt waren nach einer Woche weitgehend abgeheilt.

Diskussion

Adenin-Arabinosid-Monophosphat erwies sich bei Tierversuchen als hochwirksames Virustaticum gegen DNS-Viren aus der Herpesgruppe und gegen Vacciniaviren. Die Nachteile von ARA-A (schlechte Wasserlöslichkeit und rasche Metabolisierung) sind in ARA-AMP weigehend überwunden. Bei einer klinischen Pilotstudie wurden 15 Kinder mit ARA-AMP behandelt. Das Mittel erwies sich als gut verträglich.

Bei zwei Fällen wurde für 1–2 Tage eine Leukopenie beobachtet. Auf Grund der geringen Nebenwirkungen von ARA-AMP hielten wir es für gerechtfertigt, die Substanz bei schweren Encephalitiden auch ohne Kenntnis des auslösenden Virus einzusetzen, insbesondere im Hinblick auf die bisher äußerst schlechte Prognose der Herpes-simplex-Encephalitis. Von wesentlicher Bedeutung ist der frühzeitige Einsatz des Virustaticums, bevor es zu irreversiblen Schäden gekommen ist. Bei Zoster generalisatus unter Bedingungen der Immunsepression müssen weitere Erfahrungen abgewartet werden. Das Immunsystem muß mindestens teilweise noch intakt sein, da durch ARA-AMP die Virusreplikation nur gehemmt wird und die endgültige Elimination durch das Immunsystem erfolgen muß.

Literatur

1. Pavan-Langston, D., Buchanan, R., Alford, C.A. (eds.): Adenine-Arabinoside: An antiviral agent. New York: Ravens Press 1975
2. Sauer, O., Werner, G.T., Schneider, H., Lenard, H.-G., Haselberg, L., v., Nettesheim, H.-J.: Klin. Pädiatr. **191**, 566 (1979)
3. Werner, G.T., Metzger, E., Sauer, O.: Adv. Ophthalmol. **38**, 72 (1979)
4. Whitley, R.J., Ch'ien, L.T., Dolin, R., Galasso, G.J., Alford, C.A.: N. Engl. J. Med. **294**, 1193 (1976)
5. Whitley, R.J., Soong, S.-J., Dolin, R., Galasso, G.J., Ch'ien, L.T., Alford, C.A.: N. Engl. J. Med. **297**, 289 (1977)

Dr. O. Sauer
Universitäts-Kinderklinik
Theodor-Kutzer-Ufer
D-6800 Mannheim

Monatsschr. Kinderheilkd. 128, 250–252 (1980)

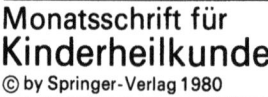

Monatsschrift für
Kinderheilkunde
© by Springer-Verlag 1980

Diagnose subakut und chronisch verlaufender viraler Infektionen des ZNS mit Hilfe der Liquoreiweißelektrophorese

H. Siemes, M. Siegert und F. Hanefeld

Arbeitsgruppe „Klinische und experimentelle Plasmaproteinforschung", Kinderklinik der Freien Universität Berlin

Der Virusbefall des ZNS im Rahmen akuter Infektionen führt in der Regel zu einer mäßigen bis starken Blutliquorschrankenstörung, so daß Immunglobuline und andere Plasmaproteine, die bei der Erregerabwehr eine Rolle spielen, vermehrt in das Hirnparenchym und den Liquorraum eintreten können. Lymphozyten, welche die systemische zelluläre Immunität vermitteln, aber normalerweise vom ZNS ausgeschlossen sind, dringen gleichzeitig ein. Mittels vergleichender Eiweißuntersuchungen in Serum und Liquor läßt sich nachweisen, daß nach Wiederherstellung der Blutliquorschrankenfunktion und während der Rekonvaleszenz des Patienten vorübergehend lokal im ZNS Immunglobuline gebildet werden können. Kommt es zu einer subakut oder chronisch verlaufenden Virusinfektion des ZNS, so treten die Zeichen der lokalen Immunglobulinsynthese sehr viel stärker hervor. Dieses kann mit Hilfe der Liquoreiweißelektrophorese in Agarosegel besonders gut erkannt werden.

Der Liquor wird dazu mit einem der üblichen Verfahren etwa 50× konzentriert (z.B. Ultrafiltration in Kollodiumhülsen). Nach der Elektrophorese wird das Eiweiß fixiert und gefärbt. Deutliche Abweichungen des Eiweißmusters von der Norm können durch bloße Betrachtung des Trägers erkannt werden. Zur quantitativen Auswertung werden die Proteinfraktionen photometriert. Das Phoretogramm wird dann mittels eines Analogcomputers in die Einzelfraktionen aufgelöst, Einzelheiten der Methodik s. [1].

Als Ausdruck einer lokalen IgG-Produktion im ZNS zeigen sich nun einerseits eine erhebliche γ-Globulinerhöhung (im Vergleich zum Serum), andererseits, als noch sehr viel auffälligerer Befund, in einem Teil der Fälle *oligoklonale γ-Globulinbanden*. Diese sind im Liquor von Patienten mit subakut sklerosierender Panenzephalitis (SSPE) [2] und einigen anderen Virusinfektionen des ZNS beobachtet worden, z.B. bei der Progredienten Rötelnpanenzephalitis [3]. Die oligoklonalen γ-Globuline erscheinen als abnorme schmalbasige schlanke Fraktionen im γ-Bereich des Phoretogramms, sie bestehen in der Regel aus IgG. Auf ihre oligoklonale Herkunft weist ein abnormes Verhältnis der κ- und λ-Ketten hin [4], sie gehören auffälligerweise nur der IgG-Subklasse 1 an [5].

Wir haben 1300 Kinder und Jugendliche mit den verschiedensten neurologischen Erkrankungen untersucht, als Kontrollgruppe dienten 75 Kinder ohne Erkrankung des ZNS. Im Verlauf akuter bakterieller und nicht bakterieller Entzündungen zeigte sich in einem Teil der Fälle eine mäßige bis erhebliche γ-Globulinvermehrung im Liquor, oligoklonale γ-Globuline konnten jedoch nicht entdeckt werden, ebenfalls nicht bei Kindern mit vaskulären oder neurodegenerativen Erkrankungen sowie mit Tumoren des ZNS.

Eine Ausnahme bildeten Patienten mit Medulloblastomen und Leukämien. Oligoklonale γ-Globulinbanden traten am häufigsten in Verbindung mit prolongiert oder chronisch verlaufenden Virusinfektionen auf. In der Tabelle 1 sind die Krankheiten aufgeführt, bei denen dieses Phänomen beobachtet wurde. Bei Neugeborenen und Säuglingen ist in der Regel eine konnatale Infektion des ZNS die Ursache. Bei 20 von insgesamt 24 Kindern mit einer konnatalen Virusinfektion fand sich neben leichten Veränderungen im Sinne einer Blutliquorschrankenstörung eine mäßige bis massive Erhöhung der Globuline als Ausdruck einer protrahierten Meningoenzephalitis bzw. Enzephalitis. 8 der 20 Kinder mit Zytomegalie und 1 der 4 Kinder mit Röteln zeigten darüber hinaus oligoklonale γ-Banden (1–2 Fraktionen, 0,5–5% des Gesamteiweißes ausmachend). In dieser Altersstufe wurde außerdem eine oligloklonale Immunglobulinproduktion bei 8 von 11 Kindern mit konnataler Toxoplasmose festgestellt (3–5 Fraktionen, ca. 4–16% vom Totalprotein umfassend). Ausnahmsweise wurde dieses Phänomen auch bei 2 Kindern mit einer ungewöhnlich prolongiert verlaufenden bakteriellen Meningitis beobachtet. Dieses waren die 2 von 17 Kindern, die von Anfang an und über längere Zeit Corticosteroide erhalten hatten.

Im Schulalter und während der Adoleszenz ist die SSPE die Erkrankung, die am häufigsten eine oligoklonale IgG-Produktion hervorruft. Bei allen unseren 16 Patienten war das normale γ-Globulinprofil nahezu vollständig durch 5–7 irreguläre Fraktionen ersetzt worden, von denen 2–4 stark hervortraten. Der Anteil des oligoklonalen γ-Globulins machte etwa 20–60% des Gesamteiweißes aus. Es gab keine Beziehung zwischen der Dauer der Erkrankung und einem besonderen Aspekt des Eiweißbildes. 6 Adoleszenten im Alter von 15–19 Jahren mit einer multiplen Sklerose zeigten ein oligoklonales γ-Globulinmuster, obwohl bei 3 Patienten der relative Anteil des γ-Globulins am Gesamteiweiß im Bereich der Norm lag (2–5 Banden, 5–20% des Totalproteins bildend). Zusätzlich zu diesen Patienten mit gesicherter oder vermuteter Slow-Virus-Infektion gab es noch einige weitere Fälle prolongierter oder chronischer ZNS-Infektionen mit oligoklona-

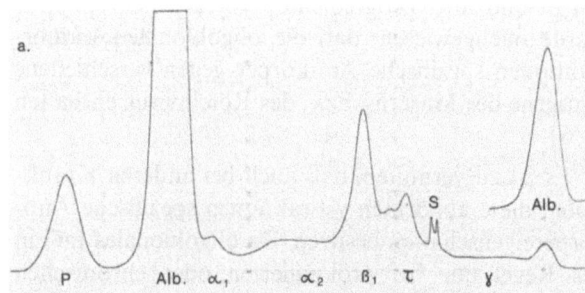

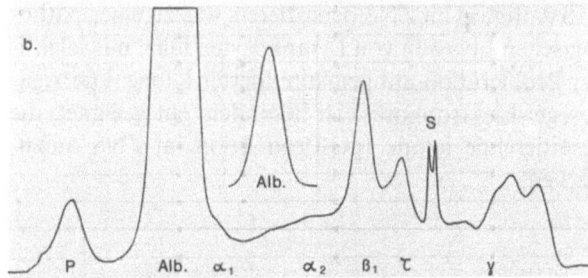

Abb. 1. a Liquoreiweißbild eines 9 Monate alten Mädchens ohne Erkrankung des ZNS. **b** Auftreten von oligoklonalem γ-Globulin im Liquor eines 6 Jahre alten Jungen mit protrahiert verlaufender Coxsackie B_3 Meningoenzephalitis, 37 Tage nach Beginn der Erkrankung. Densitometrie der Globuline und des Präalbumins bei 610 nm, des Albumins bei 482 nm. *S* = Auftragungsschlitz, *P* = Präalbumin, Alb = Albumin, α,β,γ = Globuline

ler IgG-Synthese (s. Tabelle 1), ein Beispiel zeigt die Abb. 1.

Bei unseren Patienten waren, abgesehen von Kindern mit Medulloblastom und Leukämien, nur prolongierte oder chronische Infektionen des ZNS mit dem Auftreten oligoklonaler γ-Globuline vergesellschaftet. In den meisten Fällen wurde eine Virusgenese nachgewiesen oder vermutet. Unter besonderen Bedingungen (immunologische Unreife, Immunosuppression durch Corticosteroide oder Zytostatika) können auch durch Toxoplasmen oder Bakterien hervorgerufene neurale Infektionen diese Veränderung bewirken. Für die

Tabelle 1. Auftreten oligoklonaler Gammaglobuline im Liquor (Anzahl der beobachteten Fälle, bzw. Häufigkeit bei bestimmten Krankheiten in Klammern)

	Virale Genese	*Nicht-virale oder unbekannte Genese*
Neugeborenenperiode, Säuglingsalter (nur passager)	Konnatale Infektion Zytomegalie (8/20) Röteln (1/4)	Konnatale Infektion Toxoplasmose (8/11) Prolongierte bakterielle Meningitis, durch Corticosteroidgabe? (2)
(Vor-)Schulalter; Adoleszenz Passager	Prolongierte (Meningo-) Enzephalitis Coxsackie B Virus (2) Varizella-Virus (1) Herpes simplex Virus (1)	Prolongierte Meningitis (3) Prolongierte Meningitis während Zytostatikatherapie (1)
Permanent	Slow-Virus-Infektion SSPE (16/16) Progrediente Enzephalitis nach Zytostatikatherapie Varizella Zoster-Virus (1) Rötelnvirus (1)	Multiple Sklerose (6/6) Medulloblastom (5/13) Chronische progrediente Enzephalitis (2)

SSPE und die progrediente Rötelnpanenzephalitis wurde nachgewiesen, daß die oligoklonalen Liquorfraktionen spezifische Antikörper gegen verschiedene Antigene des Masern-, bzw. des Rötelnvirus enthalten [3, 6].

Es ist zu vermuten, daß auch bei anderen Krankheiten diese abnormen γ-Fraktionen spezifische Antikörpereigenschaften besitzen. Da oligoklonales IgG in der Regel nur bei prolongierten oder chronischen Infektionen auftritt, bedeutet dieses wahrscheinlich, daß Antigene im ZNS persistieren, was zu einer pathologischen Invasion von Lymphozyten führt mit selektiver Proliferation antigen-stimulierter Klone. Die Agarosegel-Elektrophorese ist besonders gut geeignet, die resultierende lokale IgG-Produktion im ZNS aufzudecken.

Literatur
1. Siegert, M., Siemes, H.: J. Clin. Chem. Clin. Biochem. **15**, 635 (1977)
2. Lowenthal, A.: Agar gel electrophoresis in neurology. Amsterdam: Elsevier Publ. Comp. 1964
3. Vandvik, B., Weil, M.L., Grandien, M., Norrby, E.: Acta Neurol. Scand. **57**, 53 (1978)
4. Bollengier, F., Rabinovitch, N., Lowenthal, A.: J. Clin. Chem. Clin. Biochem. **16**, 165 (1978)
5. Vandvik, B., Natvig, J.B., Wiger, D.: Scand. J. Immunol. **5**, 427 (1976)
6. Norrby, E.: Characterization of the virus antibody activity of oligoclonal IgG produced in the central nervous system. In: Slow virus infections of the central nervous system. Meulen, V., ter, Katz, M. (eds.). New York: Springer 1977

Priv.-Doz. Dr. H. Siemes
Universitäts-Kinderklinik
Heubnerweg 6
D-1000 Berlin 19

Lebererkrankungen im Kindesalter durch persistierende Hepatitis-Virus-B-Infektionen

W. Baumann, W. Arnold, G. Hess, K.H. Meyer zum Büschenfelde

Kinderklinik der Universität Mainz

(Manuskript bei Drucklegung nicht eingegangen)

Monatsschr. Kinderheilkd. 128, 252–254 (1980)

Monatsschrift für
Kinderheilkunde
© by Springer-Verlag 1980

Immunhistologische Differenzierung der chronischen Hepatitis B im Kindesalter: Konsequenzen für die Therapie

D. Feist, H. P. Seelig und Renate Seelig

Universitäts-Kinderklinik Heidelberg

Nach den 1976 von einer internationalen Arbeitsgruppe aufgestellten Richtlinien zur Nomenklatur und Diagnostik von Lebererkrankungen ist die chronische Hepatitis als mindestens sechs Monate andauernde Leberentzündung ohne Rückbildungstendenz definiert [4].

Bereits 1968 war die chronische Hepatitis, unabhängig von ihrer Ursache, von einer Expertenkommission der EASL[1] nach histologischen Kriterien klassifiziert worden [2]: Die damals vorgeschlagene Unterscheidung zwischen chronisch persistierender und aggressiver Hepatitis wurde inzwischen weltweit akzeptiert. Auch in diese morphologische Definition sind insofern klinische Beobachtungen eingegangen, als die chronisch persistierende Hepatitis trotz jahrelangem

Bestehen eine gute Prognose hat, während die chronisch aggressive Form oft in eine Zirrhose übergeht. Trotzdem stellen beide Formen keine scharf umrissenen Krankheitsbilder dar, sondern histologisch unterschiedlich starke Reaktionen der Leber auf zum Teil gleichartige Noxen, wie zum Beispiel die Infektion durch das Hepatitis-B-Virus. Obwohl die EASL-Klassifizierung der chronischen Hepatitis sicher mit Recht auch in die Pädiatrie übernommen wurde, sind gerade bei der Beurteilung kindlicher Leberbiopsien folgende Besonderheiten zu berücksichtigen:

1. Auch völlig ausheilende Virushepatitiden können in der Rückbildungsphase einer chronisch aggressiven Hepatitis außerordentlich ähnlich sehen [5]. Thaler schlägt deshalb vor, zur Vermeidung folgenschwerer Fehldiagnosen grundsätzlich erst nach halbjähriger Krankheitsdauer oder noch besser nach einem Jahr eine chronische Hepatitis bei Kindern in Erwägung zu ziehen [6].

---

1 EASL = European Association for the Study of the Liver

Tabelle 1. Hepatitis-*B*-Infektion und zelluläre Immunität

1) Normales Immunsystem:
Leberzellnekrosen, vollständige Elimination des Virus: akute Hepatitis, Verschwinden des *HB$_s$Ag*
2) Ungenügende Immunantwort:
Kontinuierliche Zellnekrosen, unvollständige Elimination mit Vermehrung des Virus: chronisch persistierende oder aggressive Hepatitis mit bleibender *HB$_s$*-Antigenämie
3) Fehlende Immunreaktion:
Keine Leberzellnekrosen, Vermehrung des Virus in den Leberzellen: *HB$_s$*-Antigen-Träger ohne biochemische oder histologische Hepatitis-Symptome

---

2. Fälle, die klinisch und morphologisch das Bild einer floriden Virushepatitis aufweisen, werden auch bei Erkrankungsdauer von mehr als einem halben Jahr trotz der anfangs genannten Definition nicht zur chronischen Hepatitis gerechnet [3].

Aus diesen Einschränkungen ergibt sich, daß die chronische Hepatitis B in der Regel erst aus 2 Leberbiopsien und nach mindestens 6monatigem Verlauf postuliert werden kann. Aus diesem Dilemma hat uns in den letzten 3$^1/_2$ Jahren die zusätzliche immunhistologische Klassifizierung aller bei HBsAg-positiven Kindern durchgeführter Leberbiopsien einen Ausweg gezeigt. Dabei haben wir uns an die Kriterien gehalten, die 1975 von den Baseler Pathologen Bianchi und Gudat erarbeitet wurden. Die inzwischen allgemein anerkannte Abhängigkeit zwischen Verlauf der Hepatitis-B-Infektion und der zellulären Immunreaktion (Tabelle 1) wurde von diesen Autoren mit 4 verschiedenen Varianten des immunhistologischen Nachweises von HBcAg in den Leberzellkernen und HBsAg im Cytoplasma korreliert [1]. Diese sog. Expressionstypen haben folgende Bedeutung (Tabelle 2):

1. Beim Eliminationstyp lassen sich trotz HBs-Antigenämie weder HBcAg noch HBsAg in den Leberzellen nachweisen, da durch die normale Immunreaktion alle von Viruspartikeln befallenen Zellen abgestoßen wurden. Dieser Typ entspricht deshalb dem akuten Stadium der ausheilenden Hepatitis B, auch wenn er unter Umständen erst nach protrahiertem Verlauf gefunden wird.
2. Beim fokalen HBc+s-Typ ist dagegen die zelluläre Immunreaktion nur teilweise ausreichend, so daß nicht alle Virus-beladenen Leberzellen nekrotisch werden. Dieser Typ entspricht cum grano salis histologisch den sog. aggressiven Verlaufsformen der Hepatitis B mit piece-meal-Nekrosen neben solchen Leberzellen, die in unterschiedlicher Menge HBcAg und HBsAg enthalten. Überwiegen die

immuntoleranten Zellen gegenüber den nekrotischen, so verschiebt sich das Spektrum in Richtung auf die chronisch persistierende Hepatitis, d.h. die histologisch feststellbare entzündliche Aktivität nimmt ebenso wie die Transaminasenerhöhung ab, die Zahl der Viruspartikel enthaltenden Zellen dagegen zu.

3. Bei völliger Immuntoleranz des Organismus gegenüber dem Hepatitis-B-Virus, wie sie durch den sog. generalisierten oder HBcAg-Prädominanztyp repräsentiert wird, finden sich klinisch, histologisch und biochemisch keine oder nur minimale Hepatitis-Symptome, während sich das Hepatitis-B-Virus in den Leberzellen ungehemmt vermehrt.

Aus Zeitmangel kann hier nicht auf die Klassifizierung der sog. gesunden HBsAg-Träger näher eingegangen werden, bei denen man heute immunhistologisch einen HBcAg-freien, wahrscheinlich nicht oder nur wenig infektiösen Typ vom eben besprochenen, hoch infektiösen generalisierten HBcAg-Typ unterscheidet.

Kasuistik

Aus der pädiatrischen Onkologie ist bekannt, daß bei cytostatisch behandelten Kindern die Entwicklung einer HBsAntigenämie in der Regel ohne Hepatitis-Symptome erfolgt.

Dementsprechend fanden auch wir bei 2 Kindern, die wegen einer Leukämie bzw. wegen eines Sarkoma bothryoides unter cytostatischer Therapie standen als Zeichen der effektiven Immunsuppression einen generalisierten HBcAg-Typ. Auch 2 nierentransplantierte Kinder gehörten ebenso zum HBc-Prädominanz-Typ wie ein 16 Monate alter Junge, dessen Mutter zum Zeitpunkt der Geburt an einer akuten Hepatitis B erkrankt war. Dieses Kind war zwar durch Sectio entbunden und sofort von der Mutter getrennt, hatte aber kein anti-HBs-Hyperimmunglobulin erhalten. Ab der 6. Lebenswoche ließ sich bei dem Kind ein symptomloser HBsAg-Trägerstatus des infektiösen Typs, also mit pos. HBeAg, nachweisen, die Transaminasen lagen jedoch stets unter 40 U/l.

Aufgrund von Beobachtungen an 8 weiteren Kindern, die peripartal von ihren Müttern mit Hepatitis B infiziert worden waren, scheint es uns möglich zu sein, daß mit dem Reifen der zellulären Immunität unter Umständen aus dem hoch infektiösen Carrierstatus vom HBc-Prädominanztyp eine weniger ansteckende Form der HBsAntigenämie sich entwickelt. Wir können diese These bisher jedoch nicht beweisen, da die genannten Kinder bei der ersten Biopsie im Säuglingsalter seinerzeit noch nicht immunhistologisch klassifiziert werden konnten.

Tabelle 2

	In Leberzellen		Histologie	Transaminasen i.S.	Klinik	Zelluläre Immunreaktion
	HBcAg	HBsAg				
Eliminationstyp	Ø	Ø	Parenchym-nekrosen	↑↑ bis ↑↑↑	Akute Hepatitis	Normal
Fokaler HBc+s-Typ	5–60%	0–30%	Piecemeal-Nekrosen	↑ bis ↑↑	Sehr unterschiedlich	Partielle Insuffizienz
General. HBcAg-Typ (HBc-Prädominanztyp)	60–100%	Selten	Normal oder sog. Minimalreaktion	n bis ↑	Keine Leber-Symptomatik	Völlig defekt
HBcAg-freier HBs-Typ (HBs-Prädominanztyp)	Ø	5–80%	Chron. pers. Hepatitis oder normal	n bis (↑)	Keine Hepatitis in der Anamnese	Selektiv insuffizient gegen HBsAg

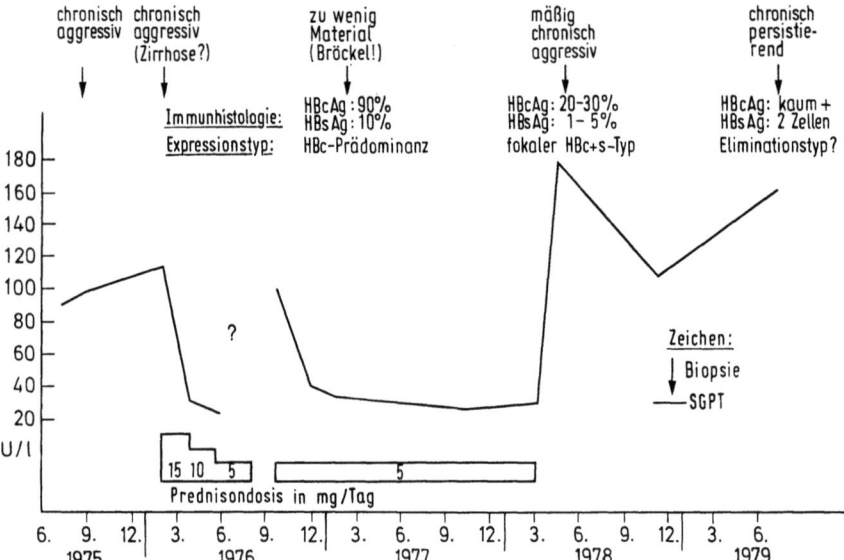

Abb. 1. Verlauf der chronischen Hepatitis B bei A., Aylin, geb. am 2.3.1973 (2⁴/₁₂ J.)

Dagegen zeigten die Verlaufsbiopsien bei dem in Abb. 1 dargestellten Fall einer chronisch aggressiven Hepatitis B, daß diese Entwicklung durchaus möglich ist. Bei dem 2⁴/₁₂jährigen türkischen Mädchen waren im Juli 1975 anläßlich einer unklaren fieberhaften Erkrankung erhöhte Transaminasen und ein positives HBsAg festgestellt worden. Die erste Biopsie am 15.8.1975 war histologisch zwar mit einer chronisch aggressiven Hepatitis vereinbar, aus den anfangs genannten Gründen verhielten wir uns jedoch abwartend. Bei einer Wiederaufnahme am 29.12.1975 fand sich dagegen bei unveränderten Leberfunktionsproben eine derbe Hepatosplenomegalie und die Kontrollbiopsie am 5.2.1976 zeigte eine erhebliche Zunahme der entzündlichen Aktivität mit beginnendem Umbau. Unter der deshalb eingeleiteten Prednison-Behandlung normalisierten sich die Transaminasen rasch. Während eines Urlaubs in der Türkei wurde die Behandlung von den Eltern ausgesetzt, was einen erneuten Transaminasenanstieg bewirkte. Anschließend gelang es jedoch selbst mit der geringen Dosis von nur 5 mg Prednison außer der in Abb. 1 eingezeichneten SGPT auch alle anderen Leberfunktionsproben zu normalisieren. Bei der 3. Biopsie am 8.2.1977 war das Material für eine histologische Beurteilung zwar nicht ausreichend, die erstmals vorgenommene Immunhistologie zeigte jedoch einen HBc-Prädominanztyp, also starke Virusvermehrung in der Leber bei praktisch normalen Transaminasen. Nach 2jähriger Behandlungsdauer wurde Prednison im März 1978 abgesetzt. Prompt stiegen die Transaminasen auf hohe Werte an, bioptisch fand sich wieder das Bild einer chronisch aggressiven Hepatitis, die Virusreduplikation in den Leberzellen nahm jedoch ab. Sie entsprach jetzt dem für die aggressive Hepatitis typischen fokalen HBc+s-Typ. Da heute von führenden Hepatologen die Meinung vertreten wird, daß im Gegensatz zu den HBsAg-negativen Formen nur sehr aktive Verläufe der chronisch aggressiven Hepatitis B behandelt werden sollen, wurde die Prednisontherapie trotz der starken Transaminasenerhöhung nicht wieder aufgenommen. Offenbar hat dieses abwartende Verhalten dem Kind eher Nutzen als Schaden gebracht, denn bei der letzten Biopsie am 21.6.1979 fand sich histologisch nur noch eine leichte, sog. persistierende Entzündung und die Virusmarker waren im Lebergewebe nur noch ganz diskret nachweisbar. Auch das HBeAntigen, das bei früheren Untersuchungen stets positiv war, fand sich jetzt nicht mehr.

Dieser Fall zeigt, wie problematisch die immunsuppressive Behandlung der chronisch aggressiven Hepatitis B ist, da sie zwar einerseits die entzündliche Aktivität unterdrückt, andererseits aber die Virusvermehrung und damit die Infektiosität der Patienten fördert.

Daß man sich beim histologischen Bild einer chronisch aggressiven Hepatitis nicht voreilig zur Steroidbehandlung entschließen sollte, haben uns noch 2 andere Kinder gezeigt: In beiden Fällen fand sich nach 2jähriger HBsAntigenämie immunhistologisch ein Eliminationstyp, obwohl der morphologische Befund zu einer chronisch aggressiven Hepatitis paßte. Nach einem weiteren halben Jahr waren beide Kinder schließlich HBsAg negativ.

Zusammenfassung

Die Bestimmung des immunhistologischen Expressionstyps im Rahmen der bioptischen Diagnostik bei persistierender HBs-Antigenämie hat folgendes gezeigt: 1. Cytostatisch behandelte und perinatal infizierte Kinder gehören meistens zum generalisierten HBcAg-Typ, der durch starke Virusvermehrung bei fehlender entzündlicher Reaktion charakterisiert ist. 2. Da die Virusvermehrung in den Leberzellen gleichzeitig mit der Infektiosität unter Steroidbehandlung zunimmt, sollten nur bioptisch als hoch aktiv klassifizierte Verläufe der chronisch aggressiven Hepatitis B mit Prednison allein oder in Kombination mit Azathioprin behandelt werden. 3. Wird trotz des morphologischen Befundes einer chronisch aggressiven Hepatitis immunhistologisch ein sogenannter Eliminationstyp gefunden, so kann es sich gerade bei Kindern um eine protrahiert ausheilende Hepatitis B handeln.

Literatur

1. Bianchi, L., Singeisen, M., Stalder, G.A., Gudat, F.: Münch. Med. Wochenschr. **120**. 1535 (1978)
2. DeGroote, J., Desmet, V., Gedigk, P., Korb, G., Pooper, H., Poulsen, H., Scheuer, P.J., Schmid, M., Thaler, H., Uehlinger, E., Wepler, W.: Dtsch. Med. Wochenschr. **93**, 2101 (1968)
3. Korb, G.: Klinikarzt **8**, 273–278 (1979)
4. Leevy, C.M., Popper, H., Sherlock, S., (criteria committee): Diseases of the liver and biliary tract: Standardization of nomenclature, diagnostic criteria, and diagnostic methodology. Fogarty International Center Proceedings, No. 22. U.S. Government printing office, Washington 1976
5. Thaler, H.: The natural history of chronic hepatitis. In: The liver and its diseases. Schaffner, F., Sherlock, S., Leevy, C.M. (Hrsg.), p. 210. New York: Intercont. Med. Book Corp. 1974
6. Thaler, H.: Leber Magen Darm **9**, 253 (1979)

Priv.-Doz. Dr. D. Feist
Universitäts-Kinderklinik
Im Neuenheimer Feld 150
D-6900 Heidelberg 1

Monatsschr. Kinderheilkd. 128, 255–257 (1980)

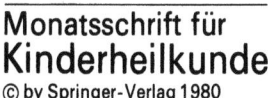

Monatsschrift für
Kinderheilkunde
© by Springer-Verlag 1980

Hepatitis B-Infektion und chronisch-aktive Hepatitis bei Kindern

Z. Rudkowski, Celina Rabenda und Elzbieta Saraczyńska

Kinderklinik für Infektionskrankheiten des Pädiatrischen Instituts, Medizinische Akademie Wroclaw, Polen

Eine Screening-Untersuchung mit der Methode der CIEP (Überwanderungselektrophorese) bei in der Familie lebenden Kindern verschiedenen Alters ergab positives Trägertum für HB_sAg bei 1,2 % der männlichen und 0,6 % der weiblichen Kinder (Tabelle 1). Analoge Untersuchungen bei Kindern in Kinderheimen ergaben einen viel höheren Prozentsatz positiver Befunde: maximal bis 30 % in einigen Heimen, durchschnittlich bis 5,7 % aller Kinder (Tabelle 2). In der Anamnese wurden keine manifesten Hepatitiserkrankungen bei HB_sAg-Trägern angegeben.

Auch bei der Neuaufnahme von Kindern in die Klinik haben wir das HB_sAg-Screening als obligatorisch eingeführt. Unter den mit verschiedenen Krankheiten neuaufgenommenen Kindern waren 1,5 % HB_sAg positiv. Auf der nephrologischen Abteilung waren 32 % der dort stationär liegenden Kinder HB_s-Ag-Träger ohne manifeste Lebersymptomatik.

Die obligatorische HB_sAg-Untersuchung aller neuaufgenommenen Patienten kann eine bedeutsame Rolle in der Hepatitis B-Vorbeugung im Krankenhaus spielen.

Seit ungefähr zehn Jahren beobachten wir in unserem Material eine *Zunahme der chronisch-aktiven Hepatitis (CAH)* bei Kindern, unabhängig von den diagnostischen Methoden, die in dieser Zeit unverändert

blieben. 1966–1968 wurden nur zwei Kinder mit CAH hospitalisiert, in der Zeit von 1971–1975 wurde eine CAH schon bei 15 Kindern diagnostiziert, 1975–1978 wurde bei weiteren 23 Kindern eine CAH nachgewiesen, so befinden sich jetzt 40 Kinder mit CAH in unserer Behandlung. Ebenfalls ist die Zahl der Kinder mit einer mehr oder weniger aktiven Lebercirrhose angestiegen (Tabelle 3). Als wichtigste Ätiologie ist dabei eine HBV-Infektion zu verzeichnen (Tabelle 4).

Unter Zuhilfenahme histopathologischer Kriterien wurde ein bioptische Stadieneinteilung der chronischen Hepatitis nach der EASL 1968 vorgenommen (Tabelle 3).

Zu den *Hauptsymptomen der CAH* gehören eine Lebervergrößerung, auch ohne subjektive Symptomatik, die Gelbsucht nur in ungefähr einem Drittel von allen Fällen, sowie stets der Anstieg der Serumtransaminasen, eine Erniedrigung von Prothrombin und

Tabelle 2. Häufigkeit von HB_sAg + Trägern in Kinderheimen

Alter der untersuchten Kinder	Zahl der Fälle	HB_sAg +	
4 Monate – 3 Jahren	122	7	5,7 %
7 Jahre – 14 Jahren	630	26	4,1 %

Tabelle 1. Häufigkeit des HB_sAg + im Serum bei in Familien lebenden Kindern

Alter Jahre	Männlich			Weiblich			Insgesamt		
	Zahl der Kinder	HB_sAg +	%	Zahl der Kinder	HB_sAg +	%	Zahl der Kinder	HB_sAg +	%
0–2	156	0	0	143	3	2,09	299	3	1,00
3–4	284	2	0,70	276	1	0,36	560	3	0,56
5–6	238	2	0,84	196	1	0,51	434	3	0,69
7–8	171	3	1,75	162	1	0,64	333	4	1,20
9–10	337	5	1,48	269	1	0,37	606	6	0,99
11–12	344	6	1,74	302	2	0,66	646	8	1,24
13–14	348	5	1,44	379	2	0,53	727	7	0,97
15–16	249	3	1,21	258	2	0,77	507	5	0,98
	2127	26	1,22	1985	13	0,65	4112	39	0,92

Tabelle 3. Zusammenstellung des Krankenmaterials: histopathologische Diagnose, Geschlecht und Alter der Patienten

Histopath. Diagnose	Zahl der Fälle			Alters- spanne
	Insgesamt	Männlich	Weiblich	
H. persistens	3	1	2	9 Mon. – 3 J.
CAH „non B"	3	1	2	13 Mon. – 4 J.
CAH „HB$_s$Ag+"	12	7	5	8 Mon. – 8 J.
CAH „HB$_s$Ag+" Stadium II$_b$	25	15	10	9 Mon. –13 J.
Leberzirrhose	17	11	6	6 Mon. – 9 J.
Insgesamt	60	35	25	

Tabelle 4. HB$_s$Antigen-Nachweis und Antikörper bei Kindern mit chronischen Lebererkrankungen

Histopath. Diagnose	Zahl der Patienten	HB$_s$Ag in Leberzellen	Im Serum					
			HB$_s$Ag	Anti HB$_c$	Anti HB$_s$	SMA	ANA	AMA
H. persistens	3	3	3	3	0	1	0	0
CAH	40 (100%)	32 (80%)	33 (83%)	37 (93)	0	23 (58%)	7 (18%)	0
Leberzirrhose	17 (100%)	15 (88%)	16 (94%)	17 (100%)	0	6 (35%)	2 (12%)	0
Insgesamt	60 (100%)	50 (83%)	52 (87%)	57 (95%)	0	30 (50%)	9 (15%)	0

Präalbumin und eine Erhöhung von IgM und IgG. Weiterhin sind besonders bei der CAH Antikörper gegen HB$_c$Ag und Autoantikörper gegen glatte Muskulatur sowie antinukleäre Antikörper im Serum nachzuweisen (Tabelle 4).

Die *Behandlung der CAH* stellt ein ungelöstes Problem dar. Die kombinierte Behandlung mit Imuran und Prednison hat sich bei Erwachsenen gegenüber der Corticoid-Monotherapie als überlegen erwiesen. Bei Kindern allerdings darf eine immunsuppressive Therapie nur bei kritischer Indikationsstellung und nach Versagen aller übrigen Behandlungsmethoden eingesetzt werden. Wir verabreichen zuerst Prednison („erste Kur") in absteigender Dosierung während mehrerer Monate oder einiger Jahre. Ist der Behandlungserfolg unbefriedigend (z.B. bei rezidivierender Transaminasen-Erhöhung), so kommt eine „zweite Kur" in Frage, d.h. nach Bestätigung der CAH-Diagnose durch Leberbiopsie verabreicht man Imuran (1 mg/kg KG = niedrige Dosierung) mit zusätzlicher niedriger Dosierung von Prednison über einen Zeitraum von drei Jahren.

Die *Ergebnisse eines solchen Behandlungsverfahrens* konnte man – ohne bioptisch-morphologische Kriterien – nach klinischen Gesichtspunkten beurteilen, entsprechend der Senkung der Serumtransaminasen und der Verbesserung der anderen klinischen Parameter.

Von 24 Kindern mit CAH, die über zwei bis drei Jahre nur mit Prednison behandelt wurden, kam es zu einer langdauernden klinischen Remission bei fünf Kindern (21%), zu einer relativen Besserung bei vier Kindern (16%), keine Besserung war bei 15 Kindern (63%) zu verzeichnen.

Von 23 Kindern mit CAH, die zwei bis drei Jahre eine kombinierte Therapie erhielten, trat eine klinische Remission bei elf Kindern (48%) auf, eine Verbesserung bei fünf Kindern (22%), keine Verbesserung bei sieben Kindern (30%).

Die Bewertung der Behandlungsergebnisse entsprechend der bioptischen Beurteilung sieht etwas anders aus:

Von 22 Kindern erreichten nach der Prednisonkur acht Kinder (36%) eine morphologische Remission, von den übrigen 14 Kindern wurden zwölf mit kombinierter Therapie behandelt, bei vier dieser Kinder (30%) kam es zu einer Remission, bei acht Kindern aber dauerte die Krankheitsaktivität weiterhin an.

Insgesamt beobachteten wir unter 24 Kindern nach erster und zweiter Kur bei zwölf Kindern (50%) eine Remission, bei den anderen Patienten ein Versagen der

Behandlung. Man muß dabei unterstreichen, daß eine endgültige Beurteilung des Krankheitsverlaufes der Kinder mit CAH erst nach mehreren Jahren möglich ist, weil der Entzündungsprozeß bei den Kindern mit bioptischer Remission infolge einer akzidentellen Noxe – wie Infektion, Intoxikation, Impfung – wieder aktiviert werden kann.

Das therapeutische Verfahren einer zweistufigen Behandlung sehen wir als gerechtfertigt an, denn vielen Kindern erspart man nach einer gelungenen Prednison-Therapie die Immunsuppressiva, was in diesem Alter sehr wichtig ist. Dennoch sind die Ergebnisse dieser Behandlung noch unbefriedigend und die Prognose bleibt immer unsicher.

Literatur

1. Baumann, W.: Monatsschr. Kinderheilkd. **123**, 630 (1975)
2. Groote, J. de, Desmet, V., Gedigk, P., Korb, G., Popper, H., Poulson, H., Scheuer, P.J., Schmid, M., Thaler, H., Uhlinger, E., Wepler, W.: Lancet 1968II, 626
3. Meyer zum Büschenfelde, K.H.: Dtsch. Med. Wochenschr. **103**, 887 (1978)
4. Müting, D.: Kranhenhausarzt **50**, 146 (1977)
5. Prandota, A., Rudkowski, Z.: Die Gelben Hefte **14**, 77 (1974)
6. Rudkowski, Z.: Fortschritte der Medizin (im Druck)

Prof. Dr. Z. Rudkowski
Bujwida-Straße 44
P-50-345 Wroclaw

Virushepatitis A und Virusausscheidung im Stuhl
Eine Untersuchung über die Infektiosität der Hepatitis A

V. Kratzsch

Kinderklinik des Universitäts-Klinikums Essen
(Publikation in erweiterter Form an anderer Stelle vorgesehen)

Monatsschr. Kinderheilkd. 128, 257–259 (1980)

Monatsschrift für
Kinderheilkunde
© by Springer-Verlag 1980

Neue Gesichtspunkte in der Diagnostik der Hepatitiserkrankungen

P. Bauer und G. F. Wündisch

Kinderklinik Schwabing der Technischen Universität München
(Komm. Direktor: Prof. Dr. H.-M. Weinmann)

Virologische und serologische Untersuchungen haben in den letzten Jahren das Krankheitsbild der klinisch-manifesten Hepatitiden näher klären lassen [1–5]. Neben der Bestimmung der Art der Hepatitis kann mittels dieser Untersuchungen auch das Infektionsstadium einer Erkrankung bestimmt werden und bei epidemiologischen Untersuchungen der Durchseuchungsgrad [1, 2, 4, 5]. Wir erfaßten 1978 54 Kinder im Alter von 2–14 Jahren mit einer Hepatitis-Erkrankung. Bei diesen Kindern wurden neben der üblichen klinischen Diagnostik folgende Untersuchungen durchgeführt:

1. Zur Abklärung einer Hepatitis-A-Erkrankung wurde der Anti-HAV-Titer bestimmt und bei pos. Ausfall wurde noch eine IgM-Bestimmung des Anti-HAV durchgeführt. Daneben wurde noch Stuhl auf Hepatitis-A-Antigen untersucht.

2. Zur Diagnostik einer Hepatitis-B-Infektion ließen wir das Blut auf HBs-Antigen, Anti-HBs, Anti-HBc untersuchen und bei einem Anhalt für eine Hepatitis-B auf Grund dieser Untersuchungen wurde noch das HBe-Antigen und das Anti-HBe bestimmt. Falls erforderlich, wurde zur Beantwortung der Frage, frische oder bereits abgelaufene Hepatitis-B auch noch eine IgM-Bestimmung des Anti-HBc durchgeführt.

Diese Untersuchungen wurden am Max-von-Pettenkofer-Institut der Universität München durchgeführt.

Auf Grund dieser Untersuchungen kamen wir zu folgenden Verteilungen der Hepatitis-Erkrankung bei den Patienten unserer Klinik:

Von den 54 Hepatitis-Erkrankungen waren 42 frische Hepatitis-A-Erkrankungen und 10 frische B-Infektionen. Die restlichen 2 nahmen eine Sonderstellung ein, da wir hier Anhalt für eine gleichzeitig ablaufende A- und B-Infektion hatten. Eine Non-A-Non-B-Erkrankung haben wir nicht beobachtet. Der Krankheitsgipfel der bei uns beobachteten Hepatitis-A-Infektionen lag eindeutig im Herbst, mit den Monaten September-Oktober.

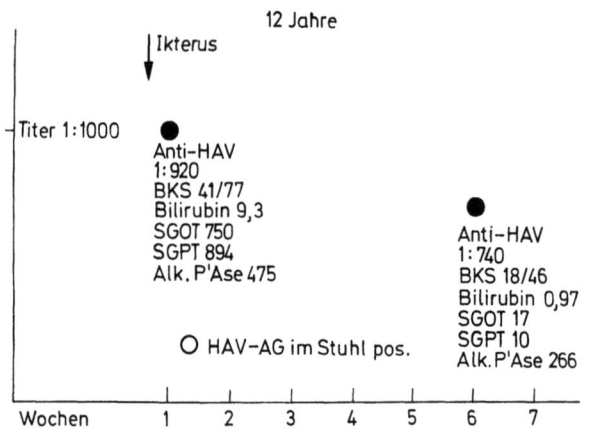

Abb. 1. Anti-HAV-Titerverlauf bei 12jährigem Kind im Rahmen einer akuten Hepatitis A-Infektion

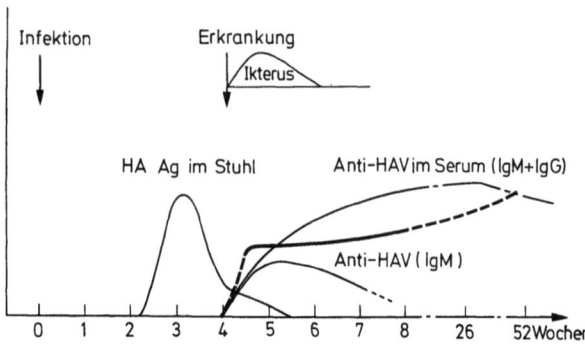

Abb. 2. Schema einer klinischen Hepatitis-A-Infektion. ——— Anti-HAV IgM und IgG-Titerverlauf bei Kindern mit eigenen Ergebnissen. ——— Anti-HAV IgM und IgG-Titerverlauf bei Erwachsenen nach Frösner

Bei 70 % der Kinder war ein Aufenthalt in mediterranen Ländern in der Anamnese während des möglichen Infektionszeitraumes.

Dies entspricht auch der Studie von Frösner im Jahre 1977 [4], wo er mit seinen Untersuchungen zeigt, daß ein deutliches Nord-Südgefälle in bezug auf die Hepatitis-A-Erkrankung besteht.

Auffällig war, daß bei den 42 an Hepatitis-A-erkrankten Kindern bereits 35 einen hohen 1. Anti-HAV-Titer bei Ikterus-Ausbruch mit Werten zwischen 1:700 und 1:1200 hatten.

Auf Grund dieser Meßwerte lautete das Urteil des serologischen Instituts: „Der Ausgangstiter ist zu hoch, es muß sich hierbei um den Antikörpertiter einer länger zurückliegenden Infektion handeln."

Bei 10 von diesen Kindern jedoch konnte das Hepatitis-A-Antigen im Stuhl noch nachgewiesen werden. Eine Kontrolle des Stuhlbefundes 14 Tage später erbrachte einen negativen Befund. Bei den übrigen 32 Kindern ließ sich zwar kein Hepatitis-A-Antigen mehr im Stuhl nachweisen, die IgM-Bestimmung des Anti-HAV fiel jedoch positiv aus. Bei Kontrolle des Anti-HAV-Titers nach 6 Wochen, konnte bei diesen Kindern kein Anstieg dieses Anti-HAV-Titers mehr beobachtet werden (Abb. 1).

Ein Bezug zwischen der Höhe der Bilirubin und Transaminasenwerte und der Höhe des Anti-HAV-Titers konnte nicht beobachtet werden.

Nach bisher geltender Meinung kann eine frische Hepatitis-A durch einen signifikanten Titeranstieg des Anti-HAV in den ersten 6 Wochen nachgewiesen werden, neben der IgM-Bestimmung des Anti-HAV und dem positiven Hepatitis-A-Antigen-Nachweises im Stuhl [3].

Nach unseren Beobachtungen kann die Diagnose einer akuten Hepatitis-A nicht auf Grund eines Titeranstiegs in den ersten Wochen gestellt werden, da der Ausgangstiter bei Ikterusausbruch schon sehr hoch ist, und ein Anstieg in den nächsten Wochen nicht mehr zu erwarten ist (Abb. 2).

Da wir bei allen Kindern Titer-Untersuchungen sowohl für Hepatitis-A als auch für Hepatitis-B durchführen ließen, hatten wir bei 8 der frisch an Hepatitis-A-erkrankten Kindern auch eine bereits abgelaufene Hepatitis-B auf Grund folgender Ergebnisse festgestellt: Anti-HAV positiv, Hepatitis-A-Antigen im Stuhl in einem Fall positiv, Anti-HAV-IgM positiv, Anti-HBC positiv, Anti-HBs positiv, HBs-Antigen negativ, ebenso HBE-Antigen und Anti-Hbe negativ.

Bei 4 der frisch an Hepatitis-B erkrankten Kindern stellten wir zusätzlich eine abgelaufene Hepatitis-A mit folgenden Titerergebnissen fest: Anti-HAV positiv, Hepatitis-A-Antigen im Stuhl negativ, Anti-HAV-IgM negativ, HBs-Antigen positiv, Anti-HBs negativ, Anti-HBc und Anti-HBc-IgM positiv, HBe-Antigen positiv.

Bei 2 Kindern hatten wir Anzeichen für eine gleichzeitig nebeneinander ablaufende Hepatitis-A- und B-Infektion, oder zumindest einer sehr kurz hintereinander ablaufenden Hepatitis-A- und B-Infektion. Es kam bei diesen Kindern zu folgenden Titer-Ergebnissen: HBs-Antigen positiv, Anti-HBs negativ, HBE-Antigen positiv, Anti-HBe negativ, Anti-HBc positiv, Anti-HAV positiv, HAV-Antigen im Stuhl negativ, IgM-Bestimmung für Anti-HBc und Anti-HAV positiv.

Zusammenfassend kann gesagt werden, daß auf Grund der bei uns untersuchten Titerverläufe bei frischer Hepatitis-A-Infektion die Diagnose einer akuten Hepatitis-A-Erkrankung durch den Nachweis eines signifikanten Titeranstieges in den ersten Wochen nicht möglich ist, da wir schon bei Ikterusausbruch einen relativ hohen Ausgangstiter haben, der dann in den nächsten Wochen gleich bleibt, und erst wesentlich später ansteigt.

Die Diagnose einer frischen Hepatitis-A- wird entweder durch den positiven Hepatitis-A-Antigennachweis im Stuhl gestellt, oder durch eine IgM-Bestimmung des Anti-HAV. Ein Fehlen von Anti-HAV schließt eine Hepatitis-A-Infektion aus.

Nach unseren Beobachtungen wird das Hepatitis-A-Antigen nicht länger als 3 Wochen nach Ikterus-Ausbruch ausgeschieden. Deshalb müssen *Kinder mit einer sicher diagnostizierten Hepatitis-A* und einem bekannten Termin des Ikterus-Ausbruch *nicht länger als 3 Wochen nach Ausbruch* des Ikterus *isoliert werden*.

Doppelinfektionen von Hepatitis-A und -B oder zumindest zeitlich sehr eng aufeinanderfolgende Hepatitis-A und B-Infektionen sind bereits im Kindesalter besonders bei Kindern aus dem mediterranen Raum möglich.

Literatur

1. Deinhardt, F., Frösner, G.G.: Internist **18**, 188–194 (1977)
2. Franzen, Chr., Brodersen, M.: Monatsschr. Kinderheilkd. **126**, 127–132 (1978)
3. Frösner, G.G.: Münch. Med. Wochenschr. **119**, 825–828 (1977)
4. Frösner, G.G., Frösner, M.R., Haas, H., Dietz, K., Sugg, L., Schneider, W.: Schweiz. Med. Wochenschr. **107**, 129–133 (1977)
5. Krugmann, S.: J. Pediatr. **87**, 1067–1077 (1975)
6. Oßwald, P., Flehming, B.: Dtsch. Med. Wochenschr. **1103**, 1829–1834 (1978)

Dr. P. Bauer
Kinderklinik und Poliklinik
der Technischen Universität
Kölnerplatz 1
D-8000 München 40

Monatsschr. Kinderheilkd. 128, 259–260 (1980)

Monatsschrift für
Kinderheilkunde
© by Springer-Verlag 1980

Mischform der chronisch-aktiven Hepatitis mit positiven antimitochondrialen Antikörpern

D. Kaiser[1], W. Arnold[2] und M. Vogel[2]

[1] Kinderklinik und Poliklinik und
[2] Klinikum Charlottenburg der Freien Universität Berlin

Die Entscheidung, ob eine chronische Hepatitis sich im Stadium der chronischen Persistenz befindet oder in die chronisch-aktive Form übergegangen ist, unterliegt histologisch-morphologischen Kriterien. Diese von der EASL aufgestellte und 1977 letzmalig revidierte Einteilung [1] ist auch klinisch nützlich, weil sie gestattet, die Prognose einzuschätzen. Über die möglichen Ursachen und damit zusammenhängend den therapeutischen Weg hingegen gestattet sie keine Aussage.

Chronische, nicht virale Hepatitiden sind im Kindesalter selten, nehmen oft einen klinisch inapparenten Verlauf und werden deshalb häufig nur zufällig entdeckt. Aus einer Vielzahl von Untersuchungen am Erwachsenen ist jedoch sicher, daß eine genaue Klassifizierung für eine Prognose und für die Therapie unerläßlich ist. Die bisher noch zahlenmäßig geringen Untersuchungen bei Kindern deuten in die gleiche Richtung.

Von Wichtigkeit ist die Differenzierung der chronisch-aktiven Hepatitis-B, von der autoimmunen Hepatitis und der primär bilären Zirrhose. In Tabelle 1 sind die für diese chronischen Hepatitiden typischen Konstellationen der Serum-Marker, der Autoimmunphänomene und der Leber-Immunhistologie zusammengestellt. Bei der chronisch-aktiven Hepatitis-B findet sich bei den Serum-Markern Positivität von HB_E Antigen und von Anti-HB_c. Im Leberzellkern persistiert das HB_cAG. Abgesehen von selten nachweisbaren Antikörpern gegen glatte Muskulatur (SMA) sind die Autoimmunphänomene negativ. Sowohl bei Autoimmun-Hepatitis wie primär biliärer Zirrhose sind die B-Serum-Marker negativ. Für eine

autoimmune Hepatitis sprechen ein stark erhöhtes IgG, häufig antinukleäre Antikörper (ANA) und als krankheitsspezifischen Befund Lebermembran-Antikörper (LMA). Immunhistologisch ist lineare Membran-Fluoreszenz zu finden, es handelt sich wahrscheinlich um das membrangebundene LMA (IgG) des peripheren Blutes.

Für die primär biliäre Zirrhose sind Zeichen der Cholestase mit Gallensäuren-Erhöhung im Blut unabdingbar. Fast immer findet sich eine selektive Erhöhung des IgM. Wenn antinukleäre Faktoren angetrof-

Tabelle 1. Serum-Marker, Auto-Immunphänomene und Leber-Immunhistologie bei Chronisch-aktiver Hepatitis B (CAH „B"), Autoimmuner Hepatitis und primär-biliärer Zirrhose

	CAH „B"	Autoimm. H.	Prim. bil. Cirrh.
Serum Marker			
HB_sAG	+	0	0
HB_eAG	+	0	0
Anti HB_c	+ +	0	0
IgG	+	+ + +	+
IgM	no	(+)	+ + (26 % no)
Gallens. i. S.	(+)	(+)	+/+ +
Autoimmun-Phänomene			
LMA	0	+ (100 %)	0
AMA	0	Selten	+ + +
ANA	0	+ (50 %)	+ (20 %)
SMA	0	+ (50 %)	+ (50 %)
Leber Biopsie			
IgG Membran		+	0
HB_cAG	+/+ +	0	0

Tabelle 2. Werte-Konstellation bei den beiden Patientinnen E. I. und B. U.

	E. I. (10 J.)	B. U. (9 J.)
Serum Marker		
HB$_s$AG	0	0
IgG	3220 mg-%	2000 mg-%
IgM	261 mg-%	121 mg-%
Gallens. i. S.	no	(+)
Autoimmun-Phänomene		
LMA	0	+
AMA	0	1:1280+
ANA	+	0
SMA	(+)	+
Leber Biopsie		
IgG Membran	+	0

Tabelle 3. Verlauf und therapeutische Möglichkeiten bei chronischen Hepatitiden

Chronische Hepatitiden

Hepatitis B ⟶ Heilung
⟶ Chronisch aktive Hepatitis
Wechselnder Verlauf
Therapie umstritten

Autoimmune H. ⟶ Chronischer Verlauf
Steroide
und Immunsuppressiva erfolgreich

Primär biliäre Cirrhose ⟶ Chronischer Verlauf
Therapie unbekannt
evtl. Penicillamin

fen werden, gehören sie immer der IgM-Klasse an. Als krankheitsspezifisch, weil fast ausnahmslos anzutreffen, gelten antimitochondriale Antikörper. Immunhistologische Marker sind nicht bekannt, jedoch sind Gallengangsepitheldestruktion, Ductulusproliferation, Riesenzellbildung und Cholestase histologisch beweisend.

Das 10jährige Mädchen (Tabelle 2) hatte massiv erhöhtes IgG, positive antinukleäre Faktoren und lineare IgG-Membranfluorescenz in den Leberzellen. Lebermembran-Antikörper waren im peripheren Blut nicht nachweisbar. Aufgrund dieser Befunde und gestützt durch Leber-Histologie wurde unter der Diagnose einer autoimmunen Hepatitis eine Steroid-Imurek-Therapie eingeleitet.

Bei dem zweiten Mädchen (9 Jahre) fand sich bei leicht erhöhten Gallensäuren und einem IgG von 2000 mg-% die Autoimmun-Konstellation von positiven Lebermembran-Antikörpern mit massiv erhöhten antimitochondrialen Antikörpern. Dieses Zusammen-

treffen von Cholestase-Anzeichen mit Autoimmunphänomenen macht es notwendig, zu entscheiden zwischen

a) primär biliärer Zirrhose
b) sogenannter Mischform einer Hepatitis mit Cholestase
c) einer autoimmunen Hepatitis.

Lebermembran-Autoantikörper kommen bei primär biliärer Zirrhose vor, allerdings selektiv vom IgM-Typ. Angesichts der normalen Serum-IgM-Werte ist dies bei der Patientin unwahrscheinlich, und es dürfte sich eher um IgG-Lebermembran-Antikörper wie bei der autoimmunen Hepatitis handeln. Gegen eine primär biliäre Zirrhose spricht auch, daß die Subklassifizierung der antimitochondrialen Antikörper einen Trypsin-insensitiven submitochondrialen Typ ergab, der nur bei der sogenannten Mischform mit Cholestase, nicht jedoch bei der primär biliären Zirrhose auftreten soll.

In der Leberbiopsie waren die o.g. histologischen Kriterien einer primär biliären Zirrhose oder Mischform nicht erfüllt. Es fanden sich lediglich verbreiterte Portalfelder, Bindegewebsvermehrung und lympho-histiozytäre Infiltration.

Angesichts dieser Diskrepanz zwischen Immunkonstellation und Histologie ist unsere Patientin am ehesten als seltene Form einer Autoimmun-Hepatitis mit positiven antimitochondrialen Antikörpern einzuordnen. Ein Übergang in primär biliäre Zirrhose wird diskutiert, ist aber bei unserer Patientin mit so minimen Gallensäure-Erhöhung und ohne die histologischen Zeichen zumindest fragwürdig.

In Anbetracht dieser unsicheren diagnostischen Situation konnten wir uns auch nicht zu einer Therapie entschließen. Nach 8 Monaten Beobachtung waren die Transaminasen fast normalisiert, die antimitochondrialen Faktoren von 1:1280 abgesunken auf 1:20. Augenblicklich ist noch unklar, ob es sich um eine Remission des Geschehens handelt, oder ob lediglich ein schubweiser Verlauf vorliegt, bei dem der Leberprozeß letztlich weiterläuft. Erst die weitere Beobachtung wird diese interessante Frage Schub oder Heilung klären können.

Literatur

1. Scheuer, P.I.: Lancet **1977 II**, 914–919

Prof. Dr. D. Kaiser
Universitäts-Kinderklinik
und Poliklinik
Heubnerweg 6
D-1000 Berlin 19

Monatsschr. Kinderheilkd. 128, 261–263 (1980)

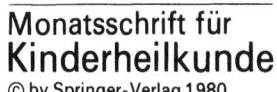

Monatsschrift für
Kinderheilkunde
© by Springer-Verlag 1980

Verlaufsbeobachtungen von Kindern mit chronisch aggressiver Hepatitis und Leberzirrhose unter immunsuppressiver Therapie

R. Jeschke, D. Gekle und Ch. Franzen

Universitäts-Kinderklinik Würzburg (Direktor: Prof. Dr. J. Ströder)

Krankengut und Methodik

In den vergangenen 7 Jahren sind in der Univ.-Kinderklinik Würzburg 150 Kinder jenseits des Säuglingsalters wegen entzündlicher Lebererkrankungen behandelt worden. Bei 7 (4,7%) wurden Übergänge in eine chronisch aktive Verlaufsform, einmal sogar in eine kräftig fortschreitende Leberzirrhose beobachtet. Bei diesen Kindern handelt es sich um 3 Knaben und 4 Mädchen. Die Bestimmung des HB_sAg erlaubte die Einteilung dieser Patienten in eine Gruppe von 5 HB_sAg-Trägern, einem $2^5/_{12}$jährigen Jungen mit Vitium cordis, drei $2^4/_{12}$jährigen Drillingen und einem 12jährigen, mongoloiden Mädchen sowie in eine andere Gruppe von zwei HB_sAg-negativen Mädchen im Präpubertätsalter. Die eine Patientin litt an einer chronisch aggressiven Autoimmunhepatitis mit herdförmig zirrhotischem Umbau, die andere an einer möglicherweise durch eine Non A- Non B-Hepatitis induzierten Leberzirrhose.

Die klinische Manifestation der Erkrankung erfolgte stets schleichend, ihr exakter Beginn war lediglich bei dem Mädchen mit der Trisomie 21 bekannt. Bei Diagnosestellung und im weiteren Verlauf hatten die HB_sAg-positiven Kleinkinder auffälligerweise stets normale Bilirubin-, Gammaglobulin- und ausnahmsweise geringfügig erhöhte Immunglobulinspiegel. Die Transaminasenaktivitäten waren bei den HB_sAg-positiven Patienten $1^1/_2$- bis 8fach, bei den HB_sAg-negativen dagegen viel deutlicher 4- bis 17fach über die Normgrenze erhöht. Bei der Patientin mit der Autoimmunhepatitis ist besonders die konstante Verminderung der Serum-IgA-Konzentration bei massiver Erhöhung der beiden anderen Hauptimmunglobuline zu erwähnen.

Bei jedem Kind wurden vor Behandlungsbeginn und in ein- bis zweijährigen Abständen Leberblindpunktionen mit der Menghini-Nadel durchgeführt. Nur bei der Patientin mit der Leberzirrhose erfolgte initial eine Laparoskopie. Die Indikation zur immunsuppressiven Therapie wurde vom Vorhandensein histologischer Zeichen der Aktivität und Aggressivität abhängig gemacht, nur bei einem morphologisch nicht zweifelsfrei zu klassifizierenden Fall ergänzend von blutchemischen Parametern.

Zur immunsuppressiven Therapie wurde die in früheren [4, 8, 9, 11] und neuesten kontrollierten Studien [7] wieder favorisierte Kombination von Azathioprin in der Dosierung von 1,5–5 mg/kg KG sowie Prednison in Gesamtdosen von 5–10 mg/die eingesetzt. Als Kriterien zur Beurteilung des therapeutischen Erfolges wurden in erster Linie die Besserung des histologischen Befundes, daneben der Abfall der Transaminasenaktivitäten und weiterer Parameter herangezogen. Die Behandlungsdauer betrug 13–40 Monate, die Gesamtbeobachtungszeit $3^1/_2$ bis über $6^1/_2$ Jahre.

Ergebnisse und Diskussion

Der *Effekt der immunsuppressiven Therapie (IST)* war bei allen Probanden bereits nach 1 bis 2 Wochen am Abfall der Serumenzyme zu erkennen (s.a. [2]). Völlig im Normbereich lagen sie in der ersten Gruppe in der Regel nach 3–4 Wochen, in der zweiten Gruppe nach 7 Wochen. Dieser Befund war jedoch bei den HB_sAg-positiven im Gegensatz zu den HB_sAg-negativen Patienten äußerst instabil. – Dies soll in Abb. 1 bei einem Vertreter von Gruppe 1 und in Abb. 2 bei einem Vertreter von Gruppe 2 am Verhalten der SGOT demonstriert werden. – Durch Infekte, bei Dosisreduktionen oder auch ohne äußerlich erkennbare Ursache kam es regelmäßig wenige Wochen nach Therapiebeginn wieder zu Enzymanstiegen, welche jedenfalls durch Erhöhung der Azathioprindosis nicht zu beeinflussen waren und unter Beibehaltung der eingeschlagenen Therapie nach Monaten von selbst allmählich absanken.

Nur bei 2 HB_sAg-positiven Kindern wurde im letzten Jahr einer 18monatigen bzw. in den letzten 4 Monaten einer 27monatigen Behandlungsdauer ein Zustand erreicht, bei dem die histologische Befundbesserung mit einer Normalisierung des Blutchemismus korrelierte. Bei beiden Probanden kam es 3 Monate bzw. infektbedingt bereits eine Woche nach Aufhebung der Immunsuppression zu einem Rezidiv. Zwei der drei Drillinge standen 13 bzw. 14 Monate, der dritte jedoch 40 Monate unter Medikamenten. Bei den beiden erstgenannten Kindern wurde die Therapie einmal wegen einer deutlichen Besserung des histologischen Befundes trotz leichter Serumenzymerhöhungen, das andere Mal bei Zunahme der entzündlichen Aktivität wegen heftiger gastrointestinaler Störungen abgebrochen. Zwei Drillinge konnten $3^1/_4$ Jahre nach der ersten Gewebsentnahme nochmals biopsiert werden.

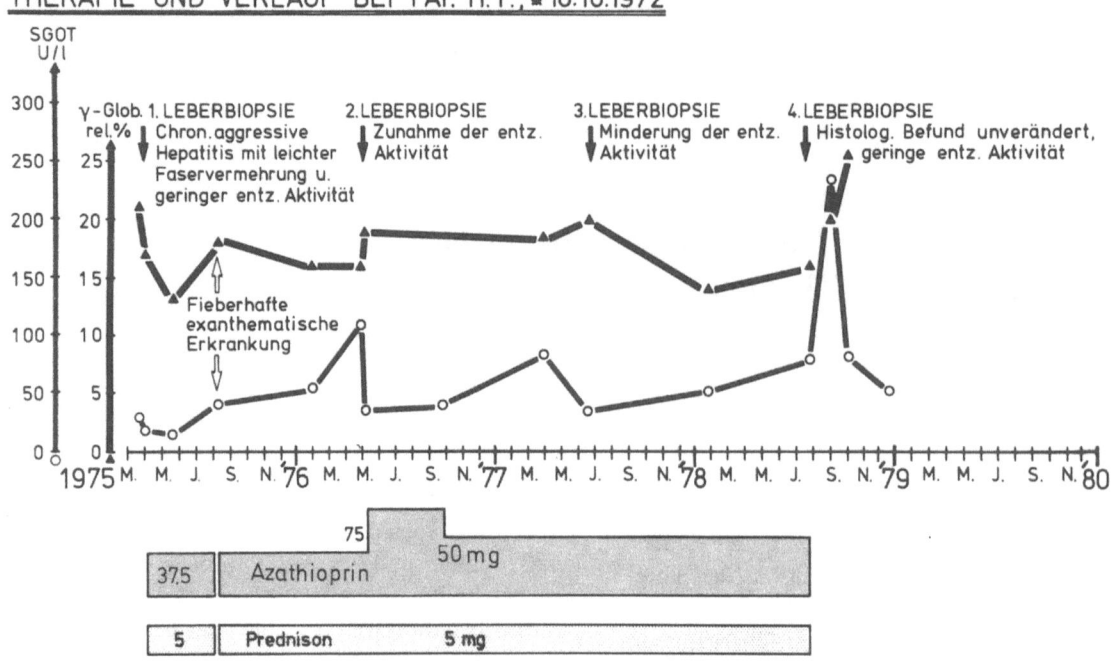

Abb. 1. Verlauf und Therapie bei einem Vertreter der Gruppe 1 (s. Text)

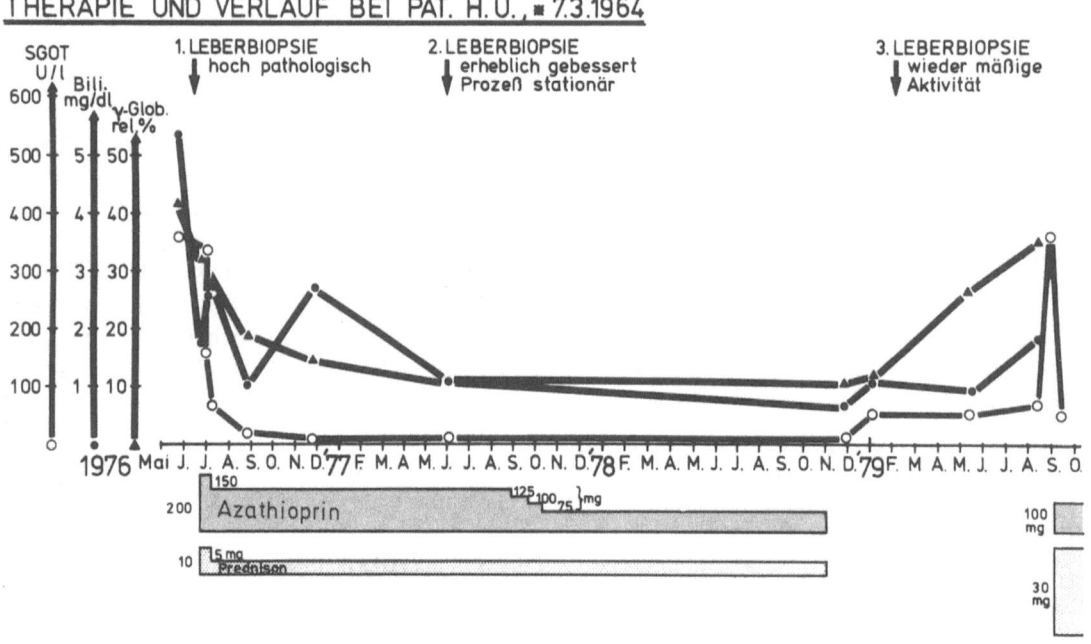

Abb. 2. Verlauf und Therapie bei einem Vertreter der Gruppe 2 (s. Text)

Dabei zeigte sich, daß der mittlerweile 2 Jahre lang unbehandelte Bruder trotz ehemals schlechterer Ausgangsposition im Hinblick auf die von uns gewählten Kriterien wesentlich besser abschnitt.

Bei einer abschließenden Prüfung der Hepatitisserologie waren bei den 5 Patienten $3^1/_2$–$6^1/_2$ Jahre später sowohl das HB_sAg als auch HB_e-Antikörper, bei einem Kind auch HB_c-Antikörper nachweisbar. Bei 4 Patienten konnten während des Krankheitsverlaufes mehrere Seren auf das Vorhandensein von HB_e-Antikörpern getestet werden. Bei einem Kind waren

sie bereits bei der ersten Blutentnahme wenige Monate nach Therapiebeginn zu finden, bei den 3 übrigen Patienten tauchten sie jedoch erst 5, 6 bzw. 16 Monate nach Wegfall der Immunsuppression auf.

In Übereinstimmung mit den in der Literatur mitgeteilten Erfahrungen waren die *Resultate in der HB_sAg-negativen Gruppe verblüffend gut* [3, 7]. Innerhalb einer 14 monatigen Behandlungsdauer konnte – wie histologische Verlaufsbilder belegen – ein hochaktiver Leberprozeß parallel zu einer Normalisierung immunologischer und blutchemischer Parameter gestoppt werden. Obwohl bei dieser Patientin die Therapie noch weitere 14 Monate fortgeführt und erst abgesetzt wurde, als keine Hemmfaktoren mehr nachweisbar waren, stellte sich 8 Monate später ein Rezidiv ein. Unter erneuter IST kam es jedoch prompt wieder zu einer Besserung der Symptomatik. Bei der zweiten Patientin dieser Gruppe bewirkte die fast zweijährige Immunsuppression ebenfalls einen Stillstand des Prozesses. Sie ist mittlerweile 3 Jahre rezidivfrei.

Aufgrund unserer Verlaufsbeobachtungen von Kindern mit chronisch-aktiven Lebererkrankungen unter IST lassen sich – auch bei Berücksichtigung des Schrifttums zusammenfassend folgende Feststellungen treffen:

1. Für ein derartiges Krankheitsbild muß eine erbliche Disposition, möglicherweise ein kombinierter Immundefekt vorliegen [1, 10, 12]. Diese Behauptung wird dadurch unterstrichen, daß in unserer Serie 3 Drillinge gleichzeitig, eine Patientin mit einem leichten Serum-IgA-Mangel und ein Kind mit einer Trisomie 21, die bekanntlich mit einer Immundefiziens kombiniert ist, betroffen waren.

2. Eine Hypergammaglobulinämie ist bei HB_sAg-positiven Kleinkindern nicht obligat (5).

3. Die *IST ist bei HB_sAg-positiven Patienten*, wie die vergleichende Verlaufsstudie bei den 2 Drillingen und die Spätresultate der übrigen Patienten zeigten, *nicht ausnahmslos zu empfehlen* [2, 7]. Möglicherweise wirkt sie sich durch Unterdrückung der HB_e-Antikörperproduktion sogar nachteilig aus.

4. *Bei HB_sAg-negativen Personen* mit Autoimmunphänomenen und Hypergammaglobulinämien ist die *IST erfolgversprechend*. Ein ausreichender Therapieeffekt wird in der Kombinationsbehandlung auch mit kleinsten Prednisondosen erreicht [6].

Danksagung: Für die Bestimmung von Antikörpern gegen glatte Muskulatur und Hemmfaktoren sind die Verfasser Herrn Prof. P. A. Berg, Medizinische Universitäts-Klinik Tübingen, für Durchführung der Hepatitisserologie Herrn Priv. Doz. Dr. G. Frösner, Max v. Pettenkofer-Institut für Hygiene und Mikrobiologie, München, und für die Dias leberhistologischer Befunde Herrn Prof. U. Pfeifer, Pathologisches Institut der Universität Würzburg, zu Dank verpflichtet.

Literatur

1. Baumann, W.: Monatsschr. Kinderheilkd. **122**, 904 (1974)
2. Baumann, W.: Monatsschr. Kinderheilkd. **123**, 630 (1975)
3. Baumann, W., Beck, J.D.: Vortrag 25. Tg. Nordwestdtsch. Ges. f. Kinderheilkd. Damp 28.–30. 5. 1976. Alete-Berichte **2**, 34 (1976)
4. Cook, G.C., Mulligan, R., Sherlock, S.: Q. J. Med. **40**, 159 (1971)
5. Feist, D.: Fortschr. Med. **93**, 1154 (1975)
6. Lidman, K., Biberfeld, G., Sterner, G., Norberg, R.: Acta Paediatr. Scand. **66**, 73 (1977)
7. Meyer zum Büschenfelde, K.-H.: Dtsch. Med. Wochenschr. **103**, 1 (1978)
8. Murray-Lyon, I.M., Stern, R.B., Williams, R.: Lancet **1973 I**, 735
9. Soloway, R.D., Summerskill, W.H.J., Baggenstoss, A.H., Geall, M.G., Gitnick, G.L., Elveback, L.R., Schoenfield, L.J.: Gastroenterology **63**, 820 (1972)
10. Summerskill, W.H.J.: Gastroenterology **66**, 450 (1974)
11. Summerskill, W.H.J., Korman, M.G., Ammon, H.V., Baggenstoss, A.H.: Gut **16**, 876 (1975)
12. Tolentino, P.: Infection **1**, 200 (1973)

Dr. R. Jeschke
Universitäts-Kinderklinik
Josef-Schneider-Straße 2
D-8700 Würzburg

Monatsschr. Kinderheilkd. 128, 263–265 (1980)

Monatsschrift für
Kinderheilkunde
© by Springer-Verlag 1980

Immunkomplex-Glomerulonephritis
bei chronisch persistierender Hepatitis B mit Viruspersistenz

H. L. Spohr, W. Arnold und D. Dienes

Kinderklinik Rittberg-Krankenhaus und II. Medizinische Klinik und Pathologisches Institut, Klinikum Westend der Freien Universität Berlin

Bei einer „Immunkomplex-Krankheit" werden zirkulierende Antigen-Antikörper-Komplexe in Geweben abgelagert [11]. Bei einer Infektion mit dem Hepatitis-B-Virus (HBV) lassen sich 3 antigene Komponenten des Dane-Partikels nachweisen, das surface-Antigen (HB_s-AG), das core-Antigen (HB_c-AG) und das HB_e-AG [1].

Hepatitis-B Immunkomplexe konnten bei Patienten mit akuter und chronischer Hepatitis sowie bei Leber-cirrhose auch extrahepatisch nachgewiesen werden; so in Lymphknoten und Milz, in der Intima von Blutgefäßen und in renalen Glomeruli [7, 12].

Nowoslawski [11] formulierte deshalb eine HBV-Infektion als eine potentiell chronische Erkrankung mit multiorganischer Beteiligung immunpathologischer Veränderungen. Die Mehrzahl der kindlichen Glomerulonephritiden werden heute – im Lichte immunfluoreszenzmikroskopischer Befunde – pathoge-

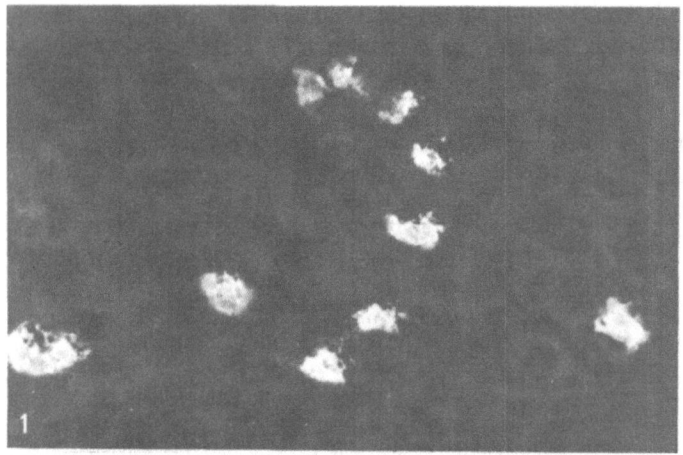

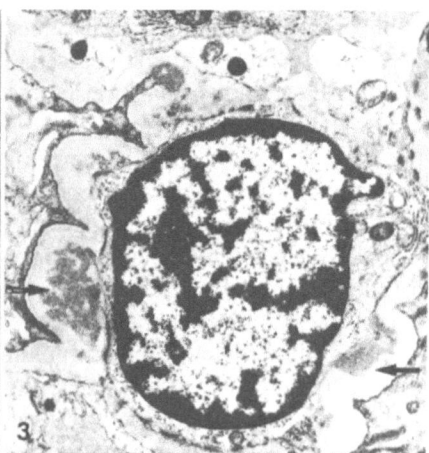

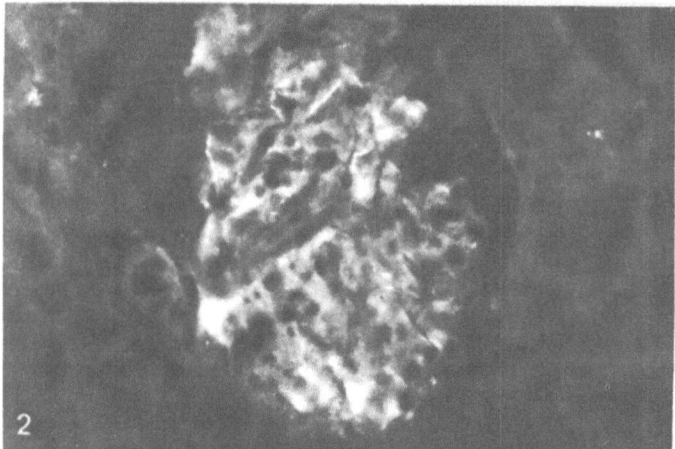

Abb. 1. Chronisch persistierende Hepatitis. Hepatozyten mit intrazytoplasmatischen HB_s-AG-Ablagerungen

Abb. 2. Mesangioproliferative Nephropathie. Mesangial betonte granuläre Niederschläge von HB_s-AG im Glomerulum

Abb. 3. Mesangioproliferative Nephropathie. Mesangiumzelle mit mesangial gelegenen elektronendichten Ablagerungen (s. Pfeil) × 3150

netisch als Immunkomplex-Nephritiden angesehen [6, 9, 15], obwohl nur selten bisher die die Immunkomplexe auslösenden Antigene nachgewiesen werden konnten [13].

Als erster erkannte Combes 1971 den Zusammenhang einer möglicherweise durch Ablagerung von HB_s-AG-Immunkomplexe an der glomerulären Basalmembran entstandenen membranösen Glomerulonephritis bei einem Patienten mit CAH [5]. Diese Befunde wurden bei Erwachsenen [2, 8, 10] inzwischen mehrfach bestätigt.

Neben polnischen Untersuchungen [4, 12] wurde erstmals 1975 von Biäker [3] bei 2 Kindern der Zusammenhang zwischen perimembranöser GN und chronischer Hepatitis mit persistierendem B-Antigen beschrieben.

Uszycka-Karcz [14] fand 1977 in einer großen Untersuchungsserie von Kindern mit verschiedenen Formen einer Glomerulonephritis in 23 % der Fälle eine persistierende Hepatitis-B-Antigenämie.

Kasuistik

Klinische Daten

Der nachfolgende Fallbericht beschreibt den Krankheitsverlauf eines jetzt 8jährigen Jungen (T.P.), dessen bisherige Entwicklung unauffällig verlief.

Erstmals erkrankte er im August 1977 mit hohem Fieber, Bauchschmerzen, flüchtigen Exanthemen und Arthalgien. Die Diagnose einer akuten Hepatitis B wurde im Krankenhaus Gdansk, Polen gestellt. Im Oktober 1977 erfolgte eine Leberbiopsie, die eine

chronisch persistierende Hepatitis B ergab. Bei der klinischen Durchuntersuchung wurde eine Doppelniere links ohne Entzündungszeichen festgestellt. Es erfolgt die Einleitung einer Cortisontherapie, unter der der Patient im folgenden Jahr beschwerdefrei ist.

Im August 1978 im Zuge eines fieberhaften Infektes plötzliche Verschlechterung mit Auftreten eines Hypertonus mit Proteinurie und Hämaturie. Klinische Diagnose: akute Glomerulonephritis bei persistierender Hepatitis B (Gdansk, Polen). Fortsetzung der Cortisontherapie, Infektprophylaxe mit Penicillin und antihypertensive Behandlung.

In den folgenden Monaten weiterhin schlechter Allgemeinzustand, rezidivierende Fieberschübe, wechselnder Hypertonus, Ödembildung, Proteinurie, Hämaturie.

Im Oktober 1978 Vorstellung des Patienten in Berlin. Die stationäre Diagnose zu diesem Zeitpunkt: akute Glomerulonephritis, hypertone Krise, persistierende Hepatitis mit Viruspersistenz.

Durchführung einer erneuten Leberbiopsie und einer perkutanen Nierenbiopsie.

Labordaten

Blutbild, Diff.-BB. und Leukozyten normal, BSG mäßig erhöht Serum-Elektrolyte unauff., Gesamt-Eiweiß 67 g/l, E-phorese: 40/6/17/14/23 rel.-%, IgA 193, IgM 165, IgG 178 I.E./ml, Serumkreatinin 47 µmol/l, Harnstoff 2,53 nmol/l, Harnsäure 128 µmol/l, endogene Kreatinin-Clearance 142 ml/min/1,73 m^2, Eiweißausscheidung 3,4 g/24 h nach Biuret, Urinsediment: hyaline und granulierte Zylinder, vereinz. Leukozyten; Erythrozyten im Urin: bis 100 Ery/µl, spez. Gewicht 1020, kein Keimwachstum; RR: max 210/160 mm Hg.

Bilirubin 2,9 µmol/l, γ-GT 24 U/l, SGOT 74 U/l, SGPT 134 U/l, AP 185 U/l, Alpha-HBDH 101 U/l, Cholesterin 3,65 nmol/l, Eisen 3,7 µmol/l, Amylase nicht erhöht, Cholinesterase 4120 U/l, Rheumafaktoren negativ, FSP negativ, Gerinnungsfaktoren negativ.

HB_s-AG und anti-HB_s im Serum positiv; desgleichen im Serum positiv: HB_e-AG, HBV-spez. DNA-Polymerase und Danepartikel; C_3 mit 31 mg-% und C_4 mit 13 mg-% deutlich erniedrigt, zirkulierende Immunkomplexe positiv, ANF und AMA negativ.

Methodik

Die verwendete Methodik zur Herstellung von Kryostatschnitten und Fluoreszenzkonjugaten ist an anderer Stelle ausführlich dargestellt (Arnold et al., 1975).

Ergebnisse

Die erste, 1977 durchgeführte Leberbiopsie zeigte lichtmikroskopisch das Bild einer mäßig ausgeprägten, persistierenden Hepatitis. Die Kontroll-Biopsie ergab 1978 eine deutliche Zunahme der bindegewebigen Strukturen; die Mitbeteiligung intralobulär gelegener rundzelliger Infiltrate deutete auf einen akuten Schub einer chron. persistierenden Hepatitis hin.

Immunhistologisch ließ sich in 10% des untersuchten Materials intrazytoplasmatisch HB_s-AG und in den Kernen der Hepatozyten selbst zu 50% HB_c-AG nachweisen, außerdem war in 10% HB_e-AG erkennbar.

Dieses Befundmuster entspricht dem sog. HB_c-AG-Prädominanztyp. Die relativ starke Virusreplikation bei wenig ausgeprägter Immunantwort ließe sich im vorliegenden Fall am ehesten durch die einjährige, der Untersuchung vorangegangenen Cortisontherapie erklären.

Elektronenmikroskopisch gelang der Nachweis von Core-Partikeln in den Kernen und der Nachweis von fibrillären Strukturen des geschwollenen glatten endoplasmatischen Retikulums im Zytoplasma, das als Äquivalent von HB_s-AG in den Leberzellen angesehen wird.

Die untersuchten Glomeruli mit den typischen Veränderungen einer mesangio-proliferativen Glomerulonephritis zeigten immunfluoreszenzmikroskopisch charakteristische Ablagerungsmuster für IgG, IgA, C_3, C_4 und weniger stark ausgeprägt für Properdin. An gleicher Stelle ließ sich auch HB_s-AG nachweisen.

Elektronenmikroskopisch entsprachen diesen Befunden dichte mesangial gelegene Depots (s. Abb. 3) bei gleichzeitiger Proliferation der Mesangiumzellen.

Diskussion

Im Gegensatz zu den von anderen Autoren beschriebenen Fällen [3, 8, 16] ist der klinische Ablauf der Erkrankung in der vorliegenden Kasuistik mit einer bereits 1 Jahr vor Auftreten der Nierenerkrankung abgelaufenen Hepatitis B mit Viruspersistenz hinreichend belegt. Eine parenterale Infektion mit dem HBV nach Beginn der renalen Erkrankung kann damit weitgehend ausgeschlossen werden.

Laborchemische, immunpathologische und morphologische Befunde deuten auf eine ätiopathogenetische Beziehung zwischen Hepatitis-B-Infektion und Glomerulonephritis hin, wobei jedoch problematisch bleibt, daß bei Immunkomplexnephritiden bisher nicht die Immunkomplexe selbst an Ort und Stelle nachgewiesen werden können, sondern nur die für die Immunkomplexe typischen Einzelkomponenten im Gewebe erfaßbar sind. Bei aller Vorsicht kann aber das an der, den Immunglobulinen und Komplementablagerungen entsprechenden Lokalisation nachgewiesene HB_s-Antigen als wesentlicher Hinweis auf eine ursäch-

liche Rolle der Hepatitis B AG-AK-Komplexe bei der Entstehung der Glomerulonephritis gedeutet werden, zumal zirkulierende Immunkomplexe zum Zeitpunkt der Untersuchung im Serum nachgewiesen werden konnten.

Die geringe und schwach ausgeprägte Ablagerung von Properdin und die Erniedrigung von C_3- und C_4-Komplement im Serum deuten auf die überwiegende Aktivierung des klassischen Complement-pathway hin.

Der gleichzeitige Nachweis von HB_s-AG und anti-HB_s im Serum spricht möglicherweise für das Vorliegen einer Doppelinfektion, wobei HB_s-AG und anti-HB_s von verschiedenen Subtypen stammen könnten [7].

Als häufigste Form der nach einer Lebererkrankung entstandenen Immunkomplex-Nephritis wurden bisher die membranoproliferative und die membranöse Glomerulonephritis beschrieben; nur vereinzelt fand sich, wie im vorliegenden Fall, eine mesangio-proliferative Form. Brzosko [4] weist jedoch darauf hin, daß es bisher keinen spezifischen Nephropathietyp für die Ablagerung der HB_s-AG-Immunkomplexe gibt. Zusammenfassend ist festzustellen, daß zwar die zunehmend häufiger erkannte Koinzidenz von chronischer Hepatitis B und Immunkomplex-Nephritis mit Nachweis von HB_s-AG und evtl. HB_c-AG in membranöser oder mesangialer Lokalisation auf ihre mögliche Schlüsselfunktion in der Pathogenese der Nierenerkrankung hinweisen. Der zugrunde liegende Pathomechanismus bleibt aber weiterhin unbekannt.

Literatur

1. Arnold, W., Meyer zum Büschenfelde, K.H., Hess, G., Knolle, J.: Klin. Wochenschr., 53, 1069–1074 (1975)
2. Bajtai, G., Ambrus, M.: Lancet 1975I: 102–103
3. Bläker, F., Hellwege, H.H., Kramer, U., Thoenes, W.: Dtsch. Med. Wochenschr. 100, 790–794 (1975)
4. Brzosko, W.J., Krawcynski, K., Nararewicz, T., Morzycka, M., Nowoslawski, A.: Lancet 1974II, 477–481
5. Combes, B., Stastny, P., Shorey, J., Eigenbrodt, E., Barrera, A., Hull, A.R., Carter, N.: Lancet 1971II, 234–237
6. Dixon, F.J.: Am. J. Med. 44, 493–498 (1968)
7. Hess, G., Arnold, W., Koesters, W., Biwas, R., Hütteroth, T.H., Meyer zum Büschenfelde, K.H.: Z. Immun. Forsch. 153, 701–705 (1977)
8. Kampf, D., Seelig, P.-H., Höfer, W.: Inn. Med. 2, 62–68 (1978)
9. Lewis, E.W., Couser, W.G.: Pediatr. Clin. North Am. 18, 467–470 (1971)
10. Nochy, D., Callard, P., Bellon, B., Bariety, J., Druet, P.: Clin. Nephrol. 4, 422–427 (1976)
11. Nowoslawski, A.: Progress in liver diseases, Vol. VI, Chapter 21. New York: Grune & Stratton 1979
12. Nowoslawski, A., Krawczynski, K., Nazarewicz, T., Slusarczyk, J.: Am. J. Med. Sci. 270, 229–239 (1975)
13. O'Regan, S., Smith, M., Drummond, K.N.: Clin. Nephrol. 6, 417–421 (1976)
14. Uszycka-Karcz, M., Wyszynska, T., Stolarczyk, J.: IV. Int. Symp. of Pediatr. Nephrol., Helsinki 1977
15. Wilson, C.B., Dixon, F.J.: Kidney Int. 5, 389–401 (1974)
16. Zacchello, G., Zancan, L., Milanesi, C., Rizzoni, G., Alberti, A., Trevisan, A., Ossi, E., Zacchello, F.: XIII. Annual. Meeting: ESPN, Capri 1979

Dr. H. L. Spohr
Kinderklinik Rittberg-Krankenhaus
Carstennstraße 58
D-1000 Berlin 45

Monatsschr. Kinderheilkd. 128, 266–267 (1980)

Monatsschrift für
Kinderheilkunde
© by Springer-Verlag 1980

Ungewöhnlicher Verlauf von Mononucleose-Infektionen

W. Kirsch, H.-J. Ortgiese und W. Wahlen

Kinderklinik I des Zentrums für Kinderheilkunde der Kliniken der Stadt Saarbrücken, Winterberg (Chefarzt: Prof. Dr. W. Kirsch)
und Kinderklinik der Universität des Saarlandes, Homburg/Saar (Direktor: Prof. Dr. F. C. Sitzmann)

Der Erreger der Mononucleose, das Epstein-Barr-Virus (EBV), kommt ubiquitär vor und zeigt weltweit eine hohe Verbreitung innerhalb der Bevölkerung. Nach Untersuchungen von Henle u. Mitarb. hängt jedoch der Zeitpunkt der Erstinfektion mit dem Virus wesentlich von den äußeren Lebensbedingungen ab. In den letzten Jahren scheint eine zunehmende Veränderung in der Epidemiologie der Epstein-Barr-Virus-Infektion auch in den zivilisierten Ländern aufzutreten mit Zunahme chronischer Verläufe und abnorm akuter Krankheitsbilder; auch zeichnet sich eine Verschiebung der Erstinfektion vom späten Kindesalter auf das frühe Kindesalter ab.

Wir möchten hier über zwei Fälle eines ungewöhnlichen Verlaufs von Mononucleose berichten: eine schwere, akute hepatische Mononucleose mit lebensbedrohlichem Krankheitsbild bei einem 14jährigen Mädchen sowie eine protrahiert subchronische Infektion bei einem jetzt 4jährigen Jungen.

Fallbeschreibung

1. Das Mädchen war zwei Wochen vor der stationären Aufnahme erkrankt an einem, wie es hieß, grippalen Infekt mit Husten, Fieber, Kopfschmerzen, Schwindelgefühl, Müdigkeit, Gliederschmerzen und Inappetenz. Nur mäßiggradige Erholung. Am Tag vor der Aufnahme trat ein rasch zunehmender *Ikterus* auf und schweres Krankheitsgefühl mit Fieberanstieg bis 39 °C.

Bei dem eutrophen Mädchen fand sich bei der Aufnahme ein deutlicher Ikterus bei Hepatomegalie von 4 cm. Die Milz war nicht tastbar, noch Lymphknoten. Weitere klinisch faßbare pathologische Organbefunde fehlten.

Bilirubinwert bei Aufnahme 16 mg-%, davon 12 mg-% direktes Bilirubin, SGOT mäßig erhöht auf 70 mE/ml., SGPT 95 mE/ml., Gamma-GT 68 mE/ml. Im Blutbild Hb 13,4 g-%, 6400 Leukos und Linksverschiebung von 7 rel-% bei fehlender Lymphozytose und Monozytose. Am zweiten Krankheitstag Auftreten eines diffusen urtikariellen *Exanthems*. Zunahme des *Ikterus bis maximal* 39 mg-% am dritten stationären Tag mit septischen Temperaturen, schwerer allgemeiner Apathie und zunehmender hämolytischer Anämie mit positivem Coombstest und dem Nachweis von unspezifischen Autoantikörpern und Kälteagglutininen.

Ab fünften Tag langsame Besserung mit Bilirubinabfall. Weitere Laborbefunde: Hepatitis-Antigen und Antikörper negativ und Ausschluß von Toxoplasmose, Listeriose, Zytomegalie, Lues, Morbus Bang und Entero- oder Coxsackie-Virusinfektionen sowie einer primär hämolytischen Erkrankung. Die Leberbiopsie nach Leber-

blindpunktion am 12. stationären Krankheitstag bestätigte die anfängliche Verdachtsdiagnose einer Hepatitismononucleosa.

Die Immunglobuline waren in allen Fraktionen deutlich erhöht. Der Verlauf der EBV-Antikörpertiter, vorgenommen am Virologischen Institut Freiburg bei Prof. zur Hausen, bestätigte auch serologisch die Erkrankung. Abheilung nach etwa sechs Wochen; seither unauffällige klinische wie laborchemische Befunde.

2. Unser kleiner Patient G. F. erkrankte im Alter von 2½ Jahren an einer Blutungsanämie mit schwerer Epistaxis und Hämatomen der Haut bei *Thrombopenie.* Es fanden sich bei der Erstuntersuchung keine Lymphknotenvergrößerung, keine Hepatosplenomegalie. Die Knochenmarksbiopsie ergab keinen Hinweis für Leukose, lediglich eine *supprimierte Erythropoese* und Vermehrung von Lymphoidzellen.

Einen Monat später, ab Juli 1977, änderte sich das Krankheitsbild, und es traten in Abständen von 6–8 Wochen rezidivierende „Infekte" auf mit Fieberschüben bis 39 °C, wiederholte Epistaxis und Hämatomen der Haut. Persistierende *Hepatosplenomegalie,* diffuse *Lymphknotenvergößerung* und passager kleinfleckiges umschriebenes bräunliches *Exanthem mit Blasenbildung.*

Im Blutbild Auftreten von rezidivierender Leukopenie, Granulocytopenie, deutlicher Lymphozytose bei fehlender Monozytose und rezidivernder Thrombozytopenie. Die Laborbefunde ergaben stets normale Leberwerte, deutlich erhöhte Immunglobulinwerte besonders in der IgG-Fraktion und bei der Untersuchung im Mai d. J. ein positives Anti-HBc.

Die Untersuchung der EBV-Antikörpertiter ergaben folgende Werte: Im Juni 1977 positiver Befund des Hanganutziu-Deichert von 1:40; Bestätigung der Verdachtsdiagnose bei der Wiedervorstellung des Kindes im Februar 1978 durch hohe Viruskapsid-Antikörpertiter, die über mehrere Monate persistierten (s. Tabelle 1). Erst bei der letzten klinischen Untersuchung im Mai 1979 abfallende Titerwerte.

Eine Lymphknotenbiopsie vom Februar 1978 ergab den Befund einer schweren chronischen, unspezifischen *Lymphadenitis mit ungewöhnlich starker lymphatischer Hyperplasie* und nur geringer Reaktion der T-Region (Prof. Dr. Lennert, Kiel). Ein EBV-Virus-produzierendes Genom in isolierten B-Lymphozyten konnte nachgewiesen werden (Dr. Schwenk, Erlangen).

Das Kind wurde uns über längere Zeit nicht mehr vorgestellt, zeigte aber anamnestisch weiter rezidivierende Fieberschübe mit Blutbildveränderungen und Thrombozytopenie. Die Hepatosplenomegalie war langsam rückgängig. Bei der letzten Vorstellung im Juni d. J. wurden jetzt abnehmende EBV-Virustiter gefunden. In letzter Zeit deutliche Erholung des Kindes und Besserung auch der hämatologischen Befunde.

Die Änderung der Epidemiologie der Mononucleosis infectiosa im Kindesalter, das Auftreten ungewöhnlich schwerer Verläufe, die Verschiebung der Erstinfektion in das Kleinkindesalter wie das Auftreten lang anhaltender infektiöser Phasen könnte die

Tabelle 1. EBV-Antikörper-Titer (G.F. 16.03.1975)

	Juni 1977	13.2.1978	24.5.1978	21.5.1979
VCA-IgM	—	<1:16	<1:16	<1:16
VCA-IgG	—	1:2048	1:2048	1:256
Epstein-Barr-EA.	—	<1:10	1:128	—
Hanganatziu-Deicher-Reaktion	1:40	—	—	—

Gefährdung der betroffenen Kinder erhöhen in Beziehung auf evtl. später auftretende maligne Lymphome. Es gibt Anzeichen dafür, daß die durch eine EBV-Infektion transformierten Lymphozyten sich stärker und z.T. unkontrolliert vermehren. Die Möglichkeit, daß EBV-Virus Mitverursacher von malignen Lymphomen im Kindesalter ist, könnte aus dem Befund abgeleitet werden, daß Immunreaktionen nach Epstein-Barr-Virus-Infektionen bei Kleinkindern anders verlaufen als bei Erwachsenen: sie sind nämlich denen bei Patienten mit Burkitt-Lymphomen vergleichbar. Weiterhin könnte die Erstinfektionen im Kleinkindesalter noch unreife B-Lymphozyten so transformieren, daß diese später maligne entarten, wenn adjuvante Kofaktoren zusätzlich auftreten.

Der mögliche Zusammenhang zwischen EBV-Infektion und dem Auftreten späterer, maligner Lymphome rechtfertigt sehr intensive weitere Untersuchungen und Verlaufsbeobachtungen bei den betroffenen Kindern. Es ist anzunehmen, daß bei länger anhaltenden, hohen EBV-Antikörpertitern eine persistierende EBV-Infektion besteht aufgrund eines Immundefizits zwischen T- und B-Lymphozyten, welchen wir allerdings bei unseren Patienten nicht nachweisen konnten. Das Gleichgewicht zwischen Virusreplikation in den B-Lymphozyten und deren Suppression durch sensibilisierte T-Lymphozyten erscheint dabei gestört. Möglicherweise spielen hierbei exogene oder auch endogene Noxen oder begleitende Zweiterkrankungen eine Rolle mit.

Prof. Dr. W. Kirsch
Kliniken der Stadt Saarbrücken-Winterberg
Zentrum für Kinderheilkunde
Kinderklinik I
D-6600 Saarbrücken

Monatsschr. Kinderheilkd. 128, 267–268 (1980)

Monatsschrift für
Kinderheilkunde
© by Springer-Verlag 1980

Ergebnisse eines gezielten screening auf pränatale Cytomegalie- und BK-Virus-Infektionen bei Neugeborenen und jungen Säuglingen

I. CMV-Infektionen

K.-P. Grosse, W. Busanny und B. Fleckenstein

Kinderklinik (Direktor: Prof. Dr. K. Stehr) und Virologisches Institut (Direktor: Prof. Dr. B. Fleckenstein) der Universität Erlangen-Nürnberg

Das ursprüngliche Ziel unserer Untersuchung war, Anhaltspunkte über Häufigkeit und klinische Bedeutung von BK-Virus-Infektionen des Neugeborenen und jungen Säuglings zu gewinnen. Da im Virologischen Institut der Universität Erlangen-Nürnberg über dieses erst 1971 von Gardner et al. entdeckte Virus gearbeitet wurde, waren die untersuchungstechnischen Voraussetzungen vorhanden, um erstmals durch ein screening bei Neugeborenen und jungen Säuglingen mit bestimmten klinischen Auffälligkeiten zu prüfen, ob und in welchem Maße BK-Virus-Infektionen krankmachende Bedeutung in dieser Altersgruppe haben. Bei diesem Untersuchungsansatz bot es sich an, am gleichen Patientenkollektiv auch auf CMV-Infektionen zu untersuchen, die ja für die Neugeborenenpathologie die zahlenmäßig größte Bedeutung unter den pränatalen Infektionen haben.

Es wurden Neugeborene und junge Säuglinge bis zum Alter von 3 Monaten untersucht, die eines oder mehrere der folgenden Symptome zeigten: Mangelgeburt, Früh-Mangel-Geburt, Hyperbilirubinämie, Hepatosplenomegalie, Thrombopenie, neurologische Auffälligkeiten, Microcephalus, Hydrocephalus, Gallengangsatresie, andere Einzelmißbildungen, multiple Mißbildungen.

Ausgewählt wurden gerade diese Symptome als Indikation zur Untersuchung, weil es sich hierbei um ganz allgemein bei pränatalen Virusinfektionen beschriebene Auffälligkeiten handelt.

Die *Kriterien einer CMV-Infektion* waren: 1. CMV-IgG $\geq$ 1:80 (Immunfluoreszenz) und Titerpersistenz und/oder 2. CMV-IgM positiv (Immunfluoreszenz) und CMV-IgG-Titeranstieg und/oder 3. Virusisolierung positiv. Tabelle 1 zeigt, auf welche Weise zwischen pränatalen und perinatalen Infektionen und Übertragungs-Titern unterschieden wurde.

Von 137 Patienten, bei denen nach der oben genannten Indikationsliste Blut zur Untersuchung abgenommen worden war, ließen sich in 115 Fällen zur Interpretation ausreichende virologische Befunde gewinnen. Eine pränatale Infektion lag in 5 Fällen vor, eine perinatale Infektion in 4 Fällen, der Infektionszeit-

Tabelle 1. Interpretationsschema zur Unterscheidung zwischen pränataler, perinataler CMV-Infektion und Übertragungstiter

Infektionszeitpunkt	CMV-IgG ↑ (CMV-KBR)			CMV-IgM ↑[a]		Virusisolierung[b]	
	Nach Geburt	4–6 Wochen	3 Monate	Nach Geburt	Ab 2. Woche frühestens	Nach Geburt	Später
Pränatal	+	+	+	+	+	+	+
Perinatal	Ø oder + (Üb.-T.)	Ø oder niedr. Titer	+	Ø	+	Ø	+ ab 4. Woche
Übertr.-Titer	+	Abfall oder Ø	Abfall oder Ø	Ø		Ø	

[a] nur in etwa 50% bei sicher pränatal Infizierten nachweisbar
[b] methodisch-technisch bedingt gelegentlich falsch negativ

Tabelle 2. Häufigkeit der Symptome bei Patienten mit CMV-Infektion und bei nicht CMV-infizierten Patienten

Symptome	Häufigkeit der Symptome bei			
	Pränataler Infektion (5 Pat.)	Perinataler Infektion (4 Pat.)	Infekt. zeitp. unklar (6 Pat.)	Nicht infiz. Pat. (106 Pat.)
Mangelgeburt	2	0	0	13
Früh-Mangel-Geb.	0	0	0	5
Hyperbilirubin.	3	1	3	38
Hepatosplenomeg.	3	3	3	35
Thrombopenie	2	0	0	0
Neurol. Auff.	5	1	3	29
Microcephalus	0	0	1	3
Hydrocephalus	0	0	0	5
Gallengangsatr.	0	0	1	0
And. Einzelmißb.	1	0	1	16
Multiple Mißb.	1	1	2	13

punkt konnte nicht festgelegt werden in 6 Fällen. Der Anteil perinataler Infektionen stellt hier eine Mindestangabe dar, da Patienten, die im ersten Serum keinen Anhalt für eine CMV-Infektion boten, nicht weiter kontrolliert wurden.

Aufgeschlüsselt auf die einzelnen Symptome ergibt sich folgendes Bild (Tabelle 2):

Deutlich häufiger, als es unter Berücksichtigung der Häufigkeit in der Gesamtstichprobe zu erwarten wäre, kamen bei Patienten mit pränataler CMV-Infektion die *Symptome Mangelgeburt* und *neurologische Auffälligkeiten* vor; *Thrombopenie* wurde nur bei Patienten mit pränataler CMV-Infektion beobachtet. Dies dürften damit Symptome sein, die bei Neugeborenen ganz besonders Anlaß zur Untersuchung auf eine CMV-Infektion geben sollten.

Neben der Berücksichtigung einzelner Symptome bei der Indikationsstellung zur virologischen Untersuchung ist die Wertung des gesamten Symptomenbildes wichtig. So lag bei 3 der 5 Patienten mit pränataler CMV-Infektion ein komplexes Krankheitsbild mit der Kombination von Hepatosplenomegalie, Hyperbilirubinämie und neurologischen Auffälligkeiten vor. Diese Symptomenkombination findet sich in dieser Patientengruppe fast zehnmal häufiger als in der gesamten Stichprobe.

Charakteristisch für die pränatale CMV-Infektion war ferner, daß die *Symptomatik immer bereits in den ersten Lebenstagen* deutlich wird. Das Gesamt-IgM wurde in 4 der 5 Fälle in der ersten Lebenswoche bestimmt und stets erhöht gefunden.

Obwohl unsere Ergebnisse bezüglich der Klinik der pränatalen CMV-Infektion von einer nur kleinen Zahl von Patienten abgeleitet wurden, stimmen sie mit dem überein, was bisher darüber bekannt war und z.B. in der Monographie von Luthardt (1975) über Zytomegalie beschrieben wurde. Bei unserem Untersuchungsansatz konnten darüber hinaus Hinweise auf die Wertigkeit der einzelnen Symptome für die Indikationsstellung zu virologischen Untersuchungen gewonnen werden, da wir in einer nach bestimmten klinischen Auffälligkeiten ausgewählten Patientengruppe die Häufigkeit der Symptome bei infizierten und nicht infizierten Patienten vergleichen konnten.

Der Sinn einer ätiologischen Klärung liegt im speziellen Fall der pränatalen CMV-Infektionen vor allem darin, daß wir prognostische Aussagen machen können und daraus die Indikation zu klinischen Kontrolluntersuchungen bei diesen Patienten stellen können. Nach Längsschnittuntersuchungen von McCracken et al. (1969) und Hanshaw et al. (1976) bei sicher pränatal infizierten Patienten ist bei mehr als der Hälfte dieser Kinder mit zerebralen Störungen auch später zu rechnen. Daher sollten alle diese Kinder neuropädiatrisch nachuntersucht und nötigenfalls heilpädagogisch betreut werden.

Literatur beim Verfasser

PD Dr. K.-P. Grosse
Kinderklinik
der Universität Erlangen-Nürnberg
Loschgestraße 15
D-8520 Erlangen

Monatsschr. Kinderheilkd. 128, 269–270 (1980)

Monatsschrift für
Kinderheilkunde
© by Springer-Verlag 1980

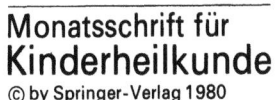

Ergebnisse eines gezielten screening auf pränatale Cytomegalie- und BK-Virus-Infektionen bei Neugeborenen und jungen Säuglingen

II. BK-Virus-Infektionen

W. Busanny, K.-P. Grosse, H. J. Rziha und H. zur Hausen

Kinderklinik (Direktor: Prof. Dr. K. Stehr) und Virologisches Institut (Direktor: Prof. Dr. B. Fleckenstein)
der Universität Erlangen-Nürnberg

Es wurden Untersuchungen auf BK-Virus-Infektionen durchgeführt bei 137 Neugeborenen und jungen Säuglingen bis zum Alter von 3 Monaten mit einem oder mehreren der folgenden Symptome: Mangelgeburt, Früh-Mangel-Geburt, Hyperbilirubinämie, Hepatosplenomegalie, Thrombopenie, neurologische Auffälligkeiten, Microcephalus, Hydrocephalus, Gallengangsatresie, andere Einzelmißbildungen, multiple Mißbildungen.

In 110 Fällen ließen sich für die Interpretation ausreichende virologische Untersuchungsbefunde gewinnen. Eine BK-Virusinfektion galt als gesichert wenn: 1. BKV-HHT $\geq$ 1:160 und Titerpersistenz oder/und 2. BKV-IgM (Immunfluoreszenz) positiv und BKV-HHT-Titeranstieg oder/und 3. Virusisolierung positiv.

Dabei fanden sich insgesamt 13 Patienten mit BK-Virus-Infektion, von denen sicher 4 pränatal infiziert wurden. Die Anzahl der pränatal Infizierten stellt eine Mindestangabe dar, da es möglich ist, daß – ähnlich wie bei CMV-Infektion – nicht in allen Fällen einer pränatalen Infektion spezifisches IgM nachweisbar ist. Virusisolierungen wurden in 4 Fällen versucht; es konnte in keinem Fall BK-Virus isoliert werden.

Tabelle 1 zeigt die klinische Symptomatik bei den Patienten mit BK-Virus-Infektion. Symptome, die Indikation zur Untersuchung waren, bei den BK-Virus infizierten Patienten aber nicht vorkamen, wurden in dieser Übersicht weggelassen. Vergleicht man die Häufigkeit dieser Symptome bei BK-Virus infizierten Patienten und bei den nicht infizierten Patieneten, so zeigt sich lediglich für die Symptome Früh-Mangel-Geburt und Hydrocephalus ein deutlicher Unterschied, der sich auch bei statischer Überprüfung als signifikant erwies. Dies könnten daher bevorzugte Symptome einer BK-Virus-Infektion bei Neugeborenen und jungen Säuglingen sein.

Das Symptomenmuster bei den 4 sicher pränatal BK-Virus infizierten Patienten, das heißt, bei denen BK-Virus-IgM in der ersten Lebenswoche positiv war, bestand aus: Pat. 1: Früh-Mangel-Geburt; Pat. 2: Früh-Mangel-Geburt, Hyperbilirubinämie, neurologisch auffällig; Pat. 3: Hepatomegalie,; Pat. 4: Hyperbilirubinämie.

Beim Vergleich zwischen BK- und Cytomegalie-Virus-Infektionen ergibt sich folgendes Bild: Die Infektionshäufigkeit war im untersuchten Kollektiv etwa gleich: 11,8% für BK-Virus, 13% für CMV; davon pränatal mindestens 3,6% für BK-Virus, 4,3% für CMV.

Bezüglich der Symptome zeigten sich Unterschiede: bei BK-Virus Früh-Mangel-Geburt, bei CMV Mangelgeburt; während bei BK-Virus-Infektionen sich lediglich für Hydrocephalus eine deutlich größere Häufigkeit zeigte, standen bei CMV-Infektionen die

Tabelle 1. Häufigkeit der Symptome bei Patienten mit BKV-Infektion und bei nicht BKV-infizierten Patienten

Symptome	Häufigkeit der Symptome bei:		Statistisch signifik. Unterschied
	Pat. mit BKV-Inf. (13 Pat.)	Nicht infiz. Pat. (97 Pat.)	
Mangelgeburt	2	13	
Früh-Mangel-Geburt	3	3	+
Hyperbilirubinämie	4	38	
Hepatosplenomegalie	6	39	
Neurol. Auffälligk.	2	35	
Hydrocephalus	2	1	+
Einzelmißbildung	1	17	
Multiple Mißbild.	1	15	

neurologischen Auffälligkeiten im Vordergrund; bei CMV-Infektionen fand sich im Gegensatz zu BK-Virus-Infektionen bei Patienten mit pränataler Infektion häufiger ein komplexes Krankheitsbild mit Hepatosplenomegalie, Hyperbilirubinämie, Thrombopenie neben den neurologischen Auffälligkeiten; bei BK-Virus-Infektionen wurde eine Thrombopenie nicht beobachtet. Bei BK-Virus-Infektionen waren im Gegensatz zu CMV-Infektionen signifikant häufiger Erstgeborene betroffen.

Unsere Untersuchungen konnten zeigen, daß *BK-Virus-Infektionen bei kranken Neugeborenen und jungen Säuglingen praktisch ebenso häufig vorkommen wie*

CMV-Infektionen. Der Krankheitswert dieser Infektion scheint jedoch, abgesehen von den Patienten mit Hydrocephalus, eher geringer zu sein als bei CMV-Infektionen.

Weitere Untersuchungen sind nötig, um noch genauere Kenntnis über Symptomenspektrum und Ausmaß der krankmachenden Bedeutung von BK-Virus-Infektionen in dieser Altergruppe zu erhalten.

PD Dr. K.-P. Grosse
Kinderklinik
der Universität Erlangen-Nürnberg
Loschgestraße 15
D-8520 Erlangen

Monatsschr. Kinderheilkd. 128, 270–272 (1980)

Monatsschrift für
Kinderheilkunde
© by Springer-Verlag 1980

Tödliche Cytomegalie-Virus-Infektion nach immunologischer Rekonstitution mit kultiviertem Thymusgewebe bei einem Kind mit schwerem kombiniertem Immundefekt

H. Schulte-Wissermann und A. Fasth

Universitäts-Kinderklinik Mainz und Göteborg

In der Vergangenheit sind verschiedene Versuche unternommen worden, schwere Immundefekte durch Transplantation von Knochenmark, fötaler Leber und fötalem Thymus zu korrigieren. Diese Verfahren sind jedoch in bezug auf die immunologische Rekonstruktion entweder ineffizient oder damit belastet, wirklich histokompatibles Gewebe zu transplantieren, da andererweise der Patient eine meistens fatal ausgehende graft-versus-host-Reaktion erleidet. Wir berichten hier über einen Patienten, der mit einer neueren Verfahrenstechnik, nämlich mit in vitro vorkultiviertem Thymusgewebe, rekonstituiert wurde [1, 2]. Hierbei bleibt die gefürchtete graft-versus-host-Reaktion aus.

Bei (derart) rekonstituierten Kindern stellen bereits vor der Transplantation bestehende *latente* Virusinfektionen allerdings ein besonderes Problem dar.

Die Frage ist, ob die immunologische Rekonstitution zu einer lang andauernden *Toleranz* gegenüber dem infektiösen Agens führt, oder ob ein bestimmtes Risiko für eine *akute Viruserkrankung* besteht. Für diese wäre die neue Immunkompetenz gegenüber dem Virus verantwortlich, das sich in der Zwischenzeit in den Körperzellen des ungeschützten Patienten ausbreiten konnte. Die Erfahrung mit unserem Patienten, der nach immunologischer Rekonstitution an einer Cytomegalievirusinfektion verstarb, weist auf die zuletzt genannte Möglichkeit hin.

Der Patient wurde nach normaler Schwangerschaft mit 3,5 kg Körpergewicht spontan entbunden. Da bereits ein älterer Bruder im

fünften Lebenmonat mit einem schweren kombinierten Immunmangelsyndrom verstarb, erfolgte im Alter von vier Tagen eine genaue Abklärung des Immunstatus. Es zeigte sich auch bei unserem Patienten ein kompletter Immundefekt sowohl des B- als auch des T-Zellsystems. Im Alter von zwei Wochen wurde eine extrapleurale, transcervikale Thymusbiopsie durchgeführt, wobei sich nur ein sehr schmales Thymusrudiment zeigte. Die Histologie, ergab ein Gewebe, das aus lockerem Bindegewebe sowie Epithelinseln bestand. Thymozyten und Hassall'sche Korpuskel konnten nicht gefunden werden. Eine kortico-medulläre Differenzierung bestand ebenfalls nicht.

Aus diesem Grunde wurde im Alter von 6 Wochen eine Transplantation mit kultiviertem Thymusgewebe in den Oberschenkel durchgeführt. Hierbei wurde das Thymusgewebe, das während Herzchirurgie von einem Kind gewonnen wurde, in kleine Gewebsstücke zerschnitten und unter Kulturbedingungen 18 Tage lang in Kultur gehalten.

Nach der Transplantation gedieh der Patient weiterhin gut. Er nahm an Gewicht und Größe in normaler Weise zu. Bereits vor der Transplantation jedoch konnte im Urin des Patienten Cytomegalievirus nachgewiesen werden. Weitere Urinkontrollen bestätigten diesen Befund. Mit vier Monaten entwickelte der Patient plötzlich eine Encephalitis und Pneumonie, die schließlich kurze Zeit später zum Exitus führten.

Die Autopsie bestätigte den Thymusdefekt. Das lymphatische Gewebe in Lymphknoten, Appendix und Milz zeigte eine gewisse Differenzierung im Sinne einer immunologischen Rekonstitution. Das Zentralnervensystem, die Lunge, Leber, die Nieren und die Nebennieren enthielten zahlreiche intranukleäre Einschlüsse, die für eine Cytomegalievirusinfektion charakteristisch sind. Entzündliche

Rundzellinfiltrate waren hier zu finden. Virusisolierungen aus dem Gewebe bestätigten den pathologischen Befund einer generalisierenten Cytomegalievirusinfektion. Zeichen einer graft-versus-host-Reaktion fanden sich nicht.

Das Verhalten der über die Plazenta übertragenen Immunglobuline war nach der Geburt zunächst unauffällig. Es kam in den ersten Lebenswochen zu einem kontinuierlichen Abfall von IgG. Nach Transplantation war dieser durch eine leichte Erhöhung von IgG unterbrochen. Am auffälligsten war das Verhalten von IgM. Dies stieg kurze Zeit nach Transplantion auf 290 mg-% an, um dann im weiteren Verlauf auf Normwerte abzufallen.

Im Nabelschnurblut konnte ein spezifischer Antikörpertiter gegen Cytomegalievirus nachgewiesen werden. Dieser gehörte ausschließlich der IgG-Klasse an. Mit drei Monaten, d.h. sechs Wochen nach Transplantation, wies der Patient einen spezifischen IgM-Titer von 1:16, mit vier Monaten einen Titer von 1:64 auf. Auf Grund der Zugehörigkeit zur IgM-Klasse können diese Antikörper nur vom Patienten selbst gebildet worden sein, d.h. eine immunologische Rekonstitution muß stattgefunden haben.

Die zellulären Ergebnisse sind folgende: Bereits kurze Zeit nach der Transplantation waren B-Zellen in physiologischer Zahl nachweisbar. Die T-Zellzahl stieg ebenfalls eindeutig an, erreichte jedoch nur etwa ein Viertel der Normwerte. Die Lymphozytenfunktionsteste, durchgeführt mit Phytohämagglutinin und Pokeweed-Mitogen, blieben jedoch ca. 8 Wochen nach Transplantation unverändert. Nach dieser Zeit jedoch war eine eindeutige Mitogen-Antwort nachweisbar, die etwa 30% der Norm entsprach. Mit Aufkommen der Lymphozytenfunktion entwickelte der Patient gleichzeitig seine Encephalitis, an der er kurze Zeit später verstarb.

Die dargestellten Ergebnisse zeigen, daß der Patient durch die Transplantation mit allogenetischem Thymusgewebe offensichtlich immunologisch rekonstituiert wurde.

Im Tierexperiment [3,4] sowie durch Rückgewinnung des transplantierten allogenetischen Thymusgewebes von Patienten [5] konnte gezeigt werden, daß der Fremdthymus im Empfänger akzeptiert und repopuliert wird.

Unklar bleibt, warum gegenüber dem *Virus* keine Toleranz entstand. Eine mögliche Erklärung wäre, daß Stammzellen des Empfängers, die in das transplantierte Thymusepithel einwandern, ebensowenig virusinfiziert sind, wie das Fremdthymusgewebe und somit während der Ausreifung zu T-Lymphozyten keine Toleranz induziert werden kann.

Infiziert wurde der Patient mit CMV am ehesten unter der Geburt. Während der Schwangerschaft kommt es in typischer Weise zu Reaktivierung der mütterlichen latenten CMV-Infektion [6,7], wobei der Virus in einem hohen Prozentsatz in das Cervikalsekret ausgeschieden wird. Aus diesem Grunde sollten Kinder, bei denen der Verdacht auf einen schweren Immundefekt besteht, durch Sektio entbunden werden, so daß im späteren Verlauf ein Rekonstitutions-

versuch mit Thymusgewebe bzw. Knochenmark durchgeführt werden kann.

In der Tat sind in der Literatur bereits einzelne Berichte über Immunmangelsyndrom-Kinder zu finden, die auch nach immunologischer Rekonstitution mit fetalem Thymus oder Knochenmark an einer schweren CMV-Infektion verstarben (8–10).

Die persistierende Virusinfektion wurde ohne Zweifel durch die immunologische Inkompetenz des Patienten begünstigt. Dies wird durch zahlreiche Untersuchungen an Patienten mit verminderter Immunreaktion, vor allem an Empfängern von Organtransplantaten belegt [11–13]. Der CMV konnte sich ungehindert intrazellulär ausbreiten und zu einer virusgesteuerten Veränderung der Oberflächenantigene an den Zellen führen. Offensichtlich ist für die verstärkte Empfänglichkeit gegenüber CMV der Zustand der *humoralen* Reaktion ohne Bedeutung. Denn CMV-Ausscheider besitzen normalerweise durchaus komplementbindende- bzw. IgM-Antikörper und können diaplazentar oder durch Bluttransfusionen sehr wohl infektiös sein [14,15]. Dementsprechend war nach Transplantation auch in unserem Patienten die zunächst vorhandene humorale Immunantwort nicht in der Lage, die Virusinfektion einzudämmen.

Vielmehr scheint für eine erhöhte Empfänglichkeit gegenüber CMV eine verminderte *zelluläre* Immunreaktion verantwortlich zu sein. Dies wird durch die Befunde von Gehrz und Mitarbeitern belegt, die zeigen konnten, daß sowohl die Mütter als auch deren pränatal infizierte Kinder einen gegen CMV spezifischen zellulären Immundefekt aufweisen [16]. Mit Aufkommen der zellulären Immunreaktion war unser Patient daher offenbar in der Lage, die virusinfizierten Zellen zu attackieren. Dies resultierte in der eben beschriebenen Erkrankung und Tod.

Zusammenfassend läßt sich sagen:

1. Transplantation von kultiviertem Thymusgewebe führt nicht zu Immuntoleranz gegen CMV.

2. Eine CMV-Infektion wird durch Immuninsuffizienz begünstigt.

3. Zelluläre Immunmechanismen sind für die CMV-Abwehr verantwortlich, und schließlich

4. SCID-Kinder mit CMV-Infektion sind für immunologische Rekonstitution nicht geeignet. Bei Verdacht auf mütterliche CMV-Infektion sollten diese Kinder daher durch Sektio entbunden werden.

Literatur

1. Hong, R., Santosham, M., Schulte-Wissermann, H., Horowitz, S., Hsu, S.H., Winkelstein, J.A.: Lancet **1976 II**, 1270–1272
2. Hong, R., Schulte-Wissermann, H., Horowitz, S., Borzy, M., Finlay, J.: Transplant. Proc. **10**, 201–202 (1978)
3. Schulte-Wissermann, H., Manning, D., Hong, R.: Scand. J. Immunol. **8**, 387–396 (1978)
4. Hong, R., Schulte-Wissermann, H., Jarrett-Toth, E., Horowitz, S., Manning, D.: J. Exp. Med. **149**, 398–415 (1979)
5. Hong, R.: Persönliche Mitteilung

6. Montgomery, R., Youngblood, L., Medearis, D.N.: Pediatrics **49**, 524–531 (1972)

7. Reynolds, D.W., Stagno, S., Hosty, T., Tiller, M., Alford, C.A.: N. Engl. J. Med. **289**, 1–5 (1973)

8. Shearer, W.T., Wedner, H.J., Strominger, D.B., Kissane, J., Hong, R.: Pediatrics **61**, 619–624 (1978)

9. Horowitz, S., Groshong, T., Bach, F.H., Hong, R.: Lancet **1975 II**, 431–433

10. Hong, R., Schulte-Wissermann, H., Horowitz, S.: Surg. Clin. North Am. **59**, 299–312 (1979)

11. Dowling, J.N., Saslow, A.R., Armstrong, J.A., Ho, M.: J. Infect. Dis. **133**, 399–408 (1976)

12. Betts, R.F., Freeman, R.B., Douglas, R.G., Talley, T.E.: Am. J. Dis. Child. **131**, 759–763 (1977)

13. Pollard, R.B., Rand, K.H., Arvin, A.M., Merigan, T.C.: J. Infects. Dis. **137**, 541–549 (1978)

14. Ritz, E., Schmitz, H., Michel, W., Andrassy, K.: Dtsch. Med. Wochenschr. **96**, 323–326 (1971)

15. Rytel, M.W., Aguilar-Torres, F.G., Balay, J., Heim, L.R.: Cell. Immunol. **37**, 31–40 (1978)

16. Gehrz, R.C., Marker, S.C., Knorr, S.O., Kalis, J.M., Balfour, H.H.: Lancet **1977 II**, 844–847

Prof. Dr. H. Schulte-Wissermann
Universitäts-Kinderklinik
Langenbeckstraße 1
D-6500 Mainz

Monatsschr. Kinderheilkd. 128, 273–280 (1980)

Monatsschrift für
Kinderheilkunde
© by Springer-Verlag 1980

II. Hauptthema
Erkrankungen des Oberbauchs

Magen- und Zwölffingerdarmulkus

R. Grüttner und M. A. Lassrich

Universitäts-Kinderklinik Hamburg

Unter einem Ulkus verstehen wir einen Defekt der Magen- oder Dünndarmschleimhaut, der durch die Muscularis mucosae hindurch mehr oder weniger tief in die Submukosa hineinreicht. Das Ulkus ist zu unterscheiden von der Erosion, bei der ein Schleimhautdefekt besteht, der die Schicht der Muscularis mucosae nicht durchdringt.

Im Kindesalter überwiegen mehr noch als bei Erwachsenen *Duodenalulzera* gegenüber Magenulzera. Lassrich et al. fanden 1955 bei erkrankten Schulkindern ein Zahlenverhältnis von 5,2:1. Bei Berücksichtigung aller zwischen 1950 und 1964 an der Univ.-Kinderklinik Hamburg diagnostizierten Ulkuspatienten bestand die Relation 7:1. Hüther fand in seinem Krankengut bei 47 Kindern mit einem Ulkus nur in 5 Fällen ein Ulcus ventriculi, einem Zahlenverhältnis zugunsten des Duodenalulkus von 8,4:1 entsprechend. Von ähnlichen Relationen wird auch aus Schweden (Karlström, 1964) und im angelsächsischen Schrifttum berichtet (Dodge, 1975).

Hinweise über die *Häufigkeit* des kindlichen Ulkusleidens ergab eine Umfrage von Singleton und Faykus (1964) aus 29 pädiatrischen Zentren der USA und Canadas, wo in jeder der beteiligten Kliniken durchschnittlich 1,9 Kinder mit einem Ulkus pro Jahr beobachtet worden sind. Karlström gab 1964 eine Zusammenstellung aus 40 schwedischen Kinderabteilungen von 1953 bis 1962 mit zusammen 184 Ulkuspatienten. Eine Zunahme der Inzidenz war in dieser Zeit nicht festzustellen. Eine zunehmende Häufigkeit wird dagegen 1955 von Lassrich et al. sowie in jüngster Zeit von Hüther (1979) für ihr Einzugsgebiet vermutet, wobei anzumerken ist, daß die erhebliche Verbesserung der röntgenologischen und endoskopischen Diagnostik Aussagen über eine echte Zunahme des Leidens sehr erschweren. Immerhin konnte über etwa den gleichen Zeitraum für das Ulkusleiden des Erwachsenen zumindest in einigen Ländern eine deutliche Häufigkeitsabnahme festgestellt werden (Mendeloff, 1974).

Auch für das Kindesalter ist ein *Überwiegen des männlichen Geschlechts* festzustellen, jedoch nicht in dem Ausmaß wie bei Erwachsenen, wo das Verhältnis

Männer:Frauen beim Ulcus duodeni im Durchschnitt 3,5:1 und beim Ulcus ventriculi 1,9:1 beträgt (Arnold, 1978). Die Prävalenz des männlichen Geschlechts scheint überhaupt erst mit dem 10. Lebensjahr einzusetzen und ist dann eindeutig auch nur bei Kindern mit Ulcus duodeni zu beobachten.

Übereinstimmend wird von allen Untersuchern auf die *hohe Familiarität* des Ulkusleidens hingewiesen, speziell bei den Kindern mit Ulcus duodeni (Blodgett et al., 1963; Lassrich u. Schäfer, 1965; Habbick et al., 1968; Robb et al., 1972). Bei exakter Erhebung der Familienanamnese wird eine familiäre Belastung in einer Häufigkeit von 50–80% gefunden.

Das familiär gehäufte Auftreten des Ulkusleidens spricht für genetische Zusammenhänge in der Ätiologie der Krankheit. Lassrich et al. (1955) diskutieren aufgrund ihrer Beobachtungen an 31 Schulkindern mit Einbeziehung der Familien eine unregelmäßig dominante Erbanlage. Beim männlichen Geschlecht ist die Manifestation im späteren Erwachsenenalter fast vollständig, während sie beim weiblichen Geschlecht bis zum Klimakterium ganz unvollständig ist, so daß es sich um eine teilweise geschlechtsbegrenzte Erbanlage handeln würde. Serologische Befunde sprechen für eine unterschiedliche Vererbung der Disposition für die Magen- und Duodenalulzera. So haben Träger der Blutgruppe 0 und des Lymphozytenoberflächenantigens (HLA-Antigen) B 5 ein erheblich höheres Risiko, an einem Ulcus duodeni zu erkranken. Man kann wohl heute aufgrund der vorliegenden Daten davon ausgehen, daß das Ulkusleiden *multifaktoriell* vererbt wird. Das familiäre Auftreten muß bei rezidivierenden gastrointestinalen Beschwerden eines Kindes in besonderem Maße auch an ein Ulcus duodeni denken lassen.

Die Vorstellungen zur *Pathophysiologie* des Ulkusleidens sind auch heute noch unübersichtlich und mit vielen Hypothesen belastet. Zwar gilt noch immer das von Schwartz (1910) für das *Ulcus ventriculi* aufgestellte Prinzip „ohne Säure kein Ulkus". Dieses Prinzip scheint selbst beim klassischen Ulcus ventriculi, an der kleinen Kurvatur gelegen, zu bestehen, bei dem im Vergleich zu Magengesunden i. allg. eher eine verminderte Säuresekretion nachgewiesen werden kann. Es müssen also noch weitere Entstehungsmechanismen diskutiert werden, z. B. die Schädigung der Schleimhautbarriere durch Nahrungsbestandteile, Medikamente, Gallensalze, die zusammen mit dem Lysolecithin durch Gallenreflux bei Pylorusinsuffizienz in den Magen gelangen können. Wir wissen jedoch bisher nicht, inwieweit alle die aufgeführten Phänomene für die Pathogenese der Ulkuskrankheit von Bedeutung sind oder aber sekundäre Begleiterscheinungen darstellen, so daß unser Wissen über die Entstehung des Ulcus ventriculi noch sehr lückenhaft ist.

Im Mittelpunkt der Pathophysiologie des *Ulcus duodeni* steht die *zu hohe Säure- und Pepsinkonzentration im Bulbus duodeni.* Im Corpus ventriculi wird bei Patienten mit Ulcus duodeni infolge einer Vermehrung der Parietalzellen sowohl nach einer Testmahlzeit als auch nach Stimulation mit Pentagastrin mehr Säure gebildet, so daß es im Bulbus zu pH-Werten von 2,5 kommt, im Vergleich zu 4,5 beim Gesunden. Hinzu kommen möglicherweise Faktoren wie beschleunigte Entleerung von Magensaft und Nahrungsbrei in den Bulbus duodeni sowie eine lokale Resistenzschwäche der Schleimhaut. Inwieweit die Entstehung eines Ulcus duodeni auch noch durch zusätzliche Einflüsse aus vorderen Hypothalamusgebieten, z. B. über den Nervus vagus mit einer vermehrten Säuresekretion des Magens begünstigt werden kann, ist zumindest beim Menschen noch weitgehend unbekannt.

Ein erhöhter Vagustonus nach Operationen oder bei Erkrankungen des Gehirns stimuliert die Säure- und Pepsinsekretion des Magens und spielt damit eine wichtige Rolle in der Pathogenese der akuten *gastroduodenalen Läsion* (=Streßulkus). Bei schwerem Trauma, bei Sepsis oder z. B. bei einer Pankreatitis kommt

es außerdem zur Freisetzung des Gewebshormons Histamin aus der Aminosäure Histidin. Histamin bewirkt ähnlich wie das im Magenantrum entstehende Gastrin eine Stimulierung der Säureproduktion in den Parietalzellen des Corpus ventriculi. Steroide und Ka-

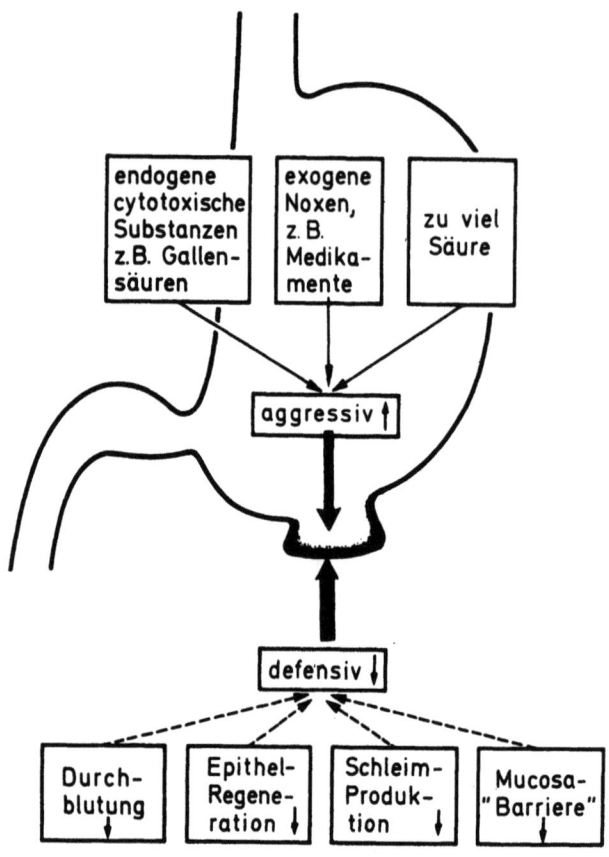

Abb. 1. Pathogenese des Ulcus ventriculi. (Aus: [7])

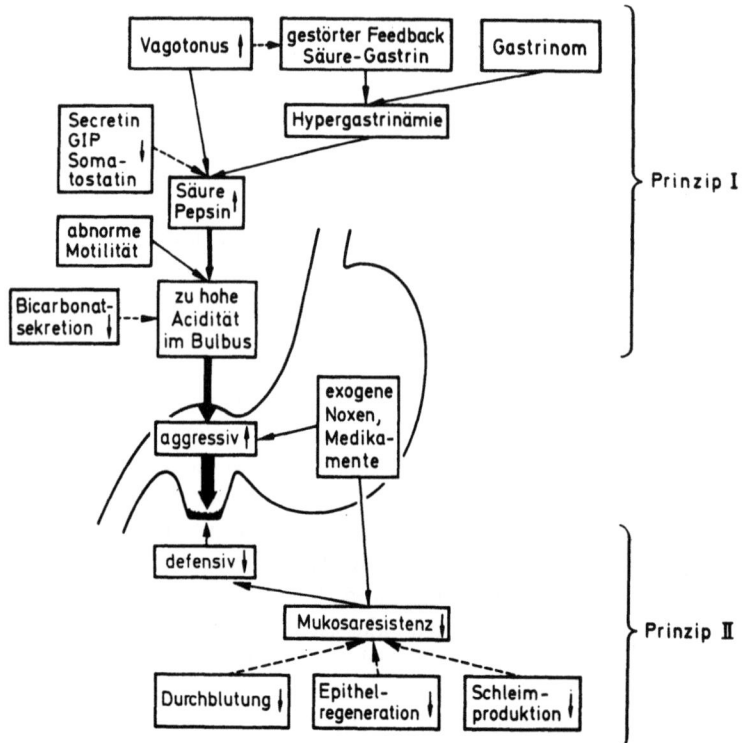

Abb. 2. Pathogenese des Ulcus duodeni. (Aus: [1])

techolamine haben ebenfalls direkt oder indirekt über das Gastrin eine Vermehrung der Säuresekretion zur Folge (Fielding et al., 1977). Schumpelick und Rauchenberger haben außerdem 1976 bei schwerkranken Intensivpatienten einen im Vergleich zu Gesunden gesteigerten duodenogastralen Reflux von Gallensalzen und Lysolecithin mit zytotoxischer Wirkung nachgewiesen. Beim Streßulkus spielen neben der vermehrten Säuresekretion eine Beeinträchtigung der Schleimhautbarriere durch eine lokale Ischämie eine Rolle, wie sie als Störung der Mikrozirkulation bei Schockzuständen beobachtet werden kann. Eine lokale Hypoxie mit Gewebsuntergang an der Mukosa des Magens oder des Duodenums kann sehr wohl zu einer Ulceration der Schleimhaut führen. In die Gruppe des „Streßulkus" gehören auch die als Curling Ulkus bezeichneten Duodenalulzera, die 2–4 Wochen nach schweren Verbrennungen auftreten.

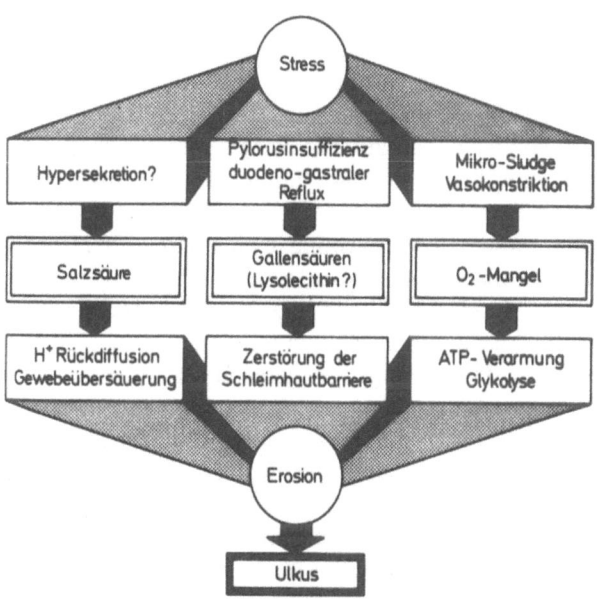

Abb. 3. Pathogenese der akuten gastroduodenalen Läsion (= Streßulkus). (Aus: [14])

Zum *klinischen Bild* der Ulkuskrankheit ist einleitend zu sagen, daß es sich um so uncharakteristischer und uneinheitlicher darstellt, je jünger die erkrankten Kinder sind (Lassrich u. Schäfer, 1965). Häufigstes Symptom waren zweifellos rezidivierende Leibschmerzen, die von jüngeren Kindern mehr diffus in den Bauchraum und nur von älteren Patienten mehr in den Oberbauch, oder doch zumindest oberhalb des Nabels, lokalisiert werden konnten. Bei einem kleineren Teil der Kinder bis etwa zu 10 Jahren, traten die Leibschmerzen als Nabelkoliken auf. Patienten jenseits des 10. Lebensjahres wiesen dagegen häufiger Schmerzattacken auf, die eindeutig in den Oberbauch zu lokalisieren waren. Hier wurde auch Nahrungsabhängigkeit beobachtet in Form von Nüchternschmerz, meist mit Besserung nach der Nahrungsaufnahme, ferner nächtliche Schmerzen, verbunden mit Sodbrennen und saurem Aufstoßen. Gelegentlich wurde von älteren Kin-

dern angegeben, daß die Schmerzen in den Rücken ausstrahlten. Bei Patienten mit längerdauernder Schmerzanamnese war es häufig zu einer Änderung der Beschwerden gekommen. Diese hatten zunächst den Charakter von Nabelkoliken, während sie später eindeutig in den Oberbauch zu lokalisieren waren. Lassrich und Schäfer fanden in ihrem Krankengut Kinder mit um den Nabel lokalisierten, aber nicht kolikartig auftretenden, sondern mehr ziehenden Schmerzen, oder mit dumpfen, drückenden oder ziehenden Oberbauchbeschwerden, die häufig genug nicht ganz präzise lokalisiert werden konnten, manchmal auch in verschiedene Teile des Bauchraumes lokalisiert wurden.

Bei einigen Kindern erfolgte eine isolierte Schmerzangabe in den rechten Unterbauch, bei anderen sowohl in den rechten Unterbauch als auch oberhalb des Nabels. Nicht selten war wegen der rezidivierenden Leibschmerzen bei den Kindern vor der Diagnose eines Ulkusleidens eine Appendektomie durchgeführt worden.

Nur bei Ulkuspatienten jenseits des 12. Lebensjahres waren Unverträglichkeitserscheinungen für bestimmte, meist schwerer verdauliche Speisen und ferner auch eine gewisse jahreszeitliche Abhängigkeit der Beschwerden festzustellen.

Karlström führte in der bereits erwähnten Sammelstatistik aus Schweden die führenden Symptome nach der Häufigkeit ihres Auftretens auf: Nüchternschmerz, saures Aufstoßen und Sodbrennen, Brechattacken, vom Essen abhängige, bzw. unabhängige Beschwerden, auffallende Müdigkeit und Appetitlosigkeit. Hinzuweisen ist dabei allerdings auf die Altersverteilung der von ihm angeführten Patienten. Von den 184 Kindern mit einem Ulkusleiden waren 114 älter als 11 Jahre.

Völlig anders ist die *Symptomatik bei* der akuten gastroduodenalen Läsion, dem *Streßulkus*. Hier setzen die Krankheitszeichen ganz akut ein, häufig mit Bluterbrechen, Schockerscheinungen und blutigen Stühlen. Nicht selten sind bei der Röntgenübersichtsaufnahme des Abdomens bereits Zeichen der Perforation erkennbar. Diese Symptome können im Anschluß an schwere, eine Intensivbehandlung erfordernde Erkrankungen in jedem Lebensalter auftreten, so z. B. auch schon unmittelbar nach der Geburt im Gefolge einer Hirnblutung oder bei einer Neugeborenensepsis.

Die *Palpation* bei Kindern mit einer Ulkuskrankheit ergibt meist einen Druckschmerz oberhalb des Nabels oder im rechten Oberbauch. Im allgemeinen handelt es sich jedoch nicht um eine exakte, punktförmige Schmerzangabe, sondern um durchaus unterschiedliche, nicht selten auch wechselnde Schmerzorte. Bei einigen Kindern war palpatorisch überhaupt kein Druckschmerz zu erfassen.

Welche *Laboratoriumsuntersuchungen* sollten bei dem Verdacht auf das Vorliegen eines Ulkusleidens in der ärztlichen Praxis vorgenommen werden? Abgesehen von den üblichen Untersuchungen, wie Blutbild

Tabelle 1. Wann muß der Arzt an ein Magen- oder Duodenalulkus beim Kinde denken

---

1. *Rezidivierende Leibschmerzen* (mit kürzerwerdenden Intervallen) in Form von:
   a) Nabelkoliken
   b) Oberbauchschmerzen
   c) nahrungsabhängigen Schmerzen

2. *Allgemeine Beschwerden:* Sodbrennen, saures Aufstoßen (Beschwerden auch nachts), (Blut-) Erbrechen, blutige Stühle, Teerstühle

3. *Familiarität* (des Ulkusleidens oder allgemeiner gastrointestinaler Beschwerden)

Tabelle 2. Untersuchungen zur Diagnostik

---

1. Laboratoriumsuntersuchungen: Blutbild, Retikulozyten, Blutsenkung, Serumeisen, Blut im Stuhl
2. Röntgenstudium
3. Gastroduodenoskopie

---

einschl. Retikulozytenzählung, Blutsenkungsgeschwindigkeit, Serumeisen, Blut im Stuhl und evtl. eine Tuberkulindiagnostik hat es sich nicht als sinnvoll erwiesen, die Azidätsverhältnisse des Magens einer Prüfung zu unterziehen. Die Technik ist für das Kind eingreifend, die Ergebnisse sind sehr schwankend und im Einzelfall für die Diagnosestellung nicht relevant. Entscheidend für das weitere diagnostische Vorgehen sind vielmehr die über Wochen, Monate oder Jahre bestehenden Beschwerden mit meist rezidivierenden Leibschmerzattacken neben den allgemeinen Krankheitszeichen und besonders auch die Familiarität des Leidens.

Beim *Ulkusnachweis* kommt infolge der diagnostischen Unsicherheit anamnestischer Angaben und klinischer Befunde der *Röntgenuntersuchung*, neuerdings auch der *Endoskopie*, die größte Bedeutung zu. Aufgabe und Ziel der Röntgenuntersuchung ist es, den Geschwürskrater nachzuweisen und die Umgebungsreaktion darzustellen, Funktionsstörungen aufzudecken und den Heilungsverlauf zu dokumentieren. Das einzig beweisende Röntgenzeichen ist sowohl beim Magen- als auch beim Duodenalulkus die Ulkusnische. Sie entspricht dem Ausguß des Geschwürskraters mit Kontrastmittel.

Die meisten an der kleinen Kurvatur gelegenen Magengeschwüre kann man mit einer *Prallfüllung* nachweisen. Doch bedürfen die an der Vorder- und Hinterwand gelegenen Ulzera einer subtilen *Relieftechnik*.

Größe und Tiefe des Nischenschattens entsprechen aber keineswegs immer der Größe und Tiefe des eigentlichen Wanddefektes. Es ist von der Untersuchung Erwachsener her bekannt, daß tief erscheinende Nischen zuweilen noch kaum die Submukosa erreicht haben, während manchmal relativ flach aussehende Nischen sich bei einer Operation als kurz vor der Perforation stehend erweisen können.

Die Tiefe der röntgenologisch und endoskopisch erkennbaren Nische beruht nämlich einerseits auf dem Gewebsdefekt selbst, andererseits auf der Ausbildung des sog. „Kraterrandes", der den eigentlichen Schleimhautdefekt wallartig umgibt und durch eine entzündlich ödematöse Schwellung der Umgebung zustandekommt.

Es resultiert daraus, daß die Größe und Form des Kraters von mehreren Faktoren abhängt. Hierzu gehören der eigentliche Wanddefekt, die Ausprägung des ödematösen Randwalls, die Autoplastik der umgebenden Schleimhaut (die den Krater fast abschnüren kann), eine evtl. Ausfüllung des Kraters mit Koagula, ferner das motorische und sekretorische Verhalten des Magens.

Im Bulbus duodeni stellt sich ein Geschwür ebenfalls in Form einer "Nische" dar. Sie ist der einzig zuverlässige Beweis für die Existenz eines Wanddefektes. Auch hier entspricht die im Röntgenbild oder endoskopisch dargestellte Tiefe des Kraters nicht der wirklichen Tiefe des Wanddefektes, sondern der Niveaudifferenz zwischen Kratergrund und umgebendem entzündlichen Ringwall. Bei einem frischen floriden Geschwür ist dieser Ringwall meist prall und glatt, flacht sich während der Heilung ab und macht bei zunehmender Vernarbung einer radiären Faltenkonvergenz Platz. Man kann die Nische als rundlichen, ovalen oder dreieckigen Schattenfleck (sog. „Reliefnische") oder („En-face-Nische") oder im Seitenbild als „Profilnische" darstellen. Zu diesem Zwecke untersucht man den Bulbus duodeni bei etwas prallerer Füllung auch im II. schrägen Durchmesser, wobei man einen Wanddefekt als randständige Nische erkennen kann.

In 5–8% sind ernsthafte *Komplikationen des Ulkus* wie *Narbenbildungen, Blutungen* oder *Perforationen* zu erwarten, die bereits während der Kindheit auftreten oder in der Pubertät beobachtet werden.

Die *Narbenbildungen* im Gefolge von Duodenalgeschwüren können zu erheblichen Bulbusdeformitäten mit einer Stenosebildung führen. Bei chronisch rezidivierendem Ulkus wird der Bulbus allmählich durch fortschreitende Vernarbung in ein kurzes, starres Rohr umgewandelt. Falls dieser Prozeß auf das Ligamentum hepatoduodenale übergreift, muß bei hochgradigen Bulbusschrumpfungen auch mit einer winkeligen Verziehung des Gallenganges gerechnet werden.

Die *Ulkusblutung* erfolgt aus einem arrondierten Gefäß. Klinisch dominieren dabei Bluterbrechen, eine Meläna und bei schwerem Blutverlust ein Kreislaufschock.

Die Symptome einer *Ulkusperforation* beginnen schlagartig mit heftigen Oberbauchschmerzen, einem brettharten Abdomen und mit oberflächlicher Atmung. Bei Verdacht auf eine Perforation soll sich die Röntgendiagnostik auf Übersichtsaufnahmen beschränken. Man findet bei horizontaler Position des Kindes in Oberbauchmitte eine ballonartige Luftansammlung, in linker Seitenauflage mit horizontalem Strahlengang Luft zwischen Leber und Bauchwand, in aufrechter Position ein Pneumoperitoneum. Eine Kontrastmitteluntersuchung verbietet sich. Im Einzelfall ist sofort zu entscheiden, ob eine chirurgische Therapie (Übernähung, Resektion, Vagotomie) oder eine konservative Behandlung erforderlich bzw. möglich sind.

Der Verlauf der Ulkuskrankheit bei Kindern scheint allgemein etwas günstiger zu sein als bei älteren Ulkuspatienten. Nach Bettruhe und medikamentöser Behandlung wird Beschwerdefreiheit in 1–2 Wochen beobachtet, röntgenologisch waren die Ulzera im allgemeinen nach 6–8 Wochen abgeheilt. Die *Rezidivneigung* besteht jedoch auch im Kindesalter, wobei sicher nicht die beim Erwachsenen gemachten Beobachtungen berücksichtigt worden sind, daß etwa ein Viertel der Rezidivulzera keine oder kaum Symptome

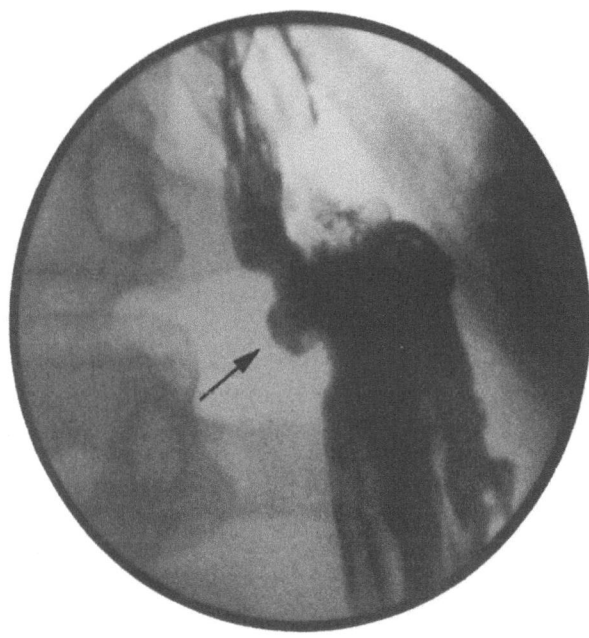

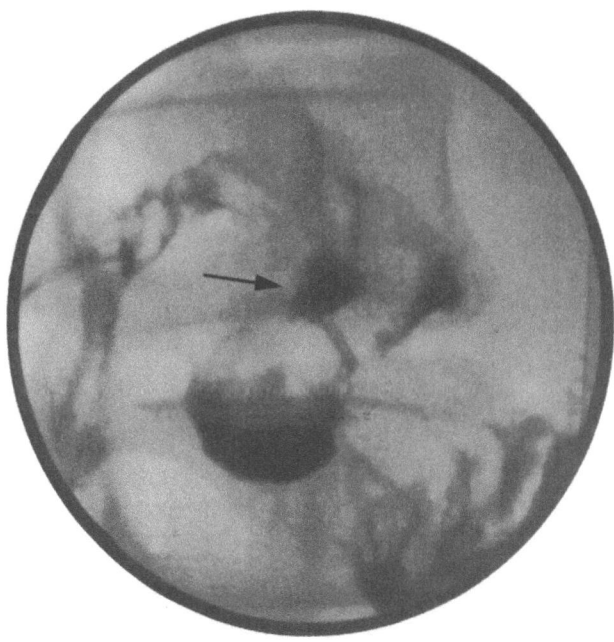

Abb. 4. Magenulkus: Ulkusnische (Pfeil) mit umgebendem Randwall an der kleinen Kurvatur des Magens. Darstellung im Profil. – 10jähriger Junge

Abb. 6. Frisches Duodenalulkus: Großer Nischenschatten in Bulbusmitte (Pfeil) mit breitem Ringwall infolge eines entzündlichen Ödems. – 14jähriger Junge

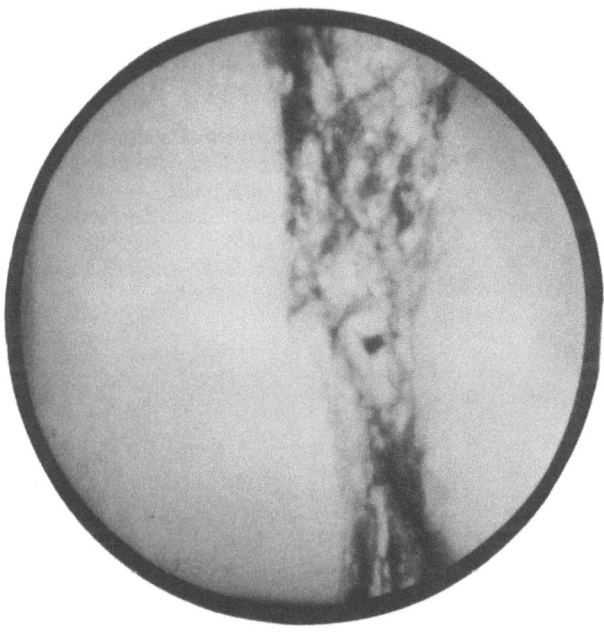

Tabelle 3. Therapie des Magen- und Duodenalulkus

1. Allgemeine Maßnahmen, Diät
2. Pufferung
3. Förderung der Schleimhautresistenz
4. Histamin H_2-Rezeptor-Antagonisten

Abb. 5. Magenulkus: Abheilendes Geschwür an der Hinterwand der Pars desc. Der kleine Nischenschatten wird von einem entzündlichen Ringwall umgeben. Darstellung in der Aufsicht. – 14jähriger Junge

verursachen (Bodemar u. Walan, 1978), sondern zufällig bei endoskopischen Nachuntersuchungen entdeckt werden. Immerhin haben Nachbeobachtungen der von Lassrich u. Schäfer diagnostizierten Ulkuspatienten über einen Zeitraum von 1–11 Jahren ergeben, daß von 71 nachuntersuchten Kindern 32 erneut später Beschwerden bekamen. Diese Daten stimmen mit anderen Berichten überein, nach denen etwa die Hälfte der kindlichen Ulkuspatienten auch als Erwachsene noch unter dieser Krankheit zu leiden haben.

Bei der *Behandlung des Ulkusleidens* sind mehrere Faktoren zu beachten. Zunächst ist bei der Beurteilung eines Therapieeffektes zu berücksichtigen, daß die Spontanheilungsquote beim Magen- und Duodenalulzera beim Erwachsenen im Durchschnitt etwa bei 50% liegt (Hampel et al., 1972). Sie dürfte für Kinder eher höher zu veranschlagen sein.

Zu den allgemeinen *therapeutischen Maßnahmen* gehört zunächst Bettruhe mindestens so lange, bis die akuten Beschwerden vollständig abgeklungen sind. In manchen Fällen wird es sicher förderlich sein, die Kinder zu hospitalisieren, eine Entscheidung, die sicherlich individuell getroffen werden muß. Bekommen die Patienten Medikamente, die die Ulkusentstehung gefördert haben, so muß unbedingt versucht werden, diese abzusetzen oder zumindest stark zu reduzieren.

Eine strenge, sog. Ulkusdiät früherer Tage bringt keine Vorteile. Die *Kinder sollten essen, was ihnen bekommt*, dennoch ist es sinnvoll, gerade durch bestimmte *diätetische Regeln*, den Heilungsprozeß zu unterstützen, was sich vor allem auf die Neutralisation der Magensäure bezieht. Wichtig sind häufig kleine proteinreiche Mahlzeiten. Ältere Kinder sollten die Möglichkeit haben, auch nachts etwas Milch zu trinken. Kalte Getränke müssen gemieden werden. Die Nahrung sollte gut durchgekaut werden.

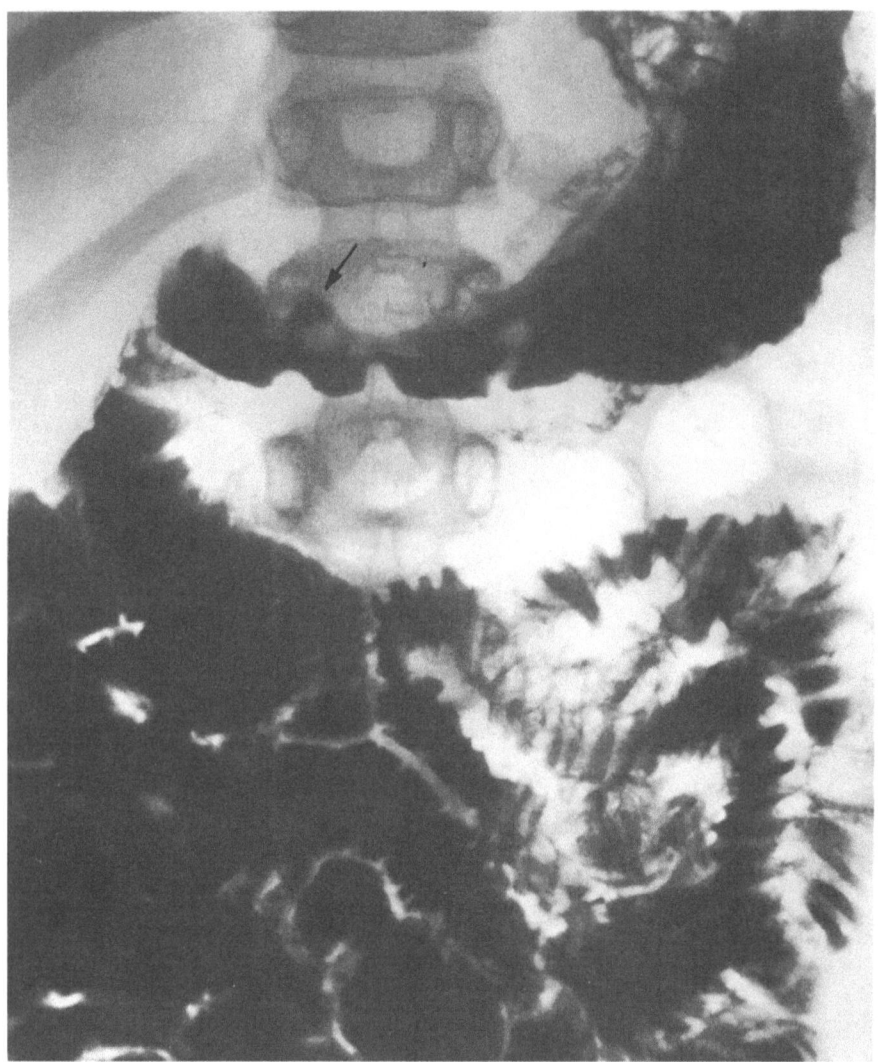

Abb. 7. Frisches Duodenalulkus: Großer Nischenschatten im Bulbus (Pfeil). Ausgeprägte Faltenschwellung in der Pars desc. duodeni und im Jejunum als Symptom der begleitenden Enteritis. – 9jähriges Mädchen

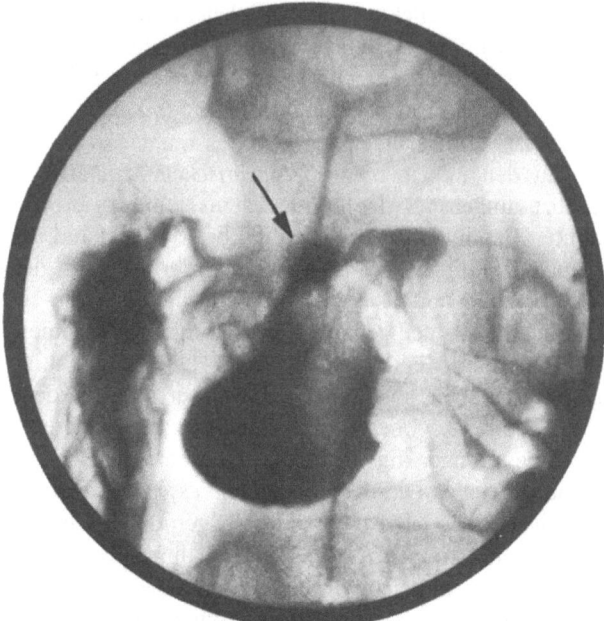

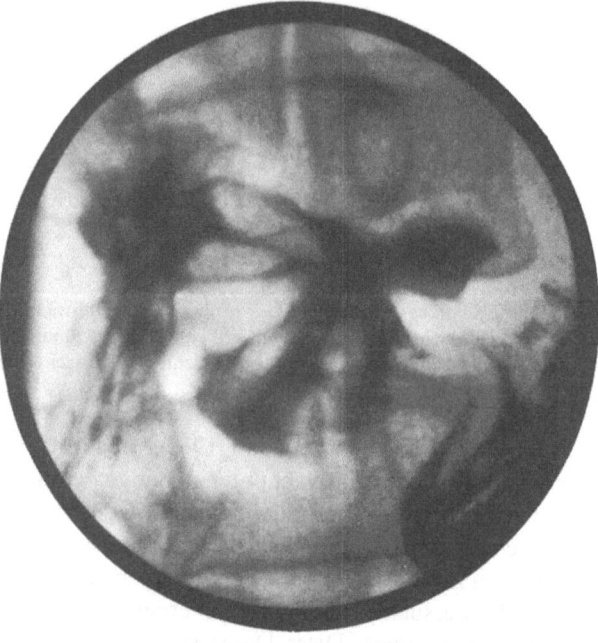

Abb. 8. Heilendes Ulcus duodeni: Ulkusnische (Pfeil) im Bulbus mit beginnender Deformierung. Der Bulbus ist bereits verkürzt, die Rezessus sind beutelartig erweitert. Mehrere Krankheitsschübe waren vorausgegangen. – 13jähriger Junge

Abb. 9. Bulbusdeformität nach Ulkus: Verkürzter und deformierter Bulbus duodeni nach mehreren Ulkusschüben. Beide Rezessus sind erweitert und beutelartig, der Bulbusausgang ist bereits verengt. Faltenkonvergenz zur Bulbusmitte hin. – 12jähriger Junge

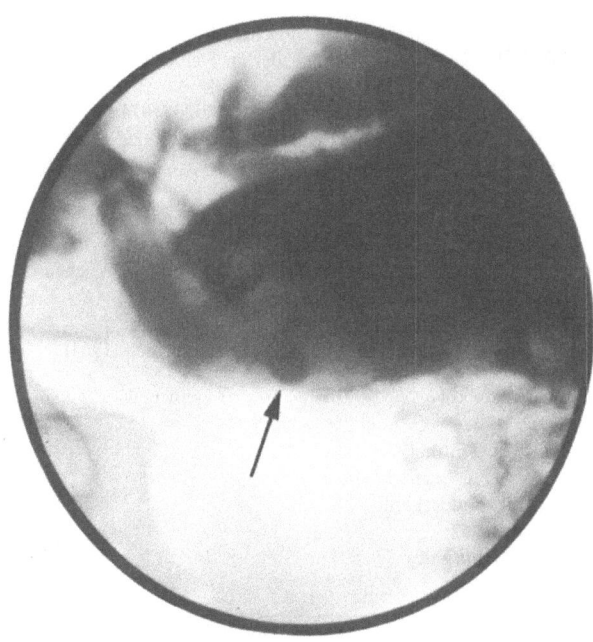

Abb. 10. Kortison-Ulkus im Magen: Rundlicher Nischenschatten an der großen Kurvaturseite des Antrum (Pfeil). – 11jähriges Kind, das über längere Zeit Kortison in hoher Dosis erhielt und plötzlich über Bauchschmerzen klagte

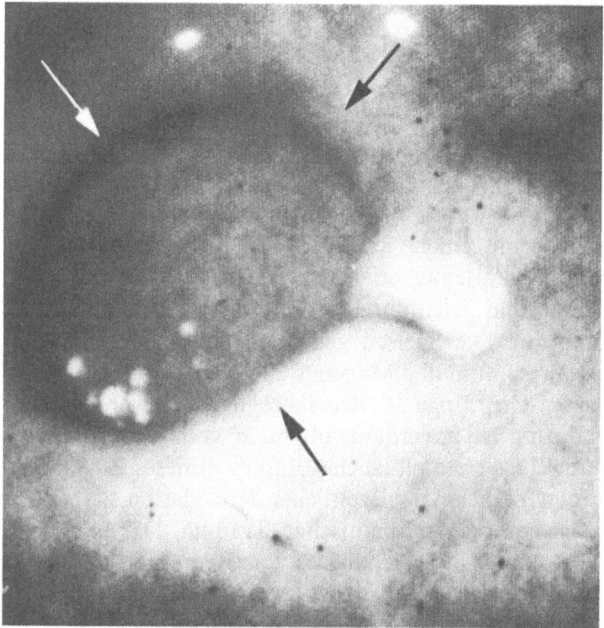

Abb. 11. Ulkuskrater, endoskopische Aufnahme: Muldenförmiger, ovalärer, scharfrandiger Schleimhautdefekt (Pfeile) mit entzündlichem Randwall (Doz. Dr. Soehendra)

Zur Beeinflussung der *Magensäure* ist die Verabfolgung von Antazida sinnvoll. Mit ihnen sollte eine möglichst weitgehende Neutralisation der freien Salzsäure im Magen mit einem Anstieg des pH-Wertes auf über 4 bewirkt werden. Zur Erreichung dieses Zieles sind jedoch hohe Einzeldosen, häufig verabfolgt, notwendig. Der Effekt dieser Therapie hängt nicht nur von der Pufferkapazität des Antazidum ab, sondern auch vom Zeitpunkt seiner Verabfolgung. Sie wirken

am günstigsten 1 und 3 Std nach einer proteinreichen Mahlzeit. Kalziumkarbonat weist zwar eine hohe Pufferkapazität auf, hat aber den Nachteil, daß es lokal eine vermehrte Säureproduktion in der Magenschleimhaut stimuliert. Es sollte daher mit Magnesiumhydroxyd kombiniert werden, welches eine gute Pufferkapazität aufweist. Aluminiumhydroxyd besitzt eine insgesamt schwächere Pufferwirkung, hat aber den Vorteil einer hohen Bindungsfähigkeit für Gallensäuren.

Zusammenfassend erscheint es sinnvoll, den Kindern etwa 1 Std nach ihrer Mahlzeit und nach Möglichkeit auch noch einmal in der Nacht ein Antazidum zu geben, wobei sich ein Mischpräparat, bestehend aus Magnesium- und Aluminiumhydroxyd, bewährt hat (Hotz, 1979).

Zur *Förderung der Schleimhautresistenz* von Magen und Duodenum wird das Carbenoxolon-Natrium empfohlen. Es führt über eine Veränderung der Schleimzusammensetzung und Hemmung der Zellabschilferung zu einem günstigen Heileffekt sowohl auf Ulzera des Magens als auch solche des Zwölffingerdarms, wobei der Unterschied zwischen Spontanheilungsrate und Therapieerfolg auch bei statistischer Überprüfung nicht immer sehr überzeugend war. Da die Substanz einen aldosteronartigen Effekt aufweist und bei Erwachsenen klinisch bedeutsame Zeichen eines Hyperaldosteronismus auftreten können, ist die Einsatzmöglichkeit erheblich eingeschränkt, falls sie in der Pädiatrie überhaupt gegeben sein sollte.

Seit 1972 wurden Substanzen entwickelt, die selektiv *Histaminrezeptoren* der sekretorischen Zellen des Magens *blockieren.* Cimetidin hemmt die basale und nächtliche Säure- und Pepsinbildung im Magen, wie auch die durch Histamin, Gastrin und den N. vagus direkt beeinflußte Sekretionserhöhung. In vielen kontrollierten Studien ist bei Erwachsenen ein günstiger Effekt auf die Ausheilung vor allem des Ulcus duodeni nachzuweisen gewesen, und eine über Monate führende Langzeitbehandlung hat in den meisten Studien eine Senkung der Rezidivrate des Ulcus duodeni ergeben.

Abschließend soll eine Therapieempfehlung versucht werden. Das klassische Ulcus ventriculi, an der kleinen Kurvatur gelegen, sollte mit Bettruhe, häufigen kleinen eiweißreichen Mahlzeiten einschließlich nächtlicher Milchmahlzeit und Antazida, jeweils eine Stunde nach dem Essen verabfolgt, behandelt werden. Diese Maßnahmen gelten auch für das Ulcus duodeni, jedoch kann man hier, besonders bei tiefen oder blutenden Geschwüren, für 1–3 Wochen mit Cimetidin zusätzlich behandeln. Bei einem Rezidiv des Ulcus duodeni ist Cimetidin sicher indiziert. Beim Streßulkus nach Nierentransplantation ist eine Wirkung ebenfalls bewiesen, sonst scheint jedoch der Effekt des Cimetidins bei der akuten gastroduodenalen Läsion zweifelhaft zu sein.

Auf die Darstellung chirurgischer Aspekte der Therapie wurde verzichtet, da sie im folgenden Referat behandelt werden.

Literatur

1. Arnold, R.: In: Ulcustherapie. Blum, L., Siewert, J.R. (Hrsg.). Berlin, Heidelberg, New York: Springer 1978
2. Blodgett, M.D., Morris, H.J.: J. Pediatr. **62**, 280 (1963)
3. Bodemar, G., Walan, A.: Lancet **1978 I**, 403
4. Dodge, J.A.: In: Paediatric gastroenterology. Anderson, Ch.M., Burke, V. (eds.). Oxford: Blackwell Scient. Publ. 1975
5. Fielding, L.P., Raute, M., Curwain, B.P.: Eur. Surg. Res. **9**, 252 (1977)
6. Habbick, B.F., Melrose, A.G., Grant, J.C.: Arch. Dis. Child. **43**, 23 (1969)
7. Halter, F.: In: Ulcustherapie. Blum, L., Siewert, J.R. (Hrsg.). Berlin, Heidelberg, New York: Springer 1978
8. Hampel, K.E., Billich, C., Dannenmeier, H.D., Fintelman, V., Fischer, R., Schmid, E., Treske, U., Walz, A.: Münch. Med. Wochenschr. **114**, 925 (1972)
9. Holz, J.: Klinikarzt **8**, 471 (1979)
10. Hüther, W.: Persönliche Mitteilung 1979
11. Karlström, F.: Ann. Paediatr. (Basel) **202**, 218 (1964)
12. Lassrich, M.A., Lenz, W., Schäfer, K.H.: Dtsch. Med. Wochenschr. **80**, 1337 (1955)
13. Lassrich, M.A., Schäfer, K.H.: Internist **6**, 40 (1965)
14. Lorenz, W., Reimann, H.J., Fischer, M.: In: Ulcustherapie. Blum, L., Siewert, J.R. (Hrsg.). Berlin, Heidelberg, New York: 1978
15. Mendeloff, A.L.: Gastroenterology **67**, 1020 (1974)
16. Prévôt, R., Lassrich, M.A.: Röntgendiagnostik des Verdauungstraktes bei Erwachsenen und Kindern, 2. Auflage. Stuttgart: Georg Thieme 1980
17. Robb, J.D.A., Thomas, P.S., Orszulok, J., Odling-Smee, G.W.: Arch. Dis. Child. **47**, 688 (1972)
18. Schumpelick, V., Rauchenberger, B.: Dtsch. Med. Wochenschr. **101**, 1647 (1976)
19. Schwartz, K.: Beitr. Klin. Chir. **67**, 96 (1910)
20. Singleton, E.B., Faykus, M.H.: J. Pediatr. **65**, 858 (1964)

Prof. Dr. R. Grüttner
Prof. Dr. M. A. Lassrich
Universitäts-Kinderklinik
Martinistraße 52
D-2000 Hamburg 20

Monatsschr. Kinderheilkd. 128, 280–284 (1980)

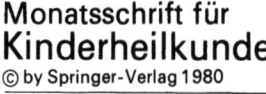

Monatsschrift für
Kinderheilkunde
© by Springer-Verlag 1980

Magen und Duodenum aus kinderchirurgischer Sicht

W. A. Maier

Kinderklinik Karlsruhe

Das gestellte Thema „Magen und Duodenum aus kinderchirurgischer Sicht" ist ebenso reizvoll wie schwer lösbar.

Eine gewisse Einteilung ist dabei notwendig und so erfolgt sie von kranial nach kaudal, beginnend mit der Kardia und endigend vor der Flexura duodenojejunalis. Dem topographischen Richtungsweiser steht dann nur eine Klassifizierung der Erkrankungsart gegenüber, die von der angeborenen über die funktionelle Störung und von der entzündlichen bis zur neoplastischen Veränderung reicht.

Es sei daher mit der *Achalasie der Kardia* begonnen, auch Kardiospasmus genannt, die der Chirurg vor allem im Erwachsenenalter kennt und nur selten, in etwa 5 %, beim Kind antrifft. In der Rehbein'schen Klinik zu Bremen sah man in 24 Jahren ganze 10

Tabelle 1. Klinikum Karlsruhe – Kinderchirurgische Klinik (1965–1979)

Achalasie	6
Doppelung im Magenbereich	1
Gutartige Tumoren des Magens, Teratom, Narbenfibrom, Leiomyom	4
Polypen im Magen- und Duodenalbereich	3
Total	14

Kinder mit einer Achalasie. Wir selbst haben in 15 Jahren 6 Patienten erlebt. Sie waren im Alter von 3–10 Jahren und fielen durch ihre hochgradige Schluckstörung auf. Die Speisen gelangen nicht oder nur sehr verlangsamt in den Magen, weil sie trotz Fehlens einer organischen Enge der Kardia regurgitiert werden! Die Nahrung ist unverdaut, oft noch vom Vortag angestaut! Das erste plötzliche Einsetzen dieses Zustandes erfolgt manchmal in zeitlicher Korrelation zu einem seelischen oder mechanischen Trauma. Das familiäre Vorkommen der Achalasie, von Evers bei Geschwistern beschrieben, läßt dort an einen autosomal-rezessiven Erbgang denken!

Die Achalasie ist im Säuglingsalter extrem selten, *wenn* sie aber auftritt, stets mit einer primären Hypoplasie oder Agenesie des Plexus Auerbach verbunden. Bei größeren Kindern erfolgt die Ganglienzellschädigung sekundär als Folge kompressionsbedingter Hypoxämie.

Das Röntgenbild zeigt den erheblich dilatierten Oesophagus am rechten Mediastinalrand, in aufrechter Position manchmal mit einem Luftflüssigkeitsspiegel. Die Trachea kann nach ventral verdrängt sein. In der bekannten Weise findet sich der konische Zulauf der terminalen Speiseröhre bis zu einem fadendünnen Lumen der Kardia oder bis zum vollständigen Verschluß. Die endoskopische Untersuchung kann eine echte Stenose *nicht* nachweisen. Hohe Bedeutung kommt der manometrischen Untersuchung prae- wie postoperativ mit Hilfe der Durchzugs-Perfusions-Mamometrie zu! Medikamentös ist *keine* Dauerheilung, wohl aber eine Linderung der Dysphagie zu erzielen. Von der Dilatationsbehandlung mit der Starck'schen Sonde oder einem pneumatischen Dilatator halten wir im Kindesalter nicht viel. Auf *die Dauer geheilt* werden Kinder mit einer Achalasie auf operativem Wege *durch die Heller'sche Myotomie* mit einer Längsspaltung der Oesophaguswand im Kardialbereich. Die Schleimhaut bleibt unverletzt. Sie quillt wie bei der Pyloromyotomie mit ihrer Außenseite in den Muskelschlitz. Die Gefahr eines Rezidivs liegt unter 10%, wird aber verständlich, wenn der bindegewebige Verschluß der gespaltenen Muskelränder zu schnell und zu intensiv erfolgt. Wir mußten einmal aus diesem Grund die sogenannte Funduszipfelmethode von Thal anwenden, bei der man einen dreieckigen Zipfel des Fundus hochzieht und in die gespaltene Kardia einfügt. Man verhindert damit die erneute Vereinigung der Muskelschnittränder und hat zugleich einen sehr wirksamen Antirefluxmechanismus.

Das *Magenulcus* wurde umfassend durch Grüttner besprochen, so daß man sich von kinderchirurgischer Sicht auf wenige Bemerkungen beschränken kann. Wir sehen es relativ selten, aber vor allem nach einer vorausgegangenen Operation am geschwächten oder vorgeschädigten Kind, bei Früh- und Neugeborenen als Streßulcus. Der Befund ist schwerwiegend und die Gesamtsituation nicht einfach. Der rasche Entschluß zu handeln und der kürzest dauernde Eingriff vermögen die Situation zu retten. Dies kann nur darin bestehen, das häufig stark blutende Ulcus zu übernähen. Auf die seltene Magenperforation als Komplikation einer isolierten Oesophagotrachealfistel *ohne* vorausgegangene Ulcusbildung, lediglich durch die maximale Überblähung des Magens, hat Höcht aufmerksam gemacht. Ein Hinweis darf auch auf die Möglichkeit einer spontanen Magenperforation beim Neugeborenen gegeben werden. Kaiser berichtet darüber und verwies auf das Fehlen einer Passagestörung und die hohe Mortalitätsquote bei solchen Vorgängen. Der akute Blähbauch wird rasch zum grotesk aufgetriebenen Abdomen. Die Perforationsstelle kann aber auch abgekapselt sein und sich dem Nachweis entziehen. Dies gilt vor allem für Perforationen im Bereich der Magenhinterwand, die man erst nach Eröffnung der Bursa omentalis entdeckt. Die sofortige Operation besteht in einer Resektion des devitalisierten Gewebes oder – wie von Hecker empfohlen – in einer Raffung der verletzten Magenpartien. Als Ursache der Perforation findet man einen hämorrhagischen Nekroseherd. Bevorzugt ist die Fundusgegend des Magens.

Damit kann man zu den *Darmverletzungen bei Kindern als Folge stumpfer Bauchtraumen* überleiten und darf feststellen, daß die Ruptur parenchymatöser Bauchorgane *vor* jener der Hohlorgane bei weitem überwiegt. Da das Kind aber im Gegensatz zum Erwachsenen nicht über muskelstarke oder fettgepolsterte Bauchdecken verfügt, kann es eine umschriebene Gewalteinwirkung wie den Stoß mit dem Fahrradlenker und ähnliche Mechanismen schlechter abfangen. Die Distanz zwischen der Bauchwand und der Wirbelsäule ist zudem viel geringer als beim Erwachsenen und die stumpfe Gewalteinwirkung verursacht Abscherungsverletzungen gegen die Wirbelsäule. Dies gilt vor allem für den Magen, den Zwölffingerdarm und das Pankreas. Daß auch eine Mißhandlung eine Rolle spielen kann, erlebten wir in betrüblicher Weise durch einen Schlag mit der flachen Hand auf den Oberbauch eines Säuglings nach dem Trinken bei fehlendem Aufstoßen, um dieses zu erzwingen. Das Duodenum ist im übrigen mehr gefährdet für eine Ruptur als der Magen, weil bei geschlossenem Pylorus ein plötzlicher Ausgleich des Innendrucks im Rahmen der Gewalteinwirkung wegen der relativen Passageschwierigkeit an der Flexura duodenojejunalis nicht möglich ist. *10% aller Darmrupturen* entfallen daher auf den *Zwölffingerdarm*, bevorzugt auf dessen Rückwand. Ein chirurgisches Eingreifen bei *entzündlichen* Veränderungen des Magens ist im Kindesalter nur in Ausnahmefällen indiziert. Die sogenannte Riesenfaltengastritis oder das Ménétrier-Syndrom, kürzlich beschrieben durch Altorjay, kann dazu Anlaß geben. Diese auch unter dem Namen hypertrophisch-bullöse Gastritis geläufige exsudative Entzündung unklarer Ätiologie zeigt extrem verdickte Schleimhautfalten bis zu 2 cm breit und weit in das Lumen vorgewölbt. Die Verschlußbildung vermag so hochgradig zu sein, daß man zu einer Gastrektomie gezwungen ist.

Eine chirurgische Intervention am Magen nach einer *Verätzung* kann in Ausnahmen einmal gegeben sein, so etwa bei einer frühen Perforation oder wie wir dies bei einem 5jährigen Buben nach einem durch Säureverätzung entstandenen Narben-Fibrom erlebten. Es führte zu einer totalen, breitflächigen Verbackung mit hochgradiger Schrumpfung des Organs, so daß nur ein kleiner Rest des Fundus übrigblieb. Eine aus der Notsituation heraus durchgeführte direkte Fundoduodenostomie im End-zu-End-Verfahren ließ den Buben trotz beschleunigter Nahrungspassage rasch an Gewicht zunehmen und gesund werden. Verätzungsbedingte Narben betreffen vor allem das Antrum. Man kann sich im allgemeinen auf die Durchtrennung des vernarbten Abschnittes beschränken.

Das nächste erwähnenswerte Vorkommnis sind *Tumoren des Magens* und an bevorzugter Stelle die stets gutartigen Teratome. Die erste Beschreibung bei einem Neugeborenen stammt von Selman aus dem Jahre 1943. Die Geschwülste sind an der Oberfläche grobhöckerig, haben eine breite Adhäsion zu ihren Nachbarorganen und neigen im Inneren zu Blutungen und Nekrosen. Nach Atwell unterscheidet man großwerdende Teratome an der Außenwand und kleinere, intragastral liegende, in den Hohlraum blutende oder exulcerierende Geschwülste. Bevorzugte Lokalisation ist das Antrum und der Korpusbereich des Magens, selten der Fundus. Das Ausmaß der Resektion ist so klein wie möglich zu halten, um später Folgen bei der Nahrungspassage zu vermeiden.

Ein von uns beobachtetes Leiomyom saß der Hinterwand nahe der kleinen Kurvatur auf, erwies sich als apfelgroßer Tumor mit knolliger Beschaffenheit und derber Konsistenz und ließ sich technisch gut entfernen. Daß man im Rahmen eines Peutz-Jeghers-Syndrom einmal gezwungen sein kann, aus dem Magenduodenalbereich in einer Sitzung mehrere blutende Polypen entfernen zu müssen, lehrte uns ein einschlägiger Fall.

Im Zusammenhang mit der Möglichkeit einer Geschwulstbildung am Magen muß man über die *Doppelbildungen* kurz etwas sagen, die zunächst *manchmal* wie Tumoren aussehen. Es handelt sich fast ausschließlich um sogenannte zystisch-sphärische Duplikaturen, worauf u. a. Daum hingewiesen hat. Sie können sowohl isoliert wie multipel auftreten. Parallel angeordnete, tubuläre Doppelbildungen erweisen sich als langstreckig, zystisch-sphärische sind umschrieben. Im eigenen Fall enthielt die Doppelung im Bereich des Fundus histologisch normale Magenschleimhaut mit starker Sekretionsfähigkeit. Dies erklärt, weshalb es rasch zu beachtlicher Größe heranwachsen kann. Duplikaturen sind mitunter sehr gefäßreich. Richtet sich ihr Wachstum nach innen, können sie ein echtes Passagehindernis darstellen.

Die seltene Möglichkeit eines *Magenvolvulus* ist erwähnenswert, die der Berichterstatter in nun 29 Klinikjahren *einmal* bei einem 3jährigen Kind zu Gesicht bekam. Eine jüngere Zusammenstellung existiert von Kufaas aus Finnland, der auf die intermittierenden Entleerungsstörungen des Magens bis hin zu dessen totalem Verschluß aufmerksam macht. Betroffene Säuglinge erbrechen im Schwall wie bei einer hypertrophischen Pylorusstenose. Man unterscheidet den sog. organo-axialen vom mesenterico-axialen Volvulus. Das Röntgenbild deckt zumeist die Situation eindeutig auf. Die chirurgische Behandlung besteht in einer Rückdrehung des Volvulus und einer vorderen Gastropexie. Da der Pylorusmuskel häufig verdickt ist, sollte man auf eine Myotomie oder eine Pylorusplastik nicht verzichten. Je älter die Patienten sind, desto akuter setzt das Krankheitsbild ein. Beim organo-axialen Volvulus rotiert der Magen um die Längsachse um 180 Grad, beim mesenterico-axialen Volvulus in der Sagittalrichtung um das Ligamentum hepatogastricum! Er kann total oder partiell sein. Im Rahmen einer linksseitigen Zwerchfellhernie ist sein Auftreten nicht ungewöhnlich.

Verschluckte *Fremdkörper im Magen*, welche die Schwelle des Pylorus wegen ihrer Größe oder ihrer Verhackung *nicht* passieren können, sieht man nicht oft. Ihre Entfernung ist mit Hilfe der modernen Endoskopie um eine Möglichkeit reicher geworden. Aber auch der operative Zugang durch die Magenvorderwand, etwa um eine ausnahmsweise einmal nicht mit dem Knick darm-wärts eingestellte, geöffnete Sicherheitsnadel herauszuholen, ist chirurgisch problemlos.

In Anwesenheit so vieler Pädiater als Kinderchirurg etwas über die *hypertrophische Pylorusstenose* sagen zu wollen, muß im Hinblick auf das Mutterschaftsverhältnis der Pädiatrie zur Kinderchirurgie etwa so wirken, wie wenn das Kind sich befleißigt fühlen würde, der Mutter Ratschläge für seine eigene Erziehung zu geben. Der Referent erinnert sich dabei an die ersten Tage der gemeinsam aufgenommenen Arbeit von Pädiater und Kinderchirurg in dieser Stadt, als der erste Py zur Behandlung anstand, an die in sonorem Baß und bestem Badisch an den Chirurgen gerichteten Worte: „Den schlitze mer!" Bei diesem Schlitzen, sprich Operation nach Weber-Ramstedt blieb es bis heute. Es waren in nicht ganz 15 Jahren 563 durchgeführte Pyloromyotomien, davon 3 mit einer Nachoperation, weil im primären Verfahren die Muskelfasern nicht restlos und gründlich genug durchtrennt waren. Kein einziges Kind ging verloren!! In den ersten drei Beobachtungsjahren wurde übrigens die Pyloromyotomie noch in Lokalanaesthesie ohne nennenswerte Schwierigkeiten durchgeführt! Der Säugling mit einer hypertrophischen Pylorusstenose kommt aufgrund der Vorbereitung durch den Pädiater schließlich auch in einem viel besseren Zustand zur Operation als früher. Er ist rehydriert und remineralisiert. Auch eine metabolische Alkalose, wie sie zuweilen praeoperativ auftritt, ist sicher in den Griff zu bekommen.

Postoperativ sistiert das spastische Erbrechen sofort oder zumindest in den ersten Tagen. Inwieweit nach Jahren noch Impressionen im Antrumbereich, eine verzögerte Entleerung des Magens, Ektasie oder persistierende Hyperperistaltik röntgenologisch nachweisbar bleiben, entzieht sich meiner Kenntnis. Herrmann u. Schickedanz haben bei ihren Spätkontrollen derartige Veränderungen angegeben. Als extrem seltene Geschwulstbildung im Pylorusbereich beschrieb Witthaut einen rundlichen Tumor von Kastaniengröße, der einem Nebenpankreas entsprach. Von Vos existiert eine Mitteilung über eine weitere Kompressionsmöglichkeit des Pyloruskanals durch eine gefüllte Duplikatur mit Ulcusbildung und profuser Blutung.

So bliebe noch ein Wort zur *Atresie des Pylorus* zu sagen, die sowohl als Membranatresie wie als mehr oder weniger lange streckenförmige Atresie vorkommt. Mitteilungen darüber gibt es von Janneck und von Schickedanz. Das untrügliche röntgenologische Kennzeichen vor der Operation ist die zipfelförmige, spitze Ausziehung des Kontrastmittels im Pylorusbereich oder die völlige Luftfreiheit des gesamten Abdomens, abgesehen von der Magenblase. Die Häufigkeit liegt wohl weit jenseits 1 : 10000 Lebendgeburten. Eine gleichzeitige Pylorushypertrophie fehlt dieser angeborenen Verschlußbildung. Manchmal besitzt die Pylorusmembran ähnlich wie bei der Duodenalmembranstenose ein kleines, auch exzentrisch liegendes Loch. Man reseziert sie unter Sicht und sollte eine Quervernähung im Sinne einer Pyloroplastik anschließen.

Tabelle 2. Operative Behandlung der hypertrophischen Pylorusstenose, Pyloromyotomie nach Weber-Ramstedt (Beobachtungszeitraum 1965–1979 (August))

Zahl der operierten Fälle:	Mortalität:
563	0

Tabelle 3. Charakteristik des Erbrechens beim kongenitalen Duodenalileus

Verschluß	Einsetzen	Verlauf
Komplett: Atresie, geschlossene Membran	Sofort nach der Geburt	Akut anhaltend
Hochgradig inkomplett: Pancreas anulare, offene Membran, Malrotation, Briden	Früh bis spät nach der Geburt	Akut anhaltend Bis subakut intermittierend
Inkomplett: Präduodenale Pfortader A. mesenterica-Kompression	Beim Neugeborenen selten erst nach Wochen	Subakut bis chronisch Intermittierend
Duodenaldoppelung Megaduodenum Malrotation Pancreas anulare		

Tabelle 4. Mögliche kombinierte Duodenalanomalien in der Neugeborenen-Periode bei Duodenalpassagestörungen

1. Doppelte Atresie
2. Atresie und Malrotation
3. Atresie und präduodenale Pfortader
4. Pancreas anulare und präduodenale Pfortader
5. Malrotation und Briden
6. Malrotation und Volvulus
7. Malrotation und präduodenale Pfortader
8. Duodenalmembran und Malrotation
9. Duodenalmembran und Pancreas anulare

Tabelle 5. Operatives Vorgehen beim Duodenalileus des Neugeborenen

1. Duodenalatresie: Duodeno-Duodenostomie, Duodeno-Jejunostomie, gelegentlich zweizeitiges Vorgehen
2. Duodenalstenose: Duodenoplastik
3. Membranverschluß: Duodeno-Duodenostomie, Membranexcision von Duodenotomie aus
4. Pancreas anulare: Duodeno-Duodenostomie, gelegentlich Duodeno-Jejunostomie
5. Malrotation: Operation nach Ladd, gelegentlich Umwandlung der Malrotation in eine Nonrotation
6. Primäres Megaduodenum: Duodeno-Jejunostomie
7. Duodenalduplikatur: Zysto-Duodenostomie oder Zysto-Jejunostomie
8. Präduodenale Pfortader: Duodeno-Jejunostomie
9. A. mesenterica-Kompression: Mobilisation des Duodenums, Duodeno-Jejunostomie

Tabelle 6. Klassification der angeborenen Duodenalverschlüsse

Duodenalatresie	12
Duodenalstenose	16
Pancreas anulare	9
Duodenal-Membranstenose	9
Präduodenale Pfortader	1
Total	47

Tabelle 7. Ergebnisse nach Korrektur kongenitaler Duodenalverschlüsse

Gesamtzahl der Operierten	47	
Davon verstorben	9	19,1%
Unkomplizierte Fälle	32	
Davon verstorben	3	9,3%
Komplizierte Fälle	15	
Frühgeb. und zusätzl. Mißbildungen davon verstorben	6	40%

An das Ende des Referats seien schließlich die *Störungen der Duodenalpassage* gestellt, im Kindesalter, abgesehen von wenigen Neoplasmen, die von außen her eine Passagestörung einleiten, ausschließlich Probleme angeborener Fehlentwicklungen. Die Tabelle 2 spiegelt das Krankengut der angeborenen Duodenalverschlüsse wider ohne etwas über die darin enthaltenen komplizierten Fälle mit schweren zusätzlichen Mißbildungen oder die primäre Verschlechterung der Situation durch eine Frühgeburt auszusagen. Der Gesamtzahl fehlen drei hinzuzurechnende Patienten mit einem Megaduodenum, darunter einem 18jährigen, entwicklungsgestörten Jungen, den wir erst vor wenigen Wochen operierten.

Die Tabelle 3 mit der Charakteristik des Erbrechens beim Duodenalileus soll die Unterscheidung zwischen komplettem und inkomplettem Verschluß erleichtern helfen und auf die erst nach und nach

auftretenden Symptome aufmerksam machen, so z. B. bei der Membran mit einem größeren Durchtrittsloch, dem Pankreas anulare oder der Malrotation.

Die Tabelle 4 orientiert Sie über die möglichen kombinierten Anomalien im Duodenalbereich wie das Vorliegen einer doppelten Atresie oder einer doppelten Membranbildung, das Zusammentreffen einer Atresie mit einer Malrotation mit und ohne Volvulus oder die Verbindung eines Pankreas anulare mit einer praeduodenalen Pfortader nur als mögliche Beispiele! Die praeduodenale Pfortader, von Welte eingehend beschrieben, zieht als starkes Gefäß von rechts nach links über das Duodenum und engt es ein. Sie ist Folge einer in der 4. Embryonalwoche auftretenden Rückbildungsstörung der achterförmig anastomosierenden Venae omphaloentericae. Die pathologische Rückbildung hat als Resultat den praeduodenalen Verlauf über den oberen Zwölffingerdarmanteil.

Die Tabelle 5 gibt Aufschluß über die Art des operativen Vorgehens! Die unkomplizierte Stenose kann man durch eine einfache Duodenalplastik – Längsschnitt aus der Erweiterung in den Trichter mit querer Vernähung – beseitigen. Für die Verschlußmembran empfiehlt sich die Exzision von einer Duodenotomie aus oder die Seit-zu-Seit-Anastomose, wenn die Membran in gefahrvoller Nähe der Einmündung des Gallenganges und des Ductus pankreaticus liegt. Verschlüsse durch Mitfassen bei der Naht oder Verletzungen der Gänge bei der Exzision einer derart gelegenen Membran kamen leider schon vor.

Den Abschluß des Referates sollen die Ergebnisse nach Korrektur kongenitaler Duodenalverschlüsse von 1965–1978 bilden, wobei die Gesamtzahl von 47 Operierten mit einer Mortalitätsrate von 19,1 so zu verstehen ist, daß die komplizierten Fälle mit zusätzlichen Mißbildungen oder bei frühgeborenen Kindern, mit 40% Mortalität, das Gesamtbild nachhaltig beeinflussen (Tabelle 6).

Literatur

Altorjay, I., Füzesi, K.: Z. Kinderchir. **26**, 372–376 (1977)

Baardsen, A., Knutrud, O.: Z. Kinderchir. **9**, 325–329 (1971)

Beck, J., Rehbein, F.: Z. Kinderchir. **13**, 329–335 (1973)

Bofinger, H., Nietzsch, W.: Z. Kinderchir. **8**, 44–49 (1970)

Daum, R., Bolkenius, M., Schüler, B.: Z. Kinderchir. **20**, 253–261 (1977)

Daum, R., Schüler, H.W., Tonnesen, H., Holschneider, A., Hecker, W.Ch.: Z. Kinderchir. **11** [Suppl.], 64–79 (1972)

Domres, B., Schweizer, P., Flach, A.: Z. Kinderchir. **20**, 137–142 (1977)

Eckstein, H.B., Nowak, K.: Z. Kinderchir. **12**, 47–51 (1973)

Evers, K.G., Bliesener, J.A., Maas, E.: Z. Kinderchir. **19**, 135–145 (1976)

Haase, E., Richter, K.: Z. Kinderchir. **15**, 284–295 (1974)

Hermann, K., Schickedanz, H.: Z. Kinderchir. **6**, 34–38 (1968)

Hognestad, J., Rund-Hansen, Th.W.: Z. Kinderchir. **21**, 52–55 (1977)

Höcht, B., Arbogast, R., Gay, B.: Z. Kinderchir. **24**, 276–279 (1978)

Janneck, C., Ekesparre, W.v.: Z. Kinderchir. **12**, 345–351 (1973)

Käufer, C., Wülfing, W.: Z. Kinderchir. **6**, 55–66 (1968)

Kaiser, G.: Z. Kinderchir. **13**, 314–321 (1973)

Kleinschmidt, F., Müller, E., Gries, H.M., Kissler, B.: Z. Kinderchir. **13**, 322–327 (1972)

Koch, A., Rehbein, F.: Z. Kinderchir. **15**, 163–168 (1974)

Kufaas, T., Kekomäki, M.: Z. Kinderchir. **14**, 391–398 (1974)

Mjölneröd, O., Kluge, T.: Z. Kinderchir. **8**, 53–62 (1970)

Medrano, J.: Z. Kinderchir. **18**, 348–357 (1976)

Molenaar, J.C., Looyen, S.G.: Z. Kinderchir. **14**, 164–171 (1974)

Preier, L.: Z. Kinderchir. **8**, 78–84 (1970)

Schäfer, J., Pinter, A., Pilaszanovich, I., Kustos, G., Koltai, I.: Z. Kinderchir. **15**, 402–409 (1974)

Schickedanz, H., Kleinteich, B., Friedrich, H.: Z. Kinderchir. **10**, 171–176 (1971)

Schumann, R.: Z. Kinderchir. **6**, 292–302 (1968)

Seiler, R., Müller, E.: Z. Kinderchir. **6**, 328–333 (1968)

Seppänen, E.J., Heikkinen, E.S., Kaltiala, E.K., Larmi, T.K.: Z. Kinderchir. **21**, 141–147 (1977)

Sigge, W.: Z. Kinderchir. **18**, 44–55 (1976)

Storm, W.: Z. Kinderchir. **27**, 111–119 (1979)

Tsunoda, A., Yamada, R.: Z. Kinderchir. **15**, 397–401 (1974)

Vos, L.J., de Vries, J.A., Elema, J.D.: Z. Kinderchir. **12**, 457–461 (1963)

Waldschmidt, J., Bauer, U., Hasse, W.: Z. Kinderchir. **8**, 390–394 (1970)

Witthaut, H.: Z. Kinderchir. **22**, 74–79 (1977)

Wobbes, Th.: Z. Kinderchir. **19**, 315–317 (1976)

Dr. W. A. Maier
Kinderklinik
Kaiser-Wilhelm-Straße 1
D-7500 Karlsruhe 1

Monatsschr. Kinderheilkd. 128, 284–291 (1980)

Monatsschrift für
Kinderheilkunde
© by Springer-Verlag 1980

Cholestase im Kindesalter aus pädiatrischer Sicht

H. W. Rotthauwe

Universitäts-Kinderklinik Bonn

Physiologie der Gallebildung

Die Galle ist ein exokrines Sekretionsprodukt der Leber. Sie hat *2 Hauptaufgaben*: 1. Die Ausscheidung von Bilirubin, Cholesterin, Lezithin und anderen lipophilen Substanzen. 2. Die Förderung der intestinalen Resorption von Nahrungsfetten durch ihren Gehalt an Gallensäuren.

Die Galle nimmt ihren Ursprung in den von benachbarten Hepatozyten gebildeten Gallencanaliculi. Zum *gallesezernierenden Apparat* der Hepatozyten rechnet man die Membran der Canaliculi mit ihren zahlreichen in das Lumen ragenden Mikrovilli, das perikanalikuläre Ektoplasma mit seinen Aktin-Mikrofilamenten, die Golgi-Region und Lysosomen. Die treibende Kraft des kanalikulären Galleflusses ist die aktive Sekretion bestimmter Substanzen in die Gallencanaliculi. Dadurch kommt es zur Ausbildung lokaler osmotischer Gradienten, die einen passiven Flüssigkeitseinstrom in die Canaliculi auslösen. Es werden bei der *kanalikulären Gallebildung* 2 Sekretionsprozesse unterschieden: 1. Die aktive Sekretion von Gallensäuren, die den *gallensäureabhängigen Gallefluß* bedingen. 2. Die aktive Sekretion von Natrium-Ionen, die den *gallensäurenunabhängigen Gallefluß* auslösen. Der gallensäurenunabhängige Gallefluß wird durch Phenobarbital gesteigert.

Die kanalikuläre Galle wird auf dem Weg durch das Gallengangssystem durch Beimischung duktulärer Galle und Rückresorption von Wasser, Elektrolyten und anderen Substanzen modifiziert.

Die wichtigsten organischen Bestandteile der Galle sind Gallensäuren, Cholesterin, Phospholipide und konjugiertes Bilirubin. Cholesterin, Phospholipide und Gallensäuren bilden als Mizellen bezeichnete Aggregate.

Definition und Charakterisierung der Cholestase

Bei Störungen des Galleflusses spricht man von *Cholestase*. Wörtlich übersetzt bedeutet Cholestase „Bewegungslosigkeit der Galle". Diese ethymologische Bedeutung entspricht aber nicht dem Phänomen, das heute unter dem Begriff Cholestase verstanden wird.

Cholestase kann als Störung des Galleflusses mit vermindertem Gallensäurenausstoß in die Galle und in den Darm definiert werden, die mit einem Anstieg aller gallepflichtiger Substanzen im Blut einhergeht. Diese Definition schließt selektive Störungen des Bilirubintransportes wie das Dubin-Johnson- und das Rotor-Syndrom aus.

Cholestase ist *makroskopisch* durch eine große, grüne Leber und *lichtmikroskopisch* durch Galleablagerungen in Kupfferschen Sternzellen, Hepatozyten, Gallencanaliculi und -ductuli gekennzeichnet. *Elektronenmikroskopisch* findet man bereits im Beginn Veränderungen am gallesezernierenden Apparat in Form einer Erweiterung der Canaliculi, eines Verlustes an Mikrovilli und von Veränderungen des perikanalikulären Ektoplasmas. Diese Veränderungen sind bei den verschiedenen Cholestaseformen weitgehend identisch.

Die *Klinik* des Cholestase-Syndroms ist durch Ikterus, entfärbte Stühle, dunklen Harn, Pruritus und Fettstühle charakterisiert. In den ersten 3 Lebensmonaten fehlt ein Pruritus. Die *wichtigsten Laborbefunde* sind konjugierte Hyperbilirubinämie, erhöhter Gallensäurenspiegel im Serum (>10 mmol/l), Hypercholesterinämie, gesteigerte Serumaktivitäten der Cholestaseenzyme (GGT, LAP, 5′-Nukleotidase, AP) sowie Auftreten des Cholestase-Lipoproteins LP-X im Serum. Bei bestimmten intrahepatischen Cholestaseformen (progressive und benigne, rekurrierende intrahepatische Cholestase) fehlen Hypercholesterinämie, Aktivitätsanstieg der Cholestaseenzyme und Auftreten von LP-X. Die Laborbefunde sind unspezifisch und erlauben keinen Rückschluß auf die Ursache der Cholestase.

Abblassen eines cholestatischen Ikterus bedeutet nicht notwendigerweise auch Rückbildung der Cholestase. Es kann sich auch um den Übergang in die anikterische Phase eines cholestatischen Syndroms handeln. Auch in diesen Fällen ist in der Regel, zumindest postprandial, der Gallensäurespiegel im Serum erhöht.

Bei einer Cholestase ist die biliäre Gallensäurenausscheidung in den Darm vermindert oder völlig aufgehoben. Die Ausscheidung der Gallensäuren erfolgt überwiegend in sulfatierter oder glukuronisierter Form über die Nieren.

Die Gallesekretion ist bei vielen Lebererkrankungen gestört. Gleichzeitig findet man ausgeprägte lichtmikroskopische Veränderungen der Hepatozyten. Bei bestimmten Erkrankungen ist jedoch, zumindest im Beginn, der gallesezernierende Apparat der Hepatozyten selektiv verändert. Bisher war es nicht möglich, das

Tabelle 1. Cholestaseformen im Kindesalter

I. *Extrahepatitische Cholestase*
   Gallengangsatresie, Gallengangsstenose, Gallengangsperforation, Choledochuszyste, Cholelithiasis, Tumoren, Gallepfropf(?)

II. *Interhepatische Cholestase*
   a) Extralobulär
      Verschluß mehrerer großer oder zahlreicher kleiner Gallengänge: Intrahepatische Gallengangshypoplasie, Cholangitis, Tumoren
   b) Intralobulär
      Hepatozelluläre Gallesekretionsstörung: Infektionen, Medikamente, endogene und exogene Toxine, hereditäre Defekte, Stoffwechselstörungen

primäre Versagen der Gallebildung auf molekularer Ebene befriedigend zu erklären. Es werden verschiedene pathogenetische Mechanismen diskutiert, die vor allem die Membran der Gallecanaliculi betreffen.

Je nach der Lokalisation der auslösenden Ursache kann zwischen einer *extra-* und einer *intrahepatischen Cholestase* unterschieden werden (Tabelle 1). Die wichtigsten Ursachen einer extrahepatischen Cholestase im Kindesalter sind die extrahepatische Gallengangsatresie und die Choledochuszyste. Die intrahepatische Cholestase kann in eine *extralobuläre* und eine *intralobuläre Form* unterteilt werden. Bei dem extralobulären Typ besteht eine Verlegung zahlreicher kleiner oder mehrerer großer Gallengänge. Ein typisches Beispiel ist die intrahepatische Gallengangshypoplasie. Die intralobuläre Form kann Teil einer generalisierten Funktionsstörung sein, wie sie z. B. bei einer viralen oder bakteriellen Hepatitis, einer toxischen oder metabolischen Leberschädigung vorliegt. Sie kann aber auch auf einer selektiven Gallesekretionsstörung der Hepatozyten beruhen.

Cholestase beim Neugeborenen und jungen Säugling

Mowat schätzt aufgrund seiner in Südostengland durchgeführten prospektiven Studie die Häufigkeit einer neonatalen Cholestase auf 1:2000 Lebendgeborene. Meist liegt eine neonatale Hepatitis, eine intrahepatische Gallengangshypoplasie (IHGH) oder eine extrahepatische Gallengangsatresie (EHGA) vor.

Neonatale Hepatitis

Die neonatale Hepatitis (NH) ist ein sehr heterogenes Krankheitsbild. Die Bezeichnung Hepatitis bedeutet in diesem Zusammenhang eine diffuse Leberschädigung mit einer mehr oder weniger stark ausgeprägten entzündlichen Reaktion und einer intrahepatischen Cholestase. Die normale Läppchenarchitektur der Leber ist häufig aufgelöst. Im Parenchym und in den Portalfeldern finden sich überwiegend mononukleäre Infiltrate. Gallengangswucherungen in den Portalfeldern kommen zwar gelegentlich auch bei NH vor, sind aber in der Regel weniger stark entwickelt als bei der EHGA. Charakte-

Tabelle 2. Neonatale Hepatitis

A. Spezifische neonatale Hepatitis

1. Infektionen der Leber
   a) Viral: Zytomegalie, Röteln, Herpes simplex generalisatus, Hepatitis B, Nicht-A/Nicht-B Hepatitis, Coxsackie B, Varizellen
   b) Bakteriell: Listeriose, Lues
   c) Parasitär: Toxoplasmose

2. Sepsis (überwiegend Harnwegsinfektionen durch E. coli)

3. Hereditäre und metabolische Ursachen:
   α-1-Antitrypsinmangel, zystische Fibrose, progrediente und rekurrierende intrahepatische Cholestasen (familiär und sporadisch), Galaktosämie, Fruktoseintoleranz, Tyrosinämie, Niemann-Picksche Krankheit, Zellweger-Syndrom, familiäre neonatale Fettleber

4. Schwere Hämolyse (meist Rhesus-Unverträglichkeit)

5. Chromosomenaberrationen
   Trisomie 13 u. 18, Down-Syndrom, XO-Ullrich-Turner Syndrom (?)

6. Mangelerkrankungen oder toxische Störungen
   Parenterale Ernährung, Medikamente

7. Schockleber nichtinfektiöser Ursache

B. Idiopathische neonatale Hepatitis

---

ristisch, aber nicht spezifisch ist das Auftreten ballonierter *vielkerniger Riesenzellen*, die erstmals von Craig und Landing bei der neonatalen Hepatitis beschrieben wurden. Die Riesenzellen können bis zu 400 µm groß sein und mehr als 30 Kerne enthalten. Riesenzellen werden bei neonatalen Hepatitiden bekannter und unbekannter Ätiologie gefunden. Bei einer Herpes simplex-, Coxsackie B- und Toxoplasmose-Hepatitis wurden sie bisher nicht beschrieben. Vielkernige Riesenzellen können aber, allerdings meist weniger zahlreich, auch bei einem extrahepatischen Verschluß durch eine extrahepatische Gallengangsatresie oder eine Choledochuszyste auftreten.

Nur selten kann aus spezifischen histologischen Veränderungen auf die Ätiologie einer neonatalen Hepatitis geschlossen werden. Bei der Zytomegalie-Hepatitis gelingt nur gelegentlich der Nachweis der charakteristischen Einschlußkörperchen in den Gallengangsepithelien. Diastaseresistente, PAS-positive Ablagerungen in den Hepatozyten weisen auf einen α-1-Antitrypsin-Mangel hin. Eine starke Leberzellverfettung mit pseudoglandulärer Anordnung der Hepatozyten und einer infiltrativen Fibrose sollte an eine Galaktosämie oder eine Fruktoseintoleranz denken lassen. Für einen Morbus Niemann-Pick sind lipidbeladene Kupffersche Zellen charakteristisch.

Der Ikterus manifestiert sich bei NH gewöhnlich im ersten Lebensmonat. Der Harn ist dunkel, die Stühle sind mehr oder weniger stark entfärbt, aber meist nicht anhaltend acholisch. Kinder mit einer NH haben oft ein für die Schwangerschaftsdauer zu niedriges Geburtsgewicht. Hepatomegalie ist die Regel, Splenomegalie, Blutungsneigung, Gedeihstörung und leichte Hämolyse sind häufig. Der Ikterus hält selten länger als 4–6 Monate an.

Spezifisches neonatale Hepatitis

Die NH kann in mehrere ätiologische Gruppen eingeteilt werden (Tabelle 2). Zu den bekannten Ursachen gehören Infektionen der Leber, schwere bakterielle Allgemeininfektionen, hereditäre und metabolische Störungen, schwere Hämolyse, Chromosomenaberrationen wie die Trisomie 13 und 18, komplette parenterale Ernährung (überwiegend bei Frühgeborenen) und eine Schockleber nichtinfektiöser Ursache.

Zahlreiche Erreger, die zu einer *Infektion des Feten und Neugeborenen* führen, können eine neonatale Hepatitis als Haupt- oder Nebenmanifestation verursachen. Insgesamt gesehen sind aber Infektionen doch nur für einen relativ kleinen Teil der neonatalen cholestatischen Erkrankungen verantwortlich. Einige wichtige infektiöse Erkrankungen wurden unter dem Merkwort TORCH zusammengefaßt (T = Toxoplasmose, O = Others, R = Röteln, C = Zytomegalie, H = Herpes simplex generalisatus). Das Hepatitis B-Virus ruft nur selten eine cholestatische Lebererkrankung beim jungen Säugling hervor. Häufiger sind anikterische und symptomlose Infektionen. Die Ansteckung durch die HBsAg- und meist auch HBeAg-positive Mutter erfolgt überwiegend intra- und postnatal und nur sehr selten intrauterin. Ein Teil der Kinder wird zu chronischen HBsAg-Trägern.

Bei *schweren bakteriellen Allgemeininfektionen* des Neugeborenen mit Cholestase liegen meist Harnwegsinfektionen durch E. coli vor.

Galaktosämie, *Fruktoseintoleranz* und *Tyrosinämie* sind bekannte, aber seltene Ursachen einer NH. Die Manifestation einer Galaktosämie bzw. einer Fruktoseintoleranz kann unter dem Bild einer fulminanten Sepsis verlaufen. Wird nicht spezifisch nach einer derartigen Stoffwechselstörung gesucht, so kann die Diagnose leicht verfehlt werden. Auch die Diagnose einer kongenitalen Tyrosinämie kann diagnostische Schwierigkeiten machen, da ein erhöhter Tyrosinspiegel ein ziemlich unspezifischer Befund ist, der auch bei vielen anderen Leberkrankheiten vorkommt.

Keine andere hereditäre Störung, die zu einer neonatalen Cholestase führen kann, hat in den letzten Jahren so viel Interesse gefunden wie der *Mangel an α-1-Antitrypsin* (α-1-AT). Ein Mangel an diesem Proteinase-Inhibitor (abgekürzt Pi) gilt als eine der häufigsten Ursachen eines neonatalen cholestatischen Ikterus. Mowat fand einen α-1-AT-Mangel bei 35/140 Kindern mit einer NH α-1-AT kommt in zahlreichen Phänotypen vor, die kodominant vererbt werden. Zur Zeit werden bereits mehr als 25 verschiedene Allele unterschieden, die mit den Buchstaben des Alphabetes bezeichnet werden. Meist wird bei einem α-1-AT-Mangel mit klinischer Manifestation der Pi-Phänotyp Z, selten der Pi-Typ SZ gefunden. In der Gesamtbevölkerung überwiegt der Pi-Typ M. Bei einem Mangel an α-1-AT beträgt der Serumspiegel weniger als 100 mg/dl, normalerweise liegt er bei 200–400 mg/dl. Bei allen Pi-Typen, die das Allel Z besitzen, lassen sich in der Leber Diastase-resistente, PAS-positive Ablagerungen nachweisen, die als α-1-AT identifiziert wurden. Besonders gut gelingt der Nachweis mit der Immunperoxydase-Methode.

Die beste *Screening-Methode zur Erfassung eines α-1-AT-Mangels* ist die visuelle Beurteilung der Serumprotein-Elektrophorese; die densiometrische Auswertung ist unzuverlässig. Normalerweise macht das α-1-AT den größten Teil der α-1-Globulin-Bande aus. Beim α-1-AT-Mangel vom Pi-Typ Z findet man entweder überhaupt keine oder nur eine sehr schwache α-1-Globulin-Bande. Zur quantitativen α-1-AT-Bestimmung stehen mehrere, etwa gleich zuverlässige Methoden zur Verfügung. Am häufigsten wird die Immundiffusion nach Mancini verwendet. Für die genetische Beratung ist die Bestimmung des Genotyps erforderlich, die in Speziallaboratorien durchgeführt wird.

Über die Häufigkeit des α-1-AT-Mangels und seiner Manifestationen im Säuglingsalter liegen mehrere prospektive Studien aus verschiedenen Ländern vor. Die umfangreichste Untersuchung, in der insgesamt 200000 Neugeborene erfaßt wurden, stammt aus Schweden (Sveger). Man muß damit rechnen, daß etwa 10–20% der Kinder mit einem α-1-AT-Mangel vom Pi-Typ Z im frühen Säuglingsalter eine klinisch manifeste Lebererkrankung entwickeln. Etwa 50% der klinisch unauffälligen Kinder mit dem Pi-Typ Z haben pathologische Leberfunktionsproben.

Über die Spätprognose liegen überwiegend retrospektive Studien vor, die vermutlich ein zu ungünstiges Bild zeichnen. Nur selten entwickelt sich bereits im Säuglingsalter eine Zirrhose. Meist folgt auf die Erkrankung im Säuglingsalter eine Phase, in der die Kinder klinisch weitgehend unauffällig sind. Bei einem Teil von ihnen wird im späten Kindesalter oder auch erst im Erwachsenenalter eine Zirrhose manifest. Über die Beziehung zwischen dem histopathologischen Befundmuster in den ersten 6 Lebensmonaten und dem klinischen Verlauf liegen unterschiedliche Befunde vor. Hadchouel u. Gautier beobachteten bei Kindern mit Cholestase, Leberparenchymveränderungen mit entzündlicher Infiltration und leichter portaler Fibrose eine Besserung der Leberveränderungen. Bei ausgeprägter portaler Fibrose und portalen Gallengangswucherungen sahen sie dagegen eine frühzeitige Entwicklung einer Zirrhose. Eine protrahierte Cholestase soll nach ihren Befunden für Patienten mit einer intrahepatischen Gallengangshypoplasie und fehlender oder geringer Fibrose ohne Gallengangswucherungen charakteristisch sein.

Die *benigne rekurrierende intrahepatische Cholestase* manifestiert sich kaum vor dem Ende des ersten Lebensjahres. Bei der *progressiven intrahepatischen Cholestase* (familiär und nichtfamiliär) treten klinische Symptome häufig bereits in den ersten 3, auf jeden Fall aber in den ersten 12 Lebensmonaten auf. Die Kinder sterben entweder bereits im frühen Kindesalter oder erst in der zweiten Lebensdekade an den Folgen einer biliären Zirrhose.

Idiopathisches neonatale Hepatitis

Bei mehr als der Hälfte der Kinder mit einer neonatalen Hepatitis fallen alle ätiologischen Untersuchungen negativ aus. Als ätiologische Faktoren werden außer noch nicht identifizierten Infektionen auch toxische, immunologische und perinatale Mechanismen diskutiert. Die Kinder kommen häufiger wegen Komplikationen der Frühgeborenheit als wegen der NH in ärztliche Betreuung. Meist handelt es sich um sporadische, seltener um familiäre Fälle. Bei einer schweren Cholestase kann über mehrere Wochen der Gallefluß ins Duodenum praktisch völlig versiegen und so das klinische Bild einer extrahepatischen Gallengangsatresie vorgetäuscht werden. Einige wenige Patienten sterben während der akuten Phase an Leberversagen. Nur relativ selten entwickelt sich später eine Zirrhose. Familiäre Fälle haben möglicherweise eine schlechtere Prognose als sporadische Erkrankungen.

Intrahepatische Gallengangshypoplasie

Die intrahepatische Gallengangshypoplasie (IHGH) ist durch eine starke Verminderung der Zahl und des Durchmessers der portalen Gallengänge charakterisiert. Zur definitiven Diagnose ist eine chirurgische Leberbiopsie erforderlich. Die IHGH ist ein heterogenes Krankheitsbild. Sie kann sich sekundär bei einer extrahepatischen Gallengangsatresie entwickeln, wenn die Kinder das zweite Lebensjahr erreicht haben. Meistens ist sie aber mit durchgängigen extrahepatischen Gallengängen kombiniert. Das Vorkommen einer passageren IHGH mit postnataler Ausreifung wird diskutiert. Die syndromatische, möglicherweise hereditäre Form (Alagille-Syndrom) geht mit verschiedenen Auffälligkeiten außerhalb der Leber einher. Neben einer fakultativen, temporären Xanthomatose finden sich in wechselnder Häufigkeit andere Merkmale wie auffällige Fazies, Stenose oder Hypoplasie der Pulmonalarterie, Wirbelbogendefekte, retardierte geistige und körperliche Entwicklung, Hypogonadismus bei männlichen Kranken. Bei jedem Säugling mit neonataler Cholestase und einem Herzgeräusch sollte dieses Syndrom ausgeschlossen werden. Die syndromatische IHGH ist nicht progredient. Sie führt trotz persistierender Cholestase nicht zur biliären Zirrhose. Bei einigen wenigen Patienten mit nichtsyndromatischer IHGH, die im frühen Kindesalter verstarben, lag möglicherweise eine angeborene Störung des Gallensäurenstoffwechsels vor. Bei ihnen wurden hohe Konzentrationen der Trihydroxykoprostansäure gefunden. Diese Gallensäure ist eine wichtige physiologische Gallensäure bei Reptilien. Eine der wenigen weiteren z.Z. bekannten Ursachen einer nichtsyndromatischen IHGH ist ein α-AT-Mangel.

Extrahepatische Gallengangsatresie

Die extrahepatische Gallengangsatresie (EHGA) ist mit einer Häufigkeit von 1:10000 bis 1:20000 Lebendgeborenen eine seltene Krankheit. In einer prospektiven Studie in Südostengland kamen auf 3 Fälle mit einer NH ein Fall mit einer EHGA. Bei der EHGA sind die äußeren Gallengänge an irgendeiner Stelle zwischen Leberpforte und Duodenum verschlossen. Am häufigsten ist eine komplette Atresie aller extrahepatischen Gallengänge und ihr Ersatz durch ein strangförmiges Gebilde ohne Lumen. Nur 5–10% der Fälle gelten als chirurgisch korrigierbar. Bei ihnen ist der Ductus hepaticus proximal vom atretischen Anteil offen. „Korrigierbar" ist allerdings eine Fehlbezeichnung, da nur bei einem kleinen Teil der Patienten trotz funktionierender Anastomose ein längeres Überleben erreicht wird.

Kinder mit einer EHGA werden in der Regel zum errechneten Termin geboren und haben fast immer ein normales Geburtsgewicht. In etwa 20% der Fälle ist die EHGA mit Auffälligkeiten außerhalb der Leber kombiniert. Überwiegend handelt es sich um intraabdominale Gefäßanomalien und Veränderungen im Rahmen eines Polyspleniesyndromes. Die Stühle sind konstant entfärbt. Stets besteht eine Hepatomegalie, meist auch eine Splenomegalie. Die Patienten sterben gewöhnlich im Alter von $1\frac{1}{2}$ bis 2 Jahren an den Komplikationen einer biliären Zirrhose.

Die Ätiologie der EHGA ist noch ungeklärt. Die lange Zeit vorherrschende Auffassung, daß es sich um eine embryonale Fehlbildung handelt, wird in den letzten Jahren immer stärker angezweifelt. Namhafte Pathologen und Kinderchirurgen vertreten die Meinung, daß die EHGA durch einen entzündlichen, möglicherweise viralen, obliterativen Prozeß hervorgerufen wird, der erst im späten fetalen Leben oder früh postnatal beginnt.

Idiopathische neonatale Hepatitis (bzw. einer ihrer Formen), EHGA und vielleicht auch die Choledochuszyste sollen lediglich verschiedene Manifestationen, z. T. auch nur Stadien, des gleichen Krankheitsprozesses sein, für den Landing die Bezeichnung „infantile obstructive cholangiopathy" vorgeschlagen hat. Für wie gegen diese Auffassung lassen sich zahlreiche Argumente anführen.

Differentialdiagnose
zwischen extrahepatischer Gallengangsatresie
und idiopathischer neonataler Hepatitis

Eine EHGA muß bei jedem Neugeborenen in Erwägung gezogen werden, bei dem eine konjugierte Hyperbilirubinämie länger als 2 Wochen anhält und die Stühle konstant acholisch sind. Nach Mowat hat aber nur eines von 7 derartiger Kinder wirklich eine EHGA. Bei den übrigen liegt eine NH oder eine IHGH vor. Zur definitiven Diagnose einer EHGA ist letztlich immer eine Laparotomie erforderlich. Die Laparotomie ist aber keine primäre Untersuchungsmethode, da

sie bei Kindern mit einer NH zumindest temporär die Leberfunktion verschlechtern kann. Die Unterscheidung zwischen EHGA und schwerer intrahepatischer Cholestase sollte daher möglichst durch andere, weniger belastende Untersuchungsverfahren erfolgen.

In den letzten Jahren sind Operationsverfahren entwickelt worden, die auch bei einem Teil der Kinder mit kompletter EHGA zu einer Galledrainage führen können. Voraussetzung für einen günstigen Operationserfolg ist jedoch, daß *die Operation in den ersten 2 Lebensmonaten* vorgenommen wird. Wichtig ist daher nicht nur die richtige, sondern auch die rasche Diagnose einer EHGA.

Bei der Unterscheidung zwischen EHGA und intrahepatischer Cholestase müssen aufgrund der klinischen Informationen und der Laborbefunde die bekannten infektiösen, metabolischen, hereditären und anderen Ursachen einer NH ausgeschlossen werden. Wichtig ist auch die präoperative Diagnose chirurgisch korrigierbarer Läsionen wie einer Choledochuszyste oder einer spontanen Gallengangsperforation. Nach Alagille (1979) kann bei dem überwiegenden Teil der Patienten bereits aufgrund der folgenden klinischen Parameter eine exakte Unterscheidung zwischen extra- und intrahepatischer Cholestase getroffen werden: 1. Stuhlfarbe innerhalb der ersten 10 Tage nach stationärer Aufnahme. 2. Geburtsgewicht. 3. Alter beim Auftreten acholischer Stühle. 4. Klinische Zeichen der Leberbeteiligung.

Besonders schwierig kann die Differentialdiagnose zwischen einer EHGA und einer idiopathischen NH mit länger anhaltenden acholischen Stühlen sein. Die üblichen Laboruntersuchungen wie Bestimmung des Bilirubins und der Cholestase- und Indikatorenzyme im Serum haben vor allem wegen der kurzen, zur Diagnosestellung zur Verfügung stehenden Zeit nur geringe Bedeutung. Ein meist langsamer, kontinuierlicher Abfall des Serumbilirubinspiegels und der Serumenzymaktivitäten bei gleichzeitiger Besserung des klinischen Bildes spricht für eine inkomplette Störung des Galleflusses und damit für eine intrahepatische Cholestase. Aber auch eine Choledochuszyste ist möglich. Bei Patienten mit einer EHGA steigt dagegen der Serumbilirubinspiegel gewöhnlich auf ein Plateau von etwa 8–12 mg/dl an. Ein Serumbilirubinwert unter 4 mg/dl zu irgendeiner Zeit nach den ersten 2 Lebenswochen macht eine EHGA extrem unwahrscheinlich.

Zur Differenzierung zwischen EHGA und idiopathischem NHS mit schwerer Cholestase wurde eine ganze Reihe spezieller Untersuchungsmethoden entwickelt (Tabelle 3). Die starke Überlappung der Werte machen die Bestimmung des α-1-Fetoproteins, der 5′-Nukleotidase und des Cholsäure/Desoxycholsäure-Quotienten für die Differentialdiagnose weitgehend wertlos. Andere Untersuchungsverfahren wie der modifizierte LP-X-Test, die Serien-Funktionsszintigraphie oder die diagnostische Laparoskopie müssen noch an größeren Serien auf ihre Brauchbarkeit geprüft werden.

Bewährt haben sich vor allem 3 Untersuchungsmethoden: 1. Gallenachweis im Duodenalaspirat nach i.v. Cholezystokinin-Stimulation. 2. Perkutane Leberbiopse. 3. Fäkaler Radiojod-Bengalrosa-Exkretionstest.

Der Gallenachweis im Duodenalaspirat nach i.v. Cholezystokinin-Injektion ist ein guter Screening-Test. Gallige Verfärbung des Duodenalsekretes bzw. Bilirubin- oder Gallensäurennachweis schließen eine EHGA aus, können aber auch bei einer schweren intrahepatischen Cholestase fehlen. Bei negativem Gallenachweis im Duodenalaspirat sollten als weitere Untersuchungen eine perkutane Leberbiopsie und ein fäkaler Radiojod-Bengalrosa-Exkretionstest vorgenommen werden.

Leberbiopsie

Der differentialdiagnostische Wert der Leberbiopsie wird unterschiedlich beurteilt. Es gibt keine spezifischen histologischen Kriterien, die für sich allein eine eindeutige histologische Differenzierung zwischen EHGA und NH erlauben. Eine Gegenüberstellung wichtiger histologischer Befunde bei EHGA und NH (Tabelle 4) hat daher nur einen begrenzten diagnostischen Wert. Die charakteristischen histologischen Veränderungen bei der EHGA im Sinne eines zunächst akuten, später eines chronischen Verschlußfeldes entwickeln sich erst von der 3.–4. Lebenswoche an. Erst dann findet man eine Erweiterung der Portalfelder mit ausgeprägten Gallengangswucherungen und einer portalen Fibrose. Fehlen einer portalen Fibrose spricht stark gegen eine extrahepatische Cholestase. Galleablagerungen in der Hepatozyten, Riesenzelltransformation, Hämosiderinablagerungen, Störungen der Läppchenarchitektur, gesteigerte hämatopoetische Aktivität sind bei NH in der Regel stärker ausgeprägt als bei der EHGA. Andererseits können bei NH die Portalfelder ähnliche Veränderungen aufweisen, wie man sie bei der EHGA nach dem ersten Lebensmonat findet. Da aber bei NH nicht alle Portalfelder gleichmäßig betroffen sind, ist für eine zuverlässige histologische Diagnose Voraussetzung, daß die Biopsie wenigstens 4–5 Portalfelder aufweist. Gallethromben in den Portalfeldern kommen fast ausschließlich bei extrahepatischer Cholestase vor. Eine histologische Fehldiagnose beruht meist auf der Überbewertung von Gallengangsproliferationen bei einer NH. Fehlen von Gallengangswucherungen bei einer EHGA nach dem ersten Lebensmonat ist sehr selten und führt daher nur ausnahmsweise zu einer Fehldiagnose (Brough u. Bernstein). Bei einer kritischen Beurteilung der Leberbiopsie durch einen erfahrenen Pathologen soll die Quote der Fehldiagnosen unter 5% liegen.

Fäkaler Radiojod-Bengalrosa-Exkretionstest

Die Bestimmung der prozentualen Radioaktivitätsausscheidung mit dem Stuhl nach i.v. Injektion von

Tabelle 3. Untersuchungsmethoden zur Differenzierung zwischen extrahepatischer Gallengangsatresie und neonataler Hepatitis

1. Duodenalsondierung[a] (Screening-Test)
   Gallenachweis nach Cholezystokinin i.v., BSP nach BSP i.v.
2. Perkutane Leberbiopsie[a]
3. Nuklearmedizinische Diagnostik
   a) Fäkaler Radiojod-Bengalrosa-Exkretionstest[a] (evtl. vor und nach Behandlung mit CSM)
   b) Funktionsszintigraphie (^{99m}Tc-HIDA ^{99m}Tc-PI)
4. LP-X (quantitativ) im Serum vor und nach CSM
5. Laparoskopie (Biopsie, Cholangiographie)
6. Perkutane transhepatische Cholangiographie
7. Endoskopische retrograde Cholangiographie
8. Peroxyd-Hämolyse-Test (Vitamin E)
9. α-1-Fetoprotein im Serum (quantitativ)
10. 5'-Nukleotidase-Aktivität im Serum
11. Cholsäure/Desoxycholsäure-Quotient im Serum vor und nach CSM
12. Koproporphyrin-Isomeren-Muster im Stuhl und Harn

[a] bewährte Methode
BSP = Bromsulphalein
CSM = Cholestyramin

Tabelle 4. Diagnostisch brauchbare histologische Leberbefunde bei extrahepatischer Gallengangsatresie und neonataler Hepatitis

Gallengangsatresie	Neonatale Hepatitis
Gallengangswucherungen	Leberzellnekrosen und/oder Leberzellverlust
Portale Fibrose	Auflösung der Läppchenarchitektur
Erhaltene Läppchenarchitektur	Leeres Retikulinfasergerüst
Cholestase mit Galleseen und portalen Gallethromben	Cholestase, portale Gallethromben sehr selten
Zelluläre Infiltration der Portalfelder	Riesenzellen (zahlreich)
Hämatopoese	Gallengangswucherungen (gering)
Riesenzellen (spärlich)	Hämatopoese

Radiojod-Bengalrosa gilt z.Z. als die zuverlässigste Methode zur Unterscheidung zwischen intra- und extrahepatischer Cholestase. Eine Ausscheidung von weniger als 10% der injizierten Dosis im Verlauf von 72 Std spricht für eine EHGA. Die Ergebnisse des Bengalrosa-Exkretionstestes müssen stets zusammen mit den Befunden der Leberbiopsie bewertet werden, da die kombinierte Auswertung eine zuverlässigere Aussage erlaubt als jeder Test für sich allein.

Ergibt der Bengalrosa-Exkretionstest einen Grenzwert oder stimmt sein Ergebnis nicht mit den Befunden der Leberbiopsie überein, so sollte der Test nach Verabreichung von Cholestyramin (4 × 1 g über 14 Tage p.o.) wiederholt werden. Cholestyramin steigert über eine Bindung von Gallensäuren im Darmlumen den Gallefluß und kann dadurch bei offenen Gallenwegen die Bengalrosa-Exkretion in den Darm erhöhen.

Tabelle 5. Radiojod-Bengalrosa-Exkretion (*J-BRE) und Leberbiopsie in der Differentialdiagnose der schweren, idiopathischen neonatalen Cholestase (nach Mowat, gering modifiziert)

*J-BRE (1)	Biopsie (1)-Interpretation	Vorgehen	*J-BRE (2)	Biopsie (2)-Interpretation	Vorgehen
< 10 %	Extrahepatische Cholestase	Laparotomie			
	Intrahepatische Cholestase	Wiederholung *J-BRE nach 2 Wochen CSM	< 10 %	Extrahepatische Cholestase	Laparotomie
			> 10 %	Intrahepatische Cholestase	Erneut CSM Verlaufskontrolle
> 10 %	Extrahepatische Cholestase	Ausschluß Choledochuszyste			
	Intrahepatische Cholestase	Verlaufskontrolle[a]			

[a] Bei Verdacht auf intrahepatische Gallengangshypoplasie chirurgische Leberbiopsie zur Sicherung der Diagnose
CSM = Cholestyramin

Bei der EHGA bleibt dagegen auch nach Cholestyramin-Behandlung die Bengalrosa-Exkretion niedrig. Bei einer intrahepatischen Cholestase steigt die Ausscheidung dagegen in der Regel über den Grenzwert von 10 % an.

In Tabelle 5 (nach Mowat) ist das diagnostische Vorgehen schematisch dargestellt. Nach Ausschluß spezifischer Ursachen einer NH und bei negativem Gallenachweis im Duodenalaspirat werden eine perkutane Leberbiopsie und ein Radiojod-Bengalrosa-Exkretionstest vorgenommen. Liegt die Bengalrosa-Ausscheidung unter 10 % und spricht die Biopsie für einen extrahepatischen Verschluß, so wird so rasch wie möglich laparotomiert. Zeigt die Biopsie dagegen Hinweise auf eine Parenchymerkrankung, so wird der Radiojod-Bengalrosa-Exkretionstest nach Behandlung mit Cholestyramin wiederholt. Bleibt die Ausscheidung niedrig und zeigt eine zweite Biopsie jetzt Hinweise auf eine Gallengangsläsion, so ist ebenfalls eine Laparotomie indiziert. Ist aber auch die zweite Leberbiopsie weiterhin für eine Parenchymerkrankung typisch, so wird die Behandlung mit Cholestyramin fortgesetzt. Liegt dagegen die Bengalrosa-Exkretion über 10 % und spricht die Biopsie für einen extrahepatischen Verschluß, so sollte, nach Ausschluß einer Choledochuszyste, ein zweiter Radiojod-Bengalrosa-Exkretionstest vorgenommen werden. Ist die Ausscheidung auch jetzt höher als 10 %, so ist eine EHGA sehr unwahrscheinlich und man kann den weiteren Verlauf abwarten. Wenn der Radiojod-Bengalrosa-Exkretionstest mit einem Wert über 10 % und die Leberbiopsie für eine Hepatitis sprechen, so ist ebenfalls keine weitergehende Diagnostik erforderlich.

Funktions-Sequenzszintigraphie

Die Hauptschwierigkeit beim fäkalen Radiojod-Bengalrosa-Exkretionstest liegt im quantitativen Sammeln des Stuhles über 3–4 Tage ohne Kontamination durch radioaktiven Harn. Es hat daher nicht an Versuchen gefehlt, diese Schwierigkeiten durch Anfertigung von Sequenzszintigrammen über Leber und Gastrointestinaltrakt nach Injektion gallepflichtiger Radiopharmaka zu umgehen. ^{99m}Tc-markierte Präparate wie ^{99m}Tc-HIDA-Derivate (Abkömmlinge des Lidocains) und ^{99m}Tc-PI-Derivate (Abkömmlinge der Schiffschen Base) sind Radiojod-Pharmaka wie ^{131}J-Bengalrosa oder ^{131}J-Bromsulphan vorzuziehen. Diese Präparate werden normalerweise außerordentlich rasch in die Gallenwege ausgeschieden. Bei einer EHGA sind auch nach mehreren Stunden weder über den Gallenwegen noch über dem Darm nennenswerte Aktivitäten nachzuweisen. Ganz ähnliche Befunde kann man aber auch bei einer schweren intrahepatischen Cholestase finden. Untersuchungen an größeren Patientenkollektiven werden zeigen müssen, ob mit der Sequenzszintigraphie die gleiche Zuverlässigkeit wie mit dem fäkalen Radiojod-Bengalrosa-Exkretionstest zu erzielen ist.

Modifizierter LP-X-Test

LP-X ist ein abnormes Lipoprotein, das bei den meisten Patienten mit einer Cholestase im Serum nachweisbar ist. Der lediglich qualitative Nachweis von LP-X hat für die Differentialdiagnose der neonatalen Cholestase keine Bedeutung, da LP-X bei Patienten mit NH, IHGH und EHGA aber auch bei gesunden Neugeborenen und jungen Säuglingen vorkommt. Ein negativer LP-X-Befund soll allerdings eine EHGA ausschließen. Auch bei einer quantitativen LP-X-Bestimmung sind intra- und extrahepatische Cholestase wegen der starken Überlappung der Werte nicht eindeutig zu unterscheiden. Die Differenzierung soll aber durch LP-X-Bestimmung vor und nach Behandlung mit Cholestyramin möglich sein. Unter Cholestyramin (4 × 1 g p.o. über 14 Tage) sinkt die LP-X-Konzentration bei Patienten mit einer intrahepatischen Cholestase ab, während bei einer EHGA die Werte eher noch weiter ansteigen. Poley et al. führten diesen Test bei insgesamt 55 Kindern mit persistierendem cholestatischem Neugeborenenikterus durch. 27 Kinder hatten eine EHGA, 28 eine intrahepatische Cholestase. Unter Cholestyramin stieg die LP-X-Konzentration bei 23/27 Kindern mit EHGA weiter an, bei 2 Kindern blieb sie gleich und nur bei 2 Kindern sank sie gering ab. Bei 20/28 Kindern mit intrahepatischer Cholestase war LP-X im Serum nachweisbar. Bei allen 20 Kindern fiel der LP-X-Spiegel unter Cholestyramin-Behandlung deutlich ab, im Mittel um 78 %.

Cholestase
beim älteren Säugling, Klein- und Schulkind

Auch beim älteren Säugling, Klein- und Schulkind müssen viele Erkrankungen als Ursache einer Cholestase in Betracht gezogen werden (Tabelle 6). Nur bei der Choledochuszyste und der Cholelithiasis liegen chirurgisch korrigierbare Läsionen vor. Auf die benigne rekurrierende und die progressive intrahepatische Cholestase als seltene genetische Störungen der Gallesekretion wurde bereits hingewiesen.

Therapie

Die chirurgische Therapie der EHGA wird an anderer Stelle besprochen (s. Referat Schweizer). Nur bei wenigen Erkrankungen, die zu einer neonatalen Cholestase führen können, ist eine spezifische Therapie mit Medikamenten oder Diät möglich. Zu diesen Erkrankungen gehören konnatale Lues, Listeriose, Toxoplasmose, Sepsis, Galaktosämie und Fruktoseintoleranz. Meist muß sich die konservative Therapie auf symptomatische Maßnahmen beschränken. Phenobarbital und gallensäurenbindende Medikamente wie Cholestyramin und möglicherweise auch Aluminiumhydroxyd haben, allein oder in Kombination verabreicht, durch ihren Einfluß auf die Gallensäurenausscheidung häufig einen günstigen Effekt auf den quälenden Juckreiz. Die gallensäurenbindenden Mittel werden zweckmäßigerweise in 2 Dosen vor und nach dem Frühstück nach einer möglichst langen Nüchternperiode verabreicht. Phenobarbital kann in einer abendlichen Dosis gegeben werden. Da unter dieser Therapie auch die Gallensäurenkonzentration in den Hepatozyten abnimmt, wird möglicherweise bei bestimmten intrahepatischen Cholestaseformen auch die Entwicklung einer Zirrhose beeinflußt. Bei einer EHGA sind die genannten Medikamente unwirksam.

Da eine Cholestase in der Regel mit einer Steatorrhoe einhergeht, sollten die fettlöslichen Vitamine regelmäßig parenteral substituiert werden. Empfehlenswert ist auch der Ersatz eines Teils der Nahrungsfette durch mittelkettige Triglyceride (MCT). Eine Hypokalzämie kann eine Kalziumsubstitution erforderlich machen. Da eine chronische Cholestase mit einer Kupferanhäufung in der Leber einhergeht, wird neuerdings eine kupferarme Diät als vorbeugende Maßnahme diskutiert.

Auch Kinder mit inoperabler EHGA bedürfen einer sorgfältigen ärztlichen Betreuung während ihres meist nur kurzen Lebens. Durch regelmäßige Substitution fettlöslicher Vitamine können eine Rachitis, eine Keratomalazie und über eine längere Zeit auch eine hämorrhagische Diathese vermieden werden. Kalorien sollten vor allem in Form von Kohlenhydraten und MCT zugeführt werden.

Tabelle 6. Ätiologische Klassifikation der Cholestase beim älteren Säugling, Klein- und Schulkind

Extrahepatische Gallengangsatresie
Intrahepatische Gallengangshypoplasie
Virale und bakterielle Hepatitiden
Sepsis
Medikamentöse und toxische Leberschäden
Choledochuszyste
Cholelithiasis
Cholangitis
Tumoren
Leberabszeß
Stauungsleber
Schockleber
Postoperative Cholestase
Progrediente und rekurrierende intrahepatische Cholestasen

Literatur (Auswahl)

Alagille, D., Odievre, M., Gautier, M., Dommergues, J.P.: J. Pediatr. **86**, 63–71 (1975)

Alagille, D.: In: Popper, H., Schaffner, F. (eds.): Progress in liver diseases, Vol. 6, p. 471–485. New York, San Francisco, London: Grune & Stratton 1979

Brough, J.A., Bernstein, J.: Hum. Pathol. **5**, 507–516 (1974)

Danks, D.M., Campbell, P.E., Jack, I., Rogers, J., Smith, A.L.: Arch. Dis. Child. **52**, 360–367 (1977)

Elias, E., Boyer, J.L.: In: Popper, H., Schaffner, F. (eds.): Progress in liver diseases, Vol. 6, p. 457–470. New York, San Francisco, London: Grune & Stratton 1979

Hadchouel, M., Gautier, M.: J. Pediatr. **89**, 211–215 (1976)

Javitt, N.B.: Gastroenterology **70**, 1172–1181 (1976)

Javitt, N.B.: Postgrad. Med. **65**, 120–128 (1978)

Jewett, T.C.: In: Lebenthal, E. (ed.): Digestive diseases in children, p. 561–575. New York, San Francisco, London: Grune & Stratton 1978

Landing, B.H.: Progr. Pediatr. Surg. **6**, 113–119 (1974)

Lloyd-Still, J.D.: In: Demers, L.M., Shaw, L.M. (eds.): Evaluation of liver function, p. 171–200. Baltimore, München: Urban & Schwarzenberg 1978

Maisels, M.J.: In: Demers, L.M., Shaw, L.M. (eds.): Evaluation of liver function, p. 157–170. Baltimore, München: Urban & Schwarzenberg 1978

Mowat, A.P.: Liver disorders in childhood, 1. Aufl. London, Boston, Sidney, Wellington, Durban, Toronto: Butterworths 1979

Poley, J.R.: South. Med. J. **70**, 91–94 (1977)

Poley, J.R., Caplan, D.B., Magnani, H.N., Alaupovic, P., Smith, E.I., Campbell, D.P., Bhatia, M., Burdelski, M., Bojanovski, D.: Eur. J. Clin. Invest. **8**, 397–404 (1978)

Pretorius, P.J., Roode, H.: S. Afr. Med. J. **48**, 811–815 (1974)

Sass-Kortsak, A.: Pediatr. Clin. North Am. **21**, 777–799 (1974)

Schubert, W.K.: In: Lebenthal, M. (ed.): Digestive diseases in children, p. 545–560. New York, San Francisco, London: Grune & Stratton 1978

Sharp, H.L.: In: Lebenthal, E. (ed.): Digestive diseases in children, p. 235–242. New York, San Francisco, London: Grune & Stratton 1978

Sveger, T.: N. Engl. J. Med. **294**, 1316–1321 (1976)

Prof. Dr. Dr. H. W. Rotthauwe
Universitäts-Kinderklinik
Adenauerallee 119
D-5300 Bonn 1

Monatsschr. Kinderheilkd. 128, 292–301 (1980)

Monatsschrift für
Kinderheilkunde
© by Springer-Verlag 1980

Die Cholestase im Kindesalter aus chirurgischer Sicht

P. Schweizer

Kinderchirurgische Abteilung der Chirurgischen Universitätsklinik Tübingen

Die Thematik der „Cholestase im Kindesalter aus der Sicht der Chirurgen" muß sich mit den Formen der Gallengangsatresie, mit den Choledochuszysten und Choledochusdilatationen beschäftigen. Die Cholestase als Folge von Gallenwegssteinen und Tumoren tritt im Gegensatz zum Erwachsenen in den Hintergrund. Den Inhalt meines Referates grenze ich aus didaktischen Gründen ein auf die pathogenetischen Vorstellungen und therapeutischen Möglichkeiten bei Gallengangs-atresien und -hypoplasien. Dies bedeutet, daß über eine Reihe von Fehlschlägen berichtet werden muß.

An den Beginn stelle ich daher bewußt einige postoperative Ergebnisse aus der Literatur. Campbell [11] berichtet, daß er bei 9 Kindern mit operierter extrahepatischer Gallengangsatresie keinen einzigen Erfolg erfahren konnte. Sondheimer [56] analysiert die Langzeitergebnisse von 10 konsekutiv operierten Kindern und berichtet, daß nur drei Kinder ikterusfrei wurden, die Leberfunktion sich jedoch bei keinem Kind normalisierte und der Umbau der Leberstruktur nur bei einem einzigen Kind nicht weiter fortschritt. Odièvre [53] teilt mit, daß nur 29 von 111 operierten Patienten ikterusfrei wurden und 28 von diesen 29 Kindern eine Leberzirrhose, 26 eine portale Hypertension entwickelten. Altman [2] führte bei 11 Kindern mit einer Hepatoporto-Enterostomie sechs bis zwölf Monate nach der Operation eine Leberbiopsie durch und fand bei 8 eine progressive Leberfibrose, bei 2 einen stationären Befund und nur bei 1 eine Besserung der Leberstruktur. Carcassonne [13] analysiert in einer Sammelstatistik die Befunde von 181 Kindern mit einer Hepatoporto-Enterostomie und stellt heraus, daß zwar in 40% ein Gallefluß erreicht werden kann, jedoch nur 15% 5 Jahre überleben.

Besser sind die Ergebnisse die Kasai [32a] mitteilt. Bis 1978 blieben 47 von 172 Kinder mit einer Hepatoporto-Enterostomie ikterusfrei und nur 3 davon entwickelten später eine portale Hypertension. 22 von diesen 47 Kindern leben nun schon länger als fünf Jahre, 9 länger als zehn Jahre.

Die Analyse der Mißerfolge und das Suchen nach besseren Korrekturmöglichkeiten setzen Vorstellungen von der Pathogenese voraus, die zunächst im Überblick in die Erinnerung gerufen werden sollen.

Pathogenese der Gallengangsatresien

Das pathogenetische Bild ist eine Synopse klinischer, morphologischer und experimenteller Befunde. Diesem Bild fehlt aber noch der schlüssige Beweis.

Bei der Obduktion totgeborener oder bald nach der Geburt verstorbener Kinder wurde bisher kein einziger Fall einer Gallengangsatresie gefunden [6, 7, 16, 31, 38, 54]. *Dies macht wahrscheinlich, daß die Gallengangsatresie erst peri- oder postnatal entsteht.* In dieses Bild kann auch die Beobachtung eingefügt werden, daß sich der Verschlußikterus bei Kindern mit Gallengangsatresien erst drei bis vier Wochen nach der Geburt entwickelt und nicht schon bei der Geburt besteht (s. a. Bill [5], 1978). Primär angelegte Gallengänge können sich sekundär nach einer Ischaemie oder Entzündung wieder verschließen. In eigenen Untersuchungen dazu wurde der Gallengang skelettiert (also seiner Gefäße beraubt) und mit einem Silastikröhrchen umscheidet. Schon zwei Wochen später war der Gallengang narbig obliteriert [51]. Pickett [54] unterband bei Lämmerembryonen einige Tage vor dem Geburtstermin Äste der Arteria hepatica und erzeugte dadurch segmentale extrahepatische Gallengangsverschlüsse.

Der Ikterus trat erst drei bis vier Wochen nach der Geburt auf, wie bei Kindern mit Gallengangsatresie. Klippel [36] wies in anatomischen Untersuchungen nach, daß der Gallengang bei 16% der Menschen nur von Endstromaterien versorgt wird und deshalb für segmentale Ischämien mit konsekutiven Strikturen besonders anfällig ist. Zum gleichen Ergebnis kommt Douglas [18] in seinen hämodynamischen Überlegungen: Wegen Kurzschlußverbindungen zwischen der Arteria hepatica und dem Ductus venosus Arantii entsteht eine Ischämie der Gallenwege, wenn sich der Ductus venosus nach der Geburt nicht verschließt.

Solche Befunde legen nahe, daß die Gallengangs-atresie sekundär *nach einer peri- oder postnatalen Isch-ämie*, entstehen kann (s.a. [9, 20, 28, 47, 50]). So ist eine Parallele zur nekrotisierenden Enterocolitis mit konse-kutiver Striktur und zur Genese der Dünndarmatre-sien sowie zu den ischämischen Darmverschlüssen im Erwachsenenalter erkennbar.

Andere Befunde aus der Morphologie sprechen jedoch für eine *primär entzündliche Genese der Gallengangsatresie* [3, 8, 17, 23, 24, 29, 55, 59]. Haas u. Bill [30] beschreiben die entzündliche Pathogenese in ihrer „Histopathologie der biliären Atresie". Am Beginn steht die vacuoläre Degeneration von Leberzellen und Gallengangsepithelien, die schließlich in die Nekrose übergehen. Die Wand des Gallenganges wird mit

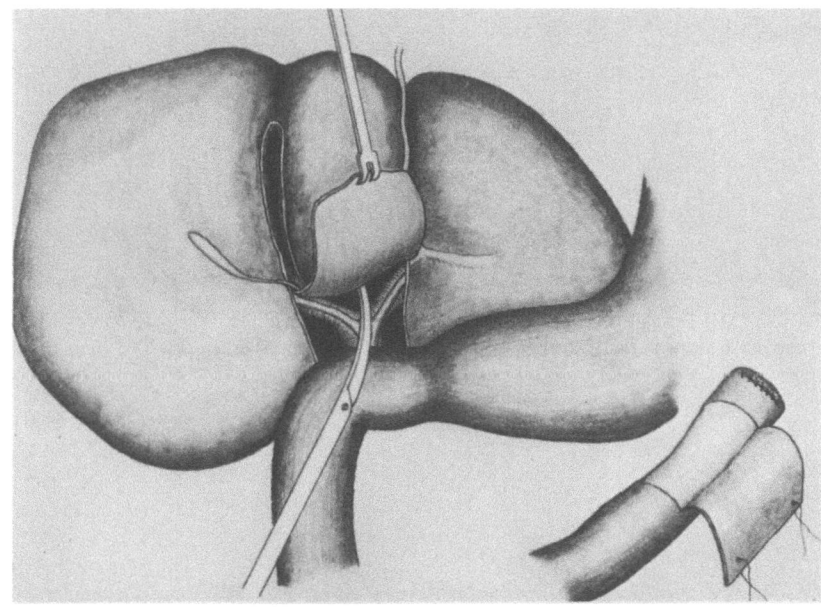

Abb. 2. Hepatoporto-digestive Lymphwegsverbindung (1. Operationsschritt)

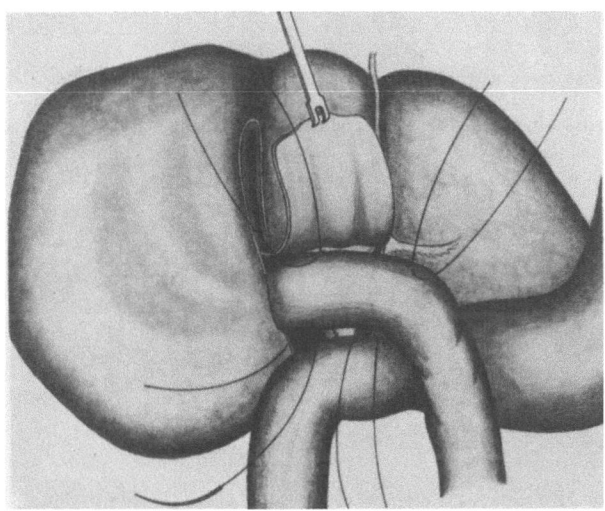

a

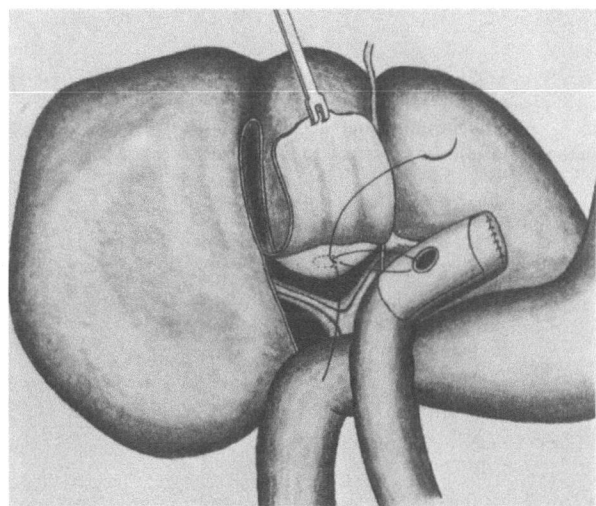

b

Abb. 3. a Hepatoporto-digestive Lymphwegsverbindung (2. Operationsschritt). **b** Hepatoporto-digestive Lymphwegsverbindung [Hepatoporto-Enterostomie als zwischengeschalteter Operationsschritt (s. S. 296)]

sen werden. Ein gesundes Tier speichert das Isotop innerhalb von 10 min quantitativ in die Leber ein. Danach beginnt die Ausscheidung von Bengal-Rosa in den Darm. 60 Minuten nach Injektion ist die Leber bereits wieder entspeichert. Aktivität kann nur noch über dem Darm gemessen werden (Abb. 4).

Einen Tag nach experimentellem Gallengangsverschluß und nach Hepatoporto-digestiver Lymphwegsverbindung kann die Leber das eingespeicherte Isotop nicht mehr ausspeichern. Am fünften Tag erst ist im Ganzkörperszintigramm keine Aktivität mehr meßbar, eine Ausscheidung über den Darm konnte jedoch zu keinem Zeitpunkt nachgewiesen werden (Abb. 5).

14 und 21 Tage nach der Operation ist derselbe Verlauf der Ein- und Ausspeicherung zu messen. Erst in der sechsten postoperativen Woche gelangt Bengal-Rosa wieder in den Darm; allerdings scheidet die Leber das Isotop verzögert aus (Abb. 6).

Im histologischen Bild erkennt man in der achten postoperativen Woche bestenfalls eine geringgradige Fibrose der Periportalfelder (Abb. 7). Eine Vergleichstiergruppe ohne Hepatoporto-digestive Lymphwegsverbindung zeigte dagegen bereits eine schwere Zirrhose (Abb. 8). In den histologischen Schnitten der Nahtflächen zwischen dem deserosierten Darm und dem Ligamentum hepatoduodenale

waren Lymphspalten zu erkennen, die mit Gallethromben gefüllt waren.

Das selbe Ergebnis war im Tierexperiment auch zu erreichen, wenn das große Netz in den Leberhilus und das Ligamentum hepatoduodenale eingesteppt wurde.

Diese Beobachtungen können ein Hinweis sein, daß im Tierexperiment beim chronischen Gallestau galliges Oedem mit der Leberlymphe abtransportiert werden kann. Ein schlüssiger Beweis fehlt jedoch, wir haben bisher nicht beweisen können, ob die grüngefärbte Lymphe und der Stuhl außer Bilirubinkörperchen auch Gallensäuren enthält.

Mit dieser Einschränkung fertigten wir, gestützt auf die experimentellen Befunde, eine Hepatoporto-digestive Lymphwegsverbindung schließlich auch bei Kindern mit „nicht korrigierbarer Gallengangsatresie". Das Vorgehen mußte beim Kind jedoch modifiziert

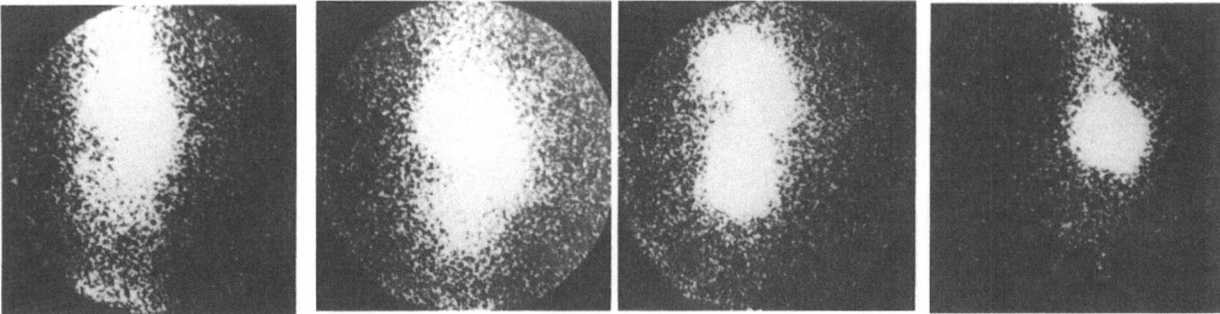

Abb. 4. Funktionsszintigramm der Leber mit 100 µCi 131-J-Bengalrosa beim nichtoperierten neugeborenen Tier. Verlauf von der frühen Einspeicherung in die Leber bis zur Ausspeicherung des Isotops in den Darm

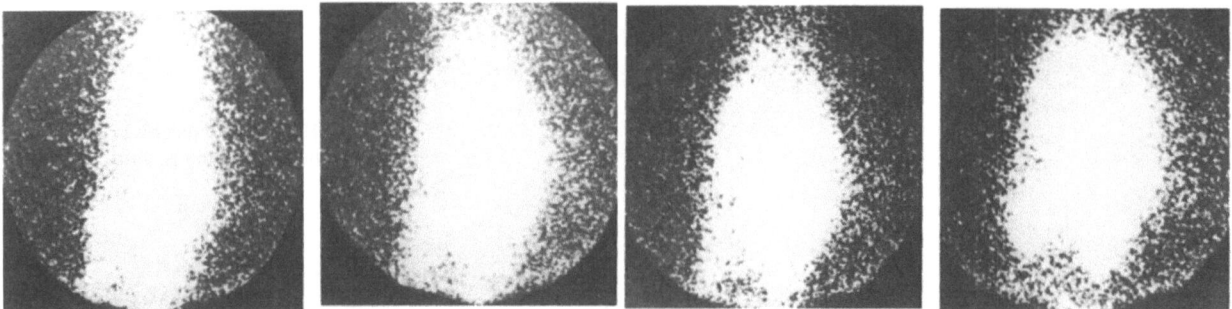

Abb. 5. Funktionsszintigramm der Leber mit 100 µ Ci 131-J-Bengalrosa einen Tag nach experimentellem Gallengangsverschluß und Hepatoporto-digestiver Lymphwegsverbindung

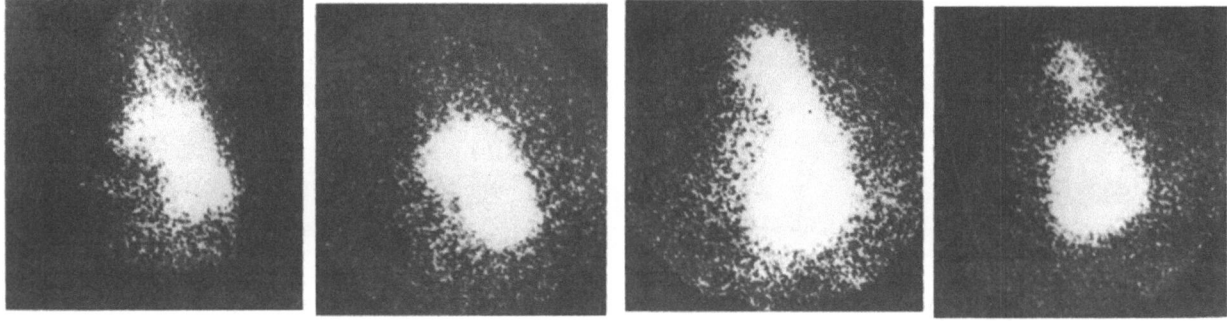

Abb. 6. Funktionsszintigramm der Leber 6 Wochen nach experimentellem Gallengangsverschluß und Hepatoporto-digestiver Lymphwegsverbindung. Das Isotop wird jetzt wieder von der Leber in den Darm ausgeschieden

werden, weil sich im Experiment herausstellte, daß das Einsprossen effektiv gallige Flüssigkeit drainierender Lymphgefäße von der Leberpforte her in eine aufgesteppte Jejunumschlinge 40 Tage benötigt. In diesem Zeitraum entwickelt sich beim Gallestau des Neugeborenen aber bereits eine Leberzirrhose. Zur Vermeidung eines irreversiblen Leberumbaues fertigten wir deshalb zusätzlich zur Lymphwegsverbindung eine Hepatoporto-Jejunostomie, wie beim Kasaischen Vorgehen. Sie bleibt beim Tier in der Regel vier bis sechs Wochen drainagefähig, danach wird sie häufig von Schleimhaut überwachsen. In diesem Zeitraum entwickelten sich aber zwischen Leberpforte und Darmwand Lymphwege, die beim Tier auch gallige Flüssigkeit führten. Die Hepatoporto-Jejunostomie wäre nach dieser Zeit nicht mehr notwendig.

Klinische Ergebnisse

Inzwischen können wir Erfahrungen von insgesamt 15 Kindern analysieren. 12 Kinder hatten eine sog. „nicht korrigierbare extrahepatische Gallengangsatresie", 3 eine korrigierbare Form (Tabelle 2). Von 12 Kindern mit einer „nicht korrigierbaren Gallengangsatresie" hatten 6 zum Zeitpunkt der Operation bereits eine schwere Leberzirrhose, eine therapeutische Chance war nicht mehr vorhanden. Alle 6 Kinder waren schon älter als sechs Wochen.

Bei 2 Kindern waren im Ligamentum hepato-duodenale, soweit mit bloßem Auge und der Lupe beurteilbar, haardünne Gallengangsstrukturen nachweisbar, die sich aber nach Injektion von Flüssigkeit in die galleleere, kleine und dickwandige Gallenblase nicht füllten und röntgenologisch keine Kontrastmittel transportierten. Die Entscheidung für oder wider eine Kasai-Anastomose war recht schwierig; wir konnten uns bei beiden Kindern nicht zur Exstirpation der vorhandenen Gallengangsrudimente entschließen und fertigen deshalb nur eine Hepatoporto-digestive Lymphwegsverbindung. Bei einem Kind wurde ein α-1-Antitrypsinmangel nachgewiesen, so daß eine Gallengangshypoplasie vermutet werden kann.

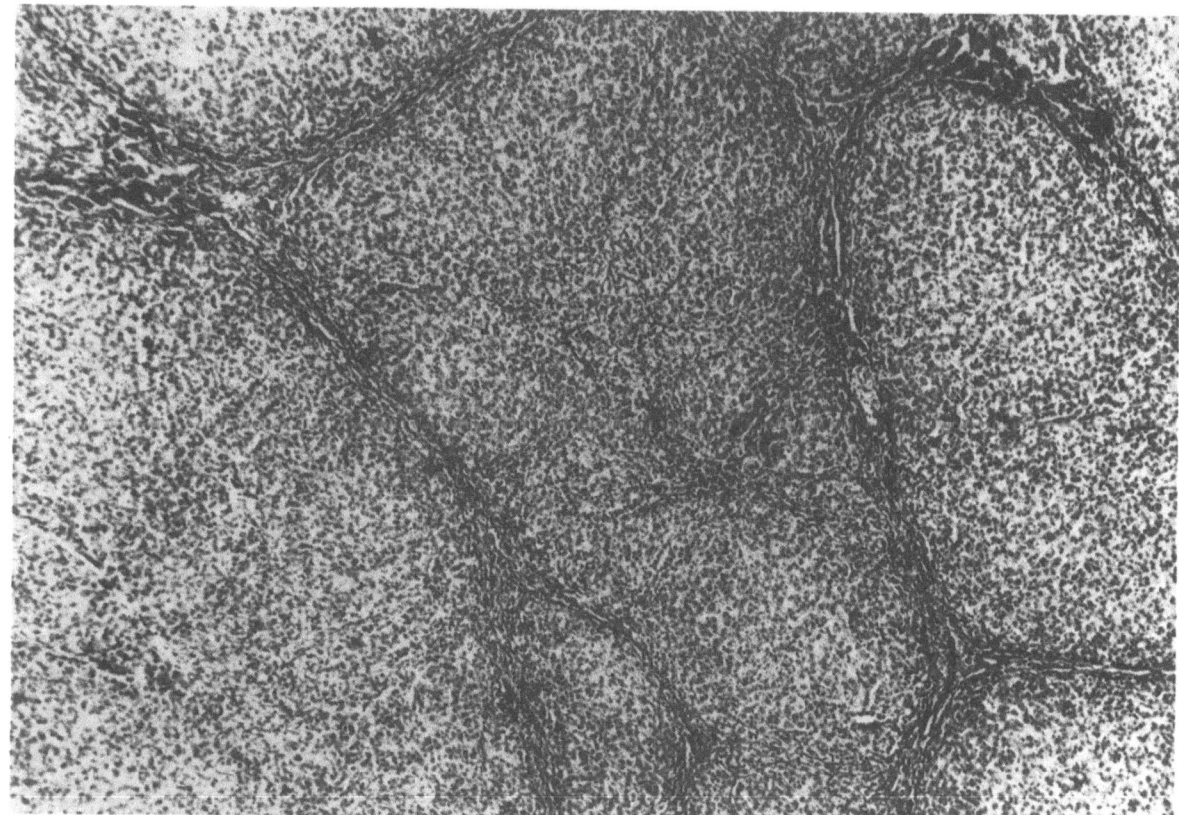

Abb. 7. Histologisches Bild der Leber 8 Wochen nach experimentellem Gallengangsverschluß und Hepatoporto-digestiver Lymphwegsverbindung. Vergrößerung: 41:1. Die Periportalfelder sind durch Fibrose und marginale Ductuluswucherungen verbreitert

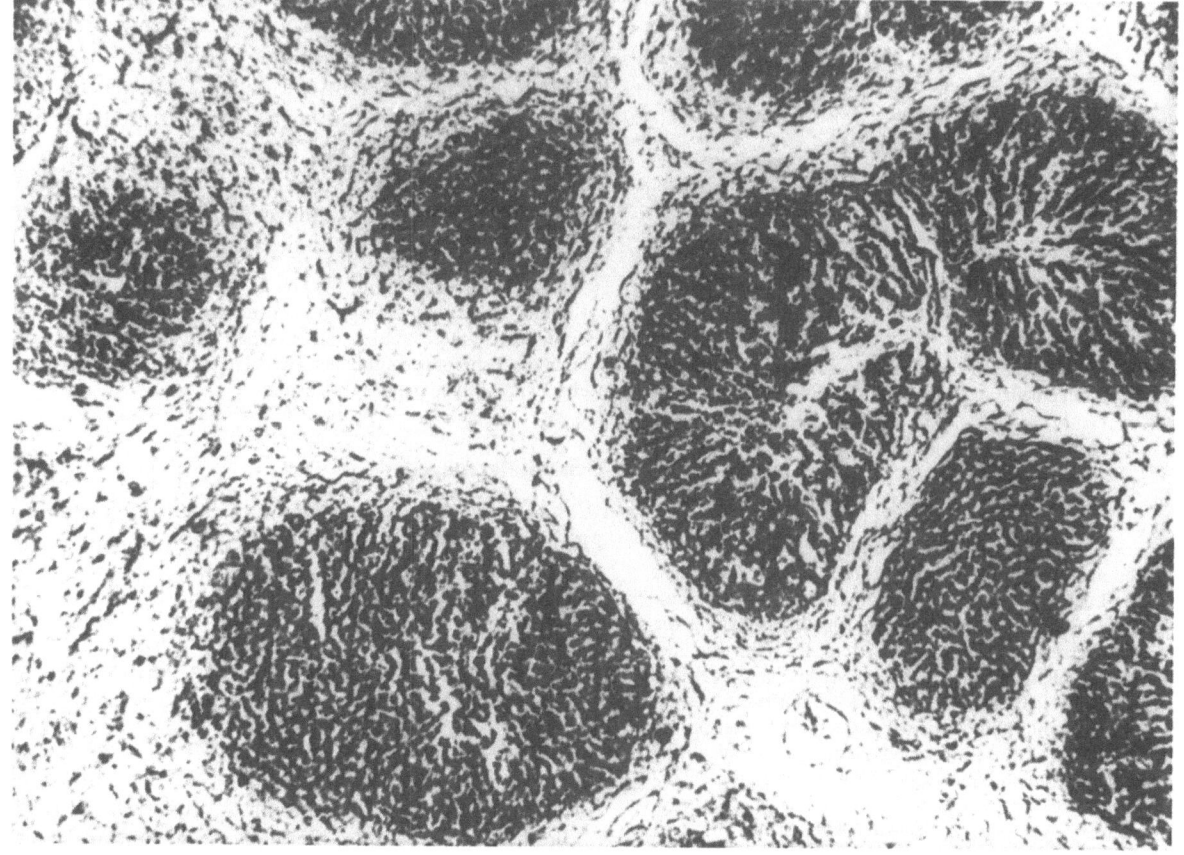

Abb. 8. Histologisches Bild der Leber 8 Wochen nach experimentellem Gallengangsverschluß. Vergrößerung: 44:1. Bei den Tieren dieser Gruppe ist keine Hepatoporto-digestive Lymphwegsverbindung gefertigt worden. Die Leber wird bereits zirrhotisch umgebaut

Tabelle 2. Ergebnisse von 12 Kindern mit einer „nicht korr. Form" der extrahepat. Gallengangsatresie aus dem Zeitraum 1973–1979

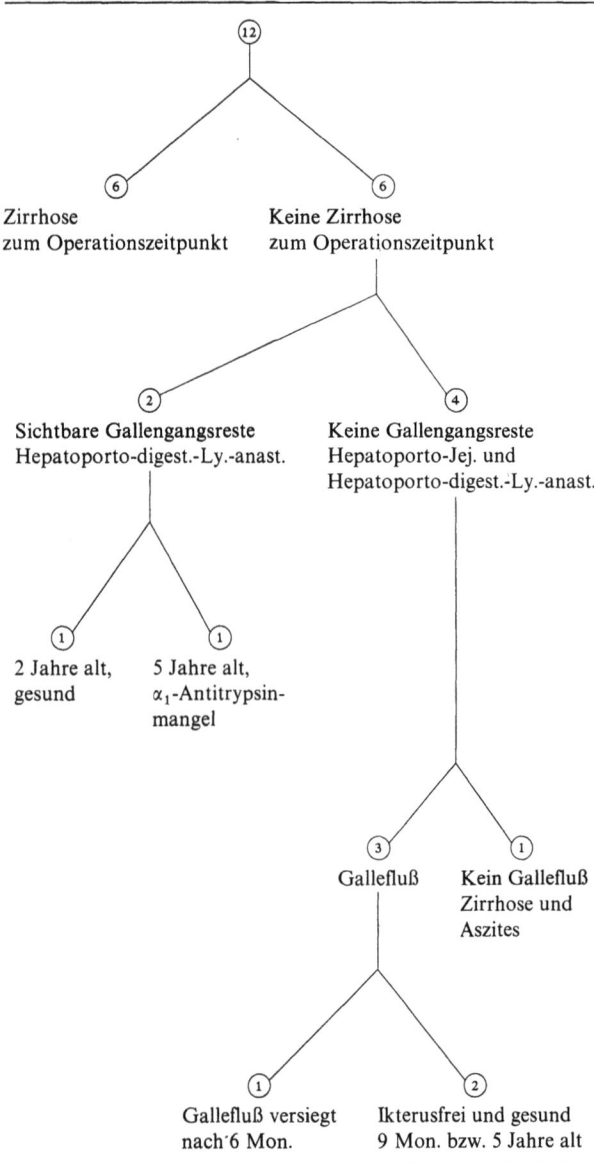

Beide Kinder blaßten nach rund sechs Wochen ab, sie sind jetzt 4 bzw. 5 Jahre alt mit einem normalen Serumbilirubin, aber erhöhten Enzymwerten.

Bei 4 weiteren Kindern waren im Ligamentum hepatoduodenale keine Gallengangsstrukturen zu erkennen; wir fertigten deshalb beides, eine Hepatoporto-Jejunostomie und eine Hepatoporto-digestive Lymphwegsverbindung. Bei 1 Kind konnte intraoperativ an der Leberpforte ein guter Gallefluß beobachtet werden, bei 2 anderen waren nur Gallespuren erkennbar, beim vierten Kind blieb die präparierte Leberpforte galletrocken. Drei Kinder wurden anikterisch, die Stühle färbten sich nach vier bis sechs Wochen gallig, die Transaminasen besserten sich, normalisierten sich aber nur bei einem Kind. Diese 3 Kinder sind heute neun Monate bzw. zwei und vier Jahre alt. Das zweijährige Kind, mit zunächst günstigem Verlauf und normalem Serumbilirubin sowie gebesserten Enzymwerten bekam nach sechs Monaten einen hochfieberhaften Infekt mit Otitis media, einer Dysenteriesymptomatik und Oligurie. Die Stühle wurden abrupt acholisch, ein Gallefluß kam danach nicht wieder in Gang. Eine Reoperation lehnten die Eltern kategorisch ab. Beim vierten Kind, das an der Leberpforte keinen Galleaustritt beobachten ließ, blieben die Stühle acholisch, die Leber ist heute nach einem Jahr hart, das Kind hat Aszites.

Diskussion

Wertung der bilio-digestiven Lymphwegsverbindung

Die Interpretation der Ergebnisse ist schwierig, weil die Frage offen ist, ob beim Gallestau im interstitiellen Oedem außer Bilirubin auch Gallensäuren erscheinen und auf dem Lymphweg abtransportiert werden können. Nach Obduktionsbefunden von zwei Kindern zweifeln wir daran, weil in den Strukturen zwischen Leberpforte, Ligamentum hepatoduodenale und der Darmwand zwar reichlich neugebildete Lymphgefäße nachgewiesen werden konnten, die vom Tierexperiment her bekannten Gallethromben darin jedoch vermißt wurden. Übereinstimmende Befunde berichtete mir Gottschalk [27] aus dem Kinderchirurgischen Zentrum in Erfurt.

Die Deutung bedient sich der Pathogenese der Gallengangsatresie als Folge einer Ischämie oder Entzündung mit interstitiellem Oedem. Wie sehen den therapeutischen Nutzen ausgedehnter, künstlich geschaffener Verbindungen zwischen den Lymphwegen der Leberpforte und des Darmes in der Möglichkeit, das interstitielle, vielleicht sogar gallesalzhaltige Oedem aus der Leber transportieren zu können. Die Operation verbreitet die Transportstraße für die Leberlymphe. Bei der Zirrhose versucht die Leber diesen Weg selbst herzustellen, indem sie auf der Leberoberfläche Lymphzysten mit galliger Flüssigkeit entwickelt [43, 49]. Dieser spontane aber späte Versuch der Leber, das gallige interstitielle Oedem loszuwerden, wird mit der operativ hergestellten Lymphwegsverbindung in ein frühes Stadium des Cholestase verlegt.

Die Drainage des interstitiellen Oedems aus der Leber entlastet die komprimierten intrahepatischen Gallenwege, so daß Galle wieder in die extrahepatischen, bisher aus der Funktion genommenen, verklebten und geschrumpften Gallewege flutet und sie weiten kann, wenn sie noch nicht sklerosiert vernarbt sind.

In der neueren Literatur [16, 18, 25, 26, 52] sind nun Hinweise zu finden, die unsere Vermutung stützen, daß auch die Kasaische Hepatoporto-Enterostomie zum Teil eine Lymphdrainage darstellt, weil in der Leberpforte außer den rudimentären Gallengängen auch weite Lymphgefäße nachzuweisen sind.

Schlußfolgerungen

Welche therapeutisch relevanten Schlußfolgerungen können nun aus dem Wissen über die Pathogenese und aus Langzeitbeobachtungen gezogen werden?

1. Der Operationszeitpunkt muß frühzeitig gewählt werden

Nach dem heutigen Wissen entsteht die extrahepatische Gallengangsatresie sekundär peri- oder postnatal und nur bis zur achten Lebenswoche sind in der Leberpforte noch Gallenwegsstrukturen zu finden, die Galle drainieren können. Danach vernarben und obliterieren sie, die Leber wird nach der achten Lebenswoche in der Regel zirrhotisch umgebaut [60]. Die

Forderung nach einem frühen Operationszeitpunkt beinhaltet aber, daß die beiden Verlaufsformen einer sklerosierenden Cholangiohepatitis, die neonatale Hepatitis auf der einen und die extrahepatische Gallengangsatresie auf der anderen Seite unterschieden werden können. Trotz großer Anstrengungen kennt man bis heute keinen verläßlichen Test, der beide Krankheitsbilder sicher und in jedem Falle unterscheiden kann. Vielleicht gelingt die Differentialdiagnose einmal mit einem Sekretin-Pankreozymintest, der die Messung von Gallensäuremustern im Duodenum erlaubt. Die Unterscheidung ist z. Z. nur histologisch jenseits der vierten Lebenswoche möglich, wenn die differentialdiagnostisch relevanten marginalen Ductuluswucherungen auftreten.

Nach allgemeiner Erfahrung beginnt die reversible Leberfibrose beim extrahepatischen Gallengangsverschluß am Ende der zweiten und im dritten Lebensmonat in die irreversible und progrediente Leberzirrhose überzugehen. Wenn die bisherigen Erfahrungen Richtwert haben, dann wird die diagnostische Laparotomie bei Kindern mit progredienter Cholestase in der fünften Lebenswoche ausgeführt werden müssen. Zu diesem Zeitpunkt können die Krankheitsbilder histologisch in der Regel sicher differenziert werden, zudem kann eine Drainageoperation noch erfolgreich sein.

Auf diesem Wege wird man aber in manchen Fällen zum ungünstigen Zeitpunkt in die floride Cholangitische Hepatitis, die keine Operation erfordert, oder in die Restauration der Gallengänge hineinoperieren und solchen Kindern schaden. Smith [53] und Danks [15] empfehlen deshalb zur Bestimmung des Operationszeitpunktes die wiederholte perkutane Nadelbiopsie. Als Kriterium dient dabei der Fibrosegrad, nicht die Zahl interlobulärer Gallengänge und marginaler Gallengangsproliferate. Bei geringer Fibrose warten sie ab und wiederholen die Biopsie in vierwöchigem Abstand, es sei denn, der Ikterus klingt inzwischen ab. Erst bei schwergradiger und progredienter Fibrose stellen sie die Indikation zur Laparotomie. Ihr Leitgedanke ist dabei, daß erst operiert werden soll, wenn das Ausheilungsstadium der cholangitischen Hepatitis erreicht ist – oder der Leberumbau ein längeres Warten nicht mehr erlaubt. Dieses Vorgehen hat den Nachteil, daß wiederholte Leberbiopsien notwendig sind und fraglich bleibt, ob die Nadelbiopsie aus einem geeigneten Ort der Leber stammt und die geringe Zahl gewonnener Periportalfelder dem Pathologen zur morphologischen Diagnose ausreichen.

2. Das operationstaktische Vorgehen
kann aus der Pathogenese abgeleitet werden
und soll den anatomischen Befund berücksichtigen

Bei einer progredienten Cholestase über die vierte Lebenswoche hinaus entschließen wir uns zur Probelaparotomie. (Wir haben noch zu wenig Erfahrungen in der Zeitpunktwahl durch wiederholte perkutane Biopsien.)

Im Falle einer sog. „nicht korrigierbaren extrahepatischen Gallengangsatresie fertigen wir eine Hepatoporto-Enterostomie, wenn im Ligamentum hepatoduodenale keine oder nur haardünne fibröse Gallengangsstrukturen zu erkennen sind. Zusätzlich stellen wir eine Hepatoporto-digestive Lymphwegsverbindung her. Zweifeln wir am kompletten Verschluß, so können wir uns zur Exstirpation und Präparation der Leberpforte nach Kasai nur dann entschließen, wenn die Leber verfestigt ist. Sonst scheuen wir uns vor der Präparation der Leberpforte aus Angst, die Restauration der Gallengänge zu stören und noch drainagefähige Gallengänge zu durchtrennen. In solchen Fällen fertigen wir eine Hepatoporto-digestive Lymphwegsverbindung; diese Operation benötigt wenig Zeit und kann den Abtransport des interstitiellen Oedems, das vielleicht auch gallesalzhaltig ist, unterstützen.

Wenn die äußeren Gallengänge durchgängig sind muß eine neonatale Hepatitis ohne oder mit intrahepatischer Gallengangshypoplasie oder eine unerkannte Stoffwechselerkrankung vermutet werden.

Bei den intrahepatischen Hypoplasieformen können dem klinischen Verlauf nach zwei Formen unterschieden werden.

Die erste Form ist gekennzeichnet durch anhaltende Cholestase. Der Serumgallesäurenspiegel ist erhöht. Histologisch beobachtet man eine langsame Zunahme der portalen Fibrose, die schließlich in der biliären Zirrhose endet.

Die zweite Form ist gekennzeichnet durch einen günstigen Verlauf. Im ersten Lebenshalbjahr normalisieren sich alle klinischen und laborchemischen Parameter, zu einem histologisch nachweisbaren Leberstrukturumbau kommt es nicht.

Wir beobachteten seit 1970 10 Kinder mit intrahepatischen Gallengangsatresien oder -hypoplasien. Drei Kinder haben ein Watson-Miller-Syndrom, eines einen α-1-Antitrypsinmangel bei connatalen Röteln. In 5 Fällen war der Verlauf ungünstig und endete letal in der biliären Zirrhose. In 5 anderen Fällen dagegen liegt eine benigne Verlaufsform vor, diese Kinder wurden bis zu acht Jahren weiterverfolgt, Spätschäden sind bisher nicht zu erkennen.

Da die beiden Formen nur aus dem klinischen Verlauf und nicht bei einer Laparotomie unterschieden werden können, schließen wir die Laparotomie in allen Fällen mit durchgängigen äußeren Gallenwegen mit einer Hepatoporto-digestiven Lymphwegsverbindung ab. Sie wird in der Vorstellung gefertigt, daß den meisten intrahepatischen Hypoplasieformen pathogenetisch eine Cholangio-Hepatitis mit interstitiellem galligem Oedem zugrundeliegt, das drainiert werden kann.

Therapeutische Möglichkeiten und Prognose bei korrigierbaren extrahepatischen Gallengangsatresien (Typ I und II)

Wenn eine korrigierbare Form der extrahepatischen Gallengangsatresie besteht, dann wird das operative Vorgehen vom jeweiligen anatomischen Befund bestimmt. Das Verfahren der Wahl ist die mikroskopische

Tabelle 3. Postoperative Langzeitergebnisse bei korrigierbaren extrahepatischen Gallengangsatresien (Typ I und II) (nach: [13])

Gesamtzahl der Patienten	123
Davon operiert	104 (100%)
Galfefluß erreicht	36 (34%)
Überlebend 3 Jahre	32 (31%)
Verstorben	71 (69%)

mucomucöse Anastomose zwischen dem durchgängigen proximalen Gallengangsstumpf und einer ausgeschalteten Jejunumschlinge. Bei sehr dünnen und kurzen proximalen Gallengangsstümpfen empfiehlt sich jedoch die Hepatoporto-Enterostomie wie bei den sog. „nicht korrigierbaren Formen".

Die Prognose ist bei den korrigierbaren Gallengangsatresien kaum besser als bei sog. „nicht korrigierbaren Formen", wie eine Sammelstatistik von Carcassonne [13] zeigen kann (Tabelle 3). Nur bei 36 (=35%) von 104 operierten Patienten kam ein Gallefluß in den Darm zustande und nur 32 (=31%) überlebten drei und mehr Jahre. Die häufigste Ursache des Mißerfolges ist die Anastomosenstriktur.

In den letzten sechs Jahren beobachteten wir in Tübingen drei Kinder mit korrigierbaren Formen. Bei zwei Kindern war die Ursache der Cholestase eine papilläre, membranöse Gallengangsatresie. In beiden Fällen war die präoperative Unterscheidung zwischen Gallengangsverschluß und neonataler Hepatitis nicht möglich. Diese Kinder sind heute sechs bzw. drei Jahre alt und gesund. Beide Kinder zeigen exemplarisch die Notwendigkeit zur frühzeitigen Laparotomie, wenn die Ursache der Cholestase anders nicht zu finden ist.

Das dritte Kind war zum Zeitpunkt der Operation schon 9 Wochen alt. Der Gallengang war knapp distal der Hepaticusgabel in einem 1 cm langen Segment atretisch. Nach Exstirpation der Gallenblase wurde das atretische Choledochussegment mit dem Ductus cysticus überbrückt. Der Ikterus klang postoperativ rasch ab, das Kind ist heute neun Monate alt und gesund. Das Serumbilirubin beträgt 1,4 mg-%, die Transaminasen liegen im Normbereich.

Zusammenfassung

Klinische und morphologische Befunde machen wahrscheinlich, daß die Gallengangsatresie und die neonatale Hepatitis zwei verschiedene Krankheitsbilder, aber eine pathogenetische Einheit sind. Auf der Basis des Wissens über die Pathogenese werden zwei therapeutische Prinzipien dargestellt und begründet: Die Hepatoporto-Enterostomie und die Hepatoporto-digestive Lymphwegsverbindung. Die beiden Methoden sind keine alternativen, sondern sich ergänzende Drainageverfahren. Mit den eigenen Langzeitergebnissen von 15 Kindern und den postoperativen Verläufen von 709 Kindern, die aus der Literatur zusammengestellt wurden, werden Ursachen der Mißerfolge aufgespürt.

Die Auswertung der Langzeitergebnisse zeigt, daß Kinder mit extrahepatischer Gallengangsatresie nur eine Chance haben, wenn sie vor der sechsten Lebenswoche operiert werden können. Nach der achten Lebenswoche sind in der Leberpforte keine drainagefähigen Gallengangsreste mehr zu finden und der Leberstrukturumbau geht nach der sechsten Lebenswoche in der Regel von der reversiblen Leberfibrose in die irreversible progressive Zirrhose über, so daß weder die Hepatoporto-Enterostomie noch die Hepatoportodigestive Lymphwegsverbindung eine Besserung erreichen kann. Die Langzeitergebnisse lassen aber auch erkennen, daß selbst bei einem Großteil der rechtzeitig operierten Kinder der Leberumbau fortschreitet und schließlich in der Leberinsuffizienz oder in den Komplikationen der portalen Hypertension endet.

Literatur

1. Absolon, K.B., Rikkers, H., Aust, J.B.: Surg. Gynecol. Obstet. **120**, 123–127 (1965)
2. Altman, R.P., Chandra, R., Lilly, J.R.: J. Pediatr. Surg. **10**, 685–689 (1975)
3. Bill, A.H., Brennom, W.S., Huseby, T.L.: Arch. Surg. **109**, 367–369 (1974)
4. Bill, A.H., Haas, J.E., Foster, G.L.: J. Pediatr. Surg. **2**, 977–982 (1978)
5. Bill, A.H.: World J. Surg. **2**, 557–559 (1978)
6. Blanc, W.A.: Quoted by [38]
7. Brent, R.L.: Pediatrics **61**, 111–116 (1962)
8. Brough, A.J., Bernstein, J.: Pediatrics **43**, 519–526 (1969)
9. Cameron, G.R., Mayes, B.T.: J. Pathol. **33**, 799–831 (1930)
10. Campbell, D.P., Smith, E.I., Bhatia, M., Poley, J.R.: J. Pediatr. Surg. **9**, 329–333 (1974)
11. Campbell, D.P., Smith, E.I., Bhatia, M., Poley, J.R., Williams, G.R.: Ann. Surg. **181**, 591–595 (1975)
12. Chandra, R.S., Altman, R.P.: Pediatrics **93**, 196–200 (1978)
13. Carcassonne, M., Bensoussan, A.: Prog. Pediatr. Surg. **10**, 151–161 (1977)
14. Chiba, T., Kasai, M., Sasano, N.: Tohoku J. Exp. Med. **118**, 199–207 (1976)
15. Chiba, T.: Tohoku J. Exp. Med. **122**, 249–258 (1977)
16. Danks, D.M., Campbell, P.E., Clarke, A.M., Jones, P.G., Solomon, J.R.: Am. J. Dis. Child. **128**, 684–686 (1974)
17. Danks, D.M., Campbell, P.E., Jack, J., Rogers, J., Smith, A.L.: Arch. Dis. Child. **52**, 360–367 (1977)
18. Danks, D.M.: J. Pediatr. Austr. **13**, 71–76 (1977)
19. Deimer, E., Wenzl, M., Wolf, G.: Röfo **118**, 245–254 (1973)
20. Di Sant'Agnese, P.A., Blanc, W.A.: J. Pediatr. Surg. **11**, 543–545 (1976)
21. Douglas, T.C., Rutter, W.W.: Arch. Surg. **55**, 599–604 (1948)
22. Dumont, A.E., Mulholland, K.H.: Ann. Surg. **156**, 668–675 (1962)
23. Eppinger, H.: Die Leberkrankheiten, S.271. Wien: Springer 1937
24. Falkner, S., Pehrsson, M.: Acta Paediatr. Scand. **44**, 503 (1955)
25. Fonkalsrud, E.W., Arima, E.: Surgery **77**, 384–390 (1975)
26. Gauthier, M., Jehan, P., Odievre, M.: Pediatrics **85**, 704–709 (1976)
27. Gottschalk: Persönliche Mitteilung
28. Hadchouel, M., Hugon, R.N., Gauthier, M.: Arch. Pathol. Lab. Med. **102**, 402–403 (1978)
29. Haas, J.E.: World J. Surg. **2**, 561–569 (1978)
30. Haas, J.E., Bill, A.H.: Internat. Symp. on Cholestasis in Infancy. Tokyo: Japan Medical Research Foundation 1978
31. Holder, T.M., Ashcraft, K.W.: J. Pediatr. Surg. **2**, 35–40 (1967)

32. Kasai, M., Suzuki, S.: Shujutsu **13**, 733–739 (1959)
33. Kasai, M., Watanabe, J., O-hi, R.: J. Pediatr. Surg. **10**, 173–182 (1975)
33a. Kasai, M., Suzuki, H., Ohasi, E., O-hi, R., Chiba, T., Okamoto, A.: World J. Surg. **2**, 571–580 (1978)
34. Kasai, M.: Persönliche Mitteilung
35. Kimura, K., Tsugawa, C., Kubo, M., Matsumoto, Y., Itoh, H.: J. Pediatr. Surg. **14**, 27–32 (1979)
36. Klippel, C.H.: J. Pediatr. Surg. **7**, 651–654 (1972)
37. Kobayashi, A., Utsunomiga, T., Kawai, S., Ohbe, Y.: Am. J. Dis. Child. **130**, 830–833 (1976)
38. Landing, B.H.: Prog. Pediatr. Surg. **6**, 113–139 (1974)
39. Lilly, J.R.: Pediatrics **55**, 12–19 (1975)
40. Lilly, J.R., Altman, R.P., Schroter, G., Shikes, R.H., Taubman, J.O.: Am. J. Dis. Child. **129**, 1429–1432 (1975)
41. Lilly, J.R., Altman, R.P.: Surgery **78**, 78–86 (1975)
42. Lilly, J.R.: Persönliche Mitteilung
43. Ludwig, J., Lindhart, P., Baggenstoss, A.H.: Arch. Pathol. **86**, 551–562 (1968)
44. Mielke, F., Wegener, H.: Z. Gastroenterol. **12**, 169–178 (1974)
45. Miyano, T., Suruga, K., Tsuchlya, H., Suda, K.: J. Pediatr. Surg. **12**, 19–25 (1977)
46. Miyata, M., Satani, M., Ueda, T., Okamoto, E.: Surgery **76**, 234–237 (1974)
47. Morgan, W.M., Rosenkrantz, J.B., Jr., Hill, R.B., Jr.: J. Pediatr. Surg. **1**, 342–345 (1966)
48. Mowat, A.P.: Persönliche Mitteilung
49. Müller, K.: Med. Klin. **62**, 1500–1508 (1967)
50. Okamoto, E., Okasora, T., Toyosaha, A.: Lecture delivered at the International Symposium on Cholestasis in Infancy. Tokyo: Japan Medical Research Foundation 1978

51. Okuda, K., Sumikoshi, T., Kanda, Y., Fukuyama, Y., Koen, H., Musha, H., Suzuki, K., Nakashima, Y., Tschulya, Y., Kotoda, K.: Radiology **119**, 321–329 (1976)
52. Odievre, M., Valayer, J., Razemona-Pinta, M., Habib, E.C., Alagille, D.: Pediatrics **88**, 774–779 (1976)
53. Odievre, M.: World J. Surg. **2**, 589–594 (1978)
54. Pickett, L.K., Briggs, H.C.: J. Pediatr. Surg. **4**, 95–101 (1969)
55. Scotto, J.M., Stralin, H.G.: Arch. Pathol. Lab. Med. **101**, 416–419 (1977)
56. Sondheimer, J.M., Shandling, B., Weber, J.L., Cutz, E., Gall, D.G.: CMA **118**, 255–258 (1978)
57. Smith, A.L., Campbell, P.E., Danks, D.M.: Quoted by [18]
58. Suruga, K., Kono, S., Miyano, T., Kitahara, T., Soul-Chin, C.: Surgery **80**, 558–562 (1976)
59. Strauss, L., Bernstein, J.: Arch. Pathol. Lab. Med. **86**, 317 (1968)
60. Schweizer, P., Reifferscheid, P.: Z. Kinderchir. **15**, 174–187 (1974)
61. Schweizer, P.: Z. Kinderchir. **15**, 90–101 (1974)
62. Schweizer, P., Flach, A.: Z. Kinderchir. **19**, 163–170 (1976)
63. Valayer, J.: In: Liver diseases in infancy and childhood. Berenberg, S.R. (ed.). The Hague: Martinus Nijhoff Medical Division 1976
64. Virchow, R.: Quoted by [9]
65. Zuelzer, W.W, Brough, A.J.: In: Diseases of the liver. Schiff, L. (ed.). London: J.B.Lippincott, Pitman Medical Publ. 1969

Prof. Dr. P. Schweizer
Kinderchirurgische Abteilung
der Chirurgischen Universitätsklinik
Calwer Straße 7
D-7400 Tübingen

Monatsschr. Kinderheilkd. 128, 301–306 (1980)

Monatsschrift für
Kinderheilkunde
© by Springer-Verlag 1980

Pankreaserkrankungen im Kindesalter – einschließlich neuer diagnostischer Methoden

K. H. Niessen

Universitäts-Kinderklinik Tübingen (Direktor: Prof. Dr. J. R. Bierich)

Mit Ausnahme der Mukoviscidose gehören die Erkrankungen des exokrinen Pankreas nicht zu den häufig gesehenen Krankheitsbildern bei Kindern, deren Vielfalt in diesem Alter allerdings noch größer als bei Erwachsenen ist. Dies hindert jedoch nicht daran, zumindest den Versuch zu unternehmen, eine systematische Einteilung der Pankreaserkrankungen zugrundezulegen, die die terminologischen Schwierigkeiten zwischen Internisten und Pädiatern zu überwinden sucht (Tabelle 1).

1. Organische Pankreaserkrankungen

1.1. Mißbildungen

Die Entwicklung der Bauchspeicheldrüse aus dem hepatopankreatischen Ring des Duodenums läßt die Art einiger gelegentlich auftretender Fehlbildungen dieses Organs verstehen. Kommt es während der Aussprossung der Pankreasanlage zu einer Versprengung von Keimgewebe, so differenzieren sich diese Zellen an atypischer Stelle gemäß ihrer ursprünglichen Bestimmung. Aberrierendes Pankreasgewebe im Magen, Duodenum oder oberen Jejunum führt bei einem Teil der Patienten zu ständigen Beschwerden in Form von Bauchschmerzen, recidivierender Anämie, Melaena oder dyspeptischen Symptomen [9]. Meistens bleibt das heterotope Pankreas jedoch symptomlos und wird erst in späteren Lebensjahren zufällig anläßlich einer aus anderen Gründen notwendigen Untersuchung des Magen-Darm-Trakts aufgefunden. Hingegen führt versprengtes Duodenal- oder Magengewebe in die Bauchspeicheldrüse früher oder später zu einer in der Regel dramatischen Symptomatik, indem die cystischen oder tubulären Pankreashohlräume Ursache für einen Darmverschluß, intestinale Blutungen oder eine akute Pankreatitis mit Aszites werden [38]. Während die Wand dieser Fehlbildungen einen magen- oder

Tabelle 1. Einteilung der Pankreaserkrankungen im Kindesalter

---

1. Organische Pankreaserkrankungen

1.1. Mißbildungen

1.1.1. Pankreas-Agenesie

1.1.2. Heterotopes Pankreas

1.1.3. Duplikaturen der Pankreasgänge

1.1.4. Pankreas anulare

1.1.5. Dysontogenetische Cysten

1.2. Angeborene generalisierte oder partielle exokrine
Pankreasinsuffizienz

1.2.1. Mucoviscidose

1.2.2. Shwachman-Syndrom

1.2.3. Isolierte Pankreasenzymdefekte

1.2.3.1. Lipasemangel

1.2.3.2. Trypsinogenmangel

1.2.3.3. Amylasemangel

1.3. Pankreatitiden

1.3.1. Akute Pankreatitis

1.3.2. Akut-recidivierende Pankreatitis

1.3.3. Chronische Pankreatitis

1.3.4. Chronisch-recidivierende Pankreatitis

1.4. Pseudocysten, Cysten, Tumoren

1.4.1. Pseudocysten und Cysten

1.4.2. Tumoren

1.4.2.1. Endokrine Tumoren

1.4.2.2. Exokrine Tumoren

1.4.2.3. Sonstige Tumoren

2. Funktionelle Störungen der exokrinen Pankreassekretion

3. Pseudopankreasinsuffizienz

3.1. Enterokinase-Mangel

3.2. Gallensäuren-Mangel

---

darmähnlichen Aufbau besitzt, sind dysontogenetische Cysten wie andere echte Pankreascysten primär mit einem sezernierenden Epithel ausgekleidet, das jedoch druckatrophisch oder durch Sekundärinfektionen zugrundegehen kann. Sie verursachen nur dann Symptome, wenn sie an Größe zunehmen und schließlich zu einer Verlagerung und Kompression des Magens oder Darms führen.

Wenn die ventrale Pankreasanlage während der Embryonalentwicklung an der Spitze fixiert bleibt und somit sich nicht nach dorsal verlagert, wird sie bei der Drehung des Duodenums ausgezogen und umgibt dieses ringförmig von rechts lateral nach dorsal. Im Falle eines totalen Darmverschlusses fallen die Kinder schon bald nach der Geburt durch galliges oder nicht galliges Erbrechen, zyanotische Anfälle oder eine Dyspnoe auf [24].

Intermittierende Symptome werden bei einer partiellen Duodenalobstruktion beobachtet. Sie können leicht als Chalasie, Fütterungsprobleme, Gedeihstörung oder Milchallergie fehlgedeutet werden.

Wird das Pankreas nicht angelegt, so kommt es zu einem als typisch beschriebenen eindrucksvollen Krankheitsbild beim jungen Säugling. Leitsymptome sind eine hyperglykämische Stoffwechsellage und die klinischen Zeichen einer Verdauungsstörung, die schon bald zu einer ausgeprägten Hypotrophie des Kindes führen [45].

1.2. Angeborene generalisierte oder partielle exokrine Pankreasinsuffizienz

Während die genannten Fehlbildungen sporadisch auftreten, werden vermutlich alle angeborenen Pankreasinsuffizienzen autosomal-recessiv vererbt. Unter ihnen ist die *Mukoviscidose* nicht nur die häufigste Erkrankung, sie ist darüberhinaus mit einer Incidenz von 1:1500 die häufigste angeborene Stoffwechselkrankung unserer Bevölkerung überhaupt. Die muközen Drüsen dieser Patienten produzieren mit Ausnahme der Parotis ein hochvisköses, eiweißreiches Sekret, das die Ausführungsgänge lebenswichtiger Organe verstopft und hier Sekundärveränderungen nach sich zieht. Entscheidend für die Lebensqualität und Lebenserwartung der Patienten ist das Ausmaß und Fortschreiten der Lungenveränderungen, die durch Antibiotika, Mukolytika und physikalische Maßnahmen angegangen werden. Die Funktion des exokrinen Pankreas erlischt in der Regel nach 2–3 Jahren, so daß spätestens dann neben pulmonalen Symptomen wie hartnäckigem pertussiformen Husten gastrointestinale Symptome mit massigen, fettig-glänzenden und übelriechenden Stühlen hinzukommen. Ein solcher Verlauf ist heute jedoch eher untypisch, da wir durch einen *Suchtest mit dem Mekonium der* Neugeborenen *in 85 %* der Erkrankungsfälle frühzeitig *vorgewarnt* werden. Bewiesen wird die Diagnose durch den sogenannten Schweißtest, wenn mehrmals höhere Natriumkonzentrationen als 70 mval/l im Schweiß nachgewiesen werden. Gelegentlich bewegen sich die Natriumwerte trotz wiederholter Prüfung in einer Grauzone zwischen 50 und 70 mval/l. Einige Autoren empfehlen, in solch unklaren Fällen, wie bei jedem anderen Verdacht auf Vorliegen einer exokrinen Pankreasinsuffizienz, die Pankreasfunktion mit Hilfe eines Sekretin-Pankreozymin-Tests direkt and quantitativ zu prüfen [27, 31]. Unter diesen Bedingungen zeigen Mukoviscidose-Patienten immer und im Gegensatz zumindest zum Anfangsstadium einer exokrinen Pakreasinsuffizienz aus anderer Ursache eine eingeschränkte Volumen- und Bikarbonatsekretion. Bei älteren Kindern sind in der Regel auch die Enzymaktivitäten signifikant vermindert.

Müßig wäre es zu versuchen, das gesamte Defizit an Pankreasenzymen diesen Patienten oder anderen mit einer exokrinen Insuffizienz der Bauchspeicheldrüse durch *Enzympräparate* zuführen zu wollen. Zum einen ist das Pankreas derart produktiv, daß es *selbst mit exzessiv hohen Dosen nicht gelingt, die Steatorrhoe völlig zu beseitigen*, zum anderen hat sich leider erst in jüngster Zeit gezeigt, daß eine Pankreatinzufuhr von mehr als 6,5 g/Tag doch *nicht so harmlos* und ungefährlich ist, wie wir bisher angenommen haben [28, 43]. Amerikanische Autoren entdeckten in den gebräuchlichsten Pankreasenzympräparaten ihres Landes als *Verunreinigung* einen hohen Gehalt an Purinmononucleotiden, die im Darm gut resorbiert und vom Organismus zu Uraten abgebaut werden. Bedenklich stimmt vor allem, daß eine *interstitielle Nierenfibrose* nur bei denjenigen Patienten gefunden wurde, die zu Lebzeiten mit solch hohen Dosen behandelt wurden. Bei uns scheinen einige Enzympräparate ähnlich stark verunreinigt zu sein, wie erste Untersuchungen in unserem Labor ergeben haben. Enzympräparate sparend sind z. B. mittelkettige Triglyzeride, die im Gegensatz zu normalem Fett nahezu unabhängig von der Lipaseaktivität des Pankreas vom Darm aufgenommen werden können [21]; außerdem *verbessern H2-Rezeptorenblocker* wie Cimetidine über eine Dämpfung der Magensäureproduktion *die Wirksamkeit* der zugeführten Pankreassubstitutionspräparate.

Nächst der Mukoviscidose soll das *Shwachman-Diamond-Syndrom* die häufigste Ursache einer angeborenen exokrinen Pankreasinsuffizienz sein [7, 40]. Weder Ätiologie noch Pathogenese dieses seltsamen Zusammentreffens von Pankreaserkrankung, Blutbildveränderungen und Skelettanomalien sind bekannt. Schon in der frühen Säuglingszeit haben die Kinder dünne, häufig ölige, gelblich-grüne Stühle, die sie fünf- bis zehnmal täglich absetzen. Die Gewichts- und Größenentwicklung läßt allmählich nach, und spätestens am Ende des ersten oder im Verlaufe des zweiten Lebensjahres fallen sie durch ihren *Zwergwuchs* auf. Charakteristisch ist vor allem auch eine kontinuierliche oder zyklische *Neutropenie* (< 1500 mm³). 20% der Kinder haben Skelettanomalien in Form von *metaphysären Dysostosen*, die auch erst in späteren Jahren auftreten können und eine therapieunabhängige Tendenz zur Spontanheilung zeigen.

Im Laufe der Jahre lassen die Maldigestionssymptome ebenfalls nach; dennoch sind die Kinder infolge ungewöhnlich häufig auftretender Infektionen wie Otitiden, Sinusitiden oder Ekzeme in permanenter Gefahr; 20% von ihnen sterben frühzeitig an einer Pneumonie oder Septikämie [41].

Nach wie vor ist das Vorkommen isolierter angeborener Pankreasenzymdefekte umstritten. Am wenigsten scheint das Vorkommen eines isolierten Amylasenmangels gesichert zu sein, am besten vielleicht noch das des *kongenitalen Lipase Defekts* [2, 23, 39, 46]. Indessen kann man sicher sein, daß die Krankheitsbilder dieser Kategorie, wenn überhaupt vorkommend, extrem selten sind.

1.3. Pankreatitiden

Eine gewisse Unsicherheit herrscht auch in der Frage nach der Häufigkeit kindlicher Pankreatitiden. Nach neueren Berichten soll die Incidenz bei Erwachsenen und Kindern (10–15/100000 Kinder) gleich sein. Als Einteilung der verschiedenen Formen hat sich in der Inneren Medizin das „Marseiller-Schema" durchgesetzt, das auch in der Pädiatrie, wenn auch nur zögernd, zunehmend Anerkennung findet. Danach unterscheidet man zwischen akuten, akut-recidivierenden, chronischen und chronisch-recidivierenden Pankreatitiden [35]. Als wesentliches Unterscheidungsmerkmal

zwischen den akuten und chronischen Verlaufsformen gilt neben der Irreversibilität der Pankreasveränderungen die Progredienz der Organzerstörung, die selbst nach Beseitigung einer erkannten Ursache das Bild der chronischen im Gegensatz zu den akuten Pankreatitiden kennzeichnet.

In der Regel nehmen Pankreatitiden im Kindesalter einen akuten oder akut-recidivierenden Verlauf. Als Ursachen kommen in erster Linie Traumata, Medikamente oder eine Mumpsinfektion infrage [6, 20]. Größere Sammelstatistiken der letzten Jahre nennen Bagatellunfälle als Hauptursache; des weiteren wurden Pankreatitiden nach operativen Eingriffen im Abdomen oder nach Kindsmißhandlungen gesehen [15, 42]. Etwa 1/4 der Erkrankungen wird mit der Einnahme von Medikamenten in Zusammenhang gebracht. Unter diesen werden Glukocorticoide in Kombination oder ohne zusätzliches Azathioprin an erster Stelle genannt [6, 12]. Offenbar haben aber weder die Dauer der Steroidbehandlung noch die Höhe der Medikation einen Einfluß auf den Beginn oder den Verlauf dieser sog. *Steroidpankreatitis*, die mit einer ungewöhnlich hohen Letalität zwischen 66,6 und 100% belastet ist. Wahrscheinlich spielen auch andere Faktoren, wie die zumeist schwerwiegende Grundkrankheit eine Rolle. Unter den Viren ist das Mumpsvirus bekanntlich besonders pankreotrop. Da die Parotis gleichfalls Quelle eines Amylase-Anstiegs im Serum und Urin sein kann, ist es schwierig abzuschätzen, wie oft eine Mumpsinfektion mit einer Pankreasbeteiligung tatsächlich einhergeht; alleine an klinischen Kriterien gemessen wurde letzthin eine Incidenz von 46% angegeben (26).

Zu Beginn einer Pankreatitis kann der weitere Verlauf nicht vorhergesagt werden. Alle Ursachen, und davon ist auch die Mumps-Pankreatitis nicht ausgenommen, können zu einer hämorrhagisch-nekrotisierenden Zerstörung der Bauchspeicheldrüse führen, wie sie bei etwa 10% aller Pankreatitiden beobachtet wird. Ihre Letalität ist mit 80–90% im Kindesalter noch immer erschreckend hoch, wohl nicht zuletzt deshalb, weil die diagnostischen Möglichkeiten begrenzt sind, und die Symptomatik uncharakteristisch ist. Zunehmende Schmerzen und Abwehrspannung, unstillbares Erbrechen und Kreislaufschwäche lassen den Übergang in die hämorrhagische Form vermuten. Hyper- oder hypoglykämische Krisen zeigen einen ungünstigen Verlauf an, während dem Auftreten einer Hypocalcämie kein prognostischer Aussagewert zukommt. Differentialdiagnostisch helfen auch die beiden Indikatorenzyme Amylase und Lipase nicht zuverlässig weiter, da sie im Fall einer Ulcusperforation, eines Ileus, einer Peritonitis und Cholecystitis oder eines Mesenterialinfarkts ebenfalls erhöht sein können. Zudem haben prospektive Studien bei Erwachsenen ergeben, daß es *bei einem Drittel der Patienten* mit einer akuten Pankreatitis zu *keinem signifikanten Anstieg der Amylase* im Serum kommt; bessere Resultate sollen die Bestimmung der Amylase im 24 Std-Urin und die Amylase-

Kreatinin-Clearance liefern. In diesem diagnostischen Dilemma ist man natürlich für jeden weiteren Hinweis dankbar. Als solche gelten z.B. röntgenologische Zeichen wie einzelne isoliert geblähte Dünndarmschlingen im linken Oberbauch oder der plötzliche Abbruch der Colon-Luftfüllung im Bereich der linken Flexur. Gelegentlich gelingt es auch bei Kindern, das vergrößerte Pankreas sonographisch darzustellen.

Hauptpunkte der *Pankreatitis-Behandlung* sind Schmerzbekämpfung, Reduktion der Pankreassekretion, Ausgleich von Elektrolyt-Imbalanzen und die Regulierung der Kreislaufverhältnisse. Während Aprotinin unwirksam sein soll, wurde in letzter Zeit Lachs-Calcitonin zur Hemmung der Magen- und Pankreassekretion empfohlen [14]; Atropingaben erübrigen sich deshalb heute. Antibiotika werden gelegentlich zur Verhütung von Sekundärinfektionen gegeben.

Spätestens wenn sich akute Pankreatitis-Schübe über einen längeren Zeitraum verteilt mehrmals wiederholen, steht die prognostisch wichtige Frage nach einer akut-reversiblen oder chronisch-progredienten Verlaufsform an. Wenn auch selten, so kann doch selbst im Kindesalter jede akute Pankreatitis sekundär einen chronischen Verlauf nehmen, der definitionsgemäß an den Nachweis eines zunehmenden Verlusts der Bauchspeicheldrüsenfunktion gebunden ist.
Dazu bietet sich z.B. der *Sekretin-Pankreozymin-Test* an, der jedoch für die kleinen Patienten derart belastend ist, daß er ihnen wiederholt nur selten zugemutet werden kann. Als Alternative hat man in der Erwachsenen-Medizin eine Reihe nicht-invasiver Untersuchungsmethoden entwickelt, von denen bisher lediglich die *Chymotrypsinbestimmung im Stuhl* und neuerdings auch der *PABA-Peptid-Test* in der Pädiatrie eine breite Anwendung gefunden haben [29, 32, 36, 47]. Auch diese beiden Methoden scheinen den Wunsch nicht zu erfüllen, einen besonders empfindlichen Test zur Verfügung zu haben, der das Frühstadium einer exokrinen Pankreasinsuffizienz zu diagnostizieren erlaubt. So wurde das Risiko, eine leichte oder schwere Insuffizienz aufgrund normaler Chymotrypsinwerte im Stuhl zu verkennen, von Thienhaus et al. mit 25% bzw. 11% angegeben. Erwartungsgemäß war die Ausfallquote in schweren Fällen mit 6% relativ niedrig [44].

Ebenso ist es bisweilen schwierig, die ersten Stadien einer Pankreasinsuffizienz vom *klinischen Bild* her zu erkennen. Unspezifische Symptome wie Blähungen, Meteorismus, Übelkeit, Aufstoßen, Völlegefühl und gelegentliche Schmerzepisoden im Oberbauch lassen für gewöhnlich nicht so weit wie an eine Pankreasläsion denken. Erst wenn eine Gedeihstörung offensichtlich wird, oder eine Steatorrhoe nach dem Untergang von mindestens 70% des Pankreasgewebes auftritt, rückt auch diese Möglichkeit in den Kreis der differentialdiagnostischen Erwägungen.

Im Verlauf der weiteren Nachforschungen wird man nur selten auf eine *primär-chronische Pankreatitis* stoßen, zumal die so oft zitierte hereditäre Pankreatitis in unserer Bevölkerung weitgehend unbekannt ist [10,

48]. Diese autosomal-dominant vererbte Erkrankung wurde mit Ausnahme vereinzelter Fälle in Japan und Frankreich bisher nur bei Nordamerikanern angelsächsischen Ursprungs beobachtet. Dagegen scheint bei uns gelegentlich die „idiopathische juvenile chronische Pankreatitis" vorzukommen, die 1976 von Ammann aus dem Sammeltopf der chronischen Pankreatitiden als nosologische Einheit abgegrenzt wurde [1]. Charakteristisch für diese Krankheit sind ebenfalls ein früher Beginn und typisch recidivierende Pankreatitis-Schübe. Als Hauptursache wird eine genetische Disposition angenommen, die zusammen mit anderen Faktoren wie Überernährung und Alkoholabusus zur chronischen Pankreatitis vor allem bei Jugendlichen führt. Die Prognose ist offenbar schlechter als bei der hereditären Pankreatitis, deren Verlaufszeit im Mittel 20 Jahre beträgt. So verstarben von den 12 Patienten, die Ammann 12,8 Jahre beobachten konnte, 3 während dieses Zeitraums an lokalen Komplikationen.

1.4. *Pseudocysten, Cysten, Tumoren*

Nicht nur im Verlauf einer chronischen, sondern auch nach einer akuten Pankreatitis können sich intra- oder extrapankreatisch gelegene Pseudo-Cysten von bisweilen erstaunlicher Größe bilden [25]. Als diagnostisches Mittel der Wahl bietet sich heute die Sonographie an, mit der cystische und solide Pankreasläsionen von mehr als 3 cm Durchmesser erkannt und voneinander unterschieden werden können [37]. In Zweifelsfällen besteht die Möglichkeit, mittels einer Computer-Tomographie des Abdomens weitere Informationen zu erhalten [8].

Pankreastumoren, die von exokrinen Anteilen ausgehen, sind im Kindesalter in der Regel maligne. Obwohl sie frühzeitig in Leber und Lungen metastasieren, ist die Prognose bei Kindern besser als bei Erwachsenen; immerhin überlebten von 22 Kindern mit einem primären Adeno- oder Cystadenocarcinom des Pankreas 5 Patienten recidivfrei nach einer totalen Pankreatektomie [16].

Gastrinome, die von den Alpha-Zellen der Langerhansschen Inseln ausgehen, sind ebenfalls überwiegend bösartig. Die Patienten fallen letzthin durch ein oder mehrere Ulcera im Magen-Darm-Trakt auf. Beweisend sind hohe Serum-Gastrinspiegel, wenn eine Perniciosa ausgeschlossen ist [5]. Nur Insulinome und deren morphologische Varianten sind im pathologisch-anatomischen Sinn in der Regel gutartig [3, 11, 13, 19]. Klinisch haben sie allerdings schwerwiegende Folgen, wenn sie als Ursache recidivierender hypoglykämischer Anfälle nicht frühzeitig entdeckt werden. Angiographisch lassen sie sich nur als kompakte Betazelltumoren darstellen, wenn ihr Durchmesser größer als 0,5 cm ist [33]. Andernfalls ist die Diagnose schwierig, zumal Belastungen mit Tolbutamid, Glukagon oder Leucin normale Untersuchungsergebnisse liefern können. Im Neugeborenenalter kommt es zu hypoglykämischen Krampfanfällen, zu Apnoen oder schockartigen Zuständen, die sich auf die Dauer weder durch orale noch nur intravenöse Glukosezufuhr beheben oder verhindern lassen. Zusätzlich wurden bei älteren Kindern Schweißausbrüche und Tachykardien gesehen. Am zuverlässigsten scheint sich die Verdachtsdiagnose durch eine gleichzeitige Bestimmung des Serum-Insulins und der Serum-Glukose während einer Fastenperiode festigen zu lassen, die im Falle eines unangemessen hohen Insulinspiegels im Verhältnis zur Glukosekonzentration auf einen organischen Hyperinsulinismus hinweisen.

2. Funktionelle Störungen der exokrinen Pankreassekretion

Erste Beobachtungen, daß trotz normaler Pankreaskapazität die Sekretion der Bauchspeicheldrüse gestört sein kann, wurden vor noch nicht allzu langer Zeit bei Erwachsenen gemacht. So sezerniert das Pankreas von Patienten mit einer Magen-Achylie, mit Duodenal-Ulcera oder einheimischer Sprue nach einer Probemahlzeit zu geringe Enzymmengen ins Darmlumen [40, 49]. Als Ursache werden verschiedene Faktoren angenommen, von denen die Störung der enteralen Hormonsekretion eine wesentliche Rolle zu spielen scheint. Darauf weisen auch die erst kürzlich bekannt gewordenen Untersuchungen von Bestermann et al. hin, daß an *Zöliakie erkrankte Kinder* unter physiologischen Bedingungen *nicht in der Lage sind*, das Hormon *Sekretin* aus der lädierten Schleimhaut in *ausreichender Menge zu mobilisieren* [4]. Dadurch fehlt diesen Patienten ein wesentlicher Stimulus der Pankreassekretion nach der Nahrungsaufnahme. Weitere Untersuchungen sind notwendig, um die sicherlich recht komplexen Pathomechanismen, die zu einer funktionellen Störung der Pankreassekretion führen, aufzuklären und therapeutisch nutzbar machen zu können.

3. Pseudopankreasinsuffizienz

Bei einer extrapankreatisch bedingten Pseudopankreasinsuffizienz sind sowohl die Pankreassekretion als auch die Pankreaskapazität normal. Sowohl laborchemisch als auch klinisch kann das Bild einer dissoziierten Pankreasinsuffizienz vorgetäuscht werden, wenn die als Proenzyme sezernierten proteolytischen Enzyme des Pankreas im Darmlumen nicht in ihre aktive Form umgewandelt werden. Im komplexen Geschehen dieser Zymogen-Aktivierung spielt die Enterokinase der Dünndarmschleimhaut eine Schlüsselrolle. Fehlt diese Enteropeptidase oder ist ihre Aktivität wie bei einer partiellen Zottenatrophie der Mukosa reduziert, so bleibt die Umwandlung von Trypsinogen zum eigentlich wirksamen Trypsin aus, oder aber sie ist deutlich gegenüber der Norm reduziert [22]. Im Fall des von Hadorn erstmals beschriebenen angeborenen Enterokinasemangels haben die Kinder von Geburt an Durchfälle, und späterhin kommt es zur Gedeihstö-

rung mit Proteinmangelödemen [17]. Gallensäuren greifen ebenfalls in diesen Prozeß ein, indem sie Enterokinase aus der Dünndarmschleimhaut freisetzen und darüberhinaus die Affinität zwischen Substrat und Enzym steigern. Liegt ein extremer Gallensäurenmangel wie z. B. bei einer Gallengangsatresie vor, so ist auch hier die Trypsinaktivität im Darmlumen reduziert; gelegentlich findet man die anderen proteolytischen Enzyme, die normalerweise durch das Einwirken von geringen Mengen aktiven Trypsins aus ihren Vorstufen gebildet werden, bei einer Cholestase ebenfalls in vermindert aktiver Form im Darmsekret [18, 34].

Zusammenfassung

Versucht wird, die Pankreaserkrankungen im Kindesalter nach einem einfachen und daher merkbaren Schema einzuordnen, das sich auch mit der in der Inneren Medizin anerkannten Klassifikation vereinbaren läßt. Von den organischen Erkrankungen der Bauchspeicheldrüse, wie Mißbildungen, angeborenen Pankreasinsuffizienzen, Pankreatitiden, Cysten und Tumoren, werden funktionelle Störungen der Pankreassekretion und die extrapankreatisch bedingte Pseudopankreasinsuffizienz abgegrenzt. Neuere Untersuchungsmethoden tragen dazu bei, zwischen diesen Krankheitsformen zu unterscheiden.

Literatur

1. Ammann, R.: Dtsch. Med. Wochenschr. **101**, 1789–1794 (1976)
2. Balzer, E.: Z. Gastroenterol. **5**, 239–246 (1967)
3. Becker, K., Wendel, U., Przyrembel, H., Tsotsalas, M., Müntefering, H., Bremer, H.J.: Eur. J. Pediatr. **127**, 75–89 (1978)
4. Bestermann, H.S., Bloom, S.R., Sarson, D.L., Blackburn, A.M.: Lancet **1978I**, 785–788
5. Buchta, R.M., Kaplan, J.M.: Pediatrics **47**, 594–597 (1971)
6. Buntain, W.L., Wood, J.B., Woolley, M.M.: J. Pediatr. Surg. **13**, 143–149 (1978)
7. Burke, V., Colebatch, J.H., Anderson, Ch.M., Simons, M.J.: Arch. Dis. Child. **42**, 147–157 (1967)
8. Churchill, R.J., Reynes, C.J., Love, L.: Radiology **3**, 251–256 (1978)
9. Dolan, R.V., ReMine, W.H., Dockerty, M.B.: Arch. Surg. **109**, 762–765 (1974)
10. Davidson, P., Constanza, D., Swieconek, J.A., Harries, J.B.: Ann. Intern. Med. **68**, 88–96 (1968)
11. Fischer, G.W., Vazquez, A.M., Buist, N.R.M., Campbell, J.R., McCarty, E., Egan, E.: Pediatrics **53**, 753–756 (1974)
12. Fonkalsrud, E.W., Henney, R.P., Riemenschneider, T.A., Barker, W.F.: Ann. J. Surg. **116**, 198–203 (1968)
13. Fonkalsrud, E.W., Trout, H.H., Lippe, B., LaFranchi, St., Dakake, Ch.: Arch. Surg. **108**, 801–804 (1974)
14. Goebell, H., Ammann, R., Avkovbiantz, A., Barth, E., Hahnloser, P., Herfarth, Ch., Hotz, J., Knoblauch, M., Merkle, H., Schmid, M., Ziegler, R.: 32. Tagung Dtsch. Ges. Verd.- und Stoffwechselkrh., Abstract Nr. 86. Z. Gastroenterol. [Suppl.] (1977)
15. Goluboff, N., Cram, R., Ramgotra, B., Singh, A., Wilkinson, G.W.: Can. Med. Assoc. J. **118**, 924–928 (1978)
16. Grosfeld, J.L., Clatworthy, H.W., Hamoudi, A.: Arch. Surg. **101**, 370–375 (1970)

17. Hadorn, B., Tarlow, M., Lloyd, J.D., Wolff, O.H.: Lancet **1969 I**, 812–813
18. Hadorn, B.: Gastroenterology **66**, 548–555 (1974)
19. Jeschke, R., Romen, W., Thanner, F., Niggemeyer, H.: Klin. Pädiatr. **191**, 402–411 (1978)
20. Jordan, St.C., Ament, M.E.: J. Pediatr. **91**, 211–216 (1977)
21. Kaunitz, H., Lang, K., Fekl, W. (Hrsg.): Z. Ernährungswiss. [Suppl.] **17** (1974)
22. Lebenthal, E., Antonowicz, J., Shwachman, H.: Gastroenterology **70**, 508–512 (1976)
23. Lowe, Ch.U., May, Ch.D.: Am. J. Dis. Child. **82**, 459–464 (1951)
24. Merrill, J.R., Raffensperger, J.G.: J. Pediatr. Surg. **11**, 921–925 (1976)
25. Moossa, A.R.: J. R. Coll. Surg. Edinb. **19**, 149–158 (1974)
26. Nevařilová, A., Sixtová, E., Fassati, M.: Acta Univ. Carol. [Med.] (Praha) **78**, 89–95 (1977)
27. Niessen, K.H., Oßwald, P., Brügmann, G., Hartmann, F., Droste, E., Schmidt, K.: Z. Kinderheilkd. **116**, 291–304 (1974)
28. Nousia-Arvanitakis, S., Stapleton, F.B., Linshaw, M.A., Kennedy, H.: J. Pediatr. **90**, 302–305 (1977)
29. Nousia-Arvanitakis, S., Arvanitakis, C., Greenberger, N.J.: J. Pediatr. **92**, 734–737 (1978)
30. Novis, B.H., Bank, S., Marks, J.N.: Am. J. Dig. Dis. **17**, 489–494 (1972)
31. Oßwald, P., Niessen, K.H., Hartmann, F., Droste, E., Brügmann, G., Schmidt, K.: Z. Kinderheilkd. **116**, 281–290 (1974)
32. Oßwald, P.: 76. Tagung der Dtsch. Ges. f. Kinderheilk., Karlsruhe, 19. Sept. 1979
33. Rickham, P.P.: J. Pediatr. Surg. **10**, 83–86 (1975)
34. Rinderknecht, H., Friedman, R.: Biochim. Biophys. Acta **525**, 200–208 (1978)
35. Ritter, U.: Erkrankungen des exkretorischen Pankreas. Stuttgart: Thieme 1971
36. Sälzer, K., Kobayashi, Y., Tolckmitt, W.: Eur. J. Pediatr. **121**, 279–285 (1976)
37. Schulz, R.D., Stechele, V., Seitz, K.H., Rettenmaier, G., Weitzel, D., Mildenberger, H.: Ann. Radiol. (Paris) **21**, 173–178 (1978)
38. Schweizer, P., Flach, A., Reifferscheid, P., Bähr, R.: Med. Welt **28**, 487–489 (1977)
39. Sheldon, W.: Arch. Dis. Child. **39**, 268–271 (1964)
40. Shwachman, H., Diamond, L.K., Oski, F.A., Khaw, K.T.: J. Pediatr. **65**, 645–661 (1964)
41. Shwachman, H., Holslaw, D.: Birth Defects **8**, 46–48 (1972)
42. Slovis, T.L., Berdon, W.E., Haller, J.O., Baker, D.H., Rosen, L.: A. J. R. **125**, 456–461 (1975)
43. Stapleton, F.B., Kennedy, J., Nousia-Arvanitakis, S., Lindshaw, M.A.: N. Engl. J. Med. **295**, 246–248 (1976)
44. Thienhaus, R., Niederau, C., Tennie, U.: Dtsch. Med. Wochenschr. **103**, 1358–1360 (1978)
45. Töpke, B., Menzel, K.: Acta Paediatr. Acad. Sci. Hung. **17**, 147–151 (1976)
46. Townes, Ph.L.: J. Pediatr. **66**, 275–285 (1965)
47. Weise, J., Kobayashi, Y., Tolckmitt, W.: Eur. J. Pediatr. **122**, 107–115 (1976)
48. Whitten, D.M., Feingold, M., Eisenklam, E.J.: Am. J. Dis. Child. **116**, 426–428 (1968)
49. Wormsley, K.G.: Clin. Gastroenterol. **1**, 27–51 (1972)

Priv.-Doz. Dr. K.H. Niessen
Universitäts-Kinderklinik
Rümelinstraße 23
D-7400 Tübingen 1

Monatsschr. Kinderheilkd. 128, 306–310 (1980)

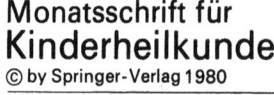

Monatsschrift für
Kinderheilkunde
© by Springer-Verlag 1980

Pankreaschirurgie*

W. Haße

Chirurgische Abteilung der Kinderklinik des Städtischen Rudolf-Virchow-Krankenhauses Berlin

Zahlreiche Erkrankungen bzw. Fehlbildungen des Pankreas zwingen uns, auch im Kindesalter Eingriffe an der Bauchspeicheldrüse bzw. deren Nachbarorganen durchzuführen.

Die pankreasbedingten Ursachen für eine Operation sind in der Tabelle 1 dargestellt.

Auf Erkrankungen, die durch ein ektopes Pankreasgewebe hervorgerufen sind, soll hier nicht eingegangen werden.

Das *Pankreas anulare* wurde erstmals 1818 von Tiedemann beschrieben. Heute gibt es eine kaum noch übersehbare Anzahl von diesbezüglichen Publikationen. Es sei nur auf die Arbeiten von v. Ekesparre, Gross, Rickham, Rehbein, Hecker, Sauer u.a. hingewiesen.

Die Ursache für ein Pankreas anulare ist das Persistieren der ventralen Pankreasanlage im Bereich der ventralen Duodenalwand.

---

* Herrn Prof. Dr. med. A. Oberniedermeyr zum 80. Geburtstag gewidmet

Tabelle 1. Ursachen der pankreasbedingten Operationen

1. Pankreas Anulare
2. Hyperinsulinismus (Nesidioblastosis, Inselzelladenomie)
3. Pankreastumoren
   A) Maligne
   B) Benigne (Cysten, Duplikaturen)
4. Pankreatitis (Akut und Chronische)
5. Pankreastrauma
6. Pankreaspseudocysten

Die Folge des Duodenalverschlußes ist ein überwiegend nicht galliges Erbrechen in der Neugeborenen- oder frühen Säuglingsperiode. Nur ausnahmsweise ist das Erbrochene gallig gefärbt, nämlich dann, wenn der Verschluß distal der Papilla vateri gelegen ist. Auf die Kombination eines Pankreas anulare mit einer Duodenalatresie sei in diesem Zusammenhang hingewiesen.

Die erste erfolgreiche Operation einer Duodenalstenose, bedingt durch ein Pankreas anulare wurde 1905 von Vidal in Form einer Gastroenterostomie durchgeführt. Die 1944 von Gross und Schiss-

Tabelle 2. Zusammenstellung von Kindern mit Hyperinsulinismus

Gesamtzahl	Erkrankungsalter
156	1. Lebenstag–3. Lebensjahr

holm empfohlene retrocolische Duodenojejunostomie hat heute, ebenso wie die Gastroenterostomie, nur noch historischen Wert.

Allgemein wird jetzt die Anlage einer Duodeno-Duodenostomie (Abb. 1) durchgeführt. Hierbei wird der Pankreasring durch eine Anastomose im Bereich der Duodenalvorderwand umgangen.

Vor einer Durchtrennung des ventralen Pankreasringes ist dringend zu warnen, da sich in diesem ein Pankreasgang, meist der Ductus santorini befindet und nach seiner Durchtrennung das Pankreassekret in die freie Bauchhöhle fließen würde.

Eine weitere pankreasbedingte Erkrankung, die den Paediater veranlaßt den Kinderchirurgen zu konsultieren, ist der Hyperinsulinismus bedingt durch eine *Nesidioblastose*, ein *Inselzelladenom* oder eine *diffuse Adenomatose.*

Rabinovitch und Achs beschrieben 1945 erstmals einen 9 Monate alten weiblichen Säugling, bei dem durch eine Autopsie ein Inselzelladenom nachgewiesen wurde.

Insgesamt ließen sich aus der Weltliteratur 156 Erkrankungsfälle von Nesidioblastose, Inselzelladenom oder diffuse Adenomatose zusammenstellen (Tabelle 2). Das Erkrankungsalter lag zwischen dem 1. Lebenstag und dem 3. Lebensjahr. Siebenmal erfolgte die Diagnosestellung durch die Autopsie, in den übrigen Fällen durch das Operationspräparat.

Leider war es bei der Durchsicht der Literatur nicht möglich, eine exakte Aufteilung in Nesidioblastose, Inselzelladenom oder diffuse Inselzelladenomatose durchzuführen. Die Angaben hierzu waren nur selten konkret.

Die *Indikation zur Operation* eines Hyperinsulinismus ist dann gegeben, wenn eine Glykogenose, eine ketotische oder leucinbedingte Hypoglykämie u.a. zur Hypoglykämie führende stoffwechselstörende Erkrankungen ausgeschlossen und konservative Maßnahmen wie Glukoseinfusionen, eine Cortison-Therapie und die Gabe von Diazoxyd die Hypoglykämie nicht beheben können.

Zur Häufigkeit einer chirurgischen Intervention bei Kindern mit einem Hyperinsulinismus berichten Janec u. Mitarb., daß von 31 Säuglingen 2 operiert werden mußten, während nach Gauderer u. Mitarb. 12 von 28 Kindern operiert wurden.

Nathan u. Mitarb. haben 1960 als erste über die erfolgreiche Operation bei einem 4$\frac{1}{2}$ Monate alten Säugling informiert. Sie führten eine 75%ige Pankreasresektion durch, das Kind hat sich normal entwickelt. Hampton u. Mitarb. berichteten 1978 über die erfolgreiche Operation bei einem 2 Tage alten Neugeborenen.

Für die chirurgische Behandlung des Hyperinsulinismus haben sich Erfahrenswerte ergeben. Liegt kein isoliertes Inselzelladenom, das resziert werden kann vor, so sollten mindestens 80% des Pankreas unter Schonung der Milz reseziert werden (Abb. 2). Erfolgt die Pankreasresektion in einem zu geringen Ausmaß, so sind Nachresektionen erforderlich, wie sie von Morger, Janec und Habick mitgeteilt wurden. Harken u. Mitarb. berichteten über Nachresektionen bei 5 von 10 Kindern.

Aus der Weltliteratur konnten 47 kindliche *Pankreastumoren* zusammengestellt werden (Tabelle 3).

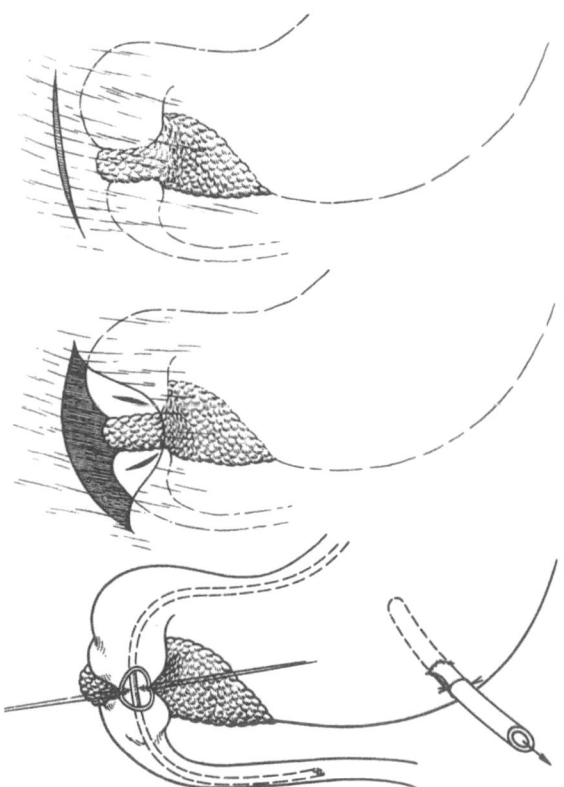

Abb. 1. Schema Duodeno-duodenostomie bei Pankreas anulare [nach: Sauer, H.: Z. Kinderchir. (1966)]

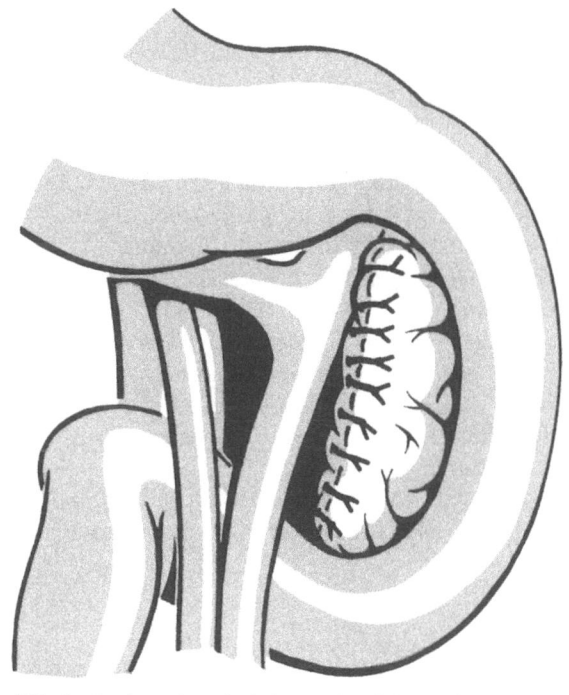

Abb. 2. Pankreatektomie bei Hyperinsulinismus (s. Text). (Nach: Breitner: Operationslehre, Bd. IV/1. München, Berlin, Wien: Urban & Schwarzenberg 1958)

26mal handelte es sich um maligne Tumoren wie Adenokarzinome bzw. Inselzellkarzinome.

Bei den benignen Tumoren wurden Dermoidzysten und kongenitale Zysten anderer Genese und in einem Fall eine Duodenalduplikatur, die intrapankreatisch gelegen war, nachgewiesen.

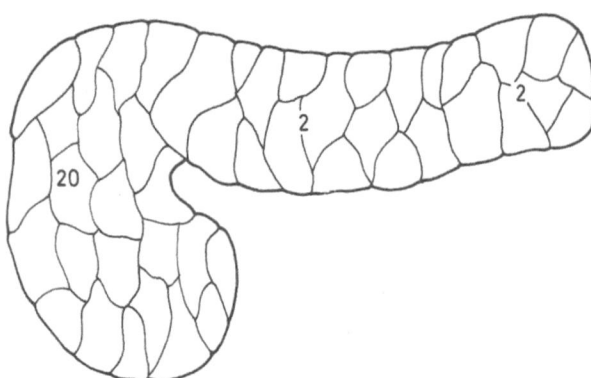

Abb. 3. Lokalisation der malignen Pankreastumoren. Unbekannt: 2

Tabelle 3. Kindliche Pankreastumoren

	N	Md.	Kn.	Unbek.	Alter
Maligne:	26	16	8	2	2. Lebensmonat –17. Lebensjahr (6 über 15 Jahre)
Benigne: (Cysten, Duodenal-Duplikatur)	21	9	3	9	6. Lebensmonat –11 Jahre

Die Berichte über maligne Tumoren sind von Ravitch, Becker, Osborne, Beal, Taxy, Horie u.a. Das Erkrankungsalter lag zwischen dem 2. Lebensmonat und dem 17. Lebensjahr.

Die Lokalisation der malignen Tumoren ist in Abb. 3 dargestellt.

Daß die Situation bei einem kindlichen Pankreaskarzinom nicht hoffnungslos ist, zeigen die Berichte von Becker, Taxy und Horie. Sie konnten nach einer Duodenopankreatektomie über Überlebenszeiten zwischen 10 Monaten und 16 Jahren berichten.

Über *benigne zystische Tumoren des Pankreas* berichteten Surachai, Wilander, Dennhardt, Abraham, Mares und Hirsch und schließlich Schweizer u. Mitarb.

Bei den benignen zystischen Tumoren ist die innere Fistelung, d.h. die Anastomosierung der Zyste mit dem Intestinaltrakt oder eine Exstirpation der Zyste mit Erfolg durchgeführt worden.

Bei der sehr seltenen *intrapankreatischen Duplikatur des Duodenums*, wie sie von Schweizer und Flach mitgeteilt wurde, führte eine Teilresekton der Zyste mit Marsupialisation, d.h. der Drainage nach außen und eine spätere Anastomosierung der Restzyste mit dem Duodenum zur Heilung.

Über die akute, nicht traumatische *Pankreatitis* und die chronische Bauchspeicheldrüsenentzündung im Kindesalter gibt es nur wenige Berichte. Hartley sammelte bis 1967 aus der Weltliteratur knapp 120 Beobachtungen. Es folgten dann Mitteilungen von Janec, Bötticher u. Schwemmle sowie Mossa.

Die Ursachen für eine akute Pankreatitis sind der Mumps, Infektionen, Alkohol, Diabetes und Fehlbildungen der Gallen- und Pankreasgänge.

Hartley beobachtete 22 Kinder, die wegen Gallen- und Pankreasgangmißbildungen an einer akuten Pankreatitis erkrankten.

Pease berichtete über eine Pankreatitis bei einem Choledochuskonkrement und Alvear u. Mitarb. über eine Pankreatitis bedingt durch eine Choledochuszyste.

Auf die posttraumatische Pankreatitis möchte ich später im Rahmen der Pankreaspseudozysten zu sprechen kommen.

Wir beobachteten 3 Kinder mit einer akuten Pankreatitis, die unter der Diagnose perforierte Appendix in die Klinik eingewiesen wurden. Bei 2 Kindern stellten wir die Diagnose erst intra operationem und führten fälschlicherweise die Appendektomie durch. Bei dem 3. Kind konnten wir die Laparotomie vermeiden.

Die *Therapie der akuten Pankreatitis* ist i. allg. zunächst eine konservative. Führt diese zu keiner Besserung oder kommt es sogar zu einer Verschlechterung des Krankheitsbildes, ist die Indikation zur Laparotomie gegeben. Das operative Vorgehen richtet sich nach dem Befund. Eine chirurgische Standardtherapie läßt sich nicht aufzeigen.

Besteht eine Pankreasnekrose, so wird diese entfernt und die Bauchhöhle drainiert. Auch bei der chronischen Pankreatitis kann sich das chirurgische Vorgehen nur an dem vorliegenden Befund orientieren.

Bei allen Eingriffen, ob bei der akuten oder chronischen Pankreatitis beginnt die intraoperative Diagnostik bei der Inspektion der Gallenwege. Kommen hier pathologische Befunde zur Beobachtung, so sind diese zu korrigieren.

Bei Pankreasstenosen oder -anomalien stehen uns prinzipiell zwei Entlastungsoperationsmethoden zur Verfügung (Abb. 4).

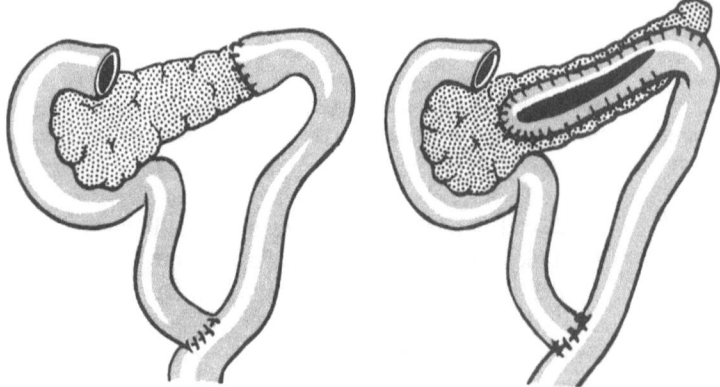

Abb. 4. Pankreatico-intestinale Anastomosen. Li: Operation nach Duval; re.: Operation nach Puestow-Mercadier (Nach: Breitner: Operationslehre, Bd. IV/1. München, Berlin, Wien: Urban & Schwarzenberg 1958)

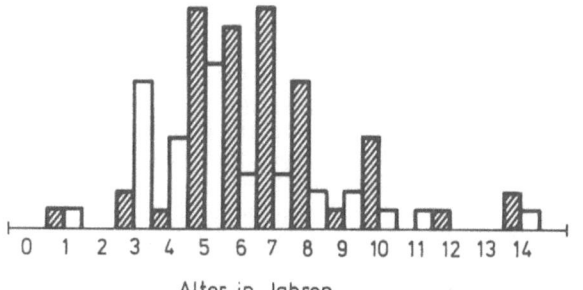

Abb. 5. Altersverteilung der posttraumatischen Pankreatitis, ■ Knaben: 56 = 60,2% – □ Mädchen: 36=38,7% – 1 Beobachtung: Geschlecht unbekannt

Über die Häufigkeit einer *Pankreaspseudozyste* nach einer nicht traumatischen Pankreatitis konnten nur schwer Anhaltspunkte gewonnen werden. Nach Hess entwickeln sich beim Erwachsenen bei 15% der Patienten Pseudozysten. Janec berichtete über 3 Pankreaspseudozysten bei 4 Kindern mit einer akuten Pankreatitis. Weitere Einzelformationen gaben Hendren, Seifert, Bötticher und Mossa.

Interessant sind die Mitteilungen von Shackelfort und Neuer über osteolytische Prozesse im Bereich des Knochenmarks im Anschluß an eine akute Pankreatitis. Klinisch ähnelt das Bild sehr einer akuten Osteomyelitis und ist röntgenologisch nur sehr schwer bzw. gar nicht von dieser zu unterscheiden.

Am häufigsten ist die kindliche *akute Pankreatitis durch* ein stumpfes *Bauchtrauma* hervorgerufen. Hierüber gibt es zahlreiche Publikationen, so von Daum und Hecker, Eckstein, Grötzinger, von der Leyen, Rehbein, Preier u.a.

Um ein größeres Krankengut zusammenzustellen, hat Turowski im Rahmen einer Dissertation durch eine Umfrage bei 20 kinderchirurgischen Kliniken in Österreich, der Schweiz und Deutschland (Tabelle 5) die Kinder mit einer traumatischen Pankreatitis erfaßt (Tabelle 4 und 5).
Die Alters- und Geschlechtsverteilung der Kinder ist der Abb. 5 zu entnehmen.
Für den Unfallhergang ist es typisch, daß die Kinder beim Sturz mit dem Fahrrad oder Roller mit dem Oberbauch auf den Lenker fallen. Hierauf haben besonders Berger, Schütze et al., Käufer, Koch, Daum, Bauer, Maurer, Schega, Schwemmle u.a. hingewiesen.

Bei 87% der Kinder mit einer traumatischen Pankreatitis gehörten zur Symptomatik der Druckschmerz und die Abwehrspannung im Oberbauch. Eine Prellmarke in diesem Bereich wurde von Othersen ebenfalls in 87% der Kinder beobachtet. Turowski fand sie in dem zusammengestellten Krankengut bei 59% der Kinder.

Auf die Bedeutung der Peritoneallavage bei einem stumpfen Bauchtrauma sei im Rahmen der Diagnostik nur kurz hingewiesen.

Die *Therapie der posttraumatischen Pankreatitis* ist auch vorwiegend eine *konservative.* Von den 93 Kindern wurden lediglich 43 einer Operation zugeführt. Die Operationsverfahren sind die Resektion oder die schon dargestellten Anastomoseverfahren bei der

Tabelle 4. An der Umfrage beteiligte Kliniken

		Anz. d. Kinder
Chirurg. Abt. der Städt. Kinderklinik Regensburg	Dr. J. Regenbrecht	9
Hannoversche Kinderheilanstalt	Dr. E. U. V. D. Leyen	6
Kinderspital Luzern	PD Dr. A. Schärli	1
Kinderchirurg. Univers. Klinik Bern	Prof. Dr. M. Bettex	2
Kinderkrankenhaus Rothenburgsort Hamb.	Dr. I. Petersen	3
Kinderkrankenhaus Walddörfer, Hamb.	PD Dr. V. Ekesparre	3
Kinderchirurg. Abt. Landeskrankenanst. Salzburg	Dr. H. Henkel	6
Chir. Abt. Kinderklinik d. Rud. Virchow-Krankenh.	Prof. Dr. W. Hasse	10
Kinderchirurg. Abt. d. Städt. Krankenanst. Mannheim	Prof. Dr. I. Joppich	2
Chirurg. Abt. d. Städt. Krankenh. Ffm.-Höchst	Dr. H. Schröder	1
Sektion Kinderchirurg. der Universität Ulm	PD Dr. R. Heinrich	1
Chirurg. Klinik der Universität Innsbruck	Prof. Dr. F. Gschnitzer Oä Dr. Menardi	1
Chirurg. Abt. Landes-Krankenhaus Linz	Prof. Dr. H. Hartl	4
Kinderchirurg. Klinik Universität München (Haunersch. Kinderspital)	Prof. Dr. W. Ch. Hecker	6
Chirurg. Abt. Krankenhaus Merheim, Köln	Prof. Dr. Schink	3
Kinderchirurg. Abt. d. Universität Tübingen	Prof. Dr. A. Flach	1
Altonaer Kinderkrankenhaus Hamburg	Dr. H. Marwege	3
Chirurg. Universitäts-kinderklinik Lausanne	Prof. Dr. N. Genton	9
Städt. Krankenhaus München-Schwabing	Prof. Dr. H. Singer	8
Chirurg. Universitäts-klinik Mainz	Prof. Dr. S. Hofmann	14

Tabelle 5. Häufigkeit der posttraumatischen Pankreatitis beim stumpfen Bauchtrauma

Stumpfe Bauchtraumen	N 2816
Davon posttraumatische Pankreatitis	93 = 3%
Davon Pseudocysten	34 = 36,6%

Ruptur oder die Drainage der Bauchhöhle bei einer diffusen Pankreaskontusion.

Zur Häufigkeit einer *posttraumatischen Pankreaspseudozyste* berichteten Cooney u. Grossfeld, daß sich diese in 40% aller Beobachtungen entwickelt. Turowski stellte in dem Umfragekrankengut 34 Pseudozysten bei 93 Kindern n = 36,6% zusammen (Tabelle 5).

In der Symptomatologie einer Pseudozyste stehen diffuse unklare Bauchbeschwerden mit 68% im Vordergrund. Ein palpabler Tumor konnte bei 64% der Kinder beobachtet werden. Erbrechen trat bei 52% der Kinder auf. Die Serumamylase war in 88% der angegebenen Beobachtungen erhöht.

Besteht der Verdacht auf eine Pankreaspseudozyste, so ist dringend vor einer zu intensiven Palpation des Bauchraumes zu warnen. Perforationen, bedingt durch eine Palpation, wurden von Johnson, Bettex, Maler u.a. beschrieben.

Die abdominalen Pankreaspseudozysten liegen häufig cranial des Colon transversum, retrogastrisch in der Bursa omentalis oder nach Zerreißung des Mesocolon transversums unterhalb des Colons.

Über eine Pseudodoppelzyste des Pankreas berichtete Eckstein.

Mediastinale Pankreaspseudozysten sind von Mallarp, Bettex, Steiger und Laird mitgeteilt worden. Die Pseudozysten entwickeln sich durch den Austritt von Pankreassekret in den Mediastinalraum vorwiegend durch den Hiatus ösophageus, den Hiatus aortae oder die Durchtrittsstelle der Vena cava inferior.

Das vorwiegende Symptom einer mediastinalen Pankreaspseudozyste ist der rezidivierende hämorrhagische Pleuraerguß.

Für die Behandlung einer Pankreaspseudozyste werden die Marsupialisation und innere Drainagen angegeben. Mit zunehmender Erfahrung hat sich gezeigt, daß wohl die inneren Drainageoperationen in Form einer Cystogastrostomie, Cystoduodenostomie oder Cystojejunostomie mit Y-Anastomose nach Roux zu den besten Ergebnissen führen.

Literatur

Abraham, J., et al.: J. Pediatr. Surg. **12**, 547 (1977)

Alvear, D.T., Petro, J.: Am. Surg. **42**, 358 (1976)

Bauer, U., et al.: Pädiatr. Prax. **10**, 85 (1971)

Beal, J.M.: Ill. Med. J. **147**, 44 (1965)

Becker, W.F.: Ann. Surg. **145**, 864 (1957)

Berger, J., et al.: Zit. bei Turowski

Bötticher, R., Schwemmle, K.: Z. Kinderchir. **11**, 482 (1972)

Cooney, D.R., Grossfeld: Ann. Surg. **182**, 590 (1975)

Daum, R., et al.: Zit. bei Turowski

Dennhardt, D., Siafarikas, C.: Z. Kinderchir. **9**, 381 (1971)

v. Ekesparre, W.: Arch. Kinderheilk. **152**, 282 (1956)

Eckstein, H.B.: Z. Kinderchir. **4**, 162 (1967)

Gauderer, M., et al.: J. Pediatr. Surg. **13**, 591 (1978)

Gross, R.E.: The surgery in infancy and childhood. London: W.B. Saunders Philadelphia, 1953

Habick, B.F., et al.: Am. J. Dis. Child. **131**, 210 (1977)

Hampton, R.R., et al.: Surgery **84**, 520 (1978)

Harken, A.H., et al.: J. Pediatr. Surg. **6**, 284 (1971)

Hartley, R.C.: J. Pediatr. Surg. **2**, 49 (1967)

Hasse, W.: Monatsschr. Kinderheilkd. **112**, 431 (1964)

Hasse, W.: Lehrbuch der Chirurgie. Koslowski, Irmer, Bushe. Stuttgart, New York: Schattauer 1978

Hecker, W.Ch., Daum, R.: Z. Kinderchir. **7**, 222 (1969)

Hendren, W.H.: Arch. Dis. Child. **40**, 132 (1965)

Hess, W.: Die Erkrankungen der Gallenwege und des Pankreas. Stuttgart: Thieme 1961

Horie, A., et al.: Cancer **39**, 247 (1977)

Janec, M., et al.: Z. Kinderchir. **26**, 248 (1979)

Johnson, L.F., et al.: Paediatrician **5**, 332 (1976)

Käufer, C.: Zentralbl. Chir. **92**, 3070 (1967)

Kiesewetter, W.B., Coop, C.: Surgery **36**, 146 (1954)

Koch, A.: Zit. bei Turowski

Lecco, T.M.: Zit. bei Sauer

v.d. Leyen, U.E.: Zentralbl. Chir. **88**, 1249 (1963)

Mallard, R.E., et al.: J. Pediatr. **91**, 445 (1977)

Mares, A.J., Hirsch, M.: J. Pediatr. Surg. **12**, 547 (1947)

Maurer, G., et al.: Langenbecks Arch. Klin. Chir. **320**, 235 (1970)

Mossa, A.R.: Prog. Pediatr. Surg. **4**, 111 (1972)

Morger, R., et al.: Z. Kinderchir. **25**, 263 (1978)

Nathan, M.T., et al.: Am. J. Dis. Child. **100**, 717 (1960)

Neuer, F.S., et al.: Am. J. Dis. Child **131**, 738 (1977)

Nizze, H.: Zentralbl. Allg. Pathol. **120**, 467 (1976)

Osborne, B.M., et al.: South. Med. J. **70**, 370 (1977)

Othersen, H.B., et al.: J. Trauma **8**, 535 (1968)

Pease, R.: Aust. N.Z.J. Surg. **47**, 87 (1977)

Rabinovitch, J., Achs, S.: Arch. Pathol. **40**, 74 (1965)

Ravitch, M.M.: Surg. Clin. North Am. **55**, 377 (1975)

Rehbein, F.: Kinderchir. Operationen. Stuttgart: Hippokrates 1976

Reuter, J., et al.: Helv. Chir. Acta **44**, 111 (1977)

Rickham, P.P.: Arch. Dis. Child. **29**, 80 (1954)

Rickham, P.P., et al.: Helv. Paediatr. Acta **27**, 131 (1972)

Robinson, M.J.: Pediatrics **48**, 232 (1971)

Sauer, H.: Z. Kinderchir. **3**, 490 (1966)

Schega, W., et al.: Dtsch. Med. Wochenschr. **96**, 1662 (1971)

Schwemmle, K., et al.: Münch. Med. Wochenschr. **113**, 568 (1971)

Schütze, U., et al.: Unfallchirurgie **4**, 95 (1978)

Schweizer, P., et al.: Med. Welt **28**, 487 (1977)

Seifert, G.: Monatsschr. Kinderheilkd. **108**, 225 (1960)

Shackelford, P.G.: Am. J. Dis. Child. **131**, 731 (1977)

Søvik, O., et al.: Acta Pathol. Microbiol. Scand. [A] **83**, 155 (1975)

Surachai, A., et al.: Am. Surg. **43**, 503 (1977)

Taxy, J.B.: Cancer **37**, 1508 (1976)

Tiedemann, F.: Zit. bei Sauer

Turowski, Ch.: Dissertation F.U. Berlin 1978

Vidal, E.: Zit. bei Sauer

Wilander, E., et al.: Acta Paediatr. Scand. **65**, 769 (1976)

Prof. Dr. W. Haße
Chirurgische Abteilung der Kinderklinik
des Städtischen Rudolf-Virchow-Krankenhauses
Reinickendorfer Straße 61
D-1000 Berlin 65

Monatsschr. Kinderheilkd. 128, 311–314 (1980)

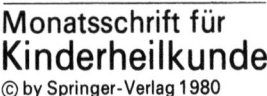

Monatsschrift für
Kinderheilkunde
© by Springer-Verlag 1980

Leberveränderungen bei Malabsorptionssyndrom

W. Braun, K. Beyreiß, P.-F. Mahnke, G. Scheerschmidt und Barbara Teichmann

Kinderklinik (Direktor: MR Prof. Dr. sc. med. W. Braun)
und Pathologisches Institut (Direktor: Prof. Dr. sc. med. A. Hecht)
des Bereichs Medizin der Karl-Marx-Universität Leipzig

Hochgradige Mangelernährung (Protein-Calorie-Malnutrition) führt zu einer komplexen Schädigung des Kindes, auch die Leber ist beteiligt. Sie reagiert besonders empfindlich auf Proteinmangel. Die Rattenleber verliert nach 48 Std eiweißfreier Ernährung 25% ihres Proteingehaltes [1]. Als schädigende Noxen kommen neben dem Mangel an Nahrungsbestandteilen, speziell Aminosäuren, auch sekundäre toxische Reaktionen in Betracht. Selbst parenterale Ernährung, die bei schwerer Malabsorption zeitweilig erforderlich wird, kann die Leber beeinträchtigen, was speziell in einem Anstieg der Transaminasen zum Ausdruck kommt (Cohen [2]; Heird [5]). Andererseits ist bekannt, daß Lebererkrankungen, speziell die Leberzirrhose, mit Malabsorption einhergehen kann (Weber and Roy [14]). Diese Fakten veranlaßten uns, dem Problem der Leberveränderungen bei Malabsorption in unserem Krankengut nachzugehen.

Krankengut und Methodik

Aus einer Gesamtzahl von 200 Patienten mit Malabsorption aus den Jahren 1975–1978 wurden 19 Kinder, bei denen klinisch bzw. paraklinisch Zeichen einer Lebererkrankung bzw. -beteiligung an einer enteralen Erkrankung vorlagen, eingehender untersucht (Tabelle 1). Klinisch waren die Patienten gekennzeichnet durch unbeeinflußbare Durchfälle, fehlendes Gedeihen und in der Regel hochgradige Dystrophie. Entscheidendes Kriterium für die Diagnose war der Nachweis einer Schleimhautschädigung mittels Dünndarmsaugbiopsie entsprechend der Einteilung nach Shmerling.

Die detaillierte diagnostische Abklärung der Malabsorption erfolgte durch Schleimhautbiopsie in zeitlicher Beziehung zur Eliminations- bzw. Provokationsdiät. Hinzu kamen Xylose- und Arabinose-Tests. Die Resorption der Monosaccharide und die Spaltung der Disaccharide wurde durch die gezielte Dünndarmperfusion erfaßt. Die Beurteilung der Leber erfolgte mit Hilfe bekannter Labormethoden (Enzyme, Labilitätsproben, Gerinnungsfaktoren, Serumeiweiße) und durch die lichtoptische Beurteilung eines durch Blindpunktion gewonnenen Leberzylinders.

Ergebnisse

Die Ergebnisse sind in den Tabellen 2–4 und in den Abb. 1–4 dargestellt. Fast alle biotopisch kontrollierte Patienten hatten schwere Veränderungen der Dünndarmschleimhaut, im Beginn der Erkrankung lag der Typ III nach Shmerling vor. Nur 1 Kind (T. F.) hatte

bei Typ II schwere Leberveränderungen. Offensichtlich hatte sich die Symptomatik auf dem Boden eines Immundefektes entwickelt. Bei anderen Patienten mit Kurzdarmsyndrom und Schleimhauttyp I fanden sich nur leichtere Schäden an der Leber. Unter den Laborwerten fielen vor allem Erhöhungen der Transaminasen auf. Die histologischen Veränderungen können als unspezifischer Parenchymschaden (13mal) bzw. als reaktive Hepatitis (Begleithepatitis) bezeichnet werden. Ausgeprägte Veränderungen wurden bei Patient T. F. (Nr. 9) gesehen. Die Veränderungen auf zellulärer Ebene äußerten sich vor allem in Anisozytose, Aniso-

Tabelle 1. Krankengut

Nr.	Name	Alter (Mon.)	Diagnose
1	M. K.	7	Enterale Sojaeiweißunverträglichkeit
2	K. K.	13	Kuhmilcheiweißunverträglichkeit
3	G. T.	4	Kuhmilch- und Sojaeiweißunverträglichkeit
4	A. Sch.	9	Kuhmilch- und Sojaeiweißunverträglichkeit
5	S. Sch.	5	Globale enterale Eiweißunverträglichkeit
6	M. H.	5	Globale enterale Eiweißunverträglichkeit bei Immundefekt
7	M. J.	12	Zöliakie
8	M. K.	3	Enterale Kuhmilcheiweißunverträglichkeit
9	T. F.	6	Globale enterale Eiweißunverträglichkeit bei Immundefekt
10	I. B.	4	Kurzdarmsyndrom
11	S. M.	11	Globale enterale Eiweißunverträglichkeit
12	S. W.	12	Kuhmilcheiweißunverträglichkeit
13	Y. P.	5	Kurzdarmsyndrom
14	R. D.	6	Globale enterale Eiweißunverträglichkeit
15	D. P.	4	Kurzdarmsyndrom
16	D. L.	10	Kuhmilch- und Sojaeiweißunverträglichkeit
17	F. W.	9	Globale enterale Eiweißunverträglichkeit
18.	S. W.	12	Exokrine Pankreasinsuffizienz
19	T. F.	6	Kuhmilcheiweißunverträglichkeit

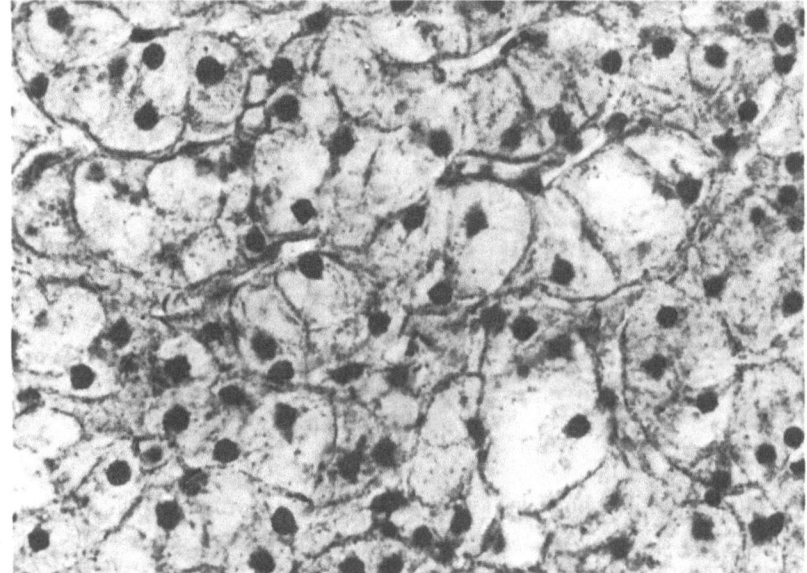

Abb. 1. Hydrophische und netzartige Degeneration, Kernpyknosen und Netznekrosen. (Pat. 9, T. F., J. Nr. 16650/76, HE, Formalin, 507 ×)

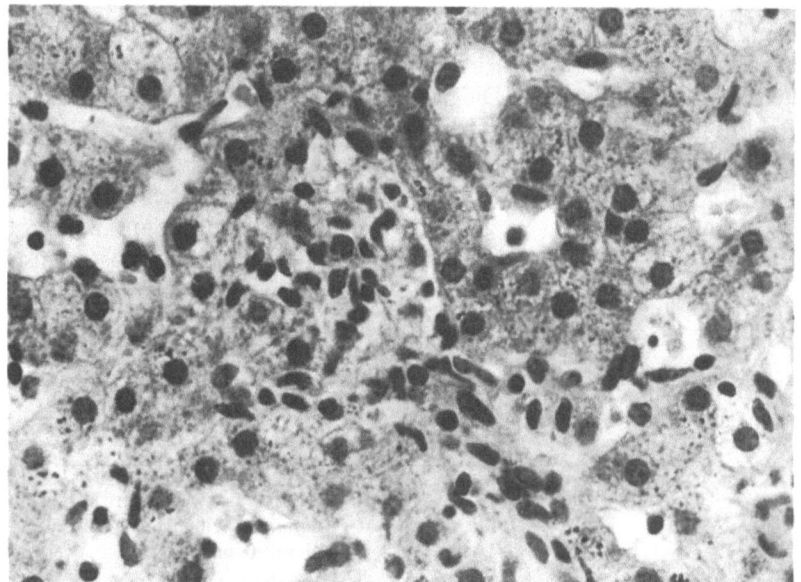

Abb. 2. Einzelzellnekrosen mit Abraumentzündung, zusätzlich ballonierte Degeneration, Anisozytose, Anisokaryose und aktivierte Sternzellen. (Pat. 15, D.P., J. Nr. 21672/78, HE, Formalin, 507 ×)

Tabelle 2. Befunde an Dünndarm und Leber

Nr.	Name	Dünndarmbiopsie	Leberbiopsie
1	M. K.	III	PSch.[a]
2	K. K.	III	PSch.
3	G. T.	III	PSch.
4	A. Sch.	II/III	PSch.
5	S. Sch.	III	PSch.
6	M. H.	III	Reakt. Hepatitis
7	M. J.	III	PSch.
8	M. K.	III	Sternzellaktiv.
9	T. F.	II	PSch., reakt. Hep.[b]
10	I. B.	I KDS	PSch.
11	S. M.	III→I	Norm. Befund
12	S. W.	I	PSch.
13	Y. D.	I KDS	PSch.
14	R. D.	III	Reakt. Hepatitis
15	D. P.	Ø	Reakt. Hepatitis
16	D. L.	III	Reakt. Hepatitis
17	F. W.	III	PSch., reakt. Hep.
18	S. W.	II	PSch.
19	R. Fi.	II/III	PSch.

[a] Parenchymschädigung   [b] Reaktive Hepatitis

Tabelle 3

Nr.	Name	SGOT	SGPT	AP	Thymol
1	M. K.	n	↑	n	n
2	K. K.	↑	↑	n	n
3	G. T.	↑	↑	n	n
4	A. Sch.	↑	n	n	n
5	S. Sch.	n	↑	n	n
6	M. H.	n	n	n	n
7	M. J.	n	n	n	+ + +
8	M. K.	n	n	n	n
9	T. F.	↑	↑	n	n
10	I. B.	n	n	n	n
11	S. M.	n	n	n	n
12	S. W.	n	n	↑	n
13	Y. P.	↑	↑	↑	n
14	R. D.	↑	↑	↑	n
15	D. P.	↑	↑	n	n
16	D. L.	↑	↑	n	n
17	F. W.		↑	↑	n
18	S. W.	↑	n	n	n
19	T. Fi.	n	↑	n	n

n = normal   ↑ = erhöht

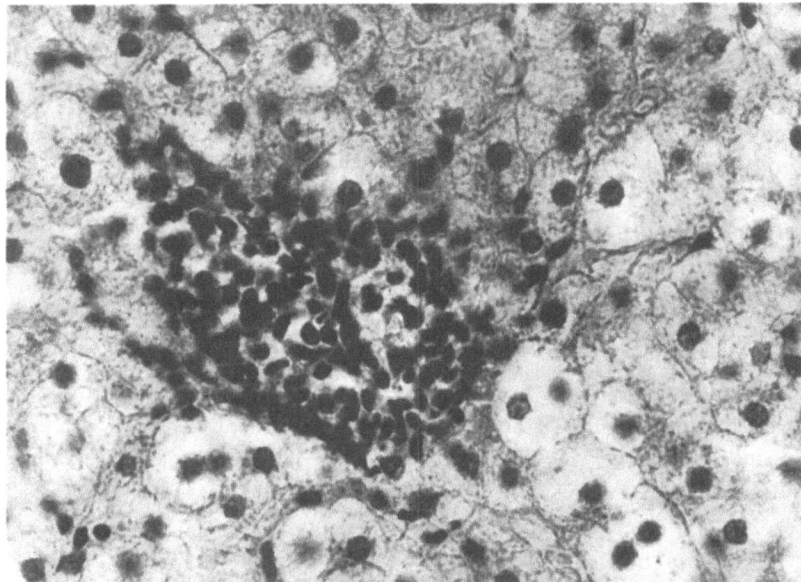

Abb. 3. Herdförmige intralobuläre Mesenchymreaktion (Retothelknötchen). (Pat. 9, T. F., J. Nr. 16650/76, HE, Formalin, 507 ×)

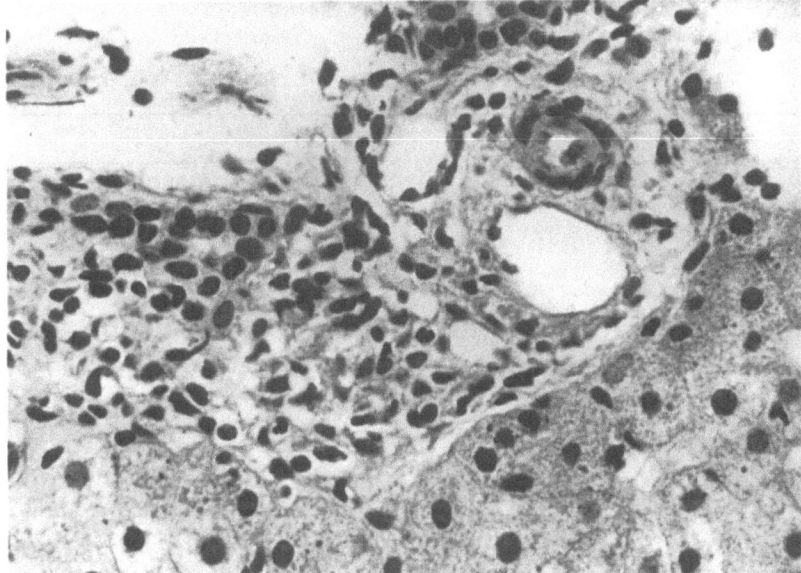

Abb. 4. Periportale entzündliche Zellinfiltration. (Pat. 14, R. D., J. Nr. 21673/78, HE, Formalin, 507 ×)

karyose und Einzelzellnekrosen. Auf geweblicher Ebene waren nur diskrete Abweichungen nachzuweisen: vereinzelt Rundzellinfiltrate und Sternzellaktivierung.

Diskussion

Wie bei einer Reihe anderer Erkrankungen des Gastrointestinaltraktes konnten auch bei Patienten mit klinisch, funktionell und morphologisch definiertem Malabsorptionssyndrom Veränderungen an Leberzellen und -gewebe nachgewiesen werden. In allen Fällen war eine primäre Lebererkrankung als mögliche Ursache einer Resorptionsstörung auszuschließen. Das ist u. E. bei Symptomen, die als ein Hinweis auf eine Lebererkrankung gedeutet werden können erforderlich. Es erhebt sich die Frage nach der Pathogenese der Leberveränderungen. Die Art läßt keinen Rückschluß auf die Genese zu, da das Spektrum der Reaktionsmöglichkeiten der Leber auf verschiedene Noxen begrenzt ist. Mangel an einzelnen Nahrungsbestandteilen, z. B. an bestimmten Aminosäuren, wäre möglich.

Tabelle 4. Dünndarmperfusion

Nr.	Name	Gluk.	Galakt.	Frukt.	Sacch.	Lakt.
1	M. K.			∅		
2	K. K.	↓	↓	↓	n	↓
3	G. T.	n	n	n	n	↓
4	A. Sch.	↓	↓	n	n	↓
5	S. Sch.	n	↓	n	n	↓
6	M. K.	↓	↓	↓	↓	↓
7	M. J.			∅		
8	M. K.			∅		
9	T. F.	n	n	n	n	↓
10	I. B.			∅		↓
11	S. M.	↓	n	n	n	n
12	S. W.	n	n	n	n	n
13	Y. P.			∅		
14	R. D.	↓	↓	↓	↓	↓
15	D. P.			∅		
16	D. L.			∅		↓
17	F. W.			∅	n	n
18	S. W.	↓		∅		↓
19	T. Fi.			∅		

n = normal ∅ = nicht durchgeführt
↓ = verminderte Resorption/Digestion

Bei unseren Patienten wurden unter verschiedenen Diäten – Bausteinnahrung (Albumaid), Fleischsuppe – die gleichen Leberveränderungen beobachtet. Wir halten deshalb einen selektiven Mangel für weniger wahrscheinlich. Toxische Substanzen, wenn auch noch hypothetischer Natur, kommen durchaus in Betracht. Die ausgeprägte bakterielle Fehlbesiedlung, die wir wiederholt feststellen, könnte einen Faktor darstellen. Auch beim jejunoilealen Bypass werden Anaerobier als Ursache toxischer Leberschäden angesehen (O'Leary [12]). Proteinmangel erhöht die Empfindlichkeit gegen Hepatotoxine [9].

Zusammenfassend können wir feststellen, daß bei Kindern mit schwerem Malabsorptionssyndrom mit Leberveränderungen zu rechnen ist. Diese sind in der Diagnostik zu beachten und gegen primäre Lebererkrankungen abzugrenzen.

Literatur

1. Addis, T., Poo, L.J., Lew, W.: J. Biol. Chem. **116**, 343–353 (1963)
2. Cohen, M.I., Boley, S.J., Daum, F., Litt, I.F., Schonberg, S.K.: Adv. Exp. Med. Biol. **46**, 214–224 (1974)
3. Fiehring, Ch., Vollmar, M., Braun, W., Koslowsky, H., König, K.: Dtsch. Z. Verdau. Stoffwechselkr. **34**, 307–312 (1974)
4. Heird, W.C., Driscoll, J.M., Schullinger, J.N., Grebin, B., Winters, R.W.: J. Pediatr. **80**, 351–372 (1972)
5. Heird, W.C., Winters, R.W., Dudrick, St.J.: Adv. Exp. Med. Biol. **46**, 256–268 (1974)
6. Holle, G.: Dtsch. Z. Verdau. Stoffwechselkr. **36**, 49–58 (1976)
7. Holle, G., Sorger, K.: Dtsch. Z. Verdau. Stoffwechselkr. **32**, 279–293 (1972)
8. Kettner, W.: Ber. Ges. Inn. Med. **7**, 65 (1970)
9. Madhavan, T.V., Suryanrayana, R.K., Tulpule, P.G.: Indian J. Med. Res. **53**, 984–989 (1965)
10. May, J.M., Lemons, H.: J.A.M.A. **207**, 2401–2405 (1969)
11. McLaren, D.S., Bitar, J.G., Nassar, V.H.: In: Popper, H., Schaffner, F.: Progress in liver disease, p. 527–536, Vol. IV. New York, London: Grune & Stratton 1972
12. O'Leary, J.P., Maher, J.W., Hollenbed, J.I., Woodward, E.R.: Gastroenterology **205**, 859 (1974)
13. Sidranky, H.: In: Popper, H., Schaffner, F.: Progress in liver disease, p. 31–43, Vol. IV, New York, London: Grune & Stratton 1972
14. Weber, A., Roy, C.C.: Pediatrics **50**, 73–83 (1972)

MR Prof. Dr. sc. med. W. Braun
Kinderklinik der Karl-Marx-Universität
Oststraße 21/25
DDR-705 Leipzig

Monatsschr. Kinderheilkd. 128, 314–316 (1980)

Monatsschrift für
Kinderheilkunde
© by Springer-Verlag 1980

Nahrungsantikörper in der Immunfluoreszenz bei verschiedenen Störungen der gastrointestinalen Verarbeitung von Nahrungsantigenen

M. Stern[1], M. Lewin und R. Grüttner[1]

Universitäts-Kinderklinik Hamburg (Direktor: Prof. Dr. K.H. Schäfer)

Auf der Ebene des Magendarmtraktes findet eine ständige Auseinandersetzung zwischen immunogen aktiven Bestandteilen der Nahrung und dem darmassoziierten lymphatischen Gewebe (gut-associated lymphoid tissue, GALT) statt. Diese äußert sich unter anderem in der Ausbildung von Antikörpern gegen Nahrungsproteine, die zum Teil auch im Serum erscheinen [3, 14]. Ausgehend von Gliadin-Antikörperbefunden bei Kindern mit Coeliakie, zeigte sich in ersten Kontrollgruppen, daß im Gegensatz zu gesunden Kindern Patienten mit verschiedenen gastrointestinalen Erkrankungen ebenfalls Antikörper gegen Gliadin im Serum aufwiesen, wenn auch in recht niedrigen Titerstufen [6, 7]. Es ergab sich als Fragestellung dieser Arbeit, die Spezifität verschiedener Nahrungsantikörper bei gastrointestinalen Erkrankungen genauer abzugrenzen, um damit auch indirekt die Frage nach einem „Screeningtest" für Coeliakie [5] zu beantworten. Überdies sollte versucht werden, zu klären, welche Art von Störungen der gastrointestina-

len Verarbeitung, des „handling" von Nahrungsantigenen [13] am ehesten zur Bildung von Nahrungsantikörpern führte.

Das „handling" von immunogenen Makromolekülen aus der Nahrung findet auf verschiedenen Ebenen statt: zunächst intraluminal durch eine möglichst vollständige Digestion. Auf Dünndarmniveau verhindert dann eine morphologisch intakte Mucosabarriere die Antigenpassage. Sekretorische Antikörper (sIgA) vermögen weitere Antigenmoleküle abzufangen. Dennoch treten auch beim Gesunden kleinste Mengen Antigen nach Endozytose und Exozytose durch die Enterozyten in Kontakt mit ortsständigen Immunozyten der Lamina propria [13]. Dort kann es zur Ausbildung einer Immuntoleranz [9, 11], aber auch zu einer schädlichen Immunreaktion kommen. Eine letzte Möglichkeit der Antigenelimination besteht durch die von Kupffer'schen Sternzellen in der Leber.

Patienten und Methoden

Außer den Kindern mit Coeliakie wurden solche mit cystischer Fibrose, mit Gastroenteritis und postenteritischer Malabsorption im Remissionsstadium, mit Colitis ulcerosa und Morbus Crohn sowie

1 Mit Unterstützung durch die Deutsche Forschungsgemeinschaft

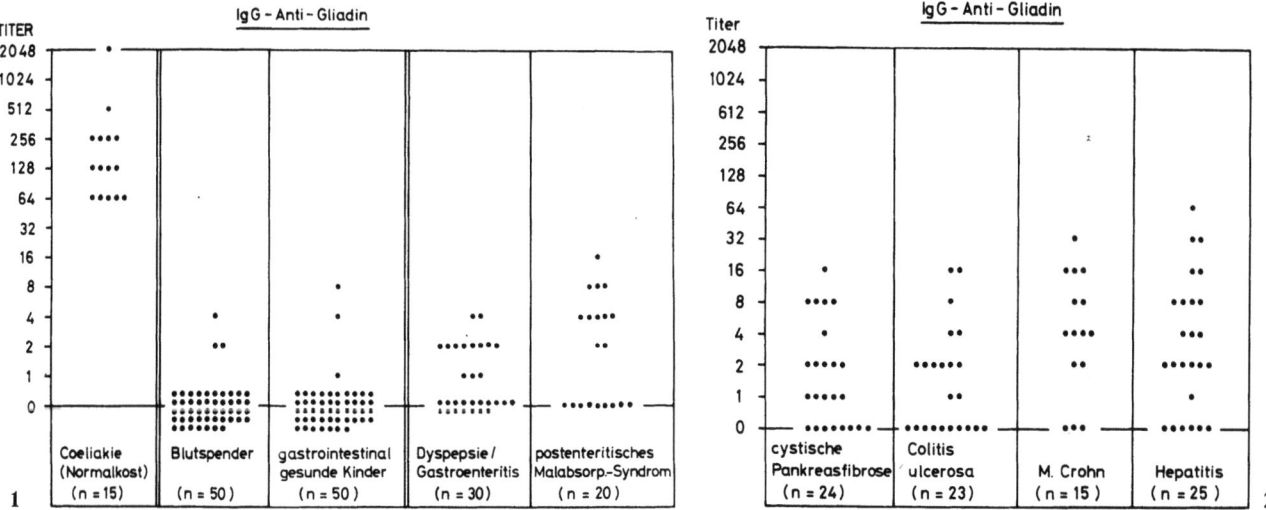

Abb. 1. IgG-Antigliadin-Titer. Indirekte Immunfluoreszenztechnik an gliadinbeladenen Erythrozyten. Kontrollen und Kinder mit Störungen der intestinalen Mucosabarriere

Abb. 2. IgG-Antigliadin-Titer. Indirekte Immunfluoreszenztechnik an gliadinbeladenen Erythrozyten. Kinder mit Störungen der Digestion, der Colon-Mucosabarriere und der hepatischen Antigenelimination

mit Hepatitis untersucht. Insgesamt wurden mit den Kontrollen 252 Seren auf das Vorliegen verschiedener Nahrungsantikörper getestet. Mittels indirekter Immunfluoreszenztechnik an gliadinbeladenen Erythrozyten gelang der Nachweis von Gliadinantikörpern verschiedener Immunglobulinklassen [6]. Eine ähnliche Technik diente zur Darstellung von Serumantikörpern gegen Kuhmilchprotein, α-Laktalbumin, β-Laktoglobulin, Casein, Rinder-Serumalbumin und Rinder-Gammaglobulin. Retikulinantikörper wurden mittels Immunfluoreszenz an Kryostatschnitten von Rattenniere [8] nachgewiesen.

Ergebnisse und Diskussion

Gegenüber Blutspendern und gastrointestinal gesunden Kindern, die nur selten Gliadinantikörper aufwiesen, fanden sich bei allen Kindern mit florider Coeliakie sehr hohe IgG – Antigliadin – Titer (Abb. 1). Bei akuter Gastroenteritis oder Dyspepsie, aber auch bei postenteritischer Malabsorption im Remissionsstadium kam es zu gesteigerter Antigenresorption und nachfolgender Antikörperbildung: in etwa der Hälfte der Fälle fanden sich niedrige Titer. Daß nicht alle Kinder mit Störungen der Mucosabarriere diese Befunde zeigen, macht deutlich, daß neben dem Grad der Mucosaläsion auch eine spezifische Fähigkeit zur Immunreaktion auf das Nahrungsantigen eine Rolle spielt. Diese Fähigkeit scheint bei Coeliakie eine überragende Rolle einzunehmen.

Kinder mit cystischer Fibrose und Colitis ulcerosa wiesen zu einem höheren Prozentsatz meist niedrige IgG – Antigliadin – Titer auf, während Kinder mit Morbus Crohn und mit Hepatitis zu 80 % niedrige bis mittlere Titer zeigten (Abb. 2). Die Häufigkeit der positiven Befunde bei tiefer Mucosaläsion und bei Schädigung der von Kupfferschen Sternzellen war gegenüber den anderen Gruppen außer Coeliakie signifikant erhöht.

Es konnte so gezeigt werden, daß neben den hohen Antigliadintitern bei Coeliakie niedrigere Werte auch

bei anderen Störungen der gastrointestinalen Verarbeitung von Nahrungsantigenen vorkommen (vgl. [3]). Diese Serumantikörper waren meist Immunglobuline vom Typ IgG, seltener auch IgM oder IgA, während letztere bei Coeliakie durchaus häufig vorkamen. Eine für Coeliakie spezifische Konstellation der Antikörper ergab sich nicht. Somit läßt sich auch nicht von einem Screeningtest auf Coeliakie [5] im engeren Sinne sprechen. Die Zahl der falsch positiven Ergebnisse ist dafür viel zu hoch; und wie sich vor kurzem herausstellte [8], scheint es auch falsch negative vereinzelt bei älteren Kindern und Erwachsenen zu geben.

Die Bedeutung verschiedener Störungen bezüglich der Entstehung von Gliadinantikörpern läßt sich an den Befunden in sämtlichen Immunglobulinklassen ablesen: zunächst ist das Auftreten von Gliadinantikörpern nicht unbedingt ein pathologisches Zeichen. Sowohl Antigenresorption als auch Nahrungsantikörperbildung kommen bei Gesunden vor. Entscheidende Bedeutung kommt der spezifischen Reaktionsfähigkeit der Kinder mit Coeliakie auf Gliadin als Antigen zu. Jedoch führen auch vor allem chronische Störungen der Antigenverarbeitung auf verschiedenen Ebenen zur vermehrten Makromolekülpassage und zur Antikörperbildung. Eine besondere Rolle scheint dabei Krankheiten mit tiefer Wandläsion (Morbus Crohn) sowie Krankheiten mit Störung der zunächst weniger beachteten hepatischen Antigenelimination zuzukommen [1, 2, 4, 12, 15].

Mit sehr ähnlicher Methodik konnten Antikörper gegen einzelne Kuhmilchproteine in einem großen Teil der Fälle nachgewiesen werden. Jedoch zeigte sich ein so hoher Prozentsatz der Kontrollen Kuhmilchantikörper – positiv, daß diesen Antikörpern ein krankheitsspezifischer Wert in den untersuchten Gruppen nicht beigemessen werden kann. Retikulinantikörper ließen sich demgegenüber in der Immunfluoreszenz nur in seltenen Fällen, und zwar vor allem bei florider Coeliakie, nachweisen. Demnach haben einzelne Nahrungsantigene wohl eine spezifische immunogene Wirkung bei den verschiedenen Krankheiten. Dennoch besitzt die Antikörperbildung gegen das jeweilige Antigen noch keinen pathogenetischen Wert.

Zusammenfassung

Gliadinantikörper sind bei weitem nicht spezifisch für die Coeliakie. Als Screeningtest im engeren Sinne sind sie daher nicht geeignet. Gegenüber Kuhmilchprotein- und Retikulinantikörpern bestehen deutliche Unterschiede in der Spezifität der Reaktionen bei den untersuchten Gruppen.

Bei Störungen des gastrointestinalen „handling" von Antigenen aus der Nahrung kann es je nach Art, Umfang und Lokalisation der Störung zur Bildung von Nahrungsantikörpern im Serum kommen. Für deren Ausbildung ist als weiterer Faktor die spezifische immunologische Reaktionsbereitschaft auf resorbierte immunogene Makromoleküle Voraussetzung. Eine besondere Häufung der Nahrungsantikörper zeigt sich außer bei florider Coeliakie bei chronischen Läsionen der Mucosa, besonders bei tiefer Wandläsion, und bei Störungen der hepatischen Antigenelimination.

Auch wenn dem Auftreten von Nahrungsantikörpern im Serum kein besonderer Krankheitswert zukommt, so ist dies doch ein indirekter Anhaltspunkt für die Bedeutung des normalen gastrointestinalen „handling" von Nahrungsantigenen.

Literatur

1. Eterman, K.P., Feltkamp, T.E.W.: Clin. Exp. Immunol. 31, 92–99 (1978)
2. Ferguson, A., Carswell, F.: Br. Med. J. 1972 I, 75–77
3. Gruskay, J.R., Cooke, R.E.: Pediatrics 16, 763–769 (1955)
4. Mietens, C.: Z. Kinderheilkd. 98, 254–267 (1967)
5. Signer, E., Bürgin-Wolff, A., Berger, R., Birbaumer, A., Just, M.: Helv. Paediatr. Acta 34, 41–52 (1979)
6. Stern, M., Fischer, K., Grüttner, R.: Eur. J. Pediatr. 130, 155–164 (1979)
7. Stern, M., Fischer, K., Grüttner, R.: Eur. J. Pediatr. 130, 165–172 (1979)
8. Stern, M., Bender, S.W., Grüttner, R., Posselt, H.G.: 12th Ann. Meeting ESPGN London 1979. Acta Paediatr. Belg. (im Druck)
9. Swarbrick, E.T., Stokes, C.R., Soothill, J.F.: Gut 20, 121–125 (1979)
10. Taylor, K.B., Truelove, S.C., Wright, R.: Gastroenterology 46, 99–108 (1964)
11. Thomas, H.C., Parrott, D.M.V.: Immunology 27, 631–639 (1974)
12. Triger, D.R., Alp, M.H., Wright, R.: Lancet 1972 I, 60–63
13. Walker, W.A.: Pediatr. Clin. North Am. 22, 731–746 (1975)
14. Walzer, M.: J. Immunol. 11, 249–252 (1926)
15. Wright, R.: Immunology of gastrointestinal and liver disease, p. 61ff. London: Edward Arnold 1977

Dr. M. Stern
Universitäts-Kinderklinik
Martinistraße 52
D-2000 Hamburg 20

Monatsschr. Kinderheilkd. 128, 316–318 (1980)

**Monatsschrift für
Kinderheilkunde**
© by Springer-Verlag 1980

Histometrische Untersuchungen mittels Punktzählverfahrens zur Klassifizierung der Gluten-induzierten Schleimhautschädigung

C. Othmer[1], M. Vogel[2], Th. Richter[1] und D. Kaiser[1]

[1] Kinderklinik und Poliklinik und
[2] Abteilung Paidopathologie und Placentologie, Klinikum Charlottenburg der Freien Universität Berlin

Die Unverträglichkeit gegenüber Gluten besteht bei Zöliakie zeitlebens. Daher ist es für den Patienten wichtig, die Diagnose Zöliakie definitiv zu sichern oder auszuschließen. Eine Zöliakie ist heute erwiesen, wenn

1. der Patient eine bioptisch nachgewiesene Schleimhautatrophie hat,
2. eine klinische Remission unter gliadinfreier Diät eintritt,
3. die Schleimhaut deutliche Normalisierungstendenzen unter Diät aufweist und
4. ein Rezidiv der Mukosa unter Gliadinbelastung stattfindet.

Entsprechend der Zottenatrophie teilt man die Dünndarmschleimhaut ein in (Abb. 1)

– normale Mukosa mit einem Zotten-Krypten-Verhältnis von 4:1 oder 3:1
– partielle Atrophie mit einem Zotten-Krypten-Verhältnis 2:1 oder 1:1
– subtotale und totale Atrophie.

Neben diesen morphometrischen Veränderungen stellt die intraepitheliale, lymphozytäre Infiltration ein weiteres Kriterium der Schleimhautschädigung dar, denn schon frühzeitig findet man bei Zöliakie unter Gliadinbelastung eine T-Lymphozyten-Immigration.

Um diese lymphozytäre Infiltration semiquantitativ zu erfassen, haben wir das sog. Punktzählverfahren angewendet. Hierbei wurde ein Projektionsokular mit einem Gitter ausgestattet, das mit seinen 400 Kreuzen

normale Mucosa

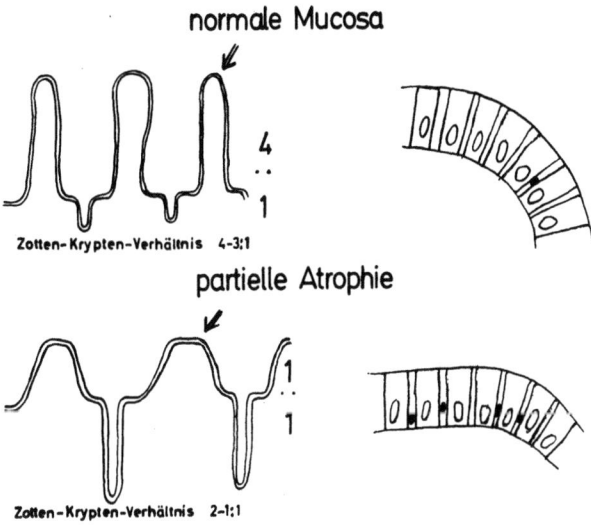

Zotten-Krypten-Verhältnis 4-3:1

partielle Atrophie

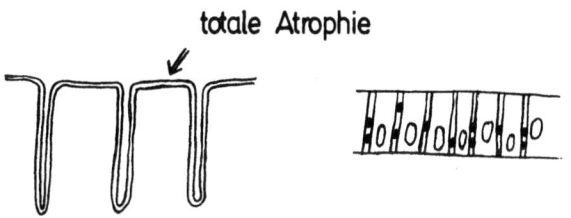

Zotten-Krypten-Verhältnis 2-1:1

totale Atrophie

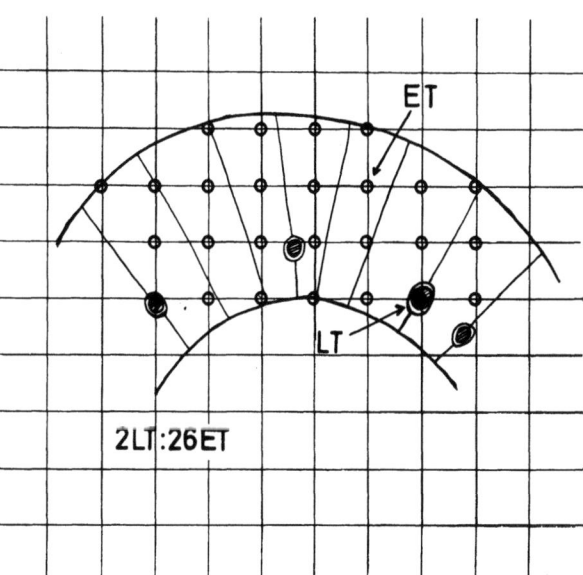

Abb. 1. Stadieneinteilung der Zottenatrophie (links) und intraepitheliale Lymphozyteninfiltration (rechts)

ein gleichbleibendes Bezugssystem bot. Jede Berührung eines Kreuzes mit dem Oberflächenepithel oder dem Lymphozyten galt als Treffer (Abb. 2). Je mehr intraepithelial gelegene Lymphozyten ein Beobachtungsfeld enthielt, um so höher war die Zahl der Lymphozytentreffer. Diese wurden auf die Gesamtzahl der Epitheltreffer des Beobachtungsfeldes bezogen. Pro Biopsat wurden 14 bis 26 Beobachtungsfelder berücksichtigt. Die lymphozytäre Infiltration, ausgedrückt als Lymphozytentreffer pro 100 Epitheltreffer (LT/100 ET) wurde graphisch dargestellt.

Die Indikation zur Biopsie wurde nach klinischen Kriterien gestellt. Alle 51 Patienten, die erstmalig biopsiert wurden (Abb. 3), hatten malabsorptionsverdächtige Zeichen. Wenn man die Resultate der Erstbiopsien mit der quantitativen Dreigruppeneinteilung (normale Mukosa, partielle Atrophie, totale bis subtotale Atrophie) vergleicht, ergibt sich folgendes Bild:

17mal fand sich eine normale Schleimhaut mit nur sehr geringer lymphozytärer Infiltration.

13 Erstbiopsien hatten eine partielle Zottenatrophie mit nur geringfügig gesteigerter Lymphozyten-Infiltration. Diese Veränderungen wurden als nicht Zöliakie-typisch gedeutet.

Bei 21 Erstbiopsien war die Schleimhaut total oder subtotal atrophisch. Die lymphozytäre Infiltration war sehr hoch und deutlich abgesetzt von den beiden anderen Gruppen. Diese Befunde wurden als Zöliakie-typisch gedeutet. Lediglich bei 2 Patienten war die atrophische Schleimhaut gering lymphozytär infiltriert. Es handelte sich um Kuhmilch-Intoleranzen.

10 der Patienten mit Zöliakie-typischen Schleimhautveränderungen konnten nach 2jähriger Diät mit Gliadin (1 g/kg KG) belastet werden (Abb. 4). Nach

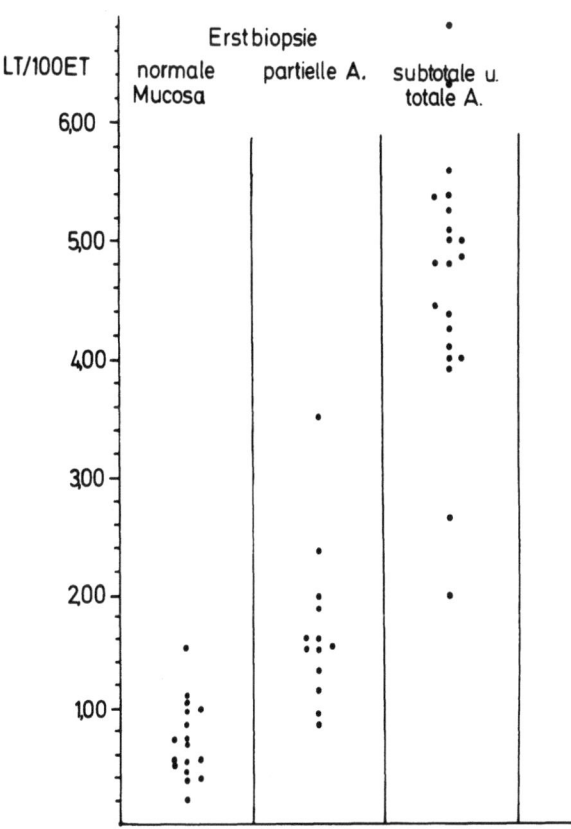

Abb. 2. Semiquantitative Erfassung der lymphozytären Infiltration mittels „Punktzählraster". Kreuzungen, die innerhalb der Epithelstrukturen liegen, gelten als Epitheltreffer (ET), in diesem Falle 26. Koinzidenz eines Kreuzes mit einem Lymphozyten bedeutet Lymphozytentreffer (LT), in diesem Falle 2

Abb. 3. Klassifizierung von 51 Erstbiopsien von Kindern mit Malabsorptionsverdacht nach Atrophiegrad und lymphozytärem Infiltrationsgrad (LT/100 ET) der Schleimhaut

2jähriger Diät war es nur in 4 Fällen zu einer Normalisierung der Schleimhaut-Histologie gekommen, während 6mal noch eine partielle Atrophie bestand. Die lymphozytäre Infiltration war immer im Normbereich. Nach 4 Wochen Belastung stieg bei allen 6 Patienten die lymphozytäre Infiltration auf das doppelte bis

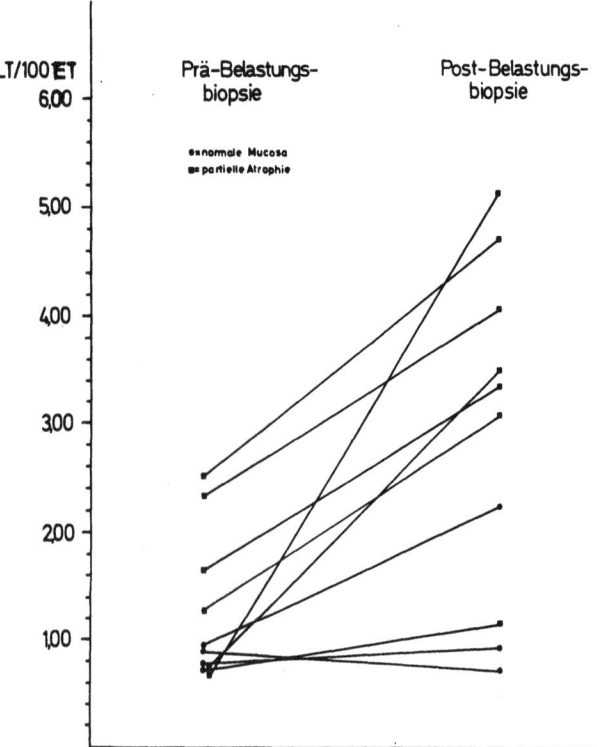

Abb. 4. Lymphozytärer Infiltrationsgrad nach 2 Jahren gliadinfreier Diät (Präbelastungs-Biopsie) und am Ende einer standardisierten, vierwöchigen Gliadinbelastung (Postbelastungs-Biopsie)

achtfache des Ausgangswertes. Diese semiquantitativ erfaßbare Veränderung ist damit deutlich ausgeprägt und muß als Antwort auf die Gliadinbelastung betrachtet werden. Die Histologie zeigte andererseits eine unterschiedliche Zunahme der Atrophie, wobei – wahrscheinlich bedingt durch die Kürze der Belastung – niemals der Bereich der subtotalen oder gar totalen Atrophie erreicht wurde. 2 Patienten zeigten vor und nach Belastung eine normale Schleimhaut, und die lymphozytäre Infiltration blieb unverändert, was wir

als Nichtansprechen auf Gliadin deuteten. Bis auf weiteres haben wir diese Patienten auf freie Kost gesetzt, desgleichen einen Patienten mit einer geringgradigen Zunahme der Atrophie ohne lymphozytäre Infiltration unter der Belastung.

Eine Diskrepanz ergab sich in einem Falle. Bei ihm ist die Zunahme der Lymphozyten-Infiltration mit einem Ansprechen auf Gliadin vereinbar. Zudem fanden wir erniedrigte Serum-Xylose-Werte und eine mangelhafte Eisen-Resorption. Diese für Zöliakie sprechenden Befunde wurden in Frage gestellt durch das histologische Bild einer normalen Mukosa nach Belastung. Möglicherweise waren hier Dauer und Ausmaß der Gliadinbelastung unzureichend, so daß wir den Patienten probeweise unter poliklinischer Kontrolle auf freie Kost gesetzt haben.

Zusammenfassend kann gesagt werden: In der Mehrzahl der Zöliakiefälle ist die Restitution der Mukosa auch nach 2jähriger Diät nicht vollständig, meist liegt noch eine partielle Atrophie vor.

Die im Interesse des Patienten zeitlich begrenzte Gliadinbelastung läßt kein komplettes Rezidiv mit subtotaler oder totaler Schleimhautatrophie entstehen, was in Einzelfällen eine Entscheidung über das Ansprechen oder Nichtansprechen nach konventionellen histologischen Kriterien erschweren kann.

Unabhängig vom Grad der Schleimhautatrophie ist unter der Belastung eine deutliche Zunahme der T-Lymphozyten-Infiltration als Ausdruck der zellulären Immunantwort nachweisbar. Das Punktzählverfahren stellt eine geeignete Methode dar, um unter den Bedingungen der Kurzzeitbelastung das Ansprechen der Schleimhaut semiquantitativ zu erfassen.

Dr. C. Othmer
Kinderklinik der FU
Gastroenterologie
Heubnerweg 6
D-1000 Berlin 19

Monatsschr. Kinderheilkd. 128, 318–320 (1980)

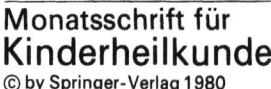

Monatsschrift für
Kinderheilkunde
© by Springer-Verlag 1980

Was leistet die Sonographie in der Diagnostik von Oberbaucherkrankungen im Kindesalter?

G. Alzen, M. Dittrich und D. Weitzel

Universitäts-Kinderklinik Mainz (Direktor: Prof. Dr. J. Spranger)

Die Oberbauchsonographie wird in der inneren Medizin vorwiegend zur Ergänzung radiologischer Methoden eingesetzt. Die im Erwachsenenalter häufigen Erkrankungen wie Lebercirrhose, Fettleber, Metastasenleber, Cholelithiasis und Pankreatitis stellen die Hauptindikationen der Methode. Im Gegensatz hierzu spielt in der pädiatrischen Diagnostik die sonographi-

Tabelle 1. Indikationen zur Oberbauchsonographie

1. Präzise Fragestellungen
   zur Ergänzung radiologischer Diagnosen oder klinisch nachgewiesener pathologischer Befunde
2. Unspezifische Fragestellungen
   zur Ursachensuche unklarer Symptome oder Laborbefunde

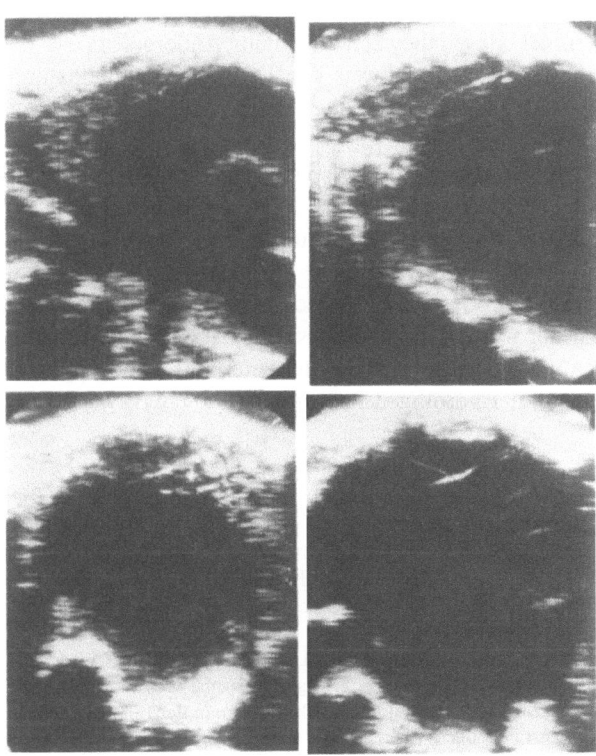

Abb. 1. Obere Reihe: Längsschnitte durch eine Milzzyste mit Darstellung der caudal liegenden Milz und linken Niere. Untere Reihe: Querschnitt einer Milzzyste

sche Abklärung bereits bekannter Krankheitsbilder eine untergeordnete Rolle.

Die risikofreie und den Patienten wenig belastende Methode ermöglicht ihren Einsatz im Rahmen der Vorfelddiagnostik zur Ursachensuche unklarer Symptome (Tabelle 1).

Die morphologische Bildanalyse erlaubt die Beurteilung der Organform, der Binnenstruktur sowie der Lagebeziehung der Organe zueinander. In allen Altersstufen sind Leber, Milz, Nieren sowie Aorta und Cava abdominalis unmittelbar darstellbar. Um Gallenblase, Pankreas und Magen zu untersuchen, bedarf es einer vorherigen Nahrungskarrenz und Beseitigung der intestinalen Gasansammlungen. Bei Oberbauchlängs- und -querschnitten organgesunder Kinder fanden wir in allen Schnittebenen eine glatte Leberkontur mit spitzwinkligem Leberunterrand. Das Leberparenchym weist eine gleichmäßige Verteilung von Echoreflektionen auf. Bei Schulkindern ist die intrahepatische Aufzweigung der Vena portae zu verfolgen. Intra- und extrahepatische Gallengänge hingegen sind nur bei pathologischer Erweiterung erkennbar.

Neben der morphologischen Beurteilung gewinnt in der Pädiatrie die Organometrie zusätzliche Bedeutung. Das maßstabgerechte Ultraschallbild erlaubt eine objektive Messung der Organgrößen. Mit Hilfe standardisierter Schnittebenen wurden Normwerte der Leberhöhen und der Milzdurchmesser an 200 gesunden Kindern aller Altersstufen erhoben. Die Messung der Leber erfolgt in der vorderen Axillarlinie, der Medioclavikularlinie und der Sternallinie. Sie erlaubt die Beurteilung, ob das Gesamtorgan oder nur Teile der Leber vergrößert sind. Normwerte der Nieren wurden durch Untersuchung von dorsal erhoben.

Läßt das Oberbauchsonogramm eine unauffällige Morphologie und normal große Organe erkennen, so sind mit ausreichender Sicherheit schwerwiegende Organerkrankungen ausgeschlossen.

Wie die folgenden Beispiele zeigen, kann durch die sonographische Untersuchung bei unspezifischen Fragestellungen die weiterführende Diagnostik gezielter eingesetzt werden.

Bei einem Patienten ließ der Palpationsbefund wegen einer tastbaren *Lebervergrößerung* an eine diffuse Lebererkrankung denken. Es lag jedoch ein unauffälliges Leberenzymmuster vor. Das Sonogramm zeigte eine große solide Raumforderung im Bereich des cranialen rechten Leberlappens. Eine scharfe Abgrenzung von der Leber war nicht möglich. Operativ fand sich ein *Ganglioneurom*.

In einem weiteren Fall lag klinisch eine massive *Splenomegalie* vor. Es fand sich im linken Oberbauch cranial der Milz eine schallhomogene Raumforderung als Ausdruck eines cystischen Tumors. Gut ließ sich die in ihrer Form unveränderte Milz und die nach kaudal verdrängte linke Niere nachweisen (Abb. 1). Operativ fand sich eine *Milzcyste*. Auch Nierencysten, Lebercysten, Mesenterialcysten und ausgeprägte Hydronephrosen imponieren klinisch als tastbare Raumforderung im Oberbauch und können sonographisch

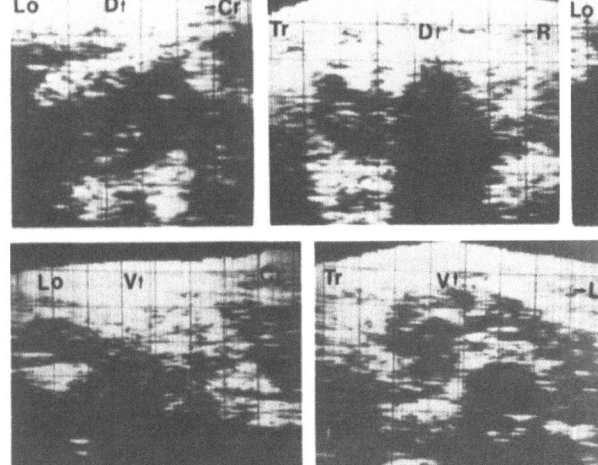

Abb. 2. Hufeisenniere. Obere Bildreihe: Untersuchung von dorsal von links nach rechts rechte Niere im Längsschnitt, beide Nieren im Querschnitt, linke Niere im Längsschnitt. Untere Bildreihe: Untersuchung von ventral. Linkes Bild: Längsschnitt des rechten Abdomens mit Niere und Leberunterrand. Rechtes Bild: Querschnitt mit Darstellung der Parenchymbrücke beider Nieren

in der Konsistenz beurteilt und ihrem Ursprungsorgan zugeordnet werden.

Eine persistierende Amylaseerhöhung nach stumpfem Bauchtrauma war die Indikationsstellung zur Untersuchung eines weiteren Patienten. Es fand sich ein großer, zystischer Tumor ventral der großen Bauchgefäße, der topographisch Pankreaskorpus und -schwanz zugeordnet werden konnte. Es lag eine posttraumatische *Pankreaspseudocyste* vor.

Rezidivierende Bauchschmerzen ohne weitere klinische und laborchemische Auffälligkeiten waren Anlaß zur Ultraschalluntersuchung. Es fand sich bei dieser Untersuchung im Längs- und Querschnitt eine solide Raumforderung, die von beiden Nierenlagern ausgehend ventral über die Wirbelsäule reichte. Die zusätzliche Untersuchung der Nieren von dorsal ließ eine Malrotation beider Nieren erkennen und bestätigte das Vorliegen einer *Hufeisenniere* (s. Abb. 2).

Das Oberbauchsonogramm zur Abklärung einer BSG-Erhöhung und Leukozytose mit Linksverschiebung deckte einen subkapsulären *Leberabszeß* des rechten cranialen Leberlappens auf. Er stellte sich uns als große cystische, intrahepatisch gelegene Raumforderung dar.

Schließlich sollten Patienten mit *unklarem Ikterus* sonographiert werden. Auf den Oberbauchschnitten fanden wir neben der regelrecht dargestellten Gallenblase eine massive *Choledochuserweiterung* bei angeborener Choledochusstenose. Bemerkenswert war der bei diesen Patienten fehlende laborchemische Hinweis auf eine Cholestase.

Als abschließendes Beispiel für die Indikation der Oberbauchsonographie aufgrund präziser Fragestellungen sei die *Verlaufskontrolle von Tumorpatienten* genannt. Die Qualität der Sonographie ist hier abhängig von dem Vorliegen eines sorgfältig dokumentierten Ausgangsstatus und von klar definierten Zeitintervallen, in denen die Untersuchungen durchgeführt werden.

Paraaortale Lymphknoten sind sonographisch nur bei pathologischer Vergrößerung erfaßbar. Ihr Nachweis muß als Beweis für das Vorliegen von Lymphknotenmetastasen bewertet werden. Andererseits ist der radiologische Nachweis von Lymphknotenmetastasen gerade nach abdomineller Bestrahlung bekanntermaßen schwierig.

Die aufgezeigten Beispiele können die Leistungsfähigkeit der Sonographie nur exemplarisch belegen. Unsere bisherigen Erfahrungen mit der Oberbauchsonographie rechtfertigen eine stärkere Integrierung der Methode in die klinisch-pädiatrische Diagnostik. Bisher werden die pädiatrischen Patienten, wenn überhaupt, vorwiegend von Internisten und sonographisch geübten Radiologen mitversorgt.

Literatur

1. Holm, H.H., Kristensen, J.K., Rasmussen, S.N., Pedersen, J.F., Walter, J.P.: Abdominal ultrasound. Copenhagen: Munksgaard 1976
2. Kratochwil, A.: Ultraschall – Diagnostik in der Inneren Medizin, Chirurgie und Urologie. Stuttgart: Thieme 1977
3. Lutz, H.: Ultraschalldiagnostik (B-Scan) in der Inneren Medizin. Lehrbuch und Atlas. Berlin, Heidelberg, New York: Springer 1978
4. Schneekloth, G., Frank, T., Albers, G.: Ultraschalltomographie abdomineller Organe und der Schilddrüse im Grey-Scale-Bild. Stuttgart: Enke 1977
5. Weitzel, D.: Med. Habil.-Schrift, Mainz 1978

Dr. G. Alzen
Universitäts-Kinderklinik
Langenbeckstraße 1
D-6500 Mainz

Monatsschr. Kinderheilkd. 128, 320–322 (1980)

Monatsschrift für
Kinderheilkunde
© by Springer-Verlag 1980

Probleme und Komplikationen der intensivmedizinischen Betreuung von Kurz-Darm-Kindern als Folge angeborener Anomalien des Magen-Darm-Traktes

J. Otte, W. Scheunemann, P. Emmrich, H. Stopfkuchen, W. Baumann und D. Nii-Amon-Kotei

Universitäts-Kinderklinik Mainz (Direktor: Prof. Dr. J. Spranger)

Angeborene Anomalien des Magen-Darm-Traktes erfordern häufig eine operative Korrektur. Gelegentlich ist es nicht vermeidbar, größere Darmanteile zu resezieren. Die Fortschritte der pädiatrischen Intensivmedizin haben die Prognose der subtotalen Dünndarmresektion günstiger gemacht, wie zahlreiche Berichte belegen [1, 2, 3, 7].

Patienten mit Kurz-Darm-Syndrom

In den letzten zwei Jahren haben wir fünf Kinder mit ausgedehnten Resektionen des Dünndarmes als Folge angeborener Anomalien behandelt. Wir berücksichtigten nur solche Fälle, deren Restdünn-

darmlänge 75 cm oder weniger betrug [1]. Bei zwei Patienten handelte es sich um Gastroschisen, bei einem Kind um eine Omphalocele. Zwei weitere Kinder wiesen Atresien des Dünndarmes auf. Die wichtigsten Daten der Patienten sind in Tabelle 1 zusammengestellt.

Ergebnisse und Diskussion

Im Vordergrund der Behandlung subtotaler Dünndarmresektionen bei Neugeborenen stehen die Probleme der Ernährung. Die anatomische Situation erlaubt keinen normalen Nahrungsaufbau. Vielmehr müssen diese Kinder über lange Zeit parenteral ernährt wer-

Tabelle 1. Kinder mit Kurzdarm-Syndrom

Name	Diagnose	Geburts-gewicht	Entlassungs-gewicht	Dünndarm-länge	Behandlungszeit in Tagen	Ausgang
1. J. M.	Gastroschisis	3400 g	5480 g	75 cm	324	Entlassen
2. H. A.	Jejunalatresie mit Volvulus	3200 g	5140 g	23 cm	304	Entlassen
3. H. T.	Ileumatresie Malrotation	3550 g	5290 g	70 cm	343	Entlassen
4. R. T.	Omphalocele	2200 g	4200 g	0	134	Exitus let.
5. Z. A.	Ileumatresie Gastroschisis Colonatresie	1800 g	4950 g	10 cm	196	Exitus let.

Tabelle 2. Kinder mit Kurzdarm-Syndrom

Name	Zentrale Venenkatheter Anzahl	Liegedauer in Tagen	Septikämien	Operationen Anzahl	Chirurgisches Ergebnis
1. J. M.	3	76	1	2	Ileocolostomie
2. H. A.	7	130	5	3	Jejunoileostomie
3. H. T.	6	74	3	5	Jejunocolostomie
4. R. T.	6	112	2	2	Keine Rekonstruktion möglich
5. Z. A.	13	125	6	5	Jejunocolostomie

den. Je nach Ausdehnung der Resektion kann es zu Malabsorptionen für einzelne Substanzen kommen. *Distale Resektionen werden schlechter toleriert* als proximale [5], weil aus der gestörten Resorption von Gallensalzen *chologene Diarrhoen* resultieren können. Der Verlust der Bauhinschen Klappe ermöglicht die unphysiologische Besiedlung des Dünndarmes durch Dickdarmbakterien. Diese können eine Hydrolyse konjugierter Gallensäuren und somit eine Fettfehlresorption bewirken.

Bei der Behandlung unserer Patienten versuchten wir, die pathophysiologischen Daten zu berücksichtigen. Postoperativ wurde zunächst für einige Tage parenteral ernährt. Neben Glukose und Aminosäuren wurden bei allen Kindern auch Fette infundiert. Es wurde ein Ernährungsquotient von 120 angestrebt. Mit der oralen Ernährung wurde erst relativ spät begonnen. Prinzip des oralen Nahrungsaufbaues war es, sehr langsam vorzugehen. Begonnen wurde stets mit Tee und Glukose. In einer zweiten Phase wurde dann Pregestemil in zunehmender Konzentration oder HHN (Humana-Heilnahrung) mit MCT dazugegeben.

Dieser Therapieplan konnte jedoch bei keinem Kind konsequent eingehalten werden, weil immer wieder Störungen auftraten, die zum Absetzen der Nahrung zwangen bzw. den Nahrungsaufbau empfindlich störten. Die Kinder zeigten dabei ähnliche Komplikationen bzw. Sekundärerkrankungen.

Die Zeit bis zur Adaptation an eine komplette orale Ernährung dauerte relativ lang. Bei zwei Kindern konnte sie aufgrund der Restdünndarmlänge nicht gelingen (s. Tabelle 1). Entsprechend lang war die Zeit der parenteralen Ernährung, wobei wir keine Abhän-

gigkeit von der Restdünndarmlänge feststellen konnten.

Alle Kinder boten nicht nur den Pädiatern, sondern auch den Chirurgen erhebliche Probleme. Die teilweise auswärts voroperierten Kinder bedurften mehrerer Operationen, um ein befriedigendes Ergebnis zu erreichen (s. Tabelle 2).

Die gut bekannten Schwierigkeiten der kompletten parenteralen Ernährung über zentrale Venenkatheter bestätigten sich an unseren Patienten. Bei einem Kind wurden insgesamt 13 zentrale Katheter gelegt. Die Gesamtliegezeit zentraler Katheter betrug bei diesem Kind 125 Tage. Alle Kinder erlitten Septikämien (s. Tabelle 2). Diese schweren Komplikationen traten nur dann auf, wenn zentrale Katheter lagen. Ausnahmslos konnten als Erreger typische gramnegative Hospitalkeime nachgewiesen werden. Septikämien waren die Todesursachen für die beiden verstorbenen Kinder. Als Folge dieser Septikämien war in der Regel der orale Nahrungsaufbau gestört.

Drei Kinder mußten wegen Atemstörungen über längere Zeit maschinell beatmet werden. Die Respiratortherapie kann als zusätzliche Behinderung des Nahrungsaufbaues angesehen werden, da der intrathorakale Druck ansteigt, und insbesondere beim IMV- und CPAP-Verfahren ein Meteorismus nicht ganz zu vermeiden ist.

Neben diesen Komplikationen erlitten das Kind unter Nr. 2 eine schwere nekrotisierende Enterocolitis und das Kind unter Nr. 5 eine Meningitis in der Terminalphase.

Als weitere potentielle Gefährdung ist die Notwendigkeit zu wiederholten Bluttransfusionen anzusehen. Die Anämisierung trat nicht nur als Folge schwerer entzündlicher Erkrankungen auf, sondern teilweise auch als Folge von Blutverlusten durch permanente Diagnostik. So bekam das unter Nr. 4 genannte Kind während der Lebenszeit von 134 Tagen insgesamt 1135 ml Blut transfundiert. Im gleichen Zeitraum wurden dem Kind aus diagnostischen Gründen 645 ml Blut entnommen. Bei keinem der genannten Kinder konnte eine Transfusions-Hepatitis festgestellt werden.

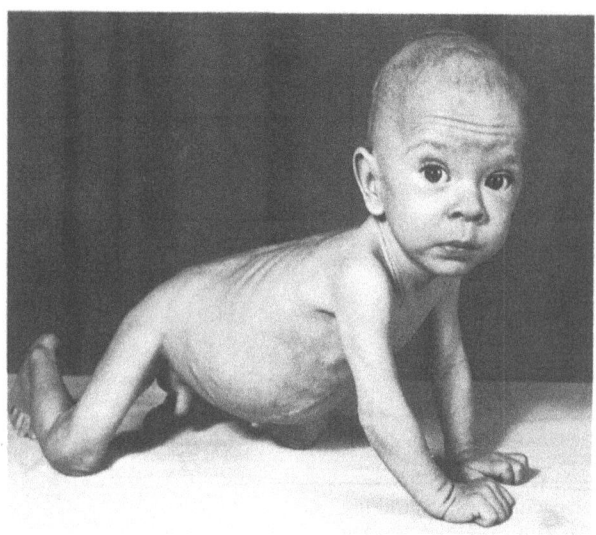

Abb. 1. Das Kind mit Restdünndarmlänge von 23 cm im Alter von 10 Monaten

Drei unserer fünf Kinder mit Kurz-Darm-Syndrom wurden in zufriedenstellendem Zustand mit einer fettarmen Diät entlassen. Sie waren alle untergewichtig und unterlängig. Auf der Abb. 1 ist das Kind mit der Restdünndarmlänge von 23 cm zu sehen. Es ist zu diesem Zeitpunkt 10 Monate alt gewesen. Trotz der außerordentlich belastenden Behandlung ist die geistige und statomotorische Entwicklung dieses Kindes altersentsprechend verlaufen. Die zu diesem Zeitpunkt noch ausgeprägte Dystrophie ist mittlerweile längst nicht mehr so eindrucksvoll.

Die *Prognose* des Kurz-Darm-Syndromes ist abhängig von der Dünndarmlänge und natürlich von einer adäquaten Therapie. Diese muß die pathophysiologischen Verhältnisse berücksichtigen, um eine Adap-

tation des Darmes zu ermöglichen. Die minimalste Dünndarmlänge, die noch mit dem Leben vereinbar ist, wird von verschiedenen Autoren mit 20 bis 30 cm angegeben [1, 5, 7], sofern die Bauhinsche Klappe erhalten ist. Die Adaptation des Darmes verläuft in verschiedenen Phasen [4, 6], wobei die Fettverdauung am empfindlichsten gestört ist [1, 2, 4, 6, 9]. Diese Funktion ist je nach Ausdehnung der Resektion erst nach Monaten bis Jahren erreicht [9]. Der orale Nahrungsaufbau muß deshalb mit einer Diät erfolgen, deren Fettanteil möglichst nur aus mittelkettigen Triglyceriden bestehen sollte [5]. Schon kleine Fehler des Nahrungsaufbaues können zu einer Überlastungsreaktion des Darmes führen und den Erfolg von Wochen zunichte machen. Die Kinder sind in erheblichem Maße durch septische Infektionen, vor allem während der Anwendung zentraler Venenkatheter, bedroht.

Literatur

1. Bähr, R., Niessen, K.H., Flach, A.: Z. Kinderchir. **20**, 127 (1977)
2. Bohane, T.D., Haka-Ikse, K., Biggar, W.D., Hamilton, J., Gall, D.: J. Pediatr. **94**, 552 (1979)
3. Christie, D.L., Ament, M.E.: J. Pediatr. **87**, 705 (1975)
4. Lothaller, H.: Pädiatr. Pädol. [Suppl.] **3**, 13 (1975)
5. Rickham, P.P.: Pädiatr. Pädol. [Suppl.] **3**, 41 (1975)
6. Rickham, P.P.: Z. Kinderchir. [Suppl.] **5**, 2 (1968)
7. Stauffer, U.G., Shmerling, D.H., Dangel, P.: Z. Kinderchir. **14**, 357 (1974)
8. Tejani, A., Dobias, B., Nangia, S., Mahadevan, R.: Pediatrics **61**, 685 (1978)
9. Valman, H.B.: J. Pediatr. **88**, 41 (1976)

Dr. J. Otte
Universitäts-Kinderklinik
Langenbeckstraße 1
D-6500 Mainz

Monatsschr. Kinderheilkd. 128, 322–324 (1980)

Monatsschrift für
Kinderheilkunde
© by Springer-Verlag 1980

Extrahepatische Cholestase jenseits des Säuglingsalters

R. Ludwig, G. van Kaick, H. C. Oppermann, M. Bolkenius und D. Feist

Universitäts-Kinderklinik (Direktor: Prof. Dr. H. Bickel),
Kinderchirurgische Abteilung (Direktor: Prof. Dr. R. Daum) der Universität Heidelberg und
Institut für Nuklearmedizin (Geschäftsf. Direktor: Prof. Dr. W. J. Lorenz), Deutsches Krebsforschungszentrum Heidelberg

Jenseits des Säuglingsalters ist eine Cholestase vorwiegend ein Begleitbefund im Rahmen entzündlicher Erkrankungen der Leber [4]. Veränderungen im Bereich der Gallenwege und der Gallenblase, welche eine Cholestase nach sich ziehen, sind in dieser Altergruppe nur selten Ursache einer Oberbaucherkrankung [3]. Es besteht die Gefahr, entsprechende Erkrankungen differentialdiagnostisch unberücksichtigt zu lassen.

Die häufig lange Latenzzeit zwischen erstem Symptom und Klärung des Krankheitsbildes rechtfertigt eine gesonderte Darstellung.

Patient 1

Ein 7 Jahre alter Junge kam mit Fieber und seit dem 3. Lebensjahr rezidivierenden kolikartigen Bauchschmerzen in unsere Klinik. Eine zuvor durchgeführte Appendektomie brachte keine Besserung. Bei der Aufnahme war die Leber um 2 cm vergrößert. Eine Erhöhung der GGT auf 99 U/l sprach für eine Cholestase. Aus der Infusionscholegraphie ergab sich der Verdacht auf einen Gallenblasenhydrops. Sonographisch stellte sich im Bezirk des Pankreaskopfes ein zystisches Gebilde dar. Bei der Laparotomie fand sich eine *erweiterte Gallenblase* und ein *zystisch* auf 5 × 5 cm *erweiterter Ductus choledochus*. Die Gallenblase wurde reseziert, die Choledochuszyste in Form einer Y-Anastomose nach Roux in eine ausgeschaltete Dünndarmschlinge drainiert. Postoperativ war der Junge beschwerdefrei. Eine Cholestase war nicht mehr nachweisbar.

Patient 2

Ein 7 Jahre altes Mädchen kam mit kolikartigen epigastrischen Schmerzen und galligem Erbrechen in unsere Klinik. Bereits mit 4 Jahren wurde es unter dem Verdacht auf eine Cholezystitis stationär behandelt. Zum Zeitpunkt der Aufnahme war der Oberbauch stark druckschmerzhaft. Bei einem Bilirubin von 2,6 mg/dl mit einem direkten Anteil von 2,0 mg/dl und einer Serumamylase von 512 Wohlgemut-Einheiten wurde eine Pankreatitis mit Cholestase unterstellt und entsprechend behandelt. Nach Abklingen der Beschwerden zeigte die Cholegraphie eine *ballonförmige Auftreibung des Ductus choledochus* im Sinne einer *Choledochuszyste* (Abb. 1). Die Laparotomie bestätigte die röntgenologische Diagnose. Eine Kontrolle der Cholegraphie im Alter von 12 Jahren ergab einen unveränderten Befund bei fehlenden Beschwerden und unauffälligen Laborwerten.

Patient 3

Ein $3^4/_{12}$ Jahre altes Mädchen wurde zur Abklärung rezidivierender kolikartiger Bauchschmerzen bei erhöhtem Bilirubin in unsere Klinik aufgenommen. Auffällig waren eine Leber 2 cm unter dem Rippenbogen, ein leichter Sklerenikterus, ein Bilirubin von 4,7 mg/dl bei einem direkten Anteil von 3,6 mg/dl, GOT 473 U/l, GGT 270 U/l und alkalische Phosphatase mit 573 U/l. LP-X war positiv. Bei der Oberbauchsonographie stellte sich die Gallenblase vergrößert dar. Im Bereich der Leberpforte fand sich ein 5 cm langes, 2 cm breites echoleeres Band vereinbar mit einem erweiterten Ductus choledochus. Die intravenöse Cholegraphie ließ eine erhebliche Erweiterung der intra- und extrahepatischen Gallengänge erkennen. Bei der Laparotomie wurde eine *große, entzündlich veränderte Gallenblase* reseziert. Die intraoperative Cholegraphie bestätigte die ausgeprägte Dilatation der Gallengänge. Postoperative Untersuchungen ergaben weder klinisch noch laborchemisch Anhalt für eine Cholestase.

Patient 4

Ein $3^9/_{12}$ Jahre altes Mädchen kam wegen intervallartiger Bauchschmerzen, teilweise mit Sklerenikterus und Fieber zur Abklärung der insgesamt ca. 1 Jahr anhaltenden Beschwerden. Bei der Aufnahme war eine Erhöhung der GGT auf 321 U/l und der alkalischen Phosphatase auf 570 U/l pathologisch. Eine Cholegraphie zeigte eine Erweiterung der intrahepatischen Gallengangsabschnitte und eine geschlängelte Gallenblase. Im Oberbauchsonogramm fand sich eine *abgeknickte Gallenblase*. Bei der Laparotomie wurde eine septierte, stark *entzündlich veränderte Gallenblase* und ein auf Fingerdicke *erweiterter Ductus choledochus* nachgewiesen. Nach Cholezystektomie war das Kind im weiteren Verlauf beschwerdefrei. Eine Cholestase ließ sich nicht mehr nachweisen.

Patient 5

Ein $1^2/_{12}$ Jahr altes Mädchen wurde wegen einer schmerzlosen, ca. 10 cm großen Resistenz im rechten Oberbauch stationär aufgenommen. Eine Erhöhung der GGT auf 140 U/l und der alkalischen Phosphatase auf 739 U/l sprach für eine Cholestase. Der Casoni-Test war negativ. Die Cholegraphie zeigte eine Verlagerung von Gallenblase und Ductus choledochus nach links. Im Oberbauchsonogramm stellte sich eine zystische Raumforderung im Bereich der Leberpforte dar (Abb. 2). Intraoperativ fand sich ein zystischer kindskopfgroßer Tumor, der vollständig entfernt werden konnte. Histologisch handelte es sich um ein *zystisch verändertes mesenchy-*

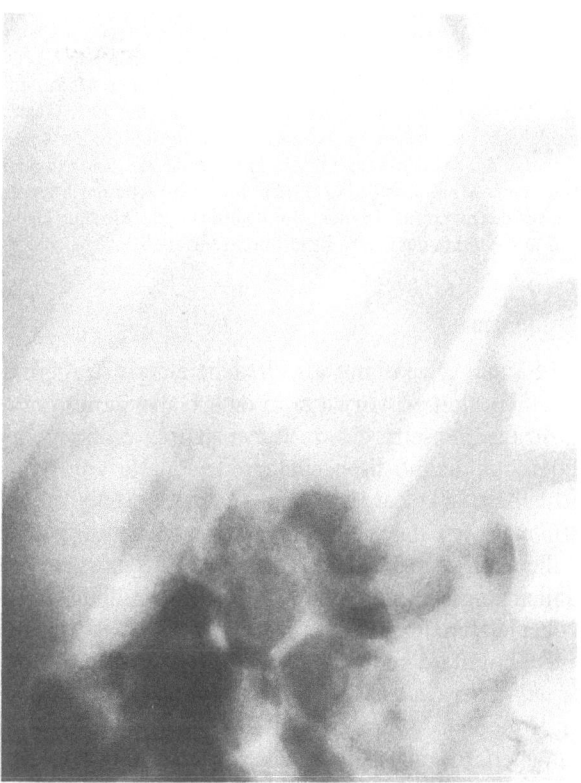

Abb. 1. i.v. Cholegraphie mit Biligrafin 45 min p.i. positives Cholecystangiogramm mit cystischer Erweiterung des ductus choledochus (Patient 2)

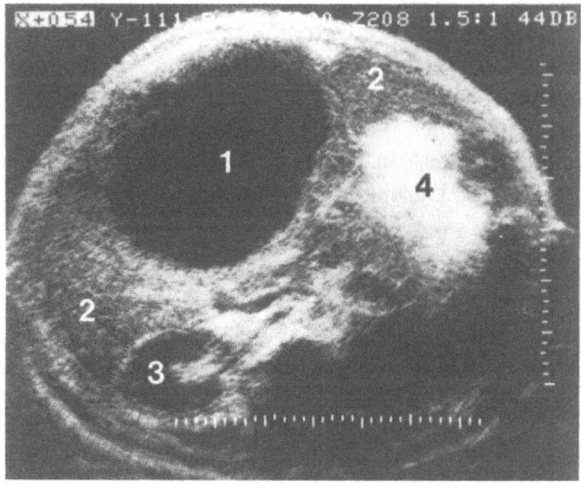

Abb. 2. Sonographischer Oberbauchquerschnitt bei cystisch verändertem Hamartom (1) im Bereich der Leberpforte (Patient 5). 2 = Lebergewebe, 3 = rechte Niere, 4 = Mageninhalt

males Hamartom. Postoperativ war laborchemisch keine Cholestase mehr nachweisbar. Das Kind ist jetzt klinisch unauffällig.

Patient 6

Ein $7^1/_2$ Jahres altes Mädchen kam mit Teerstühlen, kolikartigen Bauchschmerzen und einer starken Anämie erstmals in unsere Klinik. Auf Grund charakteristischer perioraler Pigmentierungen wurde die Diagnose eines Peutz-Jeghers-Syndroms gestellt. Bei dem Kind konnte zu diesem Zeitpunkt weder röntgenologisch noch coloskopisch intestinale Polypen nachgewiesen werden.

Im weiteren Verlauf wurden rezidivierende Bauchschmerzen und mangelndes Gedeihen beobachtet. Mit 9 Jahren bestand erstmals eine Erhöhung der alkalischen Phosphatase auf 950 U/l und der GGT auf 112 U/l sowie ein positives LP-X. Cholangiographisch und sonographisch ergab sich kein sicher pathologischer Befund. Die Kontrastmitteldarstellung des Dünndarms zeigte eine *Malrotation mit Rechtslage von Duodenum und Jejunum.* Bei der Gastroduodenoskopie wurden *im Antrum des Magens* und an der Innenseite des duodenalen C breitbasig aufsitzende *Polypen* gefunden, die zu einer Motilitätsstörung führten. Eine Korrektur der Malrotation wurde trotz rezidivierender Beschwerden und schlechten Gedeihens auf Wunsch der Eltern nicht durchgeführt.

Diskussion

Bei Säuglingen kommt als Ursache einer extrahepatischen Cholestase vorwiegend eine Gallengangsatresie in Frage. Jenseits des 1. Lebensjahres eröffnet sich differentialdiagnostisch eine breite Palette von Möglichkeiten [4]. Zahlenmäßig an erster Stelle stehen *Mißbildungen der Gallenwege.* Von Bedeutung sind Gallengangszysten [1, 5], das Caroli-Syndrom [6], Gallengangsstenosen und Gallenblasenmißbildungen, wobei letztere über eine Entzündung oder Verlagerung eine Cholestase bedingen können. *Entzündliche Veränderungen der Gallenwege,* bedingt durch z. B. Salmonellen, Amöben, Ascariden oder Lamblien sowie Entzündungen der Bauchspeicheldrüse gehen häufig mit einer Cholestase einher. Stoffwechselstörungen wie chronisch hämolytische Anämien oder z. B. der Morbus Wilson führen über eine Veränderung der Gallenflüssigkeit mit Überschreiten des Löslichkeitsproduktes zur *Gallensteinbildung,* wobei sich in der Folgezeit durch Steinverschluß eine Cholestase ausbilden kann. *Tumoröse Veränderungen* der Gallenwege sind im Kindesalter selten. Neben benignen Polypen und Papillomen kommen Hamartome als Ursache einer Cholestase in Frage. Rhabdomyosarkome sind eine Rarität. Darüberhinaus können extrakanalikuläre Veränderungen über eine Kompression oder Torquierung der Gallenwege zu einer Cholestase führen.

Zur diagnostischen Abklärung extrahepatischer Cholestasen sind Oberbauchsonographie und i.v. Cholegraphie vorrangig [2] Leberfunktionszintigraphie, Magen-Darmpassage, Computertomographie, perkutane transhepatische Cholegraphie und endoskopisch-retrograde Cholegraphie können je nach Lokalisation der Veränderungen die erstgenannten Methoden sinnvoll ergänzen.

Bei den von uns betreuten 6 Kindern mit extrahepatischer Cholestase war das Leitsymptom rezidivierender kolikartiger Oberbauchschmerz. Die Diagnose konte mit Hilfe der Sonographie und Cholangiographie vorwiegend präoperativ gestellt werden. Nach chirurgischer Intervention waren alle 5 operierten Kinder beschwerdefrei. Das mittlere Intervall zwischen erstem Symptom und Diagnose betrug 2 Jahre.

Literatur

1. Alonso-Lej, F., Rever, W.B., Jr., Pesagno, D.J.: Int. Abstr. Surg. **108**, 1 (1959)
2. Gates, G.F., Miller, J.H.: A.J.R. **128**, 773 (1977)
3. Manson, B.A., Mahour, G.H., Wooley, M.M.: J. Pediatr. Surg. **6**, 277 (1971)
4. Mowat, A.P.: Disorders of the gallbladder and biliary tract in liver disorders in childhood. Mowat, A.P. (ed.). London: Butterworths 1979
5. Saito, S., Tsuchida, Y., Hashizume, K., Makino, S.: Z. Kinderchir. **19**, 49 (1976)
6. Siede, K.M., Käufer, C., Clemens, W., Stadelmann, O., Bücheler, E.: Leber Magen Darm **4**, 242 (1974)

Dr. R. Ludwig
Universitäts-Kinderklinik
Im Neuenheimer Feld 150
D-6900 Heidelberg

Monatsschr. Kinderheilkd. 128, 324–326 (1980)

Monatsschrift für
Kinderheilkunde
© by Springer-Verlag 1980

Cholestase bei Hepatitis infectiosa im Kindesalter

U. Wemmer und G. Spelger

Kinderklinik im Klinikum Mannheim (Direktor: Prof. Dr. E. Huth)

Als Indikatoren der Cholestase gelten die alkalische Phosphatase (mit Einschränkungen), die γ-GT und das Cholesterol [9]. Bilirubin (konjugiert) ist nicht sicher mit einer Cholestase korreliert [7].

Spezifisch für eine intra- oder extrahepatische Cholestase ist das abnorme Lipoprotein X [13], welches einen Anstieg der Phospholipide im Plasma bewirkt und zum morphologischen Substrat besser korreliert als die γ-GT [12].

In einer prospektiven Studie haben wir bei Kindern mit akuter Virus-Hepatitis die verschiedenen Cholestase-Parameter am LPX geprüft.

Patienten und Methodik

Von März 1976 bis August 1979 befanden sich 186 Kinder mit Hepatitis infectiosa in unserer stationären Beobachtung. Es handelte sich um 162 Fälle von Hepatitis A und 24 Erkrankungen an Hepatitis B. 79 Kinder mit Leberbeteiligung ohne Hepatitis und 30 lebergesunde Patienten dienten als Vergleich.

Zu Beginn und am Ende des stationären Aufenthaltes erfolgten Bestimmungen von LPX (Rapidophor, Immuno-AG, Wien), die visuelle Auswertung wurde ergänzt durch quantitative Zuordnung nach Talafant u. Tovarek [15]. Weitere Parameter waren: Cholesterol, Phospholipide, Triglyzeride, γ-GT (Boehringer, Mannheim) Herrn Prof. Dr. Kattermann, Direktor des Zentrallaboratoriums, danken wir für Erstellung der Werte von GOT, GPT, LDH, AP, Bilirubin, Eisen, Kupfer und der Immunglobuline.

Die statistische Auswertung erfolgte nach den Richtlinien von Immich [6].

Ergebnisse

Der visuelle Nachweis von LPX gelang bei Hepatitis A in 93% der Fälle, bei Hepatitis B in 83%. Unterscheidbar waren drei Quantitäten, wobei + einer Konzentration von 0,52 (2,50) mmol/l LPX entspricht, + + 1,35 (1,43) mmol/l und + + + 2,59 (1,80) mmol/l LPX [1, 10, 11]. Eine positive Korrelation mit LPX wiesen Cholesterol und die Phospholipide auf ($\alpha = 0,05$) (Tabelle 1).

Für die Triglyzeride ließ sich keine Korrelation errechnen. Alle drei Parameter waren gegenüber den Kontrollen und gegenüber der Rekonvaleszenz-Phase mit 0,1% Irrtumswahrscheinlichkeit erhöht, sobald die LPX-Konzentration oberhalb von 1,4 mmol/l lag.

Cholesterol reagierte in den ersten vier Lebensjahren am deutlichsten cholestaseabhängig ($\alpha = 0,002$), die Phospholipide in allen Altersklassen ($\alpha = 0,002$). Für die ersten vier Lebensjahre konnte auch bei den Triglyzeriden eine Cholestase-Reaktion gesehen werden ($\alpha = 0,02$).

Die Gruppe der Kinder mit LPX-Nachweis ohne Hepatitis setzt sich zusammen aus Erkrankungen unterschiedlicher Art (Toxoplasmosen, Mononukleosen, Zytomegalie, Grippe, Scharlach, Diabetes mellitus, Zoeliakie, Nierenerkrankungen). Die Cholestase-Reaktion der Lipide ist deutlich schwächer als bei der Hepatitis. Eine gute Korrelation ($\alpha = 0,05$) der Alkalischen Phosphatase mit LPX bei akuter Virus-Hepatitis zeigt Tabelle 2.

Die Korrelation von γ-GT zu LPX war schwach ($\alpha = 0,10$). Ebenso wie die GPT verhielten sich GOT und LDH, IgM und Bilirubin, bis zu LPX-Konzentrationen von etwa 1,5 mmol/l stiegen die Werte an, mit zunehmender Cholestase tritt keine weitere Parenchymschädigung ein.

Die stärkste Reaktion von Alk. Phosphatase wiesen die 1- bis 4jährigen auf, die Korrelation zu LPX betrug $\alpha = 0,01$. Auch die γ-GT-Aktivität der Kinder bis zu vier Jahren lag oberhalb der älteren Patienten bis 14 Jahre ($\alpha = 0,05$). Mit zunehmender Cholestase sinkt Serum-Eisen ab, während Serum-Kupfer ansteigt.

Diskussion

Bei Erwachsenen ist LPX in 38–76% der akuten Hepatitiden nachweisbar [4, 7, 12, 13, 16], wesentlich häufiger bei Hepatitis B (91%) als bei der Hepatitis A (13%) [8].

Tabelle 1. Serum-Lipide bei akuter Hepatitis infectiosa, geometrische Mittel mit Streufaktor, mmol/l, $n = 186$

n	LPX	Cholesterol	Phospholipide	Triglyzride
25	0	3,52 (1,37)	2,48 (1,42)	1,17 (1,55)
50	+	4,07 (1,13)	3,27 (1,22)	1,72 (1,16)
89	+ +	5,23 (1,32)	4,92 (1,70)	2,12 (1,50)
22	+ + +	7,89 (1,66)	6,36 (1.61)	2,28 (1,40)
Kontrollen				
30	0	3,60 (1,89)	2,12 (1,34)	1,11 (1,61)
Patienten mit Leberbeteiligung ohne Hepatitis				
70	I	3,44 (1,36)	2,70 (1,33)	1,57 (1,55)
9	+ +	4,49 (1,47)	3,31 (1,28)	1,94 (1,52)

Tabelle 2. Enzyme bei akuter Virus-Hepatitis, geometrische Mittel mit Streufaktor, U/l

LPX	Alk. Phosph.	Gamma-GT	GPT
0	436 (1,71)	38 (1,85)	148 (2,54)
+	652 (1,47)	72 (1,91)	473 (2.46)
+ +	836 (1,41)	85 (1,78)	584 (2.61)
+ + +	1205 (1,80)	127 (1,60)	485 (2,61)

Die Erhöhung von Cholesterol, Phospholipiden und Triglyzeriden bei der Virus-Hepatitis konnte im Kindesalter [17] und bei Erwachsenen nachgewiesen werden [2].

Die Differenz von Cholesterol und Triglyzeriden zwischen LPX-positiven und LPX-negativen wurde mit 0,1% Irrtumswahrscheinlichkeit gesichert [7]. Auch die Korrelation von LPX zu konjugiertem Bilirubin ist mit $\alpha = 0,01$ bewiesen, die zur AP mit $\alpha = 0,05$ [16].

Nicht unterscheidbar sind durch qualitative Bestimmung von LPX intra- und extrahepatische Cholestasen [8], eine Möglichkeit besteht in der qualitativen Analyse [1, 11, 15].

Weder durch LPX-Bestimmung noch durch andere nichtimmunologische Verfahren [5, 14] lassen sich die beiden Hepatitis-Formen im Kindesalter mit Sicherheit unterscheiden.

Zusammenfassung

Anhand von 186 Fällen von Hepatitis infectiosa läßt sich die Korrelation von LPX mit Cholesterol, Phospholipiden und alkalischer Phosphatase sichern. Diese Parameter könnten neben der immunologischen Diagnostik sowie der Erfassung der Zell-Läsion durch GPT oder GOT, der Beurteilung der mesenchymalen Reaktion durch die Immunglobuline und des Lebermetabolismus durch die Bilirubin-Bestimmung die altersabhängigen Veränderungen im Leberstoffwechsel bei der Hepatitis deutlicher machen.

Literatur

1. Bartholomé, N.: Persönliche Mitteilung
2. Bojanowicz, K., Skarbek-Galamon, C.: Acta Hepato-Gastroenterol. **24**, 155 (1977)
3. Feist, D.: Pädiatr. Fortb. Klin. Praxis **44**, 13 (1977)
4. Fellin, R., Manzato, E., Zotti, S., Baggio, G., Briani, G., Blanchi, L.C.: Rendic. Gastroenterol. **8**, 104 (1976)
5. Giusti, G., Ruggiero, G., Galanti, B., Piccinino, F., Sagnelli, E., Luchelli, P.F.: Acta Hepato-Gastroenterol. **24**, 226 (1979)
6. Immich, H.: Stuttgart, New York: Schattauer 1974
7. Linhart, P., Kommerell, B., Erbe, R., Seidel, D.: Inn. Med. **2**, 73 (1974)
8. Mayr, K.: Dtsch. Med. Wochenschr. **100**, 2193 (1975)
9. Nilius, R., Zipprich, B., Otto, L., Busse, H.J.: Z. Inn. Med. **32**, 265 (1977)
10. Ritland, S.: Clin. Chim. Acta **55**, 359 (1974)
11. Ritland, S.: Scand. J. Gastroenterol. **10**, 5 (1975)
12. Rubies-Prat, J., Frison, J.C., Ras, M.R., Masdeu, S., Moga, J. Carales, A., Bacardi, R.: Rev. Clin. Espaniol. **140**, 133 (1976)
13. Seidel, D., Gretz, H., Ruppert, C.: Clin. Chem. **19**, 86 (1973)
14. Strohm, W.D., Hosenfelder, E., Stille, W.: Zschr. Gastroenterol. **16**, 13 (1978)
15. Talafant, E., Tovarek, J.: Clin. Chim. Acta **88**, 215 (1978)
16. Vergani, C., Pietrogrande, M., Grondona, M.C.: Clin. Chim. Acta **48**, 243 (1973)
17. Wemmer, U.: Klin. Wochenschr. **53**, 930 (1975)

Prof. Dr. U. Wemmer
Kinderklinik im Klinikum Mannheim
der Universität Heidelberg, D-6800 Mannheim

Monatsschr. Kinderheilkd. 128, 326–328 (1980)

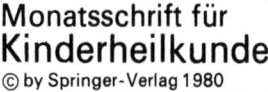

Monatsschrift für
Kinderheilkunde
© by Springer-Verlag 1980

Familiäre rezidivierende intrahepatische Cholestase Typ Tygstrup-Summerskill-Walshe

G. Dockter und Jutta Müller

Kinderklinik der Universität des Saarlandes, Homburg/Saar (Direktor: Prof. Dr. F. C. Sitzmann)

Die Erstbeschreibung dieses Krankheitsbildes erfolgte 1959 durch Summerskill u. Walshe und 1960 dann durch Tygstrup. Das familiäre Auftreten der Erkrankung liegt einem genetisch bedingten Stoffwechseldefekt nahe. Aufgrund der Serumgallensäureerhöhung wird eine Störung des enterohepatischen Kreislaufes im Bereich des Hepatozyten vermutet. Dafür spräche auch die Beeinflußbarkeit der Erkrankung durch Cholestyramin und Enzyminduktion mittels Phenobarbital [3, 7, 9, 14, 15].

Wir verfolgen in unserer Klinik derzeit einen Patienten sowie eine Familie, die von dieser Krankheit betroffen sind.

Kasuistik

Fall 1

Bei einem jetzt 19jährigen Jungen traten 1972, also im Alter von 12 Jahren, erstmals zusammen mit Oberbauchkoliken schubweise heftiger Pruritus, nachfolgende Ikterus ohne Hepatomegalie, dünne acholische Stühle sowie braun verfärbter Urin auf. Diese Zustände wurden durch hochfieberhafte Infekte ausgelöst. Das direkte Bilirubin war stets erhöht, während Transaminasen, γ-GT, die alkalische Phosphatase und LAP normal waren. Hepatiden konnten serologisch nicht nachgewiesen werden. Die zum Ausschluß einer chronischen Lebererkrankung durchgeführte Leberbiopsie ergab histologisch eine erhebliche intrazelluläre Cholestase ohne Parenchymnekrosen und ohne entzündliche Begleitreaktionen, lediglich geringgradige Wucherung der Gallengangszwischenstücke. Es wurde der dringende Verdacht auf eine benigne intrahepatische Cholestase vom Typ Tygstrup gestellt. Im Zusammenhang mit dem bis dahin bekannten klinischen Verlauf sowie der Tatsache, daß mehrere nahe Verwandte des Patienten väterlicherseits an unspezifischen Lebererkrankungen litten, wurde die histologisch gestellte Diagnose auch

klinisch als gesichert angesehen. Lediglich mit „Leberdiät", ohne medikamentöse Therapie wurde der Patient seinerzeit entlassen. Bei der in diesem Jahr veranlaßten Nachbegutachtung gab der Patient an, bislang beschwerdefrei gewesen zu sein. Die Leber war 3 cm unter dem rechten Rippenbogen derb, scharfrandig zu tasten. Bilirubin, Transaminasen, γ-GT und alkalische Phosphatase lagen im Normbereich. Der Serumgallensäurespiegel war mit 15 nmol/ml gering erhöht (normal 9 nmol/ml).

Fall 2

Hier handelt es sich um einen 4½ Jahre alten, weiblichen, zweieiigen Zwilling, bei dem erstmals mit 3 Jahren Oberbauchschmerzen, Hepatomegalie, Pruritus und nachfolgend ein Ikterus auftraten. Dieses Krankheitsbild wiederholte sich innerhalb der nächsten 9 Monate dreimal. Mit Einsetzen des Pruritus trat zusätzlich jedesmal ein papulöses Erythem auf. Eine Hepatitis A und B, eine Cytomegalie, Toxoplasmose, Glykogenose, Phorphyrinstoffwechseldefekte, einen Morbus Wilson, einen α-1-Antitrypsinmangel, prähepatische Hyperbilirubinämien sowie eine posthepatische Cholestase schlossen wir aus. Sonographisch ergab sich kein Hinweis für größere Leberparenchymdefekte oder Lebertumoren. Interessant war, daß das perorale Cholangiogramm unauffällig war, das dynamische Lebersequenzszintigramm mit ^{99m}Tc-Hepatobila aber eine erhebliche Einschränkung der Sekretion des Isotops aufwies. Das direkte Bilirubin war mit 9,1 mg-% erheblich, die Transaminasen dagegen nur leicht erhöht, während die übrigen leber- und cholestasespezifischen Enzyme im Normbereich lagen. LPX war negativ. Die Probelaparatomie ergab unauffällige extrahepatische Gallengänge, im Biopsat sah man neben der erheblichen intrazellulären Cholestase vereinzelt Leberzellnekrosen ohne entzündliche Reaktionen bzw. Regenerationszeichen.

Wir behandelten das Mädchen zunächst mit einer MCT-Diät, zusätzlich mit fettlöslichen Vitaminen und jetzt wegen der weiterhin in ca. 8wöchigen Abständen auftretenden Pruritus-Rezidive mit Serumgallensäureerhöhung mit Cholestyramin und Phenobarbital. Während initial die Cholestaseschübe eher nach dem Genuß stark fetthaltiger Speisen auftraten, folgten sie in letzter Zeit auch mehr-

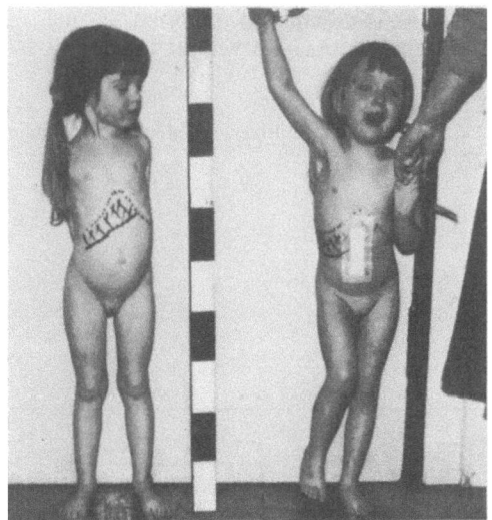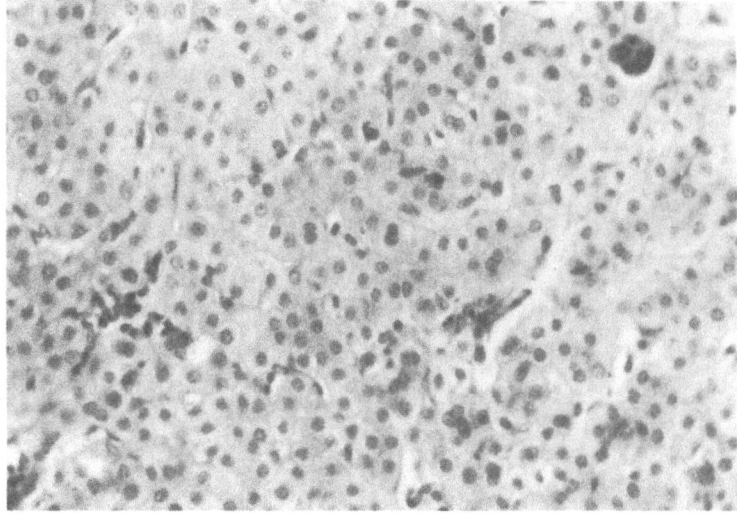

2

Abb. 1. Patientinnen R. Susanne und Sabine, eineiige Zwillinge. Rechtes Mädchen mit klinischer Cholestase, deutlichem Ikterus und Hepatomegalie. Linkes Mädchen klinisch gesund, lediglich Hepatomegalie

Abb. 2. Leberhistologie von R. Sabine: Deutliche intrazelluläre Cholestase ohne wesentliche entzündliche bzw. regenerative Begleitreaktionen

fach grippalen Infekten. Die Zwillingsschwester der Patientin ist klinisch bis auf eine 4 cm unter dem rechten Rippenbogen tastbare Leber erscheinungsfrei. Die Leberbiopsie bot bei ihr und dem 10jährigen Bruder keine Besonderheiten. Beim Vater der Kinder sowie dessen Schwester ist seit Geburt eine große Leber bekannt. Nach dem Genuß von stark fetthaltigen Speisen und Alkohol treten bei beiden jedesmal erhebliche Oberbauchschmerzen und Pruritus auf.

Diskussion

Klinisch, biochemisch und histologisch entsprechen unsere Patienten den von Tygstrup erstmals veröffentlichten Fällen. Unabhängig vom Manifestationsalter, das bei Dreiviertel der bislang 70 beschriebenen Patienten vor der Pubertät lag, ist die Erkrankung durch schubweises Auftreten der Cholestase mit meist erheblichem Pruritus und anschließendem Ikterus gekennzeichnet. Die symptomfreien Intervalle können nur Wochen, oft aber auch Jahre dauern. Grippale Infekte, hormonelle Interaktionen (Kontrazeptiva) und sogar psychische Alternationen sind als Auslösemechanismen der Rezidive beschrieben worden. Dagegen wurde die bei unseren Patienten beobachtete, erhebliche Hepatomegalie seltener gesehen [1, 2, 4, 5, 8, 14, 15].

Auch unsere Patienten wiesen im Rezidiv Erhöhungen des direkten Bilirubins und – soweit bestimmt – der Serumgallensäuren auf. Andere cholestasespezifische Laborparameter waren nicht oder nur leicht pathologisch verändert. LPX war bei unserem 2. Fall sowohl im Schub als auch im Intervall negativ [6, 11–13].

Die für die Erkrankung typische Veränderung der Leberhistologie, wie intrazelluläre Cholestase bei insgesamt intaktem Parenchym ohne wesentliche Entzündungs- oder Regenerationszeichen, insbesondere das Fehlen von Ductuluswucherungen konnten bei unseren Patienten nachgewiesen werden. Sie entsprechen den von den meisten Autoren beschriebenen feingeweblichen Leberveränderungen [2, 4, 10].

Die Behandlung der Erkrankung erfolgte nach Literaturübersicht bisher nicht einheitlich und war in der Regel lediglich symptomatisch. Es ist über Versuche mit Glucocorticoiden, ACTH, Immunsuppressiva, Phenobarbital, fettlöslichen Vitaminen, Magnesiumsulfat-Dünndarmeinläufen sowie Cholestyramin berichtet worden. Insbesondere die Behandlung mit Barbituraten (4–8 mg/kg Körpergewicht/Tag) und Cholestyramin (10–20 g/Tag) scheint den Serumgallensäurespiegel zu senken und somit den quälenden Juckreiz bei unseren Patienten zu mildern. Letzteres konnten wir auch durch Gabe von Antihistaminika unterstützen. In der Regel wird eine zusätzliche diätetische Therapie mit MCT und fettlöslichen Vitaminen empfohlen. Einen Einfluß auf die Rezidivrate hatte unsere Therapie bisher allerdings nicht. Prognostisch scheint die Erkrankung günstig zu verlaufen [4, 5, 8, 15].

Zusammenfassung

Es wird über zwei Fälle von familiärer rezidivierender intrahepatischer Cholestase berichtet. Der bisherige Verlauf, das klinische Bild, die Laborwerte und die Leberhistologie entsprechen den Erstbeschreibungen. Durch Behandlung mit Phenobarbital und Cholestyramin konnten die pruritusbedingten Beschwerden gemildert werden.

Abschließend möchte ich mich für die freundliche Unterstützung von Herrn Prof. Stiehl, Universitätsklinik Heidelberg, bedanken. Das leberhistologische Präparat wurde uns vom pathologischen Institut der Universitätskliniken Homburg (Direktor: Prof. Dr. G. Dhom) zur Verfügung gestellt.

Literatur

1. van Berge-Henegouwen, G.P., Brandt, K.H., de Pagter, A.G.F.: Lancet **1974**, 1249–1251
2. Biempica, L., Gutstein, S., Arias, I.M.: Gastroenterology **52**, 521 (1976)

3. Délèze, G., Paumgartner, G.: Helv. Paediatr. Acta **32**, 29–38 (1977)
4. Javitt, N.B.: Gastroenterology **70**, 1172–1181 (1976)
5. Javitt, N.B., Morrissey, K.P., Siegel, E., Goldberg, H., Gartner, L.M., Hollander, M., Kok, E.: Pediat. Res. **7**, 119–125 (1973)
6. Popper, H., Greim, H., Czygan, P., Huterer, F., Schaffner, F.: Z. Gastroenterol. **11**, 451–456 (1973)
7. Rotthauwe, H.W., Beseler, W.-D., Kowalewski, S.: Klin. Wochenschr. **47**, 140 (1969)
8. Schmeisser, W., Eggstein, M., Maulbetsch, R., Dölle, W.: Schweiz. Med. Wochenschr. **107**, 1613–1620 (1977)
9. Summerskill, W.H.J., Walshe, J.M.: Lancet **1959**II, 686
10. Stathers, G., Reed, C.S.H., Hirst, E.: Gastroenterology **52**, 536 (1967)

11. Stiehl, A.: Z. Gastroenterol. **12**, 121–124 (1974)
12. Stiehl, A.: Z. Gastroenterôl. **16**, 156–161 (1978)
13. Stiehl, A., Thaler, M.M., Admirand, W.H.: N. Engl. J. Med. **286**, 858–861 (1972)
14. Tygstrup, N.: Lancet **1960 II**, 1171
15. Leiber, D.U., Lagenstein, I., Brüttner, R.: Monatsschr. Kinderheilkd. **127**, 48 (1979)

Dr. G. Dockter
Universitäts-Kinderklinik
D-6650 Homburg/Saar

Monatsschr. Kinderheilkd. 128, 328–329 (1980)

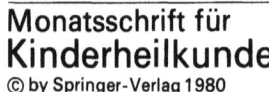

Monatsschrift für
Kinderheilkunde
© by Springer-Verlag 1980

Hypertrophische Pylorusstenose und gestörte Eliminationsleistung der Leber

A. Statz, B. Roth und H.-M. Heinisch

Universitäts-Kinderklinik Köln (Direktor: Prof. Dr. E. Gladtke)

Ein das Krankheitsbild der hypertrophischen Pylorusstenose (HPS) des Säuglings komplizierender Ikterus ist ein seltenes, bislang nicht befriedigend und überzeugend geklärtes Vorkommnis, das zu einer ganzen Reihe von Deutungsversuchen Anlaß gegeben hat. Das Iktero-pylorische Syndrom (IPS) ist dadurch charakterisiert, daß die Gelbsucht in der Mehrzahl der Fälle erstmals oder erneut mit oder nach klinisch relevantem Erbrechen in Erscheinung tritt [3]. Nach operativer Behandlung der HPS verschwindet der Ikterus innerhalb weniger Tage [3,4]. Auf der Suche nach biochemisch faßbaren Veränderungen der Leberfunktion untersuchten wir die Eliminationsleistung der Leber für den Farbstoff Indocyanin-Grün (ICG) bei Patienten mit HPS und IPS.

Patienten, Methodik

Unter 15 untersuchten Säuglingen mit HPS (ohne Ikterus), davon 11 männlichen und 4 weiblichen Geschlechts, waren nur Reifgeborene. Davon wurden 5 Patienten teilweise, 1 Säugling ausschließlich mit Muttermilch ernährt. Erbrechen trat erstmals zwischen dem 19. und dem 66. Lebenstag auf. Der Zeitpunkt der operativen Therapie lag zwischen dem 23. und dem 86. Tag. Die Gesamtbilirubinkonzentrationen bewegten sich präoperativ zwischen Werten von 0,2 und 1,0 mg-%. Bei zwei reifgeborenen, männlichen Säuglingen mit IPS war das Erbrechen am 20. bzw. 30. Lebenstag aufgetreten. Etwa zu diesem Zeitpunkt war auch die Gelbsucht aufgefallen. Ein Säugling erhielt ein Viertel der Nahrung als Muttermilch. Bei der Aufnahme am 34. bzw. 32. Tag lagen die Gesamtbilirubinwerte bei 10,2 bzw. 8,1 mg-% mit einem Anteil des indirekten Bilirubins von 9,2 bzw. 7,5 mg-%. Bereits 2 Tage nach komplikationsloser Ramstedt-Operation waren bei beiden Kindern die Bilirubinwerte deutlich abgefallen und nach einer Woche normalisiert.

Alle Säuglinge befanden sich zum Untersuchungszeitpunkt nach intravenöser Infusionsbehandlung im Zustand eines ausgeglichenen Flüssigkeitshaushaltes. Die laborchemischen Parameter lagen sämtlich im Normbereich, auch bei den Säuglingen mit IPS ergaben die üblichen Laborparameter keinen Hinweis auf eine Lebererkrankung. Die ICG-Clearance-Untersuchungen wurden bei allen Kindern standardisiert am Tage vor und 7 Tage nach Ramstedt-Operation durchgeführt. Der Farbstoff wurde als Bolus-Injektion in einer Dosierung von 2 mg pro kg Körpergewicht i.v. appliziert. Auf die Darstellung methodischer Details soll hier verzichtet und auf frühere Mitteilungen verwiesen werden [7]. Die kinetische Auswertung der Konzentrationszeitkurven erfolgte nach pharmakokinetischen Grundsätzen [6].

Als Vergleich diente ein Kollektiv von 20 gesunden Säuglingen, bei denen im Alter von 23 bis 80 Tagen die Eliminationsleistung der Leber ermittelt wurde.

Bei den Kindern mit HPS und IPS wurde die ICG-Elimination dann als verzögert angesehen, wenn die Eliminationshalbwertzeit oberhalb des Bereiches der doppelten Standardabweichung der Halbwertzeiten der Kontrollgruppe lag und gleichzeitig eine signifikante ($2\alpha < 0,05$) Verkürzung der Eliminationshalbwertzeit im statistischen Vergleich der Regressionskoeffizienten der Regressionsgeraden vor und 7 Tage nach Operation im t-Test nachzuweisen war [13].

Ergebnisse

Für gesunde Säuglinge betrug der Normalwertbereich ($\bar{x} \pm 2s$) der ICG-Eliminationshalbwertzeit 0,8–5,2 min ($\bar{x} = 3,0$ min; $s = 1,1$ min).

Beim ersten Patienten mit IPS mit einer Hyperbilirubinämie von 10,2 mg-% betrug die ICG-Eliminationshalbwertzeit präoperativ 5,4 min, eine Woche nach der Operation war sie mit 1,5 min normalisiert. Bei dem Zweiten mit einer Hyperbilirubinämie von 8,1 mg-% lag der Ausgangswert bei 9,2 min. Nach einer Woche betrug die Eliminationshalbwertzeit 8,6 min, nach zwei Wochen lag sie mit 5 min im obersten

Normbereich. Bei einer Nachuntersuchung 10 Wochen später fand sich ein Wert von 3,2 min.

Von den 15 Säuglingen mit HPS (ohne Ikterus) wiesen 40 % präoperativ eine verzögerte ICG-Eliminationsleistung auf mit einer mittleren Eliminationshalbwertzeit von 5,9 min (Abb. 1). Bei der Mehrzahl, d.h. bei 9 Säuglingen mit HPS, lag dagegen die Eliminationshalbwertzeit im Normbereich mit einem Mittelwert von 3,1 min (Abb. 1). Am 7. postoperativen Tag fand sich bei allen Kindern mit HPS normale Werte, also auch bei jenen, die präoperativ eine verzögerte Eliminationshalbwertzeit aufgewiesen hatten. Für die beiden Gruppen von Kindern mit HPS konnte eine mittlere Eliminationshalbwertzeit von 3,0 bzw. 3,4 min ermittelt werden (Abb. 1).

Im Verhältnis der ICG-Eliminationshalbwertzeiten zu den klinischen und laborchemischen Parametern wie Alter des Kindes, Erkrankungsdauer, Gewichtsabnahme, Muttermilchernährung, Bilirubinserumkonzentration, ließen sich keine korrelativen Zusammenhänge nachweisen.

Diskussion

Eine verminderte Aktivität der Uridindiphosphatglucuronyltransferase bei IPS ist ein mehrfach bestätigter Befund [1, 5, 14], deren Ursache bislang ungeklärt ist. Von mehreren Untersuchern wird sie im Kalorienmangel vermutet [4, 5, 14]. Gegen diese „Hungerhypothese" läßt sich zumindest einwenden, daß in früheren Zeiten, als längere und schwerere Krankheitsverläufe die Regel waren, ein Ikterus nicht häufiger beobachtet wurde.

ICG wird selektiv durch die Leber aus dem Plasma eliminiert [9] und unmetabolisiert mit der Galle in den Darm ausgeschieden [9, 11]. Unkonjugiertes Bilirubin verzögert die ICG-Elimination im Sinne einer kompetitiven Hemmung [12]. Daher waren unsere zunächst erhobenen Befunde einer verzögerten ICG-Elimination bei Säuglingen mit IPS ohne eindeutige Aussagekraft. Entzündliche und degenerative Lebererkrankungen zeigen gleichfalls eine eingeschränkte ICG-Elimination [2, 8, 9]. Bei den von uns untersuchten Säuglingen mit HPS hatten wir keinerlei Hinweise für Lebererkrankungen. Dennoch wiesen wir bei 40 % der Säuglinge mit HPS eine verminderte ICG-Clearance nach, als deren Ursache sowohl eine verminderte metabolische Clearance, wie ein eingeschränkter portaler wie arterieller Leberblutfluß zu diskutieren ist. Schon früher wurde eine verminderte Leberperfusion infolge einer intraperitonealen Druckerhöhung als Ursache der verminderten Aktivität der hepatischen Glucuronyltransferase erwogen [10].

Gegensätzlich zur Aktivität der hepatischen Glucuronyltransferase, die bei anikterischen Kindern mit HPS regelmäßig im Normbereich lag [14], stellt die verzögerte Eliminationsleistung der Leber bei intravenöser Belastung mit ICG einen Parameter dar, der auch bei einem Teil der nicht ikterischen Säuglinge mit

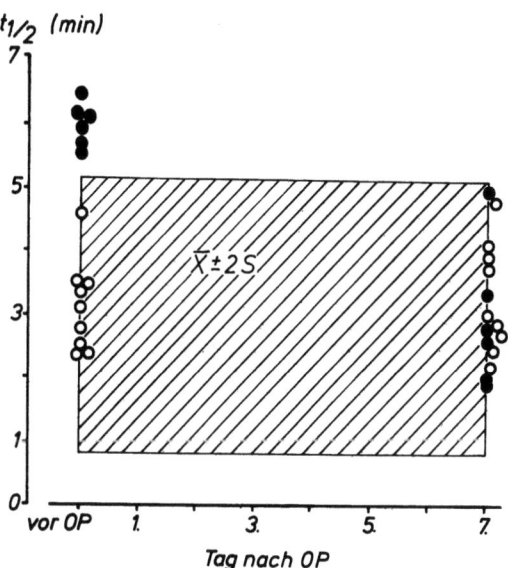

Abb. 1. Indocyanin-Grün Eliminationsleistung der Leber bei Säuglingen mit hypertrophischer Pylorusstenose am Tag vor und eine Woche nach Pyloromyotomie.
$\bar{x} \pm 2s$: Normalwertbereich gesunder Säuglinge
$t_{\frac{1}{2}}$: Indocyanin-Grün-Eliminationshalbwertzeit
● : Säuglinge mit pathologischer $t_{\frac{1}{2}}$ vor Operation
○ : Säuglinge mit $t_{\frac{1}{2}}$, die vor Operation im Normbereich liegt

HPS pathologisch ausfiel. Damit konnte u.E. gezeigt werden, daß neben dem dokumentierten Mangel an hepatischer Glucuronyltransferase abgesehen von weiteren Faktoren auch eine gestörte Eliminationsfähigkeit der Leber für anionische Farbstoffe, zu denen bekanntlich auch das Bilirubin zählt, für die Ätiologie des IPS von ursächlicher Bedeutung zu sein scheint.

Literatur

1. Arias, J., Schorr, J.B., Fraad, L.M.: Pediatrics **24**, 338–342 (1959)
2. Cooke, A.R., Harrison, D.D., Skyring, A.P.: Am. J. Digest. Dis. **8**, 244–250 (1963)
3. Diener, H.: Hypertrophische Pylorusstenose und Ikterus im Säuglingsalter. Dissertationsschrift, Universität Köln 1971
4. Dodge, J.A.: Arch. Dis. Child. **50**, 171–178 (1975)
5. Felcher, B.F., Carpio, N.M., Woolley, M.M., Asch, M.J.: J. Lab. Clin. Med. **83**, 90–96 (1974)
6. Gladtke, E., von Hattingberg, H.M.: Pharmacokinetics. An introduction. Berlin, Heidelberg, New York: Springer 1979
7. Heimann, G., Roth, B., Gladtke, E.: Klin. Wochenschr. **55**, 451–456 (1977)
8. Hunton, D.B., Bollmann, J.L., Hoffmann, H.N.: Gastroenterology **39**, 713–724 (1960)
9. Leevy, C.M., Bender, J., Silverberg, M., Naylor, J.: Ann. N.Y. Acad. Sci. **111**, 161–175 (1963)
10. Nakai, H., Margaretten, W.: Pediatrics **29**, 198–203 (1962)
11. Paumgartner, G., Huber, J., Grabner, G.: Experientia (Basel) **25**, 1219–1223 (1969)
12. Paumgartner, G.: The handling of indocyanine green by the liver. Schweiz. Med. Wochenschr. Suppl. (1975)
13. Sachs, L.: Angewandte Statistik. Planung und Auswertung; Methoden und Modelle. Berlin, Heidelberg, New York: Springer 1974
14. Woolley, M.M., Felsher, B.F., Asch, M.J., Carpio, N., Isaacs, H.: J. Pediatr. Surg. **9**, 359–363 (1974)

Dr. A. Statz
Universitäts-Kinderklinik
Joseph-Stelzmann-Straße 9
D-5000 Köln 41

Monatsschr. Kinderheilkd. 128, 330–331 (1980)

Monatsschrift für
Kinderheilkunde
© by Springer-Verlag 1980

Leberabszeß im Kindesalter

W. Dick

Kinderklinik des Städtischen Krankenhauses Pforzheim (Chefarzt: Prof. Dr. O. H. Braun)

Ein durch Bakterien oder Amöben hervorgerufener Leberabszeß erfordert eine rasche Diagnostik und Therapie, um weitergehende Komplikationen zu vermeiden. Wie schwierig jedoch die differentialdiagnostische Abgrenzung zwischen beiden Formen sein kann, soll am Beispiel eines Patienten gezeigt werden, der primär mit der Verdachtsdiagnose einer Hämoblastose eingewiesen wurde.

Kasuistik

Der 10 Jahre alte Junge erkrankte im Herbst 1978 an rezidivierenden, krampfartigen Bauchschmerzen und hohem Fieber um 39 °C. Der Allgemeinzustand war reduziert, ein Gewichtsverlust von 3 kg

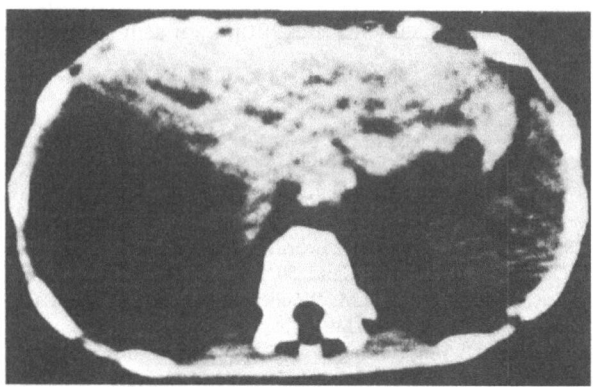

Abb. 1. Großer, dorsolateral gelegener, rechtsseitiger Leberabszeß vor Behandlung in der Computer-Tomographie

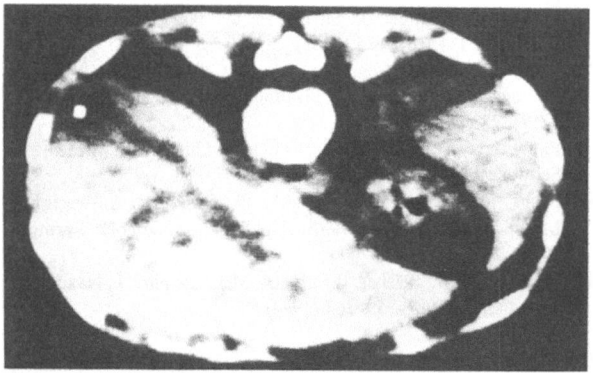

Abb. 2. Nahezu vollständige Rückbildung des Amöbenleberabszeß nach ca. 3 Monaten in der Computer-Tomographie

sowie Erbrechen und Durchfall waren weitere auffällige Symptome. 6 Monate vor Auftreten der Symptomatik hatte der Patient in Spanien eine leichte Enteritis.

Bei der Aufnahmeuntersuchung fanden sich bei dem Jungen neben sehr blassen Haut und Schleimhäuten eine vergrößerte und druckschmerzhafte Leber sowie eine Milz, die am unteren Pol tastbar war.

Laborbefunde

Blutsenkungsreaktion 180/183. Hämoglobin 11,4 g-%. In der Elektrophorese auffällige Dysproteinämie. Leukozytenzahl zwischen 15000–20000. Differentialblutbild: 5 % Stabkernige, 73 % Segmentkernige, 16 % Lymphozyten, 2 % Monozyten, 3 % Blasten, 1 % Myelozyten. Liquor, Knochenmarkspunktat, Transaminasen, alkalische Phosphatase, γ-GT, Normotest und Australia-Antigen nicht pathologisch verändert. Stuhl auf pathogene Darmkeime, Blutkultur, Casoni- bzw. Tine-Test, Gruber Widal-Serologie unauffällig. Amöben-KBR 1:80, IHA bzw. Latex-Test negativ.

Therapie und Verlauf

Die Röntgenaufnahme des Thorax a.p. zeigte einen ausgeprägten Zwerchfellhochstand rechts. Die Leber-Mizszintigraphie ergab neben der bekannten Hepatomegalie eine im dorso-cranilen Anteil gelegene Parenchymminderung der Leber. Als ergänzende Untersuchungen wurden eine Sonographie-Computertomographie durchgeführt (s. Abb. 1), die jeweils einen 7 × 7 cm großen Bezirk im dorsalen Abschnitt des rechten Leberlappens aufdeckten, der einem Leberabszeß entsprach. Unter der primären Annahme eines pyogenen Leberabszesses wurde zunächst eine Therapie mit Baypen und Vibravenös eingeleitet. Klinisch trat jedoch keine Besserung auf, und der intermittierende Fieberverlauf blieb einbeeinflußbar.

Eine Leberabszeßpunktion unter Sonographiesicht ergab 200 ml einer dickflüssigen, nicht foetiden, himbeerroten Flüssigkeit. Anschließend Instillation von 500 mg 5 %iger Resochin-Lösung. Weitere Behandlung mit Dametine und Resochin parenteral (s. Tabelle 1). Die entscheidende Besserung und prompte Entfieberung wurde nach der zusätzlichen Gabe von Clont beobachtet. Die 10 tägige Behandlung sowie eine weitere Leberabszeßpunktion mit Instillation von Resochin-Lösung führten dazu, daß sich auch die anfängliche Durchwanderungspleuritis und der basale Pleuraerguß rechts vollständig zurückbildeten. Innerhalb eines Zeitraumes von ca. 3 Monaten war im Computer-Tomogramm nur noch eine kleine Resthöhle des Amöbenleberabszesses zu sehen (s. Abb. 2).

Diskussion

Die Magnaform der Entamoeba-histolytica-Infektion führt durch Verschleppung über den Pfortaderkreislauf zum Leberabszeß [7, 11, 12]. Diese in ca. 5 % aller

Tabelle 1. Therapie beim Amöbenleberabszeß

1. Leberabszeßpunktion und Installation 5%iger Resochin-Lösung in die Abszeßhöhle
2. Resochin 5 mg/kg i.m. in 2 Dosen 10 Tage
3. Clont 50 mg/kg i.m. in 2 Dosen 10 Tage
4. Dametine 1,5 mg/kg i.m. 10 Tage

Patienten mit Amöbiasis auftretende Komplikation [1] ist klinisch charakterisiert durch intermittierendes und antibiotikaresistentes Fieber sowie eine vergrößerte, druckschmerzhafte Leber [7, 8]. In der Thoraxübersicht a.p. finden sich ein hochstehendes Zwerchfell bzw. eingeschränkte Beweglichkeit auf der betroffenen Seite [9, 10]. Als wesentliche Laborparameter imponieren eine ausgeprägte Leukozytose mit Linksverschiebung im Differentialblutbild, eine hohe Blutsenkung und Dysproteinämie.

Als wesentliche diagnostische Kriterien zur Lokalisation des Leberabszesses sind die Leberszintigraphie, die Sonographie und die Computer-Tomographie hilfreich [6, 14, 16]. Der Leberabszeß wird überwiegend im rechten Leberlappen beobachtet, in ca. 15% der Fälle mit Amöbiasis jedoch wurde auch eine Lokalisation im linken Leberlappen beschrieben [13]. In letzter Zeit haben serologische Untersuchungen bei der Abklärung eines Amöbenleberabszesses an Bedeutung gewonnen. Zur Verfügung stehen die Komplementbindungsreaktion, der Amöben-Latex-Test, die indirekte Hämagglutinationsreaktion und die indirekte Immunfluoreszenzreaktion [3, 5]. Die serologische Diagnostik kann in ca. 95% der Fälle auf ein Leberabszeß hinweisen. In einem geringen Prozentsatz jedoch wie bei unserem Patienten kann auch die Serologie versagen [10].

Die Therapie des Amöbenleberabszesses sollte konservativ erfolgen [15]. Bei unserem Patienten hat sich die Abszeßpunktion mit Instillation von 5%iger Resochin-Lösung und die frühzeitige Gabe von Resochin parenteral und Clont (s. Tabelle 1) bewährt. Schwerwiegende Komplikationen wie subphrenische Abszesse, Pleuraempyem oder Rezidive eines Amöbenleberabszesses [2, 4] lassen sich zumeist damit verhindern.

Zusammenfassung

Bericht eines 10 Jahre alten Jungen mit Leberabszeß. Charakteristische Symptome sind intermittierende Fieberschübe, krampfartige Bauchschmerzen und eine Hepatomegalie. Auffällige Laborparameter waren eine stark erhöhte Blutsenkung, eine Leukozytose sowie eine Dysproteinämie. Bei der diagnostischen bzw. differentialdiagnostischen Abklärung sind die Leberszintigraphie, Sonographie, Computer-Tomographie, die bakteriologische Untersuchung des Abszeßpunktats sowie serologische Tests hilfreich. Therapeutische Möglichkeiten beim Amöbenleberabszeß werden diskutiert.

Literatur

1. Barbour, L., Juniper, K.: Am. J. Med. **53**, 323–344 (1972)
2. Jenckinson, S.G., Hargrove, M.D.: Am. Med. Assoc. **232**, 277–288 (1975)
3. Juniper, K., Worrell, C.L., Minshur, C., Roth. L.S., Cypert, H., Lloyd, R.E.: Am. J. Trop. Med. **21**, 157–167 (1972)
4. Kapoor, O.P., Shah, N.A.: J. Trop. Med. **75**, 7–10 (1972)
5. Mannweiler, E., Mohr, W., Höfler, W., Lederer, J.: Dtsch. Med. Wochenschr. **101**, 1915 (1976)
6. Matthews, A.W., Gough, K.R., Davies, E.R., Ross, F.G.M., Hinchliffe, A.: Gut **14**, 50–53 (1973)
7. Mohr, W.: Immunität und Infektion **4**, 146–161 (1976)
8. Mohr, W.: Lebensversicherungsmed. **6**, 142–147 (1976)
9. Mohr, W.: Med. Welt **29**, 1024 (1978)
10. Mohr, W.: Med. Welt **29**, 138–143 (1978)
11. Mörl, M., Hermann, H.-J.: Dtsch. Ärztebl. **71**, 2515 (1974)
12. Neal, R.A.: Bull. N.Y. Acad. Med. **47**, 462–468 (1971)
13. Rasaretnam, R., Wijetilaka, S.E.: Postgrad. Med. J. **52**, 269–273 (1976)
14. Reiniger, H., Simon, B.: Kinderarzt **10**, 1135–1138 (1979)
15. Römer, M.A.: Internist **19**, 680 (1978)
16. Sheehy, T.W., Parmley, L.F., Johnston, G.S., Boyce, H.W.: Gastroenterology **55**, 26–33 (1968)

Dr. W. Dick
Kinderklinik des Städtischen
Krankenhauses
D-7530 Pforzheim

Monatsschr. Kinderheilkd. 128, 332–333 (1980)

Monatsschrift für
Kinderheilkunde
© by Springer-Verlag 1980

Aspergillus-Leberabszeß
als eine Manifestation der chronischen Granulomatose des Kindesalters

M. Krawinkel

Kinderklinik der Universität Bonn (Direktor: Prof. Dr. W. Burmeister)

Der dreizehnjährige Patient T.S. wurde im Mai 1978 wegen des szintigraphisch und sonographisch begründeten Verdachts auf einen Leberabszeß von der Kinderklinik eines Kreiskrankenhauses in die Chirurgische Klinik und Poliklinik der Universität Bonn verlegt.

Seit seinem dritten Lebensjahr hatte der Patient die folgenden Krankheiten durchgemacht: eine Tonsillopharyngitis und Bronchopneumonie mit Begleitpleuritis, eine akute Laryngitis, ein allergisches Exanthem, eine abszedierende Lymphadenitis colli, eine akute Appendicitis, eine Pneumonie nach Appendektomie, eine mykotische Pneumonie und eine Bronchitis mit Pneumonie. Seit 1977 war eine Eisenmangelanämie und eine Hepatosplenomegalie bekannt.

Die Familienanamnese ergab keinen Hinweis auf gravierende Erkrankungen der Vorfahren und Eltern; ein vier Jahre jüngerer Bruder starb im Alter von 7 Jahren an den Folgen einer Candida-Sepsis. Ein 8 Jahre jüngerer Bruder ist klinisch gesund. Im April 1978 war der Patient wegen einer klinisch und röntgenologisch nachgewiesenen Pneumonie im rechten Unterfeld bei Nachweis von Candida albicans im Rachenabstrich über drei Wochen konsequent mit Minocyclin und 5-Fluorcytosin behandelt worden. Nachdem das klinische Bild unter dieser Therapie fortbestand, ergab die weitere Diagnostik den Verdacht auf einen Leberabszeß.

Tabelle 1. Ergebnisse der Granulozytenfunktionstests bei dem Patienten T.S. und seinen Eltern[a]

Test	Patient	Mutter	Vater
Chemotaxis	Normal	Normal	Normal
Phagozytose-Index	73%	88%	98%
Myeloperoxydase-Nachweis	Positiv	Positiv	Positiv
NBT-Test[b]	0%	97%	98%
Abtötung von			
– Staph. au.	35,0%	71,7%	89,9%
– Cand. alb.			
nach 1 Std	3,5%	16,0%	25,0%
nach 2,5 Std	10,6%	17,0%	34,0%
Jodierung[c]			
nach 15 min	382	6773	5146
nach 30 min	561	12863	11708
nach 60 min	833	17012	16204

[a] Methodik der Untersuchungen bei Wildfeuer et al. (1979)
[b] NBT-Test = Nitroblautetrazolium-Index
[c] mit [131]Jod gei Stimulation der Zellen durch Candida albicans

Klinischer Befund

Leichte Adipositas, blasse sichtbare Schleimhäute, 3 reizlose Narben am Hals nach Lymphknotenexstirpationen, Schmerz in der rechten Thoraxhälfte bei tiefer Inspiration, abgeschwächtes Atemgeräusch und vereinzelt grobblasige Rasselgeräusche rechts basal, reflektorische Abwehrspannung und Angabe eines tiefen Druckschmerzes im rechten Oberbauch, Leber 2 cm unter dem Rippenbogen in der Medioclavicular-Linie tastbar, Milz am Rippenbogen anstoßend; der weitere Untersuchungsbefund war unauffällig. Von den Röntgenbefunden sei hier nur ein Computertomogramm des Oberbauches erwähnt; dies zeigt ein hypodenses Areal, cranial im rechten Leberlappen gelegen, im größten Querschnitt 8 × 5 cm groß.

Hinsichtlich der Laborbefunde ist zunächst hervorzuheben, daß die blutchemischen Untersuchungen mit Ausnahme einer leichten Verminderung der Cholinesterase unauffällig waren. Ebenfalls normal fanden sich die Gerinnungsfaktoren, die Immunglobuline und das Komplementsystem. Die Lymphozyten waren normal mit Phythämagglutinin stimulierbar; der Antikörper-Titer gegen Candida albicans lag mit 1:160 bis 1:320 im Normbereich; Autoantikörper waren nicht nachweisbar. Es bestand eine Anämie: Hämoglobin 8,2 g%, Hämatokrit 28%, 3,2 Mill. Erythrozyten pro mm³. Ungewöhnlicherweise war die Leukozytenzahl normal. Die Thrombozyten waren vermehrt auf 509000 pro mm³.

Bei dem Versuch, die Ursache des Leberabszesses und der vorausgegangenen häufigen Infektionen abzuklären, fand sich schließlich ein Defekt der Granulozyten und Monozyten (vgl. Tabelle 1).

Die Abtötung von Mikroorganismen im Körper setzt eine intakte Funktion der Granulozyten und Monozyten voraus. Fünf Schritte des Verhaltens der Zellen gegenüber Mikroorganismen sind bekannt: die Chemotaxis, die Opsonierung, die Phagozytose, die Degranulierung und schließlich die Abtötung. Der erste, der dritte und der fünfte Schritt sind unmittelbar meßbar.

Dem Krankheitsbild der *chronischen Granulomatose* des Kindesalters liegt ein Defekt der intrazellulären Abtötung zugrunde (Behrendes et al., 1957; Johnston u. Baehner, 1971; Niethammer et al., 1975). Normalerweise folgt bereits auf die Phagozytose eine deutliche Steigerung des Energie- und Oxydationsstoffwechsels der Leukozyten. Intrazelluläres Wasser wird zu Wasserstoffperoxyd oxydiert; Jodid- und Chlorid-Ionen werden in molekulares Chlor und Jod übergeführt. Für diese Prozesse ist unter anderem die Myeloperoxydase erforderlich; ihr Vorhandensein garantiert allerdings noch keine funktionierende Abtötung. Die Halogene und Wasserstoffperoxyd wirken in äußerlich bekannter Weise als Desinfektionsmittel innerhalb der Vakuole und töten den Mikroorganismus ab.

Chemotaxis, Phagozytose und der Nachweis der Myeloperoxydase waren bei dem Patienten normal. Die ebenfalls normale Abtötung von Pneumokokken ist erklärt, durch deren Unfähigkeit, vom Keim selbst gebildetes Wasserstoffperoxyd abzubauen.

Der Nitroblautetrazolium-Index lieferte den ersten Hinweis auf eine Störung der Zellfunktion; bei diesem Test wird anstelle des Mikroorganismus ein Farbstoff den intrazellulären Oxydationsmitteln ausgesetzt. Die Messung der Abtötung von Staphylococcus aureus und Candida albicans ergab weitere normabweichende Befunde. Schließlich erfolgte die Anreicherung von ^{131}Jod nach Stimulation der Zellen mit Candida albicans völlig unzureichend gegenüber Normalpersonen. Die Heranziehung der bei der Mutter des Patienten erhobenen Befunde als Vergleichswerte ist möglich, da diese Werte der Norm entsprechen. Zugleich wird deutlich, daß der X-chromosomal rezessive Erbgang der chronischen Granulomatose nicht unbedingt phänotypisch nachweisbar ist (Wildfeuer et al., 1979).

Der *Leberabszeß*, der sich allein aufgrund der Drainage bei dem Patienten binnen 3 Monaten zurückbildete, ist eine *typische Manifestation der chronischen Granulomatose* des Kindesalters. Johnston u. Newman gaben 1977 eine Übersicht über die in der Literatur berichteten Fälle; bei 69 von 168 Patienten war ein Leberabszeß oder ein perihepatischer Abszeß beschrieben (Johnston u. Newman, 1977). Bei 6 Patienten von Phillipart et al. mußte in insgesamt 15 Patienten-Lebensjahren 29mal ein Leberabszeß oder ein perihepatischer Abszeß drainiert werden (Phillipart et

al., 1972). Schließlich berichteten Kobayashi u. Mitarb. (1979) über 11 Patienten mit chronischer Granulomatose des Kindesalters, von denen 7 einen Leberabszeß hatten (Kobayashi et al., 1979).

Ich verdanke die immunologischen Untersuchungen Herrn Privatdozent Dr. Wildfeuer, Illertissen, und seiner Mitarbeiterin Frau Borchert sowie Herrn Dr. Lange, Hautklinik der Universität Bonn

Literatur

Behrendes, H., Bridges, R.A., Good, R.A.: Minn. Med. **40**, 309 (1957)
Johnston, R.B., Baehner, R.L.: Pediatrics **55**, 479 (1971)
Johnston, R.B., Newman, S.L.: Ped. Clin. Am. **24**, 365 (1977)
Kobayashi, Y., Amano, D., Ueda, K., Kagosaki, Y., Usui, T.: Treatment of seven cases of chronic granulomatous disease with Sulfamethoxazole-Trimethoprim. In: "Phagocytosis – its physiology and pathology", Kokubun, Y., Kobayashi, N. (eds.), p. 211. University of Tokio Press 1979
Niethammer, D., Wildfeuer, A., Kleihauer, E., Haverkamp, O.: Klin. Wochenschr. **53**, 643 (1975); Klin. Wochenschr. **53**, 739 (1975)
Phillipart, A.I., Colodny, A.H., Baehner, R.L.: Pediatrics **50**, 923 (1972)
Wildfeuer, A., Krawinkel, M., Lange, C.-E., Voigt, W.-H.: Leberabszeß bei chronischer Granulomatose des Kindesalters. Klin. Pädiatr. (in Vorbereitung)

Dr. M. Krawinkel
Kinderklinik der Universität
Adenauerallee 119
D-5300 Bonn

Monatsschr. Kinderheilkd. 128, 333–334 (1980)

Monatsschrift für
Kinderheilkunde
© by Springer-Verlag 1980

Verschluckte Fremdkörper

Fr. E. Struwe

Universitäts-Kinderklinik Freiburg/Br. (Direktor: Prof. Dr. W. Künzer)

Das Verschlucken von Fremdkörpern ist ein typischer Kinderunfall (Thies u. Römhold). Hauptverantwortlich dafür ist die Sorglosigkeit der Eltern oder der Pflegebefohlenen: Mangelnde Beaufsichtigung, namentlich der Kleinkinder, und Anbietung günstiger Gelegenheiten durch Herumliegenlassen verschluckbarer Dinge oder durch Gewährung ungeeigneter, vor allem zu klein dimensionierter Spielsachen. Aber auch besorgte Eltern können nicht jede dieser Unfallmöglichkeiten rechtzeitig erkennen und beheben.

Jenseits des 6. Lebensjahres nimmt die Häufigkeit der Ingestionsunfälle rasch ab (Abeler). Gewöhnliche (und durchaus vermeidbare) Ursache wird nunmehr die Benutzung des Mundes als „3. Hand" (Thies u. Römhold) mit der Folge des unbeabsichtigten Ver-

schluckens der zwischen den Lippen, den Zähnen oder sonst im Mund aufbewahrten Gegenstände.

In der überwiegenden Zahl der Fälle bleibt das Ereignis unbemerkt, oder es erledigt sich ohne weiteres Zutun durch den Abgang des verschluckten Gegenstandes auf natürlichem Wege. Symptome machen solche Fremdkörper nur, wenn sie in der Speiseröhre eingeklemmt werden, wenn sie im Magen-Darm-Kanal die Passage behindern, oder wenn sie perforieren. Größere Objekte bleiben bereits in der 1. physiologischen Enge des Oesophagus hinter dem Ringknorpel stecken. Charakteristische Hinweise sind dann: Würgen, Speichelfluß, Hustenreiz, Schmerzen bei Schluckversuchen, Unruhe und Ängstlichkeit; mitunter kommt es zu Nahrungsverweigerung und Erbrechen,

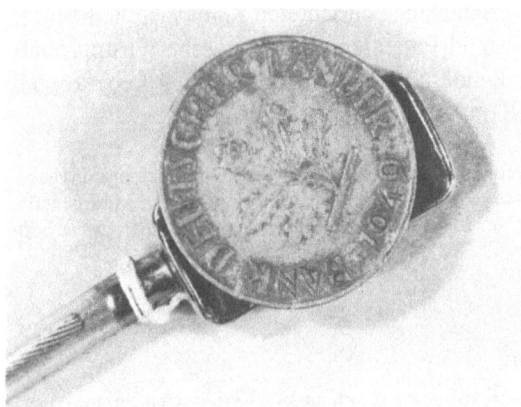

Abb. 1. Kopf der Magnetsonde mit extrahierter Münze

nicht selten auch zu Atembehinderung und Cyanose. Fremdkörper in der 2. Speiseröhrenenge verraten sich durch ein eigentümliches, intensives Druckgefühl hinter dem Brustbein (sog. „Bonbon-Gefühl"); in der 3. Oesophagusenge verursachen sie Aufstau und Hochwürgen unverdauter Nahrung.

Fremdkörper, die den Magen erreicht haben, gehen gewöhnlich durch den Darm ab (nach Holle in 93% der Fälle). Schwierigkeiten bereiten hier Gegenstände von über 2 cm Breite, deren Pyloruspassage bei Kleinkindern fraglich ist, sowie Gegenstände von mehr als 5–6 cm Länge, welche die retroperitoneal fixierte Curvatur des Duodenums bei jüngeren Kindern nicht durchfahren können und dort steckenbleiben. Im weiteren Verlauf des Darmes kann es bei spitzen Gegenständen (z. B. Haarklemmen, offene Sicherheitsnadeln) zu Einspießungen mit nachfolgender Perforation und Peritonitis kommen. In jedem Falle muß also nach Ingestionen der Abgang des Fremdkörpers durch entsprechende Kontrollen sichergestellt werden.

Zu den häufig verschluckten Fremdkörpern zählen *Münzen*. Sie sind leider ein recht beliebtes Spielzeug, das von Kleinkindern oft auch in den Mund genommen wird und unversehens in den Schlund geraten kann. Kleinere Münzen (z. B. Pfennigstücke) bereiten i. allg. keine Probleme, aber schon 10-Pfennig-Stücke können bei Kleinkindern in der Speiseröhrenenge hinter dem Kehlkopf hängenbleiben; bei älteren Kindern handelt es sich dann meist um Markstücke. In den tieferen Abschnitten der Speiseröhre findet man seltener eingeklemmte Münzen. Die Extraktion (stets unter oesophagoskopischer Kontrolle, nie „blind"!) muß wegen der binnen 24 Std einsetzenden Decubitusbildung unverzüglich vorgenommen werden (Ungerecht).

In den Magen gelangte kleinere Münzen gehen nach einer gewissen Verweildauer spontan durch den Darm ab. Die Breite größerer Münzen hingegen kann die von der Dehnbarkeit des Pyloruskanals gegebene Grenzgröße erreichen oder auch überschreiten. Bei Kleinkindern gilt das bereits für 10-Pfennig-Stücke; sie können deswegen im Magen bleiben. Da die meisten der in der Bundesrepublik Deutschland umlaufenden Scheidemünzen aus anfälligem Material (Flußstahl mit

Kupfer- bzw. Tombak-Plattierung) bestehen, kommt es ziemlich rasch zur Korrosion, und die entstehenden scharfen Kanten arrodieren die Magenschleimhaut. Der Eisenkern eröffnet aber auch den Weg zu einer speziellen Therapie. Solche Münzen können mit einem Magneten entfernt werden.

Zur Extraktion eiserner Fremdkörper verwendete Grob seit 1940 mit guten Erfolgen einen Elektromagneten (Magensolenoid). Ein einfacher Dauermagnet wurde zu gleichen Zwecken unseres Wissens erstmals von Russ benutzt. Sein Anregung aufgreifend, verwenden wir seit 1969 ein kleineres Gerät, das eigens nach unseren Angaben in den Physikalischen Werkstätten der Universität Freiburg i. Br. angefertigt wurde.

Es handelt sich um einen Dauermagneten mit 2 cm² Oberfläche, der in ein aus V2A-Stahl gedrehtes Gehäuse plan eingelassen ist. An den Schmalseiten ragt je eine kleine Leiste vor, die das Abgleiten einer gefaßten Münze während der retrograden Passage durch Cardia und Speiseröhrenengen verhindert. Das Gerät ist an einer Polyvinylchlorid-Sonde befestigt, die mit einem eingelegten dünnen Stahlseil stabilisiert ist. Eine Klemme dient als Torsionshebel.

Von den durch die Bank Deutscher Länder und später durch die Bundesbank ausgegebenen Scheidemünzen sind magnetisch: Alle 1-, 5- und 10-Pfennig-Stücke sowie die neueren (ab 1968 geprägten) 2-Pfennig-Stücke.

Mit dem oben beschriebenen Gerät können magnetische Münzen sowie andere, der Form nach geeignete magnetische Fremdkörper aus Speiseröhre und Magen ohne Mühe entfernt werden. Eine Narkose ist nicht erforderlich, eine Sedierung in der Regel entbehrlich. Das Gerät wird per os eingeschoben und unter Durchleuchtungskontrolle an das Objekt herangeführt. Nach Aufgleiten der Münze bis an die untere Leiste (spontan oder beim Durchgang durch die Cardia) erfolgt die vorsichtige Extraktion bei rekliniertem Kopf. Komplikationen wurden bisher nicht gesehen. Mißerfolge sind möglich bei nicht leerem Magen und unvermeidbar bei nicht magnetischen Münzen. Kontraindiziert ist die Magnetsonde bei spitzen Gegenständen, wegen der Gefahr von Einspießung und Verletzung. Bei Patienten mit bekannten Oesophagusstrikturen nach Operationen oder Verätzungen verwenden wir das Gerät nicht.

Literatur

Abeler, G.: Freiburg/Br.: Inaug.-Diss. 1961
Grob, M.: Lehrbuch der Kinderchirurgie. Stuttgart: Thieme 1957
Holle, F.: Spezielle Magenchirurgie. Berlin, Heidelberg, New York: Springer 1968
Russ, E.: Vortrag, 3. Erlanger Symposium über Röntgenologie im Kindesalter. Erlangen 1968
Thies, H.A., Römhold, B.: Münch. Med. Wochenschr. **106**, 804 (1964)
Ungerecht, K.: Ösophagus. In: Hals-Nasen-Ohren-Heilkunde. Berendes, J., Link, R., Zöllner, F., (Hrsg.). Band II, Teil 1. Stuttgart: Thieme 1963

Prof. Dr. Fr. E. Struwe
Universitäts-Kinderklinik
Mathildenstraße 1
D-7800 Freiburg/Br.

Monatsschr. Kinderheilkd. 128, 335–336 (1980)

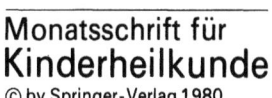
Monatsschrift für
Kinderheilkunde
© by Springer-Verlag 1980

Nesidioblastose des Pankreas: Klinik, Diagnostik und Therapie

K. Becker, H. Müntefering und D. Grüneklee

Kinderklinik C der Universität Düsseldorf, Abteilung für Kinderpathologie der Universität Mainz und
Diabetes-Forschungsinstitut an der Universität Düsseldorf

Persistierende Hypoglykämien beim Neugeborenen und jungen Säugling sind selten. Ursache ist in vielen Fällen ein Hyperinsulinismus, hervorgerufen durch Inselzelladenome, B-Zellhyperplasien oder durch die in letzter Zeit häufiger beschriebene Nesidioblastose. Hierunter versteht man eine diffuse Vermehrung von Inselzellgewebe in Form kleiner Inseln oder einzelner im Pancreas eingestreuter endokrin aktiver Zellen. Neben einer Vermehrung von B-Zellen findet man häufig, jedoch nicht immer, auch eine A- und D_1-Zellvermehrung und immer auch eine D-Zellvermehrung (Heitz et al., 1977).

Pathologisch-anatomisch lassen sich diese Zellen selektiv durch spezielle Immunfluoreszenz und mittels Peroxidase-Reaktion darstellen (Sternberger et al., 1970, Stueken et al., 1975).

Elektronen-optisch finden sich in den nesidioblastischen Bezirken neben A-, B- und D-Zellen auch sog. nicht-typische Zellen, die oft dicht an duktuläre Pankreasstrukturen gelagert sind. Sie werden als pluripotente Zellen angesehen und könnten infolge peristierender postfetaler Vermehrung zur Ausbildung der Nesidioblastose führen.

Die Beobachtung von 4 Patienten soll Veranlassung sein, unsere Erfahrung in der Diagnostik und Therapie dieses Krankheitsbildes mitzuteilen. Schwere, kaum beherrschbare Hypoglykämien treten schon am ersten Lebenstag auf. Klinische Zeichen reichen von Apathie, Unruhe und Zittrigkeit bis zu schwersten Atemstörungen, Krämpfen, Apnoe und Herzstillstand. Drei unserer vier Patienten wurden deshalb kurzfristig beatmet bzw. reanimiert. Der Nachweis des Hyperinsulinismus kann schwierig sein. Als Kriterium werden neben einer abnormen Glukose/Insulin-Ratio im Plasma $\frac{\text{Glukose (mg/dl)}}{\text{Insulin (uU/ml)}}$ (Grunt et al., 1970) eine stark erniedrigte Ketonkörper-Konzentrationen im Blut während hypoglykämischer Phasen angesehen (Stanley u. Baker, 1976). Als drittes Kriterium könnte man nach unserer Erfahrung die C-Peptid-Ausscheidung im 24 Std-Sammelurin benutzen, die bei unseren Patienten gegenüber endokrin gesunden gleichaltrigen Säug-lingen, Kleinkindern und Erwachsenen deutlich erhöht war.

Provokationstests, wie Glukagon-Test, Glukosebelastung und Tolbutamid-Test bringen keine zusätzliche Aussage, gefährden aber die Patienten durch die Auslösung hypoglykämischer Schocks unter diesen Belastungen. Eine Leuzinsensibilität scheint nicht häufig bei der Nesidioblastose zu sein; wir fanden sie nur bei einem Patienten. Die Erfassung hypoglykämischer Zustände erfordert häufige Blutzuckerbestimmungen, da Konzentrationsschwankungen sehr ausgeprägt sind und unvermittelt eintreten. Die Konzentrationen der übrigen an der Blutglukose-Homöostase beteiligten Hormone im Blutplasma sind normal. Die Hungertoleranz der Patienten ist außerordentlich eingeschränkt, besonders in den ersten Lebenstagen und -wochen.

In Tabelle 1 sind die Maßnahmen aufgeführt, die nach unserer Erfahrung ausreichend sind, die Diagnose persistierender Hyperinsulinismus rasch zu stellen. Eine Differenzierung, ob ursächlich ein Adenom, eine B-Zell-Hyperplasie oder eine Nesidioblastose vorliegt, ist hierdurch nicht möglich.

Zur Therapie

Selbst eine hochdosierte parenterale Glykosezufuhr in einer Menge von 1 g/kg/Std konnte zumindest in den ersten Lebenswochen bei unseren Patienten Hypoglykämien nicht vermeiden. Bei allen unseren Patienten ließ sich die Häufigkeit der hypoglykämischen Schocks dadurch zwar mindern, jedoch nicht beseitigen. Die Gabe von Inhibitoren der Insulinsekretion

Tabelle 1. Nesidioblastose des Pankreas

Ratio $\dfrac{\text{Blutglukose (mg/dl)}}{\text{Plasmainsulin (µE/ml)}} < 2$

Niedrige Ketonkörper im Blut bei Hypoglykämie

Hungertest: Blutglukose $\downarrow$
  Plasmainsulin $\pm \uparrow$
  Ketonkörper $\pm \downarrow$

C-Peptidausscheidung im Urin $\uparrow$

(Leuzin-Hypoglykämie-Test)

Tabelle 2. Nesidioblastose des Pankreas

Hypoglykämie am 1. Lebenstag	$^4/_4$
Hyperinsulinismus	$^4/_4$
Leuzinsensibilität	$^1/_4$
Diazoxid/Diphenylhydantoin *zeitweise* effektiv	$^2/_4$
Insulinhemmung durch Somatostatin	$^4/_4$
Frühzeitig subtotale Pankreatektomie	$^1/_4$
Normale Entwicklung	$^1/_4$

kann höchstens zeitweilig einen gewissen Effekt zeigen (Tabelle 2). Während unter Diazoxid-Gabe hier zumindest zeitweilig normoglykämische Blutzuckerwerte und eine normale C-Peptid-Ausscheidung erzielt wurden, war die Gabe von Diphenylhydantoin ohne Effekt.

Exogen gegebenes Somatostatin scheint bei der Nesidioblastose eine deutliche inhibitorische Wirkung auf die vermehrte Insulinsekretion zu haben. Alle unsere Patienten tolerierten unter intravenöser Somatostatingabe eine mehrstündige Fastenzeit. Die Blutzuckerwerte blieben im Normbereich, die Plasma-Insulin-, C-Peptid- und HGH-Konzentrationen fielen ab, um jedoch nach Beendigung der Somatostatingabe sofort wieder anzusteigen. Dies könnte therapeutisch in Form von Somatostatingaben z. B. als Depotform ausgenutzt werden, wie bereits von anderer Seite mitgeteilt wurde (Hirsch et al., 1977).

Bei drei unserer vier Patienten wurde eine subtotale Pankreatektomie durchgeführt und zwar im Alter von 16 Tagen, 12 Monaten und 16 Monaten. Postoperativ lagen die Blutzuckerwerte in den ersten 2–3 Wochen unter altersgemäßer Kohlenhydratzufuhr im normalen Bereich.

Bei allen Patienten traten dann wieder Hypoglykämien auf, die sich jedoch durch erneute Steigerung der Kohlenhydratzufuhr und der Zahl der Mahlzeiten vermeiden ließen. Bei dem Patienten mit Leuzinsensibilität war eine Besserung der Toleranz gegen Nahrungspausen durch die Kombination einer leuzinarmen Diät mit einer Gabe von Diazoxid zu erzielen. Offenbar bleibt auch nach subtotaler Pankreatektomie über längere Zeit eine inadäquate Insulinsekretion bestehen, wie wir bei einer Patientin durch mehrfache Bestimmung der C-Peptid-Ausscheidung im Urin zeigen konnten.

Zum jetzigen Zeitpunkt sind unsere Patienten $4^1/_2$, $4^1/_4$, 2 Jahre und $1^3/_4$ Jahre alt. Eine Patientin, bei der die subtotale Pankreatektomie im Alter von 16 Tagen durchgeführt wurde, hat sich bisher geistig und körperlich normal entwickelt. Ein Patient, bei dem erst im Alter von 3 Monaten die Diagnose gestellt wurde, ist schwerstgeschädigt, die beiden anderen Patienten haben ein Krampfleiden bei mäßiger geistiger Retardierung bzw. sind psychomotorisch stark retardiert.

Zusammenfassung und Schlußfolgerung

Die Nesidioblastose ist eine angeborene Erkrankung, bei der es aus bisher unklarer Ursache zu einem Persistieren der frühfetalen Inselzellbildung aus pluripotenten Zellen kommt (Dutrillaux et al., 1979; Hollande et al., 1976; Schwartz et al., 1979). Eine inadäquate und offenbar nicht durch die normalen Regelmechanismen (Somatostatin, Glukagon etc.) beeinflußbare Insulinsekretion führt schon in den ersten Stunden postpartal zu schwersten Hypoglykämien. Die Diagnose Hyperinsulinismus muß durch einfache Untersuchungen unter Vermeidung von Provokationstesten rasch gestellt werden.

Selbst maximale parenterale Glukosegaben sind oft ineffektiv, ebenso wie sonst inhibitorisch wirksame Medikamente. Die subtotale Pankreatektomie sollte so früh wie möglich durchgeführt werden, bringt jedoch keine Heilung. Alternativ wäre eine längerfristige Behandlung mit Somatostatin erwägenswert, deren Effektivität über längere Zeit jedoch noch nachgewiesen werden muß.

Literatur

Dutrillaux, M.C., Hollande, E., Rozé, C.: Virchows Archiv [Cell Pathol.] **30**, 195–208 (1979)
Grunt, J.A., Pallotta, J.A., Soeldner, J.S.: Diabetes **19**, 122–126 (1970)
Heitz, P.U., Klöppel, G., Häcki, W.H., Polak, J.M., Pearse, A.G.E.: Diabetes **26**, 632–642 (1977)
Hirsch, H.J., Loo, S., Evans, N., Crigler, J.F., Filler, R.M., Gabbay, K.H.: N. Engl. J. Med. **296**, 1323–1326 (1977)
Hollande, E., Lehy, T., Giron, B.J.: Biol. Gastroenterol. (Paris) **9**, 82–83 (1976)
Schwartz, S.S., Rich, B.H., Lucky, A.W., Straus II, F.H., Gronen, B., Wolfsdorf, J., Thorp, F.W., Burrington, J.D., Rubenstein, A.H., Rosenfeld, R.L.: J. Pediatr. **95**, 44–53 (1979)
Stanley, C.A., Baker, L.: Pediatrics **57**, 702–711 (1976)
Sternberger, L.R., Hardy, P.H., Cuculis, J.J., Meyer, H.G.: J. Histochem. Cytochem. **18**, 315–333 (1970)
Stueken, E., Müntefering, H., Schmidt, W.A.K., Jansen, F.K., Rich, W.: Verh. Dtsch. Ges. Pathol. **59**, 584 (1975)

Dr. K. Becker
Universitäts-Kinderklinik C
Moorenstraße 5
D-4000 Düsseldorf

Monatsschr. Kinderheilkd. 128, 337–338 (1980)

Monatsschrift für
Kinderheilkunde
© by Springer-Verlag 1980

Familiäre Nesidioblastose

F. K. Trefz[1], H. Schmidt[1], G. Hammersen[1], V. Helmstädter[2] und M. Bolkenius[3]

[1] Universitäts-Kinderklinik,
[2] Universitäts-Poliklinik und
[3] Kinderchirurgische Abteilung der Chirurgischen Universitätsklinik Heidelberg

Die Nesidioblastose wurde erstmals 1971 von Yakovac u. Mitarb. [1] als eigenständiges Krankheitsbild im Kindesalter näher definiert: bei 9 von 12 Kindern mit Hypoglykämien fanden sich histochemisch typische Veränderungen des Inselzellapparates des Pankreas mit einer diffusen Vermehrung insulinproduzierender β-Zellen; das klinische Korrelat bestand bei diesen Patienten in einem Hyperinsulinismus mit therapieresistenten, erst auf eine subtotale Pankreatektomie ansprechenden Hypoglykämien. Histologisch-nicht klinisch-lassen sich hiervon Patienten mit einer β-Zellhyperplasie oder β-Zelladenomen abgrenzen [2, 3].

Seit 1976 häufen sich in der Literatur Berichte über das familiäre Auftreten der Nesidioblastose. So konnten Woo u. Mitarb. [4] in einer Familie mit 3 Kindern neben einem gesunden Geschwister 2 Kinder mit einer Nesidioblastose beobachten, Landau u. Mitarb. [5] berichteten 1977 in Tel Aviv über Cousinen 1. Grades mit dieser Erkrankung. Es folgt 1978 die Veröffentlichung von Becker u. Mitarb. [6] über 2 Familien, bei denen zwar die Familiarität nicht dokumentiert werden konnte, jedoch aufgrund der Familienanamnese (je ein Geschwisterkind starb an einer Hypoglykämie) sehr wahrscheinlich ist. Die wohl bislang beste Dokumentation stammt von Schwartz u. Mitarb. [7]. Sie fanden in 2 Familien je 2 Geschwister mit einer Nesidioblastose; auffallend war auch hier, daß in der einen Familie 3 gesunde Geschwister waren, in der anderen Familie gab es daneben 1 gesundes, 1 an unklarer Ursache verstorbenes Kind. Allen Patienten gemeinsam ist, daß die schweren, meist in den ersten Lebenstagen auftretenden Hypoglykämien medikamentös kaum beeinflußbar waren und erst durch eine subtotale Pankreatektomie gebessert werden konnten. Weiterhin gemeinsam scheint die Tatsache zu sein, daß trotz dieser Therapie bei den meisten Kindern eine frühkindliche Hirnschädigung nicht völlig vermieden werden konnte.

Auch wir hatten in den letzten 4 Jahren Gelegenheit, 2 Brüder von gesunden, nicht blutsverwandten Eltern mit einer Nesidioblastose zu behandeln (Tabelle 1).

Nach jeweils unauffälliger Schwangerschaft wurden ausgeprägt makrosome Kindern geboren, die schon früh durch schwere Hypoglykämien auffielen. Diese waren selbst durch hohe Glukosezufuhr zusammen mit Dekortingaben bzw. einer Diazoxidtherapie bis 15 mg/kg Körpergewicht nicht wirksam zu beeinflussen. Daher entschlossen wir uns bei Marco im Alter von 8, bei Björn im Alter von 2 Monaten zu einer subtotalen Pankreatektomie. Postoperativ fanden sich in beiden Fällen nach anfangs guten Blutzuckerwerten immer wieder im übrigen klinisch nicht manifest werdende Hypoglykämien. Daraufhin gaben wir erneut neben häufigen, glukoseangereicherten Mahlzeiten Diazoxid (15 mg/kg) in Kombination mit Hydrochlorthiazid (1,5 mg/kg).

Es besteht bislang der Eindruck, daß letztere Therapie lediglich bei dem älteren Bruder eine im Mittel sichtbare Anhebung des Blutzuckerspiegels erbrachte. Trotzdem kam es bei diesem Patienten zur Ausbildung eines cerebralen, durch Valproat jedoch gut einstellbaren Anfallsleidens. Im Gegensatz zu dem bislang altersgemäß entwickelten jüngeren Bruder findet sich bei ihm außerdem eine leicht verzögerte Sprachentwicklung.

In Tabelle 2 sind einige der wesentlichen laborchemischen Parameter zusammengestellt. Bei beiden Patienten fanden wir bei mehreren Kontrollen einen im Verhältnis zum Blutzucker hohen Plasmainsulinspiegel. Als Folge des Hyperinsulinismus zeigten sich niedrige bzw. normale Plasmaspiegel von Milchsäure, Acetessigsäure und β-Hydroxybuttersäure während einer Hypoglykämie, im Urin entsprechend fehlende Ketonkörperausscheidung. Andere Ursachen neonataler Hypoglykämien durch Störungen im Bereich des Kohlenhydrat- und Aminosäurenstoffwechsels konnten ausgeschlossen werden. Als weitere Nachweismöglichkeit eines Hyperinsulinismus scheint sich die C-Peptidausscheidung im Urin anzubieten: die angegebenen Werte liegen um das Fünffache über dem Normbereich.

Wie eingangs erwähnt ist die Diagnose einer Nesidioblastose nur histologisch zu stellen. Da Routinefärbungen häufig nicht die meist eindrucksvolle Vermehrung des endokrinen Drüsenapparates zeigen, sind immunhistochemische Untersuchungen mit Darstellung der Insulin-, Glukagon-, Somatostatin- und Pankreatisches Polypeptid produzierenden Zellen notwendig.

Tabelle 1. Klinische Daten

	K., Marco *20.01.76	K., Björn *21.10.78
Gewicht und Länge bei Geburt	> 97. Perz.	> 97. Perz.
Krankheitsbeginn Blutzucker	1. Lebenstag 17 mg/100 ml	5. Lebenstag 24 mg/100 ml
Blutzuckerwerte bei Glukosezufuhr von 15–20 g/kg/d.	12–80 mg/100 ml	10–100 mg/100 ml
Ansprechen auf Diazoxidth. 10–15 mg/kg	∅	∅
Subtotale Pankreatektomie	Mit 8 Monaten	Mit 2 Monaten
Psychomot. Entw.	Verzögerte Sprachentw. Anfallsleiden	Bislang altersgemäß

Tabelle 2. Laborchemische Parameter

	K., Marco *20.01.76	K., Björn *21.10.78
Blutzucker mg/100 ml Plasmainsulin µU/ml	$\dfrac{19,3}{23,6} = 0,9$	$\dfrac{36,2}{29,1} = 1,2$
Milchsäure, Acetessigsäure, β-Hydroxy-Buttersäure im Plasma	Erniedrigt bzw. normal	Erniedrigt bzw. normal
Cortisol in Plasma	Normal	Normal
Glukagon im Plasma	—	162; 190 pg/ml
C-Peptidausscheidung im Urin	—	16,0; 20,0 µg/24 Std

Bei unserem ersten Patienten wurden diese Untersuchungen freundlicherweise von Frau Dr. Polak in London durchgeführt. Während die Hämatoxylin-Eosin Färbung nichts Außergewöhnliches zeigte, erbrachte die Immunfluoreszenz mit Antiserum gegen Insulin über das ganze Pankreasgewebe verstreut liegende insulinproduzierende Zellen.

Wesentlich ausgeprägter waren diese Befunde bei dem jüngeren Bruder Björn. Schon bei der Routinefärbung fallen riesige, inselartige Gebilde auf, die etwa ein Drittel des Pankreasgewebes ausmachen. Die insulinproduzierenden Zellen wurden mit Hilfe der Immunfluo-reszenztechnik dargestellt. Neben einer Makroinsel, in der die insulinhaltigen Zellen den größten Anteil darstellen, fallen auch über den exokrinen Drüsenapparat wahllos verstreut liegende Zellen auf. Mit der gleichen Technik wurden die glukagonproduzierenden Zellen (um den ductus pancreaticus sind Makroinseln gruppiert) sowie die Somatostatinzellen dargestellt, welche im Vergleich zu den Mengenverhältnissen einer normalen Langerhansschen Insel hier einen größeren Anteil einnehmen. Schließlich ließen sich mittels Immunfluoreszenz auch die das Pankreatische Polypeptid produzierenden Zellen markieren, welche genau wie beim normalen Gewebe am seltensten im endokrinen Drüsenapparat zu finden sind.

In den letzten 3 Jahren wurden zusammen mit den hier beschriebenen Fällen insgesamt 5 – rechnet man die von Becker [6] noch beschriebenen Familien hinzu – 7 Familien mit einem gehäuften Auftreten einer Nesidioblastose beobachtet. Bei 6 dieser Familien wäre ein autosomal recessiver Erbgang denkbar, eine Zahl, die bei der Seltenheit der Erkrankung noch schwerer ins Gewicht fällt. Eine endgültige Aussage über einen Vererbungsmodus ist derzeit jedoch noch nicht möglich. Beim Vorliegen einer erstmals in einer Familie aufgetretenen und eindeutig nachgewiesenen Nesidioblastose sollten jedoch die Eltern auch jetzt schon auf die erhöhte Wahrscheinlichkeit der Erkrankung folgender Kinder aufmerksam gemacht werden.

Literatur

1. Yakovac, W.C., Baker, L., Hummeler, K.: J. Pediatr. **79**, 226–231 (1971)
2. Crowder, W.L., Maclaren, N.K., Gutberlet, R.L., Frost, J.L., Mason, R., Cornblath, M.: Pediatrics **57**, 897–900 (1976)
3. Grampa, G., Gargantini, L., Grigolato, P.G., Chiumello, G.: Am. J. Dis. Child. **128**, 226–231 (1974)
4. Woo, D., Scopes, J.W., Polak, J.M.: Arch. Dis. Child. **51**, 528–531 (1976)
5. Landau, H., Isaacson, M., Cividalli, G., Russell, A., Spitz, I.M., Gabbay, K.H.: International Symposium on Inborn Errors of Metabolism in Man, Tel Aviv, June 19–25, 1977. Hum. Hered. **27**, 194–195 (1977)
6. Becker, K., Wendel, U., Przyrembel, H., Tsotsalas, M., Müntefering, H., Bremer, H.J.: Eur. J. Pediatr. **127**, 75–89 (1978)
7. Schwartz, S.S., Rich, B.H., Lucky, A.W., Straus, F.H., Gonen, B., Wolfsdorf, J., Thorp, F.W., Burrington, J.D., Madden, J.D., Rubenstein, A.H., Rosenfield, R.L.: J. Pediatr. **95**, 44–53 (1979)

Dr. F.K. Trefz
Universitäts-Kinderklinik
Im Neuenheimer Feld 150
D-6900 Heidelberg

Monatsschr. Kinderheilkd. 128, 339–340 (1980)

Monatsschrift für
Kinderheilkunde
© by Springer-Verlag 1980

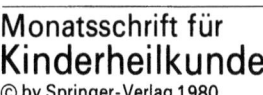

Besonderheiten der posttraumatischen Pankreas-Pseudocyste im Kindesalter

D. Weitzel, H. Weiss, J. Tröger, S. Hofmann und R. Schulz

Universitäts-Kinderklinik Mainz, Krankenhaus Ludwigsburg,
Kinderchirurgische Klinik der Universität Mainz und Kinderklinik Stuttgart

Posttraumatische Pankreas-Pseudocysten müssen der kinderchirurgischen und pädiatrischen Literatur zufolge umgehend operativ angegangen werden, da Spontanheilungen so selten seien, daß man dieses Ereignis in die therapeutischen Überlegungen nicht einbeziehen kann [3]. Diesem therapeutischen Konzept lag eine präoperative Diagnostik zugrunde, bei der nach Cooney [2] in der Hälfte der Fälle die Diagnose erst intraoperativ gestellt wurde. Zweifelsfrei hat die Einführung der Sonographie zu einer entscheidenden Verbesserung der morphologischen Pankreasdiagnostik geführt [1]. Wie wir im folgenden demonstrieren möchten, beeinflußt die verbesserte Diagnostik das therapeutische Procedere wesentlich.

Die Magen-Duodenum-Passage war früher die Methode der Wahl zum Nachweis einer Pankreas-Pseudocyste. Die Raumforderung führt zu einer Impression des Magens oder Duodenums. Im Kindesalter ist zum Nachweis einer Pankreas-Pseudocyste eine Angiographie in der Regel entbehrlich. Wie wir am Beispiel einer sonographisch zweifelsfrei diagnostizierten 4 cm im Durchmesser großen Cyste nachweisen konnten, werden kleinere Pankreas-Pseudocysten in der Magen-Duodenum-Passage leicht übersehen. Bei zwei unserer fünf Pankreas-Pseudocysten, die sich spontan zurückbildeten, war der maximale Cystendurchmesser unter 4 cm. Solche kleinen Pankreas-Pseudocysten wurden – so mag man argumentieren – früher nicht diagnostiziert und daher auch nicht operiert. Wie die restlichen drei nicht operierten posttraumatischen Pankreas-Pseudocysten jedoch zeigen, hängt die Möglichkeit der spontanen Rückbildung nicht von der Größe der Pseudocyste ab, da in diesen Fällen der maximale Durchmesser über 10 cm betrug.

In den letzten Jahren konnten wir 7 Fälle posttraumatischer Pankreas-Pseudocysten zusammenstellen, von denen nur zwei operiert wurden. Bei allen Kindern bestand anamnestisch zweifelsfrei ein stumpfes Bauchtrauma mit heftigen Bauchschmerzen bis hin zum akuten Abdomen, an das sich nach einigen Tagen ein mehr oder weniger langes symptomarmes Intervall anschloß. In einem der 7 Fälle war ein tastbarer Tumor wegweisend für die Diagnose. Bei vier der

sieben Fälle wurde Erbrechen beobachtet, bei zwei Patienten Fieber. Bis auf einen operierten Fall wurde bei den übrigen Kindern zumindest vorübergehend eine Amylaseerhöhung beobachtet. Ein wesentlicher Unterschied zwischen den operierten Fällen und den nicht operierten Fällen bestand darin, daß alle operierten Fälle nach dem ersten Monat, alle nicht operierten Fälle bereits innerhalb des ersten Monats diagnostiziert wurden. Bei vier der fünf Spontanverläufe war die vollständige Rückbildung nach $2^1/_2$ Monaten erfolgt, während in einem Fall auch nach 302 Tagen noch eine Restcyste nachgewiesen werden konnte (s. Abb. 1). Bei den drei größeren Pankreas-Pseudocysten mit spontaner Rückbildung wurde zwischen 31–51 Tage eine parenterale Ernährung durchgeführt. Bei beiden ope-

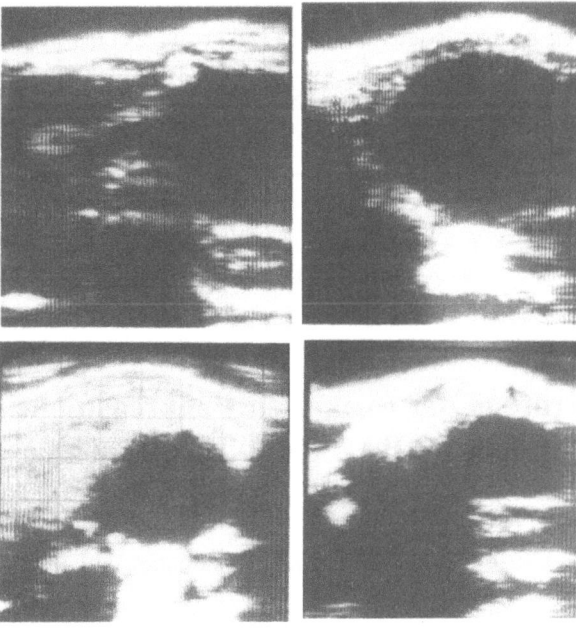

Abb. 1. Sonographischer Querschnitt durch den Oberbauch eines 10 Jahre alten Mädchens, bei dem am 9. Tag nach Sturz von einem Pferd auf einen Pfosten eine Pankreasschwanzcyste diagnostiziert wurde (oben links). Die Pseudocyste vergrößerte sich zunächst (oben rechts), nach 3 Monaten (unten links) war bereits eine deutliche Verkleinerung festzustellen. Nach 302 Tagen (unten rechts) hat die ursprünglich 11 × 7 cm große Pseudocyste nur noch eine Größe von 2 × 2 cm

Tabelle 1. Therapieempfehlung bei posttraumatischen Pankreas-Pseudocyste

---

1. Ausschluß einer dringlichen Operationsindikation:
    a) Abszeßbildung
    b) Arrosionsblutung
    c) Obstruktiver Ikterus
    d) Ileus
2. Konservative Therapie der posttraumatischen Pankreatitis
3. Operative Therapie möglichst erst 3 Monate nach dem Trauma, wenn
    a) der Patient durch die konservative Therapie nicht beschwerdefrei wird
    b) eine große Pseudocyste keinerlei Rückbildungstendenz zeigt

---

rierten Kindern erfolgte die Operation 90 Tage nach dem Trauma.

Aus unseren Beobachtungen ziehen wir die Schlußfolgerung, daß der alleinige Nachweis einer posttraumatischen Pankreas-Pseudocyste – sei sie klein oder groß – noch keinen ausreichenden Grund für einen operativen Eingriff darstellt. Unser therapeutisches Konzept haben wir in der Tabelle 1 zusammengestellt.

An erster Stelle steht der Ausschluß einer dringlichen Operationsindikation. Diese liegt vor, wenn sich in der Pseudocyste ein Abszeß gebildet hat, wenn eine Arrosionsblutung auftritt, wenn ein obstruktiver Ikterus vorliegt oder ein Ileus sich entwickelt. In allen anderen Situationen geht es nach unserer Vorstellung in erster Linie darum, Zeit zu gewinnen. Der erste Grund, Zeit zu gewinnen, besteht darin, daß man analog zu den postprankreatitischen Pankreas-Pseudocysten der Erwachsenen zunächst den durch das Trauma bedingten Entzündungsprozeß zum Abklingen bringen sollte. Man mag über die Details in der Pankreatitis-Therapie streiten, obligat ist jedoch eine parenterale Ernährung solange der Patient Beschwer-

den hat oder sehr hohe Pankreas-Enzymaktivitäten im Serum und im Urin vorliegen.

Als zweiten Grund, warum es wichtig ist, Zeit zu gewinnen, muß aufgeführt werden, daß sicherlich ein großer Teil früh diagnostizierter Pankreas-Pseudocysten sich spontan zurückbildet. Dies haben insbesondere Untersuchungen bei Erwachsenen gezeigt. Mit einer spontanen Rückbildung ist insbesondere in den ersten drei Monaten nach dem Trauma zu rechnen.

Der dritte Grund schließlich ist darin zu sehen, daß das optimale operative Verfahren im Kindesalter – eine interne Drainage-Operation – eine mit dem Darm anastomosierbare Cystenwand erfordert. Nach experimentellen und sonographischen Untersuchungen [1] ist die Wanddicke der Pseudocyste erst ca. 6 Wochen nach dem Cystennachweis bzw. ca. 3 Monate nach dem Trauma ausreichend fest. Nach Ablauf von 3 Monaten besteht eine eindeutige Operationsindikation, wenn der Patient Beschwerden hat und die Pseudocyste keine eindeutige Rückbildungstendenz zeigt. Liegt nur eine große Pseudocyste ohne Beschwerden vor, so besteht nur eine relative Indikation zur Operation, wobei die Größenentwicklung der Pseudocyste im weiteren Verlauf eine wichtige Entscheidungshilfe sein kann.

Literatur

1. Bradley, E.L., Clements, J.L.: Am. J. Surg. **127**, 163–173 (1974)
2. Cooney, J., Grosfeld, L.: Ann. Surg. **182**, 590–596 (1975)
3. Ebbesen, K.E., Schönbeck, J.: Acta Chir. Scand. **132**, 280–288 (1966)

Prof. Dr. D. Weitzel
Johannes-Gutenberg-Universität
Kinderklinik
Langenbeckstraße 1
D-6500 Mainz

Monatsschr. Kinderheilkd. 128, 340–342 (1980)

Monatsschrift für
Kinderheilkunde
© by Springer-Verlag 1980

Prüfung der exokrinen Pankreasfunktion mit dem PABA-Peptid-Test im Kindesalter

P. Oßwald

Universitäts-Kinderklinik Tübingen (Direktor: Prof. Dr. J. R. Bierich)

Die Prüfung der exokrinen Pankreasfunktion beim Säugling und beim Kind ist noch immer ein schwieriges Unterfangen. Zum einen unterliegt die als Suchtest eingesetzte Bestimmung des Chymotrypsins im Stuhl einer erheblichen Streuung [7]. Zum anderen ist der exakte Nachweis der Sekretionskapazität durch die

direkte intravenöse Stimulation mit Sekretin und Pankreozymin nur in wenigen Kliniken möglich.

Es ist deshalb zu vermuten, daß die Zahl der Patienten mit exokriner Pankreasinsuffizienz größer ist als bisher angenommen wird. In den letzten Jahren wurde als neue Untersuchungsmethode der PABA-

Peptid-Test entwickelt. Für das Erwachsenenalter liegen dazu bereits Erfahrungen an einem größeren Patientengut vor [2, 4]. Bei Kindern wurde dieser neue Pankreasfunktionstest bisher nur selten eingestzt [5, 8].

Methode

Das Testprinzip beruht auf der weitestgehend selektiven Spaltung des synthetischen Peptids Benzoyl-Tyrosyl-para-Aminobenzoesäure durch Chymotrypsin. Die im Dünndarm nach oraler Gabe des Peptids freigesetzte Markersubstanz wird in der Leber teilweise metabolisiert und mit dem Urin ausgeschieden. Die Abbau-Produkte lassen sich mit der Gruppenreaktion nach Bratton-Marshall chemisch nachweisen. Die im Sammelurin wiedergefundene Menge wird als Prozentsatz des eingenommenen Testpeptids angegeben. In Anlehnung an die Dosierung bei Erwachsenen wurden 15 mg/kg Körpergewicht des Testpeptids zur gewöhnten Morgenmahlzeit gegeben. Es erfolgt damit auf physiologische Weise eine nahezu maximale Stimulierung des Pankreas. Zur Ermittlung des optimalen Zeitraumes wurde der gesamte Urin in 3 Fraktionen gesammelt: Während 6, 9 und 12 Std nach Einnahme der Testsubstanz.

Ergebnisse

Bei 29 Kindern ohne Hinweis auf eine Pankreasinsuffizienz wurden Vergleichswerte erstellt. Die Ergebnisse von Säuglingen ab dem 2. Lebensmonat unterschieden sich nicht von denen der größeren Kinder. Sie stimmten überein mit den Werten, die von anderen Autoren im Erwachsenenalter erzielt wurden. Nach 6 Std war im Mittel über die Hälfte der eingenommenen Substanz bereits ausgeschieden, allerdings streuten die Werte in dieser Sammelperiode ganz beträchtlich. Der Variationskoeffizient betrug 22,2 %. Nimmt man hingegen die Zeitspanne von 9 Std zur Bewertung, ergibt sich eine deutliche Abnahme der Streuung. Der Variationskoeffizient beträgt jetzt nur mehr 12,5 %. Bei Urinsammlung über 12 Std verbessert sich dieser Wert auf 10,1 %. Die Urinsammlung über 9 Std ist nach diesen Ergebnissen ausreichend, aber auch notwendig.

Die größte Gruppe der Kinder mit chronischer exokriner Pankreasinsuffizienz stellen Patienten mit Mukoviszidose dar. Wir konnten bei 23 den PABA-Peptid-Test durchführen. Alle zeigten die klinische Symptomatik einer Maldigestion und standen meist jahrelang unter einer Substitutionstherapie. Die PABA-Peptid-Spaltung war in allen Fällen stark vermindert, die Werte überschritten in keinem Fall die untere 2s-Grenze der Vergleichsgruppen (Abb. 1).

Im Zeitraum von 12 Monaten wurden außerdem mit dem PABA-Peptid-Test 2 Kinder mit Shwachman-Syndrom entdeckt. Die exokrine Pankreasinsuffizienz bestätigte sich im Sekretin-Pankreozymin-Test. Die zyklische Neutropenie war im nachhinein ebenfalls nachweisbar.

2 Kinder mit traumatischen Pankreaspseudozysten hatten 3–4 Wochen nach dem Unfall noch eine mäßig verminderte Peptidspaltung, die sich 4 bzw. 9 Monate später normalisiert hatte. Bei einem 3.

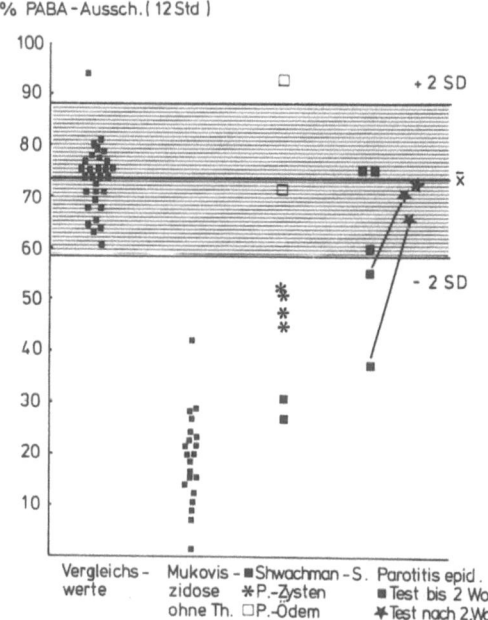

Abb. 1. Ergebnisse des PABA-Peptid-Testes bei gesunden Kindern und Patienten mit nachgewiesener oder vermuteter exokriner Pankreasinsuffizienz (prozentuale Ausscheidung des PABA in 12 Std)

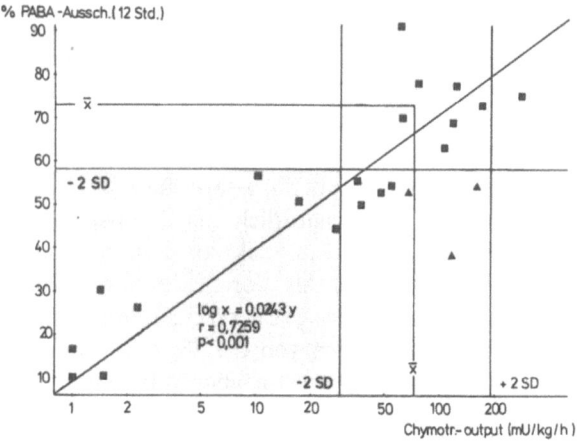

Abb. 2. Korrelation zwischen Ergebnissen des PABA-Peptid-Testes (prozentuale Ausscheidung in 12 Std) und der Chymotrypsinausschüttung im Sekretin-Pankreozymin-Test

Kind mit einer 2 × 2 cm großen Cyste im Pankreaskopf und umschriebener Fibrose dieses Gebiets lag das Ergebnis des PABA-Peptid-Testes mehrfach knapp unter der 2s-Grenze, während im Sekretin-Pankreozymin-Test nur Chymotrypsin im unteren Grenzbereich, die übrigen Parameter aber normal nachweisbar waren.

Im Rahmen einer Parotitis epidemica fand sich von 7 Kindern mit Bauchschmerzen bei zweien in den ersten 2 Krankheitswochen eine verminderte Peptidspaltung. 2 bis 4 Monate später hatten sich die Werte normalisiert.

Die Spezifität des PABA-Peptid-Testes konnte durch den Vergleich mit einzelnen Parametern belegt werden, die im Sekretin-Pankreozymin-Test direkt im Duodenalsaft gemessen wurden. Beide Untersuchungen wurden bei 20 Kindern vorgenommen. Es ergab sich dabei ein Korrelationskoeffizient *r* von 0,73 für Chymotrypsin, von 0,91 für Trypsin und 0,80 für die Bikarbonatausschüttung.

Alle Werte korrelierten signifikant ($p < 0.001$) (Abb. 2).

Funktionelle Pankreasinsuffizienz

Normalwerte im Sekretin-Pankreozymin-Test bei pathologischem Ausfall des PABA-Peptid-Testes kennzeichneten die funktionelle Pankreasinsuffizienz bei Kindern mit totaler Zottenatrophie oder Hyperazidität.

Überprüfung der Therapie

Mit dem PABA-Peptid-Test zeichnet sich die Möglichkeit ab, die Chymotrypsinwirkung der Substitutionstherapie zu überprüfen. Von 17 Kindern mit Mukoviszidose erreichten nur 2 unter der bis dahin gegebenen Dosierung den Normalbereich, 3 kamen nahe an ihn heran.

Wertung des PABA-Peptid-Tests

Die eigenen Erfahrungen bei inzwischen 150 Säuglingen und Kindern erlauben den Schluß, daß auch im Kindesalter mit dem PABA-Peptid-Test eine Überprüfung der Chymotrypsinverfügbarkeit möglich ist. Alle klinisch manifesten Pankreasinsuffizienzen wurden erfaßt. Bei Beschränkung der Aussage auf die Chymotrypsinaktivität muß natürlich nach dissoziierten Enzymausfällen mit dem Sekretin-Pankreozymin-Test gefahndet werden. Als Vorteil des vorgestellten Testes erscheint die Aussage über die gesamte funktionelle Einheit, angefangen von der Reizauslösung bis hin zur Inaktivierung der Enzyme, z. B. durch eine Hyperazidität. Diese im Hinblick auf das Organ Pankreas weniger spezifische Information ist jedoch für die Therapie von ausschlaggebender Bedeutung.

Niereninsuffizienz und schwere Leberschädigung schließen die Beurteilung der Pankreasfunktion mit dem PABA-Peptid-Test aus. Bei pathologischem Testergebnis ist durch Wiederholen des Testes mit der Markersubstanz an Stelle des Peptids nach einer spezifischen Malabsorption zu fahnden. Fehlerhafte Ergebnisse entstehen am ehesten durch unvollständige Einnahme der Testsubstanz und vor allem durch unvollständige Urinsammlung. Bei kontinenten Kindern ist die Untersuchung jedoch ohne Schwierigkeiten ambulant durchzuführen. Auch wenn man die Störfaktoren berücksichtigt, stellt der PABA-Peptid-Test gerade für das Kindesalter eine wertvolle Methode zur Diagnostik einer primären oder sekundären Pankreasinsuffizienz dar. Bei den vielfältigen Verknüpfungen aller an der Verdauung beteiligten Organe ist es jedoch meist notwendig, weitere Untersuchungen vorzunehmen, um einen pathologischen Befund deuten zu können.

Literatur

1. Besterman, H.S., Sarson, D.L., Johnston, D.J., Stewart, J.S., Guerin, S., Bloom, S.R., et al.: Lancet **1978 I**, 785–788
2. Bornschein, W., Goldmann, F.L., Dressler, J.: Klin. Wochenschr. **56**, 197–205 (1978)
3. Di Magno, E.P., Malagelada, J.R., Go, V.L.W., Moertel, C.G.: N. Engl. J. Med. **296**, 1318–1322 (1977)
4. Fettes, F., Gyr, K., Singeisen, M., Kayasseh, L., Stalder, G.A.: Z. Gastroenterol. **3**, 141–148 (1978)
5. Nousia-Arvanitakis, S., Arvanitakis, C., Desai, N., Greenberger, N.J.: J. Pediatr. **92**, 734–737 (1978)
6. Osnes, M., Hanssen, L.E., Flaten, O., Myren, J.: Gut **19**, 180–184 (1978)
7. Sälzer, K., Kobayaski, Y., Tolckmitt, W.: Eur. J. Pediatr. **121**, 279–285 (1976)
8. Sacher, M., Kobsa, A., Shmerling, D.H.: Arch. Dis. Child. **53**, 639–641 (1978)

Dr. P. Oßwald
Universitäts-Kinderklinik
Rümelinstraße 23
D-7400 Tübingen

Monatsschr. Kinderheilkd. 128, 342–343 (1980)

**Monatsschrift für
Kinderheilkunde**
© by Springer-Verlag 1980

Diagnose und Therapie der viszeralen Leishmaniase

C. Wittermann, B. Reindke und U. Bienzle

Universitäts-Kinderklinik im Dr. von Haunerschen Kinderspital, München

An Hand von drei Fällen, die in den letzten zwei Jahren an der Münchner Universitätskinderklinik behandelt worden sind, sollen das Krankheitsbild der viszeralen Leishmaniase vorgetragen und Hinweise auf Diagnose und Therapie gegeben werden.

Die viszerale Leishmaniase wird durch das Protozoon Leishmania donovani verursacht und durch die Sandfliege oder sandfly, lateinisch Phlebotomus, übertragen.

Aus der unterschiedlichen Verbreitung von Überträgern und Erregern ergibt sich die geographische Verteilung der Krankheit. Vielbesuchte Reisegebiete im Mittelmeerraum, aus dem zudem noch große Gastarbeiterströme zu uns kommen, sind miteinbezogen.

In der deutschen Literatur findet man nur sehr spärliche Berichte. Über kindliche Fälle sind nur drei Veröffentlichungen bekannt. Von den Hamburger und Münchner Tropeninstituten war immerhin über knapp 10 kindliche Fälle in den letzten zwei Jahren zu erfahren.

Nun zum Krankheitsbild:

Die *Inkubationszeit* beträgt häufig nur 2–3 Wochen, in der Regel 2–5 Monate, selten bis zu 2 Jahren.

Die *wichtigsten akuten Symptome* sind folgende:

1. Intermittierende Temperaturen mit hohen Fieberzacken. Oft steigt die Temperatur innerhalb einer bis zwei Stunden von Normalwerten bis über 40°C an. Dabei tritt typischerweise kein Schüttelfrost auf. Zwei Fieberzacken an einem Tag sind häufig.

2. Eine Hepatosplenomegalie ist immer vorhanden.

3. Sehr typisch ist die Pancytopenie.

4. Häufig ist eine ausgeprägte Appetitlosigkeit, die dem klinischen Zustand parallel verläuft.

5. Im Verlauf kommt es meist zu Spontanremissionen, die leicht als Erfolg einer unspezifischen Behandlung mißdeutet werden. Erst die sicheren Rezidive veranlassen zu erneuten diagnostischen Überlegungen. Ohne Therapie verlaufen 95 % der Fälle in ein bis zwei Jahren letal. Der indische Name Kala Azar, der schwarze Krankheit bedeutet, rührt von dunklen Flecken der belichteten Haut im Endstadium her. In etwa 5 % der Fälle kommt es zu Spontanheilungen.

Die beschriebene Symptomatik läßt eine große Palette von Differentialdiagnosen zu. Daher vergehen vom Beginn der Erkrankung bis zum Zeitpunkt der Diagnosestellung meist relativ lange Zeiten.

Diagnostische Möglichkeiten: In früheren Jahren hatte man große Probleme, da nur ein Erregernachweis die Diagnose sicherte. Da das RES befallen wird, kann man die Leishmanien in Leber, Milz und Knochenmark finden. Leber und Milz punktiert man wegen der genannten Klinik sehr ungern, außerdem wird man keineswegs immer fündig. Auch im Knochenmark muß man oft stundenlang suchen, bevor man die Erreger findet. Daher kann man froh sein, mit einem indirekten Immunofluoreszenztest, der spezifisch auf Leishmania donovani ist, ein sicheres diagnostisches Hilfsmittel in der Hand zu haben. Dieser serologische Test ist sehr empfindlich und pathognomonisch. Da also mit einer einzigen Blutabnahme die Diagnose sicher gestellt werden kann, sollte man mit dieser Untersuchung bei entsprechenden Verdachtsfällen auf keinen Fall zu lange zögern.

Die *Therapie* wirft dann keine allzu großen Probleme mehr auf. Mittel der ersten Wahl sollte ein organisches Antimonpräparat sein. Während früher Tartarus stibiatus, der Brechweinstein i.v. injiziert und sehr schlecht vertragen wurde, stehen heute Präparate mit fünfwertigem Antimon in organischer Verbindung zur

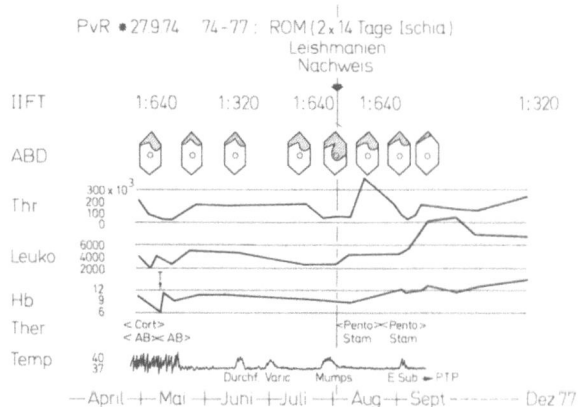

Abb. 1. Krankheitsverlauf des Patienten P.v.R. IIFT = Indirekter Immunofluoreszenztest; ABD = abdomineller Tastbefund, T = Transfusion; AB = Antibiotika; PTP = postinf. thrombozytopenische Purpura

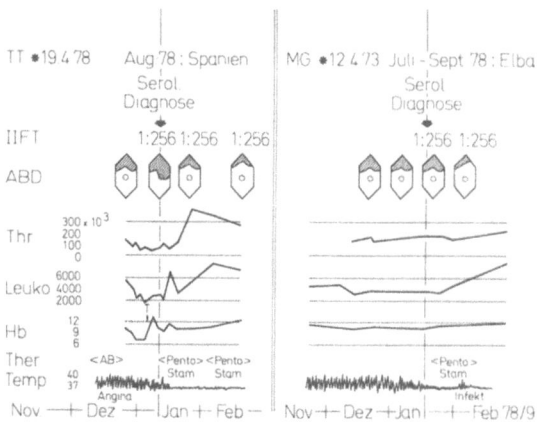

Abb. 2. Krankheitsverläufe der Patienten TT und MG (Zeichenerklärung s. Abb. 1)

Verfügung. Das verträglichste Mittel dieser Reihe ist das Pentostam. Man verabreicht i. allg. täglich i.v. Injektionen von 400 mg für Kinder von 2–14 Jahren, von 200 mg für Kinder unter 2 Jahren über 10 Tage. Nach zweiwöchiger Pause wird die Kur wiederholt. Der Beginn der Behandlung sollte einschleichend erfolgen. Mögliche Nebenwirkungen sind Übelkeit und Erbrechen. Sehr selten kann nach der 5. oder 6. Injektion ein anaphylaktischer Schock auftreten. Wir haben keinerlei Nebenwirkungen beobachtet. Bei Antimonunverträglichkeit oder -resistenz weicht man auf antimonfreie Diamidine, z.B. das Pentamidin aus. Man gibt 10–15 i.m. Injektionen von 2–4 mg/kg Körpergewicht täglich oder in zweitägigen Abständen.

Bei allen drei Kindern, die an unserer Klinik behandelt worden sind, ist es zu einer restitutio ad integrum gekommen.

Literatur beim Verfasser

Dr. C. Wittermann
Universitäts-Kinderklinik im Dr. von Haunerschen Kinderspital
Lindwurmstraße
D-8000 München

Monatsschr. Kinderheilkd. 128, 344–345 (1980)

Monatsschrift für
Kinderheilkunde
© by Springer-Verlag 1980

Der Alpha-1-Antitrypsinmangel – eine mögliche Ursache für das Cholestasesyndrom in der Neugeborenenperiode

D. Karitzky und J. P. Martin

Universitäts-Kinderklinik Freiburg/Br. (Direktor: Prof. Dr. W. Künzer)
und Unité de Recherches sur la Génétique des Protéines Humaines, Bois-Guillaume

Der enzymatische Abbau von Proteinen ist eine fundamentale biochemische Reaktion. Andererseits können ungehemmt proteolytisch aktive Enzyme auch schädliche Wirkungen haben: Der Organismus verfügt aber über eine große Zahl von Proteasen-Inhibitoren. Quantitativ und qualitativ herausragend sind hier das α-2-Makroglobulin und das α-1-Antitrypsin (α_1-AT) [4]. α_1AT ist ein breiter Proteaseninhibitor. Der Serumspiegel ist locker korreliert mit dem Vorhandensein verschiedener Allele, die zusammen das Pi- (Proteasen-Inhibitor-) System bilden. PiM ist das bei weitem häufigste Allel [3]. Der Anteil anderer Allele schwankt von Population zu Population. Nicht-PiM-Allele sind mit einer Verminderung des α_1-AT-Spiegels im Serum verknüpft, wobei der α_1-AT-Mangel am ausgeprägtesten bei Trägern des Pi-Typs Z ist. Heterozygote machen in unserer Bevölkerung etwa 4 % aus.

Die physiologische Aufgabe des α_1-AT scheint u.a. zu sein, in der Lunge freiwerdende Leukozyten-Proteasen zu hemmen. Fehlt das Protein, so zerstören im Rahmen von entzündlichen Erkrankungen diese Leukozyten-Proteasen nach und nach das Stützgerüst des Bronchialsystems. Die Folge ist ein obstruktives Lungenemphysem im jungen Erwachsenenalter bei einer großen Zahl homozygoter Träger das α_1-AT-Mangels [3].

Ein weiteres klinisches Korrelat des autosomal-rezessiv vererbten α_1-AT-Mangels stellt in der Pädia-trie die juvenile Hepatopathie bei homozygoten Merkmalsträgern des Pi-Typs Z dar [5].

Sie entwickelt sich häufig aus dem klinischen Bild der „neonatalen Hepatitis" heraus und hat in der Regel keine schlechte Prognose: Unter 17 beobachteten Patienten mit homozygotem α_1-AT-Mangel kam es nur einmal zur Ausbildung einer progressiven Zirrhose [2]. Selbst erhebliche, monatelang anhaltende Transaminasenerhöhungen mit Ikterus und Dystrophie sind reversibel.

Steht die Bedeutung des *homozygoten* Mangels an α_1-AT für das Zustandekommen bestimmter Formen der Neugeborenenhepatitis außer Zweifel, so ist es bisher unklar, ob auch bei *heterozygotem* Mangel die Leberfunktion tangiert wird. Es bot sich an, diese Frage durch Untersuchung einer Gruppe von Kindern zu prüfen, die klinisch die Zeichen einer gewissen Leberinsuffizienz bieten: Neugeborene mit unkompliziertem Ikterus prolongatus.

Während 12 Monaten (zwischen dem 1.1. und 31.12.1977) wurde bei allen an der Universitäts-Kinderklinik Freiburg beobachteten Neugeborenen mit Ikterus prolongatus nach dem 10. Lebenstag der Pi- (Proteasen-Inhibitor-) Typ, der Serum-α_1-AT-Spiegel und – sporadisch – die alkalische Phosphatase im Serum bestimmt. Unter 71 untersuchten Neugeborenen hatten die meisten (55 Patienten) den Pi-Typ M (Abb. 1). 7 Patienten waren heterozygote Merkmalsträger der Pi-Typs MZ, 7 Patienten heterozygot mit dem Pi-Typ MS und 2 Kinder homozygot mit dem Pi-Typ Z.

Die α_1-AT-Spiegel im Serum (Abb. 2) lagen bei diesen beiden Homozygoten erwartungsgemäß stark erniedrigt. Bei den 14 Kindern mit heterozygotem α_1-AT-Mangel überlappen sich die α_1AT-Werte mit dem unteren Altersnormbereich.

Nur eine kleine Zahl homozygoter Träger des α_1AT-Mangels wird in der Säuglingsperiode leberkrank. Nicht einmal bei dieser Gruppe ist es klar, ob die nur bei Homozygoten nachweisbaren PAS-positiven, diastaseresistenten Einschlußkörperchen in den Hepatozyten das alleinige pathogenetische Prinzip darstellen. Noch schwieriger ist eine Aussage über die

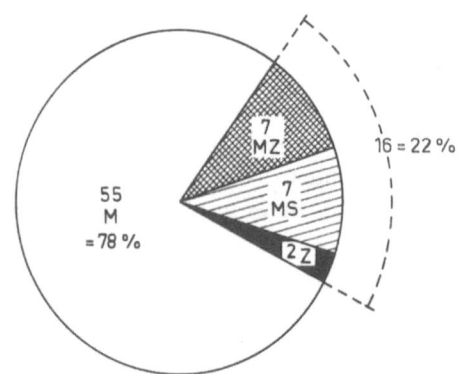

Abb. 1. Ergebnisse der Pi-Typisierung bei 71 Neugeborenen mit Ikterus prolongatus

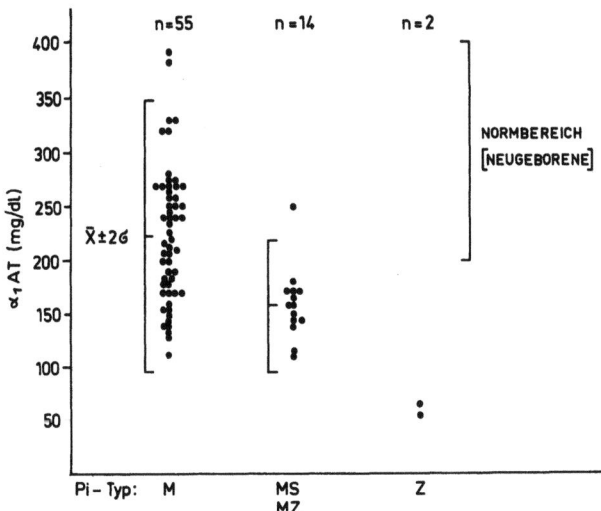

Abb. 2. α_1-AT-Spiegel im Serum von Neugeborenen mit Ikterus prolongatus (mg/dl)

Frage, warum heterozygote Träger des α_1AT-Mangels unter Neugeborenen mit Ikterus prolongatus so häufig gefunden werden, bei denen diese PAS-positiven Substanzen nie nachweisbar sind. Für eine cholestatische Komponente beim Zustandekommen des Ikterus prolongatus sprachen die häufig entfärbten Stühle. Andererseits lagen die Werte des direkt reagierenden Bilirubins bei den Neugeborenen mit heterozygotem α_1-AT-Mangel kaum je über 2 mg/dl und die Hämoglobinwerte sanken innerhalb der ersten Lebenstage auffallend rasch ab. Das deutet auf eine gesteigerte Hämolyse hin. Möglicherweise schützt der normale α_1-AT-

Spiegel im Serum von Gesunden die Erythrozytenmembran vor proteolytischen, haemolysierenden Einflüssen.

So bleibt die Ursache für den hier mitgeteilten hohen Anteil heterozygoter Träger des α_1AT-Mangels an der – im übrigen unausgewählten – Gruppe von Neugeborenen mit Ikterus prolongatus unklar. Heterozygote und homozygote Merkmalsträger sind mit 22% jedenfalls deutlich überrepräsentiert. Die Möglichkeit des Vorliegens eines homo- oder heterozygoten α_1-Antitrypsinmangels sollte bei jedem unklaren Fall von Ikterus prolongatus in der Neugeborenenperiode in die Überlegungen über die Ätiologie mit einbezogen werden.

Literatur

1. Christen, H., Bau, J., Halsband, H.: Klin. Wochenschr. **53**, 90 (1975)
2. Karitzky, D., Lesch, R., Goedde, H.W., Witt, I., Böhm, N., Beckmann, R., Jobke, A., Künzer, W.: Dtsch. Med. Wochenschr. **103**, 161 (1978)
3. Laurell, C.B., Eriksson, S.: Scand. J. Clin. Lab. Invest. **15**, 132 (1963)
4. Ohlsson, K.: Ann. N.Y. Acad. Sci. **256**, 409 (1975)
5. Sharpp, H.L.: Gastroenterology **70**, 611 (1976)

Prof. Dr. D. Karitzky
Universitäts-Kinderklinik
Mathildenstraße 1
D-7800 Freiburg/Br.

Monatsschr. Kinderheilkd. 128, 346–348 (1980)

Monatsschrift für
Kinderheilkunde
© by Springer-Verlag 1980

III. Hauptthema
Das anfallskranke Kind

Epilepsie – gesellschaftliche und ärztliche Vorurteile heute

J. Martinius

Max-Planck-Institut für Psychiatrie, München

Es gab schon immer Vorurteile und es gibt sie noch. Sie existieren in den Vorstellungen von Menschen über andere Menschen und über Sachverhalte. Vorurteile sind ein Teil menschlichen Denkens, zumal da, wo es vom Gefühl bestimmt wird. Sie finden ihren Niederschlag in verbalen Äußerungen und in Handlungen, und es wird niemand von den hier Anwesenden bezweifeln, daß nicht auch er Vorurteile übernommen oder gebildet hätte und ebenso ihr Opfer geworden wäre. Mühelos lassen sich einige aufzählen:

Ostfriesen sind dumm, Bayern sind Raufbolde, Langhaarige waschen sich nicht, Ärzte sind nur auf's Geld aus, Psychiater sind selber verrückt...

Vorurteile werden gebildet durch die Übernahme von Ansichten, Meinungen und Erwartungen ohne ausreichende eigene Erkenntnisbemühung und Erfahrungsbasis. Sie sind von besonderer Bedeutung im sozialen Kontext, wenn von äußeren Merkmalen auf damit zusammenhängende Charaktereigenschaften geschlossen wird. Diese bilden in ihrer Gesamtheit ein Klischee oder auch Stereotyp. Haut- und Haarfarbe z. B., oder Kleidung. Wer sein Äußeres vernachlässigt, kann kein guter Mensch sein...

Aus den genannten Beispielen wird der augenfälligste und wichtigste Aspekt von Vorurteilen erkennbar, welcher in einer sachlich nicht begründeten *negativen* Einstellung gegenüber anderen Personen oder Gruppen besteht. In solcher Einstellung liegt Irrationalität, Emotionalität, Agression. Sie hat das Ziel der sozialen Diskriminierung und kann tatsächlich zur Benachteiligung der betroffenen Gruppen führen und damit die Bedingungen schaffen, die post hoc das Vorurteil bestätigen.

Die Epilepsie ist Ausdruck einer Vielzahl von Grunderkrankungen des Gehirns. Der Begriff „Epilepsie" ist pauschalierend. Obwohl dies bekannt ist, sprechen wir von *der Epilepsie* und *dem Epileptiker* und bereiten mit diesem Einheitsnamen den Boden für die Erhaltung von Vorurteilen, und zwar deswegen, weil dieser Name historisch mit sozialen Vorurteilen gegen die Gruppe der Anfallskranken identisch war und ja auch noch ist. Damit meine ich die aus dem Mittlalter stammende und sporadisch bis in unsere Gegenwart

erhaltene Vorstellung vom Epileptiker als einem von Dämonen Besessenen, dem man die bösen Geister austreiben müsse. Sie alle wissen, daß dieses aus magisch-religiösem Glauben genährte Vorurteil mitten in unserer Gesellschaft Blüten treibt. Solche Extreme sind jedoch für die Haltung unserer aufgeklärten Gesellschaft nicht repräsentativ. Tatsächlich sieht es da etwas anders aus.

Zum Urteil – oder besser: Vorurteil – unserer Gesellschaft über die Epilepsie und den Epileptiker gibt es Erhebungen, die ursprünglich in den vierziger Jahren in den USA konzipiert und später ganz analog für die Bundesrepublik übernommen und an repräsentativen Stichproben wiederholt durchgeführt wurden, nach den Regeln der Meinungsforschung, unter Einsatz von Fragebögen. Wie immer man die Verläßlichkeit und Aussagekraft solcher Aktionen einschätzt, die Ergebnisse sind allemal interessant, zumal wir es hier mit dem *Verlauf* einer Meinungsbildung über einen Zeitraum von 10 Jahren zu tun haben.

Es wurde um die Beantwortung von 4 Fragen gebeten: Die 1. Frage lautete: „Haben Sie schon einmal von einer Krankheit gehört oder gelesen, die Epilepsie genannt wird und sich in krampfartigen Anfällen äußert?"

Die 2. Frage: „Würden Sie etwas dagegen haben, daß Ihr Kind oder eines ihrer Kinder in der Schule und beim Spielen mit Personen zusammenkommt, die manchmal epileptische Anfälle haben?"

Die 3. Frage: Sollten Epileptiker wie alle anderen in den Arbeitsprozeß eingegliedert werden?

Die 4. Frage: Halten Sie Epilepsie für eine Form von Geisteskrankheit?

Die Frage 1 und 3 wurden bei der letzten Umfrage 1978 von 10 bzw. 20 % mit „Nein" und die Fragen 2 und 4 von je 23 % mit „Ja" beantwortet.

Es existiert ein Trend im Urteil der Bürger unseres Landes in Richtung auf eine freundlichere Einschätzung des Anfallskranken, wobei hinzugefügt werden muß, daß der Anteil negativer bzw. ablehnender Urteile nach wir vor zu hoch ist und – gemessen an den Umfrageergebnissen in den USA – die Möglichkeiten für eine Verbesserung der Situation offenbar noch nicht ausgeschöpft sind.

Fragebogenerhebungen folgen ihren eigenen Gesetzen. Die Interpretation der Ergebnisse ist nicht einfach. Eine Erklärung für den Unterschied zwischen uns und den Amerikanern mag die sein, daß man hierzulande in den vergangenen Jahren noch nicht sehr umfragebewußt war und seine Antworten nicht auf ein öffentlich vorteilhaftes Image abstimmte. Außerdem hieße es, ein Vorurteil zu kopieren, spräche man von *der Gesellschaft* in ebenso wenig differenzierter Weise wie von dem Epileptiker.

Bei Aufgliederung der Befragten nach Alter, Größe des Wohnortes und Bildungsgrad erwiesen sich die 20- bis 40jährigen als am besten informiert. Überdurchschnittlich negativ urteilten Personen mit geringer Bildung, die in kleineren Städten mit Einwohnerzahlen unter 100000 leben [Finke 1979].

Eine weitere, unabhängige Untersuchung zu unserer Fragestellung wurde 1972 von Remschmidt durchgeführt. In ihr wurde detailliert nach Charaktereigenschaften des Epileptikers gefragt. In einer wiederum repräsentativen Stichprobe verschiedener Bevölkerungsgruppen zeigte sich, daß dem Epileptiker überwiegend negative Eigenschaften zugeschrieben werden. Obwohl der größte Teil der Befragten nie direkt mit Anfallskranken etwas zu tun gehabt hatte, wurden Attribute wie „pedantisch, jähzornig, ängstlich, mißtrauisch, sensibel, unsicher, egoistisch, Einzelgänger, gefährlich, reizbar, nervös, aggressiv, traurig, launisch" in den Vordergrund der Beurteilung gestellt.

Selbstverständlich will ich hier niemandem einreden, Anfallsleiden führten – auch ohne Berücksichtigung dementieller Prozesse – grundsätzlich zu keinen Besonderheiten im Persönlichkeits- und Leistungsbereich. Darüber liegen Erkenntnisse vor, u.a. wiederum aus Untersuchungen von Remschmidt. Patienten mit psychomotorischer Epilepsie sind z.B. oft in bestimmten Leistungsbereichen gehemmt und im Denken unflexibel. Als Gruppe unterscheiden sie sich wegen solcher Defizite signifikant von Patienten mit primärem Grandmal. Aber, die Massierung negativer Eigenschaften, wie sie an dem zitierten Umfrageergebnis zum Ausdruck kam, ist ein emotional gesteuertes Stereotyp, welches auch heute noch mit der Absicht benutzt wird, Epileptiker als Gruppe sozial zu isolieren.

Daß anfallskranke Kinder Verhaltens- und Leistungsprobleme haben können, brauche ich hier niemandem zu sagen. Ein Teil dieser Probleme geht auf das Konto eines unspezifischen exogenen Psychosyndroms, ein weiterer Teil ist mit spezifischen Hirnleistungsschwächen erklärbar, z.B. Leseschwierigkeiten bei linkstemporalen Spitzenherden (Stores). Und ein dritter, mehr oder weniger großer Teil geht auf das Konto der medikamentös-antikonvulsiven Therapie. Und schließlich reagieren die betroffenen Kinder seelisch auf ihre Erkrankung wie auf die Reaktionen der Familie...

Ärztliche Vorurteile gegenüber der Epilepsie oder dem Epileptiker wird es in gleicher Form wie sonst in der Bevölkerung kaum geben. Aber es gibt ärztliche Vorurteile im Zusammenhang mit Anfallskrankheiten. Sie liegen auf einer anderen als der angesprochenen Ebene, beziehen sich auf Einzelaspekte und sind dem Epileptologen weniger aus Erhebungen als aus Erfahrung bekannt. Ein sehr vordergründiges und nicht seltenes Vorurteil bezieht sich auf die Diagnose und auf die Rolle, die dem Elektroenzephalogramm in der Epilepsiediagnostik zufällt. Ohne EEG, heißt es, sei eine Epilepsiediagnose nicht möglich. Das ist sicher ein pauschalierendes Vorurteil, denn die Aussagekraft des EEG variiert je nach Anfallsform und hängt sehr von den Ableitebedingungen ab. Sie kann hoch aber eben auch gering sein.

Und wenn man sich vergegenwärtigt, wie wenig spezifisch bestimmte EEG-Merkmale für einzelne Anfallsbilder sind, erhalten sorgfältige Anamnese und direkte Anfallsbeobachtung zwangsläufig den höchsten diagnostischen Stellenwert, den der EEG-Befund gegebenenfalls in wertvoller Weise ergänzt und erweitert.

Ein anderes, ebenfalls apparateorientiertes Vorurteil galt während einer ganzen Epoche als therapiebestimmende Maxime. Das EEG, so hieß es, müsse sich unter der medikamentösen Behandlung auf jeden Fall bessern und optimal sei die Behandlung erst, wenn sich das EEG normalisiert habe. Dieses Vorurteil hat manche Intoxikation erzeugt, vor der wir unsere Patienten heute mit einer anderen apparativen Methode, der Serumspiegelbestimmung, schützen. Nun sind es die besorgten Eltern, die anläßlich von EEG-Kontrollen immer wieder mit der Frage kommen, ob sich die Kurve denn gebessert habe. Ist dies nicht der Fall, so wird der um Vorurteile wissende Arzt erklären, daß EEG-Befund und Anfallskontrolle nicht immer parallel gehen. Er wird aber auch wissen, daß von ihm mehr als rationale Erklärungen gefordert werden, daß elterliches Besorgtsein emotional verstanden sein will.

Apparate sollen Präzision und Sicherheit schaffen. Dort aber, wo sie diese Forderung nicht unbedingt erfüllen können, vermitteln sie immerhin den Eindruck der Verläßlichkeit, ein Gefühl, dem bisweilen selbst der Experte erliegt. Denn eine Stellungnahme wird von ihm gefordert. Und er ist es schon seiner Identität schuldig, wichtige Urteile von sich zu geben. Innerhalb unseres Themas ist die Diagnose der „latenten Epilepsie" ein Paradigma für Expertenvorurteile. Schnell ist aus einem unregelmäßigen Kurvenbild eine latente oder gar maskierte Epilepsie gemacht. Ich möchte Gelegenheit nehmen, davor einmal mehr zu warnen.

Das Bedürfnis nach Sicherheit bringt uns schließlich auf die Frage zurück, wie und vor allem warum Vorurteile entstehen, und was sie bezwecken sollen, sei es nun in der Medizin oder in der Gesellschaft.

Vorurteile werden gebildet, wo Unsicherheit, Ungewißheit herrscht – oder deutlicher noch, wo Angst vor Ungewißheit nach Auswegen sucht. Die Epilepsie war und ist für den Laien von Geheimnissen umwittert; der Anblick eines großen Anfalls ist angsterregend. Vorurteile wie „der Epileptiker ist reizbar jähzornig" drücken diese Angst aus, bieten zugleich aber eine bequeme Orientierungshilfe, ihn abzulehnen und sich selbst zu schmeicheln. Hat eine soziale Gruppe auf diesem Wege einmal ihre Identität untermauert, wird sie ihr emotional gesättigtes Selbstverständnis nur ungern wieder aufgeben wollen. Jedenfalls wird sie zu einem Meinungswandel durch Aufklärung nur soweit bereit sein, als sie rationalen Argumenten zugänglich ist. Das aber ist oft nur sehr begrenzt der Fall.

Es muß also – sollen Vorurteile über diese Grenze hinaus abgebaut werden – eine zweite Kraft hinzukommen. Und diese zweite Kraft kommt aus dem emotionalen Bereich, aus der Nähe zum anderen, aus dem Gefühl für ihn. Sie kann nur durch menschliche Erfahrung entstehen und jene Toleranz erzeugen, die einen Rest Ungewißheit und Angst tragen läßt.

Wenn wir also wissen, daß Vorurteile und welche Vorurteile gegenüber Anfallskranken existieren – und

wenn wir wissen, warum sie entstehen, wie sie entstehen und wie sie über eine noch vorhandene Schwelle hinaus abgebaut werden können, dann müssen wir es uns als Ärzte gefallen lassen, daß unsere Arbeit auch an jenem Erfolg gemessen wird, mit dem wir die gesellschaftliche Integration Anfallskranker fördern. Und dies natürlich nicht erst beim Erwachsenen. Aufklärung ist ein Aspekt, ein politischer (oder wie sonst man ihn nennen will), die Verwirklichung von Nähe zum Anfallskranken in Familie, Kindergarten, Schule, Klinik, Beruf ist die zweite Voraussetzung, ohne die die erste nicht voll wirksam werden kann. Wir alle sind zum persönlichen Einsatz für beides aufgerufen.

Literatur beim Verfasser

Prof. Dr. J. Martinius
Max-Planck-Institut für Psychiatrie
Kraepelinstraße 10
D-8000 München

Monatsschr. Kinderheilkd. 128, 348–352 (1980)

Monatsschrift für
Kinderheilkunde
© by Springer-Verlag 1980

Zerebrale Anfälle – differentialdiagnostische Überlegungen in der Praxis

H. Doose

Neuropädiatrische Abteilung, Universitäts-Kinderklinik Kiel

Die Feststellung einer Epilepsie bedeutet für den Betroffenen heute wie eh und je ein einschneidendes Ereignis. Diese Diagnose trägt in sich die Konsequenz einer jahrelangen, womöglich lebenslangen medikamentösen Therapie mit allen ihren möglichen Begleiteffekten, sie bedeutet gerade für Kinder und Jugendliche Verzicht auf manche risikoreichere Aktivitäten, sie führt also zur Einschränkung des Erfahrungsraumes und der Entwicklungsmöglichkeiten. Darüber hinaus bedeutet, an epileptischen Anfällen zu leiden, ein „Epileptiker" zu sein, heute wie eh und je noch vielfach einen diskriminierenden Makel, die Gefahr eines Verlustes an sozialem Prestige und schließlich eines sozialen Abstiegs.

Und deshalb verlangt diese Diagnose nicht nur selbstverständliches qualifiziertes Wissen, sondern besonderes Verantwortungsgefühl. Eine solche Feststellung ist nur scheinbar ein Gemeinplatz: Zwar haben sich die Möglichkeiten von Diagnostik und Therapie beträchtlich erweitert, doch haben sich mit Differenzierung unseres Wissens auch die Fehlerquellen vermehrt, und insbesondere ist durch die rasche Entwicklung und enorme Verbreitung der Elektroenzephalographie die Gefahr eines gefährlichen Perfektionismus entstan-

den. Heute muß man in Umkehr früher geltender Regeln die Gefahr, daß eine Epilepsie über längere Zeit verkannt wird, höher einschätzen als die, daß die Diagnose einer Epilepsie z. B. aufgrund einer unqualifizierten EEG-Diagnostik fälschlich konstruiert wird.

Wird ein Kind vorgestellt mit einem Anfall oder einer anfallsartigen Störung, so stellt sich die Frage, handelt es sich um einen zerebralen Anfall im Sinne einer epileptischen Reaktion, einer Störung also, der eine paroxysmale hypersynchrone Entladung des Gehirnes zugrunde liegt, oder um ein Anfallsgeschehen nicht-epileptischen Charakters?

Ist nach dem klinischen Bild eine epileptische Reaktion als sicher anzunehmen, gilt es zu differenzieren, ob es sich um eine akute epileptische Reaktion, d. h. einen Gelegenheitskrampf bzw. einen symptomatischen Anfall oder um das Symptom eines chronischen Leidens, d. h. einer Epilepsie handelt. Das klinische Bild erlaubt in den meisten Fällen keine Unterscheidung. Der Krampfanfall ist eine gänzlich unspezifische krisenhafte Reaktion des Gehirnes, die sehr unterschiedliche Ursachen haben kann. Dies gilt nicht nur für den generalisierten großen Krampfanfall, sondern ebenso für die verschiedenen anderen Formen epilepti-

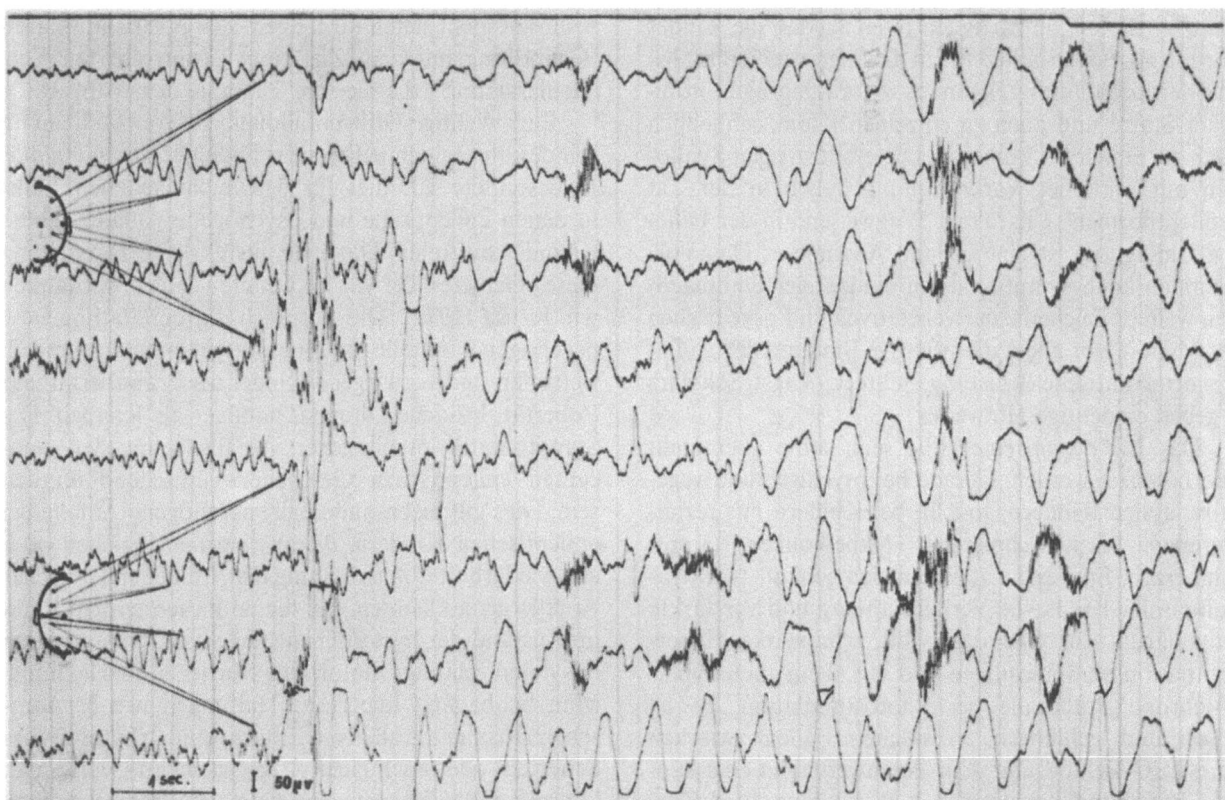

Abb. 1. 6jähriges Mädchen. Im EEG unter Hyperventilation paroxysmal generalisierte polymorphe und rhythmische Verlangsamung. Klinisch Bewußtseinstrübung, Unruhe, orale Automatismen

scher Anfälle. Bei der Feststellung einer eindeutigen epileptischen Reaktion stellt sich also die Forderung nach einer exakten ursächlichen Klärung, die ein breites Spektrum von Möglichkeiten umfaßt. Die Erörterung der hierher gehörigen differentialdiagnostischen Überlegungen soll im folgenden ausgeklammert werden.

Viel schwieriger ist die Situation, wenn nicht sicher entschieden werden kann, ob das beobachtete Anfallsgeschehen epileptischer oder nicht-epileptischer Natur ist. Nicht-epileptische Anfälle können im klinischen Bild epileptischen Reaktionen äußerst ähnlich sein. Führende Symptome sind auch hier die paroxysmale Störung des Bewußtseins, der Motorik, der Befindlichkeit. Die Differentialdiagnose umfaßt ein ganzes Spektrum verschiedenartiger Krankheitsbilder. Die Problematik sei beispielhaft an einer Kasuistik deutlich gemacht:

Vor fast 20 Jahren wurde mir ein 6jähriges Mädchen unter dem Verdacht auf zerebrale Anfälle vorgestellt. Es bot Zustände merkwürdigen Träumens, in denen es nicht voll ansprechbar erschien. Außerdem hatte das Kind einzelne Anfälle mit Tonusverlust erlitten. Bei der Untersuchung ließen sich durch Hyperventilation wenige Sekunden dauernde Anfälle mit Bewußtseinspause, oralen Automatismen, ausgeprägter motorischer Unruhe und leichter Lippenzyanose provozieren. Die zeitlich unscharfe Begrenzung der Bewußtseinspause und die ausgeprägten motorischen Phänome ließen mich an psychomotorische Anfälle denken. Unter einer antikonvulsiven Behandlung ließen sich später durch Hyperventilation keine anfallsartigen Zustände mehr auslösen. Dennoch war die Diagnose falsch, sie konnte glücklicherweise bald revidiert werden. Ihr lag eine –

jedenfalls heute nicht mehr entschuldbare – Fehlinterpretation des EEGs zugrunde (Abb. 1). Die Kurve zeigt während der durch Hyperventilation ausgelösten Attacke paroxysmal generalisierte, z. T. rhythmische, z. T. polymorphe 2–3/s-Wellen, indessen keine hypersynchrone Aktivität. Diese generalisierte Verlangsamung des EEGs ist – wie wir heute sicher wissen – Ausdruck einer zerebralen Hypoxidose, nicht aber einer epileptischen Aktivitätssteigerung. Es handelt sich bei den durch Hyperventilation ausgelösten Attacken um die Auswirkung einer paroxysmalen zerebralen Minderdurchblutung, also um eine vagovasale Entgleisung, die zur Epilepsie keinerlei Beziehung hat. Bei genauerer Analyse der Vorgeschichte des Kindes zeigte sich dann auch, daß die früher aufgetretenen „großen Anfälle" als synkopale Reaktionen einzuordnen waren und daß es sich bei dem anamnestisch angegebenen Träumen nur um harmlose Vigilanzstörungen handelte, wie sie bei psychisch und vegetativ instabilen Kindern häufig beobachtet werden.

Der geschilderte Fall zeigt somit deutlich, wie wichtig eine sehr sorgfältige Anamnese ist. Sie ist wichtiger als das EEG, zumal dann, wenn dieses falsch interpretiert wird. Fehlerhafte Interpretationen des EEGs spielen aber auf dem zur Rede stehenden Gebiet eine sehr bedeutende Rolle. Dies gilt insbesondere für Kinder mit Synkopen und anderen Symptomen einer psychovegetativen Instabilität.

Synkopen können im Kindesalter gelegentlich erhebliche differentialdiagnostische Schwierigkeiten bereiten. Im typischen Fall finden sich als Auslöser orthostatische Faktoren oder emotionale Momente; es lassen sich typische Initialsymptome wie Schwindelgefühl, Schwarzwerden vor den Augen, objektiv Blässe, Schweißausbruch u.a. eruieren. Diese Symptome können aber auch fehlen. Die synkopale Reaktion kann ohne Vorboten, blitzartig eintreten, so daß die Kinder abrupt zu Boden stürzen. Im Gefolge der zerebralen Minderdurchblutung kann es zu ausgeprägter tonischer Starre und auch zu einzelnen Kloni, schließlich auch zu Einnässen kommen. Diese blitzartigen Synkopen mit tonischer Verkrampfung haben in der Tat „epileptiformen" Charakter. Wegweisend in der Differentialdiagnose ist eine genaue Anamnese: Das Vorkommen auch symptomatisch eindeutiger Ohnmachten, weitere Zeichen einer vegetativen und psychischen Instabilität, vor allem die situative Bindung der Anfälle – orthostatische Belastung, Schreck, Angst, Schmerz – geben eindeutige Hinweise.

Das EEG *kann* eine Hilfe sein, sollte aber nicht überbewertet werden. Gerade bei psychisch und vegetativ labilen Kindern, so z. B. bei Kindern mit rezidivierenden Bauchschmerzen, Nabelkoliken, Kopfschmerzen, Enuresis u.a. finden sich gehäuft Normvarianten des EEGs wie Verlangsamung und verstärkte Irregularität der Grundaktivität, sehr starke Hyperventilationsveränderungen und vor allem auch hypersynchrone Potentiale bei Photostimulation. Es ist falsch und gefährlich, in solchen Fällen zwischen dem EEG-Befund und dem Beschwerdebild eine kausale Beziehung herzustellen z. B. im Sinne der Diagnose einer sog. „larvierten Epilepsie". EEG-Befund und klinische Symptomatik sind vielmehr – jedenfalls in der Mehrzahl der Fälle – gleichgeordnete Symptome einer konstitutionellen Instabilität. Die unkritische Bewertung eines EEGs ohne exakte Anamnese und ohne genauen Untersuchungsbefund hat schon vielen Kindern fälschlich zu einer sog. Epilepsie und einer antikonvulsiven Langzeittherapie verholfen.

Geringere differentialdiagnostische Schwierigkeiten bereiten im allgemeinen die *Affektkrämpfe* des Kleinkindes. Die situative Bindung der Anfälle und das initiale kräftige Schreien sind wegweisend. Es gibt aber diagnostisch schwierige Fälle: Kommt es infolge der vagovasalen Reaktion zu einer massiven zerebralen Minderdurchblutung, können wie bei den geschilderten Synkopen tonische Streckkrämpfe auftreten. Es können sich auch einzelne Kloni zeigen, niemals aber rhythmische Kloni wie beim epileptischen Grand mal. Wenn sich darüber hinaus das initiale Schreien auf einen kurzen Aufschrei beschränkt oder gar gänzlich fehlt oder wenn Anfälle allein durch ein minimales Kopftrauma ausgelöst werden und wenn schließlich eine ausgeprägte postiktale Erschöpfung beobachtet wird, kann die Differentialdiagnose gegenüber zerebralen Anfällen sehr schwierig sein. Dies gilt insbesondere für die relativ seltenen Fälle, in denen das EEG diffuse Veränderungen zeigt, z. B. im Sinne einer Rhythmisierung, wie man sie auch bei Fieberkrampf-Kindern findet. Bei Patienten mit solchen EEG-Veränderungen treten Affektkrämpfe nach unserer Erfahrung besonders häufig und schwer auf, so daß wir geradezu von „bösartigen Affektkrämpfen" sprechen. Die Schwelle für vagovasale Reflexe scheint bei diesen Kindern

besonders stark erniedrigt zu sein. Diese Patienten bedürfen nicht selten für längere Zeit einer stationären Behandlung mit dem Ziel einer „kontrollierten Vernachlässigung", die hier die Therapie der Wahl ist.

Eine wichtige Differentialdiagnose von Anfällen im Kindesalter bilden psychogene oder *hysterische Anfälle*. Insbesondere gilt dies für jene nicht seltenen Fälle, in denen epileptische und psychogene Anfälle nebeneinander auftreten. Die erste ausführliche Darstellung dieses Gebietes, der wir im weiteren folgen, verdanken wir Kruse (1979). Die Besprechung der Pathogenese psychogener Anfälle muß hier ausgeklammert werden. Betroffen sind vorwiegend Kinder der Präpubertät und Pubertät, Mädchen dreimal häufiger als Knaben. Die Symptomatik psychogener Anfälle kann der eines echten epileptischen Geschehens täuschend ähnlich sein. Dies gilt insbesondere für psychogene Anfälle bei epileptischen Kindern, die aus eigenem Erleben oder aus wiederholter Anschauung den Ablauf epileptischer Anfälle genau kennen. Bei diesen Patienten tritt dann im Zustand der hysterischen Bewußtseinsveränderung das ihnen geläufige motorische Muster in Erscheinung. Man beobachtet hypertone Haltungen wie bei tonischen axialen Anfällen, Zittern und rhythmisches Schütteln oder auch einen Sturz wie beim Grand mal, komplexe Bewegungen wie beim psychomotorischen Anfall, akinetische und andererseits stuporöse Zustände mit völliger Reaktionslosigkeit u.a. Ähnlich wie bei epileptischen Anfällen sieht man auch vegetative Phänome wie Gesichtsröte oder Zyanose, Schweißausbruch, verzögerte Pupillenreaktion, Speichelfluß und schließlich auch eine Seitenbetonung der motorischen Erscheinungen, die der eines fokalen epileptischen Geschehens sehr ähnlich sein kann.

Auf der anderen Seite gibt es eine Reihe von Kriterien, die eine Psychogenese der Anfälle wahrscheinlich machen (Kruse, 1979), wie z. B. die situative Bindung der Anfälle, der oft dramatische und demonstrative Anfallscharakter, das Erhaltenbleiben partieller Reaktionsfähigkeit, das Fehlen einer postparoxysmalen Erschöpfung, die Variabilität des Anfallsbildes, die hohe Anfallsfrequenz und schließlich die Neigung zur Ausbildung von Serien und Staten. Erschwerend für die Beurteilung kann dabei wirken, daß auch echte epileptische Anfälle nicht selten psychogen ausgelöst werden. – Je bewußtseinsnäher im übrigen die psychogenen Anfälle ablaufen, je mehr sie also – wie vor allem bei kleineren Kindern und oligophrenen Patienten – durchschaubaren simulativen Charakter gewinnen, desto leichter ist die Diagnose.

Für die Differentialdiagnose entscheidend ist auch bei psychogenen Anfällen eine äußerst detaillierte biographische und Anfallsanamnese. Das EEG ist – sofern wie üblich im Intervall abgeleitet – oft nur eine begrenzte Hilfe, da es auch bei Epilepsie normal sein kann und andererseits bei hysterischen Epilepsie-Kranken pathologisch zu sein pflegt. Entscheidende Informationen gibt nur das Anfalls-EEG, das indessen bei Patienten mit psychogenen Anfällen oft nur schwer, z. B. nur bei stundenlanger telemetrischer Ableitung zu gewinnen ist.

Eine nicht seltene Fehldiagnose entsteht aus der Verwechslung eines *Pavor nocturnus* mit nächtlichen psychomotorischen Anfällen, wenngleich eigentlich in aller Regel aus einer genauen Anamnese eine Unterscheidung abgeleitet werden kann. Die Anamnese bezieht sich zunächst auf die Biographie: Bei Kindern mit Pavor – meistens Knaben – findet man häufig weitere Zeichen einer psychischen Instabilität, insbesondere Angstsymptome. Die Anamneseerhebung gilt darüber hinaus weiteren Kriterien, die eine differentialdiagnostische Entscheidung ermöglichen (Tabelle 1): Psychomotorische Anfälle treten meistens aus dem Leichtschlaf heraus auf, der Pavor zeigt sich immer im Tiefschlaf, bemerkenswerterweise nicht im Traumschlaf. Für den Pavor sind Angstsymptome, halbverständliches Reden u.ä. charakteristisch. Nächtliche psychomotorische Anfälle dagegen sind symptomärmer, gehen häufig mit konvulsiven Symptomen einher oder münden in einen generalisierten Anfall. Für beide Störungen besteht in der Regel Amnesie. Oft kann eine Differentialdiagnose ex juvantibus gestellt werden: Ein Pavor verschwindet meistens auf abendliche Gabe von 2 mg Valium, ein epileptisches Geschehen nur selten. Schließlich bleiben aber doch einige wenige Fälle, in denen nur Ganznacht-EEG-Ableitungen eine Klärung herbeiführen.

Gelegentlich kann auch eine *Migräne* differentialdiagnostische Schwierigkeiten bereiten; insbesondere gilt dies für die Migraine accompagnée, d.h. für die von fokalen Reiz- und Ausfallssymptomen begleiteten Kopfschmerzattacken. Die charakteristischen flüchtigen Paresen, paroxysmale Parästhesien, aphasische Störungen u.a. kommen nämlich auch als Initial-, Begleit- oder postiktale Symptome bei neocorticalen Anfällen vor. Ist die für den Migräneanfall typische zeitliche Symptomfolge – Vorboten, neurologische Symptomatik, Kopfschmerz – nicht eruierbar oder fehlt – wie dies gelegentlich vorkommt – die Schmerzphase völlig, kann die Abgrenzung gegen epileptische Anfälle schwierig sein. Im Besonderen gilt dies für Anfälle von Basilarmigräne mit Bewußtseinsstörung, Schwindel, Dysarthrie u.a. Vorsicht ist bezüglich des EEGs geboten: Migräne-Patienten zeigen häufig eine dysrhythmische und/oder fokal veränderte Kurve; nicht selten findet sich generalisierte hypersynchrone Aktivität, besonders unter Photostimulation.

Die *Tetanie* ist in der Differentialdiagnose nicht-epileptischer Anfälle nur insoweit von Bedeutung, als sie sich nicht in eindeutigen hypokalzämisch verursachten zerebralen Anfällen äußert und damit den akuten epileptischen Reaktionen bzw. den metabolischen Krampfleiden zuzuordnen ist. Im vorliegenden Zusammenhang bedürfen vor allem die bei jüngeren Mädchen vorkommenden tetanischen Symptome auf dem Boden einer psychovegetativen Labilität einer Erwähnung. Diese durch Hyperventilation eingeleiteten und mit Parästhesien, Karpopedalspasmen und

Tabelle 1. Differentialdiagnose von Pavor nocturnus und nächtlichen psychomotorischen Anfällen

	Psychomotorische Anfälle	Pavor nocturnus
Schlafphase	Leichtschlaf	Tiefschlaf
Angst	selten	führendes Symptom
Aufstehen aus dem Bett	selten	oft
Komplexe Handlungen	selten	oft
Halb verständliches Reden	selten	oft
Beziehungen zu Ereignissen des Vortages	selten	oft
Übergang in Konvulsionen	häufig	nie
Amnesie	meistens	meistens
Ansprechen auf Diazepam	selten	meistens

Schnauzkrampf einhergehenden Attacken sind i.allg. kaum zu verkennen. Sie können aber gelegentlich einen äußerst dramatischen Charakter gewinnen. Hinsichtlich der situativen Auslösung und der Symptomatik wird dann die Grenze gegenüber dem psychogenen Anfall unscharf.

In den Bereich psychogener anfallsartiger Störungen gehören auch der *Tic nerveux* und – partiell – auch die eigentliche Tic-Krankheit Gilles de la Tourette. Während die Differentialdiagnose i.allg. nicht schwerfällt, gibt es doch einige problematische Fälle: Zum Beispiel kann ein monosymptomatischer Blinzel-Tic epileptischen Blinzelanfällen sehr ähnlich sein und darüber hinaus gelegentlich auch neben epileptischen Blinzelanfällen auftreten. Weiter gibt es „konvulsive" Formen des Tic Gilles de la Tourette, die mit einem myoklonischen Syndrom verwechselt werden können. So beobachteten wir einen Jungen mit einem ausgeprägten Tic-Syndrom, bei dem myoklonie-artige Jaktationen der oberen Extremitäten im Vordergrund standen. Bei dem Patienten war die Diagnose eines Impulsiv-Petit mal gestellt worden; die Bewegungsartefakte im EEG hatte man als Polyspikewaves fehlinterpretiert. Der Patient war über lange Zeit vergeblich hochdosiert antikonvulsiv behandelt worden. Und doch konnte man die Diagnose leicht (und zwar allein mit dem Ohr) stellen: Der Patient bot nämlich neben den Jaktationen im Schultergürtel einen Hüpf-Tic, den man weithin hören konnte. Eine Hüpfsymptomatik kommt aber bei einem myoklonischen Petit mal niemals vor.

Unter den seltenen nicht-epileptischen Anfallssymptomen des Kindesalters ist die *benigne paroxysmale Vertigo* zu nennen. Betroffen sind zerebral gesunde Kleinkinder. Führendes Symptom sind Anfälle von heftigem Schwindel, die zum Sturz führen. Das Bewußtsein ist immer erhalten, die Dauer der Anfälle beträgt wenige Minuten. Meistens besteht ein Nystagmus. Die Häufigkeit der Schwindelanfälle ist sehr wechselnd: einmal in mehreren Monaten bis zu zweimal pro Woche. Die Prognose ist immer gut, die Anfälle sistieren i.allg. innerhalb von 2–3 Jahren. Ihre

Ätiopathogenese ist nicht geklärt. Eine Beziehung zur Migräne wird diskutiert.

Eine ebenso seltene anfallsartige Störung ist die *paroxysmale Choreoathetose*. Sie ist gekennzeichnet durch Sekunden bis Minuten dauernde Attacken von generalisierten oder auch einseitigen dystonen und choreatiformen Hyperkinesen. Die Attacken können durch plötzlichen Lagewechsel wie z.B. brüskes Aufrichten aus dem Liegen oder Sitzen provoziert werden. Das Bewußtsein ist immer erhalten. Charakteristisch ist das Fehlen von neurologischen Auffälligkeiten und das stets normale iktale und interiktale EEG. Nicht selten tritt die Krankheit familiär gehäuft auf. Obwohl Antikonvulsiva zu Besserungen führen können, scheint keine pathogenetische Beziehung zur Epilepsie zu bestehen.

Eine ausgesprochene Seltenheit unter den nicht-epileptischen Anfallssyndromen des Kindesalters bilden die *nicht-epileptischen Schreckkrämpfe*, in der Literatur auch als *„startle disease"* bezeichnet: Kennzeichnend sind blitzartige, meistens zum Sturz führende Anfälle mit tonischer Streckung der Arme und emprosthotoner Rumpfbeugung, die nur bei Schreckrei-

zen unterschiedlicher Art auftreten. Betroffen sind hirngesunde wie auch hirngeschädigte Kinder. Das EEG ist im Intervall wie im Anfall stets normal. Dieses nicht-epileptische Geschehen ist von der Startle-Epilepsie abzugrenzen.

Die differentialdiagnostischen Überlegungen bezüglich epileptischer und nicht-epileptischer Anfälle ließen sich wesentlich ausweiten. Das Anliegen der hier gegebenen kurzen Erörterung war es, aufzuzeigen, eine wie zentrale Stellung eine exakte Anamnese in der Differentialdiagnostik einnimmt. Die meisten Diagnosen auf dem hier zur Rede stehenden wichtigen Gebiet lassen sich ohne die Hinzuziehung von maschinellen Hilfsmethoden weitgehend sicher stellen. Dies ausdrücklich zu betonen, erscheint in einer Zeit oft unkritischen diagnostischen Perfektionismus' wichtig.

Literatur beim Verfasser

Prof. Dr. H. Doose
Neuropädiatrische Abteilung
Universitäts-Kinderklinik
D-2300 Kiel

Monatsschr. Kinderheilkd. 128, 352–356 (1980)

Monatsschrift für
Kinderheilkunde
© by Springer-Verlag 1980

Klinische Hilfsuntersuchungen in der Diagnostik zerebraler Anfälle

Eine kritische Bilanz

D. Scheffner

Universitäts-Kinderklinik Heidelberg

1. Vorbemerkungen

Eine Bilanz operiert mit Zahlen, solche Zahlen sind bei dem aufgegebenen Thema schwer zu erstellen, schwer zu vergleichen und schwierig zu interpretieren. Statt dessen soll ein kritischer Erfahrungsbericht gegeben werden, der Bedeutung und Umfang klinischer Hilfsuntersuchungen in der Diagnostik zerebraler Anfälle bestimmen läßt.

Meine Ausführungen sollen uns helfen zu unterscheiden zwischen *obligaten* und *fakultativ* durchzuführenden Untersuchungen. Diese Entscheidung richtet sich nach der Bedeutung normaler und pathologischer Laborbefunde für das zur Diskussion stehende Problem. Ein dritter Parameter wird die Entscheidung mitbestimmen: Die Frage, ob die mögliche Belastung durch eine Untersuchung dem Patienten zumutbar ist.

2. Konzept

Der zerebrale Anfall ist das Symptom einer Erkrankung, deren Ursache zerebral oder extrazerebral zu

finden sein kann. Diese Ursache zu suchen, ist eine Voraussetzung für die optimale Therapie. Klinische Hilfsuntersuchung in der Diagnostik zerebraler Anfälle haben somit zwei Ziele:

1. Behandelbare Ursachen und Anlässe zerebraler Anfälle zu erkennen.

2. Die Einordnung und Klassifikation zerebraler Anfälle zu erleichtern.

Anamnese und direkte Beobachtungen erlauben es, den *Verdacht auf zerebrale Anfälle* zu äußern. Art und Aussehen, Häufigkeit der Anfälle, Umstände, unter denen sie auftreten oder unterdrückt werden oder gar die direkte Beobachtung des Patienten bei häufigen und insbesondere kleinen Anfällen werden in den meisten Fällen die *Diagnose* eines zerebralen Anfalls erlauben. Sie werden in vielen Fällen auch eine nähere Klassifizierung der Anfälle möglich machen und im Zusammenhang mit der eigenen Vorgeschichte und der Familienanamnese Hinweise auf Ätiologie und Pathogenese erlauben. Damit wird es möglich sein, nicht-zerebrale Anfälle auszuschließen.

Tabelle 1. Überlegungen zur Differentialdiagnose zerebraler Anfälle

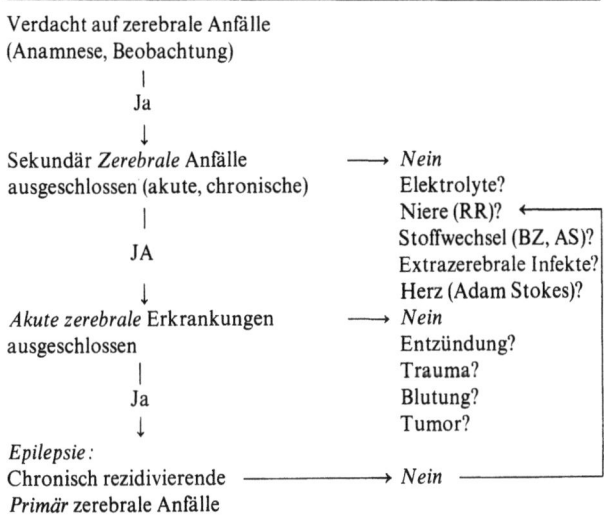

Schwieriger dürfte es sein, zwischen *primär zerebralen* und *sekundär zerebralen* Anfällen zu unterscheiden, also solche Anfälle auszuschließen, deren Ursprung primär extrazerebral liegt (Elektrolytstörungen, Stoffwechselentgleisungen u.a.), deren Folgen das ZNS sekundär in Mitleidenschaft ziehen und so den zerebralen Anfall verursachen. Dabei ist es wiederum leichter, *akute* zerebrale Erkrankungen zu erkennen: Krämpfe bei Meningoenzephalitis oder bei akutem Schädelhirntrauma. Schwierigkeiten kann die Erkennung eines Großhirntumors bereiten, der sich unter dem Bilde eines zerebralen Anfalls „akut" manifestiert, andere Symptome aber zunächst vermissen läßt.

Chronisch rezidivierende zerebrale Anfälle bedürfen einer weiteren Klassifizierung hinsichtlich ihrer Genese. Es ist auch in dieser Phase noch einmal zu überprüfen und für Therapie wie Prognose von Bedeutung, ob wirklich primär zerebrale Anfälle vorliegen oder ob z. B. ein chronischer (Pseudo-) Hypoparathyreoidismus oder eine hypertensive Enzephalopathie, eine Nesidioblastose mit Hyperinsulinismus oder bradykarde Anfälle (Adam Stokes) zu einer *zerebralen Mitreaktion* führen. Hier muß betont werden, daß es nicht genügt, *einen* pathologischen Befund zu haben der als verursachend möglich ist. Es ist vielmehr notwendig, die Gesamtheit aller möglichen verursachenden Faktoren hinsichtlich ihrer Bedeutung für den zerebralen Anfall und sein rezidivierendes Auftreten abzuwägen.

Wenn die Beantwortung der vorliegenden Fragen kein uneingeschränktes *Ja* ergibt, ist eine Reihe von Laboruntersuchungen notwendig, die der Klärung der *Ätiopathogenese* dienen. Wir werden später darauf eingehen.

3. Klinische Hilfsuntersuchungen

a) EEG

Auf die Bedeutung einzelner EEG-Befunde für die Diagnose zerebraler Anfälle bei Enzephalitis, Hirntumor, Hirndruck ect. kann hier nicht eingegangen werden. Ich beschränke mich auf die Bedeutung des EEG für die Diagnose *Epilepsie = Anfallskrankheit* = chronisch rezidivierende zerebrale Anfälle. Es ist mit Abstand und anerkanntermaßen die wichtigste Hilfsuntersuchung. Ich möchte mit 3 Bemerkungen die Grenzen der EEG-Diagnostik abstecken:

1. *Ein* normales EEG schließt keine Epilepsie aus.

2. Ein pathologisches EEG – selbst wenn „epilepsiespezifische" Potentiale vorliegen (HSA) – *beweist* noch keine Epilepsie.

3. Der EEG-Befund ist von der Erfahrung des Beurteilers abhängig. Die Beurteilung ist subjektiv, Fehldeutungen sind möglich. Objektive Routinemethoden stehen nicht zur Verfügung.

Das *EEG im Anfall* sichert die Diagnose; auch ungeklärte stuporöse Zustande können z. B. als Status epilepticus entlarvt werden. Im Gegensatz zum Erwachsenenalter ist es aber auch *interiktal* in einem hohen Prozentsatz möglich, bei anfallskranken Kindern hypersynchrone Aktivität mit und ohne Veränderungen der Grundaktivität zu finden. *Ein* normales EEG genügt freilich nicht, um pathologische Potentiale mit Sicherheit auszuschließen. Das ist erst dann möglich, wenn genügend viele, genügend lange EEG-Untersuchungen unter Einschluß aller Provokationsmaßnahmen (HV, FS, Schlaf-EEG) durchgeführt worden sind.

Allgemeinveränderungen im EEG sind vieldeutig. Sie treten als unspezifische Reaktion des ZNS auf die unterschiedlichsten Einwirkungen auf. Herdbefunde ohne hypersynchrone Aktivität sind nicht beweisend für eine Epilepsie. Herdbefunde mit HSA können zufällig entdeckte alte unbedeutende Befunde darstellen oder aber mit dem zur Diskussion stehenden Anfallsleiden korrespondieren. Generalisierte paroxysmale Veränderungen ohne HSA (Theta-Gruppen, Delta-Gruppen, HV-Veränderungen, Schrei-, Weineffekte) beweisen keine Epilepsie. Paroxysmale Veränderungen mit HSA (Spike wave Aktivität in Ruhe, bei HV) können höchstens eine Bereitschaft zur epileptischen Reaktion anzeigen. Immer muß daran gedacht werden, daß extrazerebrale Störungen auf einen Patienten treffen können, der aus irgend einem Grunde – etwa genetisch bedingt – eine erhöhte Bereitschaft zu zerebralen Anfällen (HSA) besitzt. Erst das Zusammenwirken dieser extrazerebralen und der endogenen zerebralen Komponenten führt zum zerebralen Anfall. Das Vorliegen einer Epilepsie durch diese EEG-Veränderungen zu bestätigen und nicht nach mitverursachenden extrazerebralen Störungen zu suchen, wäre unzureichend. Eine antikonvulsive Therapie aufgrund der EEG-Befunde alleine einzuleiten kann also ungenügend sein, da mitverursachende oder die eigentlich auslösenden Ereignisse nicht erkannt worden sind und nicht mitbehandelt werden können.

Da im Kindesalter die Expressivität genetischer EEG-Merkmale besonders groß ist, wird die falsche Verknüpfung von Klinik und EEG-Befund besonders leicht möglich sein (z. B. orthostatischer Anfall bei

Tabelle 2

Generalisierte Anfälle	Partielle Anfälle
Ohne Herdzeichen	Ohne Generalisation
Mit Herdzeichen	Mit Generalisation
Und die Kombination beider Gruppen	

Tabelle 3. Hilfsuntersuchungen in der Diagnostik zerebraler Anfälle. Ergebnisse einer Umfrage an 26 neuropädiatrischen Zentren im deutschsprachigen Raum (Heinemann)

	ROUT	BES	NIE
Röntgen Schädel	24	2	0
Blutzucker	21	4	1
Kalzium Besonders bei Säuglingen	18	8	0
Magnesium	13	13	0
Blutzucker Tagesspiegel	13	12	1
Echo	14	6	6
CCT	4	22	0
Lumbalpunktion, Status	10	16	0
Antikörper gegen Toxoplasmose Zytomegalie, Röteln	8	18	0
Lumbalpunktion, Tumorzellen	1	15	10
PEG	0	8	18

Spike wave Aktivität im EEG). Die Behandlung beeinflußt nur eine Komponente, die zur Anfallsauslösung geführt hat, nicht aber die eigentliche Ursache. Diese kann fortbestehen, sich verschlimmern, ehe sie als das wesentliche Moment für die Anfallsauslösung erkannt worden ist.

Die Korrelation zwischen EEG-Veränderungen und Anfallstyp ist locker, das EEG ist aber andererseits *mitbestimmend* in der Anfallsklassifikation. Diese ist immer eine elektroklinische Klassifikation und hat therapeutische wie prognostische Bedeutung. Wir unterscheiden generalisierte und partielle Anfälle (vgl. Tabelle 2).

Speziell die Herdzeichen entgehen häufig der klinischen Beobachtung und werden erst durch das EEG erkannt. Herdbefunde können im Kindesalter funktionelle Störungen ausdrücken. Ihre Fluktuation ist in Verlaufsuntersuchungen deutlich. Am Ort der Herdbefunde im EEG regelmäßig ein morphologisches Korrelat zu erwarten ist falsch. Das gilt besonders für das Kleinkindesalter. Bei älteren Schulkindern und konstanten Foci hingegen ist die Indikation zu einer weiterführenden Untersuchung viel eher zu stellen. Mit viel größerer Aussicht ist hier ein morphologisches Korrelat zu erwarten.

Die Deutung der einzelnen EEG-Befunde führt also immer wieder zu ätiopathogenetischen Überlegungen. Zusammenfassend ist zu sagen:

1. Genetische EEG-Merkmale sind unter Einsatz von Provokationsmethoden zu erkennen, ihre Bedeutung für die Pathogenese der Epilepsie ist im Einzelfall unterschiedlich.

2. Hinweise auf eine stattgehabt zerebrale Schädigung mit konsekutiver Entwicklung einer Epilepsie, also einer Residualepilepsie, ist nur durch den *EEG-Verlauf* möglich. Konstante (multi-) fokale Veränderungen oder auch Allgemeinveränderungen können nur zusammen mit der Anamnese und dem klinischen Befund die Annahme einer früheren zentralnervösen Erkrankung stützen.

3. Ein progredienter zerebraler Prozeß mit prozeßbedingter Epilepsie kann allenfalls aus der Progredienz der Allgemeinveränderungen im EEG angenommen werden. Die Deutung einer Epilepsie als „*Prozeßepilepsie*" ist auf andere klinische und anamnestische Befunde zu gründen.

b) Weitere Hilfsuntersuchungen

Die zentrale Bedeutung des EEG in der Diagnostik zerebraler Anfälle wird nicht geschmälert durch die Aussage, daß auch der Nachweis von HSA im EEG den Arzt nicht von weiteren Überlegungen über das Zustandekommen der Anfälle und von der Suche nach weiteren Möglichkeiten der Entstehung und Behandlung zerebraler Anfälle befreit. Wir haben uns (zusammen mit Herrn Heinemann) bei 26 deutschsprachigen Neuropädiatrischen Zentren erkundigt, welche Laboruntersuchungen zur Diagnose zerebraler Anfälle sie

routinemäßig (ROUT)
nur bei besonderem Anlaß (BES)

praktisch nie durchführen.

Eine Auswahl der Ergebnisse bringt Tabelle 3. Nur die Röntgenaufnahme des Schädels wird praktisch regelmäßig vorgenommen. Besonders bei Säuglingen sind zusätzlich Blutzuckeruntersuchungen, Calcium- und Magnesiumwerte im Blut angegeben worden. Auffallend häufig ist die Echo-Untersuchung erwähnt worden. Ihre Häufigkeit steht etwa in umgekehrtem Verhältnis zum cranialen Computer Tomogramm (CCT). Der Liquor wird nur in der Hälfte der Zentren routinemäßig untersucht, Antikörper gegen pränatale Infektionen nur bei besonderer Veranlassung, das Pneumenzephalogramm nur ausnahmsweise.

c) Folgerungen

Welche Folgerungen können wir aus diesen Erhebungen unter Berücksichtigung der Literatur für das praktische Vorgehen in der Diagnostik zerebraler Anfälle ableiten?

Eine sehr sorgfältige Anamnese und Beobachtung des Patienten führt zum Verdacht auf zerebrale Anfälle. Die allgemeine pädiatrische und neurologische Untersuchung und die Erkennung weiterer Symptome, die zusammen mit zerebralen Anfällen im Rahmen übergeordneter Krankheitseinheiten vorkommen, werden das Augenmerk auf primär nicht-zerebrale Ursachen lenken. Die EEG-Untersuchung, einschließlich Provokationsmethoden (Hyperventilation, Fotostimulation sowie in der Regel das Schlaf-EEG), bekräftigen die Verdachtsdiagnose und helfen bei der Entscheidung primärer oder sekundärer zerebraler Anfälle.

Eine *Röntgenaufnahme des Schädels* ist zumutbar, fördert das Verständnis für Asymmetrien, Hypoplasien. Sie erlaubt zusätzliche Befunde zur Vorgeschichte zu erheben (Verkalkungen, Impressiones digitatae, steile Schädelbasis, Sella, Nähte).

Blutuntersuchungen: Die Bestimmung des Nüchternblutzuckers und des Serum Kalzium (Magnesium)-Wertes sind bei Säuglingen zu fordern aber auch bei älteren Kindern wünschenswert und vertretbar.

Das Echo-Enzephalogramm wird fakultativ anzuwenden sein, besonders dann, wenn keine CCT-Untersuchungen vorgenommen werden. In geübten Händen liefert es rasch Zusatzbefunde.

Beim *CCT* befinden wir uns noch in einer Lernphase. Die Untersuchung wird möglicherweise zu häufig und ungezielt angewendet; andererseits ist sie eine nicht eingreifende Untersuchungsmethode – solange keine Allgemeinnarkose durchgeführt wird – bei der allerdings die Strahlenbelastung zu berücksichtigen ist. Im Interesse des Patienten muß eine vollständige Untersuchung mit Kontrastmittelinjektion gefordert werden. Über die Bedeutung der erhobenen Befunde für die zerebralen Anfälle herrscht nicht immer Klarheit. Überraschungsbefunde sind nicht selten. Ihre Bedeutung für die Therapiewahl, Therapieansprechbarkeit und Prognose des Anfallsleidens muß offen bleiben. Ermutigt zu der routinemäßigen Anwendung der Computertomographie haben uns Einzelbefunde angiomatöser Tumoren, die als Überraschungsbefund u.a. nach dem ersten seitenbetonten Grand Mal Anfall mit kurzdauernder postparoxysmaler Parese bei einem 4jährigen Mädchen erhoben wurden und zur Operation führten. Es ist also keineswegs so, daß erst die Therapieresistenz oder die Anhäufung nicht plausibler Befunde eine Indikation für derartige Untersuchungen bieten.

Wenn wir von dem hohen Prozentsatz der makroskopisch nachweisbaren morphologischen Veränderungen bei gestorbenen Epilepsiepatienten ausgehen, die zu 50 % vermutlich auf prä- und perinatale Störungen zurückzuführen sind (Hahnefeld, 1978) und keine Korrelation zur Häufigkeit der Krämpfe finden, müßte schon zum Zeitpunkt der Diagnose zerebraler Anfälle eine hohe Ausbeute an pathologischen CCT-Befunden zu erwarten sein. Das Ergebnis ist eindeutig altersabhängig, wie MacGahan et al. (1979) gezeigt haben. Während Reisner et al. (1978) bei anfallskranken Kindern 63 % pathologische CCT-Befunde angeben, fanden Tomori et al. (1978) nur 26 %. Die Korrelation zu den Anfallstypen ist locker. Zweifellos sind pathologische CCT bei Partialanfällen häufiger als bei primär generalisierten.

Auch die Korrelation zwischen EEG-Befunden und CCT ist locker. Immerhin sind bei fokalen EEG in fast der Hälfte der Patienten pathologische CCT-Befunde (überwiegend fokale) zu erwarten. Bei diffusen EEG-Veränderungen ist jedes 4. CCT pathologisch (Sorel et al., 1978). Diese Ergebnisse beschränken sich aber nicht auf Befunde bei der Diagnosestellung epileptischer Anfälle, geben also nicht unbedingt den Ausgangsbefund wieder.

Mit Jacobi (1979) sollten wir eine CCT-Untersuchung vor allem bei Patienten mit Partialanfällen und Grand Mal (mit Herdzeichen) durchführen, ferner bei BNS-Krämpfen und dem Lennox-Gastaut-Syndrom ungeklärter Ursache. Bei unkomplizierten Absenceepilepsien, Impuls-Petit-mal und Aufwach-Grand-mal ist das CCT nicht notwendig.

33 % aller Großhirntumoren im Kindesalter beginnen mit einem Krampfanfall; bei 9 % ist dieser Anfall erstes und für fünf Jahre einziges Symptom dieses Großhirntumors. Solche Zahlen sind ein Argument, die CCT-Untersuchung bei geeigneter Untersuchungsstelle etwas häufiger vorzunehmen.

d) Lumbalpunktion

Die Vornahme einer LP ist umstritten. Die Hälfte der neuropädiatrischen Zentren führt sie routinemäßig durch. Sie ist zu fordern, wenn eine akute entzündliche zerebrale Erkrankung nicht sicher auszuschließen ist. Zerebrale Anfälle bei ungeklärter Entwicklungsverzögerung und bei Entwicklungsknick wären weitere Indikationen für eine LP. Schließlich sollte nicht vergessen werden, daß zerebrale Angiome am häufigsten zu einer Blutung führen, am zweithäufigsten zu einer Oligoepilepsie, also zu seltenen epileptischen Anfällen. Auch hier ist die Diagnose therapieentscheidend. Bei häufigerer Durchführung des CCT ist die LP meines Erachtens weiter auf besondere Fälle zu beschränken.

Wenn durch die bisher genannten Untersuchungen völlige Klarheit über die Zusammenhänge besteht, die zum Auftreten der zerebralen Anfälle geführt haben, jedes Symptom verständlich ist, alle Einzelheiten „aufgehen", ist die „*kleine zerebrale Diagnostik*" zu Routinezwecken abgeschlossen. Andernfalls besteht die Indikation zu eingreifender zerebraler Diagnostik (PEG, Angiographie) die von einem Arzt gesteuert werden soll, der spezielle Kenntnis über Indikationen und Komplikationen der Untersuchungsmethoden und die Bewertung der Untersuchungsbefunde hat. Leider geschieht es immer wieder, daß der Pädiater einen Patienten zugewiesen bekommt, bei dem ohne die oben genannte Minimaldiagnostik eine antikonvulsive Therapie eingeleitet wurde. Es muß betont werden, daß selbst eine Anfallsfreiheit unter antikonvulsiver Therapie kein Argument gegen die Durchführung des minimalen Untersuchungsprogramms darstellt. Das haben uns jahrelange Verlaufsbeobachtungen „gut eingestellter" Epilepsien gezeigt.

Untersuchungsstellen mit Spezialkenntnissen auf dem Gebiet der Epilepsie, epileptologische Ambulanzen, neuropädiatrische Zentren haben in der Regel auch einen Forschungsauftrag. Sie haben die Aufgabe, über den Einzelfall hinaus Beobachtungen und Befunde, Therapieergebnisse und Verläufe zu systematisieren und zu dokomentieren. Sie können aus ihrer speziellen Erfahrung heraus am ehesten jede über das Minimalprogramm hinausgehende Diagnostik beratend steuern. Sie haben eine Verpflichtung dazu, möglicherweise aufschlußreiche Untersuchungsmethoden, deren Bedeutung z. B. für die Diagnostik zerebraler Anfallsleiden noch umstritten sind, systematisch einzusetzen, natürlich nur, wenn sie den Patienten nicht belasten und in jeder Weise zumutbar sind. Daß im speziellen Fall das Vorgehen begründet sein und den Anforderungen entsprechen muß, die der *Helsinki-Deklaration* genügen, bedarf hier keiner weiteren Diskussion. Eine Reihe von Blutuntersuchungen wird in unserer Klinik in der Regel durchgeführt. Ein *Blutzucker-Tagesprofil* hat in vereinzelten Fällen Hinweise auf eine Nesidioblastose mit Hyperinsulinismus erbracht. Eine Elektrolytuntersuchung ließ wiederholt niedrig bis grenznormale *Kalzium-Werte* erkennen, die in der Folge zur Diagnose eines Pseudohypoparathyreoidismus Typ I geführt haben. Der Patient ist trotz hohen Phosphatwerten und niedrigen Kalziumwerten, einem erhöhten Parathormonspiegel auch ohne Kalzium-Substitution seit 3 Jahren anfallsfrei unter Carbamazepin. Der Zusammenhang zwischen endokrinologischer und neurologischer Erkrankung (Schlaf Grand Mal) bleibt unklar.

Untersuchungen der *Lipidelektrophorese* führten zur Diagnose einer Hyperlipidämie Typ IIa bei einem $2^1/_2$ jährigen Jungen mit seitenbetonten Grand Mal Anfällen. Das EEG zeigt generalisierte spike wave Paroxysmen, das CCT einen hypodensen Bezirk occipital links. Der Zusammenhang der einzelnen Befunde ist bisher nicht ersichtlich. Die Gesamtheit der Befunde erfordern sehr intensive Kontrollen bei diesem Patienten.

Ein Wort noch zur *Antikörperuntersuchung* auf Toxoplasmose, Zytomegalie, Röteln. Wir führen sie im Säuglings- und Kleinkindesalter durch. Praktische Bedeutung haben sie nicht. Positive Zytomegalietiter sind z. B. bei Türken häufig, die Bedeutung isolierter erhöhter Titer für eine Epilepsie ungeklärt.

4. Wann immer sollen weitere diagnostische Maßnahmen eingesetzt werden?

Auf diese Frage kann man generell antworten, immer dann, wenn die Einzelbefunde nicht zusammenpassen. Immer dann, wenn mehrere Deutungen für Ursache, Entstehung und Ablauf der Anfälle möglich sind, immer dann, wenn Unwahrscheinliches als einzige Erklärung sich anbietet. Eine Krankengeschichte soll das Gesagte illustrieren (Joachim J., geb. 15. 1. 1967):

Der Patient wuchs die ersten 4 Jahre im Kinderheim auf. Dort zeigte er eine wechselnde Leistungsfähigkeit und wird überwiegend als traurig verstimmt geschildert. Mit 3 Jahren wurde ein Vitium cordis (korrigierte Transposition, Situs solitus, Dextroversio cordis) festgestellt. Der Junge wird eingewiesen wegen Verdachts auf zerebrale Anfälle. Sie treten seit dem 5. Lebensjahr nun schon mehrere Jahre auf: Er stürzt plötzlich unmotiviert und fällt meist auf die linke Seite, ist für Sekunden bewußtlos, hat eine Amnesie. Diese Zustände werden von den Eltern nicht beobachtet, geschehen immer beim Spielen.

In der Klinik sind auch bei mehrwöchigem Aufenthalt derartige Anfälle nicht zu beobachten gewesen. Der Junge fühlt sich wohl, ist munter, blüht auf. Verstimmungszustände treten immer auf, sobald das Kind von der an sich rührenden Pflegemutter besucht wird und über das Wochenende nach Hause beurlaubt werden soll. So geschieht ein solcher Anfall z. B. auf dem Weg zum Bahnhof. Mehrfache EKG-Untersuchungen zeigten gelegentlich eine Bradykardie, die aber nie extreme Werte erreicht und auch bei Belastung nicht zu den geschilderten Symptomen führt. Die psychologische Untersuchung vermerkt, daß der Junge durch die anfallsartigen Zustände eine Entlastung vom Schulstress erfährt und eine besondere Zuwendung von den Pflegeeltern. Die anfallsartigen Zustände werden als stummer Protest gegen die elterliche Leistungsanforderung gewertet. Schließlich wird die körperliche Unterlegenheit des Patienten durch sein Vitium cordis angeführt und in seinem Ausweichen in die Anfälle eine Tendenz zur Selbstdestruktion gesehen.

Die primäre Vermutung, daß diese Anfälle kardialen Ursprungs sein mußten, konnte schließlich bestätigt werden durch die Registrierung extrem bradykarder Phasen mit Bewußtseinseintrübung in Langzeitableitungen des EKG und Bandaufzeichnungen über mehrere Tage hinweg und während Belastungen.

Im Beginn solcher Anfälle konnte eine Tachykardie eruiert werden, bestand ein totaler AV-Block, die Vorhoffrequenz lag um 72/min bei Belastung (50 Watt), verdoppelte sich, Kammerersatzfrequenzen lagen bei 55 und stiegen bei Belastung bis 86/min. Nachts traten bradykarde Phasen um 39/min auf. Unter kombinierter Therapie mit Novodigal und Astonin H konnten extrem bradykarde wie tachykarde Phasen vermieden werden. Der Blutdruck betrug 90/60. Der Patient wurde anfallsfrei.

Literatur beim Verfasser

Prof. Dr. D. Scheffner
Universitäts-Kinderklinik
Im Neuenheimer Feld 150
D-6900 Heidelberg

Monatsschr. Kinderheilkd. 128, 357–361 (1980)

Monatsschrift für
Kinderheilkunde
© by Springer-Verlag 1980

Indikationen zur Einleitung einer antiepileptischen Langzeittherapie

R. Kruse

Epilepsiezentrum Kork, Kehl-Kork

Die medikamentöse Epilepsie-Therapie ist ihrem Wesen nach eine Langzeittherapie, die selbst im günstigsten Fall, bei rasch erzielter Anfallsfreiheit, in der Regel über mindestens 3–4 Jahre konsequent durchgeführt werden muß.

Diese Therapie ist zwar, verglichen mit anderen medikamentösen Langzeittherapien, keineswegs besonders gefährlich und risikoreich. Antiepileptica sind aber differente Arzneimittel, die eingreifende Wirkungen, vor allem psychischer Art entfalten können – dies hat erst kürzlich eine Studie über Verhaltensstörungen unter Phenobarbital bei Kindern mit Fieberkrämpfen ergeben [18]. Daher muß eine strenge und saubere Indikationsstellung für eine solche medikamentöse Langzeitbehandlung angestrebt werden.

Um diese Indikation möglichst exakt zu stellen, müßten folgende Voraussetzungen erfüllt sein [1].

– eine gesicherte Epilepsie-Diagnose,

– die Kenntnis der Prognose der jeweiligen Epilepsieverlaufsform, und zwar mit medikamentöser Therapie und ohne solche Therapie,

– die Kenntnis des Risikos der medikamentösen Therapie.

Von diesen drei Voraussetzungen sind zwei in der Regel gegeben: Die *Diagnose Epilepsie* läßt sich meist sichern, auch das *Risiko der Therapie* mit ihren Nebenwirkungen und Komplikationsmöglichkeiten läßt sich gut abschätzen. Dagegen liegt keine ausreichende Kenntnis über die *Prognose mit und ohne Therapie* vor, läßt sich im Einzelfall nur schwer oder gar nicht abschätzen, wie die Epilepsie mit medikamentöser Therapie und wie sie wohl ohne eine solche Therapie verlaufen würde. Exakte Angaben darüber wären nur zu gewinnen durch systematische, prospektiv angelegte Untersuchungen. Solche Untersuchungen liegen nicht vor, sie sind auch in Zukunft nicht zu erwarten, da sie sich aus ethischen Gründen verbieten. Dennoch muß immer wieder die Entscheidung gefällt werden, ob die keineswegs indifferente medikamentöse Langzeittherapie jetzt begonnen wird oder ob noch ohne Medikation zugewartet werden soll.

Wenn im folgenden Empfehlungen für den Therapiebeginn gegeben werden, so können sich diese nicht stets auf exakte wissenschaftliche Erkenntnisse gründen. Sie basieren aber auf allgemeiner Erfahrung, d. h. auf dem weitgehenden Konsensus solcher Therapeuten, die sich auf die medikamentöse Epilepsie-Therapie spezialisiert haben [1, 3, 4, 6, 8–10, 13, 15].

Indikation zur Einleitung einer antiepileptischen Langzeitmedikation bei Gelegenheitskrämpfen

Gelegenheitskrämpfe können als „akute Epilepsie" aufgefaßt werden, da sie – wie z. B. die Infekt- oder Fieberkrämpfe – anläßlich der Gelegenheit einer fieberhaft verlaufenden Infektion auftreten. In der *Regel* besteht für solche Gelegenheitskrämpfe keine Indikation zur medikamentösen Langzeittherapie.

Das therapeutische Bemühen zielt vielmehr darauf ab, die „Gelegenheit" zu solchen Anfällen künftig zu vermeiden, soweit dies möglich ist, also z. B. durch Impfungen viralen Infektionskrankheiten vorzubeugen, nach hypoglykämischen oder hypocalcämischen Anfällen die Stoffwechsellage ausgeglichen zu halten, bei fieberhaften Infekten antipyretisch und, wenn nötig, antibakteriell zu behandeln, nach Fieberkrampf-Rezidiv nur zu Beginn und für die Dauer jedes künftigen Infektes prophylaktisch ein Antikonvulsivum zu geben, und zwar bis zum Ende des Infektkrampf-Alters, d. h. bis zum vollendeten 5. Lebensjahr. Für eine solche intermittierende antikonvulsive Therapie bei einfachen, unkomplizierten Infektkrämpfen hat sich allerdings Phenobarbital als nicht wirksam erwiesen. Zur Zeit ist eher die intermittierende Therapie von Diazepam-Suppositorien alle 8 Std zu empfehlen, wenn die rectale Temperatur über 38,5 °C ansteigt. Diese intermittierende rectale Diazepam-Gabe ist zumindest einer kontinuierlichen Phenobarbital-Prophylaxe ebenbürtig [7].

Eine *Ausnahme* von der Regel, bei Gelegenheitskrämpfen keine antikonvulsive Langzeittherapie durchzuführen, stellen die *komplizierten* oder *komplexen Infektkrämpfe* dar, worunter solche Fieberkrämpfe verstanden werden, die im Gegensatz zu den einfachen

Tabelle 1. Kriterien zur Unterscheidung zwischen einfachen und komplizierten Infektkrämpfen. Die komplizierenden Faktoren geben Indikationen zur Einleitung einer antikonvulsiven Langzeittherapie ab

Kriterium	Einfache Infektkr.	Kompliz. Infektkr.
1. Körpertemperatur rektal	>38,5 °C	<38,0 °C
2. Anfallsbild	Generalisiert-tonisch-klonisch	Fokal, ev. postiktale Parese
3. Anfallsdauer	Bis 15–20 min	>20 min
4. Intervall-EEG	Ohne Herd, ohne Spitzenpotentiale	Herdbefund, Spitzenpotentiale
5. Anfallszahl	1–4, nur 1 Krampf bei 1 Infekt	>3–4, >1 Krampf bei 1 Infekt
6. Alter beim 1. Anfall	6 Mon.–4 J.	<6 Mon.–>4 J.
7. Zerebrale Vorschädigung	Fehlt	Vorhanden
8. Familiäre Epilepsiebelastung mit	Einfachen Infektkrämpfen	Epilepsie

oder benignen Infektkrämpfen komplizierende Faktoren aufweisen, die die Prognose trüben und mit weitaus größerer Wahrscheinlichkeit als bei den benignen Infektkrämpfen einen Übergang in chronische Epilepsie erwarten lassen.

Tabelle 1 zeigt die Faktoren, die benigne zu komplizierten Infektkrämpfen machen. Bei benignen Infektkrämpfen beträgt die Wahrscheinlichkeit, daß sich eine chronische Epilepsie mit afebril auftretenden Anfällen entwickelt, 1–1,5%; sie ist damit 2- bis 3mal so hoch wie in der Gesamtpopulation (0,5%). Bei komplizierten Infektkrämpfen dagegen steigt das Risiko eines Übergangs in chronische Epilepsie bis auf 10% an [11, 12]. Daher geben die in Tabelle 1 aufgeführten komplizierenden Faktoren zugleich eine Therapie-Indikation ab, besonders dann, wenn sich mehrere solcher Faktoren bei einem Kind häufen, wobei den Faktoren „lange Anfallsdauer", „mehr als ein Krampf bei einem Infekt", „fokales Anfallsbild" (einschl. postparoxysmalen und interiktalen Herdveränderungen im EEG) und familiäre Belastung mit Epilepsie (nicht mit Gelegenheitskrämpfen!) besondere Bedeutung zukommt.

Als Antiepilepticum der I. Wahl für die Langzeittherapie bei komplizierten Infektkrämpfen ist weiterhin allein Phenobarbital zu empfehlen, wobei für die erste Einstellung zunächst nur Plasmakonzentrationen von 15–20 µg/ml angestrebt werden [7]. Erst wenn bei dieser Plasmakonzentration weitere Fieberkrampf-Rezidive auftreten, ist eine höhere Dosierung mit höheren Plasmakonzentrationen um 35–40 µg/ml angezeigt. Ob eines Tages Valproinat als Mittel der I. Wahl auf Grund seiner besseren psychischen Verträglichkeit das Phenobarbital bzw. die Medikamente der Phenobarbital-Gruppe (neben Phenobarbital Primidon und Barbexaclon) ersetzen wird [2, 4, 5], ist zum gegenwärtigen Zeitpunkt noch offen. Gegen die Verordnung von Valproinat besteht insbesondere im Säuglingsalter und im frühen Kleinkindalter wegen gelegentlich auftretender komatöser Zustände bei Monotherapie Bedenken, abgesehen davon, daß in letzter Zeit Meldungen über

hepatotoxische Effekte des Valproinat ernst genommen werden müssen. Phenytoin scheint bei Infektkrämpfen nicht wirksam zu sein. Die Spitzenposition des Phenobarbital als Mittel der I. Wahl für die kontinuierliche Langzeittherapie bei komplizierten Infektkrämpfen ist z. Z. unangefochten.

Indikation zur Einleitung bei beginnender chronischer Epilepsie

Ist die Diagnose Epilepsie gesichert, d. h. läßt sich ein anamnestisch angegebener Anfall als epileptisch klassifizieren und korrespondiert er mit einem abnormen EEG-Befund, so entsteht die Frage, ob bereits nach dem ersten und bisher einzigen Anfall mit einer antiepileptischen medikamentösen Langzeittherapie begonnen werden soll. Die gleiche Frage entsteht, wenn bisher nur sehr wenig Anfälle in sehr großen zeitlichen Abständen aufgetreten sind (sog. Oligo-Epilepsie).

Ist bisher nur ein einziger Anfall aufgetreten, so ist von einem streng klinischen Gesichtspunkt her die Diagnose einer chronischen Epilepsie noch gar nicht gegeben – ein Anfall macht noch keine (chronische) Epilepsie; Epilepsie im engeren Sinne ist definiert als chronisch-rezidivierendes cerebrales Anfallsleiden. Nimmt man aber das EEG als Kriterium hinzu und ergibt die im Intervall abgeleitete Hirnstromkurve einen abnormen Befund herdförmiger oder generalisierter Art, bestehen diese Veränderungen gar aus hypersynchroner Aktivität (sog. Krampfpotentialen), so läßt sich daraus auf eine erhöhte Anfallsbereitschaft schließen, muß von daher mit dem Auftreten weiterer epileptischer Anfälle und deshalb mit der Entwicklung eines chronisch-rezidivierenden cerebralen Anfallsleidens gerechnet werden.

Als *Regel* gilt, daß ein Anfall noch keine Therapie-Indikation darstellt, ebenso eine sehr niedrige Anfallsfrequenz von 2 Anfällen pro Jahr, auch wenn es sich dabei um große Anfälle handelt [6]. Diese Regel hat aber sicher nur beschränkte Gültigkeit. Die tägliche Praxis in einer Epilepsie-Sprechstunde erfordert so viele Ausnahmen von dieser Regel, daß man für solche Oligo-Epilepsien auch die gegensätzliche *Regel* aufstellen kann:

Der erste Anfall oder eine sehr geringe Anfallsfrequenz geben, besonders bei korrespondierendem interiktalem EEG-Befund, der die Diagnose einer beginnenden chronischen Epilepsie hinlänglich sichert, in der Regel eine Indikation zum Beginn einer antiepileptischen Langzeitmedikation ab.

Von dieser Regel kann in *Ausnahmefällen* abgewichen werden, z. B. bei einer primären generalisierten Oligo-Epilepsie mit Grand mal-Anfällen oder bei sehr geringer Anfallsfrequenz von Grand mal-Anfällen in Aufwachbindung, besonders, wenn diese starke exogene Auslösbarkeit zeigen, oder z. B. bei einer sog. benignen fokalen Oligo-Epilepsie des Kindesalter, besonders, wenn diese Anfälle eine Schlafbindung zeigen.

Die Entscheidung für oder gegen den Beginn einer antiepileptischen Langzeittherapie stellt sich also im Einzelfall ganz verschieden, z. B. bei einer sonst intakten 16jährigen Jugendlichen anders als für ein Kleinkind mit infantiler Cerebralparese oder für ein Schulkind mit benigner fokaler Epilepsie.

So wird man bei einer 16jährigen Jugendlichen, die ihren ersten Anfall als Aufwach-Grand mal-Anfall am Neujahrsmorgen nach häuslicher Silvesternachtfeier erlitten hat, nach Rücksprache mit den Eltern mit der Therapie noch warten können, zugleich aber auf die Dringlichkeit einer geregelten Lebensführung mit Alkoholverbot für die nächsten Jahre hinweisen. Bei einem Kleinkind mit infantiler Cerebralparese, z. B. mit spastischer Hemiplegie und kontralateralem epileptogenem Herd im EEG zentral, ist die Wahrscheinlichkeit eines rezidivierenden Anfallsleidens so groß, daß man sich eher zu einer medikamentösen Langzeittherapie entschließen wird als bei einem sonst intakten 8jährigen Schulkind, das seinen ersten fokal geprägten Anfall aus dem Schlaf heraus erlitten hat, das zwar ebenso wie das ICP-Kind einen epileptogenen Herd kontralateral-zentral zeigt, bei dem aber die Diagnose einer „benignen fokalen Epilepsie" gestellt und mit der Therapie noch gewartet werden kann.

In jedem Fall sollte der Arzt die Entscheidung für oder gegen den Therapiebeginn mit den Angehörigen des Kindes gemeinsam fällen und darauf drängen, die Verantwortung gemeinsam zu tragen – eine Gelegenheit, Partnerschaft zwischen Arzt und Patient bzw. Angehörigen zu praktizieren.

Indikation für den Therapie-Beginn bei drohender chronischer Epilepsie

Unter „drohender Epilepsie" werden alle *Zustände nach akuter Hirnschädigung* verstanden, bei denen prognostisch mit nicht geringer Wahrscheinlichkeit zu rechnen ist, daß sich eine chronische Epilepsie entwickeln wird. Es handelt sich demnach um Residual-

syndrome nach traumatischen, operativen oder entzündlichen Hirnläsionen, gleichgültig, ob die akute Phase der Hirnerkrankung bereits von Gelegenheitskrämpfen bzw. „Früh-Anfällen" begleitet war oder nicht, gleichgültig aber auch, ob als Teil des Residualsyndroms ein abnormer EEG-Befund nachweisbar ist oder nicht und ob dieser EEG-Befund aus hypersynchroner Aktivität oder aus anderen Befunden besteht.

Soll nach schweren Encephalitiden, nach offenen und gedeckten Hirnverletzungen, nach Hirnoperationen, besonders im Großhirnbereich, eine medikamentöse Langzeittherapie prophylaktisch durchgeführt werden, und wenn ja, wie lange?

Als *Regel* gilt, nach allen *penetrierenden Hirnverletzungen*, besonders solchen im Bereich der zentroparietalen Region, und nach allen *Hirnabszeß-Operationen* eine prophylaktische Behandlung über 2 Jahre mit Phenytoin durchzuführen, da bei diesen beiden Schädigungen die Wahrscheinlichkeit, eine Narbenepilepsie zu entwickeln, mit 40–60% am höchsten ist.

Diese Regel kann nicht ausgedehnt werden auf sämtliche Fälle von gedeckten Hirnkontusionen und sämtliche Fälle von postencephalitischen Residualsyndromen psychischer oder neurologischer Art.

Insbesondere nach *gedeckten Hirnkontusionen* kann die Entscheidung für oder gegen eine 2jährige antiepileptische Phenytoin-Therapie differenzierter gefällt werden nach folgenden Kriterien: nach dem Auftreten von epileptischen Frühanfällen und von nichtepileptischen Streckkrämpfen und nach dem EEG-Befund. Wird die akute hirntraumatische Reaktion von rezidivierenden epileptischen Anfällen innerhalb der ersten Woche begleitet, besteht eine Wahrscheinlichkeit von 20–30%, eine posttraumatische Spätepilepsie zu entwickeln, die sich überwiegend in den ersten beiden posttraumatischen Jahren manifestieren wird – ohne Frühanfälle beträgt das Risiko nur 1% [16].

Gleich hoch ist das Risiko, wenn nicht-epileptische Streckkrämpfe im Rahmen eines sekundären Mittelhirnsyndroms beobachtet werden [14]. Reift im EEG ein postkontusioneller epileptogener Herd heran, ist ebenso eine Indikation zur prophylaktischen 2jährigen Therapie gegeben, auch wenn keine epileptischen Frühanfälle aufgetreten sind. In der Regel geht die Entwicklung eines epileptogenen Herdes im EEG der Erstmanifestation einer chronischen posttraumatischen Epilepsie voraus; daher sind routinemäßige EEG-Kontrollen alle 3 Monate angezeigt. Weitere Faktoren, die das Risiko für eine spätere posttraumatische Epilepsie erhöhen, sind langdauernde Bewußtlosigkeit (mehr als 24 Std), lokale Hirnkontusionszeichen, Basisfraktur und familiäre Epilepsiebelastung [14].

Gleich differenzierte Aussagen können zur Epilepsie-Wahrscheinlichkeit nach Encephalitiden nicht gemacht werden. Für Kinder gilt global eine Epilepsie-Wahrscheinlichkeit von 20%, dennoch wird hier eine medikamentöse Epilepsie-Prophylaxe nicht empfohlen, da deren Effektivität ganz umstritten ist.

Therapie-Indikation bei latenter Epilepsie

Unter „latenter Epilepsie" wird der Nachweis von *hypersynchroner Aktivität* („Krampfaktivität") *im EEG verstanden, ohne daß bisher epileptische Anfälle* manifest geworden sind. Je nachdem, ob diese hypersynchrone Aktivität herdförmig oder in Form generalisierter Muster ausgeprägt ist, wird von partieller (fokaler) oder generalisierter latenter Epilepsie gesprochen.

Nur teilweise deckt sich dieser Begriff mit dem der „drohenden Epilepsie", dann nämlich, wenn bei Residualsyndromen posttraumatischer oder postencephalitischer Art hypersynchrone Aktivität im EEG gefunden wird.

Die Wahrscheinlichkeit, herdförmige EEG-Befunde bei Kontrolluntersuchungen nach akuten Hirnschädigungen zu erheben, ist nicht gering und daher auch nicht überraschend. Wird dagegen ein fokales oder generalisiertes Merkmal hypersynchroner Aktivität im EEG außerhalb solcher Kontrolluntersuchungen, gleichsam als Zufallsbefund, festgestellt, ist die Überraschung groß. Oft sind es dann Kinder, bei denen wegen Kopfschmerzen, banaler Kopftraumen, psychomotorischer und sprachlicher Entwicklungsstörungen, minimaler cerebraler Dysfunktion, Schulschwierigkeiten und Verhaltensauffälligkeiten eine EEG-Untersuchung veranlaßt wird und die dann mit der unglücklichen Diagnose einer latenten Epilepsie etikettiert werden.

Als *Regel* gilt, daß solche latenten Epilepsien im engeren Sinne keine Therapie-Indikation darstellen, und zwar auf Grund folgender Argumente:

– Das EEG sagt nichts darüber aus, ob tatsächlich sich eines Tages eine Epilepsie manifestieren wird und wenn ja, wann dies der Fall sein wird.

– Das EEG kann zwar etwas über die Wahl der geeigneten Medikamentengruppe aussagen, je nachdem ob sich fokale oder generalisierte hypersynchrone EEG-Merkmale zeigen, aber das EEG gibt kein Kriterium ab, wie hoch dosiert und wie lange therapiert werden muß.

– Latente subklinische hypersynchrone Aktivität im EEG schadet dem Gehirn in der Regel nicht (*Ausnahmen*: latente, kontinuierliche oder fast kontinuierliche generalisierte hypersynchrone Aktivität als Hypsarhythmie oder als Spike-wave-Variantmuster, „subklinischer hirnelektrischer Status").

– Ohne manifeste Epilepsie läßt sich auf Dauer der Patient bzw. lassen sich die Angehörigen nur schwer motivieren, eine antiepileptische medikamentöse Langzeittherapie durchzuhalten.

Ausnahmen von dieser Regel sind Kleinkinder mit latenter Epilepsie, die an einer spastischen Form der infantilen Cerebralparese leiden, bei denen die Epilepsie-Quote hoch ist (bis zu 60% bei Hemiplegien, bis zu 40% bei Di- und Tetraplegien). Gleiches gilt für Kinder mit den EEG-Merkmalen Hypsarhythmie, multiple epileptogene Foci und kombiniertem Herdbefund. Bei Säuglingen mit Hypsarhythmie ist eine Epilepsie-Manifestation, wenn sie nicht bisher übersehen worden ist, mit an Sicherheit grenzender Wahrscheinlichkeit in nächster Zeit zu erwarten. Aber auch die Kinder, bei denen wiederholt mehr als ein epileptogener Herd im EEG lokalisiert werden muß oder die kombinierte Herdbefunde aufweisen, haben eine so hohe Manifestationsrate, daß eine prophylaktische antiepileptische Therapie wie bei manifester fokaler Epilepsie gerechtfertigt ist.

Therapie-Indikation bei maskierter Epilepsie

Unter „maskierter Epilepsie" [17] hat man Fälle mit sehr unterschiedlichen, stets aber *periodisch und paroxysmal auftretenden Symptomen* und *Beschwerdebildern* zusammengefaßt, die zwar nicht bekannten und charakteristischen Anfallssyndromen zugeordnet werden können, aber dennoch als *epileptische „Äquivalente"* gedeutet werden, insbesondere wegen eines abnormen EEG. Die *EEG-Befunde* sind allerdings meist ebenso *uncharakteristisch* und umfassen nur ausnahmsweise hypersynchrone Aktivität (solche Fälle wären dann einer „latenten Epilepsie" zuzuordnen). Häufiger sind unspezifische EEG-Befunde wie diffuse Allgemeinveränderungen, paroxysmale Störungen oder nur besonders starke HV-Veränderungen. Diese EEG-Befunde sind folgenden klinischen Bildern zugeordnet worden: Nabelkoliken, periodisches Erbrechen, Enuresis, Pavor nocturnus, Synkopen, paroxysmale Tachycardien, episodische Fieberzacken, periodische Verhaltensstörungen usw. Vorwiegend handelt es sich um ältere Kleinkinder und Schulkinder, die nach Ausschluß einer anderen somatischen Erkrankung mit dieser fragwürdigen Epilepsie-Diagnose versehen werden [17]. Davor muß nachdrücklich gewarnt werden.

Als *Regel* gilt, daß der Verdacht auf eine solche „maskierte Epilepsie" keine Therapie-Indikation darstellt.

Man sollte sich davor hüten, unkritisch und vorzeitig eine Korrelation zwischen einem beliebigen, abnorm gedeuteten EEG-Merkmal und einem solchen episodischen oder paroxysmalen Beschwerdebild herzustellen. Wenn das Kind ordnungsgemäß untersucht ist, wozu nicht nur ein artefaktfrei abgeleitetes Wach-EEG, sondern auch ein spontanes Schlaf-EEG gehört, das von einem in klinischer Elektroencephalografie des Kindesalter Erfahrenen ausgewertet worden ist, dann ist heutzutage das Risiko, eine Epilepsie zu übersehen, viel geringer als das Risiko, durch ein womöglich falsch interpretiertes EEG eine Epilepsie zu konstruieren mit allen schlimmen Konsequenzen, vor allem psycho-sozialer Art [1]. Es kann zwar eine dankbare Aufgabe sein, solche Fehldiagnosen aufzulösen, den Patienten allein dadurch zu bessern oder gar zu „heilen", daß man ihm die überflüssige antiepileptische Medikation absetzt und ihn von deren Nebenwirkungen befreit. Dem Kind wäre aber mehr gedient, wenn solche „Pseudo-Epilepsie"-Diagnosen gar nicht erst gestellt würden. Allerdings, wenn die Demaskierung verdächtiger klinischer Symptome als psychomotorische Anfälle, als isolierte Auren, als simple Absenzen, als milde iktogene Dämmerzustände oder sog. Petit mal-Staten nicht gelingt, das Kind aber konstant spezifische EEG-Veränderungen zeigt, dann muß ausnahmsweise ex juvantibus der Versuch gemacht werden, beispielsweise eine periodische Verhaltensstörung durch Antiepileptica zu beeinflussen. Dieser Versuch sollte zunächst zeitlich auf etwa 2–3 Monate beschränkt bleiben und im Gegenversuch kritisch geprüft werden. Verschwindet unter der antiepileptischen Therapie das klinische Symptom, sollte erst durch Weglassen der Medikation die Gegenprobe gemacht werden, ehe eine Langzeittherapie durchgeführt wird.

Zusammenfassung

1. Bei Infektkrämpfen als „akuter Epilepsie" ist eine Indikation zur Durchführung einer antiepileptischen Langzeittherapie nur gegeben, wenn es sich um *komplizierte Infektkrämpfe* handelt. Komplizierende Faktoren sind u. a. zu frühes oder zu spätes Alter beim ersten Infektkrampf, Zahl der Infektkrämpfe, lange Krampfdauer, fokales Anfallsbild, cerebrale Vorschädigung, pathologisches EEG, familiäre Epilepsiebelastung.

2. Bei *Oligo-Epilepsien* oder wenn bisher nur ein Anfall aufgetreten ist, ist das Für und Wider einer medikamentösen Langzeittherapie in jedem Einzelfall sorgfältig abzuwägen, psychologische und soziale Faktoren geben oft den Ausschlag.

3. Bei *drohender Epilepsie* ist eine Indikation nach allen penetrierenden Hirnverletzungen oder Hirnoperationen im Großhirnbereich, besonders zentro-parietal gegeben, nach gedeckten Hirnkontusionen nur, wenn epileptische Frühanfälle und bzw. oder nichtepileptische Streckkrämpfe (als Teil eines Mittelhirnsyndroms) aufgetreten sind oder im EEG ein postkontusioneller epileptogener Herd entsteht; auch mehr als einen Tag anhaltende Bewußtlosigkeit, lokale Kontusionszeichen, Schädelbasisfrakturen, familiäre Epilepsie-Belastung sind Faktoren, die besonders in Kombination untereinander und mit den erstgenannten Faktoren die Wahrscheinlichkeit einer posttraumatischen chronischen Epilepsie stark erhöhen.

4. Bei *latenter Epilepsie* besteht in der Regel keine Indikation zur Langzeitmedikation mit wenigen Ausnahmen: latente Hypsarhythmie, multiple oder kombinierte epileptogene Herdbefunde im EEG.

5. Bei *maskierter Epilepsie* ist in der Regel ebenfalls keine Therapie-Indikation gegeben. Nur ausnahmsweise, wenn die Demaskierung von periodischen oder paroxysmal auftretenden uncharakteristischen Symptomen oder Syndromen als Epilepsie-Manifestation nicht gelingt, kann ein zeitlich beschränkter Therapie-Versuch gemacht werden, der im Gegenversuch durch Absetzen der Therapie kritisch überprüft werden muß, ehe eine jahrelange Medikation durchgeführt wird.

Literatur

1. Doose, H.: Indikationen zur Einleitung und Beendigung einer antiepileptischen Therapie im Kindesalter. In: Epilepsie. Kruse, R. (Hrsg.). Stuttgart: Thieme 1971
2. Cavazzuti, G.B.: Epilepsia 16, 647 (1975)
3. Fichsel, H.: Mat. Med. Nordm. 28, 275 (1976)
4. Hanefeld, F.: DBÄ 16, 277 (1979)
5. Herbaut, M.: Ars Medici 27, 1137 (1972)
6. Janz, D.: Indikationen zur Einleitung und Beendigung einer antiepileptischen Therapie bei Jugendlichen und Erwachsenen. In: Epilepsie. Kruse, R. (Hrsg.). Stuttgart: Thieme 1971
7. Knudsen, F.U., Vestermark, S.: Arch. Dis. Child. 53, 660 (1978)
8. Kruse, R.: Die Epilepsien des Kindesalters. In: Neuropädiatrie. Matthes, A., Kruse, R. (Hrsg.), S. 418. Stuttgart: Thieme 1973
9. Kruse, R.: Schweiz. Rundschau Med. (Praxis) 66, 1359 (1977)
10. Matthes, A.: Epilepsie. Diagnostik und Therapie für Klinik und Praxis, 3. Aufl. Stuttgart: Thieme 1977
11. Nelson, K.B., Ellenberg, J.H.: N. Engl. J. Med. 295, 1029 (1976)
12. Nelson, K.B., Ellenberg, J.H.: Pediatrics 61, 720 (1978)
13. Palm, D.: Dtsch. Ärztebl. 76, 795 (1979)
14. Ritz, A., Emrich, R., Jacobi, G.: Die posttraumatische Epilepsie im Kindesalter. Referat auf der 3. Jahrestagung der Gesellschaft für Neuropädiatrie, München 1977
15. Scheffner, D.: Gelegenheitskrämpfe. In: Neuropädiatrie. Matthes, A., Kruse, R. (Hrsg.) S. 426. Stuttgart: Thieme 1973
16. Stöwsand, D.: Paresen und epileptische Reaktionen im Initialstadium des Hirntraumas. Stuttgart: Thieme 1971
17. Wallis, H.R.: Masked epilepsy. Edinburgh, London: Livingstone 1956
18. Wolf, S.M., Forsythe, Ph.D.: Pediatrics 61, 728 (1978)

Prof. Dr. R. Kruse
Epilepsiezentrum Kork
D-7640 Kehl-Kork

Monatsschr. Kinderheilkd. 128, 362–364 (1980)

Monatsschrift für
Kinderheilkunde
© by Springer-Verlag 1980

Kontrollierte antiepileptische Therapie mit Hilfe von Blutspiegelbestimmungen

D. Schmidt

Abteilung für Neurologie, Klinikum Charlottenburg der Freien Universität Berlin

Kontrollierte Epilepsiebehandlung heißt, daß Patient und Arzt über die für eine optimale Therapie notwendigen und sinnvollen Informationen verfügen. Das Ziel der Therapie heißt ja Anfallsfreiheit ohne unerwünschte Wirkungen der Antiepileptika. Um dieses Ziel erreichen zu können, stehen einige einfache Hilfsmittel der Epilepsie-Therapie zur Verfügung, welche eine Kontrolle der Einnahme und der Pharmakokinetik der Antiepileptika sowie der Wirkung der Medikamente erlauben.

Gehen wir doch von einem Patienten aus und verfolgen dessen Behandlung. Sind sich Patient und Arzt einig, daß es sich um eine Epilepsie handelt, die medikamentös behandelt werden muß, ist das Therapieziel in Übereinstimmung definiert und das geeignete Medikament ausgewählt, so kann eine Pharmakotherapie beginnen.

Einnahme

Noch vor einigen Jahren hätte man die Verordnung der Medikamente entweder gar nicht erwähnt oder zumindest nur als eine unproblematische Einleitung. Heute wissen wir jedoch, daß bis zu einem Drittel aller ambulanter Patienten die ärztliche Verordnung nicht befolgen, das heißt die verordnete Dosis nicht vollständig einnehmen. Die Nichteinnahme ist zu erkennen an einer in bezug auf die verordnete Dosis statistisch deutlich zu niedrigen oder aber stark zwischen niedrigen und hohen Werten schwankenden Plasmakonzentration der Antiepileptika (Tabelle 1). Die stark schwankenden Konzentrationen entstehen dadurch, daß der Patient gelegentlich eine Tablette zusätzlich einnimmt. Wenn auch noch eine Reihe anderer Ursachen für zu niedrige Plasmakonzentration in Frage kommen, so ist doch die Nichteinnahme bei ambulanten Patienten die häufigste Ursache und sollte zunächst erwogen werden. Man kennt eine Reihe von Bedingungen, welche die regelmäßige Einnahme von Antiepileptika fördern. Hierzu gehören klare Anweisungen des Arztes, welches Medikament in welcher Dosis wie oft am Tag eingenommen werden soll; hierzu ist eine schriftliche Anleitung nützlich. Je höher die Zahl der verschiedenen Medikamente und je höher die Zahl der Einzeldosen ist, desto unwahrscheinlicher wird die regelmäßige Einnahme. Dies ist ein Argument, ein Antiepileptikum auszudosieren, bis Anfallsfreiheit oder unerwünschte Wirkungen auftreten, und weiterhin ein Argument, möglichst das Antiepileptikum in einer einzelnen Tagesdosis zu verabreichen. Das ist wegen der langen biologischen Halbwertszeit von mehr als einem Tag bei durchschnittlichen Gesamtmengen mit Phenytoin, Phenobarbital und Ethosuximid möglich ohne klinisch wesentliche Fluktuationen der Plasmakonzentration innerhalb von 24 Std (Tabelle 1). Andere Antiepileptika hingegen, wie Di-

Tabelle 1. Klinisch-pharmakologische Daten einiger Antiepileptika (Schmidt, 1977)

Medikament	Tagesdosis			Tage bis Gleich-gewichtskonzen-tration (steady-state) erreicht ist	Plasmakonzentration (µg/ml)	
	mg	Zahl der Einzeldosen	mg/kg Körpergewicht		Bereich	Durchschnittlicher Wert
Phenytoin	300	1	5–6 Erwachsene 7–8 Kinder	5–10	5–25	10
Phenobarbital	200	1	2–3	14–21	5–40	28
Primidon	1000	2–3	10–15	4–8	5–20	11
Phenobarbital als Primidonmetabolit					5–40	35
Carbamazepin	1200	3	15–20	2–4	3–12	6
Dipropylazetat	1200	3	15–20	4–8	10–140	60
Ethosuximid	1000	1	15–20	4–8	40–130	50

propylazetat, Carbamazepin oder Primidon, werden wegen ihrer kürzeren biologischen Halbwertszeit auf drei Einzeldosen verteilt.

Eine regelmäßige Einnahme der Medikamente ist dann am ehesten zu erwarten, wenn die Einnahme möglichst wenig mit dem Tagesablauf des Patienten interferiert. Daraus folgt, daß der Zeitpunkt und die Verteilung der Dosis individuell festgelegt werden können, möglichst an stereotype tägliche Handlungen gekoppelt, z. B. an das Frühstück oder das Abendessen. Die Selbstkontrolle der vollständigen Einnahme durch den Patienten oder seine Eltern wird möglich durch die Benutzung eines Tablettendöschens, in das abends die Gesamtdosis des folgenden Tages eingefüllt wird; auf diese Weise kann am darauffolgenden Abend schnell kontrolliert werden, ob alle Tabletten entnommen wurden und notfalls können diese noch nachträglich eingenommen werden. Dieses so einfache Hilfsmittel unterstützt die regelmäßige Einnahme. In der Sprechstunde fragen Sie den Patienten, wie viele Tabletten welcher Antiepileptika sich z. Z. in der Dose befinden. Schaut der Patient dann nach, wird man häufig erleben, daß sich dort entweder zu viele, oder ebenso suspekt, zu wenige Tabletten befinden. Hieran wird sich ein Gespräch über Nutzen und Notwendigkeit der vollständigen Einnahme anschließen können.

Eine unvollständige Einnahme kann auch ein Zeichen eines Widerstandes gegen eine Behandlung und gelegentlich auch gegen die Epilepsie oder das Kranksein i. allg. sein. Hat man nun ein solches Gespräch geführt, kann man nach ein bis zwei Wochen den Erfolg der Beratung messen, indem man die Plasmakonzentration des Medikamentes bestimmen läßt. Ist sie angestiegen bei gleicher verordneter Dosis, ist eine vorherige Nichteinnahme wahrscheinlich. Das Intervall von einer bis zwei Wochen ist notwendig, weil das vier- bis fünffache der biologischen Halbwertszeit eines Medikamentes verstreichen muß, bis sich Einnahme und Ausscheidung des Medikamentes im Gleichgewicht befinden und eine sog. Gleichgewichtskonzentration erreicht ist (Tabelle 1). Da die biologische Halbwertszeit von Phenytoin ein Tag und von Phenobarbital vier Tage beträgt, ist ein Intervall von vier bis fünf Tagen bzw. 16 bis 20 Tagen abzuwarten, bis sich eine neue Dosis von Phenytoin oder Phenobarbital vollständig im Körper ausgepegelt hat (Tabelle 1).

Pharmakokinetik

So gelangt nun ein bestimmter Prozentsatz der applizierten Dosis in das Blut und von dort an den Wirkort, nämlich das Gehirn. Da die Absorption, die Verteilung, die Biotransformation und die Ausscheidung der Antiepileptika von Patient zu Patient verschieden sind, kommt ein für die Kontrolle der Behandlung erschwerender Faktor dazu, nämlich, daß man von der eingenommenen Dosis nicht auf die tatsächlich individuell vorhandene Plasmakonzentration schließen kann.

Weiterhin sind auch bei dem einzelnen Patienten Veränderungen der Pharmakokinetik durch physiologische oder pathologische Faktoren nachzuweisen. Zu diesen Faktoren gehören u. a. alterabhängige Änderungen der Pharmakokinetik, der Einfluß von Biorhythmen, zusätzliche Erkrankungen sowie die Wirkung anderer Medikamente und verschiedener Umweltnoxen. Trotz gleichbleibender Dosis kann eine Änderung der Pharmakokinetik die Plasmakonzentration erheblich beeinflussen.

Da nun aber die Wirkung von Antiepileptika mit der Höhe der Plasmakonzentration zunimmt, ist es sinnvoll, die Plasmakonzentration zu kennen, um bei *nicht* anfallsfreien Patienten zu unterscheiden, ob eine weitere Dosiserhöhung notwendig, überflüssig oder gar gefährlich ist.

Hat ein Patient mit niedrigen Plasmakonzentrationen noch Anfälle trotz regelmäßiger Einnahme, wird man die Dosis erhöhen. *Bei der Dosiserhöhung* ist darauf zu achten, daß *Phenytoin* im Gegensatz zu anderen Antiepileptika wie Phenobarbital, Ethosuximid oder Dipropylazetat *keine lineare Pharmakokinetik* besitzt, das heißt, daß die Plasmakonzentration nicht proportional zur Dosis ansteigt, also bei doppelter Dosis nicht eine doppelt so hohe Plasmakonzentration zu erwarten ist, sondern daß ab einer Dosis von 4 mg/kg bzw. Plasmawerten ab 10 µg/ml die Dosis nur noch in 50 mg-Schritten erhöht werden sollte, bei Plasmawerten ab 15 µg/ml nur noch in 25 mg-Portionen, da sonst ein zu hoher Anstieg der Plasmakonzentration die Gefahr einer Intoxikation mit sich bringt. Man wird die Dosis erhöhen, bis der Patient anfallsfrei ist oder unerwünschte Wirkungen zeigt.

Die Plasmakonzentration läßt sofort erkennen, ob der Wert nicht bereits so hoch ist, daß bald eine Intoxikation zu erwarten ist, bzw. so niedrig ist, daß unbedingt die Dosis erhöht werden muß. Die Erfahrung, daß bei einzelnen Patienten die antiepileptische Wirkung mit ansteigender Plasmakonzentration zunimmt, führte dazu, viele derartige Erfahrungen mit verschiedenen Medikamenten und unterschiedlichen Anfällen zusammenzutragen und dann daraus sog. therapeutische Bereiche abzuleiten, das heißt Plasmakonzentrationen, oberhalb deren die Majorität der untersuchten Patienten anfallsfrei wurde oder zumindest deutlich weniger Anfälle zeigte (Tabelle 2). Diese Richtlinien gelten selbstverständlich nur für nicht anfallsfreie Patienten.

Daher wird man bei einem Patienten, der ohne unerwünschte Wirkungen das Therapieziel erreicht hat, auch bei Werten unterhalb des therapeutischen Bereiches keinesfalls die Dosis erhöhen, da dieser Patient bereits individuell optimal ausdosiert ist.

Eine weitere Indikation, die Plasmakonzentrationen zu kontrollieren, ist der Verdacht auf unerwünschte Wirkungen. Man hat wiederum die Erfahrung gemacht, daß ab einer bestimmten Plasmakonzentration die Majorität der Patienten beginnt, unerwünschte Wirkungen zu zeigen (Tabelle 3). Die Kenntnis der

Tabelle 2. Therapeutische Plasmakonzentrationen einiger Antiepileptika (Schmidt, 1977)

Medikament	Bereich der therapeutischen Werte (µg/ml)
Phenytoin	>10 (3–23)
Phenobarbital	>20 (10–40)
Carbamazepin	> 4 (4–8)
Ethosuximid	>40 (30–120)

Tabelle 3. Toxische Plasmakonzentrationen einiger Antiepileptika (Schmidt, 1977)

Medikament	Bereich der toxischen Werte (µg/ml)
Phenytoin	> 20–25
Phenobarbital	> 50
Primidon	> 20
Carbamazepin	> 8
Ethosuximid	>100

Plasmakonzentration hilft hierbei, bei Einnahme mehrerer Medikamente, das für die Intoxikation verantwortliche Medikament herauszufinden; bei Einnahme eines Medikamentes dient die Bestimmung zur Bestätigung der Diagnose. Gleichzeitig hat man dann einen Ausgangswert für die allmähliche Reduktion der Dosis.

Es hat sich bewährt, auch während einer erfolgreichen Therapie die Plasmakonzentrationen in mehrmonatigen Abständen zu bestimmen. Es zeigt sich nämlich, daß auf diese Weise die Regelmäßigkeit der Einnahme erhöht wird; zudem können schleichend beginnende Intoxikationen erkannt werden. Bei Kindern und Jugendlichen sollten wegen der pharmakokinetischen Besonderheiten und der Gewichtszunahme mindestens jährlich die Plasmakonzentrationen kontrolliert werden.

Schließlich ist es sinnvoll, auch die Qualität der Antiepileptikabstimmung zu kontrollieren. Dies geschieht durch interne und externe Qualitätskontrollen. Man sollte keinem Labor vertrauen, das sich nicht regelmäßig kontrollieren läßt.

Doch kehren wir nun zu unserem Patienten zurück. Bestehen trotz durchschnittlicher oder hoher Plasmakonzentrationen weiterhin Anfälle, so ist es nunmehr notwendig, sich zu vergewissern, warum die Wirkung des Antiepileptikum ausgeblieben ist.

Wirkung

Die Kontrolle der Wirkung setzt voraus, daß der Arzt die Häufigkeit und die Verteilung sowie die einzelnen Anfallssymptome der Anfälle seines Patienten erfragt. Der Arzt vergewissert sich bei jedem Besuch anhand des Anfallskalenders, in dem der Tag, der ungefähre Zeitpunkt sowie die Art des Anfalls unterschieden werden, über die Häufigkeit und die Verteilung der einzelnen Anfallstypen. Falls *trotz hoher Plasmakonzentrationen noch Anfälle* auftreten, kommen mehrere Möglichkeiten in Betracht. Man fragt sich: handelt es sich noch um epileptische Anfälle oder sind es nicht hysterische Anfälle oder treten sowohl epileptische wie auch hysterische Anfälle auf, was gar nicht selten vorkommt und eine *weitere Abklärung* in einer Epilepsiesprechstunde oder einer Spezialklinik erfordert?

Eine weitere Ursache der Persistenz von Anfällen liegt in der Tatsache, daß das *Medikament* trotz optimaler Plasmakonzentration *nicht geeignet* ist und ein anderes Medikament ausgewählt werden muß. In diesem Fall wird man unter allmählicher Zugabe des zweiten Medikamentes überlappend das erste Medikament reduzieren, schließlich absetzen und das zweite Medikament ausdosieren. Dabei wird man es vermeiden, zwei Medikamente gleichzeitig in der Dosis zu ändern. Man wird darauf achten, daß man den Erfolg der jeweiligen Dosisänderung erst nach Erreichen der Gleichgewichtskonzentration beurteilt.

Vorteilhaft ist es noch, unter ambulanten Bedingungen die Antiepileptika allmählich, das heißt um ein Drittel der Dosis pro 1–3 Monaten zu reduzieren, um keinen Entzugsanfall oder gar einen Entzugs-Grand mal-Status zu provozieren. Ebenso gilt übrigens, daß ein allmählicher Aufbau der Medikation mit einer Steigerung von einer Tablette pro Woche, bei Primidon eine Viertel Tablette alle drei Tage, das Risiko von Überempfindlichkeitsreaktionen und initialen Überdosierungen reduziert. Schließlich ist auch daran zu denken, daß die Persistenz von Anfällen trotz optimaler Plasmakonzentration ein Hinweis auf eine bislang nicht als symptomatisch erkannte Epilepsie sein kann. Daher ist in diesen Fällen eine erneute Abklärung der Ätiologie einschließlich einer Computer-Tomographie sinnvoll.

Eine weitere therapeutisch beeinflußbare Ursache der Persistenz von Anfällen liegt darin, daß der Patient zwar seine Medikamente einnimmt, aber anfallsauslösende Faktoren wie Schlafentzug nicht meidet; gelegentlich lassen auch psychische Konflikte den Patienten nicht zur Ruhe kommen. Hier ist ebenfalls die Abklärung dieser anfallsauslösenden Ursachen angezeigt. Zur Kontrolle der Wirkung des Medikamentes im Intervall oder bei Patienten, deren Angaben über die Anfälle nicht sicher sind, dient das EEG. Man wird, da spezifisch epileptische Potentiale ein Indikator für die Aktivität der Epilepsie des Patienten sein können, nach Einordnung in das klinische Gesamtbild und soweit dies ohne unerwünschte Wirkung möglich ist, ausdosieren, so daß auch das EEG unauffällig wird. Schließlich wird jeder Besuch des Patienten mit der festen Vereinbarung für den Wiedervorstellungstermin enden.

Literatur

Schmidt, D.: Nervenarzt **48**, 183 (1977)
Schmidt, D.: Behandlung von Epilepsien. Stuttgart: Thieme 1980 (im Druck)

Dr. D. Schmidt
Abteilung für Neurologie
Klinikum Charlottenburg
der Freien Universität
Spandauer Damm 130
D-1000 Berlin 19

Monatsschr. Kinderheilkd. 128, 365–369 (1980)

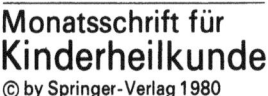

Monatsschrift für
Kinderheilkunde
© by Springer-Verlag 1980

Das Anfalls-Kind in Familie und Schule

A. Rett

Abteilung für entwicklungsgestörte Kinder und Ludwig Boltzmann-Institut zur Erforschung kindlicher Hirnschäden, Neurologisches Krankenhaus der Stadt Wien-Rosenhügel (Vorstand: Prof. Dr. A. Rett)

Man ist versucht, die Bibel zu zitieren und zu sagen „im Anfang war das Wort". Unter Wort ist hier eine Diagnose zu verstehen, die ihrerseits im Wort Epilepsie liegt. Und nur wer den angstvoll fragenden Blick der Eltern kennt, mit dem sie die Aussage des Arztes erwarten, den sie zum ersten Anfall ihres Kindes rufen mußten, weiß um das Gewicht dieses Wortes, um seine Bedeutung für das weitere Schicksal des Kindes und seiner Familie. Die Frage „ist es Epilepsie?" beherrscht in diesem Moment gleichsam die Szene, und die Antwort darauf ist von geradezu existentieller Bedeutung, wenn man weiß, wie sehr heute noch, auch in unserer scheinbar aufgeklärten Bevölkerung, das Wort Epilepsie sich immer noch mit Zungenbiß, Untersichlassen und Demenz deckt und mit dem Stempel der Hoffnungslosigkeit versehen ist.

Nun, der Erfahrene weiß, daß das Schlagwort „Epilepsie ist heilbar" für einen gewissen Prozentsatz anfallskranker Kinder zutrifft, daß viele von ihnen tatsächlich anfallsfrei leben und existieren können. Trotzdem, das oder die Allheilmittel gibt es immer noch nicht, und trotz großer Fortschritte auf diagnostischem, pharmakologischem und therapeutischem Gebiet wissen wir, daß es heute noch eine Gruppe von Problem-Kindern gibt, deren physische und psychische Existenz gefährdet und deren und derer Familien-Leben unter größten Belastungen steht.

Es ist fast immer die erste Konfrontation der Angehörigen mit dem Phänomen Anfall, die den weiteren Weg entscheidet. Hier kann es kein Verniedlichen oder Verdrängen auf der einen Seite, darf es aber auch keinen Stoß in bodenlose Hoffnungslosigkeit auf der anderen Seite geben. In einer umfassenden klinisch-psychologischen Abklärung ist die Diagnose zu erstellen, der optimale therapeutische Weg zu suchen und die Prognose als Resultante aller Überlegungen mit Behutsamkeit in den Raum zu stellen und dabei die Möglichkeiten der Therapie, aber auch ihre Grenzen aufzuzeigen. Das anfallskranke Kind und seine Familie braucht nicht nur Therapie, sie brauchen das, was in dem vielleicht altmodischen Wort Betreuung enthalten ist. Behandlung und Beratung, Führung und Aufklärung, Rat und Hilfe in fast allen Lebenslagen; denn

welche Dimension des Lebens ist durch das Anfallsgeschehen nicht betroffen? Vorsicht im Gebrauch des Wortes Epilepsie oder epileptisch ist also geboten, doch gibt es auch Eltern, die sich auf die Realität des Anfalls partout nicht einstellen wollen und so auch nicht bereit sind, die nötigen Maßnahmen konsequent zu verwirklichen; die von Arzt zu Arzt rennen, bis sie endlich denjenigen finden – und man findet ihn auch – der ihnen scheinbar alle Sorgen abnimmt, sie tröstet, von der Last des Wortes befreit, was allerdings meist nur bis zum nächsten Anfall gelingt. Nur wenn der Arzt das Vertrauen der Eltern und des Kindes besitzt, ist auch die Konsequenz der Therapie garantiert, wird das hilflose Suchen nach einer besseren Therapie vermieden. Vertrauen ist aber heute nicht mehr das blinde Glauben, sondern zunächst einmal Information über und Interpretation dessen, was geschah und noch geschehen kann. Nur wer weiß, was ein Anfall ist, wer dieses immer wieder erschreckende und, sagen wir es ruhig, schreckliche Phänomen annähernd versteht, wer um mögliche auslösende Faktoren, aber auch um die Folgen weiß, wer die größeren Zusammenhänge erfaßt, wird im richtigen Moment auch das Richtige tun.

Man sage nun nicht, daß Laien das nie verstehen könnten! Es ist eine unabdingbare Pflicht des Arztes auch dem Laien die Zusammenhänge zu erklären und wer dies nicht in jener Form bzw. Sprache vermag, die von Eltern in jedem Einzelfall verstanden wird, wer glaubt, sich in den elfenbeinernen Turm wissenschaftlicher Formulierungen zurückziehen zu können, der hat nie begriffen, daß er hier als Arzt primär eine psychosoziale Funktion zu erfüllen hat.

Das Leben der Familie wird von Angst geprägt: Der Angst vor dem Anfall, der Angst vor seinen Folgen, der Angst vor der sozialen Diskrimination. Daß damit Rückwirkungen auf das Verhalten der Angehörigen und in deutlicher Konsequenz auch auf das Verhalten des Kindes gegeben sind, ist Binsenweisheit, wird aber trotzdem von den Beteiligten nicht immer akzeptiert.

Nehmen wir nun ein Detail aus dem Komplex Verhalten heraus und stellen wir die Frage, wo schläft das Anfalls-Kind?

Eine von uns 1976 durchgeführte Befragung von 800 Familien ergab aufschlußreiche Antworten:

A) 63% im Ehebett

B) 19% im Schlafzimmer der Eltern (eigenes Bett)

C) 18% im Kinderzimmer.

Die Aufschlüsselung der Gruppe A ergab folgende Unterscheidungen:

Im Ehebett mit Vater und Mutter	6%
Im Ehebett mit Mutter	89%
Im Ehebett mit Vater	5%.

Es ist eine an sich natürliche Reaktion Erwachsener, das kranke Kind zur besseren Beobachtung und rascheren Hilfe ins eigene Bett zu nehmen. Die Angst einen Anfall zu überhören, beherrscht hier zweifellos das mütterliche Verhalten. Die Probleme beginnen aber dann, wenn das Kind den Ehepartner auf Dauer aus dem Bett verdrängt. Zunächst ist diese Verschiebung allen Angehörigen durchaus verständlich und einleuchtend, doch entsteht früher oder später das Gefühl des Verdrängtwerdens beim Partner, aber auch bei den Geschwistern. Es entwickelt sich der Eindruck der einseitigen Bevorzugung des Anfallskindes und damit auf lange Sicht ein belastendes Moment des Familienlebens.

Wenn man nun die angeführte Statistik dadurch ergänzt, daß von den Anfallskindern der Gruppe A 21% zum Zeitpunkt der Befragung unter 3 Jahre alt war, 28% zwischen dem 4. und 10. Lebensjahr und 51% älter als 10 Jahre, so zeigt das sehr deutlich, daß sich diese Kinder eben den Platz im Ehebett bereits „gesichert" haben. Man mag diese Feststellung damit abtun, wie dies auch viele Eltern vorgeben, daß man damit dem Vater bzw. den Geschwistern eine ungestörte Nachtruhe sichere. So leicht sollten wir uns das Problem jedoch nicht machen, sondern vielmehr an die Fülle von psychischen und physischen Konsequenzen denken, die eine solche intrafamiliäre Veränderung langsam, aber stetig mit sich bringt.

Die Angst vor dem Anfall stellt das Anfallskind und fast immer auch seine Mutter in eine Ausnahmeposition, die letzten Endes nur Einschränkungen mit sich bringt. Was darf dieses Kind alles nicht tun? Wie beeinflußt diese Rücksichtnahme das Leben der Familie im Alltag, am Wochenende, im Urlaub? Wieweit reduziert sich der Empfang der sog. Streicheleinheiten bei den übrigen Geschwistern? Wieweit werden sie mit der Beaufsichtigung ihres Bruders oder ihrer Schwester belastet? Müssen sie diese eventuell sogar in die Schule begleiten und sind somit für den Schulweg verantwortlich? Und dies aber ist eine geradezu zwangsläufige Entwicklung, inwieweit nützt das Anfallskind nun seinerseits seine Position aus, wird zum Tyrannen der Familie, den sich auch, aus Angst vor einem Anfall, niemand zu bestrafen, dem niemand etwas zu verweigern sich traut? Ist es dann zu verwundern, wenn dieses Kind auf der Angst seiner Umgebung quasi

„Klavier zu spielen" versteht und mit verblüffender und instinktiver Sicherheit spürt, wo es jeweils den Bohrer seiner Wünsche und Vorstellungen anzusetzen hat? Ein solcher Satz mag vom Standpunkt der wissenschaftlichen Psychologie primitiv, zu sehr vereinfachend, zu populär klingen, aber nur in dieser Sprache können wir uns gegenüber den Angehörigen verständlich machen. Es ist unmöglich, hier das ganze Spektrum des Problems aufzuzeigen, aber es bedarf nur geringer Phantasie, die Vielfalt jener Schwierigkeiten zu merken und in ihren Konsequenzen durchzudenken.

Wenn aus langjähriger Erfahrung hier nur eines herausgehoben werden soll, dann deshalb, weil es uns besonders wichtig erscheint: Es ist die Partner-Wahl des gesunden Geschwisters, zu einem Zeitpunkt also, wo der Freund oder die Freundin, der präsumptive Lebenspartner mit der Tatsache konfrontiert wird, daß in der Familie des Partners eine Anfalls-Krankheit besteht und die Frage nach der Erblichkeit auftaucht. Wir wissen von vielen Bindungen, die dann oft über Druck der Familie gelöst wurden, wie kennen Ehen von Geschwistern, die in Krisensituationen plötzlich das Anfallsleiden des Bruders oder der Schwester zu einem vorher nicht gekannten belastenden Faktor machten. Wir haben ganz bewußt zunächst das familiäre Problem der Geschwister erwähnt, um die Tiefenwirkung des Anfallsleidens aufzuzeigen. Daß die Partner-Probleme des jugendlichen und erwachsenen Anfalls-Patienten in besonderem Maße schwierig werden können, ist bekannt. Aus der Kenntnis einer Vielzahl solcher Bindungen sollen nur einige Momente betont werden: Der gesunde Partner scheint zunächst mit dem Anfalls-Leiden „fertig" zu werden, gewinnt aber zwangsläufig immer mehr Gewicht in dieser Partnerschaft. Die Angst vor der Reaktion des gesunden Partners führt häufig zu Minderwertigkeits-Komplexen, die sich besonders dann in großem Maße entwickeln, wenn auch bei einem Kind eine Anfalls-Bereitschaft oder ein Anfalls-Leiden auftritt. Die einseitige Belastung mit der Schuld ist ein kaum zu verarbeitendes Problem. Wenn die Kinder einen Anfall eines Elternteiles miterleben, ist ein psychologischer circulus vitiosus geschlossen, dessen Tragik und Folgen kaum zu überbieten sind.

Das Verschweigen eines Anfallsleidens vor einer Ehe ist ebenfalls problematisch und nur echte, tiefe Bindungen sind imstande die möglichen Schwierigkeiten auf die Dauer zu überwinden.

Daß in beiden geschilderten Situationen nur die eingehende humangenetische ärztliche Beratung helfen kann und auch hier die Forderung nach Information an erster Stelle steht, ist unschwer verständlich. Schließlich sei darauf hingewiesen, daß auch das Anfallskind älter, zum Erwachsenen wird, mit ihm aber auch seine Eltern älter geworden sind. Und je nach der Art der intellektuellen Entwicklung und des Verhaltens, dies bedeutet wieder nach dem Grad der Ausprägung des organischen Psychosyndroms, wird das Leben des Anfallskranken entweder selbständig und unabhängig oder in ständiger Abhängigkeit von den Angehörigen verlaufen. Wir wissen um die von Jahr zu Jahr zunehmende Gefahr der sozialen Einengung, der schleichenden Isolation, an deren Ende nicht selten die Desolation steht.

Diese Gefahren sind nicht erst dann zu diagnostizieren, wenn sie Realität wurden, und wir meinen, daß in der optimalen ärztlichen Betreuung das Vermeiden der Gefahren impliziert sein muß. Verlassen wir uns nicht auf die Fürsorgerin, die sich um diese Familie schon kümmern wird. Es ist primär ärztliche Aufgabe, auch die sozialen Gefahren rechtzeitig zu erkennen und sie wenn möglich zu verhüten. Das Anfallskind lebt weitgehend „aus zweiter Hand". Unsere ärztliche Betreuung geht zum großen Teil über die Angehörigen und wie wir sie informieren und wie sie dies verstehen, davon werden Alltag, Entwicklung und Zukunft des Kindes mitgestaltet. Wir haben also zu bedenken, daß die Reflexionen dessen, was wir der Mutter sagen, raten, erklären, auf indirektem Wege das Kind beeinflußt. Und es hängt von der Art unserer Information ab, ob die Mutter unsere Impulse auch direkt weiterleitet oder verzerrt auf das Kind reflektiert.

Das Anfallskind und die Schule

Die Frage, welche Schule besucht werden kann und soll, hängt von der intellektuellen Leistungsfähigkeit des Kindes, seiner Leistungsbereitschaft, seinem Verhalten, vom Anfallstypus, von der Anfallsfrequenz und dem Zeitpunkt des Auftretens ab.

Die früher in Wien geübte Praxis jedes Anfallskind grundsätzlich in eine Sonderschule für Körperbehinderte zu schicken, zeigt, wie wenig man sich damals mit dem Anfallskind auseinandersetzte. Die Entscheidung kann jeweils nur eine individuelle sein. Hier ist auch zu bedenken, ob man die Schule grundsätzlich auch von einem früheren und offenbar vergangenen Anfallsgeschehen informieren soll bzw. muß. Allzuleicht wird ein solcher Hinweis auf ein Anfallsgeschehen zum Stempel eines Vorurteils. Was immer das Kind an Schwierigkeiten bietet, „na ja, es ist ja ein Epileptiker", ist die pauschale Erklärung an die sich meist ebenso pauschal gezogene Konsequenzen anhängen. Hier ist zweifellos manchmal ein gewisser Mut erforderlich, nicht zu informieren, selbst auf die Gefahr hin, daß evtl. einmal ein Anfall auftreten könnte. Die Verantwortung für eine solche Haltung benötigt selbstverständlich gewisse Voraussetzungen und diese sind das Wissen um das Kind, seinen Zustand, seine Anfalls-Neigung, die Haltung der Eltern, die therapeutische Exaktheit und vieles mehr.

Es gibt Schulen und Lehrer, die es grundsätzlich ablehnen, Anfallskinder aufzunehmen. Hier ist der Mangel an Information, aber auch der Risikobereitschaft getarnt durch Sorge um das „was passieren könnte und wofür man doch die Verantwortung nicht übernehmen könne", das entscheidende Motiv.

Das Verhalten des Lehrers im Moment des Anfalls ist von größter Bedeutung. Der hilflose Lehrer ruft nach dem Rettungsauto und unter dramatischen Begleiterscheinungen wird das möglicherweise schon längst wieder aus dem Anfall erwachte Kind in das nächste Krankenhaus eingeliefert. Auch hier kann das informative Gespräch Lehrer-Arzt-Eltern eine Reaktions-Folge gestalten, die für alle Beteiligten erträglich ist. Die Haltung der Mitschüler dem Anfallskind und dem Anfall selbst gegenüber wird weitgehend über die Identifikation mit dem Lehrer bzw. den eigenen Eltern, denen man das Ereignis berichtet, bestimmt; deren Haltung und Verhalten bestimmen auch weitgehend jene der Mitschüler. Erfreulicherweise gibt es immer mehr Schulen, Direktoren und Lehrer, die bereit sind, Anfallskinder zu integrieren. Daß der Lehrer jedoch über die größeren Schwankungsbreiten von Leistungsbereitschaft und Leistungsfähigkeit des Anfallskindes informiert sein muß, so z. B. über seine hochgradige Wetterfühligkeit, ist selbstverständlich. Daß das Verhalten des Anfallskindes in der Gruppe häufig von Minderwertigkeitsgefühlen geprägt ist, die es dann sowohl mit Aggressionen als auch mit depressiver Verstimmung verarbeitet, weiß jeder Erfahrene, muß im speziellen Fall auch der Lehrer wissen.

Die Gefahr der Überforderung besteht ebenso wie jene der Unterforderung. In jedem Fall ist eben die individuelle Beurteilung, Betreuung und Behandlung conditio sine qua non.

Nun gibt es bekanntlich auch einzelne Lehrer, die grundsätzlich alles besser wissen als der betreuende Arzt und die dann unter Hinweis auf bestehende, zwangsläufige Konzentrationsstörungen (erhöhte Ablenkbarkeit) der Mutter dringend empfehlen, doch die vielen und schädlichen Medikamente wegzulassen. Oder auch jene Lehrer, die der Mutter dringend nahelegen, doch endlich ein EEG machen zu lassen. Es gibt also Lehrer, denen an einer Zusammenarbeit wenig gelegen ist und die aus der Erfahrung an einem Kind gleich ihre Patent-Rezepte für andere Fälle ableiten. Hier müssen wir uns die Frage stellen, wie kamen sie zu dieser Haltung? Hat hier zuwenig Kommunikation im Dreieck zwischen Arzt-Eltern-Lehrer stattgefunden?

Es seien hier nicht nur die negativen Verhaltensmuster angeprangert, sondern vielmehr die notwendigen Bedingungen aufgezeigt: Kontakt und Information. Daß beides Zeit kostet muß dem klar sein, der die ärztliche Betreuung eines Anfallskindes übernimmt.

Auch die Frage der Berufswahl ist nur individuell zu beantworten. Hier kann nur in Zusammenschau ärztlich-pädagogischer und berufs-psychologischer Erfahrungen ein gangbarer Weg gefunden werden. Übergeordnetes Ziel kann hier nur die berufliche und gesellschaftliche Integration sein; doch muß davor gewarnt werden, diese rücksichtslos, um ihrer selbst Willen *durchzuziehen*.

Es gibt eben Fälle, in denen Integration nicht oder nur teilweise möglich ist. Unsere Aufgabe ist es allerdings auch für diese Gruppe entsprechende menschenwürdige Lebens- und Existenz-Bedingungen zu schaffen.

Zur Integration sind bekanntlich 3 Voraussetzungen erforderlich:

1. Das integrationsfähige Kind
2. Der integrationsbereite Betreuer
3. Die integrationswillige Gruppe.

Alle drei Bereiche brauchen ihrerseits Engagement, Kraft, Geduld, Optimismus, Selbstkritik, Wissen und damit immer wieder Information. Fehlen diese Voraussetzungen und sie werden natürlich vor allem beim ersten Integrations-Partner, nämlich beim Anfalls-Patienten zu vermissen sein, müssen die Partner der Bereiche 2 und 3 in vermehrtem Maße ihre Möglichkeiten einsetzen, ohne jedoch den Partner im Sinne der overprotection ganz aus der eigenen Verantwortung zu entlassen und zum ausschließlichen Manipulations-Objekt zu machen.

Es ist vielleicht populär Integration zu fordern, zu der man zunächst schon die Veränderung des bestehenden Gesellschafts-Systems fordert. Es zeigt sich, daß in den Regierungssystemen mit alter demokratischer Tradition sowohl die Integrationsbereitschaft als auch die tatsächliche Integration auffallend groß ist. In den kommunistisch regierten Ländern, die von der breiten Bevölkerung her gesehen doch eher geringere Leistungsbereitschaft – Leistungszwänge kennen, ist die berufliche Integration relativ gut. Die Leistungs-Gesellschaften in der BRD und auch in Österreich legen die Latte ihrer Forderungen bekanntlich sehr hoch.

Dies sollte man natürlich bedenken, wenn man politische Änderungen fordert. Auch auf diesem Gebiet ist nach unserer Meinung und Erfahrung die Information, ja die Überzeugung des Einzelnen in einem langwierigen Erziehungs- und Meinungsbildungs-Prozeß die einzige Möglichkeit der Veränderung. Integration kann man nicht dekretieren!

Anfallskrankheiten sind, und dies sollte hier aufgezeigt werden, nicht nur ein medizinisches Problem. Die Medizin bietet uns heute eine Reihe von diagnostischen und therapeutischen Möglichkeiten und es steht außer Zweifel, daß unsere Kenntnisse um die neurophysiologischen, biophysikalischen, metabolischen, pharmakogenetischen Zusammenhänge in den vergangenen beiden Jahrzehnten sprunghaft gewachsen sind. In den vergangenen Jahren ist uns aber auch zunehmend bewußt geworden, daß das Anfallskind auch eine pädagogische, eine psychologische, eine soziologische und letzten Endes eine gesellschaftspolitische

Aufgabe wurde und daß alle diese erwähnten Bereiche eng und untrennbar miteinander verbunden sind.

Bleibt die Frage, ob das Anfallskind eine kinderärztliche oder neurologisch-psychiatrische Aufgabe ist. Die Antwort ist einfach: Wer das einzelne Kind als Ganzes sieht, wer sich in die Seele des Kindes und in die Psychologie seiner Umwelt einzufühlen vermag, der sollte auch die Betreuung übernehmen. Der Kinderarzt müßte zufolge seiner eigenen speziellen Ausbildung und Erfahrung diese Gesamt-Schau am ehesten bewältigen.

Die Betreuung eines Anfallskindes ist dann, um einen modernen Ausdruck zu verwenden, soziale Pädiatrie im Sinne dieses Begriffes. Ins Deutsche übersetzt klingt es besser: Es wäre menschliche Kinderheilkunde, eine Kinderheilkunde, wie sie vor Jahrzehnten Peiper vorgelebt und beschrieben hat, eine Kinderheilkunde, der wir uns als Kinderärzte alle verpflichtet fühlen.

Zusammenfassung

Das Anfallskind ist heute nicht nur ein ärztlich-medizinisches Problem, eine Frage der Diagnostik und Therapie. Es bringt ebenso eine Fülle pädagogischer, psychologischer, beruflicher und sozialer Probleme, denen sich der Kinderarzt zu stellen hat, und die zu verkennen oder zu bagatellisieren niemals zu dem führen kann, was das Kind und seine Familie so dringend braucht: Eine auf Vertrauen basierende ärztliche Betreuung, die aus Wissen um die biologischen Vorgänge, Erfahrung in der Verwendung von antikonvulsiven Substanzen und der Fähigkeit das Phänomen Anfall in Ursache, Symptomatik und Folgen den Angehörigen verständlich zu machen.

Es ist, wenn wir diese Vorstellungen realisieren wollen, eine kontinuierliche Betreuung über Jahre, oft über Jahrzehnte, in der der Arzt eine Vielzahl von Schwierigkeiten, Zwischenfällen, Sorgen, Nöten, Ängsten, die sich innerhalb der Familie, aber auch der Schule und des Berufslebens ergeben können, „aufzufangen" und mitzuverarbeiten hat.

Das Anfallskind wird in seiner pädagogischen Entwicklung, im Erziehungs- und Lernprozeß auch der konsequenten ärztlichen Führung bedürfen, wobei Lehrer-Eltern-Arzt ein gleichseitiges Dreieck bilden sollten, in dem jeder Pol zum anderen jenes Vertrauen hat, das die Sicherheit der optimalen Betreuung bietet. Der enge Kontakt zwischen den Partnern dieses therapeutischen Dreiecks ist conditio sine qua non, ohne die Unsicherheit und Angst entstehen, jene Belastungen also, die zwangsläufig zu Fehlern in der Erziehung und zu Inkontinuität der Behandlung führen müssen, wodurch dann jener circulus vitiosus ausgelöst wird, innerhalb dessen sich das so häufige organische Psychosyndrom bis zur Unerträglichkeit steigert.

Der Anfall ist ein Existenz-bedrohendes Geschehen, er verändert Kind und Familie, verändert die Lebensqualität und die beruflichen Chancen, somit erhält er auch gesellschaftspolitisches Gewicht. Nur wenn wir alle diese Aspekte berücksichtigen und in unser Betreuungskonzept einbauen werden wir dem Kind gerecht werden können. Es wird damit zur Aufgabe einer sozialen Pädiatrie oder, wenn wir diesen Begriff in die deutsche Sprache übertragen, zu einem Gebiet einer menschlichen Kinderheilkunde, wie sie uns Peiper gelehrt hat!

Literatur

Peiper, A.: Die Chronik der Kinderheilkunde, 3. Aufl. Leipzig: VEB Thieme 1958
Peiper, A.: Die Eigenart der kindlichen Hirntätigkeit, 3. Aufl. Leipzig: VEB Thieme 1961
Rett, A.: Das hirngeschädigte Kind. Köln: Deutscher Ärzte-Verlag 1980

Prof. Dr. A. Rett
Abteilung für entwicklungsgestörte Kinder
Neurologisches Krankenhaus der Stadt Wien-Rosenhügel
Riedelgasse 5, A-1130 Wien

Monatsschr. Kinderheilkd. 128, 369–370 (1980)

Monatsschrift für
Kinderheilkunde
© by Springer-Verlag 1980

Verbesserte Kontrolle einer antikonvulsiven Therapie durch gleichzeitige Bestimmung der Ausgangssubstanzen und deren Hauptmetaboliten

A. Windorfer, S. Stünkel und H.-M. Weinmann

Kinderklinik und Poliklinik der Technischen Universität München

Die Konzentrationsbestimmung von Medikamenten im Rahmen einer Langzeitbehandlung ist in den letzten Jahren in der Therapieüberwachung chronischer Erkrankungen (z. B. von Epilepsien) zu einer unabdingbaren Forderung geworden. In vielen Fällen erwiesen sich die Meßwerte bei vernünftiger Interpretation recht aussagekräftig. Wie sehr es aber auf eine richtige Deutung der Befunde ankommt, soll kurz folgender Fall erläutern:

Ein sechsjähriges Mädchen war in einer Kinderklinik zufriedenstellend wegen eines Anfallsleidens auf Primidon (Mylepsinum) eingestellt worden; im April und Mai dieses Jahres kam es zum Wiederauftreten von Anfällen (bis zu mehrmals täglich). Bei der Kilinikaufnahme Anfang Juni 1979 wurde eine Serumskonzentrationsbestimmung des Primidon durchgeführt. In unserem Labor wurde ein Wert von 8,9 µg/ml gemessen, eine Konzentration, die im sog. therapeutischen Bereich liegt (5–14 µg/ml). Das Therapieversagen wäre nun – die Wahl der richtigen antikonvulsiven Substanz für das vorliegende Anfallsleiden natürlich vorausgesetzt – bei alleiniger Bestimmung der Primidon-Konzentration nicht zu erklären gewesen. Auf die richtige Spur führte erst die Mitbestimmung des Primidon-Hauptmetaboliten des Phenobarbitals: Die Phenobarbitalkonzentration lag bei diesem Mädchen bei 2,1 µg/ml.

Primidon wird in der Leber z. T. in Phenobarbital und Phenylaethyldiamin umgewandelt, z. T. unverändert mit dem Urin ausgeschieden [1, 2]. In der ersten Zeit einer Primidon-Behandlung sind im Serum nur relativ niedrige Phenobarbital-Konzentrationen nachzuweisen, die Konzentration steigt in der Folge ständig an; so benötigt Primidon etwa 8–14 Tage, Phenobarbital etwa 2–4 Wochen, um nach Erreichen der Primidon-Enddosis in einen gleichmäßigen (steady-state) Spiegel überzugehen. Im Zustand des steady-state erfolgt bei gleichbleibender Dosierung keine weiter Kumulation.

Da *Phenobarbital* eine erheblich *längere Serumhalbwertzeit als Primidon* aufweist, kumuliert es länger, d. h. wir finden nach Ende der Kumulationsphase höhere Phenobarbital- als Primidon-Konzentrationen. Die Relation zwischen Primidon- und Phenobarbitalspiegeln schwankt in einem großen Kollektiv ambulant und stationär behandelter Patienten zwischen 1 : 1 und 1 : 6 [3]. Im Durchschnitt liegt das angestrebte Verhältnis Primidon zu Phenobarbital bei 1 : 2 bis 1 : 3.

Ist ein steady-state sowohl für Primidon als auch für Phenobarbital erreicht, kann es einige Störungen geben, die das Primidon-Phenobarbital-Konzentrationsverhältnis beeinflussen; die häufigste Ursache ist eine *unregelmäßige Medikamenteneinnahme*, die das Konzentrationsverhältnis in zweierlei Richtungen verändern kann:

1. Bei leichteren Unregelmäßigkeiten in der Medikamenteneinnahme wird der Primidon-Wert absinken, die Phenobarbital-Konzentration aber – wegen der längeren Serumhalbwertszeit des Phenobarbitals – hoch bleiben; die Folge ist ein Ansteigen des Primidon-Phenobarbital-Konzentrationsverhältnisses z. B. auf 1 : 4 bis 1 : 10. So findet sich z. B. eine Primidon-Konzentration von 3 oder 4 µg/ml bei einer Phenobarbital-Konzentration von 30–35 µg/ml.

2. Ist die Medikamenteneinnahme stärker unregelmäßig, oder wurde sie längere Zeit völlig vergessen und erst kurze Zeit vor dem Arztbesuch wieder aufgenommen, so können, wie in dem geschilderten Beispiel, normale Primidonwerte, aber nur niedrige Phenobarbital-Konzentrationen gemessen werden (etwa Primidon-Konzentrationen von 9, 10 oder 11 µg/ml bei einer

Tabelle 1. Serumkonzentrationsverhältnis Primidon: Phenobarbital bei Kindern, die unter Primidonmonotherapie stehen

Patienten		Primidon/Phenobarbital-Serumkonzentrationsverhältnis
Stationär betreute Kinder	n = 179	1:2,55 ± 1,34
Ambulant betreute Kinder	n = 155	1:2,05 ± 1,93
Stationär betreute Kinder (bereinigt)	n = 85	1:2,95 ± 0,55

Tabelle 2. Serumkonzentrationsverhältnis Primidon: Phenobarbital bei Kindern, die unter Primidonmonotherapie stehen

Patienten		Primidon/Phenobarbital-Serumkonzentrationsverhältnis	
		über 1:6	unter 1:1,5
Stationär betreute Kinder	n = 179	n = 21	n = 28
Ambulant betreute Kinder	n = 155	n = 31	n = 45
Stationär betreute Kinder (bereinigt)	n = 85	n = 2	n = 3

Phenobarbital-Konzentration von 1–2 µg/ml). Relativ typisch ist für diese Fälle, daß die Kinder dabei Intoxikationserscheinungen aufweisen können. Dies ist so zu erklären, daß das Medikament ohne Einschleichen in der vollen Dosierung gegeben wurde; trotz noch normaler Serumkonzentrationen können dabei Unverträglichkeitserscheinungen auftreten.

Wir untersuchten in den letzten Jahren sowohl bei stationären wie ambulant betreuten Kindern, die unter Primidon-Therapie standen, die Primidon-Phenobarbital-Serumkonzentrationsverhältnisse.

Tabelle 1 läßt erkennen, daß bei stationär behandelten Kindern das Konzentrationsverhältnis einen Durchschnittswert von 1:2,55 aufweist; demgegenüber liegt bei ambulant betreuten Kindern das Verhältnis mit 1:2,05 deutlich niedriger. Wie jedoch aus den Standard-Abweichungen zu ersehen, ist der Unterschied statistisch nicht signifikant. Wir untersuchten daraufhin nochmals die Gruppe der stationär betreuten Kinder, wobei diejenigen Patienten ausgeschlossen wurden, bei denen gleich zu Beginn oder in den ersten Tagen der stationären Behandlung das Konzentrationsverhältnis bestimmt worden war (vgl. Tabelle 1 = bereinigte Gruppe). Das Primidon-Phenobarbital-Konzentrationsverhältnis stieg in dieser Phase auf 1:2,95; gleichzeitig sank die Standardabweichung von 1,34 auf 0,55 ab. Daraus wird ersichtlich, daß unter einer stationär gut kontrollierten Therapie das Einnahmeverhalten erheblich besser und konstanter ist.

Ein ähnliches Verhalten zeigt sich in Tabelle 2. Hier wurde wieder in stationäre und ambulant betreute Kinder unterteilt, diesmal jedoch wurden die Extremwerte des Primidon-Phenobarbital-Konzentrationsverhältnisses erfaßt; während bei den stationären Kindern 21 ein Konzentrationsverhältnis von über 1:6 und 28 Kinder von unter 1:1,5 aufwiesen, war in

der bereinigten Gruppe der stationär Betreuten die Zahl der Kinder mit einem Konzentrationsverhältnis von über 1:6 auf 2 und von unter 1:1,5 auf 3 gesunken. 31 von 155 ambulant betreuten Kindern hatten ein Konzentrationsverhältnis Primidon/Phenobarbital von über 1:6; 45 Kinder unter 1:1,5. Auch dies Verhalten macht nochmals deutlich, daß ambulant behandelte Kinder ein schlechteres Einnahmeverhalten aufweisen; ferner zeigt es, daß die Bestimmung der Serumkonzentration einer Substanz nicht zu jedem Fall einen richtigen Aufschluß geben kann.

Von Bedeutung ist in diesem Zusammenhang, daß auch *gleichzeitig gegebene andere Medikamente*, z. B. weitere Antiepilektika, *das Serumkonzentrationsverhältnis deutlich verändern können*; in der folgenden Aufstellung wurde das Primidon/Phenobarbital-Serumkonzentrationsverhältnis bei stationär betreuten Kindern ermittelt, die zusätzliche Antiepileptika erhalten hatten:

Primidon Monotherapie	1:2,95 ± 0,55
Primidon + Phenytoin	1:4,00 ± 1,21
Primidon + Valproinat Kurzzeit-Komb. (Phase II)	1:3,14 ± 1,25
Primidon + Valproinat Langzeit-Komb. (Phase III)	1:4,87 ± 1,71
Primidon + Clonazepam	1:4,65 ± 0,95

Es wäre wünschenswert, auch bei anderen Substanzen, mit denen eine Langzeitbehandlung durchgeführt wird, zur besseren Therapie-Kontrolle neben den Muttersubstanzen einen oder mehrere Metaboliten zu erfassen. Bei den Antiepileptika stehen wir hier ziemlich am Anfang; lediglich bei Clonazepam und Diazepam scheinen ähnliche Möglichkeiten gegeben.

Bei einer ganz anderen Substanzgruppe, dem Allopurinol, liegen die Vorbedingungen günstiger. Allopurinol ist eine Substanz, die z. B. im Rahmen einer zytostatischen Therapie langfristig eingesetzt wird; während Allopurinol sehr schnell metabolisiert und ausgeschieden wird, erfolgt die Elimination eines Metaboliten, des Oxypurinols, nur sehr langsam (es hat eine Halbwertszeit von ca. 20–30 Stunden). Seit einiger Zeit arbeiten wir daran, nähere Aufschlüsse über Oxypurinol als zusätzliches Therapiekriterium zu erhalten.

Zusammenfassend kann festgestellt werden, daß Serumkonzentrationsbestimmungen von Medikamenten bei jeder Langzeitbehandlung zu einer Optimierung der Therapie unerläßlich sind.

Literatur

1. Butler, T.C., Wadell, W.J.: Proc. Soc. Exp. Biol. Med. **93**, 544 (1956)
2. Fujimoto, J.M., Mason, W.H., Murphy, M.: J. Pharmacol. Exp. Ther. **159**, 379 (1968)
3. Olesen, O.V., Dom, M.: Acta Neurol. Scand. **43**, 348 (1967)

PD Dr. A. Windorfer
Kinderklinik und Poliklinik
der Technischen Universität
Kölner Platz 1
8000 München 40

Monatsschr. Kinderheilkd. 128, 371–374 (1980)

Monatsschrift für
Kinderheilkunde
© by Springer-Verlag 1980

Kapillarblutmethode zur Bestimmung antikonvulsiver Substanzen auf Einsendebasis

M. Albani, H.-D. Oldigs und P. A. Toseland

Universitäts-Kinderklinik Göttingen

Die Überwachung der Plasmakonzentrationen antikonvulsiver Substanzen ist für die medikamentöse Behandlung anfallskranker Patienten inzwischen ein unentbehrliches Hilfsmittel geworden. In Ergänzung der allgemeinen Indikationsliste machen, insbesondere bei Neugeborenen und Säuglingen weit weniger stabile [1, 2] und in Abhängigkeit vom Lebensalter geänderte [3, 4] Dosiskonzentrationsverhältnisse und Resorptionsbedingungen [5, 6] eine eng gesteckte Überwachung der Blutspiegel erforderlich. Von den 1978 bei uns (Göttingen) bearbeiteten 2000 Proben pädiatrischer Patienten stammten mehr als 50 Prozent von auswärtigen Einsendern. Probleme beim Versand (Zerbrechen oder Auslaufen der Probe) und die Erfahrung, daß die Kontrollen gerade bei den jüngsten Patienten oft aus vielerlei Schwierigkeiten (lange Anfahrtswege, Blutentnahme) unterbleiben, haben uns dazu veranlaßt, die von Toseland u. Oldigs [7] zunächst für Phenobarbital beschriebene Kapillarblutmethode auf die gebräuchlichsten Antikonvulsiva zu erweitern.

Methoden

Die Methode basiert auf der Verwendung von Guthrie-Testkarten, die nach Durchtränken der aufgedruckten Flecken mit Kapillarblut nach Eintrocknen im Briefumschlag zur Analyse eingesandt werden. Diese Blutflecken – sie enthalten nur 35 mg getrocknetes Blut – werden dann mit Referenzsubstanzlösung betropft und mit einem Stanzgerät in konstant große Plättchen ausgestanzt. Durch Wägung von 10×6 Plättchen wurde sichergestellt, daß sie von konstanter Größe, Gewicht und Inhalt sind. Die Analyse der Substanzen erfolgt gaschromatographisch und erlaubt die Bestimmung folgender Substanzen:

Phenytoin, Phenobarbital, Primidon und Valproinsäure.
(Carbamazepin, Clonazepam und Ethosuximid sind in Vorbereitung.)

Extraktion und gaschromatographische Analyse

Die Extraktion der Substanzen Phenytoin, Phenobarbital und Primidon erfolgt in 1 n NaOH (5 ml), die nach Entfernen der Plättchen mit 6 n HCl angesäuert wird (pH 1–2). Mit 10 ml destilliertem Äther wird dann erneut für 10 min extrahiert, die organische Phase abgehebert und bei 40 °C unter N_2-Strom eingedampft. Der Rückstand wird in 15 µl Methanol aufgenommen, davon werden 2–3 µl auf die Säule injiziert. Die gaschromatographischen Bedingungen sind so wie bereits beschrieben [8].

Valproinsäure wird nach Durchfeuchten der Plättchen mit 1 ml 0,5 n Phosphatpuffer für 10 min direkt in 10 ml destilliertem Äther unter Zugabe von 0,5 ml 1 n H_3PO_4 extrahiert. Der weitere Analysengang ist wie bei Toseland u. Schulz [9] beschrieben.

Als Referenzsubstanzen werden pro Flecken aufgetropft:
Phenobarbital:
4 µl Heptabarbital-Lösung (0,2 mg/ml Methanol)
Phenytoin, Primidon:
4 µl MPPH (Methyl-phenyl-phenylhydantoin, Fa. Aldrich) (0,05 mg/ml Methanol),
Valproinsäure:
2 µl Octansäure (Verdünnung 1:1000 in H_2O).

Alle verwendeten Chemikalien stammten von der Fa. Merck, Darmstadt, Reinheitsgrad p.a.

Voraussetzung für eine reproduzierbare genaue quantitative Analyse durch dieses Bestimmungsverfahren sind neben der Linearität über den gesamten Meßbereich, der Präzision von $< \pm 5\%$ und einer geringen Variabilität ($< \pm 10\%$)

1. die Übereinstimmung zwischen kapillärer und venöser Konzentration

2. die Konstanz der aufgebrachten Blutmenge pro Flecken und

3. die Kenntnis des Einflusses der substanzspezifischen Verteilung zwischen Plasma und Erythrozyten auf das Meßergebnis.

Zur Prüfung der Linearität wurden für alle Substanzen Eichkurven mit medikamentenfreiem Blut erstellt; die Präzision wurde durch Analyse 10 einzelner Proben identischer Konzentrationen geprüft. Durch Bestimmung von je 2 Proben jeder Substanz aus einem Poolblut an 10 aufeinanderfolgenden Tagen wurde die Variabilität der Methode untersucht, um evtl. mögliche Aktivitätsverluste auf dem Transport über mehrere Tage auszuschließen. Der Vergleich zwischen kapillärer und venöser Konzentration wurde durch simultane Analyse von Plasma aus Kapillar- und Venenblut von 77 Patienten unterschiedlichen Alters durchgeführt.

Die Benetzbarkeit der Guthrie-Testkarten hängt von der Viskosität als auch dem Hämatokrit des Blutes ab, so daß bei sorgfältiger Beachtung gleichmäßigen und vollständigen Durchtränkens der aufgedruckten Flecken unterschiedlich große Blutvolumina in Abhängigkeit von Hämatokrit aufgebracht werden können. Daher wurden um den Einfluß des Hämato-

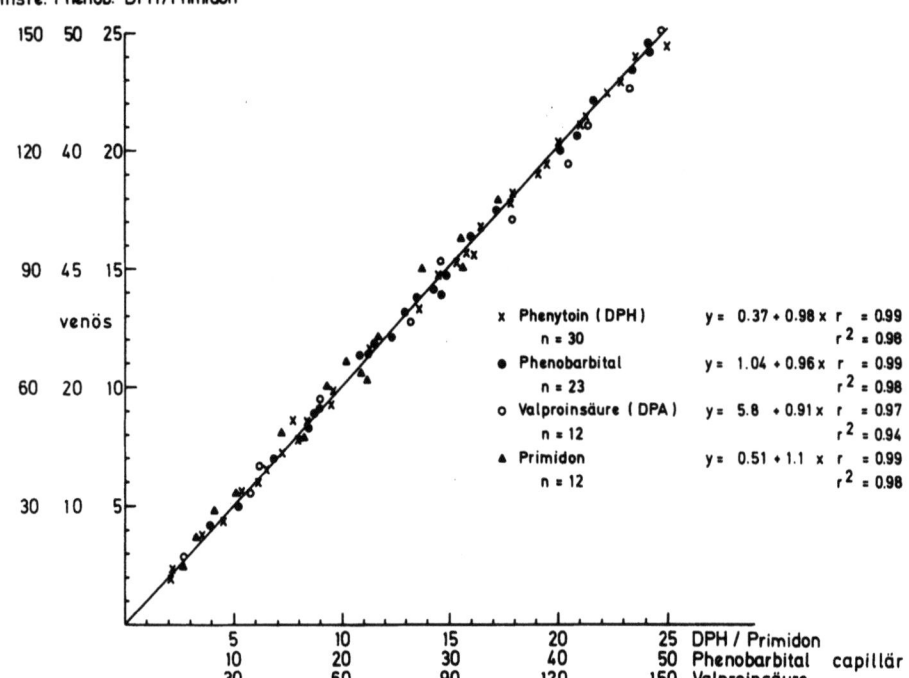

Abb. 1. Identitätsgerade mit den Korrelationspunkten venöser und kapillärer Konzentrationen sowie den Regressionsgleichungen der untersuchten Substanzen

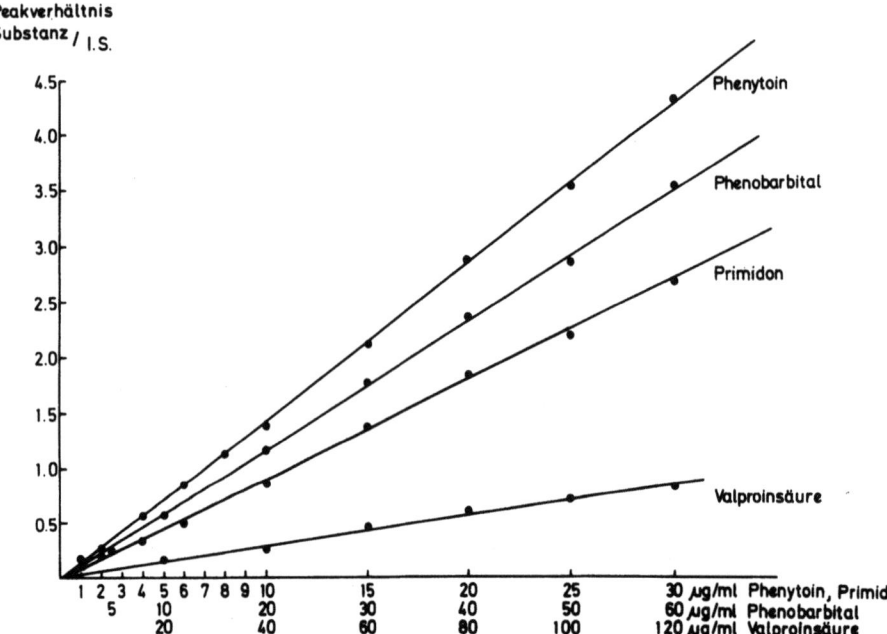

Abb. 2. Eichgeraden der im Testkartenverfahren untersuchten Substanzen

krit auf die Meßgenauigkeit zu prüfen folgende weitere Untersuchungen durchgeführt:

a) Blutmischungen mit Hämatokritwerten zwischen 10–90 % wurden mit 10 µg Phenytoin/ml Blut versetzt, aufgebracht, getrocknet, ausgestanzt, gewogen und analysiert.

Tabelle 1. Übersicht über Linearität, Präzision und Variabilität der Testkartenmethode

Substanz	Präzision	Linearität	Variabilität
Phenytoin	± 3,8 %	1–30	± 3,4 %
Phenobarbital	± 4,2 %	5–60	± 4,1 %
Primidon	± 7,7 %	1–30	± 8,3 %
Valproinsäure	± 4,4 %	20–120	± 9,8 %

b) Aus heparinisiertem Poolblut, das Phenytoin, Phenobarbital, Primidon und Valproinsäure in bekannter Konzentration enthielt, wurden Blutmischungen zwischen 10–90 % Hämatokrit hergestellt und in gleicher Weise verfahren.

Ergebnisse

Die Abb. 1 demonstriert, daß für die untersuchten Substanzen keine signifikanten Konzentrationsunterschiede zwischen Venen- und Kapillarblut bestehen.

Die Eichkurven (Abb. 2) zeigen die Linearität der Methode über den gesamten Meßbereich; in der Tabelle 1 sind die Angaben über Präzision und Variabilität zusammengefaßt. Die angegebenen Werte liegen in dem Bereich, der für ein quantitatives Bestimmungsverfahren mit reproduzierbarer Genauigkeit erfüllt sein muß.

Abbildung 3 zeigt mit dem parallelen Verlauf der Konzentrations- und Gewichtskurve, daß mit steigendem Hämatokrit signifikant größere Blutmengen auf die vorgezeichneten Flecken aufgebracht werden und damit das steigende Gewicht nicht auf der Zunahme der Erythrozytenmasse beruht.

In Abb. 4. sind die substanzspezifischen Konzentrations/Hämatokritdiagramme wiedergegeben und zeigen

a) einen deutlichen Einfluß des Hämatokrit auf die gemessene Konzentration

b) für die Valproinsäure ein von den anderen Substanzen abweichendes Verhalten, deren Konzentration weitgehend der Kurve der Gewichtszunahme parallel geht.

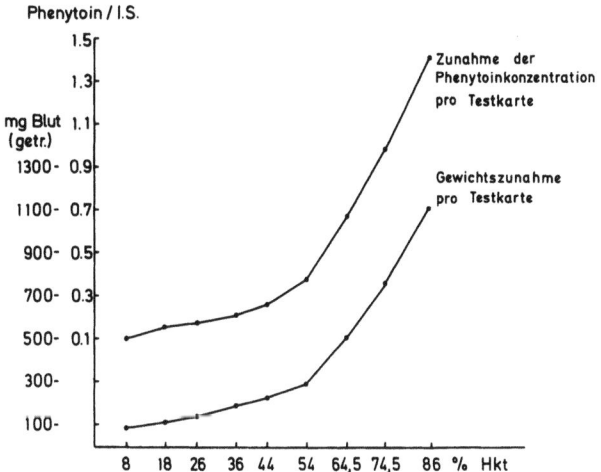

Abb. 3. Verlauf der Gewichtskurve der Testkartenflecken und der Phenytoinkonzentration als zweitem gemessenem Parameter in Abhängigkeit vom Hämotokrit

Diskussion

Der unbestrittene Wert der Überwachung der Blutspiegel in der medikamentösen Behandlung anfallskranker Kinder verlangt eine den Erfordernissen des pädiatrischen Krankengutes angepaßte Analysentechnik. Um die notwendige Verläßlichkeit der Meßergebnisse zu garantieren, kann und sollte die Bestimmung nur in entsprechenden Zentren durchgeführt werden, die ihre Resultate einer unabhängigen Qualitätskontrolle unterwerfen [10]. Dies aber setzt ein Einsendesystem voraus, das diese Kontrollmöglichkeit jederzeit und für jedermann frei von Versandproblemen verfügbar macht. Die vorgestellte Methode verbindet durch die Verwendung kapillärer Blutproben, die getrocknet auf Guthrie-Testkarten im Briefumschlag eingesandt werden können, die Vorteile einer problemlosen Probengewinnung, auch bei Früh- und Neugeborenen, mit dem Vorzug einer nahezu störungsfreien Versandart. So können notwendige Kontrollen auch durch die Hand der auf diese Weise in den Prozeß einer medikamentösen Dauertherapie verantwortlich einbezogenen Eltern durchgeführt werden. Sie wissen ihre Kinder sorgsam überwacht und werden um so mehr für eine regelmäßige Medikation Sorge tragen. So wird vor allem einem Problem, der Patienten – "compliance", wirksamer begegnet, die trotz aller Kontrolle durch den Arzt nur schwer zu verbessern ist.

Der deutliche Einfluß des Hämatokrit auf die aufgebrachte Blutmenge unterhalb von 30% und oberhalb von 50% verlangt eine Korrektur der gemessenen Werte anhand der Konzentrations/Hämatokritdiagramme. Da in gleicher Weise das Phenylketonurie- und Hypothyreose-Screening durchgeführt wird, erscheint dies Ergebnis über den Effekt des Hämatokrit auf die aufgebrachte Blutmenge von weitergehender Bedeutung. Das von den anderen Substanzen und der Gewichtskurve abweichende Konzentrations/Hämatokritdiagramm der Valproinsäure läßt vermuten, daß

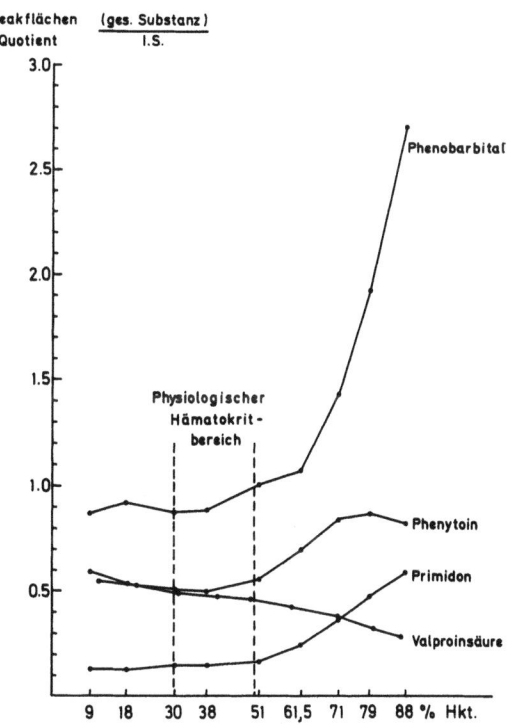

Abb. 4. Konzentrations/Hämatokritdiagramme im Testkartenverfahren für die Substanzen Phenobarbital. Primidon, Phenytoin und Valproinsäure

trotz vergleichbarer Eiweißbindung der Valproinsäure mit der des Phenytoin keine vergleichbare Verteilung dieser Substanz zwischen Plasmawasser und Erythrozyten besteht. Im Zusammenhang damit sind Untersuchungen von Gugler [11] interessant, der in einer kürzlich veröffentlichten Arbeit keine Beziehung zwischen Valproinsäurekonzentration im Speichel und dem freien Anteil im Plasma finden konnte.

Bei Phenytoin hingegen ist die konstante Relation zwischen Speichelkonzentration und freiem Plasmaanteil von mehreren Autoren nachgewiesen worden [12, 13].

Geringes Probenvolumen und nahezu atraumatische Entnahmetechnik empfehlen dieses Verfahren allgemein zur Routineüberwachung, da so die unvermeidliche Belastung der Patienten gering gehalten wird und die schmerzlose Speichelanalyse [12] weder für alle Substanzen geeignet noch in allen Fällen durchführbar ist.

Literatur

1. Curless, R.G., Walson, P.D., Carter, D.E.: Neurology **26**, 715–720 (1976)
2. Borofsky, L.G., Louis, S., Kutt, H., Roginsky, M.: J. Pediatr. **81**, 995–1002 (1972)
3. Gauchel, F.D., Lehr, H.J., Gauchel, G., v.Harnack, G.A.: Dtsch. Med. Wochenschr. **98**, 1391–1396 (1973)
4. Nolte, R., Brügmann, G.: Problems in controlled anti-epileptic treatment with phenytoin in children. Clinical pharmacology of anti-epileptic drugs, Schneider et al. (ed.), p. 70–71. Berlin, Heidelberg, New York: Springer 1975
5. Heimann, G.: Intestinal absorption in relation to age. In: 25 years Pharmacokinetics, Symposium Köln 1978, Gladtke, E., Heimann, G. (eds.), Stuttgart: Fischer (in Vorbereitung)
6. Albani, M.: Phenytoin for anticonvulsive treatment in newborns and infancy: A drug of choice? EEG-Journal (1979, in press)
7. Toseland, P.A., Oldigs, H.D.: The determination of anticonvulsant drugs in dried whole blood samples on paper cards. Epileptology. Janz, D. (ed.), p. 416–419. Stuttgart: Thieme 1976
8. Toseland, P.A., Albani, M., Gauchel, F.D.: Clin. Chem. **21**, 98–103 (1975)
9. Schulz, H.U., Toseland, P.A.: Ann. Clin. Biochem. **14**, 240–242 (1977)
10. Richens, A.: Results of the phenytoin quality control scheme. Schneider, (ed.), p. 293–303. Berlin, Heidelberg, New York: Springer 1975
11. Gugler, R., Schell, A., Eichelbaum, M., Fröscher, W., Schulz, H.U.: Eur. J. Clin. Pharmacol. **12**, 125–132 (1977)
12. Schmidt, D., Kupferberg, H.J.: Antiepileptic drugs in saliva: Clinical applications. Janz, D. (ed.), p. 419–425. Stuttgart: Thieme 1976
13. Bochner, F., Hooper, W.D., Sutherland, I.M., Eadie, M.I., Tyrer, J.H.: Arch. Neurol. **31**, 57–59 (1974)

Dr. M. Albani
Universitäts-Kinderklinik
Humboldtallee 38
D-3400 Göttingen

Monatsschr. Kinderheilkd. 128, 374–376 (1980)

Monatsschrift für
Kinderheilkunde
© by Springer-Verlag 1980

Rationelle Überwachung des Calcium-Stoffwechsels bei antikonvulsiv behandelten Kindern

K. Kruse, H. Bartels, E. Dreller, und U. Kracht

Universitäts-Kinderklinik Kiel

Unter antikonvulsiver Langzeittherapie können Störungen des Calcium- und Knochen-Stoffwechsels mit sekundärem Hyperparathyreoidismus auftreten [2]. Als klinisch-relevante Folge ist eine Fraktur-Neigung der Knochen und das Risiko einer erhöhten Anfallsfrequenz aufgrund einer Hypocalcämie zu nennen. Die genannten Veränderungen können wirksam mit Vitamin D behandelt werden. Über den Wert einer generellen Vitamin D-Prophylaxe bei antikonvulsiv Behandelten besteht bisher Uneinigkeit, zumal ohnehin an der Zuverlässigkeit der Medikamenteneinnahme insbesondere bei Kombinationsbehandlung Zweifel bestehen müssen. Deshalb kommt der Früherfassung von Calcium-Stoffwechselstörungen eine besondere Bedeutung zu. Im allgemeinen werden hierzu die Serum-Aktivität der alkalischen Phosphatase und die Serum-Spiegel von Calcium und Phosphat bestimmt.

Ziel der vorliegenden Studie war die Klärung der Frage, ob die Bestimmung von alkalischer Phosphatase, Calcium und Phosphat im Serum antikonvulsiv behandelter Kinder zur Früherfassung von Störungen im Calcium-Stoffwechsel ausreicht oder, ob andere Meßgrößen zur Früherfassung besser geeignet sind.

Patienten und Methode

Untersucht wurden 40 unausgewählte 4- bis 14jährige Patienten unter antikonvulsiver Langzeittherapie, die im Zeitraum Juni 1978 bis Juni 1979 in der Neuropädiatrischen Abteilung der Universität Kiel und der DRK-Klinik für anfallskranke Kinder, Raisdorf bei Kiel (Leiter: Prof. Dr. H. Doose) behandelt wurden. 34 Patienten erhielten Primidon bzw. Phenobarbital und/oder Phenytoin meist in Kombination mit anderen Antikonvulsiva, 6 Kinder nahmen andere Antikonvulsiva. Als Kontrollen dienten 38 altersgleiche Kinder ohne Hinweis auf Calcium-Stoffwechselstörungen, die im gleichen Zeitraum unter gleichen Bedingungen untersucht wurden. Gemessen wurden

a) *im 24 Std-Urin* (6.00–6.00) und *Morgen-Urin* (6.00–8.00): Calcium (Ca), Phosphat (P), Magnesium (Mg), Kreatinin (Cr), Gesamthydroxyprolin (OH–P [1]) unter hydroxyprolinarmer Diät als Parameter für den Knochenumsatz, zyklisches Adenosin-3', 5'-Monophosphat (cAMP, [4]) als Parameter für die Parathormonwirkung am Nierentubulus. Die Ausscheidung der genannten Substanzen wurde auf Kreatinin bezogen und für Calcium, Phosphat, Magnesium und Gesamthydroxyprolin als mg/g Kreatinin, für cAMP als nmol/mg berechnet. Zusätzlich wurde die tubuläre Phosphatrückresorption (TRP) bestimmt.

b) *im Serum* (8.00) nach 12stündiger Nahrungskarenz: Calcium, Phosphat, Magnesium, Kreatinin, alkalische Phosphatase (AP) und immunreaktives Parathormon (iPTH [3]).

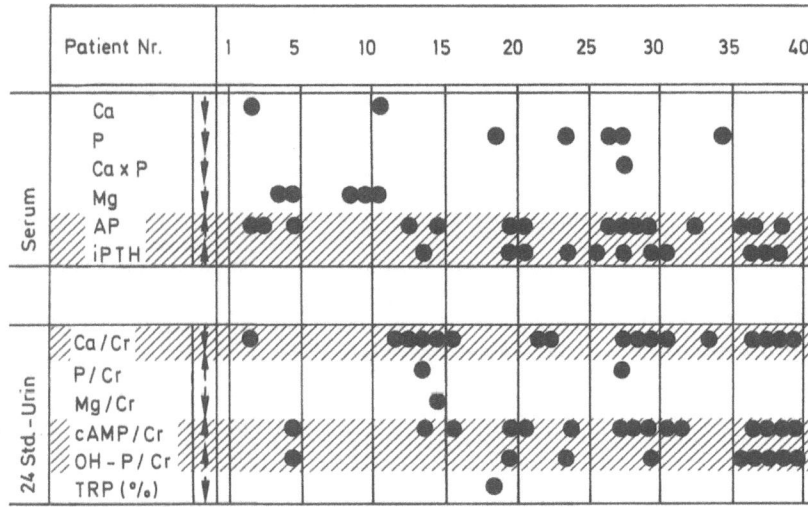

Abb. 1. Parameter des Calcium-Stoffwechsels im Serum und 24 Std-Urin von 40 epileptischen Kindern unter antikonvulsiver Langzeittherapie. Abweichungen über (↑) oder unter (↓) den $\bar{x} \pm 2s$-Bereich von 38 Kontrollen sind durch schwarze Punkte gekennzeichnet. Schraffiert dargestellt sind die 5 Parameter, für die sich im Chi-Quadrattest eine signifikante Häufung pathologischer Werte ergab. Abkürzungen siehe Text

Ergebnisse und Diskussion

Auf der Abb. 1 ist die Häufigkeit der Abweichungen einzelner Parameter vom $\bar{x} \pm 2s$-Bereich der Kontrollen durch schwarze Punkte gekennzeichnet. Insgesamt fand sich eine hohe Anzahl abnormer Einzelwerte. Eine signifikante Häufung pathologischer Werte ergab sich im Chi-Quadrat-Test jedoch nur für die alkalische Phosphatase, immunreaktives Parathormon und die kreatininbezogene Ausscheidung von Ca, cAMP und OH–P im 24 Std-Urin. Daraus folgt, daß diese Parameter am ehesten eine Störung des Calcium-Stoffwechsels erkennen lassen.

Die häufigsten Normabweichungen stellten einer erniedrigte Calcium-Ausscheidung ($n = 17$), eine erhöhte cAMP-Ausscheidung ($n = 15$) und eine erhöhte Aktivität der alkalischen Serum-Phosphatase bei ebenfalls 15 der 40 Patienten dar. iPTH war bei 11 und die Hydroxyprolin-Ausscheidung bei 10 dieser Fälle erhöht. Bei 4 Patienten war eine erhöhte cAMP-Ausscheidung mit einer Hypocalciurie, bei 3 weiteren mit einer erhöhten alkalischen Serum-Phosphatase verbunden. Die Kombination Hypocalciurie und Phosphatase-Erhöhung fand sich 3mal, alle 3 Parameter waren bei 5 weiteren Patienten pathologisch verändert. Insgesamt wiesen also 15 Kinder Normabweichungen von mindestens 2 der 3 Parameter auf.

Üblicherweise wird das Verhalten der alkalischen Serum-Phosphatase als geeigneter Parameter für das Fehlen oder Vorhandensein einer antikonvulsiv bedingten Calcium- und Knochenstoffwechselstörung gewertet.

Es wurde daher zunächst geprüft, ob eine normale Aktivität der Serum-Phosphatase zum *Ausschluß* von relevanten Störungen des Calcium-Stoffwechsels ausreicht.

Wie Abb. 1 zeigt, fanden sich bei 7 Patienten (Nr. 14, 16, 24, 26, 31, 38 und 40) trotz normaler Aktivität des Enzyms Hinweise auf einen sekundären Hyperparathyreoidismus – erhöhtes iPTH und/oder erhöhte cAMP-Ausscheidung, z.T. mit vermehrtem Knochenumbau – kenntlich an der vermehrten Hydroxyprolin-

Ausscheidung. Dagegen hatten von denjenigen Patienten mit normaler Serum-Phosphatase *und* normaler Calcium-Ausscheidung im 24 Std-Urin nur 2 Kinder (Nr. 24 und 26) Normabweichungen im Sinne eines Hyperparathyreoidismus, es bestand also keine signifikante Häufung pathologischer Werte. Damit kann durch die Messung der beiden Parameter alkalische Serum-Phosphatase und Calcium-Ausscheidung – nicht jedoch durch die Bestimmung der alkalischen Phosphatase allein – mit hinreichender Sicherheit eine klinisch-relevante Störung des Calcium-Stoffwechsels ausgeschlossen werden.

Weiterhin wurde überprüft, ob diese Parameter auch zur *Erfassung* einer relevanten Calcium-Stoffwechselstörung ausreichen. Aus Abb. 1 geht hervor, daß eine isolierte oder kombinierte Veränderung der Meßgrößen alkalische Phosphatase und Calcium-Ausscheidung mit weiteren Störungen der übrigen Parameter vergesellschaftet sein kann – im untersuchten Kollektiv 14 von 24 Fällen, aber nicht muß: Sieben Patienten (Nr. 3, 12, 22, 23, 27, 33 und 34) wiesen trotz Erhöhung von alkalischer Serum-Phosphatase oder Hypocalciurie normale Befunde der anderen Parameter auf. Auch bei der Kombination von Hyperphosphatasie und Hypocalciurie lagen bei 3 Patienten (Nr. 2, 13 und 15) keine weiteren Veränderungen vor.

Durch die zusätzliche Bestimmung der cAMP-Ausscheidung wurde die Erfassung einer klinisch-relevanten Calcium-Stoffwechselstörung sicherer: Bei 9 der 11 Kinder mit erhöhtem Serum-Parathormon-Spiegel und 8 von 10 Kindern mit erhöhter Hydroxyprolin-Ausscheidung wichen die cAMP-Exkretion und mindestens einer der beiden Parameter alkalische Phosphatase und Calcium-Ausscheidung im Urin von der Norm ab.

Da die Gewinnung eines 24 Std-Urines aufwendig ist, wurde überprüft, ob dieser durch einen Morgen-Urin ersetzbar ist. Es fand sich eine hochsignifikante Korrelation zwischen der kreatininbezogenen Ausscheidung von Calcium ($r = 0,81$, $p < 0,001$, $n = 74$) und cAMP ($r = 0,88$, $p < 0,001$, $n = 75$) zwischen den Werten in den beiden Urinproben von Kontrollen und Patienten. Daher ist es im Rahmen der Fragestellung möglich, die Calcium- und cAMP-Ausscheidung im Morgen-Urin zu messen. Dies stellt eine wesentliche methodische Vereinfachung dar.

Zusammenfassung

Die kombinierte Messung von alkalischer Serum-Phosphatase und Calcium-Ausscheidung im 24 Std-Urin oder Morgen-Urin stellt ein geeignetes Minimal-Programm zum *Ausschluß* von Calcium-Stoffwechsel-störungen unter antikonvulsiver Therapie dar. Dagegen schließt eine normale Aktivität der alkalischen Serum-Phosphatase allein eine Calcium-Stoffwechsel-störung nicht aus.

Hyperphosphatasie und/oder Hypocalciurie machen das Vorliegen einer Calcium-Stoffwechselstörung wahrscheinlich.

Die zusätzliche Bestimmung der Urin-Ausscheidung von cAMP erhöht die Sicherheit der Aussage erheblich. Die Bestimmung von Calcium und Phosphat im Serum ist zur Früherfassung einer Calcium-Stoffwechselstörung ungeeignet.

Literatur

1. Goverde, B.C., Veenkamp, F.J.N.: Clin. Chim. Acta **41**, 29 (1972)
2. Hahn, T.J.: Drugs **12**, 201 (1976)
3. Hehrmann, R., Wilke, R., Nordmeyer, J.P., Hesch, R.D.: Dtsch. Med. Wochenschr. **101**, 1726 (1976)
4. Tovey, K.C., Oldham, G.N., Whelan, J.A.M.: Clin. Chim. Acta **56**, 221 (1974)

Dr. K. Kruse
Universitäts-Kinderklinik
Schwanenweg 20
D-2300 Kiel

Monatsschr. Kinderheilkd. 128, 376–377 (1980)

Monatsschrift für
Kinderheilkunde
© by Springer-Verlag 1980

Anfälle und Blut-Liquor-Schranke

D. Wenzel[1], A. Statz[2] und K. Felgenhauer[3]

[1] Universitäts-Kinderklinik Erlangen,
[2] Universitäts-Kinderklinik und
[3] Universitäts-Nervenklinik Köln

Der Nachweis erhöhter Eiweißwerte im Liquorraum als Ausdruck einer gestörten Blut-Liquor-Schranke nach cerebralen Anfällen kann Hinweis auf ein Hirnödem sein (Lending, 1959; Siemes, 1978). Wir sehen solche Befunde einer Eiweißerhöhung jedoch auch bei Epilepsiekranken im anfallsfreien Intervall mit einem organischen Substratdefekt des Zentralnervensystems etwa einer Hirnatrophie. Wir sind daher der Frage nachgegangen, *welche Anfallsformen eine Schädigung der Blut-Liquor-Schranke nach sich ziehen*, und ob damit Hinweise auf neuronale Läsionen zu gewinnen sind. Untersucht wurden die Serum/Liquorkonzentrationsquotienten der Indikatorproteine Albumin und α-2-Makroglobulin, die zuverlässigere Schrankenparameter sind als das Gesamteiweiß im Liquor (Felgenhauer, 1976).

Methode

Die quantitative Messung der Einzelproteine im verdünnten Serum und im nativen Liquor erfolgte mit Hilfe des Elektroimmunoassays nach Laurell (1972) oder mit Hilfe der Laser-Nephelometrie. Das Gesamteiweiß im Liquor wurde nach Lowry (1951) bestimmt.

Patienten

Es wurden 62 Kinder im Alter von 6 Monaten bis 14 Jahren mit verschiedenen Anfallsformen untersucht (Abbildung, linke Seite). Bei allen Kindern mit unkomplizierten (Anfallsdauer unter 20 min) und komplizierten (Anfallsdauer über 30 min) Fieberkrämpfen sowie mit großen Anfällen blieb der klinische Befund regelrecht, und das Computer-Tomogramm zeigte normale anatomische Verhältnisse. Bei den 6 Kindern mit einem Grand-mal-Status war bei drei Kindern ein abnormer neurologischer Befund zu erheben, computertomographisch fand sich bei ihnen postictal ein generalisiertes Hirnödem. Bei allen Kindern mit West- und Lennox-Syndrom zeigten sich computertomographisch generalisierte und (oder) umschriebene Substanzdefekte des Hirnparenchyms. Klinisch fand sich neben neurologischen Ausfällen stets eine mentale Retardierung.

42 Kinder im gleichen Altersbereich dienten als Kontrollgruppe.

Ergebnisse

Die Ergebnisse sind in Tabelle 1 zusammengefaßt.

Die Proteinquotienten aller 15 Kinder mit unkomplizierten ersten Fieberkrämpfen und das Gesamteiweiß im Liquor waren normal. Die Lumbalpunktion erfolgte bis zu einer Stunde nach Anfallsende.

Von 18 Kindern mit einer Grand-mal-Epilepsie zeigten 16 Kinder normale Proteinwerte. Nur bei

Tabelle 1. *Linke Seite:* Untersuchtes Krankengut (n = 62) mit verschiedenen Anfallsformen und Einteilung in vier Gruppen. *Rechte Seite:* Ergebnisse der Blut-Liquor-Schrankenfunktion nach cerebralen Anfällen. Störung der Blut-Liquor-Schranke bei Abfall der Serum/Liquor-Konzentrationsquotienten unter 280 für Albumin und (oder) unter 650 für α-2-Makroglobulin

Untersuchte Kinder (n = 62)	Blut-Liquor-Schranke	
	Intakt	Gestört
1. Unkomplizierte Fieberkrämpfe (n = 15)	+ 15/15	–
2. Große Anfälle (kürzer als 30 min; weniger als 30 Anfälle insgesamt) (n = 18)	+ 16/18	+ 2/18
3. Prolongierte große Anfälle		
a. komplizierte Fieberkrämpfe (n = 7)	+ 2/7	+ 5/7
b. Grand-mal Status (n = 6)	–	+ 6/6
4. Therapieresistente kleine Anfälle		
a. West-Syndrom (n = 7)	–	+ 7/7
b. Lennox-Syndrom (n = 9)	+ 2/9	+ 7/9

2 Kindern war der Proteinquotient einmal für Albumin und einmal für α-2-Makroglobulin leicht erniedrigt, der Gesamteiweißgehalt im Liquor war stets normal.

Bei insgesamt 13 Kindern mit prolongierten Anfällen zeigten sich bei 7 Kindern mit komplizierten Fieberkrämpfen in 5 Fällen ein erniedrigter Proteinquotient für Albumin, davon bei 3 gleichzeitig auch für α-2-Makroglobulin. Das Gesamteiweiß war nur in 3 Fällen erhöht. Bei 6 Kindern mit einem Grand-mal-Status waren in allen Fällen die Proteinquotienten deutlicher erniedrigt, für Albumin stärker ausgeprägt als für α-2-Makroglobulin. Das Gesamteiweiß im Liquor war hier stets erhöht.

Alle 7 Kinder mit West-Syndrom zeigten eine erhebliche Erniedrigung der Proteinquotienten für Albumin und α-2-Makroglobulin. Bei den 9 Kindern mit einem Lennox-Syndrom fand sich nur bei 2 Kindern eine intakte Schrankenfunktion, bei den übrigen 7 Kindern zeigte sich eine Erniedrigung des α-2-Makroglobulinquotienten, davon gleichzeitig in 5 Fällen eine Erniedrigung des Albumin-Quotienten.

Diskussion

Der Abfall der Serum/Liquor-Proteinquotienten bei Kindern mit verschiedenen Formen einer Epilepsie spricht dafür, daß es *nach komplizierten Fieberkrämpfen* sehr oft und *im Grand-mal-Status* immer zu einer *Störung der Blut-Liquor-Schranke* kommt. Auch bei allen Kindern mit einem *West-Syndrom*, sowie bei den meisten Kindern mit einem *Lennox-Syndrom* fanden sich erhöhte Liquor-Protein-Spiegel. Normale Eiweißwerte zeigten sich jedoch nach unkomplizierten Fieberkrämpfen und nach isolierten großen Anfällen, auch wenn der Liquor unmittelbar danach entnommen wurde.

Die nach lang anhaltenden großen Anfällen zu beobachtenden erniedrigten Proteinquotienten spiegeln unseres Erachtens die anfallsbedingte allgemeine Steigerung der Gefäßpermeabilität innerhalb des Zentralnervensystems wieder. Dies mag Folge starker Blutdruckschwankungen (Johanson, 1970), einer Hyperkapnie (Cutler, 1968; Meldrum, 1973) oder Hypoxie sein (Bakay, 1968). Der nach prolongierten großen Anfällen nachzuweisende vermehrte Durchtritt von Serumeiweißen in den Liquorraum unterstützt den Entschluß zur Gabe von Cortison (3–5 mg/kg/KG) neben der obligatorischen antikonvulsiven Therapie.

Im Gegensatz dazu sind die erhöhten Proteinspiegel des Liquors bei den therapieresistenten kleinen Anfällen als anfallunabhängige Dauerfolge der bereits bestehenden anatomischen Defekte des Zentralnervensystems anzusehen, deren Ausdehnung im Computertomogramm gut zu beurteilen ist.

Es ist jedoch nicht auszuschließen, daß auch gehäufte kleine Anfälle die bereits bestehenden Gewebsdefekte vergrößern.

Literatur

Bakay, L., Lee, J.C.: Brain **91**, 697–706 (1968)

Cutler, R.W.P., Barlow, C.F.: Arch. Neurol. **14**, 54–63 (1966)

Felgenhauer, K., Schliep, G., Rapić, N.: J. Neurol. Sci. **30**, 113–128 (1976)

Johansson, B., Li, C.-L., Olsson, U., Klatzo, J.: Acta Neuropathol. (Berl.) **16**, 117–124 (1970)

Laurell, C.-B.: Scand. J. Clin. Lab. Invest. (Suppl. 124) **29**, 21–37 (1972a)

Lending, M., Slobody, L.B., Mestern, J.: J. Physiol. **197**, 465–468 (1959)

Lowry, O.H., Rosebrough, N.J., Farr, A.L., Randall, R.J.: J. Biol. Chem. **193**, 265 275 (1951)

Meldrum, B.S., Brierley, J.B.: Arch. Neurol. **28**, 10–17 (1973)

Siemes, H., Siegert, M., Hanefeld, F.: Epilepsia **19**, 57–66 (1978)

Dr. D. Wenzel
Kinderneurologische Abteilung
Universitäts-Kinderklinik
Loschgestraße 15
D-8520 Erlangen

Monatsschr. Kinderheilkd. 128, 378–379 (1980)

Monatsschrift für
Kinderheilkunde
© by Springer-Verlag 1980

BNS-Anfallsleiden und Aicardi-Syndrom

D. Karch, R. Kiekens und W. Mortier

Universitäts-Kinderklinik Düsseldorf

BNS-Anfälle sind immer Symptome einer schweren cerebralen Funktionsstörung. Sie werden durch sehr unterschiedliche Erkrankungen verursacht: prä- und perinatale Komplikationen, angeborene Mißbildungen des zentralen Nervensystems, neurokutane Dysplasien, degenerative Erkrankungen, Stoffwechselkrankheiten und

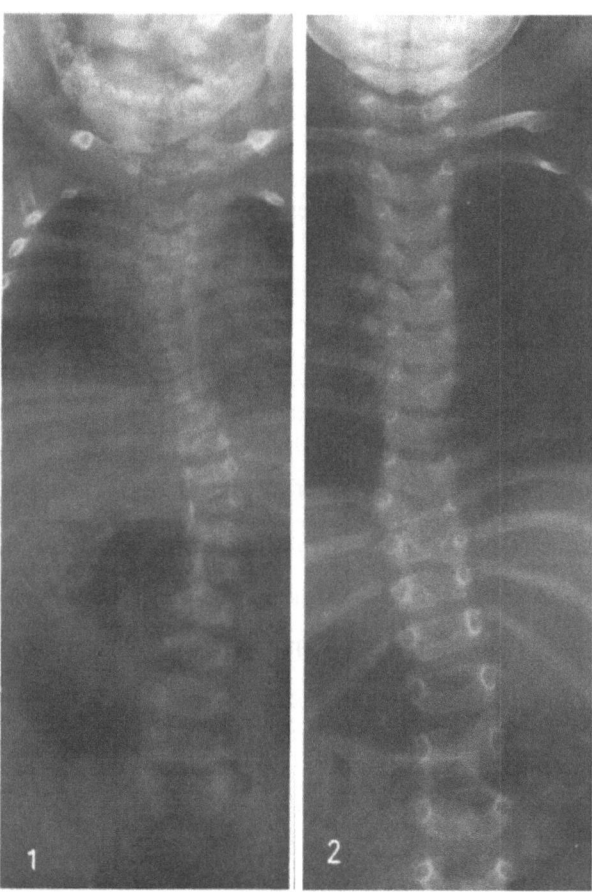

Abb. 1. M.S., geb. 15. 3. 1978, linkskonvexe Skoliose der BWS, TH1 und TH 2 mehrfache Spaltbildung. Fragliche Synostosierung von TH 8 und 9. Synostosierung der 7. und 8. Rippe am Abgang. Spaltbildung im Bereich der HWS. Wirbelkörper-Höhenminderung in Höhe L 1–L 3. (Befund: Dr. Kemperdick, Leiter der Röntgenabteilung, Universitäts-Kinderklinik Düsseldorf)

Abb. 2. V.S., geb. 10. 12. 1977: Linkskonvexe Skoliose der distalen BWS. Wirbelfehlbildung von TH 8–11, Teil und Halbwirbel, Spaltbildung von TH 9. (Befund: Dr. Kemperdick, Leiter der Röntgenabteilung, Universitäts-Kinderklinik Düsseldorf)

Encephalitiden (Gibbs et al., 1954; Millichap et al., 1962; Jellinger, 1970; Jeavons et al., 1973; Aicardi u. Chevrie, 1978; Rijkonen u. Donner, 1979; Übersicht in Lacy u. Penry, 1976). Ungeklärt bleiben etwa 30% der Fälle. Aicardi beschrieb 1965 bei 8 Kindern mit *BNS-Anfällen* die Kombination *mit Balkenmangel und oculären Anomalien.* In den letzten Jahren beobachteten wir an der Univ.-Kinderklinik Düsseldorf zwei klassische Fälle des Aicardi-Syndrom (Tillmann u. v. Bernuth, 1975) und zwei atypische bzw. fragliche Fälle, über die ausführlich berichtet werden soll.

Fallberichte

M.S., geb. 15. 3. 1978, weibl.; normale Geburt und Schwangerschaft. Mit 6 Wochen fokale Anfälle, dann generalisiert tonisch-klonische Anfälle. Mit 5 Monaten BNS-Anfälle trotz antikonvulsiver Therapie. Besserung nach ACTH-Kur. Befunde: Massive multifokale hypersynchrone Aktivität im EEG, psychomotorische Retardierung, Muskelhypotonie, im Augenhintergrund große zentral gelegene Depigmentierungen, z.T. bis zur Papille reichend (Prof. Dr. Pau Univ.-Augenklinik Düsseldorf), Wirbelkörpermißbildungen und Rippenanomalien im Bereich der Halswirbel- und Brustwirbelsäule (Abb. 1), im cranialen Computertomogramm (Neurochirurgische-Universitätsklinik Düsseldorf) leichter Hydrocephalus, links frontal und rechts occipital kalottennah gelegene Zonen verminderter Dichte. Trotz coronarer und horizontaler Schichtung, kein Hinweis für totalen oder partiellen Balkenmangel.

V.C., geb. 10. 12. 1977, weibl.; Schwangerschaft: In den ersten Monaten ziehende Leibschmerzen, Hormontherapie. Geburt am Termin durch Sectio wegen drohender Asphyxie. Apgar 8/10/10. Gewicht 2 680 g, Kopfumfang 33 cm. Bei den Vorsorgeuntersuchungen fiel geringe Halbseitensymptomatik links mit Gesichtsasymmetrie auf. Erste Anfälle mit 4 Monaten, links fokal, sekundär generalisiert. Mit 5 Monaten BNS-Anfälle trotz antikonkulsiver Therapie bisher nicht anfallsfrei, zunehmende psychomotorische Retardierung. Befunde: EEG: Zunächst nur relativ geringe fokale hypersynchrone Potentiale. Mit 6 Monaten Hypsarrhythmie. Augenhintergrund: Unauffällig. Röntgen BWS: Teil- und Halbwirbelbildungen von TH 8–11, linkskonvexe Skoliose (Abb. 2). In der seitlichen Aufnahme zusätzlich: Dorsale Höhenminderung von TH 5, 6, 7 und 8, leichte ventrale Höhenminderung von TH 11.

Craniales Computertomogramm: Kein Hydrocephalus, keine Hirnatrophie, kein Balkenmangel.

In Tabelle 1 sind die Befunde unserer 4 Patienten den Symptomen des Aicardi-Syndroms (Aicardi, 1965; de Jong et al., 1976; Bertoni et al., 1979) gegenübergestellt.

Nach der ersten zusammenfassenden Beschreibung von Aicardi (1965) sind inzwischen über 50 Fälle veröffentlicht worden (Bertoni et al., 1979). Dabei

Tabelle 1. Symptome bei Aicardi-Syndrom und bei 4 eigenen Patienten

Aicardi-Syndrom	Patienten			
	V.J.	K.U.	M.S.	V.C.
Cerebrale Anfälle, meist BNS ab 1.–4. Lebensmonat	+	+	+	+
Balkenmangel (total/partiell)	+	(+)[a]	∅	∅
Chorioretinale Depigmentierung	+	+	+	∅
Schwere Wirbelkörpermißbildungen	+	+	+	+
Massive hypersynchrone Aktivität im EEG, meist Hypsarrhythmie	I	I	I	I
Psychomotorische Retardierung	+	+	+	+
Weibliches Geschlecht	+	+	+	+

[a] PEG aus technischen Gründen nicht sicher auswertbar

bestanden sehr häufig als zusätzliche Symptome Wirbelkörperanomalien mit und ohne begleitende Rippenanomalien. Nicht bei allen Kindern wurden typische BNS-Anfälle beobachtet. Alle bisher beschriebenen Fälle waren weiblichen Geschlechts. Nach de Jong (1976) wies Andrieu (1973) auf die mögliche Ursache der unterschiedlichen Symptomatik hin. Der Schlüssel zum Verständnis liegt in der embryonalen Entwicklungsgeschichte. Die Kommissurenplatte entwickelt sich in der 4.–7. Woche und stülpt sich dann im 3.–4. Monat aus. Das retinale Pigment der Augenanlage erscheint in der 4. und das chorioidale Pigment in der 5. Woche. In der gleichen Zeit entwickeln sich auch die Sklerotome.

In einer eingehenden histopathologischen Studie konnten de Jong et al. (1976) zeigen, daß die Augenhintergrundsveränderungen bei ihrem Fall auf Defekten des Pigmentepithels beruhen. Die Veränderungen unterscheiden sich eindeutig von entzündlichen Veränderungen (z. B. bei Toxoplasmose). Darüber hinaus finden sich in zahlreichen Fallbeschreibungen zusätzliche oculäre Anomalien wie Mikrophthalmie, Kolobome usw. Wahrscheinlich wird durch endogene oder exogene Noxen eine Hemmung der normalen embryonalen Entwicklung verursacht.

Eine Familiarität konnte bisher bei keinem Fall beobachtet werden. Auch gibt es nur ungenügende Erklärungsmöglichkeiten für eine mögliche Erblichkeit des Syndroms. Sie werden bei de Jong (1976) ausführlich diskutiert.

Bei einem unserer Fälle könnte man tatsächlich von einem atypischen Aicardi-Syndrom sprechen, da bei ihm außer dem Balkenmangel alle Symptome zu finden waren. Nicht weniger interessant ist der zweite Fall, bei dem neben der cerebralen Schädigung erhebli-

che Wirbelkörpermißbildungen bestanden. Möglicherweise waren beide Kinder einer sehr ähnlichen Noxe in der Embryonalzeit ausgesetzt, wie sie für die Entstehung des Aicardi-Syndroms verantwortlich ist. Ein Unterschied lag möglicherweise nur in Dauer und Ausprägung der Noxe.

Die beiden Fälle sollen Anregung sein bei allen Kindern mit BNS-Anfallsleiden oder früh beginnenden schweren cerebralen Anfällen nach diesen Symptomen zu fahnden. Vielleicht läßt sich auch die Zahl der idiopathischen oder kryptogenetischen BNS-Krämpfe vermindern. Alle bisher beschriebenen Fälle hatten eine extrem schlechte Prognose hinsichtlich der Behandlung und der Lebenserwartung. Dies ist für die Beratung der Eltern wichtig zu wissen.

Zusammenfassung

Es wird berichtet über zwei Fälle von Aicardi-Syndrom mit BNS-Anfällen, Balkenmangel, Depigmentierungen der Chorioidea und Wirbelkörpermißbildungen. Ausführlich dargestellt werden zwei atypische Fälle. Bei einem bestanden alle Symptome außer einem Balkenmangel. Bei dem zweiten bestanden BNS-Anfälle, psychomotorische Retardierung und schwere Wirbelkörpermißbildungen im Bereich der Brustwirbelsäule. Augenhintergrundsveränderungen und Balkenmangel ließen sich nicht nachweisen. Es wird diskutiert, ob es sich dabei um atypische Fälle eines Aicardi-Syndroms handeln könnte.

Literatur

Aicardi, J., Lefebvre, J., Lerique-Koechlin, A.: Electroencephalogr. Clin. Neurophysiol. **19**, 609–610 (1965)
Aicardi, J., Chevrie, J.-J.: Arch. Fr. Pediatr. **35**, 1015–1023 (1978)
Andrieu, A.: Le syndrome d'Aicardi. Toulouse, Thèse, Université Paul-Sabatier 1973
Bertoni, J.M., van Loh, S., Allen, R.J.A.: Ann. Neurol. **5**, 475–482 (1979)
De Jong, J.G.Y., Delleman, J.W., Houben, M., Manschot, W.A., de Minjer, A., Mol, J., Slooff, J.L.: Neurology **26**, 1152–1158 (1976)
Gibbs, E.L., Fleming, M.M., Gibbs, F.A.: Pediatrics **13**, 66–73 (1954)
Jeavons, P.M., Bower, B.D., Dimitrakoudi, M.: Epilepsia **14**, 153–164 (1973)
Jellinger, K.: Neuropädiatrie **1**, 277–294 (1970)
Lacy, J.R., Penry, J.K.: New York: Raven Press 1976
Millichap, J.G., Bickford, R.G., Klass, D.W., Backus, R.E.: Epilepsia **3**, 188–197 (1962)
Rijkonen, R., Donner, M.: Dev. Med. Child Neurol. **21**, 333–343 (1979)
Tillmann, W., Bernuth, H. von: Klin. Monatsbl. Augenheilkd. **167**, 496–499 (1975)

PD Dr. D. Karch
Universitäts-Kinderklinik A
Moorenstraße 5
D-4000 Düsseldorf

Monatsschr. Kinderheilkd. 128, 380–381 (1980)

Monatsschrift für
Kinderheilkunde
© by Springer-Verlag 1980

Krampfanfälle bei einem Säugling
mit einer Biotin-abhängigen 3-Methylcrotonylglycinurie

W. Lehnert[1], H. Niederhoff[1] und H. Saule[2]

[1] Universitäts-Kinderklinik (Direktor: Prof. Dr. W. Künzer) Freiburg/Br. und
[2] II. Kinderklinik im Krankenhauszweckverband (Chefarzt: Dr. F. Haggenmüller) Augsburg

Im Metabolismus der Aminosäure Leucin ist inzwischen für jeden Abbauschritt ein entsprechender Enzymdefekt beschrieben worden. Von oben nach unten aufgezählt, führen diese zu folgenden Krankheiten:

1. Ahornsiruperkrankung
2. Isovalerianacidämie
3. 3-Methylcrotonylglycinurie
4. 3-Methylglutaconacidurie
5. 3-Hydroxy-3-methylglutaracidurie.

Die vier letzten Erkrankungen gehören zur Gruppe der Organoacidurien.

Das Kind, über das wir hier berichten, leidet an einer 3-Methylcrotonylglycinurie. Hierbei ist die Biotin-abhängige Carboxylierung des 3-Methylcrotonyl-CoA's zum 3-Methylglutaconyl-CoA blockiert (Abb. 1). Der unphysiologische Anstau von 3-Methylcrotonyl-CoA wird zum einen durch Anlagern von Wasser und Hydrolysieren der CoA-Bindung zu 3-Hydroxyisoveriansäure und zum anderen durch Konjugation mit Glycin zum 3-Methylcrotonylglycin

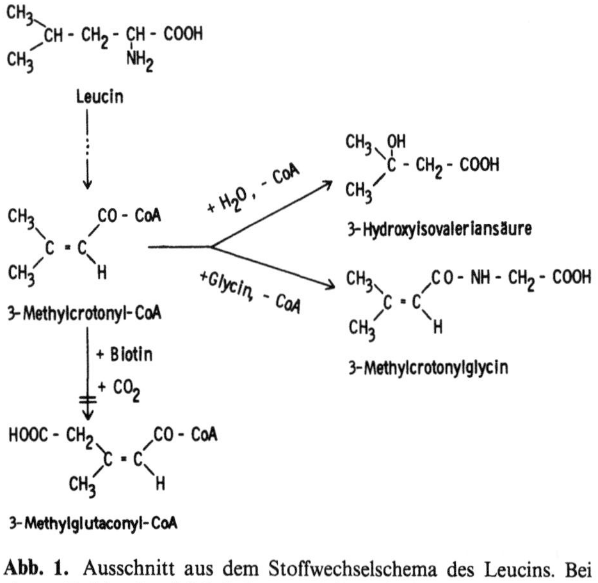

Abb. 1. Ausschnitt aus dem Stoffwechselschema des Leucins. Bei einem Defekt der 3-Methylcrotonyl-CoA-Carboxylase werden als Ausweichreaktion 3-Hydroxyisoveriansäure und 3-Methylcrotonylglycin gebildet

bewältigt. Beide Substanzen werden von den Betroffenen in großen Mengen im Urin ausgeschieden.

Bisher sind 6 Fälle einer 3-Methylcrotonylglycinurie beschrieben worden [1–6].

Falldarstellung

Unsere Patientin wurde als 3. Kind gesunder türkischer, nicht miteinander verwandter Eltern termingerecht und ohne Komplikationen geboren. Das Geburtsgewicht betrug 3100 g, die Körperlänge 51 cm. Die APGAR-Werte waren normal.

Im Alter von 7 Wochen wurde der Säugling nach 5 generalisierten cerebralen Krampfanfällen in die Kinderklinik Augsburg eingeliefert. Zur Aufnahme kam dort ein blasser, generalisiert tonisch-klonisch krampfender Säugling in schlechtem Allgemeinzustand. An der gesamten Haut und besonders am behaarten Kopf, an den Armen, am Unterbauch sowie im Bereich des Gesäßes und der Unterschenkel fanden sich Zeichen einer seborrhoischen Dermatitis mit Verdacht auf Soor-Superinfektion. Beide Augen waren eitrig verkrustet, die Nasenwege durch eitriges Sekret weitgehend verlegt. Über beiden Lungen konnten grobblasige Rasselgeräusche bei starker Verschleimung auskultiert werden. Auffallend war eine generalisierte Muskelhypotonie bei allgemeiner Bewegungsarmut. Ein eigentümlicher Geruch wurde anfänglich auf das ungepflegte Aussehen des Kindes zurückgeführt, diente später aber als eines von mehreren Kriterien zur Diagnostik in Richtung angeborene Stoffwechselstörung.

Das EEG zeigte eine unregelmäßige, abgeflachte Grundaktivität mit eingestreuten steilen Abläufen von z. T. Krampfpotential-Charakter. Während des dreiwöchigen Aufenthaltes in dieser Klinik traten trotz Therapie mit Diazepam und später Clonazepam noch 5 generalisierte tonisch-klonische Krampfanfälle mit Mundkloni, Nystagmus und Blickwendung nach rechts auf.

Die üblichen klinisch-chemischen Laboruntersuchungen waren unauffällig.

Die diagnostisch unklare Situation, einschließlich des undefinierbaren Geruches, ließ dann an das Vorliegen einer angeborenen Stoffwechselerkrankung denken und führte zur Einsendung einer Urinprobe nach Freiburg zwecks Durchführung eines selektiven Screenings nach Organoacidurien.

Die gaschromatographisch-massenspektrometrische Analyse der organischen Säuren ergab eine massive Ausscheidung von 3-Hydroxyisoveriansäure und 3-Methylcrotonylglycin, beides Metabolite, die für das Vorliegen eines 3-Methylcrotonyl-CoA-Carboxylase-Mangels sprechen. Enzymatische Untersuchungen an Fibroblastenkulturen sind in Arbeit. Das Kind wurde zur weiteren Diagnostik und Therapie in die Univ.-Kinderklinik Freiburg überwiesen.

Es kam hier ein 10 Wochen altes normotrophes Mädchen mit den typischen Zeichen eines „floppy infant" zur Aufnahme (Abb. 2). Während 3 Tagen erhielt die Patientin eine eiweißfreie Nahrung, bestehend aus Mondamin, Dextromed, Keimöl und einem Multivitamin-Präparat. Krämpfe wurden während dieser Zeit nicht beobachtet. Die Ausscheidung von 3-Hydroxyisovaleriansäure, die zur Verlaufskontrolle herangezogen wurde, sank auf etwa $\frac{1}{10}$ der anfänglichen Werte. Wir ernährten anschließend leucinarm (ca. 80 mg Leucin/kg und Tag). Die Krampfanfälle traten trotz antikonvulsiver Behandlung mit Clonazepam (Rivotril, 4 × 1 Tr.) und Phenobarbital (3 × 1 Luminalette) wieder auf. Die Ausscheidung von 3-Hydroxyisovaleriansäure stieg unter dieser Therapie nur leicht an. Nach Gaben von Biotin (2 × 5 mg/die), dem Coenzym der 3-Methylcrotonyl-CoA-Carboxylase, sistierten die Krämpfe schlagartig und die Ausscheidung von 3-Hydroxyisovaleriansäure sowie 3-Methylcrotonylglycin ging auf routinemäßig nicht mehr meßbare Werte zurück. Auch das klinische Bild besserte sich allmählich. Unter engmaschigen Kontrollen der Ausscheidung der beiden genannten Metabolite und unter Biotin-Therapie wurde nun die zugeführte Leucin-Menge schrittweise bis auf normale Werte gesteigert. Krämpfe traten in der Folgezeit nicht mehr auf. Die pathologischen Metabolite waren kaum mehr nachweisbar und die Muskelhypotonie besserte sich kontinuierlich. Auch die Hauterscheinungen klangen langsam ab. Nach 6 Wochen konnten wir einen normal entwickelten, gesund wirkenden Säugling entlassen, der unter Biotin-Therapie altersgemäß ernährt wurde.

Das geschilderte Krankheitsbild ist hinsichtlich der Krampfanfälle in die Gruppe der metabolisch-genetisch bedingten Krampfleiden einzuordnen. Der Fall zeigt, daß bei Krampfanfällen im Neugeborenen- und Säuglingsalter auch an das Vorliegen einer angeborenen Stoffwechselstörung zu denken ist. Allerdings treten Krampfanfälle in diesem Zusammenhang so gut wie nie isoliert auf, sondern nahezu immer zusammen mit für kongenitale Stoffwechselstörungen typischen Symptomen wie Trinkschwäche, Muskelhypotonie, Bewegungsarmut, Lethargie, Acidose, Erbrechen, Coma, Hypothermie und Atemstörungen.

Zusammenfassung

Es wird über einen 10 Wochen alten Säugling berichtet, der durch Krampfanfälle, eine mit Soor superinfizierte seborrhoische Dermatitis, spärlichen Haarwuchs

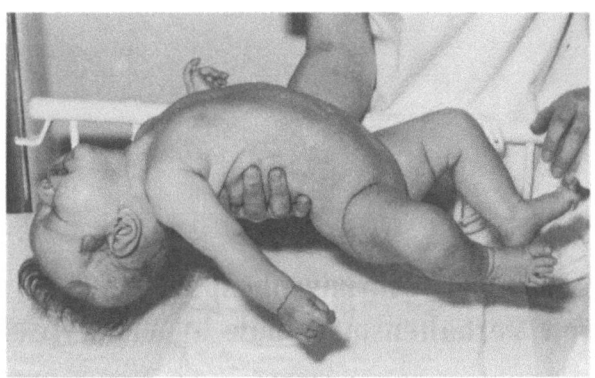

Abb. 2. Patient S.M. mit 3-Methylcrotonylglycin- und 3-Hydroxyisovalerianacidurie vor der Biotin-Therapie. Der Säugling zeigt eine schwere Muskelhypotonie

und Muskelhypotonie auffiel. Im Urin wurden große Mengen an 3-Hydroxyisovaleriansäure und 3-Methylcrotonylglycin ausgeschieden.

Nach Gaben von Biotin, dem Coenzym der 3-Methylcrotonyl-CoA-Carboxylase, sistierten die Krämpfe schlagartig, das klinische Bild besserte sich kontinuierlich und die Ausscheidung der genannten Urinmetabolite ging auf routinemäßig nicht mehr meßbare Werte zurück. Das Kind konnte nach 6 Wochen in gutem Allgemeinzustand ohne neurologische Auffälligkeiten mit einer altersgemäßen Kost entlassen werden.

Literatur

1. Stokke, O., Eldjarn, L., Jellum, E., Pande, M.D., Waaler, P.E.: Pediatrics **49**, 726–735 (1972)
2. Gompertz, D., Draffan, G.H., Watts, J.L., Hull, D.: Lancet **1971 II**, 22–24
3. Gompertz, D., Bartlett, K., Blair, D., Stern, C.M.M.: Arch. Dis. Child. **48**, 975–977 (1973)
4. Finnie, M.D.A., Cottrall, K., Seakins, J.W.T., Snedden, W.: Clin. Chim. Acta **73**, 513–519 (1976)
5. Cowan, M.J., Wara, D.W., Packman, S., Ammann, A.J., Yoshino, M., Sweetman, L., Nyhan, W.: Lancet **1979 II**, 115–118
6. Charles, B.M., Hosking, G., Green, Anne, Pollitt, R., Bartlett, K., Taitz, L.S.: Lancet **1979 II**, 118–120

Dr. W. Lehnert
Universitäts-Kinderklinik
Chemisches Labor
Mathildenstraße 1
D-7800 Freiburg/Br.

Monatsschr. Kinderheilkd. 128, 382–385 (1980)

Monatsschrift für
Kinderheilkunde
© by Springer-Verlag 1980

Verändert Nahrungsphosphat neuropsychologische Funktionen und Verhaltensmerkmale hyperkinetischer und impulsiver Kinder?

B. Walther, E. Dieterich und J. Spranger

Universitäts-Kinderklinik Mainz (Direktor: Prof. Dr. J. Spranger)

Hyperkinetische Kinder sind gekennzeichnet durch motorische Unruhe, Konzentrationsschwierigkeiten, Impulsivität im Denken und Handeln mit der Folge von Leistungs- und Kontaktstörung, Stimmungs- und Affektlabilität [1–3]. Diese Verhaltensmerkmale werden zum Problem für alle Kontaktpersonen sowie insbesondere das betroffene Kind selbst. Wohl aufgrund dieses allseitigen Betroffenseins hat es an Untersuchungen zur Ätiologie in allen medizinischen und psychologischen Disziplinen nicht gemangelt. Am ehesten haben sich Hypothesen zur Ätiologie durchgesetzt, die aus dem Erfolg der Therapie mit Psychostimulantien abgeleitet wurden [4–6].

An diese Ätiologie-Hypothese lehnt sich auch die Annahme der Phosphat-bedingten Verhaltensstörung an, die es in unserer Arbeit zu überprüfen galt [7]. Der hier im Mittelpunkt der Verursachung stehende Faktor Ernährung wird in den USA bereits seit mehreren Jahren diskutiert im Zusammenhang mit der Feingold-Diät, bei der sowohl natürliche als auch künstliche Salicylate in Form von Farb- und Geschmackstoffen eliminiert werden [8–14].

Die sog. „Phosphat-Theorie" der Verhaltensstörung lautet: „MBD-Kinder gehören einer endokrinen Extremvariante an, die durch Insuffizienz des Noradrenalin-Stoffwechsels charakterisiert ist und auf Phosphat-Zusatz in der Nahrung mit metabolischer Alkalose reagiert, welche zu den bekannten Erscheinungen der motorischen Unruhe und derjenigen Verhaltensstörungen führt, die als ‚Minimal brain dysfunction' bezeichnet wird" [15].

Die wirksame Diät beinhaltet zwei Veränderungen im Nahrungsverhalten:

1. Weglassen aller künstlichen Phosphatzusätze. Dabei handelt es sich überwiegend um anorganisches Phosphat in Form von Dinatrium-dihydrogendiphosphat;

2. Reduzierung im Konsum der Nahrungsmittel, die reich an natürlichen Phosphaten sind.

Überwiegende, wenn nicht gar ausschließliche Bedeutung für den Erfolg der Diät soll der Elimination der künstlichen Phosphate zukommen.

Aufgrund der Bestätigung des Therapieerfolges mit der phosphatreduzierten Diät durch eine kinderpsychiatrische Einrichtung [16] und deren Berichte über eindeutige Provokation von Verhaltensverschlechterung unter Phosphatgabe im Doppelblindversuch ergaben sich für unsere Studie zwei zu überprüfende Arbeitshypothesen:

1. Eine phosphatreduzierte Diät führt zu einer für den klinischen Untersucher deutlich erkennbaren Besserung des Verhaltens impulsiver und hyperkinetischer Kinder;

2. Phosphatgabe führt in der klinischen Laborsituation zu einer deutlich erkennbaren Verschlechterung des Verhaltens dieser Kinder.

Patienten und Methoden

Zur Überprüfung der oben genannten Arbeitshypothesen mußte der methodische Ansatz den Kriterien eines Experiments zur Erfassung einer Substanz-induzierten Verhaltensänderung genügen [11, 12]. Die angewandten Untersuchungs-Verfahren sind in Tabelle 1 zusammengefaßt. Bei den Testverfahren der klinischen Psychologie wurden vor allem solche verwendet, die sich als geeignet zur Erfassung einer Leistungsbesserung unter Stimulantientherapie sowie zur Charakterisierung hyperkinetischer Kinder erwiesen haben [17–22]. Den zeitlichen Ablauf der Untersuchungen stellt Tabelle 2 dar.

Der vorliegende Bericht beruht auf Beobachtungen an insgesamt 35 Kindern im Alter von 5–15 Jahren (32 Jungen, 3 Mädchen). Der Intelligenzquotient lag bei allen Kindern über 90. 18 Kinder hatten ein ausgeprägtes hyperkinetisches Syndrom, 8 eine deutliche Impulsivität, 9 verschiedene andere Verhaltensstörungen.

Ergebnisse

I. Überprüfung der 1. Arbeitshypothese: Verhaltensbesserung unter Diät

14 Eltern sahen unter der Diät eine sichere, 7 eine fragliche und 14 keine Besserung. Die Einschätzung der Verhaltensveränderung durch die Eltern zeigte eine deutliche Abhängigkeit von dem Zeitpunkt, zu dem die Kinder in unsere Untersuchung einbezogen wurden: vor der Publikation eines Diäterfolgs durch die Presse sahen $\frac{1}{15}$ Kindeseltern eine Besserung, nach der Publikation $\frac{13}{20}$.

Tabelle 1. Zur Überprüfung der „Phosphat-Hypothese" angewandte Untersuchungsverfahren

Parameter	Methoden	Bewertungen
Verhalten im natürlichen sozialen Umfeld	Einschätzungsskalen (Eltern, Lehrer)	Veränderung von Summen- und Einzelwerten Individual- und Gruppenwerte
Verhalten in Laborsituation Strukturierte Situation Unstrukturierte Situation	Videodokumentation (Bild und Ton)	Event-Recording:Auftretenshäufigkeit der kritischen Verhaltensmerkmale
Physiologische Parameter	Laboruntersuchungen	Substanzkonzentration im Serum und im Urin
	Neurophysiologische Merkmale	Telemetrie der motorischen Aktivität: Bewegungsmenge/Zeiteinheit
Spezifische Leistungs- und Funktionsmerkmale	Testverfahren der Klinischen Psychologie	Veränderung von Leistungsniveau, Geschwindigkeit und Ausdauer Individual- und Gruppenwerte

Im Urteil der beteiligten Lehrer bestand überwiegend Unsicherheit. Eine sichere oder fragliche Besserung wurde bei 13 Kindern, keine Besserung bei 20 Kindern angegeben. Bei 2 Kindern wurden keine Angaben gemacht.

Dem klinischen Untersucher war es in keinem Fall möglich, eine durchgehend anhaltende Verhaltensbesserung unter Diät zu registrieren. Um dennoch ein Gesamturteil abzuleiten, wurde die Einschätzung des Diäterfolges durch den Untersucher aufgrund der Summenwerte der Rating-Skala zum hyperkinetischen Syndrom nach Conners in ihrer Kurzform ermittelt [3, 18, 24]; für 10 Verhaltensmerkmale können je 0–3 Punkte vergeben werden; höhere Werte entsprechen auffälligem Verhalten im Sinne des hyperkinetischen Syndroms. Der Mittelwert des Conners-Score betrug unter Normalernährung 11,5 Punkte und unter phosphatreduzierter Diät 10,3 Punkte. Dieser Unterschied ist statistisch nicht signifikant.

Als Testbeispiel dient der „Matching Familiar Figures Test" [23]. Hier gelten als Merkmal impulsiven cognitiven Stils kurze Reaktionszeiten und geringe Zahl richtiger Antworten bei der Aufgabe, unter 6 ähnlichen Alternativen ein vorgegebenes Bild herauszufinden. Die Erwartung längerer Reaktionszeiten und vermehrt richtiger Antworten in den Diätphasen – als Zeichen verminderter Impulsivität – wurde nicht erfüllt (Tabelle 3).

Ein gleiches negatives Ergebnis zeigten andere Testverfahren. Damit muß die 1. Arbeitshypothese, „Verhaltensbesserung unter Diät" zurückgewiesen werden. Unter einer phosphatreduzierten Diät besserte sich das kindliche Verhalten nicht in einem für den Untersucher erkennbaren Maß.

II. Überprüfung der 2. Arbeitshypothese: Provokation von Verhaltensverschlechterung durch Phosphatgabe

Die Belastung mit Phosphat im offenen und Doppelblindversuch erfolgte bei allen Kindern, unabhängig von der Elterneinschätzung des Diäterfolges. Bei den

Tabelle 2. Zeitlicher Ablauf der Untersuchungen

A. Diätphasen

Ernährung	Dauer	Phosphatmenge/Tag (in mg Phosphor)
Normalkost	2– 6 Wochen	1000–1500
Phosphatarm	4– 7 Wochen	500– 700
Additivafrei	4–15 Wochen	900–1200

B. Phosphatbelastungen im klinischen Versuch

Diätphase	Durchführungsart	Phosphatbelastung oral (in mg Phosphor)
Phosphatarm	Offen	600
Phosphatarm	Doppelblind	500
Additivafrei	Doppelblind	500

Tabelle 3. Ergebnisse des MFF in 3 Ernährungsphasen
Merkmale des cognitiven Stils in den verschiedenen Ernährungsphasen, am Beispiel des MFF (Matching Familiar Figures Test)

Ernährungs-Phase	Sec – 1. Antwort		Zahl Richtige	
	MW	S.D.	MW	S.D.
N normal	14,99	7,46	6,30	2,54
P P-arm	13,86	7,39	7,52	2,53
A Addit. frei	16,78	13,39	4,67	2,14

T-Test: für Reaktionszeit:	N vs. P	p > 0.25	(zweiseitig)
	N vs. A	p > 0.25	(zweiseitig)
für Richtige:	N vs. P	p 0.05	(zweiseitig)
	N vs. A	p 0.01	(zweiseitig)

21 Kindern, deren Verhalten sich unter der Diät nach Meinung der Eltern besserte, konnte eine Phosphatbelastung im offenen Versuch 18mal und unter Doppelblind-Bedingungen 39mal durchgeführt werden. Die korrekte Tablettengabe im Doppelblindversuch wurde durch Phosphatbestimmung im Urin bestätigt. Weder

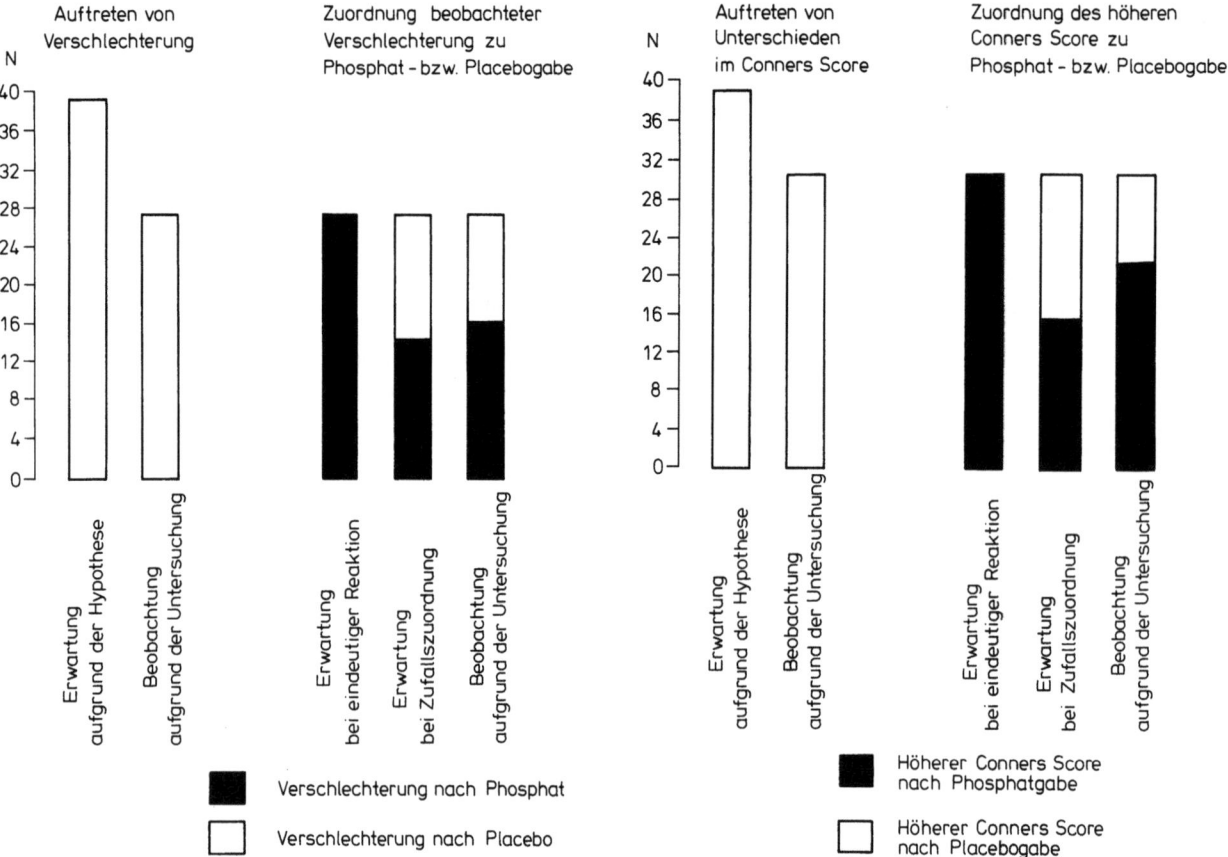

Abb. 1. Verhaltensbewertung hyperkinetischer und impulsiver Kinder, bei denen die Eltern unter phosphatarmer Diät eine sichere oder fragliche Besserung beobachtet hatten, im Doppelblindversuch: Die Kinder erhielten 500 mg Phosphor in Form von anorganischem Phosphat oral oder ein Placebo; die Eltern beurteilten das Verhalten nach der Tablettengabe. Bei je 39 Phosphat- und Placebogaben beobachteten die Eltern insgesamt 27mal eine Verschlechterung (Abweichung von zu erwartender Häufigkeit hoch signifikant, Wert liegt außerhalb des 1% Konfidenzintervalls zur Zufallshäufigkeit). Die Verhaltensverschlechterung wurde 16mal nach Phosphat- und 11mal nach Placebogabe beobachtet (Abweichung von Zufallszuordnung nicht signifikant, Wert liegt innerhalb des 5% Konfidenzintervalls für Zufallszuordnung; Chi-Quadrat-Test: Chi^2 $1,42 < \text{Chi}^2_{0,05,\,df\,1}\,3,84\,\text{n.s.}$)

Abb. 2. Gleiche Versuchsanordnung wie Abb. 1. Verhaltensbewertung durch den Untersucher. Unterschiedliches Verhalten (= verschiedener Conners-Score) nach Phosphat- bzw. Placebogabe wurde 30mal beobachtet (Abweichung von zu erwartender Häufigkeit nicht signifikant, Wert liegt innerhalb des 1% Konfidenzintervalls für Zufallshäufigkeit). Unterschiedliches Verhalten in Richtung Verschlechterung (= höherer Conners-Score) wurde 17mal nach Phosphat- und 13mal nach Placebogabe registriert (Abweichung von Zufallszuordnung nicht signifikant, Wert liegt innerhalb des 5% Konfidenzintervalls für Zufallszuordnung; Chi-Quadrat-Test: $\text{Chi}^2\,0,49 < \text{Chi}^2_{0,05,\,df\,1}\,3,84\,\text{n.s.}$)

dem Untersucher noch den Eltern war es möglich, die Verhaltensvariabilität des Kindes der Phosphat- bzw. Placebogabe richtig und eindeutig zuzuordnen. In der Doppelblindsituation beobachteten die Eltern 27mal eine Verschlechterung, davon entfielen 59% auf Phosphatsituation und 41% auf Placebosituation (Abb. 1); vom Untersucher wurde ein höherer Conners-Score in 57% nach Phosphat- und in 43% nach Placebogabe protokolliert (Abb. 2); die Zuordnungen beider Beobachter sind nicht signifikant.

Nach diesen Ergebnissen muß die 2. Arbeitshypothese „Provokation von Verhaltensverschlechterung durch Phosphatingestion" zurückgewiesen werden. Eine Verhaltensverschlechterung wurde nach Phosphatgabe und nach Placebogabe gesehen. Die Häufigkeitsunterschiede lagen im Zufallsbereich.

Zusammenfassung

Die Hypothese, daß kindliche Verhaltensstörungen, insbesondere exzessive Impulsivität und Hyperkinese durch exogene Phosphate ausgelöst werden, wurde mittels standardisierter Verhaltensbeobachtung und Testverfahren bei 35 Kindern überprüft. 14 von 35 Eltern hatten unter einer phosphatreduzierten Kost eine Besserung des Verhaltens ihrer Kinder beobachtet, sehr viel häufiger nach als vor der Veröffentlichung von Diät-Erfolgen in der Laienpresse.

Standardisierte Verhaltensbeobachtung und Testverfahren zeigten keinen Diät-Effekt.

Im Doppelblindversuch ließen sich akute Verhaltens-Verschlechterungen sowohl durch Phosphat wie auch durch Placebo auslösen. Die Häufigkeitsunterschiede der beobachteten Verhaltens-Verschlechterung zwischen der Phosphat- und der Placebo-Gruppe lagen statistisch im Zufallsbereich.

Die durchgeführten Untersuchungen ergaben keinen Hinweis, daß kindliche Verhaltensstörungen durch oral eingenommenes Phosphat ausgelöst oder unterhalten werden.

Literatur

1. Bachmann, P.: Das hyperkinetische Syndrom im Kindesalter. Bern: Huber 1976
2. Doose, H.: Aktuelle Neuropädiatrie. Stuttgart: Thieme 1977
3. Safer, D.J., Allen, R.P.: Hyperactive children. Baltimore: University Park Press 1976
4. Kinsbourne, M.: The mechanism of hyperactivity. In: Topics in child neurology, Blaw, M.E. (ed.). New York: Spectrum Publication 1977
5. Meichenbaum, D.: The nature and modification of impulsivity. In: Topics in child neurology, Blaw, M.E. (ed.). New York: Spectrum Publication 1977
6. Minde, K.: Hyperactivity: where do we stand? In: Topics in child neurology. In: Blaw, M.E. (ed.). New York: Spectrum Publication 1977
7. Hafer, H.: Nahrungsphosphat als Ursache für Verhaltensstörungen und Jugendkriminalität. Ein Erfahrungsbericht. Heidelberg: Kriminalistik 1978
8. Conners, C.K.: Pediatrics 58, 154–165 (1976)
9. Conners, C.K.: NCDEU Intercom. 7, No. 1 (1977)
10. Feingold, B.F.: Why your child is hyperactive. New York: Random House 1975
11. The National Advisory Committee On Hyperkinesis and Food Additives Report to the Nutrition Foundation. New York: June 1, 1975
12. Harley, J.P., et al.: Pediatrics 61, 818–828 (1978)
13. Mattes, J., et al.: Amer. J. Psychiatr. 35, 987–988 (1978)
14. Williams, J.I., et al.: Can. Psychiatr. Assoc. J. 23, 241–248 (1978)
15. Hafer, H.: Rundbrief. Mainz, Mai 1975
16. Roy-Feiler, B., Starzinsky, Th.: Die Behandlung des hyperkinetischen Syndroms der Kindheit mit phosphatarmer Diät. Ein dem Bundesgesundheitsamt vorgelegter Bericht, Dezember 1978
17. Campbell, S.B., et al.: J. Child Psychol. Psychiatry 12, 55–67 (1971)
18. Sprague, R.L., et al.: Pediatr. Clin. North Am. 20, 719–735 (1973)
19. Conners, C.K.: Ann. N.Y. Acad. Sci. 205, 283–302 (1973)
20. Minde, K.K., et al.: CMA J. 112, 130–131 (1975)
21. Kalverboer, A.F.: A neurobehavioral study in pre-school children. Clinics in Development Medicine, No. 54. S.I.M.P. with Heinemann, London 1975
22. Grünewald-Zuberbier, E., et al.: Psychiatr. Neurol. Neurochir. 75, 371–378 (1972)
23. Kogan, N.: Cognitive styles in infancy and early childhood. New York: Wiley & Sons 1976
24. Conners, C.K.: Pediatrics 49, 702–708 (1972)

Dr. B. Walther
Universitäts-Kinderklinik
Langenbeckstraße 1
D-6500 Mainz

Monatsschr. Kinderheilkd. 128, 385–386 (1980)

Monatsschrift für
Kinderheilkunde
© by Springer-Verlag 1980

Seitenwechselndes Auftreten von Chorea und Hemiballismus

R. W. Heckl und R. Baum

Rehabilitationskrankenhaus Karlsbad-Lagensteinbach

Unter einem choreatischen Syndrom versteht man eine bestimmte Form der hyperkinetischen Bewegungsstörung, verbunden mit einer Muskelhypotonie. Die Bewegungsstörung ist charakterisiert durch unregelmäßige, schnelle unwillkürliche teils zuckende Bewegungen von Gliedmaßen im Nacken, Gesicht und Zunge. Anfänglich sehen diese Hyperkinesien aus wie Willkürbewegungen oder auch wie eine Verlegenheitsbewegung. Mit Zunahme des Krankheitsbildes können diese Hyperkinesien ein ganz groteskes Ausmaß annehmen. Sind die Bewegungen mehr distal an den Gliedmaßen betont, handelt es sich um eine Chorea, sind die Bewegungen mehr an den proximalen Muskeln lokalisiert mit kräftigem und ausholenden Charakter, spricht man von einem Ballismus.

Bekannt ist die Chorea Sydenham, die öfters im Zusammenhang mit einem Streptokokkeninfekt auftritt und vorwiegend Kinder und Jugendliche im Alter von 6–18 Jahren betrifft. Mädchen sind doppelt so häufig betroffen wie Knaben. Im Allgemeinen klingt das Krankheitsbild unter Therapie rasch ab, kann sich aber auch spontan zurückbilden. Die spätere Prognose hängt gewöhnlich nicht von dem neurologischen Bild ab, sondern von der häufig begleitenden Endocarditis und ihre Folgen.

Man ist weiterhin der Meinung, daß die Chorea Sydenham keine ins Gewicht fallende neurologische Folgen hinterläßt. Dies scheint jedoch nicht zu stimmen, was wir anhand von zwei hochdramatisch verlaufenden Fällen demonstrieren wollen.

Bei dem ersten Fall handelt es sich um ein 13jähriges Mädchen, welches immer gesund gewesen war. Sie erkrankte etwa 6 Wochen vor der stationären Aufnahme mit einer Tracheobronchitis und Tonsillitis. Das Krankheitsbild war nach 16 Tagen abgeklungen. Etwa 5 Wochen später entwickelte sich eine langsam zunehmende Chorea, zunächst am rechten Arm mit Beteiligung des rechten Gesichtes und später auch des rechten Beines. Gelegentlich kam es zu einem Übergreifen auch auf den linkem Arm. Bei der Einweisung in die neurologische Abteilung fand sich außer der *Hemichorea rechts* mit einer *Hypotonie der rechtsseitigen Gliedmaßen* kein pathologischer Befund. In den Laborwerten zeigte sich außer einer Anämie (Hb 11 g- %) nichts Krankhaftes. Insbesondere war die BSG nur leicht erhöht, die Serumelektrophorese und der Antistreptolysin-Titer unauffällig. Ein Streptokokkennachweis gelang nicht. Keine Besonderheiten im Liquor. Unter intensiver Therapie kam es nach 4 Wochen zu einem deutlichen Abklingen der Chorea. Das Mädchen konnte wieder die Schule besuchen, war jedoch nach Angaben der Lehrerin etwas zappelig und konzentrationsschwach. Drei Monate später klagte sie über diffuse Schmerzen in den Armen, vorwiegend in den Ellenbogengelenken. 5 Tage später kam es dann in der Schule zu einem großen Krampfanfall.

Bei der erneuten stationären Untersuchung fand sich jetzt gegenüber früher eine komplette *schlaffe Hemiparese rechts* mit *motorischer Aphasie* und einem ausgeprägten *hemichoreatischen Bild der linken Körperhälfte*. Innerhalb kurzer Zeit steigerten sich die choreatischen Bewegungen zu einem Hemiballismus, der kaum zu unterdrücken war und das Mädchen an den Rand der Erschöpfung brachte.

Auch jetzt fanden sich außer der schon früher bekannten Anämie keine sicheren pathologischen Laborwerte. Der Liquor war wieder unauffällig. Allerdings fand sich jetzt über der Mitralklappe ein feines, systolisches Geräusch. Trotz eingehender cardiologischer Untersuchung jedoch konnte eine Klappenstörung bzw. eine Endocarditis nicht nachgewiesen werden.

Wegen der Hemiparese, die ja ganz ungewöhnlich für eine Chorea Sydenham ist, wurde ein Carotisangiographie links durchgeführt. Dabei fand sich ein *Verschluß der A. cerebri media nach dem Abgang der Stammgangliengefäße*.

Nach mehreren Wochen intensiver Therapie klangen die Hyperkinesien langsam ab, die Hemiparese zeigte eine zunehmende Besserung, die Aphasie war vollständig abgeklungen. Ein halbes Jahr später konnte das Mädchen wieder die Schule besuchen, die rechte Hand was teilweise wieder gebrauchsfähig. Mit mittleren bis guten Noten gelang ihr der Hauptschulabschluß und sie begann eine Lehre als Einzelhandelskaufmann. Die choreatischen Störungen waren ganz vereinzelt noch aufgetreten, ohne daß sie zu Belästigungen geführt hätten. 4 Jahre später jedoch kam es dann im Rahmen eines Infektes wieder zum Auftreten einer linksseitigen Hemichorea, die allerdings rasch wieder abklang. Bei der jetzt erneut durchgeführten internistisch-cardiologischen Untersuchung konnte

ein Mitralklappenprolaps festgestellt werden. Ein Lupus erythematodes war nicht sicher auszuschließen, jedoch auch nicht nachweisbar.

Mit größter Wahrscheinlichkeit hat es sich um eine Chorea Sydenham gehandelt, wobei jedoch die zugrundeliegende rheumatische Erkrankung nicht nachweisbar war. Für eine rheumatische Krankheit aber spricht die Vorgeschichte mit dem katarrhalischen Infekt, den flüchtigen Gelenkschmerzen und der später dann festgestellte Mitralklappenprolaps, der eine durchgemachte Endocarditis nahelegt. Zur Diagnose der Chorea rheumatica (Sydenham) muß man nicht unbedingt ein akutes rheumatisches Fieber fordern. Das neurologische Krankheitsbild zeigt zu dem rheumatischen Fieber ja nur eine sehr wechselhafte zeitliche Beziehung und kann oft in der Vorgeschichte fehlen.

Das ganz Ungewöhnliche an diesem Fall ist, daß es zu einem Verschluß der A. cerebri media gekommen ist. Dabei handelt es sich vermutlich aber nicht, wie man hätte denken können, um einen embolischen Verschluß, sondern um einen thrombotischen Verschluß bei einer entzündlichen Mitreaktion der A. cerebri media. Zum Zeitpunkt des Verschlusses bestand nämlich weder eine Endocarditis, noch eine Rhythmusstörung.

Entzündliche Gefäßveränderungen bei der Chorea Syndenham sind in einzelnen Fällen zwar beschrieben, aber meist nur an den kleinen Hirngefäßen. Kernohan hat jedoch 1940 schon einmal die entzündliche Mitbeteiligung größerer Hirngefäße beschrieben.

Sicherlich ist dieser Fall sehr selten, aber wir haben ein halbes Jahr später eine Patientin aufgenommen mit einem fast identischen Krankheitsbild. In diesem Fall jedoch war die Hemiparese nicht mehr rückbildungsfähig und gleichzeitig bestand auch noch eine nur schwer zu beeinflussende aphasische Störung. Angiographisch gelang der Nachweis eines Gefäßverschlusses nicht. Die Angiographie hat jedoch erst Wochen nach Eintritt der Hemiparese stattgefunden, so daß an eine Rekanalisation gedacht werden muß.

Was man aus diesen beiden Fällen ersehen kann ist, daß die Chorea Sydenham nicht nur über die cardiale Mitbeteiligung (30 %) gefährlich werden kann, sondern auch über die *entzündliche Mitbeteiligung der Hirngefäße*. Bei Kindern und Jugendlichen scheinen ja entzündliche intracranielle Gefäßverschlüsse die häufigste Ursache von apoplektischen Insulten zu sein.

Dr. R. W. Heckl
Abteilung Akute und Allgemeine Neurologie
Rehabilitationskrankenhaus
D-7516 Karlsbad-Langensteinbach

Monatsschr. Kinderheilkd. 128, 387–388 (1980)

Monatsschrift für
Kinderheilkunde
© by Springer-Verlag 1980

Frühsymptomatik und Diagnostik
der metachromatischen Leukodystrophie im Kindesalter

D. Schranz, E. Dieterich und J. Gehler

Universitäts-Kinderklinik Mainz (Direktor: Prof. Dr. J. Spranger)

Die metachromatische Leukodystrophie (MLD) wird nach dem Manifestationsalter in eine spätinfantile (Säuglingsalter – 5. Lebensjahr), in eine juvenile (5. Lebensjahr – Pubertät) und eine adulte Form unterteilt. Die Frühsymptomatik dieser autosomal recessiven neurometabolischen Erkrankung wird an zwei Patienten zweier Familien vorgestellt.

Fall 1

Das 5. weibliche Kind klinisch gesunder Eltern wurde nach Erlernen des Laufens durch einen breitbeinigen, tapsigen Gang auffällig und einer orthopädischen Behandlung zugeführt. Es wurde eine Spreizhose verordnet und anschließend krankengymnastisch behandelt. Mit 3 Jahren erfolgte wegen Verlust statomotorischer Fähigkeiten die stationäre Einweisung.

Familienanamnestisch erwähnenswert: das erste Kind der Familie erkrankte mit 18 Monaten mit ähnlicher Symptomatik, verstarb mit 6¹/₂ Jahren tetraspastisch an Marasmus und Ateminsuffizienz ohne Diagnosestellung. Drei weitere Geschwister sind klinisch gesund.

Fall 2

Das einzige Kind klinisch gesunder Eltern nach Einschulungstest und Beurteilung in den ersten beiden Schuljahren als sehr gute Schülerin eingestuft, wurde durch einen schulischen Leistungsknick und eine Wesensveränderung auffällig. Die Symptomatik mit Verlust beherrschter Lerninhalte und die psychischen Auffälligkeiten wurden als milieubedingt gedeutet. Knapp zehnjährig kam das Mädchen zur stationären Aufnahme.

Bei den beiden im Kindesalter vorkommenden Formen der MLD sind die Frühsymptome variabel und die einzelnen Symptome an sich für diese Erkrankung nicht spezifisch. Die spätinfantile Form zeigt zunächst jedoch (Tabelle 1) eher neurologisch – motorische –, die juvenile Form psychisch-mentale Auffälligkeiten (Tabelle 1), weshalb sie von Gordon [1] als eine sich zu Beginn „heimtückisch", als Verhaltensstörung sich präsentierende Erkrankung beschrieben wurde.

Diagnostisches Vorgehen und mögliche Untersuchungsergebnisse bei dem Krankheitsbild der metachromatischen Leukodystrophie:

Elektroencephalogramm, Lumbalpunktion und Nervenleitgeschwindigkeit sind als eher unspezifische Untersuchungsmethoden mit fakultativ pathologischen Befunden angeführt. Das EEG kann eine allgemein dysrhythmisch veränderte Hirnstromkurve, der Liquor eine Eiweißerhöhung und die Nervenleitgeschwindigkeit eine Verlangsamung aufweisen.

Hervorgehoben seien die heutigen Möglichkeiten der Diagnostik mit dem Computer-Tomogramm (CT) [2,3]. Das CT zeigt schon in einem klinisch frühen Stadium ein für eine Leukodystrophie typisches Bild. Auf den Computer-Tomogrammaufnahmen (Abb. 1a und b) ist dieses typische Bild mit einer diffus homoge-

Tabelle 1. Gegenüberstellung der klinischen Befunde eines Patienten mit spätinfantiler MLD und eines Patienten mit juveniler Form der MLD

	Fall 1 (Spätinfantile MLD)	Fall 2 (Juvenile MLD)
Manifestationsalter:	16. Lebensmonat	8. Lebensjahr
Einweisungsgrund:	Verlust statomotorischer Fähigkeiten	Leistungsknick
Symptome: psychische:	Keine	Wesensveränderung Interesselosigkeit Affektlabilität Paramimie
mentale:	Keine	Verlust beherrschter Lerninhalte Kognitive Störungen Konzentrationsschwäche
neurologische:	Regression der Statomotorik Ataxie Koordinationsstörung Pyramidenbahnzeichen Beginnende Parese	Motorische Verlangsamung Koordinationsstörung Störung der Feinmotorik Zehenspitzengang

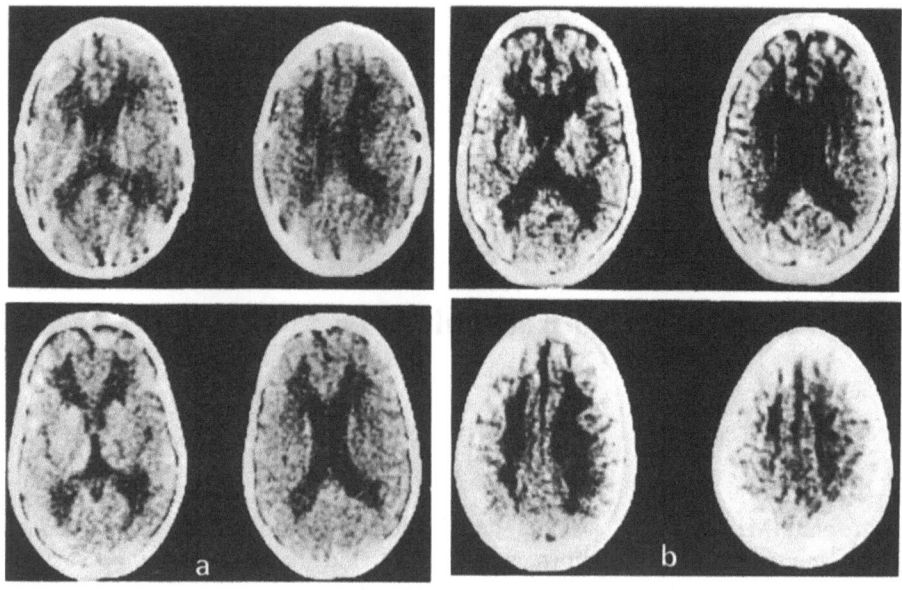

Abb. 1a und b. Computertomographische Befunde des Patienten mit juveniler MLD. **a** im Alter von 10 Jahren, **b** im Alter von 13 Jahren (Die CT-Aufnahmen wurden freundlicherweise von Prof. Wende, Leiter der Neuroradiologie Mainz zur Verfügung gestellt)

nen, vor allem periventrikulär verminderten Dichte der Marksubstanz, einer Verbreiterung vom Ventrikelsystem mit bogenförmig ausgezogenen Hinter- und Vorderhörnern erkennbar.

Die Progredienz des Krankheitsbildes der MLD ist deutlich an den CT-Aufnahmen erkennbar. Die Aufnahmen von 1976, 1977 und zuletzt von 1979 zeigen den fortschreitenden Verlust der weißen Marksubstanz, vor allem periventrikulär und im Centrum semiovale.

Die Nervenbiopsie (meist N. suralis) zeigt einen für eine MLD charakteristischen Histopathologiebefund. Es ist mit der Toluidinblaufärbung frühzeitig das Vorliegen von metachromatischem Speichermaterial in den Schwannschen Zellen darstellbar.

Durch den Nachweis der verminderten Arylsulfatase A Aktivität aus Leukozyten [4] und Fibroblasten [5] wird in dem Zusammenhang mit dem klinischen Bild die exakte Diagnose gestellt (Tabelle 2). Eine alleinige Enzymbestimmung aus dem Serum ist diag-

nostisch nicht ausreichend, da hohe Restaktivitäten gefunden werden können (Tabelle 2).

Die Abgrenzung zwischen Homozygoten und Heterozygoten und genotypisch Gesunden in der Familie eines Patienten ist enzymatisch sicher möglich.

Da es derzeit keine adäquate Therapie gibt, kommt der genetischen Beratung eine entsprechende Bedeutung zu.

In unserem ersten Fall der spätinfantilen Form hatten die Eltern den Krankheitsverlauf bei der wahrscheinlich ebenfalls an MLD erkrankten erstgeborenen Tochter erfahren. Die Befürchtung, die 3 klinisch gesunden Töchter könnten erkranken, konnte mit dem enzymatischen Nachweis der Heterozygotie und mit dem Hinweis auf das Manifestationsalter ausgeräumt werden. Bisher ist keine Familie bekannt geworden, in der gleichzeitig zwei oder alle drei Formen der MLD vorgekommen sind [6]. Der Grund für das unterschiedliche Manifestieren der verschiedenen Formen bei gleichem Enzymdefekt ist nicht bekannt, wir kennen jedoch bei anderen enzymatischen Stoffwechselerkrankung ähnlich unterschiedliche Verlaufsformen bei dem gleichen Enzymmangel; wie z. B. bei der Mukopolysaccharidose Typ I.

Tabelle 2. Arylsulfatase A-Aktivitäten in Serum, Leukozyten und Fibroblasten von Patienten mit MLD und deren Familienangehörigen. Bei der angewandten Enzymbestimmungsmethode [7,8] ist die Serumuntersuchung für eine exakte Diagnose nicht ausreichend

	Arylsulfatase A (in Prozent der Norm)		
	Serum %	Leukozyten %	Fibroblasten %
Fall 1)			
Vater	67	19	—
Mutter	68	11	—
1. Kind[a]	—	—	—
2. Kind	27	42	—
3. Kind	8	17	—
4. Kind	24	18	—
Patient	47	4	3
Fall 2)			
Vater	77	34	—
Mutter	70	45	—
Patient	35	2	4

[a]   mit 6½ Jahren †; — = nicht untersucht

Literatur

1. Gordon, N.: Postgrad. Med. J. **54**, 335–337 (1978)
2. Heinz, E., Drayer, B., Haenggeli, C.A., et al: Radiology **130**, 371–378 (1979)
3. Robertson, W.C., Jr., Gomez, M.R., Reese, D.F. et al: Neurology **27**, 838–842 (1977)
4. Percy, A.K., Brady, R.O.: Science **161**, 594 (1968)
5. Porter, M.R., Fluharty, A.L., Harris, S.E. et al.: Arch. Biochem. Biophys. **168**, 646 (1970)
6. Hirose, G., Bass, N.A.: Neurology (Minneap.) **22**, 312–320 (1972)
7. Beratis, N.G., Aro, A.M., Hirschorn, K.: J. Pediatr. **83**, 824 (1973)
8. Gehler, J., Cantz, M., Tolksdorf, M., Spranger, J., Gilbert, E., Drube, H.: Humangenetik **23**, 149 (1974)

Dr. D. Schranz
Universitäts-Kinderklinik
Langenbeckstraße 1
D-6500 Mainz

Monatsschr. Kinderheilkd. 128, 389 (1980)

Monatsschrift für
Kinderheilkunde
© by Springer-Verlag 1980

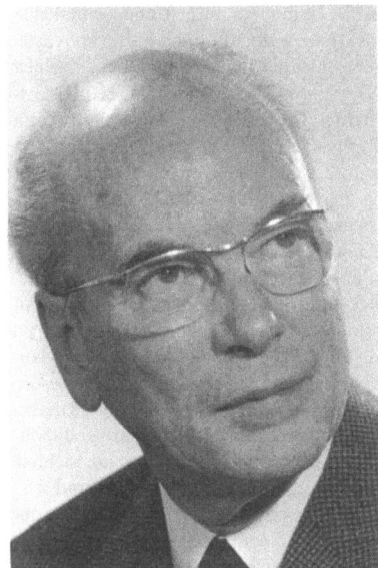

In memoriam

Professor Dr. Ulrich Köttgen

Dr. med Ulrich Köttgen, emeritierter ordentlicher Professor für Kinderheilkunde an der Universität Mainz, ehemaliger Direktor der dortigen Universitäts-Kinderklinik ist am 22. Februar 1980 verstorben. Im 74. Lebensjahr erlag er einem Herzleiden, das schon eine Reihe von Jahren sein Leben belastet hatte. Mit seinem Hinscheiden hat eine der gestaltenden, prägenden Kräfte in der deutschen Pädiatrie unserer Zeit, im besonderen auch der Sozialpädiatrie, unmittelbar zu wirken aufgehört. Aber sein Werk, das hier mit nur wenigen Strichen nachgezeichnet werden kann, wird, gleichsam als sein Vermächtnis, weiterleben.

Im Jahre 1906 in Köln geboren, aufgewachsen in Berlin und Dortmund begann Köttgen im Jahre 1932 seine pädiatrische Ausbildung in Jena bei Jussuf Ibrahim, einem der führenden deutschen Pädiater in den Jahren zwischen den beiden Weltkriegen. Bereits zwei Jahre später, im Alter von 28 Jahren, wurde er an dieser Klinik Oberarzt. Aber schon nach weiteren zwei Jahren verlor er diese Stellung aus politischen Gründen, ebenso eine danach angetretene Assistentur an einem Landeskrankenhaus. Politisch bedrängt und stellungslos geriet er mit seiner Familie in bedrohliche wirtschaftliche Not. Glücklicherweise wenig später fand er Aufnahme in der Universitäts-Kinderklinik Münster unter Prof. Hans Vogt, der ihn 1937 als Oberarzt einstellen konnte. Im Jahre 1938 erfolgte die Habilitation (Dr. med. habil.) und im Jahre darauf die Ernennung zum Dozenten für Kinderheilkunde, 1946 die Ernennung zum apl. Professor. Inzwischen wurde er 1945 mit der kommissarischen Leitung der Klinik betraut.

Der entscheidende Schritt auf dem Wege einer akademischen Qualifikation von Köttgen war seine Berufung auf den pädiatrischen Lehrstuhl der wiedergegründeten Universität Mainz zu Beginn des Jahres 1949. Hier sah er eine große und auch in der überregionalen deutschen Universitätslandschaft bedeutende Aufgabe. Ihr stellte er sich mit ganzer Kraft und Hingabe. Zusammen mit seinen Mitarbeitern gestaltete er eine in der klinischen Arbeit, in der Forschung und Lehre vorbildliche Klinik mit in die Zukunft weisenden Funktions- und Strukturelementen. Sein besonderes Interesse galt der pädiatrischen Kardiologie und Radiologie. Erste, grundlegende Studien galten der Kymographie des kindlichen Herzens – Thema der Habilitationsschrift –, den rheumatischen Erkrankungen und der Onkologie im Kindesalter. Seine im Jahre 1959 erschienene Monograpie „Statistische Untersuchungen zum kindlichen Rheumatismus" war lange

Zeit richtungsweisend, ebenso die von ihm schon Anfang der 60er Jahre ins Leben gerufene Arbeitsgemeinschaft „Tumoren im Kindesalter", die dann in der „Gesellschaft für Pädiatrische Onkologie" aufging. Noch wenige Wochen vor seinem Tode hat er vor diesem Gremium eine sehr bemerkenswerte Darstellung aktueller Probleme gegeben. In seiner Klinik errichtete er die erste pädiatrische Intensivstation der Bundesrepublik, und er hat hierdurch Maßstäbe gesetzt. Außerordentlich war sein Engagement auf dem Gebiete der Sozialpädiatrie. Schon 1949 wurde er Mitglied des Landesgesundheitsrates, 1958 Vorstandsmitglied, seit 1960 2. Vorsitzender der Deutschen Zentrale für Volksgesundheitspflege, 1958–1961 Vorsitzender der Deutschen Gesellschaft für Sozialpädiatrie, seit 1960 Mitglied, von 1962–1965 Vorsitzender des Wissenschaftlichen Beirates der Bundesvereinigung Lebenshilfe für geistig Behinderte, von 1966–1974 Mitglied des Bundesgesundheitsrates. Im Jahre 1974 erfolgte die Emeritierung, ohne daß hierdurch seine Ausstrahlungen in die erwähnten Bereiche aus gebotener Distanz abgeschnitten worden wären.

Diese hier nur stichwortartig aneinandergereihten Aktivitäten sicherten Köttgen ein hohes Ansehen in der deutschen Pädiatrie und darüber hinaus. 1975 wurde er durch das Bundesverdienstkreuz I. Klasse, 1976 durch die Ehrenmitgliedschaften der Deutschen Gesellschaft für Kinderheilkunde und 1977 der Deutschen Gesellschaft für Sozialpädiatrie ausgezeichnet.

So ist nun ein bedeutender Kollege und Weggenosse in wechselvollen und über weite Strecken schicksalsschweren Zeiten von uns gegangen. Er hatte den Ruf eines hervorragenden Arztes und Lehrers für seine Studenten und jüngeren Mitarbeiter. Richtpunkt seiner wissenschaftlichen Arbeit war weniger die experimentelle Forschung als vielmehr die mit präziser Kritikfähigkeit vollzogene klinische Beobachtung mit dem Ziel und nicht selten auch mit dem Ergebnis, auf solchem Wege zu neuen Erkenntnissen zu gelangen. Sein Artzsein ist nicht zu trennen von seiner humanistischen Einstellung zu den wesentlichen Dingen des Lebens, seiner Verehrung zeitloser Werte in der bildenden Kunst und Musik, seiner (existenz-)philosophischen Durchdringung des Daseins. Mit diesem Streben wird er nicht nur in den Seinen und in seinen Schülern fortleben!

K. H. Schäfer (Hamburg)

Buchbesprechungen

Pädiatrie in Praxis und Klinik. In drei Bänden. Hrsg. von K. D. Bachmann, H. Ewerbeck, G. Joppich, E. Kleihauer, E. Rossi und G. R. Stalder. Bd. 1: Fetale und neonatale Pathologie. Sozial- und Präventivmedizin. Stoffwechselstörungen. Ernährung. Durchfallserkrankungen. Gedeihstörungen und Vitaminmangelkrankheiten beim Säugling. Luftwege. Herz und Kreislauf. Rheumatische Erkrankungen. Nieren und Harnwege. Bearb. v. U. Aebi, B. M. Ansell, J. Apitz u. a. Stuttgart, New York: Gustav Fischer; Stuttgart: Georg Thieme 1978. XXIV, 888 S., 285 Abb. u. 192 Tab. geb. DM 298,–; Subskriptionspreis DM 268,–.

Das vorliegende Werk stellt eine Zwischenstufe von einem anspruchsvollen Lehrbuch und einem vielbändigen Handbuch dar, das sich vorzugsweise an den Kliniker und Facharzt wendet. Mit Lehrbüchern werden solche Experten in vielen Fällen nicht zufriedengestellt werden, so daß sie sich doch überwiegend an das mühsamere Heraussuchen und Studium von Einzelarbeiten halten müssen. So wertvoll Handbücher in früheren Zeiten gewesen sein mögen, so können sie dem überaus schnellen Fortschritt der Wissenschaften nicht mehr folgen. Das letzte Handbuch unseres Faches brachte zwar viel vorzügliche Übersichten, benötigte aber insgesamt 9 Jahre bis zur endgültigen Fertigstellung, war also nach kompletter Auslieferung in seinen Anfängen veraltet und in mancherlei Beziehung von mehr historischem Wert, an eine schnelle Wiederauflage war nicht zu denken. Anfängliche Skepsis erwies sich damit als berechtigt. Die Herausgeber dieses Werkes haben den sehr einleuchtenden Versuch gemacht, diese Mängel zu vermeiden: durch Aufteilung des Stoffes an eine sehr große Zahl (über 100) von Mitarbeitern und damit Unterkapiteln, so daß eine Neufassung der jeweils kürzeren Einzelabschnitte schneller realisierbar wird, sowie eine geraffte Darstellung des unter Fachärzten als bekannt vorauszusetzenden Basiswissens zugunsten neuer Spezialerkenntnisse aber auch Probleme. Dieser Plan scheint mir vollauf gelungen zu sein, insofern ein sehr großes Stoffangebot vermittelt und dem Leser durch einschlägige Literaturangaben eigenes Weitersuchen erleichtert wird. Auch der anspruchsvolle Kliniker kann viele Anregungen gewinnen, die seine Arbeit befruchten, zumal jeweils erste Experten den neuesten Stand darstellten. Daß die verschiedenen Abschnitte in ihrer Qualität unterschiedlich ausfielen und voraussichtlich bei den jeweiligen Fachexperten vereinzelte Kritik auslösen werden, liegt in der Natur der Sache und ist bei einem so großen Mitarbeiterstab nicht zu vermeiden. An der Gesamtbewertung als einer sehr gelungenen und für die tägliche Arbeit sowie Weiterbildung des Pädiaters wichtigen Neuerscheinung ist nicht zu zweifeln. Die Verlage Fischer und Thieme haben sich durch vorzügliches Schriftbild, Druck und Illustrationen ein besonderes Verdienst erworben.

Eine entscheidende Bewährungsprobe wird allerdings erst die Zukunft erbringen, die Zeitfolge neuer Auflagen, um auch weiterhin einen aktuellen Stand zu gewährleisten. Die Tatsache, daß hier eine echte Lücke gefüllt wurde sowie die Mitarbeit zahlreicher ausländischer Autoren (Schweiz, Schweden, Österreich) lassen diese Hoffnung berechtigt erscheinen. U. Köttgen (Mainz)

Neuere Aspekte der Kinderkardiologie. Hrsg.: F. Wyler und F. Stocker. (Pädiat. Fortbildungskurse f. d. Praxis. Hrsg. von E. Rossi. Bd. 47.). Basel, München, Paris, London, New York, Sydney: S. Karger 1978. III, 107 S., 34 Abb. u. 9 Tab. DM 44,–.

Dieses für die pädiatrische Praxis und für den jungen Assistenten geschriebene Buch greift einzelne Aspekte kinderkardiologischer Untersuchungen, Behandlungsmaßnahmen und vor allem der Führung dieser chronisch kranken Kinder heraus. Es umfaßt z. T. Fortbildungsvorträge, die von den Autoren seit 1975 gehalten worden sind. So werden behandelt Kreislaufstörungen beim Neugeborenen infolge persistierenden fötalen Kreislaufs, die prolongierte pulmonale Gefäßkonstriktion, der offene Ductus vor allem beim Frühgeborenen mit Atemstörungen, die juxta-ductale Isthmusstenose und die Hypoglykämien, soweit sie Anlaß zur Herzinsuffizienz geben können. Es werden besprochen kinderkardiologische Fragen in der Pra-

xis, Indikationen und Zeitpunkt der Überweisung an kinderkardiologische Zentren, die Verwendung der Radioisotopen in der Kinderkardiologie, vor allem ihre Methodik und ihre Anwendung bei Kardiomegalien, bei der Pericarditis, bei Lageanomalien und in der quantitativen Shuntdiagnostik. Besonders aktuell und bemerkenswert erscheinen uns Betrachtungen zur Endocarditisprophylaxe. Hier wird besonders die unterschiedliche Gefährdung bei einzelnen Vitien hervorgehoben, andererseits erfolgt eine ausführliche Diskussion der zu verabfolgenden Medikamente. Der Schwerpunkt liegt hier bei der Endocarditisprophylaxe bei allen operativen Eingriffen, die als besonders wichtig herausgestellt wird. Danach werden die OP-Indikationen der häufigsten angeborenen Herzfehler und genetisch bedingte Cardiopathien besprochen. – Dieses Kapitel ist das einzige, das in französischer Sprache abgedruckt ist. Besonders wichtig erscheint ferner der Abschnitt über genetische Beratung der Eltern dieser Kinder. Auch das Kapitel Blutdruckmessung im Kindesalter mit der ausführlichen Diskussion der technischen Voraussetzungen (Messung am rechten Arm, Manschettenbreite, Anlegen der Manschette und Geräte in den verschiedenen Altersgruppen) ist besonders für die Praxis außerordentlich wichtig. Abschließend wird die essentielle Hypertonie beim Kinde besprochen. Das leicht verständliche Buch bringt gerade für den niedergelassenen Kinderarzt wichtige Gesichtspunkte und ist mit guten Abbildungen, Schemata und z. T. ausführlicheren Literaturverzeichnissen ausgestattet, wobei besonders die neuere Literatur entsprechend dem Titel des Buches Berücksichtigung findet. Die für die Praxis wichtigen Fragen werden erörtert wie z. B. sich in den letzten Jahren immer wieder wandelnde Indikationen zu verschiedenen operativen Eingriffen.

Dem Buch kann für die Praxis nur weiteste Verbreitung gewünscht werden, es ist für manche Fragestellungen für den jungen Assistenten sehr zu empfehlen. Auch der Erfahrenere wird manches Kapitel mit Gewinn lesen. J. Stoermer (Essen)

Becker, Ruth und Autorenkollektiv: Früherziehung geschädigter Kinder. (Schriftenr. z. Sonderschulwesen u. z. Rehabilitationspädagogik. Begr. von Reinhold Dahlmann †. Hrsg. von Klaus-Peter Becker u. Peter Voigt. Bd. 28.) Berlin: VEB Vlg. Volk u. Gesundheit 1978. 313 S. 30 Abb., 17 Tab. u. 6 Taf. geb. DM 42,–.

Herausgeberin des Buches ist die Lehrstuhlleiterin der Sektion Rehabilitationspädagogik der Humboldt-Universität Berlin, die mit neun ihrer Mitarbeiter zusammen sowie mit der Leiterin des Vorschulteils der Körperbehinderten-Schule in Berlin und einer Logopädin an der Klinik für Kiefer- und Gesichtschirurgie der Berliner Humboldt-Universität hier sehr gründlich Erfahrungen und Planungen zusammenstellte. Das Buch beschäftigt sich mit der Früherziehung besonders geschädigter Säuglinge und Kleinkinder, zu denen hier schwer hirngeschädigte, cerebral bewegungsgestörte, sehgeschädigte, hörgeschädigte Kleinkinder und Kleinkinder mit Lippen-, Kiefer-, Gaumenspalten gerechnet werden. Ausgehend von einer sehr differenzierten Betrachtung der Entwicklungsfortschritte von Säugling und Kleinkind werden in den verschiedenen Kapiteln die Möglichkeiten des Beobachtens und Erkennens von Besonderheiten aufgeführt sowie die Gestaltung der pädagogischen Prozesse für geschädigte Kleinkinder unter Aufstellung von zehn sehr ausführlich erläuterten Regeln, die Darstellung von Beispielen für die schädigungsspezifische Gestaltung der Früherziehung von geschädigten Kleinkindern und schließlich Anregungen zur Anleitung von Eltern und Krippenerziehern für die Früherziehung geschädigter Kinder in der Familie.

Das Buch gibt sehr detaillierte praktische Vorschläge für gründlich durchdachte Einzelschritte in der Förderung der geschädigten Kinder, die alle auf das Ziel einer Gesamterziehung unter Berücksichtigung der Entwicklung des Bewegungen, der Sinne und des Denkens, des Sprechens und des Verhaltens ausgerichtet sind. Es enthält ein Inhaltsverzeichnis und ein Literaturverzeichnis, leider jedoch kein Stichwortverzeichnis. Für den Kinderarzt dürfte sich seine Anschaffung sehr empfehlen. H. Schlange (Göttingen)

Tagesgeschichte

Empfehlung zur Organisation des Rettungswesens
Stellungnahme der Deutschen Gesellschaft für Anästhesiologie
und Intensivmedizin und des Berufsverbandes Deutscher Anästhesisten

Das Fachgebiet Anästhesiologie weist nach einem zwanzigjährigen intensiven Einsatz im Notarztdienst die Öffentlichkeit und die für das Rettungswesen verantwortlichen Stellen auf folgende Erfahrungen hin:

Die Rettungskette, die von der Ersten Hilfe durch den ausgebildeten Laien über die Alarmierung der Rettungsorganisation und des Notarztes bis zur notfallmedizinischen Versorgung in der Klinik reicht, ist nur so stark wie ihr schwächstes Glied;

es gibt in dieser Kette trotz des Erlasses von Rettungsdienstgesetzen und der anerkennenswerten Bemühungen von Behörden, caritativen Organisationen und zahlreicher Idealisten, die sich in den Dienst des Rettungswesens stellen, noch eine Reihe grundlegender Mängel;

insbesondere besteht noch ein erhebliches regionales Gefälle im Ausbau des Rettungswesens, das sich durch den Hinweis auf strukturelle Unterschiede nicht rechtfertigen läßt.

I.

Die Deutsche Gesellschaft für Änästhesiologie und Intensivmedizin und der Berufsverband Deutscher Anästhesisten empfehlen als vordringliche Maßnahmen:

1. Ausbildung in Erster Hilfe: Nur durch eine Ausbildung der Gesamtbevölkerung in Grundkursen der Ersten Hilfe kann bei Unfällen und akut lebensbedrohlichen Erkrankungen die für die Lebensrettung entscheidende Zeitspanne zwischen einem Unfall oder dem Beginn einer akuten Erkrankung und dem Eintreffen des Rettungsdienstes und des Notarztes überbrückt werden. Die einmalige Einweisung aller Führerschein-Bewerber in die Durchführung lebensrettender Sofortmaßnahmen reicht dazu nicht aus.

2. Alarmierungs- und Rettungsleitsystem: Das Notruf- und das Rettungsleitsystem sind so auszubauen, daß innerhalb kürzester Frist die zuständigen Rettungs- und Notarztdienste unter Vermeidung von Doppeleinsätzen alarmiert werden können.

3. Ausbildung der Rettungssanitäter: Das Rettungswesen ist so zu organisieren und auszugestalten, daß in Notfällen ein Notarzt zur notfallmedizinischen Versorgung zur Verfügung steht.

Die Rettungssanitäter sind so auszubilden, daß sie dort, wo kein Arzt zur Verfügung steht oder bis zum Eintreffen des Notarztes zur Lebensrettung unerläßliche Hilfsmaßnahmen selbständig und in eigener Verantwortung durchführen können. Diese Forderung läßt sich nur durch ein gesetzlich fixiertes Berufsfeld erfüllen.

4. Ausbildung der Notärzte: Die Ausbildung des Arztes in den lebensrettenden Sofortmaßnahmen ist bereits im Rahmen des studentischen Unterrichts wesentlich intensiver zu gestalten. Von jedem Arzt, gleich welcher Fachrichtung, muß neben dieser Grundausbildung eine laufende Fortbildung in den notfallmedizinischen Grundmethoden gefordert werden.

Im organisierten Notarztdienst sollten nur Ärzte eingesetzt werden, die darüber hinaus spezielle notfallmedizinische Kenntnisse und Erfahrungen besitzen, wie in der Regel Anästhesisten, Chirurgen, Internisten und Pädiater. Ärzte in Weiterbildung für diese Fachgebiete sollten nicht vor Abschluß des ersten Weiterbildungsjahres und dem Erwerb praktisch-klinischer Erfahrungen zum selbständigen Notarztdienst herangezogen werden.

5. Notfallversorgung in den Krankenhäusern: An den für die Notaufnahme zuständigen Krankenhäusern müssen zentrale Aufnahmeeinrichtungen geschaffen werden, deren interdisziplinärer Charakter eine umfassende notfallmedizinische Erstversorgung eingewiesener Akutkranker und Unfallpatienten gewährleistet. Die Kapazität der Intensiveinheiten dieser Krankenhäuser ist auf den Einzugsbereich der Rettungskette abzustimmen. In Zukunft sollten für die planmäßige Aufnahme von Notfallpatienten nur solche Krankenhäuser vorgesehen werden, die über eine derartige zentrale Notaufnahme mit den für die Erstversorgung unerläßlichen räumlichen, personellen und apparativen Voraussetzungen verfügen. Dazu müssen sowohl fachkompetente Konsiliarärzte als auch die für die abschließende Notfalldiagnostik und Notfalltherapie erforderlichen Einrichtungen, wie Röntgen, Labor und Blutbank rund um die Uhr bereitstehen.

II.

Spezielle Probleme ergeben sich im Notarztdienst. Bisher ist weder seine organisatorische Einbindung in das Rettungswesen, noch die Rechtsstellung der beteiligten Ärzte ausreichend geklärt. Aus der Sicht des Fachgebietes Anästhesiologie müßten folgende Minimalforderungen erfüllt werden:

1. Bestimmung des Rechtsträgers: Auch in den Ländern, die Rettungsdienstgesetze erlassen haben, ist noch umstritten, ob der Notarzteinsatz

Teil des Sicherstellungsauftrages der Kassenärztlichen Vereinigungen ist,

zu den originären Aufgaben der Krankenhäuser gehört,

kraft Landesrechts den Rettungszweckverbänden zugewiesen ist oder

jedem Arzt ohne Rücksicht auf seinen Status als Kassenarzt oder Krankenhausarzt offensteht und damit auch von freien Notarztteams wahrgenommen werden kann.

Um Konkurrenzsituationen mit Doppelversorgung einerseits und Versorgungslücken andererseits auszuschließen, bedarf es einer Klärung der Rechtslage und der Erarbeitung von Modellen. Das Ziel sollte sein, eine Vielfalt von Lösungsmöglichkeiten bereitzuhalten, die einzeln oder in Kombination den speziellen regionalen Möglichkeiten und Bedürfnissen Rechnung tragen.

2. Organisation und Leitung des Notarztdienstes: Die Organisation und Leitung des Notarztdienstes muß, gleichgültig von wem er getragen und ohne Rücksicht darauf, ob er von niedergelassenen Ärzten oder Krankenhausärzten oder von beiden Gruppen gemeinsam durchgeführt wird, einem in der Notfallmedizin besonders erfahrenen Arzt übertragen werden, der den Ausbildungsstand der beteiligten Ärzte prüft die spezielle notfallmedizinische Weiter- und Fortbildung vermittelt, die Ausstattung des Notarztwagens mit den für die Lebensrettung erforderlichen medizinisch-technischen Geräten und Medikamenten kontrolliert und die Einsatzpläne aufstellt.

Dort, wo die Teilnahme am Notarztdienst zur Dienstaufgabe der Krankenhausärzte gehört, hat das Krankenhaus einen solchen Arzt zu bestimmen und seinen Aufgabenbereich durch Dienstanweisung zu regeln.

3. Bereitstellung der Notärzte im Krankenhaus: Soweit Krankenhäuser den Notarztdienst durchführen, müssen die dafür benötigten Ärzte zusätzlich bereitgestellt werden. Die Heranziehung von Ärzten, die den stationären Bereitschaftsdienst wahrzunehmen haben, ist im Interesse einer ordnungsgemäßen Versorgung der stationären Patienten nicht vertretbar.

4. Rechtliche und soziale Sicherung des Notarztes: Der Notarzteinsatz ist mit erhöhten Unfall- und mit spezifischen Haftungsrisiken verbunden. Die am Rettungswesen beteiligten Rechtsträger, vor allem die für die Sicherstellung der Notfallversorgung zuständigen Kassenärztlichen Vereinigungen, die Rettungszweckverbände, die Hilfsorganisationen, denen die Durchführung des Rettungsdienstes übertragen ist und die Krankenhäuser, die ihre Ärzte zum Notarzteinsatz verpflichten, sollten für eine angemessene soziale und rechtliche Sicherung der Notärzte gegen diese Risiken sorgen, insbesondere durch den Abschluß von gesonderten Unfall- und Haftpflichtversicherungen mit ausreichenden Deckungssummen.

Die Zuweisung des Notarztdienstes zu den Dienstaufgaben des Krankenhausarztes ohne eine gesonderte versicherungsrechtliche Absicherung der erhöhten Risiken ist unzumutbar und widerspricht der Fürsorgepflicht des Arbeitgebers.

5. Die Ausgestaltung als interdisziplinäre Aufgabe: Die Notfallmedizin ist eine interdisziplinäre ärztliche Aufgabe und sollte dies bleiben. Es gibt keine Monopole eines oder einzelner Fachgebiete für notfallmedizinische Methoden. Zur Entwicklung ihrer theoretischen und praktischen Grundlagen haben insbesondere die Anästhesiologie, die Chirurgie, die Innere Medizin sowie die Pädiatrie beigetragen. Darüber hinaus hat nahezu jedes einzelne Fachgebiet spezielle notfallmedizinische Methoden für einen Bereich entwickelt.

Diese lebendige Verbindung der einzelnen Fachgebiete untereinander sollte erhalten bleiben. Es empfiehlt sich deshalb für die Notfallmedizin weder die Entwicklung eines selbständigen Fachgebietes, noch eines Teilgebietes.

Hochschulnachrichten

Der emeritierte ordentliche Professor für Kinderheilkunde der Universität Bonn, Prof. Dr. H. *Hungerland*, vollendete am 14. März 1980 sein 75. Lebensjahr.

Prof. Dr. Dr. h.c. J. *Ströder* (Würzburg) wurde zum korrespondierenden Mitglied der Deutschen Gesellschaft für Kinder- und Jugendpsychiatrie gewählt.

Prof. Dr. E. *Rossi* (Bern) ist die Ehrendoktorwürde der Universität Palermo verliehen worden.

Priv. Doz. Dr. E. A. *Stemmann* (Düsseldorf) wurde zum außerordentlichen Professor ernannt.

Frau Dr. A. *Spelger* (Heidelberg/Mannheim) habilitierte sich für das Fach Kinderheilkunde.

Der *Michael-Preis* für die beste, zum wissenschaftlichen Fortschritt beitragende Arbeit auf dem Gebiet der Epileptologie ist von der Stiftung Michael für das Jahr 1980 ausgeschrieben worden. Stichtag für Einreichen von Arbeiten ist der 31. Dezember 1980. Auskunft erteilt: Dr. H. Bühler, Karthäuserstraße 10, D-5300 Bonn 1.

Kongreßkalender

Der *Jahreskongreß der Deutschen Gesellschaft für Sozialpädiatrie* findet vom 6. bis 9. Juli 1980 in München statt. Themen: Immunität und Impfungen; Frühdiagnostik, Frühtherapie und soziale Eingliederung behinderter und von Behinderung bedrohter Kinder; Physiologie und Pathologie der kindlichen Sozialentwicklung einschließlich Drogenszene und Jugendkriminalität. Auskunft erteilt: Prof. Dr. Th. Hellbrügge, Kinderzentrum, Lindwurmstraße 131, D-8000 München 2.

Die *University of Colorado School of Medicine*, führt vom 15. bis 20. August 1980 eine *Fortbildungsveranstaltung über allgemeine Versorgungsprobleme in der orthopädischen Praxis* durch. Im Mittelpunkt der beiden ersten Tage stehen Erkrankungen und Verletzungen im Kindesalter sowie Sportmedizin bei Jugendlichen. Auskunft erteilt: The Office of Postgraduate Medical Education, 4200 E. Ninth Avenue, Denver, CO 80262, USA.

Ein *Symposium über „Moderne Probleme der pädiatrischen Gastroenterologie"* wird am 4. Oktober 1980 in Bad Liebenzell abgehalten: Themen: Gastro-intestinale Hormone; Endoskopie; Partielle Pankreasinsuffizienz bei Dünndarmerkrankungen; Mucoviscidose; Transitorische Zöliakie; intraktable Diarrhoe; Virusenteritiden; Virushepatitis. Auskunft erteilt: Prof. Dr. O. H. Braun, Kinderklinik des Städtischen Krankenhauses, D-7530 Pforzheim.

Vom 19. bis 21. März 1981 findet ein *Symposium für Gynäkologie des Kindes- und Jugendalters* in München statt. Themen: Intrauterine Entwicklung der weiblichen Geschlechtsorgane; Störungen der Geschlechtsdifferenzierung und ihre Behandlung; Blutungsstörungen in Kindheit und Adolescenz. Auskunft erteilt: Prof. Dr. K. Richter, Direktor der Frauenklinik im Klinikum Großhadern, Marchioninistraße 15, D-8000 München 70.

Für den Textteil verantwortlich: Prof. Dr. K. H. Schäfer, Universitäts-Kinderklinik und Poliklinik, Martinistraße 52, D-2000 Hamburg 20, und Prof. Dr. H. Ewerbeck, Kinderkrankenhaus der Stadt Köln, Amsterdamer Straße 59, D-5000 Köln 60. Für den Anzeigenteil: L. Siegel, W. Pehla, Kurfürstendamm 237, D-1000 Berlin 15, Fernsprecher (0 30) 8 82 10 31, Telex: 01-85411. Springer-Verlag Berlin, Heidelberg, New York.   Druck: Brühlsche Universitätsdruckerei, Gießen.   Printed in Germany.   © by Springer-Verlag Berlin, Heidelberg 1980.

Das Heft enthält je eine Beilage der Behringwerke AG, Frankfurt/Main, und Cassella-med GmbH, Köln.

Monatsschr. Kinderheilkd. 128, 393–399 (1980)

Monatsschrift für
Kinderheilkunde
© by Springer-Verlag 1980

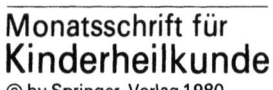

Übersichten

Enuresis

Ätiologische Vorstellungen und therapeutische Möglichkeiten

M. Holm-Hadulla

Universitäts-Kinderklinik (Direktor: Prof. Dr. H. Bickel), Neuropädiatrische Abteilung (Direktor: Prof. Dr. D. Scheffner), Heidelberg

Enuresis
Aetiological Approaches and Therapeutic Strategies

Summary. Enuresis is a frequent disease in childhood – entailing personal misery, shame, and discredit for the children concerned as well as irritation and a bigger workload for the responsible adults. Parents and teachers often tend to react to this uncontrolled urinating as to a personal provocation. The following study is meant to summarize different aetiological approaches from which therapeutic strategies are derived and classified according to pragmatic considerations. By resorting to common psychotherapeutic methods pediatricians can successfully treat $^2/_3-^3/_4$ of all these cases.

Key words: Enuresis – Aetiology – Therapeutic strategy.

Zusammenfassung. Die Enuresis stellt eine häufige Erkrankung des Kindesalters dar. Die Arbeit gibt eine zusammenfassende Darstellung verschiedener ätiologischer Ansätze und leitet hieraus, nach pragmatischen Gesichtspunkten geordnet, therapeutische Strategien ab. Ca. $^2/_3-^3/_4$ aller Fälle können mittels eines allgemein-psychotherapeutischen Vorgehens durch den Pädiater erfolgreich behandelt werden.

Schlüsselwörter: Enuresis – Ätiologie – Therapeutische Maßnahmen.

Die Enuresis stellt eine häufige Erkrankung des Kindesalters dar, die mit persönlicher Not, Scham und Diskreditierung für die betroffenen Kinder und mit Ärger und erhöhtem Arbeitsaufwand für die Erwachsenen verbunden ist. Auf Eltern und Erzieher wirkt das kindliche Einnässen häufig als Provokation.

1. Definition

Von einer Enuresis spricht man dann, wenn ein Kind über das 4. Lebensjahr hinaus regelmäßig einnäßt, ohne daß urologische Störungen oder neurologische Erkrankungen bzw. Auffälligkeiten vorliegen. Dabei wird von einigen Autoren eine weitere Differenzierung danach angegeben, ob das Einnässen im Schlaf oder während des Wachzustandes (Schlaf-Wach-Enuresis), ob das Einnässen ohne Unterbrechung seit der frühesten Kindheit beibehalten wird (permanente oder primäre Enuresis), ob es nach bereits erfolgreicher Sauberkeitserziehung wieder auftritt (acquisita oder sekundäre Enuresis) bis hin zu einer Klassifizierung nach Verlaufseigentümlichkeiten (permanente oder sporadische Enuresis). Weiterhin ist noch wichtig zu unterscheiden, ob die Enuresis *monosymptomatisch* oder in Verbindung mit anderen Störungen auftritt (Enkopresis, aggressive Verhaltensstörungen, Schulschwierigkeiten etc.).

2. Häufigkeit

Über die Enuresis-Häufigkeit liegen repräsentative Erhebungen aus England, Schweden und Frankreich vor. So gelangen Blomfield (England), Hallgren (Schweden) und Lobrot (Frankreich) [1–3] zu annähernd übereinstimmenden Daten: Die Incidenz fällt von *10%* *im Vorschulalter* über *4,5%* zu Beginn des *Schulalters* kontinuierlich ab. Bei der Musterung amerikanischer Rekruten leiden immerhin noch 1% an einer Enuresis.

Im Kindesalter handelt es sich in 75% der Fälle um eine Enuresis nocturna, in 5% um eine Enuresis diurna, während 15% der Kinder tags und nachts einnässen. Die überwiegende Zahl dieser Kinder (85%) war niemals trocken (primäre Enuresis).

3. Ätiologie: multifaktoriell und widersprüchlich

Die Enuresis stellt im eigentlichen Sinne keine organische Entität dar, sondern mehr ein Leitsymptom im Rahmen verschiedener Grundkrankheiten unterschiedlicher Ätiologie. Verantwortlich gemacht werden insbesondere Störungen von seiten des urologischen Systems, weiterhin neurologische, genetische sowie psychiatrische Auffälligkeiten, wobei zum Teil divergente Angaben zu dem Verhältnis von somatischer und psychischer Verursachung angegeben werden.

Diese Widersprüchlichkeit läßt sich einmal durch den beruflichen Hintergrund der einzelnen Untersucher (mit ihrem unterschiedlichen methodischen und apparativen Rüstzeug), weiterhin auch durch einseitig nach bestimmten klinischen Gesichtspunkten (urologische, neurologische, psychiatrische) ausgewählte Patientengruppen erklären.

Hingegen sind Untersuchungen, die der Forderung nach repräsentativen Stichproben sowie parallelisierten Vergleichsgruppen nachkommen, selten [2].

3.1. Urologische Faktoren

Funktionsstörungen und Anomalien des urologischen Systems werden in unterschiedlicher Häufigkeit mit der Enuresis gesehen [4–9]. So fanden Fisher u. Forsythe (1954) mittels Cystoureterographie in 54%, McDonald (1958) in 85% und Murphy u. Chapmann sogar in 97% (!) urologische Auffälligkeiten bei den untersuchten enuretischen Kindern: Klappen der hinteren Harnröhre, Blasenausgangshypertonie, Meatusstenosen sowie Verengungen im membranösen Teil der Urethra. Auch mittels cystometrischer Untersuchungen kommt es zu ähnlichen Häufigkeitsangaben, so fand Mahony (1971) bei 233 Enuresis-Fällen, daß 95% der Jungen und 71% der Mädchen pathologische Befunde aufwiesen, wobei die Harnflußquoten unter 10 ml/s und die Blasendruckwerte über 40 mm Hg lagen. Festge fand dagegen, daß nur 22% der enuretischen Kinder pathologische Werte aufwiesen. Hallgren et al. (1971) konnten gar keine bedeutsamen urologischen Veränderungen nachweisen: In einer sorgfältig geplanten repräsentativen Studie an 911 Stockholmer Zwillingspaaren wurden 31 gleichgeschlechtliche Paare im Alter von 7–12 Jahren ausgewählt, von denen je ein Zwilling enuretisch war, alle Paare wurden urologisch (Infekt, cysto- und urographisch) untersucht.

3.2. Neurologische Faktoren

Beziehungen von Enuresis und Epilepsie wurden immer wieder diskutiert, wobei besonders zwei ätiologische Zusammenhänge erwogen werden: Einmal, Enuresis als Folge nicht beobachteter Anfälle, zum anderen Enuresis als alleinige Manifestation epileptischer Störungen. Bestritten wird diese Beziehung heute von den meisten auf diesem Gebiet tätigen Forschern wie Saint-Laurent, Poussaint, Stein [10, 11]. Zu dem Zusammenhang von Enuresis und Spina bifida occulta siehe unter „allgemeine Kritik".

Das Einnässen wird schon seit Trousseau als Störung in der Schlafsteuerung gesehen. In diesem Zusammenhang fand Ritvo, indem er EEG-Untersuchungen zur Beurteilung der Schlaftiefe durchführte, 3 unterschiedliche Enuresis-Typen [12]:

1. Wach-Enuresis. Hierbei wird die Blasenfüllung zentral wahrgenommen und führt zu einer entsprechenden Aufwachreaktion, das Kind näßt jedoch im wachen Zustand ein und schläft anschließend weiter. Man vermutet hierbei, daß das einnässende Kind aus den unterschiedlichsten Gründen das Bett nicht zum Wasserlassen auf der Toilette verlassen kann (etwa Angst vor Dunkelheit, Kälte, Entfernung der Toilette etc.).

2. Erregungs-Enuresis. Zentral wird zwar eine Aktivierung registriert, ohne daß es jedoch zu einer Aufwachreaktion kommt; das Kind näßt während des Schlafens ein. In diesem Zusammenhang wäre es denkbar, daß hier das sog. „Ammenschlaf-Phänomen" (das Weinen eines Säuglings unterbricht auch bei geringer Intensität den Schlaf der Mutter) nicht genügend ausgebildet ist. Die Leistungsmöglichkeit des Gehirns, Reizwahrnehmungen auf ihren Bedeutungsgehalt auch während der Schlafphase als wichtig oder unwichtig zu überprüfen, ist in diesem Alter noch nicht ausgebildet.

3. Nichterregungs-Enuresis. Hierbei wird keine besondere zentralnervöse Begleitreaktion zum Vorgang des Einnässens gefunden. Diese Form ist häufig bei jenen Kindern zu finden, die eine primäre Enuresis aufweisen und deren Eltern besonders häufig über einen tiefen Schlaf ihres Kindes berichten. Ferner findet sich in dieser Gruppe eine ausgeprägte familiäre Häufung und ein Einnässen vor Mitternacht.

3.3 Genetische Faktoren

Hallgren und Lenz zeigten, daß Eltern von Enuresis-Kindern selbst dreimal so häufig einnäßten wie die Durchschnittsbevölkerung. Diese Ergebnisse ließen sich zwar eher noch als Ausdruck eines tradierten Erziehungsstiles ansehen, als daß sie für eine organische Disposition sprächen, jedoch zeigen Untersuchungen an einnässenden Kibbuzkindern, daß auch hier gehäuft gerade die Kinder einnässen, deren Eltern ebenfalls Enuretiker waren, obgleich diese Kinder getrennt von ihren Eltern aufwachsen.

Auch lassen Untersuchungen an eineiigen und zweieiigen Zwillingen (Bakwin, 1973; Baumann, 1974) einen Erbeinfluß erkennen [13], wobei weniger die Enuresis als solche, sondern ihre Anlage im Sinne eines „locus minoris resistentiae", einer Labilität, vererbt wird.

Eine abschließende Stellungnahme, inwieweit organische Faktoren eine Enuresis verursachen, fällt schwer. Ordnet man die vorliegenden Arbeiten hierzu, so bemerkt man, daß die Autoren selten darüber berichten, wie häufig die von ihnen gefundenen somatischen Auffälligkeiten enuretischer Kinder auch bei nicht einnässenden Kindern gleichen Alters und Geschlechtes gefunden werden. Nach den bereits oben zitierten methodischen Kriterien fehlen insbesondere Angaben über die Selektion und über das Zustandekommen der Untersuchungs-(Experimental-)Gruppen; ebenso fehlen randomisierte Vergleichs-(Kontroll) Gruppen. Außerdem fällt ein weitverbreitetes fehlerhaftes Vorgehen auf: Zufällig zustande gekommene Koincidenzen werden als kausal verursachend aufgefaßt.

Ein Beispiel mag das verdeutlichen: Das geläufige Auftreten von Enuresis in Verbindung mit einer Spina bifida occulta wurde lange Zeit in dem oben ausgeführten Sinne mißverstanden: Enuresis als Folge einer Spina bifida occulta. Kontrolluntersuchungen an Gesunden zeigten jedoch deutlich ein fast ubiquitäres Vorkommen von Spina bifida occulta unter Kindern und Jugendlichen [14]. Bei der Auswertung von 3209 unausgelesenen Röntgenbildern konnte diese Fehlentwicklung bei 95% der 2jährigen, 50% der 10jährigen und 23% der 18jährigen Nichtenuretiker nachgewiesen werden.

Demzufolge mußte der zuvor geäußerte Verdacht auf einen kausalen Zusammenhang von Enuresis und Spina bifida occulta als zufällig angesehen und ad acta gelegt werden.

3.4. Psychologische Faktoren

Hallgren kommt in seiner repräsentativen Untersuchung Stockholmer Kinder zu folgenden Ergebnissen [2]:
- Enuresis steht *nicht* im Zusammenhang mit urologischen, neurologischen Störungen, auch nicht im Zusammenhang mit hirnorganischen Schäden.
- Enuresis tritt häufiger in der Arbeiterschicht als in höheren Sozialgruppen auf.
- Enuretiker sind häufig emotional unreif, zeigen mehr Sprach- und Schlafstörungen.

Somit weist diese Untersuchung deutlich auf eine psychologische Verursachung der Enuresis hin, ein Ergebnis, das sich mit den vielfältigen Beobachtungen von Pädiatern deckt.

Eine synoptische Darstellung aller psychologischen Determinanten, Umstände, Konstellationen und Befindlichkeiten scheitert indessen an der Fülle divergenter theoretischer und praktischer Ansätze. Dies um so mehr, als es bis heute eine allgemein verbindliche Theorie für eine psychosomatische Medizin *nicht* gibt (Mitscherlich), vergleichbar etwa mit dem, was für die somatische Medizin die Organpathologie bedeutet (Anmerkung: Zu fragen ist hierbei, ob es angesichts der Verflochtenheit und Strukturiertheit menschlichen Empfindens und Verhaltens jemals zu einer hierin allgemein verbindlichen Theorie kommen kann).

4. Therapie

Neben der medikamentösen Therapie spielen heute drei Behandlungskonzepte: Verhaltenstherapie, psychoanalytisch und familientherapeutisch orientierte Verfahren – nicht immer streng unvermischt – eine Rolle:

4.1. Medikamentöse Therapie

Eine Anwendung von Medikamenten bei der Enuresis sollte nur dann erfolgen, wenn der therapeutische Erfolg schnell und umgehend für ein besonders ängstliches und mißerfolgsorientiertes Kind nötig ist. Weiterhin wenn – was selten der Fall ist – übende bzw. psychologische Verfahren nicht weiterhelfen. Per definitionem handelt es sich hierbei dann um ein rein symptomatisches, evtl. auch suggestives Verfahren.

Besonders Verwendung finden centralwirkende, miktionbeeinflussende Pharmaka aus der Reihe der Antidepressiva und Neuroleptika, Medikamente, die nur in höherer Dosierung auf die Blase langsam wirksam sind und sich als außerordentlich nebenwirkungsreich zeigen [27–29]. Die Nebenwirkungen der atropinähnlichen Präparate sind umschriebener und bekann-

ter. Diese Medikamentengruppe kann in niedrigerer Dosierung als Placeboeffekt das allgemein-therapeutische Vorgehen (s. u.) unterstützen.

Die hierfür sich im Handel befindlichen Medikamente beeinflussen das Miktionsverhalten teils auf zentralem, teils auf spinalem oder peripheren Niveau. Ihre direkte Wirkung auf die Harnblase ist größtenteils zweifelhaft.

4.1. Zentral die Miktion beeinflussende Medikamente

Tricyclische Antidepressiva (Imipramin, Amitryptilin). Sie sind die wichtigste die Miktion zentral beeinflussende Medikamentengruppe und blockieren die Wiederaufnahme der biogenen Amine.

Imipramin (Tofranil) verstärkt die Noradrenalinwirkung, so daß es zur Antriebs- und Aktivitätssteigerung kommt. Bei einer Dosierung von 25–50 mg/d wird die in Doppelblindversuchen festgestellte Erfolgsquote bei Enuretikern mit 70–90% angegeben, wobei der Erfolg häufig nicht von Dauer ist.

Amitryptilin (Tryptizol) verstärkt die Serotoninwirkung, so daß dieses Mittel relaxierend und anxiolytisch wirkt.

Als Nebenwirkungen sind beschrieben: adynamischer Ileus, Parkinson-ähnliche Bilder und vor allem toxische Kardiomyopathien (Haase [28]).

Neuroleptika (Dipiperon, Psyquill, Omca, Haldol). Sie wirken über eine Beeinflussung des Thalamus und der Formatio reticularis. Nach ihrer unterschiedlich ausgeprägten neuro-leptischen Potenz teilt man sie in schwach, mittelstark, stark sowie sehr stark potent ein.

Schwach potente Neuroleptika wirken mehr hypnogen, mittlere dämpfen innere Erregung und die stark potenten Neuroleptika dienen zum affektiven Spannungsausgleich, ohne aber Müdigkeit hervorzurufen.

Bei den schwachen Neuroleptika stehen vegetative Störungen und bei den starken Neuroleptika besonders extrapyramidale dyskinetische Reaktionen im Vordergrund. Zur Zeit taucht die Frage auf, inwieweit „Spätdyskinesien" reversibel sind. Weiterhin sind cholestatische Hepatosen und plötzliche Todesfälle beschrieben.

Tranquilizer (Miltaun, Aneural, Atosil, Valium). Sie führen zu einer Dämpfung des limbischen Systems, der basalen Ganglien sowie des Thalamus und hemmen die polysynaptischen Reflexe. Auf die Harnblase haben sie keine direkte Wirkung, jedoch werden sie eingesetzt, da man sich von der zentral relaxierenden Wirkung auch eine Erschlaffung des Beckenbodens und des Destrusors erhofft.

Tranquilizier wirken affektiv entspannend und angstlösend, jedoch umfaßt eine so hervorgerufene Tranquillitas vor allem zwei Nebenwirkungen:
a) Scheinlösungen innerer oder äußerer Konflike.
b) Außerachtlassen des biologisch sinnvollen rhythmischen Wechsels von psychischer Spannung und Entspannung (Haase [28]).

4.1.2. Peripher die Miktion beeinflussende Medikamente

Eine direkte medikamentöse Beeinflussung der Harnblase läßt sich durch Parasympathicolytika bzw. Sympathicomimetika erzielen.

So kann eine Dämpfung des überreizten Detrusor und damit eine Unterdrückung ungehemmter Detrusorkontraktionen durch Atropin-ähnliche Substanzen wie L-Hyosciamin erreicht werden. Diese Substanz ist auch in den meisten homöopathischen Enuresismitteln enthalten.

4.2. Verhaltenstherapeutische Ansätze

Verhaltenstherapie (VT) versteht sich als die Wissenschaft von der Lernfähigkeit und Veränderbarkeit des menschlichen Verhaltens.

Sie verwendet Forschungsergebnisse der experimentellen Psychologie und der Physiologie, um die Entstehung von abnormen Verhaltensweisen erklären zu können. Besonders die systematische Anwendung von zwei Bereichen der Lernpsychologie spielt eine große Rolle:

a) Klassische – respondente Konditionierung (Pawlow).

Zum Ausgangszeitpunkt führen unabhängig voneinander ein neutraler Reiz (NS) zu Orientierungsreaktionen (OR) und ein unbedingter Reiz (UCS) zur unbedingten Reaktion (UCR). Im Experiment werden neutrale, für sich wirkungslose Reize (NS) so oft mit dem für den jeweiligen Reflex charakteristischen Auslöser (UCS) gekoppelt, bis der vorher neutrale Reiz allein den Reflex auszulösen vermag. Der Reflex heißt dann bedingter, konditionaler, konditionierter Reflex (CR). Sein natürlicher Auslöser heißt unkonditionierter Reiz (UCS), der von der Erfahrung abhängige Auslöser konditionaler Stimulus (CS), (vgl. Schema):

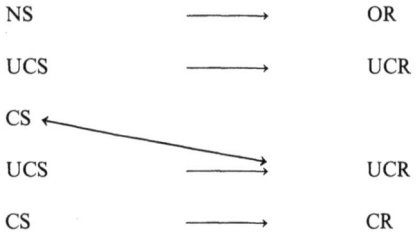

Schema der klassischen Konditionierung nach Legewie

b) Instrumentelle-operante Konditionierung (Skinner).

Hierbei wird das gewünschte Verhalten belohnt (Verstärkung) und unerwünschte Verhaltensweise ignoriert (Löschung, Extinction).

Im einzelnen wird gezeigt, daß Verstärkung (im Sinne eines meist sozialen Verstärkers: „Lächeln und Zuwendung") dazu führt, daß ein gewünschtes Verhalten häufiger auftritt, ein Verhalten, das ignoriert („nicht-verstärkt") wird, im Laufe der Zeit verschwindet. (Löschung, Extinction): Verhaltenstherapie verzichtet bewußt auf eine umfassende, theoretische Einordnung ihrer Befunde, und versucht vielmehr, be-

stimmte empirisch-experimentell nachvollziehbare Sachverhalte auf spezielle psychotherapeutische Probleme anzuwenden. Hierbei wird erst allmählich – auf induktivem Wege – versucht, die Vielzahl der so gefundenen, gesicherten Einzelergebnisse in bezug zu einer Theorie zu bringen. Gefordert wird eine möglichst exakte Beobachtung der aktuellen Interaktion Mensch-Umwelt, indem schrittweise Beziehungen zwischen genau definierten Umweltreizen und folgenden Reaktions-(Verhalten)weisen herausgearbeitet werden. Bei diesem Vorgehen interessiert lediglich das Symptom, das pathologische Verhalten, und die darauf folgende Reaktion der Umgebung (Konsequenz); die z.B. von der Psychoanalyse untersuchte Frage nach dem Grund einer solchen Störung, ihrer Genese bzw. nach dem lebensgeschichtlichen Sinn eines Symptoms wird von der Verhaltenstherapie bewußt ausgeblendet.

Verhaltenstherapeutisch orientierte Forscher sehen demnach Enuresis als Folge eines nicht-adäquaten Lernens, oder im Falle der sekundären Enuresis als Folge eines Wiederverlernens an. Sie ist somit die Folge einer fehlerhaften Sauberkeitserziehung, die entweder *zu früh* (und damit eine Fixierung auf dieses Unvermögen bewirkte) oder aber zu *inkonsequent* durchgeführt wurde.

Diese Auffassung versuchen Verhaltenstherapeuten durch die Wirksamkeit einer hierauf aufbauenden apparativen Therapie zu belegen, die den oben erwähnten Lerngesetzen genügt: z.B. besteht das therapeutische Ziel darin, daß das Kind konsequent lernt, nachts auf seinen Harndrang zu achten, selbständig aufzustehen, um dann auf die Toilette zu gehen. Es kommt somit zur Ausbildung eines bedingten Reflexes, der durch Verstärkung bzw. Vermeidungslernen gefestigt werden kann. Hierzu werden verschiedene Apparate empfohlen (Enurex, Stero-Enurex), die dem Prinzip nach schon von dem Pädiater von Pfaundler [18] angewandt wurden. Nach Stegat kann bei einer solchen Therapie zunächst in 87% Symptomfreiheit erzielt werden. Rückfälle werden erneut behandelt. Bei einer Nachkontrolle nach 20 Monten ergab sich bei 65% eine Symptomfreiheit der so behandelten Kinder.

Anzumerken ist hierbei, daß eine falsche Anwendung der Geräte zu einer ganz erheblichen iatrogenen psychischen Schädigung des Kindes führen kann, weiterhin sollte die Anwendung eines Enurex-Weckgerätes als Hilfestellung und *nicht* als Bestrafung angesehen werden.

4.3. Psychoanalytisch orientierte Verfahren (PA)

Im Gegensatz zur Verhaltenstherapie wird in der psychoanalytisch orientierten Therapie der zugrunde liegende neurotische Konflikt, der lebensgeschichtlich verstehbare Sinn eines Symptoms bearbeitet.Es gilt somit zunächst den Ausdruckscharakter des Symptoms zu erkennen, den dahinterstehenden lebensgeschichtlichen Konflikt, wobei das Kind über die Körpersprache etwas Unbewußtes-Geheimes zum Ausdruck bringen will. In diesem Sinn läßt sich die zunächst befremdlich klingende Metapher verstehen: „Das Kind weint durch

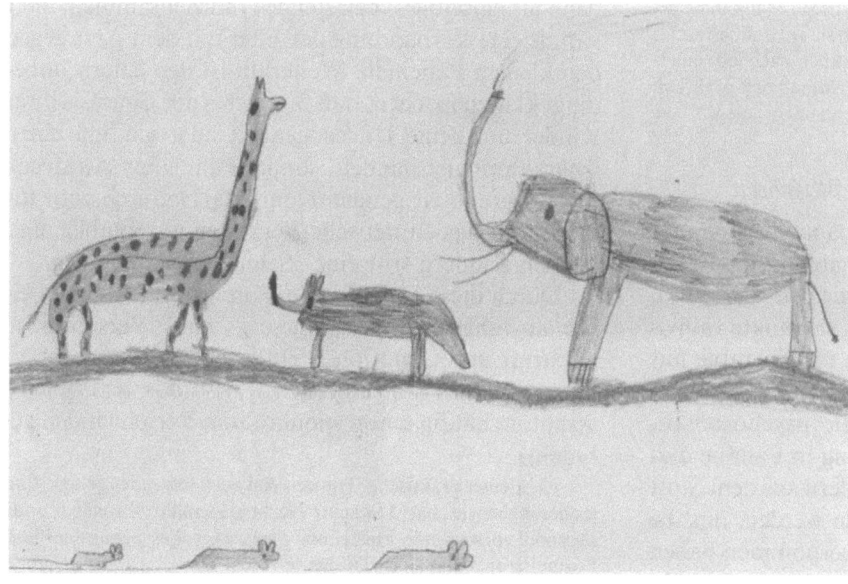

Abb. 1. Enuresis vom aktiven, urethralen Typ

die Blase" (Müller-Küppers [19]). Ein „Kurieren" am Symptom dagegen führt nicht zur eigentlichen Heilung, sondern zu weiteren Erkrankungen, Spätfolgen und Symptomverschiebungen. So weisen katamnestische Untersuchungen ehemaliger Bettnässer auf Spätfolgen wie Ejaculatio praecox, Impotenz, Kontaktstörungen bis zur delinquenten Entwicklung hin (Bergler [20], Kemper [22]).

Zu den Autoren, die die Enuresis unter psychoanalytischer Sichtweise einordnen, gehören u. a. Dührssen, Pinkerton [21] und Kemper [22]. Diese Autoren recurrieren u. a. auf den zentralen Freudschen Begriff der *Konversion*.

Konversion bedeutet allgemein die pathogene Verwendung psychischer Energie für eine somatische Innervation, d. h. für die Bildung eines Körpersymptoms und umschreibt den „Sprung" aus dem Seelischen ins Körperliche.

Hierbei erfolgt eine Unschädlichmachung von unerträglichen (unverträglichen) Vorstellungen, die das Individuum belastet, dadurch, daß sich die unerträgliche Erregungssumme ins Körperliche bzw. auf andere Vorstellungen hin umsetzt:

So sieht Pinkerton [21] in der Enuresis eine psychosoziale Störung. Er unterscheidet einen mehr passiven, regressiven Typ von einem mehr aktiven Typ mit aggressiven, urethralen Tendenzen (s. Abb. 1). Unabhängig jedoch von diesen verursachenden Faktoren kann das Symptom selbst *sekundär* zur tiefen Resignation und Selbstunsicherheit führen. In diesem Fall bewirkt dann auch eine (nur) symptomatische Heilung eine Unterbrechung der ungünstigen Zirkelwirkung von Symptom – Schuld, Resignation – Symptom... (→Berührungspunkte mit der Verhaltenstherapie).

Nach Kemper [22] stellt die Enuresis nicht nur das Symptom eines erkrankten Individuums dar, sondern muß als Ausdruck einer gestörten Beziehung zur Mutter, zu den Eltern und der Umwelt überhaupt gesehen werden. Hierbei erfolgt eine Ausweitung der Individuumszentrierten Betrachtungsweise hin in Richtung

Familientherapie: „Enuresis als Ausdruck einer gestörten Beziehung des Kindes zu seiner Umwelt."

Zwei schöne Beispiele aus Kempers Beitrag „Die Psychotherapie des kranken Kindes" sollen dies illustrieren.

1. Eine Kinderärztin hatte ihrer bettnässenden Tochter neben Injektionen eines Epiphysenpräparates (zwecks Flüssigkeitsretention) seit Monaten ein rigoroses Flüssigkeitsverbot ab 12 Uhr mittags verordnet. Obwohl sie sie außerdem noch nachts regelmäßig zwei- bis dreimal aufweckt, hält das allnächtliche Einnässen unverändert an. Es schwindet, und zwar endgültig, als die völlig verzweifelte Mutter auf Rat einer nichtärztlichen Freundin Spritzen, Flüssigkeitsverbot und nächtliches Wecken von einem Tag auf den anderen aufgibt und statt dessen unter Einschränkung ihrer abendlichen Sprechstunde das Kind selber zu Bett bringt und ihm obendrein als Gute-Nacht-Trunk persönlich ein großes Glas des geliebten süßen Himbeersaftes zu trinken gibt.

2. In einem großen karitativen Kinderheim, selbständig geführt von einer erfahrenen, eminent tüchtigen und pflichtbewußten, schon etwas älteren Heimleiterin, die trotz der sehr beschränkten Mittel, die ihr zur Verfügung stehen, ihren Betrieb vorbildlich in Ordnung hält, ist die große Crux das Bettnässen. Mit allen von dem das Heim versorgenden Arzt getroffenen Maßnahmen – und es wurde nichts unversucht gelassen – war trotz aller Bemühungen bestenfalls nur ein vorübergehender Erfolg zu erzielen. Am schlimmsten war jedoch, daß sogar neue ins Heim eingewiesene Kinder, die bisher nicht einnäßten, von der „Hausseuche" befallen wurden, was die pflichteifrige Heimleiterin, die sich begreiflicherweise gerade dadurch in ihrer Berufsehre verletzt fühlte, jedesmal zu noch rigoroserer Durchführung der ärztlichen Anordnungen veranlaßte (neben Medikamenten strenges Flüssigkeitsverbot ab Mittag; Appell an das Ehr- und Schamgefühl vor dem Schlafengehen, mit vorausgegangener besinnlicher Ruhestunde; je nach Fall ein- bis mehrmaliges nächtliches Aufwecken zum Wasserlassen etc.). Besonders nahm sie sich in dieser Hinsicht der Neuen an, damit sich die Unart bei ihnen nicht erst festsetzte – leider meist ohne Erfolg.

Bis dann eines Tages diese tüchtige Heimleiterin ganz plötzlich erkrankte und für einige Monate ausfiel und das Heim mangels geeigneter Vertretung aushilfsweise von einer bisherigen Hilfskraft, einer jungen, nicht fachlich vorgebildeten, etwas primitiven, aber herzensguten Person schlecht und recht weitergeführt wurde. Schon nach wenigen Tagen ging das meiste drunter und drüber. Unregelmäßige Tischzeiten, Nichteinhalten der ärztlichen Anordnungen, Nachlassen der bisher peinlich durchgeführten Sauberkeits- und Ordnungsgebote. Dafür aber viel Allotria, Lachen und Singen: Vor allem spät nachmittags gemeinsame Sing- und Tanzstunde (Reigen) anstelle der bisher als Schlafvorbereitung verordneten „Ruhestunde". Alles nicht von oben „organisiert", sondern sich spontan ergebend –

und auch nicht von der Hilfskraft als therapeutische Maßnahme gegen das Bettnässen gedacht. So waren alle, auch sie selber überrascht, als innerhalb einer Woche das Bettnässen merklich nachließ, innerhalb eines Monats die Kinder bis auf wenige Ausnahmen praktisch davon frei waren, obwohl doch eigentlich nichts mehr „gegen" die Hausseuche unternommen wurde.

4.4. Familientherapeutisch orientierte Verfahren

Neben den bereits erwähnten psychoanalytischen und verhaltenstherapeutischen Ansätzen gibt uns die Familienforschung therapeutische Strategien in die Hand. Bei dieser Behandlungsform wird das erkrankte Individuum *und* die Familie als Ganzes in die Therapie mit einbezogen. Dieser Ansatz beruht auf der sozialpsychologischen Beobachtung, daß viele psychosomatische Erkrankungen ihre Verursachung in Familie und Gesellschaft haben und von den Kindern aus dem Stoff des Beziehungsgewebes zugeschnitten werden, das die Eltern wiederum von ihren Eltern übernommen haben (Bateson, Wynne, Laing, Boszormeny-Nagy, Stierlin, Richter [24–26].

Betrachtet man die Enuresis unter diesem Gesichtspunkt – etwa nach dem Rollenmodell von Richter – so können unbewußte Einstellungen auf das Kind einwirken, einmal indem Konflikte der Eltern mit Hilfe der Kinder projektiv ausgetragen werden, oder aber eigene negative (Selbst)Aspekte auf das Kind übertragen werden. Je mehr die Eltern mit sich selbst unzufrieden sind, desto eher drängen sie ihr Kind in die Rolle eines Wunderkindes, Partnerersatzes oder aber auch umgekehrt die Rolle eines „Sündenbockes", der sie von eigenen Schuldgefühlen entlasten soll.

Treffend schildert Richter in seinem Buch „Eltern, Kind und Neurose" die traurige Situation eines mit Enuresis, Enkopresis und dissozialer Fehlhaltung erkrankten Jungen, der zunächst für eine unreife Mutter als „Gattenersatz" fungiert und, nachdem er seine Intimusrolle einem anderen überlassen muß, schwer neurotisch erkrankt.

Diese Modelle finden teilweise in der Praxis ihre Entsprechung, wenn der behandelnde Arzt gleichsam *erspürt*, daß nicht das Kind der eigentliche Patient ist, sondern lediglich *Symptomträger* einer Familienstörung.

4.5. Therapeutisches Vorgehen

Unabhängig von den dargestellten Ätiologen und den sich hieraus ableitenden medikamentösen und psychotherapeutischen Strategien gibt es ein allgemeines therepeutisches Vorgehen, das sich bislang in der Praxis bewährt hat [30].

Drei Behandlungsstufen sollen – in Anlehnung an Schütze – den äußeren Rahmen abstecken, innerhalb dessen ein pragmatisch orientiertes Vorgehen möglich ist:

1. Behandlungsstufe. Zu Beginn steht eine ausführliche Anamneseerhebung, die u. a. auch über familiäre Enuresisbelastung, Schulsituation, Reaktion auf Geschwister (Rivalität), Bettzeremoniell etc. Auskunft geben soll. Diese gesamte Befragung und auch das weitere therapeutische Vorgehen soll mehr als *„Gemeinsames"* in der Arzt–Kind–Eltern-Beziehung aufgefaßt werden,

denn als einseitiges, belastendes Indiziensammeln oder gar als eine Verbündung der Elter mit dem Arzt gegen den kleinen Patienten. Weiterhin ist den Eltern unbedingt klar zu machen, daß es sich bei der Enuresis ihrer Kinder um keine Ungezogenheit oder gar um einen Charakterfehler handelt, sondern um einen Ausdruck eines zugrunde liegenden Konflikts. Dadurch wird für die Eltern das enuretische Verhalten akzeptabler und bei den Kindern tritt eine „Schuldentlastung" ein.

Durch diese einfache Maßnahme – im Rahmen einer ausführlichen Amanmese – das „Verständnis" wachruft und „emotionell entlastet" und versucht zu verstehen statt (ab)zuurteilen – wird das Krankheitssymptom häufig schon spontan zum Verschwinden gebracht.

Als kleiner praktischer Hinweis soll auch folgendes gelten: Formulierungen wie „hast Du heute Nacht eingenäßt", die eine moralisierende, vorwerfende Einstellung verraten, sollen zugunsten einer Formulierung wie: „hast Du heute Nacht das Einnässen gehabt?" ersetzt werden. Damit wird akzeptiert, daß das Kind z. Z. auf Grund seiner bestimmten Situation *noch nicht* über die entsprechende Blasenkontrolle verfügt.

Weiterhin soll schon in diesem Rahmen auf die anzutreffenden Schuldgefühle der Eltern eingegangen werden, die sich leicht als Versager in ihrer Erziehungsarbeit fühlen.

2. Behandlungsstufe. Nach organischer Abklärung (Infekt, urologische Mißbildungen) erfolgen weitere Gespräche mit Eltern und Patient, wobei neben dem bereits besprochenen allgemeinen therapeutischen Vorgehen (biograph. Anamnese) und der Beratung der Eltern („Verständnis wachrufen") ein suggestiver Behandlungsversuch mit einem noch indifferenten Medikament (z. B. Noxenur) angezeigt ist oder besser – bei guter Motivation des Kindes – ein Belohnungskalender geführt werden soll. Hierbei werden in der Anfangsphase die „trockenen Nächte" mit materiellen Anreizen und Vergünstigungen, später durch soziale Verstärker, belohnt. Voraussetzung hierfür sind jedoch eine ausreichende Motivation sowie genügend trockene Nächte, so daß die Belohnungen greifen können (Abb. 2). Darüber hinaus sollte jetzt eine weitere Familienanamnese durchgeführt und gezielt auf die familiäre Beziehungsmuster und die Stellung der kleinen Patienten innerhalb der Gesamtfamilie eingegangen werden.

3. Behandlungsstufe. Bei Erfolglosigkeit dieser Maßnahmen und nach organischer Abklärung sollte das Kind in einer kinderpsychiatrischen Ambulanz vorgestellt werden. Hier wird entschieden, ob evtl. abmulante Behandlungsversuche weitergeführt werden, oder ob eine stationäre Therapie mit einem intensiven Angebot von verschiedenen Behandlungskonzepten (Einzel-Gruppe- Familie-Spieltherapie) angezeigt ist.

In diesem Zusammenhang muß jedoch einschränkend bemerkt werden, daß psychotherapeutische Behandlungskapazitäten außerordentlich gering, sehr kostenaufwendig u. nicht immer erfolgreich sind, so daß sicherlich nicht nur die Vorfelddiagnostik und Therapie von den Pädiatern zu leisten ist.

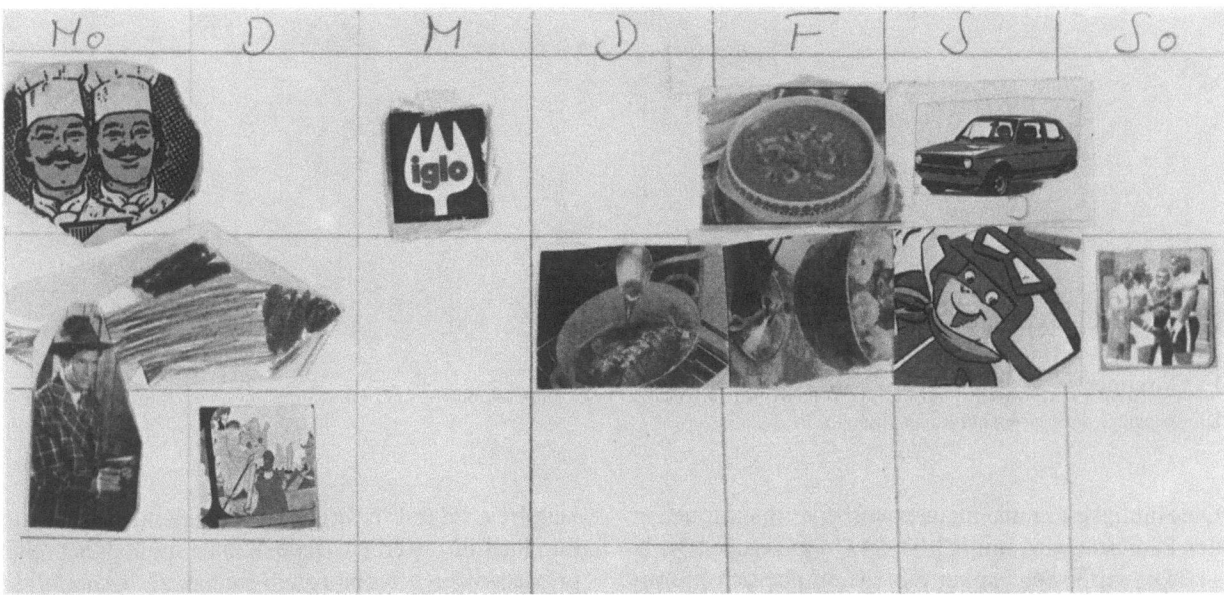

Abb. 2. *Belohnungskalender:* Für jede trockene Nacht darf das Kind ein kleines Bild seiner Wahl in das dafür vorgezeichnete Feld kleben. Der Kalender sollte dementsprechend in Tage und Wochen aufgeteilt sein. Das angestrebte Ziel ist es nun, möglichst viele Bilder einkleben zu können. Bei drei trockenen Nächten in der Woche kann evtl. noch eine zusätzliche kleine Anerkennung von seiten der Eltern erfolgen.

Abschließend läßt sich mit Kemper optimistisch feststellen, daß durch allgemeine psychotherapeutische Maßnahmen (Behandlungsstufe 1 und 2) ca. $^2/_3$ bis $^3/_4$ der kleinen Patienten erfolgreich behandelt werden können.

Literatur

1. Blomfield, J.M., Douglas, J.W.B.: Bedwetting. Prevelance among children aged 4–7 years. Lancet II/1965, 850–852
2. Hallgren, B.: Enuresis. A study with reference to the morbidity risk and symptomatology. Acta Psychiatr. Scand. 31, 379–403 (1965)
3. Lobrot, M.: Étude sur les enfants enurétiques. Enfance 3, 209–231 (1963)
4. Fisher, O.D., Forsythe, W.I.: Micturating cystoureterography in the investigation of enuresis. Arch Dis. Child. 29, 460–471 (1954)
5. Forsythe, W.I., Redmond, A.: Enuresis and spontaneous cure rate. Arch. Dis.Child. 49, 21–213 (1974)
6. Mc Donald, H., Upchurc, W., Artolm, M.: Blador dysfunction in children caused by interstitial cystitis. J. Urol. 80, 206–211, 354 (1958)
7. Murphy, S., Chapman, W.: Adolescent enuresis: An urologic study. Pediatrics 45, 426–431 (1970)
8. Mahony, D.T.: Studies of enuresis. 1. incidence of obstructive lesions and pathophysiology of enurese. J. Urol. 106, 324–331 (1971)
9. Hallgren, B.: Nocturnal enuresis, in Twins, G.: Methods and material. Acta Psychiatr. Scand. 35, 73–90 (1960)
10. Saint-Laurent, J.: Etude polygraphique de l'enurésie nocturne chez l'enfant épileptique. Rev. Neurol. 108, 106–107 (1963)
11. Poussaint, A.F., Greenfield, R.: Epilepsy and enuresis. Am. J. Psychiatry 122, 1426–1427 (1966)
12. Ritvo, E.: Contribution of sleep research to the understanding and treatment of enuresis. Int. Psychiatr. Clin. 7, 117–122 (1970)
13. Bakwin, H.: Enuresis in children. J. Pediatr. 58, 806–819 (1961)
14. Steingrüber, H.J. Schultz, R.D.: Die Häufigkeit der Spina bifida occultu bei Gesunden und Enuresis-Patienten. Dtsch. Med. Wochenschr. 96, 21–27 (1971)
15. Stegat, H.: Enuresis. Behandlung des Bettnässens. Berlin, Heidelberg, New York: Springer 1973
16. Mowrer, O.: Learning theory and personality dynamics. New York: Ronalds Press 1950
17. Lovibond, S.H.: The mechanism of conditioning treatment of enuresis. Behav. Res. Ther. 1, 17–21 (1963)
18. Pfaundler, M.: Demonstration eines Apparates zur selbsttätigen Signalisierung stattgehabter Bettnässung. Verh. Dtsch. Ges. Kinderheilk. 21, 219–224 (1904)
19. Müller-Küppers, M.: Zum Problem der Übertragung in der Kinderpsychotherapie. Praxis der Kinderpsychologie und Kinderpsychiatrie. Heft 7 (1973)
20. Bergler, M., Glover, E., Fenichel, O., Strachey, J.: Symposium über die Theorie der therapeutischen Resultate. Int. Z. Psychiatry 23, 1 (1936)
21. Pinkerton, P.: Childhood disorders: A psychosomatic approach. London: Crosby Lockwood Staples 1974
22. Kemper, W.: Zur Pathogenese der Enuresis. Über die Falsifizierbarkeit tiefenpsychologischer Theorie. Ärztl. Wochenschr. 575–602 (1953)
22a. Kemper, W.: Die Psychotherapie des kranken Kindes. In: Handbuch zur Kinderpsychotherapie, Bd. II, Biermann (Hrsg.) München, Basel: Reinhardt 1976
23. Freud, S.: Vorlesungen zur Einführung in die Psychoanalyse, Bd. XI. Stuttgart: Fischer 1917
24. Bateson, G., Jackson, D.D., Laing, R.D., Lidz, T., Wynne, L.C., et al.: Schizophrenie und Familie. Frankfurt: Suhrkamp 1972
25. Stierlin, H.: Das Tun des Einen ist das Tun des Anderen. Frankfurt: Suhrkamp 1971
26. Richter, H.: Eltern, Kind, Neurose. Psychoanalyse der kindlichen Rolle. Hamburg: Rowohlt 1969
27. Kuschinsky: Lehrbuch der Pharmakologie. Stuttgart: Thieme 1974
28. Haase, H.G.: Therapie mit Psychopharmaka und andere psychotropen Medikamente. Stuttgart: Schattauer 1972
29. Clark, W.G., Guidiee, J.del: Principles of psychospharmacology New York: Academic Press 1970
30. Schütze, G.: Enuresis: Diagnostische und therapeutische Möglichkeiten in der Praxis. Pädiatr. Prax. 21, 579–582 (1979)

Dr. M. Holm-Hadulla
Universitäts-Kinderklinik
Neuropädiatrische Abteilung
Im Neuenheimer Feld 153
D-6900 Heidelberg 1

Monatsschr. Kinderheilkd. 128, 400–404 (1980)

Monatsschrift für
Kinderheilkunde
© by Springer-Verlag 1980

Sinnvolle Desinfektion in Kinderkliniken

F. Daschner

Klinikhygiene der Universitätsklinik Freiburg/Br.

Die Häufigkeit krankenhauserworbener Infektionen in der Pädiatrie wird mit 0,3 bis 24,6% angegeben [4, 8, 11]. Die große Schwankungsbreite erklärt sich im wesentlichen aus der unterschiedlichen Zusammensetzung des jeweils untersuchten Patientenkollektivs, deren Grundkrankheiten und Infektionsanfälligkeit. Am häufigsten sind Krankenhausinfektionen *bei Kindern mit Leukämien* und *Patienten,* die wegen der Schwere ihrer Erkrankung *in* chirurgischen, internistischen oder Neugeborenen-*Intensivpflegestationen* betreut werden müssen [9, 10]. Eine dreijährige prospektive Analyse von Krankenhausinfektionen in einer Universitätskinderklinik ergab eine durchschnittliche Infektionsrate von 8,3% [18]. Im Gegensatz zu anderen Fachdisziplinen waren für den Kinderarzt und auch die Kinderkrankenschwester bestimmte Infektionskontrollmaßnahmen (wie z. B. „Kittelpflege", Isolierung infizierter oder infektionsverdächtiger Kinder) immer schon eine Selbstverständlichkeit. Auf anderen Gebieten, wie z. B. der *Flächen- oder Raumdesinfektion* besteht dagegen *Unsicherheit,* welche Methoden wie häufig angewendet werden sollten. Im folgenden möchte ich daher aus der Sicht des Pädiaters, Mikrobiologen und Krankenhaushygienikers einige praktische Hinweise zur Desinfektion in Kinderkliniken geben, wobei die Bemühung, den Kontakt von chemischen Desinfektionsmitteln mit Patienten und Personal auf das notwendige Maß zu beschränken, im Vordergrund steht.

Händewaschen und Händedesinfektion

Generell werden Erreger von Krankenhausinfektionen am häufigsten mit den Händen übertragen. *Händewaschen und Händedesinfektion sind somit die einfachsten, sichersten, wirkungsvollsten und billigsten Maßnahmen der Infektionskontrolle.* Über die Frage, wann Händewaschen genügt, bzw. wann unbedingt die Hände desinfiziert werden müssen, herrscht unter Fachleuten noch keine übereinstimmende Meinung. Unzweifelhaft werden durch Händedesinfektion im Vergleich zum Händewaschen mehr Bakterien in kürzerer Zeit abgetötet [14]. Aus Gründen der Hautverträglichkeit kann jedoch nicht bei allen Tätigkeiten, die eine möglichst

keimfreie Hand erfordern, eine Händedesinfektion durchgeführt werden. Jede Klinik muß daher einen praxisgerechten Kompromiß finden. *Händedesinfektion* ist beispielsweise nicht routinemäßig notwendig nach Wickeln eines Säuglings, wird aber *notwendig, wenn* der Säugling eine *durch Bakterien oder Viren verursachte Enteritis* hat. Bei großer Gefahr einer Kontamination oder Übertragung von Krankheitserregern durch die Hände (z. B. Verbandswechsel bei infizierten Wunden, Entleeren eines Urinbeutels mit infiziertem Urin) ist die Verwendung von *Einmalhandschuhen* empfehlenswert.

Zur hygienischen Händedesinfektion kommen zur Zeit praktisch ausschließlich alkoholische Einreibepräparate in Frage. Das Desinfektionsmittel wird dabei solange mit den Händen verrieben, bis diese trocken sind. Die Zugabe von Wasser ist falsch, da dadurch die Desinfektionsmittelwirkung erheblich verringert wird. Auch sollte man nicht, wie häufig zu beobachten, regelmäßig nach einer reinigenden Händewaschung zusätzlich eine hygienische Händedesinfektion durchführen, da dadurch wesentlich häufiger Unverträglichkeitserscheinungen und Hautschäden auftreten. *Man sollte die Hände entweder waschen oder desinfizieren.* Nur in Ausnahmefällen (massive Kontamination der Hand mit Stuhl, Urin, Blut, Sputum, usw.) sind Händewaschen und Händedesinfektion entweder gleichzeitig (z. B. mit PVP-jodhaltigen Flüssigseifen) oder hintereinander (zuerst Entfernen der groben Verschmutzung, anschließend Desinfektion) notwendig.

Haut- und Schleimhautdesinfektion

Zur Desinfektion der Haut kommen vorwiegend Alkohole und PVP-jodhaltige Lösungen in Frage. Ein Besprühen der Haut allein genügt nicht. Die Einwirkungszeit beträgt mindestens 30—60 s, in der klinischen Praxis werden diese Zeiten häufig unterschritten. Bei einer chirurgischen, präoperativen Hautdesinfektion beträgt die Einwirkungszeit 5 min. Eine sorgfältige Hautdesinfektion ist insbesondere vor Entnahme von Blutkulturen, Legen von Venenkathetern, Lumbalpunktion, usw. erforderlich. Das Desinfektionsmittel

Tabelle 1. Infektionsübertragung durch Gegenstände im Krankenhaus

---

Wichtig:
Unsterile Objekte (z. B. Instrumente) oder Flüssigkeiten, welche in Kontakt mit Wunden, Harnwegen, Atemwegen, Körperhöhlen usw. kommen.

Weniger wichtig:
Kontaminierte Gegenstände, die in Berührung mit dem Patienten an weniger infektionsgefährdeten Körperstellen (z. B. Bettschüsseln, Spielzeug usw.) kommen.

Unwichtig:
Gegenstände, welche entfernt vom Patienten sind (z. B. Fußböden, Möbel, Gullys, elektr. Überwachungsgeräte usw.).

---

wird dabei am besten mit einer spiralförmigen Bewegung vom Zentrum zur Peripherie des Desinfektionsfeldes hin auf der Haut verteilt. Der Vorgang sollte 2- bis 3mal unter Wechsel des Tupfers wiederholt werden.

Zur Desinfektion des Nabels werden PVP-Jod oder Triple dye (2,29 g Brillantgrün, 2,29 g Kristallviolett, 1,14 g Akriflavin, destilliertes Wasser ad 1000 ml) empfohlen. Der Nachteil von PVP-Jod ist die mögliche Resorption von Jod und die dadurch bedingte Beeinflussung der Schilddrüsenfunktion von Neugeborenen. Triple dye wird unmittelbar nach Geburt einmal appliziert, es reduziert die Besiedlung des Neugeborenen mit St. aureus. In Deutschland sind Erfahrungen noch begrenzt, in den USA findet Triple dye eine sehr breite Verwendung [12, 15, 17]. Lokalantibiotika zur Verhütung von Nabelinfektionen sind kontraindiziert.

Zur Desinfektion von Schleimhäuten eignen sich am besten PVP-jodhaltige Lösungen ohne Alkoholzusatz.

Flächen, Instrumente, Gegenstände

Die Bedeutung von Flächen und Gegenständen als Überträger von Erregern von Krankenhausdesinfektionen ist unterschiedlich (s. Tabelle 1), dementsprechend wichtig, bzw. weniger wichtig sind routinemäßige Desinfektionsmaßnahmen. Ein Beispiel eines Desinfektionsplanes für Allgemeinstationen findet sich in Tabelle 2. Die Auswahl der Präparate muß stets nach der Liste der von der Deutschen Gesellschaft für Hygiene und Mikrobiologie geprüften und zugelassenen Präparate erfolgen [21]. Vor allem bei der Instrumentendesinfektion ist auf die richtige Konzentration und Einwirkungszeit zu achten. Dabei gilt der Grundsatz: Zuerst desinfizieren, dann reinigen. Bei der Desinfektion von blutkontaminierten Instrumenten müssen Konzentrationen und Einwirkungszeiten gewählt werden, die Hepatitisviren abtöten. Die sogenannte „Kaltsterilisation" (Sterilität ist mit Flüssigkeiten praktisch nicht erreichbar) hat u. a. den Nachteil, daß das Desinfektionsmittel wieder ausgespült werden muß und dabei die Gefahr der Rekontamination besteht. Wenn es aus Kostengründen vertretbar ist, sollte möglichst viel Einwegmaterial (z. B. Schläuche) verwendet werden.

Grundsätzlich gilt: Alles was autoklavierbar ist, muß autoklaviert, d. h. sterilisiert und nicht nur desinfiziert werden.

In vielen Kinderkliniken ist die *Desinfektion von Milchflaschen und Saugern* mit stabilisierter Natrium-Hypochloritlösung üblich. Dabei handelt es sich nicht, wie die Herstellerfirmen behaupten, um eine sogenannte „Kaltsterilisation", d. h. Abtötung aller Keime, sondern lediglich um eine Desinfektion, d. h. Vernichtung von Krankheitserregern. Wesentlich zuverlässiger und sicherer ist die Sterilisation im Autoklaven. Eigene Stichprobenuntersuchungen in verschiedenen Kinderkliniken Deutschlands haben ergeben, daß Desinfektionsmittellösungen auf der Basis von Natrium-Hypochlorit (z. B. Milton) mit Pilzen und Bakterien verunreinigt waren. Die Methode ist nur dann zuverlässig, wenn die entsprechenden Gebrauchsanweisungen strikt befolgt werden, was in der täglichen Routine in Klinik und Haushalt häufig nicht der Fall ist, da die Desinfektionsmittellösung durch Milchreste, Speichel usw. rasch inaktiviert wird. Im Haushalt genügt das 5–10minütige Auskochen von Milchflaschen und Saugern.

Phenolhaltige Mittel sollten zur routinemäßigen Desinfektion von Flächen, Gegenständen und insbesondere Fußböden nicht mehr verwendet werden (s. Tabelle 3) [3].

Kürzlich erschienen mehrere Berichte in der pädiatrischen Literatur über toxische Nebenwirkungen von phenolhaltigen Desinfektionsmitteln in einer Anwendungskonzentration von nur 0,05% täglich auf Fußböden und einmal wöchentlich bzw. einmal monatlich auf Wänden [13].

Phenolexponierte Neugeborene hatten signifikant höhere Serumbilirubinwerte als Neugeborene, deren Zimmer mit nicht phenolhaltigen Desinfektionsmitteln geputzt worden waren. Drei von vier Personen, die auf diesen Stationen gearbeitet hatten, schieden zwischen 0,11 µg/ml bis 11,6 µg/ml Phenol im Urin aus [13, 20]. *Treibgashaltige Desinfektionsmittelsprühflaschen dürfen vor allem in Kinderkliniken nicht verwendet werden,* da dadurch größere Mengen von Treibgas und Desinfektionsmittel inhaliert werden können, über deren akute bzw. chronische Toxizität bei Patienten und Personal noch zu wenig bekannt ist. Eine Desinfektion von Kopfkissen und Bettdecken durch Besprühen ist wirkungslos, da sich die Bakterien nicht nur an der Oberfläche, sondern vor allem im Inneren befinden. Wenn Desinfektion von Kopfkissen und Bettdecken notwendig ist (z. B. nach massiver Kontamination mit Blut, Eiter usw.), sind physikalische Methoden (z. B. VDV-Verfahren) anzuwenden.

Uneinigkeit herrscht über die *Methoden zur Desinfektion von Inkubatoren.* Aufgrund bisheriger Erkenntnisse kann man jedoch davon ausgehen, daß die Gefahr für Neugeborene und Frühgeborene durch kontaminiertes Inkubatoranfeuchtungswasser relativ gering ist, da die Luftfeuchtigkeit durch Verdunstung und nicht durch Verneblung des Wassers erreicht wird. Kontami-

Tabelle 2. Beispiel: Desinfektionsplan für Allgemeinstationen

Was	Wann	Womit (Beispiele)	Wie
Händereinigung	Bei Betreten bzw. Verlassen der Station, vor Patientenkontakt	Esemtan, Wasa, Freka-Waschlotion, Manipur	Flüssigseifen, Einmalhandtücher
Händedesinfektion	z. B. vor Verbandswechsel, Absaugen, Blasen-Venen-Katheterpflege und nach Kontakt mit infizierten Patienten bzw. kontaminiertem Material	Spitacid, Desderman, Freka Händedesinfektion	Ca. 3 ml Desinfektionsmittel in Hohlhand verreiben, bis Hände trocken sind. Kein Wasser zugeben
Hautdesinfektion	Vor Punktionen, bei Verbandswechsel usw.	Kodan-Tinktur, Betaisodonalösung; Braunoderm	Ca. 30 s einwirken lassen, mit sterilem Tupfer mehrmals abwischen. Nur Einsprühen genügt nicht!
Schleimhautdesinfektion	z. B. vor Blasenkatheterlegen	Betaisodonalösung; Braunol	Unverdünnt auftragen, trocknen lassen
Exkremente, Sekrete	Bei meldepflichtigen Infektionskrankheiten, z. B. Tuberkulose, Hepatitis, Salmonellosen usw.	Amocid 5%, 6 Std (Stuhl), 4 Std (Sputum), 2 Std (Urin)	1 Teil Sputum (Stuhl) + 2 Teile 5% Amocid bzw. 1 Teil Urin + 1 Teil 5% Amocid; oder einfacher: Stuhl, Urin, Sputum usw. in Steckbeckenspülautomat bzw. Toilette gründlich reinigen
Waschbecken	Mindestens 1 × täglich	Scheuerpulver	
Mobiliar, Geräte, Blutdruckmanschetten usw.	Nur nach Kontamination desinfizieren, jedoch täglich reinigen	Incidin Perfekt 0,5% 1 Std Buraton 10 F 0,5% 1 Std	Mit frischem Tuch abwischen; möglichst keine treibgashaltigen Sprühflaschen verwenden!
Instrumente	Nach Gebrauch	Orbiphen 25 1,5% 1 Std; Lysoformin 2000 3% 1 Std (bei Hepatitis Gigasept 5% 2 Std)	Einlegen (vollständig ohne Luftblasen untertauchen), reinigen z. B. mit Edisonite, anschl. autoklavieren
Tuben, Schläuche, Masken, Anästhesiezubehör usw.			
Keine (!), Sterilisation in Dampf oder Gas möglich	Nach Gebrauch	Gigasept 5% 4 h; Cidex 2 Std; Sekusept steril 1% 4 Std; Lysoformin 2000 5% 2 Std;	Nach Desinfektion gründlich ca. 10 min abspülen, trocknen lassen, staubfrei aufbewahren
Sterilisation in Gas oder Dampf möglich	Nach Gebrauch	Orbiphen 25 1,5% 1 Std; Lysoformin 2000 3% 1 Std; bei Tbc 4% 1 Std;	Nach Desinfektion gründlich ca. 10 min abspülen, dann sterilisieren
Thermometer	Nach Gebrauch	Lysoformin 2000 3% 1 Std; Orbiphen 25 1,5% 1 Std	Einlegen, abspülen, trocken aufbewahren
Deckelgefäß mit Kornzange	1 × täglich	Dampf	Autoklavieren, trocken stehenlassen, keine Desinfektionsmittel zugeben
Bettpfannen Urinflaschen	a) Bei Patientenwechsel b) Nach Gebrauch	a) Dampf b) autom. Desinfektions- und Spülanlage	a) Autoklavieren, b) Mit Einmalhandtuch austrocknen
Bettendesinfektion	Nach Kontamination, bei Patientenwechsel bzw. mind. 1 × wöchentlich	Incidin-Perfekt 0,5%; Buraton 10 F, 0,5%	Mit frischem Tuch abwischen und gründlich reinigen (defekte Plastik-Matratzenschoner erneuern) Kopfkissen und Federbetten können durch Besprühen nicht wirkungsvoll desinfiziert werden
Milchflaschen Sauger	Nach Gebrauch	Milton	Gebrauchsanleitung des Herstellers genau beachten! Besser: autoklavieren oder im Haushalt 5–10 min kochen (Flaschen und Sauger)
Verbandstofftrommeln	1 × täglich, nach Gebrauch	Dampf	Autoklavieren, mit Datum versehen! (alternativ: Einmalverbandmaterial)

nierte *Ultraschallvernebler* stellen eine weit größere Gefahr dar. Es wird empfohlen, Inkubatoren wöchentlich ca. zweimal mit Scheuerwischverfahren oder im Formalindampf (z. B. Aseptor) insgesamt zu desinfizieren, gleichzeitig das Wasser auszuwechseln und die Bereiche, die ständig berührt werden müssen (z. B. Haube, Manschetten, Instrumentenköpfe) täglich im Scheuerwisch-Verfahren zu reinigen und zu desinfizieren. In manchen Kinderkliniken wird dem Inkubatorwasser 0,05–0,25% Silbernitrat zugesetzt.

Luft, UV-Lampen, Klimaanlagen

In Neugeborenen-, Säuglings- und Frühgeborenenstationen ist aus infektionsprophylaktischen Gründen eine Klimaanlage nicht notwendig. Die häufigsten Erreger von krankenhauserworbenen Infektionen bei Säuglingen und Frühgeborenen (betahämolysierende Streptokokken der Gruppe B, Escherichia coli, Pseudomonas aeruginosa und andere gramnegative Keime) werden entweder während der Geburt oder durch direkten

Tabelle 3. Phenolhaltige Desinfektionsmittel zur Flächendesinfektion

Glasin-Spray	Aldophen
Lysolin	Amocid
Sagromed-Spray	Apesin AP 1
Sagrotan	Apesin AP 7-Desinfektionsintensivreiniger
Nüscophen	Mucocit
Velicin	Mucocit-F
	Gevisol

Kontakt übertragen. Auch die Besiedlung des Neugeborenen mit Staphylococcus aureus erfolgt vorwiegend durch die Hände.

UV-Lampen sind in Kinderkliniken generell entbehrlich. Der Beweis für einen kausalen Zusammenhang zwischen Einführung von UV-Lampen in Kinderkliniken und Rückgang von Pneumocystis carinii-Infektionen bei Neugeborenen ist nie erbracht worden. Der häufigste aerogene Übertragungsweg bei Kindern ist die Tröpfcheninfektion, die durch UV-Lampen, deren Strahlung an die Decke gerichtet ist, nicht beeinflußt wird. Erfahrungsgemäß verlieren UV-Lampen innerhalb von wenigen Monaten erheblich an Aktivität, so daß ihre Wirksamkeit mindestens alle 3–6 Monate überprüft werden müßte. UV-Lichtröhren sind regelmäßig von Staub zu befreien, da UV-Licht Staubpartikel nicht durchdringen kann.

In *Intensivpflegestationen* sollten in Abhängigkeit von der Zusammensetzung des Patientengutes der jeweiligen Klinik ca. 30–50% der Betten in Isolierzimmern mit Schleuse, Naßzellen mit der Möglichkeit der Desinfektion bzw. Entsorgung von infizierten Exkreten bzw. Sekreten und raumlufttechnischen Anlagen untergebracht werden. In solchen Zimmern können ohne wesentliche Gefahr von Kreuzinfektionen zu der übrigen Station Kinder mit Hepatitis, Staphylokokken-Pneumonie, Salmonellainfektionen, offener Tuberkulose usw. versorgt werden.

Routinemäßige Fußbodendesinfektion – ja oder nein?

Verschiedene Untersuchungen haben gezeigt, daß ca. 1–2 Std nach Desinfektion des Fußbodens die Ausgangskeimzahl wieder erreicht ist [1, 2]. *Der Fußboden spielt als Erregerreservoir und Überträger von Erregern von Krankenhausinfektionen, wenn überhaupt, nur eine sehr unbedeutende Rolle.* Bakterien, die sich auf dem Fußboden befinden, werden kaum in die Luft aufgewirbelt [2]. In England, Belgien, Holland und allen skandinavischen Ländern wird daher keine routinemäßige Fußbodendesinfektion, d. h. Zusatz von Desinfektionsmitteln zu jedem Putzwasser, mehr empfohlen. Von einer internationalen Arbeitsgruppe der Weltgesundheitsorganisation wurde folgende Erklärung zur Fußbodendesinfektion abgegeben:

„Ob, und unter welchen Umständen es notwendig ist, Oberflächen in Krankenhäusern (z. B. Wände, Fußböden, Möbel) routinemäßig zu desinfizieren, ist noch Gegenstand von Diskussionen. Es erscheint jedoch vernünftig, die Flächendesinfektion auf Oberflächen zu beschränken, die häufig von Händen des Personals und von Patienten berührt werden; andere Oberflächen (z. B. Fußböden) sollten nur unmittelbar nach Kontamination mit menschlichen Sekreten desinfiziert werden" [16].

Eine routinemäßige Fußbodendesinfektion wird daher auch in Kinderkliniken nicht mehr empfohlen. Selbstverständlich muß weiterhin unmittelbar nach erfolgter Kontamination mit z. B. Blut, Stuhl, infiziertem Urin, usw. gezielt durch Scheuerwischverfahren desinfiziert werden. Dies erfolgt am besten mit einem desinfektionsmittelgetränktem Einmaltuch und mit Einmalhandschuhen [5, 7].

Inwieweit auf Infektionsstationen neben der gezielten Fußbodendesinfektion der routinemäßige Zusatz von Desinfektionsmitteln zu jedem Putzwasser die Häufigkeit von Kreuzinfektionen vermindert, bedarf weiterer Untersuchungen.

Selbstverständlich muß vor allem auch in Kinderkliniken so geputzt werden, daß Kreuzinfektionen weitgehend vermindert werden (täglich frisch gewaschene Putzlumpen, häufiger Wechsel von Putzwasser und Putzlappen oder Verwendung von Einmalputztüchern [19].

Raumdesinfektion

Eine routinemäßige Raumdesinfektion (z. B. einmal monatlich auf Intensivstationen) *durch Versprühen oder Vernebeln von Desinfektionsmitteln* mit anschließender Scheuer-Wischdesinfektion *ist nicht notwendig.* Sie wird *nur* gefordert *nach meldepflichtigen Erkrankungen* (z. B. Hepatitis, Tuberkulose, Salmonellen-Infektionen). In allen anderen Fällen genügt eine Scheuer-Wischdesinfektion. Dabei ist jedoch darauf zu achten, daß die richtigen Desinfektionsmittelkonzentrationen gewählt und frisch gewaschene Scheuerlappen bzw. Einmalhandtücher verwendet werden. Die Scheuerdesinfektion hat gegenüber dem Versprühen oder Vernebeln von Desinfektionsmitteln im gesamten Raum u. a. den Vorteil der kürzeren Einwirkungszeit (1 Std) [6].

Literatur

1. Ayliffe, G.A.J., Collins, B.J., Lowbury, E.J.L.: Cleaning and disinfection of hospital floors. Br. Med. J. **1966 II**, 442
2. Ayliffe, G.A.J., Collins, B.J., Lowbury, E.J.L.: Ward floors and other surfaces as reservoirs of hospital infection. J. Hyg. (Camb.) **65**, 515 (1967)
3. Büch, H., Neurohr, O., Pfleger, K., Büch, U., Hutschenreuter, K.: Fehler und Gefahren: Gefährliche Schleimhautschäden durch Endotracheal-Katheter infolge Anreicherung von Phenolen aus einem Desinfektionsmittel. Anaesthesists **17**, 204 (1968)

4. Cooper, R.G., Summer, C.: Hospital infection data from a children's hospital. Med. J. Aust. **2**, 1110 (1970)

5. Daschner, F., Rabbenstein, G., Langmaack, H.: Flächendekontamination zur Verhütung und Bekämpfung von Krankenhausinfektionen. Bewertung verschiedener Maßnahmen. Dtsch. Med. Wochenschr. **105**, 325 (1980)

6. Daschner, F.: Infektionskontrolle in Klinik und Praxis. Antibiotika – Krankenhaushygiene. Baden-Baden, Köln, New York: Witzstrock, 1979

7. Daschner, F.: Proven and unproven methods in hospital infection control. Stuttgart, New York: Fischer 1978

8. Eickhoff, Th.C., Brachman, Ph.S., Bennet, J.V., Bron, J.F.: Surveillance of nosocomical infections in community hospitals. I. Surveillance methods, effectiveness, and initial results. J. Infect. Dis. **120**, 305 (1969)

9. Feigin, R.D., Shearer, W.T.: Opportunistic infection in children. II. In the compromised host. J. Pediatr. **87**, 507 (1975)

10. Feigin, R.D., Shearer, W.T.: Opportunistic infection in children. II. In the compromised host. J. Pediatr. **87**, 677 (1975)

11. Hemming, V.G., Overall, J.C., Britt, M.R.: Nosocomial infections in a newborn intensive-care unit. Results of fortyone months of surveillance. N. Engl. J. Med. **294**, 1310 (1976)

12. Katzman, G.H.: Effects of triple dye in a staphylococcal outbreak. J. Pediatr. **86**, 313 (1975)

13. McDoan, H., Keith, L., Shennan, A.T.: Phenol and neonatal jaundice. Pediatrics **64**, 324 (1979)

14. Mittermayer, H., Rotter, M.: Vergleich der Wirkung von Wasser, einigen Detergentien und Äthylalkohol auf die transiente Flora der Hände. Zentralbl. Bakteriol. [Orig. B.] **160**, 163 (1975)

15. Nelson, J.D., Dillon, H.C. Jr., Howard, J.B.: A prolonged nursery epidemic associated with a newly recognized type of group A streptococcus. J. Pediatr. **89**, 792 (1976)

16. Parker, M.T.: Hospital acquired infections, guidelines to laboratory methods. WHO Regional Publications. European Series No. 4, 1978

17. Pildes, R.S., Ramamurthy, R.S., Vidyasagar, D.: Effect of triple dye on staphylococcal colonization in the newborn infant. J. Pediatr. **82**, 987 (1973)

18. Sirch, W.: Hospitalinfektionen: Verhütung, Kontrolle und Bekämpfung. Erfahrungen mit der Institutionalisierung der Richtlinie des Bundesgesundheitsamtes anhand einer Pilotstudie. Marget, W., Daschner, F., Hirsch, H., Müller, A. (Hrsg.) München, Wien, Baltimore: Urban u. Schwarzenberg 1980

19. Steuer, W.: Neue Methoden der Krankenhausreinigung und Flächendesinfektion. Hyg. Med. **4**, 337 (1979)

20. Wysowski, D.K., Flynt, J.W. Jr., Goldfield, M., Altman, R., Davis, A.T.: Epidemic neonatal hyperbilirubinemia and use of a phenolic disinfectant detergent. Pediatrics **61**, 165 (1978)

21. V. Liste der nach den Richtlinien für die Prüfung chemischer Desinfektionsmittel geprüften und von der Deutschen Gesellschaft für Hygiene und Mikrobiologie als wirksam befundenen Desinfektionsverfahren. Stand 1. 2. 1979. Hyg. Med. **4**, 84 (1979)

Prof. Dr. F. Daschner
Klinikhygiene der Universitätsklinik
Hugstetter Straße 55
D-7800 Freiburg/Br.

Monatsschr. Kinderheilkd. 128. 405–411 (1980)

Monatsschrift für
Kinderheilkunde
© by Springer-Verlag 1980

Originalien

Über die Frequenzbeziehung von Puls und Atmung im Kindesalter

H. Breithaupt, F.-J. Zerm †, H.-P. Bestehorn und G. Hildebrandt

Institut für Arbeitsphysiologie und Rehabilitationsforschung (Direktor: Prof. Dr. G. Hildebrandt) der Universität Marburg/Lahn und Medizinische Forschungsstelle beim Bund der Waldorfschulen (Leiter: Dr. H. Matthiolius)

On the Relationship Between the Frequency of Pulse and Respiration in Children

Summary. Pulse and respiratory rate of 47 boarding-school pupils aged between 6 and 13 were measured 1–2-hourly over 24 h under normal daily conditions. Individual frequency ratios (pulse-respiration-quotients) were determined from each measurement and subjected to further analysis. The findings from a collective of 50 adults in another investigatory series served as a comparison. The results were as follows: A relative frequency coordination was found in children similar to that observed in adults. However, there was no evidence of the development of an individual norm value, such as in particular the 4:1 frequency ratio which generally applies to adults. Instead of this, the findings present a broader spectrum of preferred integral frequency ratios, containing differences according to the time of day and also a certain age dependency. The higher values during the trophotropic sleep period in comparison to the ergotropic waking period were particularly noticable. A uniform concept of normalisation cannot be applied to this period of growth because of the lack of an interindividual norm value, although an increase in frequency coordination during the trophotropic sleep period was found for some age-groups. As far as the coordinative and correlative relationship between pulse and respiratory rate are concerned, puberty proved to be a phase of instability from a chronobiological standpoint as well.

Key words: Biological rhythms – Frequency coordination – Pulse rate – Respiratory rate – Children.

Zusammenfassung. An 47 Internats-Schulkindern im Alter von 6 bis 13 Jahren wurden 1- bis 2 stündlich über 24 Std Puls- und Atemfrequenz unter normalen tagesrhythmischen Bedingungen gemessen. Es wurden von jeder Messung die individuellen Frequenzverhältnisse bestimmt (Puls-Atem-Quotient) und einer weiteren Analyse unterzogen. Die Befunde eines Kollektivs von 50 Erwachsenen aus anderen Untersuchungsserien dienten zum Vergleich. Die Ergebnisse lassen sich wie folgt zusammenfassen: Eine relative Frequenzkoordination zwischen Puls und Atmung, wie sie bei Erwachsenen zu beobachten ist, konnte auch bei den Schulkindern gefunden werden. Dagegen scheint noch kein interindividueller Normwert, insbesondere nicht das für Erwachsene gültige Frequenzverhältnis von 4:1, zu bestehen. Vielmehr weisen die Befunde auf ein breiteres Spektrum von bevorzugten ganzzahligen Frequenzverhältnissen hin, wobei tageszeitliche Unterschiede und eine gewisse Altersabhängigkeit zu beobachten sind. Besonders auffallend waren hierbei die durchschnittlich höheren Werte während der trophotropen Schlaf- gegenüber der ergotropen Wachphase. Wegen des Fehlens eines interindividuellen Normwertes in dem untersuchten Alterszeitraum läßt sich ein einheitlicher Begriff der Normalisierung nicht auf diesen Altersabschnitt anwenden, obwohl in einigen Altersstufen eine Intensivierung der Frequenzkoordination während der trophotropen Schlafphase zu finden war. Bezüglich der koordinativen und der korrelativen Beziehungen zwischen Puls- und Atemfrequenz erwies sich die Pubertät auch chronobiologisch als eine Phase der Instabilität.

Schlüsselwörter: Biologische Rhythmen – Frequenzkoordination – Pulsfrequenz – Atemfrequenz – Kindesalter.

1. Einleitung

In den letzten Jahren wurde bei Mensch und Tier das geordnete Zusammenspiel einer Reihe rhythmischer Funktionen in Form einer mehr oder weniger strengen Frequenz- und Phasenkoordination näher bekannt. Dies hat zu der Vorstellung einer rhythmischen Funktionsordnung (Zeitgestalt) geführt (Übersicht und Literatur s. Hildebrandt, 1967; Sinz, 1978).

Während die langwelligen komplexen Rhythmen in der Regel in absoluter Koordination (Synchronisation) an Umweltrhythmen gekoppelt sind, ist im Bereich der kurzwelligen Rhythmen, die in der Frequenz modulierbar sind, nur eine relative Koordination zu beobachten (v. Holst, 1939). Der Grad dieser Koordination hängt von verschiedenen Bedingungen ab.

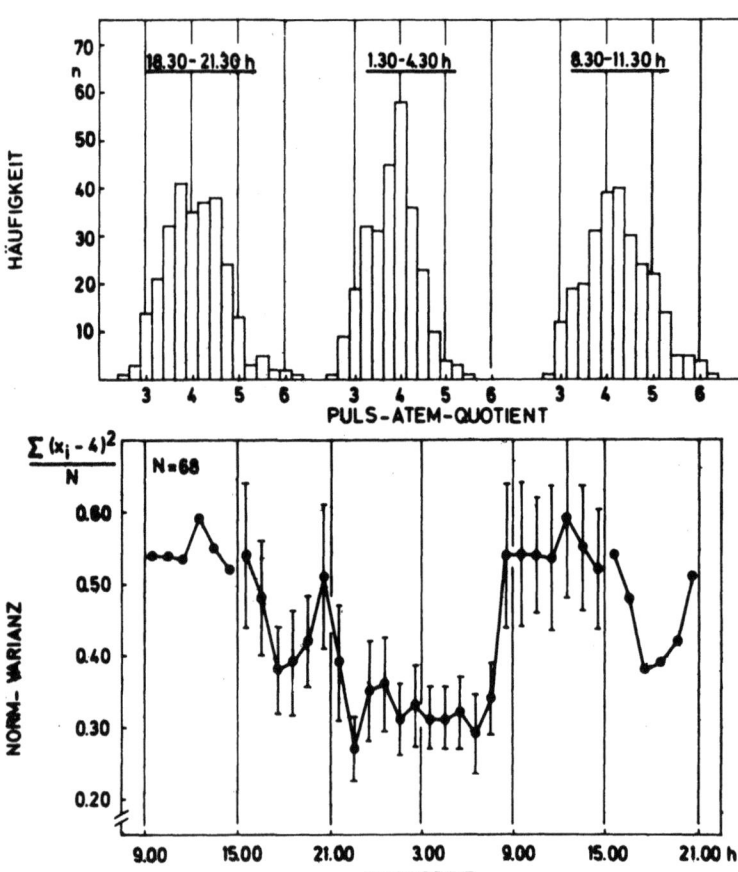

Abb. 1. Häufigkeitsverteilungen des Puls-Atem-Quotienten von 68 gesunden Vpn aus drei verschiedenen Tagesabschnitten (oben). Mittlerer Tagesgang der quadratischen Abweichung vom ganzzahligen Puls-Atem-Quotienten 4:1 (Norm-Varianz). Die Klammern geben den Bereich des Standardfehlers der Mittelwerte an (unten). (Aus Breithaupt et al., 1978)

Von den relativen Koordinationen sind beim Menschen am besten diejenigen von Kreislauf- und Atemrhythmen untersucht. So wurde gruppenstatistisch nachgewiesen, daß Puls und Atmung bevorzugt mit einem Frequenzverhältnis von 4:1 koordiniert sind (Hildebrandt, 1960). Verschiedene Untersuchungen ergaben, daß unter Ruhe- und Erholungsbedingungen, z. B. während des Schlafes oder bei zunehmend trophotroper Einstellung im Laufe von Kurbehandlungen, diese Koordination intensiviert wird (Hildebrandt, 1960, 1962a; Breithaupt et al., 1978). Abbildung 1 veranschaulicht diesen Sachverhalt. Häufigkeitsverteilungen des Frequenzverhältnisses zwischen Puls und Atmung (Puls-Atem-Quotient) zu verschiedenen Tageszeiten und der Tagesgang der Normvarianz, d. h. der mittleren quadratischen Abweichung des Puls-Atem-Quotienten vom Normverhältnis 4:1, lassen deutlich den bevorzugten Wert der Freuqenzbeziehung und deren Normalisierung während der trophotropen Schlafphase erkennen.

Aber auch bei erschöpfender Belastung ist eine straffere Frequenzkoordination zwischen Puls und Atmung gefunden worden (Hildebrandt u. Daumann, 1965; vgl. dagegen Bräuer et al., 1973). Phasenkoordination zwischen Puls und Atmung ließ sich hingegen ausschließlich unter Ruhebedingungen beobachten (Stutte, 1967). Auch zwischen anderen Kreislauf- und Atemrhythmen werden bevorzugt ganzzahlige Frequenzverhältnisse eingehalten (Übersicht s. Hildebrandt, 1967).

Verschiedene Befunde weisen darauf hin, daß die Bedeutung dieser koordinativen Leistungen in der Stabilisierung und Optimierung von Regelvorgängen mit dem Ziel einer maximalen Funktionsökonomie liegt (Hildebrandt, 1960; Sinz, 1978).

Während bereits zahlreiche Untersuchungsergebnisse die Struktur der rhythmischen Funktionsordnung beim ausgebildeten Organismus erkennen lassen, liegen hinsichtlich der Ontogenese koordinativer Prozesse im allgemeinen und speziell der Frequenzkoordination von Puls und Atmung bisher nur wenige oder unzureichende Befunde vor (bzgl. der letzteren vgl. Brock, 1954; Garrow, 1969; Janke, 1974).

Die vorliegende Studie ist unseres Wissens die erste, bei der Puls- und Atemfrequenz simultan, und somit auch deren aktuelle Frequenzabstimmung im gesamten tagesrhythmischen Verlauf, bei Schulkindern zwischen 6 und 13 Jahren untersucht wurden. Sie wurde besonders im Hinblick auf die bei Erwachsenen regelmäßig gefundene nächtliche Normalisierung (Hildebrandt, 1960; Breithaupt et al., 1978) durchgeführt.

2. Methodik

Von Dezember 1970 bis März 1971 wurden bei gesunden Internatsschülern [1] (24 Jungen, 23 Mädchen) Puls und Atmung über jeweils 24 Std 1- bis 2stündlich gemessen. Die Registrierung erfolgte mit einem Oszillographen nach Gesenius u. Keller (Fa. Speidel & Keller,

---

1   An dieser Stelle sei für das großzügige Entgegenkommen der Freien Waldorfschule Benefeld bei der Durchführung der Untersuchungen gedankt

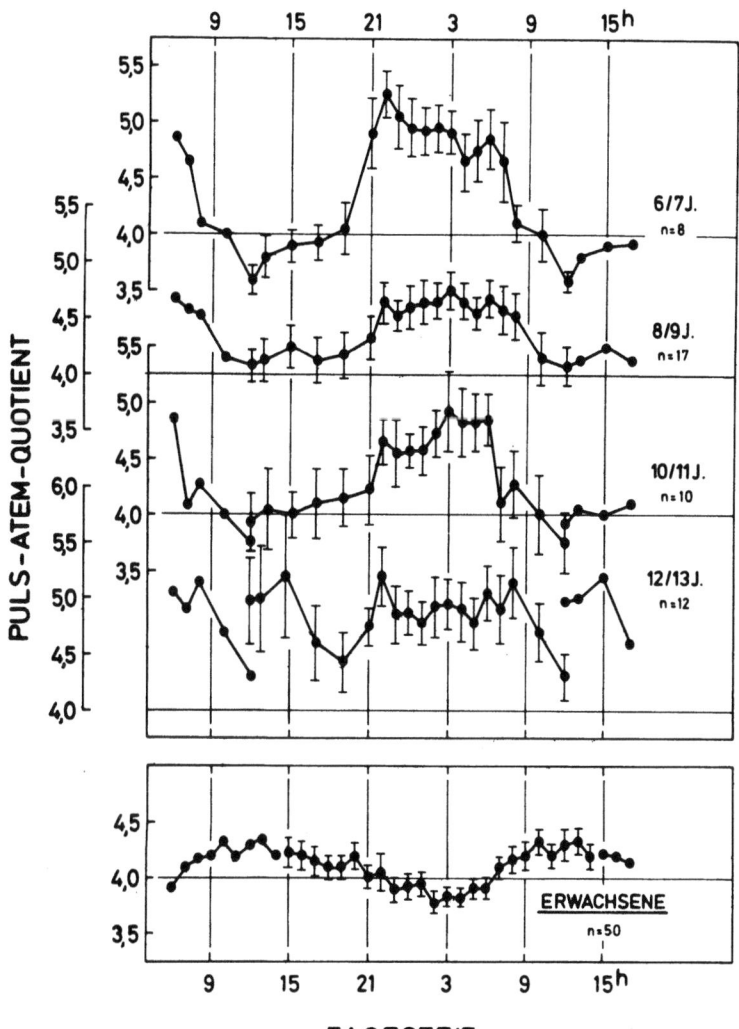

Abb. 2. Mittlere Tagesgänge des Puls-Atem-Quotienten von vier Altersgruppen der Schulkinder und von Erwachsenen. Die Klammern geben den Bereich des Standardfehlers der Mittelwerte an

Jungingen/Hohenzollern), der Puls- und Atemverlauf simultan aufgezeichnet. Der Manschettendruck, der vor der Messung 1–2 min ohne Schreibung zum Zwecke der Adaptation eingestellt wurde, betrug exspiratorisch ca. 10 mm Hg. Die Messung wurde 2 min lang im Liegen nach einer vorausgehenden Ruhezeit im Liegen von etwa 5 min durchgeführt.

Die Untersuchungen fanden in zwei ruhig gelegenen Zimmern des Internats statt, die den Kindern vertraut waren und in denen sie während der Untersuchungen schliefen. Der gewohnte Tagesablauf wurde nicht geändert; nur an Unterrichtsstunden, die besondere körperliche Anstrengungen erforderten, nahmen die Kinder nicht teil. Die Meßtermine verteilten sich wie folgt: 12 Uhr (Untersuchungsbeginn), 13, 15, 17, 19, 21, 22, 23, 24, 1, 2, 3, 4, 5, 6, 7, 8, 10 und 12 Uhr (Untersuchungsende).

Während der nächtlichen Untersuchungen (Schlafenszeit je nach Altersstufe von 20 bis 7 Uhr bzw. von 22 bis 7 Uhr) blieben Puls- und Atemmanschetten angelegt. Störungen des Schlafverlaufes konnten dadurch weitgehend vermieden werden.

Puls- und Atemfrequenz wurden aus den Oszillogrammen bis auf eine Dezimale genau ausgezählt. Bei der Bestimmung der Atemfrequenz wurden ggf. nur Kurvenabschnitte mit ungestörtem Atemverlauf verwendet. Die Ergebnisse der ersten und zweiten Meßminute wurden gemittelt. Die Frequenzverhältnisse ergaben sich durch Division der korrespondierenden Mittelwerte von Puls- und Atemfrequenz (Puls-Atem-Quotient).

Zum Vergleich wurden Befunde aus anderen Untersuchungsreihen unseres Instituts, die an 50 Erwachsenen (Alter: 19–35 Jahre) durchgeführt worden waren, ausgewertet. Bei diesen Untersuchungen wurden Puls- und Atemfrequenz fortlaufend unter konstanten Bedingungen in einer Klimakammer bei Bettruhe und gleichmäßig verteilter eiweißarmer Nahrungsaufnahme registriert. Zusätzlich wurden stündlich weitere Parameter gemessen, wozu die Vpn nachts geweckt werden mußten. Die individuellen Puls-Atem-Quotienten wurden hierbei bestimmt an Hand von Mittelwerten über je ein 15-Minuten-Intervall der Puls- bzw. der Atemfrequenz zwischen diesen stündlichen Meßzeiten.

3. Ergebnisse

3.1. Die Frequenzkoordination von Puls und Atmung

Bei der Betrachtung der individuellen Frequenzverhältnisse von Puls und Atmung (Puls-Atem-Quotient) im Tagesgang fiel besonders auf, daß beim größten Teil der Schulkinder nachts höhere Werte bestanden als am Tage. Abbildung 2 zeigt die mittleren Tagesgänge der Puls-Atem-Quotienten unserer Schulkinder, gruppiert nach vier Altersstufen. Zum Vergleich ist darunter der mittlere Tagesgang des Puls-Atem-Quotienten der Erwachsenengruppe dargestellt.

Die nächtliche Erhöhung ist auch im Durchschnitt in allen Altersstufen der Schulkinder mehr oder weniger stark ausgeprägt. Das mittlere Tagesniveau liegt zwischen 4:1 und 5:1. Am höchsten ist es bei der Gruppe der 12- bis 13jährigen (s. Tabelle 1). Bei den Erwachsenen dagegen bewegen sich die Mittelwerte um

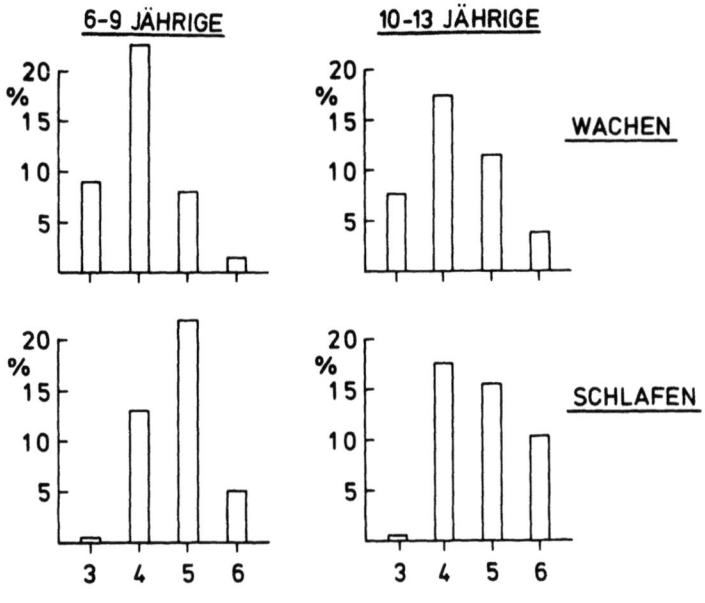

Abb. 3. Prozentuale Häufigkeiten ganzzahliger Puls-Atem-Quotienten (Klassenbreite ±0,2) der Wach- und Schlafphase, gruppiert nach zwei Altersstufen der Schulkinder

das Verhältnis 4:1 mit Maximalwerten während der Wachzeit und Minimalwerten während der Schlafperiode.

Zur Prüfung der Frage, inwieweit systematische Alterseinflüsse hierbei eine Rolle spielen, wurde bei den Schulkindern jeweils der Quotient zwischen dem mittleren Puls-Atem-Quotienten der individuellen Wachzeit und dem der individuellen Schlafzeit gebildet und mit dem Alter korreliert. Es ergab sich eine positive Korrelation auf dem 10%-Niveau der Signifikanz ($r = 0,25$, $n = 47$). Eine Gruppierung nach dem Geschlecht zeigte aber, daß dieses Ergebnis hauptsächlich auf das Konto der Mädchen ging (Mädchen: $r = 0,35$, $n = 23$; Jungen: $r = 0,014$, $n = 24$).

In Tabelle 1 sind die Durchschnittswerte der über die individuelle Wach- und Schlafzeit bzw. über die ge-

samte 24-Stunden-Periode gemittelten Puls-Atem-Quotienten für die vier Altersstufen zusammengestellt. Dabei fällt einerseits vor allem der starke Unterschied zwischen Wach- und Schlafwert bei den 6- bis 7jährigen auf, die dicht bei den ganzzahligen Verhältnissen 4:1 und 5:1 liegen, andererseits die Annäherung beider Werte an ein Verhältnis nahe 5:1 bei den 12- bis 13jährigen.

Zwischen Jungen und Mädchen zeigten sich in den Altersgruppierungen 6- bis 9jährige und 10- bis 13jährige für den mittleren Puls-Atem-Quotienten keine statistisch signifikanten Unterschiede.

In Abb. 3 sind die prozentualen Häufigkeiten ganzzahliger Werte des Puls-Atem-Quotienten (Klassenbreite ±0,2) für die individuellen Wach- und Schlafzeiten, aufgegliedert nach zwei Altersstufen, dar-

Tabelle 1. Mittlerer Puls-Atem-Quotient (Q P/A) und mittlerer Variabilitätskoeffizient des Puls-Atem-Quotienten (VC) mit Standardabweichung der Wach-, Schlaf- und 24-Stunden-Periode in verschiedenen Gruppen

	n		Wachen		Schlafen		24 Stunden	
			m	s	m	s	m	s
6/7 Jahre	8	Q P/A	3,97 ∓0,38		4,97 ∓0,52		4,48 ∓0,45	
		VC	13,2 ∓4,6		13,9 ∓2,3		13,5 ∓3,6	
8/9 Jahre	17	Q P/A	4,21 ∓0,67		4,63 ∓0,54		4,41 ∓0,60	
		VC	18,7 ∓3,8		14,1 ∓1,8		16,5 ∓3,1	
10/11 Jahre	10	Q PA	4,05 ∓0,74		4,72 ∓0,64		4,39 ∓0,57	
		VC	22,3 ∓3,8		16,1 ∓3,9		19,4 ∓4,9	
12/13 Jahre	12	Q P/A	4,81 ∓0,82		4,92 ∓0,65		4,86 ∓0,68	
		VC	22,5 ∓7,3		17,3 ∓2,1		20,1 ∓6,0	
Gesamt	47	Q P/A	—		—		4,53 ∓0,59	
		VC	21,0 ∓3,5		15,7 ∓0,9		18,9 ∓4,2	
Erwachsene	50	Q P/A	—		—		4,08 ∓0,17	
		VC	16,3 ∓0,9		14,2 ∓0,7		15,5 ∓1,3	

n = Häufigkeit; m = Mittelwert; s = Standardabweichung; Q P/A = Puls-Atem-Quotient; VC = Variabilitätskoeffizient

gestellt. Es ist zu sehen, daß bei den 6- bis 9 jährigen während des Wachens das Verhältnis 4:1, während des Schlafens das Verhältnis 5:1 dominiert. Bei den 10- bis 13 jährigen ist dagegen sowohl während des Wachens als auch während des Schlafens das Verhältnis 4:1 am häufigsten, wobei sich aber nachts das Schwergewicht mehr zu den höheren Verhältniswerten verlagert.

Bei den Erwachsenen ist während trophotroper Phasen regelmäßig ein Rückgang der interindividuellen Varianz des Puls-Atem-Quotienten zu beobachten (s. Abb. 1, Hildebrandt, 1960, 1967; Breithaupt et al., 1978). Tabelle 1 bringt in dieser Hinsicht einen Vergleich zwischen den verschiedenen Altersgruppen der Schulkinder und der Gruppe der Erwachsenen. Es handelt sich dabei um Variabilitätskoeffizienten des Puls-Atem-Quotienten, die über die Wach- und Schlafphase sowie die gesamte 24-Stunden-Periode gemittelt wurden.

Zwischen den Gruppierungen Wachen und Schlafen besteht für die 8- bis 9 jährigen, die 10- bis 11 jährigen, das Gesamtkollektiv und die Erwachsenen ein hochsignifikanter Unterschied in gleicher Richtung. Für die übrigen Altersstufen ergaben sich keine statistisch signifikanten Differenzen. Bei den 6- bis 7 jährigen ist sogar eher eine Richtungsumkehr zu beobachten, d. h. der Variabilitätskoeffizient der Schlafphase liegt etwas über dem der Wachphase. Somit kann die für Erwachsene gefundene Regel der Varianzreduktion während trophotroper Phasen nicht generell auf alle Entwicklungsstufen übertragen werden.

Bei der Betrachtung der individuellen Tagesgänge und der Häufigkeitsverteilungen des Puls-Atem-Quotienten bestand der Eindruck, daß individuell bestimmte ganzzahlige Frequenzverhältnisse während der Wach- und Schlafphase bevorzugt werden. Es wurden daher die Abweichungen von dem individuell jeweils häufigsten ganzzahligen Wert für die Wach- und Schlafphase getrennt bestimmt. (Klassenbreite ±0,1.) Die Darstellung dieser Abweichungen in Form einer Häufigkeitsverteilung zeigt Abb. 4 für die Wach- und Schlafphase aller Vpn. Darunter sind die Häufigkeiten derjenigen individuellen Kombinationen ganzzahliger Frequenzverhältnisse der Wach- und Schlafphase angegeben, die der Bestimmung der Abweichung zugrunde gelegt wurden. Beide Histogramme bestätigen die Vermutung einer individuellen Bevorzugung ganzzahliger Frequenzverhältnisse. Auffallend ist aber deren besonders deutliche Ausprägung während der Wachphase.

3.2. Korrelative Beziehungen von Puls- und Atemfrequenz

Da Puls- und Atemfrequenz nicht nur koordinative Beziehungen unterhalten, sondern sich auch beide gemeinsam in Abhängigkeit von zunehmender Körpergröße und Körpergewicht verändern, (Mead, 1960; Wiesener, 1964), muß der Gesichtspunkt einer korrela-

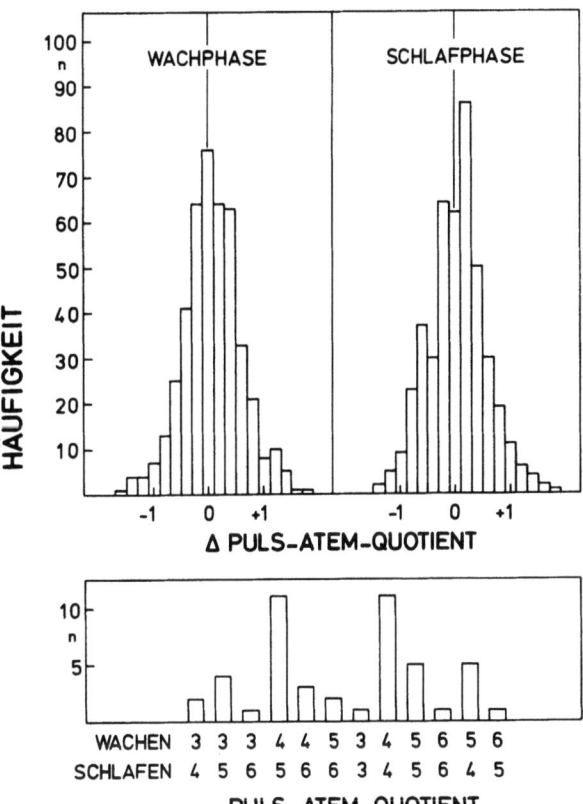

Abb. 4. Histogramme der Abweichungen vom individuell häufigsten ganzzahligen Puls-Atem-Quotienten der Wach- und Schlafphase. Darunter Häufigkeiten derjenigen Kombinationen von ganzzahligen Puls-Atem-Quotienten, die im individuellen Fall für die Wach- und die Schlafphase bestimmt wurden

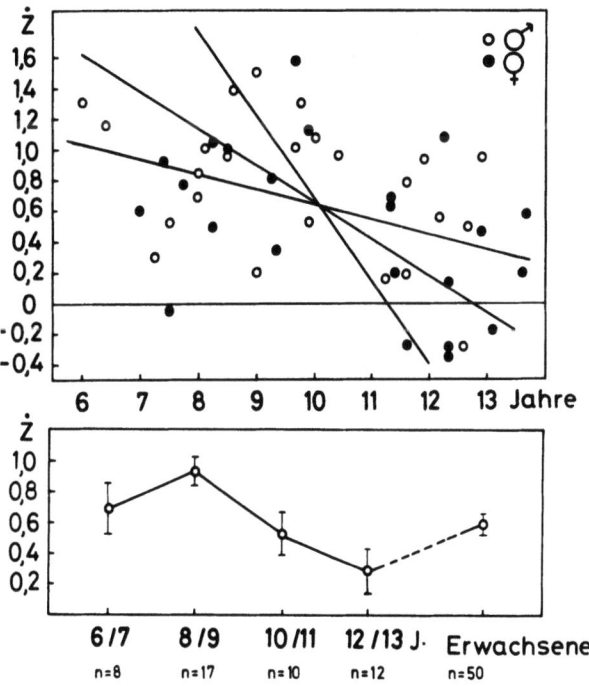

Abb. 5. Korrelation zwischen Lebensalter und z-transformierten Korrelationskoeffizienten Puls-Atmung (oben). Mittlere z-transformierte Korrelationskoeffizienten Puls-Atmung von vier Altersgruppen der Schulkinder und Erwachsenen (unten)

tiven Frequenzbeziehung zwischen diesen beiden rhythmischen Funktionen im Tagesgang und zunächst unabhängig von der Frage der ganzzahligen Frequenzkoordination geprüft werden.

Es wurden daher die Tagesgänge von Puls- und Atemfrequenz der Schulkinder und der Erwachsenen miteinander korreliert und die gewonnenen Koeffizienten nach z-Transformation mit dem Alter in Beziehung gesetzt. Wie Abb. 5 zeigt, ergab sich eine negative Korrelation ($r = 0,44$, $p < 0,001$). Der höchste z-Wert entspricht dabei einerseits einem positiven Korrelationskoeffizienten $r = 0,917$, der niedrigste andererseits einem negativen $r = -0,329$.

Der Vergleich mit den entsprechenden z-Werten des Erwachsenenkollektivs ließ aber erkennen, daß diese lineare Korrelation eher eine grobe und wahrscheinlich nur für diesen Altersabschnitt gültige Annäherung ist. Bei der gemeinsamen Darstellung der mittleren z-Werte der vier Altersgruppen und des Erwachsenenkollektivs im unteren Teil der Abbildung wird dies besonders deutlich.

Diese Abschwächung der korrelativen Beziehung zwischen Puls- und Atemfrequenz im präpubertären und pubertären Alter läßt auf eine geringere gegenseitige Abstimmung beider Funktionen schließen. Möglicherweise hängt dies besonders mit einer Umschaltung der Atemrhythmik in diesem Entwicklungsabschnitt von einer mehr frequenzbetonten Reaktionsweise auf ergotrope Bedingungen bei jüngeren Kindern zu einer mehr amplitudenbetonten bei Erwachsenen zusammen (vgl. Abb. 2). Dies ist wahrscheinlich auf besondere anatomische und gewebsstrukturelle Veränderungen der Respirationsorgane zurückzuführen (vgl. Otis et al., 1950; Widdicombe, 1963).

Eng verknüpft mit den korrelativen Beziehungen zwischen Puls- und Atemfrequenz sind offenbar auch die koordinativen. Die z-transformierten Korrelationskoeffizienten zeigten eine statistisch hochsignifikante Korrelation ($r = 0,52$, $p < 0,0002$) zu den individuellen mittleren Abweichungen von den ganzzahligen Bezugswerten des Puls-Atem-Quotienten (vgl. Kap. 2) bei unseren Schulkindern. Entsprechend fand sich auch eine statistisch signifikante Korrelation zwischen diesen Abweichungen und dem Alter ($r = 0,35$, $p < 0,02$).

4. Diskussion

Die interindividuell konvergierende Annäherung einer Funktionsgröße an einem Normwert innerhalb eines bestimmten Zeitabschnittes bezeichnet man als Normalisierung. Das Ausmaß einer solchen Normalisierung kann an der Abnahme der interindividuellen Streuung abgelesen werden (Hildebrandt, 1960). Im Falle der relativen Frequenzkoordination von Puls und Atmung hat sich bei verschiedenen Erwachsenenkollektiven das Frequenzverhältnis von 4:1 als Normwert erwiesen. Wie bereits erwähnt, ist die Normalisierung der Frequenzbestimmung von Puls und Atmung vorwiegend unter trophotropen Bedingungen, besonders

während des Schlafes, zu beobachten (vgl. Abb. 1; Hildebrandt, 1960, 1967; Breithaupt et al., 1978).

Legt man die wenigen aus der Literatur bekannten Befunde und Ergebnisse unserer Untersuchung zugrunde, dann ergibt sich für den von uns untersuchten Entwicklungsabschnitt noch kein bestimmtes ganzzahliges Verhältnis zwischen Puls- und Atemfrequenz als Normwert. Die Häufigkeitsverteilungen des Puls-Atem-Quotienten zeigen in diesen Altersklassen noch keine eindeutige Zentrierung auf einen bestimmten ganzzahligen Wert. Ihre Verlaufsform weist vielmehr – vor allem tageszeit- und altersabhängig – unterschiedliche Vorzugsgipfel auf, wobei die Streubreite in der Regel größer ist als bei Erwachsenen (vgl. Tabelle 1 und Janke, 1974). Die für die nächtliche Normalisierung typische Abnahme der interindividuellen Streuung, die bei Erwachsenen regelmäßig zu beobachten ist (vgl. Abb. 1), war bei den verschiedenen Altersgruppen unserer Schulkinder nicht einheitlich (vgl. Tabelle 1).

Unsere Untersuchungen ergaben demgegenüber eher das Vorliegen eines mehr oder weniger breiten, tageszeit- und altersspezifischen Spektrums an ganzzahligen Vorzugsfrequenzverhältnissen zwischen Puls und Atmung (vgl. Janke, 1974). Dies ist wohl auf die wegen der individuell unterschiedlichen Entwicklungsprozesse noch stark variierende Abstimmung zwischen Kreislauf- und Atmungssystem zurückzuführen. Das gilt aber offenbar nur für die Frequenzkoordination. Hinsichtlich der Phasenkoordination zwischen Herzschlag und Atmung scheinen nach den Untersuchungen von Engel et al. (1972) bereits ähnliche Verhältnisse wie im Erwachsenenalter vorzuliegen.

Die Abschwächung der koordinativen und korrelativen Beziehungen zwischen Puls- und Atemfrequenz während der Pubertätsphase (vgl. 3.2) ist möglicherweise eine Voraussetzung zur Ausbildung des interindividuellen Normwertes von 4:1 im Erwachsenenalter.

Zahlreiche Untersuchungen bei Erwachsenen haben gezeigt, daß der Puls-Atem-Quotient als Indikator für die vegetative Reaktionslage gewertet werden kann. Dabei hat sich empirisch ergeben, daß ein Puls-Atem-Quotient über 4 eine mehr ergotrope, ein Quotient unter 4 dagegen eine mehr trophotrope Reaktionslage anzeigt (Hildebrandt, 1962b).

Die Anwendung dieser Regel bei unseren Schulkindern erweist sich aber als problematisch, da die Mehrzahl der Tagesgänge einen zum Durchschnittsverlauf des Erwachsenen inversen Verlauf zeigt, wobei gerade in der trophotropen Schlafphase höhere Werte zu finden sind als während der ergotropen Wachphase (vgl. Abb. 1). Dies bestätigen auch weitgehend die aus den Daten von Biryukovich (1972a, b) abzuleitenden Puls-Atem-Quotient-Werte (Tabelle 2), wobei aber noch zu berücksichtigen ist, daß die Tageswerte während einer trophotropen Phase (Nachmittagsschlaf) ermittelt worden sind. Abweichend sind nur die mit Ausnahme des 7. Lebensjahres deutlich niedrigeren Frequenzverhältnisse.

Zudem läßt das Fehlen eines interindividuell verbindlichen Normwertes in dieser Entwicklungsphase

Tabelle 2. Mittlerer Puls-Atem-Quotient während Tagesschlaf (12–16 Uhr) und während Nachtschlaf (22–4 Uhr) in verschiedenen Altersgruppen, berechnet nach Daten aus Biryukovich, 1972 a, b

Lebensalter		n	Puls-Atem-Quotient	
			12–16 Uhr	22–4 Uhr
Neugeborene		56	2,69	2,66
1–2 Monate		13	3,32	3,54
3–4 Monate		18	3,41	4,04
5–9 Monate		25	3,13	4,07
1 Jahr		21	4,41	4,19
2 Jahre		17	4,05	4,51
3 Jahre		20	4,06	4,55
4 Jahre		21	4,79	4,42
6 Jahre		28	4,78	4,14
8 Jahre	m	16	3,47	3,79
	w	15	3,79	3,99
10 Jahre	m	20	3,80	3,84
	w	24	3,32	4,04
12 Jahre	m	21	3,84	3,97
	w	20	3,52	4,32
14 Jahre	m	15	–	3,91
	w	22	4,08	4,57
16 Jahre	m	8	–	3,56
	w	17	–	3,81
18 Jahre	w	10	–	4,23

n = Häufigkeit; m = männlich; w = weiblich

die Anwendbarkeit des für Erwachsene gültigen Normverhältnisses als fragwürdig erscheinen. Andererseits würde unter der Gültigkeit dieser Regel das hohe Puls-Atem-Quotient-Niveau der 12- bis 13jährigen die Untersuchungen von Laube et al. (1977) bestätigen, die gezeigt haben, daß während der Pubertätsperiode ein Überwiegen des Sympathikus besteht. Möglicherweise stellt gerade die Pubertät eine Entwicklungsphase dar, in der diese Regel, wenn auch unter entsprechendem Vorbehalt, schon anwendbar ist. Bemerkenswert in diesem Zusammenhang ist jedenfalls, daß das ganzzahlige Frequenzverhältnis 4:1 gegenüber dem von 5:1 in dieser Zeit trotz hohem Durchschnittsniveau nachts bereits häufiger vorkommt (vgl. Abb. 3).

Zur näheren Klärung der gesamten angesprochenen Beziehungen und Fragen sind noch zahlreiche weitere Untersuchungen in dieser Periode und in den angrenzenden Abschnitten der kindlichen und jugendlichen Entwicklung erforderlich. Insbesondere wäre auch die Frage der Schlafstadienabhängigkeit der Frequenzkoordination durch kontinuierliche simultane Registrierung von Puls-, Atemfrequenz, EEG und EOG zu untersuchen (Jovanović, 1971; Koella, 1972).

Abschließend ist darauf hinzuweisen, daß hinsichtlich der Bedeutung der Koordination rhythmischer Funktionen für den Organismus eine genauere Kenntnis ihrer Entwicklungsgesetzmäßigkeiten und deren Beachtung im Zusammenhang mit medizinischen sowie pädagogischen Fragen von großer Wichtigkeit wäre, wobei auch die weiteren Bereiche der biologischen Rhythmen berücksichtigt werden sollten (Rutenfranz, 1979).

Literatur

Biryukovich, A.A.: Changes in the frequency of cardiac contractions with the hour of the day in children from birth till 18 years of age (Izmenenie chastoty serdechnykh sokrashchenii po chasam sutok u detei ot rozhdeniia do 18 let). Pedriatriia **51**, 27–32 (1972a)

Biryukovich, A.A.: Circadian rhythm of respiration frequency in children and adolescents (K voprosu o sutochnom ritme chastoty dykhaniia u dete'i podrostkov). Gig. Sanit **37**, 40–43 (1972b)

Bräuer, D., Küchler, G., Wolburg, I.: Untersuchungen zur Koordination von Herzschlag und Atemfrequenz (Puls-Atem-Quotient) bei dynamischer Arbeit. Int. Z. Angew. Physiol. Einschl. Arbeitsphysiol. **31**, 89–102 (1973)

Breithaupt, H., Hildebrandt, G., Raschke, F.: Frequency coordination of pulse and respiration during sleep. 4th Europ. Congr. of Sleep Res., Tirgu-Mures/Rumänien 1978 (im Druck)

Brock, W.: Biologische Daten für den Kinderarzt, Bd. I. Berlin, Heidelberg, New York: Springer 1954

Engel, P. Jaeger, A., Hildebrandt, G.: Über die Beeinflussung der Frequenz- und Phasenkoordination zwischen Herzschlag und Atmung durch verschiedene Narkotika. Arzneim. Fosch. **22**, 1460–1468 (1972)

Garrow, D.H.: Linking of cardiac and respiratory rhythm in newborn babies. J. Physiol. (Lond.) **203**, 86–87 (1969)

Hildebrandt, G.: Die rhythmische Funktionsordnung von Puls und Atmung. Z. Angew. Bäder- Klimaheilkd. **7**, 533–615 (1960)

Hildebrandt, G.: Biologische Rhythmen und ihre Bedeutung für die Bäder- und Klimaheilkunde. In: Handbuch der Bäder- und Klimaheilkunde, Amelung, W., Evers, A. (Hrsg.), S. 730–785. Stuttgart: Schattauer 1962a

Hildebrandt, G.: Reaktionsprognostik in der Balneotherapie. Arch. Phys. Ther. **14**, 39–52 (1962b)

Hildebrandt, G., Daumann, F.J.: Die Koordination von Puls- und Atemrhythmik bei Arbeit. Int. Z. Angew. Physiol. Einschl. Arbeitsphysiol. **21**, 27–48 (1965)

Hildebrandt, G.: Die Koordination rhythmischer Funktionen beim Menschen. Verh. Dtsch. Ges. Inn. Med. **73**, 921–941 (1967)

Holst, E.v.: Die relative Koordination als Phänomen und als Methode zentralnervöser Funktionsanalyse. Ergeb. Physiol. **42**, 228–306 (1939)

Janke, H.-F.: Über die rhythmische Funktionsordnung von Puls und Atmung während des Nachtschlafes bei gesunden und hirngeschädigten Kindern. Med. Inaug.-Diss., Marburg/Lahn 1974

Jovanović, U.J.: Normal sleep in man. Stuttgart: Hippokrates 1971

Koella, W.: Physiologie des Schlafes. Stuttgart, Berlin, Köln, Mainz: Kohlhammer 1973

Laube, W., Eckoldt, E., Krocker, B., Schubert, E.: Herzrhythmusuntersuchungen bei körperlicher Belastung im Kindesalter. Med. Sport (Berlin) **5**, 146–147 (1977)

Mead, H.: Control of respiratory frequency. J. Appl. Physiol. **15** (3), 325–336 (1960)

Otis, A.B., Fenn, W.O., Rahn, H.: Mechanics of breathing in man. J. Appl. Physiol. **2**, 592–607 (1950)

Rutenfranz, J.: Kind und biologische Rhythmik. Dtsch. Ärztebl. **6**, 355–360 (1979)

Sinz, R.: Zeitstrukturen und organismische Regulation. Berlin: Akademie 1978

Stutte, K.-H.: Untersuchung über die Phasenkopplung zwischen Herzschlag und Atmung beim Menschen. Med. Inaug.-Diss., Marburg/Lahn 1967

Widdicombe, J.G.: Regulation of tracheobronchial smooth muscle. Physiol. Rev. **43** (1), 1–37 (1963)

Wiesener, H.: Einführung in die Entwicklungsphysiologie des Kindes. Berlin, Göttingen, Heidelberg: Springer 1964

Dr. H. Breithaupt
Institut für Arbeitsphysiologie
und Rehabilitationsforschung der Universität
Ketzerbach 21½
D-3550 Marburg/Lahn

Monatsschr. Kinderheilkd. 128, 412–414 (1980)

Monatsschrift für
Kinderheilkunde
© by Springer-Verlag 1980

Kongenitaler Zwerchfelldefekt bei Geschwistern

Zwei Fallberichte

G. Wolff[1], N. Böhm[2] und W. Pringsheim[3]

[1] Genetische Beratungsstelle am Institut für Humangenetik,
[2] Pathologisches Institut der Universität und
[3] Universitäts-Kinderklinik, Freiburg/Br.

Congenital Defects of the Diaphragm in Siblings
Two Case Reports

Summary. In two different families each time two siblings head a congenital defect of the diaphragm, in 3 cases of the posterolateral type, in 1 case an almost complete aplasia of the diaphragm. Usually, the occurence of defects of the diaphragm is sporadic. However, familial occurence has been reported in 15 cases. Multifactorial inheritance is most likely the explanation for this. With this hypothesis a risk of 2% can be calculated for the recurrence of this malformation in a family with already one affected child.

Key words: Congenital defect of diaphragm – Familial occurence.

Zusammenfassung. Wir berichten über das Auftreten von angeborenen Zwerchfelldefekten bei jeweils zwei Geschwistern in zwei Familien. Bei drei Kindern war der Defekt vom posterolateralen Typ, bei dem vierten Kind lag eine nahezu vollständige Zwerchfellaplasie vor. Obwohl derartige Zwerchfelldefekte in der Regel sporadisch auftreten, wurde familiäres Vorkommen bisher 15mal berichtet. Multifaktorielle Vererbung ist eine wahrscheinliche Erklärung hierfür. Unter dieser Hypothese läßt sich ein Wiederholungsrisiko von 2% nach einem betroffenen Kind berechnen.

Schlüsselwörter: Kongenitaler Zwerchfelldefekt – Familiäres Vorkommen.

Die kongenitale Zwerchfellhernie[1] ist eine relativ häufige Fehlbildung mit einer Inzidenz von etwa 1:2200 [2]. Familiäres Auftreten scheint sehr selten zu sein. Bisher gibt es die Beschreibung von 15 Familien [2, 3, 6, 8, 10, 13, 15, 19, 21, 22, 24, 25]. Im folgenden möchten wir über zwei weitere Familien berichten, in denen bei jeweils zwei Geschwistern ein kongenitaler Zwerchfelldefekt auftrat, und die Konsequenzen für die genetische Beratung erläutern.

Fallberichte

Familie M. (Über diese Familie wurde an anderer Stelle schon berichtet [27])

Das erste betroffene Kind war ein Junge, der zum Endtermin geboren wurde, Geburtsgewicht 3960 g, Länge 56 cm. Schwangerschafts- und Geburtsverlauf waren im wesentlichen unauffällig. Zwei Wochen nach Ausbleiben der Periode, also am Ende der 4. Schwangerschaftswoche p.c. hatte die Mutter einen hormonellen Schwangerschaftstest mit Duogynon durchgeführt. Am Ende der dritten oder anfang der vierten Schwangerschaftswoche p.c. hatte sie einmal eine Tablette Antiadipositum X112 im Rahmen einer Abmagerungskur genommen, die sie nach Feststellung der Schwangerschaft unterbrach. Das reife Neugeborene entwickelte sofort nach der Geburt eine schwerste Asphyxie und verstarb im Alter von 6 Std trotz Beatmung an respiratorischer Insuffizienz. Die Obduktion ergab als Ursache eine 4,5 cm im Durchmesser große Zwerchfellücke rechts, die dem posterolateralen Typ zuzuordnen war. Der größte Teil der rechten Leber sowie Ileum, Zökum und Colon ascendens lagen im rechten Pleuraraum. Die rechte Lunge war hochgradig, die linke mäßig hypoplastisch. Das Mediastinum war nach links verdrängt und zeigte als Folge der Beatmungsversuche ein ausgeprägtes Emphysem. Es bestand ein offener ductus arteriosus Botalli. Das linke Zwerchfell war intakt.

Die zweite Schwangerschaft war durch Blutungen ab der 8. Schwangerschaftswoche kompliziert. Zu Beginn der 3. Schwangerschaftswoche nahm die Mutter wieder eine Tablette Antiadipositum X112 ein. Ab der 8. Schwangerschaftswoche nahm sie zur Aufrechterhaltung der Schwangerschaft Gestanon 3 × 1/d ein. Zum Endtermin wurde ein Mädchen geboren, Geburtsgewicht 4015 g, Länge 53 cm. Das reife Neugeborene starb trotz Beatmung 1 Std nach der Geburt. Röntgenologisch wurde die Verlagerung von Bauchorganen in die linke Thoraxhälfte festgestellt. Die Obduktion ergab einen großen posterolateralen Zwerchfelldefekt links mit massiver Verlagerung von Bauchorganen in die linke Pleurahöhle. Beide Lungen waren hochgradig hypoplastisch. An weiteren Mißbildungen fand sich eine Persistenz der linken oberen Hohlvene sowie ein Vorhofseptumdefekt. Ein schon äußerlich erkennbares, faustgroßes Steißgebilde erwies sich als reifes Steißteratom ohne Malignitätszeichen.

Die Eltern sind 21 und 23 Jahre alt und nicht miteinander verwandt.

Familie D

Die Mutter hat aus erster Ehe einen gesunden Sohn und zwei gesunde Töchter. Während der ersten Schwangerschaft in der zweiten Ehe kam es zu Blutungen im 4./5. Monat, die mit Gravibinon und Gestanon behandelt wurden. Die Geburt eines Mädchens erfolgte spontan in der 37. Schwangerschaftswoche, Geburtsgewicht 2100 g, Länge

---

1 In der Literatur wird nicht immer eindeutig zwischen Hernie (Bruchsack vorhanden) und Defekt (kein Bruchsack vorhanden) differenziert. Der Begriff Zwerchfellhernie wird häufig als Oberbegriff verwendet. Die Begriffe werden wie vorgefunden zitiert

46 cm, Reifezeichen teilweise vorhanden. Es kam keine Spontanatmung in Gang. Das Kind verstarb trotz Reanimationsmaßnahmen nach 2 Std an respiratorischer Insuffizienz. Die Obduktion ergab als Ursache eine 3 × 4 cm große Zwerchfellücke links posterolateral mit Verlagerung von Magen, Duodenum, Pankreas, Jejunum, Ileum, großen Anteilen des Colons sowie ¹/₃ des linken Leberlappens in die linke Pleurahöhle. Hinter dem Herzbeutel fand sich die stark gestaute Milz, das Mediastinum war nach rechts verlagert, der linke Lungenflügel deutlich hypoplastisch, die rechte Lunge atelektatisch. An zusätzlichen Fehlbildungen fand sich ein 1 × 1 cm großer hochsitzender Ventrikelseptumdefekt mit überreitender Aorta, ein offenes foramen ovale sowie ein offener ductus arteriosus Botalli.

Die nächste Schwangerschaft resultierte in der Geburt eines gesunden Jungen. Die letzte Schwangerschaft der nun 31 Jahre alten Mutter war bis zur 37. Schwangerschaftswoche unauffällig. Wegen Abfall der kindlichen Herztöne wurde der Junge durch Vacuumextraktion entbunden, Geburtsgewicht 2580 g, Länge 48,5 cm. Als Ursache einer postpartalen Asphyxie ergab sich röntgenologisch eine linksseitige Zwerchfellaplasie, die chirurgisch durch eine freie Duraplastik gedeckt werden konnte. Das Kind verstarb dennoch wegen einer nicht beherrschbaren respiratorischen Azidose. Die Obduktion ergab, daß die linke Zwerchfellhälfte nahezu vollständig fehlte, bis auf einen paramediastinal und horizontal von ventral nach dorsal verlaufenden Muskelwulst. Zwischen Aorta und Ösophagus, cranial des Zwerchfellwulstes befand sich eine 1,2 × 0,8 cm große Mediastinalhernie.

Die Eltern auch dieser Familie sind nicht miteinander verwandt. In beiden Familien sind keine weiteren Erkrankungen an Zwerchfelldefekten oder anderen Fehlbildungen bekannt.

Diskussion

Zwerchfellhernien und -defekte treten in der Regel sporadisch auf und werden im allgemeinen als nicht genetisch bedingt angesehen. In seltenen Fällen wurden sie auch als zusätzliche Komplikation beim Goldenhar-Syndrom [7], beim Asplenie-Syndrom [20], beim Wiedemann-Beckwith-Syndrom [23] und bei dem Goltz-Gorlin-Syndrom [11] beobachtet. Die Assoziation mit Chromosomenstörungen wie dem Turner-Syndrom [1] und der Trisomie 18 und 21 [4] wurde ebenfalls beobachtet. Auf die Möglichkeit des familiären Auftretens machte erstmals Mertins 1952 aufmerksam. Passarge [17] stellte fünf Familien aus der Literatur zusammen und meinte, die einseitige Agenesie als eigenständige, genetisch bedingte Sonderform abgrenzen zu können. Eine vollständige Übersicht über alle bisher publizierten Fälle einschließlich der hier mitgeteilten zeigt allerdings, daß bei 14 von 36 betroffenen Kindern eindeutig ein posterolateraler Zwerchfelldefekt diagnostiziert wurde [26]. Die meisten Defekte waren groß und mit dem Leben nicht vereinbar. Bei 8 Kindern waren sie operabel [8, 13, 22, 24], davon überlebten 5 die postoperative Phase [13, 22, 24]. In Einzelfällen schien eine totale Agenesie des Zwerchfelles vorzuliegen. Jedoch wurden bis auf eine Ausnahme, in der eine beidseitige totale Aplasie beschrieben wurde [10] häufig noch Strangreste bei der Obduktion gefunden [3, 10, 16, 17].

Die normale Zwerchfellentwicklung erfolgt aus vier verschiedenen Anlagen bzw. Vorläufern. Diese sind 1. das Septum transversum, 2. die Pleuroperitonealmembranen, 3. das dorsale Mesenterium des sich entwickelnden Ösophagus und 4. seitliche Einwüchse der Stammmuskulatur. Man nimmt an, daß die anatomi-

sche Lage eines Zwerchfelldefektes möglicherweise durch Fusionsdefekte einer oder mehrerer dieser Anlagen bestimmt wird, bei der Bochdalekschen Hernie also durch das Ausbleiben der Fusion des dorsalen Mesenteriums mit der Pleuroperitonealmembran [8].

Bei der sogenannten Zwerchfellaplasie bleibt wahrscheinlich die Entwicklung der ersten drei Anlagen vollständig aus. Dieser Typ macht nur 1% aller sporadischen Zwerchfelldefekte aus und ist auch bei den familiären Zwerchfelldefekten sehr selten vertreten.

Auf Grund der bisherigen Berichte familiär aufgetretener Zwerchfelldefekte läßt sich kein spezifischer anatomischer Typ abgrenzen. Es können in unterschiedlicher Weise die vier verschiedenen Anlagen betroffen sein. Ob dieser morphologischen Heterogenität auch eine ätiologische Heterogenität entspricht, läßt sich gegenwärtig nicht entscheiden. Ausführliche Anamnesen und Familienuntersuchungen, die hier zur Klärung beitragen könnten, wurden bisher nur spärlich durchgeführt. So hatte in einer Familie die Mutter zweier betroffener Kinder eine relaxatio diaphragmaticae [16], was als Hinweis auf autosomal dominante Vererbung gewertet werden könnte. Bei der fluoroskopischen und röntgenologischen Untersuchung der Familie von Hall et al. [8] wurden nur normale Befunde erhoben. Die Eltern unserer Familie M. waren röntgenologisch unauffällig. Zwerchfelldefekte bei weiter entfernten Verwandten als Geschwistern wurden bisher erst einmal bei Vettern 1. Grades berichtet [24].

Nicht genetische Faktoren in der Ätiologie von Zwerchfelldefekten sind schon mehrfach vermutet worden. Die Mutter der Familie von Powell u. Johnstone [19] hatte in den Schwangerschaften Phenmetrazin genommen. Lenz [14] berichtete einen ähnlichen Fall. Sowohl Quinin [12] als auch Thalidomid [9] werden als teratogenes Agens erwähnt. In 12 von 18 Schwangerschaftsanamnesen familiärer Zwerchfelldefekte, in denen auf exogene Faktoren eingegangen wird, wird eine Medikamenteneinnahme bis zur 8. Schwangerschaftswoche erwähnt und nur bei 6 ausdrücklich ausgeschlossen [26]. Man nimmt an, daß bis zur 8. Schwangerschaftswoche die Zwerchfellentwicklung normalerweise abgeschlossen ist, eine teratogene Beeinflussung der Zwerchfellentwicklung danach also nicht mehr möglich ist (Lit. bei [4]).

Antiadipositum, das die Mutter unserer Familie M. während beider Schwangerschaften nahm, enthält unter anderem D-Norpseudoephedrin, wie Phenmetrazin ein Sympathomimetikum mit vorwiegend zentralem Angriff, das als Appetitzügler verwandt wird. Möglicherweise bedeutet die Einnahme solcher Substanzen während der sensiblen Phase für Zwerchfelldefekte eine Risikoerhöhung für diese Fehlbildung.

Wegen des überwiegend sporadischen Auftretens und der Bedeutung exogener Faktoren wurden Zwerchfellhernien bzw. -defekte für die unspezifische Konsequenz verschiedener teratologischer Prozesse gehalten [4]. Dafür könnte sprechen, daß bei etwa der Hälfte aller sporadisch aufgetretenen Zwerchfellhernien assoziierte Fehlbildungen gefunden wurden. Diese betrafen überwiegend das Nervensystem [4]. Dagegen wurden allerdings bei den familiär aufgetretenen Zwerchfelldefekten nur bei weniger als $^1/_3$ aller Fälle zusätzliche Fehlbildungen gefunden, die überwiegend das cardiovasculäre System betrafen [26]. Hier scheint sich eine Heterogenität zwischen den sporadisch und familiär aufgetretenen Zwerchfelldefekten zu zeigen. Es ist außerdem unwahrscheinlich, daß die sich häufenden Beobachtungen familiären Auftretens nur Zufall sein sollen. Butler u. Claireaux [2] fanden schon unter 31 Multiparae, die ein Kind mit Zwerchfelldefekt hatten, einen Geschwisterfall, David u. Illingworth [4] hatten in ihrer Serie vier ungeklärte neonatale Todesfälle unter 181 Geschwistern von Patienten mit Zwerchfelldefekt. Deshalb muß auch polygene bzw. multifaktorielle oder autosomal rezessive Vererbung als Ursache familiärer Zwerchfelldefekte in Betracht gezogen werden. Konsanguinität der Eltern, die ein Hinweis auf rezessive Vererbung sein könnte, wurde bisher in keinem Fall nachgewiesen, lediglich in einem vermutet [3] und konnte in unseren Familien nicht festgestellt werden.

Für die Praxis der genetischen Beratung ist die Ermittlung von Erkrankungsrisiken nach einem bzw. zwei betroffenen Kinder wichtig. Das Geschwisterrisiko nach einem Kind wurde schon mit weniger als 3% angegeben [8], ohne daß jedoch auf entsprechende Erfahrungswerte verwiesen wurde. Gegenwärtig erscheint die Annahme einer multifaktoriellen Ursache familiärer Zwerchfelldefekte und zumindest eines Teiles der sporadisch aufgetretenen Zwerchfelldefekte gerechtfertigt. Unter dieser Hypothese läßt sich ausgehend von einer Inzidenz von 1:2200 nach Edwards [5] eine Häufigkeit bei Verwandten 1. Grades von 1:47 oder etwa 2% errechnen [27]. Dies ist eine Ziffer, die Eltern, die ein Kind mit Zwerchfelldefekt hatten, mitgeteilt werden kann. Die Eltern sollten jedoch vorher röntgenologisch untersucht werden, um Mikrosymptome auszuschließen. Nach 2 betroffenen Kindern liegt in Analogie zu anderen multifaktoriell bedingten Erkrankungen das Wiederholungsrisiko wahrscheinlich in der Größenordnung von 10%, wenn Verwandtschaftsbeziehungen zwischen den Eltern ausgeschlossen wurden. Grundsätzlich sollte eine pränatale Diagnostik durch Ultraschall möglich sein. Hierdurch kann es vielleicht in Zukunft gelingen, die perinatale Mortalität von Kindern mit angeborenem Zwerchfelldefekt durch frühzeitige Diagnosestellung und rechtzeitiges Eingreifen in den Fällen zu senken, in denen das Ausmaß der Lungenhypoplasie den Kindern grundsätzlich eine Überlebenschance bietet.

Literatur

1. Bonham Carter, R.E., Waterston, D.J., Aberdeen, E.: Hernia and eventration of the diaphragm in childhood. Lancet **1962 I**, 656–659
2. Butler, N., Claireaux, A.E.: Congenital diaphragmatic hernia as a cause of perinatal mortality. Lancet **1962 I**, 659–663
3. Daentl, D.L., Passarge, E.: Familial agenesis of diaphragm. Birth Defects **2**, 24–26 (1972)
4. David, T.J., Illingworth, C.A.: Diaphragmatic hernia in the south-west of England. J. Med. Genet. **13**, 253–262 (1976)
5. Edwards, J.H.: The simulation of Mendelism. Acta Genet. **10**, 63–70 (1960)
6. Feingold, M.: Aplasia of diaphragm. Pediatrics **47**, 601–603 (1971)
7. Greenwood, R.D., Rosenthal, A., Sommer, A., Wolff, G., Craenen, J.: Cardiovascular malformations in oculoauriculovertebral dysplasia (Goldenhar syndrome). J. Pediatr. **85**, 816–818 (1974)
8. Hall, J.G., Pollack, L.D.: Posterolateral (Bochdalek's) diaphragmatic hernia in sisters. Am. J. Dis. Child. **133**, 1186–1188 (1979)
9. Hobolth, N.: Drugs and congenital abnormalities (letter). Lancet **1962 II**, 1333–1334
10. Jensen, M., Altrogge, H.C.: Familiäre Zwerchfellagenesie. Monatsschr. Kinderheilkd. **119**, 609–610 (1971)
11. Kunze, J., Heyne, K., Wiedemann, H.-R.: Diaphragmatic hernia in a female newborn with focal dermal hypoplasia and marked asymmetric malformations (Goltz-Gorlin Syndrome). Eur. J. Pediatr. **131**, 213–218 (1979)
12. Kup, J.: Zwerchfelldefekt nach Abtreibungsversuch mit Chinin. Münch. Med. Wochenschr. **27**, 2582–2583 (1967)
13. Le Marec, B., Bracq, H., Le Freche, J.-N., Babut, J.-M.: Le conseil génétique dans une forme familiale de hernie diaphragmatique. Ouest Med. **30**, 367–370 (1977)
14. Lenz, W.: Drugs and congenital abnormalities (letter). Lancet **1962 II**, 1332–1333
15. Mäkelä, V.: Hernia diaphragmatica congenita spuria. Fin. Laekaresaellsk. Handl. **58**, 1107–1127 (1916)
16. Mertins, H.: Über eine familiäre Zwerchfellmißbildung. Zentralbl. Gynäkol. **74**, 951–955 (1952)
17. Passarge, E., Halsey, H., German, J.: Unilateral Agenesis of the diaphragm. Hum. Genet. **5**, 226–230 (1968)
18. Philipp, E.E., Skelton, M.O.: Congenital diaphragmatic hernia in siblings. Br. Med. J. **1952 I**, 1283–1284
19. Powell, P.D., Johnstone, J.M.: Phenmetrazine and foetal abnormalities. Br. Med. J. **1962 II**, 1327
20. Putschar, W.G.J., Manion, W.C.: Congenital absence of spleen and associated anomalies. Am. J. Clin. Pathol. **26**, 429–470 (1956)
21. ten Kate, L.P., Anders, G.J.P.A.: Unilateral agenesis of the diaphragm. Hum. Genet. **8**, 366–367 (1970)
22. Thomas, N.P., Stern, L.M., Morris, L.L.: Bilateral congenital diaphragmatic defects in two silbings. J. Pediatr. Surg. **11**, 465–467 (1976)
23. Thorburn, M.J., Wright, E.S., Miller, C.G., Smith-Read, E.H.M.: Exomphalos-macroglossia-gigantism syndrome in Jamaican infants. Am. J. Dis. Child. **119**, 316–321 (1970)
24. Turpin, R., Petit, P., Chigot, P., Lafourcade, J., de Barochez, Y.: Hernie diaphragmatique congénitale de type embryonnaire (fente pleuro-péritonéale gauche). Coincidence chez deuz cousins germains de cette malformation isolée. Ann. Pediatr. **35**, 272–279 (1959)
25. Welch, R.G., Cooke, R.T.: Congenital diaphragmatic hernia. Lancet **1962 I**, 975
26. Wolff, G.: Familial congenital diaphragmatic defect. Review and conclusions. Hum. Genet. (im Druck)
27. Wolff, G., Böhm, N.: Familiärer Zwerchfelldefekt. In: Klinische Genetik in der Pädiatrie, 2. Symposion, Mainz 1979, Spranger, J. (Hrsg.) Stuttgart: Thieme (im Druck)

Dr. G. Wolff
Institut für Humangenetik der Universität
Albertstraße 11
D-7800 Freiburg/Br.

Monatsschr. Kinderheilkd. 128, 415–421 (1980)

Monatsschrift für
Kinderheilkunde
© by Springer-Verlag 1980

Energie- und Nährstoffversorgung im Verlauf der Kindheit*

VII. Vitamine

W. Droese, Helga Stolley und Mathilde Kersting

Forschungsinstitut für Kinderernährung (Direktor: Prof. Dr. W. Droese), Dortmund

Energy and Nutrient Supply During Childhood
VII. Vitamins

Summary. Vitamin intake (retinol, carotene, thiamine, riboflavin, niacin, ascorbic acid) of 2–14 year old children living at home is reported. The vitamin supply corresponds with the recommendations of the committees for nutrition of the Federal Republic of Germany, of the German Democratic Republic, of the United Kingdom and of USA. The vitamin intake of the children is in the same range with the vitamin intake of children in similar European countries. Children in USA get more vitamins with their diet. There are more foodstuffs with added vitamins in USA than in Europe. The children observed by us received with their warm midday meals 40–60% of their daily vitamin intake. Determinations of the mean vitamin intake for an individual child need longer observation periods (6–8 weeks) than determinations for other nutrients. With a mixed wellcomposed diet children have a good supply with vitamins.

Key words: Nutrition survey – Preschool child, schoolchild – Vitamin intake (retional, carotene, thiamine, riboflavin, niacin, ascorbic acid).

Zusammenfassung. Es wird über die Vitaminaufnahme (Retinol, Carotin, Thiamin, Riboflavin, Niacin, Ascorbinsäure) von 2–14 Jahre alten Kindern in Familien berichtet. Die Vitaminversorgung entspricht den Empfehlungen der Ernährungskommissionen der Bundesrepublik Deutschland, der DDR, aus Großbritannien sowie aus den USA. Kinder in vergleichbaren europäischen Ländern haben eine etwa gleich große Vitaminaufnahme. Kinder in den USA bekommen mit ihrer Nahrung mehr Vitamine, weil in USA mehr Lebensmitteln Vitamine zugesetzt werden als in Europa. Mit der warmen Mittagsmahlzeit erhalten Kinder 40–60% der Tagesversorgung mit Vitaminen. Bei den großen Schwankungen in der Vitaminaufnahme von Tag zu

Tag sind für die Ermittlung der durchschnittlichen individuellen Vitaminaufnahme des einzelnen Kindes wesentlich längere Zeiträume (mindestens 6–8 Wochen) erforderlich als für andere Nährstoffe. Kinder können mit einer abwechslungsreichen Gemischtkost gut mit Vitaminen versorgt werden. Kritiklose Vitaminzusätze zu Lebensmitteln, einschließlich Süßigkeiten, sind nicht wünschenswert.

Schlüsselwörter: Ernährungsbeobachtung – Kleinkind, Schulkind – Vitamine (Retinol, Carotin, Thiamin, Riboflavin, Niacin, Ascorbinsäure)

Aus unseren Untersuchungen über Nahrungsverzehr und Nährstoffversorgung von Kindern in Familien [9, 10, 24–27] berichten wir in der vorliegenden Arbeit über die Aufnahme der Vitamine Retinol, Carotin, Thiamin, Riboflavin, Niacin und Ascorbinsäure von 2 bis 14 Jahren alten Kindern.

Ergebnisse

Retinol- und Carotinaufnahme (Tabelle 1)

Für die Beurteilung der Vitamin A-Versorgung werden Retinol und β-Carotin nach internationaler Vereinbarung zusammengefaßt und als Retinoläquivalente angegeben. 2- bis 3jährige Jungen erhalten im Durchschnitt 0,72 ± 0,22 mg Retinoläquivalente/Tag, 12- bis 14jährige 1,15 ± 0,45 mg/Tag. Mädchen bekommen mit ihrer Nahrung im Durchschnitt der Altersstufen etwa 15% weniger Retinoläquivalente. In der Nahrung der 2- bis 5jährigen Kinder trägt Retinol allein zu durchschnittlich 63%, bei den 6- bis 14jährigen Kindern zu 70% zur Versorgung mit Retinoläquivalenten bei. Bei den Kleinkindern kommen 37% der Retinoläquivalente aus Carotin, bei den Schulkindern 30%.

Thiamin-, Riboflavin-, Niacinaufnahme (Tabelle 2)

Thiamin. 2- bis 3jährige Jungen erhalten mit ihrer Nahrung im Durchschnitt 0,64 ± 0,11 mg Thiamin/Tag,

* Die Untersuchungen wurden mit Mitteln des Ministeriums für Wissenschaft und Forschung des Landes Nordrhein-Westfalen und des Bundesministeriums für Jugend, Familie und Gesundheit durchgeführt

Tabelle 1. Durchschnittliche tägliche Aufnahme von Retinol (Vitamin A), Carotin (β-Carotin) und Retinoläquivalenten von Jungen und Mädchen im Alter von 2–14 Jahren

		Retionalaufnahme[a] mg/Tag	Carotinaufnahme[b] mg/Tag	Retinoläquivalent-Aufnahme[c]	
				mg/Tag	Anteil aus Retinol
2,0– 3,9 Jahre	Jungen	0,46 ± 0,20	1,56 ± 0,56	0,72 ± 0,22	64%
	Mädchen	0,41 ± 0,16	1,48 ± 0,62	0,66 ± 0,21	62%
4,0– 5,9 Jahre	Jungen	0,51 ± 0,23	1,90 ± 0,81	0,82 ± 0,27	62%
	Mädchen	0,45 ± 0,16	1,65 ± 0,69	0,72 ± 0,21	63%
6,0– 7,9 Jahre	Jungen	0,64 ± 0,42	1,63 ± 0,82	0,92 ± 0,45	70%
	Mädchen	0,44 ± 0,20	1,76 ± 0,97	0,72 ± 0,25	61%
8,0– 9,9 Jahre	Jungen	0,76 ± 0,37	1,77 ± 0,84	1,04 ± 0,36	73%
	Mädchen	0,69 ± 0,42	1,71 ± 1,24	0,96 ± 0,56	72%
10,0–11,9 Jahre	Jungen	0,70 ± 0,44	1,69 ± 1,00	0,99 ± 0,48	71%
	Mädchen	0,64 ± 0,44	1,53 ± 0,66	0,91 ± 0,48	70%
12,0–14,9 Jahre	Jungen	0,81 ± 0,40	2,02 ± 1,16	1,15 ± 0,45	70%
	Mädchen	0,62 ± 0,24	1,67 ± 1,20	0,89 ± 0,32	70%

[a] 1 Internationale Einheit Retinol = 0,3 μg Retinol
[b] 1 Internationale Einheit β-Carotin = 0,6 μg β-Carotin
[c] $mg\ Retinoläquivalente = mg\ Retinol + \dfrac{mg\ Carotin}{6}$

Tabelle 2. Durchschnittliche tägliche Thiamin-, Riboflavin- und Niacinaufnahme von Jungen und Mädchen im Alter von 2–14 Jahren

		Thiaminaufnahme		Riboflavinaufnahme		Niacinaufnahme		Tryptophan-aufnahme	Niacin-äquivalente[a]
		mg/Tag	mg/1000 kcal	mg/Tag	mg/1000 kcal	mg/Tag	mg/1000 kcal	mg/Tag	mg/Tag
2,0– 3,9 Jahre	Jungen	0,64 ± 0,11	0,45	1,24 ± 0,26	0,86	5,3 ± 1,0	3,7	420	12
	Mädchen	0,59 ± 0,10	0,45	1,08 ± 0,23	0,82	4,9 ± 1,0	3,8		
4,0– 5,9 Jahre	Jungen	0,77 ± 0,15	0,47	1,40 ± 0,25	0,86	6,7 ± 1,3	4,1	510	15
	Mädchen	0,70 ± 0,14	0,46	1,33 ± 0,26	0,88	5,9 ± 1,3	3,9		
6,0– 7,9 Jahre	Jungen	0,85 ± 0,14	0,48	1,59 ± 0,28	0,90	7,1 ± 1,4	4,0	600	17
	Mädchen	0,82 ± 0,23	0,49	1,44 ± 0,21	0,86	6,8 ± 2,1	4,0		
8,0– 9,9 Jahre	Jungen	0,89 ± 0,12	0,46	1,60 ± 0,24	0,84	8,4 ± 1,4	4,5	660	18
	Mädchen	0,85 ± 0,11	0,46	1,63 ± 0,24	0,88	7,0 ± 1,4	3,7		
10,0–11,9 Jahre	Jungen	0,97 ± 0,15	0,45	1,75 ± 0,38	0,80	7,7 ± 1,4	3,5	660	18
	Mädchen	0,88 ± 0,12	0,46	1,57 ± 0,38	0,83	7,1 ± 1,4	3,8		
12,0–14,9 Jahre	Jungen	1,12 ± 0,18	0,43	2,06 ± 0,38	0,80	9,6 ± 2,5	3,7	800	23
	Mädchen	1,05 ± 0,16	0,44	1,81 ± 0,38	0,76	9,5 ± 1,9	4,0		

[a] $mg\ Niacinäquivalente = mg\ Niacin + \dfrac{mg\ Tryptophan}{60}$

gleichaltrige Mädchen 0,59 ± 0,10 mg Thiamin/Tag. Die Thiaminaufnahme nimmt im Verlauf der Kindheit zu bis auf 1,12 ± 0,18 mg/Tag bei den 12- bis 14 jährigen Jungen und auf 1,05 ± 0,16 mg/Tag bei den Mädchen. Bezogen auf die Energieeinheit beträgt der Thiamingehalt der Nahrung in allen Altersstufen um 0,45 mg/1000 kcal.

Riboflavin. Die Riboflavinaufnahme liegt bei 2- bis 3 jährigen Jungen im Durchschnitt bei 1,24 ± 0,26 mg/Tag, bei gleichaltrigen Mädchen bei 1,08 ± 0,23 mg/Tag. Die Riboflavinaufnahme steigt im Verlauf der Kindheit an, auf 2,06 ± 0,38 mg/Tag bei den 12- bis 14 jährigen Jungen und auf 1,81 ± 0,38 mg/Tag bei den Mädchen. Bezogen auf die Energieeinheit ist der Riboflavingehalt der Nahrung im Durchschnitt der Altersstufen 0,84 mg/1000 kcal.

Niacinäquivalente. Niacin und Tryptophan in der Nahrung werden nach internationaler Vereinbarung als Niacinäquivalente zusammengefaßt. Unter den Bedingungen der bei uns üblichen Gemischtkost werden 60 mg Tryptophan mit der Wirkung von 1 mg Niacin gleichgesetzt.

2- bis 3 jährige Kinder bekommen mit ihrer Nahrung im Durchschnitt 12 mg Niacinäquivalente/Tag, 12- bis 14 jährige 23 mg/Tag. Niacin allein trägt in allen Altersstufen zu etwa 40% zur Versorgung mit Niacinäquivalenten bei.

Jungen erhalten im Durchschnitt der Altersstufen etwa 10% mehr Thiamin, Riboflavin und Niacin als gleichaltrige Mädchen. Wir führen das darauf zurück, daß Jungen mehr essen und damit etwa 10% mehr Energie aufnehmen als gleichaltrige Mädchen [24]. Bezogen auf die Energieeinheit 1000 kcal bestehen deshalb zwischen Jungen und Mädchen in allen Altersstufen keine Unterschiede in der Thiamin-, Riboflavin- und Niacinaufnahme.

Ascorbinsäureaufnahme (Tabelle 3)

Jungen zwischen 2 bis 14 Jahren erhalten mit ihrer Nahrung, unabhängig vom Alter, im Durchschnitt zwischen 79 und 96 mg Ascorbinsäure/Tag. Mit 71–91 mg Ascorbinsäure/Tag haben Mädchen eine etwa 10% niedrigere Ascorbinsäureaufnahme. Im Verlauf der Kindheit kommt es nicht zu einem reellen Anstieg in der Ascorbinsäureaufnahme. Bezogen auf die Energieeinheit nimmt der Ascorbinsäuregehalt von 56 mg/1000 kcal bei den 2- bis 3jährigen Kindern auf 38 mg/1000 kcal bei den 10- bis 14jährigen Kindern ab.

Die in der Tabelle 3 angegebenen Werte für die Ascorbinsäureaufnahme umfassen den Ascorbinsäuregehalt der Lebensmittel ohne Berücksichtigung der Kochverluste. Da wir Ascorbinsäureverluste durch Kochen nicht bestimmt haben, wurde in der Tabelle parallel aufgezeichnet, wie groß die Ascorbinsäureaufnahme der Kinder aus den nicht gekochten Lebensmit-

teln (frisches Obst, Obstkonserven, Obstsäfte, Salate) ist. 40–65 mg Ascorbinsäure/Tag stammen aus diesen Lebensmitteln.

Korrelationen. Wir nehmen als unteren Grenzwert für eine positive Korrelation einen Koeffizienten größer als $r = +0,60$. Positive Korrelationen bestehen dann nur zwischen Riboflavin und Protein ($r = +0,63$), zwischen Riboflavin und Kalzium ($r = +0,70$), zwischen Riboflavin und Phosphor ($r = +0,77$) und zwischen Niacin und Thiamin ($r = +0,64$).

Vitaminversorgung – Tagesmahlzeiten (Tabelle 4)

Eine Beurteilung der Vitaminversorgung durch die einzelnen Tagesmahlzeiten ist sinnvoll, wenn gleichzeitig die Energieversorgung durch die einzelnen Tagesmahlzeiten mit herangezogen wird.

Mit den Frühstücksmahlzeiten bekommen Kleinkinder 25% der Energieaufnahme des Tages, Schulkinder um 30% [24]. Diesem Energieanteil geht etwa parallel die Aufnahme von Retinol, Thiamin und Riboflavin. Mit durchschnittlich 12–15% tragen die Frühstücksmahlzeiten nur wenig zur Versorgung mit Carotin, Niacin und Ascorbinsäure bei.

25–28% der täglichen Energieversorgung werden durch die warme Mittagsmahlzeit geliefert [24]. Mit einem Anteil an der Tagesversorgung von 39% für Retinol, von 59% für Carotin, von 38% für Thiamin, von 50% für Niacin und von 46% für Ascorbinsäure liefert die warme Mittagsmahlzeit einen größeren Beitrag zur Vitaminversorgung als zur Energieversorgung.

Kleinkinder erhalten mit ihrer Nachmittags- und Abendmahlzeit rund 50%, Schulkinder um 40% ihrer täglichen Energieaufnahme. Eine vergleichbar große Vitaminversorgung besteht nur für Riboflavin und bei den Kleinkindern für Ascorbinsäure. Für die Versorgung mit den übrigen Vitaminen ist der Anteil der Nachmittags- und Abendmahlzeit geringer als für die Energieversorgung.

Lebensmittel – Vitamine (Tabelle 5 und 6)

Retinol. Die tierischen Lebensmittel sind die natürlichen Retinolträger. Sie tragen bei Kleinkindern zu

Tabelle 3. Durchschnittliche tägliche Ascorbinsäureaufnahme von Jungen und Mädchen im Alter von 2–14 Jahren

		Ascorbinsäureaufnahme		
		mg/Tag	mg/1000 kcal	Aus Obst, Obstsäften, Salaten mg/Tag
2,0– 3,9 Jahre	Jungen	82±22	58	60
	Mädchen	71±22	54	
4,0– 5,9 Jahre	Jungen	90±26	54	65
	Mädchen	84±25	55	
6,0– 7,9 Jahre	Jungen	91±31	50	55
	Mädchen	80±33	47	
8,0– 9,9 Jahre	Jungen	91±22	48	45
	Mädchen	77±27	41	
10,0–11,9 Jahre	Jungen	79±23	36	40
	Mädchen	73±21	39	
12,0–14,9 Jahre	Jungen	96±30	37	50
	Mädchen	91±25	39	

Tabelle 4. Anteile der Tagesmahlzeiten an der Retinol-, Carotin-, Thiamin-, Riboflavin-, Niacin- und Ascorbinsäureaufnahme von 2–14 Jahre alten Kindern

Tagesmahlzeiten	1. und 2. Frühstück		Mittagessen		Nachmittags- und Abendmahlzeit	
Altersgruppe	2,0–5,9 Jahre	6,0–14,9 Jahre	2,0–5,9 Jahre	6,0–14,9 Jahre	2,0–5,9 Jahre	6,0–14,9 Jahre
Retinolverteilung	24%	29%	36%	41%	40%	30%
Carotinverteilung	12%	13%	51%	67%	37%	20%
Thiaminverteilung	22%	26%	36%	40%	42%	34%
Riboflavinverteilung	28%	32%	26%	29%	46%	39%
Niacinverteilung	15%	15%	46%	54%	39%	31%
Ascorbinsäureverteilung	17%	13%[a]	34%	58%[b]	49%	29%[c]

[a] 6–9 Jahre: 16%, 10–14 Jahre: 10%
[b] 6–9 Jahre: 52%, 10–14 Jahre: 63%
[c] 6–9 Jahre: 32%, 10–14 Jahre: 27%

80%, bei 6- bis 9jährigen zu 74% und bei 10- bis 14jährigen Kindern zu 69% zur Retinolversorgung bei. Leber ist das Lebensmittel mit dem höchsten Retinolgehalt. Schon mit durchschnittlich 5 g Leber/Tag bekommen Kinder zwischen 25% bis 36% ihrer Retinolversorgung. Vollmilch (Fettgehalt 3,5%) und Butter zusammen tragen bei Vorschulkindern zu 45%, bei Schulkindern zu 30% zur Retinolversorgung bei.

Retinol in pflanzlichen Lebensmitteln (Margarine, Instantkakao) stammt aus Zusätzen. Der Anteil von Margarine an der Retinolversorgung steigt von 10% bei den Vorschulkindern auf 18–20% bei den Schulkindern an, da Kleinkinder mehr Butter, Schulkinder mehr Margarine bekommen. Der Retinolzusatz zu Instantkakao trägt bei Kleinkindern zu 7%, bei Schulkindern zu 1–2% zur Retinolversorgung bei.

Carotin. Wichtigste Carotinträger sind Karotten, Gemüse und Kartoffeln. Nur 15% der Carotinversorgung stammt aus tierischen Lebensmitteln.

Tabelle 5. Anteile der Lebensmittel an der Retinol- und Carotinaufnahme von 2–14 Jahre alten Kindern

	2,0–5,9 Jahre			6,0–9,9 Jahre			10,0–14,9 Jahre		
	Verzehrmenge g/Tag	Anteil		Verzehrmenge g/Tag	Anteil		Verzehrmenge g/Tag	Anteil	
		Retinolaufnahme	Carotinaufnahme		Retinolaufnahme	Carotinaufnahme		Retinolaufnahme	Carotinaufnahme
Tierische Lebensmittel									
Milch, Milchprodukte	322 g	23%	4%	457 g	16%	4%	520 g	14%	4%
Leber, Leberwurst	4 g	25%	0%	5 g	36%	0%	6 g	29%	0%
Eier	20 g	10%	6%	21 g	8%	6%	26 g	9%	7%
Butter	15 g	22%	4%	12 g	14%	4%	18 g	17%	5%
Pflanzliche Lebensmittel									
Karotten, Karottensaft	8 g	0%	37%	10 g	0%	44%	9 g	0%	41%
Gemüse	49 g	0%	19%	63 g	0%	18%	73 g	0%	20%
Kartoffeln	48 g	0%	1%	95 g	0%	2%	139 g	0%	2%
Obst, Obstsäfte	356 g	0%	25%	239 g	0%	15%	187 g	0%	13%
Margarine	8 g	10%	2%	18 g	18%	3%	22 g	20%	4%
„Süßigkeiten"									
Kuchen, Eiscreme, Milchschokolade	26 g	2%	< 1%	47 g	5%	1%	68 g	8%	3%
Instant-Kakaopulver mit Vitaminzusatz	3 g	7%	0%	2 g	2%	0%	1 g	1%	0%

Tabelle 6. Anteile der Lebensmittel an der Thiamin-, Riboflavin- und Ascorbinsäureaufnahme von 2–14 Jahre alten Kindern

	2,0–5,9 Jahre				6,0–9,9 Jahre				10,0–14,9 Jahre			
	Verzehrmenge g/Tag	Anteil			Verzehrmenge g/Tag	Anteil			Verzehrmenge g/Tag	Anteil		
		Thiaminaufnahme	Riboflavinaufnahme	Ascorbinsäureaufnahme		Thiaminaufnahme	Riboflavinaufnahme	Ascorbinsäureaufnahme		Thiaminaufnahme	Riboflavinaufnahme	Ascorbinsäureaufnahme
Tierische Lebensmittel												
Milch, Milchprodukte	322 g	17%	51%	7%	457 g	20%	55%	9%	520 g	20%	54%	10%
Fleisch, Fleischwaren	56 g	—	13%	0%	74 g	—	15%	0%	80 g	—	14%	0%
Schweinefleisch, -waren	22 g	15%	—	—	23 g	12%	—	—	26 g	11%	—	—
Rind-, Kalb, Geflügelfleisch und -fleischwaren	34 g	6%	—	—	51 g	8%	—	—	54 g	7%	—	—
Eier	20 g	3%	5%	0%	21 g	2%	4%	0%	26 g	3%	5%	0%
Pflanzliche Lebensmittel												
Brot, Getreideprodukte	92 g	19%	8%	0%	120 g	20%	8%	0%	159 g	22%	9%	0%
Frühstücksflocken, Instantkakaopulver mit Vitaminzusatz	5 g	7%	2%	2%	7 g	4%	1%	1%	7 g	3%	1%	1%
Obst, Obstsäfte	356 g	19%	12%	65%	239 g	11%	6%	49%	187 g	8%	4%	38%
Gemüse	57 g	5%	3%	15%	73 g	5%	3%	19%	82 g	5%	3%	19%
Kartoffeln	48 g	7%	2%	9%	95 g	12%	3%	18%	139 g	15%	4%	24%
Kuchen, Eiscreme, Süßigkeiten	37 g	2%	4%	< 1%	61 g	4%	4%	< 1%	88 g	5%	5%	1%

Thiamin. 40% des Thiamins stammt aus tierischen Lebensmitteln, 60% aus pflanzlichen.

Von den tierischen Lebensmitteln sind Milch und Milchprodukte sowie Schweinefleisch die wichtigsten Thiaminträger. Von den pflanzlichen Lebensmitteln liefern Brot und Getreideprodukte den größten Beitrag zur Thiaminversorgung. Obst und Obstsäfte machen bei den Kleinkindern 19%, bei den 10- bis 14jährigen Kindern 8% der Thiaminversorgung aus. Mit Kartoffeln bekommen die Kleinkinder 7%, die Schulkinder 12–15% ihrer Thiaminversorgung.

In neuerer Zeit werden Getreide- und Kakaoprodukte (Frühstücksflocken, Instantkakao) fast nur noch mit Vitaminzusätzen in den Handel gebracht. Allein durch die Thiaminzusätze bekommen Kleinkinder 7%, Schulkinder 3–4% ihrer Thiaminaufnahme.

Riboflavin. Wichtigste Lebensmittel für die Riboflavinversorgung im Kindesalter sind Milch und Milchprodukte mit einem Anteil von 51–55%. Fleisch hat einen Anteil von 13–15%. Brot und Getreideprodukte liefern 8% des Riboflavins, die übrigen pflanzlichen Lebensmittel jeweils zwischen 3–5%. Nur bei Kleinkindern haben Obst und Obstsäfte einen höheren Anteil an der Riboflavinversorgung. Aus Zusätzen zu Lebensmitteln (Getreideflocken, Instantkakao) erhalten Kleinkinder und Schulkinder 1–2% ihrer Riboflavinaufnahme.

Ascorbinsäure. Kleinkinder und Schulkinder bekommen 7–10% ihrer Ascorbinsäureversorgung aus Milch und Milchprodukten. Die Ascorbinsäureversorgung wird bei den Kleinkindern mehr durch Obst und Obstsäfte, bei den Schulkindern mehr durch Kartoffeln gedeckt. Aus Zusätzen zu Lebensmitteln (Getreideflocken, Instantkakao) erhalten Kleinkinder und Schulkinder 1–2% ihrer Ascorbinsäureaufnahme.

Vitaminaufnahme von Kindern im Verlauf einer mindestens 25 tägigen Beobachtungsdauer

Individuelle Vitaminaufnahme mit Standardfehler $S_{\bar{x}} \pm 5\%$. Wir berechneten bei 155 Kindern für jedes einzelne Kind die erforderlichen Tage, um den individuellen Mittelwert der Vitaminaufnahme mit einem Standardfehler $S_{\bar{x}} \pm 5\%$ zu erreichen. Nach 28 Tagen hatten ihren individuellen Mittelwert mit $S_{\bar{x}} \pm 5\%$ für Thiamin 42% der Kinder, für Riboflavin 25% der Kinder und für Niacin 17% der Kinder erreicht, nach 50 Tagen für Thiamin 64% der Kinder, für Riboflavin 49% der Kinder und für Niacin 40% der Kinder. Den individuellen Mittelwert mit $S_{\bar{x}} \pm 5\%$ erreichte für Ascorbinsäure, Retinol und Carotin kein Kind nach einer Beobachtungsdauer von mindestens 25 Tagen.

Legt man einen Standardfehler für Ascorbinsäure von $S_{\bar{x}} \pm 10\%$ zugrunde, erreichten nach 28 Beobachtungstagen 32% der Kinder, nach 50 Tagen 61% der Kinder ihren individuellen Mittelwert. Bei einem Standardfehler $S_{\bar{x}} \pm 15\%$ hatten nach 28 Beobachtungsta-

gen für Retinol 41% der Kinder, für Carotin 21% der Kinder ihren individuellen Mittelwert erreicht, nach 50 Tagen für Retinol 54% der Kinder und für Carotin 39% der Kinder.

Unterschiede in der Vitaminaufnahme von Kind zu Kind. Von den 155 Kindern mit mindestens 25tägiger Beobachtungsdauer unterschieden sich in ihrer mittleren individuellen Aufnahme signifikant ($p < 0,05$) voneinander für Thiamin 31% der Kinder, für Riboflavin 39% der Kinder, für Niacin 32% der Kinder, für Ascorbinsäure 24% der Kinder für Retinol und Carotin je 6% der Kinder. In ihrer mittleren Vitaminaufnahme unterschieden sich wesentlich weniger Kinder signifikant voneinander als in ihrer mittleren Energie- und Nährstoffaufnahme [9, 10, 24–27]. Wir führen die geringe Zahl von statistisch gesicherten Unterschieden in den Mittelwerten der Vitaminaufnahmen von Kind zu Kind auf die sehr großen Schwankungen in der Vitaminaufnahme des einzelnen Kindes von Tag zu Tag zurück.

Individueller Variationskoeffizient der Vitaminaufnahme. Als Maßstab für die Schwankungsbreite in der Vitaminaufnahme von Tag zu Tag wurde für jedes einzelne Kind sein individueller Variationskoeffizient berechnet. Einen Variationskoeffizienten zwischen $\pm 11\%$ bis $\pm 30\%$ hatten für Thiamin 23% der Kinder, für Riboflavin 10% der Kinder, für Niacin 8% der Kinder, für Ascorbinsäure, Retinol und Carotin kein Kind. Einen Variationskoeffizienten zwischen $\pm 31\%$ und $\pm 50\%$ hatten für Thiamin 49% der Kinder, für Riboflavin 52% und für Niacin 58%, für Ascorbinsäure, Retinol und Carotin kein Kind. Einen Variationskoeffizienten von mehr als $\pm 50\%$ hatten für Thiamin 25% der Kinder, für Riboflavin 34%, für Niacin 29%. Einen Variationskoeffizienten zwischen $\pm 60\%$ und $\pm 100\%$ hatten für Ascorbinsäure 68% der Kinder, für Retinol 30% und für Carotin 27% der Kinder.

Diskussion

Vergleichende Untersuchungen, in denen der Gehalt an Retinol, Carotin, Thiamin, Riboflavin, Niacin und Ascorbinsäure in Mahlzeiten mit Nährwerttabellen berechnet und parallel chemische Analysen durchgeführt wurden, liegen im Schrifttum nicht vor. Für Thiamin haben wir solche vergleichenden Untersuchungen vorgenommen. In Stichproben von 30–300 Tagesnahrungen waren die Mittelwerte der mit Nährwerttabellen [23] berechneten Thiamingehalte im Durchschnitt 6% größer als die chemisch analysierten.

Die Vitaminaufnahme der von uns beobachteten 2–14 Jahre alten Kinder entspricht etwa der englischer [1–3, 7, 18], holländischer [14, 15], französischer [5] und schwedischer [21] Kinder. Englische Kinder erhalten allerdings mit durchschnittlich 25–30 mg Ascorbinsäure/Tag deutlich weniger. In der englischen Nährwerttabelle [17] sind, im Gegensatz zu den deutschen Nährwerttabellen [22, 23], Ascorbinsäureverluste durch Kochen berücksichtigt. Damit allein sind die Unterschiede in der Ascorbinsäureaufnahme zwischen deutschen und englischen Kindern nicht erklärt. Die Kinder unserer Beobachtungsreihe erhielten allein aus Lebensmitteln, die nicht gekocht verzehrt werden, mit durchschnittlich 40–65 mg Ascorbinsäure/Tag etwa die doppelte Menge wie englische Kinder aus ihrer gesamten Nahrung. Kinder in der Bundesrepublik erhalten derzeit vermutlich mehr Obst und Obstsäfte als englische Kinder.

Kinder in Nordschweden bekommen mehr Riboflavin, Kinder in Frankreich weniger Riboflavin als Kinder in der Bundesrepublik. Die Unterschiede in der Riboflavinaufnahme beziehen wir auf Unterschiede im Milchverzehr.

Kinder in USA erhalten von den Vitaminen Retinol, Thiamin, Riboflavin und Niacin deutlich mehr als die von uns beobachteten Kinder [4, 12, 19]. Diese Unterschiede lassen sich nicht auf Art und Menge der verzehrten Lebensmittel zurückführen. Die größere Vitaminaufnahme amerikanischer Kinder mit ihrer Nahrung beruht wahrscheinlich darauf, daß in USA viel mehr Lebensmittel als in unserem Land Zusätze von Vitaminen haben.

In den Jahren unserer Untersuchung (1966–1975), waren in der Bundesrepublik nur wenige Lebensmittel mit Vitaminzusätzen im Handel. Von Lebensmitteln mit gesetzlich erlaubten Vitaminzusätzen [16] wurden in den von uns beobachteten Familien nur Margarine, Getreideflocken und Instantkakao verwendet. Aus Margarine und Instantkakao erhielten Vorschulkinder und Schulkinder 17–21% ihrer Retinolaufnahme und 2–4% ihrer Carotinaufnahme. Thiaminzusätze zu Getreideflocken und Instantkakao machten bei den 2- bis 5jährigen Kindern 7%, bei Schulkindern 3–4% der Thiaminaufnahme aus. 1–2% der Riboflavin-, Niacin- und Ascorbinsäureaufnahme kamen aus Zusätzen.

Die Vitaminversorgung von Kleinkindern und Schulkindern wird durch die warme Mittagsmahlzeit bestimmt. 40–60% der Tagesversorgung mit Retinol, Carotin, Thiamin, Niacin und Ascorbinsäure bekommen Kinder mit der warmen Mittagsmahlzeit. Nur zu 25–28% trägt die Mittagsmahlzeit dagegen zur Energieversorgung bei [24].

Die angegebenen Vitaminaufnahmen sind Mittelwerte für die verschiedenen Altersstufen. Um für das einzelne Kind die mittlere individuelle Vitaminaufnahme zu ermitteln, ist bei den großen Schwankungen in der Vitaminaufnahme von Tag zu Tag ein Zeitraum von mindestens 6–8 Wochen erforderlich. Die in der Literatur vorliegenden Untersuchungen zur Frage der Vitaminaufnahme von Kindern können für diese Frage nicht herangezogen werden, da die Beobachtungen beim einzelnen Kind zu kurzfristig sind.

Die Aufnahme von Retinoläquivalenten, Riboflavin, Niacin und Ascorbinsäure bei den von uns beobachteten Kindern entspricht bzw. überschreitet in allen Altersstufen die Empfehlungen der Ernährungskommission der Bundesrepublik [8], der DDR [28], aus Großbritannien [6] und aus USA [13]. Die Aufnahme von Thiamin entspricht mit 0,43–0,49 mg/1000 kcal zwar den Empfehlungen der Ernährungskommissionen aus der DDR, aus Großbritannien und aus USA, liegt aber unter den Empfehlungen der Deutschen Gesellschaft für Ernährung.

Der Minimumbedarf für Thiamin wird mit 0,2 mg Thiamin/1000 kcal angenommen. Die britischen Empfehlungen halten eine Aufnahme von 0,4 mg Thiamin/1000 kcal für wünschenswert, die Ernährungskommissionen der DDR und der USA von 0,5 mg Thiamin/1000 kcal. Die Deutsche Gesellschaft für Ernährung in der Bundesrepublik empfiehlt 0,6 mg Thiamin/1000 kcal. Wenn als Richtwert für die Beurteilung der Thiaminversorgung die Empfehlung von 0,6 mg Thiamin/1000 kcal genommen wird, wären die Kinder in der Bundesrepublik ungenügend mit Thiamin versorgt. Unsere Bilanzuntersuchungen über Thiamin an Säuglingen und Kleinkindern [11] und die Transketolasebestimmungen im Blut [20] sprechen aber für eine gute Versorgung von Säuglingen und Kindern mit Thiamin.

Die vorliegenden Untersuchungen zeigen, daß mit einer abwechslungsreichen Gemischtkost Kinder gut mit Vitaminen versorgt werden können. Der Begriff „abwechslungsreiche Gemischtkost für Kinder" schließt die Verwendung von Milch und Milchprodukten auf Vollmilchbasis ein. Kritiklose Vitaminzusätze zu Lebensmitteln einschließlich Süßigkeiten, wie sie zunehmend auch in der Bundesrepublik vorgenommen werden, schaden wahrscheinlich mehr als sie nützen.

Literatur

1. Black, A.E., Billewicz, W.Z., Thomson, A.M.: The diets of pre-school children in Newcastle upon Tyne, 1968–1971. Br. J. Nutr. **35**, 105–113 (1976)
2. Bransby, E. R., Fothergill, J. E.: The diets of young children. Br. J. Nutr. **8**, 195–204 (1954)
3. Cook, J., Altmann, D.G., Moore, D.M.C., Topp, S.G., Holland, W.W., Elliott, A.: A survey of the nutritional status of schoolchildren. Br. J. Prev. Soc. Med. **27**, 91–99 (1973)
4. Crawford, P.B., Hankin, J.H., Huenemann, R.L.: Environmental factors associated with preschool obesity. III. Dietary intakes, eating patterns, and anthropometric measurements. J. Am. Diet. Assoc. **72**, 589–596 (1978)
5. Dartois, A.M., Quetin, C., Lestradet, H.: L'alimentation spontanée de l'enfant normal de neuf à seize ans. Arch. Fr. Pediatr. **25**, 941–953 (1968)
6. Department of Health and Social Security: Recommended intakes of nutrients for the United Kingdom. Reports on Public Health and Medical Subjects No. 120. London: Her Majesty's Stationery Office 1969, reprinted 1970
7. Department of Health and Social Security: A nutrition survey of pre-school children, 1967–1968. Report on Health and Social Subjects No. 10. London: Her Majesty's Stationery Office 1975
8. Deutsche Gesellschaft für Ernährung: Empfehlungen für die Nährstoffzufuhr. Frankfurt/M.: Umschau 1975
9. Droese, W., Stolley, H., Kersting, M.: Energie- und Nährstoffversorgung im Verlauf der Kindheit. II. Protein. Monatsschr. Kinderheilkd. **126**, 524–528 (1978)
10. Droese, W., Stolley, H., Kersting, M.: Energie- und Nährstoffversorgung im Verlauf der Kindheit. IV. Kohlenhydrate, Rohfaser. Monatsschr. Kinderheilkd. **127**, 405–410 (1979)

11. Droese, W., Stolley, H., Wildemann, L.: (Unveröffentlicht)
12. Eppright, E. S., Fox, H. M., Fryer, B. A., Lamkin, G. H., Vivian, V. M., Fuller, E. S.: Nutrition of Infants and Preschool Children in the North Central Region of the United States of America. World Rev. Nutr. Diet. **14**, 269–332 (1972)
13. Food and Nutrition Board, National Research Council: Recommended dietary allowances. Washington, D. C.: National Academy of Sciences 1974
14. Hezemans, A. M., Cramwinckel, A. B., Doesburg, W. H., Lemmens, W. A. J. G., Reintjes, A. G. M.: Verschillen in de voedselopneming tijdens het weekeinde en gedurende de werkdagen bij 4–6jarige kleuters. Voeding **38**, 268–272 (1977)
15. Hezemans, A. M., Cramwinckel, A. B., Doesburg, W. H., Lemmens, W. A. J. G., Reintjes, A. G. M.: Onderzoek naar de voedselopneming van 6–12jarige schoolkinderen. Voeding **38**, 273–286 (1977)
16. Lebensmittelrecht, Bundesgesetze und -verordnungen über Lebensmittel und Bedarfsgegenstände. Verordnung über vitaminisierte Lebensmittel. München: Beck 1978
17. McCance and Widdowson: The Composition of Foods. Fourth revised and extended edition of MRC. Special Report No. 297 by Paul, A. H., Southgate, D. A. T. London, Her Majesty's Stationery Office 1978
18. Ministry of Health: A pilot survey of the nutrition of young children in 1963. Reports on Public Health and Medical Subjects. No. 118. London: Her Majesty's Stationery Office 1968
19. Peckos, P. S., Ross, M. L.: Longitudinal study of the caloric and nutrient intake of individual twins. II. Calcium, iron and vitamin intakes. J. Am. Diet. Assoc. **62**, 404–408 (1973)
20. Reinken, L., Stolley, H., Droese, W.: Biochemical assessment of thiamine nutrition in childhood. Eur. J. Pediatr. **131**, 229–235 (1979)
21. Samuelson, G.: Child health and nutrition in a northern swedish county. I. Food consumption survey. Acta Paediatr. Scand. [Suppl] **214** (1971)
22. Souci, S. (Hrsg.): Die Zusammensetzung der Lebensmittel. Nährwert-Tabellen, Bd. 1 und 2. Stuttgart: Wiss. Verlagsges. 1973
23. Stolley, H., Kersting, M., Schlage, C.: Nährwerttabellen für die pädiatrische Praxis. München: Marseille 1973
24. Stolley H., Droese, W., Kersting, M.: Energie- und Nährstoffversorgung im Verlauf der Kindheit. I. Nahrungsmenge und Energie. Monatsschr. Kinderheilkd. **125**, 929–934 (1977)
25. Stolley, H., Droese, W., Kersting, M.: Energie- und Nährstoffversorgung im Verlauf der Kindheit. III. Fett, Linolsäure, Cholesterin. Monatsschr. Kinderheilkd. **127**, 80–85 (1979)
26. Stolley, H., Droese, W., Kersting, M.: Energie- und Nährstoffversorgung im Verlauf der Kindheit. V. Eisen. Monatsschr. Kinderheilkd. **127**, 499–503 (1979)
27. Stolley, H., Kersting, M., Droese, W.: Energie- und Nährstoffversorgung im Verlauf der Kindheit. VI. Calcium, Phosphor, Magnesium. Monatsschr. Kinderheilkd. **128**, 141–146 (1980)
28. Zentralinstitut für Ernährung der Akademie der Wissenschaften der DDR und der Gesellschaft für Ernährung in der DDR: Durchschnittswerte des physiologischen Energie- und Nährstoffbedarfs für die Bevölkerung der Deutschen Demokratischen Republik. Ernährungsforschung **22**, 5–22 (1977)

Prof. Dr. W. Droese
Forschungsinstitut
für Kinderernährung
Heinstück 11
D-4600 Dortmund 50

Monatsschr. Kinderheilkd. 128, 422–427 (1980)

Monatsschrift für
Kinderheilkunde
© by Springer-Verlag 1980

Normwerte für zirkulierende Schilddrüsenhormone, T₃Uptake und Thyrotropin vor und nach TRH-Gabe

Radioimmunoassay Bestimmungen an 182 euthyreoten Kindern

M. Borkenstein, G. Stöffler, W. Stögmann, G. Fueger und W. Falk

Universitäts-Kinderklinik (Vorstand: Univ.-Prof. Dr. B. Hadorn),
Universitätsklinik für Radiologie (Vorstand: Univ.-Prof. Dr. E. Vogler) und
Abteilung für Nuklearmedizin (Leiter: Univ.-Prof. Dr. G. Fueger), Graz

Normal Values for Circulating Thyroid Hormones, T₃Uptake and Thyrotropin Before and After TRH Radioimmunoassay Determinations on 182 Euthyroid Children

Summary. Measurements of T_4, T_3, rT_3, T_3U, and TSH (before and after TRH stimulation) were performed by RIA. 182 children, apparently euthyroid, age $^2/_{12}$–14 years, were investigated in a cross sectional study. Free T_4RIA and free T_3RIA Indices and the ratio rT_3/T_3 and T_4/T_3 were calculated. Statistical analysis showed the following results: 1. Geometric mean serum concentrations of T_4, T_3, rT_3 and TSH (basal) show no age related differences; T_4 showed a not significant negative slope with age. – 2. The ratio rT_3/T_3 and T_4/T_3 remains constant. – 3. TRH induced TSH release (indicating the activity of the regulatory system) is unchanged from $^2/_{12}$ to 14 years. Geometric means values, standard deviations and normal ranges are given.

Key words: Childhood – Thyroid hormones – TSH-, TRH-stimulation test – Normal values.

Zusammenfassung. RIA-Bestimmungen von T_4, T_3, rT_3, T_3U und TSH (vor und nach TRH-Stimulation) wurden in einer Querschnittsuntersuchung bei 182 klinisch euthyreoten Kindern durchgeführt. Die freien T_4RIA und T_3RIA Indices sowie der rT_3/T_3- und der T_4/T_3-Quotient wurden errechnet. Die statistische Auswertung ergab: 1. Die mittleren Serumspiegel von T_4, T_3, rT_3 und TSH (basal) zeigen keine signifikanten altersabhängigen Unterschiede. Bei T_4 besteht eine nicht signifikante Regression mit dem Alter. – 2. Die Quotienten rT_3/T_3 und T_4/T_3 sind konstant. – 3. Die TRH induzierte TSH-Sekretion (als Maß der Regelkreisaktivität) bleibt vom zweiten Monat bis zum 14. Lebensjahr gleich. – Mittelwerte, Standardabweichungen und Normbereiche werden angegeben.

Schlüsselwörter: Kindesalter – Schilddrüsenhormone – TSH – TRH-Test – Normwerte.

Die Entwicklung von radioimmunologischen Bestimmungsmethoden (RIA) und die Herstellung kommerzieller Kits für Thyroxin (T_4), Trijodthyronin (T_3), reverse T_3 (rT_3), T_3 Uptake (T_3U) und Thyrotropin (TSH) führte zu einer weiten Verbreitung dieser Untersuchungen und zur Verdrängung unspezifischer Bestimmungen wie butanolextrahierbares oder proteingebundenes Jod [3, 22, 32, 37].

Die Analyse und die Synthese des Thyrotropin Releasing Hormons (TRH) ermöglicht die einfache Untersuchung des Hypothalamus-Hypophyse-Schilddrüse-Regulationsmechanismus durch den TRH-Test [7, 9, 14, 24, 37, 42]. Mittels RIA fanden zahlreiche Autoren im Kindesalter Schilddrüsenhormonspiegel, die von denen im Erwachsenenalter sehr deutlich differieren [19, 23, 29]. Während einige Autoren auch von signifikanten Unterschieden im Kindesalter selbst berichten [19, 23, 29, 40], fanden andere konstante Serumkonzentrationen [4, 20, 46]. Arbeiten mit Angaben über alle genannten Schilddrüsenhormone zusammen liegen nur vereinzelt vor [23], ebenso Untersuchungen von rT_3 [23] und TSH (vor und nach Stimulation mit TRH) in Verbindung mit gleichzeitigen Bestimmungen der zirkulierenden Schilddrüsenhormone [20]. Zweck der vorliegenden Querschnittsuntersuchung war es deshalb, anhand einer größeren Anzahl von klinisch euthyreoten Kindern die Normwerte für RIA-Bestimmungen von T_4, T_3, rT_3, T_3U sowie von TSH vor und 30 und 60 min nach TRH-Stimulation zusammen zu erstellen.

Patientengut und Methodik

182 Kinder im Alter von $^2/_{12}$ bis 14 Jahren (männlich:weiblich 85:97) wurden mit Einverständnis der Eltern untersucht. Euthyreose wurde auf Grund des klinischen Aspektes sowie einer unauffälligen Anamnese angenommen; eine Vergrößerung der Schilddrüse war in keinem Fall feststellbar. Die in Österreich übliche prophylaktische Jod-

---

Verwendete Abkürzungen: T_4 = Thyroxin; T_3 = Trijodthyronin = 3,5,3'-Trijodthyronin; rT_3 = reverse T_3 = 3,3',5'-Trijodthyronin; T_3U = T_3 Uptake; TSH = Thyreotropes Hormon = Thyrotropin; TRH = Thyrotropin Releasing Hormon; RIA = Radio Immuno Assay; TBG = Thyroxin bindendes Globulin; T_2 = 3,3'-Dijodthyronin

Tabelle 1. Mittelwerte und Standardabweichungen von T_4RIA, T_3RIA, rT_3RIA und T_3 Uptake

Gruppe	n	T_4RIA (μg/dl)		T_3RIA (ng/dl)		rT_3RIA (ng/dl)		T_3U (%)	
		$\bar{x}$	SD	$\bar{x}$	SD	$\bar{x}$	SD	$\bar{x}$	SD
1	22	8,77	3,10	109,18	42,22	0,27	0,08	33,54	2,84
2	19	8,00	1,52	111,94	27,14	0,26	0,08	32,94	1,84
3	19	8,39	2,06	90,35	24,10	0,34	0,14	31,78	2,61
4	20	8,58	2,15	92,25	25,03	0,25	0,05	32,30	2,93
5	20	7,43	1,68	96,10	31,77	0,28	0,09	31,80	2,33
6	21	8,40	1,85	84,57	33,20	0,27	0,07	34,09	3,71
7	6	8,43	2,06	121,50	40,37	0,33	0,12	36,83	4,26
8	7	8,77	2,97	127,14	27,75	0,30	0,10	37,00	8,04
9	9	6,63	1,26	122,11	39,45	0,27	0,05	40,33	3,57
10	4	7,60	0,74	117,50	43,12	0,17	0,02	38,25	2,75
11	5	8,02	1,72	112,20	72,10	0,24	0,01	39,25	2,36
12	11	8,03	1,59	139,36	24,21	0,25	0,08	36,15	2,59
13	7	8,08	1,16	129,42	36,44	0,26	0,08	38,50	1,67
14	8	6,46	1,65	111,85	33,44	0,20	0,07	37,01	5,05
15	7	7,27	1,63	124,16	17,34	0,20	0,08	37,10	4,16

Tabelle 2. Mittelwerte und Standardabweichung von TSH, 0', 30' und 60'

Gruppe	n	TSH 0' (μU/ml)		TSH 30' (μU/ml)		TSH 60' (μU/ml)	
		$\bar{x}$	SD	$\bar{x}$	SD	$\bar{x}$	SD
1	20	1,93	1,66	14,44	9,08	7,58	4,00
2	20	2,02	1,79	19,55	14,08	12,29	8,86
3	10	3,67	1,87	16,05	10,67	8,94	5,46
4	20	1,95	2,29	12,74	7,29	6,93	3,62
5	20	2,29	1,92	12,00	8,37	7,19	4,80
6	21	1,79	2,10	11,94	9,02	5,88	4,01
7	6	1,96	1,93	11,31	5,70	7,71	4,58
8	6	1,20	1,33	10,91	2,80	6,50	2,21
9	8	2,70	2,65	11,05	5,06	6,56	4,50
10	3	0,86	1,50	9,20	1,74	6,33	1,44
11	6	3,20	1,65	23,76	10,69	15,18	6,07
12	10	2,47	1,96	21,87	13,43	12,44	6,85
13	6	2,08	1,66	14,36	6,93	9,36	3,54
14	7	2,21	2,29	8,07	2,50	5,62	2,38
15	5	2,04	1,90	12,60	4,60	7,28	3,68

gabe in Form von „Vollsalz" (10 mg KJ/kg NaCl) hatten alle der Probanden erhalten. Die Kinder waren zum Zeitpunkt der Untersuchung wegen minimaler Erkrankungen oder zur Durchuntersuchung stationär aufgenommen. In keinem Fall lag eine schwere akute oder eine chronische Erkrankung vor. Patienten unter Langzeitmedikation und Kinder mit bekannten endokrinen Erkrankungen wurden ausgeschlossen. Folgende Altersgruppen wurden gebildet:

1: $^2/_{12}$–$^6/_{12}$ Jahre;
2: $^7/_{12}$–1 Jahr;
3: 2. Lebensjahr;
4: 3. Lebensjahr;
etc. – 15: 14. Lebensjahr.

Zwischen 8.00 und 9.00 Uhr morgens erfolgte bei den nicht nüchternen Patienten die erste Blutabnahme zur Bestimmung von T_4, T_3, rT_3, T_3U und TSH. Danach wurde 5 Mikrogramm TRH pro kg Körpergewicht als Bolus i. v. injiziert[1]. Aus liegender heparinisierter Kanüle wurde nach 30 und 60 min erneut Blut zur Bestimmung von TSH abgenommen. Die gewonnenen Sera wurden bis zur Untersuchung bei $-70\,°C$ tiefgefroren. Die Bestimmungen erfolgten sukzessive nach immunreaktiver Methode mittels kommerzieller Kits folgender Firmen:

Abbott (TSH), Biodata (rT_3), Byck (T_4, T_3) und Nuclear Medical Laboratories (T_3U).

Die statistischen Untersuchungen [6, 35] umfaßten:

1. die Erstellung der experimentellen Häufigkeitsverteilungen der einzelnen Parameter und deren kumulative Verteilungen,

2. die Beurteilung der Verteilungsform,

3. die Berechnung der Mittelwerte und Standardabweichungen für die einzelnen Altersgruppen,

4. den Test der Hypothese auf Verschiedenheit der Mittelwerte in Abhängigkeit von den Altersgruppen mittels F-Test,

5. die Berechnung der Mittelwerte und Standardabweichungen der Parameter für das Gesamtkollektiv,

6. die Berechnung des Quotienten rT_3/T_3,

7. die Berechnung der freien T_4RIA und T_3RIA Indices,

8. die Berechnung des Quotienten T_4/T_3.

_____

1 Relefact TRH Hoechst, freundlicherweise von der Hoechst AG zur Verfügung gestellt

Tabelle 3. Zusammenstellung der Mittelwerte, Standardabweichungen und Normalwertbereiche für die peripheren Schilddrüsenparameter

n	Alter	T_4 (µg/dl)	T_3 (ng/dl)	rT_3 (ng/ml)	TSH (µU/ml) 0'	30'	60'	TRH
182	$^2/_{12}$a–14a	8,05± 2,01	106,8± 33,8	0,27±0,09	2,25±1,96	14,33± 9,29	8,33± 5,16	5 µg/kg
		6,04 – 12,07	73,9 – 174,4	0,18 – 0,44	0,0 – 6,16	5,04 – 32,91	3,17 – 18,65	

T_4: 1 µg/dl = 12,87   nmol/l
T_3: 1 ng/dl = 0,01536 nmol/l
rT_3:1 ng/ml = 1,536   nmol/l

Ergebnisse

Die Mittelwerte und Standardabweichungen der einzelnen Parameter jeder Altersgruppe sind in den Tabellen 1 und 2 angegeben. Kein Parameter zeigt signifikante Mittelwertsunterschiede; lediglich für T_3U fanden sich mittels *F*-Test Unterschiede, wobei jedoch eine genaue Verifikation zufolge einiger zahlenmäßige kleiner Gruppen nicht möglich ist.

Die Häufigkeitsdiagramme der bestimmten Parameter zeigen asymmetrische Verteilungen (rechtsschief, keine Normalverteilung); ganz besonders abweichend sind die Verteilungen der TSH-Werte. Die Mittelwerte und Standardabweichungen des Gesamtkollektivs sind in Tabelle 3 angeführt. (Um der asymmetrischen Verteilungsform Rechnung zu tragen, wurde das Werteintervall [μ–1 Sigma, μ+2 Sigma als Normalbereich definiert [35]].

Die Quotienten rT_3/T_3, T_4/T_3 und die freien T_3RIA- und T_4RIA-Indices für die einzelnen Altersgruppen sowie das Gesamtkollektiv gehen aus Tabelle 4 hervor.

Tabelle 4. Abgeleitete Schilddrüsenparameter, Mittelwerte und Standardabweichungen

Gruppe	rT_3/T_3	T_4/T_3	FT_3I	FT_4I
1	0,26	80	3,26	0,26
2	0,22	70	3,40	0,24
3	0,38	90	2,84	0,26
4	0,28	90	2,85	0,27
5	0,29	80	3,02	0,23
6	0,33	100	2,48	0,24
7	0,28	70	3,30	0,22
8	0,24	70	3,44	0,24
9	0,22	50	3,02	0,16
10	0,15	60	3,07	0,20
11	0,21	70	2,86	0,20
12	0,18	60	3,86	0,22
13	0,20	60	3,36	0,21
14	0,18	60	3,02	0,17
15	0,16	60	3,34	0,20
$\bar{x}\pm SD$	0,24±0,025	70±20	3,14±0,63	0,22±0,05

$$FT_3I = \frac{T_3 - RIA}{T_3U} \quad FT_3I = \frac{T_4 - RIA}{T_3U}$$

Diskussion

Bei der Auswahl des Kollektivs unserer Studie wurde berücksichtigt, daß bereits von zahlreichen Autoren Untersuchungen der Schilddrüsenfunktion im Neugeborenen- und frühen Säuglingsalter durchgeführt wurden [1, 3, 12, 21, 36]. Aus diesem Grund erfaßten wir erst Kinder ab dem zweiten Lebensmonat. Die obere Altersgrenze von 14 Jahren entspricht dem Höchstalter der an unserer Klinik stationär aufgenommenen Kinder. Auf die Geschlechtsverteilung wurde weder bei der Auswahl noch bei der Auswertung Rücksicht genommen, da keine unterschiedliche Höhe der zirkulierenden Schilddrüsenhormone zu erwarten war und gefunden wurde [19, 23].

Bei den Probanden unserer Studie handelte es sich zwar durchwegs um hospitalisierte Kinder, deren Aufnahme aber nur wegen minimaler Erkrankungen oder zur Durchuntersuchung erfolgt war. Schwer akut oder chronisch kranke Patienten, nicht essende Kinder, Patienten unter medikamentöser Langzeittherapie oder mit endokrinen Erkrankungen waren exkludiert.

Verschiedene Autoren konnten nachweisen, daß es im Rahmen von akuten schweren oder chronischen Erkrankungen, im Hungerzustand sowie Operationen zu einer Reduktion der aktiven Schilddrüsenhormone T_4 und T_3 und zu einem Anstieg von rT_3 kommt [2, 5, 13, 15–17, 45]. Dies wird einerseits damit erklärt, daß zu-

folge eines "alternative pathway" bei der peripheren Monodejodierung von T_4 zu T_3 und rT_4 eine vermehrte Produktion von rT_3 erfolgt [13, 15, 32, 33]; andererseits wird die Möglichkeit diskutiert, die rT_3-Erhöhung könne durch dessen reduzierte Degradierung zu 3,3'-Dijodthyronin (T_2) bedingt sein [31]. Inwieweit rT_3 und T_2 selbst hormonell aktiv sind, ist zur Zeit nicht völlig geklärt [39]. Auch das Verhalten des Hypothalamus-Hypophyse-Schilddrüse-Regulationsmechanismus dabei ist nicht genau bekannt; vereinzelt wurden TSH-Schwankungen angegeben [2]. Sowohl vom TSH als auch vom T_4 und T_3 sind – wenn auch nur geringe – circadiane Schwankungen der Serumspiegel beschrieben [47]. Im Protokoll unserer Studie war deshalb der Untersuchungsbeginn generell zwischen 8.00 und 9.00 Uhr morgens festgelegt.

Die Serum-Thyroxinspiegel scheinen in unserer Studie mit zunehmendem Alter abzusinken. Eine Beurteilung der fallenden Regressionsgeraden ist jedoch nicht möglich, weil die Angabe eines Konfidenzintervalls für die Mittelwerte eine Normalverteilung der Parameter voraussetzt und die Standardabweichung unabhängig vom Alter sein muß [6, 35]. Beide Bedingungen sind nicht erfüllt; eine Regressionsgerade mit linearem Koeffizienten nicht ableitbar. Die T_4-Mittel sind bis zum 14. Lebensjahr nicht signifikant unterschiedlich

Tabelle 5. Zusammenstellung der von verschiedenen Autoren erstellten Normwerte

Autor	n	Alter	T_3 (µg/dl) $X \pm SD$	T_3 (ng/dl) $X \pm SD$	rT_3 (ng/ml) $X \pm SD$	TSH (µU/ml)0' $X \pm SD$	30' $X \pm SD$	60' $X \pm SD$	TRH
Binet (1971)	121	$^4/_{12} - 16$a				$4,73 \pm 2,47$			
Foley (1972)	20	$4 - 13$a				$1,7 \pm 1,8$	$21,5 \pm 8,3$		7 µg/kg
AvRuskin (1973)	150	$1 - 3$a		$124 \pm 8,3$					
		$3 - 4$a		$138 \pm 2,6$					
		$5 - 7$a		$142 \pm 4,7$					
		$8 - 10$a		$132 \pm 4,4$					
		$11 - 13$a		$134 \pm 5,9$					
Rubenstein (1973)	9	$5 - 9$a		$140,8 \pm 7,4$					
	21	$10 - 14$a		$132,6 \pm 6,6$					
	11	$15 - 19$a		$108,6 \pm 4,2$					
Duteau (1974)	60	$^1/_{12} - 15$a		139 ± 32					
	10					$5,45 \pm 0,91$	$18,8 \pm 4,55$		200 µg
Zabransky (1974)	40	$2 - 15$a				bis 3	11 ± 5	8 ± 5	200 µg
Corcoran (1977)	112	$^1/_{12} - 9$a	$10 \pm 2,5$	194 ± 35					
Fisher (1977)	195	$1 - 15$a	11,0 (1a) bis 7,6 (15a)	176 (1a) bis 125 (15a)	0,31 (1a) bis 0,43 (15a)	1,9			
Hesch (1977)	41	$^1/_{12} - 12$a	$10,25 \pm 1,62$	162 ± 35					

(Tabelle 1). Gleichbleibende T_4-Konzentrationen fanden auch Corcoran bei Kindern bis zum Alter von neun Jahren ($10 \pm 2,5$ µg/dl) und Hesch bis zum 12. Lebensjahr ($10,25 \pm 1,62$ µg/dl); bei älteren beobachteten sie eine Regression [19, 29]. Fisher gibt für sein Kollektiv einen steten T_4-Abfall vom ersten Lebensjahr (Mittel 11,0 µg/dl) bis zum 15. Lebensjahr (Mittel 7,6 µg/dl) mit einer gleichzeitigen progredienten Erniedrigung des thyroxinbindenden Globulins (TBG) an [23]. Dieser gleichzeitige TBG-Abfall wird von anderen Autoren bestätigt, allerdings erst zur Zeit der Pubertät [27, 29].

Bei den Serum-T_3-Konzentrationen konnten wir in unserem Kollektiv bis zum 14. Lebensjahr keinen Trend beobachten und auch keine statistisch signifikanten altersabhängigen Unterschiede ermitteln (Tabelle 1).

In der Literatur liegen auch über die T_3-Serumspiegel für das Kindesalter unterschiedliche Angaben vor. So fand Fisher vom ersten Lebensjahr (Mittelwert 176 ng/dl), bis zum 15. Lebensjahr (Mittelwert 125 ng/dl) stetig sinkende Werte, ebenso auch Rubenstein, der einen Abfall von 5,1 ng/dl pro Dekade angibt [23, 42]. Corcoran und Hesch beobachteten bis neun bzw. zwölf Jahre konstante Spiegel von T_3 und danach einen signifikanten Abfall [19, 29]. AvRuskin und Duteau geben bis zum Alter von 13 bzw. 15 Jahren unverändert bleibende Werte an [4, 20]. Der von uns als Norm für T_3 angegebene Bereich (Tabelle 3; 73,9–174,4 ng/dl) paßt gut zu den von Duteau, Hesch, AvRuskin und auch von Fisher erhobenen (Tabelle 5), [4, 20, 23, 29]. Corcoran jedoch nennt wesentlich höhere Werte (194 ± 35 ng/dl), die er mit einer sorgfältigen Selektion gesunder Kinder erklärt; ebenso auch Garcia-Bulnes, der zusätzlich noch statistisch signifikante Unterschiede zwischen Knaben und Mädchen beobachtete [19, 25].

Für das reverse Trijodthyronin waren in unserer Studie in den verschiedenen Altersgruppen keine signifikanten Mittelwertsunterschiede nachweisbar (Tabelle 1). Ebenso ließ sich bei Beurteilung der Einzelwerte auch ein Trend nicht beobachten. Dazu konträre Angaben über den Verlauf der rT_3-Spiegel im Kindesalter liegen von Fisher vor [23]. Er fand einen kontinuierlichen Anstieg von im Mittel 0,31 ng/ml im ersten Lebensjahr bis 0,43 ng/ml im Mittel mit 15 Jahren. Stellt man die absoluten rT_3-Werte unserer Studie denen von Fisher gegenüber, so sind die Bereich weitgehend ähnlich (Tabelle 1 und 15); jedenfalls liegen die von uns gefundenen rT_3-Serumspiegel nicht über den von Fisher angegebenen, obwohl unsere Probanden zum Zeitpunkt der Untersuchung hospitalisiert waren. Zur Beurteilung der relativen Höhe der rT_3-Konzentrationen (und somit auch der Konversion von T_4 zu T_3 und rT_3 bzw. der Dejodierung von rT_3 zu T_2) erscheint uns der rT_3 zu T_3-Quotient wertvoll. Dies besonders zur Interpretation von Schilddrüsenhormonbestimmungen im Rahmen von pathologischen Zuständen (wie zum Beispiel bakterielle Infektionen, Malnutrition, Operation), die mit eventueller rT_3-Erhöhung einhergehen. Der für unser Kollektiv gefundene Mittelwert dieses rT_3/T_3-Quotienten beträgt $0,24 \pm 0,025$ (Tabelle 4). Sicherlich aber bedarf es weiterer Untersuchungen, um über den im Kindesalter zeitlich unterschiedlichen Ablauf der Bildung von rT_3 aus T_4 Angaben machen zu können.

Anstelle der Bestimmung des Thyroxin bindenden Globulins (TBG) und des Thyroxin bindenden Praealbumins (TBPA) kann der T_3Uptake (T_3U) als Parameter der Transportproteinfunktion verwendet werden. In unserer Studie waren die Mittelwerte von T_3U der einzelnen Altersgruppen voneinander unterschiedlich (Tabelle 1), wobei aber, wie bereits angeführt, eine genaue Verifikation nicht möglich ist.

Der Nadir liegt mit $31,8\% \pm 2,6$ in der Altersgruppe 3 (zweites Lebensjahr) und steigt dann an; der Maximalwert findet sich mit $40,3\% \pm 3,6$ in der Gruppe 9 (achtes Lebensjahr). Warum in unserer Studie die Ergebnisse dieses Parameters differieren,

T$_4$ und T$_3$ aber statistisch konstant sind, können wir derzeit nicht interpretieren. Der Vergleich der Ergebnisse mit denen anderer Laboratorien ist deshalb erschwert, da die Resultate unterschiedlich errechnet werden [30]. Fisher und Bravermann geben für das Kindesalter konstante Werte an [11, 23].

Die basalen Serumkonzentrationen von Thyrotropin (TSH) finden wir, gleich wie Binet, Foley, Zabransky und Duteau in den einzelnen Altersgruppen nicht unterschiedlich [9, 20, 24, 48]. Auch die Meßergebnisse stimmen gut überein (Tabelle 2 und 5). Fischer erhob ebenfalls, obwohl er für sein Kollektiv mit zunehmenden Alter konstant absinkende Werte von T$_4$ und T$_3$ angibt, gleichbleibende basale TSH-Spiegel [23].

Der Hypothalamus-Hypophyse-Schilddrüse-Regulationsmechanismus wurde von keinem der genannten Autoren untersucht, die mit dem Alter abnehmende Konzentrationen von T$_4$ und T$_3$ beobachteten. Dieser Regulationsmechanismus hat sich als empfindlicher Parameter der Schilddrüsenfunktion gezeigt [7, 24, 41, 43]. Die Kenntnis der Normalen in diesem Regelkreis ist nicht nur für die Diagnose der Schilddrüsenfunktion selbst, sondern auch für den Behandlungsverlauf von Schilddrüsenerkrankungen von entscheidender Bedeutung [10, 26, 40, 43, 48].

Die durch Gabe von TRH (5 µg/kg Körpergewicht als Bolus i. v.) induzierte TSH-Sekretion kann als Maß für die Aktivität dieses Regelkreises gelten. Sie erreicht nach 30 min ihr Maximum und fällt dann ab, ist aber nach 60 min noch signifikant höher als vor der Stimulation [7, 48]. Die TSH-Spiegel 30 und 60 min nach TRH sind in unserem Kollektiv altersunabhängig (Tabelle 2). Der mittlere 30 Minutenwert beträgt 14,33 µU/ml, der mittlere 60 Minutenwert 8,33 µU/ml. Obwohl die von den anderen Autoren verwendeten Stimulationsdosen von TRH unterschiedlich sind, können die Ergebnisse insofern miteinander verglichen werden (Tabelle 3 und 5), als von TRH eine Dosis-Wirkungsbeziehung bekannt ist [7, 28] und mit 5 µg TRH/kg Körpergewicht i. v. bereits eine maximale Stimulation erfolgt. Die von Duteau, Foley und Zabransky angegebenen Maximalwerte korrelieren gut mit den von uns gefundenen [20, 24, 48]. Unsere Ergebnisse sprechen dafür, daß der Hypothalamus-Hypophyse-Schilddrüsenregelkreis vom zweiten Lebensmonat bis zum 14. Lebensjahr unverändert bleibt.

Die zusammenfassende, vergleichende Interpretation ist schwierig, da zahlreiche, voneinander sehr differierende (eventuell statistisch bedingte?) Ergebnisse vorliegen (Tabelle 5). Allgemein findet man, daß die T$_4$- und T$_3$-Serumkonzentrationen bei Erwachsenen tiefer liegen, als im Kindesalter. Der Zeitpunkt aber, bis zu dem höhere Serumspiegel bestehen, wird unterschiedlich angegeben; Fisher und Rubenstein geben bereits ab dem ersten Lebensjahr eine Regression an [23, 24]; andere Autoren aber beobachteten konstante Spiegel (Corcoran neun Jahre, Hesch zwölf Jahre, AvRuskin 15 Jahre, unsere Studie 14 Jahre) [4, 19, 29].

Die TSH-Basalwerte hingegen werden von allen Autoren als jenseits der Neonatalperiode altersunabhängig und gleichbleibend angegeben [9, 23, 24, 44]. Wir fanden, daß auch die Aktivität des Hypothalamus-Hypophyse-Schilddrüse-Regelkreises im Kindesalter ab dem zweiten Lebensmonat unverändert ist. Foley und Sawin geben für das Erwachsenenalter ebenfalls keine Veränderungen an [24, 44]. Es scheint somit, daß dieser Regelkreis nicht die Ursache für die unterschiedlich hohen T$_4$- und T$_3$-Konzentrationen sein kann, sondern diese durch ein altersabhängig verschiedenes Ansprechen der Zellen auf TSH-rezeptor- oder -mediatorbedingt verursacht werden könnten [23].

Herrn PD Dr. K. Zuppinger danken wir für die kritische Durchsicht des Manuskriptes.

Literatur

1. Abuid, J.L., Klein, A.H., Foley, T.P., Larsen, P.R.: Total and free trijodthyronine and thyroxine in early infancy. J. Clin. Endocrinol. Metab. **39**, 263 (1974)
2. Adami, H.O., Johansson, H., Thoren, L., Wide, L. Akerström, G.: Serum levels of TSH, T$_3$, rT$_3$, T$_4$, and T$_3$U in surgical trauma. Acta Endocrinol. (Kbh.) **88**, 482 (1978)
3. Andersen, H.: Neonatal screening for hypothyroidism. Helv. Paediatr. Acta **32**, 285 (1977)
4. AvRuskin, T.W., Shiching Tang, Shenkman, L., Mitsuma, T., Hollander, L.S.: Serum T$_3$ concentration in infancy, childhood, adolescense and pediatric thyroid disorders. J. Clin. Endocrinol. Metab. **37**, 235 (1973)
5. Bermudez, F., Surks, M.I., Oppenheimer, J.H.: High incidence of decreased serum trijodthyronine concentrations in patients with nonthyroidal disease. J. Clin. Endocrinol. Metab. **41**, 27 (1975)
6. Bevington, P.R.: Data reduction and error analysis for the physical sciences. New York: McGraw-Hill 1969
7. Beyer, J., Happ, J., Kollmann, F., Menzel, H., Grabs, V., Althoff, D., Leonhardi, B.: Der TRH-Test bei Kindern mit Hyperthyreose, primärer und sekundärer Hypothyreose, sowie klinisch euthyreoten Strumen. Dtsch. Med. Wochenschr. **99**, 1901 (1974)
8. Bernal, J., Refetoff, S.: The action of thyroid hormones. Clin. Endocrinol. (Oxf.) **6**, 227 (1977)
9. Binet, E., Sizonenko, P.C., Job, J.C.: Resultats du dosage Radioimmunologique de la TSH dans le plasme chez l'enfant normal. Arch. Fr. Pediatr. **28**, 179 (1971)
10. Borkenstein, M., Falk, W.: Angeborene Hypothyreose: Diagnose, Therapie und Verlaufskontrollen. Therapiewoche **29**, 1150 (1979)
11. Braverman, L.E., Dawber, N.A., Ingbar, S.: Observations concerning the binding of thyroid hormones in sera of normal subjects of varying age. J. Clin. Invest. **45**, 1273 (1966)
12. Brock Jakobsen, B., Andersen, H.J., Peitersen, B., Dige-Petersen, H., Hummer, L.: Serum levels of thyrotropin, T$_4$ and T$_3$ in fullterm, SFD and preterm newborn babies. Acta Paediatr. Scand. **66**, 681 (1977)
13. Burger, A., Nicod, P., Suter, P., Vallotton, M.B., Vagenakis, A., Braverman, L.: Reduced active thyroid hormone levels in acute illness. Lancet **1976 I**, 653
14. Burgus, R., Dunn, T.F., Desidero, D., Ward, D.N., Vale, W., Guillemin, R.: Characterisation of hypothalamic hypophysiotropic TSH-releasing factor. Nature **226**, 321 (1970)
15. Burr, W.A., Black, E.G., Griffiths, R.S., Hoffenberg, R., Mainhold, H., Wenzel, K.W.: Serum trijodthyronin and reverse trijodthyronin concentrations after surgical operations. Lancet **1975 II**, 1277
16. Carter, J.N., Eastman, C.J., Corcoran, J.M., Lazarus, L.: Effect of severe chronic illness on thyroid function. Lancet **1974 II**, 971

17. Carter, J.N., Corcoran, J.M., Eastman, C.J., Lazarus, L.: Serum T_3 and T_4 levels in sick children. Pediatrics **58**, 776 (1976)

18. Comittee on nomenclature of the American Thyroid Association: Revised nomenclature for tests of thyroid hormones in serum. J. Clin. Endocrinol. Metab. **42**, 595 (1976)

19. Corcoran, J.M., Eastman, C.J., Carter, J.N., Lazarus, L.: Circulating thyroid hormone levels in children. Arch. Dis. Child. **52**, 716 (1977)

20. Duteau, G., Bayard, F., Bennet, P., Rochiccioli, P.: Dosage Radioimmunologique de la T_3 chez l'enfant normal et dans differentes circonstances pathologiques. Arch. Fr. Pédiatr. **31**, 861 (1974)

21. Erenberg, A., Phelps, D., Lam, R.W., Fisher, D.A.: Total and free thyroxine and trijodthyronine concentrations in the newborn period. Pediatrics **53**, 211 (1974)

22. Fisher, D.A.: Advances in the laboratory diagnosis of thyroid disease. J. Pediatr. **82**, 1 (1973)

23. Fisher, D.A., Sack, J., Oddie, T.H., Pekary, A.E., Hershman, J.M., Lam, R.W., Parslow, M.E.: Serum T_4, TBG, T_3U, T_3, reverse T_3 and TSH concentrations in children 1–15 years of age. J. Clin. Endocrinol. Metab. **45**, 191 (1977)

24. Foley, T.P., Owings Janice, Hayford, J.H., Blizzard, R.M.: TSH Responses to TRH in children. J. Clin. Invest. **51**, 431 (1972)

25. Garcia-Bulnes, G., Cervantes, C., Cerbon, M.A., Tudon, H., Argole, R.M., Parra, A.: Serum TSH, T_3 and T_4 by RIA during childhood and adolescence. Acta Endocrinol. (Kbh.) **86**, 742 (1977)

26. Golden, M.P., Kaplan, S.A., Lippe, S.M., Lee, W.N.P.: Value of simultaneous T_3, T_4 and TSH measurements for management of Grave's disease in children. Pediatrics **59**, 762 (1977)

27. Goldsmith, R.E., Rauh, J.L., Kloth, R., Dahlgren, J.: Observations on the relationship between the maximal thyroxine binding capacities of thyroxinebinding inter alpha globulin and thyroxinbinding prealbumin, the serum bound jodine concentration and sexual maturity in adolescents. Acta Endocrinol. (Kbh.) **54**, 494 (1967)

28. Haigler, E.D., Hershman, J.M., Pittman, J.A.: Response to synthetic TRH in man. Clin. Res. **19**, 373 (1971)

29. Hesch, R.D., Gatz, J., Jüppner, H., Stubbe, P.: TBG Dependency of age related variations of T_4 and T_3. Horm. Metab. Res. **9**, 141 (1977)

30. Horn, D.B.: Available assays for serum thyroxine and for serum uptake tests. J. Clin. Pathol. **28**, 218 (1975)

31. Hüfner, M., Grussendorf, M.: Correlation of rT_3 and T_2 plasma concentrations under physiological and experimental conditions in man. Acta Endocrinol. (Kbh.) **89**, 679 (1978)

32. Huenges, R., Rager, K.: In vitro Tests zur Beurteilung der kindlichen Schilddrüsenfunktion, insbesondere im Neugeborenenalter. Klin. Wochenschr. **51**, 50 (1973)

33. Ingbar, S.H., Braverman, L.E.: Active form of the thyroid hormone. Annu. Rev. Med. **26**, 443 (1975)

34. Kendall-Taylor, P.: Thyroid function and disease. In: Recent advances in endocrinology and metabolism. Riordan, J.H.L.O. (ed.). Edinburg: Churchill Livingstone 1976

35. Kreyszig, E.: Statistische Methoden und ihre Anwendungen. Göttingen: Vandenhoek und Ruprecht 1968

36. Lüders, D., Hesch, R.D.: T_4 und T_3 Bestimmungen sowie Thyroid-Bindungs Index und Freier Thyroid Index bei Neugeborenen. Monatsschr. Kinderheilkd. **125**, 94 (1977)

37. Nair, R.M.G., Barrett, J.F., Bowers, C.Y., Schally, A.V.: Structure of porcine thyrotropin releasing hormone. Biochemistry **9**, 1103 (1970)

38. O'Halloran, T., Webster, H.L.: Thyroid function assays in infants. J. Pediatr. **81**, 916 (1972)

39. Papavasiliou, S.S., Martial, J.A., Latham, K.R., Baxter, J.D.: Thyroid Hormone like Actions of 3,3′,5′-L-Trijodthyronine and 3,3′-Dijodthyronine. J. Clin. Invest. **60**, 1230 (1977)

40. Rager, K., v. Puttkamer, K.: Überwachung der Substitutionsbehandlung von Hypothyreose an Hand der Serumspiegel von T_3 und TSH mit und ohne TRH Gabe. Monatsschr. Kinderheilkd. **124**, 394 (1976)

41. Rothenbuchner, G., Birk, J., Loos, U., Rapdis, S., Pfeiffer, E.F.: Die TSH Bestimmung. Der empfindlichste Parameter in der Diagnose und Therapie der Schilddrüsenerkrankungen. Therapiewoche **26**, 2105 (1976)

42. Rubenstein, H.A., Butler, V.P., Werner, S.C.: Progressive decrease in serum trijodthyronine concentrations with human ageing; radioimmunoassay following extraction of serum. J. Clin. Endocrinol. Metab. **37**, 247 (1973)

43. Sato, T., Suzuli, Y., Taketani, T., Ishiguro, K., Nakajima, H.: Age related change in pituitary threshold for TSH release during T_4 replacement therapy for Cretinism. J. Clin. Endocrinol. Metab. **44**, 553 (1977)

44. Sawin, C.T., Hershman, J.M.: The TSH response to TRH in young adult men. J. Clin. Endocrinol. Metab. **42**, 809 (1976)

45. Spaulding, S.W., Chopra, I.J., Sherin, R.S., Lyall, S.S.: Effect of caloric restriction and dietary composition on serum T_3 and reverse T_3 in man. J. Clin. Endocrinol. Metab. **42**, 197 (1976)

46. Takeya, T., Sato, T., Nakajima, H.: Serum trijodthyronine levels in normal children. Clin. Endocrinol. (Tokyo) **22**, 987 (1974)

47. Weeke, J., Gundersen, H.J.G.: Circadian and 30 minutes variations in serum TSH and thyroid hormones in normal subjects. Acta Endocrinol. (Kbh.) **89**, 659 (1978)

48. Zabransky, S.: Welche Bedeutung hat die Bestimmung des TSH im Plasma für die Diagnostik und Verlaufskontrolle der Schilddrüsenfunktion. Monatsschr. Kinderheilkd. **122**, 617 (1974)

Dr. M. Borkenstein
Universitäts-Kinderklinik
Auenbruggerplatz
A-8036 Graz

Monatsschr. Kinderheilkd. 128, 428–431 (1980)

Monatsschrift für
Kinderheilkunde
© by Springer-Verlag 1980

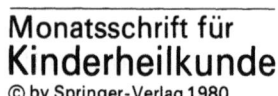

Computertomographische Detailhinweise
bei neurologischen Funktionsstörungen des ZNS in der Neugeborenenperiode*

F. Kotlarek[1] und H. Zeumer[2]

[1] Abteilung Kinderheilkunde (Vorstand: Prof. Dr. H. Schönenberg) und
[2] Abteilung Neurologie (Vorstand: Prof. Dr. K. Poeck) der Medizinischen Fakultät der RWTH Aachen

Computertomographical Details
of Neurological Syndromes in the Newborn Period

Summary. 57 premature and full-term newborn infants suffering from a perinatal asphyxia were neurologically and computertomographically examined during their first two weeks of life. No pathognomonical morphological patterns were found comparing the neurological syndromes with the computertomographic results. However, characteristical morphologic findings were obtained related to gestational age and typical neurological syndromes of the newborn period. The cranial computerized tomography permits in many cases a localized topical diagnosis and early prognosis. These morphological findings can have therapeutical consequences.

Key words: Neurological syndromes in the newborn period – Cranial computerized tomography.

Zusammenfassung. 57 Früh- und Neugeborene mit einer perinatalen Asphyxie wurden innerhalb der ersten 14 Lebenstage neurologisch und computertomographisch untersucht. Ein Vergleich der verschiedenen neurologischen Syndrome mit den computertomographischen Befunden ergab keine pathognomonischen morphologischen Muster, jedoch fanden sich in Abhängigkeit vom Gestationsalter und der veränderten Erregbarkeit des ZNS durchaus charakteristische morphologische Veränderungen. Die craniale Computertomographie ermöglicht in vielen Fällen eine topisch-lokalisatorische Diagnose und frühe Prognose. Der morphologische Befund kann auch therapeutische Konsequenzen haben.

Schlüsselwörter: Funktionsstörungen des ZNS beim Neugeborenen – Craniale Computertomographie.

Die Prognose neurologischer Funktionsstörungen aufgrund einer hypoxisch oder traumatisch verursachten perinatalen Encephalopathie ist ein tägliches Problem in der Neonatologie, welches jeder Pädiater mehr oder weniger empirisch löst.

Zwar erlaubt die Zusammenfassung einzelner neurologischer Zeichen und Ausfälle zu Syndromen eine gewisse statistische Aussage über die Entwicklungsaussichten neurologisch abnormer Neugeborener [6, 14, 16], das Ausmaß einer etwaigen Hirnschädigung ist jedoch allein mit der neurologischen Untersuchung wegen der cortikalen Unreife nicht sicher zu erfassen.

Mit der cranialen Computertomographie (CCT) ist eine nichtinvasive Methode entstanden, die insbesondere die Struktur der noch funktionsarmen cortikalen Hirngebiete und der Liquorräume sichtbar macht.

Es war das Ziel unserer Untersuchungen zu ermitteln, welche zusätzlichen Informationen die craniale Computertomographie bei neurologisch abnormen Neugeborenen geben kann.

Patieten und Methodik

Innerhalb von 20 Monaten wurden 57 Früh- und Neugeborene mit einer perinatalen Asphyxie (Apgar-Index 1′ p.p. ≦4) innerhalb der ersten 14 Tage nach dem von Prechtl u. Beintema [13] angegebenen Schema mehrfach neurologisch untersucht und in Abhängigkeit von der allgemeinen Erregbarkeit des ZNS und vom Muskeltonus bestimmten neurologischen Syndromen zugeordnet [15]. Bei 18 Früh- und Neugeborenen unter intensivmedizinischer Behandlung war jedoch eine standardisierte Neugeborenen-Untersuchung nicht möglich. In Anlehnung an Brown [2] wurden diese Kinder nach ihrem Muskeltonus beurteilt.

Die computertomographischen Untersuchungen am Siretom 2000 mit der hochauflösenden Matrix von 256 × 256 Bildelementen wurden innerhalb der ersten 14 Lebenstage durchgeführt. Bei einigen Neugeborenen (s. Patient Abb. 5) erfolgten die Untersuchungen noch mit einer weniger leistungsfähigen Bildmatrix von 128 × 128 Bildelementen (Siretom 1). Um Bewegungsartefakte bei der Durchführung der CCT zu vermeiden, wurden unruhige Kinder mit Phenobarbital i.m. sediert. Unter ständigem Herzfrequenz-Monitoring wurden im Regelfall pro Untersuchung zwei transversale Doppelschichten parallel zur Orbitomeatallinie durchgeführt.

Ergebnisse und Diskussion

In Tabelle 1 sind die Ergebnisse der cranialen Computertomograhie bei den verschiedenen neurologischen Syndromen in der Neugeborenenperiode aufgeführt.

---

* Nach einem Vortrag auf der 28. Tagung der Süddeutschen Kinderärzte, München, 19. und 20.5.1979

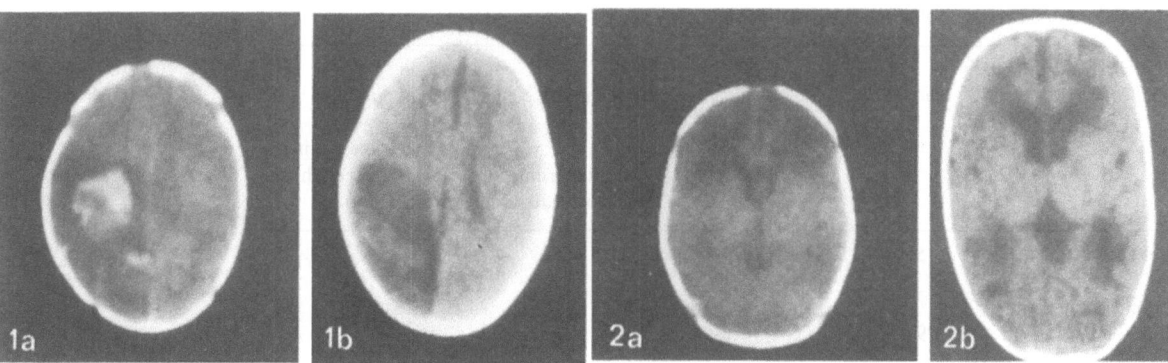

Abb. 1. a 4 Tage altes Neugeborenes mit einem Hyperexcitabilitäts-Syndrom und rechtsbetonten Krampfanfällen. Hochparietal links sind mehrere, zum Teil konfluierende Blutdepots zu erkennen. In der Umgebung der Blutdepots besteht ein Ödem Grad II. **b** Zustand im Alter von 17 Tagen. Neurologisch jetzt unauffälliger Befund. Vollständige Resorption der Blutung mit Verbleib eines scharf begrenzten zystischen Defekts hochparietal bis occipital links

Abb. 2. a 8 Tage altes Neugeborenes mit einem Apathie-Syndrom. Erhebliche Dichteminderung im frontalen Marklager. **b** Gleicher Patient im Alter von 3 Monaten. Neurologischer Befund: Fehlende Fixation, fehlende Kopfkontrolle. Immer noch deutliche Dichteminderung im Marklager bei schon erkennbaren regressiven Veränderungen mit Erweiterung der Seitenventrikel und leichter Hirnrindenatrophie

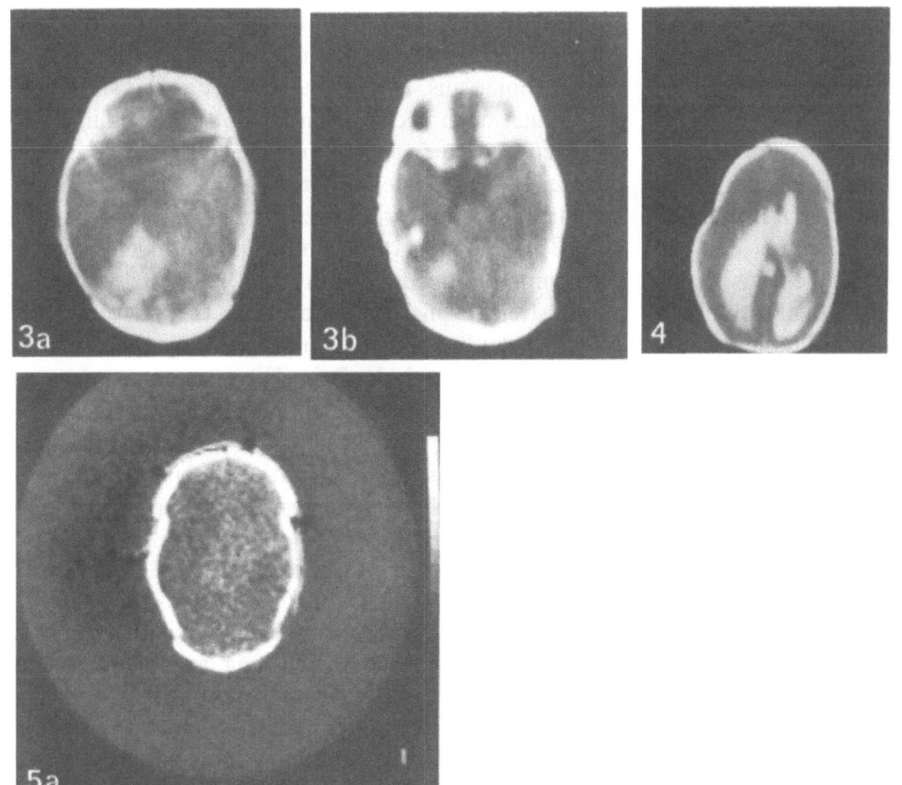

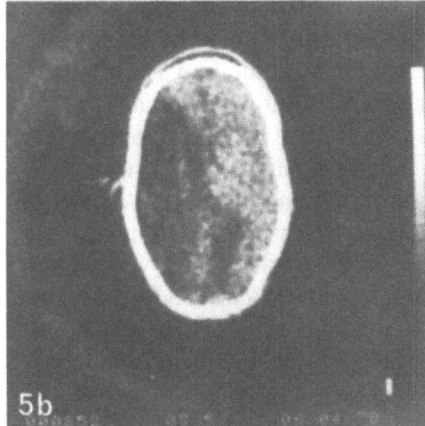

Abb. 3. a 3 Tage altes apathisches Neugeborenes mit Krampfanfällen. Subdurale Blutung in die hintere Schädelgrube, die in diesem Falle keiner operativen Behandlung bedurfte und **b** bei der Kontrolle im Alter von 2 Wochen sich schon weitgehend zurückgebildet hat

Abb. 4. 3 Tage altes beatmetes hypotones Frühgeborenes (32. Schwangerschaftswoche). Schwere, zum Tode führende intraventrikuläre Blutung

Abb. 5. a 7 Tage altes apathisches Neugeborenes mit einer armbetonten rechtsseitigen Hypotonie. Nachweis einer homogenen Dichteminderung im Bereich der linken Hemisphäre. Die Ventrikel sind nicht abgrenzbar. **b** Gleicher Patient im Alter von 8 Wochen. Neurologisch besteht eine armbetonte rechtsseitige Hypertonie. Die Verlaufskontrolle läßt einen sich demarkierenden linkshirnigen halbmondförmigen Defekt erkennen, der einer weitgehend resorbierten Nekrose im Versorgungsgebiet der linken A. cerebri media entspricht. Das Ventrikelsystem erscheint noch mittelständig und leicht vergrößert mit Betonung der Hinterhörner

Tabelle 1. CCT-Befunde von neurologischen Syndromen in der Neugeborenenperiode

Neurologische Syndrome in der Neugeborenenperiode	n	CCT-Ausgangsbefunde in der Neugeborenenperiode		
		Normbefund	Läsionen mit Dichteminderung (=Nekrose u./o. Ödeme)	Läsionen mit Dichtezunahme (=Blutung)
Hyperexcitabilität	15			
allein		6	1	0
mit Krämpfen		4	1	3
Apathie u./o. Hypotonie	29			
allein		4	9	7
mit Krämpfen		2	4	3
Coma	9	0	6	3
Hemisyndrom	4	0	2	2
Total	57	16	23	18

41 von 57 neurologisch auffälligen Früh- und Neugeborenen zeigen computertomographisch einen abnormen morphologischen Ausgangsbefund. Dabei sind Läsionen mit verminderter Dichte aufgrund hypoxisch nekrotisierender Veränderungen und Läsionen erhöhter Dichte durch Blutungen zu unterscheiden [9]. Neugeborene, die nur ein Hyperexcitabilitäts-Syndrom entwickeln, haben in der Regel einen normalen computertomographischen Befund. Treten jedoch Krampfanfälle komplizierend hinzu, finden sich bei einem Teil der Neonaten morphologische Veränderungen, insbesondere Blutungen mit unterschiedlicher Lokalisation, die in einer funktionsstummen Hirnregion durchaus ausgedehnt sein können. Bei dem in Abb. 1a dargestellten Neugeborenen führte eine intrauterine Asphyxie zur Beendigung der Geburt durch Vakuumextraktion. Die regressiven Veränderungen laufen ungewöhnlich schnell ab (Abb. 1b).

Dies ermöglicht eine frühe topische Prognose: da die Läsion bei dem hyperexcitablen Neugeborenen occipital der primären motorischen Area liegt, kann schon in der Neugeborenenperiode vermutet werden, daß sich keine Hemiparese entwickeln wird. Tatsächlich besteht im Alter von 8 Monaten bei dem unauffälligen Säugling keine motorische Halbseitensymptomatik.

Apathische Neugeborene und insbesondere hypotone Frühgeborene unter intensivmedizinischer Behandlung zeigen häufiger einen pathologischen als einen normalen computertomographischen Befund. Dabei findet sich insbesondere bei reifen Neugeborenen eine ausgeprägte Dichteminderung im frontalen und parietalen Marklager (Abb. 2a). Die Ursache der verminderten Gewebsdichte dürfte in einer hypoxischen Nekrose des Marklagers zu suchen sein.

Aufgrund neuropathologischer Untersuchungen ist bekannt, daß nach natalen Hypoxien durch den Blutdruckabfall in der Grenzzone arterieller Versorgungsgebiete (= periventrikuläres Marklager) Nervenzelluntergänge und Begleitödeme entstehen [1, 5]. Ein weiterer Hinweis für die Richtigkeit der Annahme einer

hypoxischen Nekrose ergibt sich aus der Verlaufsbeobachtung. Nach 2–3 Monaten drücken sich die schon erkennbaren regressiven Veränderungen in einer Erweiterung der Seitenventrikel und einer leichten Hirnrindenatrophie aus. Die Dichteminderung im Marklager ist immer noch nachweisbar (Abb. 2b). Die klinischen Folgen werden erst in Jahren sicherer erkennbar sein. Unser Patient zeigte im Alter von 6 Monaten eine erhebliche statomotorische Entwicklungsverzögerung.

Bei anderen apathischen Neonaten finden sich ausgedehnte Blutungen. Der in Abb. 3 dargestellte Befund unterstreicht insbesondere den therapieweisenden Aspekt der cranialen Computertomographie in der Neugeborenenperiode. Beim Hinzutreten von Apnoeanfällen und Hirnnervenlähmungen als Ausdruck zunehmenden Hirndrucks auf die Medulla oblongata hätte nur eine sofortige operative Beseitigung des Hämatoms den sicheren Tod des Kindes verhindern können.

Eine ganz andere Lokalisation der Blutung zeigen unreife, in der Regel beatmete Frühgeborene (Abb. 4). Das Auftreten von Makrophagen im bluthaltigen Liquor sichert zwar die Hirnblutung, sagt jedoch nichts über ihren Sitz und das Ausmaß aus [4, 12]. Dabei führen totale Ventrikeltamponaden in den von uns beobachteten Fällen bei unreifen Frühgeborenen immer zum Tode. Geringere Blutungen können überlebt werden [10]. Klinisch sind rezidivierende Apnoeanfälle, ein Abfall der Körpertemperatur und des Hämoglobins sowie eine zunehmende Apathie und Hypotonie auf eine intraventrikuläre Blutung verdächtig. Das Blutungsereignis tritt in der Regel zwischen dem 2. bis 5. Lebenstag ein. Es gibt mehrere Theorien zur Pathogenese der intraventrikulären Blutungen. Wahrscheinlich sind hypoxisch ausgelöste Zirkulationsstörungen in den cerebralen Gefäßen, die bis zur vollständigen Stase führen können, von entscheidender Bedeutung [3, 7, 17]. Die Stauung führt zunächst zu einer Blutung in die germinale Matrix [11] und dann in Abhängigkeit vom Ausmaß dieser Blutung zur intraventrikulären Ausbreitung. In unserem Krankengut sind die Frühgeborenen überrepräsentiert; so erklärt sich die relativ große Zahl von Blutungen unter den abnormen computertomographischen Befunden.

Erwartungsgemäß schwer und prognostisch infaust sind in der Regel auch die morphologischen Veränderungen bei komatösen Neonaten. Sie bestehen in einer globalen Dichteminderung als Ausdruck einer Encephalomalazie mit und ohne ausgedehnte multiple Blutungsherde [9].

Bei dem in Abb. 5a dargestellten Patienten wiesen rechtsseitige klonische Krampfanfälle und eine rechtsseitige armbetonte Hypotonie auf die kontralaterale Hemisphärenschädigung hin. Der motorische Cortex hat offenbar trotz seiner Unreife schon in der Neugeborenenperiode Einfluß auf den Tonus und die Motorik der Extremitäten. Unsere durch die Computertomographie gesicherten Erfahrungen bestätigen, daß man die Neugeborenenreflexe mit Erfolg benutzen kann, um Halbseitensymptome zu entdecken [15]. Mit Hilfe der Computertomographie kann dieser lokalisatorische Hinweis gesichert werden [8]. Der morphologische Befund spricht eindeutig für die Entstehung der Läsion in der perinatalen Phase. Die computertomographische Verlaufsbeobachtung gestattet auch hier eine frühe Prognose (Abb. 5b). Zur kausalen Pathogenese des Gefäßverschlusses kann die Computertomographie keine Aussage machen.

Für die Klinik ist die Beobachtung wichtig, daß von 16 Kindern mit computertomographischen Normbefunden ein reifes apathisches Neugeborenes und zwei unreife Frühgeborene in der Neugeborenenperiode aus cerebraler Ursache verstorben sind. Die Computertomographie ist daher nur verwertbar, wenn sie einen pathologischen Befund zeigt. Bei Läsionen im Hirnstammbereich, die z. B. zu einem vollständigen irreversiblen Funktionsausfall der medullären Steuerungszentren für Atmung und Kreislauf führen können, ist eine computertomographische Aussage nicht möglich. Wir meinen aber, daß der morphologische Befund bei einer großen Zahl von Früh- und Neugeborenen den neurologischen Befund erläutern kann und eine topisch-lokalisatorische Diagnose ermöglicht.

Diese kann einerseits therapeutische Konsequenzen haben und gestattet andererseits eine frühe prognostische Aussage. Wir sehen daher die Indikation zu einer Computertomographie in der Neugeborenenperiode gegeben, wenn anhaltende neurologische Funktionsstörungen vorliegen.

Literatur

1. Banker, B.Q., Larroché, J.C.: Periventricular leucomalacia of infancy: A form of neonatal anoxic encephalopathy. Arch. Neurol. **7**, 386–410 (1962)

2. Brown, J.K., Purvis, R.V., Forfar, J.O., Cockburn, F.: Neurological aspects of perinatal asphyxia. Dev. Med. Child. Neurol. **16**, 567–580 (1974)

3. Cole, V.A., Durbin, G.M., Olaffson, A., Reynolds, E.O.R., Rivers, R.P.A., Smith, J.F.: Pathogenesis of intraventricular hemorrhage in newborn infants. Arch. Dis. Child. **49**, 722–728 (1974)

4. Deonna, T., Payot, M., Probst, A., Prod'hom, L.S.: Neonatal cranial hemorrhage in premature infants. Pediatrics **56**, 1056–1064 (1975)

5. De Reuck, J., Chatta, A.S., Richardson, E.P.: Pathogenesis and evolution of periventricular leucomalacia in infancy. Arch. Neurol. **27**, 229–236 (1972)

6. De Souza, S.W., Richards, B.: Neurological sequelae in newborn babies after perinatal asphyxia. Arch. Dis. Child. **53**, 564–569 (1978)

7. Hambleton, G., Wigglesworth, J.S.: Origin of intraventricular hemorrhage in the preterm infant. Arch. Dis. Child. **51**, 651–659 (1976)

8. Kotlarek, F., Zeumer, H., Hörnchen, H.: Computed tomography of neonatal encephalopathies. Initial and follow-up studies (ab). Eur. J. Pediatr. **130**, 216 (1979)

9. Kotlarek, F., Zeumer, H., Hörnchen, H.: Computertomographische Untersuchungen bei Encephalopathien in der Neugeborenenperiode. Ausgangsbefunde und Verlaufsbeobachtungen. Neuropädiatrie (im Druck)

10. Krishnamoorthy, K.S., Fernandez, R.A., Momose, K.J., De Long, G.R., Moylan, F.M.B., Todres, I.D., Shannon, D.C.: Evaluation of neonatal intracranial hemorrhage by computerized tomography. Pediatrics **59**, 165–172 (1977)

11. Leech, R.W., Kohnen, P.: Subependymal and intraventricular hemorrhage in the newborn. Am J. Pathol. **77**, 465–475 (1974)

12. Papile, Lu-Ann, Burstein, J., Burstein, R., Koffler, H.: Incidence and evolution of subependymal and intraventricular hemorrhage: A study of infants with birth weights less than 1500 gm. J. Pediatr. **92**, 529–534 (1978)

13. Prechtl, H.F.R., Beintema, D.: The neurological examination of the newborn. London: William Heinemann Med. Books Ltd. 1964

14. Prechtl, H.F.R.: Prognostic value of neurological signs in the newborn infant. Proc. R. Soc. Med. **58**, 3–4 (1965)

15. Schulte, F.J., Michaelis, R., Filipp, E.: Neurologie des Neugeborenen. I. Mitteilung. Ursachen und klinische Symptomatologie von Funktionsstörungen des Nervensystems bei Neugeborenen. Z. Kinderheilkd. **93**, 242–263 (1965a)

16. Schulte, F.J., Filipp, E., Michaelis, R.: Neurologie des Neugeborenen. II. Mitteilung. Die Prognose von Funktionsstörungen des zentralen Nervensystems beim Neugeborenen. Z. Kinderheilkd. **93**, 264–276 (1965b)

17. Towbin, A.: Cerebral intraventricular hemorrhage and subependymal matrix infarction in the fetus and premature newborn. Am. J. Pathol. **52**, 121–140 (1968)

Dr. F. Kotlarek
Abteilung Kinderheilkunde der
Medizinischen Fakultät der RWTH
Goethestraße 27/29
D-5100 Aachen

Monatsschr. Kinderheilkd. 128, 432–434 (1980)

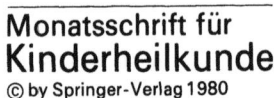

Monatsschrift für
Kinderheilkunde
© by Springer-Verlag 1980

Kasuistik

Glykogenose Typ I mit normaler Aktivität der Glucose-6-Phosphatase in vitro

H. Stegner[1], W. Evert[1] und G. Gaedicke[2]

[1] Universitäts-Kinderklinik Eppendorf, Hamburg, und
[2] Universitäts-Kinderklinik, Ulm

Glycogen Storage Disease Type I with Normal In Vitro Activity of Glucose-6-Phosphatase

Summary. A 4.5 months old girl was suspected to have Glycogenosis type I because of hepatomegalie and recurrent hypoglycemia. Liverbiopsy revealed a normal glycogen content and a normal in vitro activity of glucose-6-phosphatase. We then examined the carbohydrate metabolism and could demonstrate that in vitro the transfer of glucose-6-phosphate to glucose was blocked. We therefore conclude that a normal in vitro activity of glucose-6-phosphatase does not rule out the diagnosis of Glycogenosis type I. Evaluation of carbohydrate metabolism is an important tool in marking the diagnosis. We suggest to use the term *Glycogenosis type I B,* which some institutions already use for this disorder.

Key words: Glycogenosis – Hypoglycemia – Neutropenia.

Zusammenfassung. Wir berichten über einen 4½ Monate alten weiblichen Säugling, bei dem aufgrund der Leitsymptome Hepatomegalie und rezidivierende Hypoglykämien die Verdachtsdiagnose Glykogenose Typ I gestellt wurde. Nach einer Leberbiopsie, die sowohl einen normalen Glykogengehalt der Leber als auch eine normale in vitro Aktivität der Glucose-6-Phosphatase ergab, wurde die Diagnose revidiert. Die daraufhin durchgeführte Funktionsdiagnostik des Kohlenhydratstoffwechsels ergab aber eindeutig, daß in vivo die Umwandlung von Glucose-6-Phosphat in Glucose blockiert ist. Es muß daraus gefolgert werden, daß auch bei normaler in vitro Aktivität der Glucose-6-Phosphatase die Diagnose einer Glykogenose Typ I nicht ausgeschlossen ist. Die Funktionsdiagnostik des Kohlenhydratstoffwechsels gewinnt durch diese Beobachtung an Bedeutung. Als Bezeichnung der Erkrankung schlagen wir den vereinzelt schon gebräuchlichen Begriff *Glykogenose Typ I B* vor.

Schlüsselwörter: Glykogenose – Hypoglykämie – Neutropenie.

Glykogenosen sind autosomal rezessiv vererbt, seltene Enzymopathien des Kohlenhydratstoffwechsels. Ihre Häufigkeitsangaben schwanken erheblich [7, 14]. Für die Bundesrepublik wird eine Zahl von 1:113 000 angegeben, wovon der Typ I mit 30% am häufigsten vorkommt [15]. Leitsymptome der Erkrankung sind: rezidivierende Hypoglykämien, Hepatomegalie, Lactatazidose, Hyperurikämie und Hyperlipoproteinämie. Biochemisch handelt es sich beim Typ I um eine fehlende Aktivität der Glucose-6-Phosphatase in Leber, Nieren, Dünndarmmukose, Betazellen des Pankreas [9] und in den Thrombozyten [10]. Die Glucose-6-Phosphatase bewirkt die Umwandlung von Glucose-6-Phosphat in Glucose. Bei Fehlen des Enzyms kann weder eine Umwandlung von Glykogen, noch von Fructose und Galaktose in Glucose erfolgen. Es kommt neben den wegweisenden Hypoglykämien zu einem Lactatstau mit Lactatazidose. Zusätzlich kommt es über eine vermehrte Neusynthese von Purinen über die Aktivierung des Pentosephosphatzyklus und aufgrund der kompetitiven Hemmung der Harnsäureausscheidung durch Lactat zur Hyperurikämie. Eine gesteigerte Liponeogenese und verringerte Fettsäureelimination führt zur Hyperlipoproteinämie. Der Glykogengehalt der Leber ist meist erhöht. Als beweisend für die Diagnose gilt der Nachweis der fehlenden Enzymaktivität im Lebergewebe.

Im folgenden wird ein Fall beschrieben, der klinisch eindeutig als Glykogenose Typ I imponierte, bei dem aber in vitro normale Aktivitäten der Glucose-6-Phosphatase im Lebergewebe gefunden wurden.

Kasuistik

Es handelt sich um einen 4½ Monate alten weiblichen Säugling. Die Leitsymptome waren Hepatomegalie und rezidivierende Hypoglykämien. Die Leber war 7 cm unterhalb des Rippenbogens, die Milz war eben anstoßend tastbar. Körperlänge mit 63 cm und Körpergewicht mit 6670 g altersgemäß. Es bestand eine hypotone statomotorische Entwicklungsverzögerung.

Laborchemische Befunde: Blutzucker-Tagesprofil unter der schon auswärts begonnenen diätetischen Behandlung mit 10 Mahlzeiten: der niedrigste Wert lag

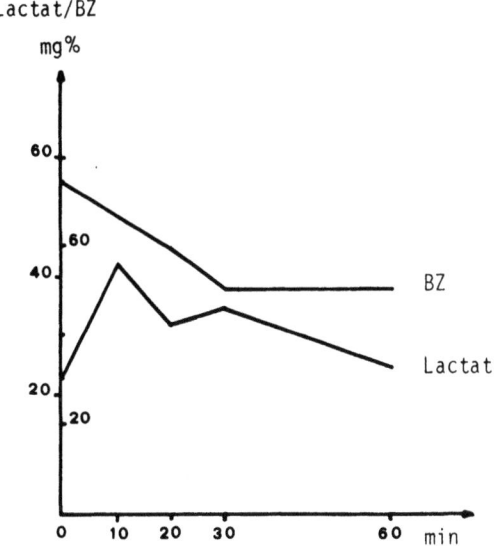

Abb. 1. Glucagon-Test (0,5 mg/kg i.v. bei 0′)

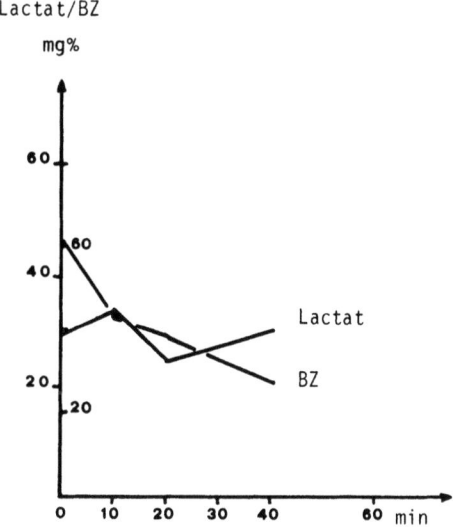

Abb. 3. Fructosebelastung (60 ml i.v. bei 0′)

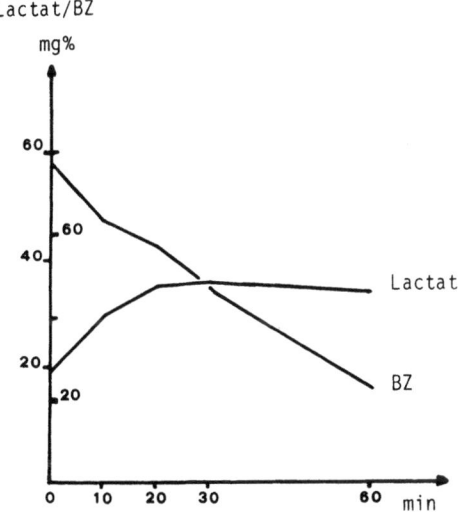

Abb. 2. Galaktosebelastung (350 mg/kg i.v. bei 0′)

bei 20 mg/dl, Lactat 33,3 mg/dl (n bis 16 mg/dl), Pyruvat 2,0 mg/dl (n bis 0,6 mg/dl), Harnsäure 450 µmol/l, Triglyzeride 225 mg-%, der Quickwert war mit 44% vermindert, der Säure-Basen-Haushalt ausgeglichen. Rotes Blutbild o. B., weißes Blutbild bei Aufnahme: Leukozytose von 16 700 bei relativer Lymphozytose von 86% und Neutropenie von 6%. Thrombozyten im Normbereich. Elektrolyte und Transaminasen im Normbereich.

Die Leberbiopsie ergab einen normalen Glykogengehalt der Leber. Ebenso lagen die Aktivitäten der Glucose-6-Phosphatase, der Amylo-1-6-Glucosidase mit PLD und mit Glycogen im Normbereich [1]. Die histologische Untersuchung des Leberpunktats ergab das Bild einer herdförmigen Parenchymverfettung. Damit hielten wir eine Glykogenose Typ I und III zunächst für ausgeschlossen.

---

1   Wir danken Prof. Schaub für die Durchführung der Bestimmung

Die daraufhin durchgeführte Funktionsdiagnostik des Kohlenhydratstoffwechsels hatte folgende Ergebnisse: *Glukagon-Test:* Nach Gabe von Glukagon 0,50 mg/kg KG i.v. kam es zu keinem Blutzuckeranstieg, Lactat stieg jedoch bis auf 40,5 mg/dl an (Abb. 1). *Galaktose-Belastung:* Es wurden 350 mg Galaktose/kg KG oral gegeben. Darunter sank der Blutzuckerspiegel ab und es kam ebenfalls zu einem Lactatanstieg (Abb. 2). *Fructose-Belastung:* Bei abfallendem Blutzuckerspiegel kam es ebenfalls zum Lactatanstieg (Abb. 3). *Orale Leucin-Belastung:* 150 mg/kg KG Leucin. Darunter rascher Blutzuckerabfall, so daß der Test abgebrochen werden mußte. *Insulinwerte:* Der Nüchternwert lag unter 3 mU/l. 30 min postprandial Anstieg auf 17 mU/l. *Tolbutamid-Test:* Nach Gabe von Tolbutamid steigt der Insulinspiegel bis auf 29 mU/l an. Darunter kommt es gegenregulatorisch zum Anstieg von STH von basal, 1,6 mU/l bis auf 11,0 mU/l nach 30 min.

Das Plasmacortisol war im Normbereich. Aminosäuren im Serum ebenfalls im Normbereich.

Da alle Funktionsproben des Kohlenhydratstoffwechsels darauf hinwiesen, daß die Störung in der Umwandlung von Glucose-6-Phosphat in Glucose liegen mußte, entschlossen wir uns zu einer zweiten Leberbiopsie. Die Enzymaktivitäten lagen auch diesmal im Normbereich. Zusätzlich wurden bestimmt: Fructose-1-Phosphataldolase, Fructose-1,6-Diphosphatase und Fructose-1,6-Diphosphataldolase. Die Aktivitäten sämtlich gemessener Enzyme lagen im Normbereich.

Wir kamen deshalb zu dem Schluß, daß es sich bei der Patientin um einen Glucose-6-Phosphatase-Defekt in vivo mit normaler Enzymaktivität in vitro handeln mußte. Nach diätetischer Behandlung wie bei Glykogenose Typ I normalisierten sich die Laborparameter weitgehend.

Diskussion

I. Normale Enzymaktivität
der Glucose-6-Phosphatase in vitro

Die in unserem Fall gemessene normale Enzymaktivität brachte uns zunächst von der Verdachtsdiagnose Glykogenose Typ I ab. Bei Durchsicht der Literatur zeigte sich jedoch, daß bereits mehrere solche Fälle beschrieben wurden [1–6, 11, 13, 17]. Bei diesem Befund muß man annehmen, daß das Enzym im Gewebe zwar vorhanden, für den Stoffwechsel aber nicht verfügbar ist. Die Glucose-6-Phosphatase ist an die Membran des endo-plasmatischen Retikulums gebunden. Sie konnte bisher noch nicht hochgereinigt dargestellt werden und die molekulare Struktur ist nicht bekannt. Als Erklärung der obigen Befunde bieten sich folgende Möglichkeiten an:

1. Eine Änderung der Enzymstruktur führt zu einer Verminderung der Substrataffinität. Unter in vitro Bedingungen mit hoher Substratkonzentration ist dies nicht nachweisbar.

2. Die Umwandlung von Glucose-6-Phosphat in Glucose erfolgt in zwei Schritten. Im ersten wird Glucose-6-Phosphat von einem Transportprotein zum endoplasmatischen Retikulum transportiert, wo im zweiten Schritt die enzymatische Umwandlung erfolgt. Dieser Transportvorgang könnte gestört sein. Er wird bei in vitro Methoden nicht erfaßt [13].

3. Eine Änderung der Enzymstruktur verändert seine normale Bindung an das endoplasmatische Retikulum, so daß die Substrataffinität in vivo vermindert ist.

4. Die Struktur der Phospholipidmembran des endoplasmatischen Retikulums ist so verändert, daß es zu einer „falschen" Anlagerung des Enzyms kommt. Der hemmende Einfluß von Phospholipiden auf die Aktivität der Glucose-6-Phosphatase ist bekannt [5, 12].

5. In vivo ist die Funktion eines Enzyms von zusätzlichen Bedingungen wie Kofaktoren, Aktivatoren, Inhibitoren, physikochemischen Faktoren, Substratkonzentrationen und Coenzymen abhängig. Diese werden in vitro nicht erfaßt. Nach dem derzeitigen Erkenntnisstand ist eine sinnvolle Entscheidung zwischen den dargestellten Hypothesen nicht möglich.

II. Normaler Glykogengehalt der Leber

Der Glykogengehalt der frischen, normalen Leber ist abhängig von Faktoren wie z. B. längerem Fasten vor einer Leberbiopsie, diätetischer Behandlung, Infusionstherapie mit Glucose usw. Da bei der Glykogenose Typ I außerdem der Glykogenabbau nicht direkt blockiert ist, ist bekannt, daß der Glykogengehalt normal sein kann [17, 18].

III. Neutropenien

Bei unserer Patientin traten wiederholt Neutropenien mit Infektneigung auf. Über eine ähnliche Beobach-tung berichtet Bührdel [4], der bei einer Patientin mit Glykogenose Typ I mit normaler Enzymaktivität in vitro eine zyklische Neutropenie mit schwerer Ausreifungsstörung der Myelopoese beobachtete. Ein weiterer Fall einer Glykogenose Typ I mit Leukopenien ist bekannt [8]. Da Granulozyten keine Glukose-6-Phosphatase enthalten, ist die Neutropenie nicht als Folge des Enzymdefekts zu verstehen. Ein Zusammentreffen ist wohl als zufällig anzusehen.

Literatur

1. Badouel, J., Lestradet, H,. Tichet, J., Sonna, N., Grenet, P.: Glycogenose hepatique sans deficit enzymatique reconnu se compantant cliniquement et biologiquement comme le type I de cori. Ann. Pédiatr. **19**, 507 (1972)
2. Bondy, P.K., Felig, P.: Disorders of carbohydrate metabolism. In: Duncan's diseases of metabolism, Bondy, P.K., Rosenberg, L.E. (eds.). Philadelphia: Saunders 1974
3. Briggs, J.N., Harworth, J.C.: Liver glycogen disease. Report of a case of hyperuricaemia, renal calculi, and no demonstrable enzyme defect. Ann. J. Med. **36**, 443 (1964)
4. Bührdel, P., Zimmermann, G., Braun, W., Beyreiss, K.: Zur Klinik und enzymatischen Diagnostik der Glykogenose Typ I. Kinderärztl. Prax. **5**, 211 (1977)
5. Chalmers, R.A., Ryman, B.E., Watts, R.W.E.: Studies on a patient with in vivo evidence of Type I glycogenosis and normal enzyme activities in vitro. Acta Paediatr. Scand. **67**, 201 (1978)
6. Francois, R., Hermier, M., Ruitton-Ugliengo, A.: Un cas de glycogenose hepatique sans deficit enzymatique reconnu. Pediatrie **20**, 37 (1965)
7. Huijing, F.: Clinical biochemistry principles and methods, Vol. 2, Curtius, H.C., Roth, M. (eds.). Berlin: de Gruyter 1974
8. Kropp, R., Göggel, K.H., Hübner, K.: Glycogenose Typ I im Erwachsenenalter. Med. Welt **17**, 2362 (1966)
9. Lazarus, S.S., Barden, H.: Specifity and ultrastructural localisation of pancreatic -cell glucose-6-phosphatase. Diabetes **14**, 146 (1965)
10. Löhr, G.W., Waller, H.D., Gross, R.: Beziehung zwischen Plättchenstoffwechsel und Retraktion des Blutgerinnsels. Dtsch. Med. Wochenschr. **86**, 897 (1961)
11. Moses, S.W.: Glycogen storage disease type I b. Presentation of an unusual case. Isr. J. Med. Sci. **9**, 1106 (1973)
12. Nordlic, R.C., Arion, W.J., Glinde, E.A.: Liver microsomal glucose-6-phosphatase, inorganic pyrophosphatase, and pyrophosphateglucose phosphotransferase. IV. Effects of adrealectomy and cortisone administration on activities assayed in the absence and presence of desoxycholate. J. Bio. Chem. **240**, 3479 (1965)
13. Rosenfeld, E.L., Chibisov, J.V., Christova, L.V., Leontjew, A.F., Karmansky, J.M.: Two cases of unusual Type I Glycogenosis. Clin. Chim. Acta **86**, 295 (1978)
14. Ryman, B.E.: The glycogen storage disease. J. Clin. Pathol. [Suppl.] **27**, 106 (1974)
15. Schaub, J., Bayerl, P.: Incidence of glycogen storage disease in the German Federal Republic. Kinderheilk. **120**, 79 (1975)
16. Sokol, J.E., Lowe, C.V., Garcione, E.J., Mosovich, L.L., Doray, B.H.: Studies of glycogen metabolism in liver glycogen disease. Six cases with similar metabolic abnormalities and response to glucagon. J. Clin. Invest. **40**, 364 (1961)
17. Spencer-Peet, J., Norman, M.E., Laker, B.D., McNamara, J., Patrick, A.D.: Hepatic glycogen storage disease. Q. J. Med. **157**, 95 (1971)
18. Stanbury, J.B., Wyngaarden, J.B., Fredrickson, D.S.: The metabolic basis of inherited diseases. New York: McGraw Hill 1978

Dr. H. Stegner
Universitäts-Kinderklinik
Martinistraße 52
D-2000 Hamburg 20

Monatsschr. Kinderheilkd. 128, 435–437 (1980)

Monatsschrift für
Kinderheilkunde
© by Springer-Verlag 1980

Zweiterkrankung eines hämolytisch-urämischen Syndroms bei einem 8jährigen Mädchen

J. Kreisinger und J. Janda

I. Universitäts-Kinderklinik (Direktor: Doz. Dr. Z. Třesohlava) des Kinderkrankenhauses Prag-Motol

Recurrent Hemolytic Uremic Syndrome

Summary. A hemolytic uremic syndrome (HUS) reoccurred 13 months after the first episode in an 8 years old girl. Both episodes were treated by peritoneal dialysis. They had all signs of HUS: renal failure, severe anemia with fragmented erythrocytes and thrombocytopenia. Interesting was the transient thrombocytosis following the primary thrombocytopenia. 2.5 years since the second episode the girl is healthy with intact renal functions.

Key words: Recurrent hemolytic uremic syndrome – Peritoneal dialysis – Transient thrombocytosis – Complete recovery.

Zusammenfassung. Es wird von einem Fall des rezidivierenden hämolytisch-urämischen Syndroms bei einem 8jährigen Mädchen berichtet. Das Rezidiv trat 13 Monate nach der ersten Attacke auf; beide Attacken wurden erfolgreich mit der Peritonealdialyse behandelt. Interessanterweise bestand in der Übergangszeit eine Thrombozytose. Zweieinhalb Jahre nach der zweiten Attacke ist das Kind vollkommen gesund und hat normale Nierenfunktionen.

Schlüsselwörter: Rezidivierendes hämolytisch-urämisches Syndrom – Peritonealdialyse – Übergangs-Thrombozytose – Vollständige Genesung.

Das klinische und Laborbild des hämolytisch-urämischen Syndroms (HUS) wurde im Jahre 1955 von Gasser u. Mitarb. bei Kindern beschrieben und seitdem wurden zahlreiche Arbeiten dieser Affektion sowohl bei Kindern als auch bei Erwachsenen gewidmet. Nähere Angaben sind in der Literatur vor allem in Übersichtsarbeiten zu finden [1–3].

Bei Kindern kennzeichnet sich HUS durch die Kombination schwerer hämolytischer Anämie, die fast immer von Thrombozytopenie und vom Bild akuter Niereninsuffizienz begleitet wird. Das klinische Bild und die Laborbefunde dieses Syndroms haben verschiedene Formen, die sich vor allem in der Prognose unterscheiden. Die bei leichteren Formen vorkommende Niereninsuffizienz ist nie mit einer vollentfalteten Anurie verbunden, diese tritt nur beim schwereren Krankheitsverlauf auf und ist oft von Hypertonie und Krämpfen begleitet. In einigen Fällen progrediert der Zustand und die akute Niereninsuffizienz geht in eine chronische über. Der rezidivierende Verlauf wird als Sonderform vom HUS angesehen [1, 4].

In den letzten 9 Jahren sahen wir in der I. Kinderklinik des Kinderkrankenhauses in Prag-Motol insgesamt 20 Fälle von HUS bei Säuglingen und älteren Kindern. Ein rezidivierendes HUS kam nur in einem Fall vor und seine Kasuistik wird hier beschrieben.

Kasuistik

Patientin K. L., geb. 14. November 1968, nach erster physiologisch normal verlaufender Gravidität, Geburtsgewicht 3950/50 cm. Die psychische und somatische Entwicklung verlief normal. Außer Varizellen und Parotitis epidemica keine schwere Erkrankung. Auf Urlaub in Jugoslawien rascher Temperaturanstieg, Erbrechen, Appetitlosigkeit, dunkler Urin. Das Kind wurde ins dortige Krankenhaus eingewiesen. Befunde beim Eintritt: schwergradige Anämie, Thrombozytopenie unter 40000, Urea über 100 mg/dl, Kreatinin 10 mg/dl, Hämaturie und Proteinurie, normaler Blutdruck. Am 5. Tag der Erkrankung Überführung per Flugzeug nach Prag mit der Diagnose akute Glomerulonephritis.

Befund bei Aufnahme

Blasse Hautfarbe, Müdigkeit, Leber 2 cm unter dem Rippenbogen, Blutdruck normal. Keine Haut- oder Schleimhautblutungen. Im Blutbild Anämie mit Hämoglobin 5,8 g/dl, Erythrozyten 2 Mill., Trombozyten 30000, Leukozyten, Differentialbild und Retikulozyten innerhalb der Norm. Blutgruppe A₁Rh+, Coombs-Test negativ. Erythrozytenmorphologie der Diagnose HUS entsprechend. Hämokoagulations-Parameter normgemäß. Fibrindegradationsprodukte im Blutserum negativ. Im Urin Hämaturie und Proteinurie. HL-A Typisierung: A 1, 2, B 5, 27.

Sechzehn Stunden nach Aufnahme wegen persistierender Oligurie und fortschreitenden Harnstoff-N-Anstieges wurde eine 6 Tage dauernde Peritonealdialyse eingeleitet (47 Peridial-Lösung-Infusionen à 1000 ml). Der Verlauf der wichtigsten beobachteten Werte erscheint in Abb. 1. Der niedrigste Hämoglobinspiegel wurde erst am 12. Tag nach der Einlieferung verzeichnet. Bluttransfusionen waren aber nicht erforderlich. Bemerkenswert war ein allmählicher Thrombozytenanstieg auf 634000 am 10. Tag der Erkrankung. In der polyurischen Phase Tendenz zur Hypokaliämie. Der Allgemeinzustand des Kindes hat sich schnell normalisiert und vor der Entlassung betrug die glomeruläre Filtration endogener Kreatinin-Clearence

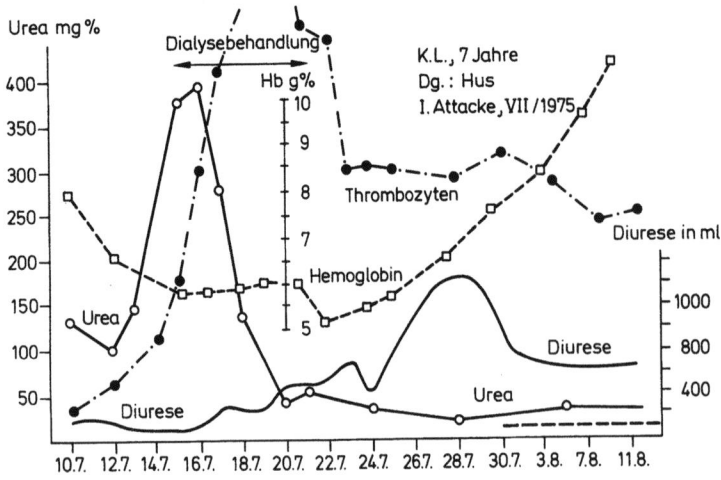

Abb. 1. 1. Attacke des HUS. Verlauf der wichtigsten Werte (Urea, Hämoglobin, Thrombozyten, Diurese) während der Erkrankung

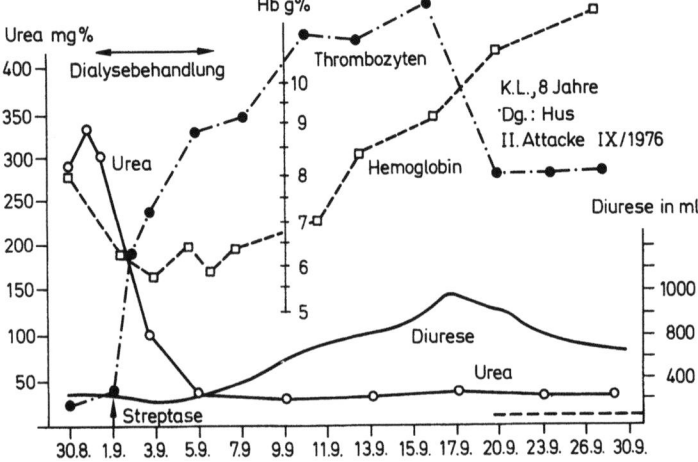

Abb. 2. 2. Attacke des HUS

92,0 ml/min/1,73 m², Resorption 98,9%. Der standardisierte Konzentrations-Test nach Edelmann zeigte jedoch eine persistierende Konzentrationsstörung (Osmolalität des Urins unter 500 mOsm/kg, während die untere Normgrenze 870 mOsm/kg ist). Urinbefund und Blutbild waren normal.

Dreizehn Monate nach der ersten Attacke traten wieder Temperaturen, Kopfschmerzen, Erbrechen, Diarrhoe, 3 Tage später ikterische Skleren und Haut und dunkler Urin auf. Die Patientin wurde mit der Diagnose akute Hepatitis in die Infektionabteilung eingewiesen und von dort dann am 2. Tag in unsere Klinik überführt.

Beim Eintritt war die Patientin schlaff, Haut ohne hämorrhagische Zeichen, Leber unvergrößert und Blutdruck normal. Blutbild: Hämoglobin 8,0 g-%, Erythrozyten 2,8 Mill., Thrombozyten 19 000. Leukozyten, Retikulozyten und Differentialbild innerhalb der Norm. Die Erythrozytenmorphologie im Anstrich wieder für HUS typisch. Urea 333 mg-%, Ionogram und Transaminasen normal, Bilirubin 4,9 mg/dl, Hämaturie und Proteinurie. Nach 24 Std wurde wieder die Peritonealdialyse eingeleitet und insgesamt 7 Tage wiederholt (51 Peridial-Lösung-Infusionen à 1000 ml). 55 Std nach Einlieferung wurden innerhalb von 3 Std insgesamt 250 000 E-Streptokinase infundiert (Streptase, Behring). Nach 3 Std mußte die Infusion wegen starker Blutung in die Peritonealhöhle unterbrochen werden. Die Blutung ließ nach 25 mg PAMBA i. v. langsam nach. Rund 12 Std nach der Streptokinase-Verabreichung stiegen die Thrombozyten von 44 000 auf 179 000. Die wichtigsten Werte sind in Abb. 2 wiedergegeben.

Der niedrigste Hämoglobinwert wurde eine Woche nach dem Klinik-Eintritt verzeichnet, jedoch war auch diesmal eine Bluttransfusion nicht nötig. Die Kenngrößen der Hämokoagulation normalisierten sich allmählich, nur die verlängerte Thrombinzeit dauerte längere Zeit an. Vor Entlassung in die Hauspflege, 4 Wochen nach der stationären Aufnahme, betrug die glomeruläre Filtration 95 ml/min/

1,73 m², Resorption 99,5%, Standardkonzentrations-Test nach Edelmann ergab wiederum eine schwere Störung (348 mOsm/kg).

Ambulante Kontrolluntersuchung ermittelten Normalwerte aller Parameter sowie des renalen Konzentrationsvermögens. Den Eltern erscheint das Kind vollkommen gesund.

Diskussion

Rezidive kommen beim HUS sehr selten vor. Kaplan (1977) fand in der Literatur nur 30 Fälle. Das Durchschnittsalter der Patienten war 4,5 Jahre, nur in einem Fall handelte sich um einen Säugling und in 3 Fällen um Patienten über 15 Jahre. Interessanterweise stammten von den Fällen nur 5 aus Ländern, wo HUS als endemische Erkrankung beschrieben wird: Argentinien, Süd-Afrika, Holland. In 70% der Fälle waren die Patienten älter als 2 Jahre, 16 Patienten waren weiblich und 13 männlichen Geschlechtes, in einem Fall war das Geschlecht nicht bekannt. Das Rezidiv trat im Durchschnitt ein Jahr nach der ersten Attacke auf, bei einigen Patienten kam es zu mehreren Attacken, die Höchstzahl betrug 14 [5]. Zwei Fälle von rezidivierendem HUS beschrieben auch Bläker u. Mitarb. Das Geschlecht wurde nur bei einem Patienten angeführt, er war ein 3jähriger Knabe. Die Affektion war bei beiden Kindern von terminaler Niereninsuffizienz begleitet, eines von ihnen starb, das andere wurde erfolgreich transplantiert [4]. Ob zwar früher behauptet wurde, daß die rezidivierende Form einen leichteren Verlauf aufweist, kamen von den oben angeführten 33 Kindern (unser Kind inbegriffen) insgesamt 11 ad exitum, 2 wurden transplantiert und eines chronisch dialysiert. Die übrigen Kinder sind gesund, es läßt sich aber angesichts der verschieden langen Zeit seit der ersten Attacke noch nicht mit Sicherheit sagen, ob man bei allen von einer dauernden und folgenlosen Genesung sprechen kann [6].

Das Auftreten von HUS scheint auch durch eine gewisse Disposition des befallenen Individuums, auf eine bisher nicht identifizierte Noxe abweichend zu reagieren, beeinflußt zu werden. Für diese Hypothese spricht auch das familiäre Vorkommen von HUS bei Geschwistern. Kaplan (1975) beschrieb 41 Familien, in denen 83 Mitglieder befallen waren. Tritt HUS bei Geschwistern gleichzeitig auf, wenn also epidemiologische Aspekte in Betracht zu ziehen sind, beträgt die Mortalität nur 19%. Wird HUS bei einem Geschwister später manifest, liegt die Mortalität schon bei 68%. In der Übersicht des familiären HUS-Auftretens von Kaplan finden sich 6 Patienten-Geschwister mit rezidivierender Form. Diese ist meist bei älteren Kindern anzutreffen und ist mit hoher Mortalität verbunden [7]. Diese Beobachtungen lassen darauf schließen, daß familiäres und rezidivierendes HUS genetisch bedingt sein mag. Leider fehlen in der Literatur ausführlichere genetische Fakten, wie z. B. Angaben der HL-A-Typisierung.

Näheres Studium der Kinder mit familiären und rezidivierendem HUS könnte zur Abklärung der Pathogenese dieser klinischen Einheit beitragen.

Das rezidivierende HUS wird in gleicher Weise wie die erste Attacke behandelt. Die Therapie besteht in rechtzeitiger Einführung der Peritonealdialyse, in neuerer Zeit werden auch gute Ergebnisse mit der Hämodialyse berichtet [4]. Sinkt Hämoglobin unter 5,5 g/dl, evtl. 5,0 g/dl, ist die Transfusion gewaschener Erythrozyten erforderlich. Die übrige Therapie ist symptomatisch. Heute werden Streptokinase und Heparin nur bei Anzeichen einer konsumptiven Koagulopathie verabreicht. Die jüngsten Arbeiten, die sich mit dieser Problematik befassen, zeigen, daß nach Langzeitstudien die mit Streptokinase behandelten Patienten vielleicht eine bessere Prognose haben als die nur mit Heparin behandelten [8].

Literatur

1. Kaplan, B.S., Thompson, P.D.: Hemolytic uremic syndrome. Pediatr. Clin. North Am. 761-777 (1976)
2. Herder, R.C., Urizar, R.E.: Coagulopathy in renal disease including hemolytic uremic syndrome. In: Pediatric nephrology, Rubin, M.I. (ed.). Baltimore: Williams and Wilkins 1975
3. Gianantonio, C.A., Vitacco, M.: The hemolytic uremic syndrome. Nephron 11, 174-178 (1974)
4. Bläker, F., Altrogge, H., Hellwege, H.H., Menke, B., Thimm, K.: Dialyse-Behandlung des schweren hamolytisch-urämischen Syndroms. Dtsch. Med. Wochenschr. 103, 1229-1232 (1978)
5. Kaplan, B.S.: Hemolytic uremic syndrome with recurrent episodes: an important subset. Clin. Nephrol. 8, 495-498 (1977)
6. Bělobrádková, J.: Persönliche Mitteilung
7. Kaplan, B.S., Chesney, R.V., Drummond, K.N.: Hemolytic uremic syndrome in families. N. Engl. J. Med. 292, 1090-1093 (1975)
8. Monnens, L., Van Collenburg, J., DeJong, M., Zoethout, H., Van Wieringen, P.: Treatment of the hemolytic-uremic syndrome. Helv. Paediatr. Acta 33, 321-328 (1978)

Dr. J. Janda
I. dětská klinika
Vúvalu 84
ČS-15006 Praha 5

Monatsschr. Kinderheilkd. 128, 438–440 (1980)

Monatsschrift für
Kinderheilkunde
© by Springer-Verlag 1980

Phlebographie bei Kindern mit Varikozele

Th. Riebel

Röntgenabteilung (Leiter: Prof. Dr. M. A. Lassrich) der Universitäts-Kinderklinik
(Geschäftsführender Direktor: Prof. Dr. K.-H. Schäfer) Hamburg

Phlebography in Children with Varicocele

Summary. The condition of varicocele is rare in childhood. Usually it is not observed before puberty, and can cause infertility if not operated upon in time. With the usual examination of the children in supine position the varicocele can be overlooked. The primary idiopathic type with insufficiency of the spermatic vein is distinguished from the rare secondary symptomatic form, mainly caused by renal tumours. A renal mass should be excluded by an intravenous urography in every case. The percutaneous selective phlebography of the spermatic vein – results in two boys with primary idiopathic varicocele are described – is indicated, if clinical symptoms are still existing despite high ligature of the vein. Further open branches of the spermatic vein and collateral circulation can be shown by this method, the way and type of the second operation better planned, and the patients saved from the threatening infertility.

Key words: Varicocele – Selective angiography of the spermatic vein–High ligature of the spermatic vein.

Zusammenfassung. Varikozelen sind im Kindesalter selten, treten meist erst nach der Pubertät auf und führen bei längerem Bestehen zu Fertilitätsstörungen. Bei üblicher Untersuchung der Kinder im Liegen können sie übersehen werden. Von der primären idiopathischen Form aufgrund von Insuffizienz der V. spermatica wird die seltene sekundäre symptomatische mit Abflußbehinderung der Testikularvene vor allem durch Nierentumoren unterschieden. In jedem Fall sollte durch eine intravenöse Urographie nach dem Vorliegen einer renalen Raumforderung gesucht werden. Die perkutane retrograde selektive Phlebographie der V. spermatica, deren Ergebnisse bei zwei Knaben mit primärer idiopathischer Varikozele dargestellt werden, ist indiziert bei Fortbestehen klinischer Symptome trotz operativer hoher Ligatur der Vene. Weitere offene Gefäßstämme der V. spermatica sowie die Kollateralzirkulation können aufgezeigt, Art und Zugang des erneuten operativen Eingriffs gezielt vorgeplant und so-

mit die Patienten sicherer vor der andernfalls drohenden Fertilitätsstörung bewahrt werden.

Schlüsselwörter: Varikozele – selektive V. spermatica-Angiographie – hohe Ligatur der V. spermatica.

Das Krankheitsbild der skrotalen Varikozele wird am häufigsten bei Jugendlichen und jungen Männern angetroffen und kann bei längerem Bestehen ohne chirurgische Behandlung zu Fertilitätsstörungen führen [5, 10, 11]. Im pädiatrischen Krankengut stellt es eine Seltenheit dar [3, 9] und wird bei der üblichen Untersuchung der Kinder im Liegen möglicherweise häufiger übersehen. In ca. 90% wird die Varikozele linksseitig [2, 4, 6, 11], in weniger als 10% auf der rechten Seite angetroffen. Bei der wesentlich häufigeren primären idiopathischen Form findet sich eine vermehrte Füllung der Gefäße des Plexus pampiniformis infolge Insuffizienz der Testikularvene. Die Therapie besteht in der operativen hohen Ligatur der V. spermatica interna in Höhe des mittleren Ureterdrittels, da hier meist nur ein Gefäßstamm vorliegt [2, 3, 5, 8, 10, 11]. Der sekundären symptomatischen Form der Varikozele liegt eine Abflußbehinderung der V. spermatica durch z. B. Nierentumoren, Hydronephrose oder eine aberrierende Nierenarterie zugrunde. Die Beseitigung der Grundkrankheit führt in diesen Fällen auch gleichzeitig zur Behebung der Zirkulationsstörung in der Testikularvene. Radiologische Untersuchungen wie intravenöse Urographie und seltener selektive retrograde Angiographie der V. spermatica helfen bei der Zuordnung zu den beiden Gruppen und sollen im folgenden bei zwei Kindern beschrieben werden.

Kasuistik

Pat. I: 11jähriger Knabe Chr. B.

Bis auf übliche Kinderkrankheiten früher keine ernsthaften Erkrankungen. Seit einem Monat Schwellung des linken Hodens, die jeweils im Laufe des Tages zunimmt und im Liegen verschwindet. Klinische Untersuchung bei liegendem Patienten insgesamt unauffällig, im Stehen Volumenzunahme des linken Hodens. I. v. Urogramm regel-

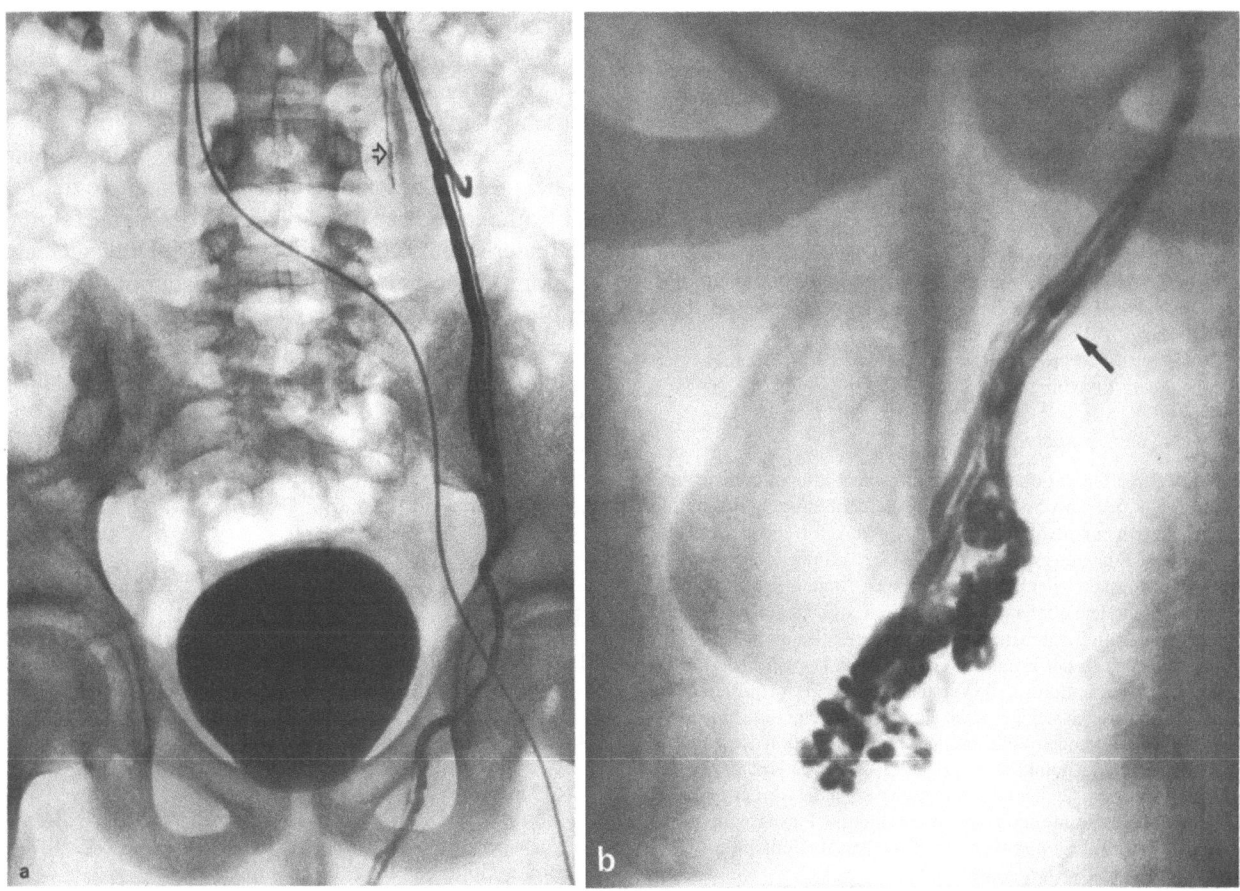

Abb. 1. a Li. V. spermatica – Phlebographie (Pat. I): Retrograde Darstellung der gesamten klappenlosen Vene bis zum Leistenkanal. Füllung der V. ureterica (⤧). Keine Kollateralzirkulation. **b** (derselbe Pat. wie a): Mehrere Gefäßstämme der V. spermatica im Leistenkanal (↗). Plexus pampiniformis vermehrt gefüllt und geschlängelt

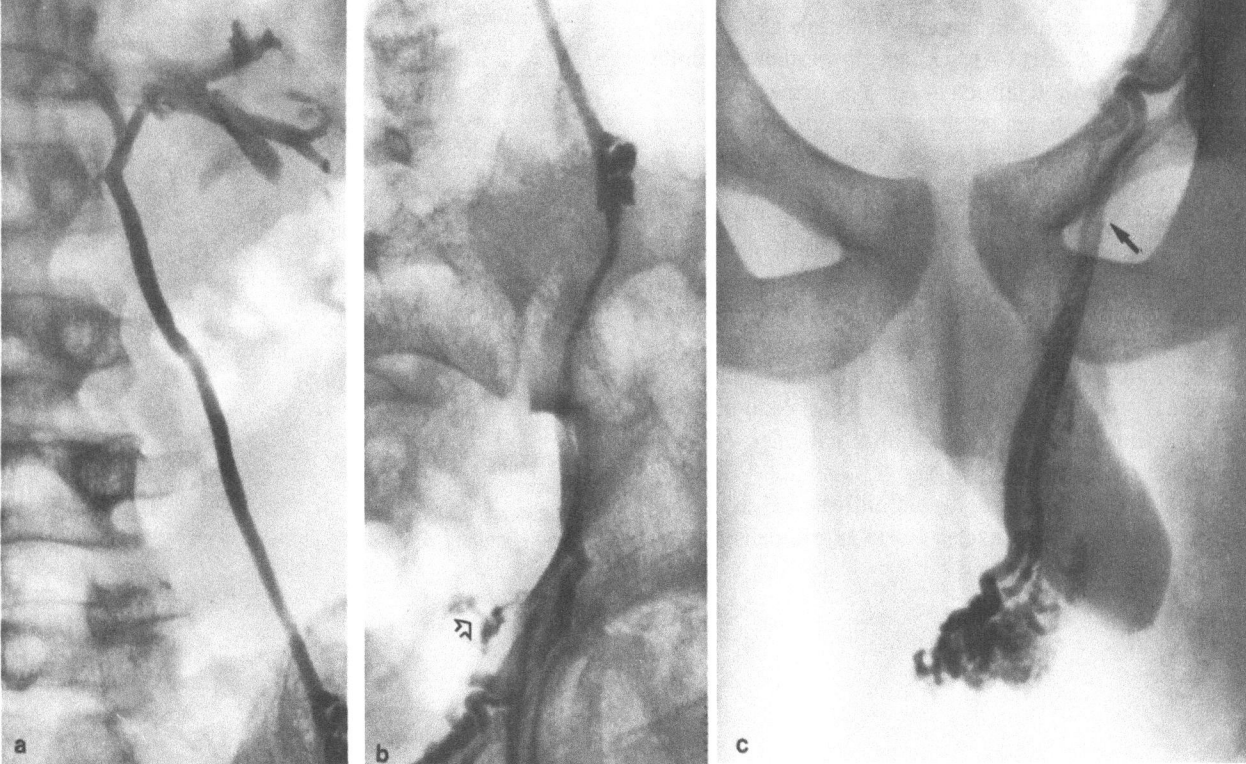

Abb. 2. a und b Li. V. spermatica – Phlebographie (Pat. II): Vene bis zum Leistenkanal retrograd gefüllt, im kranialen Abschnitt klappenlos. Kollateralen zu Beckenvenen (⤧). **c** (Pat. II): Im Leistenkanal zwei Gefäßstämme der V. spermatica (↗). Plexus pampiniformis vermehrt gefüllt und geschlängelt

recht. Perkutane retrograde selektive Phlebographie der linken V. spermatica (Abb. 1).

Nach Punktion einer Femoralvene selektive Katheterisierung der linken V. spermatica via V. iliaca, V. cava inf. und V. renalis sinistra. Nach der für die mittlerweile aufgerichteten Patienten weitgehend beschwerdefreien Kontrastmittelapplikation durch den Katheter (Urografin 76%, ca. 40 ml) Darstellung einer normalkalibrigen V. spermatica mit freier Einmündung in die V. renalis und streckenweise Auffüllung der V. ureterica. Keine Stenosierung, keine Verlagerung. Als pathologische Befunde (typisch bei Varikozele, nicht bei Gesunden anzutreffen) retrograder Kontrastmittelabfluß durch eine klappenlose Testikularvene bis in den erweiterten Plexus pampiniformis. Im Leistenkanal mehrere Gefäßstämme der V. spermatica. Keine Kollateralzirkulation erkennbar.

Operative Therapie durch hohe Ligatur der V. spermatica interna mit gutem Ergebnis.

Pat. II: 13jähriger Knabe U. Sch.

Mit 12 Jahren Operation (hohe Ligatur) einer idiopathischen Varikozele links, jedoch ohne wesentliche Befundbesserung. Weiterhin erhebliche Venenkonvolute im Bereich des linken Nebenhodens und des unteren Funiculus spermaticus. I. v. Urogramm regelrecht. Perkutane retrograde selektive V. spermatica-Angiographie (Abb. 2). Bei aufgerichtetem Patienten pathologisch ausgiebiger retrograder Kontrastmittelfluß durch die gesamte V. spermatica bis in den Plexus pampiniformis. In der kranialen Gefäßstrecke keine Venenklappen erkennbar. Einmündung in die V. renalis regelrecht. Im mittleren Gefäßabschnitt kurzstreckige Darstellung einer einmündenden geschlängelt verlaufenden Vene, die der kranialen Portion des früher ligierten Spermatikastammes entspricht. Distal davon Kollateralen zu den Beckenvenen. Weitere pathologische Befunde: im Leistenkanal mehrere Gefäßstämme der V. spermatica interna. Plexus pampiniformis deutlich erweitert und vermehrt geschlängelt, Kontrastmittelabfluß nach kranial verlangsamt.

Als erneute, erfolgreiche Behandlung sodann hohe Ligatur der noch offenen Stämme der V. testicularis.

Diskussion

Die Pathogenese der primären Varikozele ist bis heute nicht sicher geklärt. Als Ursachen werden fehlende bzw. insuffiziente Klappen in der V. spermatica diskutiert, die beim stehenden Patienten eine Umkehr des Blutstromes kaudalwärts bis in den Plexus pampiniformis ermöglichen [1, 2, 6–8]. Als Resultat sind die Gefäße vermehrt gefüllt und geschlängelt. Der Abfluß erfolgt dann auch zu einem großen Teil über Kollateralen hin zur V. saphena magna, V. epigastrica und zu den Beckenvenen [2, 6, 7].

Nur bei Patienten mit Varikozelen gelingt die retrograde angiographische Darstellung der gesamten V. testicularis; bei gesunden Personen kann lediglich ein Kontrastmittelfluß in den Abschnitt nahe der V. renalis erzielt werden.

Die intravenöse Urographie hilft die bei der seltenen sekundären Varikozelen-Form zugrundeliegenden Veränderungen der Niere aufdecken, die zu einer Abflußbehinderung aus der V. spermatica und damit schließlich auch zu einer Strömungsumkehr führen. Sie sollte bei jedem Patienten mit einer gefäßbedingten Hodenschwellung durchgeführt werden.

Die selektive perkutane Spermatika-Phlebographie zeigte auch bei unseren zwei Kindern mehrere der bei der Pathogenese der primären Varikozele angeführten Besonderheiten. Vor allem gibt diese Untersuchung Auskunft über die Anzahl der Gefäßstämme der Vene im für die operative Therapie wichtigen Bereich sowie über Art und Ausmaß der Kollateralzirkulation. Die Indikation zu ihrer Durchführung ist deshalb vor allem gegeben nach erfolgloser erster Operation. Wie bei unserem Patienten können noch offene Spermatika-Gefäßstämme dargestellt und somit dem Operateur das weitere Vorgehen erleichtert werden.

Literatur

1. Ahlberg, N.E., Bartley, O., Chideckel, N.: Retrograde contrast filling of the left gonadal vein. Acta Radiol. [Diagn.] (Stockh.) **3**, 385 (1965)
2. Ahlberg, N.E., Bartley, O., Chidekel, N., Fritjofsson, Å.: Phlebography in varicocele scroti. Acta Radiol. [Diagn.] (Stockh.) **4**, 517 (1966)
3. Alken, C.E., Dix, V.W., Weyrauch, H.M., Wildbolz, E.: Handbuch der Urologie: Urology in childhood, Bd. XV, S. 263. Berlin, Göttingen, Heidelberg: Springer 1958
4. Brodny, M.L., Robins, S.A., Hershman, H.A., DeNuccio, A.: Epididymography, varicocelography, and testicular angiography. Fertil. Steril. **6**, 158 (1955)
5. Clarke, B.G.: Incidence of varicocele in normal men and among men of different ages. J. A. M. A. **198**, 195 (1966)
6. Fritjofsson, Å., Ahlberg, N.E., Bartley, O., Chidekel, N.: Treatment of varicocele by division of the internal spermatic vein. Acta Chir. Scand. **132**, 200 (1966)
7. Gösfay, S.: Untersuchungen der Vena spermatica interna durch retrograde Phlebographie bei Kranken mit Varikozele. Z. Urol. Nephrol. **52**, 105 (1955)
8. Ivanissevich, O.: Left varicocele due to reflux. J. Int. Coll. Surg. **34**, 742 (1960)
9. Øster, J.: Varicocele in children and adolescents. Scand. J. Urol. Nephrol. **5**, 27 (1971)
10. Russell, J.K.: Varicocele, age, and fertility. Lancet **1957 II**, 222
11. Wagenknecht, L.V., Becker, H.: Möglichkeiten der operativen Behandlung von Fortpflanzungsstörungen des Mannes – Neue Verfahren. Therapiewoche **28**, 3032 (1978)

Dr. Th. Riebel
Universitäts-Kinderklinik
Röntgenabteilung
Martinistraße 52
D-2000 Hamburg 20

Monatsschr. Kinderheilkd. 128, 441 (1980)

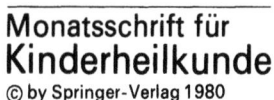
Monatsschrift für
Kinderheilkunde
© by Springer-Verlag 1980

Diskussionen

Schlußwort zur Diskussionsbemerkung von W. Goebel und Ch. Rehm zur Arbeit

„Zur Frage Nitratgehalt in Karotten für den Säugling in den ersten Lebensmonaten"

Monatsschr. Kinderheilkd. **126**, 100 (1978)

H. Stolley und W. Droese

Forschungsinstitut für Kinderernährung (Direktor: Prof. Dr. W. Droese), Dortmund

Wir begrüßen, daß unsere Untersuchungen über Nitratgehalt in Karotten eine Diskussion hervorgerufen haben.

Der von Goebel und Rehm aus unseren Untersuchungen gezogene Schluß, daß „im Durchschnitt industriell vorgefertigte Karottenzubereitungen einen noch vertretbaren Nitratgehalt" hätten, ist in dieser Form nicht richtig. Wir haben geschrieben: „In den von uns untersuchten Karottenzubereitungen der diätetischen Lebensmittelindustrie entsprach der Nitratgehalt mit Werten unter 250 mg NO_3/kg verzehrfertiges Erzeugnis der Verordnung für diätetische Lebensmittel."

Goebel und Rehm haben übersehen, daß wir diese vom Gesetzgeber angegebene obere Grenze von 250 mg NO_3/kg verzehrfertige Karottenzubereitung für junge und dyspeptische Säuglinge für zu hoch halten. Wir haben in unserer Arbeit zur Diskussion gestellt, ob nicht in Karottenzubereitungen für Säuglinge ein Nitratgehalt bis 150 mg/kg verzehrfertiger Zubereitung zweckmäßiger wäre.

Wir sind aufgrund unserer Untersuchungen nach wie vor der Meinung, daß handelsübliche Karotten für die Diätetik des Säuglings nicht verwendet werden sollten. Das schließt nicht aus, wie auch wir gefunden haben, daß auf dem Markt gelegentlich frische Karotten angeboten werden mit einem Nitratgehalt bis 100 mg bzw. 150 mg/kg. Die Wahrscheinlichkeit, eine solche Ware zu erhalten, ist nach unseren Untersuchungen allerdings gering.

Wir halten es für verdienstvoll, daß Goebel und Rehm darauf aufmerksam machen, daß Karotten auf Böden, die nur biologisch-dynamisch gedüngt werden, sog. Demeter-Karotten, offenbar einen Nitratgehalt unter 100 mg/kg Karottenzubereitung haben können. Zur Untermauerung dieser These wären allerdings weitere Untersuchungen notwendig.

Wir selber meinen, daß die Züchtung von Karotten für die Säuglingsernährung in der Hydrokultur nach Prof. Ruthner, Wien, eine Lösung des Problems wäre.

Prof. Dr. W. Droese
Forschungsinstitut für
Kinderernährung
Heinstück 11
D-4600 Dortmund 50

Monatsschr. Kinderheilkd. 128, 442 (1980)

Laudationes

Professor Dr. Friedrich Hartmut Dost 70 Jahre

F. H. Dost begeht am 11. Juli dieses Jahres seinen 70. Geburtstag.

In Dresden lebte er bis zum Abitur, studierte dann Medizin in Rostock, Freiburg, Innsbruck und Leipzig, arbeitete zwei Jahre in der Pharmakologie, um 1936 in die Leipziger Klinik einzutreten, wo er sich 1940 im Alter von 30 Jahren habilitieren konnte.

Wenig über 10 Jahre später (1951) wurde die Ostberliner Fakultät auf den Leipziger Oberarzt aufmerksam und bestellte ihn zunächst zum Kommissarius und 1953 zum Ordinarius und Direktor der Universitäts-Kinderklinik der Charité an der Humboldt-Universität.

In diesem Jahr erschien der „Blutspiegel", jenes Werk, das die Pharmakokinetik begründete und auch den Begriff „Pharmakokinetik" in die wissenschaftliche Terminologie einführte. Dieses Werk und das neue Wissensgebiet machten Dost über die Grenzen unseres Landes hinaus international bekannt.

Die spröde Materie und der schwer übersetzbare Stil waren kein Hindernis, sich international mit diesem großen Wurf auseinanderzusetzen, das Gebiet wurde erweitert und intensiv bearbeitet, auch von Dost, der 1968 eine völlig überarbeitete und mit neuen Erkenntnissen vollgestopfte zweite Auflage unter dem Titel „Grundlagen der Pharmakokinetik" vorlegte.

Es ist nur wenigen Wissenschaftlern beschieden, ein Wissenschaftsgebiet zu entdecken, seine Grundlagen zu bearbeiten und so souverän darzustellen, daß man auch heute noch bei anscheinend neuen Gedanken und Vorstellungen alles schon bei Dost finden kann.

Dabei leitete er aber auch noch bis 1959 die Klinik in der Charité, um zum 1. 1. 1960 dem Ruf nach Gießen zu folgen, von wo aus er am 1. 10. 1975 in den Ruhestand trat.

Er war ein erfahrener, souveräner Kliniker, der bei seinen Visiten und Patientendemonstrationen analytisch und reflektierend und Zustimmung fordernd oder Einwände erwartend, sich und uns, seine Schüler und Mitarbeiter, zur Lösung schwieriger diagnostischer therapeutischer Entscheidungen führte. Alle seine Schüler, die der Praxis zustrebenden genauso wie die wissenschaftlich arbeitenden, wurden von diesem unbestechlich exakten Vorgehen beeindruckt und geprägt.

Ein Drittes gehört aber noch zur Person Dost: Seine Liebe zu den Bergen, von denen er eine Reihe alpiner Spitzen schwierigen Grades bezwungen hat, und seine Liebe zur Heimat, Sachse ist er immer noch und köstlich ist es, wenn Hartmut Dost sächsische Anekdoten erzählt.

Ein neues Wissensgebiet, zahlreiche Ehrungen, über 150 wissenschaftliche Publikationen, ein hervorragender Kliniker, und bei all dem ist Hartmut Dost zurückhaltend und bescheiden geblieben, dem alle seine Schüler, für die ich sprechen darf, in Verehrung und Zuneigung zugetan sind, und dem wir von Herzen wünschen, daß wir ihm dies noch viele Jahre zeigen dürfen.

E. Gladtke, Köln

Professor Dr. Heinz Spiess 60 Jahre

Am 13. April 1980 vollendet Professor Dr. med. Heinz Spiess, Ordinarius für Kinderheilkunde und Direktor der Kinderpoliklinik an der Universität München sein 60. Lebensjahr. Nach seinem durch Kriegseinsätze immer wieder unterbrochenen Medizinstudium an der Universität Göttingen und Promotion daselbst bei dem Pathologen E. G. Gruber mit einer Dissertation „Theorien der Genese von Acranie, Anencephalie und Spina bifida" begann er im September 1945 seine pädiatrische Ausbildung bei Kleinschmidt in Göttingen. Mehrfache Ausbildungs- und Forschungsaufenthalte im Ausland – bei Fanconi in Zürich, bei Doniac im Hammersmith Hospital in London, bei Kempe in Denver und bei Dubos am Rockefeller Research Institute Middlebrook – bereicherten seine klinische und wissenschaftliche Ausbildung unter Kleinschmidt. Sie wurde nach 1954 fortgesetzt unter Kleinschmidts Nachfolger in Göttingen, Prof. Joppich: durch ihn erfuhr er weitere konsequente und erfolgreiche Förderung. 1952 erfolgte die Habilitation mit einer Arbeit über das Thema „Experimentelle Grundlagen der BCG-Impfung", 1958 die Ernennung zum apl. Professor an der Universität Göttingen. Im Jahre 1968 wurde er als Nachfolger von Weber in seine jetzige Position berufen.

Die Münchner Kinderpoliklinik wurde bereits im vorigen Jahrhundert gegründet. Ihre Leiter ab 1856 waren Vogel (Verfasser des ersten deutschsprachigen Lehrbuches unseres Faches), v. Ranke (Neffe des berühmten Historikers), Seitz, v. Pfaundler (neben dem Dr. v. Haunerschen Kinderspital) und von 1947–1967 Prof. Weber. Durch Weber und seine Mitarbeiter wurde die Klinik nach dem II. Weltkrieg schnell zu einer international anerkannten Stätte pädiatrischer klinischer Arbeit und Forschung entwickelt. Spiess hat diese Aufbauarbeit in vielfacher Richtung erfolgreich weiterführen können. Er selbst sieht einen Schwerpunkt seiner Arbeit in der prophylaktischen Pädiatrie, speziell der Impfprophylaxe. Er förderte in der Klinik die Entwicklung weiterer Abteilungen und Schwerpunkte wie Genetik (Leiter Prof. Murken), Immungenetik (Leiter Prof. Albert), klinische Knochenmarktransplantation (Prof. Albert, PD. Bender-Götze), pränatale Diagnostik (PD. Jensen), Psychosomatische Beratungsstelle u. a. m. Mit unserer Gratulation verbindet sich die zuversichtliche Erwartung weiterer wichtiger Fortschritte auf dem gleichen Wege, den Spiess vor 12 Jahren in München zu gehen begann.

K. H. Schäfer, Hamburg

Buchbesprechungen

Begemann, H. und J. Rastetter: Atlas der klinischen Hämatologie.
Begr. von L. Heilmeyer und H. Begemann. Mit Beiträgen über die
Feinstruktur der Blutzellen und ihrer Vorläufer von D. Huhn und
über tropische Krankheiten von W. Mohr. 3., völlig neubearb. Aufl.
Berlin, Heidelberg, New York: Springer 1978. XVII, 275 S. u. 228
Abb. geb. DM 298,-.

Die 3. Auflage des international hoch angesehenen Werkes ist
von den Herausgebern vollständig überarbeitet und unter Berücksichtigung neuer Erkenntnisse und Methoden in der hämatologischen Diagnostik neu geordnet worden. Durch den Druck im Offset-
Verfahren ergab sich die Notwendigkeit, alle Mikrophotos durch
neue Vorlagen zu ersetzen, wodurch der Atlas nur gewonnen hat. Die
zunehmende Bedeutung der zytochemischen Zelldiagnostik wie auch
die immer breitere Anwendung elektronenoptischer Verfahren sind
durch Erweiterung der einzelnen Kapitel und zusätzliche Aufnahme
zahlreicher Bilder berücksichtigt worden. In der Zytopathologie lymphatischer Organe werden derzeitig geübte Nomenklaturen vollzu-
reichend dargestellt, auch ist das Kapitel über Tropenkrankheiten
durch wesentliche klinische Hinweise vervollständigt worden. Die
bewährte Gegenüberstellung didaktisch hervorragender Aquarell-
zeichnungen und qualitativ nicht minder eindrucksvoller mikrophotographischer Farbbilder erweist sich besonders auch in dieser Auflage als eine kaum mehr zu überbietende Hilfe für den lernenden wie
auch für den hämatologisch erfahrenen Kliniker. Den Herausgebern
ist es sehr wohl gelungen, das angestrebte Ziel, ein systematisch aufgebautes, mit kurzem und prägnanten Textteil versehenes Arbeits-
buch für den täglichen Gebrauch zu erreichen, das den derzeitigen
Anforderungen in der klinischen Hämatologie gerecht wird. Letzteres gilt vor allem auch für die speziellen Belange der pädiatrischen
Hämatologie.   G. Landbeck (Hamburg)

Das Knochenmark. Morphologie, Funktion, Diagnostik. Hrsg. von
Wolfgang Queißer. Stuttgart: Georg Thieme 1978. X, 741 S., 352
Abb., 58 Tab. und 8 Taf. geb. DM 228,-.

Das hoch angesehene, im Thieme-Verlag erschienene Lehrbuch
von Karl Rohr „Das menschliche Knochenmark" findet nach 18
Jahren in dem vorliegenden, völlig neu konzipierten Werk seine Wie-
dergeburt. Entsprechend der Entwicklung der experimentellen und
klinischen Hämatologie war es das Ziel der 25 Mitarbeiter, vor allem
die funktionelle Bedeutung zytomorphologischer Phänomene her-
auszustellen und in kurzgefaßten Kapiteln mit umfassenden Literaturangaben darzustellen. Nach einem ausführlichen methodischen
Teil folgt ein Kapitel über die normale Morphologie und Funktion
des Knochenmarks und der hämopoetischen Zellsysteme. Der spezielle Teil nimmt den größten Raum ein und befaßt sich mit der zyto-
logischen Diagnostik definierter hämatologischer Krankheitsbilder.
So ist ein umfangreiches und umfassendes Lehrbuch der hämatologischen Diagnostik entstanden, das durchaus eine Lücke in der klinischen Medizin zu schließen vermag. In dieser Hinsicht erscheint die
Wahl des Buchtitels als nicht recht sinnvoll. Für ein Lehrbuch wäre
es darüber hinaus wünschenswert, den Text durch eine größere Zahl
mikrophotographischer Farbbilder zu ergänzen. Die relativ kleine
Zahl im Text eingestreuter, qualitativ oft unzureichender zytologi-
scher Schwarzweißbilder kann diese Forderung nicht erfüllen.
                                              G. Landbeck (Hamburg)

Perinatal medicine. Edit. by E. Kerpel-Fronius, P. V. Véghelyi, and
J. Rosta. In two parts. Budapest: Akad. Kiadó 1978. Part 1: XV, S.
1-511 mit Abb. u. Tab.; Part 2: IX, S. 513-1448 mit Abb. u. Tab. 2
Bde zus. geb. DM 237,50.

Das Buch ist der erste von zwei Bänden über die perinatale Medizin. Es enthält Darstellungen der Basismechanismen somatischer,
psychischer und sozialer Entwicklungsvorgänge. In lockerer Rei-
hung werden Pharmakologie und Pharmakogenetik, Infektionen, Intrauterine Diagnostik und perinatale Mortalität abgehandelt. Im Bemühen um Vollständigkeit werden Nebensächlichkeiten überbetont,
z. B. werden alle denkbaren Chromosomenanomalien aufgeführt,
dagegen finden einige wichtige Vorgänge und Befunde keine Erwähnung: Unvollständig ist die Wiedergabe der Möglichkeiten durch
Fruchtwasseruntersuchungen den Reifegrad der Lunge zu erkennen.
Ausführlich wird im Rahmen der Möglichkeiten von Behandlungen

der Rhesusinkompatibilität die intrauterine Transfusion in die
Amionhöhle dargestellt, ein Verfahren, das sicherlich nicht empfohlen
werden kann. Der erste Band für sich allein ist für den klinisch tätigen
Arzt von geringerem Wert. Es bedarf zur Abrundung der Darstellung klinischer Probleme im zweiten Band.

                                              F. Bläker (Hamburg)

Erworbene Gerinnungsstörungen im Kindesalter. 1. Symposion vom
1. bis 2. Oktober 1976 in Ascheberg. Hrsg. von Ulrich Göbel (Bücherei d. Pädiaters. Hrsg. von O. Vivell u. W. Burmeister. H. 78.) Stuttgart: Ferdinand Enke 1977. VIII, 176 S., 38 Abb. u. 62 Tab.
DM 58,-.

Das Buch enthält Vorträge eines Symposions über erworbene
Gerinnungsstörungen im Kindesalter. Das erste Thema Gerinnungsstörungen in der Neugeborenen-Periode befaßt sich in 6 Vorträgen
mit der Häufigkeit, dem klinischen Bild, der Pathophysiologie und
Differentialdiagnose der Blutungssyndrome in diesem Lebensalter
sowie mit dem klinischen Verlauf der Streptokokken-Sepsis unter besonderer Berücksichtigung der dabei auftretenden disseminierten in-
travasalen Gerinnung. Das zweite Thema ist dem hämolytisch-urämischen Syndrom gewidmet, wobei in 5 Vorträgen die Klinik, die
Ätiologie und die charakteristischen thrombozytären und gerin-
nungsanalytischen Befunde abgehandelt wie auch therapeutische
Wege aufgezeigt werden. Ein weiteres Kapitel umfaßt 6 Vorträge
über diagnostische Methoden zur Erfassung thrombozytärer Blut-
stillungsdefekte sowie Veränderungen hämostatischer Funktionen
durch Antikonvulsiva. Schließlich werden primäre und therapiebedingte Gerinnungsstörungen bei der Induktionstherapie akuter lymphoblastischer Leukämien und beim Neuroblastom abgehandelt.
Dem Initiator und Herausgeber dieses Symposions ist es gelungen,
eine wichtige Informationslücke sowohl für den niedergelassenen, als
auch klinisch tätigen Kinderarzt zu schließen, d. h. einen Einblick in
den aktuellen Stand der klinischen Forschung erworbener Gerinnungsstörungen des Kindes zu geben. So ist zu hoffen, daß diese Ver-
handlungen in angemessenen Abständen ihre Fortsetzung finden
und künftig auch die Diskussionen in der Drucklegung berücksichtigt werden.   G. Landbeck (Hamburg)

**Ulcerative colitis and Crohn's disease and other diseases of the alimen-
tary system in childhood.** Edit.: P. P. Rickham, W. Ch. Hecker, and J.
Prévot. (Progress in Pediatric Surgery. Vol. 11.) Baltimore, Munich:
Urban & Schwarzenberg 1978. VI, 242 S., 86 Abb. u. 66 Tab.
DM 58,-.

Das vorliegende Buch widmet sich der Darstellung internisti-
scher und chirurgischer Probleme von Magen-Darm-Erkrankungen
im Kindesalter. In einem ersten Teil sind die Beiträge eines Symposiums aufgeführt, in dem über immuno-inflammatorische Erkrankungen des Darmes, die Colitis ulcerosa und Morbus Crohn sowie
über die nekrotisierende Enterocolitis berichtet und diskutiert wird.
Auf ein einleitendes internistisches Übersichtsreferat folgt jeweils eine Darstellung chirurgischer Behandlungsmöglichkeiten. Die Autoren nehmen vielfach Bezug auf eigene Beobachtungen. In der Diskussion werden in der Literatur mitgeteilte Untersuchungs- und Behandlungsergebnisse berücksichtigt. Keine einheitliche Auffassung besteht bezüglich der Indikation zur chirurgischen Therapie bei der Colitis ulcerosa. Auch das chirurgische Vorgehen ist umstritten. Der
Optimismus günstiger Resultate bei kontinenzerhaltenden Durch-
zugsoperationen, der von einzelnen Autoren verbreitet wird, findet
keine allgemeine Zustimmung. Ungünstig sind die Resultate chirurgischer Behandlung bei granulomatöser Enterocolitis.

In einem zweiten Teil sind Arbeiten zu folgenden Problemen zusammengefaßt:
- duodenale Obstruktion,
- portale Hypertension,
- anorektale Mißbildungen,
- intraabdominelle zystische Lymphangione.

Vor allem die beiden letztgenannten Krankheitsbilder werden
sehr ausführlich, auch sehr übersichtlich beschrieben. Sie vermitteln
einen tiefen Einblick in ätiologische, pathogenetische und therapeutische Fragestellungen. Das Buch kann bei der Diagnostik und bei
der Entscheidung zu therapeutischen Maßnahmen Pädiatern und
Kinderchirurgen eine Hilfe sein.   F. Bläker (Hamburg)

Ultraschalldiagnostik. Gemeinsame Tagung der deutschsprachigen Gesellschaften für medizinische Ultraschalldiagnostik, Dezember 1977, Wien. Hrsg. von A. Kratochwil u. E. Reinhold. Stuttgart: Georg Thieme 1978. XIV, 354 S., 269 Abb. u. 69 Tab. DM 69,–.

Jede umfassende Publikation über Ultraschalldiagnostik verdient das besondere Interesse von Pädiatern und pädiatrischen Radiologen, da diese unbelastende, nicht invasive und ergiebige Untersuchungsmethode bei Kindern noch zu wenig angewendet wird. Das vorliegende, sehr informative Buch vereinigt alle Vorträge, die während einer gemeinsamen Tagung der deutschsprachigen Gesellschaft für Ultraschalldiagnostik Ende 1977 gehalten wurden, und besitzt daher große Aktualität. Einführende Beiträge behandeln physikalische und technische Grundlagen des Verfahrens. In weiteren Kapiteln wird die Anwendung der Ultraschalldiagnostik bei Problemen der Früh- und Spätschwangerschaft, des Pankreas, der Leber und des Gallesystems sowie im Schädel und Abdominalbereich abgehandelt. Auch aktuelle Fragen der Anwendung auf dem Gebiet der Kardiologie und Orthopädie kommen zur Sprache. Erste Vergleiche zwischen den Ergebnissen einer CT-Untersuchung und der Ultraschalldiagnose werden gezogen. Die Anwendung im Bereich der Pädiatrie wird nur in relativ wenigen, aber exzellenten Beiträgen (Weitzel, Mainz) dargestellt. Beim Studium des Buches verstärkt sich der Eindruck, daß der Ultraschalluntersuchung beim heutigen Stand der Geräteentwicklung und der diagnostischen Aussage noch die breite Anerkennung bei Kindern bevorsteht. Sie ist unbedingt anzustreben, da es sich um ein Untersuchungsverfahren handelt, das bei einer Anzahl von Erkrankungen mit relativ niedrigen Kosten und vertretbarem Zeitaufwand zur Primärdiagnostik und Verlaufskontrolle betrieben werden kann und keine Strahlenbelastung mit sich bringt.

M. A. Lassrich (Hamburg)

Schneider, Reinhard: Hirnfunktionsstörungen im Kindesalter. (Klinische Psychologie u. Psychopathologie. Hrsg.: H. Remschmidt. Bd. 4.) Stuttgart: Ferdinand Enke 1978. VIII. 78 S., 40 Abb. u. 7 Tab. DM 28,–.

Der Autor, Psychologe, sieht im Begriff Hirnfunktionsstörungen einen gemeinsamen Nenner, der sowohl in der Reifungs- und Entwicklungspathologie als auch in der Psychopathologie bzw. Hirnphysiologie anwendbar ist und sich vor allem in einer Grenzsituation anbietet, in der die Unterscheidung einer verhaltenswirksamen Hirnfunktionsstörung von einer als Normvariante anzusehenden Verzögerung der Hirnreifung kaum möglich ist. Der besondere Wert des kleinen Buches liegt zunächst darin, daß der Autor die verschiedenen Störqualitäten des kindlichen Gehirns aufzeigt, darlegt, daß eine in *einer* Hinsicht gegebene Störung nicht ohne weiteres auf eine kombinierte Störung hindeutet, ja ein normales Funktionieren in anderen Bereichen mit bestimmter Wahrscheinlichkeit gegeben ist. Er stützt sich dabei zunächst auf eine breit zitierte Literatur. Begründungen liegen in der Noxe, deren Wirkungsgrad und im Wirkungs-

zeitpunkt. In eigenen Untersuchungen wird dann der Einfluß des Schädigungszeitpunktes auf die perzeptive, kognitive und soziale Entwicklung des Kindes analysiert. Neben schon in der üblichen Praxis allgemein eingeführten Methoden werden neuentwickelte Verfahren eingesetzt.   M. Hertl (Mönchengladbach)

Burri, C. und F. W. Ahnefeld: Cava-Katheter. Unter Mitarbeit von K. H. Altemeyer, B. Gorgass, O. Haferkamp u. a. Berlin, Heidelberg, New York: Springer 1977. 86 S. u. 54 Abb. DM 28,–.

Das Büchlein muß im Bücherschrank einer jeden Intensivpflegestation stehen, ob sie nun zum Fachgebiet der Inneren Medizin, Anaesthesie-Chirurgie oder Pädiatrie gehört. Eine Zusammenstellung der medizin-technischen Verfahren, Komplikationen und Ergebnisse des zentralvenösen Katheters fehlte bisher. Diese Lücke wird durch die Untersuchung geschlossen. Zunächst wird man geneigt sein, das Buch nur für den klinisch tätigen Arzt geeignet zu finden, aber auch der zum akuten Notfall gerufene Arzt aus der Praxis wird sich angesprochen fühlen. Denn heute gehört die Beherrschung der Technik von Punktionen großer Körpervenen zum therapeutischen Repertoire der Notfallmedizin überhaupt. Der Text ist klar gegliedert und leicht zu lesen. Dem Rezensenten erschien es sogar an vielen Stellen fesselnd geschrieben. Indikationen, Technik, Topografie, Kontrollen, Material, Komplikationen und ausführliche Literatur runden die Darstellung ab. Die Probleme bei der Cavakatheterisierung von Kindern sind immer wieder besonders hervorgehoben, daher hat auch der Kinderarzt Gewinn aus der Lektüre.

P. Lemburg (Düsseldorf)

Krueger, Jean M.: Fortbildung 2: Überwachung des zentralen Venendrucks. (Fachschwester – Fachpfleger. Innere Medizin – Intensivmedizin) Berlin, Heidelberg, New York: Springer 1978. IX, 60 S. u. 51 Abb., DM 9,80.

In der Ausbildung zur Fachschwester für Pädiatrie und Intensivmedizin sind diese Fortbildungsbände noch wenig bekannt, jedoch sehr zu empfehlen. Der Rezensent hat sie mit viel Erfolg für die praktische und theoretische Ausbildung des eigenen Personals benutzt. Als besonders demonstrativ haben sich die Abbildungen erwiesen. Der zweispaltig gegliederte Text enthält die Darstellung aller theoretischen und praktischen Voraussetzungen für die Messung des zentralvenösen Druckes durch das Pflegepersonal. Auf die Darstellung eines Sachverhaltes folgt immer wieder als Lernkontrolle eine oder mehrere Fragen an den Lernenden, die er zu beantworten hat. Das Verfahren bläht den Umfang des Textes natürlich ein wenig auf, außerdem zwingt es zu kontinuierlichem Lesen. Die pädagogische Absicht ist jedoch deutlich zu erkennen. Auch die weniger speziell ausgebildete Kinderkrankenschwester wird großen Nutzen aus der Arbeit mit diesem Buch ziehen, wenn sie sich der Intensivmedizin zuwendet. Es ist durchaus preiswert, kann also ohne große Gewissensbisse des Ausbilders dem Interessierten empfohlen werden.

P. Lemburg (Düsseldorf)

Tagesgeschichte

Hochschulnachrichten

Prof. Dr. K. *Betke* (München) wurde von der Deutschen Akademie der Naturforscher Leopoldina zum auswärtigen Vizepräsidenten gewählt.

Prof. Dr. M. *Bettex* (Bern), ordentlicher Professor für Kinderchirurgie, vollendete am 11. April 1980 sein 60. Lebensjahr.

Dr. Ch. *Fligel* (Basel) habilitierte sich für das Fach Kinderheilkunde.

Die Lehrbefugnis für Kinderheilkunde erhielten Dr. H. *Götze* (Essen) und Dr. K.-Ch. *Dominick* (Münster).

Kongreßkalender

Die 18. *Internationale Jahrestagung der Gesellschaft für Nuclearmedizin* findet vom 9. bis 12. September 1980 in Nürnberg statt. Auskunft erteilt: Prof. Dr. F. Wolf, Institut und Poliklinik für Nuklearmedizin, Universität Erlangen-Nürnberg, Krankenhausstraße 12, D-8500 Erlangen.

Die 9. *Norddeutschen Psychotherapietage* werden vom 11. bis 17. Oktober 1980 in Lübeck durchgeführt. Leitthema: Die gestörte Beziehung – Gründe, Folgen, ärztliche Hilfen. Auskunft erteilt das Tagungsbüro der Norddeutschen Psychotherapietage, Postfach 3045, D-2400 Lübeck 111.

Die *Jahrestagung der Deutschen Sektion der Internationalen Liga gegen Epilepsie* findet vom 6. bis 8. November 1980 in Berlin statt. Themen: Psychosoziale Aspekte der Epilepsien; Posttraumatische Epilepsien. Auskunft erteilt: Prof. Dr. Dr. H. Remschmidt, Abteilung für Psychiatrie und Neurologie des Kindes- und Jugendalters, Freie Universität Berlin, Platanenallee 23, D-1000 Berlin 19.

Das *VIII. Pediatric Dermatology Seminar* wird vom 26. Februar bis 1. März 1981 in Miami Beach, Florida, durchgeführt. Auskunft erteilt: Guinter Kahn, M.D. 16800 N.W., 2nd Ave., Miami, Florida 33169, USA.

Für den Textteil verantwortlich: Prof. Dr. K. H. Schäfer, Universitäts-Kinderklinik und Poliklinik. Martinistraße 52, D-2000 Hamburg 20, und Prof. Dr. H. Ewerbeck, Kinderkrankenhaus der Stadt Köln, Amsterdamer Straße 59, D-5000 Köln 60. Für den Anzeigenteil: L. Siegel, W. Pehla, Kurfürstendamm 237, D-1000 Berlin 15. Fernsprecher (030) 8821031, Telex: 01-85411. Springer-Verlag Berlin, Heidelberg, New York.   Druck: Brühlsche Universitätsdruckerei, Gießen.   Printed in Germany.   © by Springer-Verlag Berlin, Heidelberg 1980.

Das Heft enthält je eine Beilage der Firmen Behringwerke AG, Frankfurt/Main, Hoechst AG, Frankfurt/Main und Drägerwerk AG, Lübeck.

Mschr. Kinderheilk. 128, 445 (1980)

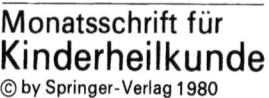

Monatsschrift für
Kinderheilkunde
© by Springer-Verlag 1980

Paramedizin und ärztliche Außenseitermethoden: Ein Problem auch in der Kinderheilkunde?

Zu den großen Versuchern der Ärzte aller Zeiten gehört statistisch gesehen sicher nicht die so gern beschrieene Geldgier oder der Machtkomplex, den man mit dem Schlagwort „Halbgott in Weiß" kritisiert. Eine ernste Versuchung ist die Hilfsbedürftigkeit des Patienten, die an die angeborene oder erlernte Hilfsbereitschaft des Arztes appelliert. In der vorwissenschaftlichen Ära der Medizin war es erlaubt, daß dieser Appell und die Not des Nicht-Helfen-Könnens erfinderisch machten und die Neigung des Menschen zur Mystik Behandlungsmethoden entstehen ließ, deren Wirksamkeit der Suggestibilität des Patienten und des Erfolge sehen wollenden Arztes zu verdanken waren. Im 18. und 19. Jahrhundert kam dazu noch die Neigung, noch nicht erklärbare Prozesse oder noch nicht verständliche Zusammenhänge durch Spekulationen in ein übersichtliches Lehrgebäude unterzubringen, das auf dogmatischen Prämissen ruht und nicht auf den Gesetzen der Naturwissenschaft.

Das Zeitalter der mystischen und romantischen Medizin ist im 20. Jahrhundert vorbei. Wir können heute eine naturwissenschaftliche Medizin betreiben, die sich nach den drei Grundregeln richtet:

1. Kausalitätsprinzip,

2. Reproduzierbarkeit,

3. Persönlichkeitsunabhängigkeit.

In dieser naturwissenschaftlichen Medizin werden die Grenzen zwischen Glauben und Wissen vom Wissen bestimmt. Der Bestand an Wissen ist durch die Fortschritte der naturwissenschaftlichen Medizin so umfangreich und effektiv geworden, daß der Arzt auf den noch bestehenden Gebieten des Nichtwissens dies ruhig bekennen kann und seine Zuflucht nicht zur Mystik nehmen muß. An der Grenze zwischen Wissen und Glauben steht die oben genannte Versuchung, der mancher Arzt in seiner Hilfsbereitschaft erliegt. Dann wird aus Meinung, Hoffnung oder Dogma schnell Wissen. Dies ist entschuldbar, wenn es aus Unkenntnis geschieht und nur ein Vorwurf für die „Schulmedizin", nicht energisch und geduldig genug ihr Wissen verbreitet zu haben. Alle anderen Gründe sind nicht zu verantworten.

Hier liegt die Begründung für die Publikation der nachfolgenden Artikel über Paramedizin und medizinische Außenseitermethoden. Der Blick des Lesers wird geschärft für die historischen Wurzeln dieser von den wenig sachverständigen Laien heute noch so oft bewunderten Verfahren und ihre Unhaltbarkeit in einer naturwissenschaftlichen Medizin; denn kein Arzt kann auf die Dauer seinem Patienten wirksam helfen, wenn er ihn oder sich selbst belügt.

H. Ewerbeck

Monatsschr. Kinderheilkd. 128, 446–452 (1980)

Monatsschrift für
Kinderheilkunde
© by Springer-Verlag 1980

Übersichten

Paramedizin*

O. Prokop

Institut für gerichtliche Medizin (Direktor: Prof. Dr. O. Prokop) der Humboldt-Universität Berlin

Paramedicine

Summary. Legal requirements of qualification to be answered by lay healers are much less strict than those to be fulfilled by health supervisors at public slaughterhouses. As the law of the Federal Republic of Germany stands, it is also rather difficult for lay healers to be prosecuted for negligence causing death or bodily harm. In this connection, homoeopathy plays an important role, since users of the divining rod, radiaesthesists (qualified doctors included!) and parapsychologists also claim the principle of "non-measurable agents". Several other arguments are regularly encountered in occultistic and paramedical branches, such as production of instantaneous and astounding effects, universal validity (combined with a "high specifity"), and effects on certain types of patients or one particular side of the body. Further arguments used are: the possibility that just the opposite of what was to be expected would happen, which will then be taken as proof of efficiency (so-called "primary deterioration" or "reversed effect", or "Psi missing"), and the intuitive gifts of the healer. Parascientific publications reveal that the authors usurp new scientific concepts in a manner which can only be characterized as grossly abusive. Examples of the foolishness of the criticized methods, of tactics of their users, and of the resulting dangers to patients are listed. Because no scientific acknowledgment of the aforementioned methods has so far been possible, it is discussed how this could be achieved. E.g., in acupuncture, the relation of only one "point" to a "meridiane" or organ should be proved. In homoeopathy, justification of Hahnemann's remedy-detection should be demonstrated for only one medicament. Parapsychologists should demonstrate the alleged influence on radioactive nuclear desintegration by "Psi" force by means of acknowledged scientific methods. Iris diagnosticists should prove the validity of their pigment doctrine by applicating it to heterochromia and twins.

Key words: Paramedicine – Parapsychology – Acupuncture – Homoeopathy – Radiaesthesy (divining rod and pendulum) – Iris diagnosis – True and spurious scientific proof.

Zusammenfassung. Nach einem Hinweis auf das Problem der Laienheiler, an deren Qualifikation der Gesetzgeber geringere Anforderungen stellt als an einen Fleischbeschauer, und deren strafrechtliche Verfolgung bei fahrlässiger Körperverletzung oder Tötung in der derzeitigen Rechtslage auf Schwierigkeiten stößt, wird die Bedeutung der Homöopathie eingeschätzt. Auf ihr Prinzip der Wirkung eines nicht meßbaren Agens berufen sich u.a. Wünschelruten- und Pendelforscher (Radiaesthesisten, darunter auch Ärzte!) sowie Parapsychologen. Ferner wird festgestellt, daß auch andere Argumentationen in verschiedenen okkultistischen und paramedizinischen Disziplinen immer wiederkehren: die sofortige und verblüffende Wirkung, die universelle Gültigkeit (bei „hoher Spezifität"!), die Wirkung auf bestimmte Typen oder eine Körperseite; die Möglichkeit, daß gerade das Gegenteil von dem eintritt, was erwartet wurde, was dann aber als Beweis gewertet wird („Erstverschlimmerung", „Verkehrtlauf-effekt", „Psi missing") und die intuitive Begabung der Akteure. In den Publikationen der Vertreter parawissenschaftlicher Fächer war zu beobachten, daß sie sich neue wissenschaftliche Erkenntnisse in einer Weise zu eigen machen, die als Mißbrauch bezeichnet werden muß. Die Unsinnigkeit der kritisierten Methoden, die Taktik ihrer Anwender und die hieraus resultierenden Gefahren für Patienten werden an Beispielen erläutert. Da die wissenschaftliche Anerkennung der genannten Verfahren aus den beschriebenen Gründen bisher nicht möglich ist, wird aufgezeigt, wie sie Eingang in die klassische Medizin finden können: Bei der Akupunktur ist nur an einem einzigen „Punkt" die Beziehung zu einem „Meridian" oder Organ zu beweisen; analog braucht bei der Homöopathie nur an einem Mittel die Gesetzmäßigkeit der Hahnemannschen Arzneimittelfindung dargelegt zu werden; die Parapsychologen sollen die behauptete Beeinflußbarkeit der radioaktiven Zerfallsakte durch die Kraft Psi mit anerkannten wissen-

---

* Vorgetragen auf der Fortbildungsveranstaltung der Ärztekammer Nordrhein in Köln am 1. März 1980

schaftlichen Methoden demonstrieren; und von den Irisdiagnostikern wird erwartet, daß sie die Gültigkeit ihrer Pigmentlehre an der Heterochromie und an Zwillingen beweisen.

Schlüsselwörter: Paramedizin – Parapsychologie – Akupunktur – Homöopathie – Radiästhesie (Wünschelruten- und Pendellehre) – Irisdiagnostik – unechte und echte wissenschaftliche Beweise.

Während die medizinische Forschung immer mehr in die Tiefe dringt (wir haben das gerade an Hand einiger neuer Forschungsergebnisse der Genetik gezeigt) und die Lebenserwartung trotz des von einigen Naturheilkundigen so gefürchteten Kunstdüngers weiter ansteigt – man darf sarkastisch ergänzen: Trotz der öffentlich oft deklassierten „Schulmedizin" – herrscht bei den Paramedizinern ein trostloses Treiben. Heilkundige ohne Qualifikationsnachweis, unterstützt durch Illustrierte, Tagespresse und Fernsehen, beherrschen regional die Szene. Die Anforderungen an eine medizin-fachliche Ausbildung für diese Kreise ist geringer als sie etwa an Fleischbeschauer in der Bundesrepublik Deutschland gestellt werden. Diese haben sich nämlich vor Kommissionen Prüfungen und Nachprüfungen zu unterziehen. Eine soziale Gemeinschaft, die unausgebildete und medizinisch ungeprüfte Heiler zuläßt, muß dann naturgemäß in Kauf nehmen, daß im Falle des negativen Ausganges einer Heilprozedur eine strafrechtliche Verfolgung des Laienheilers wegen Fahrlässigkeit (Tötung oder Körperverletzung) fragwürdig wird. Wenn man die Fahrlässigkeit im Strafrecht auf die vereinfachte Formel bringt: „Außerachtlassen der – den konkreten Umständen nach – erforderlichen Sorgfalt", so werden die Schwierigkeiten einer Strafverfolgung auch dem Nichtjuristen klar. Denn der Laienheiler weiß nicht, was im gegenständlichen Fall erforderlich ist. Er kann mangels Ausbildung die Folgen seines Handelns oder Unterlassens nicht abschätzen. Es fehlt an der „Voraussehbarkeit". Geht er selbst auf Sicherheit, wird er sich an die Homöopathie halten, da hier für alle Symptome – schwere oder leichte – in den Repertorien das „genaue" Mittel verzeichnet ist. Man braucht nur – vergleichbar einem Telefonbuch – nachsehen und kann sich dann auch darauf berufen.

In anderen Ländern hat die sonst mit Gefahren belastete Chirurgie noch ihr parapsychologisches Gegenstück: die „Psychochirurgen" erhalten. Mittels psychischer Chirurgie werden mit bloßen Händen angeblich Tumoren, Gewebe oder Steine aus der Bauchhöhle der Kranken entfernt – ohne daß die Bauchhöhle dabei eröffnet wird! Bei dieser Geistheilung und „Psychochirurgie" blutet es sogar. Es handelt sich bei diesen Operationen (z. B. auf den Philippinen ausgeführt) um Gauklerkunststücke. Lincoln u. Mitarb. [1] wiesen in vier Fällen nach, daß das ausgetretene Blut einmal vom Schwein, einmal vom Rind, einmal von einem Schwein und einem Menschen einer anderen Blutgruppe stam-

men müsse – und einmal fehlte jede serologische Aktivität.

Was die Homöopathie angeht, so leistet sie auch anderen okkulten Fächern Schützenhilfe. Dafür zwei Beispiele:

Beispiel 1: Die Radiaesthesisten (Wünschenruten- und Pendel-Forscher, darunter auch Wünschelrutenärzte) behaupten, die Wünschelrute schlüge infolge mikroseismischer Bodenschwingungen aus, die man sonst nicht messen könne. Oder es seien homöopathisch schwache Verzerrungen des magnetischen Feldes oder sonst wie eben in der Homöopathie nicht nachweisbare Ausdünstungen oder das (wie in der Homöopathie) nicht auf stoffliche Wesenheiten zurückzuführende Hellsehen. Doch, daß der Wünschelrutenausschlag durch Ideomotorik in Verbindung mit dem in der Physiologie bekannten Kohnstamm-Effekt zustandekommt, gilt heute als gesichert. Auf eine besondere Feinfühligkeit des Menschen (an die fehlerhafterweise auch Goethe glaubte) Bezug zu nehmen, ist völlig abwegig. Das Argument, die hochsensiblen Wünschelrutengänger sollten sich bei der Erdölsuche und nicht bei der Wassersuche (Wasser ist ubiquitär) bewähren, bleibt ungehört. Das Homöopathieargument wird auch ausgespielt, wenn es um die Erdstrahlenabschirmgeräte geht, die die schädlichen Ausstrahlungen der „Wasseradern" beseitigen sollen. Meist handelt es sich um primitive Drahtschleifen, von denen „Baubiologen" behaupten, es handle sich um Schwingkreise. Sie würden durch irgendwelche Wellen, deren Ober- oder Unterschwingungen angestoßen, so daß letztlich ein Sender entstünde. Die emittierte Energie sei natürlich so gering, daß man sie nicht messen könne. So sei es ja auch bei den homöopathischen Hochpotenzen.

Beispiel 2: Die Parapsychologie wird nach wie vor von den Wellentheorien beherrscht, wonach etwa die bei der Telepathie oder beim psychokinetischen Vorfall wirkende PSI-Kraft mit einer Art Wellennatur emittiert werde. Beim parapsychologischen Metallbiegen könne man sie sogar nachweisen [2]. An die Wellennatur glaubte schon der unglaubwürdige Upton Sinclair, zu dessen Buch (Mental Radio) kein geringerer als Albert Einstein ein Vorwort schrieb. Hatte sich Einstein wirklich mit der Materie befaßt – oder tat er es nicht und fiel auf Sinclair herein, der selbst Opfer eines Gedankenlesers war, der allerlei Tricks kannte? Und so hielt es Sinclair für übernatürlich, als sich in einer Seance ein 34 Pfund schwerer Tisch 8 Fuß über seinen Kopf erhob. Nicht erkennbare Kräfte – „feinstofflich" – wie bei den homöopathischen Hochpotenzen!

Wie wir im letzten Beispiel gesehen haben, bedienen sich die Parawissenschaftler gerne prominenter Gewährsmänner. Ein Muster hierfür ist auch – in den Parawissenschaften allgegenwärtig – Paracelsus. Er hielt die Magnete, die für ihn neben der eigentlichen Magnetkraft noch biologische Zusatzwirkungen immensurabler Art hatten, für eine Art Lebewesen. Prompt übernahm auch Samuel Hahnemann Magnete in seinen Arzneischatz. Auch Anton Mesmer hatte ja schon ihre Wirkung erkannt, was ihn zur Entdeckung des tierischen Magnetismus führte.

Als der Autor dieses Beitrages in einem Kurpfuscherprozeß die Magnetisierung als pragmatisches Heilmittel ablehnte, bezog sich die Verteidigung auf Paracelsus und erklärte gegen den Sachverständigen gerichtet: „Sie wollen doch nicht klüger sein als Paracelsus! Heute werden an verdiente Ärzte Paracelsus-Medaillen verliehen."

Ungeachtet der historischen Dokumente feiert heute der tierische Magnetismus (Mesmerismus) eine ungeahnte Renaissance in der modernen *Akupunktur.*

Die bisher genannten okkultistischen Disziplinen, die sich der homöopathischen Argumentation bedienen, gleichen sich auch sonst in mancherlei Einzelheiten:

a) die sofortige und verblüffende Wirkung,

b) die universelle Gültigkeit und Anwendbarkeit in jeder Lebenslage bei „hoher Spezifität". Wirkung auf bestimmte Typen (Homöopathie, Telepathie, Psi), Wirkung auf *eine* Körperseite (Homöopathie, Akupunktur),

c) die Möglichkeit, daß genau das Gegenteil von dem eintritt, was eigentlich erwartet wurde, was aber das System erst recht beweise: In der Homöopathie: „Erstverschlimmerung". Beweis, daß das Mittel wirkt! In der Wünschelrutenkunde: „Verkehrtlaufeffekt", In der Parapsychologie: „PSI missing effect",

d) Es gibt besonders intuitive Akteure, Medien, Patienten und Versuchspersonen mit Exklusivcharakter!

Die Vertreter der genannten okkulten Fächer haben im übrigen zur Unterstreichung ihres Exklusivcharakters stets neue wissenschaftliche Erkenntnisse in ihren Dienst gestellt, d. h. mißbraucht. Fasziniert von der bei der Akupunktur gelegentlich auftretenden Anaesthesie, die auch beim „Magnetisieren", beim Hypnotisieren (vgl. Moll, 1924), bei der Suggestion, beim autogenen Training mit aller Deutlichkeit beobachtet wird, ließen sich einige Gelehrte dazu hinreißen, die Endorphine gleich in den Dienst der Akupunkturargumentation zu stellen. Doch sehr bald stellte sich heraus, daß die endogenen Opiate nicht nur beim Akupunkturstich, sondern auch bei der Plazeboakupunktur, bei Verwundungen im Krieg, bei jeder Form von Streß, beim Beischlaf, bei Hypnose und Suggestion und auch bei der Udenotherapie (Homöopathie) freigesetzt werden. Und wer erinnert sich nicht an die Schmerzlosigkeit bei den Geißlern und nach Ohrfeigen usw. [3].

Dabei können die Endorphine allein nicht die Ursache der Akupunkturwirkung sein, schon gar nicht, wenn es sich um eine länger dauernde Wirkung handelt, da die Endorphine rasch abgebaut werden. Es ist daher zweckmäßig, bei aktuellen Entdeckungen einen klaren Kopf zu behalten, die Lehren und Gesetzmäßigkeiten nicht aus einem Modebedürfnis heraus zu vergessen und auch in historischen Kategorien zu denken. Die Debatten dürfen nicht von den Hauptproblemen abdrängen und die Argumentation ist beharrlich immer wieder auf die einfachen Grundprobleme zurückzuführen. In unserem Fall lauten sie:

Bei der Akupunktur: Beweisen Sie nur *einen einzigen* Punkt! Zeigen Sie uns nicht einen Punkt auf der Haut, der einen anderen elektrischen Widerstand aufweist. Beweisen Sie seine Beziehung zu einem Meridian und dem Organ. Versuchen Sie nicht aus dem Erfolg des Stechens zu beweisen, da ja auch Punkte daneben wirksam sind, was das ganze System der Akupunktur mit ihren zick-zack-artig laufenden Meridianen fragwürdig macht.

Bei der Homöopathie: Beweisen Sie die Gesetzmäßigkeit der Hahnemannschen Arzneimittelfindung (Arzneimittelprüfung am Gesunden) *nur an einem* Mittel. Beweisen Sie mit ihm die behauptete Personotropie und Seitigkeit und die Gleichgültigkeit der Dosis!

Bei der Parapsychologie: Bevor Sie lange und gelehrt argumentieren, zeigen Sie uns, was Sie lauthals verkünden, nämlich, daß es möglich ist, durch PS I radioaktive Zerfallsakte zu beeinflussen. Oder: Lassen Sie von vereidigten Gremien und Notaren die Aussagen Ihrer „Paragnosten" protokollieren, statt die leicht irritierbare Öffentlichkeit mit Nachhineintreffern, wie sie in der Astrologie üblich sind, abzufertigen. Wenn „PSI" im Bereich der menschlichen psychischen Qualitäten liegt und sogar physikalische Effekte hat („Hasted"-Effekt [2]), so bemühen Sie sich in das in Ihrer Universitätsstadt vielleicht in der Nähe liegende Physikalische Institut. In Universitätsstädten sind sicher Physiker mit akademischem Rang, die – wenn sie es könnten – sofort zur Weltsensation die bisherigen Gesetze aus den Angeln heben würden.

Bei der Irisdiagnose: Da ja bei den Irisdiagnostikern Herget u. Schimmel die Pigmente der Iris direkt auf Rezepte hinweisen [4], so mögen sie doch der staunenden medizinischen Öffentlichkeit die Gültigkeit ihrer Pigmentlehre an der Heterochromie und an Zwillingen beweisen.

Obwohl im Schrifttum auf die eben nochmals erwähnten Herausforderungen nicht eindeutig reagiert wurde, was bei den zahllosen Widerlegungen auch gar nicht möglich ist, würde die Wissenschaft weiter für wenigstens *ein* gutes Argument offen bleiben. Es ist aber grotesk zu beobachten, daß die alten und längst widerlegten Argumente wie Stehaufmännchen wiederkehren, die Widerlegungen aber gar nicht zur Kenntnis genommen werden. Dazu einige Musterbeispiele.

Bekanntlich sind alle Versuche gescheitert, *Akupunkturpunkte* zu beweisen. *Ihre Existenz ist noch nicht einmal wahrscheinlich gemacht worden.* Wir können aber mehrere Seiten Literatur anführen, wonach Professor Dr. Kellner in Wien die Punkte bewiesen haben soll (in den Punkten: Vermehrung der Meissnerschen Tastkörperchen, der Krauseschen Rezeptoren und der Hoyer-Grosserschen Organe). Wäre das so, warum stechen dann die Akupunkteure mit langen Nadeln z. T. beträchtlich weit durch diese Punkte? Darüber hinaus hat der Autor dieses Beitrages in einem Schreiben Herrn Prof. Kellner gefragt und erhielt am 11. 11. 1974 eine Antwort des Wiener Autors, worin der erste Satz lautet:

„Auf Ihre Frage – ob durch meine histologischen Untersuchungen … die Existenz von Akupunkturpunkten bewiesen ist – kann ich nur mit einem klaren „nein" antworten …"

Andere Beispiele einer völligen Mißachtung klarer und eindeutiger wissenschaftlicher Erhebungen liefert die Parapsychologie. So werden als Betrüger oder Gaukler längst überführte sog. „Medien" auch in Büchern führender Parapsychologen weiterhin zitiert, als sei nichts geschehen. Man sehe sich daraufhin die grotesken Erzeugnisse aus den parapsychologischen Instituten an.

Auch bei den führenden Vertretern der Homöopathie wird so getan, als habe die Hochschulmedizin seit Hahnemann auf diesem Sektor nichts getan. Abgesehen von den amtlichen Prüfungen dieses Verfahrens, die *vollständig* negativ ausgefallen sind, darf man erwähnen, daß auch an Universitäten homöopathische Abteilungen existierten und nur deshalb geschlossen wurden, weil sie nichts leisteten. So war es z. B. an der Berliner Charité. Als in den 50iger Jahren eine neue Homöopathiewelle losbrach, sah sich die Medizinische Fakultät der Humboldt-Universität veranlaßt, eine Fakultätserklärung abzugeben, die bisher ebenfalls verschwiegen, d. h. von den Homöopathen nicht berücksichtigt wurde:

Die Medizinische Fakultät der Humboldt-Universität zu Berlin gibt folgende Erklärung ab:
„Auf Grund der wissenschaftlichen Erkenntnisse ist die Homöopathie weder klinisch noch prophylaktisch in der Behandlung von schweren, insbesondere Organerkrankungen anwendbar."
Berlin, Oktober 1958.

Man muß sich vorstellen, daß zur damaligen Zeit dieser Fakultät namhafte Persönlichkeiten angehörten u. a. Brugsch, Dost, Felix, Gasteiger, Kraatz, Krautwald, Rapoport und Waldeyer.

Weitere Beispiele der Mißachtung wissenschaftlich fundierter Expertisen geben uns seit Jahrzehnten die Radiaesthesisten (Wünschelruten- und Pendelforscher), die heute erneut über Baubiologen krause Vorstellungen in die Öffentlichkeit hineintragen und sie beunruhigen. Dabei liegen hinsichtlich der Nichtexistenz der „Erdstrahlen" reichlich Stellungnahmen von Staatlichen Kommissionen, Geologischen Landesämtern, dem früheren Reichsgesundheitsamt sowie der Medizinischen Fakultät Tübingen und von Universitätsinstituten vor, die nicht (wie die Okkultisten behaupten) „vom grünen Tisch aus" abgegeben wurden [12].

Da sich die Homöopathie erneut anschickt, in die Universitäten einzudringen, müssen wir ihr noch einige Bemerkungen widmen. Der Herr Präsident einer homöopathischen Vereinigung in der Bundesrepublik Deutschland hat 1976 erneut ein Plädoyer für die Homöopathie gehalten [5] und der Wiener Homöopath Dr. Dorcsi in einer Fernsehsendung am 19. 2. 1980 die hohe Wirksamkeit homöopathischer Potenzen unterstrichen.

In Gebhardts Plädoyer wird unter anderem behauptet:

a) In der Homöopathie wird nicht das erkrankte Organ, sondern der ganze Mensch behandelt.

b) Die Dosierung richtet sich nach der individuellen Reaktionslage des Patienten.

c) Die Homöopathie stützt sich auf einen seit 180 Jahren geprüften Arzneischatz.

Einiges davon wird in der Folge nochmals beleuchtet. Es wäre sehr reizvoll, auch andere „Argumente" solch allgemeiner Art aus dem erfahrungsheilkundlichen Schrifttum zu analysieren, doch führte das ins Uferlose. Einige dieser nunmehr kursierenden Redensarten wären:

„Eingriff in die Grundregulation des Körpers"
„... normalisiert den Körperhaushalt"
„regelt den Stoffwechsel ..."
„ordnet den Energiehaushalt"
„stellt das Energiegleichgewicht wieder her"
„heilt, was gestört, aber nicht zerstört ist"

Mit solchen Versionen kann man bei Laien einen Eindruck machen, nicht aber im Lager der Naturwissenschaftler. Diese sind auch nicht bereit, gesicherte Kenntnisse über den Haufen zu werfen. Wenn wir Gebhardts Argumente – oben erwähnt – prüfen, so werden wir durch seine eigenen Worte, mit denen er Hahnemann ehrt, auf die Infektionskrankheiten aufmerksam gemacht, wobei Gebhardt unter Hahnemanns Therapiegrundsätzen aufzählt: „Behandlung immer gleichablaufender Infektionskrankheiten mit demselben spezifisch wirksamen Mittel allein auf Grund der Diagnose."

Dazu: Welche Infektionskrankheit hat eigentlich Hahnemann immer wieder mit dem gleichen spezifischen Mittel behandelt? Bekanntlich bewirkt die gastrointestinale Verlaufsform der Arsenik-Vergiftung beim Gesunden choleraartige Durchfälle. Somit muß nach dem Arzneimittelfindungsprinzip von Hahnemann Arsenicum auch das klassische Anticholeramittel sein, etwa in der XXX. Centesimalpotenz, also D 60, was bedeutet:

1:1 000 000 000 000 000 000 000 000 000 000
000 000 000 000 000 000 000 000 000 000.

Nach dem Schrifttum wurde dieses Mittel auch bei der Cholera „hülfreich" angewandt (Universallexicon der practischen Medicin und Chirurgie, Bd. II, Francke'sche Verlags-Expedition Leipzig 1836), doch versagte es schon bei der Choleraepidemie in Magdeburg (Rummel, 1838) und später in Hamburg. Kein Lehrbuch der Infektionskrankheiten, der Bakteriologie oder Immunologie nimmt von dieser krausen Therapie Kenntnis. Einen ähnlichen therapeutischen Optimismus erleben wir im übrigen bei der WHO. In der Indikationsliste für die Akupunktur findet man auch die bazilläre Ruhr angegeben, was nur als besonders schwerer Mißgriff gedeutet werden kann[1].

Sehen wir den weiteren „bewährten" Arzneischatz Hahnemanns an. Hahnemann (nach Gebhardt ein Vorläufer der modernen klinischen Pharmakologie) hat nach seinem Arzneimittelprüfsystem am Gesunden auch den Magneten geprüft. So bekam er am Gesunden mit dem Nordpol 307, dem Südpol 310 Symptome, was heute *vollständig* verschwiegen wird. Würde man nämlich diese Plazebosymptome nicht verschweigen, so würden auch die anderen Symptome, die bei der Prüfung von Apis, Sepia, Bryonia oder Pulsatilla gewonnen wurden, nicht mehr akzeptiert. De facto ist auch keines der genannten Mittel bewiesen worden und auch nicht die zahlreichen anderen merkwürdigen Präparationen wie Marienkäferchen (Coccinella septempunctata) oder Apis mellifica (Lebende Bienen kommen in eine Flasche, dazu 60%iger Weingeist. Verreiben der Bienen usw.), Aluminium, Essig, Buxbaum, Hafer u. a.

Die in der Bevölkerung herrschende Vermutung, gegen die die Naturheilkundigen auch nicht einschreiten, Homöopathie und Phytotherapie seien artverwandt oder gehörten zusammen, stimmt also nicht. Von der Kampftaktik her ist es für die Homöopathie auch besser, die Karten nicht aufzudecken, sondern bei allgemeinen Reden zu verbleiben und die im Volk tief verwurzelten magischen Vorstellungen von den Heilpflanzen zu nutzen. So assoziiert mit ihnen der Laie: den kräutersammelnden Großvater, lebenserfahren und mit weißem Bart, die Zeichen der Pflanze (Signatur), die der Herrgott der Pflanze mitgegeben hat, eine Urkraft, mit der sie aus dem unverdorbenen Boden – getränkt mit frischem Quellwasser – wächst und die Kraft von Sonne und Mond in sich bergend dem Lichte entgegenstrebt usw. usw.

So ist es auch nicht verwunderlich, wenn gerade in Heilbädern die Homöopathie neben das Heilwasser tritt, das man langsam aus Schnabeltäßchen trinken muß. Schießt doch die Heilquelle aus „unergründlicher Tiefe" meterhoch empor und trägt so die magische Erdkraft unterirdischer Dämonen ans Licht. In Flaschen gebändigtes Heilwasser, dann etwa durch die Post verschickt – erweist sich auch ohne Wirkung.

Um die Verdünnungslehre in der Homöopathie und die Dosierung („individuelle Anpassung") ist mehr als genug gesagt worden, besonders was die Verdünnungen (Potenzen) angeht, die weit über der Loschmidtschen Zahl liegen. Ihre Wirksamkeit soll auf dem Potenzierungsprozeß beruhen, indem durch zehn Armschläge infolge des „Hineinbringens menschlicher Kraft" die neue Mischung „dynamisiert" wird. Für diesen magischen Prozeß gibt es aber *keinerlei Beweise*.

Schließlich gibt es doch heute die Atomphysik und nicht nur der Autor, sondern viele tausende Wissenschaftler haben Verdünnungen von Lösungen radioaktiver Substanzen hergestellt – ohne daß sich durch Schütteln die Impulsrate verändert hätte oder die Substanz eine neue physikalische, chemische oder biochemische Entität gewonnen hätte.

Bei der riesigen Anzahl von Armschlägen, die bei der Herstellung von Hochpotenzen nötig sind, muß man wirklich an die Worte des Berliner Pharmakologen Fr. Jung denken, der erklärte, er mache sich um den Geisteszustand eines Apothekers Sorge, der solche Potenzen herstelle. Und sicher ist auch die Frage legitim, warum eigentlich 10 Armschläge erforderlich sind und nicht 9 oder 11 oder 18 oder gar 101. Die Erklärung ist einfach. Die Zahl 10 folgt unserem dekadischen Denken und den von Psychologen immer wieder festgestellten Zahlenbevorzugungen beim: Ausraten von Bohnen in einem Glas, Schätzen des Lebensalters, Einschätzen von Längen, wobei das Schätzergebnis hinsichtlich der letzten Ziffer der Zahl in dieser Reihenfolge abnimmt:

$$0 - 5 - 8 - 2 - 3 - 7 - 6 - 4 - 9 - 1.$$

Diese Zahlenbevorzugungen sind schon im alten Rom (Lebensalter auf Grabsteinen) aufgetreten [6]. Heute finden wir sie im Straßenverkehr wieder. Auf die Frage eines Polizisten, wie schnell er gefahren sei, wird der Autofahrer mit 50 km/h oder 60 km/h oder vielleicht 55, 65, 75 antworten, nie aber 61. Und so feiern wir auch unsere Geburtstage. Bei Hahnemanns Potenzierungsvorgang ist es ebenso mit den Schüttelschlägen, gleichgültig, ob die in der Homöopathie verwendeten Milchsäure, Mistel, Essig, Schwefelsäure oder Salzsäure verdünnt werden. Und auch hinsichtlich der verordneten Potenzen haben wir die Regel: D 20 wird häufig angewandt, auch C 30, ja sogar C 1000 („individuell entsprechend der Reaktionslage ...") nicht jedoch D 19 oder G 31 usw. Ähnlich großzügig wird auch mit der Typenlehre umgegangen:

Da gibt es z. B. den Pulsatillatyp oder den Sepiatyp. Das zaghafte frierende schutzsuchende blonde Pulsatilla-Weibchen zeigt eben eine besondere Reaktionslage an, die gänzlich unterschiedlich von der hysteroiden, schwitzenden, nachts hustenden, trunksüchtigen „Sepia-Frau" ist, während andere Typenlehren ihre Typen faßbar charakterisieren oder gar auf genetischer Grundlage fußen lassen. Hingegen sind die homöopathischen Typen naturgemäß vom Prüfer abhängig. Einer unserer Lehrer sagte dazu: „Schon mancher Arzt hat mit 35 Jahren ein Pulsatilla-Weibchen geheiratet, um mit 37 festzustellen, daß es sich bei seiner Frau eigentlich um einen Sepia-Typ handelt.

Die Homöopathen halten unbekümmert um die schwerwiegenden Einwände auch nach wie vor an der völlig verfehlten Hauptregel „Similia similibus curantur" (Ähnliches soll durch Ähnliches geheilt werden) fest. Unstreitig liegt dieser absonderlichen These die alte vitalistische Vorstellung von der Existenz der Le-

---

1 Nach vorliegender Fotokopie steht die Liste im World Health Magazine auf S. 27, Dezemberheft 1979

benskräfte(„Powers" im Sinne von John Brown) [7], zugrunde, die Hahnemann übernahm. Die Lebenskräfte
– so muß man schließen – reagieren auf einen Krank-
heitsreiz spezifisch und sinnvoll, so daß man ein Mittel
nehmen muß, das beim Gesunden gleiche oder ähnliche
Symptome hervorbringt. Die Lebenskräfte werden
dann beim Kranken durch dieses Mittel gleichsinnig
angestoßen und verstärkt. Ist dies aber so, ist mit einer
Verschlimmerung der Krankheitserscheinungen zu
rechnen. Es tritt die „Erstverschlimmerung" auf, die
beweist, daß das gewählte Mittel richtig war. In der homöopathischen Beweisführung wird die Behandlung
erfrorener Gliedmaßen durch Abreiben mit Schnee genannt. Der ganze Unsinn der Argumentation ist aber
schon aus dem Gegenteil abzulesen: Soll man bei einer
Verbrennung an der Haut noch einmal kurz mit einer
Lötlampe über das verbrannte Glied gehen? Die heil-
bringenden sinnvoll auftretenden Erscheinungen bei einer Krankheit – die nur angestoßen werden müssen –
sind eben nur Phantasieprodukte! Ist es sinnvoll, daß
nach der Inkorporation von Anilin ziehende Schmerzen in der Blase auftreten, weil ein Blasen-Krebs aufgetreten ist und sollen wir dann vielleicht mit Benzidin
oder Nitrosamin behandeln, die Ähnliches bewirken
können? Auch das homöopathische Postulat, daß nur
Ähnlichkeit verlangt wird, ist aus der heutigen Sicht
absurd. Wir haben es vorn am Arsenicum gezeigt. Ähnlichkeit ist in der Biologie *nicht so* utilisierbar!

Ein Patient der Blutgruppe A$_2$ Rh-positiv mit Anti-Kell im Se-
rum bedürfe einer Bluttransfusion. Hierzu haben wir von zweieiigen
Zwillingen je eine Konserve.
Zwilling 1: A$_2$ MNSs P$_1$ CDe/cDE Fy(a + b-) Kell +
Zwilling 2: A$_2$ MNSs P$_1$ CDe/cDE Fy(a + b-) Kell -.
Transfundieren wir vom ersten Zwilling, so wird unser Patient
sterben. Erhält er jedoch das Blut des zweiten, so wird er u.U. rasch
genesen.

Die Homöopathie *muß* auch daran scheitern, weil
die Symptome, auf die es bei der Arzneiwahl ankommt,
eben *nicht eindeutig sind.*
    Ziehende Schmerzen im „Magen": Ulcus? Gastri-
tis? Tumor? Duodenum? Pankreas?
    Die Infektionskrankheiten, Vergiftungen, Allergi-
en, Hypovitaminosen und die zahlreichen genetischen
Syndrome (über 1500 analysiert) verraten die *Nichtan-
wendbarkeit* homöopathischer Gedankengänge oder
Mittel.
    Ebenso merkwürdig sind die Hypothesen der Aku-
punktur-Therapeuten. Nachdem sie schon unserer Mi-
nimalforderung, wenigstens *einen einzigen* Punkt zu beweisen [8], nicht nachkommen oder nachkommen können, so mögen sie der medizinischen Öffentlichkeit vorerst einmal sagen, welche Form der Akupunktur eigentlich nunmehr richtig und wahr ist: Die Schädel-
akupunktur, die Ohrakupunktur, die Körperakupunk-
tur, die Nasenakupunktur oder die Fußsohlenaku-
punktur.
    Überall sollen die einzelnen Organe und Körperre-
gionen ihre Punkte haben, die man „genau lokalisie-

ren" muß oder nach anderer Meinung nur in die punkt-
verdächtige Gegend mit dem Finger drücken („Aku-
pressur"), und mit Recht fragt sich jeder Arzt weiter,
wie die Verhältnisse sind, wenn dazu noch elektrisch
gereizt wird. Hierbei werden doch auch noch andere in
der Nähe liegende Punkte erregt – oder nicht? Warum
müssen die Nadeln gedreht werden, und warum sind
Silbernadeln von einer anderen Wirkung als Goldna-
deln oder Eisennadeln? Ist es wahr, daß durch Aufspie-
len von Musik auf die Nadeln ein besserer Effekt erwartet werden kann [9]? Da durch das Drehen der Nadeln auch Spuren von Metall in den Körper kommen,
wirkt sich das nicht auf die „Grundregulation" oder
homöopathisch aus? So sollten doch eigentlich homöopathische Silbersymptome auftreten (z.B. Ziehen und
Reißen in den Knochen, Nasenbluten, Halsentzün-
dung, Lustlosigkeit, Zucken in den Ohren, Harndrang,
Entzündung der Lendenmuskulatur usw.)! So könnten
wir die Diskussion *stundenlang* weiterführen und kä-
men ins Uferlose – doch wohlgemerkt: Hier handelt es
sich nicht um Diskussionsbemerkungen, sondern
schlicht um Kritik, wie Hochschullehrer auch einmal
Zensuren verteilen. Wir haben dabei an folgendem
Prinzip festzuhalten:

*„Da in der Medizin von extremen Außenseitern allzu
viel Unsinn behauptet wird, obliegt die Beweislast für alle
behaupteten Phänomene, die den bisherigen Gesetzen der
Naturwissenschaften widersprechen, demjenigen, der die
Behauptung aufstellt."*

Würden wir der von den Paramedizinern immer
wieder geforderten Umkehrung der Beweislast zustim-
men, müßten wir uns von früh bis spät mit den krause-
sten Dingen auseinandersetzen. Die Behauptung, wir
versperrten neuen Gesetzen und Erkenntnissen den
Eintritt in die moderne Medizin und müßten auch ein
gutes Mittel annehmen, das durch Zufall eine Reinigungsfrau entdeckt hat, weisen wir als rhetorische, ge-
fühlsbetonte Volte zurück. Dies auch mit der Bitte, uns
endlich die Reinigungsfrau oder Köchin zu nennen, die
schon ein Heilmittel einmal gefunden oder den Anstoß
dazu gegeben hat (wie oft behauptet wurde).
    Der immer wiederkehrende Hinweis auf Semmel-
weis (1818–1865), gegen dessen neue Erkenntnisse
sich die Medizin der Schule gesperrt habe, ist nicht so
durchschlagend, wie es auf den ersten Blick scheinen
mag, war er doch ein Zeitgenosse des großen Pasteur
(1822–1895), der auch nicht der einzige Bakteriologe
seiner Zeit war.
    Was werden die Paramediziner antworten? Eine im-
mer wiederkehrende Antwort ist (abgesehen von neuen
Theorien), daß der Autor dieses Beitrages als Gerichtsmediziner kein Urteil abgeben könne, denn er übe weder die Akupunktur noch die Homöopathie selbst aus.
Aber der Autor hat einen Kurs für Augendiagnose mit-
gemacht und ist über 30 Jahre Gerichtssachverständi-
ger. Er kennt etwa 40 000 Leichenbefunde und kann
sich ein Urteil über Homöopathie und Akupunktur er-

lauben, deren Geschichte er noch bei seinem verehrten Lehrer Johannes Steudel in Bonn lernte, und so kann er auch nach ausgiebiger Erfahrung im Labor beurteilen.

Gerichtsmediziner beurteilen auch Morde, Tötungen, Körperverletzungen und Sittlichkeitsverbrechen – ohne sie selbst noch begangen zu haben.

Literatur

1. Lincoln, P.J., Wood, N.J.: Serological investigations of blood stains arising from cases in which patients have undergone psychic surgery. Forensic Sci. Intern. **14**, 106 (1979)
2. Bauer, E., Kornwachs, K., Lucadou, W. v.: Psychokinese. Trick oder Wissenschaft? Eine Herausforderung an die Physik. Bild der Wissenschaft **9**, 47 (1978)
3. Corvin, O. v.: Die Geißler, III. Aufl. Expedition des Pfaffenspiegels. Zürich 1879
4. Herget, H., Schimmel, H.: Grundsätzliches zu Zeichen und Pigmenten in der Iris und deren physiologische Zusammenhänge. Das Rezept aus dem Auge, 3. Aufl. Gießen: Pascoe 1976
5. Gebhardt, K.-H.: Plädoyer für die Homöopathie. Euromed. **14**, 580 (1976)
6. Prokop, O., Göhler, W.: Forensische Medizin, III. Aufl. Stuttgart: Fischer 1975
7. Brown, J.: Bemerkungen über die älteren Systeme der Medizin und Umriß der neuen Lehre. Röschlaub, A. (Hrsg.). Frankfurt/M.: Andräische Buchhandlung 1807
8. Dotzauer, G., Prokop, O.: Med. Klin. **74**, 29 (1979) und Kriminalistik **12**, 579 (1979)
9. Ling, Y. Wei: Scientific advance in acupuncture. Am. J. Chin. Med. **7**, 53 (1979)
10. Prokop, O., Prokop, L.: Homoöpathie und Wissenschaft. Stuttgart: Enke 1958
11. Prokop, O., Dotzauer, G.: Die Akupunktur. Stuttgart: Fischer 1979
12. Prokop, O., Wimmer, W.: Wünschelrute, Erdstrahlen und Radiaesthesie. Stuttgart: Enke 1977
13. Prokop, O., Uhlenbruck, G.: Über Wissenschaftskriminalität. Aachen: Stippak 1975

Prof. Dr. O. Prokop
Institut für Gerichtliche Medizin
der Humboldt-Universität
Hannoversche Straße 6
DDR-104 Berlin

Monatsschr. Kinderheilkd. 128, 453–458 (1980)

Monatsschrift für
Kinderheilkunde
© by Springer-Verlag 1980

Über Zelltherapie und Zelltherapeuten*

Irmgard Oepen

Institut für Rechtsmedizin der Universität Marburg

On Cytotherapy and Cytotherapeutists

Summary. Arguments used by advocates and opponents of Cytotherapy, supported by numerous quotations are set against each other. Any agreement is made rather difficult by attitudes of Cytotherapeutists which are characterized by pseudoscientific reasoning. Coarse examples of this particular way of arguing are given. Furthermore, indication inventories appear vastly exaggerated, documentation is incomplete, judgment of alleged successes and incidents are highly disputable, and angry reactions against learned critics were published. Since alleged successes could not be proved on examination, and because of lack of any scientific proof of efficiency, the warning of the Scientific Advisory Board of the German Federal Ärztekammer issued in 1976 must be considered as well-founded. The same goes for the 1972 Federal Social Court's ruling which excludes any reward by social health insurance bodies of expenses incurred by Cytotherapy.

Key words: Cytotherapy – Scientific and pseudo-scientific reasoning – Danger to patients.

Zusammenfassung. Es werden – durch zahlreiche Literaturzitate belegte – Argumente von Befürwortern und Gegnern der Zelltherapie einander gegenübergestellt. Dabei ergab sich als wesentliches Hindernis einer Verständigung die Haltung der Zelltherapeuten, die sich in pseudowissenschaftlichen Expertisen äußert (für die krasse Beispiele angeführt werden), sowie in überzogen erscheinenden Indikationslisten der Methode, in unvollständiger Dokumentation und umstrittener Einschätzung der Erfolge und Zwischenfälle und in einer entrüsteten Reaktion bei erfahrener Kritik. Da die behaupteten Erfolge der Zelltherapie einer Nachprüfung nicht standgehalten haben, und der wissenschaftliche Nachweis ihrer Wirksamkeit nicht erbracht wurde, muß die 1976 veröffentlichte warnende Stellungnahme des Wissenschaftlichen Beirats der Bundesärztekammer als begründet bezeichnet werden. Dasselbe gilt für

das 1972 verkündete Urteil des Bundessozialgerichts, nach dem Kosten für eine Zelltherapie bei Mongolismus durch gesetzliche Krankenkassen nicht erstattet werden können.

Schlüsselwörter: Zelltherapie – Wissenschaftliche und pseudowissenschaftliche Argumentationen – Gefahr für Patienten.

A. Einleitung

Die Zelltherapie gehört zu den sogenannten Außenseitermethoden, die von den Vertretern der wissenschaftlichen Medizin bisher nicht anerkannt wurden. Hierüber sind zahlreiche, nicht selten leider unsachliche Diskussionen entbrannt, z. B. bei der Erörterung der Frage einer Kostenübernahme durch die gesetzlichen Krankenkassen für die Behandlung mit Zelltherapie beim Down-Syndrom vor dem Petitions-Ausschuß des Bundestages (Dtsch. Ärztebl. Bd. 75, S. 1051 und 1724, 1978 – s. auch Schmid, 1977). In den folgenden Ausführungen sollen Argumente von Befürwortern und Gegnern der Zelltherapie gegenübergestellt und geprüft werden. Dabei sollen vor allem die kontrovers beurteilten Fragen nach den behaupteten Therapie-Erfolgen und ihren Nachweisen sowie nach den mit der Zelltherapie verbundenen Gefahren für Patienten behandelt werden.

B. Zur Zelltherapie

1. Definition und Verfahren

Die von Niehans entwickelte „Frischzellentherapie" basierte zunächst auf der Vorstellung, daß intramuskulär injizierte Suspensionen von „jungen" tierischen Organzellen im Empfänger-Organismus weiterleben und dort eine *„revitalisierende" Wirkung* entfalten. Inzwischen wurde diese Vorstellung von den meisten Schülern des Begründers dieser Therapie aufgegeben (Übersicht bei Schmid u. Stein).

Nach Schmid (1979) ist die „wirksame Substanz der Zelltherapie... nicht in der lebenden Zelle, sondern in der Vielfalt der zugeführten biochemischen Substrate und Enzyme zu suchen".

---

* Vorgetragen auf der Fortbildungsveranstaltung der Ärztekammer Nordrhein in Köln am 1. März 1980

Dementsprechend wird die ursprüngliche „Frischzellentherapie" (mit unmittelbar entnommenen Geweben) heute nur noch von einer kleinen konservativen Gruppe ihrer Anhänger angewandt (so von Block, Grund und Babillotte), während eine wesentlich größere Gruppe von Zelltherapeuten um Schmid und Stein mit *gefriergetrockneten Zellpräparaten* arbeitet: Mit „Siccazell-Trockenzellen nach Prof. Niehans der Firma Cybila, Cytobiologische Laboratorien GmbH, Heidelberg". Andere, relativ häufig applizierte Präparationen sind „tiefgefrorene, 6 fach kontrollierte Fetalzellen" der Firma „Milcell-Arzneimittel für die Zelltherapie Dr. Miller GmbH und Co., Hamburg" sowie „makromolekulare Organextrakte" der „vitOrgan Arzneimittelfabrik Dr. Theurer GmbH und Co. KG, Ostfildern bei Stuttgart". Neuerdings hat noch eine sonst weniger bekannte Methode von sich reden gemacht: Die „Human-Zellkultur-Therapie von Professor Dr. S.T. Aygün", einem türkischen Veterinärmediziner und „Professor 1. Klasse", der 3000 mongoloide Kinder erfolgreich behandelt haben soll (Anspach), gegen den jedoch z. Z. ein Ermittlungsverfahren vor der Staatsanwaltschaft Siegen läuft (Gesundheitspolitische Umschau, November 1979, S. 264).

Aufgrund zahlreicher, zum Teil *tödlicher Zwischenfälle* wurde festgestellt, daß diese vor allem nach Applikation von adultem Gewebe hervorgerufen wurden, während embryonale Zellen seltenere und weniger heftige Reaktionen verursachten. Daß aber auch diese durchaus nicht ohne *antigene Eigenschaften* sind, wurde aufgrund der Befunde Medawars eingeräumt (so vor allem von Rietschel in Schmid u. Stein, z. B. S. 189; auch die folgenden Zitate sind diesem Standardwerk entnommen).

Die hieraus resultierenden bekannten Gefahren bei der Verabreichung auch embryonaler Zellen wurden jedoch heruntergespielt mit der Behauptung, daß „die Intensität der immunologischen Abwehr" nach dem *1909 von Halsted postulierten Prinzip* (S. 186) um so geringer sei, je größer der „Bedarf" des Wirtsorganismus sei, der aus einer angenommenen sogenannten „Organschwäche" abgeleitet wurde. Der immer noch ausstehende Beweis dieser These wird von ihren Anhängern offenbar nicht vermißt. So läßt sich das zunächst auf Drüsen bezogene Halsted-Prinzip nach Stein (in Schmid u. Stein) ohne nähere Begründung „auf alle durch chronische degenerative Erkrankungen funktionsgestörten Organe" erweitern (S. 217). Trotz dieser Vorstellungen berücksichtigt Stein jedoch, daß nach Kuhn u. Knüchel *Antikörper nach Zellinjektionen* auftreten und „in den meisten Fällen... 3 bis 4 Monate im Serum nachweisbar" seien. Er empfiehlt daher ein Intervall von mindestens 3 bis 4, besser von 5 bis 6 Monaten zwischen den Zellinjektionen (S. 211).

Die *Indikationen* seien nach (Schmid, 1979):

1. Angeborene Funktionsschwächen: Chromosomen-Aberrationen, Embryo-Fetopathien, frühkindliche Hirnschäden;

2. Krankheitsbedingte Funktionsstörungen: Herz- und Gefäßleiden, periphere Durchblutungsstörungen, chronisch-progressive Hepatitis, Leberzirrhose, endokrine Insuffizienzen, neurologische Erkrankungen (apallisches Syndrom, hirnatrophische Prozesse, Parkinson-Syndrom, postenzephalitische Zustände), Fertilitäts-Störungen;

3. Altersbedingte Funktionsminderungen; Wirkungen seien nachgewiesen im Sinne „allgemeiner Revitalisierung", ferner bei Arthrosen und bei Potenzstörungen;

4. „Tumorbegleittherapie".

Gegenindikationen seien akute fieberhafte Infekte und chronische Herde. Ferner sei „Vorsicht geboten bei Hochdruck..., akuten Erschöpfungszuständen und bekannten polyvalenten Allergien".

Gegenüber diesen Einschränkungen ist der Indikationsbereich sehr weit und umfaßt vor allem Krankheitsbilder, die mit Mitteln der wissenschaftlich begründeten Medizin gar nicht oder nicht ausreichend behandelt werden können.

Für die *Auswahl der geeigneten Zell-Präparate wird noch immer die 1935 von Abderhalden entwickelte Untersuchung auf „Abwehr-Proteinasen" herangezogen*, die „bei methodisch exakter Ausführung und kritischer Auswertung in Verbindung mit anderen bewährten Laborverfahren... durchaus eine Bereicherung des diagnostischen Rüstzeugs sein"... könne (Stein, 1970). Aber schon die Technik ist problematisch, denn „als Ausgangssubstanz sollen frische, und wenn möglich humane Organe genommen werden, die nicht später als 12 Stunden nach dem Tode verarbeitet werden müssen". Ferner sollen Testsubstrate nach Möglichkeit den Organ-Krankheiten des zu untersuchenden Patienten entsprechen. Nach Stein „sollte man z. B. bei einer Leberzirrhose Testleber verwenden, die von einer zirrhotischen Leber stammt". Es geht also nicht ohne detaillierte Angaben über den Patienten, dessen Urin oder Serum untersucht werden soll. In der zitierten, 1970 veröffentlichten Arbeit erwähnt der Autor Stein die von Tetzner sowie von Kanzow u. Schulten schon 1957 erhobenen Einwände nicht, nach denen durch die Abderhalden-Reaktion „neben den spezifischen Abbauproteinasen auch unspezifische Proteinasen tryptischen Charakters" erfaßt werden (Tetzner), so daß diese Befunde für den Zelltherapeuten hinsichtlich der Organwahl „den wissenschaftlichen Wert eines Horoskops besitzen" (Kanzow u. Schulten).

Es konnte daher nicht ausbleiben, daß Fehldiagnosen bekannt wurden, und z. B. im Magazin „Stern" vom 27. April 1978 ein Bericht erschien, nach dem u. a. Apfelsaft für Urin gehalten und mit einer entsprechenden Diagnostik bedacht worden war. Das veranlaßte den Journalisten zu dem Ausspruch: „Der Apfel litt an Prostata". Der Autor fragt mit Recht: „Wenn am Anfang einer Behandlung mit Zellen ein so obskurer Test steht, wie fragwürdig ist dann die Therapie selbst?"

2. „Erfolge"

Dessen ungeachtet ist über *Erfolge*, die auf den oben genannten Gebieten mit Hilfe der Zelltherapie erzielt worden seien, in zahlreichen Publikationen berichtet worden, allerdings fast ausschließlich in besonderen Zeitschriften wie der „Cytobiologischen Revue" sowie in anderen Organen der Ärzte für Naturheilverfahren, die – wohl wegen ihres Niveaus – von Vertretern der sogenannten Schulmedizin nicht ernst genommen und kaum gelesen werden (z. B. Schmid u. Stein, Schmid u. Mitarb.; Schmid, 1972, 1976; Schmid, 1979; Stein, 1974; Herbert, Hagmeier, Eickschen, Camerer, Landsberger, 1977; Wolf, Kment u. Hofecker, Langer v. Langendorff, Renner, Landsberger, 1978, 1979). Ähnlich verhält es sich mit Kongressen dieser Ärztegruppen, die vor allem in Baden-Baden und Freudenstadt stattfinden, bei denen offenbar jedes Thema zugelassen und toleriert wird, so z. B. über „Konstitutions-", „Ordnungs-" oder „Biotherapie", über „Antihomotoxika", „Ganzheitskritik vom Standpunkt des Pädiaters" oder „Erfahrungen einer Rutengängerin". Für einen Teil der dort behandelten Bereiche erscheint der Ausdruck Paramedizin (s. Prokop) als einer Medizin mit eigenen, in der Wissenschaft sonst nicht üblichen Begriffen und Vorstellungen durchaus zutreffend.

3. Kritik an der „Zelltherapie"

Kritik an der Zelltherapie kam sowohl aus den Reihen der Zelltherapeuten selbst (Rietschel, 1954, 1955) als auch von Klinikern, die *Zwischenfälle* nach Zellbehandlungen beobachtet oder behandelt hatten (Bennhold, Hoff, 1957, 1961; Schopper u. Kössling, Posner, Jellinger u. Seitelberger, Levine u. Mitarb., Stefani, Gsell). Auch Tierversuche (Vorlaender u. Mitarb.) sowie pharmakologische Untersuchungen von Siccazellpräparaten (Gordonoff) führten nur zu Hinweisen auf Gefahren durch Zelltherapie und konnten ihr lediglich die Wirkung einer *unspezifischen Reiztherapie* zugestehen (so auch Hoff, 1957). Dagegen sind *bei der Applikation von Drüsenpräparaten* selbstverständlich die in zahlreichen Veröffentlichungen beschriebenen *Hormon-Effekte* zu beobachten, die jedoch wesentlich gefahrloser, vor allem in genauerer Dosierung durch Hormon-Präparate bewirkt werden können. Ein anderer Einwand kommt von Mittermaier, der die fehlende Bereitschaft des Zelltherapeuten Haubold beklagt „in wissenschaftlicher Beziehung einwandfreie vergleichende Untersuchungen" mit ihm vorzunehmen.

Fröhlich u. Prokop gebührt das Verdienst, die zahlreichen Einzelpublikationen zur Zelltherapie in einer umfassenden Übersicht zusammengestellt zu haben. Nach kritischer Analyse und Berücksichtigung arztrechtlicher und ethischer Gesichtspunkte kamen sie zu dem Schluß, daß es sich bei der Zelltherapie um ein *paramedizinisches, wissenschaftlich nicht begründetes Verfahren* handelt. Die kritischen und warnenden *Stellungnahmen der Bundesärztekammer* (Ärztl. Mitt. vom 11. 12. 1957, Dtsch. Ärztebl. Bd. 73, S. 1819, 1976; s. auch

Dtsch. Ärztebl. Bd. 75, S. 341, 1978) waren daher zu recht geäußert worden.

Neuerdings hat Baenkler in mehreren Publikationen (s. dort weitere Literatur, sowie Kleinmaier) auf die *Gefahren der Zelltherapie hingewiesen*. Sie bestehen nach dem derzeitigen Stand der Forschung vor allem in den beiden folgenden Möglichkeiten.

1. Sensibilisierung gegen tierisches Eiweiß mit der Gefahr pathogener Immunreaktionen wie Schock oder Serumkrankheit,

2. Übertragung von Krankheitskeimen, insbesondere von Viren, von denen auch klinisch gesunde Tiere befallen sein können. Dabei müsse bedacht werden, daß es Viren gibt, die sich dem Nachweis entziehen, da sie über die Keimbahn weitergereicht werden oder eine späte Wirkung entfalten („slow virus").

Baenkler (1978) hebt hervor, daß bei schädlichen Nebenwirkungen der Zusammenhang mit der ursächlichen Zelltherapie oft nicht erkannt wird, da immunologische Reaktionen ebenso wie Reaktionen auf Virusinfektionen erst nach einer Latenz-Zeit Symptome zeigen.

Daß eine immunologische (zum Teil tödliche) Reaktion aber auch schon bei der ersten Zell-Implantation auftreten kann, ergibt sich aus den Befunden von Seelig, der bei einigen Probanden auch ohne vorausgehende Zelltherapie organspezifische Antikörper gefunden hatte. Ferner muß mit *Kreuzreaktionen* gerechnet werden, die durch Antikörper bedingt sind, die gegen andere, aber ähnliche Antigene gebildet wurden (s. auch Baenkler, 1980).

Weitere Gegenargumente von Kritikern betreffen Befunde, nach denen die behaupteten Erfolge der Zelltherapeuten *nicht bestätigt* werden konnten. So untersuchte Rett im Verlaufe von 20 Jahren 1822 mongoloide Kinder und Jugendliche, von denen 500 seit 15 Jahren in laufender Beobachtung standen. Er konnte außer einer unspezifischen Reaktion keinen therapeutischen Effekt feststellen und bezeichnet die Frischzell-Therapie als „biologischen Unsinn". Penner u. a. verglichen Entwicklungsverläufe von 40 (von anderen Ärzten) mit Zelltherapie behandelten Kindern mit Down-Syndrom mit 62 mongoloiden Kindern ohne diese Behandlung. Nach den Autoren war „kein entwicklungsfördernder Einfluß der Zelltherapie erkennbar". Auch die im Auftrag des Bundesministeriums für Jugend, Familie und Gesundheit vom *Präsidenten des Bundesgesundheitsamtes eingesetzte Kommission „Zelltherapie bei Mongolismus"* stellte (1979) fest, daß der *wissenschaftliche Nachweis der Wirksamkeit der Zelltherapie nicht erbracht* sei, da den zur Prüfung dieser Frage von Schmid vorgelegten Unterlagen die Vergleichsgruppe und der Versuchsplan fehlen.

Die wichtigste, wenn nicht überhaupt entscheidende Kritik betrifft jedoch die Zelltherapeuten selbst, die deshalb in einem eigenen Abschnitt erörtert werden soll.

C. Zelltherapeuten

Die Kritik an den Zelltherapeuten und ihrer Methode wird von ihren Gegnern in harten Worten geäußert. Hierfür einige Beispiele:

Der Zelltherapeut Rietschel schreibt 1955: „Man redet so gern von den Erfolgen, ohne auf die Mißerfolge und Zwischenfälle hinzuweisen". Lenz weist als Genetiker besorgt auf „bitter enttäuschte" Eltern hin, deren Kinder mit Frisch- oder Trockenzelltherapie behandelt wurden, und spricht von der „Diskrepanz zwischen Versprechungen und Erfolg". Er fährt fort: „Es ist zu bedauern, wenn eine kostspielige ‚Therapie' die Aufwendung an Geld und Zeit zu kurz kommen läßt, die mit Vorrang für die Pflege und Erziehung mongoloider Kinder eingesetzt werden sollte". Hoff (1961) urteilt kurz und bündig: „Die Erfolge dieser Therapie sind also umstritten, die Gefahr dieser Therapie (ist) aber unbestreitbar." Diese Kritik erscheint zutreffend und notwendig, wenn man das bereits dargelegte Fehlen der behaupteten Erfolge (Rett sowie Penner u. Mitarb.) und die von Baenkler aufgezeigten Gefahren bedenkt, die im Einzelfall nie voraussehbar sind.

Die Zelltherapeuten, als deren Sprecher sich vor allem Schmid zu Wort gemeldet hat, weisen die Kritik jedoch entrüstet zurück. Schmid schreibt 1977:

„Die praktischen Hilfen für behinderte Kinder und ältere Menschen haben der Therapie im Volke einen fast legendären Ruhm verschafft, gleichzeitig aber auch die Feindschaft derer, die diese Hilfe nicht geben können." Er spricht der 1976 vom wissenschaftlichen Beirat der Bundesärztekammer abgegebenen Stellungnahme jegliche Kompetenz ab: „Die nicht stattgefundenen klinischen Prüfungen des wissenschaftlichen Beirats wurden ‚wissenschaftlich' etikettiert und als Faktum verkauft."

1979 geht Schmid auf Baenklers Argumente ein, ohne dessen Namen zu nennen:

Er klagt „selbsternannte ‚Experten'" an, die „ein öffentliches Profil zu gewinnen suchten, ohne sachlich etwas zum Problemkreis beitragen zu können. Selbst das völlig ungegorene Gebiet der sogenannten ‚Slow-Viren' vergaß man nicht, der Zelltherapie anzulasten."

Daß er jedoch auch nicht die Kritik des erfahrenen Zelltherapeuten Rietschel gelten lassen will, erweckt leider den Verdacht einer unsachlichen und fanatischen Uneinsichtigkeit. Schmid möchte vor allem Rietschels Bericht über tödliche Zwischenfälle nicht akzeptieren und versucht ihn mit einem Hinweis auf das spätere Hirntumorleiden des ernsten und aufrichtigen Forschers in einem Leserbrief an die „Selecta" in Frage zu stellen. Dieser Darstellung widersprach aber ein mit dem Verstorbenen befreundeter Kollege mit konkreten Jahreszahlen und bezeichnete das Vorgehen Schmids als „infam" (Selecta Nr. 7, S. 539 und Nr. 10, S. 1344, 1978). Nach Schmid's 1979 geäußerter Ansicht seien Komplikationen relativ gering; in der Literatur seien bis 1967 nur 8 Fälle verzeichnet, die im wesentlichen auf therapeutische Fehler und undeklariertes Implantationsmaterial zurückzuführen seien. Babillotte (1972) behauptet sogar, daß es „nach Frischzellinjektionen keine Eiweißschocks" gebe. Daß Schmid auch Kanzows Befunde (ohne Erwähnung seines Namens) als „jeder wissenschaftlichen Beweisführung entbehrende Elaborate" abqualifizierte, ist nach den bisherigen Ausführungen nicht mehr verwunderlich.

Schmid kämpft damit Seite an Seite mit den Frischzelltherapeuten alter Schule Block und Gali, die 1976 Aufsehen erregt hatten durch einen Prozeß gegen den Immunologen Scheiffarth. In diesem Verfahren wollten sie dem anerkannten Wissenschaftler das Recht absprechen, seine Meinung über Frischzell-Therapie der Presseagentur dpa Hamburg auf deren Anfrage hin mitzuteilen. Die Klage (Streitwert 500 000 DM) wurde mit dem Urteil des Landgerichts Stuttgart vom 14. 12. 1976 (Az.: 17 O 289/76) abgewiesen und eine Berufung gegen dieses Urteil von den Klägern zurückgezogen.

Ein derartiges Verhalten spricht für sich und kann keine Klärung der Sachfrage bewirken. Allerdings scheint eine ernsthafte wissenschaftliche Diskussion mit den genannten Zelltherapeuten bei näherer *Betrachtung des wissenschaftlichen Niveaus ihrer Publikationen* auch gar nicht möglich zu sein, wofür einige Beispiele angeführt seien:

1. Schmid wagt es, 1978 in einer Abhandlung über „Cytomembranen" ein von Danielli u. Davson 1935 entwickeltes Modell zugrunde zu legen, das seit Jahren überholt ist durch das 1972 von Singer u. Nicolson beschriebene Fluid-Mosaic-Modell, das zum Unterrichtsstoff der Medizinstudenten des ersten Semesters gehört und im Standardlehrbuch der Anatomie von Benninghoff u. Goerttler jedermann zugänglich ist. Das unwissenschaftliche Vorgehen Schmids ergibt sich aber vor allem daraus, daß er nicht einmal das Danielli-Davson-Modell richtig zitiert hat: Die Membran enthält nicht „Lipoide" sondern „Lipide", ihre Schichtdicke beträgt nicht „25 Å" sondern „50 Å"; und die Proteine liegen nicht in „Faltblattstruktur" sondern in globulärer Struktur vor. Die ebenfalls völlig falsch angegebene Struktur der Lipide kann hier aus Raumgründen nicht näher erläutert werden. Dagegen sei noch hervorgehoben, daß auch die Vorstellungen Schmids von der Membran-Funktion völlig unzutreffend sind: Es findet keine Diffusion sondern ein aktiver Transport im Sinne eines Erkennungsprozesses, bestenfalls als begünstigte Diffusion (s. Benninghoff-Goerttler) statt.

Neue Ergebnisse über Zellmembranen und ihre Funktionen sind den Veröffentlichungen von Nicolson u. Mitarb. sowie von Silverstein u. Mitarb. zu entnehmen.

2. Der Anatom Landsberger, der sich in vielen Veröffentlichungen auf die Ergebnisse seiner Tierversuche beruft, der aber auch Patienten behandelt (persönliche Mitteilung), veröffentlicht 1979 in seiner Arbeit über experimentelle Ergebnisse zur Tumor-Immuntherapie ein selbsterfundenes Schema des „Abwehrsystems" mit einer sternförmigen Anordnung, nach der z. B. Lymphozyten und Plasmazellen unabhängig voneinander jeweils aus einer undefinierten Stammzelle ausgehen. Die Unterscheidung von humoraler und zellulärer Reaktion bzw. von B- und T-Lymphozyten, wie sie in jedem gängigen Lehrbuch zu finden sind (z. B. von Scheiffarth u. Baenkler oder von Bier u. Mitarb.), scheint er nicht zu kennen.

3. Der Frischzelltherapeut Babillotte, Autor eines Informations-Büchleins für Patienten über „Heilung und Verjüngung durch Zelltherapie" beantwortete 1978 in einer anderen Veröffentlichung die selbstgestellte Frage, ob „eine causale Therapie der Depression möglich" sei, folgendermaßen: „Als einzige causale Therapie wird die direkte Übertragung von Zellen des tierischen Hypothalamus auf den kranken Menschen angesehen". Dieses Zitat bedarf wohl keiner weiteren Erläuterung!

4. Geesing, Pollmächer u. Theurer beschrieben 1979 eine mongoloide Patientin, die „im Alter von 20 Jahren als Sprechstundenhilfe bei einem Arzt tätig" sei. Dieser günstige Zustand wird von den Autoren auf die Behandlung mit „Revitorganen" zurückgeführt. Die vom Freiburger Institut für Humangenetik eingeholte Diagnose wird als „x-autosomale Aberration" angegeben. Hierbei wurde das Ankreuzen auf dem Formular in der Rubrik „autosomal" als „x" mißverstanden und so veröffentlicht. Abgesehen davon muß bei der beschriebenen günstigen Entwicklung der Patientin an ein Mosaik gedacht werden. Von einer für diese Diagnose notwendigen Fibroblastenkultur ist in der Veröffentlichung jedoch nicht die Rede.

5. Über Chromosomen-Analysen ist auch bei Schmid (1976) wenig zu lesen, da er der Ursache des Down-Syndroms eine eigene Deutung gibt: Er hält sie für eine enzymatische Fehlprogrammierung der DNS, die sich erst sekundär auf Chromosomen und Zellmembranen auswirke.

Trotz des beschriebenen Niveaus dieser Argumente haben sich Vertreter der wissenschaftlich begründeten Medizin mit ihnen eingehend auseinandergesetzt, da im Interesse der Patienten eine *Stellungnahme* notwendig war. Diese war vom Bundesministerium für Jugend, Familie und Gesundheit angefordert worden und wurde 1975 von *der Deutschen Gesellschaft für Kinderheilkunde* vorgelegt und veröffentlicht. Die Gutachter kommen zu dem Schluß, daß die Siccazell-(= Trockenzell-)Therapie beim Down-Syndrom „keinerlei Erfolg verspricht; sie ist deshalb nicht indiziert. Da die geforderten wiederholten Injektionen die Gefahr der Sensibilisierung mit sich bringen, erscheint eine derartige Belastung *sogar kontraindiziert*".

Auf dieses Gutachten stützt sich u. a. die von Schmid so heftig angegriffene Stellungnahme des Wissenschaftlichen Beirats der Bundesärztekammer (s. o.). Mit seiner Forderung, daß Kritiker nur dann kompetent seien, wenn sie die gleiche Tätigkeit ausgeübt hätten wie die Kritisierten, läßt Schmid völlig außer acht, daß man mit Menschen nicht beliebig experimentieren darf, und daß man auch bei Fehlen einer wirksamen Therapie nur solche Versuche unternehmen darf, bei denen die Patienten nicht einem zusätzlichen Risiko oder hohen Kosten ausgesetzt sind. Den „guten Arzt erkennt man" nach Hoff (1957) „nicht nur daran, daß er das Notwendige tut, sondern vielleicht noch eher daran, daß er das Unnötige unterläßt".

Hinsichtlich der behaupteten Erfolge, (die von Nicht-Zelltherapeuten bisher nicht bestätigt wurden!) muß auch auf die bekannten *Plazebo*-Effekte vor allem nach intensiver persönlicher Zuwendung verwiesen werden (Kanzow, 1960 b; sowie Dobrilla u. Felder).

Zum bekannten *Kostenfaktor* muß als weiteres Charakteristikum der Zelltherapeuten erwähnt werden, daß führende fanatische Verfechter der Therapie Sanatorienbesitzer sind oder in irgendeiner Weise mit der Herstellung und dem Vertrieb der Zelltherapie zu tun haben. Manche fallen auch durch *Verstöße gegen die Werbebestimmungen* auf und haben sich dementsprechend – offenbar ohne abschreckende Wirkung – vor Gerichten zu verantworten (z. B. Verfahren gegen Dr. S. B., Urteil des Oberlandesgerichts München vom 13. 8. 1978, Az.: 6 U 2159/78, veröffentlicht in der Gesundheitspolitischen Umschau, September 1979, S. 198). Bei dieser Sachlage mutet das Futterneid-Argument makaber an, mit dem die Zelltherapeuten ihre Kritiker bedenken (die in der Regel an Instituten und Kliniken ein vergleichsweise bescheideneres Einkommen beziehen) vor allem wenn man bedenkt, daß die Zelltherapeuten Kranken, die z. Z. nicht heilbar sind, eine Heilung oder jedenfalls Linderung ihres Leidens versprechen. Im Gegensatz hierzu ist die in diesen Kreisen geschmähte sogenannte Schulmedizin ehrlicher, wie Lembeck hervorhebt: „Sie kennt ihre Grenzen und versucht ständig, diese Grenzen durch wissenschaftlich fundierte Forschung zu erweitern, statt in magische Gefilde zu flüchten".

D. Schlußfolgerung

Es wurde festgestellt, daß die Zelltherapie – trotz ihrer Weiterentwicklung im Sinne der Trockenzell-Therapie – hinsichtlich ihrer behaupteten therapeutischen Wirkung einer kritischen Nachprüfung nicht standgehalten hat. Daher kann das mit der Therapie verbundene Risiko einer nicht vorhersehbaren pathologischen Immunreaktion sowie einer Infektion nicht verantwortet werden. Wegen möglicher Spätreaktionen ist mit einer hohen Dunkelziffer zu rechnen. Besondere Gefahren ergeben sich aus der pseudowissenschaftlichen, uneinsichtigen und fanatischen Haltung einiger „prominenter" Zelltherapeuten, deren kommerzielles Interesse nicht übersehen werden kann.

Bei dieser Sachlage muß die warnende Stellungnahme des Wissenschaftlichen Beirats der Bundesärztekammer (Dtsch. Ärztebl. Bd. 73, S. 1819, 1976) als begründet bezeichnet werden. Auch das Urteil des Bundessozialgerichts vom 24. 5. 1972 (Az.: 3 RK 25/69) ist berechtigt, nach dem Kosten für eine Zelltherapie bei Mongolismus (im Rahmen einer „Nachreifungsbehandlung" im Sinne Haubold's) durch gesetzliche Krankenkassen nicht erstattet werden.

Als Folge der Unsachlichkeit von Vertretern wissenschaftlich nicht anerkannter Heilmethoden und der damit verbundenen Gefahren für Patienten kam ein anderes Urteil des Bundessozialgerichts zustande (vom 14. 3. 1975, Az.: 3 RK 38/73) mit der wichtigen Feststellung:

„Ein Gericht überschreitet jedenfalls nicht die Grenzen der richterlichen Beweiswürdigung und verletzt auch nicht seine Aufklärungspflicht, wenn es zur Urteilsfindung nur allgemein anerkannte Gutachter heranzieht und sich allein auf deren Gutachten stützt."

Die Arbeit soll nicht abgeschlossen werden ohne Dank an die Kollegen aus den Kreisen der Zelltherapeuten, die unbeschadet meiner nie verheimlichten kritischen Haltung Literatur und Auskünfte zur Verfügung gestellt haben. Mein besonderer Dank gilt Herrn Dr. med. Joachim Stein, Heidelberg, der in fairer und kollegialer Form immer gesprächsbereit war. Die durch dieses Verhalten zunächst geweckte Hoffnung auf Verständigung hat sich bisher leider nicht erfüllt. Ich hatte sie im Interesse der Patienten sehr gewünscht und angestrebt!

Literatur

Anspach, M.: Die Human-Zellkultur-Therapie von Professor Dr. S. T. Aygün. Exclusivbericht für „Gesundes Leben". Medizinalpolitische Rundschau 6 (1976)

Babillotte, J.: Heilung und Verjüngung durch Zelltherapie. Thun: Ott 1972

Babillotte, J.: Ist eine causale Therapie der Depression möglich? Cytobiol. Rev. 2, 31 (1978)

Baenkler, H.: Gefahren der Zellulartherapie. Z. Allg. Med. 54, 1228 (1978)

Baenkler, H.: Die Zelltherapie aus klinisch-immunologischer Sicht. Therapiewoche 28, 9404 (1978)

Baenkler, H.: Problematik der Zellulartherapie im Alter. Ärztl. Praxis 30, 2600 (1978)

Baenkler, H.: Zelltherapie bei Krebserkrankungen. Münch. Med. Wochenschr. 122, 20 (1980)

Bennhold, H.: Gefahren der Frischzellentherapie. Dtsch. Med. Wochenschr. 79, 704 (1954) und 80, 1263 (1955)

Benninghoff, A., Goerttler, K.: Lehrbuch der Anatomie des Menschen. München: Urban & Schwarzenberg 1978

Bier, O., Götze, D., Mota, I., Dias da Silva, W.: Experimentelle und klinische Immunologie. Berlin, Heidelberg, New York: Springer 1979

Block, S.: Verjüngung in ärztlicher Sicht. Der Landarzt. Z. Allg. Med. 35, 1590 (1966)

Camerer, W.: Infertilität-Diagnostik und Therapie. Cytobiol. Rev. 2, 12 (1978)

Deutsche Gesellschaft für Kinderheilkunde: Stellungnahme zur Frage der „Basistherapie", im besonderen der „Zelltherapie" des Down-Syndroms. Monatsschr. Kinderheilkd. 123, 667–671 (1975)

Dobrilla, G., Felder, M.: Placebo: Problemstellung und praktische Auswirkungen. Dtsch. Med. Wochenschr. 104, 1023 (1979)

Eickschen, H.: Fetales Mesenchym (Resistocell) bei Osteomyelitis. Kasuistischer Bericht. Cytobiol. Rev. 2, 39 (1978)

Ernst, W., Kanzow, U., Oettgen, H.: Untersuchungen zur Zellulartherapie. III. Mitteilung: Über den Einfluß von Placenta-Zellinjektionen auf die Blutlipoide. Die Medizinische 7, 277 (1958)

Fröhlich, C., Prokop, O.: Die Zellulartherapie. In: Prokop, O.: Medizinischer Okkultismus – Paramedizin. Stuttgart: Fischer 1977

Füllgraf, G., Henning, K.J.: Zur Frage der Wirksamkeit der Zelltherapie bei Mongolismus. Abschlußbericht der Kommission „Zelltherapie" beim Bundesgesundheitsamt. Berichte Bundesgesundheitsamt, Bd. 1. Berlin: Reimer 1979

Geesing, H., Pollmächer, G., Theurer, K.: Kombinationsbehandlung beim Mongolismus-Syndrom – Erfahrungen aus der Praxis. Phys. Med. u. Reh. 20, 245 (1979)

Gordonoff, T.: Pharmakologische Untersuchungen einiger Siccazell-Präparate. Med. Welt. 44, 2303 (1960)

Grund, G.: Die Niehanssche Zelltherapie in der modernen Medizin. Z. Allg. Med. 50, 179 (1974)

Gsell, S.: Polyneuritis nach Frischzellinjektion. Aktuell. Neurol. 3, 215 (1976)

Hagmeier, W.: Zelltherapie in der Chirurgie. Die Heilkunst 87, Heft 11 (1974)

Herbert, G.: Die Zelltherapie in der Orthopädie. Zelltherapie 39 (1972)

Hoff, F.: Über Therapieschäden. Die Medizinische 17, 597 (1957)

Hoff, F.: Therapieschäden. Verh. Dtsch. Ges. Inn. Med. 67, 473 (1961)

Jellinger, K., Seitelberger, F.: Akute tödliche Entmarkungs-Encephalitis nach wiederholten Hirntrockenzell-Injektionen. Klin. Wochenschr. 36, 437 (1958)

Kanzow, U.: Untersuchungen zur Zelltherapie. V. Mitteilung: Weitere klinische Ergebnisse. Die Medizinische 10, 400 (1958)

Kanzow, U.: Kritisches zur Zelltherapie. Dtsch. Med. J. 11, 524 (1960)

Kanzow, U.: Klinische Therapieprüfung. Ärztl. Mitt. 45, 916 (1960)

Kanzow, U., Kindler, M.: Untersuchungen zur Zellulartherapie. IV. Mitteilung: Die Antikörperbildung nach Zellinjektionen. Die Medizinische 8, 312 (1958)

Kanzow, U., Schulten, H.: Untersuchungen zur Zellulartherapie. I. Mitteilung: Über den Wert der Abderhaldenschen Abwehrferment-Reaktion für die Praxis. Die Medizinische 13, 447 (1957)

Kanzow, U., Wallossek, R.: Untersuchungen zur Zelltherapie. II. Mitteilung: Die Behandlungsergebnisse bei primärchronischem Gelenkrheumatismus und Arthrosen. Die Medizinische 37, 1335 (1957)

Kleinmaier, H.: Experimentelle Untersuchungen zur Schockbereitschaft durch Trockenzellen. Z. Immunitätsforsch. Immunbiol. 112, 382 (1955)

Kment, A., Hofecker, G.: Aktuelle Probleme der experimentellen Gerontologie. Wien. Tierärztl. Monatsschr. 64, 109 (1977)

Landsberger, A.: Regeneration durch Zelltherapie. Die Heilkunst 90, Heft 7 (1977)

Landsberger, A.: Tumortherapie durch Implantation fetaler xenogener Gewebe. Cytobiol. Rev. 2, 7 (1978)

Landsberger, A.: Experimentelle Ergebnisse zur Tumor-Immuntherapie. Die Heilkunst 92, Heft 5 (1979)

Langer v. Langendorff, W.: The effect of fetal mesenchymal cells on a Hodgkins-like lymphoma culture. Cytobiol. Rev. 2, 3 (1978)

Lenz, W.: Kann eine Frisch- oder Trockenzelltherapie beim Mongolismus empfohlen werden? Dtsch. Med. Wochenschr. 91, 1245 (1966)

Lembeck, F.: Die Kurpfuscherei nimmt zu. Wien. Med. Wochenschr. 127, 671 (1977)

Levine, S., Wenk, E., Harman, P., Hovde, C.: Encephalitogenicity of Siccacells. J.A.M.A. 203, 155 (1968)

Mittermaier, R.: Kann man mongoloiden Kindern helfen? Dtsch. Ärztebl. 77, 760 (1970)

Nicolson, G., Poste, G.: The cancer cell: Dynamic aspects and modifications in cell-surface organization. N. Engl. J. Med. 295, 197 und 253 (1976)

Penner, H., Schlack, H., Kratzsch, W., Fritsch, G.: Entwicklungsverläufe mongoloider Kinder. Pädiatr. Prax. 9, 547 (1977/78)

Posner, A.: Complications following injection of fresh lens protein for cataract. J.A.M.A. 151, 317 (1953)

Prokop, O.: Medizinischer Okkultismus – Paramedizin. Stuttgart: Fischer 1977

Renner, H.: Tumor-Immuntherapie mit lyophilisierten fetalen Zellen. Die Heilkunst 92, Heft 5 (1979)

Rett, A.: Mongolismus – heute. Pädiatr. Prax. 11, 187 (1972)

Rietschel, H.: Der augenblickliche Stand unserer Erfahrungen mit der Niehansschen Frischzelltherapie. Med. Klin. 49, 317 (1954)

Rietschel, H.: Zwischenfälle bei der Zellulartherapie. Med. Klin. 43, 1823 (1955)

Rietschel, H.: Möglichkeiten und Grenzen der Zellulartherapie. Münch. Med. Wochenschr. 97, 703 (1955)

Scheiffarth, F., Baenkler, H.: Klinische Immunologie. Stuttgart: Fischer 1975

Schmid, F.: Mehrschichtige Therapie bei Mehrfachbehinderungen. Phys. Med. Reh. 13, 173 (1972)

Schmid, F.: Das Mongolismus-Syndrom. Münsterdorf: Hansen & Hansen 1976

Schmid, F.: Zelltherapie – Außenseitermethode oder Zukunftsmedizin? Gesunde Medizin 2, Februar (1977)

Schmid, F.: Zelltherapie – Grundlagen und Praxis. Phys. Med. Reh. 20, 325 (1979)

Schmid, F., Haus, E., Morodof, S., Dyck, H.: Beeinflussung der mongoloiden Dyszephalie durch Injektionsimplantationen fetaler, heterologer Gehirngewebe. Fortschr. Med. 90, 1181 (1972)

Schmid, F., Stein, J.: Zellforschung und Zellulartherapie. Bern: Huber 1963

Schopper, W., Kössling, F.: Anaphylaktischer Schock und hyperergische Allergie nach Penicillin-Omnacillin- und Trockenzellinjektionen. Med. Welt. 44, 2308 (1960)

Seelig, P.: Immunologische Reaktion nach Trockenzell-Implantation. Vortrag Internat. Herbstkongr. f. Ganzheitsmedizin Velden 1978

Silverstein, S., Steinman, R., Cohn, Z.: Endocytosis. Annu. Rev. Biochem. 46, 669 (1977)

Stefani, H.: Thrombozytopenie durch Zellulartherapie wegen Makuladegeneration. Klin. Monatsbl. Augenheilkd. 164, 401 (1974)

Stein, J.: Die Abderhalden-Reaktion. Erfahrungsheilkd. 19, 213 (1970)

Stein, J.: Die Zelltherapie in der inneren Medizin. Die Heilkunst 87, Heft 11 (1974)

Tetzner, E.: Ist die Abderhaldensche Abbaufermentreaktion spezifisch? Münch. Med. Wochenschr. 99, 74 (1957)

Tiedge, T.: Die Niehanssche Kasuistik. Med. Monatsschr. 6, 386 (1953)

Vorlaender, K., Fitting, W., Gierlich, G.: Der Einfluß heterologer Gewebszellen (Nierentrockenzellen nach Niehans) auf die Masugi-Nephritis der Ratte. Klin. Wochenschr. 32, 1064 (1954)

Wolf, N.: Klinische Ergebnisse der Zelltherapie bei hirnatrophischen Prozessen des mittleren und reifen Lebensalters. Aktuel. Gerontol. 6, 635 (1976)

Prof. Dr. Irmgard Oepen
Institut für Rechtsmedizin der Universität
Bahnhofstraße 7
D-3550 Marburg

Monatsschr. Kinderheilkd. 128. 459–464 (1980)

Monatsschrift für
Kinderheilkunde
© by Springer-Verlag 1980

Ärztliche Außenseitermethoden in juristischer Sicht

W. Wimmer

Methods of Medical Outsiders from the Lawyer's Point of View

Summary. As a consequence of the widespread humbug in Medicine today the number of law suits against medical outsiders causing damage to patients is visibly increasing. Quackery is unmasked by typical features common to nearly all occult sciences. In cases of failure or doing harm to patients medical outsiders have to face indictment more than scientifically treating physicians. Sometimes there is even suspicion of deliberate cheating, if not mental disorder. Legislation is urged to bring to an end this humiliating form of quackery.

Key words: Medical outsiders – Medical blunder – Permission to give medical treatment – Pseudo-medicine – Negligence.

Zusammenfassung. Bedingt durch die gegenwärtige Hochkonjunktur pseudo-medizinischen Unfugs, sehen sich die Gerichte zunehmend auch mit Schadensfällen durch ärztliche Außenseiter befaßt. An bestimmten charakteristischen, fast allen okkulten Lehren gemeinsamen Merkmalen kann man die paramedizinischen Praktiken erkennen und entlarven. Nach der einschlägigen Rechtsprechung hat der paramedizinisch behandelnde Arzt im Mißerfolgs- oder Schadensfalle mit weit strengerer Beurteilung zu rechnen als der kunstgerecht und sorgfältig vorgehende Schulmediziner; insoweit hat auch die Kurierfreiheit ihre Grenzen. Sowohl der kriminalistische als auch der psychiatrische Aspekt (Betrug, Geistesstörung) ist jeweils mitzubedenken. Der Gesetzgeber ist aufgerufen, den Mißbräuchen zu steuern.

Schlüsselwörter: Ärztliche Außenseiter – Kunstfehler – Kurierfreiheit – Kurpfuscher – Paramedizin – Sorgfaltspflichtverletzung.

Dem Juristen begegnen die sogenannten ärztlichen Außenseiter zumeist „hinterher": wenn ein Patient siech oder tot auf der Strecke geblieben ist. Im gerichtsmedizinischen Gutachten heißt es dann nicht selten abschließend lapidar, daß der Schaden durch Anwendung einer „Außenseitermethode" verursacht worden sei. Die weitere Schlußfolgerung, daß damit ein Kunstfeh-

ler gegeben, pflegt der Sachverständige schon nicht mehr mitzuteilen, für so selbstverständlich hält er sie. In der Tat, die Tatbestände erscheinen oftmals bereits dem Laien evident. Wer als Arzt heutzutage etwa einem Diabetiker Zucker oder einem Epileptiker Alkohol verordnete, mißachtet gewiß alle Grundsätze der ärztlichen Kunst. Bei einschlägigen spektakulären Prozessen geraten auch gestandene Kriminalisten immer wieder ins Staunen, welche kuriose „Heilverfahren" heute noch von studierten Medizinern praktiziert werden. Vom Bettenumstellen über Strahlenauspendeln und Wünschelruten, über Hautrösten und Nadelfoltern, Stern-, Fern- und Hellsehdiagnosen bis hin zu Operationen unter Anleitung verstorbener Kollegen aus dem Jenseits reicht die Palette des gegenwärtig mehr denn je grassierenden paramedizinischen Unfugs, dessen Betreiber keineswegs immer nur gutgläubig zu sein scheinen.

Man könnte noch Verständnis haben, wenn es nur Laienheiler wären, die sich solcher Quacksalbereien schuldig machen, jene seltsamen Nachfahren der alten Dorfschamanen und Kräuterhexen, die dank einer absurden Gesetzgebung bis heute überleben durften. Aber wissenschaftlich ausgebildete Doctores Medicinae, die mit ernsten Mienen derlei Possentreibereien huldigen? So mancher möchte hier lauthals empört gleich nach dem Kriminalpsychopathologen rufen. Vielleicht ist es aber auch bloß Unkenntnis der gegenwärtigen Rechtslage, was den Unsinn fortwuchern läßt. *Wenn besser bekannt wäre, wie streng Gesetz und Rechtsprechung in Schadensfällen mit ärztlichen Außenseitern verfahren, so wäre sicherlich so manche üble Medizinmannpfuscherei längst ausgestorben.*

Von dieser Rechtslage soll im folgenden berichtet werden.

Die paramedizinischen Erscheinungen und wie man sie erkennt

Der Mediziner pflegt sich den Begriff des „Außenseiters" einfach dadurch zu vergegenwärtigen, daß er ihn in Gegensatz setzt zu dem der „Schulmedizin" – damit weiß er, was gemeint ist. Für den Juristen ist eine Definierung nicht so einfach, denn ihm geht es wie immer zugleich um sichere Abgrenzungen für die Rechtsanwendung. *Was aber besagt ihm der Begriff der „Schulmedizin"?*

Es leuchtet ihm gewiß ein, daß ein Arzt, der heute etwa Bazillenruhr mit Nadelstichen ins Ohr heilen wollte, kein Schulmediziner ist. Aber weshalb? Diese Frage erschöpfend beantworten hieße in grundlegende wissenschaftstheoretische Erörterungen eintreten. Für uns hier genügt es jedoch, aus den von unserer Judikatur und Literatur erarbeiteten Grundsätzen und Unterscheidungen eine *brauchbare Definition* zu erarbeiten.

Danach ist *die moderne Medizin* einerseits als experimentelle *Wissenschaft*, ähnlich der Biologie, anzusehen, deren Ergebnisse wiederholbar und dann als naturwissenschaftliche Erkenntnisse lehrbar sein müssen, weiter aber auch als Inbegriff standardisierter Methoden zur Diagnose und Therapie von Krankheiten; wie der Arzt diagnostiziert und therapiert, das macht seine ärztliche *Kunst* aus. Medizin ist also Wissenschaft *und* Kunst. Wie die Kunst im Einzelfall auszuüben ist, bestimmt sich nach dem jeweils vorhandenen medizinischen Wissen: lex artis. All das ist eigentlich evident – wer ohne oder gegen alles Wissen praktiziert, der verstößt gewiß gegen alle Regeln der Kunst.

„Außenseiter" dieser „schulmäßigen" Medizin ist also der Arzt, der sich den gesicherten Erkenntnissen der medizinischen Wissenschaft verschließt und deshalb entgegen den Regeln der ärztlichen Kunst praktiziert. Der „Kunstfehler" des Außenseiters besteht gerade darin, bei Diagnosen und Therapien von den vorliegenden allgemein anerkannten ärztlichen Erfahrungen abzuweichen, sei es bewußt oder unbewußt. Richtschnur ist selbstverständlich der jeweils neueste Erkenntnisstand – was heute Methode der Wahl ist, kann morgen schon Kunstfehler sein und umgekehrt, so daß durchaus auch einmal „Schulmedizin" werden kann, was gestern noch „Außenseitermethode" war. Allerdings gilt das nur mit Einschränkung: Wo eine Tatsache auf Grund naturwissenschaftlicher Erkenntnis einmal feststeht, ist ein „Fortschritt" durch „neue Erkenntnisse" ex definitione ausgeschlossen. Daß beispielsweise die Sonne nicht im Westen aufgeht oder daß ein Mensch nicht durch feste Wände gehen kann, das ist nun einmal nicht zu ändern, und ebensowenig ist zu erwarten, daß Krankheiten aus Sternbildern erkannt werden können oder daß man jemandem den Blinddarm herausnehmen kann, ohne ihm den Bauch aufzuschneiden. *Von den Naturgesetzen kann niemand dispensiert werden, auch nicht der „genialste" Außenseiter.*

Hauptsächlich derlei naturwissenschaftlich längst widerlegte Lehren sind es, die, neben den zur Zeit nicht begründbaren, den Großteil der sog. Außenseitersysteme auszumachen. *Die Rechtsmedizin nennt als derzeit noch praktizierte paramedizinische Lehren vor allem die folgenden:*

Homöopathie
Homotoxinlehre
Neuraltherapie
Akupunktur samt Abarten
Zelltherapien
Mineraltherapien
Eigenblutbehandlungen
Augendiagnose
Radionik
Radiästhesie
Magnetopathie
Astromedizin
Anthroposophische Medizin
Parapsychologische Medizin.

Damit sind nur die volkswirtschaftlich und -gesundheitlich bedeutsamsten Praktiken aufgezählt. Einen geschlossenen „Kanon" gibt es wie gesagt nicht, im Gegenteil, es entstehen ständig neue Heil-Lehren außerhalb des Schulmedizin-Betriebs. Diese pflegen sich in der Regel durch Gebrauch wissenschaftlich klingender Formulierungen so gut zu tarnen, daß gelegentlich selbst Skeptiker über die wahre Sachlage getäuscht werden. Da der rechtsmedizinische Sachverständige nicht immer zur Verfügung steht, sollten sowohl Ärzte als auch gebildete Laien in der Lage sein, den pseudowissenschaftlichen „Pferdefuß" jeweils rechtzeitig zu erkennen, um sich vor Schaden zu bewahren. Das ist gar nicht so schwierig.

Es gibt nämlich ganz *charakteristische Merkmale, die fast allen solchen „okkulten" Lehrsystemen anhaften* und deshalb dem Kenner des Aberglaubens und der Volksmedizin meist sehr schnell die richtige Einschätzung gestatten:

Da ist zunächst die *Berufung auf „Erfolge"*, die mit geradezu vorausberechenbarer Regelmäßigkeit in allen einschlägigen Gerichtsprozessen vorgebracht zu werden pflegt – „wer heilt, hat recht" heißt es in beschwörendem Pathos. Der schöne Spruch ist leider falsch. Wer einige Male heilte, muß nicht immer heilen. Paulini meldete „Erfolge" durch Verordnung von Schwalbenkot gegen Kopfweh; die Mißerfolge teilte er wohlweislich nicht mit. Zu fragen ist hier vielmehr jedesmal:

Wurde der Kranke nach der Behandlung nicht von selbst wieder gesund?

Wäre die Heilung nicht sogar ohne die Behandlung schneller erfolgt?

Wurde, was der Behandlung zugeschrieben, nicht bewirkt durch

ein unbemerkt eingenommenes anderes Medikament?

eine Diätänderung?

das Wetter?

eine berufliche Beförderung?

eine neue Liebe?

den endlichen Tod des Erbonkels?

eine Wallfahrt?

„die Droge Arzt"?

Der echte Außenseiter wird natürlich all diese Fragen empört verneinen und die spezifische Wirksamkeit gerade seiner Methode betonen. Den ungeheilt oder geschädigt gebliebenen Patienten können jedoch nicht irgendwelche angebliche anderweitige Einzelerfolge trösten, wenn sein eigener Fall erfolglos verlief.

Da ist denn auch niemandem mit der Berufung auf die „bedauerliche Ausnahme" gedient, jene weitere typische Ausrede der Parawissenschaftler, mit der sie das „Prinzip" zu retten glauben. Angeblich treten Verschlimmerungen ein durch: fehlende Mitarbeit des Patienten, falsches Diätverhalten, störende Umweltbedingungen, „Umkehreffekt", „Erstverschlimmerung", ungünstige Sternkonstellation u. ä. m. Auf diese Weise läßt sich bekanntlich jedes Versagen erklären. Man ist an die Ausflucht erfolgloser Regenmacher in Neuguinea erinnert, am Ausbleiben des Regens seien die breiten Hutkrempen der Missionare schuld.

Im übrigen wird der Außenseiter, sofern er nicht auf eigene „Forschungsergebnisse" verweist, fast stets *„positive Äußerungen angesehener Wissenchaftler"* für sich ins Feld führen. Beinahe immer läßt sich dann feststellen, daß es sich auch hier wieder bloß um pseudowissenschaftliche Bemühungen handelt, die alle Gegenbeweise übergangen haben. Irrtümer werden aber auch nicht dadurch wahr, daß sie von prominenten „Autoritäten" stammen. Auch zum Beweis des Hexenflugs berief man sich bekanntlich auf „angesehene Gelehrte", ließ dabei jedoch die Gegenstimmen unerwähnt. Dieses *Totschweigen vorhandener Kritik* ist eine typische Unart aller Sektierer – nur auf diese Weise konnte ja der Steinzeitaberglaube bis zur Gegenwart fortgepflanzt werden. Vor allem werden im Bereich der Paramedizin gern die sogenannten *Nebenwirkungen verschwiegen*, bagatellisiert oder gar ausdrücklich in Abrede gestellt – als ob die Unwirksamkeit einer ganzen Heilmethode nicht negative „Nebenwirkung" genug wäre.

Zumeist entlarvt der Außenseiter sich auch *durch* den unüberhörbaren *Fanatismus*, mit dem er auf skeptische Kritik zu reagieren pflegt. Da werden dann unter Verbalinjurien gegen die „verknöcherten Schulmediziner" in quasireligiösem Tonfall Ausschließlichkeitsansprüche für die eigene „Methode" erhoben, so daß die zugrundeliegende primitiv-magische Glaubenshaltung deutlich zutage tritt. In Extremfällen entwickeln sich schließlich paranoide Verfolgungsideen, es kommt zu der bekannten Isolierung der Eigenbrötler und Sonderlinge, die sich mit eigenen Vereinen und Postillen in einer Art Geheimsprache von der Fachwelt abkapseln wie regelrechte Sektenzirkel.

Auch die Eigenheiten des *parawissenschaftlichen Jargons* sind dem Kenner der Religionspsychopathologie längst als zuverlässige Symptome des Außenseitersyndroms vertraut. Es handelt sich hier um Wendungen, wie sie seit altersher auch bei okkultistischen Hochstapeleien ständig wiederkehren: Es werden „Störfelder ermittelt", „Reizwerte geortet", „Fließgleichgewichte reguliert", „Fehlsteuerungen harmonisiert", „Feinabweichungen normalisiert", „Frequenzen umgestimmt", „Grundregulationen revitalisiert" und wie dergleichen Leerformeln mehr lauten. Nicht selten liefern die diffusen und nichtssagenden Begriffsbildungen wichtige Hinweise auf mögliche individuell-psychopathologische Befunde hinter der pseudowissenschaftlichen Fassade, so daß auch der Psychiater angesprochen ist.

Zunächst allerdings wird man von der im Alltagsleben üblichen Vermutung für die Zurechnungsfähigkeit des erwachsenen Durchschnittsbürgers auszugehen haben. Solange jemand nicht anerkannt oder unerkannt geisteskrank ist, hat er für sein Handeln verantwortlich einzustehen. Das gilt natürlich auch für den ärztlichen Außenseiter, denn auch er lebt ja nicht im rechtsfreien Raum – auch hinter ihm steht nicht „der Herrgott", sondern zunächst einmal der Richter. Die Feststellung klingt banal, erscheint jedoch angebracht, nachdem manche Vertreter sich in überheblicher Verkennung der Rechtslage für quasi sakrosankt zu halten scheinen.

Außenseiter und Rechtsordnung

Es ist zwar richtig: In der Bundesrepublik herrscht noch immer „Kurierfreiheit", d. h. jeder darf Kranke behandeln wie er will, darf sowohl schulmedizinische als auch Außenseitermethoden anwenden (RGSt. Bd. 64, S. 270; Bd. 67, S. 22). Das ist aber nur der Grundsatz!

Schon das Reichsgericht hat die Regel durch allerlei Ausnahmen durchbrochen. So wird das Prinzip der „Gleichwertigkeit der Therapien" bereits dadurch wieder eingeschränkt, daß der Arzt „wohlerwogene sachliche Gründe" haben muß, wenn er im Einzelfall ein anderes Mittel anwendet als das derzeit wirksamste und beste (RGSt. Bd. 64, a. a. O.). Wenn nämlich „bei einer bestimmten Krankheit ein bestimmtes Mittel besonders wirksam ist und infolgedessen im Verhältnis zu allen anderen Heilmitteln einen solchen Vorrang hat, daß die anderen neben ihm erkennbar weit zurücktreten, sind Ärzte und Heilbehandler grundsätzlich verpflichtet, es anzuwenden" (RGSt. Bd. 74, S. 61). Danach würde beispielsweise ein Arzt, der einem Diabetiker alle Medikamente streichen und dafür „aus der Apotheke Gottes" Wegwartetee verordnen wollte, einwandfrei gegen die lex artis verstoßen.

Schon hier ergeben sich also beachtliche Einschränkungen der Kurierfreiheit!
Der Bundesgerichtshof ist weiter gegangen. Nach ihm muß auch ein Arzt, der grundsätzlich Anhänger eines bestimmten Heilverfahrens ist, im Einzelfall prüfen, ob nicht eine andere Behandlungsmethode den Vorzug verdient, weil sie unter den konkreten Umständen eher Erfolg verspricht und geringere Gefahren für den Patienten mit sich bringt (BGH VersR 1956, S. 224); *ausdrücklich wird für den Außenseiter statuiert, daß er sich über die „Erfahrungen der Schulmedizin nicht hinwegsetzen darf"* (BGH NJW 1960, S. 2253 für Augendiagnose und Krebsbehandlung mit Spülungen und Sitzbädern).

Damit sind also bereits die wegen ihrer zwangsläufigen Eingriffe in die Körpersubstanz besonders gefährlichen Außenseitermethoden wie *Neuraltherapie, Zelltherapie, Akupunktur und Hämatogen-Therapie mit ihren Varianten mit Bann belegt;* bei lebensgefährlichen Erkrankungen besteht praktisch Zutrittsverbot für *alle* Paramediziner, da in solchen Fällen ja immer die wissenschaftlich begründeten Verfahren als die wirksameren angesehen werden müssen. Den klassischen Fall hierzu hat seinerzeit das Reichsgericht entschieden: „Bei einer Blinddarmentzündung... auf die Wirkung homöopathischer Mittel zu warten, bedeutet einen ganz unglaublichen, unverantwortlichen Leichtsinn" (RGSt. Bd. 67, S. 15). Was in solchen Fällen geschehen muß, hat dann der Bundesgerichtshof in seinem richtungweisenden Homöopathie-Urteil deutlich gemacht: „Erkennt der Arzt oder muß er erkennen, daß seine Heilmethode zu einem bestimmten Fall nicht ausreicht oder Schiffbruch erleidet, so muß er, namentlich bei gefährlichen Krankheiten, wenn für deren Behandlung noch ein anderes, weit verbreitetes und erprobtes Verfahren in Betracht kommt, entweder dieses anwenden oder die Behandlung aufgeben oder mindestens einen Facharzt hinzuziehen" (BGH, Urt. v. 30.9.1955, 2 StR 206/55 zur Behandlung einer Herzkrankheit mit homöopathischen statt mit herzwirksamen Mitteln).

Bereits dieser erste Blick auf die Rechtsprechung zeigt, daß von einer schrankenlosen Kurierfreiheit keine Rede sein kann. Im Gegenteil gelten gerade für den Außenseiter, sei er nun Arzt oder Laienquacksalber, besonders rigorose Beschränkungen, ja bei gefährlichen Krankheiten u. U. strikte Behandlungsverbote! In solchen Fällen stellt also bereits *die Anwendung einer Außenseitermethode* als solche nicht nur einen *Kunstfehler,* sondern sofort auch eine *Sorgfaltspflichtverletzung* dar, mit allen sich daraus ergebenden haftungsrechtlichen Folgen. Wer eine Malaria mit Kräuterpülverchen in homöopathischen Dosen behandelt (vgl. 6 Js 1095/77 StA Göttingen), handelt eben nicht mit derjenigen Sorgfalt, die der Verkehr von einem ordentlichen, pflichtgetreuen Durchschnittsarzt oder -facharzt in dieser Situation erwartet. Die rechtliche Anerkennung der Kurierfreiheit verleiht noch „keinen Freibrief für Gewissenlosigkeit"; auch für den ärztlichen Außenseiter „besteht eine Ausbildungs- und Fortbildungspflicht, derzufolge er sich über die Grundlagen und die Fortschritte der Heilkunde nach bestem Können unterrichten muß und sich neuen Lehren und Erfahrungen nicht aus Bequemlichkeit, Eigensinn oder Hochmut verschließen darf" (RGSt. Bd. 67, S. 22f.).

Zur hier aufzubietenden Sorgfalt gehört nicht nur der Einsatz des gesunden Menschenverstandes, um gegebenenfalls das Unsinnige einer „Heil"-Weise zu erkennen, sondern auch das Bemühen, sich durch ständiges sorgfältiges Studium der Schulmedizin über den Unwert paramedizinischer Lehren zu vergewissern. Eine andere Überzeugung kann für sich allein den Außenseiter nicht vor Schuldvorwürfen retten: im Mißerfolgs- oder Schadensfall geht das Wohl des Kranken immer vor - verbohrte Rechthaberei einer unbewiesenen These zuliebe hat spätestens dann zurückzutreten,

wenn dadurch die berechtigten Interessen des Patienten gefährdet oder verletzt werden (BGH NJW 1962, S. 1780).

Auch wenn über ein angeblich neues „wunderwirkendes" Mittel noch gar keine wissenschaftlichen Erfahrungen vorliegen, darf ein Arzt damit nicht einfach den Anfang machen. Es könnte ja lebensgefährlich sein. Vernünftige Menschen baden ja auch nicht in Gewässern, die möglicherweise haifischverseucht sind. Und *Patienten sind nun einmal keine Versuchskaninchen.*

Noch mehr: Jeder Patient hat das Recht, von seinem Arzt zu erfahren, ob er mit einem von den Vertretern der ärztlichen Wissenschaft weithin abgelehnten Verfahren behandelt werden soll (RGSt. Bd. 67, S. 24). Diese sog. ärztliche Aufklärungspflicht wird bekanntlich von der Rechtsprechung generell recht weit gezogen und schon bei kleineren medizinischen Eingriffen eine umfassende Belehrung über Art und Umfang, Risiko und mögliche Nebenwirkungen, Heilungschancen und Folgewirkungen verlangt. Erst recht wird der Patient wissen wollen, ob die beabsichtigte Heilmethode nicht schon per se unwirksam ist. Selbst der auf Suggestion ansprechende „eingebildete Kranke" würde z. B. sicher auf schmerzhafte Neuraltherapiespritzen verzichten, wenn man ihm klarmachte, daß eine Placebo-Pille denselben Dienst täte, noch dazu mit weit weniger Zwischenfallrisiko. Natürlich ist evident, daß z. B. ein Akupunkteur, der seinen Patienten der Wahrheit entsprechend versicherte, sie könnten sich genau so gut von ihm verprügeln lassen, keine Geschäfte machen würde.

Von der Rechtsprechung geschützt ist jedoch nicht der animus lucrifaciendi medici, sondern salus et voluntas aegroti. *Das Selbstbestimmungsrecht des Patienten* wird aber *nur dann respektiert, wenn er auch über die Wirksamkeitsfrage wahrheitsgemäß aufgeklärt wird.* Eine solche Aufklärung kann bei allen Außenseiterverfahren der Natur der Sache nach nur dahin lauten, daß es sich hier lediglich um sinnlose Diagnosen und allenfalls symptomatische Therapien mit ungewisser Wirkung handelt, so daß u. U. vorhandene Erkrankungen übersehen werden, die dann durch Nichtbehandeln zu irreparablem Siechtum oder frühem Tod führen könnten. Offensichtlich erfahren aber die Patienten der „Außerschulmäßigen" davon nie etwas. Denn sonst wären ja wohl inzwischen alle Paramediziner Hungers gestorben.

Die Folgen von Kunstfehlern, Sorgfaltspflichtverletzungen und mangelnder Aufklärung dürften bekannt sein. Das zivil- und strafrechtliche Verdikt der Fahrlässigkeit trifft gerade den Außenseiter schneller und häufiger als den wissenschaftlich begründet handelnden Arzt. Denn bekanntlich steigt das Maß der erforderlichen Sorgfalt mit dem Grad der Gefährlichkeit eines Eingriffs: bei besonders gefährlichen Methoden macht schon jede kleine Nachlässigkeit den Arzt haftpflichtig (BGH VersR 1980, S. 280). Das wird bei paramedizinischen Verfahren schon der Natur der Sache nach sehr häufig der Fall sein.

Der Außenseiter kann nach allem zwar ruhig auf dem Kissen der Kurierfreiheit schlafen, solange keine

Klagen kommen oder solange durch Zufall oder Suggestion Heilungserfolge eintreten. Doch wehe, *wenn die paramedizinische Behandlung mißlingt oder gar Schäden verursacht!* Dann drohen gleich eine ganze Reihe von Sanktionen: *Honorarverweigerung, Schadenersatz* und *Schmerzensgeld,* schließlich *strafgerichtliche Verurteilungen* wegen fahrlässiger Körperverletzung bzw. Tötung. Die Krankenkassen pflegen paramedizinische Verfahren grundsätzlich nicht zu honorieren (vgl. zuletzt für Akupunktur LSozG Rheinland-Pfalz, Urt. v. 19. 7. 1976 – L 5 K 5/76). Auch Berufsgerichtsbarkeit und Privathaftpflichtversicherungen werden hier in der Regel schärfer durch- bzw. rückgreifen als bei anerkannten Behandlungsmethoden.

In krassen Fällen muß durchaus an kriminellen Betrug gedacht werden. Medizinschwindel ist so alt wie die Medizin selbst. Seit jenem Tag, an dem der erste Schuft seinen ersten Dummkopf fand, gibt es Quacksalber, sagte Voltaire. Der Nachweis des betrügerischen Vorsatzes ist leicht zu führen, wenn vorangegangene kompetente Abmahnungen nachweisbar sind, weshalb zu überlegen wäre, ob nicht öffentlich-rechtliche Institutionen geschaffen werden sollten, deren Verlautbarungen mit entsprechend maßgebender Autorität ausgestattet sind – hierdurch würden die magischen Verfahren sicherlich entscheidend zurückgedrängt werden. *Argwohn erweckt vor allem die häufig festzustellende innige Kooperation mancher Außenseiter mit bestimmten Pharmaka-Herstellern,* wie dies nicht selten im Bereich von Homöopathie und Zelltherapie zu beobachten ist. Zumindest an den Wuchertatbestand gemahnt es, wenn man z. B. liest, daß für „Zellregenerationstherapien" an mongoloiden Kindern fünfstellige Beträge pro Behandlung genommen worden sein sollen. In solchen Fällen sollten kriminalpolizeilicherseits unbedingt die Verbindungskanäle zum Präparatefabrikant aufgespürt werden, um eventuell *verdächtige kommerzielle Verfilzungen* aufzudecken. Meistens weist auch schon die gegen das Heilmittelwerbegesetz verstoßende unlautere Werbung in die richtige Richtung.

Damit keine Mißverständnisse entstehen: Niemand hat etwas dagegen, wenn ein Arzt bei lediglich psychogenen Beschwerden wissentlich ein wenig „zaubert", etwa verbale Suggestion mit harmlosem kleinen Brimborium verstärkt – hier schließt schon der echte Heilwille jeden Vorwurf aus. Warum aber unbedingt Stiche in den Kopf oder schmerzhafte Hautverbrennungen? Eine mit einem Quentchen Zeremoniell überreichte hübschfarbige Zuckerpille tut es doch auch, und dazu noch viel preiswerter. Nicht zuletzt an diesem Punkt werden sich mit Sicherheit die öffentlichen „Kostenminderer" auf den Plan gerufen fühlen: Warum müssen ausgerechnet unsinnige Behandlungen so besonders aufwendig und teuer sein?

Wir sehen, daß oft schon der gesunde Menschenverstand die richtigen Antworten auf „Außenseiterfragen" zu erteilen weiß. Gerade er wird denn auch bekanntermaßen von Parawissenschaftlern so gerne mit herben Worten geschmäht. Kein Wunder! Ist es doch eine alte Erfahrung, daß sich in allen „okkulten" Disziplinen mehr als anderswo die Leute tummeln, die nicht

mit der Fülle der geistigen Gaben beschenkt wurden. „Flatus in cerebro incarceratus", so lautet die vielfach bewährte Hausarztdiagnose, die schon Kant in solchen Fällen zu stellen pflegte. So kommt man z. B. nicht darum herum, bei einem studierten Arzt, der heute noch ernsthaft glaubt, eine herumgefuchtelte Wünschelrute könne Krankheiten anzeigen, mindestens präsenilen Schwachsinn, wenn nicht Schlimmeres zu argwöhnen. Derlei Sachverhalte sollten schleunigst dem Psychiater beim nächstzuständigen Gesundheitsamt unterbreitet werden, um jedes Risiko für die Patienten – und nicht zuletzt auch für den betreffenden Arzt selbst – auszuschließen. Selbst bei den von Außenseitern in ihren Prozessen ins Feld geführten eigenen „Sachverständigen" ist in dieser Hinsicht Vorsicht geboten, wie wir aus reichhaltiger forensischer Erfahrung wissen. Die Ärztekammern sollten hier ruhig konsequenter durchgreifen und notfalls auch die Approbation entziehen. Denn läßt sich eine größere Gefahr für das leidende Publikum denken als ein unbehelligt bis zum Exitus weiter praktizierender geisteskranker Arzt?

Was sich auch immer hinter den paramedizinischen Lehren verbergen mag, ob Aberglaube oder Wahn, Geltungsbedürfnis oder Geldgier, bedroht ist jedesmal nicht nur der Patient, sondern auch das Ansehen der Ärzteschaft insgesamt. Wenn man mitansieht, wie der redliche Arzt nur allzuoft im 16-Stunden-Tag sein Letztes gibt, um seinen Kranken spezifisch wirksam zu helfen, so muß man es als Hohn auf Gerechtigkeit und gesunden Menschenverstand empfinden, daß daneben, trotz all der Fortschritte der Wissenschaft, sinnlose Medizinmannmethoden aus der Steinzeit gleichberechtigt praktiziert werden dürfen. Manchmal glaubt man im Geiste den kannibalischen Neandertaler im Höhlen-Fackellicht bei seinem primitiven Heilzauber vor sich zu sehen. Und noch immer muß man dann mit Hansemann feststellen, daß „man nicht weiß, worüber man mehr staunen soll, über die Dreistigkeit von Menschen, die es gewissenlos wagen, das Leben und die Gesundheit ihrer Mitmenschen aufs Spiel zu setzen, oder über die Dummheit derjenigen, die sich aus freien Stücken in die Behandlung ganz ungebildeter Menschen begeben".

Es verbleibt uns deshalb nur, den Gesetzgeber aufzurufen, endlich dem Beispiel der meisten anderen Kulturstaaten zu folgen und den Sumpf trockenzulegen, auf dem die unwürdigen pseudomedizinischen Scharlatanerien so üppig gedeihen. Die Zeiten der Schamanen und Zauberdoktoren sind doch längst vorbei. Nicht den Geldbeuteln der Quacksalber, sondern dem Wohl der leidenden Menschheit sind wir verpflichtet.

Literatur

Ackerknecht, E.: Kurze Geschichte der Medizin. Stuttgart 1967
Bleuler, E.: Das autistisch-undisziplinierte Denken in der Medizin und seine Überwindung, 4. Neudr. der 5. Aufl. Berlin 1976
Bleuler, E.: Lehrbuch der Psychiatrie, 11. Aufl. Berlin 1966
Bockelmann, P.: Strafrecht des Arztes. München 1968
Buschan, G.: Über Medizinzauber und Heilkunst im Leben der Völker. Berlin 1941
Byhan, I., Wolf, H.: Deutschland, deine Wunderheiler und Außenseiter der Medizin. Regensburg 1974

Danzel, T.: Der magische Mensch. Potsdam 1928

Dessoir, M.: Vom Jenseits der Seele, 6. Aufl. Stuttgart 1931

Dotzauer, G., Prokop, O.: Die Akupunktur. Stuttgart 1979

Dunz, W.: Zur Praxis der zivilrechtlichen Arzthaftung. Tübingen 1974

Ebermayer, L.: Die notwendige Bekämpfung der Kurpfuscherei. Dtsch. Med. Wochenschr. **52**, 29 (1927)

Eliade, M.: Schamanismus und archaische Ekstasetechnik. Zürich 1954

Entscheidungen des Reichsgerichts und des Bundesgerichtshofs in Strafsachen, zit. nach Band und Seite der amtlichen Sammlung

Geerds, F.: Krimineller Okkultismus. In: Festschrift für T. Würtenberger. Berlin 1977

Glowatzki, G.: Die magische Stufe im menschlichen Denken. Heilkunst **92**, 121 (1979)

Göppinger, H., Witter, H.: Handbuch der forensischen Psychatrie. Berlin 1972

Gürster, E.: Die Macht der Dummheit. Freiburg 1974

Hansemann, D.: Der Aberglaube in der Medizin und seine Gefahr für Gesundheit und Leben. Leipzig 1905

Hovorka, O., Kronfeld, A.: Vergleichende Volksmedizin. Stuttgart 1908

Jores, A.: Magie und Zauber in der modernen Medizin. Stuttgart 1956

Kohlhaas, M.: Medizin und Recht. Tübingen 1969

Kolle, K.: Verrückt oder normal? Stuttgart 1968

Kriele, M.: „Stand der medizinischen Wissenschaft" als Rechtsbegriff. NJW **29**, 355 (1976)

Laufs, A.: Arztrecht, 2. Aufl. München 1978

Lehmann, A.: Aberglaube und Zauberei, 4. Aufl. Aalen 1969

Lévy-Bruhl, L.: Die geistige Welt der Primitiven, 2. Aufl. Darmstadt 1966

Liek, E.: Das Wunder in der Heilkunde. München 1931

Lippross, O.: Medizin und Heilerfolg. 2. Aufl. Frankfurt 1971

Löbsack, T.: Magische Medizin. München 1980

Löhr, H.: Aberglauben und Medizin. Leipzig 1942

Mergen, A.: Die juristische Problematik in der Medizin. Stuttgart 1971

Mueller, B.: Gerichtsmedizin, 2. Aufl. Berlin 1975

Müller, O.: Wissen und Glauben in der Medizin. Stuttgart 1929

Oepen, I.: Magische Heilmethoden in der europäischen Medizin am Beispiel der Bundesrepublik Deutschland. Heilkunst **92**, 152 (1979)

Ponsold, A.: Lehrbuch der gerichtlichen Medizin, 2. Aufl. Berlin 1957

Prokop, O.: Medizinischer Okkultismus, Paramedizin, 4. Aufl. Stuttgart 1977

Prokop, O., Göhler, W.: Forensische Medizin, 3. Aufl. Berlin 1975

Prokop, O., Prokop, L.: Homöopathie und Wissenschaft. Stuttgart 1957

Prokop, O., Uhlenbruck, W.: Über Wissenschaftskriminalität. Aachen 1975

Prokop, O., Wimmer, W.: Der moderne Okkultismus, Parapsychologie und Paramedizin. Stuttgart 1976

Prokop, O., Wimmer, W.: Wünschelrute, Erdstrahlen, Radiästhesie. Stuttgart: Enke 1977

Rose, G.: Die Arbeit der Zentrale zur Bekämpfung der Unlauterkeit im Heilgewerbe. Verbraucherdienst **19**, 10 (1974)

Salzer, F.: Augendiagnostik und Okkultismus. München 1926

Schäfer, H.: Der kriminelle Aberglaube in der Gegenwart. Gladbeck 1963

Schaefer, H.: Die Medizin heute. München 1963

Schwarz, R.: Heilmethoden der Außenseiter, 2. Aufl. Hamburg 1977

Seidler, E.: Die leges artis und die Heilkunde. Med. Sachverständige **13**, 68 (1971)

Seeligmann, S.: Augendiagnose und Kurpfuschertum, Berlin 1940

Sigerist, H.: Anfänge der Medizin. Zürich 1963

Tempel, O.: Inhalt, Grenzen und Durchführung der ärztlichen Aufklärungspflicht unter Zugrundelegung der höchstrichterlichen Rechtsprechung. NJW **33**, 609 (1980)

Thorwald, J.: Macht und Geheimnis der frühen Ärzte. München 1968

Tirala, G.: Massenpsychosen in der Wissenschaft. Tübingen 1969

Trockel, H.: Zur Frage der Rezeption ärztlicher Standesethik. NJW **24**, 1057 (1971)

Wimmer, W.: Okkultismus und Rechtsordnung. Arch. Kriminol. **164**, 1 (1979)

Wimmer, W.: Eine andere Wirklichkeit? Dtsch. Ärztebl. **71**, 732 (1974)

Wimmer, W.: Parapsychologie und Kurpfuschertum. Dtsch. Med. Wochenschr. **98**, 65 (1973)

Wimmer, W.: Wiederkehr der Magie? Z. Rechtsmed. **70**, 136 (1972)

Wunderlich, H.: Die Steinzeit ist noch nicht zu Ende. Hamburg 1974

Dr. W. Wimmer
Vorsitzender Richter am Landgericht
Postfach 20
D-6800 Mannheim 1

Monatsschr. Kinderheilkd. 128, 465–471 (1980)

Monatsschrift für
Kinderheilkunde
© by Springer-Verlag 1980

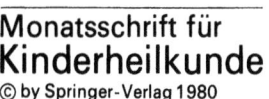

Klinische und pathologisch-anatomische Befunde bei verschiedenen Formen des angeborenen nephrotischen Syndroms

H. J. Bachmann, H. J. Rumpelt, W. Thoenes, H. Olbing, K. Pistor und H. von Voss

Abteilung für Pädiatrische Nephrologie (Direktor: Prof. Dr. H. Olbing), Universitäts-Kinderklinik Essen, Pathologisch-Anatomisches Institut (Direktor: Prof. Dr. W. Thoenes), Universität Mainz und Kinderklinik II (Direktor: Prof. Dr. E. Schmidt), Universität Düsseldorf

Clinico-Pathological Data in Infants with Different Types of Nephrotic Syndrome

Summary. Case reports including light- and electron microscopy about 4 children with infantile nephrotic syndrome are given. Histologic lesions were microcystic renal disease ("Finnish type"), diffuse glomerular mesangial sclerosis, glomerular mesangial proliferation and minimal changes in the 4 patients, respectively. Knowledge of the individual histologic lesion is essential for adequate therapy and the prognosis in all infants with nephrotic syndrome, except in cases with data proving the Finnish type; in some cases, the identification of individual histologic type will lead to adequate genetic counselling of the family.

Key words: Nephrotic syndrome – Infants – Microcystic disease – Diffuse mesangial sclerosis – Mesangial proliferation.

Zusammenfassung. Von 4 Kindern mit angeborenem nephrotischem Syndrom werden die klinischen Daten und die licht- und elektronenmikroskopischen Befunde dargestellt. Je ein Patient hatte eine mikrocystische Nierenerkrankung (Finnischer Typ), eine diffuse mesangiale Sklerose, eine glomeruläre mesangiale Proliferation und Minimalveränderungen. Zur differenzierten Diagnosestellung ist bei allen Patienten mit angeborenem nephrotischem Syndrom – außer bei Patienten mit einem finnischen Typ – eine histologische Untersuchung erforderlich. Mit Hilfe der histologischen Klassifikation sind detaillierte Aussagen zur Therapie und zum weiteren Verlauf der Erkrankung möglich. Sie bildet auch die Voraussetzung für eine sinnvolle genetische Beratung der Familie.

Schlüsselwörter: Nephrotisches Syndrom – Säuglinge – mikrocystische Nierenerkrankung – Diffuse mesangiale Sklerose – Mesangiale Proliferation.

Vor allem Hallman u. Mitarb. [4–6, 11, 12] beschrieben und definierten den sog. Finnischen Typ des nephrotischen Syndroms im ersten Lebensjahr. Von Habib u. Bois [3] wurden 4 weitere Typen des nephrotischen Snydroms im Säuglingsalter beschrieben: Die diffuse mesangiale Sklerose, die fokale und segmentale Glomerulosklerose, die membranöse Glomerulonephropathie und Minimalveränderungen. Das Alter der Patienten bei Beginn der Erkrankung, das Ansprechen auf die Steroid- oder Cytostatica-Therapie sowie der Verlauf sind bei den verschiedenen histologischen Typen different. Eine eigene Beobachtung und zwei Publikationen aus jüngster Zeit [1, 10] sprechen dafür, daß ein weiterer Typ durch eine mesangiale Proliferation gekennzeichnet ist. Im folgenden werden an typischen Beispielen die klinischen und pathologisch-anatomischen Daten von Kindern mit verschiedenen Formen eines nephrotischen Syndroms im ersten Lebensjahr dargestellt.

Klinisch-pathologische Klassifikation

I. Mikrozystische Nierenerkrankung (Finnischer Typ) (Tabelle 1)

1966 untersuchte Norio [11] 57 finnische Familien, in denen Säuglinge mit einem angeborenem nephrotischen Syndrom erkrankt waren. Er machte einen autosomal-rezessiven Erbgang für diese Erkrankung wahrscheinlich. Alle betroffenen Kinder wurden als „small for date" geboren. Die Plazenta war ungewöhnlich groß, ihr Gewicht betrug ¼ des Körpergewichtes des Neugeborenen und mehr. Oedeme fanden sich bei den meisten Kindern schon während der ersten Lebenstage, sie traten nie später als im 5. Lebensmonat auf. Die Mehrzahl der Kinder starb während des ersten Lebensjahres an Infektionen oder an Störungen im Flüssigkeits- und Elektrolythaushalt. Gewöhnlich bestand zu diesem Zeitpunkt noch keine chronische Niereninsuffizienz.

Die charakteristischen pathologisch-anatomischen Veränderungen sind zystische Erweiterungen der proximalen Tubuli. Die Glomeruli können lichtmikroskopisch normal [2] sein oder sie zeigen eine mesangiale Proliferation unterschiedlichen Ausmaßes. Immunolo-

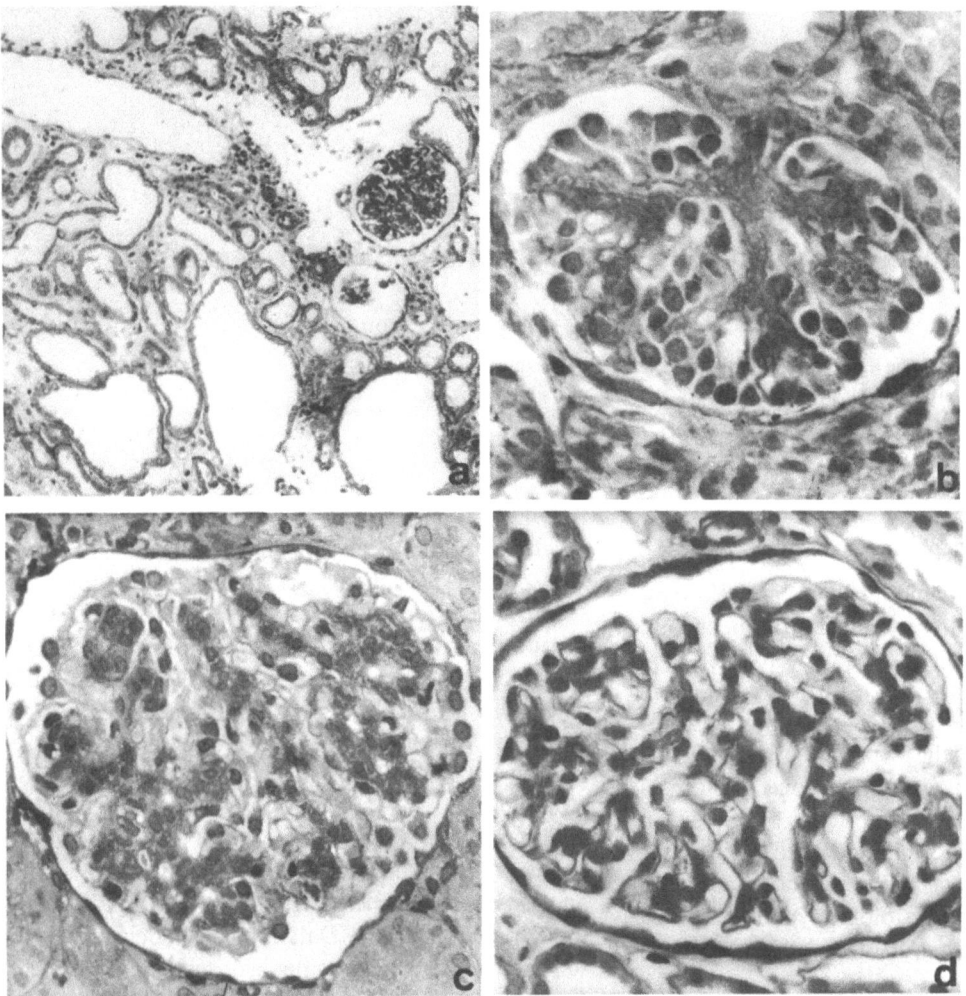

Abb. 1 a–d. Lichtmikroskopischer Befund bei Patienten mit nephrotischem Syndrom im Säuglingsalter. **a** Finnischer Typ: Ausgeprägte Dilatation der proximalen Tubuli PAS. × 60. **b** Mesangiale Sklerose PAS. × 250. **c** Mesangiale Proliferation PAS. × 180. **d** Minimalveränderungen. PAS. × 180

gische Faktoren scheinen für die Pathogenese dieser Erkrankung ohne Bedeutung zu sein [7, 13]. Einige Patienten wurden erfolgreich nierentransplantiert [8].

Fall 1 (Tabelle 2): F.A., viertes Kind einer italienischen Familie.

Das erste Kind dieser Familie wurde im 9. Monat tot geboren, das zweite Kind ist gesund, das dritte Kind, das ebenfalls ein angeborenes nephrotisches Syndrom hatte, starb mit 2½ Monaten an einer Wasser- und Elektrolytstörung. Eine histologische Diagnose liegt von diesem Kind nicht vor.

Geburtsgewicht 2350 g, Plazentagewicht 870 g. Generalisierte Oedeme am 3. Lebenstag. Blutdruck 90/60 mm Hg, Proteinurie zwischen 40 und 380 mg/m²/Std. Mikrohämaturie bis 140 Ery/mm³, Glukosurie bis 2 g/24 Std. Gesamteiweiß zwischen 2,7 und 3,5 g/dl (Albumin 0,8–1,4 g/dl, α-2-Globuline 1,2–1,5 g/dl), Cholesterol 325 mg/dl, Serum-Kreatinin 0,3 mg/dl, kein Hinweis auf pränatale Infektionen wie Lues, Toxoplasmose, Listeriose, Cytomegalie. I.v. Urogramm normal.

Während der stationären Behandlung kam es gehäuft zum Erbrechen und zu wäßrigen Durchfällen. Eine Störung der Wasser- und Elektrolytbalance und eine bakterielle Infektion führten im Alter von 4½ Monaten zum Tod.

Die postmortal durchgeführte Nierenbiopsie (Abb. 1a) zeigte, daß ca. 20% der 50 Glomeruli unreif waren. Im Bereich aller Glomeruli fand sich eine mäßige Vermehrung der mesangialen Zellen und der mesangialen Matrix. Es bestanden keine

Kapseladhaerenzen und keine epitheliale Zellproliferation. Im Vordergrund standen die Tubulusveränderungen. Die proximalen Tubuli waren zystisch dilatiert. Außerdem bestand eine fokale tubuläre Atrophie.

Elektronenmikroskopie (Abb. 2a): Mäßige glomeruläre mesangiale Proliferation und Verdickung. Keine elektronendichten Ablagerungen. Kapillarschlingen und Basalmembran normal mit Ausnahme der sog. Verschmelzung der Fußfortsätze der Podozyten. In den epithelialen Zellen der zystisch dilatierten proximalen Tubuli fanden sich Eiweiß-Vakuolen.

Immunfluoreszenz-mikroskopische Untersuchung negativ.

II. Diffuse mesangiale Sklerose (DMS) (Tabelle 1)

Die klinischen Symptome dieses Typs des nephrotischen Syndroms, für den Heredität vermutet wird, aber nicht bewiesen werden konnte [3], beginnen entweder während des ersten Lebensjahres oder später [3, 6, 9, 15]. Es findet sich ein schweres nephrotisches Syndrom mit progressiver Niereninsuffizienz, die gewöhnlich vor dem 3. Lebensjahr zur terminalen Niereninsuffizienz führt. Charakteristischer histologischer Befund ist die glomeruläre mesangiale Sklerose. Einige Tubuli sind atrophisch oder dilatiert.

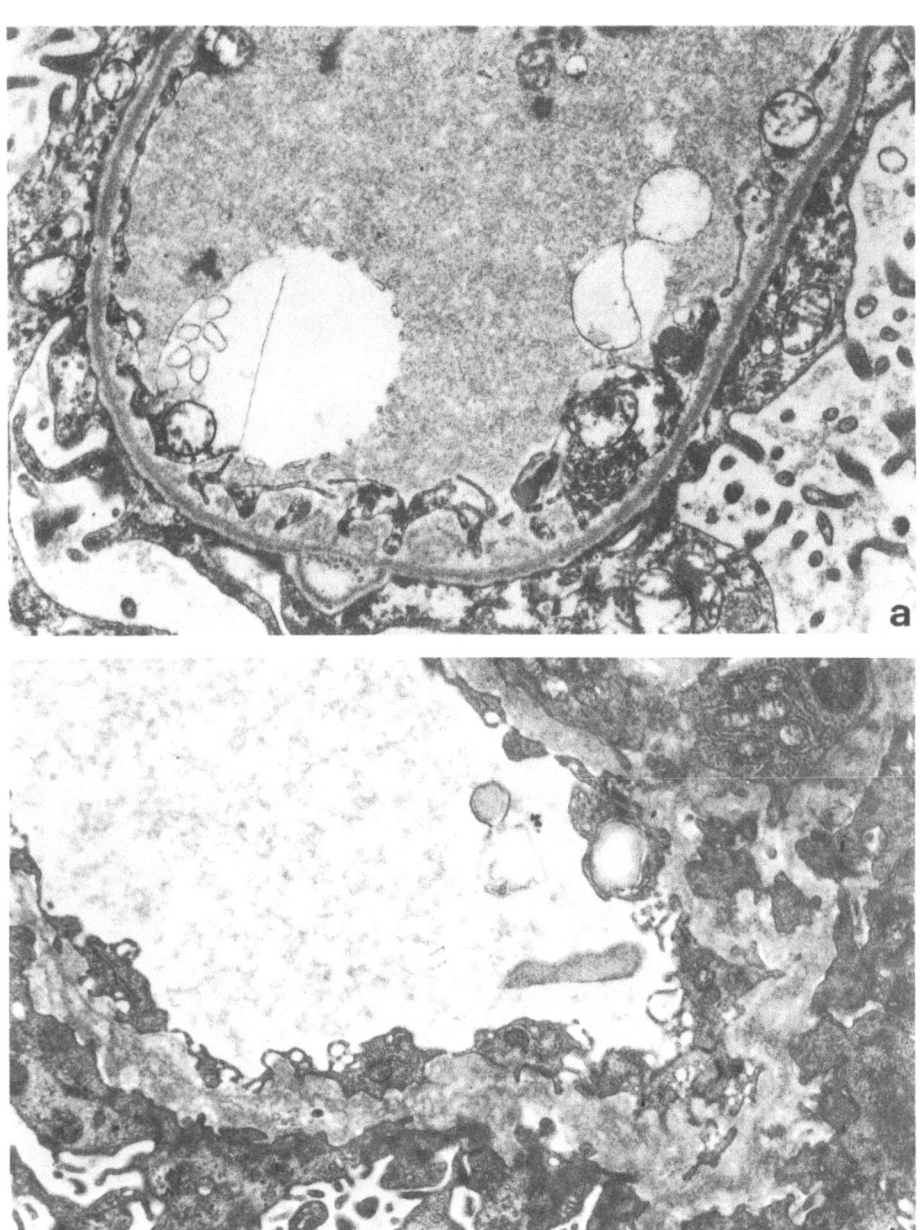

Abb. 2. a Elektronenmikroskopischer Befund einer glomerulären Kapillarschlinge bei einem Finnischen Typ des nephrotischen Syndroms: Normale Basalmembran. Verlust der Fußfortsätze der Podozyten × 14 900. **b** Glomeruläre Kapillarschlinge bei einem Patienten mit mesangialer Sklerose, bemerkenswert ist die irreguläre Anordnung des Basalmembranmaterials × 6200

Fall 2 (Tabelle 2): O.E., geb. am 14. 6. 1975, männlich, erstes Kind türkischer Eltern. Familiäre Nierenerkrankungen sind nicht bekannt.

Geburtsgewicht 2700 g, Plazentagewicht unbekannt; generalisierte Oedeme und Ascites erstmals während der 2. Lebenswoche. Proteinurie zwischen 40 und 190 mg/m²/Std. Mikrohämaturie (50 Ery/mm³). Gesamteiweiß im Serum 3,1 g/dl, Albumin während der ersten und zweiten Lebenswoche normal, dann kontinuierlich abfallend auf 1,4 g/dl, α-2-Globulin-Konzentration ändert sich parallel von 0,4 g/dl bis zu 0,9 g/dl. Serum-Kreatinin 1,65 mg/dl, β-1-A-Globulin 46 mg/dl, (normal 61–111 mg/dl). IgG 16 mg/dl, IgA 3 mg/dl, IgM 121 mg/dl. Cholesterol 110 mg/dl. Kein Hinweis auf pränatale Infektionen (Lues, Toxoplasmose, Listeriose, Cytomegalie). I.v. Urogramm und MCU normal. In der 6. Lebenswoche führte eine Sepsis (Staphylokokkus aureus) zum Tod.

Eine Nierenbiopsie, die im Alter von 4 Wochen durchgeführt wurde, zeigt lichtmikroskopisch (Abb. 1b) eine Unreife der Glomeruli und verschiedene Grade einer Sklerosierung der Mesangial-Regionen. Einige Glomeruli zeigen epitheliale Zellproliferationen. Die Tubuli sind fokal dilatiert und enthalten Eiweißzylinder.

Elektronenmikroskopie (Abb. 2b). Neben den lichtmikroskopisch beschriebenen Veränderungen finden sich ungewöhnliche Veränderungen der Basalmembran; die Basalmembran ist insgesamt fast durchweg verdickt, wobei die Dicke der Lamina densa außerordentlich stark variiert. Die Fußfortsätze der Podozyten sind ersetzt durch große Zellplatten. Elektronendichte Ablagerungen sind nicht erkennbar.

Immunfluoreszenz-mikroskopische Untersuchung negativ.

III. Glomeruläre mesangiale Proliferation (Tabelle 1)

Zirka 5% aller Kinder mit idiopathischem nephrotischem Syndrom haben eine mesangial-proliferative

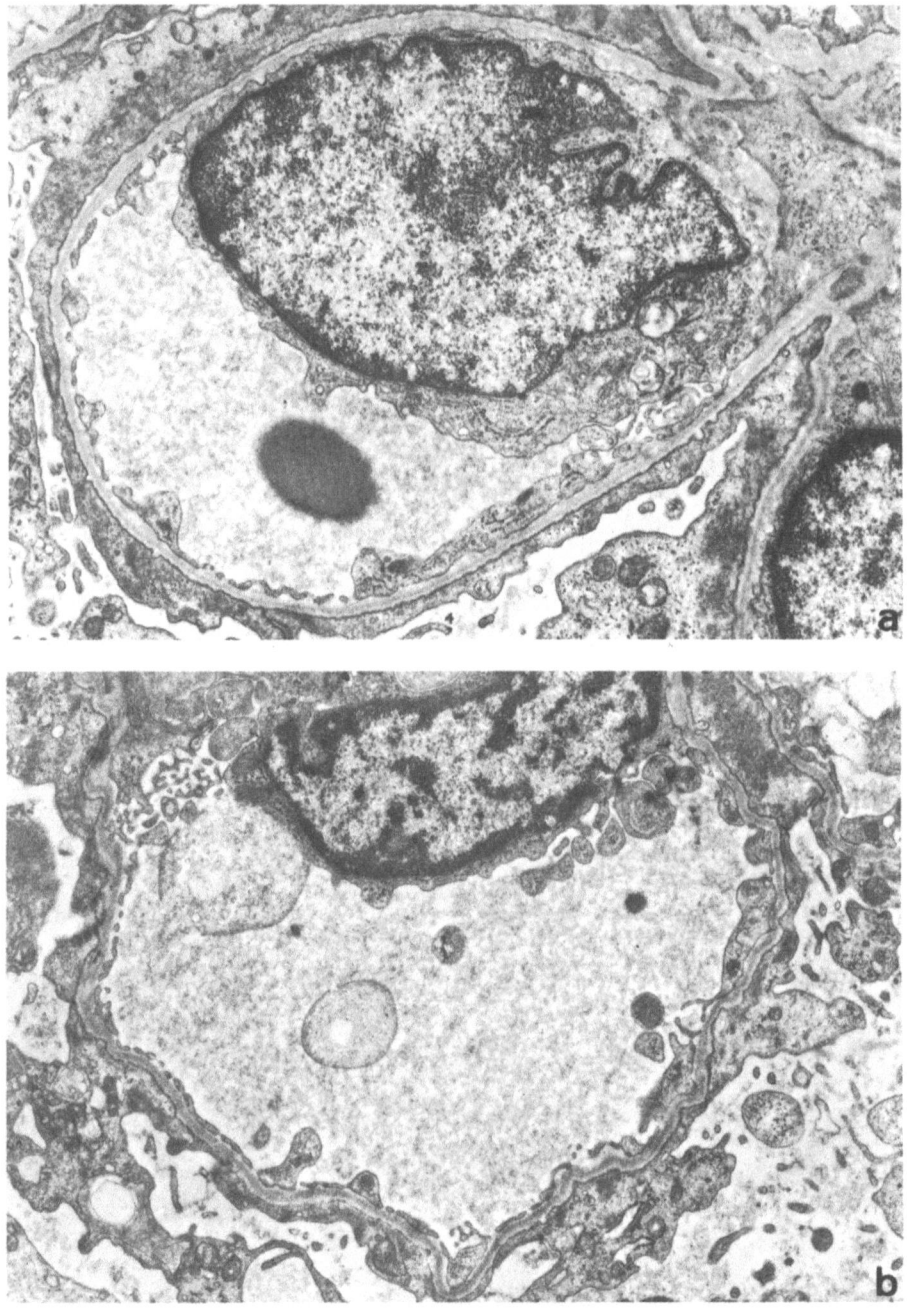

Abb. 3a und b. Elektronenmikroskopischer Befund: Vollständiger Verlust der Fußfortsätze bei Patienten mit nephrotischem Syndrom mit **a** mesangialer Proliferation × 11400 und **b** bei Minimalveränderungen × 11400

Glomerulopathie [2]. Diese histologische Läsion wird in der Klassifikation von Habib [3] nicht aufgeführt. Moncrieff u. Mitarb. [10] berichteten über 3 Familien, in denen Geschwister mit einem nephrotischen Syndrom während des ersten Lebensjahres erkrankten. Histologisch fand sich eine mesangiale Proliferation. Bei 4 der Kinder begann die Symptomatik innerhalb der ersten 4 Lebenswochen. 4 Patienten starben (mit 4 Monaten, 7 Monaten, 23 Monaten und 4½ Jahren), zwei von ihnen an Infektionen. Bei einem der 2 Patienten, die zur Zeit der Publikation am Leben waren (4 Jahre alt), bestand ein steroid-resistentes nephrotisches Syndrom mit eingeschränkter glomerulärer Filtrationsra-

te. Eine Rebiopsie zeigte eine charakteristische fokale Skerlosierung. Ein 2 Jahre altes Kind hatte zum Zeitpunkt der letzten Untersuchung lediglich eine Proteinurie mit normaler Nierenfunktion.

George u. Mitarb. [1] fanden bei 6 von 12 Neugeborenen mit nephrotischem Syndrom eine mesangial-proliferative und/oder -sklerosierende Glomerulonephritis. Zwei von ihnen starben im Alter von 22 Wochen bzw. 20 Monaten, bei den übrigen 4 Kindern (17 Monate, 3 Jahre, 6 Jahre, 9 Jahre) kam es zu einer spontanen Remission.

Fall 3 (Tabelle 2): N.L., weiblich, geb. 25. 5. 1974, erstes Kind deutscher Eltern, keine familiären Nierenerkrankungen bekannt.

Geburtsgewicht 2900 g. Im Alter von 3 Monaten erstmals Nachweis einer Proteinurie (20–80 mg/m²/Std), Mikrohämaturie (300–600 Ery mm³), Hypoproteinaemie (4,0 g/dl) und Hypalbuminaemie (2,5 g/dl–1,2 g/dl). α-2-Globuline im Alter von 3 Monaten 0,3 g/dl, im Alter von 2 Jahren 1,8 g/dl. β-1-A-Globulin 75 mg/dl. IgM 252 mg/dl, IgA 57 mg/dl. IgG 100 mg/dl. Kein Hinweis auf pränatale Infektion. Serum-Kreatinin 0,3 mg/dl, Kreatinin-Clearance 106 ml/min/1,73 m². Blutdruck 100/70 Hg; i.V. Urogramm: Geringe Dilatation im Bereich des rechten Nierenbeckens und Harnleiters. MCU: Vesico-renaler Reflux rechts; Cystoskopie: Golfloch-Ostium rechts. Ureterozystoneostomie im Alter von 4 Monaten.

Erstmals Oedeme im Alter von 17 Monaten während einer Pertussiserkrankung. In den folgenden 14 Monaten mehrfach Coinzidenz von Infektionen und Oedembildungen. Keine Behandlung mit Steroiden oder Zytostatika. Wachstum unterhalb der 3. Perzentile. Im 4. Lebensjahr Tod durch rasch progressive chronische Niereninsuffizienz.

Biopsie im Alter von 3½ Monaten: Acht der dreißig Glomeruli sind verödet, die anderen zeigen eine mesangiale Zellproliferation (Abb. 1c). Einige Gomeruli zeigen eine geringgradige cystische Dilatation des Raumes der Bowmanschen Kapsel. Keine tubulären Zysten. Rebiopsie im Alter von 24 Monaten: Erhebliche Zunahme der mesangialen Zellproliferation.

Elektronenmikroskopie(Abb. 3a): Proliferation der mesangialen Zellen und Vermehrung der mesangialen Matrix. Kein Nachweis elektronendichter Ablagerungen. Normale Kapillarschlingen, normale Basalmembranen. Nachweis einer Verschmelzung der Fußfortsätze der Pododzyten.

Eine immunfluoreszenz-mikroskopische Untersuchung erfolgte nicht.

IV. Minimalveränderungen (Tabelle 1)

Minimalveränderungen sind der häufigste lichtmikroskopische Befund bei Kindern, die nach dem ersten Lebensjahr an einem nephrotischen Syndrom erkranken; während des ersten Lebensjahres findet man sie sehr selten. Steroide und Zytostatika sind in beiden Altersgruppen gleich wirksam. Die Prognose der Erkrankung ist gut. Eine Einschränkung der glomerulären Filtrationsrate ist nicht zu erwarten [2].

Fall 4 (Tabelle 2): G.S., männlich, geb. 14. 10. 1974, erstes Kind deutscher Eltern, keine familiäre Nierenerkrankung bekannt.

Geburtsgewicht 2350 g, Plazentagewicht unbekannt. Während der 2. Lebenswoche wurde zufällig eine große Proteinurie und eine Mikrohämaturie (80–160 Ery/mm³) entdeckt. Beide Befunde blieben in der folgenden Woche konstant nachweisbar. Zur Oedembildung kam es nur für eine kurze Zeit, während des 3. Lebensmonats. Gesamteiweiß 4,0–4,5 g/dl, Albumin 1,6–2,5 g/dl, α-2-Globulin 1,3–1,5 g/dl, Blutdruck 135/70 mm Hg. Kreatinin-Clearance 138 ml/min/1,73 m². Ohne Steroid-Therapie nahm die Proteinurie bis zum 8. Lebensmonat langsam ab (10–20 mg/m²/Std). Das Kind ist jetzt 5 Jahre alt und hat eine persistierende Proteinurie und Hämaturie ohne Oedeme. Kein Hinweis auf praenatale Infektionen (Lues, Toxoplasmose, Listeriose, Zytomegalie).

Nierenbiopsie im Alter von 9 Monaten: Die Glomeruli erscheinen normal oder zeigen eine diskrete Vermehrung der mesangialen Zellen und der Mesangium matrix (Abb. 1d). Tubuli und Interstitium normal.

Elektronenmikroskopie (Abb. 3b): Die diskrete mesangiale Verdickung wird bestätigt. Elektronendichte Ablagerungen bestehen nicht. Kapillarschlingen normal. Schmale Basalmembran, Verschmelzung der Fußfortsätze.

Immunfluoreszenz-mikroskopische Untersuchung negativ.

Diskussion

Das nephrotische Syndrom bei Kindern im Säuglingsalter bedarf einer intensiven Diagnostik einschließlich der Nierenbiopsie. Nur der sog. Finnische Typ kann ohne Nierenbiopsie aufgrund der anamnestischen Angaben und des charakteristischen klinischen Bildes diagnostiziert werden.

Von Habib u. Bois wurden 1973 [3] fünf histologische Typen genannt, die bei Kindern mit nephrotischem Syndrom im ersten Lebensjahr vorkommen können; die Berichte von Moncrieff u. Mitarb. (1973) [10] und George u. Mitarb. (1976) [1] und unsere eigene Beobachtung (Fall 3) sprechen dafür, daß es möglicherweise noch einen 6. Typ mit licht- und elektronenmikroskopisch nachweisbarer mesangialer Proliferation gibt. Die Interpretation dieser mesangialen Proliferation, die auch bei Patienten mit Erstmanifestation eines nephrotischen Syndroms jenseits des ersten Lebensjahres vorkommt, ist problematisch. Mesangiale Proliferationen sind das Ergebnis einer unspezifischen Reaktion der mesangialen Zellen auf eine Vielzahl von Stimuli. Bei der mesangial-proliferativen Glomerulonephritis wird sie durch Immunkomplexe, die innerhalb der Mesangiummatrix abgelagert sind, hervorgerufen. Bei unserem Patienten (Fall 3) wurde die immunfluoreszenz-mikroskopische Untersuchung leider nicht durchgeführt. Elektronenmikroskopisch waren jedoch keine elektronendichten (Immun)Komplexe nachweisbar. Deshalb ist eine Immunkomplexnephritis als Ursache dieser mesangialen Proliferation sehr unwahrscheinlich. Dies stimmt mit den Befunden von George u. Mitarb. [1] überein, die über eine nach klinischen Gesichtspunkten nicht einheitliche Gruppe von 6 Patienten berichten, von denen 5 bei der immunhistologischen Untersuchung negative Befunde hatten. Bei einem Patienten sprach der Nachweis von subendothelialen Ablagerungen von IgG für eine immunologische Ursache der Erkrankung.

Die histologische Untersuchung des nephrotischen Syndroms im ersten Lebensjahr ist aus verschiedenen Gründen erforderlich, vor allem *wegen der therapeutischen Konsequenzen*. Steroide und Zytostatika sind bei fast allen Patienten mit Minimalveränderungen wirksam. Bei Kindern mit fokaler und segmentaler Glomerulosklerose scheinen diese Medikamente in einigen Fällen ebenfalls die Prognose zu verbessern. Bei allen anderen histologischen Typen bleibt die Behandlung mit Steroiden oder Zytostatika ohne Effekt.

Mit Hilfe der histologischen Befunde sind außerdem *Aussagen zur Prognose* möglich. Minimalveränderungen, fokale und segmentale Glomerulosklerose und membranöse Glomerulonephropathie treten bei Patienten mit nephrotischem Syndrom in jeder Altersstufe auf. Vieles spricht dafür, daß sich die Prognose bei Säuglingen und bei älteren Kindern nicht wesentlich unterscheidet. Die zwei histologischen Formen des nephrotischen Syndroms, die ausschließlich bei Säuglingen gefunden werden – die mikrozystische Nierenerkrankung (Finnischer Typ) und die diffuse mesangiale Sklerose – haben eine extrem schlechte Prognose. Die diffuse mesangiale Sklerose führt sehr rasch, meist innerhalb der ersten 3 Lebensjahre, zur chronischen Nie-

Tabelle 1. Charakteristische klinische Daten der verschiedenen histologischen Formen des nephrotischen Syndroms im 1. Lebensjahr (Habib) u. Bois, 1973; Moncrieff u. Mitarb., 1973; George u. Mitarb., 1973; eigene Patienten) [1, 3, 10]

Histologischer Typ	Alter bei Beginn der klinischen Symptome (Monate)	Wirksamkeit von Steroiden oder Zytostatika	Prognose
I *Erkrankung nur während der Säuglingszeit*			
1. Mikrozystische Nierenerkrankung (Finnischer Typ)	1.– 4.	$\emptyset$	Letal (meist während der Säuglingszeit)
2. Diffuse mesangiale Sklerose (DMS)	1.–11.	$\emptyset$	Letal (vor dem 4. Lebensjahr)
II *Erkrankung während der Säuglingszeit und später*			
3. Minimalveränderungen	≥ 1	+	Gut
4. Fokale und segmentale Glomerulosklerose	≥ 3	(+)	Ungewiß
5. Membranöse Glomerulonephropathie	≥ 5	$\emptyset$	Relativ gut
6. Glomeruläre mesangiale Proliferation	≥ 1	$\emptyset$	Ungewiß

Tabelle 2. Klinische und histologische Befunde der vier eigenen Patienten mit nephrotischem Syndrom im 1. Lebensjahr

Nr.	Geschlecht	Alter (Beginn der klinischen Symptome)	Haematurie	Proteinurie $(mg/m^2/Std)$	Oedeme	Histol. Unters. B = Biopsie A = Autopsie	Besonderheiten im Verlauf
1. (F.A.)	Weiblich	3 Tage	+	40–380	+	A: mikrozystische Nieren-erkrankung	Glukosurie (max. 2 g/Tag) Tod im Alter von $4^1/_2$ Monaten durch Infektion und Elektrolytstörung. Nierenfunktion normal
2. (O.E.)	Männlich	2 Wochen	+	40–190	+	B: diffuse mesangiale Sklerose	Herzfehler. Erniedrigung der glomerulären Filtrationsrate seit der 2. Lebenswoche. Tod durch Sepsis.
3. (M.L.)	Weiblich	1 Woche	+	20– 80	+ Beginn im Alter von 17 Monaten	B: mesangiale Proliferation	Herzfehler (VSD); vesico-uretero-renaler Reflux Grad II, Minderwuchs. Tod durch terminale Niereninsuffizienz
4. (G.S.)	Männlich	2 Wochen	+	40	Nur im Alter von 3 Monaten	B: Minimal-Veränderungen	Oedeme nur im Alter von 3 Monaten. Im Alter von 5 Jahren noch konstante Mikrohaematurie und Proteinurie. Normale Längen- und Gewichts-entwicklung. Nierenfunktion normal

reninsuffizienz. Die glomeruläre Filtrationsrate bei unserem Patienten (Fall 2) war schon während der ersten Lebenswochen eingeschränkt. Während die bislang publizierten Patienten mit dieser Grunderkrankung an ihrer chronischen Niereninsuffizienz starben, war die Todesursache bei unserem Patienten eine Sepsis.

Bei Patienten mit dem Finnischen Typ des nephrotischen Syndroms ist eine genetische Beratung aller jugendlichen und erwachsenen Familienmitglieder unerläßlich; besteht eine Schwangerschaft, kann die Erkrankung des Feten vor der 20. Schwangerschaftswoche durch Bestimmung der α-1-Feto-Proteinkonzentration in der Amnionflüssigkeit wahrscheinlich gemacht werden [16].

Das nephrotische Syndrom im ersten Lebensjahr ist keine homogene Krankheitseinheit. Eine exakte Differenzierung ist notwendig für eine adäquate Therapie, eine individuelle prognostische Beurteilung und für die genetische Beratung. Zur Diagnosestellung gehört – mit Ausnahme des Finnischen Typs – die Nierenbiopsie, möglichst mit licht-, elektronenmikroskopischer und immunfluoreszenzmikroskopischer Untersuchungstechnik.

Literatur

1. George, C.R.P., Hickmann, R.O., Stricker, G.E.: Infantile nephrotic syndrome. Clin. Nephrol. **5**, 20–24 (1976)
2. Habib, R., Kleinknecht, C.: The primary nephrotic syndrome of childhood. In: Pathology annual. Sommers, S.C. (ed.), p.417–474. New York: Appleton-Century-Crofts 1971

3. Habib, R., Bois, E.: Heterogeneite des syndromes nephrotiques a debut precoce du nourrission (syndrome nephrotique „infantile"). Helv. Paediatr. Acta **28**, 91–107 (1973)

4. Hallman, N., Hjelt, L.: Congenital nephrotic syndrome. J. Pediatr. **55**, 152–162 (1959)

5. Hallman, N., Norio, R., Kouvalainen, K., Vilska, J., Kojo, N.: Das kongenitale nephrotische Syndrom. Ergeb. Inn. Med. Kinderheilkd. **30**, 3–67 (1970)

6. Hallmann, N., Norio, R., Rapola, J.: Congenital neophrotic syndrome. Nephron **11**, 101–110 (1973)

7. Hoyer, J.R., Michael, A.F., Good, R.A., Vernier, R.L.: The nephrotic syndrome of infancy: clinical, morphologic and immunologic studies of four infants. Pediatrics **40**, 233–246 (1967)

8. Hoyer, J.R., Mauer, S.M., Kjellstrand, C.M., Buselmeier, T.J., Simmons, R.L., Michael, A.F., Najarian, J.S., Vernier, R.L.: Successful treatment of the congenital nephrotic syndrome by renal transplantation. Pediatr. Res. **7**, 293/64 (1973)

9. Kaplan, B.S., Bureau, M.A., Drummond, K.N.: The nephrotic syndrome in the first year of life: Is a pathologic classification possible? J. Pediatr. **85**, 615–621 (1974)

10. Moncrieff, M.W., White, R.H.R., Glasgow, E.F., Winterborn, M.H., Cameron, J.S., Ogg, C.S.: The familial nephrotic syndrome: II. A clinico-pathological study. Clin. Nephrol. **1**, 220–229 (1973)

11. Norio, R.: Heredity in the congenital nephrotic syndrome. Ann. Paediatr. Fenn. **12**, Suppl. 27, 1–94 (1966)

12. Oliver, J.: Microcystic renal diesease and its relation to infantile nephrosis. Am. J. Dis. Child. **100**, 312–318 (1960)

13. Rapola, J., Savilathi, E.: Immunofluorescent and morphological studies in congenital nephrotic syndrome. Acta Paediatr. Scand. **60**, 253–263 (1971)

14. Schwarz, R., Stögmann, W., Fischbach, H.: Familiäres nephrotisches Syndrom mit fokaler Glomerulosklerose. Klin. Wochenschr. **88**, 548–554 (1976)

15. Seelig, H.P., Seelig, R., Schärer, K.: Immunhistologische Untersuchungen bei der diffusen mesangialen Sklerose mit nephrotischem Syndrom im Säuglingsalter. Z. Kinderheilkd. **120**, 111–120 (1975)

16. Seppälä, M., Rapola, J., Huttunen, N.P., Aula, P., Karjalainen, O., Ruoslahti, E.: Congenital nephrotic syndrome: Prenatal diagnosis and genetic counselling by estimation of amniotic-fluid and maternal serum alpha-fetoprotein. Lancet **1976 II**, 123–124

Dr. H. J. Bachmann
Kinderklinik des
Universitäts-Klinikums
Hufelandstraße 55
D-4300 Essen 1

Monatsschr. Kinderheilkd. 128, 472–475 (1980)

Monatsschrift für
Kinderheilkunde
© by Springer-Verlag 1980

Originalien

Diagnostische Bedeutung der Lactat- und Lysozymbestimmung im Liquor cerebrospinalis bei Kindern mit Meningitis

W. Dick[1], O.-H. Braun[1], W. Nagel[2] und L. Theilmann[1]

[1] Kinderklinik (Prof. Dr. O.-H. Braun) und
[2] Klinisch chemisches Institut (Prof. Dr. W. Nagel) des Städtischen Krankenhauses Pforzheim

Diagnostic Significance of Lactate and Lysozyme Concentrations in Cerebrospinal Fluids in Children with Meningitis

Summary. C.S.F. lactate- and lysozyme concentrations were determined in 74 children with bacterial and aseptic meningitis, combined with other laboratory findings (white-cell count, differential blood count, total protein, glucose). Lactate and lysozyme concentrations proved to be best for the differentiation between bacterial and aseptic meningitis.

Key words: Bacterial – aseptic meningitis – C.S.F. – Lactate-lysozyme.

Zusammenfassung. Bei 74 Kindern mit abakterieller bzw. bakterieller Meningitis wurden die Lactat- und Lysozymkonzentrationen im Liquor cerebrospinalis bestimmt. Ebenso wurden die Laborbefunde (Zellzahl, Zelldifferenzierung, Protein, Glukose) im Liquor untersucht. Es zeigte sich, daß sich vor allem die Lactat- und Lysozymkonzentrationen zur frühen Differenzierung einer abakteriellen bzw. bakteriellen Meningitis gut eignen.

Schlüsselwörter: Bakterielle – abakterielle Meningitis – Lactat-Lysozym.

Die definitive Diagnose einer Meningitis wird durch Untersuchung des Liquors gestellt. Es kann jedoch oft schwierig sein, zwischen verschiedenen Formen der Meningitis, z.B. abakteriell, bakteriell oder anbehandelt, zu differenzieren und die notwendige Therapie einzuleiten. Weder Zellzahl noch Art der nachgewiesenen Zellen erlauben von vornherein eine sichere Entscheidung darüber, welche Meningitisform vorliegt [22]. Bekannt ist z.B. für das Waterhouse-Friderichsen-Syndrom, daß die Sepsis mit einer geringen zellulären Reaktion im Liquor einhergehen kann [29]. Auch sind Fälle beschrieben, die bei der Erstpunktion im Liquor zunächst normale Befunde aufwiesen und bei denen sich im späteren Verlauf bei Kontrollpunktionen den-

noch eine bakterielle Meningitis zeigte [32]. Andererseits kann im Frühstadium einer abakteriellen Meningitis ein Überwiegen von segmentkernhaltigen Granulozyten angetroffen werden [1, 17], während bei späterer Lumbalpunktion eine lympho-monozytäre Phase im Liquor zu beobachten ist. Sinn und Aufgabe der Untersuchungen bestanden darin, neben bekannten laborchemischen Parametern im Liquor (Zellzahl, Differentialzellbild, Gesamt-Protein, Glukose, bakteriologische Differenzierung der Erreger) auch die Lactat- und Lysozymspiegel zu erfassen, um anhand dieser ergänzenden Befunde eine Aussage darüber zu machen, ob diese Methoden hilfreich sind zwischen einer bakteriellen oder abakteriellen Meningitis zu unterscheiden.

Patienten und Methode

1. Krankengut

Insgesamt wurde bei 74 Patienten im Alter von wenigen Tagen bis zu 15 Jahren bei Erkrankungsbeginn eine Lumbalpunktion zur Abklärung einer bakteriellen bzw. abakteriellen Meningitis durchgeführt. Die Liquorproben wurden dreifach bestimmt und der daraus resultierende Mittelwert ging in die weitere Berechnung ein.

Unser Krankengut setzte sich aus Liquorproben von 35 Jungen und 39 Mädchen zusammen (Tabelle 1). In Gruppe I waren 32 Patienten mit einer abakteriellen Meningitis enthalten. Innerhalb dieser Gruppe stellte sich bei 15 Kindern eine Mumpsmeningitis heraus. In Gruppe II sind 9 Fälle mit abakterieller Meningitis aufgeführt, die wegen des hohen prozentualen Anteils an Granulozyten ($> 60\%$) als Grenzfälle gegenüber der Gruppe III, 15 Kinder mit bakterieller Meningitis betrachtet wurde. Gruppe IV enthielt normale Liquorproben von 18 Kindern, bei denen zur Abklärung einer Meningitis eine Lumbalpunktion durchgeführt werden mußte.

2. Untersuchungsmethoden

Mit sterilem, frisch gewonnenem Lumballiquor wurden folgende Untersuchungen durchgeführt:

a) Bestimmung der Zahl der Erythrozyten und Leukozyten. Differenzierung nach Granulozyten bzw. Lymphozyten in der Fuchs-Rosenthalkammer nach Anfärbung mit Gentiana-Violett bzw. im Ausstrichpräparat nach Pappenheim.

b) Glukose wurde nach der Hexokinase-Methode der Boehringer Mannheim GmbH durchgeführt.

c) Protein-Bestimmung im autom. klin. Analysator (ACA) der Firma Du Pont [16, 21].

d) Lactat-Messung im gleichen Gerät [20].

Tabelle 1. Ergebnisse der Liquoruntersuchung bei bakterieller und abakterieller Meningitis

	n	Glukose (mg/dl) ($\bar{x}\pm SD$)	Protein (mg/dl) ($\bar{x}\pm SD$)	Zellen ($\bar{x}\pm SD$)	Granulozyten % ($\bar{x}\pm SD$)	Lymphozyten % ($\bar{x}\pm SD$)	Lactat (mMol/l) ($\bar{x}\pm SD$)	Lysozym (µg/ml) ($\bar{x}\pm SD$)
Gruppe I Abakterielle Meningitis (μ_1)	32	$54,87\pm12,38$	$42,96\pm32,21$	$414,84\pm340,86$	$35,87\pm28,27$	$64,75\pm28,27$	$2,31\pm0,58$	$0,10\pm0,08$
Gruppe II Bakterielle Meningitis (μ_2)	15	$27,33\pm23,17$	$204,46\pm102,21$	$1948\ \ \pm1515$	$89,6\ \pm11,81$	$10,4\ \pm11,81$	$9,42\pm4,71$	$1,26\pm1,14$
Gruppe III Grenzfälle (μ_{1a})	9	$63,80\pm7,28$	$50,70\pm45,38$	$575,50\pm531,40$	$74,5\ \pm10,15$	—	$2,30\pm0,37$	$0,10\pm0,09$
Gruppe IV Kontrollgruppe	18	$65,27\pm7,48$	$14,33\pm14,05$	$1,7\ \pm1,08$	—	—	$1,58\pm0,23$	—
Wilcoxon-Test [a] 1) Gruppe I/Gruppe II		$\mu_2<\mu_1$	$\mu_2>\mu_1$	$\mu_2>\mu_1$	—	—	$\mu_2>\mu_1$	$\mu_2>\mu_1$
2) Gruppe I/Gruppe III „Grenzfälle"		$\mu_1=\mu_{1a}$	$\mu_1=\mu_{1a}$	$\mu_1=\mu_{1a}$	—	—	$\mu_1=\mu_{1a}$	$\mu_1=\mu_{1a}$

[a] s.: 3. Statistik

e) Lysozym-Bestimmung als enzymatischer Plattentest [24, 30]. Das Verfahren beruht auf der bakteriolytischen Wirkung des Enzyms gegenüber dem als Substrat dienenden Micrococcus lysodeikticus-Keim.

f) Fernerhin wurden die Liquorproben unmittelbar nach der Entnahme mikroskopisch und bakteriologisch untersucht, bei abakterieller Meningitis wurden serologische Untersuchungen bzw. eine Virusisolierung im Stuhl angestrebt.

3. Statistik

Zur Prüfung der Frage, ob ein signifikanter Unterschied zwischen den Ergebnissen der abakteriellen (μ_1) bzw. bakteriellen Meningitis (μ_2) besteht, wurde statistisch der Wilcoxon-Test als verteilungsfreies Analogon zum t-Test angewandt. Unter der O-Hypothese wurden gleiche Verteilungen: $\mu_1=\mu_2$ angenommen. Bei unterschiedlichen Verteilungen bestand die Alternativhypothese $\mu_1\neq\mu_2$.

Ergebnisse

In Tabelle 1 sind die wichtigsten Ergebnisse der Untersuchungen enthalten. Die Aufschlüsselung der einzelnen laborchemischen Parameter im Liqour cerebrospinalis zeigte folgende Merkmale:

1. Glukose (s. Abb. 1)

Bei der bakteriellen Meningitis waren die Glukosekonzentrationen im Liquor im Vergleich zur Kontrollgruppe deutlich erniedrigt. Vor allem die durch Gram-negativen Bakterien ausgelösten Meningitiden im Säuglingsalter zeigten besonders stark erniedrigte Glukosespiegel. Abakterielle Meningitiden unterschieden sich nur unwesentlich von der Kontrollgruppe.

2. Protein (s. Abb. 2)

Bei der bakteriellen Meningitis waren deutlich erhöhte Proteinspiegel im Liquor nachweisbar. Im Gegensatz dazu waren bei der abakteriellen Meningitis nur leicht erhöhte Konzentrationen festzustellen.

3. Zellen (s. Abb. 3)

Die mittlere Zellzahl im Liquor lag bei der bakteriellen Meningitis über 1000. Besonders hohe Werte fanden sich bei der Coli- bzw. Meningokokkenmeningitis. Der Prozentanteil der Granulozyten betrug 90%, die der Lymphozyten 10%. Im Gegensatz dazu waren bei der abakteriellen Meningitis ca. 400 Zellen im Liquor vorhanden, der Prozentanteil der Granulozyten betrug ca. 35%, der der Lymphozyten 65%.

4. Lactat (s. Abb. 4)

Bei der bakteriellen Meningitis fanden sich stark erhöhte Lactatspiegel. Die Mittelwerte der einzelnen bakteriellen Meningitisformen lagen zwischen 5,8–16,9 mMol/l. Im Gegensatz dazu fanden sich bei der abakteriellen Meningitis im Vergleich zur Kontrollgruppe lediglich eine leicht erhöhte Konzentration für Lactat im Liquor.

5. Lysozym (s. Abb. 5)

Es fanden sich bei der bakteriellen Meningitis stark erhöhte Lysozymkonzentrationen. Im Gegensatz dazu sind bei der abakteriellen Meningitis die Lysozymspiegel im Liquor nur leicht erhöht. In dem Vergleichskollektiv der 18 Kinder wurde in keinem Fall Lysozym im Liquor nachgewiesen.

Diskussion

Neben den zumeist angewandten Untersuchungen im Liquor (Zellzahl, Zelldifferenzierung, Protein, Glukose) wurde in letzter Zeit vor allem auf die *Lactatbestimmung* hingewiesen [2, 3, 5, 18]. Während im Liquor cerebrospinalis des gesunden Menschen Lactat nur in geringen Mengen vorkommt [26], sind erhöhte Lactatwerte im Liquor entweder durch eine Gewebshypoxie

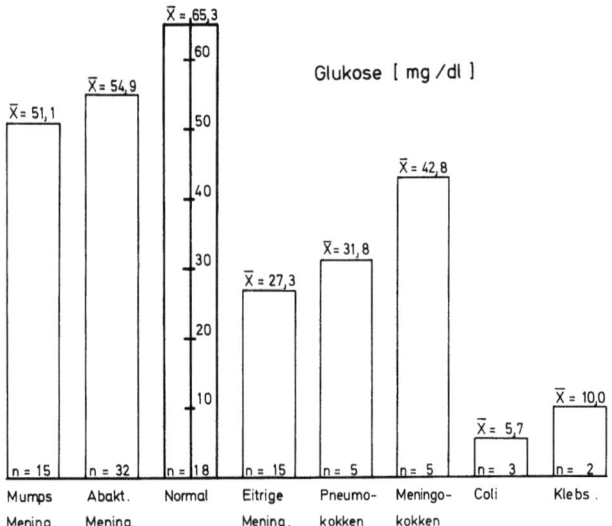

Abb. 1. Glukosespiegel im Liquor bei bakterieller und abakterieller Meningitis

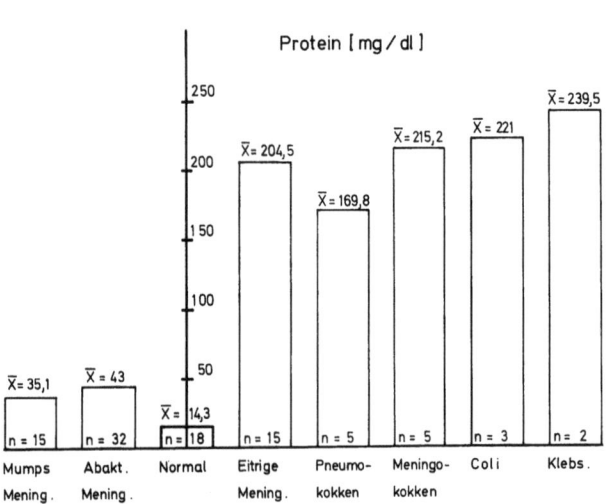

Abb. 2. Proteinkonzentrationen im Liquor bei bakterieller und abakterieller Meningitis

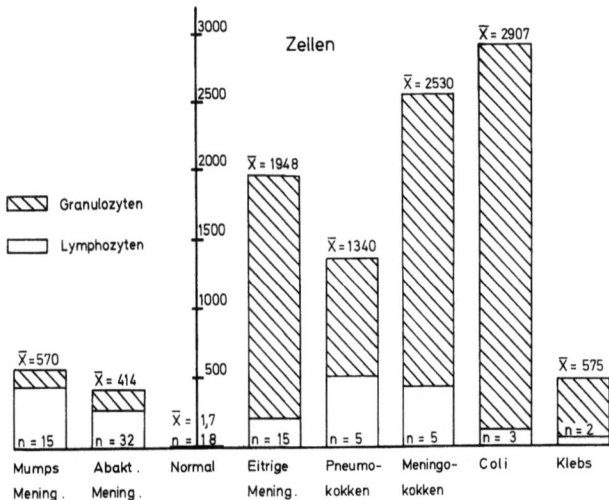

Abb. 3. Leukozytenzahl und Differentialzellbild im Liquor bei bakterieller und abakterieller Meningitis

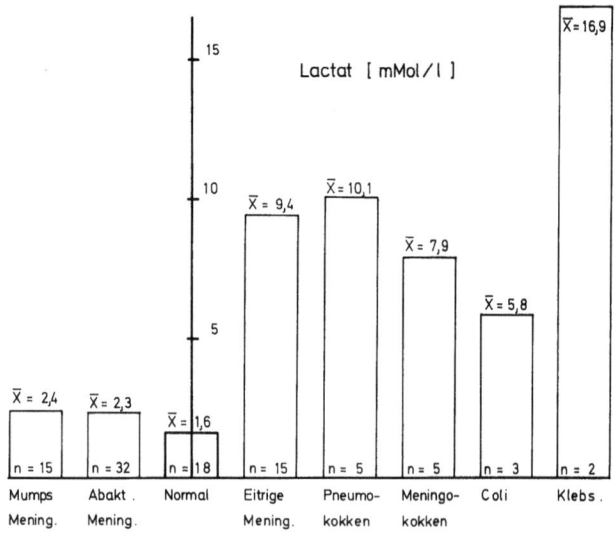

Abb. 4. Lactatkonzentrationen im Liquor bei bakterieller und abakterieller Meningitis

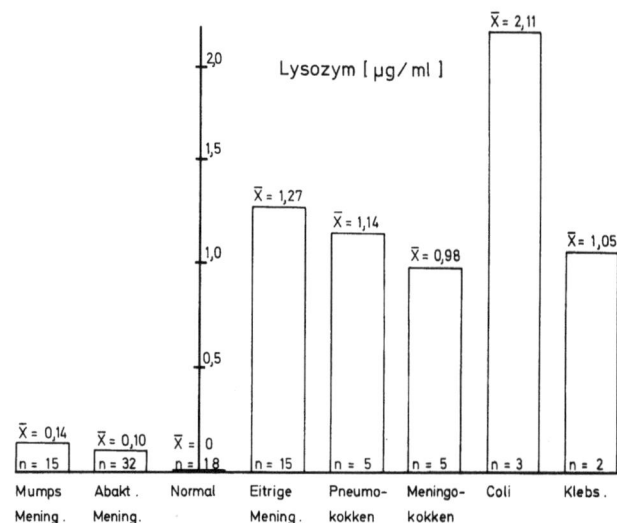

Abb. 5. Lysozymspiegel im Liqour bei bakterieller und abakterieller Meningitis

entzündlich infiltrierter Gewebsbezirke bedingt [26] oder entstammen dem anaeroben Zellstoffwechsel von Granuloyzten und Bakterien [19, 28]. Im Gegensatz zu den abakteriell bedingten Meningitiden zeigen sich bei den bakteriellen sehr hohe Konzentrationen von Lactat im Liquor. Der untere Grenzwert der Lactatkonzentration für die bakterielle Meningitis wird von den meisten Autoren zwischen 3–4 mMol/l angenommen [19]. Die Mittelwerte der bakteriellen Meningitiden liegen zwischen 9–10 mMol/l [26] und werden durch unsere Ergebnisse bestätigt.

Lysozym ist ein basisches Polypeptid, bestehend aus 129 Aminosäuren mit mehreren Disulfidbrücken [6, 10]. Lysozymquellen finden sich vor allem innerhalb der Granula neutrophiler Granulozyten bzw. Monozyten oder Sekreten (Speichel, Nasensekret, Tränenflüssigkeit bzw. Blutserum). Lysozym ist im Liquor cerebrospinalis im Normalfall gar nicht oder nur in Spuren nachweisbar [12]. Neuere Untersuchungen haben gezeigt, daß das Lysozym bei entzündlichen Erkrankungen der Meningen und bei bestimmten Tumoren oder Metastasen des Zentralen Nervensystems vorkommen kann [7, 9, 23]. Unsere Ergebnisse zeigen signifikant höhere Konzentrationen für Lysozym bei den bakteriellen Meningitiden im Gegensatz zu den abakteriellen. Dies steht in Übereinstimmung mit den Befunden der meisten Autoren [8, 11, 25]. Der Anstieg der Lysozymkonzentration im Liquor cerebrospinalis ist abhängig von der Pleozytose bzw. dem Prozentanteil neutrophiler Granulozyten. Die Lysozymaktivität im Liquor kann ebenso wie im Serum durch eine Enzymfreisetzung im Rahmen eines Neutrophilen-Abbaus erklärt werden [13 – 15, 31].

Bei den abakteriellen Meningitiden sind die Lysozymkonzentrationen im Liquor gering erhöht. Dies liegt daran, daß nur im Frühstadium der abakteriellen Meningitiden ein Überwiegen segmentkernhaltiger Granulozyten angetroffen werden kann, in den meisten Fällen jedoch bei der Lumbalpunktion im Liquor eine lympho-monozytäre Phase zu beobachten ist. In Lymphozyten jedoch wurde bisher keine Lysozymaktivität beobachtet [4].

Die Untersuchung der Grenzfälle „abakterieller Meningitiden" mit hohem prozentualen Anteil neutrophiler Granulozyten (über 60%) im Liqour cerebrospinalis ergab statistisch keinen signifikanten Unterschied im Vergleich zur Gesamtgruppe der abakteriellen Meningitiden (Tabelle 1). Dies bedeutet, daß eine Abgrenzung zur bakteriellen Meningitis möglich ist.

Zusammenfassend zeigen unsere Ergebnisse, daß neben bekannten laborchemischen Parametern im Liquor (Zellzahl, Differenzierung, Protein, Glukose) die Lactat- bzw. Lysozymbestimmung brauchbare Methoden darstellen, um zwischen einer bakteriellen bzw. abakteriellen Meningitis frühzeitig zu differenzieren.

Literatur

1. Azimi, P.H., Cramblett, H.G., Haynes R.E.: Mumpsmeningoencephalitis. J.A.M.A. 20, 509 512 (1969)
2. Bland, R.D., Lister, R.C., Ries, J.P.: Cerebrospinal fluid lactic acid level and pG in meningitis. Am. J. Dis. Child. 128, 151 (1974)
3. Brook, J., Bricknell, K.S., Overturf, G.D., Finegold, S.M.: Measurement of lactic acid in Cerebrospinal fluid of patients with infections of the central nervous system. J. Infect. Dis. 37, 384 (1978)
4. Carraz, M., Frobert, Y., Yavorolios, D., Souillet, G.: Aktuelle Aspekte der immunologischen Lysozymfunktion. Krankenhausarzt 49, 269 (1976)
5. Controni, G., Rodriquez, W.J., Hicks, J.M., Ficke, M., Ross, S., Friedman, G., Khan, W.: Cerebrospinal fluid lactid acid levels in meningitis. J. Pediatr. 91, M. 3, 379–384 (1977)
6. Chipman, D.M., Sharon, M.: Mechanism of lysozyme action. Science 165, 454 (1969)
7. Constantopoulos, A., Antonakakis, R., Matsaniotis, M., Kapsalakis, Z.: Spinal fluid lysozyme in the diagnosis of central nervous system tumours. Pleurochirurgica 19, 169 (1976)
8. Constantopoulos, A., Zoumboulakis, D., Karaboula, K., Matsaniotis, N.: Cerebrospinal fluid and serum lysozyme aktivity in bacterial and vival meningitis. Hel. Paediatr. Acta 32, 217 (1977)

9. Di Lorenzo, M., Palma, L.: Spinal-fluid lysozyme in diagnosis of central-nervous-system tumours. Lancet 1976 I, 1077
10. Gajdos, A.: Biochemie des lysozymes. Press. Med. 79, 351 (1971)
11. Gekle, D., Kutt, J., Roth, R.: Lysozym mit B₂-Mikroglobin im Liquor gesunder Kinder und bei Kindern mit Erkrankungen des Zentralnervensystems. Klin. Wochenschr. 55, 189 (1977)
12. Hankiewicz, J., Swierczek, E.: Lysozyme in human body fluids. Clin. Chem. Acta 57, 205 (1974)
13. Hansen, M.E., Karle, H., Andersen, V., Ølgaad, K.: Lysozyme turnover in man. J. Clin. Invest. 57, 1146 (1972)
14. Hansen, M.E., Anowsen, V.: Lysozyme activity in human neutrophilic granulocytes. Br. J. Haematol. 24, 613 (1974)
15. Hansen, M.E., Karle, H., Andersen, V., Malmquist, J., Hoff, G.E.: Neutrophilic granulocytes in acute bacterial infaction. Clin. Exp. Immunol. 26, 463 (1976)
16. Henry, R.J.: Clinical chemistry principles and technics, pp. 423–427. New York: Harper and Row 1974
17. Karzon, D.T., Eckert, G.L., Barron, A.L., Hayner, N.S. and Winkelstein, W.: Aseptic meningitis epidemic due to Echo 4 vins. Am. J. Dis. Child. 101, 610–622 (1961)
18. Kleine, T.O., Baerlocher, K., Niederer, V., Keller, H., Reutter, F., Tritschler, W. und Bablok, W.: Diagnostische Bedeutung der Lactatbestimmung im Liquor bei Meningitis. Dtsch. Med. Wochenschr. 104, 553 (1979)
19. Königshausen, Th., Hein, D., Schnurr, E., Grabensee, B.: Liquor-Lactat und Elektroenzephalogramm bei komatösen Patienten im Rahmen interner Krankheitsbilder. Dtsch. Med. Wochenschr. 103, 999 (1977)
20. Marbach, E.P., Weil, M.H.: Rapid enzymatic measurement of blood lactate and pyruvate. Clin. Chem. 13, 314–325 (1969)
21. Meulemans, O.: Determination of total protein in spinal fluid with sulphosalicyd acid and trichloro acetic acid. Clin. Chem. Acta 5, 757–761 (1960)
22. Münchenberg, Ch.: Klinik, Therapie und Spätprognose der Meningitis bei Kindern. Inaugural-Dissertation, Tübingen 1971
23. Newman, J., Cacatian, A., Josephson, A.S., Tsang, A.: Spinal fluid in the diagnosis of central nervous system tumours. Lancet 1974 II, 756
24. Osserman, E.F., Lawlor, D.P.,: Serum and urinary lysozyme (muramidase) in monocytic and monomyeolcytic leukemia. J. Exp. Med. 124, 921–951 (1966)
25. Prokopowicz, D., Szelag, O.: Die Lysozymaktivität im Liquor cerebrospinalis bei Kindern mit Meningitiden. Dtsch. Gesundh. Wochenschr. 31, 2480–2483 (1976)
26. Pryce, J.D., Gant, P.W., Sand, K.J.: Normal concentrations of lactate, glucose and protein in cerebrospinal fluid, and the diagnostic implications of abnormal concentrations. Clin. Chem. 16, 562 (1970)
27. Schuberth, G.: Säure-Basen-Haushalt und Atemgase im Liquor cerebrospinalis. Stuttgart: Thieme 1972
28. Siesjö, B.K., Granholen, L., Kjällquist, A.: Regulation of lactate and pyruvate levels in the CSF. Scand. J. Lab. Clin. Invest. [Suppl.] 102 (1968)
29. Stuber, H.W., Hitzig, W.A.: Zur Pathogenese und Therapie des Waterhouse-Fridrichsen-Syndroms. Klin. Med. Wochenschr. 91, 1612–1617 (1961)
30. Tischendorf, F.W., Tischendorf, M.M., Ledowose, G.: Lysozym-Nachweis im Serum und Urin zur Diganostik und Verlaufsbeurteilung von Hämoblastosen. In: Methodische Fortschritte im medizinischen Laboratorium. I. „Serumproteine". Engelhardt, A., Comnell, H. (Hrsg.) Weinheim: Chemie 1974
31. Tischendorf, F.W.: Lysozym in Nephrologie und Hämatologie. Laborblätter 25, 70 (1975)
32. Verron, G.: Therapie der eitrigen Meningitis im Kindesalter. Pädiatr. Prax. 5, 367–376 (1966)

Dr. W. Dick
Kinderklinik des
Städtischen Krankenhauses
D-7530 Pforzheim

Monatsschr. Kinderheilkd. 128, 476–479 (1980)

Monatsschrift für
Kinderheilkunde
© by Springer-Verlag 1980

Das Asthma bronchiale aus familiendynamischer Sicht, dargestellt an einem exemplarischen Fall

Annegret Neraal

Institut für Ärztlich-Pädagogische Jugendhilfe (Kommissarische Leitung: Prof. Dr. D. Weber) der Philipps-Universität Marburg/Lahn

Bronchial Asthma in a Female Child of 3½: The Role of Family Dynamics

Summary. An attempt is made to show the connexion between bronchial asthma and interaction within the family in the case of a 3½ years old girl. Relationships within the family structure giving rise to illness should be taken into account during treatment, and dissolved at the same time by therapeutic means within the family.

Key words: Bronchial asthma in childhood – Family-dynamic factors.

Zusammenfassung. An der vorliegenden Falldarstellung einer 3½jährigen Asthmapatientin werden Verknüpfungen des Asthmas mit familiären Interaktionen deutlich zu machen versucht. Die in der Familiendynamik begründeten krankheitsauslösenden Zusammenhänge sollten bei der Behandlung berücksichtigt und durch familientherapeutische Begleitmaßnahmen aufgelöst werden.

Schlüsselwörter: Asthma bronchiale im Kindesalter – familiendynamische Hintergründe.

An einem – m. E. paradigmatischen – Fallbeispiel möchte die Verf. den engen Zusammenhang zwischen dem Asthmaleiden eines Kleinkindes und den familiären Interaktionen aufzeigen, der bei einer erfolgreichen Behandlung Berücksichtigung finden sollte.

Falldarstellung

Die 3½jährige B. leidet seit knapp 2 Jahren an gehäuft auftretenden, obstruktiven Bronchitiden, die zunehmend spastischen Charakter angenommen haben und nicht durch Infekte der oberen Luftwege erklärt werden können. Es handelt sich jetzt überwiegend um reine Asthmaanfälle mit immer kürzeren beschwerdefreien Intervallen, die sich nicht länger ambulant behandeln lassen, sondern Krankenhausaufenthalte erforderlich machen. So sind im Verlauf des vergangenen Jahres insgesamt sieben stationäre Behandlungen notwendig gewesen. B. wurde mittlerweile einer allergologischen Testung (Prick-Test) unterzogen, die keinerlei Überempfindlichkeiten aufgezeigt hat. Von Lungenfunktionsuntersuchungen sowie der Bestimmung

des sekretorischen IgA und IgE im Sputum mußte wegen Verweigerung der Mitarbeit von seiten des Kindes Abstand genommen werden. Der IgA-, IgE- und α_1-Antitrypsin-Gehalt im Serum lagen im Normbereich. Es wurde ein Inhaliergerät, Atemgymnastik und eine Dauertherapie mit Intal verordnet, doch der Erfolg blieb aus. Nachdem eine infektiöse Genese ausgeschlossen und eine allergische als wenig wahrscheinlich beiseite geschoben werden konnte, fiel der Verdacht allmählich auf psychogene Ursachenfaktoren, zumal B. sich in der Klinik jedesmal auffallend rasch von ihren Beschwerden erholte und den diensttuenden Ärzten darüber hinaus das hartnäckige, auf stationäre Behandlung drängende Verhalten des Vaters auffällig erschien.

Somit wurde die Familie S., bestehend aus dem 27jährigen Vater, der 24jährigen Mutter und den drei Kindern im Alter von 5 Jahren, 3½ Jahren und 6 Monaten von der Kinderklinik an das Institut für Ärztlich-Pädagogische Jugendhilfe überwiesen. Die Familie lebt mit den Großeltern väterlicherseits unter einem Dach. Der Vater hat sich in seiner Herkunftsfamilie von jeher als schwarzes Schaf gefühlt. Während sein älterer Bruder als Lieblingssohn der Eltern in den väterlichen Handwerksbetrieb hineinwuchs und diesen derzeitig gemeinsam mit dem Großvater leitet, trauen die Großeltern ihm keine beruflichen Erfolge zu. Herr S. weiß sich zu erinnern, daß er als sechsjähriger Bub den Klassenlehrer angeschwindelt hat, was ihm zu Hause den bösen Ruf eines Lügners einbrachte, von dem er sich nie wieder hat befreien können. Mit 18 Jahren wurde er vor Gericht wegen unerlaubten Waffenbesitzes zur Verantwortung gezogen. Sein Vater war so bitter enttäuscht über dieses Vergehen, daß er ihn einen Verbrecher nannte. Die Großeltern mütterlicherseits leben seit sieben Jahren getrennt, da der Großvater eine neue partnerschaftliche Beziehung eingegangen ist, ohne die Scheidung zu vollziehen. Die erst 40jährige Großmutter erhält wegen diverser psychosomatischer Beschwerden eine kleine vorzeitige Rente und lebt mit ihrem ältesten Sohn in einem gemeinsamen Haushalt. Eine Schwester von Frau S. ist bereits wieder geschieden, ihr jüngster Bruder wohnt bei seiner Freundin. Frau S. hat kaum Kontakt zu ihrem Elternhaus, mit ihrer Mutter hat sie sich nie besonders gut verstanden, hat sich mehr zu ihrem Vater hingezogen gefühlt. Herr und Frau S. heirateten in sehr jungem Alter, weil ein Kind erwartet wurde. Sie hatte gerade das 18. und er das 21. Lebensjahr erreicht. Die jungen Eheleute zogen zu den Eltern väterlicherseits und bauten sich nach Aufnahme eines erheblichen Kredites die obere Etage des elterlichen Wohnhauses aus.

Im Erstgespräch macht die Familie S. einen recht harmonischen Eindruck. B. und die 5jährige Schwester vollführen Rollenspiele im Puppenhaus, kurz darauf wird auch das 6 Monate alte Brüderchen, im Puppenwagen vor Vergnügen strampelnd, in ihr Spiel miteinbezogen. Der Vater, athletisch gebaut, gutaussehend, wirkt freundlich und jungenhaft, er spielt zwischendurch mit den Kindern und entzieht sich auf diese Weise gern dem Gespräch. Frau S. mit zwanghaft korrekter Lockenfrisur wirkt anfänglich eher etwas zurückhaltend. Die Eltern sehen die Ursache allen Übels in dem Verhalten der Großeltern, die einen negativen Einfluß auf die Kinder ausüben, indem sie diese mit Süßigkeiten anzulocken und zu verführen versuchen. Somit werde jede konsequente Erziehungshaltung der Eltern um ihren Erfolg gebracht, ja geradezu hintergangen. Sie hätten deshalb bereits vor einigen Jahren erste Schritte in Richtung eines Umzugs unternommen, was aber wegen der aufgenommenen, belastenden Kredite nicht realisierbar gewesen sei. Hinzu kommt, daß von der Familie S. wegen Anschaffung verschiedener Haushaltsgegenstände weitere finanzielle Belastungen eingegangen wurden und der Schuldenberg ständig angewachsen ist, obgleich Herr S., ein gelernter Elektriker, in einer Firma festangestellt ist und regelmäßig ein gutes Gehalt empfängt.

Herr und Frau S. fühlen sich während der ersten Familiengespräche durch ihre auf die Großeltern gerichtete Aggressivität eng miteinander verbunden und übertrumpfen sich gegenseitig in ihren Schimpfkanonaden auf die „bösen Alten", die ihren Sohn als schwarzes Schaf erleben und die Schwiegertochter mitsamt ihrer Herkunftsfamilie wegen ihrer niedrigen sozialen Schichtzugehörigkeit und ihres unmoralischen Lebenswandels offen ablehnen. B. wurde bereits im Kindergarten angemeldet, um sie dem schlechten Einfluß der Großeltern entziehen zu können. In den folgenden Sitzungen beherrschen die Probleme mit den Großeltern immer wieder die Gespräche. Unaufgefordert habe Herr S. den Kartoffelroder instand gesetzt und gemeinsam mit seiner Frau den Hofplatz aufgeräumt und gefegt, doch sei die erwartete Anerkennung ausgeblieben. Im Gegenteil – es sei aus einem Bagatell-Anlaß zur handgreiflichen Auseinandersetzung zwischen Vater und Sohn gekommen und Frau S. sei des Hauses verwiesen worden, als sie sich lebensrettend über ihre Kinder werfen wollte. Wenige Tage nach dieser Prügelei mußte B. mit Asthmaanfällen in die Kinderklinik aufgenommen werden. Die Kontaktaufnahme mit den Großeltern ließ sich dadurch wiederherstellen, daß Herr S. ihnen regelmäßige Informationen über B.'s Gesundheitszustand aus der Klinik lieferte, außerdem wurde ihnen während der Besuchszeiten im Krankenhaus B.'s Geschwister zur Betreuung anvertraut.

In einem weiteren Familiengespräch berichtet plötzlich Frau S. von ihrer letzten schweren Auseinandersetzung mit B., die einen Asthmaanfall zur Folge hatte. B. sei ins Kinderbett zum Brüderchen hinaufgekrochen und hätte diesen mit ihrem Gewicht erdrückt, wenn die Mutter nicht das Unglück verhindert hätte. Mit tränenerstickter Stimme spricht sie von ihrer mangelhaften emotionalen Bindung an B., die sich nur zum Vater und zur Großmutter hingezogen fühle und nicht einmal im Krankenhaus auf sie zukäme. Keines der Kinder sei erwünscht gewesen, sie habe sich aber schließlich mit den Schwangerschaften abgefunden, habe zu dem ältesten und jüngsten Kind, die als problemlos gelten, einen guten Kontakt, nur zu B. habe sie keinen rechten Bezug bekommen. Sie habe auch gar keine Chance, die Beziehung zu verbessern, da ihr Mann so sehr an B. hänge, daß er sie sogar zur Schwarzarbeit mitnähme.

Während dieser Sitzung fällt die unbeteiligte Haltung des Ehemannes auf, der sich B. holt, um wortlos mit ihr zu schmusen, auf die Probleme und Bedürfnisse seiner Frau aber nicht eingehen kann. Nach einem gemeinsamen Wochenendausflug mit dem ortsansässigen Gesangverein werden erstmals von Frau S. Eheprobleme angesprochen. Sie sei wiederholt von ihrem Ehemann aus Eifersucht geschlagen worden, was bereits als Grund ausgereicht hätte, um eine Scheidung zu erwirken. Ihr Mann sei unkontrolliert in seinen Trieben und Affekten. Er lasse sich in Gesellschaft gehen, trinke übermäßig, und sie müsse ständig für ihn die Verantwortung übernehmen. Wenn sie sich wie ein „Klammeraffe" an ihn hänge, verlaufe das Zusammenleben harmonisch. Sobald sie aber eigenen Interessen und Bedürfnissen nachgehe, komme es zu Streitigkeiten. Mit ihrem leiblichen Vater habe sie seit 3 Jahren keine Verbindung aufnehmen können, weil ihr Mann und die Schwiegereltern ihn wegen seines Doppellebens mißachteten und ihm das Betreten des Hauses verwehrten. An der Hochzeitsfeier ihres jüngsten Bruders kann ihr Mann erst nach langer Bearbeitung des Problems in der Familientherapie teilnehmen, muß sich anschließend damit rühmen, daß er die Herkunftsfamilie seiner Frau absichtlich gemieden, sich aber mit den übrigen Gästen amüsiert habe. Frau S. meint daraufhin, daß ihre Person und ihre Meinung ihrem Mann völlig gleichgültig seien, sie fühle sich von ihm und seinen Eltern nicht anerkannt, und er müsse sich von ihrer Ursprungsfamilie stark distanzieren. Ihre größte Enttäuschung liege darin, daß ihr Mann noch nie für sie gegen die Schwiegereltern Partei ergriffen ha-

be. Während Frau S. sich über ihren Mann beklagt, spielt er, in völliger Passivität versunken, mit den Fingern, faßt sich in die Magenregion und klagt über Darmblutungen und Ulcusbeschwerden. Plötzlich fährt er lauthals B. an, nur weil sie einem Hungergefühl Ausdruck verliehen hat, so daß diese in krampfhaftes Weinen verfällt. Im selben Atemzug zerrt er sie auf seinen Schoß und verkriecht sich wortlos hinter der schluchzenden Tochter, die sich das zerfetzte Schnuppertuch gegen die Nase drückt.

B. hat einen auffälligen Langschädel, der durch vorzeitigen Verschluß der Sagittalnaht zu erklären ist. Weil ihr Kopfumfang trotz dieser Anomalie normal zunahm, wurde von operativen therapeutischen Maßnahmen Abstand genommen. Durch diesen Dolichocephalus ist sie etwas entstellt. Ihr Gesichtsausdruck wirkt oft merkwürdig hilflos, ihre undeutliche, verwaschene, sehr kleinkindhafte Sprache kompliziert die Verständigung, die infolge ihres geringen Wortschatzes ohnehin etwas schwierig ist. Nach Abbau einer anfangs deutlich spürbaren Ängstlichkeit wird B. zunehmend zutraulicher, kommt während eines Aufenthaltes in der Kinderklinik freudestrahlend auf die Therapeutin zu, um ihr das Krankenzimmer und die von den Eltern mitgebrachten Geschenke zu zeigen. In der Zweierbeziehung wirkt sie keineswegs gehemmt, ihr Verhalten kann da eher als interessiert und kontaktfreudig beschrieben werden. Bis auf ihre geringe Verbalisierungsfähigkeit wirkt sie altersgemäß entwickelt. Den Eltern scheint ihre bruchstückhafte und äußerst kleinkindhafte Sprache nicht erwähnenswert, sie beunruhigt eher B.'s trotziges, rücksichtsloses und oft geradezu gehässiges Betragen. Wenn sie sich über eine Zurechtweisung ärgert oder einer Aufforderung nicht nachkommen will, wirft sie sich auf den Boden, schlägt Gegenstände kaputt oder verfällt in unstillbares Heulen. Die Mutter schildert ihr aggressives Benehmen als untragbar und weigert sich, länger darauf einzugehen. Mit der soeben geschilderten Familie wurden seit einem ¾ Jahr in größeren Abständen Gespräche geführt. Der Familienvater hat wiederholt versucht, die Therapie abzubrechen, was sich bisher unter besonderen Bemühungen verhindern ließ. Um den weiteren Behandlungsverlauf nicht zu gefährden, hat sich die Therapeutin auf Zuhören, stützende Bemerkungen und seltene Interpretationen beschränkt. B.'s Krankenhausaufenthalte sind etwas seltener geworden, die Therapie ist nicht abgeschlossen. Im nachfolgenden Abschnitt sollen die familiendynamischen Prozesse analysiert werden, denen im vorl. Fall krankheitsauslösende Bedeutung zugeschrieben wird.

Aufschlüsselung familiärer psychodynamischer Vorgänge und ihre krankheitsauslösende Bedeutung

Bei der Betrachtung der Familie S. fällt zunächst der Generationskonflikt zwischen Großeltern und Eltern ins Auge. Herr S. ist noch tief verwurzelt in seiner Ursprungsfamilie und hat den Prozeß der Ablösung nicht vollzogen. Den Großeltern erscheinen alle außerhalb ihrer Normvorstellungen liegenden Verhaltensweisen bedrohlich und können nur mit strikter Ablehnung bewältigt werden, bei ihnen besteht eine übergroße Angst vor sozialer Entgleisung. Somit müssen sie die Herkunftsfamilie der Schwiegertochter offen ablehnen und sich von ihr distanzieren. Sie schützen sich vor eigenem sozialen Abstieg, indem sie ihre negativen Ichanteile auf ihren Sohn projizieren, ihn zum Sündenbock stempeln und sich somit von eigenen Schuldgefühlen entlasten. Herr S. kann sich aus dieser Abhängigkeit nicht lösen, er kämpft als der abgelehnte Sohn noch immer um Anerkennung und Zuwendung, um sein Defizit aufzufüllen, muß aber weiterhin Enttäuschungen hinnehmen, für die er wiederum den Eltern Strafen auferlegt.

Frau S. hat sich auch von ihrer eigenen Mutter vernachlässigt gefühlt. Unbewußte Identifizierung mit ihrer eigenen, insuffizienten Mutter und die offene Ablehnung von B. schon in der Schwangerschaft machen sie aber selbst zur schlechten Mutter. Um das abzuwehren, weist sie projektiv alle Schuld der Schwiegermutter zu. Sie möchte die eigene Kernfamilie gegen die bösen Schwiegereltern einigen, was sich mit den zeitweiligen Bestrafungsabsichten ihres Mannes deckt. Durch Polarisierung ihrer Aggressionen auf einen gemeinsamen Außenfeind, repräsentiert durch die Großeltern, können die intrafamilialen Beziehungen periodisch stabilisiert werden. Dieser Bruch zwischen den Generationen läßt sich aber nur so lange aufrechterhalten, bis Herr S. wieder in Loyalitätskonflikte seinen eigenen Eltern gegenüber gerät. Somit leben die großelterliche und die elterliche Generation in ständigem Gerangel miteinander, wobei die Kinder, insbesondere B., als reines Machtmittel benutzt werden. Zeitweise wird sie den Großeltern als Geschenk dargeboten, und zu anderer Zeit wird sie ihnen als Bestrafung vorenthalten. B.'s Kontakt zu den Großeltern paßt sich einzig und allein dem augenblicklichen elterlichen, insbesondere väterlichen Beziehungsmodus an. Steigern sich die Spannungen mit den Großeltern zu einem unerträglichen Ausmaß und eskalieren sie sogar zu Handgreiflichkeiten, kann über einen Asthmaanfall mit anschließendem Klinikaufenthalt B.'s die von allen ersehnte Entspannung herbeigeführt werden. Über B.'s Asthmaanfälle läßt sich eine Versöhnung – eine Entlastung für alle Beteiligten erreichen. Herr S. kann am blassen Aussehen seiner Tochter das Aufkommen schwerer Asthmaanfälle bereits vorhersagen, er kann sie förmlich verstärken, drängt auch unmittelbar auf Klinikaufnahme, während seine Frau erst den weiteren Verlauf abwarten möchte, sich in ihrer restriktiveren Haltung ihrem Mann gegenüber nicht durchzusetzen weiß. Nun scheint das Verlangen nach mütterlicher Zuwendung und Sich-Beklagen über die versagende Mutter nicht allein das Problem von Herrn S. sondern ein gemeinsames Anliegen der gesamten Familie S. zu sein. Beiden Partnern ging es bei der Eheschließung um die Autonomie gegenüber den eigenen Eltern, wobei sie ihre unerfüllten Abhängigkeitswünsche am Partner zu befriedigen hofften. Herr S. fühlt sich am wohlsten, wenn sich seine Frau an ihn klammert, ihn auf seinen Kneipenbesuchen begleitet und sich nicht mehr mit Hausarbeiten beschäftigt, wenn er von der Arbeit heimkehrt. Frau S. macht ihm Vorwürfe wegen seiner passiven Bedürfnisse, seiner Triebincontinenz, sie möchte, daß er als starker Mann in Erscheinung tritt und droht mit Trennung. Auch sie hat unerfüllte Regressionswünsche. Ihre Beziehung zu den Kindern hat einen herben, distanzierenden Charakter. Mit ihrer offen eingestandenen, ablehnenden Einstellung gegenüber B. wiederholt sie ihre eigene schlechte Mutterbeziehung. Bei Herrn S. fällt seine instrumentalisierte Beziehung zu B. auf. Sie wird von ihm als Objekt in der Auseinandersetzung mit den Großeltern und der Ehefrau benutzt. Wegen der

nicht vollzogenen Ehekoalition wird sie im Bedarfsfall zum Partnersubstitut erhoben, um unerfüllte Liebesansprüche zu befriedigen, wird also sowohl in das Konfliktfeld zwischen den Ehepartnern als auch zwischen den Generationen hineingezogen, um bestimmte Funktionen zu erfüllen. Sie ist dabei sich ständig wechselnden, den Bedürfnissen der Erwachsenen sich anpassenden Informationen ausgesetzt, ohne sich der absoluten Zuwendung eines der Elternteile sicher zu sein. Überstarke Erregung und Affekte finden bei ihr Niederschlag in einer Somatisierung im Bereich der Atemfunktion. Wenn B. aus diesem großfamiliären Spannungsfeld in die Klinik katapultiert wird, kann sie sich rasch erholen, zeigt sich auf der Station als überwiegend frohes, mit Erwachsenen Kontakt suchendes Kind. Herr S. hat sich mit der Begründung, daß ihn das Asthmaleiden seiner Tochter zu Hause unentbehrlich mache, von den herbstlichen Wehrübungen freistellen lassen, um die Kontrolle über „das B." nicht zu verlieren.

Für B. sind die notwendigen Voraussetzungen einer Identitätsbildung nicht gegeben, da weder eine deutliche Generationsschranke innerhalb der Kern- und der erweiterten Familie vorhanden noch eine Ehekoalition errichtet ist. Die Abhängigkeit eines Elternteils vom Kind bewirkt dabei, daß das Kind sich vor die Aufgabe gestellt sieht, das Leben eines Elternteils zu ergänzen und bestimmte Funktionen für diesen zu übernehmen, statt eine eigene Persönlichkeit zu entwickeln. B. wird zum Symptomträger der Familie, während ihr Vater das eigentlich psychisch gestörteste Glied im Familienverband darstellt, er sich aber auf Kosten der übrigen Familienmitglieder stabilisieren kann.

An diesem Beispiel wird der Versuch unternommen, das Asthmaleiden eines 3½jährigen Kindes als psychosomatische Reaktion auf eine Konfliktsituation verständlich zu machen. In diesem Fall scheint für die asthmakranke B. nur Hilfe möglich über Auflösung der pathologischen Beziehungsstrukturen in der Großfamilie, und zwar müßte der Vater die Ablösung von seinen Eltern nachholen, um eine reifere partnerschaftliche Beziehung eingehen zu können. Erst wenn die Generationenschranke eingehalten und eine stabile Ehebeziehung entwickelt wird, kann B. mit ihren vermittelnden Funktionen von den Eltern freigegeben werden und hätte Möglichkeiten, ihr eigenes Ich mit klaren Grenzen zu entwickeln. Dann wäre die Voraussetzung für ein Abklingen des Asthmaleidens gegeben. Und B. brauchte ihre affektiven Spannungen, d. h. ihre Aggressionen und Abhängigkeitswünsche, nicht länger über asthmatische Reaktionen zum Ausdruck zu bringen.

Literaturvergleich

Auch an unserem Beispiel bestätigte sich die Beobachtung von Mohr et al. (1963), daß den asthmatischen Anfällen von Kindern oft unmittelbar Auseinandersetzungen sowohl in der Kern- als auch in der erweiterten Familie vorausgehen. In der Literatur wird wiederholt die fast ausschließliche Bindung des asthmatischen Kindes an die Mutter (Mitchell et al., 1953) beschrieben, während der Vater oft wenig präsent zu sein scheint, überdurchschnittlich häufig fehlt oder als kranker Alkoholiker ein sogenannter schwacher Vater ist. Die Mütter werden vorwiegend als dominierend und kontrollierend beschrieben (Brede, 1972), sie sind aber nur scheinbar stark, fühlen sich unsicher in ihrer Kompetenz als Mutter, haben selbst ein Mangelsyndrom in bezug auf Mütterlichkeit (De Boor, 1974) und eine instrumentalisierte Beziehung zum Kind. Bemerkenswert an unserem Beispiel ist, daß die für das Asthmakind typische Mutterrolle vom Vater eingenommen wird, der das asthmakranke Kind als Objekt in seiner Auseinandersetzung mit der Umwelt einsetzt. Wegen eines Zuwendungsdefizites in bezug zur eigenen Mutter befriedigt er seine übergroße Anlehnungsbedürftigkeit bei seiner Tochter, kann ihr dabei aber keine gute Mutter sein. Miller et al. (1948) und Coolidge (1956) fanden, daß es sich bei Asthmakindern wie auch in dem vorgestellten Fall überaus häufig um ungewollte Kinder handelt. Frau S. kann ihre schlechte Beziehung zu B. offen aussprechen, des Vaters stark ambivalente Gefühle der Tochter gegenüber können erst nach längerem Kontakt entlarvt werden. Die Geschwister sind problemlos und stehen außerhalb des Interesses, wie auch in der Literatur bei Shands (1963) und Mitchell et al. (1963) beschrieben.

Literatur

De Boor, C.: Psychoanalytische Behandlung eines Asthma-Kranken. In: Einführung in die Psychosomatische Medizin. Brede, K. (Hrsg.), S. 41–67. Frankfurt/M.: Fischer Athenäum 1974

Coolidge, J.C.: Asthma in mother and child as a special type of intercommunication. Am. J. Orthopsychiatr. **26**, 165–178 (1956)

Miller, H., Baruch, D.W.: Psychosomatic studies of children with allergic manifestations. Psychosomat. Med. **10**, 275–278 (1948)

Mitchell, A.J., Frost, M.S.W.L., Marx, J.R.: Emotional aspects of pediatric allergy. The role of the mother-child relationship. Ann. Allergy **11**, 744–751 (1953)

Mohr, G.J., Selesnick, Sh., Augenbraun, B.: Family dynamics in early childhood asthma. Some mental health considerations. In: The asthmatic Child. Schneer, H.J. (ed), S. 103–117. New York 1963

Overbeck, A., Overbeck, G.: Asthma bronchiale und Familiendynamik. Psyche **10**, 929–955 (1978)

Richter, H.E.: Eltern, Kinder und Neurose. Stuttgart: Klett 1963

Richter, H.E.: Patient Familie. Reinbek: Rowohlt 1970

Shands, H.C.: Change in a mother-child relation in asthma. In: The asthmatic child. Schneer, H.J. (ed.), S. 75–83. New York 1963

Schwab, G.: Die Behandlung eines fünfjährigen asthmakranken Mädchens. In: Einführung in die Psychosomatische Medizin, Brede, K. (Hrsg.), S. 76–99. Frankfurt/M.: Fischer Athenäum 1974

Stierlin, H.: Das Tun des Einen ist das Tun des Anderen. Frankfurt: Suhrkamp 1971

Stierlin, H.: Das erste Familiengespräch. Stuttgart: Klett-Cotta 1977

Stierlin, H.: Delegation und Familie. Frankfurt/M.: Suhrkamp 1978

Dr. Dr. Annegret Neraal
Institut für Ärztlich-Pädagogische Jugendhilfe der
Philipps-Universität
Hans-Sachs-Straße 8
D-3550 Marburg/Lahn

Monatsschr. Kinderheilkd. 128, 480–486 (1980)

Monatsschrift für
Kinderheilkunde
© by Springer-Verlag 1980

Verlaufswandel von Petit Mal-Epilepsien

Eine klinische und elektroenzephalographische Verlaufsstudie an 331 Patienten mit Petit Mal-Epilepsien

I. Lagenstein

Universitäts-Kinderklinik Hamburg-Eppendorf

**Changes in Presentation During the Course
of Petit Mal Epilepsy.
Long Term Study of Clinical Courses
and Electroencephalographic Patterns in 331 Patients**

Summary. Clinical courses of petit mal epilepsy in 331 children were investigated. Primary generalized epilepsies: a) 58 patients with myoclonic-astatic seizures (text: zentrenzephales myoklonisch-astatisches Petit Mal [6]: massive bilateral myoclonus and/or astatic seizures and generalized spike wave activity) – b) 173 patients with absences (text: Absenceepilepsie: typische Absenceepilepsie with 3/s spike wave activity, atypische Absenceepilepsie with other types of spike wave activity). Secondary generalized epilepsies: a) 51 patients with infantile spasms (text: Propulsiv Petit Mal) – b) 49 patients with Lennox syndrome (text: Lennox-Syndrom). – 42 patients out of these (12%) demonstrated a change towards another type of petit mal epilepsia. The change developed towards a pathogenetically similar form in most cases (N = 31). Only rarely (N = 11) there was a change occured towards a type of different pathogenesis (primary ⇄ secondary generalized epilepsies. 1. 15 out of 51 children with infantile spasms (with hypsarhythmia) changed to Lennox syndrome (secondary generalized epilepsy). – 2. 9 out of 58 children (16%) with centrencephalic myoclonic-astatic petit mal changed to typical or atypical absence epilepsy (4 with regular 3/s spike wave groups, 5 with other spike wave groups). – 3. 7 out of 173 children (4%) with absence epilepsy developed centrencephalic myoclonic-astatic petit mal. – 4. 6 patients demonstrated a change from primary generalized to secondary generalized epilepsy; e.g. change from centrencephalic myoclonic-astatic petit mal to Lennox syndrome. All 6 patients had therapy-resistant seizures. – 5. A change from secondary generalized to primary generalized epilepsia occurred in 5 patients with Lennox syndrome: 2 patients with a change to atypical absence epilepsy with spike wave activity 3 patients with a singular EEG change to centrencephalic myoclonic-astatic petit mal while they were free of seizures.

Key words: Petit mal epilepsy – Changes during petit mal epilepsy – Long time studies in petit mal epilepsy – West syndrome – Lennox syndrome – Absence epilepsy – Centrencephalic myoclonic-astatic petit mal.

Zusammenfassung. Die Epilepsieverläufe von 331 Kindern mit Petit Mal-Epilepsien wurden untersucht. 42 Patienten (12%) zeigten einen Verlaufswandel zu einer anderen Petit Mal-Epilepsie. Meist ereignete sich der Verlaufswandel zu einer pathogenetisch gleich determinierten Epilepsie (N = 31), selten zu einer Petit Mal-Epilepsie anderer Pathogenese (N = 11). 1. 15 von 51 Kindern (30%) mit Propulsiv Petit Mal (BNS-Krämpfe mit Hypsarrhythmie) wiesen einen Übergang zum Lennox-Syndrom auf (sekundär generalisierte Verlaufsform des myoklonisch-astatischen Petit Mal). – 2. 9 von 58 Kindern (16%) mit zentrenzephalem myoklonisch-astatischen Petit Mal (primär generalisierte Verlaufsform des myoklonisch-astatischen Petit Mal) zeigten einen Verlaufswandel zu einer typischen (3/s-SW-Gruppen) oder atypischen Absence-Epilepsie (keine regelmäßigen 3/s-Spike wave-Gruppen, aber andere Spike wave-Gruppen – irreguläre, > 3,5/s-SW-Gruppen, Polyspike wave-Muster, Photosensibilität). – 3. 7 von 173 Kindern (4%) mit einer Absence-Epilepsie entwickelten ein zentrenzephales myoklonisch-astatisches Petit Mal. – 4. 6 Patienten zeigten einen Wechsel von einer primär generalisierten zu einer sekundär generalisierten Epilepsie: Verlaufswandel vom zentrenzephalen myoklonisch-astatischen Petit Mal zum Lennox-Syndrom. Alle 6 Patienten litten an therapieresistenten Anfällen. – 5. Ein Verlaufswandel von einer sekundär generalisierten zu einer primär generalisierten Epilepsie ereignete sich bei 5 Patienten mit Lennox-Syndrom: 2 Patienten mit Übergang in eine atypische Absence-Epilepsie und 3 Patienten mit einem elektroenzephalographischen „Übergang" zum zentrenzephalen myoklonisch-astatischen Petit Mal bei bestehender Anfallsfreiheit.

Schlüsselwörter: Petit Mal-Epilepsien – Propulsiv Petit Mal – Lennox-Syndrom – Verlaufswandel von Petit Mal-Epilepsien – Absence-Epilepsie – Langzeituntersuchungen bei Petit Mal-Epilepsien – zentrenzephales myoklonisch-astatisches Petit Mal.

Petit Mal-Epilepsien sind im zunehmenden Maße in eigenständige epileptische Verlaufsformen unterteilt worden. Die folgende Einteilung entspricht mit Ausnahme des zentrenzephalen myoklonisch-astatischen Petit Mal der „Internationalen Klassifikation der Epilepsien" [14]:

1. Primär generalisierte Epilepsien: zentrenzephales myoklonisch-astatisches Petit Mal, Absence-Epilepsie, Impulsiv Petit Mal.

2. Sekundär generalisierte Verlaufsformen: Propulsiv Petit Mal, Lennox-Syndrom.

Das myoklonisch-astatische Petit Mal nach Kruse [8] umfaßt das zentrenzephale myoklonisch-astatische Petit Mal [4–6] und das Lennox-Syndrom [7].

Selten wurde über Patienten berichtet, die einen Verlaufswandel von der einen in die andere Petit Mal-Epilepsie durchgemacht haben (z. B. [6, 8, 11, 16]).

Die vorliegende Arbeit untersucht den Verlaufswandel von Petit Mal-Epilepsien mittels elektroenzephalographischer und klinischer Langzeituntersuchungen.

Methodik

Patientengut

Das Patientengut umfaßte 331 Patienten mit Petit Mal-Epilepsien, deren Petit Mal-Beginn elektroenzephalographisch erfaßt und deren Epilepsieverlauf mindestens drei Jahre (durchschnittlich $6^9/_{12}$ Jahre, Grenzwerte $3^1/_{12}$ und $18^5/_{12}$ Jahre) klinisch und elektroenzephalographisch dokumentiert ist.

EEG

Insgesamt lagen von den 331 Patienten 6976 EEG-Kurven vor (durchschnittlich 21 Kurven pro Patient, Grenzwerte 11–124 Kurven).

EEG-Ableitetechnik und Dokumentation

Die Durchführung der EEG-Abteilungen und die Dokumentation der klinischen und elektroenzephalographischen Daten wurden an anderer Stelle beschrieben [11–13].

Definition der Petit Mal-Epilepsien

Propulsiv Petit Mal (sekundär generalisierte Epilepsie): Blitz-(Myoklonien), Nick- und/oder Salaamkrämpfe im Säuglingsalter mit Hypsarrhythmie.

Lennox-Syndrom (sekundär generalisierte Epilepsie): Myoklonische und/oder astatische Anfälle und/oder Absencen im Säuglings-, Kleinkind- oder Schulalter mit SW-Variantmuster im EEG.

Zentrenzephales myoklinisch-astatisches Petit Mal (primär generdisierte Epilepie): Myoklonische und/oder astatische Anfälle im Säuglings-, Kleinkind- oder Schulalter mit Spike wave-Gruppen im EEG.

Absence-Epilepsie (primär generalisierte Epilepsie)
Typische Absence-Epilepsie: Absence im Kleinkind- oder Schulalter mit regelmäßigen 3/s Spike wave-Gruppen im EEG.

Atypische Absence-Epilepsie: Absencen im Kleinkind- oder Schulalter mit verschiedenen Spike wave-Gruppen ohne 3/s Spike wave-Muster: >3,5/s SW-Gruppen, irreguläre Spike wave-Gruppen, Polyspike wave-Muster.

Impulsiv Petit Mal-Epilepsie (primär generalisierte Epilepsie): Myoklonische Anfälle im späteren Schulalter mit Polyspike wave-Gruppen im EEG.

Ergebnisse

Propulsiv Petit Mal

1. Beziehung zum Lennox-Syndrom (Tabelle 1): 15 Patienten (30%) aus einem Kollektiv von 51 Kindern mit Propulsiv Petit Mal entwickelten im weiteren Epilepsieverlauf ein SW-Variantmuster. Es ließen sich zwei Kollektive unterscheiden:

a) Diskontinuierlicher Übergang: Bei 7 Patienten (Pat. Nr. 1–7, Tabelle 1) vollzog sich der Petit Mal-Verlauf in folgender Weise: Zunächst Sistieren der Petit Mal-Anfälle und Verschwinden der Hypsarrhythmie, dann, nach unterschiedlich langen Intervallen, Wiederauftreten von jetzt anders gestalteten Petit Mal-Anfällen bei gleichzeitig erstmaligem Auftreten von SW-Variantmuster im EEG. Das SW-Variantmuster blieb im folgenden das dominierende EEG-Muster, eine Hypsarrhythmie trat im weiteren Verlauf selten (N = 2, Fall Nr. 1,3) und dann nur vorübergehend auf.

b) Kontinuierlicher Übergang: 8 Patienten (Fall Nr. 8–15, Tabelle 1) entwickelten bei persistierenden, unveränderten Petit Mal-Anfällen (Ausnahme Fall Nr. 15) zu unterschiedlichen Zeitpunkten zusätzlich zu der Hypsarrhythmie ein SW-Variantmuster. Im weiteren Verlauf traten diese beiden EEG-Muster in unterschiedlicher Ausprägung weiterhin nebeneinander auf.

2. Verlaufswandel zu anderen Petit Mal-Epilepsien: Keiner der 51 Patienten zeigte einen Verlaufswandel zum zentrenzephalen myoklonisch-astatischen Petit Mal oder zu einer Absence-Epilepsie.

Lennox-Syndrom

1. Beziehung zum zentrenzephalen myoklonisch-astatischen Petit Mal (Tabelle 2): 11 von 49 Patienten (22%) zeigten zu verschiedenen Zeitpunkten des Epilepsieverlaufes EEG-Muster, die für das zentrenzephale myoklonisch-astatische Petit Mal charakteristisch sind – irreguläre Spike wave-Gruppen, Photosensibilität und abnorme Rhythmen. 5 Patienten (Fall Nr. 5, 6, 7, 10, 11, Tabelle 2) entwickelten diese Muster bereits im 1. Jahr nach Beginn der Petit Mal-Anfälle, die übrigen 6 zu einem späteren Zeitpunkt.

Bei 8 Kindern traten die zentrenzephalen Muster befristet auf, entweder zusätzlich zum SW-Variantmuster oder dieses kurzzeitig ablösend. 3 Kinder (Pat. Nr. 3, 9, 10, Tabelle 2) wiesen nach dem Verschwinden der SW-Variantgruppen allein zentrenzephale Muster auf: Photosensibilität (N = 2), irreguläre Spike wave-Gruppen in Ruhe (N = 1). Bei allen 3 Patienten (6%) vollzog sich dieser elektroenzephalographische Verlaufswandel während bestehender und anhaltender Anfallsfreiheit.

Tabelle 1. Patienten mit Propulsiv Petit Mal, die im Epilepsieverlauf SW-Variantmuster entwickelten. Alle Angaben in Jahren. My = myoklonischer Anfall; Ast = astatischer Anfall (Nick- und/oder Sturzanfall); Bew = Bewußtseinspause (Absence)

Fall Nr.	Alter bei Beginn		Anfallsintervall bis Beginn SW-Variant			Änderung PM-Typ bei Beginn SW-Variant			EEG im weiteren Epilepsieverlauf	
	Propulsiv Petit Mal	SW-Variant	Nein	Ja	Dauer	Nein	Ja	Typ	Hyps-arrhythmie	SW-Variant
1	0,6	1,5		+	0,10		+	Ast	+	+
2	0,7	3,4		+	1,2		+	My, Bew		+
3	0,5	2,8		+	2,1		+	Ast, Bew	+	+
4	0,5	4,6		+	3,11		+	My, Ast		+
5	0,8	4,8		+	3,10		+	My, Ast		+
6	0,7	6,2		+	4,5		+	Ast, Bew		+
7	0,8	5,3		+	4,4		+	Ast		+
8	0,7	3,8	+			+		My	+	+
9	0,4	3,5	+			+		My	+	+
10	0,5	1,10	+			+		My	+	+
11	0,6	7,1	+			+		My, Ast	+	+
12	0,5	1,2	+			+		My, Bew	+	+
13	0,5	1,6	+			+		My, Ast	+	+
14	0,4	1,7	+			+		My	+	+
15	0,6	1,9	+				+	Ast, Bew		+

Tabelle 2. Patienten mit Lennox-Syndrom, die im Epilepsieverlauf generalisierte Spike wave-Gruppen entwickelten. Pat. Nr. 4 und 5 hatten schon vor Petit Mal-Beginn kurzzeitig generalisierte Spike wave-Gruppen

Verlaufsjahre seit P.-M.-Beginn	1	2	3	4	5	6	7	9
Pat. Zahl	11	11	9	9	6	6	6	3
Keine Rhythmen u.a.	0	0	0	1 [11]	2 [3,11]	1 [11]	1 [11]	1 [11]
Theta-Delta-Rhythmen	11	11	8 [2,3,4,5,7,8,9,11]	6 [3,4,5,7,8,9]	2 [8,9]	2 [8,9]	2 [8,9]	1 [9]
Gen. irreg. Spike wave	5 [5,6a,7a,10,11]	6 [2,3,4,6a,7a,10]	4 [2,7a,8a,9]	4 [3a,7a,8a,9]	1 [9]	3 [1,3a,9]	2 [1,3a]	
Sharp wave Focus	11	7 [2,3,5,6,7,8,9]	6 [1,2,3,7,8,9]	6 [2,3,5,7,8,9]	3 [2,5,8]	2 [5,8]	3 [5,8,9]	2 [1,9]
Herdbefund	4 [1,2,6,7]	3 [2,6,7]	4 [2,7,8,11]	4 [1,2,7,8]	2 [1,2]	1 [1]	1 [1]	
Sekundär gen. Gr.	9 [1,3,4,5,6,7,8,10,11]	8 [1,2,3,4,6,7,8,11]	6 [1,2,7,8,9,11]	7 [1,2,7,8,9,11]	4 [1,2,5,8]	3 [1,5,8]	2 [1,5]	1 [1]
SW-Variant-M.	3 [6,10,11]	4 [2,6,8,11]	4 [1,2,9,11]	3 [1,2,9]	2 [1,2]	1 [1]	1 [1]	1 [1]

[a] Photosensibilität ohne irreguläre Spike wave-Gruppen im Ruhe- oder Hyperventilations-EEG

2. Beziehung zur Absence-Epilepsie: 2 Patienten (4%) entwickelten nach Sistieren der myoklonisch-astatischen Anfälle Absencen. Ein Patient wies generalisierte irreguläre 3–4/s Spike wave-Gruppen unter Hyperventilation, der andere generalisierte irreguläre Spike wave in Kombination mit regelmäßigen 4–5/s Spike wave-Gruppen auf. Nach erzielter Anfallsfreiheit zeigten beide Patienten wie auch schon früher eine abnorme Rhythmisierung, der eine Patient zusätzlich einen Sharp wave-Fokus temporal.

Ein Patient war schwerst zerebral geschädigt, bei dem anderen waren hirnorganische Störungen nicht nachweisbar. Somit boten zwei Patienten einen echten Verlaufswandel vom Lennox-Syndrom zu einer atypischen Spike wave-Absence-Epilepsie.

Zentrenzephales myoklonisch-astatisches Petit Mal

1. Beziehung zum Lennox-Syndrom (Tabelle 3): 8 von 58 Kindern (14%) mit zentrenzephalem myoklonisch-astatischem Petit Mal wiesen zu verschiedenen Zeitpunkten des Epilepsieverlaufes EEG-Muster auf, die für das Lennox-Syndrom charakteristisch sind (SW-Variantgruppen). 3 Patienten entwickelten dieses EEG-Muster bereits im 1. Verlaufsjahr nach Petit Mal-Beginn, die 5 anderen zu einem späteren Zeitpunkt.

Bei 2 Patienten traten SW-Variantgruppen nur kurzzeitig, vorübergehend im Verlauf auf. Die übrigen 6 Patienten – alle mit therapieresistenten Anfällen – wiesen das Muster von einem bestimmten Zeitpunkt des Epilepsieverlaufes bis zum Ende der Beobachtungszeit auf. Somit boten 6 Patienten bei therapieresisten-

Tabelle 3. Patienten mit zentrenzephalem myoklonisch-astatischer Petit Mal, die im Epilepsieverlauf SW-Variantmuster entwickelten. Die einzelnen Patienten (N = 8) sind durch Nummern kenntlich gemacht. gen. = generalisiert; Gr. = Gruppe; M. = Muster

Verlaufsjahre seit P.M.-Beginn	1	2	3	5	6	7	8
Pat. Zahl	8	8	7	7	6	4	3
Abnorme Rhythmen	8	8	7	$6^{2,3,4,5,7,8}$	$5^{2,3,4,7,8}$	4	$2^{7,8}$
Gen. "centrenc." Gr.	$6^{1,2,3,4,6,8}$	$3^{1,2,8}$	$3^{1,2,8}$	$3^{2,3,8}$	1^{2}	$2^{2,8}$	
Sharp wave Focus	$2^{3,8}$		$2^{5,7}$	1^{1}	1^{1}		
Herdbefund		1^{5}	$2^{5,7}$	$2^{1,5}$	$4^{1,3,7,8}$	$2^{3,7}$	3
Gen. Sharp wave Gr.		1^{3}	$3^{3,5,7}$	$3^{1,3,5}$	$2^{1,3}$	$2^{3,8}$	$2^{3,8}$
Hypsarrhythmie					1^{3}	1^{3}	1^{3}
SW-Variant-M.	$3^{3,4,8}$	$2^{5,6}$	$2^{5,7}$	$2^{1,5}$	$3^{1,2,3}$	$2^{2,3}$	$2^{3,8}$

tem Epilepsieverlauf einen Verlaufswandel zum Lennox-Syndrom.

2. Beziehung zur Absence-Epilepsie (Tabelle 4): 10 Patienten litten nach Sistieren der myoklonisch-astatischen Anfälle an Absencen. Bei 3 dieser Patienten hatten die Petit Mal-Anfälle auch mit Absencen begonnen (Fall Nr. 5, 6, 7), myoklonisch-astatische Anfälle waren nach spätetens 7 Monaten hinzugetreten.

Absencen blieben bei 4 dieser 10 Patienten (Nr. 4, 5, 6, 9) nach Sistieren der myoklonisch-astatischen Anfälle bestehen, sie überdauerten den anderen Petit Mal-Typ. Dabei war das EEG dreimal unverändert – ohne den Nachweis von 3/s Spike wave-Gruppen, einmal jedoch traten 3/s Spike wave-Gruppen erstmals auf (Pat. Nr. 4).

3 Patienten (Pat. Nr. 3, 8, 10) entwickelten Absencen erstmals unmittelbar nachdem die astatischen Anfälle sistierten, wobei 2 Kinder (Pat. Nr. 3, 8) 3/s Spike wave-Muster zeigten. Der andere Patient (Nr. 10) wies dieses EEG-Muster während der myoklonisch-astatischen Anfälle auf, jedoch nicht bei Beginn der Absencen.

Die übrigen 3 Patienten (Fall Nr. 1, 2, 7) entwickelten Absencen erstmals (Pat. Nr. 1, 2) bzw. erneut (Pat. Nr. 7) nach Sistieren der myoklonisch-astatischen Anfälle. Das anfallsfreie Intervall betrug 11 Monate (Fall Nr. 1), $4^{2}/_{12}$ Jahre (Fall Nr. 2) und $3^{4}/_{12}$ Jahre (Fall Nr. 7). Ein Patient (Fall Nr. 2) wies mit Beginn der Absencen erstmals regelmäßige 3/s Spike wave-Gruppen auf, die beiden anderen Kinder hatten andere Spike wave-Gruppen.

Bei 7 Kindern konnte keine hirnorganische Störung nachgewiesen werden, 2 Patienten zeigten geringe (Pat. Nr. 2 und 3), ein Kind ausgeprägte Hinweise für eine strukturelle Hirnstörung (Fall Nr. 10 mit Mikrozephalus und schwerer psychomotorischer Retardierung). Insgesamt litten 4 Patienten (Fall Nr. 2, 3, 4, 8) nach Sistieren der myoklonisch-astatischen Anfälle an blan-

den oder komplexen Absencen mit regelmäßigen 3/s Spike wave-Gruppen, die zu einem früheren Zeitpunkt nicht nachweisbar waren. 5 Patienten (Fall Nr. 1, 5, 6, 7, 9) boten Absencen mit anderen generalisierten Spike wave-Gruppen bzw. Photosensibilität und ein Patient (Nr. 10) zeigte einen elektroenzephalographischen Wechsel zum Lennox-Syndrom – Absencen mit Spike wave-Variantmuster im EEG.

3. Beziehung zum Impulsiv Petit Mal: Ein Patient (Fall Nr. 7, Tabelle 4) machte einen klinischen Verlaufswandel vom zentrenzephalen myoklonisch-astatischen Petit Mal über eine Absence-Epilepsie zum Impulsiv Petit Mal durch. Der EEG-Befund blieb während des gesamten Verlaufes weitgehend unverändert.

Pat. A.H., geb. 19. 8. 1960. FA: Gravidität, Geburt, frühkindliche Entwicklung, jetziger Entwicklungsstand: unauffällig.

Neurologischer Befund: Rechtshänder, im neurologischen Befund keine Auffälligkeiten. Im Wesen läppisch, gering undistanziert, unzuverlässig.

Untersuchungsbefunde: kraniale Computertomographie, Echoenzephalographie, ophthalmologischer Befund, Röntgen-Schädelaufnahmen: unauffällig.

$^{10}/_{12}$ Jahre: Anfallsbeginn mit myoklonischen Anfällen und Polyspike wave-Gruppen im EEG.

$3^{5}/_{12}$ Jahre: pyknoleptische Absencen mit 4–5/s Spike wave-Gruppen und Polyspike wave-Gruppen im EEG.

$10^{1}/_{12}$ Jahre: erster und einziger generalisierter tonisch-klonischer Grand Mal-Anfall.

$10^{4}/_{12}$ Jahre: Impulsiv Petit Mal-Anfälle (seitengleiche morgendlich gehäufte Myoklonien im Bereich beider Arme). Im EEG generalisierte Spike wave, Polyspike wave-Gruppen und Photosensibilität.

Absence-Epilepsie

1. Beziehung der Absence-Epilepsie zum zentrenzephalen myoklonisch-astatischen Petit Mal (Tabelle 5): 7 Patienten (4%) aus einem Kollektiv von 173 Patienten mit typischen oder atypischen Absence-Epilepsien entwikkelten im Epilepsieverlauf myoklonisch-astatische Anfälle. Alle 7 Patienten gehörten zur Gruppe der atypischen Absence-Epilepsie (Absencen ohne regelmäßige 3/s Spike wave-Gruppen, aber anderen Spike wave-Mustern).

Die Absencen begannen frühzeitig, durchschnittlich mit $3^3/_{12}$ Jahren ($^9/_{12}$ bis $4^7/_{12}$ Jahre). Die myoklonischen oder astatischen Anfälle lösten die Absencen durchschnittlich im Alter von 5 Jahren ab. Kein Patient wies initial Herdbefunde auf, ein Patient (Pat. Nr. 5, Tabelle 5) entwickelte einen konstanten Herdbefund im Epilepsieverlauf. Bis auf einen Patienten (Fall Nr. 4) blieben die EEG-Muster im Verlauf unverändert, lediglich 2 Patienten (Fall Nr. 2 und 4) zeigten seltene, etwas unregelmäßige 3/s Spike wave-Gruppen neben schnellen SW-Gruppen (mehr als 3,5/s SW-Gruppen und irreguläre SW-Gruppen).

4 Patienten waren normal entwickelt, 2 zeigten eine leichte (Fall Nr. 2 und 6) und 1 Patient (Fall Nr. 4) eine deutliche Entwicklungsverzögerung.

Insgesamt vollzogen 7 Patienten mit einer atypischen Absence-Epilepsie ohne wesentliche Änderung des EEG-Befundes einen klinischen Verlaufswandel zum zentrenzephalen myoklonisch-astatischen Petit Mal.

2. Beziehung der Absence-Epilepsien zum Lennox-Syndrom und Propulsiv Petit Mal: Kein Kind mit einer typischen oder atypischen Absence-Epilepsie bot einen Verlaufswandel zu einer dieser beiden epileptischen Verlaufsformen.

Diskussion

Systematische Untersuchungen über einen Verlaufswandel von Petit Mal-Epilepsien sind bisher kaum [11, 16] durchgeführt worden, Einzelbeobachtungen überwiegen [1–3, 6–8, 15].

1. Verlaufswandel vom Propulsiv Petit Mal zum Lennox-Syndrom: Über einen Verlaufswandel vom Propulsiv Petit Mal zum myoklonisch-astatischen Petit Mal ist wiederholt berichtet worden [1–3, 7, 8, 11, 15]. Die Auffassungen darüber, welche Kriterien zur Annahme eines Verlaufswandels berechtigen, divergieren. Während verschiedene Autoren [1–3, 7, 15] sich mit einer Reifung des EEG-Merkmals Hypsarrhythmie zum SW-Variantmuster begnügen, fordert Kruse (1968) [8] zusätzlich einen Wechsel im Anfallsbild. Alle dargestellten Fälle in der Literatur zeigen einen Verlaufswandel vom Propulsiv Petit Mal zur sekundär generalisierten Verlaufsform des myoklonisch-astatischen Petit Mal [8], dem Lennox-Syndrom [7]. Dies war auch bei allen unseren 15 Patienten der Fall – keiner zeigte einen Übergang zur primär generalisierten Verlaufsform des myoklonisch-astatischen Petit Mal, dem sog. zentrenzephalen myoklonisch-astatischen Petit Mal [4–6]. Es ließen sich zwei Grundformen des Übergangs zum Lennox-Syndrom unterscheiden:

Tabelle 4. Patienten, die im Anschluß an myoklonisch-astatische Anfälle nur noch an Absencen litten. Kein Patient wies ein SW-Variantmuster oder eine verlangsamte Grundaktivität auf

Pat.	Alter bei PM-Beginn[a]	Alter bei Beginn alleiniger Absencen	Art des Auftretens (Absencen)[b]	Dauer der Absencen	EEG bei PM-Beginn							EEG bei Beginn von alleinigen Absencen					
					GA[c]	Rhythmen	irreg. Spike W	3/s SW	>3,5/s SW	Photosensib.	Herdbefund	Rhythmen	irreg. Spike W.	regelm. 3/s SW	andere 3–5/s SW	Photosensib.	Herdbefund
1	3,7	6,6	c	3,1	a	+	−	−	−	+	−	+	+	−	−	−	−
2	2,8	8,4	c	2,1	a	+	+	−	−	−	−	+	+	+	+	−	−
3	1,9	4,8	b	3,3	b	+	+	−	−	+	−	+	−	+	−	−	−
4	0,11	6,5	a	2,3	a	+	+	−	−	−	−	+	+	+	+	−	−
5	1,6	4,7	a	4,9	a	+	+	+	+	−	−	+	+	−	−	+	+
6	2,7	5,6	a	0,11	a	+	−	−	−	−	−	−	−	−	−	−	−
7	2,5	9,3	c	2,1	a	−	−	−	−	+	−	+	+	+	+	−	−
8	0,10	3,5	b	10,7	b	+	+	−	+	−	+	−	+	+	+	−	+
9	3,7	12,1	a	2,0	a	−	+	−	−	−	−	+	−	−	−	−	−
10	4,4	5,8	b	5,6	b	+	+	+	+	−	+	+	+	−	−	−	−

[a] Alle Zeitangaben in Jahren

[b] a = Absencen überdauern andere Petit Mal-Anfälle
b = Absencen lösen andere Petit Mal-Anfälle ab
c = Absencen treten nach anfallsfreien Intervall erneut oder erstmals alleine auf

[c] a = normal
b = unregelmäßig (Grundaktivität) – eine Verlangsamung wurde nicht beobachtet

Tabelle 5. Patienten mit Absence-Epilepsie, die im Epilepsieverlauf myoklonisch-astatische Anfälle entwickelten

Fall Nr.	Absenceperiode						Beginn myoklonisch-astatischer Anfälle				
	Beginn d. Absencen	Absence-Typ[b]	EEG-Muster				Alter	Art des Auftretens[c]	EEG-Muster		
			Rhythmen	3/s-SW	andere SW-Gr.				Rhythmen	3/s-SW	andere SW-Gruppen
1	2	bA	+	−	+		4,7	a	+	−	+
2[a]	4,7	bA, kA	+	+	+		5,5	a	+	+	+
3	4,6	bA	+	−	+		5,0	a	+	−	+
4[a]	4,1	bA	+	+	+		6,4	b	+	−	+
5	0,9	bA	+	−	+		4,10	b	+	−	+
6	3,2	bA, kA	+	−	+		3,8	a	+	−	+
7[a]	3,9	kA	+	−	+		4,6	a	+	−	+

[a] Patienten, deren Anfallsleiden mit Grand Mal-Anfällen begann
[b] bA = blande Absence
kA = komplexe Absence
[c] a = myoklonisch-astatische Anfälle traten zu Absencen hinzu
b = myoklonisch-astatische Anfälle traten nach anfallsfreiem Intervall erstmals auf

a) Patienten (N = 7) mit einem diskontinuierlichen Übergang: Nach einem unterschiedlich langen anfallsfreien Intervall traten andere (neue) Petit Mal-Anfälle jetzt erstmals in Verbindung mit dem EEG-Muster SW-Variant auf.

b) Patienten (N = 8) mit kontinuierlichem Übergang: Bei persistierenden Petit Mal-Anfällen löste zu unterschiedlichen Zeitpunkten das SW-Variantmuster die Hypsarrhythmie ab.

Die Diskussion darüber, welche dieser Formen einen echten Verlaufswandel darstellt, kann nicht ohne eine klinikbezogene Sehweise entschieden werden. Unsere Patienten zeigen alle, unabhängig von der Art des Übergangs, von einem bestimmten Zeitpunkt des Epilepsieverlaufes an die Merkmale des Lennox-Syndroms. Sie unterscheiden sich also zu einem gegebenen Zeitpunkt lediglich durch eine mehr oder weniger lang zurückliegende Besonderheit voneinander. Sie zeigen aber sonst untereinander und auch im Vergleich mit den Kindern, die primär ein Lennox-Syndrom entwickelt haben, keine besonderen Merkmale. Da es nicht angeht, Kinder mit gleichen klinischen und elektroenzephalographischen Merkmalen unterschiedlichen epileptischen Verlaufsformen zuzuordnen, meinen wir, daß ein Verlaufswandel zum Lennox-Syndrom, wenn auch in unterschiedlicher Weise, bei allen unseren 15 Patienten vorliegt.

Der Verlaufswandel vollzog sich bei allen 15 Patienten und auch bei den mitgeteilten Fällen in der Literatur ausschließlich innerhalb pathogenetisch gleicher – sekundär generalisierter – Petit Mal-Epilepsien. Nicht berücksichtigt sind hierbei Patienten mit myoklonischen und/oder astatischen Anfällen im Säuglingsalter mit irregulären Spike wave-Gruppen im EEG. Sie gehören definitionsgemäß zum zentrenzephalen myoklonisch-astatischen Petit Mal und zeigen auch im Kleinkindesalter die Kriterien dieser primär generalisierten Petit Mal-Epilepsie [4–6, 11–13].

2. *Verlaufswandel innerhalb der primär und sekundär generalisierten Verlaufsform des myoklonisch-astatischen Petit Mal:* Über das zentrenzephale myoklonisch-astatische Petit Mal ist bisher selten berichtet worden [4–6, 11–13], sehr viel häufiger über Patienten mit Lennox-Syndrom (z. B. [1–3, 7, 8, 11]). Darüber hinaus sind Patienten, die Übergänge von der einen in die andere Verlaufsform zeigen, bisher kaum mitgeteilt worden [11].

6 Kinder mit primär generalisierter Verlaufsform und hirnorganischen Störungen bei Beginn der Petit Mal-Anfälle boten bei typologisch gleichbleibenden, therapieresistenten Petit Mal-Anfällen einen Übergang zum Lennox-Syndrom. Bei ihnen lösten sekundär generalisierte EEG-Muster (SW-Variant) die primär generalisierten, zentrenzephalen EEG-Muster ab. Die Kinder wiesen im weiteren Epilepsieverlauf alle Charakterisitika des Lennox-Syndroms auf. Andererseits traten bei 3 Kindern mit Lennox-Syndrom, die anfallsfrei waren, primär generalisierte EEG-Muster auf. Diese Patienten boten auch im weiteren Epilepsieverlauf bei bleibender Anfallsfreiheit elektroenzephalographisch primär generalisierte (zentrenzephale) EEG-Muster. Offensichtlich spielt die Schwere des Epilepsieverlaufes für den Wechsel der Verlaufsform innerhalb des myoklonisch-astatischen Petit Mal eine bedeutende Rolle – Aktivierung von Herdbefunden mit sekundärer Generalisation bei schweren bzw. Hervortreten von zentrenzephalen EEG-Mustern bei günstigen Epilepsieverläufen.

3. *Verlaufswandel zur Absence-Epilepsie:* Ein Verlaufswandel zur Absence-Epilepsie wird übereinstimmend von allen Autoren [6, 8, 16] dann angenommen, wenn neben dem Anfallssyndrom Absence auch 3/s Spike wave-Gruppen im EEG nachweisbar sind. 7 Fälle sind bisher mitgeteilt worden [6, 8, 16]. Die 3 Fälle von Rabe [16] mit einem Verlaufswandel vom Propulsiv Petit Mal zur Absence-Epilepsie bedürfen einer besonderen Besprechung. Zum damaligen Zeitpunkt wurde noch

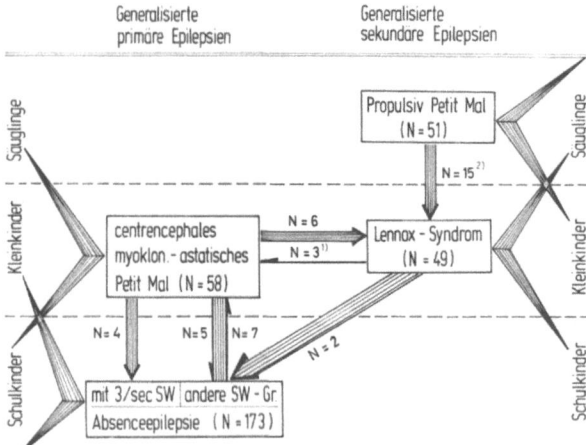

Abb. 1. Wandlung der Verlaufsform von Kindern mit Petit Mal-Epilepsien. *1* = lediglich elektroenzephalographischer Verlaufswandel nach erzielter Anfallsfreiheit; *2* = 7 Patienten mit diskontinuierlichem, 8 Patienten mit kontinuierlichem Verlaufswandel

nicht zwischen Propulsiv Petit Mal und myoklonisch-astatischem Petit Mal [8] unterschieden. Anhand der Kasuistiken (anamnestische Daten, EEG-Ausschnitte) vermuten wir, daß es sich bei allen drei Patienten um Kinder mit zentrenzephalem myoklonisch-astatischem Petit Mal gehandelt hat. Die zwei Patienten von Kruse [8] mit myoklonisch-astatischem Petit Mal können wegen fehlender Angaben leider keiner der beiden Verlaufsformen mit myoklonisch-astatischen Anfällen zugeordnet werden. Die Fälle von Doose [5, 6] gehörten dem zentrenzephalen myoklonisch-astatischen Petit Mal an. In unserem Kollektiv wiesen 4 Patienten mit zentrenzephalem myoklonisch-astatischen Petit Mal einen Verlaufswandel zu einer Absence-Epilepsie mit 3/s Spike wave-Gruppen auf. Weitere 5 Patienten mit dieser Verlaufsform, aber auch 2 Patienten mit sekundär generalisierter Verlaufsform (Lennox-Syndrom) zeigten einen Verlaufswandel zu einer atypischen Absence-Epilepsie.

Unsere Ergebnisse sprechen dafür, daß sich ein Verlaufswandel zur typischen oder atypischen Absence-Epilepsie nahezu ausschließlich bei Patienten ereignet, die an einer pathogenetisch gleichen Petit Mal-Epilepsie leiden. Unterstützt wird diese Beobachtung dadurch, daß 7 Patienten mit einer atypischen Absence-Epilepsie einen Verlaufswandel allein zum zentrenzephalen myoklonisch-astatischen Petit Mal vollzogen.

Schlußfolgerung

Patienten, die einen Verlaufswandel zu einer anderen Petit Mal-Epilepsie aufweisen, zeigen zwei wesentliche Charakteristika (Abb. 1):
a) Der Verlaufswandel vollzieht sich meist innerhalb pathogenetisch gleich determinierten Epilepsien; entweder innerhalb primär generalisierter oder sekundär generalisierter Epilepsien,
b) der Verlaufswandel vollzieht sich nahezu immer zur altersabhängig nachfolgend auftretenden Petit Mal-Epilepsie.

Die wenigen Patienten, die einen Verlaufswandel zu einer pathogenetisch anders determinierten Petit Mal-Epilepsie durchmachten, gehörten praktisch alle dem myoklonisch-astatischen Petit Mal [8] an. Es zeigt sich bei ihnen eine deutliche Abhängigkeit von der Schwere des Petit Mal-Verlaufs: Bei ungünstigem Epilepsieverlauf kann ein Wechsel von einer primär generalisierten zu einer sekundär generalisierten Epilepsie erfolgen, bei günstigem Epilepsieverlauf lösen selten primär generalisierte die sekundär generalisierten EEG-Muster ab.

Literatur

1. Beaumanoir, A., Martin, F., Panagopoulos, M., Mundler, F.: Le syndrome de Lennox. Arch. Suisses Neurol. **102**, 31–62 (1968)
2. Beaumanoir, A., Guediche, A.: Syndrome de West et de Lennox étude comparative. Pädiatr. Fortbildungskurse Prax. **26**, 57–80 (1972)
3. Chevrie, J.J., Aicardi, J.: Childhood epileptic encephalopathy with slow Spike-wave. A statistical study of 80 cases. Epilepsia (Amst.) **13**, 259–271 (1972)
4. Doose, H.: Das akinetische Petit mal. I. Das klinische und elektroencephalographische Bild der akinetischen Anfälle. Arch. Psychiatr. Nervenkr. **205**, 625–636 (1964)
5. Doose, H.: Das akinetische Petit mal. II. Verlaufsformen und Beziehungen zu den Blitz-Nick-Salaam-Krämpfen und den Absencen. Arch. Psychiatr. Nervenkr. **205**, 637–654 (1964)
6. Doose, H., Gerken, H., Leonhardt, R., Völzke, E., Völz, Ch.: Centrencephalic myoclonic-astatic petit mal. Neuropädiatrie **2**, 59–78 (1970)
7. Gastaut, H., Roger, J., Soulayrol, R., Tassinari, C.A., Regis, H., Dravet, C., Bernard, R., Pinsard, N., Saintjean, M.: Childhood epileptic encephalopathy with diffuse slow Spike-waves (otherwise known as "Petit mal variant") or Lennox-syndrome. Epilepsia **7**, 139–179 (1966)
8. Kruse, R.: Das myoklonisch-astatische Petit Mal. Berlin, Heidelberg, New York: Springer 1968
9. Kruse, R., Scheffner, D., Weinmann, H.M. (Hrsg.): Ableitung und Beschreibung des kindlichen EEG. Hamburg: Desitin-Werk Carl Klinke 1969
10. Lagenstein, I., Willig, R.P., Iffland, E.: Behandlung frühkindlicher Anfälle mit ACTH und Dexamethason unter standardisierten Bedingungen. I. Klinische Ergebnisse. Monatsschr. Kinderheilkd. **126**, 492–499 (1978)
11. Lagenstein, I.: Myoklonisch-astatische Anfälle im Kindesalter. Eine klinische und elektroencephalographische Verlaufsstudie an 95 Patienten. Hamburg, Habilitationsschrift 1977
12. Lagenstein, I.: Das centrencephale myoklonisch-astatische Petit Mal. Eine klinische und elektroencephalographische Verlaufsuntersuchung an 52 Patienten. Z. EEG-EMG **9**, 86–96 (1978)
13. Lagenstein, I.: Generalisierte primäre (centrencephale) Petit Mal-Anfälle im Säuglingsalter. Eine klinische und elektroencephalographische Verlaufsuntersuchung an 11 Patienten. Nervenarzt **49**, 588–594 (1978)
14. Merlis, J.K.: Proposal for an international classification of the epilepsies. Epilepsia **11**, 114–119 (1970)
15. Niedermeyer, R.: The Lennox-Gastaut-Syndrome: A severe type of childhood epilepsy. Dtsch. Z. Nervenheilkd. **195**, 263–282 (1969
16. Rabe, F.: Zum Wechsel des Anfallscharakters kleiner epileptischer Anfälle während des Krankheitsverlaufes. Dtsch. Z. Nervenheilkd. **182**, 201–230 (1961)

PD Dr. I. Lagenstein
Universitäts-Kinderklinik
Martinistraße 52
D-2000 Hamburg 20

Monatsschr. Kinderheilkd. 128, 487–489 (1980)

Monatsschrift für
Kinderheilkunde
© by Springer-Verlag 1980

Beitrag zur konservativen Behandlung von Milzverletzungen

M. Höllwarth und G. Breisach

Ordinariat für Kinderchirurgie der Universität (Vorstand: Prof. Dr. H. Sauer) und
Universitäts-Kinderklinik (Vorstand: Prof. Dr. B. Hadorn), Graz

Conservative Treatment of Traumatic Splenic Rupture in Childhood

Summary. In childhood there exists a considerable risk of overwhelming sepsis after splenectomy with a high mortality rate. To prevent this complication conservative treatment of traumatic splenic rupture should be attempted. Peritoneoscopy is an important diagnostic aid and facilitates the indication for conservative treatment. If laparotomy is necessary, splenorraphy is often possible. The authors' experiences are reported.

Key words: Splenic rupture – Conservative treatment – Splenorraphy – Overwhelming sepsis – Immunodeficiency after splenectomy.

Zusammenfassung. Nach Splenektomie besteht vor allem im Kindesalter ein erhöhtes Infektionsrisiko. Es handelt sich dabei meist um foudroyant verlaufende Pneumokokkensepticaemien, die in über 60% der Fälle zum Tode führen. Aus diesem Grunde sollte bei traumatischer Milzruptur im Kindesalter organerhaltend vorgegangen werden. Dies kann durch rein konservative Behandlung erfolgen, wobei die Laparoskopie eine wichtige Indikationshilfe bietet. Ist die Operation jedoch erforderlich, so können die Rupturstellen der Milz mit Nähten versorgt werden. Die Erfahrungen der Autoren mit der konservativen Behandlung der Milzrupturen werden dargestellt.

Schlüsselwörter. Milztrauma – konservative Therapie – Milznaht – Post-Splenektomie-Sepsis – Immundefekte nach Splenektomie.

Die konsequente Splenektomie nach unfallbedingter Milzruptur führte zu Beginn dieses Jahrhunderts zu einer dramatischen Verbesserung der Überlebensrate nach derartigen Verletzungen. Dieses Vorgehen gilt auch heute noch weitgehend als Methode der Wahl.

1952 berichteten jedoch King u. Shumacker erstmals über ein erhöhtes Infektionsrisiko nach Splenektomie im Kindesalter. Seither wurden zahlreiche Studi-

en publiziert, die eindeutig eine vermehrte Infektionsrate nach Milzexstirpation nachwiesen. Es handelt sich um fulminant verlaufende septische Erkrankungen, die in einem hohen Prozentsatz zum Tode führen. Als Ursache wird eine gestörte Infektabwehr bei Fehlen der Milz vermutet.

Diese Berichte veranlaßten uns seit 1977 eine konsequente organerhaltende Behandlungstaktik bei traumatischen oder iatrogenen Milzverletzungen durchzuführen. Im folgenden sind unsere Erfahrungen und Ergebnisse der letzten drei Jahre dargestellt.

Patientengut und Ergebnisse

Von 1977–1980 haben wir bei 13 Patienten mit stumpfem Bauchtrauma eine Milzruptur vermutet.

Bei neun Kindern wurde zur Sicherung der Diagnose eine *Laparoskopie oder Szintigraphie* durchgeführt. In sieben Fällen konnte damit die Verdachtsdiagnose bestätigt werden. Bei zwei Kindern hingegen fand sich bei der Laparoskopie keine Milzruptur, sondern in einem Fall ein Einriß des Ligamentum phrenicolienale und im anderen Fall ein Hämatom im Ligamentum hepatogastricum und der Falx hepatis. Nur bei einem dieser neun Kinder – dem ersten der gesamten Serie – wurde im Anschluß an die Laparoskopie die Splenektomie durchgeführt. Alle anderen Patienten wurden rein konservativ behandelt.

Bei vier weiteren Kindern mit stumpfem Bauchtrauma zwang die akute Symptomatik zur sofortigen Operation.

Zweimal erfolgte die Splenektomie – einmal bei gleichzeitiger Pankreasruptur, das andere Mal bei Hämophilie A. Bei den übrigen zwei Kindern konnten die Rupturstellen durch Nähte versorgt werden.

Alle oben angeführten Patienten sind in gutem Allgemeinzustand und blieben komplikationsfrei.

Im selben Zeitraum wurde bei zwei Neugeborenen nach iatrogener Milzverletzung eine Naht des Milzgewebes durchgeführt. Diese beiden Kinder sind später am Grundleiden verstorben (Zwerchfellhernie mit beidseitiger Lungenhypoplasie, bzw. Analatresie und multiples Mißbildungssyndrom). Bei einem weiteren Neugeborenen kam es nach idiopathischer Magenperforation mit Peritonitis zur Milzandauung. Die Milz wurde zum Teil reseziert, der Rest des Organs durch Naht erhalten. Dieses Kind ist an den Folgen der Peritonitis verstorben. In keinem Fall ergab die Obduktion Komplikationen von seiten der operierten Milz.

Diskussion

King u. Shumacker berichteten 1952 erstmals über ein erhöhtes Infektionsrisiko nach Splenektomie im Kin-

Tabelle 1. Überblick über das Patientengut: Bei 13 Patienten Verdacht auf Milzruptur, zweimal davon durch Laparoskopie nicht bestätigt. Insgesamt bei 13 Patienten Erhaltung der Milz durch konservative Behandlung oder Milznaht

	Zahl	Diagnosestellung durch:			Therapie		
		Laparo-skopie	Szinti-graphie	Operation	Konservative		Exstirpation
					sine	Operation + Naht	
Traumatische Milzruptur	11	6	1	4	6	2	3
Nicht bestätigter veg. Verdacht auf Milzruptur	2	2	—	—	2	—	—
Iatrogene Milzruptur	2	—	—	2	—	2	—
Andere Ursache	1	—	—	1	—	1	—
	16	8	1	7	8	5	3

desalter. Dieser Bericht wird in den folgenden Jahren von zahlreichen anderen Autoren bestätigt [8, 10, 19, 21]. Es handelt sich dabei um fulminant verlaufende Septicämien, meist durch Pneumokokken verursacht, die in über 60% der Fälle innerhalb weniger Stunden zum Tode führen. Die globale Infektionsrate liegt bei 2,8% [19], nach posttraumatischer Splenektomie bei 0,9%. Singer wies nach, daß nach posttraumatischer Splenektomie ein 58mal höheres Infektionsrisiko gegenüber der Allgemeinbevölkerung besteht. Alle Altersgruppen können betroffen sein [2, 3, 14], vor allem Kinder bis zum zweiten Lebensjahr sind besonders gefährdet [8, 10, 21].

Das höchste Infektionsrisiko besteht innerhalb der ersten zwei Jahre nach Milzentfernung, aber auch über das Auftreten septischer Komplikationen viele Jahre später wurde berichtet [2, 14].

Die Ursache der erhöhten Infektionsgefährdung liegt im Ausfall wichtiger immunologischer Funktionen der Milz. Ellis u. Smith zeigten, daß die Immunantwort der Milz bei Bakteriämien eine dominierende Stellung einnimmt, wenn der Organismus mit dem betreffenden Antigen noch nie Kontakt hatte. Vor allem jüngere, immununerfahrene Kinder sind deswegen häufiger von Infektionen nach Splenektomie betroffen. Pneumokokken gelangen von der Eintrittspforte meist rasch in die Blutbahn. Da man mehr als 80 verschiedene Typen unterscheidet, ist auch noch im Erwachsenenalter ein hämatogener Erstkontakt möglich, was bei Fehlen der Milz zu einer fulminanten Sepsis führen kann. Dies klärt auch das Auftreten einer wiederholten Post-Splenektomie-Sepsis beim gleichen Patienten [14].

Aufgrund dieser Erkenntnisse sollte im Kindesalter die Erhaltung der Milz angestrebt werden. Erstmals berichtete Douglas (1971) über ein rein konservatives Vorgehen nach traumatischer Milzruptur, wobei die Diagnose klinisch gestellt wurde. Weitere Berichte anderer Autoren über ein derartiges Vorgehen folgten [7, 12]. Auch über erfolgreich durchgeführte Nähte von Milzverletzungen bei Neugeborenen und älteren Kindern wurde mehrfach berichtet [4, 15–18].

Die chirurgische Taktik wird vom klinischen Bild bestimmt. Bei akutem Abdomen nach Bauchtrauma ist eine rasche Laparotomie stets notwendig. Besteht eine Milzruptur, so kann aufgrund der architektonischen Gliederung der Gefäßstruktur der meist horizontale Riß genäht werden [20]. Auch bei Neugeborenen ist eine Milznaht durchaus möglich [4, 16, 17]. Sie sollte bei allen geburtstraumatischen und iatrogenen Milzverletzungen angestrebt werden.

Bei subakutem klinischen Verlauf nach stumpfem Bauchtrauma stellt die Laparoskopie eine einfache und zweckmäßige Untersuchung dar. Sie erlaubt neben der Diagnosesicherung auch die Erfassung von intraabdominellen Begleitverletzungen [1]. Ist die Milzblutung zum Stillstand gekommen oder bestehen nur geringfügige Sickerblutungen, so hat sich das rein konservative Vorgehen nach unserer Erfahrung bestens bewährt. Bei unauffälligem Verlauf werden die Kinder nach ca. 3 Wochen entlassen. Die später bei einigen Patienten durchgeführte Milz-Szintigraphie zeigte meist einen umschriebenen Parenchymdefekt als Zeichen der Narbenbildung.

Übereinstimmend mit Gellis sind wir der Auffassung, daß im Kindesalter der Versuch der Milzerhaltung nach traumatischer Ruptur grundsätzlich angestrebt werden sollte. Ist die Splenektomie jedoch nicht zu vermeiden, so muß eine langfristige antibiotische Prophylaxe oder eine Pneumokokken-Impfung [5] erwogen werden.

Literatur

1. Amann, J., Engelhart, G., Blesing, H.: Die Stellung der Laparoskopie beim stumpfen Bauchtrauma. Helv. Chir. Acta **44**, 89 (1977)
2. Balfanz, J.R., Nesbit, M.E., Jarvis, G., Krivit, W.: Overwhelming sepsis following splenectomy for trauma. J. Pediatr. **88**, 458–460 (1976)
3. Bisno, A.L., Freman, J.C.: The syndrome of asplenia, pneumococcal sepsis and disseminated intravascular coagulation. Ann. Intern. Med. **72**, 389–393 (1970)
4. Burrington, J.D.: Surgical repair of ruptured spleen in children: report of eight cases. Arch. Surg. **112**, 417–419 (1977)
5. Cowan, M.J., Ammann, A.J., Wara, D.W., Howie, V.M., Schultz, L., Doyle, M., Kaplan, M.: Pneumococcal polysaccharide immunisation in infants and children. Pediatrics **62**, 721–727 (1978)
6. Douglas, G.J., Simpson, J.St.: The conservative management of splenic trauma. J. Pediatr. Surg. **6**, 565–570 (1971)

7. Ein, W.H., Shandling, B., Simpson, J.S., Stephens, C.A.: Nonoperative management of traumatized spleen in children: how and why. J. Pediatr. Surg. **13**, 117–119 (1978)

8. Ein, S.H., Shandling, G., Simpson, J.S., Stephens, C.A., Band, S.K., Biggar, W.D., Freedman, M.H.: The morbidity and mortality of splenectomy in childhood. Ann. Surg. **185**, 307–310 (1977)

9. Ellis, E.F., Smith, R.T.: The role of the spleen in immunity with special reference to the postsplenectomy problem in infants. Pediatrics **37**, 111–119 (1966)

10. Eraklis, A.J., Filler, R.M.: Splenectomy in childhood: a review of 1413 cases. J. Pediatr. Surg. **7**, 382–388 (1972)

11. Gellis, S.: Year book of pediatrics, p. 303. Chicago: Year Book Medical Publisher 1975

12. Joseph, T.P., Wyllie, G.G., Savage, J.P.: The nonoperative management of splenic trauma. Aust. N.Z. J. Surg. **47**, 179–182 (1977)

13. King, H., Shumacker, H.B.: Splenic studies. Ann. Surg. **136**, 239–242 (1952)

14. Kitchens, C.S.: The syndrome of postsplenectomy fulminant sepsis. Case report and review of the literature. Am. J. Med. Sci. **274**, 303–310 (1977)

15. La Mura, J., Chung Fat, S.P., San Filippo, J.A.: Splenorraphy for the treatment of splenic rupture in infants and children. Surgery **81**, 497–501 (1977)

16. Matsuyama, S., Suzuki, N., Nagamachi, Y.: Rupture of the spleen in the newborn: treatment without splenectomy. J. Pediatr. Surg. **11**, 115–116 (1976)

17. Mishalaney, H.: Repair of the ruptured spleen. J. Pediatr. Surg. **9**, 175–178 (1974)

18. Sherman, N.J., Morris, J.A.: Conservative surgery for splenic injuries. Pediatrics **61**, 267–271 (1978)

19. Singer, D.B.: Postsplenectomy sepsis. Perspect. Pediatr. Pathol. **1**, 285–311 (1973)

20. Upadhyaya, P., Simpson, J.S.: Splenic trauma in children. Surg. Gyn. Obstet. **126**, 781–790 (1968)

21. Walker, W.: Splenectomy in childhood: review in England and Wales, 1960–1964. Br. J. Surg. **63**, 36–43 (1976)

Dozent Dr. M. Höllwarth
Ordinariat für Kinderchirurgie
der Universität
Heinrichstraße 31
A-8010 Graz

Monatsschr. Kinderheilkd. 128, 490–495 (1980)

Monatsschrift für
Kinderheilkunde
© by Springer-Verlag 1980

Biochemische Akutveränderungen bei Ausdauerbelastungen im Kindes- und Jugendalter

A. Berg, J. Keul und G. Huber

Medizinische Universitätsklinik, Abteilung Sport- und Leistungsmedizin (Ärztlicher Direktor: Prof. Dr. J. Keul), Freiburg/Br.

Biochemical Changes After Endurance Exercise in Children and Juveniles

Summary. In 6 groups of children and juveniles (aged 8–16 ys) the exercise induced changes (cross country skiing of different durations) in various blood-parameters (Na, K, Ca, Mg, glucose, lactic acid, free fatty acids, glycerol, triglycerides, cholesterol, urea, CK-activity) are shown in contrast to changes in adults. It was found, that there are differences in the metabolic behaviour of the groups examined; previous data in adults must be applied, with restrictions, to results found in children or juveniles. Single parameters are not sufficient to obtain informations about influences of intensive endurance training in juveniles. Remarkable changes after long-lasting exercise must be expected in the blood values of K, Mg, urea, insulin and STH.

Key words: Endurance exercise – Energy substrates – Urea – Electrolytes.

Zusammenfassung. Für 6 Gruppen von Kindern und Jugendlichen zwischen 8 und 16 Jahren wurden die belastungsbedingten Veränderungen verschiedener Blutgrößen (Natrium, Kalium, Calcium, Magnesium; Glukose, Laktat, freie Fettsäuren, Triglyceride, Glycerol, Cholesterol; Harnstoff, Kreatinkinase-Aktivität; Insulin, STH) den Veränderungen bei Erwachsenen nach Skilangläufen unterschiedlicher Zeitdauer gegenübergestellt. Dabei zeigt sich, daß die für den erwachsenen Organismus geltenden Vorstellungen über das Stoffwechselverhalten unter Ausdauerbelastung nicht ohne weiteres auf den jugendlichen oder kindlichen Organismus übertragen werden kann. Einzelparameter können keinen sicheren Hinweis geben, wenn Einflüsse eines intensiven Ausdauertrainings bei Jugendlichen beurteilt werden sollen. Deutliche belastungsabhängige Veränderungen sind bei Kindern und Jugendlichen vor allem in den Blutwerten für Kalium, Magnesium, Harnstoff, Insulin und STH zu erwarten.

Schlüsselwörter: Ausdauerbelastung – Energetische Substrate – Harnstoff – Elektrolyte.

Mit der wachsenden Hinführung von Jugendlichen und auch Kindern zum Wettkampfsport und zu Trainingsbelastungen von teilweise erheblicher Intensität sind Berichte über die Einflüsse körperlicher Belastungen mit Ausdauercharakter auf den kindlichen und jugendlichen Organismus zahlreicher geworden [18, 25, 27, 35]. Neben den Problemen der Herzkreislaufanpassung sind dabei vor allem Fragen der altersspezifischen muskulären Energiebereitstellung diskutiert worden. Es wurde zwar stets die Frage nach der Belastbarkeitsgrenze des heranwachsenden Organismus impliziert und die Suche nach möglichen negativen Folgen intensiver Trainingsmethoden erwähnt, doch entsprachen die labormäßig orientierten Untersuchungen in den meisten Fällen nicht den praktischen Realitäten, mit denen Kinder und Jugendliche im heutigen Sportalltag konfrontiert werden. Es war daher ein Ziel der vorliegenden Arbeit, akute biochemische Veränderungen nach Ausdauerbelastung von Heranwachsenden zu dokumentieren und diese erneut bezüglich der Fragestellung der Belastbarkeitsgrenze in diesem Altersbereich und hinsichtlich fraglicher unerwünschter Begleiterscheinungen kritisch darzustellen.

Methodik

Es wurden dazu 6 Gruppen von Kindern und Jugendlichen im Alter zwischen 8 und 16 Jahren bei unterschiedlichen, vom Alter abhängigen Skilanglaufbelastungen untersucht (Tabelle 1). Die erhobenen

Tabelle 1. Personengruppen, Belastungsmodus

Gruppe Nr.	n	Alter J.	Geschlecht ml./wbl.	Belastungsart	Belastungsdauer min
1[a]	11	8– 9	ml.	Skilanglauf	30
2	12	9–10	ml.	Skilanglauf	60
3	12	10–11	ml.	Skilanglauf	60
4	12	11–12	ml.	Skilanglauf	60
5	10	10–12	4 ml./6 wbl.	Skilanglauf	120
6	7	14–16	3 ml./4 wbl.	Skilanglauf	120
7[b]	12	31±6,6	ml.	Skilanglauf	170
8	10	40±6,3	ml.	Skilanglauf	120

[a] Haralambie, Berg, Huber (1977) [18]
[b] Berg u. Haralambie (1978) [3]

Tabelle 2. Untersuchte Parameter

Natrium, Kalium, Calcium	Flammenphotometer FCM 6342 Fa. Eppendorf
Magnesium	Atomabsorptionsspektrophotometer Perkin Elmer Modell 5000
Glukose	Bergmeyer et al. (1974) [8]
Lactat	Hohorst (1974) [20]
Freie Fettsäuren	Keul et al. (1968) [21]
Triglyceride, Glycerol	Eggstein u. Kreutz (1966) [9]
Cholesterol	Röschlau et al. (1974) [31]
Harnstoff	Gutmann u. Bergmeyer (1974) [12]
Kreatinkinase	Szasz et al. (1970) [33]
Insulin	Hahn et al. (1970) [13]
Somatotropes Hormon (STH)	Morgan (1966) [28]

Befunde (Tabelle 2) wurden dabei den Veränderungen von zwei Erwachsenengruppen nach 120 und 170 min Skilangläufen gegenübergestellt. Aufgrund der mittels Speicher-EKG ermittelten Herzfrequenzen konnten für die einzelnen Gruppen auf eine vergleichbare Belastungsintensität ($\approx 70\%$ VO$_2$ max.) geschlossen werden. Die Herzfrequenzen der Kinder lagen im Mittel während der gesamten Registrierphase bei 180–190/min, die der Jugendlichen bei 170–180/min, die der erwachsenen Vergleichsgruppe bei 160–170/min.

Blutentnahmen wurden kubitalvenös unmittelbar vor sowie 6–8 min nach der Laufbelastung entnommen. Die Bestimmung der CK-Aktivität erfolgte innerhalb von 36 Std; die Seren bzw. Überstände wurden für den weiteren Analysegang bis zur Aufarbeitung bei $-35\,^\circ$C aufbewahrt.

Ergebnisse

In Abhängigkeit von der Belastungsdauer sind bei unverändertem Serumspiegel für Natrium und Calcium deutliche Erhöhungen des Serumkaliums bei Erniedrigung des Serummagnesiums zu beobachten (Tabelle 3 und 4); diese sind für die Gruppen 5 und 6 besonders stark ausgeprägt.

Bei der Blutglukose weisen nur die Gruppen 3, 6 und 8 signifikante Blutzuckersenkungen auf. Für Belastungszeiten von Kindern über 60 min können keine signifikanten Lactatzunahmen gemessen werden (Gruppe 5, 6).

Die Serumspiegel der freien Fettsäuren sowie des freien Glycerins nehmen in Abhängigkeit von der Belastungszeit zu; allerdings sind für die Personen bis 12 Jahre (Gruppe 1–5) die Spiegel der freien Fettsäuren bezogen auf die jeweiligen Glycerolkonzentrationen sichtlich niedriger (Abb. 1).

Die Triglyceride sowie des Serumgesamtcholesterin werden durch die einzelne Belastungsformen nicht einheitlich verändert.

Während die CK-Anstiege deutlich niedriger als von Erwachsenen erwartet, ausfallen, kommt es im Serumharnstoff zu teilweise erheblichen Anstiegen. Einen signifikanten Zusammenhang zwischen Harnstoffbildung und Glukosehomöostase gibt die negative

Tabelle 3. Serumwerte für Natrium, Kalium, Calcium, Magnesium, Harnstoff und Kreatinkinase-Aktivität in den untersuchten Altersgruppen unmittelbar vor sowie 6 min nach Belastungsende; Angaben in Mittelwert $\pm$ Standardabweichung

Altersgruppe		Natrium mVal/l	Kalium mVal/l	Calcium mg/dl	Magnesium mg/dl	Harnstoff mg/dl	CK U/l
1	vor	141 ± 2,3	4,01 ± 0,19	9,6 ± 0,44	2,06 ± 0,17	37,4 ± 6,9	56,5 ± 21,8
	nach	141 ± 3,0	4,15 ± 0,18	9,6 ± 0,43	1,94 ± 0,15	43,4 ± 8,2	64,5 ± 25,8
	p <	n.s.	n.s.	n.s.	0,005	0,001	0,001
2	vor	142 ± 1,9	4,21 ± 0,26	—	—	32,2 ± 7,5	—
	nach	144 ± 1,9	4,32 ± 0,23	—	—	34,6 ± 7,3	—
	p <	0,001	n.s.	—	—	0,005	—
3	vor	142 ± 1,9	4,23 ± 0,30	9,3 ± 0,39	2,10 ± 0,14	29,8 ± 7,3	64,2 + 34,1
	nach	141 ± 1,5	4,38 ± 0,34	9,3 ± 0,27	1,90 ± 0,14	32,9 ± 7,6	75,7 ± 40,9
	p <	n.s.	n.s.	n.s.	0,001	0,001	0,001
4	vor	147 ± 1,8	4,28 ± 0,39	9,7 ± 0,38	2,09 ± 0,26	30,5 ± 6,5	—
	nach	147 ± 2,2	4,49 ± 0,33	9,8 ± 0,21	1,94 ± 0,25	35,0 ± 6,5	—
	p <	n.s.	0,025	n.s.	0,005	0,001	—
5	vor	142 ± 3,2	4,09 ± 0,35	9,5 ± 0,39	2,12 ± 0,12	31,2 ± 7,6	69,4 ± 32,2
	nach	143 ± 2,7	4,88 ± 0,63	9,5 ± 0,26	1,87 ± 0,20	37,2 ± 7,4	89,0 ± 44,1
	p <	n.s.	0,001	n.s.	0,001	0,001	0,001
6	vor	145 ± 4,5	4,48 ± 0,32	9,1 ± 0,63	1,97 ± 0,17	35,8 ± 5,5	34,6 ± 11,5
	nach	147 ± 6,0	5,10 ± 0,78	9,0 ± 0,60	1,79 ± 0,18	47,9 ± 6,4	48,6 ± 16,4
	p <	0,050	0,050	n.s.	0,005	0,001	0,001
7	vor	144 ± 1,9	4,30 ± 0,34	10,0 ± 0,19	2,14 ± 0,10	40,6 ± 6,9	36,4 ± 8,5
	nach	146 ± 1,5	4,82 ± 0,50	10,2 ± 0,34	1,91 ± 0,11	50,2 ± 6,9	76,4 ± 37,9
	p <	0,001	0,001	0,010	0,001	0,001	0,001
8	vor	141 ± 5,1	4,33 ± 0,36	10,2 ± 0,46	2,02 ± 0,17	35,6 ± 6,3	—
	nach	141 ± 5,9	4,96 ± 0,36	10,3 ± 0,50	1,86 ± 0,21	45,4 ± 6,5	—
	p <	n.s.	0,001	n.s.	0,001	0,001	—

n.s. = nicht signifikant

Tabelle 4. Serumwerte der freien Fettsäuren (FFS), Glycerol, Triglyceride, Cholesterin, Insulin und STH sowie der Kapillarblutwerte von Glukose und Laktat in den untersuchten Altersgruppen; Angaben in Mittelwert ± Standardabweichung

Alters-gruppe		Glukose mmol/l	Laktat mmol/l	FFS mmol/l	Glyzerol mmol/l	Triglyc. mmol/l	Cholest. mg/dl	Insulin µE/ml	STH ng/ml
1	vor	5,18 ± 0,44	1,26 ± 0,23	0,59 ± 0,14	0,078 ± 0,020	0,45 ± 0,21	—	—	4,9 ± 3,1
	nach	5,56 ± 0,69	2,38 ± 0,91	1,04 ± 0,27	0,294 ± 0,096	0,48 ± 0,24	—	—	8,1 ± 3,4
	p<	n.s.	0,001	0,001	0,001	n.s.	—	—	0,050
2	vor	5,67 ± 0,59	1,89 ± 0,52	0,48 ± 0,12	0,092 ± 0,021	0,39 ± 0,18	161 ± 20,0	13,2 ± 7,2	2,8 ± 2,7
	nach	5,82 ± 0,84	3,09 ± 0,64	1,37 ± 0,36	0,385 ± 0,089	0,52 ± 0,15	166 ± 21,1	9,4 ± 3,6	8,6 ± 4,1
	p<	n.s.	0,001	0,001	0,001	0,005	n.s.	n.s.	0,005
3	vor	5,23 ± 0,50	1,15 ± 0,22	0,91 ± 0,27	0,158 ± 0,054	0,31 ± 0,08	183 ± 28,7	—	3,9 ± 3,3
	nach	5,75 ± 0,67	2,33 ± 0,49	1,18 ± 0,16	0,342 ± 0,082	0,46 ± 0,17	181 ± 31,9	—	12,5 ± 5,5
	p<	0,050	0,001	0,005	0,001	0,001	n.s.	—	0,001
4	vor	5,20 ± 0,86	1,41 ± 0,21	0,58 ± 0,29	0,096 ± 0,038	0,44 ± 0,12	161 ± 26,3	22,0 ± 13,2	2,7 ± 3,0
	nach	5,55 ± 0,72	2,33 ± 0,89	1,56 ± 0,33	0,395 ± 0,065	0,49 ± 0,12	164 ± 31,2	13,1 ± 7,0	11,9 ± 6,4
	p<	n.s.	0,005	0,001	0,001	0,005	n.s.	0,050	0,001
5	vor	4,97 ± 0,39	1,29 ± 0,29	0,54 ± 0,12	0,111 ± 0,030	1,64 ± 1,16	155 ± 15,9	18,9 ± 8,9	4,1 ± 3,2
	nach	4,89 ± 0,43	1,27 ± 0,23	1,88 ± 0,42	0,393 ± 0,101	1,58 ± 0,99	156 ± 11,6	11,2 ± 5,1	5,3 ± 2,4
	p<	n.s.	n.s.	0,001	0,001	n.s.	n.s.	0,050	
6	vor	5,24 ± 0,56	1,38 ± 0,32	0,48 ± 0,18	0,095 ± 0,029	1,16 ± 0,53	172 ± 23,7	22,2 ± 6,8	7,5 ± 6,9
	nach	4,32 ± 0,50	1,46 ± 0,26	1,81 ± 0,37	0,387 ± 0,061	1,18 ± 0,29	165 ± 24,5	16,9 ± 6,6	15,7 ± 8,2
	p<	0,010	n.s.	0,001	0,001	n.s.	n.s.	0,010	0,050
7	vor	5,46 ± 0,74	1,69 ± 0,37	0,49 ± 0,15	0,090 ± 0,022	2,29 ± 1,82	250 ± 29,9	20,5 ± 9,3	1,9 ± 1,9
	nach	5,14 ± 0,90	2,31 ± 0,64	2,42 ± 0,49	0,565 ± 0,105	1,53 ± 0,98	247 ± 33,6	19,5 ± 6,6	3,7 ± 3,5
	p<	n.s.	0,005	0,001	0,001	0,02	n.s.	n.s.	n.s.
8	vor	4,85 ± 0,79	1,29 ± 0,39	0,62 ± 0,22	0,085 ± 0,030	3,43 ± 2,86	186 ± 30,3	16,6 ± 8,5	0,6 ± 0,8
	nach	4,22 ± 0,33	1,78 ± 0,61	1,96 ± 0,48	0,457 ± 0,081	1,55 ± 0,69	190 ± 31,2	13,7 ± 7,7	3,1 ± 1,8
	p<	0,025	0,05	0,001	0,001	0,05	n.s.	n.s.	0,005

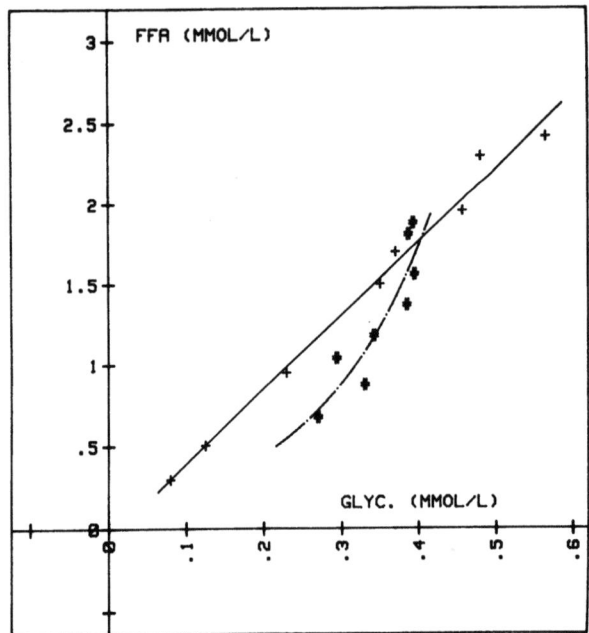

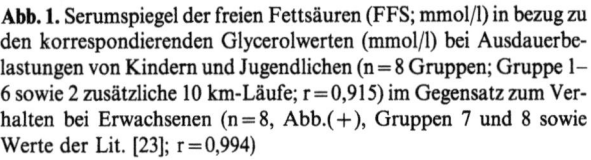

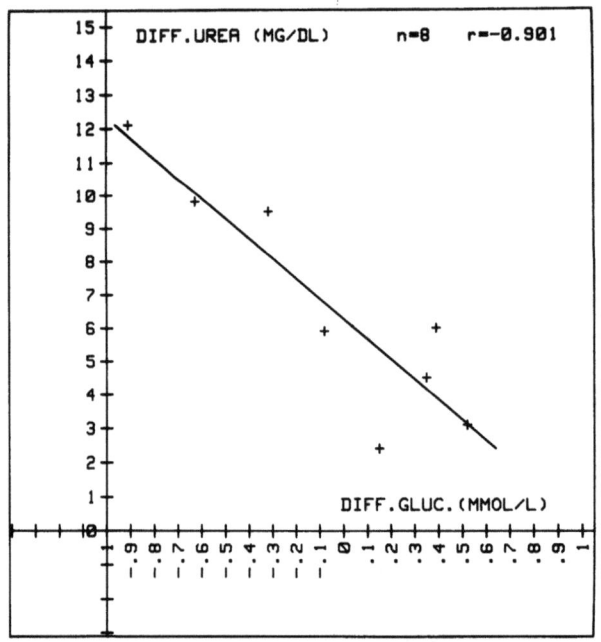

Abb. 1. Serumspiegel der freien Fettsäuren (FFS; mmol/l) in bezug zu den korrespondierenden Glycerolwerten (mmol/l) bei Ausdauerbe-lastungen von Kindern und Jugendlichen (n = 8 Gruppen; Gruppe 1–6 sowie 2 zusätzliche 10 km-Läufe; r = 0,915) im Gegensatz zum Ver-halten bei Erwachsenen (n = 8, Abb.(+), Gruppen 7 und 8 sowie Werte der Lit. [23]; r = 0,994)

Abb. 2. Veränderungen der Blutglukose (Diff. vor/nach, mmol/l) in bezug zu den korrespondierenden Harnstoffveränderungen (Diff. vor/nach, mg/100 ml) bei den 8 untersuchten Gruppen nach Skilanglaufbelastungen (n = 8 Gruppen; r = −0,901; p/0.001)

Korrelation der jeweiligen belastungsbedingten Veränderungen dieser beiden Parameter wieder (Abb. 2).

Die Serumspiegel für das somatotrope Hormon weisen (Ausnahme-Gruppe 5) deutliche Anstiege und für das Insulin Erniedrigungen auf.

Diskussion

Wie von Ausdaueruntersuchungen bekannt [1, 14, 32], war für die hier untersuchten Belastungsintensitäten bei gleichbleibenden Serumnatrium- und Calciumkonzentrationen ein signifikanter Anstieg der Kaliumspiegel bei Absinken der Magnesiumwerte zu erwarten (Tabelle 3 und 4). Der vermehrte Bedarf dieser beiden intrazellulären Mineralstoffe unter chronischer Trainingsbelastung mit Ausdauercharakter und die Gefahr von Mangelerscheinungen aufgrund des Mißverhältnisses zwischen erhöhtem Bedarf, größerem Verlust und unzureichender Zufuhr ist für erwachsene Sportler betont worden [15]. Während die hier vorliegenden Belastungsintensitäten von 30 und 60 min Dauer nur geringfügige Kalium-Erhöhungen von 3–4% mit sich bringen, werden nach den beiden 120 min Belastungen Verschiebungen im Serumkalium von 15–20% gemessen. Es werden somit Veränderungen gesetzt, die die von Erwachsenen bekannten Kaliumerhöhungen sogar überschreiten. Die Möglichkeit der damit verbundenen Verarmung des intrazellulären Raumes und die Notwendigkeit der Kompensation dieser belastungsbedingten Elektrolytverschiebung müssen berücksichtigt werden. Da die erhöhten Kaliumspiegel vornehmlich Folge des Glykogenabbaus sind [22], muß nach solchen Belastungen eine ausreichende Kaliumzufuhr gesichert sein, um die Wiederherstellung der Glykogendepots zu gewährleisten. Im Gegensatz zur Serumkaliumerhöhung werden nach den 120 min Belastungen Serummagnesiumerniedrigungen beobachtet, die mit Werten unter 1,9 mg/100 ml den für den Sportler geforderten Optimalbereich von 2,15–2,4 mg/100 ml beträchtlich unterschreiten; mit großer Wahrscheinlichkeit darf angenommen werden, daß die beschriebene Erniedrigung unter Belastung (Tabelle 4) in der nachfolgenden Erholungsphase von 24–48 Std nicht ausgeglichen und die angeführten Ausgangswerte nicht erreicht werden; so muß auch für das Magnesium auf die Notwendigkeit einer erhöhten Zufuhr hingedeutet werden, wenn nicht mit einer Beeinträchtigung der Leistungsfähigkeit gerechnet werden soll [22].

Die Art der Energiebereitstellung wird durch das biologische Alter geprägt. Die anaerobe Kapazität und die damit verbundene Lactatproduktion sowie metabolische Azidose wird erst nach der Pubertät voll entfaltet [24, 25]. Seit den Veröffentlichungen von Eriksson u. Mitarb. [10, 11] wird hierfür als wesentliche Ursache die deutlich erniedrigte Aktivität des für die Glykolyse wichtigen Enzyms Phosphofruktokinase im Muskel Heranwachsender genannt. Neuere Untersuchungen des eigenen Arbeitskreises [19] zeigten bei Ju-

gendlichen vergleichbare und teilweise sogar erhöhte Aktivitäten von Citratcyklus- *und* Glykolyseenzymen im Gegensatz zu den gemessenen Aktivitäten im Erwachsenenmuskel. Es müssen somit sicherlich auch zusätzliche Faktoren wie etwa die altersspezifische hormonelle Situation mit Begünstigung des oxydativen Stoffwechsels, der Erhöhung des Substrattransports zur und in die Muskelzelle und der Beeinflussung von Muskelenzymen herangezogen werden. Da zudem vergleichbare Phänomene wie im präpubertären Organismus – notwendige Glukosehomöostase, geringe Lactatbildung, erniedrigte Azidose, erhöhte lipolytische Aktivität, veränderte hormonale Regulation – zeitlich limitiert auch in der Gravidität vorzuliegen scheinen [7], müssen möglicherweise die Vorstellungen bezüglich des Mechanismus der Energiebereitstellung überdacht oder erweitert werden.

Bei den hier untersuchten Belastungszeiten liegen die jeweiligen Lactatdifferenzen stets unter den bei Erwachsenen nach vergleichbaren Belastungszeiten beobachteten Werten. Bei den 120 min Belastungen scheint die Energiebereitstellung bei Kindern annähernd rein aerob abgedeckt zu werden, so daß jetzt keine meßbaren Lactaterhöhungen mehr nachweisbar sind.

Bei Betrachtung der extramuskulären energetischen Substrate fällt bezüglich der Blutglucose die anscheinend altersabhängige Neigung zu erhöhten Glukosespiegeln für die präpubertären Gruppen im Gegensatz zur Blutzuckersenkung bei der pubertären sowie erwachsenen Vergleichsgruppe auf. Unterschiedliches Verhalten im Blutzuckerspiegel in Abhängigkeit des Trainingszustandes oder bei anzunehmender hyperadrenerger Stoffwechsellage sind bekannt [6, 29]. Wirth u. Mitarb. [35] konnten ein unterschiedliches Insulinsekretionsverhalten in Abhängigkeit vom Alter nachweisen, nachdem bereits Oseid [30] bei Jugendlichen belastungsbedingte Glukoseanstiege bei gegensätzlich dazu abfallenden Insulinaktivitäten auf Werte bis zu 50% des Ausgangsruhewertes beschrieben hatte. Die bei den Jugendlichen gemessenen Insulinaktivitäten nach Belastung liegen ebenfalls stets deutlich unter dem jeweiligen Ausgangswert und zusätzlich entsprechend unter dem Nachbelastungswert der erwachsenen Vergleichsgruppe. Die Glukoseutilisation unter Belastung wird durch eine Vielzahl von Faktoren beeinflußt; die Glukoseverwertung ist mit der Lipolyse wie auch der Glukoneogenese und den Aminosäuremetaboliten verknüpft. Eine wesentliche Rolle in der Energiebereitstellung der extramuskulären Substrate unter Belastung muß der Sekretion von STH und Katecholaminen zugerechnet werden. Für die vorliegenden Skilanglaufbelastungen waren im Gegensatz zur erwachsenen Vergleichsgruppe (mit Ausnahme für die Gruppe Nr. 5) stets signifikante STH-Aktivitätserhöhungen nachweisbar. Maximal wurden Steigerungen von über 300% gegenüber dem Ausgangsruhewert beobachtet. Die gemessenen Nachbelastungswerte bestätigen die Werte anderer Autoren für jugendliche Ausdauerbelastungen [30, 25, 35]; sie lassen aber keinen Rückschluß auf die Lipolyserate, die Glucosehomöostase oder etwa eine vermutbare Altersabhängigkeit zu. Wie Urin- und Plasmabestimmungen ergaben, steigen auch die Serumaktivitäten der Katecholamine meßbar an; hierbei bleibt zur Zeit allerdings noch offen, ob die Sekretionsraten für Adrenalin und Noradrenalin in Abhängigkeit zur relativen O_2-Aufnahme bei Jugendlichen höher als bei Erwachsenen ausfallen [26].

Trotz erhöhter STH- und erniedrigter Insulinspiegel sind für den Heranwachsenden die Lipolyseraten gemessen am Glycerolanstieg unter Belastung im Vergleich zum Erwachsenen geringer ausgeprägt (Abb. 1). Für die freien Fettsäuren und Glycerol werden maximale Serumkonzentrationen von über 2,0 mmol/l bzw. 0,500 mmol/l nur im Einzelfall erreicht. Aufgrund dieser Werte kann auf die Fettsäureutilisation und ihren Anteil an den energieliefernden Prozessen geschlossen werden. Beim Vergleich mit den Glycerol- und FFS-Veränderungen von Erwachsenen bei unterschiedlichen Belastungen [23] weisen die vorliegenden Werte auf eine erhöhte Fettoxydation durch den jugendlichen Organismus hin, die freien Fettsäuren liegen hier im Verhältnis zum Glycerol niedriger. Da offensichtlich die enzymatischen Voraussetzungen im Muskel des Kindes verglichen mit denen Erwachsener für den erhöhten Abbau des Acetyl-CoA gegeben sind [19], können vermehrt Fettsäuren für die oxydativen Zelleistungen herangezogen werden. Dies belegt mit der eingeschränkten Lactatproduktion erneut [11], daß das Kind im besonderen für Ausdauerbelastungen geeignet ist.

Ein wichtiger Hinweis auf den Belastungsgrad bietet der Serumharnstoff. Das Ausmaß des Serumharnstoffanstiegs steht beim Erwachsenen im direkten Verhältnis zur Belastungszeit und gibt wahrscheinlich die Beteiligung der muskulären Aminosäuren am Energiestoffwechsel wieder. Harnstoffveränderungen können somit Auskunft über eine katabole Stoffwechselsituation und ein Mißverhältnis zwischen Struktur- und Funktionsstoffwechsel geben [1, 17]. Für einzelne der untersuchten Gruppen liegt die gemessene Harnstoffproduktion nach Belastung über dem bei Erwachsenen beschriebenen Bereich. Entsprechende Abweichungen vom Normverhalten Erwachsener wurden auch nach einem 10 km-Wettkampf bei 12- bis 13jährigen Kindern gefunden [16]. Da kein altersunabhängiges einheitliches Verhalten für die Serumharnstoffveränderungen vorzuliegen scheint, müssen neben diesen zusätzliche Stoffwechselparameter herangezogen werden, um die Belastungssituation und mögliche negative Folgen richtig interpretieren zu können. Den Zusammenhang zwischen Aminosäurestoffwechsel und Kohlenhydratstoffwechsel gibt glaubhaft die hier aufgezeigte negative Korrelation zwischen Harnstoffanstieg und Blutglucoseveränderungen wieder (Abb. 2); Glucosehomöostase und Harnstoffproduktion unter Ausdauerbelastung dürften über die Energiebereitstellung aus Aminosäuren sowie über die Glukoneogenese aus glukoplastischen Aminosäuren eng miteinander verknüpft

sein [5]. Bei Kindern findet sich somit ein verminderter Kohlehydratabbau bei erhöhter Fettoxydation und eine frühzeitige Glukoneogenese, um den wachsenden Organismus stets eine ausreichende Bereitstellung von Kohlehydraten zu gewährleisten. Belastungsumfänge, die eine katabole Stoffwechsellage vermuten lassen und die darüber hinaus durch Veränderungen entsprechender Metabolite erfaßt werden, können im Training nicht wiederholt zugemutet werden, da Störungen des zellulären Stukturstoffwechsels sowie Einschränkungen der körperlichen Leistungsfähigkeit möglich sind [34].

Als zusätzliches Kriterium bezüglich der Auswertungen ausdauernder Körperbelastungen kann auch die belastungsbedingte Veränderung der Serumaktivitäten muskulärer Enzyme herangezogen werden [4]. Im erwachsenen Organismus scheint für eine Arbeitszeit von mehr als 300 min eine Schwelle erreicht zu sein, ab der eine Stoffwechselimbalance eine ungewöhnlich intensive Erhöhung der muskulären Serumenzyme möglich macht [3]. Die zu den Belastungszeiten (30, 60, 120 min) gemessenen Aktivitätserhöhungen für die Kreatinkinase weisen eine Größenordnung auf, die deutlich unterhalb dieser Extremveränderungen und teilweise auch niedriger als bei Erwachsenen unter vergleichbaren Bedingungen liegt. Der prozentual geringere Anteil des Muskelgewebes am Körpergewicht bis zur Pubertät [24] gegenüber Erwachsenen und die aufgrund des niedrigeren Körpergewichtes auch geringere mechanische Belastungen der Muskulatur dürften hierfür mitverantwortlich sein.

Die vorliegenden Befunde zeigen, daß die vom erwachsenen Organismus bekannten Befunde unter Ausdauerbelastung auf das Verhalten des jugendlichen oder kindlichen Belastungsstoffwechsel nicht ohne weiteres übertragen werden können. Da Einzelparameter keinen sicheren Hinweis über die Belastungssituation und deren Folgen geben, kann nur eine vielseitige medizinische Überwachung mögliche unerwünschte Einflüsse eines intensiven Ausdauertrainings bei Jugendlichen aufdecken.

Literatur

1. Berg, A.: Skilanglauf und Elektrolytveränderungen. Schweiz. Sportmed. **25**, 185–189 (1977)
2. Berg, A.: Die aktuelle Belastbarkeit – Versuch ihrer Beurteilung anhand von Stoffwechselgrößen. Leistungssport **7**, 420–424 (1977)
3. Berg, A., Haralambie, G.: Changes in serum creatine kinase and hexose phosphate isomerase activity with exercise duration. Eur. J. Appl. Physiol. **39**, 191–201 (1978)
4. Berg, A., Keul, J.: Körperbelastung und Serumenzyme. Dtsch. Z. Sportmed. **30**, 128–134 (1979)
5. Berg, A., Keul, J.: Alanine metabolism during long-lasting exercise. 4th Intern Symposium of Biochemistry on Exercise, Brüssel, 19–22. 6. 1979
6. Berg, A., Haralambie, G.: Veränderungen verschiedener energieliefernder Substrate im Blut bei Ausdauerbelastung von Frauen – Einfluß einer oralen Kalziumsubstitution. Med. Welt **30**, 703–706 (1979)

7. Berg, A., Keul, J., Hillemanns, H.G.: Einfluß der Gravidität auf verschiedene Metabolite in Ruhe und bei Körperarbeit (in Vorbereitung)

8. Bergmeyer, H.U., Bernt, E., Schmidt, F., Stork, H.: D-Glukose: Bestimmung mit Hexokinase und Glc-6-PDH, In: Methoden der enzymatischen Analyse. Bergmeyer, H.U. (Hrsg.). Weinheim: Chemie 1974

9. Eggstein, M., Kreutz, F.H.: Eine neue Bestimmung der Neutralfette im Blutserum und Gewebe. I. Mitteilung: Durchführung und Besprechung der Methoden. Klin. Wochenschr. 44, 262–266 (1966)

10. Eriksson, B.O., Karlsson, J., Saltin, B.: Muscle metabolites during exercise in pubertal boys. Acta Paediatr. Scand. [Suppl.] 217, 154–157 (1971)

11. Eriksson, B.O., Gollnick, P.D., Saltin, B.: Muscle metabolism and enzyme activities after training in 11–13 years old boys. Acta Physiol. Scand. 87, 485–497 1973)

12. Gutmann, I., Bergmeyer, H.U.: Bestimmung von Harnstoff. Glutamat-Dehydrogenase als Indikatorenzym. In: Methoden der enzymatischen Analyse. Bergmeyer, H.U. (Hrsg.), S. 1842. Weinheim: Chemie 1974

13. Hahn, J., Steinhilber, S., Kerp, L.: An improved method of insulin determination in blood by the application of cellulose absorption technique reprinted from protides of the biological fluids, Proc. of the 18th colloquium, Bruges 1970. Peeters, H. (ed.). Oxford, New York: Pergamon Press 1971

14. Haralambie, G.: Changes in electrolytes and trace elements during long-lasting exercise, in: Metabolic adaption to prolonged exercise. Howald, H., Poortmans, J.R. (eds.), p. 340–351. Basel: Birkhäuser 1975

15. Haralambie, G., Heiler, O.: Magnesiumkonzentration im Schweiß nach körperlicher Belastung. Sportarzt u. Sportmed. 27, 229–232 (1976)

16. Haralambie, G.: Biochemische Serumwerte bei 12- bis 13jährigen Kindern nach einem 10 km-Wettlauf. Leistungssport 6, 454–459 (1976)

17. Haralambie, G., Berg, A.: Serum urea and amino acid nitrogen changes with exercise duration. Eur. J. Appl. Physiol. 36, 39–48 (1976)

18. Haralambie, G., Berg, A., Huber, G.: Biochemical and heart rate changes after a skiing race in 8 to 9 years old boys. In: Frontiers of activity & child health. Shephard, R. (ed.). Quebec City: Edition Pelican 1977

19. Haralambie, G.: Skeletal muscle enzyme activities in female subjects of various ages. Bull. Eur. Physiopathol. Respir. 15, 259–267 (1979)

20. Hohorst, H.J.: L-(+)-Lactat-Bestimmung mit Lactatdehydrogenase und DPN. In: Methoden der enzymatischen Analyse. Bergmeyer, H.U. (Hrsg.), S. 275–277. Weinheim: Chemie 1962

21. Keul, J., Linnet, N., Eschenbruch, E.: The photometric autotitration of free fatty acids. Z. Klin. Chem. Klin. Biochem. 6, 394–398 (1968)

22. Keul, J., Haralambie, G., Winker, K.-H., Baumgartner, A., Bauer, G.: Die Wirkung eines Multivitamin-Elektrolyt-Granulats auf Kreislauf und Stoffwechsel bei langwährender Körperarbeit. Schweiz. Sportmed. 22, 169–184 (1974)

23. Keul, J.: Muscle metabolism during long-lasting exercise. In: Metabolic adaption to prolonged physical exercise. Howald, H., Poortmans, J.R. (eds.). Basel: Birkhäuser 1975

24. Kindermann, W., Keul, J., Simon, G., Reindell, H.: Anpassungserscheinungen durch Schul- und Leistungssport im Kindesalter. Sportwiss. 8, 222–234 (1978)

25. Kindermann, W., Keul, J., Lehmann, M.: Ausdauerbelastungen beim Heranwachsenden – metabolische und kardiozirkulatorische Veränderungen. Fortschr. Med. 97, 659–665 (1979)

26. Lehmann, M.: Beziehungen zwischen Katecholaminspiegel und Stoffwechselgrößen im Kindes- und Jugendalter. V. Fortbildungsveranstaltung DSÄB/Baden: Zur Belastbarkeit des kindlichen und jugendlichen Organismus: Feldberg, 28. 6.–1. 7. 1979

27. Macek, M., Vavra, J., Novosadova, J.: Prolonged exercise in prepubertal boys. I. Cardiovascular and metabolic adjustment. Eur. J. Appl. Physiol. 35, 291–298

28. Morgan, C.R.: Human growth hormone immunoassay: two antibody method using 125-J tracer. Proc. Soc. Exp. Biol. Med. 121, 62–67 (1966)

29. Neumann, G., Baasch, G., Lorenz, R., Schuster, H.G., Senger, H., Hotz, G., Taubmann, W., Kaiser, R., Scharschmidt, F.: Untersuchungen von Kreislauf- und Stoffwechselparametern während und nach einer einstündigen Belastung mit einem Rennrad auf einem gebremsten Rollengerät (Home-Trainer). Wiss. Z. Dtsch. Hochsch. Körperkult. (Leipzig) 10, 59–92 (1968)

30. Oseid, S., Hermansen, L.: Hormonal and metabolic changes during and after prolonged muscular work in pre-pubertal boys. Acta Paediatr. Scand. [Suppl.] 217, 147–153 (1971)

31. Röschlau, P., Bernt, E., Gruber, W.: Enzymatische Bestimmung des Gesamtcholesterins im Serum. Z. Klin. Chem. Klin. Biochem. 12, 403–407 (1974)

32. Rose, L.I., Carrou, D.R., Lowe, St.L., Peterson, E.W., Cooper, K.H.: Serum electrolyte changes after marathon running. J. Appl. Physiol. 29, 449–451 (1970)

33. Szasz, G., Busch, E.W., Farohs, H.B.: Serum Kreatinkinase, I. Methodische Erfahrungen und Normalwerte mit einem neuen handelsüblichen Test. Dtsch. Med. Wochenschr. 95, 829–835 (1970)

34. Weicker, H., Wirth, A., Spiel, M.: Einfluß motorischer Aktivierung auf Stoffwechselregulation und körperliche Leistungsfähigkeit bei Diabetes mellitus. Inn. Med. 3, 423–430 (1976)

35. Wirth, A., Träger, E., Scheele, K., Mayer, D., Diehm, K., Reischle, K., Weicker, H.: Cardiopulmonary adjustment and metabolic response to maximal and submaximal physical exercise of boys and girls at different stages of maturity. Eur. J. Appl. Physiol. 39, 229–240 (1978)

Dr. A. Berg
Medizinische Universitätsklinik
Abteilung Sport- und Leistungsmedizin
Hugstetter Straße 55
D-7800 Freiburg/Br.

Monatsschr. Kinderheilkd. 128, 496–501 (1980)

Monatsschrift für
Kinderheilkunde
© by Springer-Verlag 1980

Epidemiologische und sozialpsychologische Aspekte von Unfällen im Kindesalter

C. Zink[1], Jurina Karsten[1], J. v. Törne[1], Angela Zink[2] und J. Korporal[2]

[1] Klinik für Pädiatrie der Medizinischen Hochschule (Direktor: Prof. Dr. H. G. Hansen), Lübeck
[2] Fachhochschule für Sozialarbeit und Sozialpädagogik (Rektor: Prof. Dr. H.-J. Brauns), Berlin

Epidemiological and Socio-Psychological Aspects of Accidents in Childhood

Summary. The present study is based on the assumption that accidents in childhood may be interpreted as a possible result of conflicts between the children and their social environment. Questioning of 100 children who had suffered from accidents, and of their parents showed that children having incomplete families were largely overrepresented in the study group. They also had already experienced a greater number of prior accidents. Their child-development was less favourable, more parents reported unusual behavior and possible psychosomatic symptoms. The social situation of the single-parents' families was characterized by difficult economic conditions. These families mainly belonged to lower social classes. The results underline the necessity not only to consider medical (therapeutic and rehabilitating) measures but also socio-pedagogical or socio-therapeutic support.

Key words: Accidents in childhood – Epidemiology – Social genesis – Broken homes.

Zusammenfassung. Die vorliegende Untersuchung geht von der Annahme aus, daß Unfälle im Kindesalter auch als Ausdruck von Konflikten zwischen Kindern und ihrer sozialen Umwelt interpretiert werden können. Eine Befragung von 100 stationär behandelten unfallverletzten Kindern und ihren Eltern ergab, daß Kinder aus unvollständigen Familien im Untersuchungskollektiv deutlich überrepräsentiert waren. Auch in der Anamnese wiesen sie eine höhere Zahl von Unfällen auf. Ihre Entwicklung war insgesamt ungünstiger verlaufen; die Eltern hatten häufiger Verhaltensauffälligkeiten und psychosomatisch interpretierbare Symptome wahrgenommen. Die soziale Situation der Ein-Eltern-Familien war durch schwierige materielle Verhältnisse gekennzeichnet; sie gehörten überwiegend den unteren Sozialschichten an. Die Ergebnisse unterstreichen die Notwendigkeit, über medizinisch-therapeutische und rehabilitative Maßnahmen hinaus – insbesondere bei wiederholten Unfällen – in einer Sozialanamnese die Frage sozialpädagogischer oder sozialtherapeutischer Angebote zu prüfen.

Schlüsselwörter: Unfälle im Kindesalter – Epidemiologie – Soziogenese – Ein-Eltern-Familien.

Jahr für Jahr verunglücken erschreckend viele Kinder in der Bundesrepublik. Mit ein bis eineinhalb Millionen verunglückten Kindern nimmt sie unter allen wirtschaftlich und sozialstrukturell vergleichbaren Ländern anerkanntermaßen eine besonders ungünstige Position ein [7, 12]. Jedes neunte bis dreizehnte Kind unter 15 Jahren erleidet nach einer Schätzung von Christian [6] jährlich einen Unfall, der einen körperlichen Schaden zur Folge hat. 29 von 100 000 Kindern starben im Durchschnitt der Jahre 1965–1974 an den Folgen von Unfällen.

Die Unfallsterblichkeit zeigt zwar eine geringfügig rückläufige Tendenz, aber die Morbidität – soweit sie statistisch erfaßt wird – nimmt zu, wie aus den Mikrozensus-Zusatzbefragungen des Statistischen Bundesamtes der letzten Jahre hervorgeht. Insbesondere hat sich die Bedeutung des Unfalls innerhalb der Gesamtmorbidität und -mortalität im Kindesalter erhöht. Dies gilt in der Bundesrepublik in zunehmendem Maß auch für die Sterblichkeit im Säuglings- und Kleinkindalter [10].

Angesichts dieser Situation und mit großer zeitlicher Verzögerung werden nun umfangreiche Präventionsprogramme mit vorwiegend psychologischer und pädagogischer Orientierung entwickelt und angewandt. Sie konzentrieren sich vor allem auf das Unfallgeschehen im Straßenverkehr. Dies hat seine Berechtigung angesichts der großen Bedeutung, die Verkehrsunfällen in der Mortalität von Kindern und Jugendlichen zukommt: Bei Kindern unter fünf Jahren ereignet sich fast jeder zweite tödliche Unfall im Straßenverkehr; bei den fünf- bis fünfzehnjährigen sind es zwei von drei Unfällen mit tödlichem Ausgang [16].

Trotzdem halten wir diesen einseitigen Bezug auf Verkehrsunfälle oder auf Unfälle mit tödlichem Ausgang für bedenklich, weil damit breite Bereiche notwendiger Prävention unberücksichtigt bleiben. Wir verkennen nicht, daß nur hier auf gesicherte und (zumindest im Hinblick auf straf- und versicherungsrechtliche Konsequenzen) aufgeschlüsselte Daten zurückgegriffen werden kann. In der Tat gestatten nur sie es, präventive Strategien hinsichtlich ihrer Wirksamkeit zu begründen und zu überprüfen.

Als Voraussetzung präventiver Maßnahmen konzentrierte sich die bisherige Ursachenforschung bei Verkehrsunfällen auf drei Aspekte, die jeweils legitime, für sich genommen aber unzureichende Zugänge zum Problem darstellen:

Verkehrsunfälle werden als Folge kognitiver Defizite der Kinder interpretiert. Entsprechend wird Prävention hier angestrebt durch das Einüben eines adäquaten Verkehrsverhaltens (z.B. Vermittlung rationaler Vermeidungsstrategien) und durch die Erweiterung der Wahrnehmungsfähigkeit (intensives „Gefahrentraining"). Dabei bleibt offen, ob diese Defizite für die Entstehung von Unfällen ursächlich sind. Neuere Untersuchungen belegen, daß Kinder i. allg. über recht umfangreiche Kenntnisse der Verkehrsregeln verfügen [3, 14, 19], diese aber durch die Einwirkung anderer Faktoren in bestimmten Situationen nicht anwenden können.

Verkehrsunfälle werden in anderem theoretischen Zusammenhang aus Umweltbedingungen hergeleitet, die den speziellen Bedürfnissen der Kinder entgegenstehen und sie permanent überfordern. Prävention konzentriert sich hier auf die Schaffung einer „kinderfreundlichen Umwelt", also z. B. auf die Einrichtung von Spielstraßen, die Sicherung von Schulwegen und die Aufklärung der Autofahrer.

Unfälle können schließlich als Ergebnis von Konflikten zwischen dem Kind und seiner sozialen Umwelt interpretiert werden. Bei Kindern mit bestimmten psychischen und sozialen Merkmalen werden solche Konflikte häufiger beobachtet. So läßt sich die isolierte Betrachtung des Unfallgeschehens - vor allem in der Begrenzung auf den Straßenverkehr - in Richtung auf einen epidemiologischen Ansatz erweitern, der unfallgefährdete Gruppen sozialstrukturell und sozialpsychologisch zu identifizieren vermag. Prävention bedeutet dann - weiter gefaßt - auch psychosoziale Intervention bei bestimmten Risikopopulationen (sekundäre Prävention).

Diese letzte Auffassung liegt unserer Untersuchung zugrunde, die das Unfallgeschehen vorrangig in seiner psychosozialen Dimension zum Gegenstand hat.

Methodik der Untersuchung

Wir gingen psychosozialen Entstehungsbedingungen von Unfällen im Kindesalter in einer prospektiven Untersuchung nach, in der über Verkehrsunfälle hinaus das gesamte Spektrum klinisch behandelter Unfälle im Kindesalter untersucht wurde. Intoxikationen wurden bei dieser Untersuchung nicht berücksichtigt. Sie sind derzeit Gegenstand einer Folgestudie.

1977/78 befragten wir die Eltern von 100 Lübecker Kindern im Alter von 9 bis 14 Jahren, die wegen Unfällen stationär behandelt werden mußten, in standardisierten Interviews nach ihrer familiären und sozialen Situation. Die Kinder wurden zum Unfallhergang und zu ihrem Befinden am Unfalltag befragt. Persönlichkeitsmerkmale wurden mit Hilfe einiger psychologischer Tests erhoben.

Die statistische Zusammenhangsanalyse wurde mit dem Chi-Quadrat-Test (Signifikanzniveaux $p \leq 0,05$ „signifikant"; $p \leq 0,01$ „hochsignifikant") und dem t-Test nach Student vorgenommen.

Unsere Ergebnisse konnten mit diesen statistischen Verfahren nur zum Teil gesichert werden, da wegen des sehr breiten empirischen Ansatzes die Zahl der untersuchten Familien begrenzt werden mußte. Aber auch die bloße Beschreibung dieser Zusammenhänge ist insofern von Relevanz, als sie es gestattet, psychosoziale Bedingungen des Unfallgeschehens zu präzisieren und damit konkretere Hypothesen für nachfolgende Untersuchungen anzubieten. Darüber hinaus sind die Ergebnisse in hohem Maße plausibel und befinden sich im Einklang mit anderen, vor allem im Ausland durchgeführten Studien.

Im folgenden sollen einige Ergebnisse vorgestellt werden, die die psychosoziale Situation der Unfallkinder und ihrer Familien betreffen.

Ergebnisse

Wir ermittelten 34 Fälle, in denen die unfallverletzten Kinder aus unvollständigen oder stark konfliktbelasteten Familien stammten. Wenn man für die Bundesrepublik annimmt, daß in jeder sechsten Familie ein Elternteil allein die Verantwortung für die Kinder trägt [17], gewinnt die überproportionale Beteiligung von Kindern aus unvollständigen Familien in unserem Kollektiv erhebliches Gewicht.

In verschiedenen Untersuchungen, vor allem aus dem angloamerikanischen Sprachraum, wird in Kollektiven unfallverletzter Kinder ein erhöhter Anteil von Kindern aus unvollständigen Familien beschrieben [1, 2, 8, 9, 11, 13, 15].

In der Altersstruktur unterschieden sich die Kinder in beiden Gruppen nur wenig: Kinder aus vollständigen Familien waren mit 11,9 Jahren durchschnittlich fünf Monate älter als diejenigen aus unvollständigen Familien. Dem etwas höheren Alter entsprechend wäre eine größere Zahl anamnestisch erhobener früherer Unfälle bei Kindern aus vollständigen Familien zu erwarten. Im Gegensatz hierzu fanden wir, daß Kinder aus vollständigen Familien durchschnittlich 1,6 Unfälle - unter Ausschluß des letzten, zur Behandlung führenden Unfalls - erlitten hatten, während Kinder aus unvollständigen Familien im Mittel 2,1 Unfälle in der Anamnese aufwiesen. Abbildung 1 stellt die durchschnittliche Zahl in bestimmten Altersklassen erlittener Unfälle für beide Gruppen dar.

Jungen wiesen eine höhere Zahl früher erlittener Unfälle auf als Mädchen. Betrachtet man diese Zahl jedoch in Abhängigkeit von der Familienstruktur, so zeigt sich, daß die Unfallmorbidität von Mädchen in unserem Kollektiv in noch größerem Umfang durch die sozialen Bedingungen der Familien bestimmt wurde, als dies bei Jungen der Fall war (Tabelle 1).

Kinder aus unvollständigen Familien standen bei durchschnittlich gleich großen Familien eher am Ende der Geschwisterreihe. Ihre Eltern waren jedoch deut-

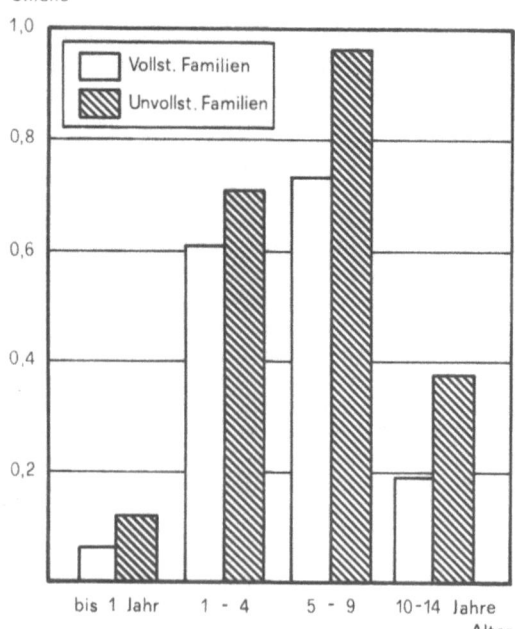

Abb. 1. Durchschnittliche Zahl anamnestisch erhobener früherer Unfälle bei Kindern aus vollständigen und unvollständigen Familien nach Altersgruppen. [46 Kinder aus vollständigen Familien, 26 Kinder aus unvollständigen Familien; nicht berücksichtigt wurden 18 Kinder aus vollständigen Familien (28%) und 8 Kinder aus unvollständigen Familien (24%), von denen keine früheren Unfälle berichtet wurden]

lich jünger als in vollständigen Familien: Mütter um fast drei Jahre, „Väter" (Partner der Mütter, Bezugspersonen der Kinder) um mehr als drei Jahre.

Diese Parameter weisen auf eine dichtere Geburtenfolge und damit auch auf eine höhere Belastung der Mütter in der Schwangerschaft und in den Säuglings- und Kleinkinderjahren hin.

Alleinstehende Frauen erinnerten sich seltener an körperliche Beschwerden in der Schwangerschaft, dagegen standen bei ihnen depressive Verstimmungen im Vordergrund. Auch Geburtskomplikationen und Frühgeburten waren bei diesen Frauen deutlich häufiger.

Kinder alleinstehender Frauen wiesen bereits in den ersten Lebensjahren mehr Unfälle auf, was mit der Doppelbelastung der Frauen durch materiell notwen-

dige Berufstätigkeit und die allein zu bewältigenden Erziehungsaufgaben in Zusammenhang gebracht werden kann.

In der körperlichen und psychomotorischen Entwicklung der Kinder unterscheiden sich die beiden Kollektive deutlich: Kinder aus unvollständigen Familien lernten später laufen und etwas später sprechen, während ihre Reinlichkeitserziehung früher abgeschlossen war. Es ist vorstellbar, daß sich hierin der Versuch der Mütter ausdrückt, die ohnehin komplizierte häusliche Situation hinsichtlich der Kinderpflege zu entlasten.

Die weitere Entwicklung dieser Kinder verlief ebenfalls ungünstiger. Sie waren häufiger im Kinderheim, lebten öfter und länger von ihren Bezugspersonen getrennt und mußten häufiger mit ihren Familien umziehen. Sie zeigten mehr Verhaltensauffälligkeiten oder psychosomatisch deutbare Symptome und wurden wegen anderer Krankheiten häufiger im Krankenhaus behandelt.

Auch in der Behandlung des aktuellen Unfalls bestanden Unterschiede in den beiden Teilkollektiven. Kinder aus vollständigen Familien wurden signifikant schneller in ärztliche Behandlung gebracht. 52% der Kinder aus vollständigen Familien wurden zunächst von niedergelassenen Ärzten behandelt, während fast alle Kinder aus Ein-Eltern-Familien mit nur wenig schwereren Verletzungen (vgl. [20]) unmittelbar in die Klinik gebracht wurden.

Dieser Befund kann eine Erklärung darin finden, daß Kinder aus unvollständigen Familien häufiger ihren ersten Unfall erlitten hatten. Erfahrungen, die bei früheren Unfallverletzungen gemacht worden waren, mögen ausschlaggebend dafür gewesen sein, daß alleinerziehende Eltern ihre Kinder eher sofort in die Klinik brachten. Zudem wirft für diese Familien die häusliche Pflege eines unfallverletzten Kindes ohne Rückgriff auf Nachbarschaftshilfe, Hauspflege oder Verwandte erhebliche Probleme auf.

Der Zusammenhang zwischen belastender familiärer Situation und der Unfallhäufigkeit zeigt sich deutlich auch darin, daß Kinder aus unvollständigen Familien eher zu Hause verunglückten und der Unfall häufiger durch andere Personen mitverursacht wurde. Von den Eltern aufgestellte Verbote waren häufiger mißachtet worden.

Kinder aus unvollständigen Familien besuchten zu einem nicht unerheblichen Teil Sonderschulen für Lernbehinderte und zeigten häufig Lese- und Rechtschreibschwierigkeiten. Schul- und Prüfungsangst wurden dagegen selten beobachtet. Diese Einschätzung der Eltern wurde auch durch psychologische Tests belegt, in denen die Kinder niedrigere Werte auf den Skalen zur Messung von „Prüfungsangst" und „manifester Angst" aufwiesen [18].

Insgesamt wurden die Kinder aus unvollständigen Familien von ihren Eltern als psychisch eher belastbarer als andere Kinder geschildert. Dieser zunächst wenig plausible Befund wird durch die Tatsache gestützt,

Tabelle 1. Durchschnittliche Zahl früherer Unfälle (mit Ausnahme des aktuell erlittenen) bei Jungen und Mädchen aus vollständigen und unvollständigen Familien

	Vollständige Familien	Unvollständige Familien	Vollständige und unvollst. Familien
Jungen	1,68 (n = 37)	2,04 (n = 23)	1,81 (n = 60)
Mädchen	1,41 (n = 27)	2,18 (n = 11)	1,63 (n = 38)
Jungen und Mädchen	1,59 (n = 64)	2,09 (n = 34)	1,74 (n = 98)

Tabelle 2. Schwerwiegende familiäre Veränderungen ("Stressful life-events") in der Zeit vor dem Unfall bei Kindern aus vollständigen und unvollständigen Familien. (98 Kinder; Mehrfachnennungen waren möglich)

"Stressful life-events"	Vollst. Familien	Unvollst. Familien
Berufswechsel der Eltern	2	1
Seit kurzem bestehende Arbeitslosigkeit	–	2
Krankheit oder Tod von Familienangehörigen	7	3
Schwere familiäre Spannungen	1	6
Gerichtsverfahren	1	–
Umzug	2	1
Summe der "stressful life-events"	13	12
Davon wurden als Problem für das Kind geschildert	3	7
Keine "stressful life-events"	52	24
Gesamtzahl der Kinder in den Gruppen	64	34

daß Kinder mit höheren Unfallzahlen in den „Hamburger Neurotizismus- und Extraversions-Skalen" [4] niedrigere Werte auf der Skala zur Messung von „Neurotizismus" aufwiesen. Die Autoren des Tests interpretieren dies als Zeichen psychischer Stabilität. Es legt den Schluß nahe, daß nicht biologische oder persönlichkeitstheoretische Erklärungsmodelle für die Unfallgenese maßgebliche Risiken erfassen, sondern insbesondere soziale und situative Faktoren eine entscheidende Rolle spielen.

Belastende Lebensereignisse ("stressful life events"), die wir für die letzten zwei Monate vor dem Unfall erfaßten, hatten sich in unvollständigen Famili-

en signifikant häufiger ereignet. Wesentlich häufiger wurde geschildert, daß diese Veränderungen das Kind deutlich belasteten. Alle konfliktbehafteten Veränderungen, die im Zusammenhang mit früheren Unfällen erhoben werden konnten, betrafen Kinder aus unvollständigen Familien (Tabelle 2).

Auch die Kinder selbst nahmen ihre familiäre und soziale Situation in der Zeit vor dem Unfall und am Unfalltag konflikthafter wahr als Kinder aus vollständigen Familien. Dieses Bild der Kinder von ihrer Situation wird durch die erwähnten schulischen Probleme und die von uns erhobene durchschnittlich geringere Freizeit unterstrichen. Die Eltern gaben uns zudem in den Interviews Hinweise darauf, daß ihre Kinder größere Probleme im Umgang mit Geschwistern und anderen Kindern hatten.

Besonders deutlich unterscheiden sich beide Kollektive hinsichtlich ihrer Zuordnung zu sozialen Schichten: Unvollständige Familien erreichten auf dem von uns entwickelten Index der sozialen Schicht, der aus den Variablen Schul- und Berufsbildung, arbeitsrechtliche Stellung, Wohnsituation und Einkommen gebildet wurde, durchschnittlich 14,7 Punkte, vollständige Familien dagegen 17 von 30 möglichen Punkten. Unvollständige Familien gehören damit signifikant häufiger unteren Sozialschichten an (Abb. 2).

Die „Väter" in unvollständigen Familien hatten deutlich weniger qualifizierte Berufe. Sie waren hochsignifikant häufiger von Arbeitslosigkeit betroffen (vgl. auch [3]).

Der Anteil berufstätiger Mütter war in beiden Kollektiven fast gleich hoch, jedoch waren alleinstehende

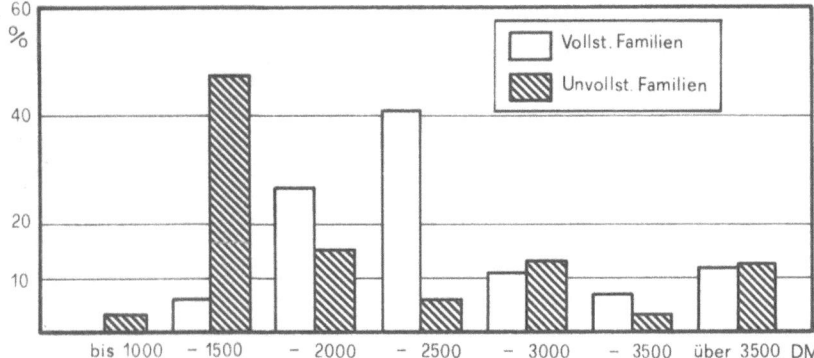

Abb. 2. Monatliches Nettoeinkommen der vollständigen und unvollständigen Familien

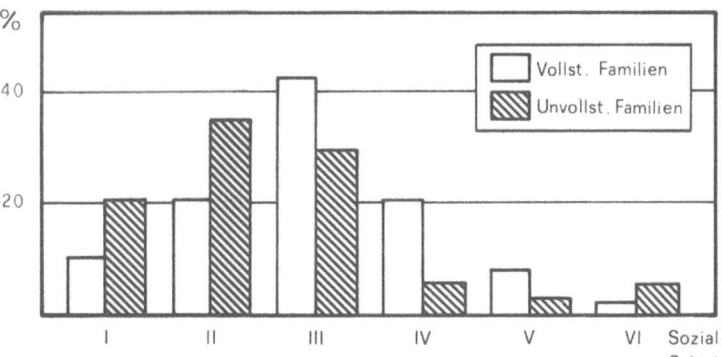

Abb. 3. Vollständige und unvollständige Familien nach Sozialschichten (I = unterste Gruppe, VI = oberste Gruppe auf dem verwandten Index zur sozialen Schicht)

Frauen häufiger vollzeitbeschäftigt. Sie übten Berufe aus, die von ihren Ausbildungsvoraussetzungen her deutlich weniger qualifiziert waren. Auch hierin bestätigt sich, daß alleinstehende Mütter in sozialen Unterschichten zur materiellen Absicherung der Familie in verstärktem Maße zu einer ganztägigen Berufstätigkeit gezwungen sind.

Das Einkommen der unvollständigen Familien lag weit unter dem vollständiger Familien: Die Hälfte aller alleinstehenden Mütter hatte ein monatliches Nettoeinkommen von weniger als 1500 DM. Dieser Wert liegt erheblich unter dem, was einer Arbeiterfamilie nach den Schätzzahlen von 1974 durchschnittlich im Monat zur Verfügung steht [5] (Abb. 3).

Die Wohnsituation und damit auch die Spielmöglichkeiten der Kinder unterscheiden sich ebenfalls deutlich. Ein Viertel aller unvollständigen Familien lebt in vergleichsweise kleinen Wohnungen in der engen Lübecker Innenstadt im Gegensatz zu nur einer einzigen vollständigen Familie (vgl. [3]). Dem entspricht, daß vollständige Familien in größerem Umfang Eigentumswohnungen, Eigenheime oder auch eigene Gärten besitzen.

Diskussion

Die wenigen empirischen Untersuchungen, die in den letzten Jahren in der Bundesrepublik zum Thema der Unfälle im Kindesalter durchgeführt wurden, haben in vielen Aspekten sehr ähnliche Ergebnisse erbracht, obwohl ihnen durchaus unterschiedliche pädagogische, sozialpsychologische und sozialmedizinische Ansätze zugrunde lagen.

Bereits bei der Auswertung vorhandener Unfallstatistiken zeigte sich, daß Unfälle im Kindesalter im Vergleich zu anderen Ländern mit ähnlicher Sozialstruktur bei uns überdurchschnittlich häufig sind.

Um den Umfang der gesamten Unfallmorbidität im Kindesalter abschätzen zu können, haben wir auch früher erlittene Unfälle, die ärztlich behandelt werden mußten, protokolliert und in die Auswertung einbezogen. Es ergaben sich Durchschnittswerte, die weit über denjenigen vergleichbarer Untersuchungen liegen.

Auf das Durchschnittsalter der Kinder in unserem Kollektiv bezogen würden die Zahlen des Mikrozensus von 1976 1,4 Unfälle je Kind ergeben. Gädeke und Monz erhoben durchschnittlich 1,6 Unfälle in einer Gruppe unfallverletzter Kinder, während die von uns berechnete Zahl von 2,7 Unfällen je Kind wesentlich höher ist.

Nach der amtlichen Verkehrsunfallstatistik von Nordrhein-Westfalen für das Jahr 1976 ließe sich für ein altersvergleichbares Kollektiv eine Zahl bisher erlittener Verkehrsunfälle von nur 0,07 je Kind berechnen. So unvollständig diese Statistik auch sein mag, zeigt sich hieran doch, daß die ausschließliche Berücksichtigung von Verkehrsunfällen weite Bereiche des Unfallgeschehens außer acht läßt.

Bei der Erörterung der Entstehungsbedingungen von Unfällen kann u. E. nicht von einem Konzept einer genetischen oder psychostrukturellen Disposition der Kinder ausgegangen werden. Statt dessen lassen neuere Ergebnisse den Schluß zu, daß eine gegenüber der motorischen Entwicklung zurückbleibende psychische oder soziale Entwicklung bedeuten kann, daß die Kinder in bestimmten Situationen objektiv vorhandene Gefahren unzureichend wahrnehmen und aus einem subjektiven Sicherheitsgefühl heraus in einer Weise handeln, die zu fatalen Konsequenzen führt.

Unter Berücksichtigung dieser Befunde dürften Bemühungen, durch eine Verbesserung der kognitiven Verkehrskompetenz die Unfallzahlen zu senken, sich als wirkungslos erweisen. Diese Annahme wird gestützt durch die Feststellung anderer Arbeitsgruppen, daß Kinder allgemein über gutes Verkehrswissen und -verständnis verfügen [3, 19].

Die vorliegenden Untersuchungen betonen den engen Zusammenhang zwischen Unfällen von Kindern und der sozialen Lage der Familie. Ungünstige soziale Verhältnisse, vor allem, wenn sie mit größeren Kinderzahlen verbunden sind, verlangen zur materiellen Absicherung der Familie die Erwerbstätigkeit beider Eltern. Dies steht oft den Wünschen nach beruflicher Weiterqualifikation entgegen und kann überdies beengte Wohnverhältnisse in meist schlechten Wohngegenden bedingen.

Die genannten Parameter deuten eine Problemüberlastung der Familien an, die sich in einer oft unzureichenden Begleitung und Förderung der Entwicklung der Kinder und einer notwendigen frühen Delegation von Erziehungfunktionen äußert. Es besteht die Gefahr, daß notwendige Lernerfahrungen ausbleiben und eigenverantwortliches Handeln der Kinder zu wenig entwickelt wird.

Richtiges Umgehen mit Gefahren setzt voraus, daß eine Situation als risikoreich erkannt wird und daß ein flexibles Verhaltensrepertoire eine Reaktion ermöglicht, die der jeweiligen Situation angemessen ist. Das Erlernen solcher flexibler Reaktionsweisen wird im Rahmen heute üblicher Vermittlungsformen nur selten ermöglicht. Hier müssen neue, die emotionale und motivationale Situation des Kindes berücksichtigende und sein soziales Umfeld einbeziehende Lernformen entwickelt werden.

Ein relativ großer Teil der Eltern und Erzieher hat heute noch die Tendenz, ein Kind, das einen Unfall erlitten hat, zu größerer Vorsicht im Umgang mit Gefahren zu ermahnen oder gar zu strafen. Dies dient gewiß nicht dem Ziel, dem Kind in vergleichbaren Situationen größere Sicherheit zu geben. Statt dessen sollte zwar durchaus die Unfallsituation mit dem Kind durchgesprochen werden, vor allem aber gemeinsam (unter Einschluß professioneller Hilfe) nach Wegen gesucht werden, Belastungen oder Konflikte in Familie, Schule oder Freundeskreis abzubauen.

Hier ist auch der Bereich ärztlicher Tätigkeit angesprochen: Insbesondere wiederholte Unfälle von Kindern sollten Veranlassung sein, über die rein medizinische oder rehabilitative Tätigkeit hinaus an mögliche soziale oder psychische Belastungen des Kindes zu denken und dazu beizutragen, daß sozialpädagogische oder psychologische Beratung oder Behandlung und materielle Hilfen vermittelt werden.

Literatur

1. Benians, R.C.: A child psychiatrist looks at burned children and their families. Guy's Hosp. Rep. **123**, 149–154 (1974)
2. Bergner, L., Mayer, S., Harris, D.: Falls from heights: A childhood epidemic in an urban area. Am. J. Public Health **61**, 90–96 (1971)
3. Böcher, W., Schlag, B.: Kinderunfälle in Nordrhein-Westfalen. Hrsg.: Der Minister für Wirtschaft, Mittelstand und Verkehr des Landes Nordrhein-Westfalen. Essen 1978
4. Buggle, F., Baumgärtel, F.: Hamburger Neurotizismus- und Extraversions-Skalen für Kinder und Jugendliche. Göttingen: Hogrefe 1972
5. Der Bundesminister für Arbeit und Sozialordnung: Einkommens- und Vermögensverteilung. Bonn 1977
6. Christian, W.: Kinderunfälle in der Bunderepublik Deutschland. Fortschr. Med. **92**, 1373/4, 1396 (1974)
7. ders.: Tödliche Kinderunfälle in Europa. Fortschr. Med. **95**, 1991/2, 2034 (1977)
8. Hedri, A.: Eine Indikationserweiterung der Psychotherapie: Die Unfallbereitschaft. Fortschr. Psychosom. Med. **3**, 154–159 (1963)
9. Husband, P., Hinton, P.E.: Families of children with repeated accidents. Arch. Dis. Child. **47**, 396–400 (1972)
10. Korporal, J., Zink, A.: Epidemiologie der Säuglingssterblichkeit. Stuttgart: Thieme 1978
11. Krall, V.: Personality characteristics of accident repeating children. J. Abnorm. Psychol. **48**, 99–107 (1953)
12. Maier, E.: Zivilisationsbedingte Unfälle: Vom sozialmedizinischen Standpunkt. Monatsschr. Kinderheilkd. **122**, 511–514 (1974)
13. Meyer, R.J. et al.: Accidental injury to the preschool child. J. Pediatr. **63**, 95–105 (1963)
14. Peter-Habermann, I.: Warum Kinder verunglücken müssen. Reinbek: Rowohlt 1979
15. Rumler, W., Buchholz, S.: Über Kinderunfälle: II. Die Epidemiologie des Kinderunfalls. Ärztl. Jugendkd. **55**, 107–114 (1964)
16. Statistisches Bundesamt: Statistisches Jahrbuch für die Bundesrepublik Deutschland. Stuttgart: Kohlhammer 1971–1979
17. Verband alleinstehender Mütter und Väter: Persönliche Mitteilung. Frankfurt/M. 1979
18. Wieczerkowski, W. et al.: Angstfragebogen für Schüler (AFS). Braunschweig: Westermann 1973
19. Winterfeld, U.: Verkehrsbeteiligung, Verkehrswissen und Verkehrsverständnis bei fünf- bis sechsjährigen Kindern in einer Großstadt. Berlin, Freie Universität, Phil. Diss. 1977
20. Zink, C. et al.: Psychische und soziale Risiken wiederholter Unfälle im Kindesalter. Beitrag auf dem 6. Europäischen Kongreß für Pädopsychiatrie. Madrid, Juni 1979

Prof. Dr. J. Korporal
Leonhardtstraße 1
D-1000 Berlin 19

Monatsschr. Kinderheilkd. 128, 502–505 (1980)

Monatsschrift für
Kinderheilkunde
© by Springer-Verlag 1980

Fluoreszenzangiographischer Nachweis retinaler Gefäßveränderungen bei kindlichen Diabetikern

U. M. Klemen, H. Freyler, E. Schober und H. Frisch

I. Universitäts-Augenklinik (Vorstand: Univ. Prof. Dr. K. Hruby) und
Universitäts-Kinderklinik (Vorstand: Univ. Prof. Dr. E. Zweymüller), Wien

Diagnosis of Retinal Vascular Changes in Diabetic Children by Means of Fluorescein-Angiography

Summary. By means of fluorescein-angiography diabetic retinal microangiopathy can be earlier revealed than by means of ophthalmoscopy. 36 children with diabetes (aged 6,25–15,5 years, $\bar{x}$ 11,6 years) with a duration of the diabetes between 0 and 12,75 years ($\bar{x}$ 3,9) were submitted to fluorescein – angiography, in 20 cases a follow up study was performed. Pathological changes were found in 21 cases, in 10 of 15 children with normal angiograms the duration of the disease was less than 5 years. More than 50% of all patients followed up showed an increase of diabetic microangiopathy.

Key words: Juvenile onset diabetes – Fluoresceinangiographia of the retina.

Zusammenfassung. Mit Hilfe der Fluoreszenzangiographie sind die frühen Stadien der retinalen diabetischen Mikroangiopathie nachweisbar, bevor sie ophthalmoskopisch sichtbar werden. 36 kindliche Diabetiker (Alter: 6,25–15,5 Jahre, $\bar{x}$ 11,6 Jahre) mit unterschiedlicher Krankheitsdauer (0–12,75 Jahre, $\bar{x}$ 3,9 Jahre) wurden fluoreszenzangiographisch untersucht, in 20 Fällen konnte eine Verlaufsstudie durchgeführt werden. Typische Augenhintergrundveränderungen wurden in 21 Fällen festgestellt, bei 10 von 15 Kindern mit normalem Angiogramm betrug die Krankheitsdauer weniger als 5 Jahre. Mehr als die Hälfte aller Kinder, die in die Verlaufsstudie einbezogen wurden, zeigten eine Zunahme ihrer Veränderungen.

Schlüsselwörter: Kindlicher Diabetes mellitus – Fluoreszenzangiographie der Retina.

Die diabetische Retinopathie ist eine okklusiv-exsudativ-obliterative Mikroangiopathie; diese retinalen Gefäßprozesse lassen sich durch eine Darstellung der mikrovasalen Strukturen der Netzhaut sichtbar machen: der retinalen Fluoreszenzangiographie. Zur Erforschung der Entwicklung der frühen Veränderungen der diabetischen Mikroangiopathie im Kindesalter kann die Fluoreszenzangiographie besonders wertvolle Dienste leisten, und zwar aus folgenden drei Gründen:

1. Infolge der zumeist klaren brechenden Medien des kindlichen Auges sind exakte Darstellungen des perimakulären Kapillarnetzes leichter als beim Erwachsenen erzielbar.

2. Zusätzliche Faktoren wie Hypertonie, Thrombosen, Makroglobulinämie etc., welche analoge Veränderungen der Netzhautgefäße wie Diabetes mellitus bewirken können, kommen im Kindesalter selten vor.

3. Die Manifestationsdauer des Diabetes mellitus kann beim Kind praktisch immer genau erfaßt werden; eine Korrelation zwischen Manifestationsdauer und dem ersten Auftreten der Mikroangiopathie kann eher ermittelt werden.

Das Ziel der vorliegenden Studie war es, an kindlichen Diabetikern festzustellen, wie groß der Anteil von Patienten mit diabetischen Fundusveränderungen ist, ob sich die Entwicklung der Mikroangiopathie beim Kind anders als bei den älteren Typ I-Diabetikern verhält und ob eine statistisch signifikante Korrelation zwischen Krankheitsdauer und dem Zeitpunkt des Beginns der diabetischen Netzhautgefäßveränderungen ermittelt werden kann.

Krankengut und Untersuchungsmethodik

In dieser Studie wurden 36 kindliche Diabetiker (Alter: 6,25–15,5 Jahre, $\bar{x}$ 11,6 Jahre) mit einer durchschnittlichen Krankheitsdauer von 3,9 Jahren (0–12,75 Jahre) einbezogen[1], denen eine Fluoreszenzangiographie zugemutet werden konnte und deren entsprechende Angiogramme auswertbar waren. Die Kooperation war i. allg. befriedigend, etwa 80% der durchgeführten Angiogramme konnten beurteilt werden, in 6 Fällen mußte die Untersuchung wegen eines flüchtigen Brechreizes für etwa eine Minute unterbrochen werden, ernstere Zwischenfälle wie Nausea und Erbrechen traten nicht auf. Die Angiographie wurde in medikamentöser Mydriasis (Mydriaticum-„Roche" und 10% Neosynephrin-Augentropfen) mit einer Zeiss-Funduskamera mit angeschlossener Robot-Recorder-36-ME-Kamera vorgenommen, 2–3 ml einer 10% Na-Fluoresceinlösung wurden rasch intravenös injiziert und der Durchstrom mit einem durchschnittlichen Intervall von ca. 0,7 s festgehalten. Zur genauen Bewertung wurde der Negativfilmstreifen auf eine Leinwand projiziert und das perimakuläre Kapillarnetz bei einer etwa 200fachen Vergrößerung betrachtet.

---

[1] Die Untersuchung wurde mit Einverständnis der Eltern in deren Anwesenheit durchgeführt.

Tabelle 1. Klassifizierung der Patienten mit diabetischer Präretinopathie zu Beginn der Studie

Form der diabetischen Präretinopathie	Patienten	%
Überwiegend okklusiv	15	71,4
Überwiegend exsudativ	0	0
Okklusiv = exsudativ	6	28,6

Ergebnisse

1. Fluoreszenzangiographische Veränderungen bei der Erstuntersuchung

Von 36 Kindern mit ophthalmoskopisch und biomikroskopisch unauffälligem Fundusbefund konnte in 10 Fällen ein unauffälliges Angiogramm, in 5 Fällen eine typische Kapillardilatation mit beschleunigter Durchströmung und in 21 Fällen eine diabetische Präretinopathie festgestellt werden. Tabelle 1 zeigt die Verteilung der Befunde nach der in der Diskussion erwähnten Methode. Bemerkenswert erscheint, daß in unserem Krankengut bei keinem Kind die pathologische Farbdurchlässigkeit aus kleinen Gefäßen im Gegensatz zu den Kapillarverschlüssen im Vordergrund stand. Mikroaneurysmen konnten wir in 7, arteriovenöse Shuntgefäße in 2 Fällen beobachten.

Während bei Kindern mit einer Krankheitsdauer von weniger als drei Jahren fluoreszenzangiographische Veränderungen selten sind, konnten wir bei allen Kindern mit einer Krankheitsdauer von mehr als 6 Jahren bereits Symptome einer diabetischen Präretinopathie beobachten. Mit statistischer Signifikanz manifestiert sich somit beim Kind die diabetische Präretinopathie innerhalb der ersten sechs Jahre nach dem Auftreten des Diabetes mellitus. Die mittlere Krankheitsdauer jener Kinder mit nachgewiesener diabetischer Präretinopathie war ca. doppelt so lang wie die der Kinder mit fluoreszenzangiographisch normalem Befund.

2. Verlaufsbeobachtungen anhand fluoreszenzangiographischer Untersuchungen

Bei 20 Kindern war es möglich, den Verlauf der retinalen Gefäßveränderungen mindestens 2, maximal 4 Jahre lang zu beobachten, wobei durchschnittlich einmal jährlich eine Fluoreszenzangiographie vorgenommen wurde.

Während einer dreijährigen Beobachtungszeit manifestierte sich bei 7 von 8 Kindern mit ursprünglich normalem Angiogramm eine diabetische Präretinopathie; der okklusive Typ der diabetischen Präretinopathie zeigt größere Tendenz zur Progression als die okklusiv = exsudative Variante (Abb. 3a und b, Abb. 4a und b).

Diskussion

Die erste Stufe der diabetischen Netzhautveränderungen, die „funktionelle Mikroangiopathie" [3] ist ein flüchtiges Stadium von Wochen bis wenigen Monaten, für welches eine Verkürzung der retinalen Durchströmungszeit und eine Dilatation der Kapillaren und Präkapillaren charakteristisch sind. Aus dem funktionellen Vorstadium der diabetischen Retinopathie entwickelt sich ein angiomorphologisches Vorstadium, die „diabetische Präretinopathie" [4], welche sich über Jahre hinaus erstrecken kann. Die typischen Veränderungen wie Kapillarverschlüsse, Hyperpermeabilität kleiner Gefäße, Mikroaneurysmen und arteriovenöse Kurzschlußgefäße sind reversibel und können wie die funktionelle Mikroangiopathie nur fluoreszenzangiographisch erfaßt werden. Da diese frühen diabetischen Veränderungen oft Schwankungen unterliegen können, hat sich die von Freyler [4] erstmals beschriebene Einteilung in überwiegend okklusive und überwiegend exsudative Verlaufsformen der diabetischen Präretinopathie, je nachdem ob im Fluoreszenzangiogramm Kapillarverschlüsse oder pathologische Farbstoffaustritte überwiegen, in bezug auf eine objektive Standardisie-

Tabelle 2. Korrelation zwischen Krankheitsdauer und dem Auftreten der Mikroangiopathie. Näheres über die Stadieneinteilung s. Diskussion

Fluoreszenzangiographischer Befund	Krankheitsdauer			
	0–3 Jahre	3–6 Jahre	Über 6 Jahre	Durchschnitt
Normal oder funktionelle Mikroangiopathie	10	5	0	2, 3 Jahre[a]
Symptome einer diabetischen Präretinopathie	4	7	10	4, 7 Jahre[a]

[a] $p_0 = 0,001$

Tabelle 3. Verlauf der Netzhautgefäßveränderungen innerhalb 2–4 Jahren

Ausgangssituation	Zahl der Kinder	Unverändert	Zunahme der Okklusionszonen	Zunahme der Exsudationszonen	Übergang in die diabet. Retinopathie
Normal	8	1	5	2	0
Überwiegend okklusiv	8	3	3	1	1
Okklusiv-exsudativ	4	2	1	1	0

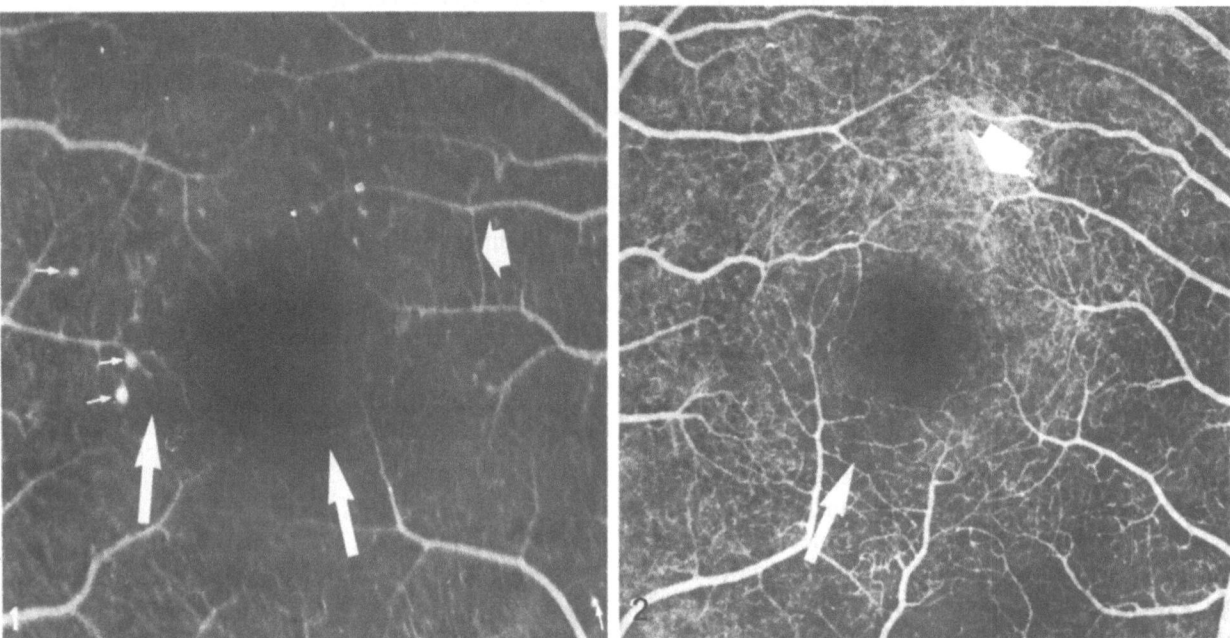

Abb. 1. Überwiegend okklusive Verlaufsform der diabetischen Präretinopathie.➡️Areale mit Kapillarverschlüssen; → Mikroaneurysmen; ➡️Arteriovenöses Kurzschlußgefäß

Abb. 2. Okklusiv=exsudative Verlaufsform der diabetischen Präretinopathie.➡️Kapillarverschlüsse im zirkummakulären Kapillarnetz; ➡️Farbstoffdiffusion aus kleinen Gefäßen

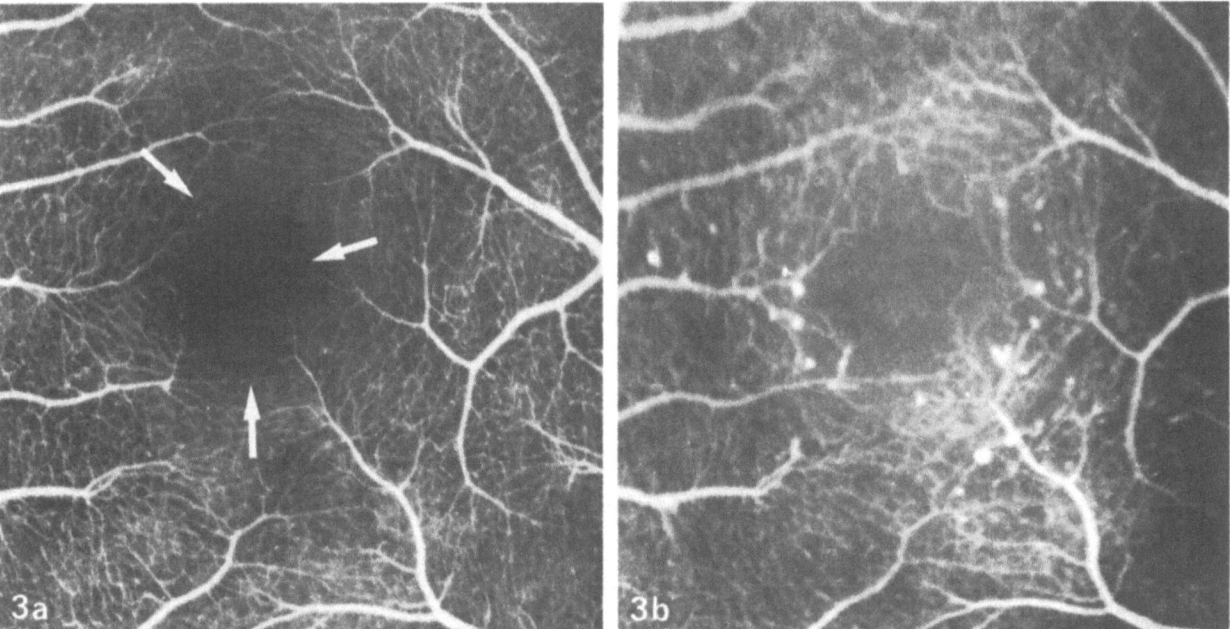

Abb. 3. a Überwiegend okklusive Form der diabetischen Präretinopathie; typische Kapillarverschlüsse im zirkummakulären Bereich. **b** Übergang in die manifeste diabetische Retinopathie; Mikroaneurysmen sind ophthalmoskopisch erfaßbar, massiver Farbstoffaustritt aus den perimakulären Gefäßnetz. Die Zeit zwischen 3a und 3b beträgt 2 Jahre und 8 Monate

rung der angiographischen Befunde bewährt und international Anerkennung gefunden. Weitere Studien an repräsentativen Gruppen von Patienten mit diabetischer Präretinopathie haben mit statistischer Signifikanz ergeben, daß bei juvenilen Diabetikern eher okklusive Formen gefunden werden, während bei Altersdiabetikern (Typ II) beide Hauptformen sich zahlenmäßig die Waage halten [6]. Verlaufskontrollen zeigten, daß Patienten mit überwiegend okklusiven For-

men der diabetischen Präretinopathie zu rascherer Progredienz bzw. zum Übergang in die manifeste diabetische Retinopathie neigen als jene mit überwiegend exsudativen Verlaufsformen [7] (Abb. 1 und 2).

Die von uns gewonnenen Erkenntnisse ermöglichen die Feststellung, daß kindliche Diabetiker in einem höheren Ausmaß zu Kapillarverschlüssen neigen als ältere Diabetiker vom juvenilen Typ (Typ I) und vom Alterstyp (Typ II) und daß pathologische Hyperpermea-

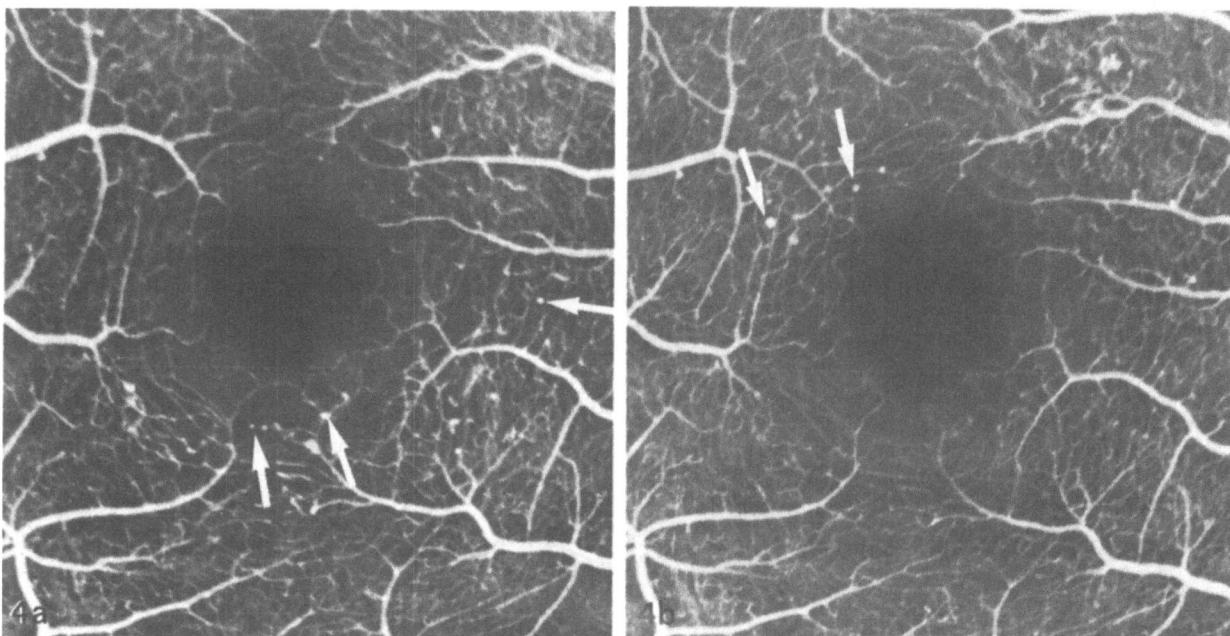

Abb. 4. a Überwiegend okklusive Form der diabetischen Präretinopathie; am papillennahen Rand des perimakulären Kapillarnetzes finden sich zahlreiche, ophthalmoskopisch nicht erfaßbare Mikroaneurysmen. **b** Nach 3 Jahren und 4 Monaten sind die ursprünglich beobachteten Mikroaneurysmen verschwunden, dafür neue am papillenfernen Rand des perimakulären Kapillarnetzes aufgetreten. Keine wesentliche Zunahme von Kapillarverschlüssen kann festgestellt werden

bilitäten beim kindlichen Diabetiker als sekundäre Erscheinungen aufgefaßt werden können. Mikroaneurysmen und arteriovenöse Kurzschlußgefäße sind kein objektiver Parameter für eine Progression der diabetischen Präretinopathie [4], da sie meist als Folge an den peripheren Grenzen von Arealen mit Kapillarverschlüssen entstehen und mit einer weiteren Zunahme nicht durchströmter Kapillarbezirke wieder verschwinden. Die Zunahme von Kapillarverschlüssen ist das Hauptsymptom einer Progredienz der diabetischen Präretinopathie und impliziert die Gefahr eines Überganges in die manifeste diabetische Retinopathie; die Reperfusion nicht perfundierter Kapillaren stellt hingegen ein seltenes Ereignis dar.

Da mit statistischer Signifikanz innerhalb der ersten sechs Jahre der Erkrankung beim kindlichen Diabetiker auch eine diabetische Präretinopathie erwartet werden muß, erscheint es uns zweckmäßig, innerhalb dieser Frist eine Fluoreszenzangiographie vorzunehmen, um den Verlaufstyp der Mikroangiopathie zu erfassen; sollte das Kind eine überwiegend okklusive Form aufweisen, sollten jährliche Kontrolluntersuchungen folgen, im Falle einer deutlichen Progredienz besser noch in halbjährlichen Abständen. Die regelmäßige fluoreszenzangiographische Kontrolle kindlicher Diabetiker ermöglicht die Früherkennung der bösartigsten Verlaufsform der diabetischen Retinopathie, der floriden diabetischen Retinopathie, anhand der rasanten Zunahme fluoreszenzangiographischer Veränderungen innerhalb weniger Wochen bis Monate. Die rechtzeitige Lichtkoagulationsbehandlung vermag in diesen Fällen die drohende Erblindung zu verhindern [11, 12].

Literatur

1. Barta, L. et al.: Prognostic value of fluorescein angiography of the fundus in diabetic children. Acta Diabetol. Lat. **15**, 24 (1978)
2. Brooser, G. et al.: Frühdiagnose der Mikroangiopathie bei kindlichem Diabetes. Klin. Monatsbl. Augenheilkd. **166**, 233 (1975)
3. Ditzel, J. et al.: The problem of tissue oxygenation in diabetes mellitus. I. Its relation to early functional changes in the microcirculation of diabetic subjects. Acta Med. Scand. [Suppl.] **578**, 49 (1975)
4. Freyler, H.: Analyse der progressiven Schübe bei diabetischer Retinopathie. Prophylaxe und Therapie mittels Lichtkoagulation. Beilage zu: Wien. Klin. Wochenschr. **16**, 87 (1975)
5. Hövener, G. et al.: Frühe Diagnose, Verlauf und Therapie der Retinopathie bei jugendlichen Diabetikern. 77. Tagung der D.O.G., Heidelberg 16.–19. 9. 1979
6. Klemen, U.M. et al.: Diabetische Präretinopathie. Klin. Monatsbl. Augenheilkd. (im Druck)
7. Klemen, U. M. et al.: Korrelation zwischen Form und Progression der diabetischen Präretinopathie. Klin. Monatsbl. Augenheilkd. (im Druck)
8. Malone, J. I. et al.: Diabetic vascular changes in children. Diabetes **7**, 673 (1977)
9. Marckwort, H. J. et al.: Nachweis der diabetischen Retinopathie durch fluoreszenzangiographische Untersuchungen bei kindlichem Diabetes mellitus. Klin. Pädiatr. **185**, 408 (1973)
10. Toussaint, D. et al.: First lesions in infantile diabetic retinopathy. Angiofluoresceinic study, p. 494. The Hague: Dr. W. Junk 1976
11. Freyler, H. et al.: Hat die Fotokoagulation die Prognose der diabetischen Retinopathie verbessert? Ophthalmologica **175**, 130 (1977)
12. Diabetic Retinopathy Study Research Group: Preliminary report on effects of photocoagulation therapy. Am. J. Ophthalmol. **81**, 383 (1976)

Dr. E. Schober
Universitäts-Kinderklinik
Währinger Gürtel 74–76
A-1090 Wien IX

Laudatio

Professor Dr. Walter Marget 60 Jahre

Prof. Dr. Walter Marget, Leiter der Abteilung für Antimikrobielle Therapie und Infektionsimmunologie an der Universitäts-Kinderklinik in München wird am 1. August dieses Jahres 60 Jahre alt. Er ist in der Deutschen Pädiatrie etwas Besonderes: Ein profilierter Mikrobiologe, integriert in eine Kinderklinik, und gleichzeitig ein in langjähriger Oberarzttätigkeit bewährter, erfahrener Kinderkliniker. Seine mikrobiologische Ausbildung erhielt er in Heidelberg bei Prof. Rodenwaldt und Prof. Habs. 1951 holte ihn Walter Keller an die Freiburger Universitäts-Kinderklinik, damit er dort neben seiner Kinderärztlichen Ausbildung eine Mikrobiologie am Krankenbett aufzöge. Marget, der 1961 mit dem Unterzeichneten nach Tübingen und 1967 nach München ging, entwickelte aus der Aufgabe ein Konzept mit drei Facetten: 1. Bettnahe und hauseigene bakteriologische Diagnostik in allen wichtigen oder grundsätzlich interessierenden Krankheitsfällen, 2. Laufende Überprüfung neuentwickelter Antibiotika auf Wirksamkeit und Pharmakokinetik sowie „maßgeschneiderte" antibiotische Therapie und ihre Überwachung in wichtigen Krankheitsfällen, 3. Bearbeitung der Epidemiologie und der Bekämpfung von Hospitalinfektionen. Dies letztere, heute allerorts heftig diskutierte Problem wurde von ihm schon in den 50er Jahren an Hand der Coli-Enteritiden der Säuglinge und der Staphylokokkeninfektionen (seine Habilitationsschrift) in Angriff genommen und führte in den letzten Jahren zu der auf seine Initiative unternommenen großen Pilotstudie der Hospitalinfektionen an 5 Süddeutschen Kliniken. Einer der ersten deutschen Klinikhygieniker, Prof. Franz Daschner in Freiburg, stammt aus seiner Schule. Sein hohes Ansehen im In- und Ausland wurde unter anderem in mehreren von ihm durchgeführten internationalen Symposien in Sils-Maria über Probleme der antibiotischen Therapie dokumentiert. Wir freuen uns, daß wir ihn haben und gratulieren ihm herzlich.

K. Betke (München)

Buchbesprechungen

Plewig, Gerd und Albert M. Kligman: Akne. Pathogenese, Morphologie. Therapie. (Deutsche Übers. von Helga Lincke-Plewig.) Berlin, Heidelberg, New York: Springer 1978. XVI, 347 S. u. 110 Taf. geb. DM 117,-.

Die dermatologische Lehre hatte verständlicherweise immer schon eine besondere Nähe zur Bilddarstellung. Was aber hier in Schwarz-Weiß und Farbe an Übersichtsbildern der Haut, auch stark vergrößernden Detailaufnahmen, an histologischen Bildern – in Zeichnung und Fotografie – geboten wird, ist schlechthin einmalig. „Ein Bild ist tausend Worte wert." Zunächst in englischer Sprache 1975, kommt es nun in deutscher Übersetzung im gleichen Verlag, Produkt einer deutsch-US-amerikanischen Zusammenarbeit. Zweifellos ist die Akne mit ihren zahlreichen floriden Sonderformen und den verschiedenen, oft kosmetisch sehr störenden Abheilungsbildern die wichtigste Hautkrankheit neben den Ekzemformen. Der Text ist adäquat. Er berücksichtigt normale und pathologische Mikroanatomie, Ätiologie, Pathogenese und Morphologie. Die Behandlung (konservativ und chirurgisch) kann unter Umständen schnell hervorragende Ergebnisse bringen, so daß eine häufig gezeigte resignative Haltung zur Therapie unberechtigt ist, gerade in der Pädiatrie. Insgesamt ein Buch, das mit Kenntnis, Können und Liebe zur Sache geschrieben ist. Der Preis ist für das Gebotene nicht hoch, wenngleich er doch vielen außerhalb der Dermatologie ein Hindernis bedeuten wird.   M. Hertl (Mönchengladbach)

Internistische Krebstherapie. Hrsg. von K. W. Brunner und G. A. Nagel. Mit Beiträgen von P. Alberto, A. C. Almendral, K. Batz u. a. 2., neubearb. Aufl. Berlin, Heidelberg, New York: Springer 1979. XII, 565 S., 54 Abb. u. 123 Tab. geb. DM 79,-.

Drei Jahre nach der ersten erscheint nun die zweite Auflage aus der Feder Schweizer Onkologen, in vielen Abschnitten neu bearbeitet. Neue Cytostatika, neue Therapiekonzepte, neue Fakten der Tumorpathologie, neue Erfolgsquoten begründen dies. Für die gründliche Anlage des Buches zeugen allgemeine Kapitel: Übersicht über die therapeutischen Mittel, Tumor und Fortpflanzung, Immunologie und Immuntherapie des Krebses, unterstützende allgemeine medizinische Maßnahmen, psychologische Probleme, organisatorische Probleme, Diagnose, Therapie und Forschung, Notfallsituationen in der Onkologie. Diese Kapitel sind auch für den Pädiater sehr lesenswert. Spezielle Kapitel gelten allen Organtumoren und den Leukämien. Für das Kindesalter werden in zwei Sonderkapiteln von Sartorius (Basel) und Plüss (Zürich) Leukämien und solide Tumoren abgehandelt. Sie sind aber durch Querverweise zu den für Erwachsene abgehandelten Abschnitten zu ergänzen. Erstaunlich für deutsche Onkologen sind Unterschiede in den Behandlungsschemata, z.B. die Tatsache, daß die ZNS-Prophylaxe im Rahmen der Initialtherapie der ALL nur mit Methotrexat intralumbal, nicht durch Radiotherapie durchgeführt wird. Das Riehm- oder Pinkel-Schema wird nicht diskutiert. Prognose bei diesem Vorgehen: 40–50% der Kinder erreichen eine 5-Jahre-Dauer-Remission, von Heilungen ist nicht die Rede.   M. Hertl (Mönchengladbach)

Strategies in clinical hematology. Edit. by R. Gross and K.-P. Hellriegel. (Recent Results in Cancer Research. Edit. by V. G. Allfrey a. o. Edit. in chief: P. Rentchnick. Vol. 69.) Berlin, Heidelberg, New York: Springer 1979. X, 140 S., 22 Abb. u. 33 Tab. geb. DM 48,-.

In dem Band sind die Hauptvorträge der 5. Tagung der europäischen und afrikanischen Abteilung der Internationalen Gesellschaft für Haematologie im August 1979 in Hamburg zusammengefaßt. Der Themenkreis ist sehr weit gespannt und umfaßt folgende Hauptbereiche: Virusätiologie von Blutkrankheiten; Erzeugung von Leukämien und malignen Lymphomen durch Zytostatika und Immunsuppressiva; die Bedeutung von Zellkulturen in der Leukämieforschung; biochemische und immunologische „Marker" und ihre Bedeutung bei der Klassifizierung von Haemoblastosen; Therapiefortschritte bei kindlichen Leukämien, akuten Myeloblastenleukämien und Non-Hodgkin-Lymphomen; neuere Erkenntnisse bei den Enzymopathien der Erythrozyten; Störungen des Porphyrinstoffwechsels; Probleme der Eisenüberladung; Interaktionen zwischen Blutbestandteilen und Gefäßwand bei der Thrombusbildung; vermehrte Gerinnungsbereitschaft des Blutes (Hyperkoagulabilität) und schließlich neuere Erkenntnisse beim M. von Willebrand. Diese Gebiete werden durchwegs von kompetenten Autoren in didaktisch geschickter Weise dargestellt. Da zahlreiche der angesprochenen Themen auch in der pädiatrischen Haematologie von Bedeutung sind, wird das Buch zumindest unter den Vertretern dieser Subspezialität sicherlich reges Interesse finden. Darüber hinaus kann es jedoch auch einem breiteren Leserkreis empfohlen werden. Man kann den Herausgebern zur Auswahl der Themen und Referenten nur gratulieren; positiv hervorzuheben sind ferner das rasche Erscheinen und der vergleichsweise niedrige Preis.   M. Neidhardt (Augsburg)

Pediatric surgery. Edit. by Mark M. Ravitch, Kenneth J. Welch, Clifford D. Benson, Eoin Aberdeen and Judson G. Randolph. 3. edit. In two volumens. Chicago, London: Year Book Med. Publ. 1979. Vol. 1: S 1–760 mit Abb. u. Tab.; Vol. 2: S. 762–1622 mit Abb. u. Tab.; 2. Bde zus. geb. $ 210,–.

Es gibt in jedem Fach ein Lehr- oder Handbuch, das als "die Bibel" einer Disziplin uneingeschränkte Anerkennung findet. Für die Kinderchirurgie ist es die Paediatric Surgery, herausgegeben von Ravitsch, Welch, Benson, Aberdeen und Randolph. Der besondere Wert der Paediatric Surgery liegt darin, daß nicht nur der praktisch tätige Kinderchirurg, sondern auch der wissenschaftlich Arbeitende erschöpfende Informationen findet. Jedes Kapitel ist mit einer exzellenten Literaturübersicht verbunden. Jedes Kapitel enthält die für den Kinderchirurgen wichtigen operationstechnischen Hinweise meist mit hervorragenden Zeichnungen verbunden. Dieses in der Tat tiefschürfende Werk konnte nur gelingen, indem die Herausgeber über 120 Mitarbeiter gewannen, jeweils Spezialisten auf dem Gebiet der zu bearbeitenden Kapitel. Das vorliegende Werk ist in der 3. Auflage wieder sehr gut ausgestattet, wobei besonders die hervorragende Wiedergabe der Röntgenbilder sowie die prächtigen Operationsskizzen imponieren. Im Fachgebiet Kinderchirurgie gibt es nichts besseres und nichts vergleichbares: Textbuch in Handbuchqualität und Operationslehre sind gelungen miteinander vereint. Die Pediatric Surgery gehört in die Bibliothek jedes Kinderchirurgen und jeder Kinderklinik. Ch. Hecker (München)

Lymphknotentumoren. Pathophysiologie, Klinik und Therapie. Hrsg. von Alois Stacher und Paul Höcker. München, Wien, Baltimore: Urban & Schwarzenberg 1979. XII, 305 S., 121 Abb. u. 125 Tab. geb. DM 96,–.

Der Band enthält die Referate und Vorträge, die auf der 4. Arbeitstagung des Ludwig-Boltzmann-Institutes für Leukämieforschung und Haematologie in Wien 1978 gehalten wurden. In über 90 Einzelbeiträgen sind moderne Gesichtspunkte zur Epidemiologie und Pathophysiologie, Histologie und Zytologie, Immunpathologie und Klinik der malignen Lymphome zusammengefaßt. Ein Schwerpunkt ist dabei die sog. Kieler Klassifikation. Zweifellos hat der Informationsgehalt des Buches durch den Beschluß der Herausgeber, Vorträge nur als Zusammenfassung abzudrucken, im Vergleich zu den im gleichen Verlag erschienenen Vorläuferbänden an Informationswert eingebüßt; dieser Verlust wurde durch das rasche Erscheinen nur teilweise wettgemacht. Da ausführliche und Kurzbeiträge im Inhaltsverzeichnis nicht gesondert gekennzeichnet sind, hat der Leser des öfteren das etwas frustrierende Erlebnis, vorne einen attraktiven Titel auszuwählen und hinten dann lediglich eine karge Zusammenfassung zu stoßen. Andererseits hätten die verbatim wiedergegebenen Podiumsdiskussionen bei dieser Art Aufmachung ruhig etwas gekürzt werden können. Ungeachtet dieser Einschränkung enthält das Buch jedoch eine Fülle wichtiger Aussagen vor allem für denjenigen, der sich über neuere Erkenntnisse bei den internistisch relevanten Lymphomen belesen möchte. Für den Pädiater sind naturgemäß die einzelnen Beiträge von unterschiedlichem Interesse; besonders hervorgehoben sei das Referat von Landbeck und Winkler, eine klare Zusammenfassung des derzeitigen Kenntnisstandes über maligne Non-Hodgkin-Lymphome im Kindesalter. M. Neidhardt (Augsburg)

Keats, Theodore E.: Atlas radiologischer Normvarianten. Mit Hinweisen auf vergleichbare krankhafte Röntgenbefunde. Übers. aus dem Engl. von Monica und Gunter Kaiser. Stuttgart: Ferdinand Enke 1978. XIII, 351, A. u. 840 Abb. geb. DM 98,–.

Das bereits 1973 in englischer Sprache erschienene Buch liegt jetzt auch in deutscher Übersetzung vor. Zwar sind bereits viele pädiatrische Radiologen mit seinem Inhalt vertraut, aber man kann nun hoffen, daß sich der Leserkreis beträchtlich erweitern wird und damit die Kenntnisse über radiologisch erfaßbare Abweichungen zunehmen. Der größte Teil des Inhaltes befaßt sich mit Normvarianten aller Abschnitte des kindlichen Skeletts. Hierfür hat der Autor eine bewundernswerte Fülle an Material zusammengetragen. Erstaunlich ist auch die große Zahl dargestellter Varianten im Bereich innerer Organe, obwohl sich hier Abweichungen infolge funktioneller Faktoren

viel schwieriger definieren lassen. Insgesamt hilft dieses Buch eines überaus kenntnisreichen und fleißigen Autors einerseits dem Anfänger, Normvarianten überhaupt zu erkennen und nicht als pathologische Befunde zu bewerten, andererseits dem Fortgeschrittenen, sein Wissen beträchtlich zu erweitern. Das Buch ist in jeder Hinsicht empfehlenswert und bietet eine Fülle eindrucksvoller und gut reproduzierter Aufnahmen mit präzisem, knapp gehaltenen Text an. Es schärft den Blick für die Analyse von Röntgenaufnahmen. M. A. Lassrich (Hamburg)

Anaesthesiologie und Intensivmedizin für Schwestern und Pfleger. Red.: D.H. Kauskamp. Deutsche Überarbeitung: D. Kettler. 2., Überarb. erg. Aufl. Berlin, Heidelberg, New York: Springer 1979. XVIII, 419 S., 139 Abb. u. 31 Tab. DM 48,–.

Die Notwendigkeit einer Weiterbildung für das Pflegepersonal im Bereich der Anaesthesie und der Intensivmedizin ist unbestritten. Schwestern und Pfleger sollen in die Lage versetzt werden, die Grundprinzipien der Überwachung kritisch kranker Patienten, der Durchführung von Narkosen und der Behandlung typischer Komplikationen in der Intensivmedizin zu verstehen. Dieses Buch vermittelt das hierfür notwendige Basiswissen in den Grundlagenfächern Physik, Chemie, Pharmakologie und Physiologie. An die Schilderung der Grundbegriffe von Physik und Chemie schließt sich die Besprechung der Pharmakologie aller gebräuchlichen Anaesthetika, Analgetika, Neuroleptika, Lokalanaesthetika und der Muskelrelaxantien an. In den Kapiteln über die Funktion aller wichtigen Organsysteme folgt einer klaren, knapp formulierten Darlegung physiologischer Grundlagen die Besprechung pathophysiologischer Abläufe und die Bewertung grundlegender, zur Funktionsbeurteilung herangezogener Tests und Parameter. Abschließend werden in diesen Kapiteln Medikamente sowie andere therapeutische Möglichkeiten besprochen, die eine Beeinflussung pathophysiologischer Mechanismen bewirken können. Das Buch wird seiner Aufgabe, das Pflegepersonal im Bereich der Anaesthesie und auf Intensivstationen zu verstehenden Partnern der Ärzte heranzubilden, voll gerecht. Es bietet eine Fülle unkompliziert fomulierter Informationen, die durch gute graphische Darstellungen ergänzt werden, verzichtet dabei aber auf die Schilderung medizinischer oder gar pflegerischer Details, die sich ohnehin von Fach zu Fach und oft auch von Klinik zu Klinik unterscheiden. Es soll also kein Lehrbuch der praktischen Intensivpflege ersetzen. H. H. Hellwege (Hamburg)

Láhoda, F. und A. Ross: Echoenzephalographie. Ein Leitfaden für Klinik und Praxis. 2., neubearb. Aufl. Mit einem Beitrag von E. Kazner und einem Geleitwort von A. Schrader. Berlin, Heidelberg, New York: Springer 1979. XII, 82 S., 33 Abb. u. 4. Tab. DM 19,80.

Die risikofreie, kaum belastende Methode der Echoencephalographie wird mittlerweile in vielen Kinderkliniken eingesetzt. In Grundzügen ist sie schnell erlernbar, für Feinaussagen bedarf es großer Erfahrung. Der vorliegende Leitfaden faßt die Methode als primäre Suchmethode bei Verdacht einer intracraniellen Massenverschiebung und als einfache Methode für Verlaufskontrollen verschiedener cerebraler Prozesse auf. Der Wert liegt im Vorfeld und neben der Computertomographie. Einzelheiten: physikalische Gesetzmäßigkeiten am Schädel, Technik der Geräte, Untersuchungsablauf, Befunde und Deutungen. Ein Kapitel von Kazner widmet sich dem kindlichen Hydrocephalus und anderen neuropädiatrischen Erkrankungen. Das Büchlein ist, gut verständlich und reich illustriert, sehr zu empfehlen. M. Hertl (Mönchengladbach)

Potacs, Walter: Eltern-Fibel für gesunde Kinder. Rat, Hilfe, Hausmittel. Heidelberg: Karl F. Haug 1979. 124 S. u. 28 Abb. DM 24,–.

An ärztlichen Ratgebern für das Kindesalter ist ganz und gar kein Mangel, um so kritischer muß jede Neuerscheinung beachtet werden. Das vorliegende kleine Buch ist dem kranken Kind gewidmet und beschäftigt sich mit den die Gesundheit bedrohenden Symptomen, Situationen und Krankheiten. Die Sprache ist einfach. Überall ist die große Erfahrung des Autors zu spüren. Manches hätte aber noch vertiefter dargestellt werden müssen, weil einfach die Probleme vielschichtiger sind. Die starke drucktechnische Aufgliederung ist zum Teil hilfreich, zum Teil wenig übersichtlich. Die meisten Grafiken sind ausgesprochen gut. M. Hertl (Mönchengladbach)

Sachs, Lothar: Statistische Methoden. 4. neubearb. Aufl. Berlin, Heidelberg, New York: Springer 1979. 105 S., 5 Abb. 25 Tab. u. 1 Taf. DM 10,80.

In 4. Auflage (seit 1970), erneut verbessert, werden die wichtigsten Methoden der Statistik dargestellt, die auch für sehr viele medizinische wissenschaftliche Problemstellungen ausreichen. Nach Grundfragen der Gestaltung statistischer Tabellen werden die Begriffe Wahrscheinlichkeit, Unabhängigkeit, Zufälligkeit, Stichprobe, Randomisierung, Mittelwert und Häufigkeitsverteilung erarbeitet und Hinweise gegeben, wieviele Beobachtungen wenigstens zur Sicherung einer Standard-Abweichung eines Mittelwertes und einer relativen Häufigkeit nötig sind. Breiten Raum nimmt natürlich die ausführliche Darstellung der statistischen Tests zur Prüfung der Arbeitshypothesen ein. Trotz allen Geschickes des Autors, seinen spröden Stoff gut zu präsentieren, wird das kleine Buch den Durchschnittsmediziner keineswegs zum souveränen Statistiker machen können. Der eine wird, zumal viel mit Symbolen und Formeln gearbeitet wird, endgültig resignieren, der andere aber viel Verständnis für eine Zusammenarbeit mit einem professionellen Statistiker gewinnen können.

M. Hertl (Mönchengladbach)

Tagesgeschichte

Hochschulnachrichten

Prof. Dr. K. *Menner* (Gießen), Leitender Arzt der Pädiatrischen Abteilung des Kreiskrankenhauses Bad Hersfeld, wurde zum Honorarprofessor ernannt.

Prof. Dr. U. G. *Sauffer* (Zürich) ist zum Extraordinarius ad personam für Kinderchirurgie ernannt worden.

Für das Fachgebiet Kinderheilkunde habilitierten sich Dr. F. *Manz* (Heidelberg) und Dr. W. D. *Müller* (Graz).

Kongreßkalender

Der *XVIII. Pädiatrische Fortbildungskurs der Universitäts-Kinderklinik Hamburg* wird vom 22. bis 26. September 1980 veranstaltet. Hauptthemen: Neuropädiatrie, Vorsorge, Notfälle, Nebenwirkungen bei medikamentöser Dauerbehandlung, Infektionskrankheiten, Harnwegsinfektion und Reflux u.a. Anmeldung und Auskunft: Frau Brüning, Universitäts-Kinderklinik, Martinistraße 52, D-2000 Hamburg 20, Tel.: 040-468 2702.

Die *18. Jahrestagung der Österreichischen Gesellschaft für Kinderheilkunde* findet vom 16. bis 19. Oktober 1980 in Bad Hofgastein, Österreich, statt. Hauptthemen: Humangenetik; Atemstörungen im Kindesalter; Der chronische Bauchschmerz (Gemeinsam mit der Österreichischen Gesellschaft für Kinderchirurgie). Auskunft erteilt: Sekretariat der Österreichischen Gesellschaft für Kinderheilkunde, Krankenhaus der Barmherzigen Schwestern, Langgasse 16, A-4010 Linz.

Am 14. und 15. November 1980 findet die *Jahrestagung der Arbeitsgemeinschaft für Pädiatrische Nephrologie* in Basel, Kinderspital, statt. Themen: Tubulopathien; Nierentransplantat-Abstoßung. Auskunft erteilt: PD Dr. F. Egli, Universitäts-Kinderklinik, Römergasse 8, CH-4005 Basel.

Das Institut für Strahlenhygiene des Bundesgesundheitsamtes veranstaltet gemeinsam mit der Gesellschaft für Strahlen- und Umweltforschung und der Strahlenbiologischen Arbeitsgemeinschaft der Deutschen Röntgen-Gesellschaft vom 26. bis 28. November 1980 in Neuherberg bei München ein *Internationales Symposium über Entwicklungsstörungen nach pränataler Bestrahlung.* Auskunft erteilt: Prof. Dr. H. Kriegel, Abteilung für Nuklearbiologie, Institut für Biologie der GSF, Ingolstädter Landstraße 1, D-8042 Neuherberg.

Für den Textteil verantwortlich: Prof. Dr. K. H. Schäfer, Universitäts-Kinderklinik und Poliklinik, Martinistraße 52, D-2000 Hamburg 20, und Prof. Dr. H. Ewerbeck, Kinderkrankenhaus der Stadt Köln, Amsterdamer Straße 59, D-5000 Köln 60.   Für den Anzeigenteil: L. Siegel, W. Pehla, Kurfürstendamm 237, D-1000 Berlin 15, Fernsprecher (0 30) 8 82 10 31, Telex: 01-85411. Springer-Verlag Berlin, Heidelberg, New York.   Druck: Brühlsche Universitätsdruckerei, Gießen.   Printed in Germany.   © by Springer-Verlag Berlin, Heidelberg 1980.

Die Monatsschrift ändert sich

Ehe die seit 1903 erscheinende Monatsschrift für Kinderheilkunde ihr neues Lebensjahr und ihren 129. Band beginnt, werden sich Inhalt und Äußeres entscheidend verändern.

Zwei Fakten haben zu diesem Entschluß beigetragen:

1. Unser Fach ist durch Spezialisierung und Subspezialisierung enorm an Umfang gewachsen. Die damit erreichten größeren Erfolge werden aber erkauft durch den Verlust an Übersichtlichkeit und der Gefahr des Auseinanderfallens der Kinderheilkunde.

2. Beim einzelnen Pädiater führt die zunehmende Schwierigkeit, alle neuen Erkenntnisse zu verarbeiten, zu einer gewissen Informationsabwehr. Er bringt nicht mehr die Zeit auf, wie in vergangenen Jahren in aller Ruhe kompliziert dargestellte und langatmige Originalarbeiten zu lesen und selbst Wichtiges von Unwichtigem zu unterscheiden.

Will die Monatsschrift für Kinderheilkunde ihren Auftrag als Organ der Deutschen Gesellschaft für Kinderheilkunde auch in Zukunft erfüllen, muß sie diesen beiden Fakten Rechnung tragen.

Deshalb werden in Zukunft folgende Änderungen eintreten:

Jeden Monat wird das Heft einem speziellen Thema unterstellt. Das *„Thema des Monats"* wird so vorausgeplant, daß jeder Leser im Ablauf der Hefte einen Überblick über die Kinderheilkunde und die Fortschritte in den einzelnen Spezialrichtungen seines Faches erhält. In *„Pädiatrie aktuell"* wird er Kurzreferate aus besonders wichtigen Publikationen des In- und Auslandes erhalten.

„Was hat das Kind?" gibt ihm Gelegenheit, seinen diagnostischen Scharfblick zu prüfen und Wissenslücken zu entdecken.

Originalarbeiten sind im Kapitel *„Aus Klinik und Forschung"* in jedem Heft zu finden. Die Autoren werden in Zukunft von den Herausgebern zu einer kurzen, prägnanten und lesegerechten Darstellung veranlaßt, damit auch der unter Zeitnot stehende Leser sein Interesse an neuen Forschungsergebnissen leicht befriedigen kann.

„Der interessante Fall" gibt ihm Gelegenheit, sein diagnostisches Wissen auch über solche Krankheitsbilder zu vervollständigen, die er in Klinik und Praxis nur selten zu sehen bekommt, denen er aber dann diagnostisch und therapeutisch gewachsen sein möchte.

Schließlich bringt das Kapitel *„Wußten Sie schon?"* regelmäßig therapeutische Neuigkeiten und wichtige Nachrichten aus der Praxis für die Praxis und aus der Klinik für die Klinik. Hier wird auch der Leser Gelegenheit erhalten, unter *„Leserbriefe"* Fragen zu stellen und Kritik zu äußern.

Schließlich macht der Verlag seinen Lesern das Angebot, Kurzfassungen der Publikationen des jeweiligen Heftes ohne Aufwand auf Karteikarten zu übertragen, so daß man im Laufe der Zeit das in der neuen Monatsschrift alle 4 Wochen angebotene Wissen im Bedarfsfall schnell wieder zur Hand hat. Bei der Fülle der Informationen wird dies dem einzelnen Leser die gewünschte Übersicht über sein Fach besonders erleichtern.

Die Monatsschrift soll auch in diesem neuen Gewand ihrer alten Tradition entsprechend dem Fortschritt und der Weiterbildung in der Kinderheilkunde dienen und dazu beitragen, daß unser Fach nicht auseinanderfällt, wie dies in vielen anderen medizinischen Fächern bereits eingetreten ist.

Hepatitis B
im Säuglings- und Kindesalter
und ihre Übertragung
von der Mutter
auf das Kind

Viel über die Epidemiologie, Pathogenese, Prognose und Prophylaxe eines Krankheitsbildes zu wissen, ist immer dann nötig, wenn man keine spezifische Therapie kennt. Dies gilt heute noch vor allem für die infektiösen, virusbedingten Lebererkrankungen. Ihnen ist dieses Heft gewidmet.

Der Pädiater hat es vor allem mit der antigenetisch einfachen Hepatitis A zu tun. Sie läßt sich am schnell auftretenden Antikörper gegen HA-Virus vom IgM-Typ und später vom IgG-Typ nachweisen. Der Virusnachweis im Stuhl gelingt bei Erkrankungsbeginn nur noch bei 50% der Fälle, nach Ablauf der zweiten Krankheitswoche praktisch nicht mehr, zumal es keine HA V-Dauerausscheider gibt. Für den Feten ist die HA-Virusinfektion praktisch ungefährlich, weil es keine vertikale Übertragung gibt und eine perinatale HA V-Infektion nur dann eintritt, wenn sich die Mutter erst während der Schwangerschaft infiziert. Neugeborene sind mit normalem Gamma-Globulin deshalb nur dann zu schützen, wenn die Mutter unmittelbar vor der Geburt oder während der Stillzeit an einer Hepatitis A erkrankt. Auch zur Prophylaxe ist bei der Hepatitis A normales Immunglobulin geeignet.

Bei dem antigenetisch viel komplizierter strukturierten Hepatitis B-Virus gelingt es 60–150 Tage nach Beginn der Infektion im Serum verschiedene Antigene (HB_s, HB_e) und elektronenmikroskopisch oder immunfluoreszenzhistologisch das HB_c-Antigen in den Leberzellkernen nachzuweisen. Gleichzeitig mit dem Transaminasenanstieg, aber vor dem Ikterus, treten dann im Serum Antikörper gegen diese drei Hepatitis B-Antigene auf, zuerst das Anti-HB_c-IgM, dann das Anti-HB_c-IgG, schließlich das Anti-HB_e- und das Anti-HB_s. Nur bei der Hepatitis B gibt es Dauerantigen-Träger, chronische Verlaufsformen und die vertikal diaplazentare Infektion des Kindes von HB_s-Antigen-Trägerinnen, insbesondere wenn sich bei solchen Graviden auch noch HB_e-Antigen nachweisen läßt. In 60–70% der Fälle ist dann mit einer Infektion des Kindes unter der Geburt zu rechnen. Sie führt zu einer persistierenden HB_s-Antigenämie, die mit einer asymptomatischen oder milden Hepatitis einhergeht. Doch sind alle anderen Formen einer HB_s-Antigenpositiven Lebererkrankung möglich. Deshalb sind diese Kinder so früh wie möglich nach der Geburt durch die Gabe von HB-Immunglobulinen zu schützen, unabhängig davon, wie stark die Infektiosität der Mutter sein mag. Dieser Schutz sollte nach 4–6 Wochen wiederholt werden. Die fehlende Kreuzimmunität verlangt es auch, daß Hepatitis A- und Hepatitis B-Patienten im Krankenhaus voneinander isoliert untergebracht werden.

Die dritte Gruppe, die Nicht A-, Nicht B-Hepatitis ist eine Ausschluß-Diagnose. Ihre Epidemiologie und lange Inkubationszeit von 15–60 Tagen entspricht etwa der einer Hepatitis B. Sie stellt zur Zeit die häufigste Form der Posttransfusions-Hepatitis dar und neigt besonders zu chronischen Verlaufsformen.

Bei der vierten Gruppe von infektiösen Hepatitis-Fällen handelt es sich bei Kindern vor allem um die Epstein-Barr-Virusinfektion im Rahmen einer infektiösen Mononucleose oder die Zytomegalie.

15 Jahre nach den ersten Objektivierungsversuchen zur Virusgenese der Hepatitis stehen wir bei der Prophylaxe und Prävention endlich auf sicherem Boden. Hier alle Möglichkeiten auszunützen ist notwendig, solange uns noch keine wirkungsvolle Therapie zur Verfügung steht.

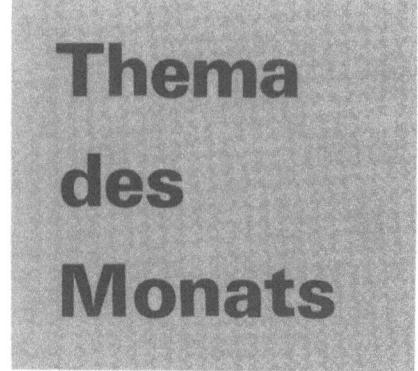

Thema

des

Monats

Monatsschr. Kinderheilkd. 128, 510 (1980) © Springer-Verlag 1980

Erreger, Übertragung und Immunologie der Virushepatitiden

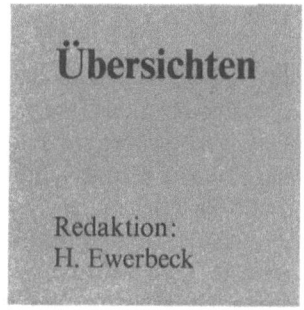

Übersichten

Redaktion:
H. Ewerbeck

R. Laufs und Ch. Salefsky

Institut für Medizinische Mikrobiologie und Immunologie der Universität Hamburg

Hepatitis Viruses of Man: Transmission, Epidemiology and Immunology

Summary. The isolation and characterization of the hepatitis A virus (HAV) and the hepatitis B virus (HBV) resulted in great advances in the serological diagnosis and the prophylaxis. About 20% of the viral hepatitis cases are caused by the HAV. The hepatitis A never becomes chronic and can be diagnosed by the detection of HAV antibodies of the IgM type. The HBV is the etiologic agent in 60% of the hepatitis cases and 10% of these become chronic. It is possible to immunize against the HBV and to reduce the number of neonatal infections.

Key words: Hepatitis A – Hepatitis B – Non-A/Non-B hepatitis – Laboratory tests – Virus replication, excretion – Neonatal hepatitis – Carrier state – Immunization.

Zusammenfassung. Die Isolierung und Charakterisierung des Hepatitis A-Virus (HAV) sowie des Hepatitis B-Virus (HBV) haben zu großen Fortschritten in der serologischen Diagnostik sowie der Prophylaxe geführt. Die Hepatitis A macht etwa 20% der Virushepatitiden aus. Sie geht nie in chronischen Verlauf über und kann durch den Nachweis von Antikörpern vom IgM-Typ schon zu Beginn der Erkrankung sicher diagnostiziert werden. Die Hepatitis B ist mit etwa 60% die häufigste Virushepatitis. In etwa 10% der Fälle führt sie zu chronischem Verlauf. Es gibt Möglichkeiten zur Prophylaxe der perinatalen HBV Infektion.

Schlüsselwörter: Hepatitis A – Hepatitis B – Nicht A-Nicht B-Hepatitis – Laboratoriumsteste – Virusvermehrung, Ausscheidung – perinatale Hepatitis – Dauerträger – Immunisierung.

Vier Formen einer Virushepatitis

Bei einer akuten Virushepatitis kann aus dem klinischen Bild nicht geschlossen werden, welcher Erreger die Erkrankung hervorgerufen hat. Deshalb sollen in dieser Arbeit neben dem Hepatitis B Virus auch andere häufige Erreger abgehandelt werden. Bei der Virushepatitis des Menschen können im Hinblick auf die Erreger derzeit 4 Formen unterschieden werden [7]:

1. Hepatitis A = epidemische Hepatitis, Kurze-Inkubationszeit-Hepatitis.

2. Hepatitis B = homologer Serumikterus, Posttransfusionshepatitis, Lange-Inkubationszeit-Hepatitis.

3. Nicht A- Nicht B-Hepatitis = jetzt häufigste Form der Posttransfusionshepatitis.

4. Hepatitis durch andere Viren = Epstein-Barr-Virus (Erreger der infektiösen Mononukleose), Cytomegalievirus und andere.

Die jüngsten Fortschritte bei der serologischen Diagnostik der Virushepatitiden sind durch die Entdeckung und Charakterisierung des Hepatitis A- Virus (HAV) sowie des Hepatitis B-Virus (HBV) ermöglicht worden. Der Zugang zur Erforschung der Ätiologie der Virushepatitis A und der Virushepatitis B erfolgte hauptsächlich auf 3 Wegen: Durch Freiwilligenversuche beim Menschen, durch genetische Studien und durch Übertragung der Infektion auf Affen. Die Beobachtungen bei Menschen zeigten, daß eine Hepatitis mit langer Inkubationszeit von einer Hepatitis mit kurzer Inkubationszeit unterschieden werden kann, und daß *zwischen diesen beiden Formen keine Kreuzimmunität* besteht. Genetische Studien von Blumberg führten zur Entdeckung eines mit dem HBV korrelierten Antigens, des HB$_s$-Antigens. Schließlich zeigten Übertragungsversuche auf Schimpansen, daß diese Spezies für die Hepatitis A, die Hepatitis B und wahrscheinlich auch für die nicht A- nicht B-Hepatitiden empfänglich ist. Es ist inzwischen gelungen, das HAV in Affennierenzellkulturen in vitro zu züchten, aber alle Versuche, das HBV oder die Erreger der nicht A- nicht B-Hepatitiden in vitro zu vermehren, sind bisher gescheitert. Dies hat z. B. zur Folge, daß derzeit die für eine aktive Schutzimpfung gegen die Hepatitis B erforderlichen Antigene aus dem Serum von Menschen gewonnen werden müssen, die mit dem HBV infiziert sind, und daß es bei den nicht A- nicht B-Hepatitiden derzeit noch keine spezifische serologische Diagnostik gibt.

Hepatitis A

Erreger einfach aufgebaut

Das Hepatitis A-Virus hat ein *kubisch symmetrisch aufgebautes Nukleokapsid* und ist 27 nm groß. Das Nukleokapsid ist aus 32 Kapsomeren aufgebaut und enthält *eine Monostrang-RNS* als Träger der genetischen Information. Das *HAV gehört zur Gruppe der Picornaviren*, der auch das Poliovirus zugerechnet wird, welches einen dem HAV analogen Aufbau hat. Bisher gibt es keinen Anhalt dafür, daß das HAV in antigenetisch unterschiedlichen Formen auftritt. Dies bedeutet, daß die Infektion mit einem bestimmten HAV-Stamm auch Immunität gegen andere Stämme induziert.

Vermehrung, Ausscheidung und Übertragung

Das HAV vermehrt sich im Organismus ausschließlich im Cytoplasma der Hepatocyten. Frühere Vermutungen, daß sich das HAV auch im Intestinum vermehrt, haben sich nicht bestätigt. Das Virus gelangt aus der Leber über die Gallenwege in den Darm und wird mit den Faeces ausgeschieden. Die *Übertragung* von Mensch zu Mensch erfolgt auf *faecal-oralem Weg.* Gelegentlich sind faecal *kontaminiertes Wasser* oder *Muscheln,* in denen sich das Virus aus dem Wasser angereichert hat, Ausgangspunkt für eine Infektion. In der Regel aber erfolgt die Übertragung durch direkte *Schmierinfektion.* Kinder mit Diarrhoe sind besonders effektive Überträger. Ganz im Gegensatz zur Hepatitis B und zur nicht A- nicht B-Hepatitis ist bisher niemals nachgewiesen worden, daß Blut oder Blutbestandteile Ursache für eine Infektionsübertragung waren. Die virämische Phase bei der Generalisation der Infektion ist wahrscheinlich sehr kurz.

Die *Virusausscheidung im Stuhl* erreicht in der Regel schon *vor Auftreten des Ikterus* ihr *Maximum.* Dies ist bemerkenswert, weil die mit HAV infizierten Patienten bereits ihre größte Infektiosität erreicht haben, noch ehe sie selbst von ihrer Erkrankung wissen. Die Virustiter im Stuhl sind etwa 1 Woche vor Auftreten des Ikterus am höchsten. Bei Erkrankungsbeginn ist nur noch bei 50% der Patienten Virus im Stuhl nachweisbar. Nach der ersten Krankheitswoche sind noch 25% der Patienten infektiös und *nach Ablauf der zweiten Krankheitswoche* kann man davon ausgehen, daß *keine Infektiosität mehr* besteht. Nach der vierten Krankheitswoche ist noch in keinem Fall Virus im Stuhl nachgewiesen worden. *HAV-Dauerausscheider gibt es nicht.*

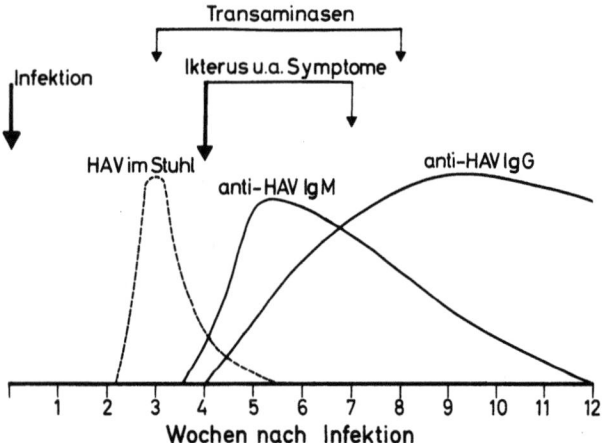

Abb. 1. Virusausscheidung und Antikörperverlauf bei der Hepatitis A-Infektion. (Nach Laufs 1980)

Epidemiologie

Die *Hepatitis A* tritt *vor allem im Kindesalter* auf. In Deutschland ist es in den letzten Jahrzehnten jedoch zu einer starken Abnahme der HAV-Infektionen insgesamt sowie zu einer *Verschiebung in höhere Altersgruppen* gekommen. Dies hängt wahrscheinlich mit dem hohen Hygienestandard zusammen. In südeuropäischen und tropischen Ländern ist eine fast vollständige Durchseuchung der Bevölkerung bereits zwischen dem 10. und 20. Lebensjahr erreicht. Reisen in die südlichen Länder bringen deshalb ein hohes Infektionsrisiko mit sich. *In Mitteleuropa* liegt die Durchseuchung in der Altersgruppe bis zum 20. Lebensjahr unter 20% und der *Hauptanstieg erfolgt erst zwischen dem 20. und 40. Lebensjahr.* Mit dem 40. Lebensjahr haben derzeit etwa 80% der Bevölkerung bereits eine HAV-Infektion durchgemacht. *Von 20* mit dem HAV infizierten Personen kommt es nur bei einem zu einer klinisch manifesten Erkrankung, während *19 die Infektion subklinisch* durchmachen. Nach einer Infektion besteht wahrscheinlich *lebenslange Immunität.* Es sind keine Fälle bekannt, bei denen es zu einer klinisch manifesten Reinfektion gekommen ist. Die *nachlassende Durchseuchung* hat zur Folge, daß derzeit *in der Bundesrepublik Deutschland* nur etwa 5 Infektionen pro 1000 Personen und Jahr auftreten, und daß *weniger als 20%* der jetzt geborenen Personen *bis zum Alter von 50 Jahren* mit dem HAV *infiziert* werden.

Perinatale HAV-Infektion gibt es praktisch nicht

Eine *vertikale Übertragung* der HAV-Infektion, also die Übertragung von der Mutter auf das Kind während der Schwangerschaft bzw. perinatalen Periode, ist *bisher nicht beobachtet* worden. Da chronisch persistierende HAV-Infektionen oder chronische HAV-Ausscheider nicht vorkommen, könnte eine perinatale HAV-Infektion nur dann auftreten, wenn sich die Mutter während der Schwangerschaft infiziert. Über solche Fälle fehlen aber virologisch gesicherte Kenntnisse. Obwohl Embryopathien infolge einer HAV-Infektion prinzipiell möglich erscheinen, gibt es dafür bisher keine Belege. Sowohl die *Mißbildungsrate* als auch die *Abortquote* übersteigt bei HAV-Infektionen *nicht die übliche Frequenz.* Eine HAV-Infektion in den ersten 2 Schwangerschaftsdritteln ist deshalb keine Indikation für eine Interruptio. Über den Verlauf und die Prognose von HAV-Infektionen bei Neugeborenen und Säuglingen ist nichts bekannt. Es ist deshalb auch nicht sicher, ob für das Kind bei mütterlicher HAV-Erkrankung eine *passive Immunprophylaxe* sinnvoll ist. Wenn man allerdings die prophylaktische Wirksamkeit der Antikörpergabe bei Erwachsenen und Kindern als Maßstab nimmt, könnte diese auch zur Verhütung der Hepatitis A-Infektion beim Neugeborenen oder jungen Säugling geeignet sein. Sie beträfe *solche Kinder, deren Mütter unmittelbar vor der Geburt, im Wochenbett oder während der Stillzeit an einer Hepatitis A erkranken.* Die intramuskuläre Gabe der Gammaglobulinlösung (16%ig; 0,02–0,12 ml/kg Körpergewicht) mit möglichst hohem anti HAV-Antikörpergehalt sollte so früh wie möglich erfolgen. An einer HAV-Infektion *erkrankte Mütter* sollten ihre Kinder *nicht stillen,* da derzeit eine Virusübertragung auf diesem Wege nicht ausgeschlossen werden kann.

Serologische Diagnostik

Eine frische HAV-Infektion kann schon *bei Auftreten des Ikterus* aus einer einzigen Serumprobe sicher serologisch diagnostiziert werden. Es ist nämlich möglich, die „akuten" *Antikörper gegen das HAV vom IgM-Typ* nachzuweisen. Diese sind schon bei Erkrankungsbeginn positiv und sind danach in der Regel noch 2–3 Monate lang nachweisbar. Im Gegensatz zu den *Antikörpern vom IgG-Typ*, welche nach der Infektion die *lebenslange Immunität* verleihen, verschwinden die IgM- Antikörper nach Abklingen der Infektion wieder aus dem Serum.

Auch der *Virusnachweis im Stuhl* kann für die Diagnostik herangezogen werden. Er wird zwar zeitlich noch *vor dem Auftreten der IgM-Antikörper positiv*, ist aber technisch schwieriger durchzuführen.

Prophylaxe der Hepatitis A

Eine wirksame Prophylaxe einer HAV-Infektion ist *durch normales Immunglobulin* möglich, wenn 0,02–0,12 ml einer 16%igen Lösung pro Kilogramm Körpergewicht vor der Infektion oder in der frühen Inkubationsphase *(bis längstens etwa 10 Tage nach der Infektion)* verabreicht werden. Bei länger andauernder Infektionsgefahr (z. B. Aufenthalt in südeuropäischen oder tropischen Ländern) hat sich eine *wiederholte Prophylaxe im Abstand von 6–12 Wochen* als wirksam erwiesen. Zuvor sollten aber die Antikörper gegen das HAV gemessen werden, da ein Teil der Kinder und viele Erwachsene eine natürlich erworbene Immunität haben und eine Immunprophylaxe deshalb überflüssig ist. Allgemeine hygienische Maßnahmen (wie z. B. Händewaschen) bei Kontakt zu Erkrankten können gleichfalls die Ausbreitung der HAV-Infektionen erheblich einschränken [1–3, 7].

Hepatitis B

Diese Form der übertragbaren Gelbsucht macht derzeit *60% aller* auftretenden *Hepatitisfälle* aus. Die Hepatitis A und die nicht A- nicht B-Hepatitis haben jeweils etwa 20% Anteil an den gemeldeten Fällen. Vom Erreger der Hepatitis B-Infektion sind *verschiedene Antigene* bekannt, deren Auftreten im Serum und deren Antikörper wichtige diagnostische und prognostische Rückschlüsse zulassen.

Struktur und Antigene des Hepatitis B-Virus

Das infektiöse Prinzip der Hepatitis B ist ein *kompliziert aufgebautes, 42 nm großes Virus*, das *Dane-Partikel*. Es besteht aus einer äußeren Virushülle und einem Innenkörper. Dieser enthält eine *partiell doppelsträngige DNS* und das *Enzym DNS Polymerase*.

Die *äußere Virushülle* trägt das HB$_s$-Antigen, der Indexbuchstabe s steht für "surface" = Oberfläche. Dieses Antigen wurde früher als Australia-Antigen bezeichnet. Das HB$_s$-Antigen liegt vor allem in Form von 22 nm Partikeln im Serum vor und kann in der akuten Krankheitsphase Konzentrationen von über 200 µg/ml Serum erreichen.

Der *Innenkörper* enthält *das HB$_c$-Antigen*, der Indexbuchstabe c steht für "core" = Innenkörper. Mit diesem eng assoziiert ist das *HB$_e$-Antigen*, dessen Auftreten *im Serum* immer auf das *Vorliegen der infektiösen Dane-Partikel* hinweist.

Das *HB$_s$-Antigen* ist schon 4–6 Wochen vor Auftreten des Ikterus im Serum nachweisbar. Wenn der Ikterus einsetzt, erreicht das HB$_s$-Antigen seine höchste Konzentration. *Wenn die Infektion ausheilt, fällt* in den folgenden Wochen der *HB$_s$-Antigen Titer* kontinuierlich *ab*, und zwar wöchentlich etwa um die Hälfte und wird *nach etwa 3–6 Monaten ganz eliminiert*. Auch das HB$_e$-Antigen ist in der akuten Phase nachweisbar. Seine Konzentration steigt mit geringer zeitlicher Verzögerung parallel mit dem HB$_s$-Antigen an und fällt wie dieses wieder ab. Es verschwindet noch vor dem HB$_s$-Antigen aus dem Serum.

Serumantikörper bei der Hepatitis B

Antikörper, welche gegen die drei Hepatitis B-Antigene (HB$_s$-Antigen, HB$_c$-Antigen und HB$_e$ -Antigen) gerichtet sind, treten zu unterschiedlichen Zeiten des Infektionsablaufes im Serum auf. Am *frühesten* ist *anti HB$_c$ vom IgM Typ* nachweisbar. Dieses tritt schon bei Beginn der klinischen Erkrankung auf. Anti HB$_c$IgM deutet immer auf eine bestehende oder nur kurze Zeit zurückliegende Virusvermehrung hin. In der Eliminationsphase des HB$_s$-Antigens erscheint *anti HB$_e$*. Erst mit längerem zeitlichen Verzug, nämlich etwa *4 Monate nach Erkrankungsbeginn*, wird *anti HB$_s$* nachweisbar, *welches Immunität verleiht*. Anti HB$_s$ ist gegen die Oberfläche der Dane-Partikel gerichtet und verhindert das Eindringen des Virus in die Hepatocyten, in denen sich das HBV vermehrt. Es besteht hinsichtlich der neutralisierenden Aktivität von anti HB$_s$ keine Subtypenspezifität. Dies bedeutet z. B., daß eine Infektion mit dem Subtyp ad auch Immunität gegen den Suptyp ay hinterläßt. Es sind *keine Fälle einer* klinisch apparenten *HBV-Reinfektion bekannt*.

Die *Antikörper gegen das HB$_c$-Antigen* sind die zuverlässigste „Fußspur" des HBV. Sie treten regelmäßig als Folge der Infektion auf und sind wahrscheinlich *lebenslang* nachweisbar.

Wenn sie nur im IgG-Typ vorliegen *und Antikörper von IgM-Typ nicht* nachweisbar sind, so bedeutet dies, daß die

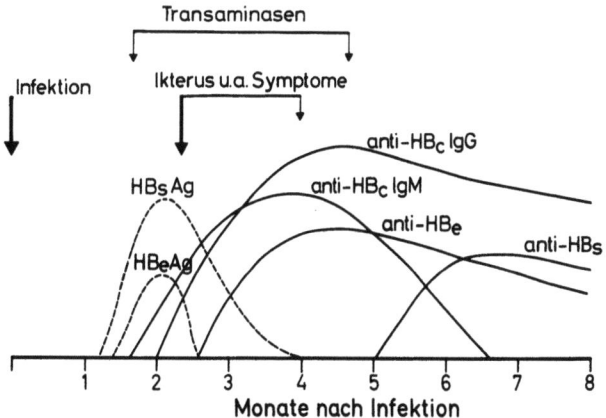

Abb. 2. Antigene und Antikörper im Blut bei Hepatitis B Infektion. (Nach Laufs 1980)

Übersichten

aktive Infektion abgeklungen ist, und daß *wahrscheinlich Immunität* besteht, *auch wenn kein anti HB$_s$* nachweisbar ist. In etwa 10% der HBV-Infektionen kann kein anti HB$_s$ nachgewiesen werden.

Infektiosität unterschiedlich groß

Hohe Titer (über 20 µg/ml) *des HB$_s$-Antigens*, Vorliegen des *HB$_e$-Antigens* und *anti HB$_c$ vom IgM-Typ* weisen auf Infektionsgefahr hin, denn Blut mit diesen HBV-Markern ist *sicher infektiös*. Niedrige HB$_s$ Antigen-Konzentrationen (unter 20 µg/ml) sowie anti HB$_e$ findet man bei geringer Infektiosität. Die *Infektionsgefahr* ist wahrscheinlich *um so größer*, je höher die *HB$_s$*- sowie die *HB$_e$ Antigen-Konzentrationen* im Serum sind. In Einzelfällen konnte *Infektiosität auch bei fehlendem HB$_s$-Antigen aber hohem anti HB$_c$-Titer (IgG und IgM)* nachgewiesen werden. *Seren ohne HB$_s$-Antigen, die anti HB$_s$ enthalten, sind sicher nicht infektiös.* Das HBV kann auch direkt im Elektronenmikroskop oder über die DNA- Polymerase im Serum nachgewiesen werden.

Übertragung

Die *Inkubationszeit* der Hepatitis B beträgt *40–180 Tage*, im Mittel 60–90 Tage. Die Übertragung der Infektion erfolgt parenteral. Infektionsquellen sind Personen mit akuten und persistierenden, klinisch apparenten und inapparenten HBV-Infektionen. *Blut, Plasma, Serum* und *Blutprodukte* (z. B. Ery-Konzentrate, Plasmaderivate wie Prothrombin, Fibrinogen), *Speichel, Sperma* und *seröse Exsudate*, welche von solchen Personen herstammen, können *infektiös* sein. *Lebensmittel* und *Trinkwasser* sowie *Urin* und *Faeces* sind sicher für die Übertragung des HBV *ohne Bedeutung*, sofern sie nicht mit Blut kontaminiert sind. Die Infektiosität von Speichel, Sperma und Exsudaten ist um so größer, je höher die Konzentration des HBV im Blut ist.

Als *Eintrittspforten* für das HBV in das Gefäßsystem kommen die alltäglichen kleinen *Hautabschürfungen* sowie *alle Schleimhäute* in Betracht, die normalerweise winzige Defekte oder Mikroläsionen haben. Ganz im Vordergrund stehen aber direkte *perkutane Inokulationen* von infektiösem Blut, Plasma und Serum, z. B. Transfusionen oder Verletzungen durch Kanülen, Akupunktur(!), Neurologennadeln(!), Fixer-Spritzen, Tätowierungen, Durchstechen der Ohrläppchen oder ähnliches. Ernsthafte Gefahren können auch von infektiösem Blut oder infektiösem Sekret ausgehen, das durch akzidentelle Spritzer auf Konjunktival-Schleimhäute oder auf anderem Wege in Augen oder Mund gelangt. Auch die Übertragung von infektiösem Material durch kontaminierte ärztliche Instrumente, Geräte oder Gummihandschuhe muß besonders beachtet werden. Daneben spielen Waschbecken, Handtücher, Zahnbürsten und andere Gegenstände des täglichen Lebens als Übertragungsvehikel für das HBV eine untergeordnete Rolle. Vertikale Übertragung siehe später.

HB$_s$ Antigen-Dauerträger

Bei Blutspenderuntersuchungen in der Bundesrepublik Deutschland werden rund *0,4%* lebergesund erscheinende HB$_s$ Antigen-Träger entdeckt. Nur etwa *ein Drittel* der zufällig entdeckten HB$_s$ Antigen-Träger ist *leberkrank*. Klinisch bieten diese Fälle meist keine auffälligen Symptome, jedoch lassen sich häufig histologische Leberveränderungen nachweisen. Bei den leberkranken HB$_s$ Antigen-Trägern findet sich im Serum anti HB$_c$ IgM und hochtitriges anti HB$_c$ IgG. In 50–80% dieser Fälle ist im Serum auch HB$_e$-Antigen nachweisbar. Bei den übrigen zwei Dritteln der HB$_s$ Antigen-Dauerträger findet sich keine pathologische Leberhistologie und sie zeigen subjektiv und objektiv keine Krankheitssymptome. Der Zustand der Leber sowie die Persistenz der Infektion bleiben jahrelang stabil. Die *Häufigkeit von HB$_s$ Antigen-Dauerträgern* nimmt in Richtung Südosteuropa zu. In *Athen sind 6%* der Bevölkerung HB$_s$ Antigen-Dauerträger. In *Südostasien* steigt dieser Anteil auf über *10%*.

Chronische Hepatitis B

Während bei der Hepatitis A keine chronischen Verlaufsformen bekannt sind und es auch keine Dauerträger des HAV gibt, kommt es bei der Hepatitis B *in etwa 10%* der Infektionen zu einem Übergang in eine *chronische Hepatitis*. Serologisch findet man bei diesen Patienten *hohe HB$_s$ Antigen-Konzentrationen, Persistenz des HB$_e$-Antigens* sowie *fehlende Entwicklung von anti HB$_s$*. Im Unterschied zu den HB$_s$ Antigen-Dauerträgern sind Fälle ohne Entwicklung einer chronischen Lebererkrankung selten. Der Übergang in eine chronische Verlaufsform kann bei der Hepatitis B relativ früh vorhergesehen werden. *Wenn 4–6 Wochen nach der akuten Phase* die *HB$_s$-Antigenkonzentration* noch *über 25%* der *Anfangskonzentration* beträgt, ist eine *persistierende Infektion* sehr *wahrscheinlich*. Aus diesem Grunde und auch wegen der Abschätzung der Infektiosität sollte das *HB$_s$-Antigen immer quantitativ* bestimmt werden.

Diaplazentare bzw. perinatale HBV-Infektion möglich

Die Ergebnisse vieler Untersuchungen zeigen, daß das Hepatitis B Virus *von Müttern mit positivem HB$_s$-Antigen* Befund in Blut, Nabelschnurblut oder Brustmilch *vertikal auf ihre Kinder übertragen* werden kann. Es gibt zwar *keinen Anhalt für Blastopathien* oder *Embryopathien* durch das HBV, und die Mißbildungsrate bei Virushepatitis in der Schwangerschaft liegt nicht höher als die Häufigkeit von Mißbildungen bei anderen Klinikentbindungen, aber *das Risiko* einer Schädigung der Frucht *scheint mit zunehmender Schwangerschaftsdauer anzusteigen*. Dabei sind besonders die letzten 3 Schwangerschaftsmonate bedeutungsvoll. Die dann auftretenden Veränderungen beim Feten sind denen bei der postnatalen Infektion ähnlich.

Über die *Häufigkeit* der perinatalen Übertragung der Hepatitis B liegen sehr *unterschiedliche Berichte* vor. Sie scheint von der geographischen Lage und der ethnischen Abstammung der Mutter stark beeinflußt zu sein. Die Untersuchungen von 4 452 Schwangeren im Bereich von Paris ergab 28 HB$_s$ Antigen-Trägerinnen (0,62%), die ohne klinische Symptome einer Lebererkrankung waren. Davon wurden bei 17 Mutter-Kind-Paaren serologische Untersuchungen bei der Geburt durchgeführt und die Kinder auch danach überwacht. Bei allen 17 Kindern war bei der Geburt anti HB_c nachweisbar, dessen Titer später langsam abfiel, was auf seine mütterliche Herkunft hinweist. Bei keinem der Kinder konnte zum Zeitpunkt der Geburt HB_s-Antigen nachgewiesen werden, aber bei 8 der Kinder wurde nach durchschnittlich 48 Tagen der HB_s Antigen-Befund positiv. Die *vertikale Übertragung* bei klinisch gesunden HB_s Antigen-Dauerträgerinnen erfolgt wahrscheinlich *unter der Geburt*, indem mütterliches Blut mit Haut- und Schleimhautläsionen des Neugeborenen in Berührung kommt. Von den 8 HB_s-Antigen positiven Kindern hatten 5 eine klinisch milde Hepatitis und das HB_s-Antigen verschwand bei 7 der 8 Kinder wieder. Nur eines der 8 Kinder wurde ein HB_s Antigen-Dauerträger. In einer anderen Studie wurde berichtet, daß von 18 Kindern, die von Müttern geboren wurden, welche in der Spätschwangerschaft oder kurze Zeit nach der Geburt eine akute Hepatitis B durchgemacht hatten, 12 Kinder eine persistierende HBV-Infektion bekamen. Dagegen entwickelten nur 5 von 14 Kindern, die von HB_s Antigen-Dauerträgerinnen geboren wurden, eine persistierende Antigenämie.

Infektionsrisiko für den Feten

Diese und andere Berichte zeigen, daß das Infektionsrisiko für ein Kind *bei akuter Hepatitis B der Mutter größer* ist, *als bei Müttern*, die klinisch gesunde HB_s-Antigen-Dauerträgerinnen sind. Das HBV scheint *um so häufiger* übertragen zu werden, *je öfter bei der Mutter ein positiver HB_e Antigen-Befund* erhoben wird. Akut erkrankte Mütter übertragen das HBV in etwa 60–70% der berichteten Fälle. *Bei scheinbar gesunden HB_s-Antigen-Trägerinnen* kommt es dagegen in Mitteleuropa nur in etwa *15–20%* der Fälle zur *Übertragung* der Infektion auf die Kinder. Das HBV wird nur *sehr selten von Müttern* übertragen, *die anti HB_e im Serum* tragen. Anti HB_e schließt eine Übertragung aber nicht aus.

Folgen für den Feten

Die *häufigste Reaktion* der Neugeborenen auf die Übertragung der mütterlichen HBV-Infektion ist die Entwicklung einer *persistierenden HB_s-Antigenämie*. Dieser chronische Carrierstatus geht meist aus einer *asymptomatisch* oder klinisch *milde* verlaufenden *Hepatitiserkrankung* mit nur geringfügig erhöhten Aktivitäten von GOT und GPT hervor. Die meisten Kinder bleiben gesund. Aber trotz des fast immer subklinischen Verlaufes der Infektion ist die *Langzeitprognose* der HBV-Infektion bei diesen Kindern Mangels prospektiver Studien noch *unbekannt*.

Prophylaxe der HBV-Infektion beim Neugeborenen

Die langfristige Wirksamkeit der passiven Immunisierung mit hochtitrigem HB-Immunglobulin zur Prophylaxe der perinatalen HBV-Infektion ist noch nicht endgültig erwiesen. Es gibt für ihren protektiven Effekt aber gute Anhaltspunkte. So blieben Kinder mit anti HB_s, das transplazentar von der Mutter herstammte, nach der Geburt über einen Beobachtungszeitraum von 2 Jahren immun gegen eine HBV-Infektion trotz hoher Exposition. In einer kontrollierten Studie blieben 4 mit HB-Immunglobulin be-

handelte Kinder von Mütter mit akuter Hepatitis B während der Schwangerschaft über einen Beobachtungszeitraum von 4–14 Monaten HB_s-Antigen negativ, während 5 von 6 Kindern einer Kontrollgruppe ohne passive Immunisierung eine HBV-Infektion entwickelten. Eine einzige Gabe von HB-Immunglobulin innerhalb der ersten 48 Std nach der Geburt führte in einer Doppelblindstudie zu einer signifikanten Reduktion der persistierenden HBV-Infektionen. Die *Immunprophylaxe bei Neugeborenen von HB_s-Antigen positiven Müttern* erscheint deshalb sinnvoll. Sie sollte *so früh wie möglich nach der Geburt* erfolgen, wenn die Mutter im letzten Schwangerschaftsdrittel erkrankt ist und ganz unabhängig davon, ob sie anti HB_e besitzt oder nicht. Die Immunprophylaxe sollte auch bei Kindern von gesunden HB_s Antigen-Dauerträgerinnen vorgenommen werden und *in etwa 4–6 Wochen wiederholt* werden. Die *Frequenz* lebergesunder, aber *HB_s-Antigen positiver Schwangerer* beträgt bei uns um *0,5%* (s. oben). Wenn es zur Infektion derer Kinder kommt, so erfolgt sie gewöhnlich erst unter der Geburt. Aus dieser Sicht wäre zu wünschen, daß in den letzten 3 Wochen vor der Entbindung serologische Untersuchungen auf eine HBV-Infektion der Mutter in das Programm der Vorsorgeuntersuchungen aufgenommen würden. Der arbeitsmäßige und finanzielle Aufwand hielte sich in angemessenem Rahmen.

Passive Immunisierung bei HBV-Infektionen

Für die passive Immunisierung gegen HBV-Infektionen muß ein *spezielles Hepatitis B-Immunglobulin* verwendet werden. Es wird aus menschlichen Seren hergestellt, welche hohe Antikörpertiter gegen das HB_s-Antigen enthalten. Für seinen Einsatz kommen zwei Indikationsbereiche in Betracht:

1. Die Prophylaxe nach kurze Zeit zurückliegender, einmaliger Exposition, wie z. B. nach Nadelstichverletzungen, Spritzer in die Augen, Verschlucken oder anderer Kontamination mit Material, das HBV enthält. Dies ist die klarste Indikation zur passiven Immunisierung. Es muß in diesen Fällen möglichst schon *innerhalb der ersten 6–12 Std nach Infektion* HB-Immunglobulin verabreicht werden, das einen anti HB_s-Antikörpertiter von 1:100000 aufweisen sollte. Eine Prophylaxe, die später als 7 Tage nach der Kontamination erfolgt, ist ohne Effekt. Auch der Geburtsvorgang kann für das Kind einer HB_s-Antigen positiven Mutter über Haut- und Schleimhautverletzungen zur Infektion führen, weshalb auch in diesen Fällen eine Prophylaxe angezeigt ist. Die Injektion des HB-Immunglobulins sollte *nach 4–6 Wochen wiederholt* werden.

2. Eine Prophylaxe vor der Exposition und ihre *fortlaufende Wiederholung* kann *bei* solchen Menschen angezeigt sein, die einer *andauernden hohen Gefährdung* ausgesetzt sind. Dies kann z. B. für Personen zutreffen, die *in einer Dialysestation* arbeiten oder dort behandelt werden. Sexualpartner von HB_s-Antigen positiven Personen sollten nur dann in eine Immunprophylaxe einbezogen werden, wenn erhöhte Infektionsgefahr besteht, also z. B. bei positivem HB_e-Antigen Befund und fehlendem anti HB_e.

Übersichten

Die Gabe von *HB-Immungobulin bei bereits bestehender Erkrankung* oder *bei HB$_s$ Antigen-Dauerträgern* ist *wirkungslos*.

Neben der Immunprophylaxe muß vor allem die sorgfältige Einhaltung allgemeiner Hygienemaßnahmen wie z. B. Händewaschen etc. zur Vermeidung von HBV-Kontaktinfektionen beachtet werden. Überall dort, wo mit menschlichen Ausscheidungen, Blut oder damit kontaminierten Gegenständen umgegangen wird, besteht Hepatisübertragungsgefahr. Außerdem sollte bei jeder ersten HB-Immunglobulingabe Serum entnommen werden, damit eine bereits bestehende Immunität nachgewiesen werden kann sowie Verlaufskontrollen möglich werden.

Desinfektion

Das HBV kann durch *Autoklavieren* (Dampfdesinfektion) sicher inaktiviert werden. Es muß aber berücksichtigt werden, daß es gegen thermische Einwirkung und auch gegen chemische Einwirkungen resistenter ist als eine Reihe anderer Viren. Chlor abspaltende Verbindungen und Aldehyde sind bei der chemischen Desinfektion wirksam. Um die Schwierigkeiten der Desinfektion zu verringern, ist es zweckmäßig, so weit wie möglich Einwegmaterialien einzusetzen.

Isolierung von Patienten

Bei der Einweisung von Patienten mit Hepatitis B ins Krankenhaus, für die keine gesetzliche Verpflichtung besteht, muß nicht unbedingt eine Infektionsstation vorhanden sein. Es ist aber eine *Absonderung innerhalb der Station* für den Zeitraum ihrer Ansteckungsfähigkeit erforderlich. Es sollte z. B. eine nur vom Kranken zu benutzende Waschgelegenheit und Toilette vorhanden sein. *Einwegmaterialien* sollten auch bei der Verpflegung eingesetzt werden. Es ist zu beachten, daß zwischen *HBV und HAV* keine Kreuzimmunität besteht und deshalb die *Möglichkeit einer wechselseitigen Infektion besteht*.

Das *Pflegepersonal und die Ärzte* sollten in *regelmäßigen* Abständen *auf anti HB$_c$ untersucht* werden. Wenn dies positiv ist, muß weiter differenziert werden auf HB$_s$-Antigen, anti HB$_c$ IgM und anti HB$_s$. Der *Status des HB$_s$-Antigen-Dauerträgers* bei Ärzten und Krankenhauspersonal *schließt* diese Personen *nicht von* einer *weiteren Tätigkeit in ihren Berufen aus*. Besondere hygienische Vorsichtsmaßnahmen und Belehrungen sind aber angezeigt. Bei hoher Infektionsaktivität, die z. B. bei hohem HB$_s$ Antigen-Titer, positivem HB$_e$-Antigen und hohem anti HB$_c$ IgM an-

zunehmen ist, können Entscheidungen nur je nach Lage des Einzelfalles getroffen werden [1, 4, 6–8].

Nicht A- nicht B-Hepatitiden

Anders als bei der Hepatitis A und der Hepatitis B gibt es derzeit noch keine serologischen Verfahren zur Diagnostik der nicht A- nicht B-Hepatitiden. Dies hängt damit zusammen, daß die Erreger der nicht A- nicht B-Hepatitiden derzeit noch nicht bekannt sind. Alle bisherigen Berichte über ihre Isolierung haben sich nicht bestätigen lassen. Aus diesem Grunde erfolgt die Diagnose der nicht A- nicht B-Hepatitiden im wesentlichen als *Ausschlußdiagnose*.

Die mittlere *Inkubationszeit* wird mit *50 Tagen (15–160)* angegeben. Die *Übertragungswege* sind wahrscheinlich ähnlich *wie bei der Hepatitis B*. Die nicht A- nicht B-Hepatitis ist derzeit die *häufigste Form der Posttransfusionshepatitis* und ist insbesondere in Krankenhäusern im Zunehmen begriffen. Die akuten klinischen *Verläufe* sind in der Regel *leichter als bei* der *Hepatitis B*, aber der Übergang in *chronische Verlaufsformen* ist *häufiger*. So kommt es wahrscheinlich in 30% der Fälle zu chronischem Verlauf.

Die Wirksamkeit einer Prophylaxe mit normalem Immunglobulin ist bisher nicht erwiesen. Sie sollte derzeit nur bei direktem Kontakt mit einem nicht A- nicht B-Hepatitiskranken in Erwägung gezogen werden.

Hepatitis durch andere Viren

Zwei Vertreter der Herpesvirusgruppe, das *Cytomegalievirus* (CMV) und das *Epstein-Barr-Virus* (EBV) können gelegentlich zum klinischen Bild einer Virushepatitis führen. CMV-Infektionen im Kindesalter, die meist über die Atemwege erworben werden, führen zur chronischen Viruspersistenz. Das EBV führt im Rahmen des Syndroms der infektiösen Mononukleose meist zu geringfügigen Störungen der Leberfunktion. Sowohl akute CMV- als auch EBV-Infektionen können serologisch diagnostiziert werden. Das *Gelbfiebervirus*, das in Mitteleuropa aber nicht endemisch ist, führt zu einer schweren Hepatitis mit ca. 10% Sterblichkeit. Vor Reisen in Endemiegebiete (Afrika, Südamerika) ist eine aktive Schutzimpfung mit der Gelbfieberlebendvaccine angezeigt [1, 8].

Meldepflicht

Bei allen Virushepatitisformen besteht Meldepflicht für den *Erkrankungs- und Todesfall*, nicht für den Verdachts-

Tabelle 1. Charakteristika der Virushepatitiden

	Hepatitis A	Hepatitis B	Nicht A- Nicht B-Hepatitis
Erreger	Picornavirus, 27 nm	Dane Partikel, 42 nm	Unbekannt
Übertragung	Faecal-oral	Parenteral (Blut, Speichel, Sperma) und vertikal	Ähnlich wie HBV
Inkubationszeit	30 (14 bis 40) Tage	60–90 (40–180) Tage	50 (15–160) Tage
Serologische Diagnose	Anti HAV IgM	HB$_s$ Ag, anti HB$_c$ IgM, HB$_e$ Ag	Nicht möglich
Chronischer Verlauf	Nie	10–15%	30%
Embryopathie	Nicht beobachtet	Nicht beobachtet	Nicht beobachtet
Immunprophylaxe	Normales Immunglobulin	HB-Immunglobulin	Normales Immunglobulin

fall. Schulen, Kindertagesstätten und andere Einrichtungen dürfen solange nicht von Erkrankten und Erkrankungsverdächtigen betreten werden, wie eine Weiterverbreitung der Krankheit zu befürchten ist; dies ist so lange der Fall, bis der Patient nach dem Ergebnis der klinischen und serologischen Untersuchungen als geheilt anzusehen ist. Die Wiederzulassung von Ansteckungsverdächtigen aus der Umgebung des Kranken in Gemeinschaftseinrichtungen bedarf der Zustimmung des Gesundheitsamtes.

Literatur

1 Arzneimittelkommission der deutschen Ärzteschaft (1979) Infektionsschutz bei Virushepatitis. Dtsch Ärztebl 15:999
2 Deinhardt F (1979) Aktuelle Hepatitis-Virologie. Klinikarzt 8:281–292
3 Frösner GG, Deinhardt F (1978) Die Epidemiologie der Hepatitis A-Infektion. Bundesgesundheitsblatt 21:270–276
4 Gerlich W (1978) Laboratoriumsdiagnostik der Hepatitis B-Virus-Infektion. Bundesgesundheitsblatt 21:344–356
5 Laufs R (1980) Serologische Diagnostik und Prophylaxe der Virushepatitiden. Hambg Ärztebl 34:2–5
6 Thomssen R, Gerlich W, Stamm B (1978) Erreger und Infektionsverlauf unter Berücksichtigung vorläufiger Ergebnisse einer Gemeinschaftsstudie. Bundesgesundheitsblatt 21:377–344
7 Weise HJ (1979) Virushepatitiden. Bundesgesundheitsblatt 22:473–487
8 Zuckerman AJ, Howard CR (1979) Hepatitis viruses of man. Academic Press, New York

Prof. Dr. R. Laufs
Institut für Mikrobiologie
und Immunologie
der Universität
Martinistraße 52
D-2000 Hamburg 20

Zur Morphologie, Klinik und Immunpathologie der Virus B-Hepatitis im Säuglings- und Kindesalter

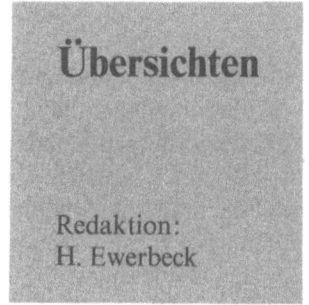

Übersichten

Redaktion:
H. Ewerbeck

W. Baumann[1], W. Arnold[2] und K. H. Meyer zum Büschenfelde[2]

[1] Kinderklinik (Leiter: Prof. Dr. J. Spranger) der Johannes Gutenberg-Universität Mainz und
[2] Abteilung für Innere Medizin und Poliklinik (Leiter: Prof. Dr. Dr. K. H. Meyer zum Büschenfelde)
   im Klinikum Charlottenburg der Freien Universität Berlin

Morphology, Clinical Expression and Immunopathology of Hepatitis B in Infancy and Childhood

Summary. Dependent upon the reaction of the functional immune system, children exhibit a wide spectrum of HB_sAg positive liver diseases after infection with hepatitis B virus. Whilst a normal immune response leads to an elimination of hepatitis B virus and it's associated antigens, an inadequate immune reaction is followed by virus and/or antigen persistence in serum and liver tissue. In childhood as well as in infancy acute hepatitis, acute hepatitis with protracted course, chronic aggressive hepatitis, chronic persistent hepatitis, minimal hepatitis, healthy HB_sAg carriers and cirrhosis of the liver can be distinguished by histopathological criteria. There are sometimes difficulties in the differential diagnosis of some of these liver diseases, so that a final classification is only possible through control biopsies. The incidence of acute and chronic HB_sAg positive liver diseases in childhood shows definite geographical variation. In our region hepatitis B virus-induced forms are the commonest course of chronic hepatitis. To date, in this age group the percentage of acute hepatitis B which develops into chronic liver disease is not exactly known. There is no doubt that hepatitis B virus-induced chronic hepatitis is not particularly common in childhood but is substantially more often observed, as generally accepted in the paediatric age group. In children, chronic viral hepatitis type B does not usually develop from typical acute hepatitis. Approximately two thirds of the chronic forms are not acquired due to parenteral infection. The different HB_sAg positive liver diseases appear in all age groups. Chronic HB_sAg carriers are more common in children of pre-school age than in those attending school. On the grounds of previous results, boys tend to be more susceptible. The various clinical expressions of acute hepatitis B in childhood present with subclinical to fulminant courses. HB_sAg positive chronic aggressive and chronic persistent hepatitis as well as acute hepatitis B with protracted course exhibit a wide range of clinical symptoms. About one half of these children are free of symptoms. The most reliable finding is hepatomegaly. Children with minimal hepatitis and healthy HB_sAg carriers are also asymptomatic. Acute and chronic hepatitis B virus infections in childhood are thus mainly detected by chance. Parallel to the clinical picture, the biochemical findings in HB_sAg positive chronic aggressive and chronic persistent hepatitis as well as acute hepatitis with protracted course demonstrate wide ranges of values. For these diseases, the serum transaminases are the safest indicator enzymes. Changes in biochemical parameters can, in isolated cases, yield information for differential diagnosis; however, in children they allow no distinction between the different HB_s positive chronic liver diseases. Children with HB_sAg positive chronic aggressive, chronic persistent and minimal hepatitis as well as some acute hepatitis with protracted course show serological (HB_eAg, hepatitis B virus-specific DNA polymerase) and immunohistological (HB_cAg, HB_eAg) signs that are indicative of persistent hepatitis B virus replication in the liver. These patients are considered to be infective. Some HB_sAg positive children with no clinical and biochemical abnormalities and with a normal liver histology present with similar findings. In contrast to chronic hepatitis, minimal inflammatory changes in the liver are as a rule accompanied by a high proportion of infected hepatocytes. In a second group of children who are healthy HB_sAg carriers, no signs of hepatitis B virus replication in serum and liver tissue are found. Children with minimal hepatitis and healthy HB_sAg carriers showing hepatitis B virus replication appear to have a far-reaching immune tolerance to hepatitis B virus and it's antigens. Healthy HB_sAg carriers without signs of hepatitis B virus replication have only an immune tolerance to HB_sAg. In HB_sAg positive chronic aggressive and chronic persistent hepatitis there is an inadequate immune response, not followed by elimination of the virus. The hepatitis B virus and it's antigens are not cytotoxic, the liver cell damage being caused by the host's immune response. Serological and immunohistological investigations are of significant value in the diagnosis of HB_sAg positive liver diseases in childhood. Using serological methods with relatively few technical difficulties, HB_eAg is a safe indicator of hepatitis B virus replication in the liver. In hepatitis B virus infections in childhood a serum sickness-like prodrome, papular acrodermatitis, arthritis and chronic glomerulonephritis can occasionally be observed as extrahepatic manifestations.

Key words: Hepatitis B virus – Hepatitis B virus antigens – Hepatitis B virus antibodies – Hepatitis B virus-specific DNA polymerase – Acute hepatitis B – Chronic hepatitis B – Minimal hepatitis B – Healthy HB_sAg carrier – Morphology – Immunofluorescence histology – Immunopathology – Hepatitis B virus antigen expression patterns – Clinical expression – Biochemical findings – Extrahepatic manifestations.

Zusammenfassung. In Abhängigkeit von der Funktion des Immunsystems reagiert der kindliche Organismus *nach einer Hepatitis Virus B-Infektion* mit einem breiten Spektrum von *verschiedenen HB_sAg-positiven Lebererkrankungen*. Während eine normale Immunantwort mit einer Elimination des Hepatitis B-Virus und seiner assoziierten Antigene einhergeht, führt eine inadäquate Immunreaktivität zu einer Virus- und/oder Antigenpersistenz im Serum und Lebergewebe.

Bei Kindern und bereits im Säuglingsalter lassen sich histopathologisch voneinander abgrenzen: 1. akute Hepatitis (AH); 2. akute Hepatitis mit protrahiertem Verlauf (PAH); 3. chronisch aggressive Hepatitis (CAH); 4. chronisch persistierende Hepatitis (CPH); 5. minimale Hepatitis (MH); 6. lebergesunde HB_sAg-Träger (LGT); 7. Lebercirrhose (CI). Zwischen einzelnen Erkrankungsformen ergeben sich manchmal differentialdiagnostische Schwierigkeiten, so daß erst histologische Verlaufskontrollen eine endgültige Klassifizierung ermöglichen.

Die *Häufigkeit* von akuten und chronischen HB_sAg-positiven Lebererkrankungen im Kindesalter unterliegt deutlichen *geographischen Schwankungen*. In unserem Bereich überwiegen unter chronischen Hepatitiden eindeutig Virus B-induzierte Verlaufsformen. Genaue Zahlenangaben über die Entwicklung chronischer Leberentzündungen aus akuten Virus B-Hepatitiden liegen für diese Altersstufe bisher nicht vor. Virus B-induzierte chronische Hepatitiden sind im Kindesalter zwar nicht besonders häufig, werden aber bei gezielter Suche wesentlich öfter beobachtet, als im Bereich der Kinderheilkunde allgemein angenommen wird. Sie entwickeln sich bei Kindern überwiegend nicht aus einer mit dem typischen klinischen Bild einhergehenden ikterischen oder anikterischen akuten Virus B-Hepatitis. Etwa zwei Drittel der chronischen Erkrankungen hängen nicht mit einer im Krankenhausmilieu erworbenen parenteralen Infektion zusammen. Die verschiedenen HB_sAg-positiven Lebererkrankungen treten in allen Altersstufen auf. Chronische HB_sAg-Träger finden sich im Vorschulalter häufiger als im Schulalter. Aufgrund bisher vorliegender Befunde zeichnet sich eine Knabenwendigkeit ab.

Das *klinische Erscheinungsbild* der akuten Virus B-Hepatitis im Kindesalter reicht von meistens subklinischen bis hin zu selteneren fulminanten Verläufen. Auch HB_sAg-positive chronisch aggressive und chronisch persistierende Hepatitiden sowie akute Virus B-Hepatitiden mit protrahiertem Verlauf zeichnen sich durch eine ausgeprägte Variabilität subjektiver Beschwerden und objektivierbarer Befunde aus. Rund die Hälfte dieser Kinder ist asymptomatisch. *Der zuverlässigste Befund* ist eine *Hepatomegalie*. Patienten mit minimaler Hepatitis und lebergesunde HB_sAg-Träger sind unauffällig. Akute und chronische Virus B-Infektionen werden deshalb im Kindesalter häufig nur durch Zufall entdeckt.

Parallel dem klinischen Bild sind auch die *biochemischen Befunde"* bei HB_sAg-positiver chronisch aggressiver und chronisch persistierender Hepatitis sowie bei akuter Hepatitis mit protrahiertem Verlauf durch *große Streubreiten* gekennzeichnet. Für diese Erkrankungen sind die *Serumtransaminasen die sichersten Indikatorenzyme*. Veränderungen der biochemischen Parameter können im Einzelfall differentialdiagnostische Hinweise geben, sie erlauben jedoch bei Kindern keine sichere Abgrenzung der verschiedenen HB_sAg-positiven chronischen Hepatitiden.

Kinder mit HB_sAg-positiver chronisch aggressiver, chronisch persistierender und minimaler Hepatitis sowie einige akute Hepatitiden mit protrahiertem Verlauf weisen immunserologisch (HB_eAg und Virus B-spezifische DNA-Polymerase positiv) und immunhistologisch (HB_cAg und HB_eAg positiv) die *Zeichen einer fortbestehenden Virus B-Replikation* in der Leber auf. Diese Patienten sind als *infektiös* zu betrachten. Gleiche Befunde zeigen einige klinisch und biochemisch unauffällige HB_sAg-positive Kinder mit normaler Leberhistologie. Die histologisch geringsten entzündlichen Veränderungen gehen in der Regel mit dem ausgeprägtesten Virus B-Befall der Leber einher. Bei einer zweiten Gruppe kindlicher lebergesunder HB_sAg-Träger finden sich dagegen keine Anhaltspunkte für eine Virus B-Persistenz im Lebergewebe.

Kinder mit minimaler Hepatitis und *lebergesunde HB_sAg-Träger mit Virus B-Persistenz* haben eine weitgehende *Immuntoleranz* gegenüber dem Hepatitis B-Virus und seinen Antigenen. *Lebergesunde HB_sAg-Träger ohne Virus B-Persistenz* haben dagegen eine *isolierte Immuntoleranz gegenüber HB_sAg*. Bei HB_sAg-positiver chronisch aggressiver und chronisch persistierender Hepatitis liegt eine inadäquate Immunantwort vor, die nicht zur Viruselimination führt. Das Hepatitis B-Virus und seine Antigene sind nicht zytopathogen. Die *Leberzellzerstörung* wird *durch* die *Immunantwort des Wirtes* verursacht.

Immunserologische und immunhistologische Untersuchungen sind eine wesentliche Ergänzung in der Diagnostik HB_sAg-positiver Lebererkrankungen, auf die heute auch im Kindesalter unter keinen Umständen verzichtet werden kann. Unter den serologischen Methoden mit relativ geringem Aufwand ist der *HB_eAg-Nachweis* ein sicherer *Indikator für* eine fortbestehende *Virus B-Replikation in der Leber*.

Bei Virus B-Infektionen im Kindesalter können gelegentlich als *extrahepatische Manifestationen* ein der Serumkrankheit ähnliches Prodromalstadium, *papulöse Acrodermatitis*, *Arthritis* und *chronische Glomerulonephritis* beobachtet werden.

Schlüsselwörter: Hepatitis B-Virus – Antigene des Hepatitis B-Virus – Antikörper des Hepatitis B-Virus – Virus B-spezifische DNA-Polymerase – Akute Hepatitis B – Chronische Hepatitis B – Minimale Hepatitis B – Lebergesunder HB_sAg-Träger – Morphologie – Immunfluoreszenzhistologie – Immunpathologie – Expressionsmuster der Antigene des Hepatitis B-Virus – Klinische Befunde – Biochemische Befunde – Extrahepatische Manifestationen.

Durch Hepatitisviren induzierte, akute und chronisch entzündliche Lebererkrankungen nehmen beim Erwachsenen auch heute noch vor allem hinsichtlich Ätiologie und Pathogenese eine zentrale Stellung in der hepatologischen Forschung ein. Demgegenüber ist diesen Erkrankungen im Kindesalter verhältnismäßig geringes Interesse entgegengebracht worden. Selbst in modernen Lehrbüchern der pädiatrischen Gastroenterologie finden sich hierüber nur spärliche Angaben. Vor dem Hintergrund von Literaturmitteilungen und eigenen Beobachtungen werden deshalb Morphologie, Klinik und Immunpathologie der Virus B-Hepatitis im Säuglings- und Kindesalter besprochen, da auf diesem Gebiet in den letzten Jahren besonders große Fortschritte erzielt wurden.

Hepatitis B-Virus, Antigene und Antikörper

1. HB$_s$-Antigen

Grundlage der heutigen Kenntnisse über Hepatitis Virus B (HBV)-Infektionen sind seit der Entdeckung des Hepatitis B-Oberflächen (surface)-Antigens (HB$_s$Ag) [27] die nachfolgende Charakterisierung weiterer Antigene und korrespondierender Antikörper sowie die Identifizierung des infektiösen Agens (Tabelle 1).

Der Zusammenhang zwischen dem Nachweis von HB$_s$Ag im Serum und verschiedenen Virus B-assoziierten akuten und chronischen Lebererkrankungen gilt als gesichert [154, 155]. In der Regel erscheint der Antikörper *(Anti-HB$_s$)* im Serum nach der HB$_s$Ag-Elimination und *korreliert mit einer Immunität* gegen eine Reinfektion [14]. Bei *HB$_s$Ag-Persistenz* im Serum nach akuter Virus B-Hepatitis ist mit einem *chronischen Verlauf* zu rechnen [153–155]. Im Lebergewebe ist HB$_s$Ag im Zytoplasma von Hepatozyten lokalisiert [1, 38, 69]. HB$_s$Ag ist das Hüllenmaterial des HBV.

2. HB$_c$-Antigen

Ein weiteres von HB$_s$Ag abgrenzbares Antigen ist das Hepatitis B-Kern (core)-Antigen (HB$_c$Ag). Durch elektronenmikroskopische und immunfluoreszenzhistologische Untersuchungen ist gesichert, daß HB$_c$Ag überwiegend in Leberzellkernen vorkommt [4, 9, 15, 31, 79]. HB$_c$Ag ist die *Kernsubstanz des HBV*. Diesem Antigen wird besondere diagnostische Wertigkeit zur *Erkennung einer Virus B-Persistenz* zugemessen; es findet sich im Lebergewebe von leberkranken HB$_s$Ag-Trägern [8, 66, 86]. Antikörper gegen HB$_c$Ag *(Anti-HB$_c$)* können sowohl *bei akuter Virus B-Hepatitis* [77] als auch *bei HB$_s$Ag-positiven chronischen Lebererkrankungen* nachgewiesen werden [9, 63, 78].

3. HB$_e$-Antigen

Das dritte, von Magnius u. Espmark [92] in HB$_s$Ag-positiven Seren entdeckte Antigen-Antikörpersystem, Hepatitis B$_e$-Antigen *(HB$_e$Ag)* und *Anti-HB$_e$*, besitzt im Hinblick auf Differentialdiagnose und Infektiosität HB$_s$Ag-positiver chronischer Lebererkrankungen und lebergesunder HB$_s$Ag-Träger große Bedeutung. Während *HB$_e$Ag-positive Seren* als *infektiös* gelten und mit HB$_s$Ag-positiven chronischen Hepatitiden assoziiert sind [9, 52, 73, 93, 136, 144], wird HB$_s$Ag- und *Anti-HB$_e$-positiven Seren keine* oder nur eine *sehr geringe* Infektiosität zugeschrieben; letztere finden sich mit wenigen Ausnahmen [53, 55, 137]

Tabelle 1. Antigene und Antikörper des Hepatitis B-Virus

Antigen; Antikörper	Abkürzung	Lokalisation
Hepatitis-B-Oberflächen (surface)-Antigen	HB$_s$Ag	Serum, Cytoplasma von Leberzellen
Antikörper gegen HB$_s$Ag	Anti-HB$_s$	Serum
Hepatitis-B-Kern (core)-Antigen	HB$_c$Ag	Leberzellkerne
Antikörper gegen HB$_c$Ag	Anti-HB$_c$	Serum, Leberzellkerne, Leberzellmembran
Hepatitis-B-$_e$-Antigen	HB$_e$Ag	Serum, Leberzellkerne
Antikörper gegen HB$_e$Ag	Anti-HB$_e$	Serum
Hepatitis-B-δ-Antigen	δ-Antigen	Leberzellkerne
Antikörper gegen δ-Antigen	Anti-δ	Serum
Dane-Partikel (Hepatitis B-Virus)	HBV	Serum
Virus-B-spezifische DNA-Polymerase	DNA-Polymerase	Serum

nur bei lebergesunden HB$_s$Ag-Trägern [52, 74, 94, 100, 144]. Immunfluoreszenzhistologisch ist *HB$_e$Ag* in enger Assoziation *mit HB$_c$Ag in Leberzellkernen* lokalisiert [9, 22]. Die Natur von HB$_e$Ag ist bis jetzt nicht eindeutig geklärt.

Virus B-Spezifische DNA-Polymerase. Nach heutiger Auffassung repräsentieren die in HB$_s$Ag- und HB$_e$Ag-positiven Seren elektronenoptisch nachweisbaren *Dane-Partikel* [40] *das komplette HBV* [5, 154, 155]. In HB$_s$Ag- und HB$_e$Ag-positiven sowie Dane-Partikel enthaltenden Seren findet sich als *weiterer Marker* bzw. Indikator für eine Virus B-Infektion die *Virus B-spezifische DNA-Polymerase* [82, 83].

4. δ-Antigen

Neben HB$_s$Ag, HB$_c$Ag und HB$_e$Ag wurde vor kurzem ein viertes mit dem HBV assoziiertes Antigen-Antikörpersystem, *delta (δ)-Antigen* und *Anti-δ*, entdeckt [115]. Der Nachweis von δ-Antigen in Leberzellkernen und/oder Anti-δ im Serum scheint ein weiterer *Marker für eine chronische HBV-Infektion* zu sein.

Lebererkrankungen nach Infektion mit dem Hepatitis B-Virus

Bei der Reaktion des menschlichen Organismus nach einer Infektion mit dem HBV kommt der *Funktion des Immunsystems* eine *ausschlaggebende Bedeutung* für die Elimination oder die Persistenz des Virus und seiner assoziierten Antigene zu [45, 103].

Die normale klinische, histologische und immunologische Reaktion ist eine *akute Hepatitis*, welche ausheilt und mit einer Elimination des HBV und seiner Antigene aus dem Serum und Lebergewebe einhergeht [9].

Ein Kontakt mit dem HBV kann auch eine *asymptomatische Anti-HB$_s$-Entwicklung* zur Folge haben [99, 103]. Chronische HB$_s$Ag-Träger erkranken meistens an verschiedenen chronischen Hepatitiden (Tabelle 2). Daneben finden sich vor allem unter Blutspendern klinisch und morphologisch lebergesunde HB$_s$Ag-Träger, die eine besondere Reaktionsweise gegenüber dem HBV zeigen [86, 103].

Tabelle 2. Lebererkrankungen im Kindesalter durch das Hepatitis B-Virus

Akute Hepatitis (AH)
Akute Hepatitis mit protrahiertem Verlauf (PAH)
Chronisch aggressive Hepatitis (CAH)
Chronisch persistierende Hepatitis (CPH)
Minimale Hepatitis (MH)
Lebercirrhose (CI)
Lebergesunder HB_sAg-Träger (LGT)
Asymptomatische Anti-HB_s-Entwicklung

Tabelle 3. Histologische Befunde bei Kindern mit HB_sAg-Persistenz; Literaturmitteilungen und eigene Beobachtungen

Autoren	n	CAH	CPH	MH	PAH	LGT
Feist [56]	19	13	6			
Tolentino [142]	28	22	6			
Wolf et al. [150]	13	13				
Dupuy et al. [50]	33	12	17			4
Bosch et al. [28]	26	9	15	2		
Baumann [22]	105	51	14	10	17	13
Insgesamt	224	120	58	12	17	17

Tabelle 4. Entzündliche Aktivität und Umbauzeichen der Leber bei Kindern mit HB_sAg-positiver CAH

Autoren	n	Typ IIa	Umbauzeichen		Typ IIb	Umbauzeichen	
			mit	ohne		mit	ohne
Tolentino [142]	22	15	—	—	7	—	—
Bosch et al. [28]	9	6	4	2	3	1	2
Baumann [22]	51	34	10	24	17	13	4
Insgesamt	82	55	14/40	26/40	27	14/20	6/20

— = Keine Angaben

Mit Hilfe immunserologischer und immunhistologischer Untersuchungen ist heute eine weitgehende Charakterisierung leberkranker und lebergesunder HB_sAg-Träger möglich. Während sich *leberkranke HB_sAg-Träger* in der Regel durch eine enge Korrelation von HB_eAg, Dane-Partikeln und Virus B-spezifischer DNA-Polymerase im Serum sowie HB_cAg, HB_eAg und HB_sAg im Lebergewebe auszeichnen, kommt *bei lebergesunden HB_sAg-Trägern* immunserologisch *Anti-HB_e* und immunhistologisch nur *HB_sAg* vor [9, 11, 73, 74, 80, 86, 100, 109, 110, 144]. Inwieweit dieses Konzept, dem Befunde des Erwachsenen zugrunde liegen, uneingeschränkt auf das durch unterschiedlich ausgereifte Funktionen des Immunsystems gekennzeichnete Kindesalter übertragen werden kann, wird noch näher eingegangen.

1. Morphologische Befunde

Sofern man von dem Syndrom der neonatalen Hepatitis absieht, kann im Prinzip davon ausgegangen werden, daß die anhand von Befunden bei Erwachsenen erarbeitete Nomenklatur und morphologische Systematik [41, 90] akuter und chronischer Hepatitiden auf das Kindesalter übertragbar sind [2, 3, 17, 44, 50, 56, 57, 91, 98, 120, 121,

134, 142, 143, 150]. Folgende, mit dem HBV ätiologisch und pathogenetisch in Zusammenhang stehende Lebererkrankungen werden im Säuglings- und Kindesalter beobachtet (Tabelle 3). Bei Erkrankungen mit HB_sAg-Persistenz können als Ausdruck einer intrazytoplasmatischen HB_sAg-Synthese lichtmikroskopisch in Hämatoxylin-Eosin-gefärbten Schnitten vereinzelt oder gruppenweise Leberzellen mit einer Vermehrung des glatten endoplasmatischen Retikulums häufiger gesehen werden.

1.1 Akute Virus B-Hepatitis (AVBH). Das histopathologische Bild der akuten Virushepatitiden darf als bekannt vorausgesetzt werden. Bei typischen Verläufen finden sich in Abhängigkeit von der Erkrankungsdauer charakteristische Veränderungen, welche von Thaler [133] ausführlich beschrieben wurden. Mit Ausnahme der ersten Lebensmonate bestehen zwischen den morphologischen Befunden bei Kindern und Erwachsenen keine prinzipiellen Unterschiede. Die AVBH bedarf in der Regel keiner leberbioptischen Abklärung.

AVBH verlaufen *im Säuglings- und Kleinkindesalter häufig asymptomatisch* bzw. subklinisch [106, 117]. Dadurch wird die Aussagekraft von Zahlenangaben über die Häufigkeit erheblich eingeschränkt. Es werden aber auch mit entsprechender klinischer Symptomatik einhergehende anikterische und ikterische Erkrankungen in allen Altersstufen beobachtet [22, 43, 46, 50, 51, 56, 59, 68, 72, 124]. Einige Autoren berichten über *fulminante Virus B-Hepatitiden im Säuglingsalter* mit meistens letalem Ausgang [25, 42, 46, 49, 50, 54, 58, 105]. *Neonatale Hepatitiden* können ebenfalls vorkommen [34, 84, 105].

1.2 Akute Virus B-Hepatitis mit protrahiertem Verlauf (PAH). Im Lebergewebe finden sich noch die Kennzeichen einer akuten Virushepatitis, wobei aber diese Veränderungen bereits mit einer deutlichen Faservermehrung einhergehen. Die Kriterien einer chronischen Hepatitis sind nicht oder noch nicht erfüllt. Daraus geht hervor, daß sich *histologisch* differentialdiagnostische *Schwierigkeiten gegenüber chronischen Hepatitiden* ergeben können; fließende Übergänge scheinen möglich zu sein. In unserem Patientengut von 105 kindlichen HB_sAg-Trägern wurde bei 17 Kindern die histologische Diagnose einer PAH gestellt [22]. Kontrollbiopsien bei 7 Kleinkindern nach 6 bis 12 Monaten ergaben in 4 Fällen eine HB_sAg-positive chronisch aggressive Hepatitis und bei 3 Patienten einen Normalbefund.

1.3 Chronisch aggressive Hepatitis (CAH). Nach den Kriterien der EASL [41] müssen histologisch chronisch-entzündliche Infiltrationen der Portalfelder mit Übergreifen auf die angrenzenden Läppchenbezirke, piece-meal-Nekrosen, intralobuläre Septen und gestörte Läppchenarchitektur vorliegen. Die entzündliche Aktivität kann von mäßig (Typ IIa) bis stark (Typ IIb) variieren.

Faßt man die bisherigen Literaturmitteilungen über HB_sAg-positive chronische Lebererkrankungen zusammen, dann ist die CAH die *häufigste Verlaufsform im Kindesalter* (Tabelle 3). CAH und CPH bilden ein Verhältnis von ungefähr 2:1. Von 82 Kindern mit HB_sAg-positiver CAH entsprachen 55 dem Typ IIa und 27 dem Typ IIb [22, 28, 142] (Tabelle 4). Im Kindesalter gehen demnach HB_sAg-positive CAH wesentlich häufiger mit mäßiger entzündlicher Aktivität in der Leber einher. Beim Typ II b finden sich dagegen bereits im morphologischen Ausgangsbefund häufiger Umbauzeichen der Leber [22]. Zwischen der CAH des Typs II a und der CPH können fließende Übergänge bestehen [41, 135], so daß die morphologische Abgrenzung Schwierigkeiten bereiten kann. 9 von 37 dem Typ II a angehörige Kinder waren erst mit Hilfe des histologischen Kontrollbefundes nach 6 bis 12 Monaten dieser Erkrankungsgruppe sicher zuzuordnen [22].

1.4 Chronisch persistierende Hepatitis (CPH). Eine CPH muß folgende histologische Kriterien erfüllen [41]: vorwiegend portale chronisch-entzündliche Infiltrationen, keine oder nur geringfügige piece-meal-Nekrosen, erhaltene Läppchenstruktur und geringe oder fehlende Fibrose. Die *Diagnose* sollte in jedem Fall nach einjährigem Verlauf durch eine *Kontrollbiopsie* gesichert werden. Über die *Häufigkeit* in den Patientenkollektiven von verschiedenen Autoren gibt die Tabelle 3 Aufschluß.

1.5 Minimale Hepatitis (MH). Klinge [85] machte erstmals bei HB_sAg-seropositiven Erwachsenen auf eine mit geringfügigen histologischen Veränderungen einhergehende Hepatitisform aufmerksam, die bisher meistens als unspezifisch reaktive Hepatitis klassifiziert wurde. Er wies darauf hin, daß es sich bei diesen feingeweblichen Abweichungen keineswegs um unspezifische, sondern vielmehr um virusabhängige Leberveränderungen handelt.

Diese neue Sonderform einer HBV-Infektion wurde von uns erstmals im Kindesalter beschrieben, näher charakterisiert und gegenüber der CAH, CPH, PAH und lebergesunden HB_sAg-Trägern abgegrenzt [22–24]. Unter dem Eindruck des histologischen Erscheinungsbildes wurde die Bezeichnung *minimale Hepatitis* gewählt.

Sie zeichnet sich durch folgende morphologische Kriterien aus: sehr spärlich hyaline Leberzellnekrosen, geringfügige lokale Mesenchymaktivität, fehlende oder sehr spärliche und portal beschränkte Rundzellinfiltrate, fehlende oder geringfügige portale Faservermehrung und meistens einzeln oder in Gruppen nachweisbare HB_sAg-haltige Leberzellen (sog. Milchglashepatozyten).

Bei Betrachtung des Spektrums der feingeweblichen Leberveränderungen von kindlichen HB_sAg-Trägern nimmt die MH eine *Mittelstellung zwischen CAH und CPH* einerseits *sowie lebergesunden HB_sAg-Trägern* andererseits ein, wobei zur CPH und dem morphologischen Normalbefund offenbar jeweils fließende Übergänge bestehen können.

In unserem Kollektiv von 105 HB_sAg-Trägern wurden 10 MH festgestellt, die vorwiegend Kleinkinder betrafen [22]. Bosch et al. [28] beschrieben ebenfalls 2 MH unter 26 Kindern mit HB_sAg-positiven Lebererkrankungen (Tabelle 3). In der Literatur finden sich weitere Anhaltspunkte, daß diese Sonderform der HBV-Infektion wahrscheinlich auch von anderen Autoren im Kleinkindesalter beobachtet wurde [39, 47, 48, 124, 126]. Diese Untersucher wiesen sehr ähnliche histologische Veränderungen nach und bezeichneten die Erkrankung teilweise als "unresolved viral hepatitis". Elektronenmikroskopisch wurden in einigen Fällen eine Vermehrung des glatten endoplasmatischen Retikulums im Zytoplasma der Leberzellen und virusähnliche Partikel in den Hepatozytenkernen festgestellt

[47, 48, 124]. Weiterhin ist nicht auszuschließen, daß einige von weiteren Autoren beobachtete, jedoch nicht histologisch untersuchte HB_sAg-positive Säuglinge oder Kleinkinder mit normalen oder leicht erhöhten Leberfunktionsproben an einer MH erkrankt waren [6, 37, 51, 76, 104, 138, 145].

1.6 Lebergesunde HB_sAg-Träger (LGT). An der Existenz histologisch gesicherter und anhand des Verhaltens der Virus B-Antigene und der korrespondierenden Antikörper charakterisierbarer lebergesunder HB_sAg-Träger im Erwachsenenalter bestehen keine Zweifel [8, 9, 11, 73, 74, 86, 100, 109, 144]. Obwohl von verschiedenen Autoren asymptomatische Kinder mit HB_sAg-Persistenz beobachtet wurden [6, 30, 50, 51, 65, 72, 87, 104, 105, 111–113, 129, 138], sind LGT in dieser Altersklasse nach den beim Erwachsenen erarbeiteten Kriterien erstmals von Baumann [22] auf der Basis morphologischer, immunserologischer und immunhistologischer Befunde näher definiert worden.

Bei LGT handelt es sich um subjektiv, klinisch und biochemisch *unauffällige Kinder mit HB_sAg-Persistenz* im Serum, die eine *normale Leberhistologie* aufweisen. In unserem Gesamtkollektiv waren 12,4% der Kinder histologisch lebergesund [22] (Tabelle 3). Da die Erkrankungen ausnahmslos zufällig entdeckt wurden, können von diesem Prozentsatz keine Rückschlüsse auf die tatsächliche Häufigkeit von LGT gezogen werden. Sie scheinen aber im Kindesalter gegenüber leberkranken HB_sAg-Trägern selten zu sein.

1.7 Lebercirrhose (CI). Wie bereits erwähnt, weisen Kinder mit einer HB_sAg-positiven CAH des Typs II b häufiger beginnende oder deutliche Umbauzeichen in der Leber auf, als Verlaufsformen des Typs II a. Demnach scheinen Kinder, die an einer *CAH mit starker entzündlicher Aktivität* in der Leber erkranken, eine *ungünstigere Prognose* im Hinblick auf die Entwicklung einer CI zu haben. Umfangreiche Zahlenangaben über CI, die aus HB_sAg-positiven CAH oder anderen HB_sAg-positiven Lebererkrankungen entstanden sind, liegen für das Kindesalter bisher nicht vor. HB_sAg-positive CI wurden jedoch in Einzelfällen bei Kindern [33, 57, 120, 140, 142] und sogar im Säuglingsalter [50, 95, 151] mitgeteilt. Lediglich Dupuy et al. [50] beobachteten bei allen 12 Kindern ihres Kollektivs mit HB_sAg-positiver CAH die Entwicklung einer CI. In 8 dieser Fälle wurde die Erkrankung inaktiv. Nur bei 3 Patienten war eine HB_sAg-Persistenz im Serum nachweisbar. Die von Dupuy et al. [50] mitgeteilte Häufigkeit von CI deckt sich nicht mit unseren Erfahrungen über Verlaufsbeobachtungen bis zu 8 Jahren bei HB_sAg-positiver CAH [18, 22, 25].

2. HB_sAg-positive Lebererkrankungen im Säuglingsalter

HB_sAg-positive Lebererkrankungen im Säuglingsalter sind ganz überwiegend Folge einer vertikalen Übertragung des HBV von der Mutter auf das Kind. Eine Zusammenfassung von 17 Literaturmitteilungen der letzten 10 Jahre [6, 30, 37, 39, 47, 62, 76, 84, 87, 97, 105, 111, 114,

Tabelle 5. Histologische Befunde bei Säuglingen mit HB$_s$Ag-Persistenz; Literaturmitteilungen und eigene Beobachtungen (FH = fulminante Hepatitis, NH = neonatale Hepatitis)

Autoren	n	AVBH	FH	NH	PAH	CAH	CPH	MH	CI	LGT
Wright et al. [151]	1								1	
Dunn et al. [47]	1							1		
Chandra [34]	2			2						
McCarthy [95]	1								1	
Fawaz et al. [54]	2		2							
Schweitzer [124]	10					2	8			
Dosik u. Jhaveri [42]	1		1							
Dupuy et al. [50]	9	2	4			1	1			1
Feist u. Thamer [58]	6		1				5			
Bosch et al. [28]	4					2	2			
Baumann [22, 25]	15		1	1	3	4	4	2		
Insgesamt	52	2	9	3	3	9	20	3	2	1

124, 126, 127, 145] zeigt, daß nach vertikaler Infektion von 124 HB$_s$Ag-positiven Säuglingen 107 *(86,3%)* klinisch *asymptomatisch* waren. Nur 17 (13,7%) entwickelten eine ikterische Virus B-Hepatitis. Leberbioptische Untersuchungen wurden bei diesen Kindern im ersten Lebensjahr nicht durchgeführt. Bei 6 im Alter von 15 bis 28 Monaten histologisch nachuntersuchten asymptomatischen Kindern wurden folgende Befunde erhoben: zweimal "unresolved viral hepatitis" [47], zweimal CPH [39, 126], einmal minimale entzündliche Veränderungen [126] und einmal normales Lebergewebe [39].

Der Tabelle 5 sind 52 histologisch gesicherte Lebererkrankungen zu entnehmen, die bei Säuglingen mit HB$_s$Ag-Persistenz beobachtet wurden. Von wenigen Ausnahmen abgesehen, lagen ätiologisch vertikale Übertragungen der HBV-Infektion vor. Die Tabelle weist aus, daß *bereits im ersten Lebensjahr das gesamte Spektrum von HB$_s$Ag-positiven Lebererkrankungen* vorkommen kann. Da bei den meisten asymptomatischen HB$_s$Ag-Trägern im Säuglingsalter keine histologischen Untersuchungen vorgenommen wurden, sind Häufigkeitsangaben noch nicht möglich. Die *HB$_s$Ag-positive CPH* scheint jedoch in dieser Altersklasse das *vorherrschende Krankheitsbild* zu sein.

Epidemiologie und Häufigkeit

Den akuten Virushepatitiden wird im Kindesalter eine allgemein gute Prognose zugeschrieben [117]. *Protrahierte Verlaufsformen* und Übergänge in *chronische Hepatitiden* wurden in einer Häufigkeit von 0–5,3% [71, 96, 116, 119, 130, 148] bzw. 0–2,3% [96, 119, 122, 147] mitgeteilt. Diese Angaben, die sich teilweise nur auf klinische und biochemische Befunde stützen, stehen jedoch zu der in der Literatur beschriebenen geringen Anzahl chronischer Hepatitiden bei Kindern in Widerspruch. Durch serologische Untersuchungen gesicherte Differenzierungen in die verschiedenen akuten Virushepatitiden sind diesen Arbeiten nicht zu entnehmen, so daß eine entsprechende Zuordnung chronischer Verlaufsformen nicht möglich ist.

1. Akute Virus B-Hepatitis (AVBH) und Übergang in chronische Verlaufsformen

Neuere epidemiologische Studien haben mit Hilfe serologischer Untersuchungen gezeigt, daß die verschiedenen akuten Virushepatitiden *erheblichen geographischen Schwankungen* unterliegen [106, 154, 155]. *Bei Erwachsenen* wird für unseren Bereich eine *Häufigkeit* der AVBH von *54–69%* beobachtet [59, 146, 149]. Während *das Kindesalter* betreffende Mitteilungen, beispielsweise aus Frankreich [43] und Griechenland [68], anteilig 15,2% bzw. 28,1% AVBH angeben, finden sich diese *in der Bundesrepublik Deutschland* in *14–17,8%* [25, 56, 59, 72]. *Durch den hohen Anteil anikterischer, subklinischer* und *abortiver Verläufe bei Kindern* wird die Aussagekraft dieser *Zahlenangaben* jedoch *eingeschränkt*.

Genaue Angaben über die Entwicklung chronischer Leberentzündungen liegen bisher nur für HBV-Infektionen beim Erwachsenen vor. Prospektiven Studien ist zu entnehmen, daß 4,3% [108], 8,3% [70], 10,5% [34] und 8,5% [102] AVBH in eine CPH, CAH oder CI übergehen. Obwohl in den letzten Jahren auf das HBV als Ursache chronischer Hepatitiden im Kindesalter zunehmend aufmerksam gemacht wurde [16, 50, 56, 61, 98, 140, 141] fehlen hier noch vergleichbare Untersuchungen.

2. HB$_s$Ag-positive chronische Hepatitiden

In einer europäischen und amerikanischen Literatursynopsis der vergangenen 20 Jahre, die keinen Anspruch auf absolute Vollständigkeit erhebt, sind in 35 Publikationen Mitteilungen über 414 kindliche chronische Hepatitiden enthalten. Dreiviertel der Beobachtungen stammen aus den letzten 5 Jahren. Bei 69% der Fälle wurden mittels HB$_s$Ag-Bestimmung im Serum Virus B-induzierte Formen abgegrenzt. Wie bereits erwähnt, bilden *CAH und CPH* ein *Verhältnis von rund 2:1*.

Dubois u. Silverman [44] und Arasu et al. [7] berichteten aus den USA und Lidman et al. [91] aus Schweden nur über Kinder mit HB$_s$Ag-negativer CAH. Dagegen beschrieben Tolentino [143] in Italien und Dupuy et al. [50] in Frankreich ausschließlich HB$_s$Ag-positive CAH oder CPH. Von den in der Bundesrepublik Deutschland beobachteten 61 Fällen mit CAH waren rund 70% HB$_s$Ag-positiv [28, 56, 72, 150]. In unserem eigenen Kollektiv wiesen von 126 Kindern 83,3% HB$_s$Ag-positive Lebererkrankungen auf [22]. Daraus geht hervor, daß die Häufigkeit Virus B-assoziierter chronischer Hepatitiden im Kindesalter deutlichen geographischen Schwankungen

Tabelle 6. Anamnestische Daten bei 105 Kindern mit HB$_s$Ag-Persistenz und verschiedenen Lebererkrankungen

Auslösende Faktoren	n	CAH 51	CPH 14	PAH 17	MH 10	LGT 13	Insgesamt 105
Gesichert:							
Akute Virushepatitis		5	2	3			10 (9,5%)
Wahrscheinlich:							
Hepatitis in der Familie		8	3	2	2	5	20 (19,0%)
Bluttransfusionen/ Blutprodukte		14	5	2	5	3	29 (27,6%)
Häufiger Kranken- hauskontakt		4			1	1	6 (5,7%)
Tumorpatienten		2	3		4	4	13 (12,4%)
Unbekannt		20	4	10	2	3	39 (37,1%)

unterworfen ist. In unserem Bereich überwiegen dabei eindeutig die HB$_s$Ag-positiven Verläufe. Aufgrund der Zunahme von Mitteilungen über Virus B-induzierte chronische Hepatitiden in den letzten Jahren darf angenommen werden, daß diese Erkrankungen im Kindesalter zwar nicht besonders häufig sind, bei sorgfältiger und gezielter Suche aber wesentlich öfter vorkommen, als im Bereich der Kinderheilkunde allgemein angenommen wird.

Die Tabelle 6 zeigt die bei unserem Patientenkollektiv retrospektiv erhobenen Daten, die als auslösende Faktoren für die verschiedenen Lebererkrankungen in Frage kommen [22]. Nur *in 9,5%* von 105 Kindern mit HB$_s$Ag-Persistenz konnte ein *Übergang einer AVBH in eine chronische Verlaufsform* als gesichert angenommen werden. Bei keinem Patienten mit MH und bei keinem LGT war eine apparente akute Hepatitis vorausgegangen. Wahrscheinliche Ursachen für die HB$_s$Ag-positiven Lebererkrankungen ließen sich wesentlich häufiger ermitteln. In 37,1% der Fälle konnten als gesichert oder wahrscheinlich anzunehmende ursächliche Faktoren nicht eruiert werden. Weiterhin ist bemerkenswert, daß 60% der 105 HB$_s$Ag-positiven Lebererkrankungen zufällig entdeckt wurden. Ein Drittel davon wurde durch Familienuntersuchungen festgestellt. Auf der Basis von vielen Zufallsbefunden und asymptomatischen Verläufen kann somit auch für unseren Einzugsbereich keine Morbiditätsrate im Kindesalter angegeben werden. Lediglich in 21,9% führten subjektive Beschwerden, in 10,5% Hepatomegalie und in 7,6% Kontrolluntersuchungen nach AVBH zur gezielten hepatologischen Diagnostik. Verschiedene Autoren konnten bei ihren Fällen ebenfalls nur selten eine akute Hepatitis eruieren [2, 28, 50, 56, 72, 150]. Von diesen Befunden kann somit abgeleitet werden, daß sich *HB$_s$Ag-positive chronische Hepatitiden* im Kindesalter *überwiegend nicht aus* einer mit dem typischen klinischen Bild einhergehenden *ikterischen oder anikterischen AVBH* entwickeln. Dieses Verhalten kann besonders häufig bei Kleinkindern und Säuglingen beobachtet werden.

Bei 64,7% unserer Kinder mit HB$_s$Ag-positiver CAH und 64,3% mit HB$_s$Ag-positiver CPH war die Infektion wahrscheinlich auf nichtparenteralem Wege erfolgt [22]. Mit 66% und 73% fanden Dupuy et al. [50] bei 80 Kindern

mit akuten und chronischen bzw. Bosch et al. [28] bei 26 mit chronischen HB$_s$Ag-positiven Lebererkrankungen etwa gleiche Verhältnisse. Rund zwei Drittel der Erkrankungen dürften somit nicht mit einer im Krankenhausmilieu erworbenen parenteralen bzw. inokulativen HBV-Infektion zusammenhängen. Wird davon ausgegangen, daß im Kindesalter ähnlich wie beim Erwachsenen 4,3–10,5% AVBH in eine chronische Verlaufsform übergehen [35, 70, 102, 108, 156], dann müssen in unseren geographischen Regionen subklinische AVBH aufgrund der Anzahl chronischer Erkrankungen häufiger vorkommen, als in der pädiatrischen Literatur angegeben wird [25, 56, 59, 72]. Dafür spricht auch das Verhältnis unserer 105 chronischen HB$_s$Ag-Träger zu 13 AVBH im gleichen Untersuchungszeitraum.

3. Minimale Hepatitis und lebergesunde HB$_s$Ag-Träger

MH und LGT fanden sich in unserem Patientenkollektiv *in 9,5 bzw. 12,4%* (Tabelle 3) und wurden vereinzelt auch von anderen Autoren beschrieben [28, 39, 47, 48, 50, 124, 126]. Da ausnahmslos Zufallsbefunde vorlagen und asymptomatische kindliche HB$_s$Ag-Träger meistens nicht leberbioptisch untersucht werden, sind Rückschlüsse auf die tatsächliche Häufigkeit vorerst noch nicht möglich. Jeweils 4 unserer MH und LGT waren radiochemotherapeutisch behandelte Tumor- und Leukämiepatienten, welche bei Nachuntersuchungen von 159 langzeitüberlebenden Kindern mit malignen Erkrankungen festgestellt wurden [21, 22]. In diesen Fällen waren parenterale Infektionsmöglichkeiten gegeben.

Klinische Befunde

1. Alters- und Geschlechtsverteilung

Verläßliche Angaben über die Altersverteilung bei AVBH im Kindesalter liegen bisher nicht vor. Sie können jedoch *in allen Altersstufen* beobachtet werden. Der Abb. 1 ist die Altersverteilung von 92 Kindern mit verschiedenen HB$_s$Ag-positiven chronischen Lebererkrankungen zu entnehmen [22]. HB$_s$Ag-Träger wurden im Vorschulalter häufiger als im Schulalter vorgefunden. Während MH und LGT mit HB$_c$Ag-Nachweis im Lebergewebe ganz überwiegend im Vorschulalter vorkamen, fanden sich LGT ohne HB$_c$Ag im Lebergewebe ausschließlich im Schulalter. Faßt man 40 in der Literatur mitgeteilte HB$_s$Ag-positive CAH mit genauer Altersangabe [28, 56, 120, 150] und unsere Patienten zusammen, so waren von 91 Kindern 57,1% jünger als 6 Jahre. Im Gegensatz dazu tritt die HB$_s$Ag-negative CAH fast nur bei älteren Kindern auf [7, 22, 26, 44, 91, 150]. Ebenso wie HB$_s$Ag-positive CAH werden HB$_s$Ag-positive CPH in allen Altersstufen beobachtet und betreffen etwa zur Hälfte das Vorschulalter [22, 28, 56, 121]. Weitere Autoren [50, 143] berichten ebenfalls über HB$_s$Ag-positive chronische Hepatitiden in dieser Altersklasse ohne aber genauere Angaben zu machen. Über HB$_s$Ag-positive Lebererkrankungen im ersten Lebensjahr informiert die Tabelle 5.

Goodman et al. [65] wiesen anhand serologischer HB$_s$Ag-Befunde auf eine *Knabenwendigkeit* hin. Auch in

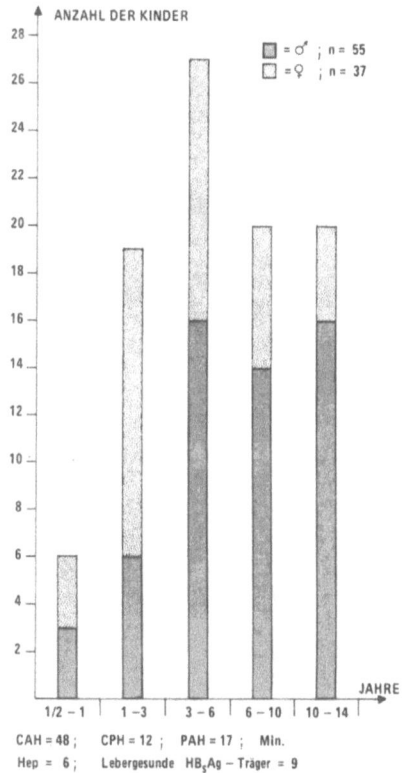

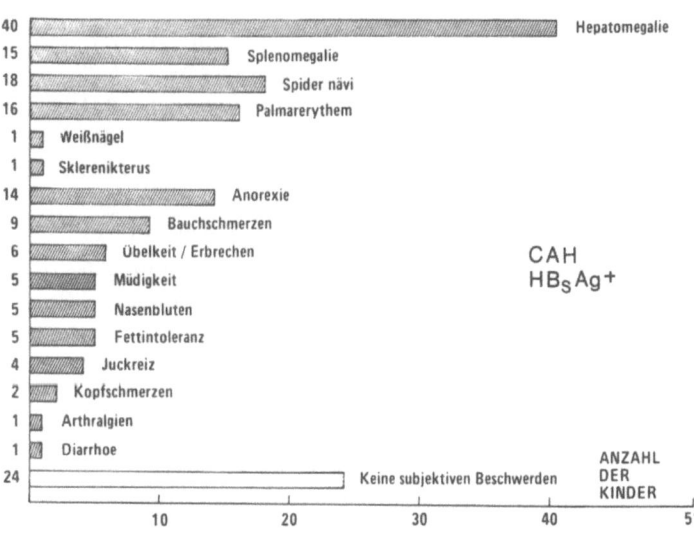

Abb. 2. Häufigkeit subjektiver und objektiver Befunde bei 51 Kindern mit HB$_s$Ag-positiver CAH

Abb. 1. Alters- und Geschlechtsverteilung von 92 Kindern mit chronischen HB$_s$Ag-positiven Lebererkrankungen

unserem Gesamtkollektiv überwogen Jungen, was besonders im Schulalter auffällig war (Abb. 1). Unter den 65 HB$_s$Ag-positiven chronischen Hepatitiden dominierte ebenfalls mit 61,5% das männliche Geschlecht. Von 189 Kindern mit HB$_s$Ag-positiver CAH und CPH, einschließlich der eigenen Patienten [22, 50, 56, 120, 121, 143, 150], waren 62,9% Knaben. Auch beim Erwachsenen finden sich ähnliche Verhältnisse [60, 101, 152]. Mädchen erkranken dagegen wesentlich häufiger an HB$_s$Ag-negativer und mit Autoantikörpern einhergehender CAH (sog. Autoimmuntyp) [7, 44, 56, 91, 150].

2. Subjektive Beschwerden und objektivierbare Befunde

Das klinische Erscheinungsbild bei AVBH ist im Kindesalter sehr variabel. Es reicht von subklinischen, asymptomatischen Erkrankungen über typische mit klinischen Allgemeinsymptomen einhergehende ikterische oder anikterische Verläufe bis hin zu fulminanten Hepatitiden mit Lebercoma [22, 46, 50, 56, 59, 72, 81, 106, 117, 124, 146]. Die verschiedenen klinischen Manifestationen können in allen Altersstufen festgestellt werden. *Im Säuglings- und Kleinkindesalter* scheinen jedoch subklinische oder *abortive HBV-Infektionen* die *vorherrschenden Erkrankungen* zu sein. Diese Verlaufsformen wurden auch von Krugman u. Giles [88] bei experimentell mit dem HBV infizierten Kindern nachgewiesen. Bei Säuglingen und Kleinkindern sind solche Erkrankungen offensichtlich *häufiger von einer HB$_s$Ag-Persistenz gefolgt* [13, 61, 65, 97, 123].

Symptomatische AVBH können gelegentlich von ausgeprägten *Bauchschmerzen, Erbrechen mit Ketoazidose,*

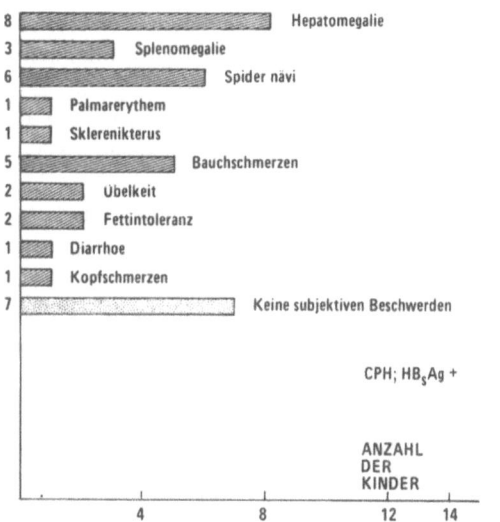

Abb. 3. Häufigkeit subjektiver und objektiver Befunde bei 14 Kindern mit HB$_s$Ag-positiver CPH

Gelenkbeschwerden, urtikariellen *Exanthemen* oder einer *papulösen Acrodermatitis (Gianotti-Syndrom)* begleitet sein [25, 36, 106, 139].

Den Abb. 2 und 3 ist das Vorhandensein subjektiver Beschwerden und objektiver Befunde bei unseren Kindern mit HB$_s$Ag-positiven chronischen Hepatitiden zu entnehmen [22]. Etwa die Hälfte der Patienten mit CAH und CPH war soweit eruierbar klinisch asymptomatisch. In der Reihenfolge der Häufigkeit wurden *bei CAH Anorexie, Bauchschmerzen, Übelkeit, Müdigkeit und Fettintoleranz* angegeben. Bei der CPH waren Bauchschmerzen das häufigste Symptom. Seltenere Beschwerden waren Juckreiz, Nasenbluten, Kopfschmerzen, Diarrhoen, Meteorismus und Arthralgien. Zwischen der Art und Häufigkeit subjektiver Beschwerden bei CAH und PAH bestanden keine wesentlichen Unterschiede. 2 der 10 Kinder mit MH litten unter Anorexie, die übrigen waren ebenso wie alle LGT klinisch asymptomatisch. 40 von 51 Kindern mit HB$_s$Ag-positiver CAH, 8 von 14 mit HB$_s$Ag-positiver

CPH und alle 17 mit HB$_s$Ag-positiver PAH wiesen eine *Hepatomegalie* und 15,3 bzw. 5 gleichzeitig eine *Milzvergrößerung* auf. Die *Konsistenz* der beiden Organe war in der Regel entweder *mäßig vermehrt oder derb*. Bei CAH wurden die ausgeprägtesten Befunde erhoben. Ein leichter *Sklerenikterus* fand sich jeweils nur bei einem Patienten mit CAH, CPH und PAH. Andere Hauterscheinungen wie *Spider nävi* und *Palmarerythem* waren jedoch häufiger zu beobachten. Bezüglich der klinischen Erscheinungen waren MH und LGT weitgehend asymptomatisch.

Die bei unseren Kindern mit HB$_s$Ag-positiven Lebererkrankungen erhobenen Befunde weisen aus, daß sich HB$_s$Ag-positive CAH, CPH und PAH durch eine ausgeprägte Variabilität subjektiver Beschwerden und klinischer Symptome auszeichnen. Besonders bei CAH reicht das Spektrum von völlig asymptomatischen Verläufen bis hin zu Erkrankungen, die von erheblichem Krankheitsgefühl und Hepatosplenomegalie begleitet sind. Unsere Beobachtungen lassen auch den Schluß zu, daß dem morphologischen Typ IIb angehörige Kinder meistens die schwereren Krankheitsbilder bieten. Unter den von Feist [57], Scholz [120], Wolf et al. [150] und Bosch et al. [28] beschriebenen Kindern standen asymptomatische oder symptomarme HB$_s$Ag-positive CAH im Vordergrund. Die *Vielzahl symptomloser Verläufe* ist der Hauptgrund für die so häufig durch Zufall entdeckten HB$_s$Ag-positiven Lebererkrankungen im Kindesalter. *Bei CAH, CPH und PAH* ist eine *Hepatomegalie* noch der sicherste klinische Befund, jedoch sollten die hier nicht selten festzustellenden Hauterscheinungen wie Spider nävi und Palmarerytheme oder die verschiedenen, meistens nur gering ausgeprägten uncharakteristischen Beschwerden, an die Möglichkeit einer HB$_s$Ag-positiven chronischen Lebererkrankung denken lassen. Das klinische Erscheinungsbild läßt aber keine differentialdiagnostischen Rückschlüsse zu, so daß *in jedem Fall eine bioptische Abklärung* angestrebt werden muß.

Biochemische Befunde

1. Serumenzyme

Parallel dem klinischen Bild waren auch die biochemischen Befunde besonders von unseren Kindern mit HB$_s$Ag-positiver CAH aber auch mit CPH und PAH durch *große Streubreiten* gekennzeichnet [22] (Abb. 4, Tabelle 7). Die Aktivitäten der Serumtransaminasen GOT und GPT, Glutamatdehydrogenase (GLDH) und γ-Glutamyltranspeptidase (γ-GT) erreichten bei CAH das 16-, 23-, 9- bzw. 5fache, bei CPH das 5-, 8- und 2fache der altersbezogenen oberen Normgrenze bzw. nur Normalwerte. Bezogen auf die SGOT, SGPT, GLDH und γ-GT finden sich nur bei Feist [56] (13 CAH, 6 CPH) und Bosch et al. [28] (9 CAH, 15 CPH) vergleichbare Ergebnisse. Während unsere CAH zum Teil wesentlich höhere Aktivitäten der SGOT und SGPT als die von Feist [56] mitgeteilten Fälle aufwiesen, ergaben sich zwischen CPH gute Übereinstimmungen. Bei beiden Erkrankungen stellten wir meistens auch deutlich höhere GLDH-Werte fest. Bosch et al. [28] registrierten bei CAH und CPH deutlich niedrigere arithmetische Mittelwerte für die SGPT; bei der

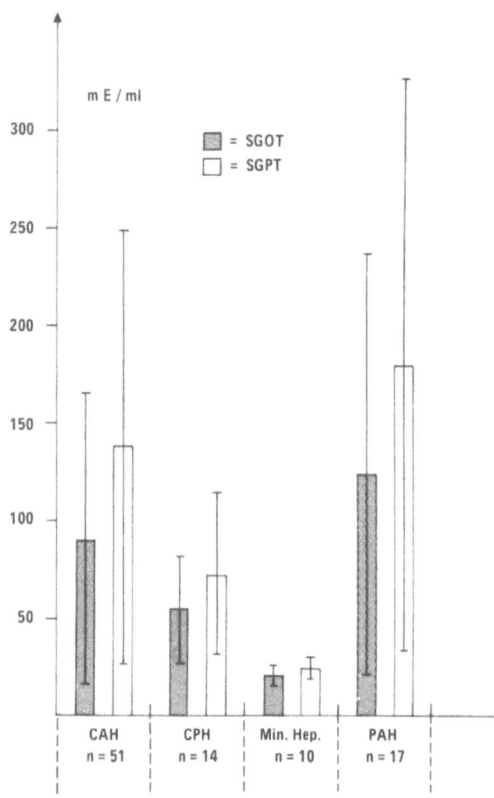

Abb. 4. Mittelwerte und Standardabweichungen der Serumtransaminasen bei 92 Kindern mit verschiedenen HB$_s$Ag-positiven Lebererkrankungen

SGOT bestanden diesbezüglich keine wesentlichen Unterschiede. Es wurden jedoch höhere Aktivitäten der γ-GT gemessen. Feist [56] ermittelte bei 68,4% seiner Patienten mit CAH und CPH einen de Ritis-Quotienten (Verhältnis von SGOT zu SGPT) von größer als 1. Auch Bosch et al. [28] fanden bei CPH einen höheren Mittelwert für die SGOT. Dieses Verhältnis konnte lediglich bei 3 unserer 51 Kinder mit CAH, jedoch bei keiner CPH bestätigt werden. Trotz dieser gegensätzlichen Befunde besitzt in Übereinstimmung mit Feist [56] *der de Ritis-Quotient für HB$_s$Ag-positive chronische Hepatitiden im Kindesalter keine differentialdiagnostische Aussagekraft*.

Die berechneten Mittelwerte für das Enzymspektrum lagen bei CPH deutlich niedriger als bei CAH. Gegenüber letzterer wurden bei PAH durchschnittlich höhere Enzymaktivitäten gemessen. Kinder mit dem morphologischen Befund einer MH und LGT hatten entweder im Normbereich liegende oder nur geringgradig erhöhte Enzymwerte (Tabelle 7). Bei der statistischen Auswertung ergaben sich beim Vergleich der Mittelwerte der SGOT- und SGPT-Aktivitäten auffällige Unterschiede ($P < 0,05$) für beide Enzyme zwischen CAH und CPH sowie PAH und CPH. Dagegen waren die Differenzen der Mittelwerte bei CAH und PAH weder auffällig noch signifikant (Abb. 4). Von Bosch et al. [28] wurden für die beiden Enzyme gleiche statistisch auffällige Unterschiede zwischen CAH und CPH ermittelt. Auch zwischen der CAH des Typs IIa und IIb wurden bei unseren Kindern jeweils signifikante Mittelwertsdifferenzen ($P < 0,01$) der Aktivitäten von SGOT und SGPT berechnet [22].

Tabelle 7. Schwankungsbereiche und arithmetische Mittelwerte ($\bar{x}$) einiger biochemischer Befunde bei 105 Kindern mit verschiedenen HB$_s$Ag-positiven Lebererkrankungen

Biochemische Befunde	CAH n 51	CPH 14	PAH 17	MH 10	LGT 13	Normalwerte (obere Grenzbereiche)		Alter (Jahre)	
SGOT (mE/ml)	22–330	23–106	26–370	10–27	7–28	28		1/2–1	
$\bar{x}$	89,8	53,7	124,0	19,5	16,7		20		1–14
SGPT (mE/ml)	29–470	24–160	42–490	12–30	11–30	28		1/2–6	
$\bar{x}$	138,2	72,2	179,5	24,3	19,0		20		6–14
GLDH (mE/ml)	2–35	2–9	2–27	1–4	2–4	4		1/2–1	
$\bar{x}$	9,4	4,7	12,2	2,9	2,7		2,8–3,8		1–14
γ-GT (mE/ml)	6–136	2–16	6–160	4–46	6–14	35		1/2–1	
$\bar{x}$	27,6	8,5	31,9	13,9	9,7		13–28		1–14
Gesamt-Eiweiß (g%)	5,8–9,4	6,3–7,6	6,1–7,87	6,0–7,5	6,1–7,6	7,2		1/2–1	
$\bar{x}$	7,10	6,95	7,13	6,59	6,84		7,3–7,6		1–14
β-Globuline (g%)	0,58–1,61	0,63–1,26	0,70–1,33	0,61–1,15	0,59–1,08	0,80		1/2–1	
$\bar{x}$	0,96	0,89	0,90	0,78	0,74		0,73–0,85		1–14
γ-Globuline	0,34–3,78	0,45–1,56	0,74–1,93	0,84–1,45	0,70–1,23	0,80		1/2–1	
$\bar{x}$	1,38	1,08	1,14	1,06	0,93		0,85–1,28		1–14

Zwischen dem Anstieg der Serumtransaminasen und der GLDH ließ sich bei allen Erkrankungen eine gute Korrelation feststellen. Dagegen bestanden zwischen den Aktivitätssteigerungen dieser Enzyme und der γ-GT keine Zusammenhänge. Die höchsten γ-GT-Werte zeigten Kinder, die morphologisch Cholestasezeichen oder Gallengangsproliferate aufwiesen. Unsere Untersuchungen haben gezeigt, daß bei HB$_s$Ag-positiven chronischen Hepatitiden im Kindesalter γ-GT, alkalische Phosphatase (AP), Bilirubin und LP-X als cholestaseanzeigende Parameter in dieser Reihenfolge die größte Empfindlichkeit besitzen. In Übereinstimmung mit anderen Autoren [28, 56, 57, 140, 143] sind die *Serumtransaminasen* die *zuverlässigsten Indikatorenzyme* für chronische HB$_s$Ag-positive Lebererkrankungen. Nachgeordnet müssen diesbezüglich GLDH, γ-GT und AP genannt werden (Tabelle 7, Abb. 5 und 6). In Fällen von HB$_s$Ag-positiver CAH spiegelt sich meistens das Ausmaß der entzündlichen Aktivität in der Leber in der Höhe der SGOT und SGPT wieder. Zum Teil signifikante Mittelwertsdifferenzen der untersuchten Enzyme bei Kindern mit verschiedenen HB$_s$Ag-positiven chronischen Hepatitiden haben für das Gesamtkollektiv eine gewisse Aussagekraft. Durch die großen Schwankungsbereiche wird die differentialdiagnostische Bedeutung im Einzelfall jedoch erheblich eingeschränkt.

2. Serumproteine

Die bei unseren HB$_s$Ag-positiven chronischen Leberentzündungen zu beobachtenden Veränderungen des Gesamt-Eiweiß und der Serumproteinfraktionen waren wie die Aktivitäten des untersuchten Enzymspektrums deutlichen Schwankungen unterworfen (Tabelle 7). Über die Häufigkeit pathologischer Befunde bei CAH und CPH informieren die Abb. 5 und 6. 27,5% und 66,7% der Kinder mit CAH wiesen meistens nur geringgradige Erhöhungen des Gesamt-Eiweiß bzw. der γ-Globuline auf. Von 40 in der Literatur mitgeteilten Kindern hatten 55% ebenfalls leicht erhöhte γ-Globulinwerte [28, 56, 120, 150]. Bei

HB$_s$Ag-negativen mit humoralen Autoantikörpern einhergehenden *CAH* im Kindesalter werden fast regelmäßig ausgeprägte *Hyperproteinämien* und *Hypalbuminämien*, vor allem aber *Hypergammaglobulinämien* registriert [7, 20, 22, 44, 56, 57]. Parallel zum Verhalten der Serumenzyme korrelierten bei unseren Kindern die ausgeprägtesten Veränderungen der Serumproteine mit dem morphologischen Typ II b der HB$_s$Ag-positiven CAH. Die Beobachtungen von Feist [56], Bosch et al. [28] und die eigenen Ergebnisse weisen aus, daß auch HB$_s$Ag-positive CPH von leichten γ-Globulinanstiegen begleitet sein können. HB$_s$Ag-positive CAH, CPH und PAH unseres Patientenkollektives zeigten darüber hinaus häufiger erhöhte β-Globulinwerte. Zusammenhänge zwischen dem Schweregrad von Abweichungen der Eiweißfraktionen und dem Alter der Kinder ließen sich bei keiner Erkrankung ermitteln. Nach zusammenfassender Wertung können Veränderungen einiger Serumproteine für die Untergruppen der HB$_s$Ag-positiven chronischen Hepatitis im Kindesalter höchstens differentialdiagnostische Hinweise geben, Normalkonstellationen schließen jedoch keine der Erkrankungen aus.

Klinische und pathogenetische Bedeutung der Hepatitis Virus B-Komponenten bei kindlichen HB$_s$Ag-Trägern

Untersuchungen über das Vorkommen und die Bedeutung der HBV-Komponenten auf Serum- und Gewebeebene wurden bisher hauptsächlich bei HB$_s$Ag-Trägern im Erwachsenenalter durchgeführt. Im pädiatrischen Schrifttum finden sich nur vereinzelt Angaben über das Auftreten von HB$_e$Ag [111, 138], Virus B-spezifischer DNA-Polymerase [138] und Anti-HBc [51] im Serum. Die ausführlichsten immunserologischen und immunhistologischen Untersuchungsergebnisse über das Verhalten der HBV-Antigene und -Antikörper bei Kindern mit verschiedenen HB$_s$Ag-positiven Lebererkrankungen sind eigenen Literaturmitteilungen zu entnehmen [19–24, 98, 102]. An einem

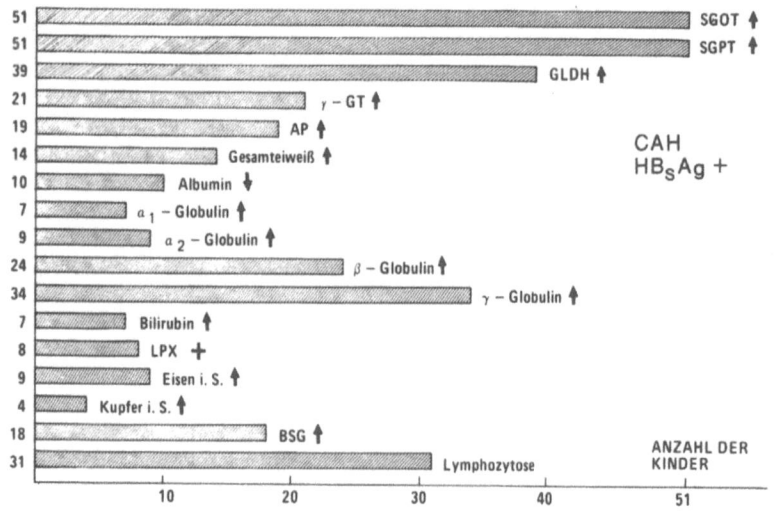

Abb. 5. Häufigkeit pathologischer biochemischer Befunde bei 51 Kindern mit HB$_s$Ag-positiver CAH

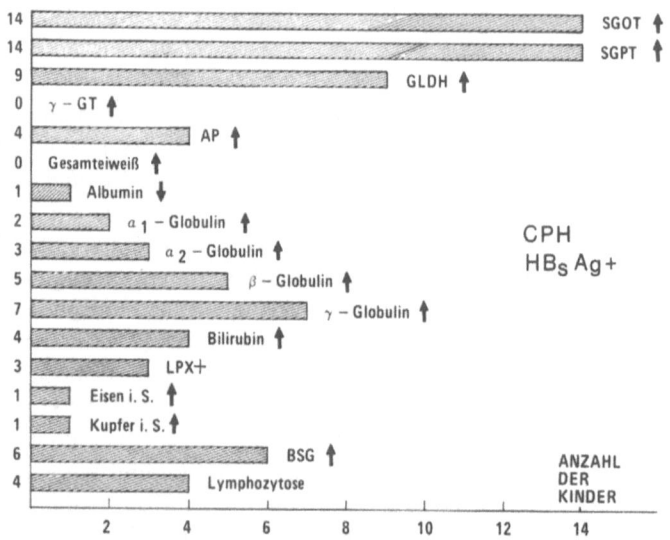

Abb. 6. Häufigkeit pathologischer biochemischer Befunde bei 14 Kindern mit HB$_s$Ag-positiver CPH

kleineren Kollektiv von Kindern erhobene vergleichbare Befunde wurden vor kurzem auch von Bosch et al. [29] vorgelegt.

1. HB$_s$Ag und Anti-HB$_s$

Während *Nord- und Mitteleuropa* als Prädominanzbereiche des *HB$_s$Ag-Subtyps D* gelten, herrscht in *Mittelmeerländern* die *Determinante Y* vor [154]. In unserem Einzugsbereich gehörten 71% von 129 klinisch gesunden HB$_s$Ag-Trägern im Erwachsenenalter dem Subtyp D an [86]. Bei Kindern mit AVBH scheint sich ein Trend von D- zu Y-Infektionen abzuzeichnen [59]. In unserem Kollektiv von Kindern mit HB$_s$Ag-Persistenz ergab sich eine D/Y-Relation von 1:1 [22]. Als Hauptgründe für die *Zunahme von Infektionen* mit dem *Subtyp Y des HBV* müssen die Zuwanderung von Familien aus den stärker durchseuchten mediterranen Regionen und häufige Reisen der hiesigen Bevölkerung in diese Gebiet angesehen werden.

Anhand *quantitativer HB$_s$Ag-Bestimmungen* konnte gezeigt werden, daß *Kinder mit MH und LGT* signifikant *höhere Konzentrationen als CAH, CPH und PAH* aufwiesen [22]. Die Befunde lassen sich dahingehend interpretie-

ren, daß die Höhe der HB$_s$Ag-Werte das Ausmaß einer defekten Immunreaktivität gegen dieses Antigen widerspiegelt. Zwischen der HB$_s$Ag-Expression im Lebergewebe und den Serumspiegeln läßt sich keine signifikante Korrelation ermitteln [22]. Dies kann teilweise durch den beim Erwachsenen [1, 66, 67] und bei Kindern [22] festgestellten, meistens *herdförmigen* bzw. *lobulären Befall der Leberzellen* und die daraus resultierende *eingeschränkte Aussagekraft des Biopsiezylinders* für das ganze Organ erklärt werden.

Gegenüber der beim Erwachsenen gesicherten intrazytoplasmatischen *HB$_s$Ag-Lokalisation* [1, 8, 9, 66, 110] ergeben sich bei Kindern [22, 29] naturgemäß keine Unterschiede. Sieht man davon ab, daß in unserem Kollektiv bei rund 20% der HB$_s$Ag-seropositiven Kinder mit CAH, 15% mit CPH und 50% mit PAH, jedoch bei keinem Patienten mit MH und LGT kein HB$_s$Ag im Zytoplasma der Hepatozyten gefunden wurde, so ließen sich für die einzelnen Erkrankungen keine typischen Expressionsmuster auf Gewebeebene ermitteln [22]. *Bei leberkranken HB$_s$Ag-positiven Kindern* scheint der Nachweis dieses Antigens *im Lebergewebe* jedoch *häufiger* [22, 29] und *ausgeprägter* [22] als bei Erwachsenen [8, 9, 66, 67] zu gelingen.

Das gleichzeitige Vorhandensein von HB$_s$Ag und Anti-HB$_s$ im Serum wurde vereinzelt bei Erwachsenen [75, 89, 118] und Kindern [22] beobachtet, wobei Antigene und Antikörper verschiedenen Subtypen angehörten. Immunserologische und immunhistologische Untersuchungen [75] legen nahe, daß in solchen Fällen ein zweifacher Kontakt mit HBV verschiedener Subtypen stattgefunden hat, von denen der eine zu einer normalen (Anti-HB$_s$) und der andere zu einer inadäquaten Immunantwort (HB$_s$Ag-Persistenz) führte.

Nach heutiger Auffassung ist *HB$_s$Ag der wichtigste serologische Marker für eine Infektion* mit dem HBV. Der alleinige Nachweis im Serum oder Lebergewebe erlaubt jedoch weder beim Erwachsenen noch im Kindesalter eine Differenzierung leberkranker von lebergesunden HB$_s$Ag-Trägern. Mit dem *alleinigen Vorhandensein von Anti-HB$_s$ im Serum* kann dagegen eine *abgeschlossene Immunelimination des HBV* und seiner Antigene angenommen werden.

2. HB$_c$Ag und Anti-HB$_c$

Die vorwiegende Lokalisation von HB$_c$Ag in Hepatozytenkernen gilt beim Erwachsenen [4, 8, 9, 11, 15, 31, 66, 67] wie bei Kindern [19, 21, 22, 29] als gesichert. *HB$_c$Ag* repräsentiert den *infektiösen Anteil des HBV* und darf als sicherster *Indikator für* eine *Replikation* bzw. *Persistenz* des Virus im Lebergewebe angesehen werden. Die an unserem Kollektiv erhobenen Befunde [22] und die von Bosch et al. [29] erzielten Ergebnisse weisen aus, daß HB$_s$Ag-positive CAH, CPH und MH auch im Kindesalter in der Regel mit einer HBV-Persistenz in der Leber einhergehen, was auch für die meisten unserer PAH zutrifft. 7 von 13 LGT hatten ebenfalls intranukleäres HB$_c$Ag [22]. Diese Beobachtungen müssen gegenüber LGT im Erwachsenenalter, bei denen niemals HB$_c$Ag im Lebergewebe festgestellt wurde [8, 11, 12, 73, 74, 86, 144] besonders hervorgehoben werden. Die HB$_c$Ag-positiven *LGT* hatten außerdem HB$_e$Ag und *Virus B-spezifische DNA-Polymerase im Serum*. Im Kindesalter scheinen demnach zwei Gruppen klinisch gesunder HB$_s$Ag-Träger vorzukommen, von denen die ohne und die andere mit einer HBV-Persistenz in der Leber einhergeht.

Zwischen CAH, CPH und PAH einerseits sowie MH und HB$_c$Ag-positiven LGT andererseits ergaben sich in unserem Patientenkollektiv bemerkenswert *unterschiedliche HB$_c$Ag-Expressionen [22]. Während CAH, CPH und PAH meistens 5–50% HB$_c$Ag*-positive Hepatozytenkerne aufwiesen, wurden bei MH und HB$_c$Ag-positiven LGT überwiegend 60–90% positive Zellen registriert. Die massive HB$_c$Ag- und auch HB$_e$Ag-Expression im Lebergewebe von Kindern mit MH und HB$_c$Ag-positiven LGT kann als Ausdruck einer defekten Immunreaktivität bzw. als Immuntoleranz gegen das HBV und seine Antigene aufgefaßt werden. Diese Beispiele legen nahe, daß das *HBV und seine Antigene nicht zytopathogen* wirken, sondern die *Leberzellzerstörung durch die Immunantwort* des Wirtes verursacht wird.

Bei CAH, CPH und den meisten *PAH* ist dagegen eine *inadäquate Immunantwort* anzunehmen, die nicht zur Viruselimination führt. HB$_e$Ag-negative LGT haben dagegen eine isolierte Immuntoleranz gegenüber HB$_s$Ag, wobei das HBV und die anderen Antigene eliminiert werden. Die HB$_s$Ag-Expression bei MH und HB$_c$Ag-positiven LGT, unter denen sich einige radiochemotherapeutisch behandelte Tumor- und Leukämiepatienten befinden, entspricht dem von Gudat et al. [66, 67] beschriebenen Immunsuppressionstyp, der von diesen Autoren bei immunsupprimierten Nierentransplantat-Empfängern und auch bei chronisch hämodialysierten Patienten [9, 12] beobachtet wurde. Die ebenfalls von Gudat et al. [66, 67] beim Erwachsenen abgegrenzten HB$_s$Ag-Prädominanz- und HB$_c$Ag-HB$_s$Ag-Äquivalenztypen sind nur mit großen Einschränkungen auf das Kindesalter übertragbar [22, 29].

Auf die diagnostische Bedeutung von Anti-HB$_c$ im Serum von Erwachsenen mit HB$_s$Ag-positiven chronischen Hepatitiden wurde von verschiedenen Autoren hingewiesen [9, 11, 63, 78]. Auch bei Kindern mit HB$_s$Ag-positiver CAH, CPH und HB$_c$Ag-negativen LGT finden sich hohe Anti-HB$_c$-Titer [22, 29]. Bei HB$_c$Ag-positiven LGT und MH wurden dagegen signifikant niedrigere Werte verzeichnet [22]. Die *hohen Anti-HB$_c$-Titer* bei HB$_s$Ag-positiven chronischen Hepatitiden können dahingehend gedeutet werden, daß *HB$_c$Ag durch Zerfall einzelner Leberzellen ständig freigesetzt* wird und einen Boostereffekt unterhält. Aufgrund eigener Untersuchungen ist die differentialdiagnostische Aussagekraft des Anti-HB$_c$-Nachweises bei HB$_s$Ag-seropositiven Kindern von untergeordneter Bedeutung. Hohe Titer sind kein sicherer Indikator für eine HB$_c$Ag-Präsenz im Lebergewebe. Umgekehrt schließen sehr niedrige Werte eine ausgeprägte HB$_c$Ag-Expression nicht aus.

3. HB$_e$Ag und Anti-HB$_e$

Immunhistologische Untersuchungen des Lebergewebes von Erwachsenen haben ergeben, daß HB$_e$Ag bei verschiedenen HB$_s$Ag-positiven chronischen Hepatitiden ausschließlich in Hepatozytenkernen vorkommt [9, 10, 12]. Von wenigen Ausnahmen abgesehen, wurde bei unseren Kindern mit CAH, CPH und HB$_c$Ag-positiven PAH sowie bei allen MH und HB$_c$Ag-positiven LGT ebenfalls intranukleär lokalisiertes HB$_e$Ag nachgewiesen [22]. Weiterhin bestand eine signifikante Korrelation zwischen der Anzahl HB$_e$Ag- und HB$_c$Ag-positiver Leberzellkerne. Bosch et al. [29] fanden bei 6 Kindern mit CPH, 2 mit CAH und 1 MH ähnliche Verhältnisse. Im Lebergewebe von verschiedenen HB$_s$Ag-positiven Lebererkrankungen im Kindesalter ergaben sich demnach für HB$_e$Ag sehr ähnliche Expressionsmuster wie für HB$_c$Ag. Die Natur von HB$_e$Ag ist nach wie vor nicht eindeutig geklärt [12].

Das gleichzeitige Vorhandensein von HB$_e$Ag im Lebergewebe und Serum bei den meisten unserer Kinder mit CAH, CPH und PAH [22] sowie bei den wenigen von Bosch et al. [29] mitgeteilten Patienten stimmt mit den beim Erwachsenen erhobenen serologischen [12, 52, 53, 128, 136, 144] und immunhistologischen Befunden [9, 11, 12, 73] weitgehend überein. Unabhängig von der Art der HB$_s$Ag-positiven Lebererkrankung ließ sich darüber hin-

Tabelle 8. Befundmuster bei kindlichen HB$_s$Ag-Trägern mit Virus B-Persistenz

Antigen-Antikörper-Systeme des Hepatitis B-Virus	Serum	Lebergewebe
HB$_s$Ag	+	+
Anti-HB$_s$	−	−
HB$_c$Ag	−	+
Anti-HB$_c$	+	+
HB$_e$Ag	+	+
Anti-HB$_e$	−	?
DNA-Polymerase	+	−
Dane-Partikel	+	−

Tabelle 9. Befundmuster bei kindlichen HB$_s$Ag-Trägern ohne Virus B-Persistenz

Antigen-Antikörper-Systeme des Hepatitis B-Virus	Serum	Lebergewebe
HB$_s$Ag	+	+
Anti-HB$_s$	−	−
HB$_c$Ag	−	−
Anti-HB$_c$	+/−	−
HB$_e$Ag	−	−
Anti-HB$_e$	+/−	?
DNA-Polymerase	−	−
Dane-Partikel	−	−

aus im Lebergewebe von Kindern mit HB$_e$Ag-positiven Seren immer HB$_c$Ag darstellen [22, 29]. Diese Ergebnisse lassen den Schluß zu, daß *der serologische HB$_e$Ag-Nachweis* als *sicherer Indikator für* eine *fortbestehende HBV-Replikation* angesehen werden muß und deshalb in die Routinediagnostik von HB$_s$Ag-positiven Lebererkrankungen im Kindesalter aufgenommen werden sollte. Möglicherweise zeigen auch hochtitrige HB$_e$Ag-Befunde in der Anfangsphase einer AVBH und HB$_e$Ag-Persistenz frühzeitig einen chronischen Verlauf an [12].

Beim Erwachsenen wird Anti-HB$_e$ überwiegend in Seren von chronischen HB$_s$Ag-Trägern gefunden, die eine normale Leberhistologie haben und niemals intranukleäres HB$_c$Ag oder HB$_e$Ag aufweisen [9, 11, 12, 73, 74, 144]. Lediglich bei einem unserer 6 HB$_c$Ag-negativen lebergesunden HB$_s$Ag-Träger war dieser Antikörper im Serum nachweisbar [22]. Die negativen Anti-HB$_e$-Befunde dieser Kinder könnten mit der geringen Empfindlichkeit der hier angewendeten Immundiffusionstechnik zusammenhängen. Auf Gewebeebene läßt sich bei Anti-HB$_e$-positiven, lebergesunden HB$_s$Ag-Trägern, sowohl im Erwachsenen- als auch im Kindesalter nur intrazytoplasmatisches HB$_s$Ag darstellen [12, 22]. In Einzelfällen wurden auch HB$_s$Ag- und Anti-HB$_e$-positive chronische Hepatitiden mitgeteilt, wobei aber keine immunhistologischen Zeichen einer HBV-Replikation vorhanden waren [9, 22, 53, 137].

Eine wesentliche klinische Bedeutung des HB$_e$Ag/Anti-HB$_e$-Systems liegt darin, daß HB$_e$Ag-positive Seren eine fortbestehende HBV-Replikation und damit eine hohe Infektiosität anzeigen und *Anti-HB$_e$-positive Patienten* nach dem heutigen Kenntnisstand entweder *nicht* [12] oder *nur geringgradig infektiös sind* [107].

4. Dane-Partikel und Virus B-spezifische DNA-Polymerase

Untersuchungen verschiedener Autoren haben gezeigt, daß der Nachweis der Virus B-spezifischen DNA-Polymerase mit dem Vorkommen von Dane-Partikeln im Serum eng verbunden ist [74, 82, 109, 131]. Da *Dane-Partikel* heute als das *komplette infektiöse HBV* angesehen werden [12], können *an der Infektiosität DNA-Polymerase-positiver Seren keine Zweifel* bestehen.

Im Serum von allen untersuchten Kindern mit MH und LGT mit positiven HB$_c$Ag-Befunden im Lebergewebe sowie bei den meisten Kindern mit HB$_s$Ag-positiver

Tabelle 10. Extrahepatische Manifestationen der Virus B-Hepatitis

Serumkrankheit-ähnliches Prodromalstadium
Papulöse Acrodermatitis (Gianotti-Syndrom)
Arthritis
Glomerulonephritis
Panarteriitis nodosa

CAH, CPH und einigen PAH wurden erhöhte Aktivitäten der DNA-Polymerase gemessen [22]. Bosch et al. [29] fanden bei einigen Kindern mit HB$_s$Ag-positiver CAH und CPH ähnliche Ergebnisse. Eigene Untersuchungen haben darüber hinaus eine signifikante Abhängigkeit zwischen der Höhe dieser Enzymaktivität und der Anzahl HB$_c$Ag- und HB$_e$Ag-positiver Leberzellen bei den verschiedenen HB$_s$Ag-positiven Lebererkrankungen ergeben [22]. Davon kann abgeleitet werden, daß Kinder mit defekter Immunreaktivität gegenüber dem HBV (MH, HB$_c$Ag-positive LGT), welche sehr *hohe DNA-Polymerase-Werte* aufweisen, eine besonders *hohe Infektiosität* besitzen.

Weiterhin waren die Seren von HB$_s$Ag-positiven Kindern, die DNA-Polymerase enthielten, *immer HB$_e$Ag* positiv [22, 29]. Auch dieser Zusammenhang läßt die diagnostische Bedeutung von HB$_e$Ag im Serum als sicherer Marker für eine fortbestehende HBV-Replikation bzw. Infektiosität erkennen. Sowohl bei Erwachsenen [12] als auch bei Kindern [22] finden sich dagegen in Anti-HB$_e$-positiven Seren keine erhöhten Aktivitäten der DNA-Polymerase, was neben anderen bereits erwähnten Befunden dafür spricht, daß diese HB$_s$Ag-positiven Personen nicht infektiös sind.

Extrahepatische Manifestationen der Virus B-Hepatitis

Akute oder chronische HBV-Infektionen sind im Erwachsenen- und Kindesalter gelegentlich von extrahepatischen Erkrankungen begleitet (Tabelle 10). Vorwiegend bei Erwachsenen wird manchmal einige Tage bis 6 Wochen vor klinischer Manifestation einer AVBH ein der *Serumkrankheit ähnliches Prodromalstadium* beobachtet, welches mit *urtikariellen Exanthemen*, *Polyarthralgien* oder sogar *Arthritis* einhergehen kann und gewöhnlich mit dem Auftreten von klinischen Symptomen der Hepatitis verschwindet [64, 125]. *Pathogenetisch* scheinen *zirkulierende*

Immunkomplexe von ausschlaggebender Bedeutung zu sein.

In einigen Mittelmeerländern und Japan, in Mitteleuropa jedoch wesentlich seltener, kann eine akute HBV-Infektion bei Kindern eine *papulöse Acrodermatitis* mit gleichzeitiger *generalisierter Lymphknotenschwellung* verursachen *(Gianotti-Syndrom)* [36, 139], wobei die AVBH meistens anikterisch verläuft und entweder ausheilt oder in eine chronische Verlaufsform übergeht. Die dermatitischen Veränderungen bestehen aus flachen papulösen oder erythematösen Effloreszenzen, die hauptsächlich im Bereich der Arme und Beine sowie im Gesicht lokalisiert sind. Bevorzugtes Alter ist das 2. bis 8. Lebensjahr. Beim Erwachsenen wird dieses Krankheitsbild offenbar nicht beobachet.

Auf das Vorkommen von Arthritis im Rahmen einer AVBH wurde bereits hingewiesen. Diese Begleiterkrankung scheint aber auch selten bei chronischer Hepatitis aufzutreten. Wir konnten ein Kleinkind mit Virus B-induzierter CAH beobachten, welches seit 2 Jahren an einer chronischen Arthritis eines Kniegelenkes mit Ergußbildung leidet. *Im Kniegelenkspunktat* waren persistierend *HB$_s$Ag* und *Anti-HB$_s$* nachweisbar.

Ebenso wie beim Erwachsenen [64] sind auch im Kindesalter verhältnismäßig häufig *Nephropathien* in Assoziation mit HB$_s$Ag-positiven, chronischen Hepatitiden nachgewiesen worden [28, 32, 132]. Es handelt sich dabei um *membranöse* oder *membranoproliferative, chronische Glomerulonephritiden*. Entlang der Basalmembran kommen *Immunkomplexablagerungen* zur Darstellung, welche auch HB$_s$Ag enthalten. Trotz gezielter Suche ergaben sich bei keinem Kind unseres vergleichsweise großen Patientenkollektives Anhaltspunkte für eine chronische Glomerulonephritis. Ob die beim Erwachsenen in Verbindung mit HB$_s$Ag-positiven chronischen Lebererkrankungen beschriebene Panarteriitis nodosa [64] auch im Kindesalter auftreten kann, ist bisher nicht gesichert.

Literatur

1 Akeyama T, Kamada T, Koizumi T, Abe H (1972) The localization of the Australia antigen in the liver by immunofluorescence. J Clin Pathol 25:1071–1074

2 Alagille G, Gautier M, Herouin C, Hadchouel M (1973) Chronic hepatitis in children. Acta Paediatr Scand 62:566–570

3 Alagille D (1974) An introductory review regarding classification and clinical evolution of chronic hepatitis in children. Acta Paediatr Scand 63:157

4 Almeida JD, Rubenstein D, Stott EJ (1971) New antigen-antibody system in Australia-antigen positive hepatitis. Lancet 2:1225–1227

5 Almeida JD, Waterson AP (1975) Hepatitis B antigen – an incomplete history. Am J Med Sci 270:105–114

6 Anderson KE, Stevens CE, Tsuei JJ, Lee WC, Sun SC, Beasley RP (1975) Hepatitis B antigen in infants born to mothers with chronic hepatitis B antigenemia in Taiwan. Am J Dis Child 129:1389–1392

7 Arasu TS, Wyllie R, Hatch TF, Fitzgerald JF (1979) Management of chronic aggressive hepatitis in children and adolescents. J Pediatr 95:514–522

8 Arnold W, Meyer zum Büschenfelde KH, Hess G, Knolle J (1975) The diagnostic significance of intrahepatocellular hepatitis-B-surface-antigen (HB$_s$Ag), hepatitis-B-core-antigen (HB$_c$Ag) and IgG for the classification of inflammatory liver diseases. Klin Wochenschr 53:1069–1074

9 Arnold W (1976) Hepatitis-B-surface-Antigen (HB$_s$Ag), Hepatitis-B-core-Antigen (HB$_c$Ag) und e-Antigen bei HB$_s$Ag-positiven Le-

bererkrankungen und gesunden HB$_s$Ag-Trägern. Immunhistologische Lokalisation der Antigene im Lebergewebe, humorale und zelluläre Immunreaktionen. Habilitationsschrift, Mainz

10 Arnold W, Nielsen JO, Hardt F, Meyer zum Büschenfelde KH (1977) Localization of e-antigen in nuclei of hepatocytes in HB$_s$Ag-positive liver diseases. Gut 19:994–996

11 Arnold W, Hess G, Purcell RH, Kaplan PM, Gerin JL, Meyer zum Büschenfelde KH (1978) Anti-HB$_c$, HB$_e$Ag and DNA polymerase activity in healthy HB$_s$Ag carriers and patients with inflammatory liver diseases. Klin Wochenschr 56:297–303

12 Arnold W, Hess G, Meyer zum Büschenfelde KH (1980) Klinische Bedeutung des Hepatitis-B$_e$-Antigen-Antikörper-Systems. Dtsch Med Wochenschr 105:127–131

13 Barker LF, Murray R (1971) Acquisition of hepatitis-associated antigen. Clinical features in young adults. J A M A 216:1970–1974

14 Barker MR, Peterson MR, Shulman NR, Murray R (1973) Antibody response in viral hepatitis, type B. J A M A 223:1005–1008

15 Barker LF, Almeida JD, Hoofnagle JH, Gerety RJ, Jackson DR, McGrath PP (1974) Hepatitis B core antigen: Immunology and electron microscopy. J Virol 14:1552–1558

16 Baumann W (1974) Diagnostik, Therapie und Verlaufsbeobachtungen bei chronisch aktiver Hepatitis im Kindesalter unter besonderer Berücksichtigung immunpathologischer Befunde. Monatsschr Kinderheilkd 122:904–913

17 Baumann W, Neidhardt M (1974) Chronic active hepatitis in childhood. Pathogenesis, immunological and biochemical findings. Acta Paediatr Scand 63:157–158

18 Baumann W (1975) Indikationen und Ergebnisse immunsuppressiver Therapie bei chronisch aktiver Hepatitis im Kindesalter. Monatsschr Kinderheilkd 123:630–632

19 Baumann W, Arnold W, Meyer zum Büschenfelde KH (1976) Membran-fixiertes IgG, HB$_s$Ag- und HB$_c$Ag-Nachweis an isolierten Hepatozyten und Leberkryostatschnitten bei Kindern mit chronisch entzündlichen Lebererkrankungen. Monatsschr Kinderheilkd 124:487–488

20 Baumann W (1977) Immunologische Klassifizierung chronisch aktiver Hepatitiden im Kindesalter. Klin Wochenschr 55:89

21 Baumann W, Gutjahr P, Arnold W, Meyer zum Büschenfelde KH (1977) Spätfolgen nach Tumortherapie im Kindesalter: HB$_s$Ag-Persistenz und Lebererkrankungen. Monatsschr Kinderheilkd 125:574–575

22 Baumann W (1978) Untersuchungen zur chronischen Hepatitis im Kindesalter – Klinische, biochemische und immunpathologische Befunde – Virus B-Antigen-Antikörpersysteme. Habilitationsschrift, Mainz

23 Baumann W, Arnold W, Meyer zum Büschenfelde KH, Klinge O, Gerlinch W (1978) Minimale Hepatitis – eine neue Verlaufsform der Virus B-Infektion im Kindesalter. Vortrag: 75. Tg Dtsch Ges Kinderheilkd, Freiburg

24 Baumann W, Arnold W, Hess G, Meyer zum Büschenfelde KH (1979) Lebererkrankungen im Kindesalter durch persistierende Hepatitis Virus B-Infektionen. Vortrag: 76. Tg Dtsch Ges Kinderheilkd, Karlsruhe

25 Baumann W: Unveröffentlichte Befunde

26 Berg PA (1976) Chronisch-aktive (aggressive) Hepatitis. Zur Differentialdiagnose der lupoiden (ANA-positiven) und cholestatisch verlaufenden (AMA-positiven) Hepatitis. Dtsch Med Wochenschr 101:1536–1543

27 Blumberg BS, Alter HJ, Visnich S (1965) A "new" antigen in leukemia sera. J A M A 191:541–546

28 Bosch Ch, Becker M, Rotthauwe HW, Födisch HJ (1980) Chronic viral hepatitis B in childhood. I. Clinical, biochemical and histological results. Eur J Pediatr (im Druck)

29 Bosch Ch, Becker M, Rotthauwe HW, Arnold W, Hess G (1980) II. Immunological studies in serum and liver tissue. Family studies. Eur J Pediatr (im Druck)

30 Boxall E, Flewett TH (1975) Vertical transmission of hepatitis-B surface antigen. Lancet 2:1211

31 Brzosko WJ, Madalinski K, Krawczynski K, Nowoslawski A (1973) Duality of hepatitis B antigen and its antibody. I. Immunofluorescence studies. J Infect Dis 127:424–428

Übersichten

32 Brzosko WJ, Nazarewicz T, Krawczynski K, Morzycka M, Nowoslawski A (1974) Glomerulonephritis associated with hepatitis-B surface antigen immune complexes in children. Lancet 2:477–482

33 Chandra RK, Chawla V, Verma IC, Ghai OP, Malik GR (1972) Hepatitis associated antigen and depressed cellular immunity in Indian childhood cirrhosis. Am J Dis Child 123:408–409

34 Chandra RK (1973) Hepatitis antigen and α-fetoprotein in neonatal hepatitis. Arch Dis Child 48:157–158

35 Chiaramonte M, Dardanoni L, Farini R, Filippazzo G, Genova G, Naccarato R, Pagliaro L, Spano C (1974) Observations on acute phase and follow-up of similar series of cases of HB-Ag positive and HB-Ag negative hepatitis. Rend Gastroenterol 6:1

36 Colombo M, Gerber MA, Varnace SJ, Gianotti F, Paronetto F (1977) Immune response to hepatitis B virus in children with papular acrodermatitis. Gastroenterology 73:1103–1106

37 Cossart YE (1972) Australia antigen and hepatitis. Public Health 87:33–38

38 Coyne VE, Millman I, Cerda J, Gerstley BJS, London T, Sutnick Al, Blumberg BS (1970) The localization of Australia antigen by immunofluorescence. J Exp Med 131:307–319

39 Dahlquist E, Nordenfelt E (1974) Neonatal hepatitis type B – a three-year follow-up. Scand J Infect Dis 6:305–308

40 Dane DS, Cameron CH, Briggs M (1970) Virus-like particles in serum of patients with Australia-antigen-associated hepatitis. Lancet 1:695–698

41 DeGroote J, Desmet V, Gedigk P, Korb G, Popper H, Poulsen H, Scheur HP, Schmid M, Thaler H, Uehlinger E, Wepler W (1968) A classification of chronic hepatitis. Lancet 2:626–628

42 Dosik H, Jhaveri R (1978) Prevention of neonatal hepatitis B infection by high-dose hepatitis B immune globulin. N Engl J Med 298:602–603

43 Drouhet V (1972) Epidemiological study of type B hepatitis in communities. Am J Dis Child 123:368–373

44 Dubois RS, Silverman A (1974) Treatment of chronic active hepatitis in children. Postgrad Med J 50:386–391

45 Dudley FG, Giustino V, Sherlock S (1972) Cell-mediated immunity in patients positive for hepatitis-associated antigen. Br Med J 4:754–756

46 Dulac O, Dupuy JM, Hadchouel M, Alagille D (1978) Hépatites virales sévères de l'enfant: Evolution et prognostic. Arch Fr Pediatr 35:230–241

47 Dunn AG, Peters RL, Schweitzer IL, Spears RL (1972) Virus-like particles in livers of infants with vertically transmitted hepatitis. Arch Pathol 94:258–264

48 Dunn AG, Peters RL, Schweitzer IL (1973) An ultrastructural study of liver explants from infants with vertically transmitted hepatitis. Exp Mol Pathol 19:113–126

49 Dupuy JM, Frommel D, Alagille D (1975) Severe viral hepatitis type B in infancy. Lancet 1:191–194

50 Dupuy JM, Kostewicz E, Alagille D (1978) Hepatitis B in children. I. Analysis of 80 cases of acute and chronic hepatitis B. J Pediatr 92:17–20

51 Dupuy JM, Giraud P, Dupuy C, Drouet J, Hoofnagle JH (1978) Hepatitis B in children. II. Study of children born to chronic HB$_s$Ag carrier mothers. J Pediatr 92:200–204

52 Eleftheriou N, Thomas HC, Heathcote J, Sherlock S (1975) Incidence and clinical significance of e antigen and antibody in acute and chronic liver disease. Lancet 2:1171–1173

53 El Sheikh N, Woolf IL, Galbraith RM, Eddleston ALWF, Dymock IW, Williams R (1975) e antigen-antibody system as indicator of liver damage in patients with hepatitis B antigen. Br Med J 4:252–253

54 Fawaz KA, Grady GF, Kaplan MM, Gellis SS (1975) Repetitive maternal-fetal transmission of fatal hepatitis B. N Engl J Med 293:1357–1359

55 Feinman SV, Berris B, Sinclair JC, Wrobel DM, Murphy BL, Maynard JE (1975) e antigen and anti-e in HB$_s$Ag carriers. Lancet 2:1173–1174

56 Feist D (1974) Untersuchungen zur Ätiologie, Klinik, Biochemie, Therapie und Prognose der chronischen Hepatitis im Kindesalter. Habilitationsschrift, Heidelberg

57 Feist D (1977) Chronic hepatitis in childhood. Ergeb Inn Med Kinderheilkd 39:1–32

58 Feist D, Thamer G (1978) Hepatitis B in der Schwangerschaft. Auswirkungen auf die Frucht, Manifestationsformen und Prophylaxe beim Neugeborenen. Pädiatr Prax 20:153–159

59 Franzen C, Brodersen M (1978) Die akute Virushepatitis im Kindesalter. Ein Beitrag zur Epidemiologie der HB$_s$Ag-positiven und -negativen Hepatitis. Monatsschr Kinderheilk 126:127–132

60 Freudenberg J, Baumann W, Arnold W, Berger J, Meyer zum Büschenfelde KH (1977) HLA in different forms of chronic active hepatitis. A comparison between adult patients and children. Digestion 15:260–270

61 Gerety RJ, Hoofnagle JH, Markenson JA, Barker LF (1974) Exposure to hepatitis B virus and development of the chronic HBAg carrier state in children. J Pediatr 84:661–665

62 Gerety RJ, Schweitzer IL (1977) Viral hepatitis type B during pregnancy, the neonatal period, and infancy. J Pediatr 90:368–374

63 Gerlich WH, Biswas RM, Stamm B, Thomssen R (1977) The diagnostical significance of antibodies against hepatitis B core antigen. Klin Wochenschr 55:1051–1056

64 Gocke DJ (1975) Extrahepatic manifestations of viral hepatitis. Am J Med Sci 270:49–52

65 Goodman M, Wainright RL, Weir HF, Gall JC (1971) A sex difference in the carrier state of Australia (hepatitis-associated) antigen. Pediatrics 48:907–913

66 Gudat F, Bianchi L, Sonnabend W, Thiel G, Aenishaenslin W, Stalder GA (1975) Pattern of core and surface expression in liver tissue reflects state of specific immune response in hepatitis B. Lab Invest 32:1–9

67 Gudat F, Bianchi L, Stalder GA, Schmid M (1976) Klassifizierung und Infektiosität der chronischen Hepatitis B, definiert durch Dane-Partikel im Blut und Virus-Komponenten in der Leber. Schweiz Med Wochenschr 106:812–824

68 Hadziyannis S, Haralambides B, Giustozi A, Karvountzis G (1972) Epidemiologic aspects of viral hepatitis in Greece. Am J Dis Child 123:356–357

69 Hadziyannis S, Vissoulis C, Moussouros A, Afroudakis A (1972) Cytoplasmic localization of Australia antigen in the liver. Lancet 1:976–979

70 Hadziyannis S (1974) Chronic viral hepatitis. Clin Gastroenterol 3:391–408

71 Harris MJ, Beveridge J (1967) Infectious hepatitis in children. Part I: General clinical features and progress in 300 patients. Med J Aust 54:594–596

72 Hellwege HH (1974) Australia-Antigen (HBAg) und Hepatitis im Kindesalter. Monatsschr Kinderheilkd 122:893–899

73 Hess G, Nielsen JO, Arnold W, Meyer zum Büschenfelde KH (1977) e-system and intrahepatocellular HB$_c$Ag in HB$_s$Ag positive patients with liver diseases and healthy carriers. Scand J Gastroenterol 12:325–330

74 Hess G, Arnold W, Shih JWK, Kaplan PM, Purcell RH, Gerin JL, Meyer zum Büschenfelde KH (1977) Expression of hepatitis B virus-specific markers in asymptomatic hepatitis B surface antigen carriers. Infect Immun 17:550–554

75 Hess G, Arnold W, Koesters W, Biswas R, Hütteroth TH, Meyer zum Büschenfelde KH (1977) Simultaneous presence of HB$_s$Ag and Anti-HB$_s$ in the serum of different subtypes (serological and immunofluorescent studies). Z Immun Forsch 153:143–151

76 Hieber JP, Dalton D, Shorey J, Combes B (1977) Hepatitis and pregnancy. J Pediatr 91:545–549

77 Hoofnagle JH, Gerety RJ, Barker LF (1973) Antibody to hepatitis-B-virus core in man. Lancet 2:869–873

78 Hoofnagle JH, Gerety RJ, Ni LY, Barker LF (1974) Antibody to hepatitis B core antigen. A sensitive indicator of hepatitis B virus replication. N Engl J Med 290:1336–1340

79 Huang SH (1975) Structural and immunoreactive characteristics of hepatitis B core antigen. Am J Med Sci 270:131–139

80 Imai M, Tachibana FC, Moritsugu Y, Miyakawa Y, Mayumi M (1976) Hepatitis B antigen-associated deoxyribonucleic acid polymerase activity and e antigen/anti-e system. Infect Immun 14:631–635

81 Irwin GR, Hierholzer WJ, Cimis R, McCollum RW (1974) Delayed hypersensitivity in hepatitis B: Clinical correlates of in vitro production of migration inhibition factor. J Infect Dis 130:580–587

82 Kaplan PM, Greenman RL, Gerin JL, Purcell RH, Robinson WS (1973) DNA polymerase associated with human hepatitis B antigen. J Virol 12:995–1005

83 Kaplan PM, Gerin JL, Alter HJ (1974) Hepatitis B specific DNA polymerase. Nature 249:762–764

84 Kattamis CA, Demetrios D, Matsaniotis NS (1974) Australia antigen and neonatal hepatitis syndrome. Pediatrics 54:157–164

85 Klinge O (1976) Minimalhepatitis. Verh Dtsch Ges Pathol 60:482

86 Knolle J, Born M, Hess G, Klinge O, Arnold W, Bitz H, Meyer zum Büschenfelde KH (1976) Die Charakterisierung des klinisch gesunden Hepatitis-B-Antigen (HB$_s$Ag)-Trägers. Klinische, biochemische, histologische und immunologische Untersuchungen bei 129 Fällen einer prospektiven Studie. Klin Wochenschr 54:567–578

87 Kohler PF, Dubois RS, Merrill DA, Bowes WA (1974) Prevention of chronic neonatal hepatitis B virus infection with antibody to the hepatitis B surface antigen. N Engl J Med 291:1378–1380

88 Krugman S, Giles JP (1973) Viral hepatitis, type B (MS-2-strain): further observations on natural history and prevention. N Engl J Med 288:755–760

89 LeBouvier GL, Capper RA, Williams AE, Pelletier M, Katz AJ (1976) Concurrently circulating hepatitis B surface antigen and heterotypic anti-HB$_s$ antibody. J Immunol 117:2262–2264

90 Leevy CM, Tygstrup N (1976) Standardization of nomenclature, diagnostic criteria and diagnostic methodology for diseases of the liver and biliary tract. Karger, Basel

91 Lidman K, Biberfeld G, Sterner G, Norberg R (1977) Chronic active hepatitis in children: A clinical and immunological long-term study. Acta Paediatr Scand 66:73–79

92 Magnius LO, Espmark A (1972) A new antigen complex co-occurring with Australia antigen. Acta Pathol Microbiol Scand 80:335–337

93 Magnius LO (1975) Characterization of new antigen-antibody system associated with hepatitis B. Clin Exp Immunol 20:209–216

94 Magnius LO, Lindholm A, Lundin P, Iwarson S (1975) A new antigen-antibody system: Clinical significance in long term carriers of hepatitis B surface antigen. J A M A 231:356–359

95 McCarthy JW (1973) Hepatitis B antigen (HBAg)-positive chronic aggressive hepatitis and cirrhosis in an 8-month-old infant: A case report. J Pediatr 83:638–639

96 Meinhard F, Herms G (1973) Die chronische Hepatitis im Kindesalter. Pädiatr Prax 12:39–49

97 Merrill DA, Dubois RS, Kohler PF (1972) Neonatal onset of the hepatitis-associated-antigen carrier state. N Engl J Med 287:1280–1282

98 Meyer zum Büschenfelde KH, Baumann W, Arnold W, Freudenberg J (1975) Immunological aspects in chronic active hepatitis in children. Liver diseases in children. Inserm 49:15–26

99 Meyer zum Büschenfelde KH, Arnold W (1976) Leber. In: Vorlaender KO (Hrsg) Praxis der Immunologie. Thieme, Stuttgart, S 269–297

100 Meyer zum Büschenfelde KH, Arnold W, Knolle J, Hess G (1976) Immunreaktionen gegenüber HB$_s$Ag, HB$_c$Ag und „e"-Antigen bei akuter Virushepatitis sowie lebergesunden und leberkranken HB$_s$Ag-Trägern. Z Gastroenterol 14:365–377

101 Meyer zum Büschenfelde KH (1977) Immunpathologische Aspekte der Leberzirrhose. Z Inn Med 32:10–16

102 Meyer zum Büschenfelde KH, Baumann W, Arnold W, Freudenberg J (1977) Immunologische Probleme bei Hepatitiden im Kindesalter. Pädiatr Fortbild Praxis 44:27–39

103 Meyer zum Büschenfelde KH, Arnold W, Hütteroth TH (1977) Immunologische Aspekte der Virushepatitis. Internist 18:201–207

104 Mitch WE, Wands JR, Maddrey WC (1974) Hepatitis B transmission in a family. J A M A 227:1043–1044

105 Mollica F, Musumeci S, Fischer A (1976) Neonatal hepatitis in five children of a hepatitis B surface antigen carrier women. J Pediatr 90:949–951

106 Mowat AP (1980) Viral hepatitis in infancy and childhood. Clin Gastroenterol 9:191–212

107 Murphy BL, Petersen JM, Smith JL, Gitnick GL, Auslander MO, Berquist KR, Maynard JE, Purcell RH (1976) Correlation between fluorescent antibody detection of hepatitis B core antigen in liver biopsies and the presence of e antigen in the serum. Infect Immun 13:296–297

108 Nielsen JO, Dietrichson O, Elling P, Christofferson P (1971) Incidence and meaning of persistence of Australia antigen in patients with acute viral hepatitis: Development of chronic hepatitis. N Engl J Med 285:1157–1160

109 Nordenfelt E, Kjellen L (1975) Dane particles, DNA polymerase and e-antigen in two different categories of hepatitis B antigen carriers. Intervirology 5:225–232

110 Nordenfelt E, Andren-Sandberg M (1976) Dane particle-associated DNA polymerase and e antigen: relation to chronic hepatitis among carriers of hepatitis B surface antigen. J Infect Dis 134:85–89

111 Okada K, Kamiyama I, Inomata M, Imai M, Miyakawa Y, Mayumi M (1976) e Antigen and anti-e in the serum of asymptomatic carrier mothers as indicators of positive and negative transmission of hepatitis B virus to their infants. N Engl J Med 294:746–749

112 Papaevangelou GJ (1973) Hepatitis B in infants. N Engl J Med 288:972

113 Peters CJ, Reeves WC, Purcell RH (1977) Disparate response of monozygotic twins to hepatitis B virus infection. J Pediatr 91:265–266

114 Reesink HW, Reerink-Brongers EE, Lafeber-Schut BJT, Kalshoven-Benschop J, Brummelhuis HGJ (1979) Prevention of chronic HB$_s$Ag carrier state in infants of HB$_s$Ag-positive mothers by hepatitis B immunoglobulin. Lancet 2:436–438

115 Rizzetto M, Shih JW-K, Gocke DJ, Purcell RH, Verme G, Gerin JL (1979) Incidence and significance of antibodies to delta antigen in hepatitis B virus infection. Lancet 2:986–990

116 Rosenkränzer B (1972) Klinische Beobachtungen im Rahmen einer Hepatitis-Epidemie im Kindesalter. Monatsschr Kinderheilkd 120:95–101

117 Rotthauwe HW (1974) Viral hepatitis in infancy and childhood. Clin Gastroenterol 3:437–452

118 Sasaki T, Ohkubo Y, Yamashita Y, Miyakawa Y, Mayumi M (1976) Co-occurrence of hepatitis B surface antigen of a particular subtype and antibody to a heterologous subtypic specificity in the same serum. J Immunol 117:2258–2259

119 Scholz H, Müller D (1970) Der Verlauf der Hepatitis infectiosa beim Kinde. Kinderärztl Prax 38:539–549

120 Scholz H (1974) Die chronisch-aggressive Hepatitis im Kindesalter. Kinderärztl Prax 42:487–494

121 Scholz H (1975) Die chronisch-persistierende Hepatitis im Kindesalter. Kinderärztl Prax 43:54–61

122 Schreier K (1963) Virushepatitiden. In: Opitz H, Schmid F (Hrsg) Handbuch der Kinderheilkunde, Bd V, Infektionskrankheiten. Springer, Berlin Göttingen Heidelberg, S 158–184

123 Schweitzer IL, Dunn AG, Peters RL, Spears RL (1973) Viral hepatitis B in neonates and infants. Am J Med 55:762–771

124 Schweitzer IL (1975) Infection of neonates and infants with the hepatitis B virus. Prog Med Virol 20:27–48

125 Segool RA, Lejtenyi C, Taussig LM (1975) Articular and cutaneous prodromal manifestations of viral hepatitis. J Pediatr 87:709–712

126 Shiraki K, Yoshihara N, Kawada T, Yasui H, Sakurai M (1977) Hepatitis B surface antigen and chronic hepatitis in infants born to asymptomatic carrier mothers. Am J Dis Child 131:644–647

127 Skinhoj P, Sardemann H, Cohn J, Mikkelsen M, Olesen H (1972) Hepatitis associated antigen (HAA) in pregnant women and their newborn infants. Am J Dis Child 123:380–381

128 Smith JL, Murphy BL, Auslander MO, Maynard JE, Schalm SS, Summerskill WHJ, Gitnick GL (1976) Studies of the "e" antigen in acute and chronic hepatitis. Gastroenterology 71:208–209

129 Smithwick EM, Go SC (1971) Hepatitis-associated antigen in urban children. J Pediatr 79:594–598

130 Stögmann W (1968) Katamnestische Untersuchungen nach Hepatitis epidemica im Kindesalter. Arch Kinderheilkd 177:266–276

131 Takahashi K, Imai M, Tsuda F, Takahashi T, Miyakawa Y, Mayumi M (1976) Association of Dane particles with e-antigen in the serum of asymptomatic carriers of hepatitis B surface antigen. J Immunol 117:102–105

132 Takekoshi K, Tanaka M, Shida N, Satake Y, Saheki Y, Matsumoto S (1978) Strong association between membranous nephropathy and hepatitis-B surface antigenaemia in Japanese children. Lancet: 2:1065–1068

133 Thaler H (1969) Leberbiopsie. Ein klinischer Atlas der Histopathologie. Springer, Berlin Heidelberg New York

Übersichten

134 Thaler H (1973) Die chronische Hepatitis im Kindesalter. Pädiatr Prax 12:117–120

135 Thaler H (1973) Systematische, morphologische und klinische Probleme der chronischen Hepatitis. Internist 14:604–614

136 Thamer G, Gmelin K, Kommerell B (1977) e-Antigen und chronische HB$_s$Ag-positive Lebererkrankungen. Inn Med 4:107–111

137 Thamer G, Gmelin K, Bartsch U (1977) Die diagnostische Bedeutung des Antikörpers gegen das e-Antigen (anti-e). Inn Med 4:161–163

138 Tiku ML, Makhdoomi GM, Beutner KR, Nath N, Ogra PL (1977) Hepatitis Be antigen and antibody activity in hepatitis B virus infection. J Pediatr 91:540–544

139 Toda G, Ishmaru Y, Mayumi M, Oda T (1978) Infantile papular acrodermatitis (Gianotti's disease) and intra-familial occurrence of acute hepatitis B with jaundice: age dependency of clinical manifestations of hepatitis B virus infection. J Infect Dis 138:221–226

140 Tolentino P (1973) Chronische Virushepatitis im Kindesalter. Ein Beitrag mit 25 Fällen, davon 5 Geschwisterpaaren. Infection 1:200–204

141 Tolentino P (1975) Viral hepatitis in paediatric age. Paediatrician 4:93–102

142 Tolentino P (1976) Clinical and pathogenetic aspects of chronic HB$_s$Ag-positive hepatitis in childhood. In: Chronic hepatitis, Int. Symp. Montecatini 1975. Karger, Basel, p 150–165

143 Tolentino P (1976) Chronic active hepatitis in childhood. Paediatrician 5:67–73

144 Trepo CG, Magnius LO, Schaefer RA, Prince AM (1976) Detection of e antigen and antibody: Correlations with hepatitis B surface and hepatitis B core antigens, liver disease, and outcome in hepatitis B infections. Gastroenterology 71:804–808

145 Turner GC, Field AM, Lasheen RM, Todd RML, White GBB, Porter AA (1971) SH (Australia) antigen in early life. Arch Dis Child 46:616–622

146 Wehrmann M, Müller R, Kramer R, Willers H, Knocke KW, Deicher H, Höpken W (1974) Eine epidemiologische Studie über die Virushepatitis im Raum Hannover. I. Ergebnisse 1972/73. Med Klin 69:325–332

147 Weigl E, Kried D, Heinzel P (1971) Zur Epidemiologie der sekundär-chronischen Hepatitis. Dtsch Gesundheitsw 26:1971–1973

148 Wewalka FG (1972) Protracted and recurrent forms of viral hepatitis. Am J Dis Child 123:283–286

149 Wewalka F (1974) Clinical course of viral hepatitis. Clin Gastroenterol 3:355–376

150 Wolf H, Schmidt-Sommerfeld E, Müller HJ (1977) Die chronisch-aggressive Hepatitis beim Kind. Therapiewoche 27:4606–4618

151 Wright R, Perkins JR, Bower BD (1970) Cirrhosis associated with the Australia antigen in an infant who acquired hepatitis from her mother. Brit Med J 4:719–721

152 Wright R (1972) Chronic hepatitis. Br Med Bull 28:120–124

153 Wright R, Rassam S (1976) The immunology of acute and chronic hepatitis. Clin Gastroenterol 5:387–417

154 Zuckerman AJ (1975) Human viral hepatitis. Hepatitis-associated antigen and viruses. North-Holland American Elsevier Publishing Co, Amsterdam Oxford New York

155 Zuckerman AJ, Howard RC (1979) Hepatitis viruses of man. Academic Press, London New York Toronto Sydney San Francisco

Prof. Dr. W. Baumann
Kinderklinik der
Johannes-Gutenberg-Universität
Langenbeckstraße 1
D-6500 Mainz

Redaktion: H. Ewerbeck, Köln

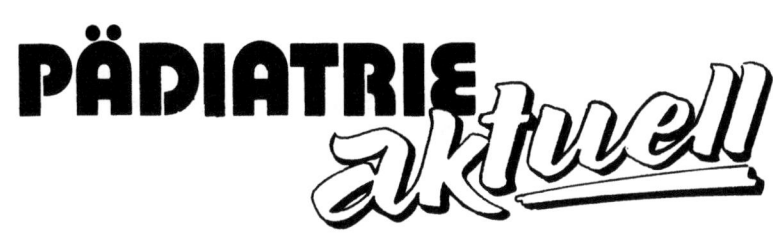

PÄDIATRIE aktuell

Akute B-Hepatitis mit tödlichem Ausgang am Ende des unauffälligen ersten Trimenons und scheinbar gesunder Mutter

Nach einwöchiger Krankheit starb ein bisher gesunder Säugling an einer fulminanten Hepatitis. Im Serum der Mutter HB$_s$Ag, HB$_e$Ag, HB$_c$Ak und DNS-Polymerase positiv, aber HB$_s$Ak negativ. Ein zweiter Fall, ein 3 Monate alter bisher gesunder Säugling einer HB$_s$-Antigenpositiven Mutter, der ebenfalls im 4. Lebensmonat erkrankte, verlief günstig. Kinder von HB$_s$-Antigen- und HB$_e$-Antigenpositiven Müttern sind immer infiziert und müssen unmittelbar nach der Geburt mit Anti-HB$_s$-Gammaglobulin geschützt werden.

Joosten R, Bubenzer J (1979) Vertikal übertragene Säuglingshepatitis B bei asymptomatischer HB$_s$Ag-positiver Mutter. Klin Paediatr 191:493–497

Gespendete Frauenmilch: ohne weiteres verwendbar?

In Liverpool ergab eine über zwei Jahre laufende Untersuchung, daß nur 67% der unter optimalen Bedingungen gewonnenen Muttermilch ohne Pasteurisierung weiter verwendet werden konnte, wenn folgende Bedingungen erfüllt wurden: keine pathogene Keime und nicht mehr als 2000 apathogene Keime pro ml. Die Milch wurde unter optimal hygienischen Bedingungen mit der Hand oder der Milchpumpe abgepumpt, in sterile Flaschen abgefüllt, bis zum Transport im häuslichen Kühlschrank, dann in der Klinik auf $-20\,°C$ gefroren aufbewahrt. Bei Sammlung zu Hause entsprachen 45%, bei Gewinnung in der Klinik 29% der Milchproben nicht diesen Werten. Weil Pasteurisierung die antiinfektiösen Eigenschaften der rohen Muttermilch (Immunoglobuline, Lactoferrin, Lysozym und Komplement III-Faktor) reduziert, ist eine regelmäßige Qualitätskontrolle der gespendeten Frauenmilch die einzige Möglichkeit, möglichst vielen muttermilchbedürftigen Kindern die Vorteile der rohen Frauenmilch zu vermitteln.

Davidson DC, Poll RA, Roberts C (1979) Bacteriological monitoring of unheated human milk. Arch Dis Child 54:760–764

Chronische metabolische hypochlorämische Alkalose durch Sojamilch

Ein 5 Monate alter Säugling wurde wegen mangelhaften Gedeihens stationär untersucht. Die nachweisbare hypochlorämische metabolische Alkalose mit Hypokaliämie und Hyperreninämie sowie extrem niederen Schweiß-Chlorid-Konzentrationen erklärte sich durch eine auf Sojamilchbasis beruhende Diät, die nur 0,75–1,0 mäq/100 Kalorien Chlorid (anstatt 2 mäq/100 aufgenommener Kalorien) lieferte. Der Chloridmangel führte zu einer Verminderung des extrazellularen Volumens mit einem konsekutiven Anstieg der proximalen und distalen tubulären Reabsorptionsstimulation des Renin-, Angiotensin-, Aldosteronsystems, während die Kreatininclearance absank. Dies alles wurde verursacht, weil der Natriumgehalt der Sojamilch (17 mäq/l) größer ist als bei Chloridgehalt (6 mäq/l). NaCl-Zulagen bis zur Zufuhr von 13 mäq/kg/Tag Chloridionen normalisierten die Elektrolytverhältnisse, was sich anschließend mit einer täglichen Chloridzufuhr von 3 mäq/kg/Tag aufrecht erhalten ließ.

Garin EH, Geary D, Richard GA (1979) J Pediatr 95:985–987
Über 6 entsprechende Fälle berichten: Hellerstein S, Duggan E, Grossman HM, McCamman S, Sharma P, Welchert E (1979) Metabolic alkalosis and Neo-Mull-Soy. J Pediatr 95:1083–1084

Rohe Frauenmilch bei therapieresistenten Säuglingsdurchfällen unschlagbar!

Ein voll gestillter Säugling bekommt nach Umstellen auf ein Milchfertigpräparat mit 6 Wochen heftige, infusionsbefürftige Durchfälle. Jeder Nahrungsaufbau (Reisschleim, Karottensuppe, Heilnahrung, Sojamilch) führt zu Rückfällen bis zum Ileus und Colostomie. Bakteriologisch, virologisch und durch Antikörperbestimmung im Serum kein Erregerhinweis. Bei der Dünndarmbiopsie partielle Zottenatrophie, verminderte Dissaccharidaseaktivitäten, kein Anhalt für Glukose-Galaktose-Malabsorption. Histologisch chronisch entzündliche Infiltrationen der Dünndarmschleimhaut. Nach dreiwöchiger parenteraler Ernährung Versuch eines Nahrungsaufbaues im Bausteinprinzip, der mißlingt. Umstellen auf Frauenmilchernährung, die zur Gesundung führt.

Netz H (1978) Die Behandlung der "intractable diarrhea" im Säuglingsalter mit Frauenmilch. Klin Paediatr 190:603–606

Bestimmung der voraussichtlichen Endgröße: Auf welche Methode kann man sich verlassen?

Vergleicht man drei gebräuchliche Methoden [nach 1. Roche AF, Wainer H, Thissen D (1975) Prädicting adulstature for individuels. Monographs in pediatrics, vol. 3. Karger, Basel; 2. Tanner JM, Whitehouse RH, Marshall WA, Healy MJR, Goltstein H (1975) Assessment of skeletal maturity and prediction of adult height. Academic Press, New York; 3. Bayley N, Pinneau S (1952) Tables for prädicting adult height from sceletal age. J Pediatr 14:432] nach ihrem prognostischen Wert, dann ergibt sich, daß keine der drei Methoden in allen Fällen die beste ist. Die erste (RWT) und zweite (Tanner) bringen bei normalen Kindern die besten Resultate, wobei die erste Methode bei durchschnittlich und spät reifenden Kindern, die zweite Methode bei früh reifenden Kindern vorzuziehen ist. Bei Kindern ab 14 führt Tanners Methode leicht zu einer zu geringen Endgrößenbestimmung, aber bei hochwüchsigen Familien gibt sie immer noch die besten Werte. Bei vorzeitiger Pubertät und beim Turner-Syndrom sowie beim primordialen Minderwuchs ist die dritte Methode vorzuziehen (Bayley), allerdings sollte man bei Kindern ab 13 doch wieder besser die Methode nach Tanner benützen.

Zachmann M, Sobradillo B, Frank M, Frisch H, Prader A (1978) J Pediatr 93:749–755

Säuglinge, die gerade noch dem unerwarteten plötzlichen Kindestod entgangen waren, neigen im Schlaf zu periodischer Atmung

An 55 Säuglingen, bei denen man im Schlaf plötzliche Apnoe, verbunden mit allgemeiner Muskelerschlaffung, Zyanose oder Blässe durch heftige Stimulation oder Mund-zu-Mund-Beatmung beendet hatte, zeigten bei der anschließenden klinischen Monitorüberwachung eine Neigung zu periodischer Atmung mit apnoischen Pausen von drei oder mehr Sekunden. Diese periodische Atmung, wohl Folge eines geschädigten oder unreifen Atemzentrums, scheinen im Kausalzusammenhang mit den plötzlichen unerwarteten Kindestodesfällen zu stehen.

Dorothy H, Shannon K, Shannon DC (1979) Periodic breathing in infants with near-miss sudden infant death syndrome. Pediatrics 63:355–360.

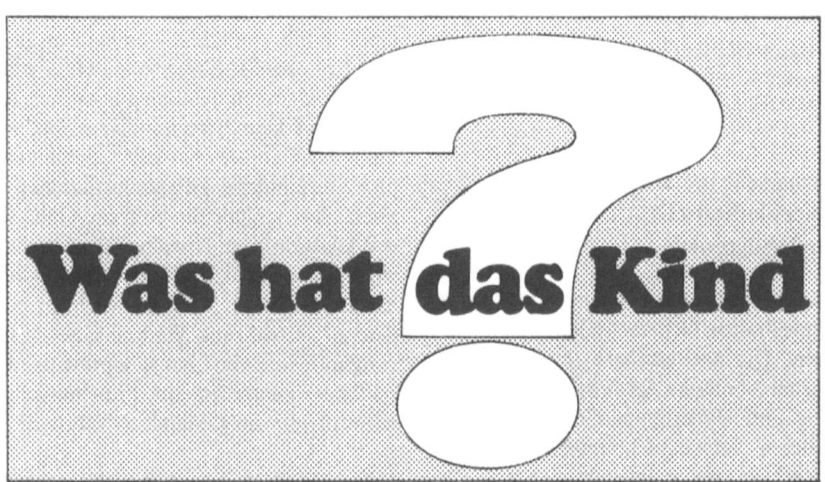

Redaktion: O. Hövels, Frankfurt/Main

Frage 4

Welche Aussage(n) gibt/geben die derzeitige(n) Anschauunge(n) über Art und Weise sowie Zeitpunkt der Übertragung einer Infektion von der Mutter auf das Kind wieder?
1. Die Infektion erfolgt in der Regel im 2. Trimenon der Schwangerschaft.
2. Die Infektion findet kurz vor oder unter der Geburt statt.
3. Es handelt sich um eine postnatale Schmierinfektion.
4. Durch Sectio caesarea entbundene Kinder werden nicht infiziert.
5. Der genaue Infektionsweg ist unbekannt.

Frage 5

Ein Geburtshelfer konsultiert Sie wegen der späteren Behandlung des Kindes einer sonst offenbar gesunden Schwangeren, bei der im Rahmen einer Screening-Untersuchung in der 35. Schwangerschaftswoche eine HB_s-Antigenämie festgestellt worden ist.
Welche(r) Ratschläge/Ratschlag entsprechen/entspricht nicht dem derzeitigen Erkenntnisstand?
1. Falls bei der Mutter kein HB_eAg nachgewiesen werden kann, ist nichts zu veranlassen.
2. Einmalige Gabe von Gammaglobulin (0,02–0,12 ml/kg) an die Mutter.
3. Einmalige Gabe von Hepatitis-B-Hyperimmunglobulin (5 ccm) an die Mutter.
4. Innerhalb der ersten 12 Stunden nach der Geburt Hepatitis-B-Hyperimmunglobulin (1 ml) an das Kind.
5. Mindestens 2malige Wiederholung der Hepatitis-B-Hyperimmunglobulin-Gabe an das Kind in monatlichen Abständen.

Hinweis

Von den vorgeschlagenen Lösungen kann eine, können mehrere oder alle richtig sein. Schließlich können alle falsch sein.

Frage 1

Ein 3 Monate alter weiblicher Säugling fällt seit 2 Wochen durch Trinkunlust, seit 1 Woche durch Apathie und seit 3 Tagen durch Ikterus auf. Bilirubin 115 µmol/l, SGPT 550, SGOT 480 U/l.
Welche anamnestische(n) Angabe(n) paßt/passen zur Verdachtsdiagnose Infektion mit Hepatitis-B-Virus (HBV)?
1. Mutter hatte zwischen der 35. und 38. Gestationswoche einen Ikterus, ohne sich ernsthaft krank zu fühlen.
2. Neugeborenenzeit unauffällig.
3. 8 Wochen voll gestillt.
4. Vor 2 Wochen Untersuchung des Blutbildes wegen vermeintlicher Anämie.
5. Stuhl seit 3 Tagen lehmfarben.

Frage 2

Welche(r) serologische(n) Befund(e) schließt/schließen die Verdachtsdiagnose aus?
1. Mutter: HB_s Ag+
2. Mutter: HB_s Ak negativ
3. Mutter: HB_e Ag+
4. Kind: HB_s Ag+
5. Kind: HB_s Ak negativ.

Frage 3

Welche Auskunft/Auskünfte über den möglichen Verlauf der Erkrankung ist/sind richtig?
1. Die Erkrankung kann fulminant tödlich verlaufen.
2. Die Erkrankung kann in eine chronische aktive Hepatitis übergehen.
3. Die Erkrankung kann in eine persistierende Hepatitis übergehen.
4. Die Erkrankung kann ausheilen ohne HB_s-Antigenämie zu hinterlassen.
5. Die Erkrankung kann ausheilen. Eine HB_s-Antigenämie bleibt bestehen.

Auflösung der Fragen auf Seite 571

Prophylaxe der vertikalen Hepatitis B durch Hyperimmun-Gammaglobulin

Verlaufskontrollen

Aus Klinik und Forschung

Originalien

Redaktion:
K. H. Schäfer

R. Joosten[1], D. Feist[2] und K.-H. Stürner[3]

[1] Abteilung Kinderheilkunde (Vorstand: Prof. Dr. H. Schönenberg),
[2] Blutspendedienst (Leiter: Akademischer Direktor Dr. K. H. Stürner) der Medizinischen Fakultät der RWTH Aachen und
[3] Universitäts-Kinderklinik (Vorstand: Prof. Dr. H. Bickel), Heidelberg

Hyper-Immunglobulin-Prophylaxis and Follow-Up in Vertical Hepatitis B

Summary. The vertical transmission of hepatitis-B virus from chronic HB_sAg carrier mothers can cause acute even fatal hepatitis-B, or a chronic HB_sAg carrier state in childhood. To prevent this vertical transmission, hepatitis-B- immunoglobulin (HB Ig) is applicated. Frequency and dosis-data are still confusing. Six children were passively immunized with HB Ig according to our schedule. Their serum was controlled for HB_sAg and HB_sAb with the RIA-method. None of these children became HB_sAg positive.

Key words: Vertical transmission – Hepatitis-B immunoglobulin-HB_s-Antibodyfactor.

Zusammenfassung. Seit der Beschreibung von akuten Hepatitis B-Erkrankungen bei Säuglingen, sogar mit fulminantem Verlauf, und chronischer HB_s-Antigenämie als Folge einer perinatalen Hepatitis-B-Infektion (HBV) durch HB_s-Antigenträgermütter ist die Gabe von Hepatitis-B-Hyperimmun-Gammaglobulin (HBIG) zur Prophylaxe dieser vertikalen Transmission weltweit akzeptiert. [1, 2, 7]. Über Dosis und Anzahl der Immunisierungen liegen bisher nur von einzelnen Autoren genaue Angaben vor [2, 6, 8]. Anhand von Verlaufskontrollen des HB_sAg- und anti-HB_s-Titers im Serum mit der RIA-Methode möchten wir über die Effektivität der passiven Immunprophylaxe mit HBIG bei 6 Kindern berichten, die nach einem von uns 1979 beschriebenen Schema durchgeführt wird [6]. Keines dieser Kinder ist bisher HB_sAg-positiv geworden.

Schlüsselwörter: Vertikale Übertragung – Hepatitis B-Immunglobulin – HB_s-Antikörperfaktor.

Untersuchungen in allen Teilen der Welt haben gezeigt, daß Neugeborene HB_sAg-positiver Mütter in prozentualer Abhängigkeit von der mütterlichen Erkrankungsform perinatal mit Hepatitis-B-Virus infiziert werden können [1–3, 5, 6, 8, 9]. In der Regel manife-stiert sich die Hepatitis-B-Infektion nach vertikaler Übertragung als chronische HB_s-Antigenämie mit nur geringer hepatitischer Symptomatik [3, 5, 8]. Es wurden aber auch mehrfach fulminant-letale Verläufe im frühen Säuglingsalter bei Kindern HB_sAg-positiver Mütter beschrieben [1–3]. Wie aus Beobachtungen von Gerety et al. hervorgeht, schützen auch HB_e-Antikörper im Serum einer HB_sAg-positiven Mutter das Neugeborene nicht absolut sicher vor einer HBV-Infektion [5]. Deshalb muß konsequenterweise jedes Kind einer HB_sAg positiven Mutter, gleichgültig ob sie chronische Trägerin oder an einer akuten Hepatitis B erkrankt ist, als Risikokind für eine HBV-Infektion betrachtet werden.

Zur Erfassung derartig gefährdeter Kinder wird seit 1975 im Einzugsgebiet der RWTH Aachen routinemäßig ein HB_sAg-Screening in der Schwangerschaft durchgeführt. Nach Feststellung eines positiven HB_sAntigens wird mit der Schwangeren und dem Geburtshelfer die gesamte Problematik, einschließlich der beim Kind nötigen Immunisierungsmaßnahmen, eingehend besprochen [6]. Bei 6 Kindern, die gemäß unserem Immunisierungsplan (Tabelle 1) behandelt wurden, konnten wir den Verlauf des HB_sAntigen- und HB_s-Antikörpertiters mit der RIA-Methode verfolgen.

Tabelle 1. Therapie und Nachversorgung von Kindern HB_sAg positiver Mütter. [Nach Joosten u. Bubenzer (1979)]

1. Bei der Geburt Kind:
   1.0: Außer Routineuntersuchungen, Bestimmung des HB_sAg, HB_sAK und Gammaglobulinen aus Serum
   1.1: Gabe von 1 ml Anti-HB_s Gammaglobulin, Titer: 1:100000
2. Nach einem Monat:
   2.0: Kontrolle HB_sAG und HB_sAK und der Leberwerte
   2.1: Zweite Gabe von 1 ml Anti-HB_s Gammaglobulin
3. Nach zwei Monaten:
   3.0: Kontrolle HB_sAg und HB_sAk
   3.1: Dritte Gabe von 1 ml Anti-HB_s Gammaglobulin
4. Nach drei Monaten und in regelmäßigen Abständen:
   4.0: Kontrolle HB_sAg und HB_sAk
   4.1: Kontrolle Leberwerte

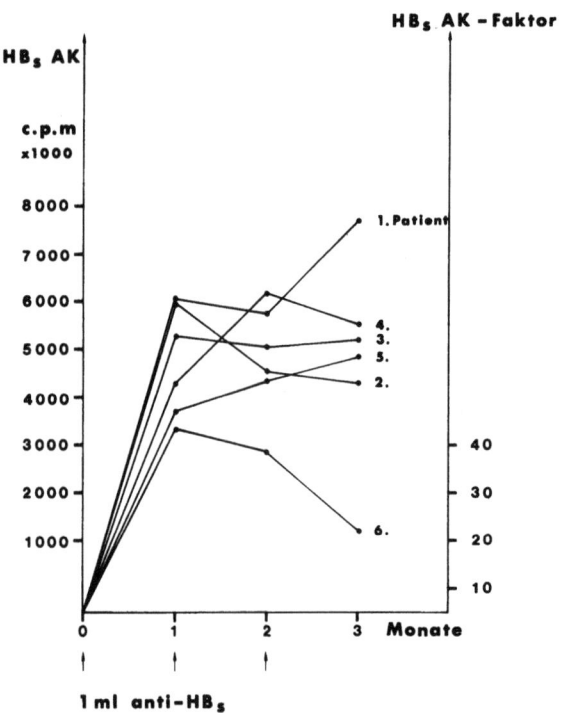

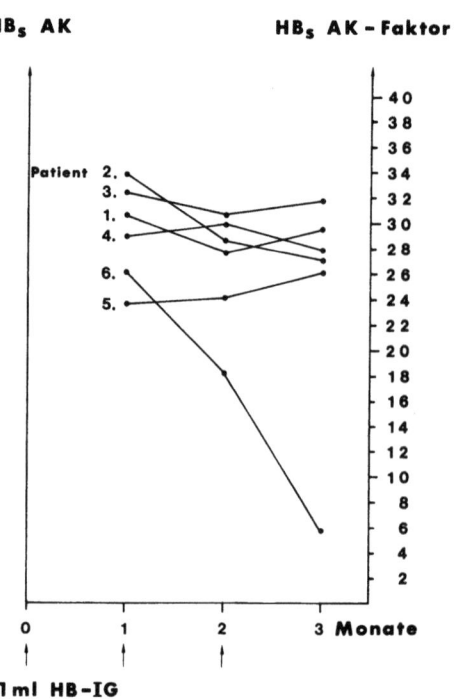

Abb. 1. HB$_s$-Antikörperbestimmung mittels RIA-Methode. Verlauf über 3 Monate

Abb. 2. HB$_s$-Antikörperfaktorbestimmungen. Verlauf über 3 Monate

Patienten, Methode und Ergebnisse

Von den 6 reifen Neugeborenen kamen 5 spontan und eins durch Sectio zur Welt. Bei dem letzten Neonaten handelt es sich um das zweite Kind; das erste war an einer akuten fulminanten Hepatitis erkrankt und verstorben. Über diesen Fall wurde 1978 ausführlich berichtet [1]. Die 5 anderen Mütter waren Primiparae. Alle Bestimmungen aus dem Nabelschnurblut direkt post partum mittels Ausria II und Ausab (Fa. Abbott Lab.) waren negativ für HB$_s$Ag und -Ak. Gleichzeitig durchgeführte Untersuchungen bei den Müttern bestätigten die noch immer bestehende HB$_s$-Antigenämie. Die Bestimmungen des HB$_e$Ag und Ak erfolgte mittels Immuno-Diffusionsmethode. Noch im Kreißsaal wurde 1 ml eines handelsüblichen Anti-HB$_s$-Präparates mit einem Titer von 1:100000 i.m. verabreicht. Entsprechend dem vorher erwähnten Schema wurde die weitere Betreuung durch unsere Pädiatrische Klinik übernommen. Die zweite und dritte Gabe von 1 ml Anti-HB$_s$ wurde 1 bzw. 2 Monate nach der Geburt verabreicht. Am gleichen Tag, jedoch jeweils vor der passiven Immunisierung, wurde das Serum auf HB$_s$Ak und HB$_s$Ag untersucht. Resultat s. Abb. 1 und 2.

Der HB$_s$Ak-Faktor läßt sich aus der RIA-Methode durch folgende Formel berechnen: HB$_s$Ak im Serum c.p.m.[1] geteilt durch HB$_s$Ak c.p.m.[1] der negativen Kontrolle.

Keines dieser Kinder ist nach 8–24 Monaten nach der letzten Immunisierung an einer Hepatitis-B erkrankt oder ist HB$_s$-Antigenträger.

Diskussion

Es wird heute allgemein empfohlen, zur Prophylaxe der vertikalen Hepatitis-B sofort nach der Geburt ein Hepatitis-B-Hyperimmun-Globulin (HBIG oder Anti-HB$_s$) mit einem Titer von 1:100000 zu verabreichen [3, 4, 7].

Über das weitere Procedere gibt es nur sporadische Angaben. Eine Standardisierung wäre hier dringend

1 c.p.m. = counts/min

angebracht. Einige Autorengruppen gaben nur einmal HBIG in der niedrigen Dosierung von 0,1 ml/kg KG [9, 10]. Dabei kam es zu zahlreichen Mißerfolgen. Andere gaben bis zu 5 ml/Säugling [2]. Unseres Erachtens muß man hier von praktischen Gegebenheiten ausgehen: In der Bundesrepublik gibt es nur 3–5 ml enthaltende Brechampullen von HBIG zu einem recht hohen Preis. Es ist sicherlich kein wirtschaftliches Arbeiten, einem 3 kg schweren Neugeborenen 0,6 ml (= 0,2 ml/kg KG) zu applizieren und die übrigen 2,4 ml zu vernichten. Zweifellos sind nicht alle Kinder von HB$_s$Ag positiven Müttern in gleichem Maße infektionsgefährdet. Da es aber nicht möglich ist, hier eine klare Linie zu ziehen, sollten alle Kinder HB$_s$Ag positive Mütter am Tag der Geburt immunisiert und weiterbetreut werden [1, 3, 4, 6]. Man muß sicher sein, daß die für eine wirksame Prophylaxe nötigen Antikörpermengen rechtzeitig verabreicht werden. Ein ausreichender prophylaktischer Schutz ist nach unserer Erfahrung nur dann gegeben, wenn der Hepatitis-B-Ak-Faktor im kindlichen Serum größer ist als 10. Unsere Untersuchungen haben gezeigt, daß 3 × 1 ml eines hochtitrigen HBIG-Präparates in monatlichen Abständen zur Aufrechterhaltung der Immunität gegen die vertikale HBV-Infektion ausreichen. Zwar spricht nichts gegen die Gabe einer höheren Menge an Anti-HB$_s$, wie die Erfahrungen von Reesink et al. gezeigt haben [8], jedoch sollte man auch die Kosten berücksichtigen. An die Industrie richten wir hiermit den Appell, Ampullen mit 1–1$\frac{1}{2}$ ml HBIG herzustellen. Es wäre wünschenswert, daß alle Kinderkliniken, die auf dem Gebiet der Hepatitis-B Propyhlaxe des Neugeborenen arbeiten, ihre Erfahrungen austauschen. Ziel dieses Gedankenaustausches wäre die Erarbeitung verbindlicher Richtlinien über die erforderliche Dosis und die Zeitabstände der Nachimmunisierung. An der Notwendigkeit der raschen, nämlich innerhalb der ersten 12–24 Lebensstunden durchgeführten Immunisierung des gefährdeten Neugeborenen mit einem hochtitrigen HBIG bestehen heute keine Zweifel mehr.

Literatur

1. Bubenzer, J., Joosten, R.: Fulminante neonatale Hepatitis B bei asymptomatischer HB$_s$-Antigen-positiver Mütter. Med Welt **29**, 399–403 (1978)
2. Dosik, H., Jhaveri, R.: Prevention of neonatal hepatitis B infection by highdose hepatitis B immune globulin. N. Engl. J. Med **298**, 602–603 (1978)
3. Feist, D., Thamer, G.: Hepatitis B in der Schwangerschaft: Auswirkungen auf die Frucht, Manifestationsformen und Prophylaxe beim Neugeborenen. Gynäkol. Praxis **3**, 229–235 (1979)
4. Feist, D., Joosten, R.: Hepatitis in der Schwangerschaft: Richtlinien für den Geburtshelfer. Gynäkol. Praxis (in press)
5. Gerety, R. J., Schweitzer, I. L.: Viral hepatitis type B, during pregnancy, the neonatal period and infancy. J. Pediatr. **90**, 368–374 (1977)
6. Joosten, R., Bubenzer, J.: Vertikal übertragene Säuglingshepatitis B bei asymptomatischer Hb$_s$AG-positiver Mutter. Klin. Paediatr. **191**, 493–497 (1979)
7. Prince, A. M.: Use of hepatitis B immune globulin. Reassessment needed. N. Engl. J. Med. **299**, 198–199 (1978)
8. Reesink, H. W., Reerink-Brongers, E. F., Schut, B., Kalshoven-Benschop, J., Brummelhuis, H. G. J.: Prevention of chronic HB$_s$Ag carrier state in infants of HB$_s$Ag-positive mothers by Hepatitis B immunoglobulin. Lancet II: 436–437 (1979)
9. Schweitzer, I. L.: Hepatitis B globulin in the prevention of vertical transmission of hepatitis B virus. Hepatitis Scientific Memoranda National Institute of Allergy and Infectious Disease, April 1976
10. Seef, L. B., Hoofnagle, J.: Immunoprophylaxis of viral hepatitis. Gastroenterology **77**, 161–182 (1979)

Dr. R. Joosten
Abteilung für Kinderheilkunde
der Medizinischen Fakultät der RWTH
Goethestraße 27/29
D-5100 Aachen

Die vertikale Hepatitis B

Aus Klinik
und Forschung
Originalien

Redaktion:
K. H. Schäfer

R. Joosten[1], D. Feist[2] und A. Tekook[3]

[1] Abteilung Kinderheilkunde (Vorstand: Prof. Dr. H. Schönenberg),
der Medizinischen Fakultät der RWTH Aachen
[2] Universitäts-Kinderklinik (Vorstand: Prof. Dr. H. Bickel), Heidelberg und
[3] Kinderkrankenhaus (Chefarzt: Dr. H. Krahé), Bonn-Dottendorf

The Vertically Transmitted Hepatitis B

Summary. The vertically transmitted hepatitis B in infancy, is not only due to an acute hepatitis B of the mother during pregnancy. We describe 9 cases of proven vertical transmitted hepatitis B, 2 of them with fatal outcome. 5 were delivered from chronic asymptomatic HB_sAg positive mothers. We wish to emphasize again the importance of HB_sAg screening in pregnancy and the prophylactic use of hyperimmune gamma-globulin in children born to HB_sAg positive mothers.

Key words: Vertically transmitted hepatitis B – HB_sAg – screening.

Zusammenfassung. Die Säuglings-Hepatitis B als Folge der vertikalen Übertragung wurde bisher als Krankheitsbild selten beschrieben. Meistens handelt es sich dann auch um eine Übertragung als Folge einer akuten Hepatitis B der Mutter in der Spätschwangerschaft. Neun von uns exakt dokumentierte Fälle, darunter zwei fulminant verlaufende akute Hepatitis B-Fälle, belegen die Gefährdung Neugeborener von HB_s-Ag-positiven Müttern mit klinisch manifester, aber auch inapparenter Leberaffektion. Die Wichtigkeit der HB_s-Antigen Schwangerschaftsvorsorgeuntersuchung und die prophylaktische therapeutische Maßnahme bei gefährdeten Neugeborenen werden nochmals betont.

Schlüsselwörter: Vertikal übertragene Hepatitis B – HB_sAg-Vorsorgeuntersuchung.

Die vertikale Übertragung des Hepatitis B-Virus (HBV) von der symptomlosen HB_sAg positiven Mutter auf das Neugeborene stellt auf der ganzen Welt eine der häufigsten Übertragungswege des HBV dar. In Gegenden mit hoher Durchseuchung, z. B. Ostasien und Afrika, übertragen bis zu 40–50% der HB_sAg-Trägerinnen das Virus auf ihre Neugeborenen [16]. Bei Frauen mit einer akuten Hepatitis B am Ende der Schwangerschaft beträgt der Übertragungs-Index sogar 80% [13]. Der wichtigste, jedoch nicht absolute Marker für ein hohes Infektionsrisiko des Kindes ist der zusätzliche Nachweis von HB_eAg im HB_sAg positiven Serum. Der genaue Infektionsweg ist letztlich noch unbekannt, jedoch sprechen die meisten Befunde dafür, daß die Kinder vor allem bei der Geburt oder nahe dem Zeitpunkt der Geburt infiziert werden, nicht schon in Utero oder später in der Neugeborenenperiode. Bis jetzt wurde angenommen, daß HBV infizierte Kinder in der Neonatal- und Säuglingsperiode selten eine klinische Hepatitis durchmachen, während aber 60–80% der infizierten Kinder chronische Virusträger werden [12].

Wir werden über 9 gesicherte Fälle von klinisch eindeutiger Hepatitis B im Säuglingsalter als Folge einer vertikalen HBV-Übertragung berichten. Da es sich hier um die Fälle aus nur 3 Kliniken handelt, läßt sich eine viel größere Zahl an ungeklärten Fällen vermuten. Auch wäre es wichtig, grundsätzlich auch die Eltern von Kindern mit einer chronischen HB_sAg-positiven Hepatitis zu untersuchen, um eine vertikale Übertragung des HBV als Ursache der chronischen Heptatitis zu klären. Durch die Routineblutspendervoruntersuchung auf HB_sAg ist das Transfusionswesen als früher wichtigste Quelle für Hepatitis B fast eliminiert. Wahrscheinlich zählt die vertikale Übertragung der Hepatitis B in der Zukunft zu den wichtigsten Ursache der Virusverbreitung.

Patienten und Methode

A. Patienten

Fall 1. Dirk B. (geb. 25. 7. 1976): Erstes Kind gesunder deutscher Eltern, durch Sectio geboren. Nach unauffälliger Perinatalperiode Einweisung mit 3 Monaten in die Kinderklinik mit der Verdachtsdiagnose Hepatitis A. Es handelt sich jedoch um den fulminanten Verlauf einer akuten Hepatitis B [7] (s. Tabelle 1 und Abb. 1).

Fall 2. Birgul A. (geb. 20. 1. 1977): Drittes Kind gesunder türkischer Eltern, kam in Deutschland durch Spontangeburt zur Welt. Im 4. Monat wurde eine Hepatitis beobachtet, die anhand der erweiterten serologischen Untersuchungen als Hepatitis B diagnostiziert wurde. Der Patient hat die Hepatitis B ohne chronische HB_s-Antigenämie, ohne chronisches Leberleiden überstanden [7] (Tabelle 1 und Abb. 2).

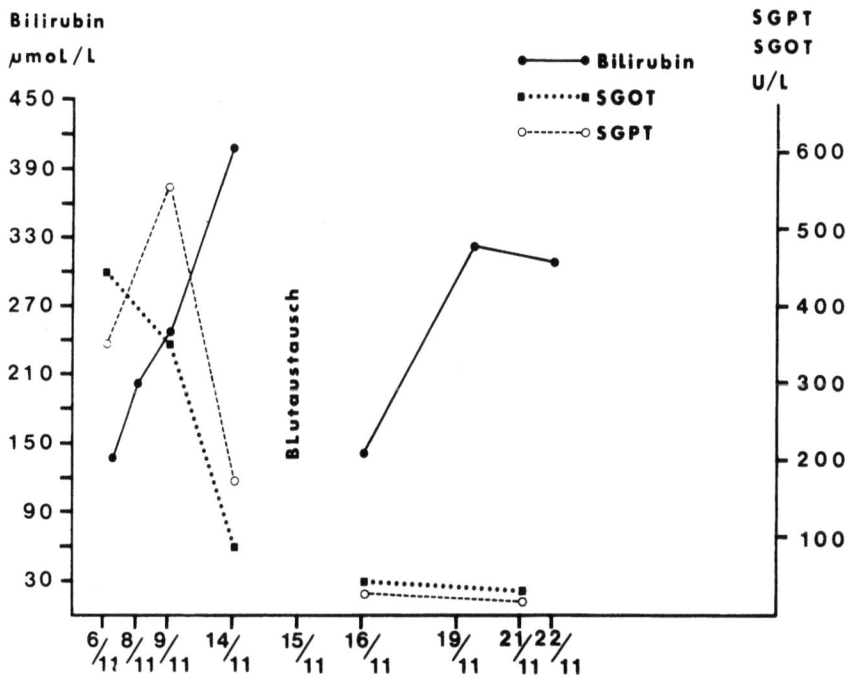

Abb. 1. Verlauf der SGOT, SGPT und Bilirubin bei Fall 1

Tabelle 1. Hepatitis B-Antigene und -Antikörper bei Mutter und Kind bei der Aufnahme. N.D. = nicht durchführbar; ? = unbekannt

	HB$_s$Ag	HB$_s$Ak	HB$_e$Ag	HB$_e$Ak	HB$_c$Ak
Patient 1	–	–	–	–	+
Mutter	+	–	+	–	+
Patient 2	+	–	+	–	+
Mutter	+	–	+	–	+
Patient 3	+	–	–	–	+
Mutter	+	–	–	–	+
Patient 4	+	–	–	–	+
Mutter	+	–	–	–	+
Patient 5	+	–	+	–	+
Mutter	+	–	+	–	+
Patient 6	+	–	N.D.	N.D.	N.D.
Mutter	+	–	N.D.	N.D.	N.D.
Patient 7	+	–	N.D.	N.D.	N.D.
Mutter[a]	?	?	?	?	?
Patient 8	+	–	+	–	+
Mutter	+	–	+	–	+
Patient 9	+	–	N.D.	N.D.	+
Mutter	+	–	N.D.	N.D.	N.D.

[a]   Mutter nicht erreichbar

Fall 3. Turgay A. (geb. 3. 12. 1977): Drittes Kind gesunder türkischer Eltern; wurde ebenfalls spontan geboren. Unauffällige Perinatalperiode. Einweisung mit 3½ Monaten mit der Verdachtsdiagnose Hepatitis A. Auch hier handelt es sich um eine akute Hepatitis B, die gut überstanden wurde (Tabelle 1 und Abb. 3).

Fall 4. Gulay Y. (geb. 12. 4. 1974): Drittes Kind gesunder türkischer Eltern, in der Türkei geboren und bis zum 3. Lebensjahr dort verblieben. Mit 3–4 Monaten hat sie eine Hepatitis durchgemacht, jedoch ohne weitere laborchemische oder immunologische Abklärung. Zu dem Zeitpunkt wuchs sie alleine mit ihrer Mutter in ihrer Heimat auf. Mit 3⁴/₁₂ Jahren wurde sie in unsere Klinik eingewiesen wegen schlechtem AZ, Gewichtsverlust und erheblichen Minderwuchses.

Die laborchemischen Parameter, Leberblindbiopsie mit Immunhistologie erbrachten die Diagnose einer chronischen aggressiven HB$_s$Ak positiven Hepatitis (Tabelle 1 und Abb. 4).

Fall 5. Nadja F. (geb. 19. 3. 1979): Viertes Kind gesunder deutscher Eltern, normale Geburt, normale Neonatalperiode. Die Mutter erlitt am Ende der Schwangerschaft eine Hepatitis. Der betreuende Gynäkologe meinte, daß es sich hier um eine infektiöse Hepatitis A handelte, weil die Großmutter der Patientin während der Schwangerschaft ihrer Tochter an einer nicht genau differenzierten Gelbsucht gelitten hat. Der Patientin wurden jedoch sofort nach der Geburt 2 ml eines Standard-Immunglobulins i.m. verabreicht.

Weitere Neonatalperiode unauffällig. Mit 3 Monaten erfolgte die Einweisung in die Kinderklinik wegen unklarem Ikterus, Verdacht auf Hepatitis. Trotz intensiver therapeutischer Maßnahmen kam es am 23. 7. 1979 zum Exitus letalis wegen Leberversagen (Tabelle 1 und Abb. 5).

Fall 6. Barbara S. (geb. 23. 1. 1973): Erstes Kind gesunder deutscher Eltern, Mutter Krankenschwester, komplikationslose Spontangeburt. Am 2. Tag post partum entwickelte die Mutter eine akute ikterische Hepatitis B. Ab 7. Lebenstag Trennung des Kindes von der Mutter und Betreuung durch die Großeltern. Mit 4 Monaten HB$_s$AG positiv, die mit 5 Monaten durchgeführte Biopsie ergab eine frische, mäßig starke Hepatitis. Die Kontrollbiopsie mit 14 Monaten bestätigte chronisch persistierende Hepatitis B. Bei der letzten Untersuchung mit 6½ Jahren persistierende HB$_s$-Antigenämie ohne klinische Hepatitis. Transaminasen völlig normal (Tabelle 1).

Fall 7. Barbara B. (geb. 14. 3. 1974): Zweites Kind deutscher Eltern, schlechte soziale Verhältnisse, über Entbindung keine brauchbaren Angaben zu erhalten. Mit 2½ Monaten entwickelte Barbara einen Ikterus, deshalb erfolgte die stationäre Aufnahme mit 3½ Monaten. Klinisch, laborchemisch und bioptisch wurde die Diagnose einer HB$_s$AG positiven Hepatitis mit Fibrose und Gallengangsregeneraten festgestellt. Verdacht auf beginnende Zirrhose. Weiterer Verlauf unbekannt (Tabelle 1).

Fall 8. Laura B. (geb. 7. 7. 1978): Erstes Kind einer Nordamerikanerin, die seit mehreren Jahren an einer chronischen Hepatitis B leidet. Spontanentbindung in einem deutschen Krankenhaus. Dort Immunisierung des Kindes mit Anti-HB$_s$-Globulin (Titer > 1:100000) am 4. Lebenstag. Nachimmunisierung mit Anti-HB$_s$-Globulin in der 9. Lebenswoche, vorher kein Anti-HB$_s$ mehr im Serum nachweisbar. Mit 5 Monaten HB$_s$- und HB$_e$-Antigenämie. Bisher keine klinische Hepatitis-Symptomatik, stets normale Transaminasen (Tabelle 1).

Fall 9. Carsten U.-M. (geb. 22. 10. 1976): Erstes Kind deutscher Eltern. Vater hatte im Juli 1976, die Mutter zum Zeitpunkt der Entbin-

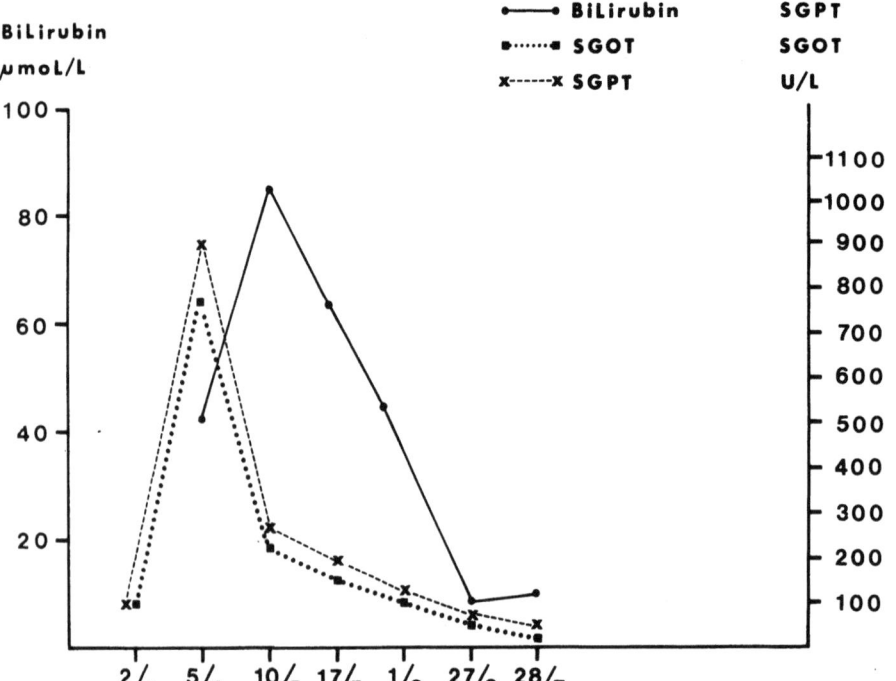

Abb. 2. Verlauf der SGOT, SGPT und Bilirubin bei Fall 2

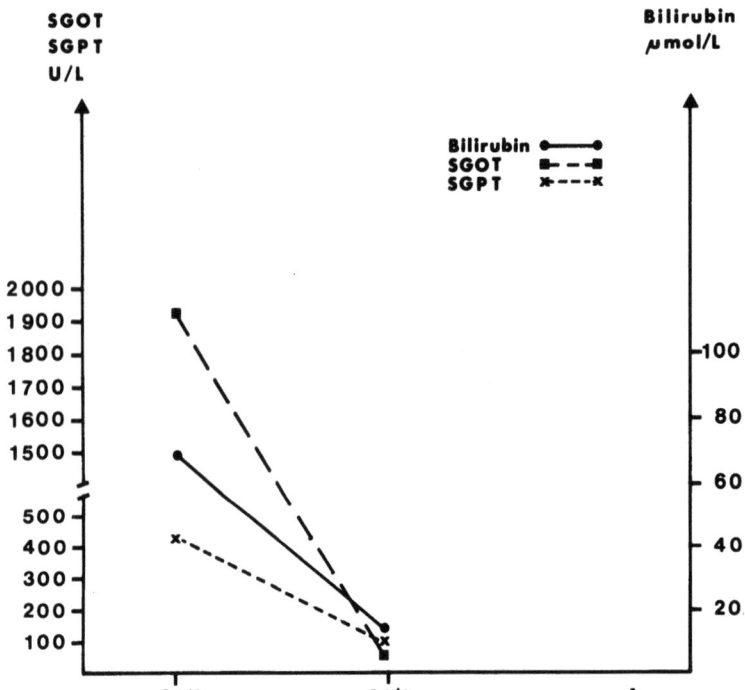

Abb. 3. Verlauf der SGOT, SGPT und Bilirubin bei Fall 3

dung eine akute Hepatitis B. Entbindung durch Sectio. Sofortige Trennung des Kindes von der Mutter. Seit der 7. Lebenswoche ist das Kind HB$_s$Ag positiv, ohne jemals klinische oder biochemische Hepatitissymptome gezeigt zu haben. Leberbiopsie mit 16 Monaten: histologisch außer geringer Sternzellaktivierung und Rundzelleninfiltrationen der Portalfelder kein pathologischer Befund.

Immunhistologie: HB$_c$Ag in 70–80% aller Leberzellkerne, HB$_s$Ag im Cytoplasma weniger Hepatocyten, also sogenannter HB$_c$-Prädominanztyp nach Bianchi u. Gudat [1]. Letzte serologische Untersuchung im Alter von 2½ Jahren: HB$_s$ und HB$_e$-Antigenämie, Anti-HB$_c$ positiv, damit infektiöser Trägerstatus (Tabelle 1).

B. Methode

Serologische Untersuchungen auf Listeriose, Toxoplasmose, Röteln, Epstein-Barr-Virus, Cytomegalievirus und Syphilis waren bei allen Patienten negativ.

Die Bestimmungen von HB$_s$Ag, HB$_s$Ak und HB$_c$Ak erfolgten mittels der RIA-Methode der Firma Abbott (Ausria II, Ausab, Corab), die Bestimmungen für HB$_e$-Antigen und HB$_e$-Antikörper erfolgten mittels Immunodiffusionsmethode bzw. RIA-Methode. Die Bilirubin-, SGOT- und SGPT-Bestimmungen erfolgten mittels konventioneller Methoden.

Diskussion

Aus den Studien von Schweitzer in Los Angeles geht klar hervor, daß bezüglich der Hepatitis B-Übertragung Unterschiede bestehen zwischen Neugeborenen einer während der Schwangerschaft an Hepatitis B erkrankten Mutter und Kindern von symptomlosen

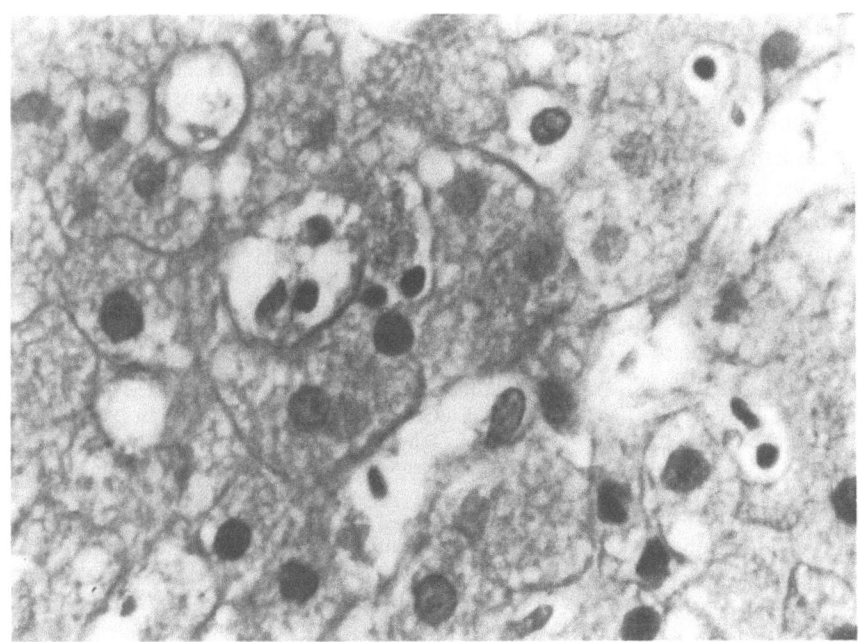

Abb. 4. Leberbiopsie bei Fall 4: Peripolese, „Killer-Lymphocytes" in nekrotischen Hepatozyten. H.E. 480 ×

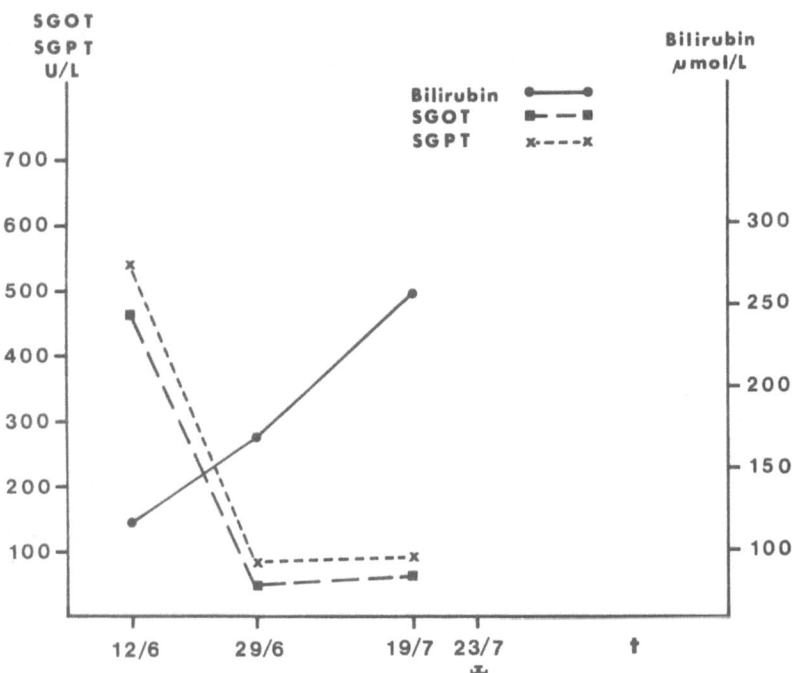

Abb. 5. Verlauf der SGOT, SGPT und Bilirubin bei Fall 5

HB$_s$-Antigen-Trägerinnen: 70–80% aller Kinder in der ersten Gruppe entwickelten eine HB$_s$-Antigenämie, 1 Kind sogar eine Leberzirrhose [12, 13].

Bis jetzt wurde in dieser Gruppe ganz selten eine fulminant verlaufende Hepatitis beschrieben, wie es bei unserem 5. Patienten der Fall war [2]. Die Problemstellung bei den HB$_s$Ag positiven symptomlosen Trägerinnen ist anders.

Es ist durch Okada et al. seit 1976 bekannt, daß das HB$_e$Ag ein Marker für die Infektivität des Blutes einer HB$_s$Ag positiven schwangeren Patienten ist [10]. Diese Frauen haben ihre Neugeborenen alle mit dem HBV infiziert. Dies trifft auch für unsere Patienten 1 und 2

zu. Bei dem 1. Patienten war der Verlauf letal. Im Gegensatz dazu konnten sie bei HB$_s$Ag positiven und HB$_e$AK positiven Müttern keine Übertragung auf das Kind feststellen. Skinhøj et al. kamen zu dem gleichen Ergebnis [16].

Gerety et al. konnten eindeutig nachweisen, daß zwei Kinder HB$_s$Ag positiver und HB$_e$Ak positiver Mütter nach 4 Monaten eine HB$_s$-Antigenämie entwickelten, die jedoch später wieder verschwand, so daß das HB$_e$Ag/Ak-System keine absolute Sicherheit bietet [6].

Im Gegensatz zu Ostasien überwiegt in unseren Breiten die Gruppe der Mütter, die HB$_s$Ag positiv sind, aber weder HB_e-Antigene noch HB_e-Antikörper besitzen. Man nimmt an, daß diese symptomlosen Trägerinnen ihre Neugeborenen mit einem höheren Risiko als die HB_eAk positiven Frauen anstecken, genaue Angaben sind jedoch noch nicht aufzufinden.

Bei unserem 3. Fall hatte die Mutter weder HB_eAg noch HB_eAk zum Zeitpunkt der Geburt. Trotzdem kam es bei ihrem Kind im dritten Monat zu einer akuten Hepatitis B. Diese Unsicherheit in der Aussagekraft der Hepatitis B-Antigenbestimmungen zwingt zum Schutz des Neugeborenen zu folgenden Konsequenzen:

1. Jedes Neugeborene einer HB_sAg positiven Mutter sollte innerhalb der ersten 12 Stunden nach der Geburt mit Hepatitis B-Hyperimmungammaglobulin (Anti-HB_s, HBIG) versorgt und von einem pädiatrischen Zentrum zur weiteren Betreuung übernommen werden. Diese Maßnahme ist, wie aus mehreren Literaturangaben hervorgeht, erfolgreich in der Verhütung der vertikalen Übertragung der Hepatitis B [3, 4, 8, 11, 12, 15]. Die differenzierten Hepatitis B-Antigen-Antikörperbestimmungen sind in diesem Zusammenhang zwar richtunggebend, sie erlauben aber keine zuverlässige Aussage über die mögliche Ansteckungsgefahr.

2. Der Geburtshelfer sollte sich in der Behandlung HB_sAg positiver Schwangerer an die kürzlich aufgestellten Richtlinien halten [5].

3. Es wäre außerordentlich wichtig, die HB_s-Antigenbestimmung in der Spätschwangerschaft als Vorsorgeuntersuchung durchzuführen und evtl. zu wiederholen, um symptomlose HB_s-Antigenträgerinnen zu erfassen und ihre Neugeborenen nach dem o. g. Schema (prophylaktisch) zu behandeln [7]. Hierdurch kann eine der wichtigten Verbreitungsmöglichkeiten des Hepatitis B-Virus in unserer Gesellschaft, nämlich die vertikale Übertragung, vielleicht unterbunden werden. Es scheint, daß seit dem Routinescreening von Blutspendern und Blutkonserven die vertikal übertragene Hepatitis B eine der Hauptursachen der chronisch aktiven HB_sAg-positiven Hepatitis im Kleinkindesalter ist, wie auch bei unserem 4. und 7. Patienten.

4. Nach eigenen Erfahrungen aus dem Aachener Raum ist bei Blutspendern in 0,57%, bei Patientenkollektiven ohne Hepatitisverdacht in 1,46% und bei unausgewählten Schwangerschaftsvorsorgeuntersuchungen in 1,73% mit dem Nachweis von HB_s-Antigen zu rechnen [7]. In rund ein Viertel dieser HB_s-Ag-positiven Schwangerschaften ist eine vertikale Infektion des Kindes zu befürchten.

Literatur

1. Bianchi, L., Gudat, F.: Hepatitis B: viral antigens in liver tissue and type of inflammation. International Symposium on viral Hepatitis, München 1979
2. Bubenzer, J., Joosten, R.: Fulminante neonatale Hepatitis B bei asymptomatischer HB_s-Antigen-positiver Mutter. Med. Welt **29**, 399–403 (1978)
3. Dosik, H., Jhaveri, R.: Prevention of neonatal hepatitis B infection by highdose hepatitis B immune globulin. N. Engl. J. Med. **298**, 602–603 (1978)
4. Feist, D., Thamer, G.: Hepatitis B in der Schwangerschaft: Auswirkungen auf die Frucht, Manifestationsformen und Prophylaxe beim Neugeborenen. Gynäkol. Prax. **3**, 229–235 (1979)
5. Feist, D., Joosten, R.: Hepatitis in der Schwangerschaft: Richtlinien für den Geburtshelfer. Gynäkol. Prax. (im Druck)
6. Gerety, R.J., Schweitzer, I.L.: Viral hepatitis type B, during pregnancy, the neonatal period and infancy. J. Pediatr. **90**, 368–374 (1977)
7. Joosten, R., Bubenzer, J.: Vertikal übertragene Säuglingshepatitis B bei asymptomatischer HB_sAG-positiver Mutter. Klin. Paediatr. **191**, 493–497 (1979)
8. Joosten, R., Feist, D., Stürner, K.-H.: Prophylaxe der vertikalen Hepatitis B durch Hyperimmungammaglobulin. Verlaufskontrollen. Monatsschr. Kinderheilkd. **128**, 537–539 (1980)
9. Mollica, F., Musumeci, S., Rugolo, S., Mattina, T.: A prospective study of 18 infants of chronic HB_sAg mothers. Arch. Dis. Child. **54**, 750–754 (1979)
10. Okada, K., Kamirjama, I., Inomata, M.: E-antigen and anti-e in the serum of asymptomatic carrier mothers as indicators of the positive or negative transmission of hepatitis B virus to their infants. N. Engl. J. Med. **294**, 746–749 (1976)
11. Prince, A.M.: Use of hepatitis B immune globulin. Reassessment needed. N. Engl. J. Med. **299**, 198–199 (1978)
12. Reesink, H.W., Reerink-Brongers, E.F., Schut, B., Kalshoven-Benschop, J., Brummelhuis, H.G.J.: Prevention of chronic HB_sAg carrier state in infants of HB_sAg-positive mothers by hepatitis B immunoglobulin. Lancet **1979 II**, 436–437
13. Schweitzer, I.L., Wing, A., McPeak, C., Spears, R.L.: Hepatitis and hepatitis associated antigen in 56 mother infant pairs. JAMA **220**, 1092–1095 (1972)
14. Schweitzer, I.L., Mosely, J.W., Ashcaici, M.: Factors influencing neonatal infection by hepatitis B virus. Gastroenterology **65**, 277–283 (1973)
15. Seef, L.B., Hoofnagle, J.: Immunoprophylaxis of viral hepatitis. Gastroenterology **77**, 161–182 (1979)
16. Skinhøj, P., Cohn, J., Bradburne, A.F.: Transmission of hepatitis type B from healthy HB_sAg-positive mothers. Br. Med. J. **1976 I**, 10–11
17. Stevens, C.E., Beasly, R.P., Tsin, J., Lee, W.C.: Vertical transmission of hepatitis B antigen in Faiwan. N. Engl. J. Med. **292**, 771–774 (1975)
18. Stevens, C.E., Szumess, W.: Vertikale Transmission der Hepatitis und neonatale Hepatitis B. Therapiewoche **29**, 54–55 (1979)
19. Woo, D., Cummins, M., Davies, P.A., Harvey, D.R., Hurley, R., Waterson, A.P.: Vertical transmission of hepatitis B surface antigen in carrier mothers in two west London hospitals. Arch. Dis. Child. **54**, 670–675 (1979)

Dr. R. Joosten
Abteilung für Kinderheilkunde
der Medizinischen Fakultät der RWTH
Goethestraße 27/29
D-5100 Aachen

Östrogentherapie hochwüchsiger Mädchen

Ergebnisse bei 71 Patientinnen

Aus Klinik
und Forschung

Originalien

Redaktion:
K. H. Schäfer

Gabriele John und G. Schellong

Universitäts-Kinderklinik Münster

**Estrogen Therapy in Tall Girls.
Results in 71 Patients**

Summary. 71 girls aged 10.0–14.8 years were treated for constitutional tall stature with ethinylestradiol 0.3 mg/day continously and noresthisterone 10 mg/day during 5–7 days every 4 weeks over an average of 21.5 months. The adult height predicitions were made by the methods of Bayley and Pinneau (BP) and Tanner et al. (T) and averaged 186.1 cm (BP) and 185.6 cm (T) respectively. The achieved mean height reduction was 5,2 cm (BP) and 5,7 cm (T). The best results were seen in younger patients. But even postmenarcheal girls were treated with some effect. The mean skeletal maturation was accelerated during treatment to a rate of 1.6 years/year according to Greulich and Pyle (GP) and 1.5 years/year according to Tanner et al. (T). The mean growth velocity was reduced to 1.8 cm/year. Considerable weight gain was a problem during the first six months of treatment but disappeared afterwards. Other side effects were less severe. The majority of patients had spontaneous menstruation one or two months after termination of treatment. – In a control group of 18 untreated girls both methods of height prediction were compared. The results as well as a review of the literature showed that improvements in prediction accuracy reached by the Tanner method were negligible.

The present study again demonstrated the effectiveness of high dosage estrogen therapy in excessively tall girls. In view of possible long term side effects the use of this therapy should still remain highly selective.

Key words: Tall girls – Estrogen therapy – Prediction of adult height.

Zusammenfassung. 71 Mädchen im Alter von 10,0 bis 14,8 Jahren wurden wegen konstitutionellen Hochwuchses durchschnittlich über 21,5 Monate mit Äthinylöstradiol 0,3 mg/Tag kontinuierlich und Norethisteron 10 mg/Tag während 5–7 Tagen alle 4 Wochen behandelt. Die Größenvorhersage wurde nach Bayley u. Pinneau (BP) und nach Tanner et al. (T) bestimmt und lag im Mittel bei 186,1 cm (BP) bzw. bei 185,6 cm (T). Die erzielte Größenreduktion betrug durchschnittlich 5,2 cm (BP) bzw. 5,7 cm (T), wobei die größten Erfolge bei den jüngsten Patientinnen erreicht wurden. Aber auch bei Mädchen mit bereits eingetretener Menarche konnte noch eine Reduktion verzeichnet werden. Die Skelettreifung war während der Behandlung im Mittel auf 1,6 Jahre/Jahr nach Greulich u. Pyle (GP) bzw. auf 1,5 Jahre/Jahr nach Tanner et al. (T) akzeleriert, die mittlere Wachstumsgeschwindigkeit lag bei 1,8 cm/Jahr und war damit stark vermindert. Während der ersten 6 Monate der Behandlung kam es zu ausgeprägter Gewichtszunahme, im weiteren Verlauf normalisierte sich das Gewicht. Die Nebenwirkungen der Therapie waren gering, die Mehrzahl der Mädchen hatte 1–2 Monate nach Therapieabschluß spontane Regelblutungen. – Ein Vergleich der beiden Methoden zur Endgrößenbestimmung wurde anhand der Literatur und einer Kontrollgruppe von 18 unbehandelten Mädchen durchgeführt. Die Verbesserung der Prognosegenauigkeit durch das aufwendigere Tanner-Verfahren erwies sich als unwesentlich.

Erneut belegt die vorliegende Studie die Wirksamkeit einer Hochwuchstherapie mit hochdosierten Östrogenen bei Mädchen. Die Indikation zur Therapie sollte wegen der bisher ungeklärten Spätfolgen nach wie vor zurückhaltend gestellt werden.

Schlüsselwörter: Hochwüchsige Mädchen – Östrogentherapie – Vorhersage der Erwachsenengröße.

Als Hochwuchs wird eine Körpergröße bezeichnet, die über der 97er Percentile liegt bzw. um mehr als zwei Standardabweichungen vom altersgemäßen Mittelwert abweicht [26]. Der konstitutionelle Hochwuchs ist keine Krankheit, sondern eine Normvariante. Bei einer außergewöhnlichen Körpergröße tritt jedoch als besonderes Problem die psycho-soziale Situation in den Vordergrund. Viele junge Menschen leiden ernsthaft darunter, größer, d. h. „anders" zu sein als ihre Altersgenossen. Die Östrogentherapie gilt z. Z. als die einzig effektive Möglichkeit, das Wachstum junger Mädchen

Tabelle 1. Ausgangsdaten und Ergebnisse der Östrogentherapie bei 71 hochwüchsigen Mädchen. Oben: Bestimmung des Skelettalters (SA) nach Greulich u. Pyle, Bestimmung der Wachstumsprognose nach Bayley u. Pinneau; unten: Bestimmung des Skelettalters und der Wachstumsprognose nach Tanner et al. Men = Menarche, CA = chronologisches Alter (Angaben als Mittelwert ± Standardabweichung)

Patientinnen	n	Bei Therapiebeginn					mittlere Elterngröße (cm)	Ther. Dauer (Mon.)	Endgröße (cm)	Reduktion (cm)
		Men	CA (J)	SA (J)	Größe (cm)	Prognose (cm)				
SA nach Greulich u. Pyle										
Alle	71	21	12,48 ± 1,07	12,66 ± 0,79	175,51 ± 5,20	186,06 ± 4,04	179,57 ± 4,86	21,52 ± 6,16	180,82 ± 3,99	5,24 ± 2,84
Gruppe 1 (SA ≦11,9)	6	—	10,92 ± 0,62	11,38 ± 0,31	170,25 ± 4,33	187,48 ± 5,36	178,33 ± 8,42	26,67 ± 5,57	179,93 ± 3,42	7,55 ± 4,36
Gruppe 2 (SA 12–12,9)	43	5	12,20 ± 0,82	12,37 ± 0,23	174,02 ± 4,22	186,19 ± 4,05	180,05 ± 4,73	22,70 ± 5,19	179,96 ± 3,81	6,23 ± 2,13
Gruppe 3 (SA 13–13,9)	16	11	13,24 ± 0,70	13,28 ± 0,30	179,26 ± 4,29	185,74 ± 3,66	179,72 ± 4,11	19,06 ± 5,95	182,52 ± 4,08	3,22 ± 1,66
Gruppe 4 (SA ≧14)	6	5	13,98 ± 0,55	14,42 ± 0,49	181,50 ± 3,57	184,55 ± 3,99	177,67 ± 2,36	14,00 ± 6,51	183,33 ± 3,88	1,22 ± 0,35
SA nach Tanner et al.										
Alle	71	21	12,48 ± 1,07	13,34 ± 0,79	175,51 ± 5,20	185,62 ± 3,86	179,57 ± 4,86	21,52 ± 6,16	179,93 ± 4,22	5,69 ± 2,86
Gruppe 1 (SA ≦11,9)	2	—	10,67 ± 0,12	11,55 ± 0,07	167,25 ± 3,89	185,75 ± 1,06	172,75 ± 6,72	29,00 ± 2,83	176,75 ± 1,06	9,00 ± 2,12
Gruppe 2 (SA 12–12,9)	15	1	11,42 ± 0,89	12,55 ± 0,22	170,95 ± 3,66	185,79 ± 4,02	179,67 ± 4,63	23,87 ± 6,83	178,95 ± 5,28	6,84 ± 3,62
Gruppe 3 (SA 13–13,9)	41	9	12,57 ± 0,71	13,30 ± 0,24	175,63 ± 3,70	185,17 ± 3,48	179,95 ± 5,07	21,93 ± 5,35	179,55 ± 3,45	5,62 ± 2,62
Gruppe 4 (SA ≧14)	13	11	13,67 ± 0,68	14,66 ± 0,43	181,67 ± 4,01	186,65 ± 5,22	179,31 ± 3,88	16,15 ± 5,03	182,70 ± 4,47	3,95 ± 1,93

zu hemmen. Seit 1956 sind mehr als 20 Arbeiten über die Östrogenbehandlung konstitutionell hochwüchsiger Mädchen in verschiedenen Ländern erschienen (u. a. [4, 5, 7, 12, 16, 17, 23, 25]).

Bisher gibt es jedoch kein allgemein verbindliches Therapieschema. Es werden unterschiedliche Östrogene und Östrogendosierungen verwendet. Die Wachstumsprognose, die für die Beurteilung des Therapieerfolges von großer Bedeutung ist, wird nach verschiedenen Methoden bestimmt: meist nach Bayley u. Pinneau [1] oder nach Tanner et al. [20]. Ebenso wird die Indikation, ab welcher zu erwartenden Körpergröße und ab welchem Alter die Therapie durchgeführt werden soll, uneinheitlich beurteilt. Diese Arbeit berichtet über die Ergebnisse von 71 Mädchen mit abgeschlossener Behandlung, wobei besonderer Wert auf die Berechnung der Wachstumsvorhersagen gelegt wird.

Patientinnen und Methoden

In der Universitäts-Kinderklinik Münster wurde von 1972 bis 1979 bei 71 Mädchen mit konstitutionellem Hochwuchs eine Östrogentherapie durchgeführt.

Das chronologische Alter der Mädchen bei Therapiebeginn durfte nicht mehr als 2 Jahre vom Skelettalter nach Greulich u. Pyle [8] abweichen, die Endgrößenvorhersage nach den Tabellen von Bayley u. Pinneau [1] nicht unter 180 cm liegen.

Unter den 71 Mädchen befanden sich 8 Mädchen mit einer juvenilen Struma. Bei einem Mädchen bestand eine Hypothyreose, bei einem zweiten ein Marfan-Syndrom und bei einem dritten ein Albright-Syndrom mit Pubertas praecox, fibröser Knochendysplasie

und Pigmentflecken der Haut. Zwei Mädchen litten unter einer leichten Skoliose, ein drittes war wegen einer progressiven Skoliose mit einem Milwaukee-Korsett versorgt.

Die Geburtslänge betrug in der gesamten Gruppe im Durchschnitt 54,9 ± 2,8 cm, das Menarchealter der 21 Mädchen, die schon vor Therapiebeginn ihre Regelblutungen hatten, 12,5 ± 0,9 Jahre und die mittlere Elterngröße aller Mädchen 179,6 ± 4,9 cm. Der Stand der Pubertätsentwicklung wurde nach den Stadien von Tanner [19] beurteilt. Das Skelettalter wurde anfangs nach Greulich u. Pyle (GP) bestimmt, die zu erwartende Erwachsenengröße nach Bayley u. Pinneau (BP) berechnet. Später wurden die Handröntgenbilder zusätzlich nach der Tanner-Whitehouse-II-(RUS)-Methode [21] beurteilt und die Wachstumsprognose mit den von Tanner (T) angegebenen Gleichungen wiederholt. Das Skelettalter der 71 Mädchen lag bei 12,7 ± 0,8 Jahren (GP) bzw. bei 13,3 ± 0,8 Jahren (T). Die Prognose betrug im Mittel 186,1 ± 4,0 cm (BP) bzw. 185,6 ± 3,9 cm (T) (Tabelle 1).

Mit den Eltern und den Patientinnen wurde ein ausführliches Gespräch geführt, in dem das Therapieschema, der Wirkungsmechanismus der Östrogene, die möglichen Nebenwirkungen der Behandlung sowie die nicht sicher geklärte Situation hinsichtlich der carcinogenen Wirkung eingehend erörtert wurden.

Alle Mädchen erhielten kontinuierlich 0,3 mg/Tag Äthinylöstradiol (Progynon M) und alle 4 Wochen zusätzlich über anfangs 5 Tage, später 7 Tage 10 mg/Tag Norethisteron (Primolut Nor). Alle 3 Monate wurden die Mädchen auf körperliche und psychische Veränderungen untersucht. Die Mädchen wurden grundsätzlich zur gleichen Tageszeit und mit derselben Meßlatte gemessen. Alle 6 Monate wurde eine Röntgenaufnahme der Hand angefertigt und die Fortschritte in der Skelettentwicklung beurteilt. Bei einem Skelettalter von 15,0 bis 15,5 Jahren und stagnierendem Längenwachstum seit 3–6 Monaten wurde die Therapie beendet.

Die Genauigkeit der beiden Vorhersagemethoden bei ihrer Anwendung auf hochwüchsige Mädchen wurde an einer Kontrollgruppe 18 unbehandelter hochwüchsiger Mädchen untersucht (Tabelle 2).

Tabelle 2. Kontrollgruppe von 18 hochwüchsigen Mädchen. Ausgangsdaten und Ergebnisse. GP = Greulich u. Pyle, BP = Bayley u. Pinneau, T = Tanner et al. (Mittelwert ± Standardabweichung)

Bei Prognosestellung						Endgröße	Differenz zwischen Prognose und Endgröße	
Größe	Chron. Alter	Skelettalter		Prognose				
		GP	T	BP	T		BP	T
(cm)	(J)	(J)	(J)	(cm)	(cm)	(cm)	(cm)	(cm)
169,23 ± 7,95	12,30 ± 1,29	12,53 ± 1,27	13,40 ± 1,25	180,48 ± 3,64	179,97 ± 4,49	179,23 ± 4,97	+1,25 ±2,47	+0,74 ±2,51

Tabelle 3. Geschwindigkeit der Skelettreifung in Jahren pro chronologischem Jahr (Mittelwert ± Standardabweichung)

Therapiephase	Skelettalter bestimmt nach	
	Greulich u. Pyle (n = 71)	Tanner et al. (n = 71)
Insgesamt	1,62 ± 0,42	1,48 ± 0,41
Phase 1	1,67 ± 0,60	1,70 ± 0,58
Phase 2	1,53 ± 0,37	1,31 ± 0,47

Tabelle 4. Wachstumsgeschwindigkeit in cm pro chronologischem Jahr. Skelettaltergruppen nach Greulich u. Pyle (Mittelwert ± Standardabweichung)

Patientinnen	n	Therapiephase	
Alle	71	Insgesamt	1,81 ± 1,03
		Phase 1	3,20 ± 2,32
		Phase 2	1,33 ± 1,00
Gruppe 1	6	Insgesamt	2,77 ± 1,12
		Phase 1	5,49 ± 2,21
		Phase 2	1,82 ± 0,55
Gruppe 2	43	Insgesamt	2,11 ± 0,81
		Phase 1	3,81 ± 2,10
		Phase 2	1,46 ± 0,73
Gruppe 3	16	Insgesamt	1,11 ± 0,91
		Phase 1	1,70 ± 1,64
		Phase 2	1,05 ± 1,57
Gruppe 4	6	Insgesamt	0,59 ± 0,57
		Phase 1	0,56 + 0,76
		Phase 2	0,62 ± 0,73

Die Wachstumsprognose lag in dieser Gruppe bei 180,5 ± 3,6 cm (BP) bzw. bei 180,0 ± 4,5 cm (T). Die tatsächlich erreichte Endgröße betrug im Mittel 179,2 ± 5,0 cm. Der Voraussagefehler lag somit bei 1,3 ± 2,5 cm (BP) bzw. bei 0,7 ± 2,5 cm (T), allerdings mit einer Streuung von −4,0 cm bis +7,5 cm (BP) bzw. von −5,5 cm bis +6,3 cm (T). (Alle Ergebnisse sind als Mittelwert ± Standardabweichung angegeben.)

Ergebnisse

Die Mädchen wurden je nach Skelettalter bei Therapiebeginn in 4 Gruppen eingeteilt (Tabelle 1), wobei sich für die beiden Bestimmungsmethoden unterschiedliche Gruppengrößen ergaben.

Die Reduktion der Erwachsenenlänge betrug in der Gesamtgruppe (n = 71) durchschnittlich 5,2 ± 2,8 cm (BP) bzw. 5,7 ± 2,9 cm (T) (Differenz zur Kontroll-gruppe mit $p < 0,001$ signifikant). Die größten Einsparungen wurden in den Gruppen 1 und 2 mit 7,6 ± 4,4 cm und 6,2 ± 2,1 cm (BP) bzw. mit 9,0 ± 2,1 cm und 6,8 ± 3,6 cm (T) erreicht. In Gruppe 4 lag die Reduktion nach Bayley u. Pinneau nur noch bei 1,2 ± 0,4 cm, nach Tanner et al. dagegen noch bei 4,0 ± 1,9 cm. Die Streubreite der Einzelwerte reichte von 0,7 cm bis 14,5 cm (BP) bzw. von −1,3 cm bis 13,5 cm (T). Bei den 21 Mädchen, die schon vor Therapiebeginn ihre Menarche hatten, fand sich eine Reduktion von 3,6 ± 2,8 cm (BP) bzw. 5,5 ± 2,6 cm (T), während sie in der gesamten Gruppe der Mädchen ohne Menarche bei 5,9 ± 2,6 cm (BP) bzw. bei 5,8 ± 3,0 cm (T) lag.

Die Skelettreifung während der Therapiedauer war auf 1,6 ± 0,4 Jahre pro chronologischem Jahr (GP) bzw. auf 1,5 ± 0,4 Jahre pro chronologischem Jahr (T) akzeleriert (Tabelle 3). Es zeigte sich, daß in Phase 1 (erste 6 Monate) die Skelettreifung im Durchschnitt stärker beschleunigt war als in Phase 2 (restliche Therapiezeit). Diese Tendenz zeichnete sich nach der Methode von Tanner et al. deutlicher ab als bei Bayley u. Pinneau.

Die Wachstumsgeschwindigkeit sank während der gesamten Therapiedauer auf durchschnittlich 1,8 ± 1,0 cm pro Jahr (Tabelle 4). In Phase 1 betrug die Wachstumsgeschwindigkeit noch 3,2 ± 2,3 cm pro Jahr, in Phase 2 dagegen nur noch 1,3 ± 1,0 cm pro Jahr. Mit wachsendem Skelettalter nahm erwartungsgemäß die Wachstumsgeschwindigkeit ab. Sie lag (außer in Gruppe 1 während Phase 1) unterhalb der 3er Percentile nach den Percentilenkurven von Tanner u. Whitehouse [22].

Der absolute Gewichtszuwachs während der gesamten Therapie betrug im Mittel 9,3 ± 4,3 kg, der Gewichtszuwachs pro Jahr 5,5 ± 2,9 kg. Diese Werte lagen nach den Percentilkurven von Tanner u. Whitehouse [22] im Normbereich. In Phase 1 nahm der Gewichtszuwachs in allen Skelettaltersgruppen deutlich stärker zu als in Phase 2. Die Werte lagen in Phase 1 teilweise über der 90er Percentile, in Phase 2 im unteren Normbereich, teilweise unter der 3er Percentile.

Nebenwirkungen

Die Hauptnebenwirkungen während der Therapie waren Gewichtszunahme (44%), Striaeentwicklung (44%) am Gesäß, an den Oberschenkeln, an den Mammae, an den Schultern und am Abdomen, eine verstärkte Pig-

Aus Klinik und Forschung

Tabelle 5. Ergebnisse verschiedener Kontrollgruppenuntersuchungen (Mittelwert ± Standardabweichung)

Autor	Anzahl	Mittleres chron. Alter (J)	Mittlere Prognose (cm)	Differenz zw. Prognose und Endgröße (cm)
Frasier [6]	5	12,8	177,9[a]	0,41 ± 3,15
Schoen [18]	17	12,1	176,0[a]	0,3 ± 2,8
Wettenhall [23]	29	13,2	—	1,41 ± 1,24[a]
Zachmann [25]	9	14,1	176,9[b]	0,37 ± 3,84
Crawford [5]	43	—	175,8[a]	0,5
Reeser [17]	14	10,7	178,8	0,8 ± 2,81[a]
				−0,1 ± 3,40[b]
Eigene Daten	18	12,3	180,5[a]	1,25 ± 2,47
			180,0[b]	0,74 ± 2,51

[a] Prognose berechnet nach Bayley u. Pinneau
[b] Prognose berechnet nach Tanner et al.

mentierung der Mamillen (38%), Übelkeit, Erbrechen und Schwindel zu Beginn der Therapie (27%), Kopfschmerzen (14%), Schmierblutungen (11%) und verstärkte Fluorbildung (10%). Daneben kam es vereinzelt zu Bauchschmerzen, Haarausfall, unregelmäßigen Blutungen, nächtlichen Wadenkrämpfen, Obstipation, Akne, Schmerzen im Unterschenkel, Leberfermenterhöhung, Schwellungen an den Beinen und Hitzeanwallungen. Ein Mädchen brach wegen Kopfschmerzen, Schwindelgefühl, Hitzewallungen und Nabelkoliken die Therapie ab.

Katamnestische Angaben über die erste spontane Regelblutung nach Therapieende liegen bisher bei 56 Mädchen vor. Bei 44 Mädchen trat die erste Blutung durchschnittlich nach 4 Wochen (Streubreite 2–8 Wochen) auf. Die restlichen 12 Mädchen bekamen ihre Regelblutungen erst nach einem Intervall von 3–11 Monaten. In Kürze werden in Zusammenarbeit mit der Universitäts-Frauenklinik Münster Ergebnisse einer Nachuntersuchung der wegen Hochwuchs behandelten Mädchen veröffentlicht [10]. Über die Ergebnisse systematischer endokrinologischer Untersuchungen vor allem mit dem LH-RH-Test nach Therapieende bei den ersten 16 Mädchen haben wir bereits berichtet [9]. Die 17β-Östradiol-Werte und die LH-Werte waren unmittelbar nach Therapieende unter der negativen feedback-Wirkung auf praepubertale Spiegel erniedrigt. Innerhalb von 4–8 Wochen nach Absetzen der Behandlung stellten sich die Werte aber auf das Niveau erwachsener Frauen ein. Auch bei den meisten weiteren Patientinnen wurden LH-RH-Teste durchgeführt, über deren Resultate noch einmal berichtet werden wird.

Die vor Therapiebeginn bei 8 Mädchen bestehende juvenile Struma zeigte unter der Östrogenbehandlung keine Veränderung.

Diskussion

Vergleich der beiden Vorhersagemethoden

Bisher haben die meisten Autoren zur Vorausberechnung der Erwachsenengröße die Tabellen von Bayley u. Pinneau [1] eingesetzt. Die Tanner-Methode [20] kam erst in 3 Arbeiten [4, 17, 25] zur Anwendung. Die Autoren verweisen darin auf die Nachteile der Bayley-Pinneau-Methode, die in der unflexiblen Skelettalterbestimmung und der nur indirekten Einbeziehung des Skelettalters in die Voraussagegleichung zu suchen seien. Neben der individuell exakteren Bestimmung des Skelettalters mit der Tanner-Whitehouse II (RUS)-Methode [21] trage die Berücksichtigung der mittleren Elterngröße und der Menarche bei der Tanner-Methode zur Verbesserung der Vorhersage bei.

Das nach Tanner et al. bestimmte Skelettalter lag in unserer Kontrollgruppe ebenso wie in der Gruppe der 71 behandelten Mädchen höher als das nach Greulich u. Pyle [8] bestimmte. Dies entspricht den Ergebnissen zweier Längsschnittuntersuchungen von normal großen Kindern bei Lenko [15] bzw. von normal großen und hochwüchsigen Kindern bei Zachmann et al. [27]. Bei der Größenvorhersage fand sich in unserer Kontrollgruppe eine mittlere Differenz zwischen Prognose und Endgröße von 0,7 ± 2,5 cm (T) bzw. von 1,3 ± 2,5 cm (BP). Die Ergebnisse sind zusammen mit den bisher publizierten Untersuchungen zur Überprüfung der Vorhersagegenauigkeit in Tabelle 5 aufgeführt. Problematisch sind die geringen Größen der Kontrollgruppen sowie die unterschiedlichen Voraussetzungen bei den Probanden (Alter, Prognose). Für die Beurteilung der Ergebnisse sind vor allem die Streubreiten der Differenzen von Bedeutung. Sie sprechen nicht für die Überlegenheit der Tanner-Methode.

Der Vergleich der beiden Methoden in unserer Untersuchung (ausführliche Darstellung in [11]) ergab: Die Skelettalterbestimmung nach Greulich u. Pyle ist einfacher und schneller durchzuführen als nach der Tanner-Whitehouse II (RUS)-Methode. Die Berechnung der Wachstumsprognose nach den Tabellen von Bayley u. Pinneau besteht nur aus einem einzigen Rechenschritt, die Vorhersagegleichungen nach Tanner et al. bergen dagegen mehr Möglichkeiten für Rechenfehler in sich. Die Form, in der die mittlere Elterngröße in die Voraussageberechnung der Tanner-Methode eingeht, stützt sich bisher auf unsichere Untersuchungen [20]. Auch dürfte der Wert der mittleren Elterngröße in der deutschen Bevölkerung heute höher als 168 cm [20] sein. Nach van Wieringen [24] liegt er in der niederländischen Bevölkerung bei 172 cm (s. a. [17]). Trotz dieser ungeklärten Einzelheiten haben wir die Elterngröße in der von den Autoren angegebenen Form in die Prognose einbezogen.

Unserer Meinung nach erbringt die Bayley-Pinneau-Methode bei der Größenvorhersage hochwüchsiger Mädchen hinreichend genaue Resultate. Dies bestätigen auch die Ergebnisse von Zachmann et al. [27] bei 11 hochwüchsigen Patienten. Betrachtet man die bisherigen, allerdings an nur kleinen Kollektiven durchgeführten Untersuchungen, so ergeben sich mit der aufwendigeren Tanner-Methode keine genaueren Wachstumsprognosen. Wir empfehlen daher nicht nur

Tabelle 6. Ausgangsdaten und Therapieergebnisse verschiedener Untersuchungen

	Crawford (1973)	Wettenhall (1975)	Zachmann (1975)	Kuhn (1979)	v. Puttkamer (1977)	Eigene Daten	
Östrogene	Stilb-Ö.	Stilb-Ö.	Äth.Ö.	Äth.Ö.	Konj. Ö.	Äth.Ö.	
Dosierungen (mg/Tag)	5,0	3,0	0,3	0,5	7,5	0,3	
Äquivalenzdosen (als Äth.Ö.)	0,4	0,24	0,3	0,5	0,25	0,3	
Anzahl der Fälle	100	87	40	44	41	71	
Chronolog. Alter (J)	12,9	13,0	12,9	12,8	13,0	12,5	
Skelettalter (J)	13,2[a]	13,2[a]	13,4[a]	12,5[a]	12,4[a]	12,7[a]	13,3[c]
Menarche ja:nein	58:42	46:41	23:17	—	20:21	21:50	
Größe (cm)	174,0	172,7	—	175,8	174,8	175,5	
Prognose (cm)	182,6[b]	182,1[b]	181,9[c]	186,5[b]	186,5[b]	186,1[b]	185,6[c]
Endgröße (cm)	176,5	178,6	177,4	179,0	179,2	180,8[b]	179,9[c]
Reduktion (cm)	6,1[b]	3,5[b]	4,6[c]	7,5[b]	7,3[b]	5,2[b]	5,7[c]
Therapiedauer (Mon.)	17,2	25,2	20,4	—	22,0	21,5	

[a] Bestimmt nach Greulich u. Pyle
[b] Bestimmt nach Bayley u. Pinneau
[c] Bestimmt nach Tanner et al.

Stilb-Ö. = Stilböstrol
Äth.Ö. = Äthinylöstradiol
Konj.Ö. = Konjugierte Östrogene

für den klinischen, sondern auch für den wissenschaftlichen Gebrauch die Methode nach Bayley u. Pinneau.

Reduktion der Erwachsenengröße

Die in unserer Untersuchung erzielte Verminderung der Endlänge von durchschnittlich 5,2 cm (BP) bzw. 5,7 cm (T) entspricht etwa dem Ergebnis von Zachmann et al. [25], die mit gleicher Äthinylöstradioldosis im Mittel 4,6 cm einsparen konnten. Ausgangsdaten und Therapieergebnisse weiterer Studien, die über eine größere Anzahl von Mädchen berichten, sind in Tabelle 6 zusammengefaßt. Zur besseren Vergleichbarkeit der Östrogendosen wurden Äquivalenzdosen angegeben, die von Blunck [3] nach Angaben von Lauritzen [14] berechnet wurden. In den Ausgangsdaten des chronologischen Alters, des Skelettalters und der Körpergröße waren die Ergebnisse der Untersuchungen durchaus vergleichbar. Die Werte, die sich in unserer Untersuchung für die Skelettreifung, die Wachstumsgeschwindigkeit und die Gewichtszunahme ergaben, stimmen mit denen der bisher veröffentlichten Studien gut überein [12, 16, 25].

Östrogenwahl und Therapieschema

Bisher sind bei der Hochwuchstherapie 5 verschiedene Östrogene zur Anwendung gekommen. Unklar ist die optimale Dosierung der einzelnen Östrogene. In letzter Zeit mehren sich die Stimmen, daß der Therapieerfolg dosisabhängig sei. Zachmann et al. [25] verringerten die Endgröße ihrer Patientinnen mit 0,3 mg Äthinylöstradiol/Tag um 4,6 cm, wir selbst mit der gleichen Dosierung um 5,2 cm bzw. 5,7 cm. Kuhn et al. [13] erzielten dagegen mit 0,5 mg Äthinylöstradiol/Tag eine Reduktion von 7,5 cm. Vergleichbare Ergebnisse hatten von Puttkamer [16] mit konjugierten Östrogenen und Crawford [5] und Wettenhall [23] mit Stilböstrol. Allerdings ist bisher aufgrund der geringen Erfahrungen nicht sicher, ob eine höhere Dosierung nicht auch eine Ausweitung und Verstärkung der Nebenwirkungen nach sich zieht.

Von einigen Autoren wird eine zyklische Behandlung bevorzugt [6, 12, 18], andere Untersucher halten jedoch eine zusätzliche Gabe von Gestagenen in der 4. Behandlungswoche für ausreichend, um eine vollständige Abstoßung der Endometriumschleimhaut zu erzielen [16, 23, 25]. Für uns bleibt das Östrogen der Wahl Äthinylöstradiol in einer kontinuierlichen Dosierung von 0,3 mg/Tag. Es führt nur zu leichteren Nebenwirkungen, ist qualitativ und quantitativ standardisiert, einfach zu verabreichen und erbringt gute Resultate. Für geregelte Abbruchblutungen halten wir eine 7- bis 10tägige Norethisterongabe in der 4. Behandlungswoche für ausreichend.

Indikation und Zeitpunkt der Therapie

Nach wie vor sollte die Entscheidung zu einer 1- bis 2jährigen hochdosierten Östrogentherapie mit Zurückhaltung getroffen werden. Wenn es auch bis heute keinen Hinweis auf schwerwiegende Nebenwirkungen gibt, so wissen wir doch wenig über eventuelle spätere Auswirkungen. Eine Behandlung sollte nur bei Prognosen über 180 cm, besser über 183 cm erwogen werden. Der Patientin und ihren Eltern muß verständlich gemacht werden, daß der Erfolg der Östrogentherapie im Einzelfall nicht exakt voraussagbar ist.

Die meisten Autoren fanden wie auch wir, daß die Reduktion deutlich größer ist, wenn das Skelettalter bei Therapiebeginn unter 12–13 Jahren liegt bzw. wenn die Menarche noch nicht eingetreten ist [4, 12, 16, 23]. In vielen Fällen stellen sich die Mädchen aber erst in der Klinik vor, wenn der Hochwuchs bereits ausgeprägt und das Skelettalter schon fortgeschritten ist. Wenn möglich beginnen wir die Therapie bei einem Skelettalter von 12 Jahren (GP) und wenn erste Pubertätszeichen wie Thelarche und Pubarche aufgetreten sind. Wir sind aber auch bereit, bei Mädchen mit einem Skelettalter über 13 Jahren oder bereits eingetretener Menarche eine Therapie durchzuführen, wenn diese Mädchen unter Leidensdruck stehen und auch für wenige Zentimeter, die noch eingespart werden können, dankbar sind. Wie die Ergebnisse von Zachmann et al. [25] und unsere eigenen zeigen, sind auch bei diesen Mädchen in Einzelfällen noch akzeptable Reduktionen zu erreichen.

Literatur

1. Bayley, N., Pinneau, S.: Tables for predicitin adult height from skeletal age. J. Pediatr. **40**, 432 (1952)
2. Bierich, J.R.: Estrogen treatment of girls with constitutional tall stature. Pediatrics [Suppl.] **62**, 1196–1201 (1978)
3. Blunck, W.: Grundlagen der Therapie des Konstitutionellen Hochwuchses. Monatsschr. Kinderheilkd. **123**, 324–326 (1975)
4. Colle, M.L., Alperin, H., Greenblatt, R.B.: The tall girl: Prediction of mature height and management. Arch. Dis. Child. **52**, 118–120 (1977)
5. Crawford, J.D.: Excessively tall stature in adolescent girls. In: Current pediatric therapy, 6. ed. Gellis, S.S., Kagan, B.M. eds.). Philadelphia: Saunders Co. 1973
6. Frasier, S.D., Smith, F.G., Jr.: Effect of estrogens on mature height in tall girls: A controlled study J. Clin. Endocrinol. Metab. **28**, 416–418 (1968)
7. Goldzieher, M.A.: Treatment of excessive growth in the adolescent female. J. Clin. Endocrinol. Metab. **16**, 249–252 (1956)
8. Greulich, W.W., Pyle, S.J.: Radiographic atlas of skeletal development of the hand and wrist, 2nd ed. Stanford: Stanford University Press 1959
9. Hanker, J.P., Schellong, G., Schneider, H.P.G.: The functional state of the hypothalamo-pituitary axis after high-dose oestrogen therapy in excessively tall girls. Acta Endocrinol. **91**, 19–29 (1979)
10. Hanker, J.P. Schellong, G., Schönnenbeck, B., Schneider, H.P.G.: Veröffentlichung in Vorbereitung
11. John, G.: Die Behandlung des konstitutionellen Hochwuchses bei Mädchen mit Östrogenen. – Erfahrungen und Ergebnisse anhand von 71 Mädchen. Dissertation, Münster 1980
12. Kuhn, N., Blunck, W., Stahnke, N., Wiebel, J., Willig, R.P.: Estrogen treatment in tall girls. Acta Paediatr. Scand. **66**, 161–167 (1977)
13. Kuhn, S., Stahnke, N., Willig, R.P.: Veröffentlichung in Vorbereitung, zitiert nach Bierich [2]
14. Lauritzen, C.: The management of the pre-menopausal and the post-menopausal patient. In: Ageing and estrogens. van Keep, P.A., Lauritzen, C. (eds.). Basel: Karger 1973
15. Lenko, H.L., Prediction of adult height with various methods in finnish children. Acta Paediatr. Scand. **68**, 85–92 (1979)
16. von Puttkamer, K., Bierich, J.R., Brugger, F., Hirsche, W., Schönberg, D.: Östrogentherapie bei Mädchen mit konstitutionellem Hochwuchs. Dtsch. Med. Wochenschr. **102**, 983–988 (1977)
17. Reeser, H.M., Heremans, G.F.P., van Gelderen, H.H.: Reduction of adult height in tall girls. Eur. J. Pediatr. **132**, 37–41 (1979
18. Schoen, E.J., Solomon, I.L., Warner, O., Wingerd, J.: Estrogen treatment of tall girls. Am. J. Dis. Child. **125**, 71–74 (1973)
19. Tanner, J.M.: Wachstum und Reifung des Menschen. Stuttgart: Thieme 1962
20. Tanner, J.M., Whitehouse. R.H., Marshall, W.A., Carter, B.S: Prediction of adult height from height, bone age, and occurrence of menarche, at ages 4 to 16 with allowance for midparent height. Arch. Dis. Child. **50**, 14–26 (1975)
21. Tanner, J.M., Whitehouse, R.H., Marshall, W.A., Healy, M.J.R., Goldstein, H.: Assessment of skeletal maturity and prediction of adult height: TW 2 method. New York: Academic Press 1975
22. Tanner, J.M., Whitehouse, R.H.: Clinical longitudinal standards for height, weight, height velocity, weight velocity and stages of puberty. Arch. Dis. Child. **51**, 170–179 (1976)
23. Wettenhall, H.N.B., Cahill, C., Roche, A.F.: Tall girls: A survey of 15 years of management and treatment. J. Pediatr. **86**, 602–610 (1975)
24. van Wieringen, J.C., Wafelbakker, F., Verbrugge, H.P., de Haas, J.H.: Growth diagrams 1965. Groningen: Wolters-Noordhoff 1971
25. Zachmann, M., Ferrandez, A., Mürset, G., Prader, A.: Estrogen Treatment of excessively tall girls. Helv. Paediatr. Acta **30**, 11–30 (1975)
26. Zachmann, M., Prader, A.: Großwuchs. In: Therapie der Krankheiten des Kindesalters. Harnack, von, G.A. (Hrsg.). Berlin, Heidelberg, New York: Springer 1976
27. Zachmann, M., Sobradillo, B., Frank, M., Frisch, H., Prader, A.: Bayley-Pinneau, Roche-Wainer-Thissen and Tanner height predictions in normal children and in patients with various pathologic conditions. J. Pediatr. **92**, 749–755 (1978)

Prof. Dr. G. Schellong
Dr. Gabriele John
Universitäts-Kinderklinik
Robert-Koch-Straße 31
D-4400 Münster

Warum haben Kinder relativ selten Gallensteine?

Untersuchungen der Lithoindices und des Gallensäurenmusters bei gesunden sowie kranken Säuglingen und Kindern

Aus Klinik und Forschung

Originalien

Redaktion:
K. H. Schäfer

K. H. Niessen und M. Theisen

Universitäts-Kinderklinik (Direktor: Prof. Dr. J. R. Bierich), Tübingen

Why do Children Rarely have Gallstones?
Examinations of the Lithoindices and the Bile Acid Pattern in Infants and Children in Health and Disease

Summary. Cholesterol gallstones occur 600–1000 times more frequent in adults than in children. Seeking a possibility to explain this discrepancy, the molar concentrations of cholesterol, lecithin and bile acids as well as the bile acid pattern have been determined in duodenal juice, after an injection of 2 U/kg pancreocymin, of 33 children aged between 4 months and 14 years who were gastroenterologically healthy. The absolute values as well as the percentage composition were calculated. The lithoindices have been determined to be $Li_1 = 0.54 \pm 0.25$ and $Li_2 = 1.06 \pm 0.50$ according to the formulas of Thomas and Hofmann. Dependence on age in infancy and during childhood could be excluded. The main reason for the fact that hardly any gallstones occur among children, compared to the occurrence in adults seems to be the small concentration of cholesterol in the bile. Whereas there had been no deviations either of lithoindices or in the bile acid pattern in 10 patients with coeliac disease, 2 out of 6 children with mucoviscidosis and 3 out of 4 children with small bowel syndrome showed apparently increased lithoindices. Only in the last group a bile acid pattern was found which could reduce the higher risk of getting cholelithiasis.

Key words: Gallstones – Lithoindices – Infants – Children.

Zusammenfassung. Cholesteringallensteine sind im Erwachsenenalter 600- bis 1000mal häufiger als bei Kindern. Auf der Suche nach einer Möglichkeit, diese Diskrepanz zu klären, wurden bei 33 gastroenterologisch gesunden Kindern im Alter zwischen 4 Monaten und 14 Jahren die molaren Konzentrationen von Cholesterin, Lecithin und Gallensäuren sowie das Gallensäurenmuster nach Injektion von 2 E/kg Pankreozymin im Darmsaft bestimmt. Aus den Absolutwerten wurden deren prozentuale Anteile an der Gesamtgallensäurenkonzentration bzw. der Summe von Cholesterin, Lecithin und Gallensäuren berechnet. Die nach den Formeln von Thomas u. Hofmann ermittelten Lithoindices ergaben Mittelwerte von $Li_1 = 0,54 \pm 0,25$ und $Li_2 = 1,06 \pm 0,50$. Eine Altersabhängigkeit konnte ausgeschlossen werden. Für das relativ seltene Vorkommen von Gallensteinen im Kindesalter scheint der im Vergleich zu Erwachsenen geringe Cholesteringehalt der Galle die Hauptursache zu sein. Während bei 10 Patienten mit florider Zöliakie weder Abweichungen der Lithoindices noch im Gallensäurenmuster gefunden wurden, hatten 2 von 6 Kindern mit Mukoviscidose und 3 von 4 Patienten nach einer subtotalen Dünndarmresektion deutlich erhöhte Lithoindexwerte. Nur bei letzteren wurde eine Gallensäurenzusammensetzung festgestellt, die das erhöhte Risiko dieser Kinder, an einer Cholelithiasis zu erkranken, vermindern könnte.

Schlüsselwörter: Gallensteine – Lithoindices – Säuglinge – Kinder.

1. Einleitung

Gallensteine sind im Erwachsenenalter 600- bis 1000mal häufiger als bei Kindern, die vorwiegend an Cholesterinsteinen erkranken [14, 15, 29]. In der Pathogenese scheint der Übersättigung der Galle mit Cholesterin eine zentrale, wenn auch nicht ausschließliche Bedeutung zuzukommen [4, 6]. Dabei spielt außer der absoluten Cholesterinkonzentration vor allem das molare Verhältnis zwischen Cholesterin und Gallensäuren plus Lecithin eine Rolle, da letztere wasserunlösliches unverestertes Cholesterin in der Galle in Lösung halten. 1968 legten Admirand u. Small auf Grund von in vitro-Versuchen einen Grenzbereich für das Löslichkeitsmaximum des Cholesterins im Vierphasensystem der Galle fest [2]. Als Sättigungsgrenze definierten sie in einem gleichschenkligen Dreieck eine Kurve, die eine stabile von einer labilen Zone abgrenzt. Auf den Seiten des Dreiecks werden die in einer Galleflüssigkeit aufgefundenen prozentualen Anteile an Cholesterin, Lecithin bzw. Gesamtgallensäuren eingetragen (Abb. 1).

Aus Klinik und Forschung

Der Schnittpunkt der seitenparallelen Verbindungsgerade zwischen diesen Punkten liegt innerhalb des Dreiecks und charakterisiert die Lipidzusammensetzung der betreffenden Galle. Punkte, die in die labile Zone fallen, kennzeichnen eine an Cholesterin stark übersättigte Galle, in der mit sehr hoher Wahrscheinlichkeit mehrere Cholesterinmoleküle aufeinandertreffen. Sie vor allem bilden den Kristallisationskern für das Entstehen von klinisch faßbaren Gallensteinen („homogene Nukleation"). Subtilere Untersuchungsmethoden von Holzbach et al. zeigten späterhin, daß solche Cholesterinmikrokristalle auch innerhalb der von Admirand festgestellten stabilen Zone entstehen können, wenn die Expositionszeit lange genug andauert [13]. Deshalb grenzten die Autoren zusätzlich eine „metastabile" Zone, in der die spontane Präzipitation des Cholesterins zwar sehr langsam verläuft, die aber durch verschiedenartige Substanzen wie Schleim, Calciumbilirubinat, Zelldetritus, Bakterien und Parasiten initiiert und beschleunigt werden kann („heterogene Nukleation"). Metzger et al. führten zur Charakterisierung der Cholesterinsättigung den sog. Lithoindex ein, der aus dem Quotienten des aktuellen und maximal löslichen Cholesterinanteils bei einem ermittelten Gallensäuren-Lecithin-Verhältnis graphisch ermittelt wird [19]. Thomas u. Hofmann vereinfachten die notwendigen Rechenoperationen, indem sie die beiden Grenzkurven zwischen den drei Sättigungsbereichen als mathematische Funktionen y_1 und y_2 ausdrückten [31].

Während es heute in der Erwachsenenmedizin üblich ist, die Cholesterinsättigung der Galle durch diese Lithoindices zu kennzeichnen, fehlen bisher entsprechende Werte für Säuglinge und Kinder. Die hier vorliegenden Untersuchungen bei 33 gastroenterologisch gesunden Kindern und 20 Patienten mit Zöliakie, Mukoviscidose und Kurzdarm-Syndrom wurden auch erst möglich, nachdem verschiedene Autoren bei Erwachsenen nachgewiesen hatten, daß die Lithoindices im Darmsaft nach Injektion des Enterohormons Pankreozymin identisch mit denjenigen Werten sind, die in der Blasengalle bestimmt werden [30, 32].

Zu den Faktoren, die in der Pathogenese der Gallensteinbildung eine Rolle spielen, wird auch die Zusammensetzung des Gallensäurenmusters gezählt. Chenodesoxycholsäure und Ursodesoxycholsäure werden zum Beispiel mit Erfolg zur Auflösung von Cholesteringallensteinen in der Erwachsenenmedizin eingesetzt, obwohl der genaue Wirkungsmechanismus dieser beiden Gallensäuren noch nicht bekannt ist [3]. Von Interesse schien es deshalb zu sein, den Anteil der Galle an diesen beiden Gallensalzen zu untersuchen, insbesondere in den Fällen, die eine Gallenstein begünstigende Lipidkonstellation aufwiesen.

2. Methodik

Die molaren Konzentrationen von Cholesterin, Gesamtgallensäuren und Lecithin wurden im Darmsaft gemessen, der über eine Duodenalsonde nach Injektion von 2 E/kg Pankreozymin (Boots) i.v. im Rahmen eines Sekretin-Pankreozymin-Tests zur Pankreasfunktionsanalyse gewonnen wurde [27].

2.1. Cholesterin

Der Gehalt an Cholesterin wurde enzymatisch bestimmt. Entweder wurde die Cholesterin-Katalase-Methode oder aber die Cholesterin-CHOD-PAP-Methode eingesetzt. Für beide Verfahren standen fertige Test-Kombinationen zur Verfügung (Boehringer-Mannheim; Best. Nr. 124079 bzw. 172626). Beide Methoden lieferten nahezu identische Ergebnisse; die Standardabweichung der Einzeldifferenzen lag unter 5%. In Abänderung der Firmenvorschriften wurden die Probenwerte wegen der trotz Verdünnung starken Eigenfärbung des Darmsafts stets gegen einen Probenleerwert und Reagenzienleerwert gemessen. Als Standard diente Cholesterin p. A. (Serva, Best. Nr. 17090).

2.2. Gallensäuren

Auch die Gesamtkonzentration der Gallensäuren wurde unter Verwendung des Reagenziensatzes „Sterognost-3α" (Nyegaard u. Co, Oslo) enzymatisch bestimmt. Der Test beruht auf der Oxydation der 3α-Hydroxylgruppen der C_{19}-, C_{21}- und C_{24}-Gallensäuren durch das Enzym 3α-Hydroxysteroid-Dehydrogenase in alkalischem Milieu und Übertragung des Wasserstoffs auf NAD. Das entstandene NADH wurde spektrophotometrisch bei 340 nm gemessen. Als Standard wurde Cholsäure (Na-Salz, A-Grad, Calbiochem., Best. Nr. 229101) verwendet, mit der auch die Eichkurve aufgestellt wurde ($y = 0,01980 \cdot x - 0,003434$; $r^2 = 0,9999$).

2.3. Lecithin

Bis zur Entwicklung eines enzymatischen Verfahrens war die Bestimmung der Phospholipide, insbesondere des Lecithins wenig zufriedenstellend [20]. Die hier eingesetzte Methode hat den Vorzug einer hohen Spezifität der Lecithinase (Phospholipase D aus Weißkohl, Boehringer/Mannheim, Best. Nr. 108537) gegenüber ihrem Stubstrat Lecithin, das einen Anteil von $97,9 \pm 0,7\%$ an den Gallenphospholipiden hat [11]. Das Enzym setzt aus Lecithin Phospatidsäure und Cholin frei; letzteres wird als Reineckat aus der wäßrigen Phase ausgefällt, in Aceton gelöst und bei 520 nm photometrisch gemessen [20]. Die Meßwerte wurden auf eine Eichkurve mit Cholinchlorid bezogen (Cholinchlorid, Serva, Best. Nr. 17130; $y = 0,0168 \cdot x + 0,025$; $r^2 = 0,9986$). In jeder Meßreihe wurde eine Probe aus Rein-Lecithin (aus Eidotter, gelöst in Chloroform, Serva, Best. Nr. 27612) mitgeführt. Der Umrechnung der Lecithinkonzentration von mg/ml in μmol/ml wurde ein mittleres Molekulargewicht von 785 zugrunde gelegt.

2.4. Auswertung und statistische Prüfung

Außer den molaren Konzentrationen wurde für jede Probe die relative Stoffmengenzusammensetzung der Gallenlipide berechnet. Dazu wurde die Summe der molaren Konzentrationen gleich 100% gesetzt. Die prozentualen Anteile von Cholesterin, Lecithin und Gallensäuren wurden auf die Seiten des Dreiecks nach Admirand u. Small eingetragen, mit seitenparallelen Geraden verbunden und der Schnittpunkt der Geraden aufgesucht; dieser wurde für jede analysierte Probe als Punkt markiert. Zur numerischen Charakterisierung der Cholesterinsättigung wurden die Lithoindices Li_1 und Li_2 bestimmt. Zugrunde gelegt wurden die Funktionen für das Löslichkeitsmaximum von Cholesterin nach Thomas u. Hoffmann [31]. $y_1 = 4,86 + 39,3\,x - 74,4\,x^2 + 0,88\,x^3$ definiert die Grenze zwischen der labilen und metastabilen Phase [2], $y_2 = 3,082 - 0,804\,x + 117,05\,x^2 - 204,94\,x^3$ die Grenze zwischen der metastabilen und stabilen Phase [13]. Die Lithoindices wurden aus dem Verhältnis zwischen aktuellem Cholesterin und jeweiligem Löslichkeitsmaximum ermittelt:

$$Li_{1,2} = \frac{\%\ \text{Cholesterin}}{y_{1,2}}.$$

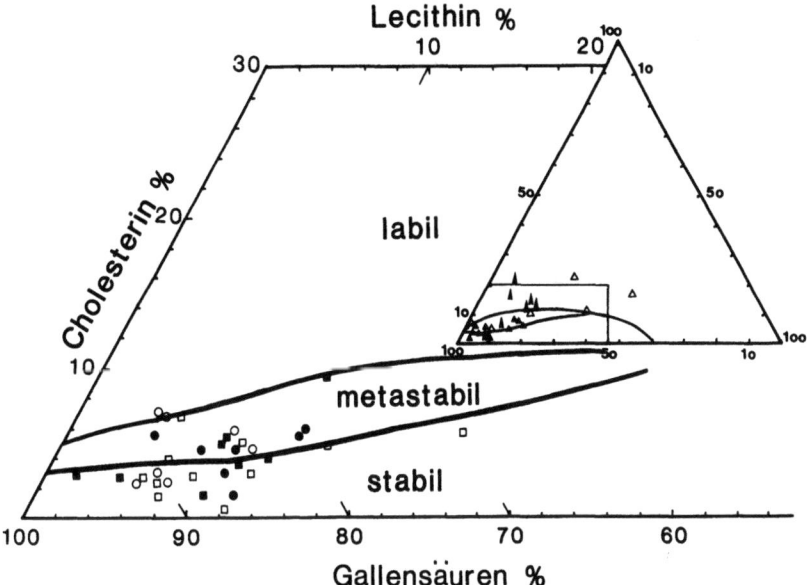

Abb. 1. Trianguläres Koordinatensystem, auf deren Seiten die prozentualen Anteile an Cholesterin, Lecithin und Gesamtgallensäuren der analysierten Einzelproben eingetragen werden [2]. Der Schnittpunkt der seitenparallelen Verbindungslinien dieser Punkte liegt entweder in einer stabilen, metastabilen oder labilen Zone [2, 13]. Im vergrößerten Ausschnitt des Dreiecks sind die Punkte von gesunden Säuglingen (○), Kleinkindern (●), Vorschulkindern (□) und Schulkindern (■) eingezeichnet. Das kleinere Dreieck zeigt die Position der Punkte, die die Cholesterinsättigung der Galleflüssigkeit charakterisieren, bei Patienten mit Kurzdarm-Syndrom (▲), Mukoviscidose (△) und florider, unbehandelter Zöliakie (▲)

In beiden y-Funktionen stellt x das Verhältnis von Lecithin-% zu Lecithin-% + Gallensäuren-% der Einzelprobe dar.

Die Frage nach signifikanten Differenzen zwischen den Werten von mehr als zwei Altersgruppen wurde durch eine einfache Varianzanalyse geprüft, während 2 Gruppen durch einen t-Test miteinander verglichen wurden. Zur Berechnung stand ein programmierbarer Rechner (Hewlett-Packard, Typ Nr. 9810 A) zur Verfügung.

2.5. Gallensäurenmuster

Den Analysengang zur Bestimmung der Gallensäurenzusammensetzung haben wir an anderen Stellen ausführlich beschrieben [24, 25]. Die molaren Konzentrationen der jeweils 34 getrennten Gallensalze wurden addiert und die Summe gleich 100% gesetzt. In dieser Arbeit werden nur die prozentualen Anteile derjenigen Gallensäuren an der Gesamtkonzentration aufgeführt, die für das bearbeitete Thema von Bedeutung sind. Die Angaben über den prozentualen Gehalt an Chenodesoxycholsäuren (CDC) und Ursodesoxycholsäuren (UD) umfassen sowohl die freien als auch die konjugierten und sulfatierten Formen dieser Gallensalze. Das Verhältnis zwischen glycin- und taurinkonjugierten Gallensalzen wurde an einigen Stellen angegeben, um ein Krankheitsbild zusätzlich zu charakterisieren.

3. Ergebnisse

3.1. Lithoindices bei gesunden Kindern

Zur Prüfung auf Altersabhängigkeit der Werte wurde das Gesamtkollektiv von 33 gastroenterologisch gesunden Kindern in 4 Altersgruppen unterteilt. Unterschieden wurde zwischen Säuglingen im Alter zwischen 4 und 13 Monaten ($\bar{x} = 9,6 \pm 3,8$), Kleinkindern zwischen 15 und 36 Monaten ($\bar{x} = 21,7 \pm 7,4$), Vorschulkindern zwischen 39 und 61 Monaten ($\bar{x} = 53,5 \pm 6,5$) und Schulkindern im Altern zwischen $6^4/_{12}$ und 14 Jahren ($\bar{x} = 114,4 \pm 35^7/_{12}$ Monate).

Die höchsten Lithoindices wurden bei Säuglingen gefunden, jedoch unterschieden sie sich in die Varianzanalyse ebensowenig wie die zugrundeliegenden Durchschnittswerte für Cholesterin, Gallensäuren und Lecithin von den Werten der übrigen 3 Altersgruppen. Für das Gesamtkollektiv der 33 gastroenterologisch gesunden Kindern wurden mit einem prozentualen

Cholesterin-Anteil von 4,2% ± 2,00 und einem mittleren Lecithingehalt von 9,6% ± 4,2 deutlich niedrigere Werte als bei Erwachsenen ermittelt [1, 9, 26, 32]. Dementsprechend lagen mit einer Ausnahme alle Punkte, die die Gallesättigung an Cholesterin der einzelnen Kinder charakterisieren, im Dreieck nach Admirand u. Small außerhalb der labilen Zone (Abb. 1). Immerhin fielen 42,4% ($^{14}/_{33}$) der ermittelten Werte in die metastabile Phase. Dies kommt insbesondere in dem als $Li_2 = 1,06 \pm 0,50$ bestimmten Lithoindex zum Ausdruck.

3.2. Lithoindices bei Patienten mit florider Zöliakie, Mukoviscidose und Kurzdarm-Syndrom

Diese drei Krankheitsbilder sollen der Literatur nach häufiger als gewöhnlich mit einer Cholelithiasis einhergehen [5]. Indessen lagen sämtliche Lithoindex-Werte bei den 10 untersuchten Patienten mit florider Zöliakie im Normbereich. Li_1 ergab einen Mittelwert von $0,54 \pm 0,06$ und Li_2 von $1,02 \pm 0,16$. Im triangulären Koordinatensystem fielen 5 Punkte in die metastabile und 5 Punkte in die stabile Zone. Unter den Mucoviscidose-Kindern fand sich dagegen kein Patient, dessen Galle hinsichtlich der Cholesterinsättigung stabil war. Bei 2 der 6 untersuchten Kinder, deren Pankreasenzymsubstitution 24–48 Std vor der Untersuchung abgesetzt wurde, war die Galleflüssigkeit deutlich mit Cholesterin übersättigt, und in den übrigen 4 Fällen zeigten die Lithoindices (Li_2) einen metastabilen Zustand der Galle an (Tabelle 2 und Abb. 1). Auch unter den 4 Kindern, deren Dünndarm im frühen Säuglingsalter bis auf einen Rest von weniger als 50 cm reseziert werden mußte, fanden sich überwiegend erhöhte Werte (Tabelle 2 und Abb. 1). Bei 3 von ihnen konnte während der Beobachtungszeit eine mit Cholesterin übersättigte Galle nachgewiesen werden. Nur einmal fielen die Werte in den stabilen Bereich.

Trotz der überwiegend ungünstigen Gallenlipidkonstellation traten bisher weder bei den Patienten mit

Aus Klinik und Forschung

Tabelle 1. Cholesterin-(Chol), Gesamtgallensäuren-(GS) und Lecithinkonzentrationen (Lec) im Darmsaft von gastroenterologisch gesunden Kindern, geordnet nach dem Lebensalter und als Gesamtgruppe. Aus der Summe dieser molaren Konzentrationen (=100%) wurden die prozentualen Anteile der einzelnen Komponenten errechnet (Mitte). Diese dienten zur Berechnung der Lithoindices Li_1 und Li_2. Alle Wertangaben als $\bar{x} \pm s$ mit Ausnahme von F ($\alpha = 0,05$) = Vergleich mit der Signifikanzschranke der F-Verteilung

	Konzentrationen (μM/ml)			%-Anteile			Lithoindices	
	Chol	GS	Lec	Chol	GS	Lec	Li_1	Li_2
I. Säuglinge n=7	2,8 ±2,3	48,7 ±26,8	4,2 ±2,8	4,8 ±2,2	87,8 ±3,1	7,3 ±2,3	0,66±0,33	1,31±0,66
II. Kleinkinder n=7	2,0 ±0,9	38,9 ±12,8	4,8 ±1,5	4,5 ±1,5	85,1 ±3,4	10,6 ±2,9	0,54±0,19	1,06±0,38
III. Vorschulkinder n=11	2,2 ±1,5	52,3 ±29,1	5,9 ±2,9	3,8 ±1,9	85,5 ±6,3	10,7 ±5,6	0,48±0,23	0,91±0,46
IV. Schulkinder n=8	2,1 ±0,96	46,2 ±17,7	4,8 ±2,6	4,3 ±2,6	86,4 ±5,7	9,3 ±3,8	0,53±0,24	1,05±0,48
F (α=0,05)	0,49<2,93	0,65< 2,93	0,68<2,93	0,38<2,93	0,42<2,93	1,09<2,93	0,75<2,93	0,93<2,93
I.–IV. n=33	2,3 ±1,5	47,2 ±22,9	5,1 ±2,7	4,2 ±2,00	86,1 ±5,0	9,6 ±4,2	0,54±0,25	1,06±0,50

Tabelle 2. Lithoindices und deren zugrundeliegende Werte bei Patienten mit Zöliakie, Mukoviscidose und Kurzdarm-Syndrom. Normalbefunde und Abkürzungen s. Tabelle 1. OP-Alter = Alter zum Zeitpunkt der Dünndarmresektion; US-Alter = Alter zum Zeitpunkt der Untersuchung

	Konzentrationen (μM/ml)			%-Anteile			Lithoidices	
	Chol	GS	Lec	Chol	GS	Lec	Li_1	Li_2
Zöliakie (n = 10) Alter: 95 ± 69 Mon.	1,97 ± 1,02	47,6 ± 17,4	4,2 ± 4,6	3,9 ± 1,6	88,8 ± 7,3	7,4 ± 6,2	0,54 ± 0,24	1,02 ± 0,4
Mucoviscidose								
1. 8 J.	4,3	29,3	34,4	18,3	37,6	44,1	4,0	4,0
2. 13 J.	3,9	8,8	3,8	23,6	53,4	23,0	2,4	3,0
3. 11 J.	2,7	13,9	8,6	10,8	55,0	24,1	1,2	1,3
4. 9 J.	4,2	33,7	8,2	9,1	73,2	17,7	0,9	1,6
5. 11 J.	4,7	73,5	0,7	6,0	93,1	0,9	1,1	1,9
6. 12 J.	5,5	106,9	8,4	4,6	88,5	6,9	0,6	1,3
Kurzdarmsyndrom Op.-Alter/US.-Alt.								
1a. 14 T./4,5 J.	4,8	24,3	5,3	14,0	70,6	15,4	1,5	2,5
2. 21 T./9 Mon.	1,2	18,9	2,6	5,4	83,3	11,3	0,6	1,2
2a. /20 Mon.	2,1	11,1	2,8	12,9	69,5	17,6	1,3	2,2
2b. /27 Mon.	20,8	68,2	5,6	22,0	72,1	5,9	2,9	6,0
3. 1 T./5 Mon.	7,6	37,9	4,9	15,1	75,1	9,8	1,8	3,5
3a. /9 Mon.	9,6	56,6	12,3	12,2	72,1	15,7	1,3	2,2
4. 1 T./6 Mon.	0,7	27,6	1,7	2,4	91,9	5,7	0,3	0,7

einem Kurzdarm-Syndrom noch bei den Mukoviscidose-Kindern klinische Zeichen einer Cholelithiasis auf.

3.3. Gallensäurenmuster

Zöliakiepatienten haben keine Veränderungen des Gallensäurenspektrums, wie wir bereits an anderer Stelle ausführlich berichteten [24].

Charakteristisch für eine Störung der Gallensäurenrückresorption im Darm ist die Verschiebung des Verhältnisses von glycin- zu tauringekoppelten Gallensalzen zugunsten der Glycinderivate. Am deutlichsten kam dies bei den untersuchten Kurzdarm-Patienten zum Ausdruck, aber auch die von Mukoviscidose erkrankten Kinder sezernierten etwa doppelt soviel glycinkonjugierte Gallensäuren ins Darmlumen wie normalerweise beobachtet wird (Tabelle 3). Während letztere einen deutlichen, wenn auch nicht signifikanten Anstieg des Verhältnisses von Cholsäuren zu Chenodesoxycholsäuren zeigten, war der prozentuale Anteil an Chenodesoxycholsäure bei den Kurzdarmpatienten signifikant gegenüber der Norm erhöht. Da die Cholsäuren gleichzeitig niedriger als normal waren, nahm das C/CDC-Verhältnis bei dieser Patientengruppe stark ab. Trotz dieser Konstellation wurden bei den Darm-resezierten Kindern zum Teil außerordentlich hohe Cholesterinkonzentrationen in der Galle gefunden (Tabelle 2). Der Anteil der Ursodesoxycholsäuren, die wie Chenodesoxycholsäure zur Auflösung von Cholesterinsteinen Verwendung finden, wich bei keiner der untersuchten Krankheitsgruppen von der Norm ab.

4. Diskussion

Ein Vergleich der ermittelten Cholesterinwerte mit Literaturangaben von Erwachsenen zeigt, daß der Cholesterinanteil an der Gallenlipidzusammensetzung bei

Tabelle 3. Prozentuale Anteile der Chenodesoxycholsäuren (CDC) Ursodesoxycholsäuren (UD) und Cholsäuren (C) an der Gesamtkonzentration, die sich aus diesen Gallensäuren sowie Lithocholsäuren und Desoxycholsäuren zusammensetzt. Links davon das Verhältnis zwischen glycinkonjugierten und tauringekoppelten Gallensäuren; am rechten Rand der Tabelle das Verhältnis zwischen Cholsäuren und Chenodesoxycholsäuren. A = Altersgruppe der Säuglinge; B = Patienten älter als 13 Monate

	$\dfrac{\text{Glycin-GS}}{\text{Taurin-GS}}$	%-Anteile an der GS-Konzentration			$\dfrac{\text{C}}{\text{CDC}}$			
		CDC	UD	C				
Mukoviscidose								
1. 8 J.	5,1	49,0	6,3	31,5	0,6			
2. 13 J.	2,0	31,6	0,0	37,7	1,2			
3. 11 J.	4,6	32,3	4,6	44,3	1,4			
4. 9 J.	2,3	32,1	0,3	38,5	1,2			
5. 11 J.	6,4	29,9	5,9	33,5	1,1			
6. 12 J.	7,2	46,5	1,6	47,0	1,0			
$\bar{x}$	4,6	36,9	3,1	38,8	1,1			
s	2,1	8,5	2,8	6,0	0,27			
p	< 0,025	> 0,05	> 0,20	> 0,15	>0,05			
Kurzdarm-Syndrom								
A) 2. 9 Mon.	3,0	53,8	8,0	31,3	0,6			
3. 5 Mon.	18,9	55,9	0,3	30,9	0,6			
3a. 9 Mon.	7,2	56,4	0,1	35,8	0,6			
4. 6 Mon.	1,3	61,1	2,4	32,3	0,5			
B) 1. 3 J.	4,8	51,4	3,4	34,2	0,7			
1a. 4,6 J.	2,4	55,7	1,5	24,7	0,4			
2a. 1,8 J.	4,3	62,2	17,2	15,7	0,3			
2b. 2,3 J.	11,7	54,3	0,8	29,1	0,5			
n	8	8	8	4 (A)	4 (B)	4 (A)	4 (B)	
$\bar{x}$	6,7	56,4	4,2	32,6	25,9	0,6	0,5	
s	5,9	3,6	5,8	2,2	7,8	0,1	0,2	
p	< 0,05	< 0,0005	> 0,4875	< 0,0005	< 0,05	<0,0025	< 0,025	
Kontrollen:								
n	33	33	33	7	26	7	26	
$\bar{x}$	1,9	43,8	4,3	49,7	35,5	1,3	0,9	
s	0,8	9,9	3,4	6,0	13,4	0,4	0,3	

Säuglingen und Kindern deutlich niedriger ist [1, 9, 26, 32]. Diesen Berichten zur Folge liegt der prozentuale Cholesterinanteil bei Erwachsenen zwischen 7,2% und 8,9%, während der Cholesteringehalt in der Galleflüssigkeit der untersuchten gesunden Kinder durchschnittlich nur 4,2% betrug. Wie auch von Bergmann beobachtete, lagen die Werte im Säuglings- und Kleinkindesalter etwas höher als dieser Gesamtdurchschnitt [33], mehr als 5% mittlerer Cholesterinanteil wurde jedoch bei keiner der 4 Altersgruppen gefunden. Während der Lecithingehalt ebenfalls niedriger als bei Erwachsenen war, enthielt die Galle der Kinder 10% bis 20% mehr Gallensäuren; in diesem Alter scheint also die Gallensäurenbildung aus Cholesterin relativ größer als späterhin zu sein. Infolgedessen fand sich auch ein günstigeres Verhältnis zwischen Cholesterin und Lecithin plus Gallensäuren, das die Cholesterinsättigung der Galle bestimmt und durch die Lithoindices Li_1 sowie Li_2 charakterisiert wird. Dementsprechend lagen mit einer Ausnahme alle Punkte, die den Sättigungsgrad der Galle mit Cholesterin im triangulären Koordinatensystem nach Admirand kennzeichnen, außerhalb der labilen Zone [2, 7]. Somit ist das Risiko einer spontanen und raschen Cholesterinkristallisation im Kindesalter geringer als im späteren Lebensalter. Dennoch wurden mehr als 40% der Werte innerhalb der metastabilen Zone gefunden. Die Gefahr, daß Kinder mit dieser Gallekonstellation an einer Cholelithiasis erkranken, ist im Vergleich zu Personen mit einer stark übersättigten Galle allerdings deutlich geringer. Bei ihnen entstehen Gallensteine erst dann, wenn andere ungünstige Faktoren wie zäher Schleim, Calciumbilirubinat, Zelldetritus, Bakterien oder Parasiten die Nukleation initiieren oder beschleunigen [4]. Charakterisiert wird die Gallezusammensetzung in diesen Fällen durch einen Lithoindex Li_2 zwischen 1 und 2, während im Fall einer stark mit Cholesterin übersättigten Galle Li_1-Werte größer als 1 festgestellt werden. Säuglinge sind mit einem $Li_2 = 1,31 \pm 0,66$ in der Kindheit offenbar am stärksten gefährdet. Vermutlich ist die relativ hohe Cholesterinsättigung der Galle in diesem Alter auf den noch nicht voll aufgefüllten Gallensäurenpool zurückzuführen [8, 22, 34]. Erst im Laufe der ersten Lebensmonate gewinnt das Enzym Cholesterin-7α-Hydroxylase, das die Umwandlung von Cholesterin in Gallensäuren reguliert, seine volle Aktivität [21]. Im Erwachsenenalter scheint die Aktivität wieder abzunehmen, wodurch die erneute Zunahme des Cholesterinanteils an der Lipidzusammensetzung der Galle eine Erklärung finden könnte. Indessen waren die Lithoindexwerte bei Säuglingen nicht derart hoch, daß sie sich von den anderen 3 Altersgruppen signifikant unterschieden. Zusammengefaßt wurden für die 33 untersuchten gesunden Kinder ein $Li_1 = 0,54 \pm 0,25$ und $Li_2 = 1,06 \pm 0,50$ berechnet. Unter Berücksichtigung der oberen 2 s-Grenze fielen beide Parameter mit der von Admirand u. Small auf Grund von in vitro-Versuchen angegebenen Kurve zusammen, die den metastabilen vom stabilen Cholesterinbereich trennt [2, 13].

Das Entstehen größerer Cholesterin-Gallensteine setzt nicht nur eine Keimbildung in übersättigter Galle, sondern auch genügend Zeit voraus, während der die Mikrolithe wachsen können, ohne aus dem Gallengangsystem entfernt zu werden. Solange die Gallenblase Cholesterinkristalle durch kräftige Kontraktionen in den Darm ausspült, können die Steine keine klinisch faßbare Größe erreichen. Unbehandelte Zöliakie-Patienten, deren Gallenblase sich postprandial infolge mangelnder Pankreozyminausschüttung nur zögernd und ungenügend kontrahiert [16], sind in dieser Hinsicht besonders gefährdet, obwohl sich die Lithoindices dieser Patienten nicht von denen der Kontrollkindern unterschieden, wie wir gezeigt haben. Ausschlaggebend dafür, daß Gallensteine bei Zöliakiepatienten nicht häufiger als normalerweise gefunden werden, dürfte letzthin wohl die heute mögliche Frühdiagnose der Erkrankung und die dann konsequent durchgeführte diätetische Behandlung des Grundleidens sein.

Wenn auch die Therapie bei Mukoviscidosepatienten nicht derart erfolgversprechend wie bei Kindern mit Zöliakie ist, so wird bei ihnen doch wenigstens das erhebliche Risiko, an einer Cholelithiasis zusätzlich zu erkranken, durch eine genügend hohe Pankreasenzymsubstitution vermindert [28]. Selbst wenn die Enzymzufuhr wie vor unseren Untersuchungen nur kurzfristig ausgesetzt wird, finden sich außergewöhnlich hohe Lithoindices als Zeichen einer stark übersättigten Galle. Bei 4 der 6 untersuchten Mukoviscidose-Patienten lagen die Werte im metastabilen Bereich, und bei den übrigen 2 Kindern wurde ein Lithoindex Li_1 weit in der labilen Zone festgestellt. Diese beiden Patienten hatten besonders niedrige Gallensäurenkonzentrationen im Darmsaft, während sich die erhöhten Cholesterinkonzentrationen nur geringfügig von denen der anderen 4 Mukoviscidose-Kinder unterschieden. Die Übersättigung der Galle mit Cholesterin war also vor allem auf einen Mangel an Gallensalzen in der Galleflüssigkeit zurückzuführen. Ursache dafür war vermutlich ein erhöhter Gallensäurenverlust über den Stuhl, wie er von Weber et al. bei Mukoviscidosepatienten nachgewiesen wurde [35]. Für eine mangelnde Rückresorption der Gallensäuren aus dem Darm spricht auch die beobachtete Verschiebung des Verhältnisses von glycin- zu tauringkonjugierten Gallensäuren zugunsten der Glycinfraktion, wie es für Kurzdarmpatienten typisch ist und in 6 von 8 untersuchten Fällen von uns nachgewiesen wurde. Beiden Krankheitsbildern ist eine partielle Unterbrechung des enterohepatischen Kreislaufs durch den erhöhten Verlust von Gallensäuren mit dem Stuhl

gemeinsam. Infolge des dadurch verkleinerten Gallensäurenpools nimmt die Konzentration der in den Darm sezernierten Gallensalze ab, so daß es zu einer relativen Übersättigung der Galle mit Cholesterin kommt. Dementsprechend fanden sich bei 3 der untersuchten Kurzdarmkinder ebenfalls erhöhte Lithoindexwerte. Während die erwartete hohe Incidenz einer Cholelithiasis bei Mukoviscidosepatienten durch die zum Behandlungsprogramm zählende Pankreasenzymsubstitution vermindert wird, könnte die außergewöhnliche Konstellation des Gallensäuremusters ein vermehrtes Auftreten von Gallensteine bei Kurzdarmpatienten verhindern. Der Anteil der Chenodesoxycholsäuren, die in den letzten Jahren zum Teil mit großem Erfolg zur Auflösung von Cholesterinsteinen eingesetzt wurden [12], zeigte sich bei diesen Patienten signifikant gegenüber der Norm erhöht. Als mittlerer Gehalt wurden 56,4% wie unter einer Chenodesoxycholsäuren-Therapie mit 6,7 mg/kg·Tag bestimmt [17]. Trotz des zugunsten der CDC verschobenen Verhältnisses von C/CDC wurden in nahezu allen geprüften Fällen erhöhte, zum Teil excessiv hohe Cholesterinanteile an der Gallenlipidzusammensetzung gefunden. Deshalb scheint eine Hemmung der 3-Hydroxy-3-methyl-glutaryl (HMG)-COA-Reduktase, die eine zentrale Stellung in der Cholesterin-Biosynthese einnimmt, als Angriffspunkt der CDC bei der Auflösung von Cholesteringallensteinen unwahrscheinlich zu sein. Hingegen könnte der Wirkungsmechanismus auf einer Begünstigung der Micellenbildung zwischen Gallensäuren, Lecithin und Cholesterin beruhen [3]. Für diesen Fall müßte man der Molekülstruktur der CDC einen besonderen Effekt zuschreiben, wie wir ihn auch für die Gallensäurensulfate vermuten. So stellten wir kürzlich bei einem 10jährigen Jungen mit mehreren großen Cholesteringallensteinen ein nahezu totales Fehlen der Gallensäurensulfate in der Galleflüssigkeit fest. Über die generelle Bedeutung dieser Beobachtung werden wir erst nach weiteren Untersuchungen in dieser Richtung Klarheit haben.

Abweichungen vom Normgehalt der Ursodesoxycholsäuren, die zur Auflösung von Cholesterinsteinen bei Erwachsenen in jüngster Zeit ebenfalls Verwendung finden, wurden bei keiner der untersuchten Krankheitsgruppen beobachtet [18, 23]. Desgleichen war der Gehalt der Galle an Lithocholsäuren, dem gemeinsamen bakteriellen Abbauprodukt der Chenodesoxycholsäure und Ursodesoxycholsäure, gegenüber der Norm unverändert [10].

Literatur

1. Adler, R.D., Bennion, L.J., Duane, W.C., Grundy, S.M.: Effects of low dose chenodeoxycholic acid feeding on biliary lipid metabolism. Gastroenterology **68**, 326–334 (1975)
2. Admirand, W.H. and Small, D.M.: The physiochemical basis of cholesterol gallstone formation in man. J. Clin. Invest. **47**, 1043–1052 (1968)
3. Andersen, J.M.: Chenodeoxycholic acid desaturates bile – but how? Gastroenterology **77**, 1146–1151 (1979)

4. Bennion, L.J., Grundy, S.M.: Risk factors for the development of cholelithiasis in man. Part. I. N. Engl. J. Med. **299**, 1161–1167 (1978)

5. Bennion, L.J., Grundy, S.M.: Risk factors for the development of cholelithiasis in man. Part II. N. Engl. J. Med. **299**, 1221–1227 (1978)

6. Campbell, C.B., Cowen, A.E.: Bile salt metabolism. II. Bile salts and disease. Aust. N. Z. J. Med. **7**, 587–595 (1977)

7. Carey, M.C., Small, D.M.: The physical chemistry of cholesterol solubility in bile. Relationship to gallstone formation in man. J. Clin. Invest. **61**, 998–1026 (1978)

8. Challacombe,. D.N., Edkins, S., Brown, G.A.: Duodenal bile acids in infancy. Arch. Dis. Child. **50**, 837–843 (1975)

9. Dam, H. Kruse, J., Prange, J., Kallehauge, H.E., Fenger, H.J., Jensen, M.K.: Studies on human bile. III. Z. Ernährungswiss. **10**, 160–177 (1971)

10. Fedorowski, T., Salen, G., Tint, G.St., Mosbach, E.: Transformation of chenodeoxycholic acid and ursodeoxycholic acid by human intestinal bacteria. Gastroenterology **77**, 1068–1073 (1979)

11. Geigy, Wissenschaftliche Tabellen, Teilband Körperflüssigkeiten, 8. Aufl., Basel, S. 140, 1977

12. Hofmann, A.F., Paumgartner, G.: Chenodeoxycholic acid. Therapy of gallstones. Stuttgart, New York: Schattauer 1975

13. Holzbach, R.T., Marsh, M., Olszewski, M., Holan, K.: Cholesterol solubility in bile. Evidence that supersaturation is frequent in healthy man. J. Clin. Invest. **52**, 1467–1479 (1973)

14. Kock, H.J., Reuter, G., Noack, R.: Das Gallensteinleiden im Kindesalter. Kinderärztl. Prax. **42**, 481–487 (1974)

15. Lambrecht, W., Weinland, G.: Cholelithiasis im Kindesalter. Med. Welt **29**, 1805–1808 (1978)

16. Low-Beer, T.S., Heaton, K.W., Heaton, S.T., Read, A.E.: Gallbladder inertia and sluggish enterohepatic circulation of bilesalts in coeliac disease. Lancet **1971 I**, 991–994

17. Marks, J.W., Bonorris, G.G., Chung, A., Choyne, M.J., Okun, R., Lachin, J.M., Schvenfield, L.J.: Feasibility of low-dose and intermittent chenodeoxycholic acid therapy of gallstones. Am. J. Dig. Dis. **22**, 856–860 (1977)

18. Maton, P.N., Murphy, G.M., Dowling, R.H.: Ursodeoxycholic acid tratement of gallstones. Dose-response study and possible mechanism of action. Lancet **1977 II**, 1297–1301

19. Metzger, A.L., Heymsfield, S., Grundy, S.M.: The lithogenic index-a numerical expression for the relative lithogenicity of bile. Gastroenterology **62**, 499–501 (1972)

20. Möllering, H., Bergmeyer, H.U.: Lecithin. In: Methoden der enzymatischen Analyse, Bd. 2. Bermeyer, H.U. (Hrsg.), 3. Aufl., S. 1860–1864. Weinheim: Chemie 1974

21. Morrissey, K.P.: Current concepts of gallstone formation. Major Probl. Clin. Surg. **16**, 14–34 (1975)

22. Murphy, G.M., Signer, E.: Bile acid metabolism in infants and children. Gut **15**, 151–163 (1974)

23. Nakagawa, S., Makino, J., Ishizaki, T., Dohi, J.: Dissolution of cholesterol gallstones by ursodeoxycholic acid. Lancet **1977 II**, 367–369

24. Niessen, K.H.: Untersuchungen zum Gallensäurenstoffwechsel bei Kindern mit subtotaler Zottenatrophie der Dünndarmschleimhaut. Klin. Pädiatr. **191**, 341–349 (1978)

25. Niessen, K.H.: Gallensäuren im Darmsekret von Säuglingen und Kindern. Normalwerte, Lognormalverteilung und Altersabhängigkeit der Gallensäurengesamtmenge sowie des Gallensäurenmusters. Monatsschr. Kinderheilkd. **127**, 29–36 (1979)

26. Northfield, T.C., Hofmann, A.F.: Biliary lipid output during three meals and overnight fast. Gut **16**, 1–17 (1975)

27. Osswald, P., Niessen, K.H., Hartmann, F., Droste, E., Brügmann, G., Schmidt, K.: Untersuchungen der Pankreas- und Gallefunktion bei Säuglingen und Kindern. Z. Kinderheilkd. **116**, 281–290 (1974)

28. Roy, C.C., Weber, A.M., Morin, C.L., Combes, J.C., Nusslé, D., Mégerand, A., Lasalle, R.: Abnormal biliary lipid composition in cystic fibrosis. Affect of pancreatic enzymes. N. Engl. J. Med. **297**, 1302–1305 (1977)

29. Schmöger, R.: Die Gallensteinerkrankungen bei Kindern. Acta Hepatogastroenterol. (Stuttg.) **12**, 238–246 (1965)

30. Thistle, J.L., Schvenfield, L.J.: Induced alterations in composition of bile of persons having cholelithiasis. Gastroenterology **61**, 488–496 (1971)

31. Thomas, P.J., Hofmann, A.F., A simple calculation of the lithogenic index of bile: expressing biliary lipid composition on rectangular coordinates. Gastroenterology **65**, 698–700 (1973)

32. Vlahcevic, Z.R., Bell, C.C., Juttijudata, P., Swell, L.: Bile-rich duodenal fluid as an indicator of biliary lipid composition and its applicability to detection of lithogenic bile. Am J. Dig. Dis. **9**, 797–802 (1972)

33. von Bergmann, J., von Bergmann, K., Hadorn, B., Paumgartner, G.: Biliary lipid composition in early childhood. Clin. Chim. Acta **64**, 241–246 (1975)

34. Watkins, J.B., Szeczepanik, P., Gould, J.B., Klein, P., Lester, R.: Bile salt metabolism in the human premature infant. Gastroenterology **69**, 706–713 (1975)

35. Weber, A.M., Roy, C.C., Morin, C.L., Lasalle, R.: Malabsorption of bile acids in children with cystic fibrosis. N. Engl. J. Med. **289**, 1001–1005 (1973)

PD Dr. K. H. Niessen
Universitäts-Kinderklinik
Rümelinstraße 23
D-7400 Tübingen 1

Einfluß hypokalorischer Kost auf die Blutgerinnung übergewichtiger Kinder

Aus Klinik und Forschung

Originalien

Redaktion:
K. H. Schäfer

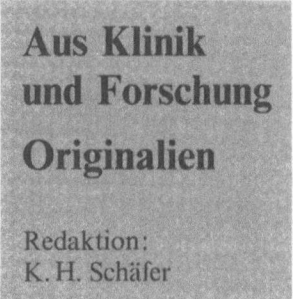

A.-M. Mingers und J. Ströder

Universitäts-Kinderklinik (Direktor: Prof. Dr. med. Dr. med. h.c. J. Ströder), Würzburg

Influence of Hypocaloric Diet on Blood Coagulation of Overweight Children

Summary. 32 overweight otherwise healthy children aged 8–15 years received a hypocaloric mixed diet for some weeks. Their blood coagulation was studied with regard to possible changes. Before dieting the levels of fibrinogen were markedly increased, also maximal amplitude (ma) of the thrombelastograms. The other values were within the normal range. During the diet statistically significant changes were found in the values of the following coagulation parameters: ma of the thrombelastograms as well as the activities of the coagulation factors I, II, VII, VIII, IX, and X.

Key words: Overweight children – Hypocaloric diet – Blood coagulation.

Zusammenfassung. 32 übergewichtige, im übrigen gesunde Kinder im Alter von 8 bis 15 Jahren wurden mehrere Wochen lang mit einer hypokalorischen Mischkost ernährt und auf ihre Blutgerinnungsverhältnisse untersucht. Vor Diätbeginn war der Fibrinogenspiegel deutlich erhöht, ebenso die Maximalamplitude im Thrombelastogramm. Weitere grobe Abweichungen von der Norm bestanden nicht. Diätbedingte, statistisch gesicherte Änderungen erfuhren folgende Gerinnungsparameter: Maximalamplitude im Thrombelastogramm sowie die Faktoren I, II, VII, VIII, IX und X.

Schlüsselwörter: Übergewichtige Kinder – Hypokalorische Diät-Blutgerinnung.

Bei 32 übergewichtigen Kindern haben wir vor und während einer mehrwöchigen stationären Kur zur Reduzierung des Körpergewichtes umfangreiche Laboruntersuchungen durchgeführt. Die während der Beobachtungszeit erhobenen biochemischen Befunde sind bereits vorgelegt [7]. Hier soll nun auf die gleichzeitig festgestellten Veränderungen im Gerinnungssystem näher eingegangen werden.

Probanden

Gruppe A

10 männliche und 10 weibliche übergewichtige, sonst gesunde Kinder im Alter von 9 bis 14 Jahren (m = $12^9/_{12} \pm 0 \ ^6/_{12}$ Jahre [1]) mit einer mittleren Körperlänge von $153 \pm 2,6$ cm [1] und einem mittleren Übergewicht von $50,9 \pm 4,6\%$ [1].

Gruppe B

7 männliche und 5 weibliche übergewichtige, sonst gesunde Kinder im Alter von 8 bis 15 Jahren (m = $12^9/_{12} \pm 0 \ ^8/_{12}$ Jahre [1]) mit einer mittleren Körperlänge von $153 \pm 2,8$ cm [1] und einem mittleren Übergewicht von $56,7 \pm 2,6\%$ [1].

Methodik [2]

Über die Kurbedingungen (körperliches Training sowie eiweißreiche, kohlehydrat- und fettarme Mischkost, in der 1. Diätwoche täglich 800 Kalorien, dann täglich 600 Kalorien) wurde bereits berichtet [7].

Bei Gruppe A hatte sich gezeigt, daß unter diesen Maßnahmen die Aktivitäten der Vitamin K-abhängigen Gerinnungsfaktoren in den ersten 2–3 Wochen signifikant absanken [9]. Zum Nachweis oder Ausschluß eines diätbedingten Vitamin K-Mangels als Ursache hierfür erhielten die Probanden der Gruppe B 2–3 Wochen, d.h. nach deutlichem Absinken von Faktoren ihres Prothrombin-Komplexes Vitamin K zugeführt in Form von 10 mg Konakion p.o. oder i.m. Weitere Abweichungen vom Kurschema wurden nicht vorgenommen.

Die Blutabnahmen erfolgten unter allgemein üblichen Kautelen ausnahmslos morgens beim nüchternen Kind, für die ersten Untersuchungen vor Diätbeginn nach nächtlicher Nahrungskarenz von 12 bis 15 Std.

Es wurden folgende Untersuchungen nach allgemein üblichen Routinemethoden durchgeführt:

Im Citratblut 1:10 (1 Teil Citrat-Pufferlösung [3] +9 Teile Blut): Thrombelastographie und Rekalzifizierungszeit. Im plättchenarmen Citratplasma, gewonnen durch 10 min langes Zentrifugieren bei 3000 g des restlichen plättchenreichen Plasmas, das zur gleuchzeitigen Überprüfung der Thrombocytenfunktionen verwendet wurde [6]: Faktor I nach Haupt u. Mitarb. [3], Faktor VIII-assoziiertes Antigen nach Laurell [4], die Faktoren II, V, VII, VIII, IX und X nach bekannten 1-Stufenmethoden, partielle Thromboplastinzeit (PTT) und Thrombinzeit.

---

1 $m \pm \sigma m$
2 Frau H. Beyer und Frau E. Bretscher danken wir für ihre zuverlässige Assistenz
3 Citratgehalt 0,1 mol/l, p_H 4,5–4,8

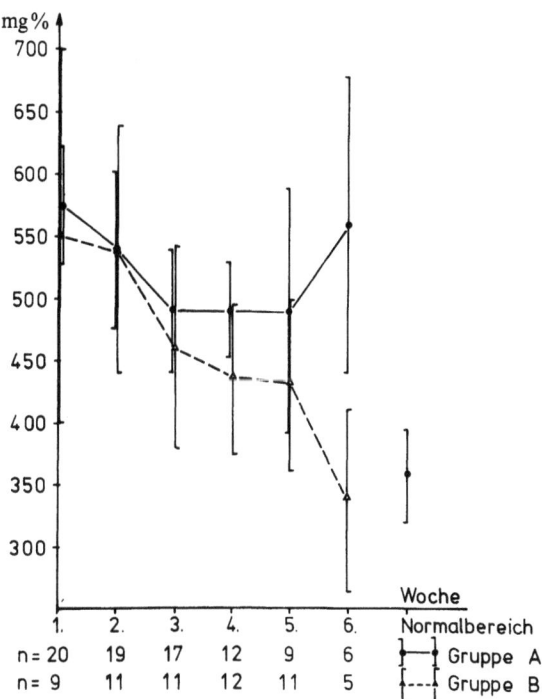

Abb. 1. Fibrinogen (m ± 2 σm)

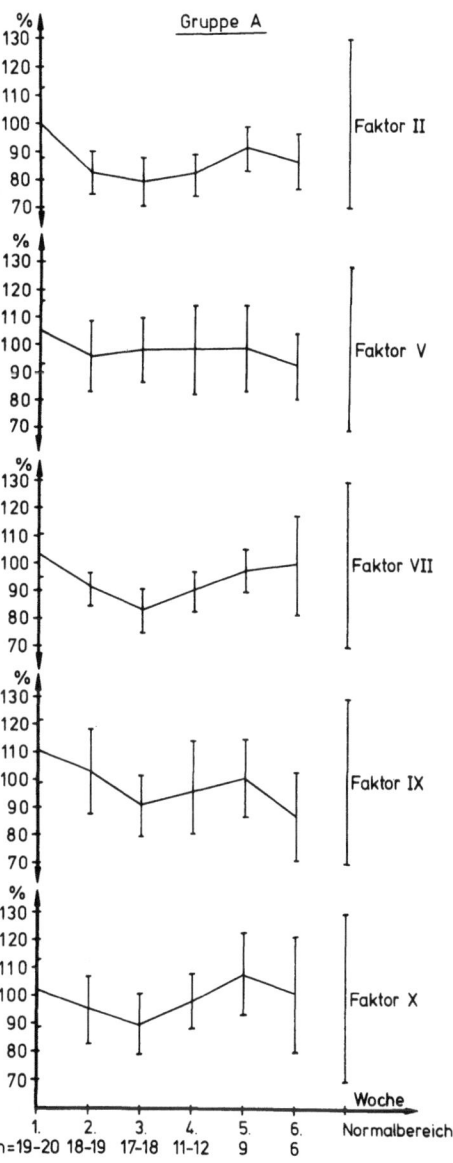

Abb. 2. Gerinnungsfaktoren II, V, VII, IX und X (m ± 2 σm)

Ergebnisse [4]

Jeder Proband hatte in jeder Woche an Gewicht verloren, naturgemäß in der 1. Woche am stärksten. Über die bei Gruppe A festgestellten Gewichtsabnahmen wurde bereits ausführlich berichtet [7]. Bei Gruppe B waren sehr ähnliche Veränderungen der Körpergewichte zu verzeichnen, so daß wir glauben, auf ihre genaue Darstellung verzichten zu dürfen.

Rekalzifierungszeit, PTT, Thrombinzeit
und Thrombelastogramm
Die wöchentlichen Mittelwerte von Rekalzifizierungszeit, PTT und Thrombinzeit zeigten bei den Probanden der Gruppe B – wie bereits von den Probanden der Gruppe A mitgeteilt [9] – während der gesamten Beobachtungszeit keine groben Auffälligkeiten, d. h. sie lagen ohne große Schwankungen im Normbereich. Auch bezüglich der Thrombelastogramme zeigten sich bei Gruppe B nahezu identische Werte mit denen der Gruppe A [9]. Auf ihre ausführliche Wiedergabe verzichten wir deshalb.

Die *Fibrinogen*-Mittelwerte (Abb. 1) sanken bei beiden Probandengruppen ab, bei Gruppe B stetig bis zum Ende der Beobachtungszeit, bei Gruppe A bis zur 3. Woche. Bei letzteren hielten sich die Werte in den folgenden Wochen auf dem erniedrigten Niveau; in der 6. Woche lag er bei allerdings deutlich größerer Streubreite wieder höher. Ab der 3. Woche waren alle Mittelwerte statistisch signifikant niedriger als vor Kurbeginn. Dennoch waren mit Ausnahme des Wertes der 6. Woche bei Gruppe B alle Werte statistisch signifikant über die Altersnorm erhöht.

---

4 Die statistischen Berechnungen verdanken wir Frau Dipl.-Math. Dr. I. Haubitz vom Recheninstitut der Universität Würzburg

Der *Faktor II*-Mittelwert (Abb. 2) lag bei Gruppe A vor Kurbeginn mit 101% im mittleren Normbereich, nahm zur 2. Woche statistisch signifikant, in der darauf folgenden Woche weiterhin noch etwas ab und stieg ab der 3. Woche wieder an, ohne jedoch während der Beobachtungszeit den Ausgangswert zu erreichen. Alle Einzelverläufe zeigten bei allen Probanden der Gruppe A im Prinzip das gleiche Bild.

Im Gegensatz zum Faktor II waren die *Faktor V*-Veränderungen (Abb. 2) bei den beiden Gruppen von Proband zu Proband verschieden. In der Mehrzahl der Fälle sanken die Werte zunächst ab, um dann wieder anzusteigen oder blieben praktisch unverändert. Bei einigen hingegen zeigten sich zuerst erhebliche Aktivitätszunahmen. Dadurch ergaben die Mittelwerte eine Kurve, die sich ohne statistisch signifikante Schwankungen stets im mittleren Normbereich bewegte.

Die Aktivitäten des Faktors VII (Abb. 2) verhielten sich gleichsinnig wie die des Faktors II – im Gegensatz zu Faktor V – bei jedem Probanden wie in der Mittel-

Aus Klinik und Forschung

Tabelle 1. Aktivitätsveränderungen nach Konakion

		Faktor II in %	Faktor VII in %	Faktor IX in %	Faktor X in %
Aktivität vor Diätbeginn	$m \pm \sigma m$	$102 \pm 6,13$	$113 \pm 4,75$	$106 \pm 7,36$	$108 \pm 4,48$
Aktivität vor Konakion	$m \pm \sigma m$	$84 + 2,39$	$92 \pm 5,04$	$67 \pm 2,38$	$93 \pm 9,00$
Aktivität nach Konakion[a]	$m \pm \sigma m$	$83 \pm 2,75$	$89 \pm 6,40$	$78 \pm 7,00$	$82 \pm 6,60$
Aktivitätsabnahmen <10%	n	0	3	1	3
Aktivität unverändert $0 \pm 10\%$	n	8	4	2	4
Aktivitätszunahme <10%	n	0	1	5	1

[a] Kontrolle nach 2 Tagen Konakionverabreichung, bei 4 Probanden 10 mg i.m., bei 4 Probanden 10 mg p.o.
n=8

wertskurve dargestellt. Wiederum befand sich der Ausgangswert im mittleren Normbereich, der Wert der 2. Woche statistisch signifikant niedriger und der Tiefstwert in der 3. Woche. Anschließend stiegen die Aktivitäten wieder an, ohne im Mittel jedoch die gleiche Höhe wie vor Kurbeginn zu erreichen.

Faktor IX (Abb. 1) zeigt ein ähnliches Gerinnungsverhalten wie die Faktoren II und VII. Abweichend von den beiden letztgenannten Faktoren war bei 2 Probanden zunächst eine deutliche Faktor IX-Aktivitätszunahme zu verzeichnen, die im Weiterverlauf wieder abnahm. Der Ausgangswert lag relativ hoch. Statistisch signifikante Wochenunterschiede bestanden nur zwischen 1. Woche und Tiefstwert in der 3. Woche. Auch hier stiegen die Aktivitäten während der weiteren Kur wieder an, ohne jedoch bis zum Ende der Beobachtungszeit den Ausgangswert zu erreichen.

Wie aus der Mittelwertskurve ersichtlich, war auch *Faktor X* den gleichen Aktivitätsschwankungen ausgesetzt wie die übrigen leberspezifischen Gerinnungsfaktoren, jedoch nicht in dem gleichen Ausmaß, d.h. die Wochenunterschiede waren nun nicht statistisch signifikant. Bis auf eine Ausnahme entsprachen die Einzelverläufe der Mittelwertskurve.

Bis zur Verabreichung von Vitamin K verhielten sich die Aktivitäten der Faktoren II, VII, IX und X bei Gruppe B wie soeben bei Gruppe A beschrieben.

Faktoren II, VII, IX und X vor und nach Vitamin K-Gabe (Tabelle 1): Soweit die geringe Anzahl der Probanden eine Beurteilung erlaubt, scheint die Art der Vitamin K-(Konakion)Verabreichung ohne Einfluß auf das Versuchsergebnis ($4 \times$ p.o. und $4 \times$ i.m.).

Faktor II zeigte in keinem Fall eine Änderung seiner Aktivität nach Konakion-Gabe.

Bei Faktor VII schwankten die Ergebnisse erheblich und zwar zwischen $\pm 25\%$. Insgesamt waren Zu- und Abnahmen gleichmäßig verteilt.

Die Faktor IX-Aktivität wurde in der Regel gesteigert.

Die Faktor X-Aktivität stieg nur in einem Fall deutlich an, bei den übrigen Probanden sank sie ab, z.T. erheblich.

Faktor VIII: Wie bereits früher mitgeteilt, hatten die Mittelwerte der biologischen Faktor VIII-Aktivitäten der Probanden der Gruppe A vor Kurbeginn im mittleren Normbereich gelegen und waren ohne Wiederan-

stieg kontinuierlich abgesunken, bis zur 6. Woche statistisch signifikant [9]. Ergänzend ist anzugeben, daß die Einzelverläufe sehr unterschiedlich waren. Bei einigen Kindern hatten sich trotz Ausgangswerten um 100% zunächst deutliche Aktivitätssteigerungen und erst dann kontinuierliche Abnahmen gezeigt.

Bei den Kindern der Gruppe B wurde mit der biologischen Faktor VIII-Aktivität gleichzeitig das Faktor VIII-assoziierte Antigen bestimmt. Die Ergebnisse sind in Tabelle 2 zusammengestellt; sie zeigen:

1. Die biologischen Faktor VIII-Aktivitäten verhielten sich im Mittel sowohl bezüglich ihres normalen Ausgangswertes als auch ihrer progredienten Abnahmen wie bei Gruppe A.

2. Faktor VIII-assoziiertes Antigen war bei fast allen Probanden vor der Kur exzessiv überhöht und nahm in den ersten Behandlungswochen ausnahmslos massiv ab, in einigen Fällen bis in eindeutig pathologisch niedrigere Bereiche. Im weiteren Verlauf pendelten sich die Werte im Mittel auf den mittleren Normbereich [5], d.h. auf Werte um 100% ein.

3. Es ergab sich keine direkte Beziehung zwischen den Änderungen der biologischen Faktor VIII-Aktivitäten und denen des Faktor VIII-assoziierten Antigens.

Diskussion

Rekalzifizierungszeit, PTT und Thrombinzeit wurden durch die Kur nicht in nennenswerter Weise beeinflußt.

Auffällig war das Verhalten der Faktoren II, VII, IX und X. Gleichzeitig durchgeführte Transaminasenmessungen hatten nur unbedeutende Wertänderungen gezeigt [7]. Da die Erfahrung gelehrt hat, daß die leberspezifischen Gerinnungsfaktoren oftmals ein feinerer Indikator für Leberveränderungen sind als Transaminasen, darf man unsere Befunde durchaus als eine Beeinträchtigung der Leberleistung und damit als Zeichen einer diskreten Leberschädigung deuten. In diesem Zusammenhang ist zu erwähnen, daß Drenick u. Mitarb. [2] durch Leberbiopsien nachgewiesen haben, daß während anhaltenden Fastens Leberzellnekrosen auftreten können. Das Verhalten der bei unseren Probanden gleichzeitig kontrollierten biochemischen Parameter [7] läßt sich im Sinne einer diätbedingten Drosselung der Proteinsynthese deuten.

Tabelle 2. Biologische Faktor VIII-Aktivität und Faktor VIII assoziiertes Antigen

Woche	1.		2.		3.		4.		5.		6.	
Gruppe B	C	Ag	C	Ag	C	Ag	C	Ag	C	Ag	C	Ag
1	84	70	110	30	94	100	100	200	100	145	−	−
2	72	300	90	65	78	120	94	150	98	56	K 72	135
3	125	300	80	45	88	22	105	200	K 105	54	+	−
4	98	300	74	50	74	50	K 56	60	58	100	−	−
5	100	300	115	70	105	130	90	130	76	60	K 78	115
6	105	300	145	45	105	42	K 98	50	68	80	72	90
7	115	300	82	85	90	85	K 84	50	90	200	−	−
8	60	95	60	45	50	25	K 55	71	75	170		
9	110	300	96	150	115	50	K 120	100	92	55	76	120
10	100	−	62	35	110	100	80	40	70	120	−	−
11	100	300	105	200	82	90	100	120	98	130	78	60
C m±δm	97,1± 5,7		92,6± 7,6		90,1± 5,7		89,3± 6,0		84,5± 4,7		75,2± 1,3	
Ag m±δm	256,5±29,1		74,5±16,1		74,0±11,4		105,4±17,7		106,4±15,3		104,0±13,0	
Gruppe A C m±δm	102,2± 6,4		94,9± 6,9		90,8± 6,9		88,2± 8,5		86,0± 5,9		86,4± 5,2	
n	20		19		18		12		9		5	

C = Biologische Faktor VIII-Aktivität in %; Ag = Faktor VIII assoziiertes Antigen in %; K = nach Vitamin K-Gabe; Werte > 200% sind nur noch Schätzwerte; Normalwerte: (m±δm); C 100,8±5,42; Ag 103,3±8,76

Einen alimentär verursachten Vitamin K-Mangel als Ursache für die Minderung der Aktivitäten der Faktoren II, VII, IX und X halten wir aufgrund unserer Messungen vor und nach Vitamin K-Gabe für in hohem Grade unwahrscheinlich.

Vergleichbare Gerinnungsbefunde bezüglich der leberspezifischen Gerinnungsfaktoren sind der Literatur nicht zu entnehmen. Egberg u. Mitarb. [1] hatten bei ihrer Studie nur den Normotest durchgeführt und dabei keine signifikanten Änderungen gefunden, nach unserer Meinung, weil der Test für derartige Beobachtungen zu grob ist.

Das Verhalten des Fibrinogens läßt sich ebenfalls mit einer Einschränkung der Proteinsynthese erklären. Egberg u. Mitarb. [1] hatten bei ihren Probanden unter 10tägigem Fasten keine Fibrinogenabnahmen festgestellt. Allerdings handelte es sich bei ihren Versuchspersonen um gesunde, offensichtlich normgewichtige Soldaten mit normalem Fibrinogen-Ausgangswert, während bei unseren adipösen Kindern der Fibrinogenspiegel erheblich oberhalb der Altersnorm lag. Die Korrelationsrechnungen hatten gezeigt, daß zunehmendes Übergewicht mit zunehmender Fibrinogensteigerung sehr eng gekoppelt ist [9].

Für eine Minderung der Proteinsynthese unter der hier gewählten hypokalorischen Mischkost sprechen ferner die Faktor VIII-Befunde, wobei man noch nicht sagen kann, welche Organe von verminderter Proteinsynthese und verstärktem Proteinkatabolismus – insbesondere beim totalen Fasten – betroffen sind [8]. Egberg u. Mitarb. [1] fanden während ihrer 10tägigen Studie die gleichen Änderungen der Faktor VIII-Akti-vität wie wir und ebenfalls ein stetiges, jedoch bei ihnen nicht statistisch signifikantes Absinken des Faktor VIII-assoziierten Antigens. Allerdings waren bei ihren normgewichtigen Soldaten ganz im Gegensatz zu unseren Kindern die Ausgangswerte im Normbereich gelegen. Die Autoren deuten wie wir ihre Befunde im Sinne einer Minderung der Proteinsynthese. Wohl wegen zu kurzer Beobachtungszeit konnten sie nicht wie wir unter Beibehaltung des Fastens ein Wiederansteigen des Faktor VIII-assoziierten Antigens bei gleichzeitig weiterem Absinken der Faktor VIII-Aktivität beobachten. Aufgrund des unterschiedlichen Verhaltens von Faktor VIII-Aktivität und Faktor VIII-assoziierten Antigens vermuten wir, daß bei anhaltender hypokalorischer Ernährung über andere, aus unseren Untersuchungen nicht erkennbar, kompensatorische Stoffwechselmechanismen die Proteinsynthese aktiviert wird, so daß u. a. auch wieder mehr Faktor VIII-assoziiertes Antigen gebildet, die biologische Halbwertszeit des Faktors VIII hingegen kürzer wird und somit die meßbare Faktor VIII-Aktivität trotz ansteigender Synthese des Faktor VIII-assoziierten Antigens, dem im übrigen ja nur Trägerfunktion für die Aktivität zukommt, vorerst weiter absinkt.

Wie die Ergebnisse zeigen, nehmen unter der Diät fast alle Gerinnungsfaktoren deutlich, jedoch nicht bedrohlich an Aktivität ab, wahrscheinlich infolge einer eingeschränkten Proteinsynthese [7]. Nach etwa 3–4 Wochen hat sich der Organismus offensichtlich soweit angepaßt, daß die Proteinsyntheseleistung und damit die Aktivität mehrerer Gerinnungsfaktoren wieder etwas gebessert erscheint.

Aus Klinik und Forschung

Literatur

1. Egberg, N., Kockum, C., Palmblad, J.: Fasting in man, effect on blood coagulation and fibrinolysis. Am. J. Clin. Nutr. **30**, 1963 (1977)
2. Drenick, E.J., Simmons, F., Murphy, J.F.: Effect on hepatic morphology of treatment of obesity by fasting, reducing diets and small bovell bypass. N. Engl. J. Med. **282**, 829 (1970)
3. Haupt, H., Beseke, M., v. Zimmermann, H.: Untersuchungen zur Differenzierung von Blutungsübeln der Neugeburtsperiode. Klin. Wochenschr. **37**, 220 (1959)
4. Laurell, C.B.: Quantitative estimation of proteins by electrophoresis in agarosegel containing antibodies. Zitiert in: Methoden der qualitativen und quantitativen Immunelektrophorese. Becker, W. (Hrsg.). Behringwerke AG. Anal. Biochem. **15**, 45 (1966)
5. Mingers, A.-M., Fischer, U.: Unveröffentlicht
6. Mingers, A.-M., Ströder, J.: Thrombocytenfunktionen bei übergewichtigen Kindern vor und während einer mehrwöchigen Kur zur Reduzierung ihres Körpergewichtes. Sonderheft des II. Symposiums „Gerinnungsstörungen im Kindesalter" (im Druck)
7. Mingers, A.-M., Ströder, J., Pfüller, H.: Stoffwechselstudien bei übergewichtigen Kindern vor und während einer mehrwöchigen Kur zur Gewichtsreduktion. Monatsschr. Kinderheilkd. **128**, 170 (1980)
8. Spahn, U., Plenert, W.: Veränderungen der Körperzusammensetzung adipöser Kinder bei absoluter Nahrungskarenz. Z. Kinderheilkd. **115**, 59 (1973)
9. Ströder, J., Mingers, A.-M.: Gerinnungsstudien bei adipösen Kindern unter Reduktionsdiät. Monatsschr. Kinderheilkd. **127**, 265 (1979)

PD Dr. Anne-Marie Mingers
Prof. Dr. med. Dr. med. h.c. J. Ströder
Universitäts-Kinderklinik
Josef-Schneider-Straße 2
D-8700 Würzburg

Konnatale Tuberkulose

DER *interessante* **FALL**

Redaktion: W. Schröter, Göttingen

W. Baumgärtner[1], H. van Calker[2] und W. Eisenberg[1]

[1] Kinderklinik (Leitender Arzt: Dr. F. Lang) und
[2] Pathologisches Institut (Leitender Arzt: Dr. H. van Calker)
des Kreiskrankenhauses Herford,
Akademisches Lehrkrankenhaus der Universität Münster

Congenital Tuberculosis

Summary. A prematurely born infant (35 weeks of gestational age) developed signs of respiratory insufficiency, and fever, beginning at the 17th day of life; x-ray examinations showed small and large spotted lung infiltrations which grew and confluated rapidly in spite of broad antibiotic treatment. At the 29th day intubation and artificial ventilation became necessary; cultures of tracheal fluid remained sterile, Ziehl-Neelsen stains were not done. The infant died at the age of 35 days. Only at autopsy the diagnosis "congenital tuberculosis" could be made; examinations of the mother who was thought to be healthy, revealed a severe epitheloid cell tuberculosis of the endometrium. – Mode of transmission, pathology, clinical symptoms, prophylaxis, and therapy of congenital tuberculosis are being reviewed.

Key words: Congenital tuberculosis – Tuberculosis during pregnancy – Placental and endometrial tuberculosis.

Zusammenfassung. Ein Frühgeborenes mit Reifezeichen der 35. Schwangerschaftswoche entwickelte vom 17. Lebenstag an Fieber und eine zunehmende Ateminsuffizienz; röntgenologisch fanden sich fein- und grobfleckige konfluierende Infiltrate, die sich trotz breiter antibiotischer Behandlung rasch ausdehnten. Am 29. Lebenstag wurde maschinelle Beatmung erforderlich. Kulturen des Trachealsekretes blieben steril, Ziehl-Neelsen-Färbungen wurden nicht angefertigt. Das Kind verstarb im Alter von 35 Tagen. Erst die Obduktion führte zur Diagnose „konnatale Tuberkulose"; daraufhin veranlaßte Untersuchungen der als gesund geltenden Mutter ergaben eine verkäsende Epitheloidzelltuberkulose des Endometrium. – Infektionswege, Pathologie, Symptomatologie, Prophylaxe und Therapie der konnatalen Tuberkulose werden unter Berücksichtigung der Literatur diskutiert.

Schlüsselwörter: Konnatale Tuberkulose – Tuberkulose in der Schwangerschaft – Plazenta- und Endometrium-Tuberkulose.

Die konnatale Tuberkulose ist eine seltene Erkrankung. Dennoch sollte sie differentialdiagnostisch berücksichtigt werden, selbst wenn eine mütterliche Tuberkulose nicht bekannt ist. Wir berichten über ein am 35. Lebenstag verstorbenes Frühgeborenes, bei dem die Diagnose erst durch die Obduktion gestellt werden konnte.

Kasuistik

27jährige Mutter, bisher 2 gesunde Kinder im Alter von 8 und 5 Jahren. Keine Erkrankung während der jetzigen Schwangerschaft bekannt. Am 13. Januar 1979 wegen drohender Frühgeburt Anlage einer Cerclage. Am 22. Februar, rechnerisch in der 32. Schwangerschaftswoche, Spontangeburt eines Mädchens, 2170 g; 46 cm; 30,5 cm. Apgar-Werte 9-10-10. Bei Übernahme des Kindes auf unsere Frühgeborenenstation ungestörte Vitalfunktionen. Reifezeichen der 35. Schwangerschaftswoche. Lunge, Herz, Reflexerregbarkeit, Spontanmotorik altersgemäß.

Hb 18,9 g%, HK 54,9%, LK 20 500. BZ 48 mg/dl. Serumelektrolyte im Normbereich.

Verlauf

Zunächst ungestört; Behandlung im Thermbett. Überwachung der Atemtätigkeit durch Monitor. Mäßige, aber ausreichende Trinkleistung. In der 2. Woche beginnende Gewichtszunahme. Am 12. und 13. Lebenstag Erhöhung der Rektaltemperatur auf Werte um 37,6 °C. Am 17. Lebenstag Fieber von 38,5 °C, außerdem Dys- und Tachypnoe, Haut „marmoriert"; wegen des Verdachtes auf Sepsis Entnahme einer Blutkultur (späteres Ergebnis: Steril) und Beginn einer antibiotischen Behandlung mit Ticarcillin und Gentamycin. Blutgasanalyse: Respiratorische Azidose mit einem pCO_2 von 60 mm Hg. Röntgenaufnahme des Thorax vom 18. Lebenstag s. Abb. 1: Diffuse Bronchopneumonie? Untypische Aspiration? Trotz der o. e. antibiotischen Therapie Zunahme der respiratorischen Azidose, Verschlechterung der Trinkleistung. Röntgenkontrolle vom 23. Lebenstag: Weiteres Konfluieren der linksseitigen Infiltrationen, zunehmende fleckförmige Infiltrate in der rechten Lunge. Röntgenkontrolle vom 29. Lebenstag s. Abb. 2. Abgesaugtes Trachealsekret bei mehreren bakteriologischen Untersuchungen steril. Dennoch Umstellung der Antibiotika auf Mezlocillin und Amikacin. Bluttransfusion wegen Anämie. Lumbalpunktion: Unauffälliger Liquor. Am 29. Lebenstag wegen zunehmender Ateminsuffizienz (pCO_2-Werte über 70 mm Hg und einzelne apnoische Zustände) Intubation und maschinelle Beatmung. Beatmungsgeräusch über allen Lungenabschnitten ungewöhnlich scharf; geringe Thoraxexkursionen trotz relativ hoher Beatmungsdrucke infolge erheblich verminderter Compliance der Lungen. Trachealsekret weiterhin „steril"! Wegen bestehender Rechtsherzbelastung Digitalisierung mit Lanitop; am 35. Lebenstag Tod durch Herzstillstand.

Der interessante Fall

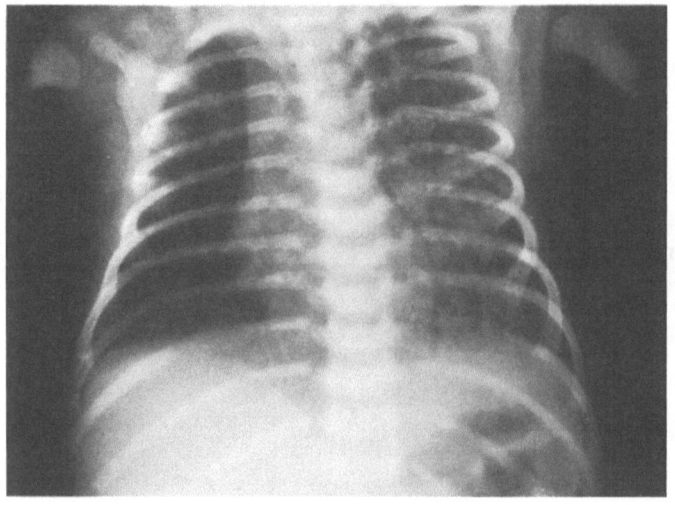

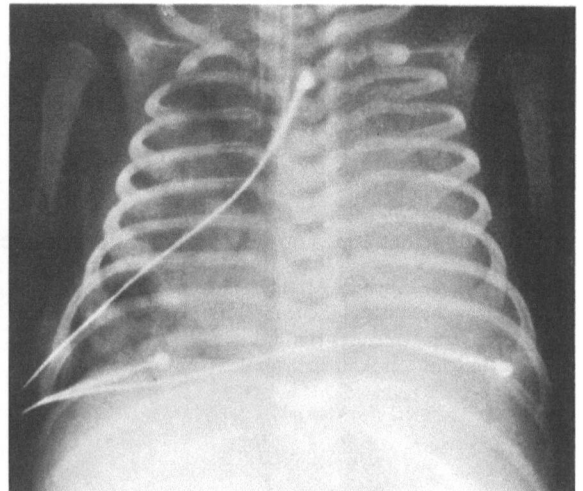

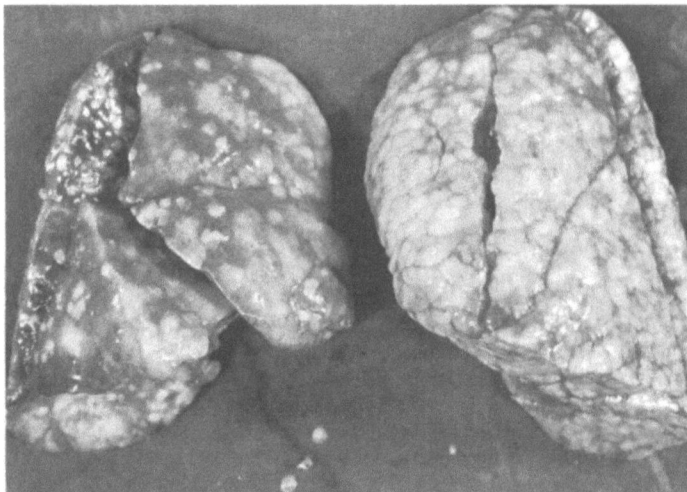

Abb. 1. Röntgen-Thorax vom 18. Lebenstag: Ausgedehnte feinfleckige, teils auch grobfleckig-konfluierende Infiltrationen in der linken und in den oberen Abschnitten der rechten Lunge

Abb. 2. Röntgen-Thorax vom 29. Lebenstag: Homogene Verschattung der linken Lunge, erhebliche Zunahme der rechtsseitigen Infiltrationen

Abb. 3. Makroskopisches Bild der Lunge: Konfluierte pseudolobuläre käsige Pneumonie der gesamten linken Lunge, konfluierende käsige Herdpneumonie rechts

Autopsie (Pathologisches Institut des Kreiskrankenhauses Herford, S.-Nr. 40/79, Dr. H. van Calker)

Lungentuberkulose: Makroskopisches Bild s. Abb. 3. Histologie: Massenhaft säurefeste Stäbchen im nekrotischen, käsigen Alveolarinhalt; keine spezifisch tuberkulösen Strukturen. Miliartuberkulose: Senfkorngroße, grau-weiße Herde in der vergrößerten Leber mit mikroskopischem Nachweis areaktiver Nekrosen mit sehr zahlreichen säurefesten Stäbchen. Ähnliche Herde auch in der Milz. Perisplenitis fibrinosa. Mikroskopischer Nachweis einzelner miliarer verkäsender Herde mit säurefesten Stäbchen in Niere und Nebennieren. Thrombose der parasagittalen Hirnvenen mit mikroskopischem Nachweis säurefester Stäbchen in den Thromben.

Diskussion

Als der Obduktionsbefund bekannt wurde, bestand noch kein Verdacht auf eine tuberkulöse Erkrankung der Mutter. Aufgrund unserer dringenden Vermutung einer konnatalen Infektion wurde bei der Mutter eine Abrasio durchgeführt, welche eine ausgedehnte verkäsende Epitheloidzelltuberkulose des Endometrium mit den Zeichen einer Endometritis post partum bei unzureichender Rückbildung des Uterus zeigte (Pathologisches Institut des Kreiskrankenhauses Detmold, PD Dr. Hagemann, H. 7356/79). Die Plazenta war nach Aussage der Geburtshelfer makroskopisch unauffällig

gewesen und nicht histologisch untersucht worden. Die Röntgen-Thoraxaufnahme bei der Mutter in 2 Ebenen zeigte einen unauffälligen Herz- und Lungenbefund ohne Anhalt für frische oder alte tuberkulöse Veränderungen. Da das Kind unmittelbar nach der Geburt von der Mutter getrennt wurde, mußte es sich um eine pränatal oder sub partu erworbene kindliche Infektion handeln [1].

Häufigkeit

Die konnatale Tuberkulose ist so selten, daß Oppermann u. Wille [17] in einer zusammenfassenden Arbeit über die Röntgenologie primär pulmonal bedingter Lungenveränderungen bei Neu- und Frühgeborenen die Einbeziehung der Tuberkulose in die Differentialdiagnose nur bei verdächtiger mütterlicher Anamnese für sinnvoll halten. Wir fanden in der deutsch- und englischsprachigen Literatur lediglich 9 Fälle, bei denen die Diagnose erst post mortem gestellt wurde, ohne daß bis dahin eine mütterliche Tuberkulose bekannt war [10, 18, 19, 24]. Insgesamt wurde in der Literatur bis 1953 über 150 [16], bis 1963 über 200 [28] und bis 1968 über 300 [33] konnatale Tuberkulosen berichtet.

Definition

Um konnatale von postpartal entstandenen Tuberkulosen sicher abgrenzen zu können, stellte Beitzke [1] im Jahre 1935 folgende Kriterien auf: Bakteriologischer Nachweis; histologisch gesicherter Primärkomplex oder tuberkulöse Veränderungen bei perinatal verstorbenen Kindern; bei späterem Krankheitsbeginn Ausschluß einer extrauterinen Infektion durch Trennung von Mutter und Kind unmittelbar nach der Geburt. Unter dem Begriff „konnatale Tuberkulose" werden sowohl pränatal als auch sub partu entstandene Tuberkulosen zusammengefaßt, weil eine sichere Differenzierung schwierig ist; die Mehrzahl der Infektionen scheint *unter der Geburt* zu entstehen [5, 12–14, 27, 31, 32, eigene Beobachtung].

Infektionsmodus

Bei der *pränatalen Infektion* ist in der Regel eine tuberkulöse Plazenta vorhanden, aus der die Tuberkelbakterien *hämatogen* in den Fetalkreislauf gelangen [8, 12, 25, 29, 31]. *Sub partu* kann eine *nicht hämatogene* Infektion erfolgen, wenn käsige Plazenta- oder Deciduaherde aufbrechen und der Inhalt in die Amnionflüssigkeit gelangt [6, 32, 35]. Die mit Tuberkelbakterien infizierte Amnionflüssigkeit kann vom Fetus geschluckt (Primärherd im Magen-Darm-Kanal) oder aspiriert werden (Entstehung einer Lungentuberkulose), ferner kommen Haut- oder über die Tuba Eustachii fortgeleitete Mittelohrinfektionen vor [2, 7, 15].

Histologie

Das feingewebliche Bild bei konnataler Tuberkulose ist insofern charakteristisch, als ein spezifisches Granulationsgewebe fehlt (s. o., histologischer Befund), weil der Fetus und das Neugeborene gegen Tuberkelbakterien anergisch sind [4].

Symptomatologie

Je nach Infektionszeitpunkt und Infektionsmodus ergeben sich verschiedene Verläufe. Bei der seltenen pränatal-hämatogenen Infektion sind schon unmittelbar nach der Geburt oder in den ersten Lebenstagen klinische Symptome (z. B. respiratorische Insuffizienz, pathologischer Röntgenbefund, Hepatomegalie, „Sepsisverdacht") zu erwarten [20], die ohne Vorboten plötzlich zum Tod führen können [18]. Bei Infektion unter der Geburt sind die ersten klinischen Anzeichen um mindestens 1 Woche hinausgezögert [2, 7, 9, 15, 19, 20, 22, 30, 37, eigene Beobachtung]. Die Symptomatologie entspricht in diesen Fällen weitgehend der von uns beschriebenen. Frühgeburtlichkeit wird bis zu 50% berichtet [5]. Hinsichtlich der Differentialdiagnose ist im späteren Stadium an ein Mikity-Wilson-Syndrom [36] zu denken. *Tuberkulinproben bringen keine verwertbare Information* [32]. Die Diagnose ist nur durch mikroskopischen, kulturellen und tierexperimentellen Nachweis von Tuberkelbakterien aus Magensaft, Trachealsekret, Ohrabstrichen oder Organpunktaten zu stellen.

Prophylaxe und Therapie

Eine Prophylaxe der konnatalen Tuberkulose durch Gabe von Tuberkulostatika ist nur bei bekannter mütterlicher Anamnese sinnvoll [3, 23, 27]. Durch die BCG-Impfung sofort nach Geburt ist lediglich die Erkrankungsquote der postpartalen Tuberkulose zu senken [26]. Bei konnataler Tuberkulose sind Heilungen bei frühem Einsatz von Tuberkulostatika möglich [7, 12, 15, 20, 22, 30, 37]. Retrospektiv ist hinsichtlich unserer Krankengeschichte zu bedauern, daß aufgrund der ersten Röntgenaufnahme (Abb. 1) die Tuberkulose nicht in die Differentialdiagnose einbezogen wurde. Soeiro [30] berichtet über ein erfolgreich behandeltes Neugeborenes, bei dem die Diagnose „konnatale Tuberkulose" anhand einer Röntgenaufnahme am 11. Lebenstag gestellt wurde. Auch in der Schwangerenvorsorge sollte an die Möglichkeit einer Tuberkulose gedacht werden, selbst wenn die Anamnese keine Hinweise darauf ergibt. Diese Forderung resultiert aus den Tatsachen, daß über 50% aller postprimären Tuberkulosen zu Lebzeiten der Patienten nicht erkannt werden [21] und daß der Rückgang der Tuberkulose in Mitteleuropa nicht die Erkrankungen des Urogenitaltraktes betrifft [11].

Die Geschichte dieses Neugeborenen sollte uns darin bestärken, bei untypischen Verläufen auch einmal an Raritäten zu denken; *wir können nur die Krankheit diagnostizieren, an die wir denken.*

Literatur

1. Beitzke, H.: Über die angeborene tuberkulöse Infektion. Ergeb. Ges. Tuberkuloseforsch. **7**, 1–30 (1935)
2. Blackall, P.B.: Tuberculosis: Maternal infection of the newborn. Med. J. Aust. **2**, 1055–1058 (1969)
3. Debré, R., LeLong, M.: The infant born of tuberculous parents, separated before contamination: Its growth and resistance to disease. Ann. Med. **18**, 317–373 (1925)
4. Essbach, H.: Paidopathologie: Lehrbuch und Atlas. Leipzig: VEB Thieme 1961
5. Glander, R.: Problematik der angeborenen Tuberkulose. Monatsschr. Kinderheilkd. **109**, 181–183 (1961)
6. Görgényi-Göttche, O.: Infektionswege der Tuberkulose. In: Handbuch der Kinderheilkunde, Bd. 5. Heidelberg, Berlin, Göttingen: Springer 1963
7. Gordon-Nesbitt, D.C., Rojan, G.: Congenital tuberculosis successfully treated. Br. Med. J. **1973 I**, 233–234
8. Grenville-Mathers, R., Harris, W.C., Trenchard, H.J.: Tuberculous primary infection in pregnancy and its relation to congenital tuberculosis. Tubercle **41**, 181–185 (1960)
9. Hopkins, R., Ermocilla, R., Cassady, G.: Congenital tuberculosis. South. Med. J. **69**, 1156 (1976)
10. Hudson, F.P.: Clinical aspects of congenital tuberculosis. Arch. Dis. Child. **31**, 135–139 (1956)
11. Junker, E.: Die Entwicklung der Tuberkulose in Mitteleuropa. Münch. Med. Wochenschr. **112**, 985–991 (1970)
12. Kirchhoff, H.: Die konnatale Tuberkulose. Dtsch. Med. Wochenschr. **83**, 912–914 (1958)
13. Koutsoulieris, E., Kaslaris, E.: Congenital tuberculosis. Arch. Dis. Child. **45**, 584–586 (1970)
14. Kräubig, H.: Das Schicksal von Mutter und Kind bei der konnatalen Tuberkulose. Dtsch. Med. Wochenschr. **86**, 1904–1907 (1961)
15. Laurance, B.M.: Congenital tuberculosis successfully treated. Br. Med. J. **1973 II**, 55

Der interessante Fall

16. Moore, D.: Congenital tuberculosis. S. Afr. Med. J. **27**, 19–22 (1953)

17. Oppermann, H.C., Wille, L: Röntgenologie primär pulmonal bedingter Lungenveränderungen bei Neu- und Frühgeborenen. Pädiatr. Prax. **18**, 569–583 (1977)

18. Pai, P.M., Parikh, P.R.: Congenital miliary tuberculosis. A case report. Clin. Pediatr. (Phila.) **15**, 376–378 (1976)

19. Plöchl, E., Klein, H.: Angeborene Lungentuberkulose bei einem Frühgeborenen. Prax. Pneumol. **27**, 513–517 (1973)

20. Polansky, S.M., Frank, A., Ablow, R.C., Effmann, E.L.: Congenital tuberculosis. A.J.R. **130**, 994–996 (1978)

21. Post, Ch., Schulze Wartenhorst, H.: Klinisch nicht erkannte Tuberkulosen im Obduktionsgut. Dtsch. Med. Wochenschr. **104**, 461–466 (1979)

22. Ramos, A.D., Hibbard, L.T., Craig, J.R.: Congenital tuberculosis. Obstet. Gynecol. **43**, 61–64 (1974)

23. Ratner, B., Rostler, A.E., Salgado, P.S.: Care, feeding, and fate of premature and full-term infants born of tuberculous mothers. Am. J. Dis. Child. **81**, 471–482 (1951)

24. Reisinger, K.S., Evans, P., Yost, G., Rogers, K.D.: Congenital tuberculosis: Report of a case. Pediatrics **54**, 74–76 (1974)

25. Rich, A.: The pathogenesis of tuberculosis. Springfield: Thomas 1956

26. Rosenthal, S.R., Loewinsohn, E., Graham, M.L., Liveright, D., Thorne, M.G., Johnson, V., Batson, H.C.: BCG vaccination against tuberculosis in Chicago. A twenty-year study statistically analyzed. Pediatrics **28**, 622–641 (1961)

27. Schaffer, A.J., Avery, M.E.: Diseases of the newborn, Chapter 87. Philadelphia, London, Toronto: Saunders Co. 1971

28. Schaich, W.: Tuberkulose und Schwangerschaft. Med. Klin. **58**, 1601–1604 (1963)

29. Schmorl, Ch., Geipel, E.: Über die Tuberkulose der menschlichen Plazenta. Münch. Med. Wochenschr. **51**, 1676–1679 (1904)

30. Soeiro, A.: Congenital tuberculosis in a small premature baby. S. Afr. Med. J. **45**, 1025–1028 (1971)

31. Thalhammer, O.: Pränatale Erkrankungen des Menschen. Stuttgart: Thieme 1967

32. Thalhammer, O.: Pränatale Infektionen. In: Klinik der Frauenheilkunde und Geburtshilfe. Ein Handbuch für die Praxis, Bd. III. Döderlein, G., Wulf, K.H. (Hrsg.). München, Wien, Baltimore: Urban u. Schwarzenberg 1977

33. Vaillaud, J.C., Sarrouy, Ch.: les aspects actuels de la tuberculose congénitale. Revue de la littérature a propos d'un cas a début otitique. Poumon **24**, 209–227 (1968)

34. Wagner, S.: Über die connatale Tuberkulose. Dtsch. Gesundheitsw. **7**, 969–972 (1952)

35. Weingärtner, L: Fruchtwasseraspiration als Ursache der connatalen Tuberkulose. Tuberkulosearzt **7**, 411–418 (1953)

36. Wilson, M.G., Mikity, V.G.: A new form of respiratory disease in premature infants. Am. J. Dis. Child. **99**, 119–129 (1960)

37. Zieger, G., Guckeisen, R., Thomas, W.: Ausgetragene intraligamentäre Gravidität bei florider Salpingitis tuberculosa. Geburtshilfe Frauenheilkd. **36**, 265–270 (1976)

Dr. W. Baumgärtner
Kinderklinik des Kreiskrankenhauses
Schwarzenmoorstraße 70
D-4900 Herford

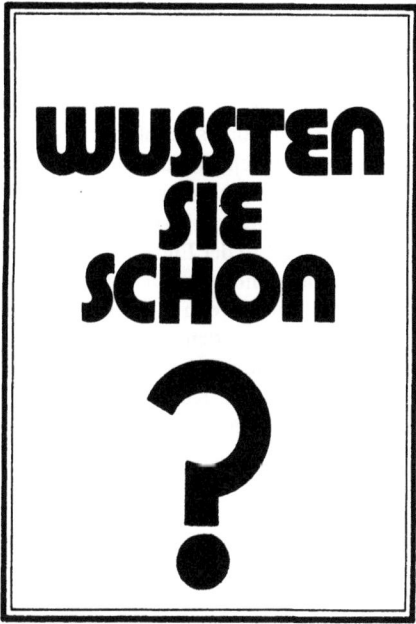

WUSSTEN SIE SCHON?

Neues aus Therapie und Prophylaxe

Redaktion: F. Bläker, Hamburg

Hepatitis B im Kindesalter

F. Bläker
Universitäts-Kinderklinik Hamburg

I. Allgemeine Vorbemerkungen, Häufigkeit und Gefahr der Hepatitis B

Eine entscheidend wirksame oder gar ätiotrope *Therapie der Virushepatitis*, im besonderen auch der Hepatitis B ist immer noch nicht in Sicht. Wohl zeichnen sich erfolgversprechende Entwicklungen auf dem Gebiete der *Verhütung und Prophylaxe der Hepatitis B* ab, auf die wir uns darum an dieser Stelle und unter ausschließlicher Berücksichtigung der modernen Literatur konzentrieren wollen.

Ein Schwerpunkt der Beiträge dieses Heftes liegt auf der vertikalen Übertragung der Hepatitis von infizierten Müttern auf ihre neugeborenen Kinder [12, 13]. Weitere relevante Übertragungswege werden genannt: Nadelstichverletzungen (auch Übertragungen durch Akupunkturnadeln und Zahnbohrer), Schleimhautkontakt mit infiziertem Material, Intimkontakt zu Erkrankten. Alle genannten Beispiele der Ausbreitung und Übertragung verdeutlichen die enorme Geahr, die von der Hepatitis B ausgeht.

Etwa 60% der akuten Hepatitis werden durch Hepatitis B-Viren verursacht. Noch höher liegt der Anteil bei chronisch persistierenden und chronisch aktiven Hepatitiden [2].

In der *Bevölkerung von Ländern* mit *hohem Zivilisationsstand* sind 0,3–0,5% HB_sAG-Träger zu erwarten, ein Drittel von ihnen weist histologische Zeichen einer minimalen Hepatitis auf. Ganz allgemein ist das Risiko der Entwicklung primärer Leberkarzinome bei HB_sAG-Persistenz erheblich gesteigert [6].

In *Ländern* mit *geringer entwickeltem Hygienestandard* ist der Prozentsatz von HB_sAg-Trägern sehr groß. So liegt er in Ländern des Mittelmeerraumes zwischen 5 und 10%, in einigen Gebieten Afrikas und Südostasiens steigt er auf 20% und mehr an. Einen hohen Durchseuchungsgrad findet man besonders in *medizinischen Einrichtungen*, in denen häufig Kontakt zu Erkrankten, zu infiziertem Blut, Blutbestandteilen und Sekreten besteht.

Sowohl die Häufigkeit, wie auch die im Vergleich zur Hepatitis A wesentlich schlechtere Prognose der Hepatitis B zwingen zu intensiven Bemühungen, der Ausbreitung der Krankheit Einhalt zu gebieten oder die Krankheitsmanifestation nach Infektion zu verhindern [5, 12]. Wirksame Maßnahmen zur Verhütung und Prophylaxe der Hepatitis B sollen auf Grund der neuesten Literatur herausgearbeitet werden. Sie können in *3 Kategorien* unterschieden werden:

1. Verhinderung der Übertragung auf ungeschützte Empfänger: *präexpositionelle Prophylaxe*.

2. Passive Schutzvermittlung durch Gabe vorgebildeter Antikörper: *postexpositionelle Prophylaxe*.

3. *Aktiver Schutz durch Immunisierung* besonders gefährdeter Personenkreise.

II. Verhinderung der Übertragung

a) Vorbemerkungen

Quellen infiziösen Materials sind vor allem Blut und Blutbestandteile. Die Gefahr von Infektionen ist deshalb besonders groß in ärztlichen Praxen und in Kliniken; hier wiederum in Einrichtungen, in denen häufiger Kontakt mit infiziösem Material stattfindet. Das sind vor allem operative Einrichtungen, Dialyse und Transplantationseinheiten sowie Laboratorien [14]. Die Gefährdung besteht sowohl für das ärztliche und pflegerische Personal durch Patienten oder infiziöses Material, wie umgekehrt auch für die Patienten infolge verbreiteter Kontamination der Umgebung mit Hepatitis B-Viren. Jede Störung der natürlichen Barriere der Haut durch Operation und Punktion erhöht für primär lebensgesunde Patienten des Risiko der Infektion beträchtlich.

b) Maßnahmen

Eine wichtige vorbeugende Maßnahme ist die Auswahl nicht infizierter Blutkonserven und Blutbestandteile. Die vorgeschriebene routinemäßige Testung auf HB_sAg mit Hilfe moderner immunologischer Verfahren hat einen erheblichen Fortschritt gebracht.

Besondere Kennzeichnung infiziösen Materials, das in Laboratorien geschickt wird und Informationen über die Infektiösität von Patienten an den Personenkreis, der in die Behandlung einbezogen wird, müssen stets erfolgen. Maßnahmen der allgemeinen Hygiene werden in diesem Heft von R. Laufs und Ch. Salefski im Detail behandelt [15]. Ihre sachgerechte Anwendung setzt Detailkenntnisse über Infektiösität, Übertragungsmodus und klinische Symptomatik der Hepatitis B auch beim Pflegepersonal voraus.

Trotz sorgfältiger Durchführung aller Maßnahmen der Verhütung sind nach dem Gesagten akzidentelle Übertragungen nicht immer vermeidbar. Hat ein Kontakt mit infiziösem Material stattgefunden, ist unverzüglich eine passive Immunisierung einzuleiten (s. später).

III. Passive Schutzvermittlung durch Gabe vorgebildeter Antikörper

a) Vorbemerkungen

Wesentliche Voraussetzungen für den Erfolg der Prophylaxe ist, daß die spezifischen Antikörper die Infektionserreger erreichen, bevor diese in Zellen eingeschleust werden, sich dort vermehren und dann über den gesamten Organismus ausbreiten oder bestimmte Organe befallen. Damit sind die *entscheidenden Bedingungen der passiven Immunisierung* genannt:

1. Das Präparat muß *spezifische Antikörper in ausreichender Konzentration* enthalten,

2. die *Antikörper müssen die Infektionserreger unschädlich machen* können und

3. sie *müssen unmittelbar nach der Infektion verabreicht werden*.

Zur passiven Immunprophylaxe der Hepatitis B werden Immunglobulinpräparate mit hohen Konzentrationen an spezifischen Antikörpern gegen Hepatitis B-Oberflächenantigen empfohlen. Die Annahme, daß meßbare Antikörper gegen den Hepatitis B-Marker HB_s (s = surface) identisch sind mit wirksamen Antikörperqualitäten gegen den infiziösen Bestandteil des Virions, ist berechtigt. Antikörper gegen andere Hepatitis-B-Marker, gegen Kern (HB_c; c = core) und Kernbestandteile besitzen keine sichere Schutzfunktion.

Inzwischen liegen zahlreiche Berichte über die *Schutzwirkung durch passive Immunisierung* vor. Danach ist eine Schutzwirkung *sehr sicher* bei *frühzeitiger Gabe, ausreichender Dosis* und *Wiederholung der passiven Immunisierung nach 4–6 Wochen*, evtl. einer zweiten Wiederholung nach 3 Monaten.

Vor Beginn einer passiven Immunisierung sollte geklärt werden, ob das Kontaktmaterial $HB_s Ag$ enthält und ob der Empfänger $Hb_s Ag$ positiv ist oder Antikörper gegen $HB_s Ag$ gebildet hat. Die Informationen über Infektiösität des Materials und den Immunstatus des Empfängers sind für die Beurteilung der Wirksamkeit der passiven Immunisierung unerläßlich. Wenn allerdings die dazu erforderlichen serologischen Untersuchungen die Schutzmaßnahme verzögern und damit die Wirksamkeit der Prophylaxe in Frage stellen, ist auf den begründeten Verdacht hin der Schutz vor dem Zeitpunkt der Klärung gerechtfertigt [4, 7, 9]. Nebenwirkungen der Immunglobulingabe bei $HB_s Ag$-positiven oder $HB_s Ak$-positiven Empfängern sind nicht zu befürchten.

b) Mittel

Bei den meisten vergleichenden Untersuchungen zur Effektivität passiver Schutzmaßnahmen war Hepatitis B-Immunglobulin (HBIG) normalem humanen Immunglobulin überlegen. Der auf Grund einiger früherer Untersuchungen gegebene Hinweis auf Vorteile einer „passiv-aktiv" Immunisierung nach normalem humanen Immunglobulin ist kein Indiz für eine gewünschte Abschwächung der Infektion, die dennoch zur Immunität führt. Die aktive Antikörperbildung kann auch durch $HB_s Ag$-Partikel in den verwendeten Präparaten induziert worden sein [11].

HBIG wird als 16 prozentiges Präparat intramuskulär injiziert. Es enthält Anti-HB_s-Antikörper in einer Titerhöhe von mehr als 1:100 000. Gleichwertige intravenös verträgliche Hyperimmunglobuline sind in Vorbereitung. Mit einem intravenös verträglichen Präparat haben wir in der Dialyseeinheit Erfahrungen über Verträglichkeit, Plasmahalbwertzeit und auch die Schutzwirkung gesammelt. Seit Gabe des Antiserums in regelmäßigen Abständen ist während der letzten 1½ Jahre keine manifeste Hepatitis B-Infektion mehr aufgetreten. Nur in einem Fall setzte eine aktive Antikörperbildung ein. In einem gleichlangen Zeitraum davor waren 3 dialysepflichtige Kinder und 2 Personen aus dem Kreis des Pflegepersonals manifest an einer Hepatitis B erkrankt. Bei 23 $HB_s Ag$- und $HB_s Ak$-negativen Personen, die nach Nadelstichverletzungen oder akzidentellem Schleimhautkontakt mit $HB_s AG$-positivem Material das Präparat innerhalb 24 Std erhielten, trat über ein Jahr lang keine Hepatitis, keine HB_s-Antigenämie und keine Anti-HB_s-Antikörperbildung auf [3].

Präparate

Normales humanes Immunglobulin 16%ig: Beriglobin, Cutterglobin, Gammaglobulin-Asid, Hemogamma, Human Gamma Globulin Kabi.
Hepatitis B-Immunglobulin: Aunativ, Gammaprotect Hepatitis, Hepatitis-B Immunglobulin.

c) Immunisierungsschema

HBIG muß nach Kontakt mit infektiösem Material unverzüglich gegeben werden, möglichst in den ersten 24 Std nach Infektion.

Die empfohlene Dosis liegt zwischen 0,05 und 0,3 ml/kg. Erwachsene erhalten üblicherweise 5 ml. Eine Wiederholung der Impfung nach 4 Wochen und evtl. eine zweite Wiederholung nach 3 Monaten scheint die Schutzwirkung zu steigern [4, 7].

d) Wirkung

Nach den bisher vorliegenden Ergebnissen wird die Effektivität der Hepatitis B-Prophylaxe mittels HBIG auf 70–80% geschätzt; danach wird der Ausbruch der Erkrankung also in 3–4 von 5 Fällen verhindert [7, 17]. Weitere Sicherungen der Aussage durch kontrollierte Studien zum Vergleich von HBIG und einem Placebo werden bei dem derzeitigen Kenntnisstand für nicht vertretbar gehalten.

e) Indikationsbereich

Die Empfehlungen des Einsatzes von HBIG, die auch von der Arzneimittelkommission der Deutschen Ärzteschaft [1] gegeben werden, beziehen sich auf folgende Indikationen:

1. *Akzidentelle parenterale und Schleimhaut-Exposition,* gegebenenfalls sexuelle Exposition.

2. *Präexpositionelle Prophylaxe bei gehäuftem Neuauftreten der Hepatitis B in Dialyseeinheiten.*

3. *Prophylaxe bei Neugeborenen von $HB_s Ag$-positiven Müttern.*

Bei *akzidenteller Exposition* soll nach den Empfehlungen der Arzneimittelkommission HBIG 6–12 Std nach dem Inokulationsereignis injiziert werden. Die Dosis beträgt 5 ml bei Erwachsenen und größeren Kindern, Kinder unter 10 Jahren erhalten 0,2 ml/kg Körpergewicht. Es wird als sinnlos angesehen, eine Frist von 7 Tagen zu überschreiten. Schon bei Gabe zwischen dem 2. und 4. Tag ist die Schutzwirkung erheblich abgeschwächt.

Nur *bei gehäuftem Neuauftreten* oder *endemischem Auftreten* von Hepatitis B Virusinfektionen *in Dialyseeinheiten* wird eine präexpositionelle HBIG-Prophylaxe zum Schutz des Personals empfohlen. Wegen der wahrscheinlich andauernden Exposition sollte die passive Immunisierung alle 3–4 Monate wiederholt werden. Sieht man als Ausgangsherd der Endemien den meist vielfach transfundierten Dialysepatienten, ist die logischere, wenn auch wohl teurere Konsequenz, den Dialysepatienten nach Aufnahme in das Programm und nach serologischer Kontrolle seines Immunstatus in regelmäßigen Abständen passiv zu immunisieren. Gelingt dadurch ein vollständiger Schutz, hätte dies zur Folge, daß nicht nur das Personal, sondern auch die Patienten selbst von einer Hepatitis B-Virusinfektion verschont bleiben.

Wegen der Bedeutung des *vertikalen Übertragungsweges* der Hepatitis B von der Mutter auf das Kind soll auf diese Indikation der passiven Immunprophylaxe näher eingegangen werden [19].

In einer für die Bundesrepublik Deutschland weitgehend repräsentativen Untersuchungsreihe fand sich bei 0,73% eines unausgesuchten Kollektives schwangerer Frauen zum Zeitpunkt der Entbindung $HB_s Ag$ im Blut. Der Anteil betrug bei deutschen Frauen 0,33%, bei ausländischen Mitbürgerinnen dagegen 4% [16]. 10–50% chronischer $HB_s Ag$-Träger sind auch $HB_e Ag$-positiv. $HB_e Ag$ ist bei $HB_s Ag$-Trägern nicht nur absolut, sondern auch prozentual um so häufiger nachweisbar, je stärker die Durchseuchung einer Bevölkerungsgruppe ist. Da die Infektiösität im wesentlichen mit HB_e-Antigenämie korrespondiert, sind vor allem Kinder von Müttern mit HB_e-Antigenpersistenz gefährdet [18, 20]. Hieraus ergibt sich, daß mit einer Infektionshäufigkeit von 1 auf 3 000 bei Neugeborenen deutscher Mütter und etwa 1:50 bei Neugeborenen ausländischer Mütter zu rechnen ist.

Die Gefahr einer Hepatitisübertragung auf das Neugeborene ist am größten, wenn die *Mutter* im letzten Trimenon der Schwangerschaft *an einer manifesten Hepatitis-B Virusinfektion erkrankt* ist. Die Infektion des Kindes findet vor allem unter der Geburt infolge des Kontaktes zu mütterlichem Blut oder anschließend beim Stillvorgang statt. Bei 70–100% der Kinder tritt nach Wochen bis Monaten eine HB_s-Antigenämie auf, die meist persistiert und nur bei weniger als 5% passager verläuft. Die HB_s-Antigenämie kann mit chronischen Hepatitiden, selten mit einer akuten Hepatitis einhergehen. Bezüglich der Gefährdung durch chronische HB_s-Antigenämie ohne Hepatitis ist auf den Zusammenhang zwischen HB_s-Antigenpersistenz und Leberkarzinomentwicklung hinzuweisen (s. oben). Darüber hinaus sind Kinder mit persistierender Antigenämie eine stete Gefahr für ihre Umgebung.

Bei *persistierender HB$_s$-Antigenämie der Mütter ohne Hepatitis* ist die Gefährdung Neugeborener deutlich geringer. 0–40% der Kinder werden infiziert. Fast immer läßt sich im Blut der Mütter infizierter Kinder neben HB$_s$Ag auch HB$_e$Ag nachweisen. Die Verteilung von passagerer und persistierender Antigenämie entspricht der Verteilung bei den Kindern hepatitiserkrankter Mütter.

Ist die Mutter HB$_s$Ag-Trägerin, hat aber bereits Anti-HB$_e$ gebildet, wird ihr Neugeborenes selten infiziert und wenn doch, tritt immer nur eine passagere Antigenämie evtl. mit akuter Hepatitis auf.

Die HBIG-Prophylaxe der vertikalen Hepatitis ist *wirksam.* Sie *verhindert die Erkrankung* ebenso sicher wie *die Antigenpersistenz.* Die Prophylaxe muß aber am Tage der Geburt, am besten noch im Kreißsaal vorgenommen werden. Die empfohlene Dosis liegt bei 1 ml. Regelmäßige Wiederholungen der passiven Impfung werden aus Sicherheitsgründen vorgenommen. Ein eindeutiger Beweis ihrer Notwendigkeit steht aus.

Um die HBIG-Prophylaxe der vertikalen Hepatitis rational einsetzen zu können, wird ein *HB$_s$Ag-Screening bei Frauen kurz vor dem Geburtstermin* vorgeschlagen. Die Begründung dafür ist:

- die Gefährdung Neugeborener läßt sich quantitativ nur durch serologische Untersuchungen des mütterlichen Blutes erkennen,

- die Zahl gefährdeter Kinder vor allem ausländischer Mütter ist sehr groß,

- die Schutzmaßnahme ist bei frühzeitigem Einsatz, d. h. unmittelbar nach der Geburt, nahezu hundertprozentig wirksam.

Schutzbedürftig sind alle Neugeborenen von Müttern, die gegen Ende der Schwangerschaft eine akute Hepatitis B hatten, sowie alle Neugeborenen von Müttern mit HB$_s$AG-Persistenz in Kombination mit HB$_e$AG-Persistenz.

Zu erwägen, aber nicht zwingend notwendig ist die Prophylaxe bei Kindern von HB$_s$AG-Trägerinnen von HB$_e$-Antigenpersistenz. Für die Prophylaxe bei Kindern von Müttern mit HB$_s$-Antigenpersistenz und Antikörpern gegen HB$_e$ besteht wegen der Seltenheit der Übertragung und der Gutartigkeit der Erkrankung keine eindeutige Indikation.

IV. Aktive Immunisierung

Wenn auch die aktive Immunisierung gegen Hepatitis B noch nicht den Stand erreicht hat, der verbindliche Aussage über alle Teilaspekte, wie Auswahl und Präparation des Impfstoffes, Impfdosis, Sicherheit der Impfung, Dauer des Impfschutzes erlauben würde, soll wegen der Bedeutung des Gegenstandes auf die Ergebnisse einiger richtungsweisender Untersuchungsreihen kurz eingegangen werden [8, 10].

Ausgangsmaterial für die Herstellung des Impfstoffes war in den laufenden oder abgeschlossenen Studien meist HB$_s$Ag-positives Blut. Durch Reinigung und Vorbehandlung gelang eine ausreichende Elimination des pathogenen Agens mit Verlust der Infektiösität unter Erhalt der Antigenität. Von großem Interesse sind in diesem Zusammenhang Versuche durch genetische Manipulation aus Colibakterien HB$_s$Ag zu gewinnen.

Die Immunogenität des Impfstoffes ist beim Menschen relativ gering. Erst nach Gabe hoher Dosen (40–50 Gamma) entwickeln 70–80% der Geimpften spezifische Antikörper. Bei Personen mit vorgebildeten HB$_s$-Antikörpern tritt nach Impfung ein starker Boostereffekt auf. Nach den Resultaten tierexperimenteller Untersuchungen ist davon auszugehen, daß durch die Impfung induzierte meßbare Antikörper gegen HB$_s$Ag einen sicheren Schutz gegen Hepatitis B-Virusinfektion verleihen.

Für eine aktive Immunisierung gegen Hepatitis B Virusinfektionen kommen alle Personenkreise in Betracht, die ein erhöhtes Infektionsrisiko aufweisen. Das sind vor allem Personen, die berufsmäßig Kontakt mit Blut und Blutbestandteilen haben, z. B. Ärzte und Pflegepersonal auf Infektionsstationen, Angestellte in Blutbanken, Operationsteams, Dialysepersonal, Laboranten. Zu den besonders gefährdeten Personen zählen auch männliche Homosexuelle.

Über die Schutzdauer nach Impfung kann bisher nichts Definitives gesagt werden. Mit dem Ergebnis einer breit angelegten Feldstudie, die hierüber Auskunft gibt, ist 1982 zu rechnen. Erst dann sind die Voraussetzungen für routinemäßige Anwendung des Impfstoffes erfüllt.

V. Schlußbemerkungen

Bei Abwägung der derzeitigen Möglichkeiten der Verhütung von Hepatitis B-Virusinfektionen hat die präxpositionelle Prophylaxe Vorrang vor allen aktiven und passiven Immunisierungen. Die Mahnung, durch Sorgfalt bei der Behandlung Erkrankter und im Umgang mit infektiösem Material zum Selbstschutz und zum Schutz anderer beizutragen, darf sich nicht in Appellen (z. B. Richtlinien des Bundesgesundheitsamtes, Bundesgesundheitsblatt 21, 1978) und in Aktionen (z. B. Empfehlungen der European Dialysis und Transplantation Ass. (EDTA) erschöpfen. Sie muß sich konkret auf die Gestaltung der Routinearbeit in Praxis und Klinik auswirken.

Dies ist um so dringlicher, als es eine Therapie der Hepatitis B oder der HB$_s$Ag-Persistenz sowie ihrer möglichen Konsequenzen nicht gibt.

Literatur

1 Arzneimittel-Kommission der Deutschen Ärzteschaft (1979) Infektionsschutz bei Virushepatitis. Dtsch Ärzteblatt 76:999

2 Baumann W, Arnold W, Meyer zum Büschenfelde KH (1980) Zur Morphologie, Klinik und Immunpathologie der Virus-B-Hepatitis im Säuglings- und Kindesalter. Monatsschr Kinderheilkd 128:518

3 Bläker F (1979) Hepatitisprophylaxe durch Hyperimmunserum. In: Classen M Die entzündete Leber. Barthelheimer H, Ossenberg FW (Hrsg) Witzstrock, Baden-Baden Köln New York

4 Conn HF (1980) Current therapy. Saunders, Philadelphia London Toronto

5 Deinhardt F (1979) Aktuelle Hepatitis-Virologie. Klinikarzt 8:281

6 Editorial (1980) Hepatitis B in mothers and babies. Lancet 1:237

7 Editorial (1979) Hepatitis B immunglobulin: Some progress and some problems. Ann Intern Med 91:914

8 Editorial (1980) Hepatitis B vaccines. Br Med J 1:203

9 Ehrlich B von Gmelin, Kommerell B (1980) Immunglobulinprophylaxe der Virushepatitis. Behring Mitteilung 20:14

10 Gerety JR, Tabor E, Purcell RH, Tyeryar FJ (1979) Summary of an international workshop on Hepatitis B vaccines. J Infect Dis 140:642

11 Hoofnagle JH, Seeff LB, Bales ZB, Wright EC, Zimmermann HJ (1979) Passive-active immunity from hepatitis B immunglobulin. Ann Intern Med 91:813

12 Joosten R, Feist D, Tekook A (1980) Die vertikale Hepatitis B. Monatsschr Kinderheilkd 128:540

13 Joosten R, Feist D, Stürner KH (1980) Prophylaxe der vertikalen Hepatitis-B durch Hyperimmun-Gammaglobulin. Monatsschr Kinderheilkd 128:537

14 Lauer JL, Van Drunen NA, Washburn JW, Balfour HH (1979) Transmission of hepatitis B-virus in clinical laboratory areas. J Infect Dis 140:513

15 Laufs R, Salefsky Ch (1980) Erreger, Übertragung und Immunologie der Virushepatitiden. Monatsschr Kinderheilkd 128:511

16 Müller R, Sipos S, Willers H, Knocke H, Höpken KW (1979) Perinatale Hepatitis B-Virusinfektion durch HB$_s$AG-Träger-Mütter. Dtsch Med Wochenschr 104:146

17 Polakoff S (1980) Combined medical research council and public health laboratories service report. The incidence of hepatitis B-infection after accidental exposure and anti-HB$_s$ immunoglobulin prophylaxis. Lancet 1:6

18 Reesink HW, Reerink-Brongers E, Lafeber-Schut BJT, Kalshoven-Beschop J, Brummelhuis HGJ (1979) Prevention of chronic HB$_s$AG carrier state in infants of HB$_s$AG-positive mothers by hepatitis B immunoglobulin. Lancet 1:9

19 Schweizer LL (1975) Vertical transmission of the hepatitis B surface. Am J Med Sci 270:287

20 Thomsen R (1980) Virushepatitis im Kindesalter. Referat auf dem Nordwestdeutschen Kinderärztekongreß Göttingen, 30. 5. 1980

Prof. Dr. F. Bläker
Universitäts-Kinderklinik Hamburg
Martinistraße 52
D-2000 Hamburg 20

Aus der Praxis - für die Praxis
Redaktion: H. Ewerbeck, Köln

Die Rubrik *Aus der Praxis – für die Praxis* in der Monatsschrift für Kinderheilkunde bietet den Kollegen in Klinik und Praxis in Zukunft Gelegenheit, eigene Erfahrungen oder neue Möglichkeiten in ihrem Tätigkeitsgebiet den Lesern mitzuteilen und zur Diskussion zu stellen. Die Redaktion hofft, hier in Zukunft auch Leserbriefe veröffentlichen zu können, die zu grundsätzlichen oder Tagesthemen Stellung nehmen, um das Gespräch zwischen Praxis und Klinik im Sinne einer kollegialen Zusammenarbeit intensivieren zu können.

Kinderärztlicher Notfalldienst in Köln

Nach langen Bemühungen ist es den Kölner Kinderärzten gelungen, für die Wochenenden und die Mittwochnachmittage einen speziellen kinderärztlichen Notfalldienst einzurichten, wie dies in Köln seit einigen Jahren schon für die Augenärzte und Röntgenologen durchgeführt wird. Jeweils 6 Kinderärzte werden in diesen Fristen über den ärztlichen Notruf für die einzelnen Bezirke der Stadt vermittelt, um die ambulante Betreuung kranker Kinder durchzuführen. Damit wird ein Rückgang unnötiger klinischer Einweisungen, eine sachverständigere Betreuung kranker Kinder zu Hause und eine Entlastung der Ambulanzen der Universitätskinderklinik und der Kinderkrankenhäuser der Stadt Köln angestrebt, die bisher an den Wochenenden von hilfesuchenden Eltern überlaufen wurden. Sollte sich dieses Modell bewähren, könnte es als Vorbild zur Wochenendbetreuung nicht krankenhausbedürftiger kranker Kinder auch in anderen Städten dienen.

H. Ewerbeck, Köln

Aus der Klinik - für die Klinik
Redaktion: O. Butenandt, München

Hepatitis B bei Kindern mit Haemophilie

H. J. Klose, R. Scheid[1]
und G. G. Frösner[1]
Kinderklinik im Dr. von Haunerschen Kinderspital und
[1]Max-von-Pettenkofer-Institut für Hygiene und Mikrobiologie der Universität München

Tabelle 1. Gerinnungskonzentratverbrauch und Durchseuchung von Haemophilie-Kindern verglichen zu Blutspendern bezüglich Hepatitis B-Virus

	Konzentratverbrauch ($\times 10^3$ E./Jahr)	Probanden/ Patientenzahl (absolut)	Antigen/Antikörper positiv	
			(absolut)	„(%)"
Gruppe I	< 3	10	7	70
Gruppe II	3–10	12	11	91,8
Gruppe III	10–20	10	10	100
Gruppe IV	20–40	9	9	100
Gruppe V	>40	14	14	100
Gesamt	< 3–>40	55	51	92,7
Blutspender	$\varnothing$	1966	176	9,0

Die Hepatitis als Folge vor allem von Polytransfusionen von Blut oder Blutfraktionen wurde mehrfach beschrieben [1, 4]. Neben dem Hepatitis B-Virus konnten auch andere Viren als Erreger nachgewiesen werden [2]. Besonders für kindliche Haemophilie-Patienten kann ein erhebliches Hepatitis-Risiko erwartet werden, da oft schon im Säuglingsalter, aber spätestens im Kleinkindalter Blutungsereignisse mit Gerinnungskonzentraten behandelt werden müssen, um Lebensgefährdung oder bleibende Behinderung auszuschließen. Da die Gerinnungskonzentrate aus sehr großen Blutspende-Pools (bis 5000 Blutspenden pro Charge) hergestellt werden, ist trotz fortlaufenden verbesserter Hepatitis-Screening-Methoden der Blutspender eine Übertragung hepathogener Viren durch die Gerinnungskonzentrate auf die Patienten nicht mit letzter Sicherheit ausgeschlossen.

Es wurden daher von 69 Kindern mit Haemophilie A oder Haemophilie B die Hepatitis-Inzidenz geprüft. Zur Bestimmung der Durchseuchungsquote wurden die Hepatitis B-Seromarker von 55 Patienten bestimmt und einem großen Kollektiv von Blutspendern aus dem gleichen geographischen Raum gegenübergestellt. Kriterien für klinische Hepatitis waren Ikterus und/ oder Transaminasenerhöhung auf über das 2,5fache der oberen Normgrenze und/ oder positives HB_s-Antigen. An Hepatitis B-Seromarkern wurden mit radio-immunologischen Methoden anti-HB_s, anti-HB_e, anti-HB_c sowie HB_s-Antigen und HB_e-Antigen bestimmt [3]. Die Durchseuchungsquoten wurden zum Gerinnungskonzentratverbrauch korreliert.

Die Häufigkeit klinischer Hepatitis bei 69 Kindern mit Haemophilie lag bei 46„%". Diese Inzidenzrate war identisch für das Kollektiv der Kinder mit schweren Haemophilie-Formen (F. VIII-/IX-Restaktivität 0–3%) und das Kollektiv der Patienten mit leichteren Haemophilieformen. Eine chronische Verlaufsform fand sich bei 2 von 69 Patienten (persistierendes HB_s-Ag).

Seropositivität für mindestens einen Seromarker fand sich bei 55 Haemophiliekindern in ca. 93„%" in guter Übereinstimmung mit früheren Untersuchungen von Landbeck [5] zu einer Zeit, als der hier als empfindlichster Parameter gefundene Seromarker anti-HB_c noch nicht zur Verfügung stand. Die Durchseuchungsquote erwachsener Blutspender lag mit 9% erheblich niedriger (Tabelle 1). Die Unterteilung der Patienten in Gruppen mit unterschiedlichem Gerinnungskonzentratbedarf ergab schon für Patienten mit weniger Konzentratverbrauch als 3000 E/Jahr – entsprechend 3–12 Blutungsbehandlungen je nach Gewicht des Patienten – eine Quote von 70% Seropositivität. Ein Konzentratverbrauch von mehr als 10000 E/Jahr bedeutet 100„%" Seropositivität (Tabelle 1). Positives HB_sAg fand sich bei 2 von 55 Patienten (nicht dargestellt).

Aus den Ergebnissen lassen sich folgende Schlüsse ziehen:

1. Gerinnungskonzentrate können Hepatitis B-Virus enthalten und somit die Haemophilie-Patienten sowie Ärzte und Pflegepersonal gefährden. Auch selten behandelte Patienten mit leichteren Haemophilie-Formen sind hepatitisgefährdet.

2. Mehrfach mit Gerinnungskonzentrat behandelte Haemophilie-Patienten sind mit großer Wahrscheinlichkeit immun gegen Hepatitis B.

3. Chronische Hepatitiden sind verhältnismäßig selten bei Haemophilie-Kindern.

4. Wünschenswert sind alle Maßnahmen bezüglich Blutspenderauswahl und Herstellungsverfahren, um die Gerinnungskonzentrate möglichst hepatitissicher zu machen.

Literatur

1 Creutzfeldt W, Severidt HJ, Schmitt H, Gallasch E, Arndt HJ, Brachmann H, Schmidt G, Tschaepe U (1966) Untersuchungen über Häufigkeit und Verlauf der ikterischen und anikterischen Transfusionshepatitis. Dtsch Med Wochenschr 91:1813

2 Feinstone SM, Kapikian AZ, Purcell RH, Alter HJ, Holland PV (1975) Transfusion-associated hepatitis not du to viral hepatitis type A or B. N Engl J Med 292:767

3 Frösner GG, Sugg U, Schneider W, Gerth HJ (1975) Hepatitis B-Antikörper bei Blutspendern im südwestdeutschen Raum. Münch Med Wochenschr 117:81

4 Handrick W, Meister EM (1977) Das Postperfusionssyndrom im Kindesalter. Dtsch Med Wochenschr 102:239

5 Landbeck G (1977) Erfahrungsbericht zur Problematik der Hepatitis-Gefährdung bei haemophilen Kindern und Jugendlichen. Proc. Sym., Deutsche Gesellschaft für Bluttransfusion und Immunhämatologie, Bad Nauheim

Dr. H. J. Klose
Kinderklinik im
Dr. v. Haunerschen Kinderspital
Lindwurmstraße 4
8000 München 2

Auflösung und Kommentare der Fragen „Was hat das Kind?" (S. 536)

Frage 1

Richtig: 1, 2

Eine Übertragung durch die erkrankte oder symptomlose Mutter ist die häufigste Ursache der Hepatitis-B-Infektion junger Säuglinge. Sie manifestiert sich häufig um die Wende des 1. Trimenons. Eine Übertragung durch Stillung spielt keine Rolle. Die Blutbilduntersuchung scheidet wegen der langen Inkubationszeit der Hepatitis-B-Virusinfektion als Ursache aus. Lehmfarbene Stühle können zwar auch bei Hepatitis-B vorkommen, sind aber nicht charakteristisch.

Frage 2

Richtig: keine

In 5–8% aller Infektionen mit Hepatitis-B-Virus treten keine HB_s-Antikörper auf, die auch normalerweise erst 4–6 Monate nach Erkrankungsbeginn erscheinen.

Frage 3

Richtig: alle

$^2/_3$ bis $^4/_5$ aller Kinder, die durch eine in der Schwangerschaft erkrankte Mutter infiziert werden, entwickeln eine HB_s-Antigenämie mit meist geringen Zeichen einer Leberbeteiligung. Tödliche und schwere chronische Verläufe kommen allerdings vor.

Frage 4

Richtig: 2, 5

Auch wenn eine transplazentare Infektion unter der Geburt oder durch eingerissene Nabelschnurgefäße als wahrscheinlicher Infektionsweg angenommen werden kann, erkranken auch Kaiserschnitt-Kinder. Gegen eine frühe Übertragung sprechen eindeutig die spät bei Mutter und Kind auftretenden Antikörper. Orale Infektionen, sei es durch orofäkale-Schmierinfektion oder Muttermilch, spielen keine Rolle.

Frage 5

Richtig: 4, 5

Obwohl der Nachweis von $HB_e Ag$ bei der Mutter ein Indiz für ihre Infektiosität ist, schließt ein Fehlen des Antigens diese nicht aus.

Gammaglobulinpräparate sind bei Hepatitis-B-Virusinfektionen wirkungslos. Hepatitis-B-Hyperimmunglobulin ist um so weniger wirksam, je später es nach der Geburt verabfolgt wird. Eine einmalige Applikation scheint, beurteilt an der Entwicklung einer HB_s-Antigenämie weniger erfolgreich zu sein.

O. Hövels, H. G. Posselt
und S. W. Bender
Zentrum der Kinderheilkunde
Frankfurt/Main

Professor Guido Fanconi*

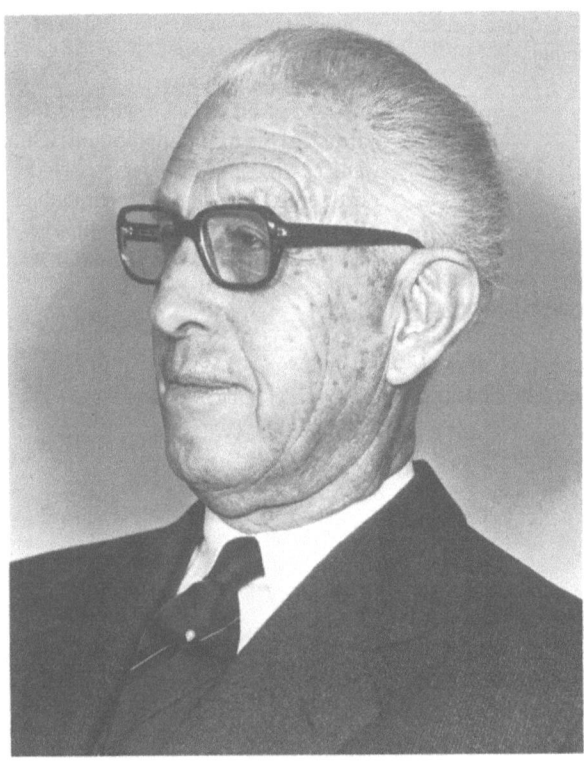

Am 10. Oktober 1979 verstarb in Zürich Professor Dr. Dr. h.c. mult. Guido Fanconi nach schwerer Krankheit im 88. Lebensjahr. Mit ihm hat einer der bedeutendsten Pädiater der letzten 50 Jahre uns für immer verlassen. Sein gewaltiges, umfassendes Werk als Arzt, Lehrer, Forscher und die Ausstrahlungen seiner Persönlichkeit werden fortleben. Wir alle, und gerade auch die deutschen Pädiater, haben vielfältigen Anlaß, innezuhalten und dieses ungewöhnlichen Mannes zu gedenken.

Geboren am 1. Januar 1892 und aufgewachsen zu Poschiavo, im südlichsten Zipfel Graubündens gelegen, studierte Fanconi an den Universitäten Lausanne, München, Bern und Zürich Medizin. Nach dem Staatsexamen im Jahre 1918 folgten 2 Jahre theoretisch-wissenschaftlicher Grundausbildung am Pathologischen Institut der Universität Zürich unter Busse und am Physiologischen Institut der Universität Bern unter Asher. Die pädiatrische Lehrzeit von 1920–1926 bei Emil Feer in Zürich wurde durch kürzere Studienaufenthalte, u.a. bei Abderhalden in Halle und bei v. Pirquet sowie Wenckebach in Wien ergänzt. 1926 wurde Fanconi zum Oberarzt des Kinderspitals und zum Privatdozenten für Kinderheilkunde an der Universität Zürich ernannt, bereits 3 Jahre später, mit 37 Jahren, als Nachfolger seines Lehrers Feer zum Professor für Kinderheilkunde und zum Direktor des Kinderspitals in Zürich berufen.

* Zum "16. International Congress of Pediatrics" 8.–13. September 1980 in Barcelona, für den Fanconi unschätzbares geleistet hat.

In den Züricher Jahren seit 1926 schuf Fanconi ein wissenschaftliches Werk, das in Umfang, Breite und Tiefe wohl seinesgleichen sucht. Es hat ihm Bewunderung und Verehrung in der ganzen Welt eingebracht. Hierbei erschienen seltener vorkommende Geschehen nicht weniger interessant als praktisch wichtige Fragen, zumal wenn erstere Anlaß oder gar Voraussetzung sind, um allgemeingültige Gesetzmäßigkeiten zu erhellen. Die Fähigkeit, mit untrüglichen Sinnen Besonderes vom Alltäglichen, kausale Zusammenhänge von rein zufälligen zu trennen und dann klar zu analysieren, hat dazu geführt, daß eine bemerkenswert hohe Zahl von Syndromen seinen Namen trägt, z.B. Fanconi-Anämie (1927), Fanconi-Hegglin-Syndrom („Wassermann-positive-Pneumonie", 1936), Fanconi-Patrassi-Syndrom (Typ der Thalassaemia minor), Fanconi-Schlesinger-Syndrom (chronische idiopathische Hypercalcämie mit Osteosklerose, 1952), Debré-deToni-Fanconi-Syndrom („nephrotisch-glykosurischer Zwergwuchs mit hypophosphatämischer Rachitis", 1936), Wissler-Fanconi-Syndrom (Subsepsis allergica, 1943). Aus großer klinischer Erfahrung heraus und unter Berücksichtigung und Einsatz jeweils neuster wissenschaftlicher Erkenntnisse und Methodiken hat Fanconi – im Ansatz oftmals intuitiv – grundsätzlich wichtige Gegebenheiten in ihren kausalen Verknüpfungen erfaßt. Zuweilen waren es auch kluge Arbeitshypothesen, die künftigen Arbeiten auf dem betreffenden Gebiete den Weg wiesen. Hierfür seien 2 Beispiele angeführt, in denen Fanconi auf dem Wege des Gewinnens neuer Erkenntnisse in Pädiatrie und benachbarten Disziplinen Marksteine gesetzt hat. Fanconi und der Pathologe Uehlinger waren 1936 die ersten, welche die „angeborene, cystische Pankreasfibromatose und Bronchiektasien" als Krankheitseinheit identifizierten und auf Grund von exakten morphologischen Befunden von der Cöliakie scharf abtrennten. Aber schon Jahre zuvor hatte sich Fanconi – und das ist typisch für seine Art, wissenschaftliche Fragestellungen anzugehen – von der klinischen Erfahrung leiten lassen und „Fälle torpider Pneumonie … vergesellschaftet mit schweren chronischen Dyspepsien und Dystrophien" sowie „das Vorkommen ähnlicher Erkrankungen bei den Geschwistern" ebenso als etwas besonderes erkannt (1934) wie – im Unterschied zur klassischen Cöliakie – das Auftreten bereits im frühen Säuglingsalter (1928); Grund genug, solche Erkrankungsformen von dem „Herterschen intestinalen Infantilismus im engeren Sinne", wie er es formulierte, abzugrenzen. Als 2. Beispiel sei die sehr bemerkenswerte Studie „Die Mutationstheorie des Mongolismus" aus dem Jahre 1939 angeführt (Schweiz. med. Wschr. S. 995). Hierin stehen die weit in die Zukunft weisenden Sätze: „… damit kommen wir zu der Hypothese, daß der M. durch eine besonders leicht erfolgende, semiletale … Mutation zustande kommt … Möglicherweise findet bei der Reduktionsteilung der Keimzellen ein bestimmter Chromosomenausfall statt …". Bekanntlich waren erst gut 1½ Jahrzehnte danach die experimentellen und methodischen Voraussetzungen geschaffen, um zu beweisen, daß diese Hypothese in die richtige Richtung gezeigt hat. Fanconi hat 1947 das Quecksilber in dem damals sehr gebräuchlichen Abführmittel Calomel als die Ursache der Feerschen Neurose oder Akrodynie erkannt und mit dessen Verbot die Ausrottung dieser bösen quälenden Erkrankung erreicht. Im Jahre 1959 hat er erstmals die familiäre juvenile Nephronophthise beschrieben, die häufigste vererbbare Nierenerkrankung, wie man heute weiß. Darüber hinaus hat Fanconi weite Gebiete der Pädiatrie in einer großen Zahl von Einzelpublikationen und Monographien forschend und beschreibend durchstreift, darunter Scharlach (1924–1926), Cöliakie (1927–1946), cystische Pankreasfibrose mit Bronchiektasen (1936), Blutgerinnungsstörungen beim Neugeborenen (1941), Rheumatismus verus (1942), Poliomyelitis (1942–1949), Kollagenkrankheiten (1956/57), ferner Kochsalz-Wasserstoffwechsel, Mineralstoffwechsel und Nierenfunktion, Pathologie der Nebenschilddrüsen, des Eiweiß- und Kohlenhydratstoffwechsels, vor allem Diabetes mellitus. Mag diese Aufzählung auch keinen Anspruch auf Vollständigkeit erheben können, so zeigt sie doch eindrucksvoll, ein welch umfassender Geist hier Erkenntnis im Detail und zugleich „Ganzheit der Medizin" suchend am Werke war; denn Fanconi hat in seinen Streifzügen durch die klinische Forschung nicht nur vorhandenes Wissen kritisch gesichtet und didaktisch klug neu zusammengefügt, sondern er ist dabei immer wieder mit letzter methodischer und sonstiger Detailkenntnis bis zu den Grenzen des gegenwärtigen Wissens vorgestoßen, diese oftmals um ein Beträchtliches vorschiebend.

Fanconi war ein faszinierender Lehrer für seine Studenten, für Mitarbeiter, die seine Schüler wurden, für alle, die in Wort oder Schrift von ihm lernen wollten. Ihm war es gegeben, auch komplizierte Zusammenhänge in einer die Hörer und Leser fesselnden, klaren Diktion darzustellen. Hiervon lebt auch das im Jahre 1951 von ihm und Wallgren begründete und in 9 Auflagen erschienene Lehrbuch der Pädiatrie mit seinen ganz außerordentlich einprägsamen, den Text begleitenden Graphiken und Bildern. Es wurde in 9 andere Sprachen übersetzt. Aus der Fanconi-Schule stammen hervorragende Pädiater und Wissenschaftler von internationalem Rang, wie Gasser, Hitzig, Prader, Rossi, Willi, Wissler, Zellweger. Im Jahre 1945 gründete er die hochangesehenen Helvetica Paediatrica Acta und war während 29 Jahren ihr Redaktor.

Der hohe wissenschaftliche Rang Fanconis, seine Weltoffenheit, sein Sprachentalent und – nicht zuletzt natürlich – die Gewichtigkeit seiner Persönlichkeit und Sendung brachten ihn alsbald nach dem II. Weltkrieg in die vorderste Linie der Protagonisten der Weltpädiatrie. Auf dem 1. internationalen Nachkriegskongreß im Jahre 1947 in New York wurde er zum Präsidenten der Internationalen Gesellschaft für Pädiatrie gewählt mit dem Auftrag, 3 Jahre später den 6. Internationalen Pädiaterkongreß in Zürich durchzuführen. Er wird allen, die daran teilnehmen konnten, unvergessen bleiben. Zum ersten Male und nur wenige Jahre nach dem Inferno des Krieges traf sich dort die weltumspannende „pädiatrische Familie" wieder friedlich vereint dort, wo einst die Wiege der Pädiatrie gestanden hat, im europäischen Abendland. Die Offenheit dieser Begegnung auf breiter Front und nach allen Seiten unter Hintanstellung aller, an sich ja doch begreiflichen Ressentiments war damals gerade für die Pädiater meiner Generation ein überwältigender Akt sich anbahnender und alsbald praktizierter Versöhnung.

Hierzu den Boden bereitet zu haben, war Fanconis besonderer Verdienst, wofür ihm unauslöschlicher Dank gebührt. Der Dank erstreckt sich auch auf die in vielen Jahren als Generalsekretär der Internationalen Gesellschaft für Pädiatrie – und gerade auch für die Länder der dritten Welt – unermüdlich geleistete Arbeit. In der Pädiatrie, ihrer wissenschaftlichen Forschung und Lehre und in ihrer allumfassenden Sorge für das Kind war Fanconi jahrzehntelang so etwas wie der Praeceptor mundi.

Dank und Auszeichnung für das Geleistete wurden Fanconi in reichem Maße zuteil, hierunter 9 Ehrendoktorate, zahlreiche Ehrenmitgliedschaften in wissenschaftlichen Gesellschaften aus vielen Ländern und Teilen der Welt, Mitgliedschaften in Akademien, darunter auch der ältesten deutschen Akademie der Naturforscher Leopoldina in Halle.

Fanconi war ein treuer Freund der Deutschen Pädiatrie. Ich erinnere mich noch lebhaft an seine vehementen und wirkungsvollen Diskussionen auf dem Kriegskongreß der Deutschen Gesellschaft für Kinderheilkunde 1940 in Wien mit den damaligen Großen der deutschen Pädiatrie wie Hamburger (Wien) als Vorsitzender, Bessau (Berlin), Birk (Tübingen), Kleinschmidt (damals Köln), Rietschel (Würzburg), de Rudder (Frankfurt), Stolte (Breslau). Nach dem Kriege hat er seit dem Düsseldorfer Kongreß im Jahre 1949 kaum eine Tagung unserer Gesellschaft nicht besucht, viele von ihnen durch Referate und kluge Diskussionen bereichert.

So war Fanconi – und dies darf ohne Übertreibung so gesagt werden – nicht nur für die Pädiatrie sondern in ganz allgemeinem Sinne einer der Großen unserer Zeit, ein „verantwortungsvoller Weltbürger", ein Humanist, der „bei aller wissenschaftlichen Strenge eine naive und staunende Unbefangenheit und Begeisterungsfähigkeit … behalten hat", um einige Passagen aus einer jüngst von seinem Schüler, Professor Prader, gehaltenen Laudatio zur Verleihung des Bündener Kulturpreises 1979 zu zitieren. Seine daraufhin in freier Rede gesprochene Dankesadresse stellte Fanconi unter den Titel „Blick in die Zukunft eines uralten Optimisten" und prägte in ihr – wie ein Vermächtnis – die Sätze: „Wir können ohne Annahme von transzendenten göttlichen Kräften in der Natur und im Weltall nicht auskommen. … Das Göttliche steckt in jeder Zelle eines Makroorganismus. – Das Christentum ist vielleicht die schönste Verwirklichung des göttlichen heiligen Geistes, des ‚spiritus sanctus' in unserem Geist. Deswegen war ich immer und bin ich heute noch ein Optimist." Und er fügte an einen Satz von Albert Schweitzer, mit dem er sich voll identifizierte: „Mein Erkennen ist pessimistisch, mein Wollen und Hoffen optimistisch."

Die Verleihung des Kulturpreises seiner Bündener Heimat mag den Sohn dieses schönen Landes, in dem sich mediterranes und alemannisches Geistes- und Kulturgut so glücklich vereinen, besonders erfreut haben. So hat sich der Kreis eines die ganze Welt umspannenden Lebens und Wirkens in seltener Harmonie geschlossen.
Wir können nur zutiefst dankbar sein!

K. H. Schäfer, Hamburg

Neue Bücher

Bidlingmaier, Frank, and Dietrich Knorr: Oestrogens. Physiological and clinical aspects. Transl. by Peter J. Wilkinson. (Pediatric and Adolescent Endocrinology. Ser. edit.: Zvi Laron. Vol. 4.). Basel, München, Paris, London, New York, Sydney: S. Karger 1978. VI, 168 S., 38 Abb. u. 19 Tab. DM 68,–.

Die Information über die Produktion und die Plasmaspiegel der Östrogene während der Kindheit und in der Pubertät waren noch vor wenigen Jahren dürftig und widersprechend. Ursache für diese Unsicherheit waren vor allem die unzureichende Empfindlichkeit der chemischen Methoden zur Bestimmung der niedrigen Östrogenspiegel beim Kinde. Unstimmigkeiten erklären sich nach dem heutigen Stande des Wissens auch aus den starken Schwankungen der physiologischen Spiegel bei Kindern gleichen Alters und gleichen Geschlechts. Die zahlreichen klärenden in diesem Buch mitgeteilten Befunde waren nur durch neue Bestimmungsmethoden möglich. So sind die kurz gefaßten methodologischen Mitteilungen zur angewandten Östrogenbestimmung von besonderer Bedeutung. Die hervorragende Trennungsmethode und die ausgezeichneten Qualitätskriterien mit der Endbestimmung im Radioimmunoassay verleihen den an einem sehr großen Probanden- und Patientenmaterial gewonnenen Befunden höchste Wertigkeit. Nach den Mitteilungen von Bidlingmaier und Knorr kommt es in der ersten Lebenswoche zu einem dramatischen Abfall der Plasmaoestrogene von etwa 300–550 pg/ml auf Werte unter 20 pg/ml. Bei Knaben und Mädchen liegen die Plasmaspiegel für Östron und Östradiol zwischen dem 1. und 7. Lebensjahr in etwa gleich tief (ungefähr 6–12 pg/ml), die individuellen Schwankungen sind allerdings sehr ausgeprägt. In Abhängigkeit vom Stand der Pubertät kommt es bei beiden Geschlechtern zu einem langsamen Anstieg auf Werte wie beim Erwachsenen. Wichtig sind die Befunde bei gestörter Pubertätsentwicklung. Die Östrogenwerte beim Mädchen mit idiopathischer Pubertas praecox können überraschend niedrig sein, die Werte bei Mehrfachbestimmung des Plasmaoestrogenspiegels vorzeitig pubertierender Mädchen schwanken allerdings erheblich. Die Spiegel bei frühreifen Kindern sind aber durchschnittlich niedriger als bei sich zeitlich normal entwickelnden Kindern mit gleichem Pubertätsstand. Bei isolierter praematurer Thelarche sind die gefundenen Östrogenwerte denen gleichalter Mädchen ohne vorzeitige Brustdrüsenentwicklung entsprechend, auch bei Knaben mit Pubertätsgynäkomastie konnten keine signifikant erhöhten Östrogenspiegel nachgewiesen werden. Beim adrenogenitalen Syndrom sind die Östrogenspiegel unbehandelt sehr stark erhöht, aber auch nach Hydrocortison-Substitution sind die meisten Werte über dem Normbereich gleichaltriger gesunder Kinder. Beim reinen 45,XO-Syndrom sind die Östrogenspiegel ähnlich tief wie bei der Anorchie, bei beiden Krankheiten wird Östron etwas höher als Östradiol gefunden. Beim Turner-Mosaik finden sich höhere Östrogenspiegel. Die alle Aspekte der Östrogenproduktion und des Östrogenstoffwechsels im Kindesalter umfassend referierende Monographie endet mit einem Kapital über die Östrogentherapie im Kindes- und Jugendlichen-Alter, in der neben einer Literaturübersicht eine Bilanz der Erfahrungen der Münchner Arbeitsgruppe um Knorr gegeben wird. Es handelt sich um die erste umfassende Darstellung dieses Themas, so wird unter Zitierung von fast 650 Literaturstellen neben den eigenen Erfahrungen und Ergebnissen eine erschöpfende Darstellung des bisher vorliegenden Wissens zusammengestellt. Dieses Buch ist für den paediatrischen Endokrinologen und für den sich mit paediatrischer Gynäkologie beschäftigenden Arzt unentbehrlich, es sollte aber auch in den Bibliotheken unserer Kinderkliniken zur Verfügung stehen.

W. Blunck (Hamburg)

Freuler, F., U. Wiedmer and D. Bianchini: Cast manual for adults and children. Forewords by A. Sarmiento and B. G. Weber. Berlin, Heidelberg, New York: Springer 1979. XII, 248 S. u. 121 Abb. geb. DM 39,–.

Das vorliegende Werk stellt die englische Ausgabe eines primär deutschsprachigen Werkes dar, das als Gipsfibel 1 und 2 in 2 Bänden im gleichen Verlag erschienen ist (Kliniktaschenbücher). Es werden die Techniken der Ruhigstellung unter Verwendung von körperangepaßten Schalen aus Gips- und Kunststoffbinden dargestellt, selbstverständlich unter Einschluß der unterstützenden Pflaster, Bänder und Züge. Natürlich wendet sich das Buch in erster Linie an Chirurgen und Orthopäden. Bei kleineren Problemen oder in der Ersten Hilfe wird auch der Kinderarzt solche Techniken einsetzen und er tut gut daran, sich Rat und Hilfe in einem derartig klar aufgegliederten, präzis beschriebenden und eindrucksvoll bebilderten Werk zu holen.

M. Hertl (Mönchengladbach)

Ohno, Susumu: Major sex-determining genes. (Monographs on Endocrinology. Edit. by F. Gross a. o. Vol. 11.) Berlin, Heidelberg, New York: Springer 1979. XIII, 140 S., 34 Abb. u. 6 Tab. geb. DM 39,–.

S. Ohno war Autor des 1. Bandes der "Monographs on Endocrinology", er beschäftigte sich damals mit den Geschlechtschromosomen und mit den geschlechts-gekoppelten Genen. Im 11. Band der gleichen Reihe, 12 Jahre später, schreibt er über die wesentlichen geschlechtsbestimmenden Gene. Welche Entwicklung in 12 Jahren auf diesem Wissensgebiet durchlaufen wurde, wird deutlich, wenn man beide Monographien nebeneinander vorliegen hat. In dem vorliegenden Buch diskutiert Ohno die Erkenntnisse der jüngsten Zeit über die ersten Phasen der Geschlechtsdeterminierung. Mit der Frage, wie die primäre genetische Information, weiblich oder männlich, dann die weitere Entwicklung des Foeten prägt. Wie dieser kleine primäre Unterschied, das Y-Chromosom, das von Ohno als „dummy" abgewertet wird, einen doch so entscheidenden Einfluß gewinnt. Frau und Mann sind genetisch so gut wie gleich, die einzige wesentliche Information auf dem Y-Chromosom ist die Regulation (möglicherweise auch Produktion) des H-Y Antigens. Dieser Eiweißkörper der Zellmembran männlicher Zellen wurde entdeckt, da er bei Transplantationen männlichen Gewebes als Antigen wirkt und im weiblichen Organismus die Produktion von Antikörpern gegen männliche Zellen verursachen kann; daher der Name. Die Entdeckungsgeschichte dieses Antigens und die Möglichkeiten des Nachweises werden ausführlich dargestellt. Die Wirkung dieses Proteins der Zelloberfläche ist primär die Organisation der Urgonade zum Hoden. Wandern 46, XY-Zellen in die Urgonade ein, so bilden sich Sertolizellen und Leydigzellen. Die Sertolizellen beginnen sehr schnell die Produktion des gegen die in der Umgebung befindlichen Strukturen der Müller'schen Gänge gerichteten AMH („Anti-Müller-Hormon"). Die Anlagen des Uterus und der Eileiter werden zerstört. Die Leydigzellen produzieren Testosteron und gewährleisten so im „mannfeindlichen" mütterlichen Milieu, gegen den gewaltigen Einfluß der mütterlichen Sexualsteroidhormone, das Überleben der Strukturen der Wolffschen Gänge. Der bleibende Testosteroneinfluß gewährleistet später die Entwicklung der äußeren männlichen Geschlechtsmerkmale, die ohne Testosteron undifferenziert, also weiblich, bleiben würden. Eine entscheidende Rolle für die Wirkung von Testosteron und 5α-Dihydrotestosteron auf die Endorgane spielt das im Zellkern und im Zytosol wirksame Rezeptorprotein. Nur dieses Eiweiß gewährleistet das Haftenbleiben und die Anreicherung der Androgene in der Zelle und damit deren biologische Wirkung während der Embryonalzeit und in der Pubertät. Die Untersuchungen Ohnos und seiner Arbeitsgruppe bei Mäusen mit testikulärer Feminisierung werden ausführlich besprochen. Das H-Y-Antigen, die intrazelluläre Wirkung des Testosteron- und 5α-Dihydrotestosteron – bindenden Proteins sowie die Aktivität der 5α-Reduktase sind die wichtigen Schlüsselproteine und folglich auch Schlüsselgene für die Geschlechtsdeterminierung. Die für diese Erkenntnis notwendige Grundlagenforschung wird von Ohno referiert und kritisch interpretiert. Es muß gesagt werden, daß es sich hier um eine sehr schwierige Materie handelt, auch schont Ohno seinen Leser nicht, der alle Zweifel dieses kritischen Wissenschaftlers teilen muß. Ohno hat kein Lehrbuch geschrieben; er hat ein streng naturwissenschaftliches Lehrstück verfaßt, das sich aber zeitweise auch wie eine philosophische Studie liest. Man braucht viel Zeit um dies Buch wirklich zu verstehen, dafür öffnet es aber auch dem Leser die Möglichkeit ein aktuelles Wissensgebiet zu überschauen, das für das Verständnis menschlicher Intersexualität heute unabdingbar ist. W. Blunck (Hamburg)

Physiologie und Pathophysiologie der Hodenfunktion. Arbeitstagung in Canstein. Hrsg. von Th. Senge, F. Neumann und B. Schenck. Stuttgart: Georg Thieme 1978. 186 S., 95 Abb. u. 15 Tab. DM 38,–.

Die Referate und die wesentlichen Punkte der Diskussion auf einer Arbeitstagung in Canstein über die Physiologie und Pathophysiologie der Hodenfunktion werden in diesem Buch veröffentlicht. Einige Bemerkungen zum Inhalt: Aumüller (Marburg) beschreibt in einem sehr übersichtlichen Beitrag neue Erkenntnisse zur Anatomie des Hodens, dabei sind von besonderem Interesse die heutigen Erkenntnisse über die Anatomie und die Funktion der Sertolizelle als Bildner der Blut-Hoden-Schranke und als

„Ammenzelle" der Spermatogenese. Dieser Beitrag ist von ungewöhnlich instruktiven elektronenmikroskopischen Bildern begleitet. Die Sertolizelle ist Zielorgan für das hypophysäre FSH, seine, die Spermatogenese fördernde Eigenschaft greift hier ein. Unter FSH-Einfluß produziert die Sertolizelle ein Androgen – bindendes Protein (ABP), das in die testikuläre Flüssigkeit sezerniert wird. Die Sertolizelle ist auch Zielorgan der Androgeneinwirkung, auch Testosteron und DHT (= Dihydrotestosteron) stimulieren, wenn auch in der Kinetik unterschiedlich vom FSH, die ABP-Synthese (Hansson u. Mitarb.). Tamm (Hamburg) gibt eine übersichtliche Zusammenfassung über die Biosynthese der Androgene. Aus seinem Artikel ist von besonderem Interesse für den Kinderarzt, daß das Enzym, das im Hoden vom Cholesterin die Seitenkette abspaltet und damit das Steroidmolekül so verändert, daß Androgene produziert werden können (= Steroid-20, 22-Lyase) in seiner Aktivität stark temperaturabhängig ist. Diese niedrigere Syntheserate von Androgenen im Hoden bei höherer Temperatur könnte die eingeschränkte Funktion bei Lage des Hodens in der Bauchhöhle erklären. Das synthetische Steroid Cyproteronacetat (Androcur) hat einen die Spermatogenese direkt hemmenden Effekt, deshalb wird ein Einsatz dieses Steroids als orales Kontrazeptivum beim Mann diskutiert. Diese Bemerkung stammt aus dem Referat von Neumann (Berlin) über die pharmakologische Beeinflussung der Spermatogenese. Nach diesen hochaktuellen und hervorragenden Referaten über die Grundlagen der Anatomie und Physiologie des Hodens haben die klinischen Beiträge über die operative und medikamentöse Behandlung der Störungen der männlichen Fertilität sowie über die biologischen Merkmale und die Behandlung des Hodentumors für den Paediater keine wesentliche Bedeutung. Das Referat von Ibach und Weißbach (Remscheid und Bonn) faßt die Argumente für eine Frühtherapie des Hodenhochstandes zusammen und stellt eigene Experimente bei Hunden vor. Für den Kinderarzt sind dabei die Beobachtungen über experimentellen einseitigen Kryptorchismus und die sich daraus ergebenden Veränderungen am „gesunden", descendierten Hoden von Interesse. Bei einem Teil der operierten Hunde wird die am richtigen Ort sitzende Gonade durch den zurückverlagerten Hoden geschädigt, die Experimente von SHIRAI werden also bestätigt. Die Referate sind alle übersichtlich und sehr instruktiv. Sie bieten für den, der sich über die Physiologie und Pathophysiologie der Hodenfunktion informieren möchte eine aktuelle Informationsquelle. Zur Frage der Frühbehandlung des Hodenhochstandes werden über das oben Erwähnte hinaus keine weiteren wesentlichen neuen Erkenntnisse vermittelt. Der sich speziell mit der paediatrischen Endokrinologie beschäftigende Kinderarzt wird sich für dieses Buch interessieren.

W. Blunck (Hamburg)

Tagesgeschichte, Personalia

Die Johann-Lukas-Schönlein-Stiftung gibt die Ausschreibung des *Johann-Lukas-Schönlein-Preises 1980* zur Förderung der klinischen Forschung auf dem Gebiet chronischer Blutungskrankheiten – insbesondere der Hämophilie – bekannt. Wissenschaftlich hochqualifizierte Arbeiten können in dreifacher Ausfertigung bis zum 1. Mai 1981 an den Vorsitzenden des Kuratoriums der Stiftung eingereicht werden: Prof. Dr. G. Landbeck, Universitäts-Kinderklinik Hamburg, Abteilung für Hämatologie und Onkologie, Martinistraße 52, D-2000 Hamburg 20.

Prof. Dr. H. *Ewerbeck* (Köln) wurde von der Ungarischen Gesellschaft für Kinderheilkunde zum Ehrenmitglied ernannt.

Prof. Dr. K. H. *Schäfer* (Hamburg) ist von der Nordwestdeutschen Gesellschaft für Kinderheilkunde zum Ehrenvorsitzenden ernannt worden.

Prof. Dr. Dr. h.c. J. *Ströder* (Würzburg) erhielt nach fast 32 jähriger Leitung der Universitäts-Kinderklinik Würzburg den Bayerischen Verdienstorden.

Prof. Dr. R. *Gädeke* (Freiburg) ist für seine außerordentlichen Bemühungen um die Kinderunfallverhütung das Bundesverdienstkreuz I. Klasse verliehen worden.

Prof. Dr. H. *Gadner* (Berlin) wurde in Nachfolge von Prof. Dr. P. Krepler zum Ärztlichen Leiter des St. Anna-Kinderspitals, Wien, gewählt.

Für das Fach Kinderheilkunde habilitierten sich Dr. H. H. *Hellwege* (Hamburg) und Dr. H. *Kemperdick* (Düsseldorf).

8.–12.9. – Berlin: 6. Jahreskongreß der Internationalen Gesellschaft für Präventivmedizin. Themen: Perinatale Medizin; Dermopathien; Humangenetik und Praxis.
Auskunft: Prof. Dr. Dr. Gabka, Schloßpark-Klinik, Heubenweg 2a, D-1000 Berlin.

9.–12.9. – Nürnberg: 18. Internationale Jahrestagung der Gesellschaft für Nuclearmedizin.
Auskunft: Prof. Dr. F. Wolf, Institut und Poliklinik für Nuklearmedizin, Universität Erlangen-Nürnberg, Krankenhausstraße 12, D-8500 Erlangen.

22.–26.9. – Bamberg: XVIII. Pädiatrische Fortbildungskurs der Universitäts-Kinderklinik Hamburg. Hauptthemen: Neuropädiatrie, Vorsorge, Notfälle, Nebenwirkungen bei medikamentöser Dauerbehandlung, Infektionskrankheiten, Harnwegsinfektion und Reflux.
Anmeldung und Auskunft: Frau Brüning, Universitäts-Kinderklinik, Martinistraße 52, D-2000 Hamburg 20, Tel. 040-468 2702.

3.–5.10. – Stuttgart: XXVI. Jahrestagung über Zytoplasmatische Therapie und Methoden der Serum-Desensibilisierung. Thema: Organotherapie; Molekularbiologische Methoden in der Medizin; Desensibilisierungsmethoden.
Auskunft: Dr. H. Porcher, Brunnwiesenstraße 21, D-7302 Ostfildern 1/Ruit.

11.–17.10. – Lübeck: 9. Norddeutsche Psychotherapietage. Leitthema: Die gestörte Beziehung – Gründe, Folgen, ärzliche Hilfen.
Auskunft: Tagungsbüro der Norddeutschen Psychotherapietage, Postfach 3045, D-2400 Lübeck 111.

15.–19.10. – Acapulco/Mexiko: V. Welt Symposium über Pädiatrische Chirurgie.
Auskunft: Insurgentes Sur 3700, Mexico 22, D.F., Mexico City, 573-53-48.

17.–19.10. – Basel: 6. Jahrestagung der Gesellschaft für Neuropädiatrie. Hauptthemen: Myopathien; cerebrovasculäre Krankheiten.
Auskunft: Priv.-Doz. Dr. H.R. Hirt, Universitäts-Kinderklinik Basel, Postfach, CH-4005 Basel.

16.–19.10. – Bad Hofgastein/Österreich: 18. Jahrestagung der Österreichischen Gesellschaft für Kinderheilkunde. Hauptthemen: Humangenetik; Atemstörungen im Kindesalter; Der chronische Bauchschmerz (Gemeinsam mit der Österreichischen Gesellschaft für Kinderchirurgie).
Auskunft: Sekretariat der Österreichischen Gesellschaft für Kinderheilkunde, Krankenhaus der Barmherzigen Schwestern, Langgasse 16, A-1010 Linz.

17.–18.10. – Münster: 17. Tagung der Gesellschaft für Pädiatrische Radiologie. Themen: Fehldiagnose und Befundvalidität; Röntgenologie der Hals-Nasen-Ohren-Region.
Auskunft: Prof. Dr. H.-J. v. Lengerke, Kinderklinik der Westfälischen Wilhelms-Universität, Robert-Koch-Straße 31, D-4400 Münster.

20.–25.10. – Bern: Fortbildungskurs der Schweizerischen Gesellschaft für Pädiatrie.
Auskunft: Dr. R. Kraemer, Universitäts-Kinderklinik, Inselspital Bern, CH-3010 Bern.

6.–8.11. – Berlin: Jahrestagung der Deutschen Sektion der Internationalen Liga gegen Epilepsie. Themen: Psychosoziale Aspekte der Epilepsien; Posttraumatische Epilepsien.
Auskunft: Prof. Dr. Dr. H. Remschmidt, Abteilung für Psychiatrie und Neurologie des Kindes- und Jugendalters, Freie Universität Berlin, Platanenallee 23, D-1000 Berlin 19.

14.–15.11. – Basel: Jahrestagung der Arbeitsgemeinschaft für Pädiatrische Nephrologie. Themen: Tupulopathien; Nierentransplantat-Abstoßung.
Auskunft: PD Dr. F. Egli, Universitäts-Kinderklinik, Römergasse 8, CH-4005 Basel.

26.–28.11. – Neuherberg bei München: Das Institut für Strahlenhygiene des Bundesgesundheitsamtes veranstaltet gemeinsam mit der Gesellschaft für Strahlen- und Umweltforschung und der Strahlenbiologischen Arbeitsgemeinschaft der Deutschen Röntgen-Gesellschaft vom 26. bis 28. November 1980 in Neuherberg bei München ein Internationales Symposium über Entwicklungsstörungen nach pränataler Bestrahlung.
Auskunft: Prof. Dr. H. Kriegel, Abteilung für Nuklearbiologie, Institut für Biologie der GSF, Ingolstädter Landstraße 1, D-8042 Neuherberg.

1981   **Tagungskalender**

26.2.–1.3. – Miami Beach/Florida: VIII. Pediatric Dermatology Seminar.
Auskunft: Guinter Kahn, M.D. 16800 N.W., 2nd Ave., Miami, Florida 33169, USA.

20.–21.3. – München: 1. Europäisches Symposium für Gynäkologie des Kindes- und Jugendalters. Themen: Intrauterine Entwicklung der weiblichen Geschlechtsorgane; Störungen der Geschlechtsdifferenzierung und ihre Behandlung; Blutungsstörungen; Kindheit und Adoleszenz.
Auskunft: Prof. Dr. K. Richter, Universität München, Marchioninistraße 15, D-8000 München 70.

22.–23.9. – Bern: 10. Tagung der European Working Group for Cystic Fibrosis (EWGCF).
Auskunft: Dr. R. Kraemer, Universitäts-Kinderklinik, Inselspital, CH-3010 Bern.

18.–30.9. – Zadar: 2. Jugoslawisches Symposium der Gesellschaft Jugoslawischer Ophthalmologen und der Ophthalmologischen Sektion der Medizinischen Gesellschaft Kroatiens. Thema: Ambliopie und Strabismus.
Auskunft: Prim. Dr. Bogomir Smekinić, Medicinski centar, I.G. Kovàcića 1, 57000 Zadar, Jugoslawien.

24.–26.9. – Bern: Tagung der European Paediatric Research Societies. Beteiligt sind: European Society for Paediatric Research (ESPR); European Society for Paediatric Gastroenterology and Nutrition (ASPGN); European Society for Paediatric Hematology and Immunology (ESPHI); European Paediatric Respiratory Society (EPRS).
Auskunft: Prof. N. Herschkowitz, Universitäts-Kinderklinik, Inselspital, CH-3010 Bern.

1982   **Tagungskalender**

24.–30.7. – Dublin (U.K.): 10. Internationaler Kongreß der International Association for Child and Adolescent Psychiatry and Allied Proffessions.
Auskunft: Lionel Hersov. M.D., The Maudsley Hospital, Denmark Hill, London SE5 8AZ, United Kingdom.

Für den Textteil verantwortlich: Prof. Dr. H. Ewerbeck, Kinderkrankenhaus der Stadt Köln, Amsterdamer Straße 59, D-5000 Köln 60, und Prof. Dr. K. H. Schäfer, Universitäts-Kinderklinik und Poliklinik, Martinistraße 52, D-2000 Hamburg – Für den Anzeigenteil: L. Siegel, W. Pehla, Kurfürstendamm 237, D-1000 Berlin 15, Fernsprecher (030) 8821031. Telex: 01-85411.
Springer-Verlag Berlin, Heidelberg, New York.   Druck: Brühlsche Universitätsdruckerei, Gießen.   Printed in Germany.   © by Springer-Verlag Berlin, Heidelberg 1980.
Das Heft enthält eine Beilage der Behringwerke AG, Frankfurt/Main.

Das Kawasaki-Syndrom

Vor 13 Jahren wurde von T. Kawasaki zum erstenmal über ein neues Syndrom, das mukokutane Lymphknotensyndrom, berichtet, das in Japan um sich griff, so daß 1970 vom japanischen Gesundheitsministerium ein Forschungskomitee gegründet wurde. Inzwischen sind 18000 Erkrankungsfälle in Japan registriert, wovon 80% Kinder unter 5 Jahren betrafen, davon wieder die Hälfte unter 2 Jahren. Die Krankheit wurde in den letzten Jahren zunehmend auch in den Staaten, in Kanada, in Australien und in Europa beobachtet und wird auch im Bundesgebiet sicher häufiger diagnostiziert werden, wenn ihre Symptome bekannter werden:

- Unerklärliches Fieber über mindestens 5 Tage.
- Conjunctivitis.
- Entzündliche Rötungen des Rachens, Himbeerzunge, auffallend rote, rissige Lippen.
- Starke Schwellung der zervikalen und nuchalen Lymphknoten.
- Polymorphes Exanthem, vor allem am Stamm.
- Auffällige Rötung der Handinnenflächen und Fußsohlen mit Ödem und späterer Schuppung, vor allem der Fingerspitzen.
- Leukozytose mit Linksverschiebung, BKS-Beschleunigung.

Die Diagnose ist wichtig, weil bis zu 1% der Patienten an akutem Herzversagen infolge Periarteriitis nodosa im Coronarbereich mit Aneurysmenbildung sterben können. Die Coronarveränderungen lassen sich später bei 10–20% der Fälle noch kardioangiographisch nachweisen und können auch an anderen Gefäßgebieten auftreten.

Die Pathogenese ist noch völlig unbekannt, so daß sich die Therapie auf symptomatische Behandlung, wie Salicylate in relativ hoher Dosierung über lange Zeit und in schweren Fällen über vier Wochen Corticoide beschränken muß.

Die zunehmende Kenntnis dieses Krankheitsbildes wird dazu führen, daß in Zukunft mancher Scharlach ohne Streptokokken, manches eigentümliche „Arzneimittelexanthem" und manche atypische Masern richtiger diagnostiziert werden, was im Hinblick auf die drohenden Komplikationen von großer Bedeutung ist.

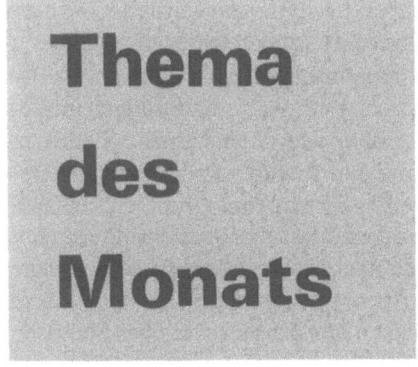

Thema
des
Monats

Monatsschr. Kinderheilkd. 128, 577 (1980) © Springer-Verlag 1980

Das mukokutane Lymphknotensyndrom (MCLS)*

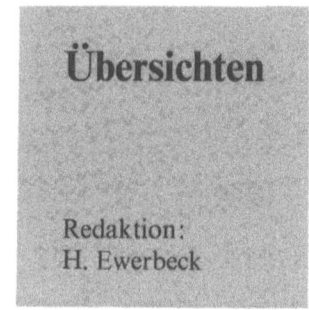

Übersichten

Redaktion:
H. Ewerbeck

T. Kawasaki

Department of Pediatrics, Japanese Red Cross Medical Center, Tokyo

Die Ätiologie des MCLS ist nach wie vor nicht bekannt. Betroffen werden vorwiegend Kleinkinder und Kinder bis zu 5 Jahren.

Seit der Erstveröffentlichung über das MCLS 1967 wurde die Erkrankung zunehmend bekannt und beachtet. 1970 wurde durch das Japanische Gesundheitsministerium ein Forschungskomitee gegründet zur Erforschung der Epidemiologie, Pathologie, Ätiologie und der Klinik des MCLS.

Entsprechend den diagnostischen Richtlinien für das MCLS, welche von dem Forschungskomitee erarbeitet wurden, lassen sich die Symptome in zwei Kategorien einordnen, und zwar A. in Hauptsymptome und B. in wichtige zusätzliche Symptome.

A. Zu den Hauptsymptomen gehören

1. Fieber unbekannter Ätiologie, welches länger als 5 Tage anhält.

2. Beidseitige Konjunktivitis mit Erweiterung der Konjunktivalgefäße.

3. Veränderungen im Bereich der Lippen und der Mundhöhle

   a) trockene, hochrote und rissige Lippen,
   b) Erdbeerzunge,
   c) diffuse Rötung der oralen und pharyngealen Schleimhaut ohne Aphthen und ohne Beläge.

4. Veränderungen an den peripheren Extremitäten

   a) Rötung der Handinnenflächen und der Fußsohle (Initialstadium),
   b) induratives Ödem,
   c) membranöse Schuppung, vorwiegend der Fingerspitzen (im Rückbildungsstadium).

5. Polymorphes Exanthem des Stammes ohne Bläschen oder Krusten.

6. Nicht eitrige Schwellung der Cervikallymphknoten mit einem Durchmesser über 1,5 cm.

---

* Nach einer Podiumsdiskussion auf der 76. Tagung der Deutschen Gesellschaft für Kinderheilkunde 1979 in Karlsruhe (Moderator: H.-J. Cremer, Heilbronn)

B. Weitere wichtige Symptome

Karditis (vorwiegend Myokarditis und Perikarditis);
Beteiligung der Koronararterien (Aneurysmen, Stenosen usw.);
Diarrhoen;
Gelenkschmerzen;
Proteinurie und Leukozyturie;
Blutbildveränderungen (Leukozytose mit Linksverschiebung, leichte Anämie);
BKS-Erhöhung;
CRP positiv;
Erhöhung des Alpha-2-Globulins;
Thrombozytose;
Antistreptolysin-Titer negativ.

Weiterhin finden sich als gelegentliche Begleitsymptome eine aseptische Meningitis, ein leichter Ikterus mit einer mäßigen Erhöhung der Transaminasen sowie eine Vergrößerung der Gallenblase.

Für die Diagnosestellung eines MCLS wird das Vorliegen von wenigstens fünf der sechs oben erwähnten Hauptsymptome gefordert.

Derzeit tritt das MCLS in ganz Japan auf, wobei die Fallzahlen von Jahr zu Jahr zunehmen. Zum derzeitigen Zeitpunkt sind über 18 000 Erkrankungsfälle in Japan registriert. 80% davon betrafen Kinder unter 5 Jahren, 50% Kinder unter 2 Jahren.

Obwohl die Prognose der Erkrankung im allgemeinen gut ist, verstarben doch zwischen 0,5–1% der Patienten an plötzlichem Herzversagen. Bei Autopsien fanden sich dann Veränderungen wie bei der infantilen Periarteriitis nodosa (IPN) mit Koronarthrombosen und Aneurysmen.

Bei über 500 überlebenden Patienten wurden Koronarangiographien durchgeführt zu verschiedenen Stadien der Erkrankung und in unterschiedlichen Zentren. In 10–20% der Fälle fanden sich abnorme Veränderungen im Bereich der Koronararterien, wie Aneurysmen, Stenosen, abnormer Schlängelung und Wandveränderungen im Bereich der Arterien. Durch Serien-Angiographien ließ sich eine Rückbildungstendenz der Koronarveränderungen nachweisen. Es wurde auch über anderweitige arterielle Veränderungen, wie Aneurysmen im Bereich der Arteria brachialis, iliaca und auch der Aorta sowie über Stenosen von Gefäßen der Retina und von Zerebralarterien berichtet. Es ist möglich, daß das Krankheitsbild des mukokutanen Lymphknotensyndroms und der infantilen Periarteriitis nodosa (IPN), welche pathologisch eine Einheit darstellen, identisch ist. Wenn dies zutrifft, dann ist zu erwarten, daß ein Klärung der Ätiologie und Pathogenese des MCLS beiträgt zum Verständnis der IPN und anderen damit verwandten Krankheitsbildern.

Auch außerhalb Japans wurde in zunehmendem Ausmaß über Erkrankungsfälle an MCLS berichtet, aus Korea, Hawaii, Amerika, Kanada, Europa, Australien und anderen Teilen der Welt.

Mit der Zunahme des Wissens über diese Erkrankung wird auch die Häufigkeit der Erkennung dieses Krankheitsbildes in vielen Ländern zunehmen, wobei man zu der Erkenntnis kommen wird, daß es sich hier um ein wichtiges Krankheitsbild des frühen Kindes- und Kleinkindesalters handelt.

Dr. T. Kawasaki
Department of Pediatrics
Japanese Red Cross Medical Center
4-1-22 Hiroo Shibuja Ku
Tokyo/Japan

Koronarangiographie beim MCLS

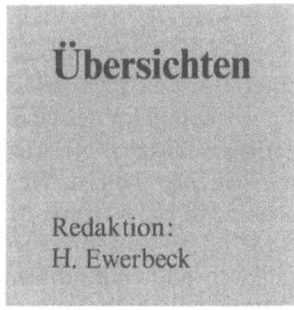

Übersichten

Redaktion:
H. Ewerbeck

K. Bühlmeyer

Klinik für Herz- und Kreislauferkrankungen, Deutsches Herzzentrum, München

Die Darstellung der Koronararterien ist heute in der Kardiologie eine der am häufigsten angewandten invasiven Routinemethoden. Demgegenüber ist die Anwendung der Methode in der Kinderkardiologie vergleichsweise selten indiziert. Wir können uns jedoch die Erfahrungen, die unsere kardiologischen Kollegen durch die große Zahl der Untersuchungen erworben haben, zunutze machen und mit gewissen Einschränkungen die Probleme der Untersuchung auch auf das Kindesalter übertragen und so das Risiko der Untersuchung auch in dieser Altersstufe abschätzen.

Bereits 1945 wurde über erste Koronarographien berichtet. Damals wurde Kontrastmittel ausschließlich in die Aortenwurzel injiziert. Im Laufe der Jahre wurden die Verfahren fortentwickelt und besonders in den 60er Jahren perfektioniert. Prinzipiell stehen heute zwei Möglichkeiten der Darstellung der Koronararterien zur Verfügung. Einmal die Injektion des Kontrastmittels in die Aortenwurzel und die Beobachtung dessen Abstroms in die Koronararterien auf sich daran anschließenden Filmaufnahmen und zum zweiten die selektive Sondierung der Koronararterien mit nachfolgender gezielter Injektion in die einzelnen Arterien.

1. Technik

Bei der selektiven Darstellung ergeben sich wieder *zwei Möglichkeiten,* nämlich einmal den Katheter vom Arm aus einzuführen, es ist dies die sogenannte Sones-Technik, und die andere, die Einführung eines vorgeformten Katheters von der Arteria femoralis aus, die sogenannte Judkins-Technik. Für kleinere Kinder wird die Sondierung von der Arteria brachialis aus wohl meist entfallen und man wird die Koronardarstellung von der Aortenwurzel oder nach Judkins von der Arteria femoralis aus bevorzugen. Erleichtert wird das Vorgehen durch vorgeformte Katheter, die allerdings nur in relativ großen Stärken erhältlich sind. Welchem der beiden Verfahren man den Vorzug geben soll, wird sich im wesentlichen aus technischen Gesichtspunkten ergeben. Jedenfalls ist es nicht so, daß man eine der beiden Methoden prinzipiell als die risikoärmere ansehen kann. Entscheidend für das Ergebnis der Untersuchung ist die Kontrastmitteldichte in den darzustellenden Gefäßabschnitten, das heißt, um optimale Bildqualität und damit Aussagekraft zu erhalten, muß ein bestimmter Minimumkontrast im Koronargefäß gefordert werden. Wenn nun diese Kontrastmittelmenge dadurch erreicht wird, daß man in die Aortenwurzel injiziert, so ist eine relativ große Kontrastmittelmenge erforderlich und es werden, was auch nicht als günstig anzusehen ist, simultan beide Koronararterien gefüllt. Sicher erfolgt der Kontrastmittelabstrom und somit das Auswaschen etwas leichter, so daß sich hieraus eine etwas geringere Patientengefährdung ergeben könnte, auch besteht kein Zweifel, daß die Manipulation des Katheters einfacher ist. Demgegen-

über bietet die selektive Injektion erhebliche Vorteile. Im wesentlichen bestehen sie darin, daß keinerlei Überlagerungseffekte gegeben sind. Es sind weiterhin nur ganz geringe Kontrastmittelmengen zur Injektion erforderlich, woraus sich die Möglichkeit ergibt, wiederholte Kontrastmittelinjektionen durchzuführen und Aufnahmen in verschiedenen Ebenen anzufertigen. Zur Darstellung anatomischer Details und Veränderungen an den Koronararterien ist diese Möglichkeit von ganz besonderer Bedeutung. Allerdings ist die Handhabung des Katheters schwieriger, und es müssen eine Reihe von Vorsichtsmaßnahmen ergriffen werden, so zum Beispiel darf es nie zu einer vollständigen Okklusion des Koronarostiums kommen. Der Gewinn der besseren Detailerkennbarkeit ist aber so wesentlich, daß wir, wenn möglich, dieses Vorgehen bevorzugen. Beiden Methoden gemeinsam ist, daß der Katheter durch eine Arterie vorgeschoben werden muß und mit Komplikationen an der Einführungsstelle zu rechnen ist, wegen der Kleinheit der Verhältnisse bei Kindern noch mehr als im Erwachsenenalter.

2. Komplikationen

Abbildung 1 zeigt die Aufstellung der *Komplikationen* in der Cleveland-Clinic, wo nach der Methode von Sones gearbeitet wird, bei 52000 Koronarangiographien. Es handelt sich um eine der erfahrensten Gruppen. Das Risiko der Methode hinsichtlich der Letalität wird mit 0,07% angegeben. Da im Kindesalter Komplikationen, die durch Koronarsklerose mit Atheromen und ähnlichen Prozessen bedingt sind, weitgehend wegfallen dürften, konzentriert sich die Komplikation der Untersuchung noch mehr auf *arterielle Verschlüsse,* die auch in dem Kollektiv hier mit 2,79% an der Spitze stehen. Der *Prozentsatz* muß also *im Kindesalter höher* angenommen werden.

In den letzten Jahren haben wir trotz der relativ seltenen Indikation zur Koronarographie im Kindesalter mit einigen hundert Koronardarstellungen Erfahrungen sam-

Tabelle 1. Komplikationsrate bei 52953 transbrachialen Koronarographien, Cleveland Clinic. (Aus Lichtlen, Koronarographie)

Komplikation	*n*	%
Todesfälle	39	0,07
Herzinfarkte	16	0,03
Kammerflimmern	432	0,82
Dissektionen (4 RKA, 3 RIVA)	7	0,013
Koronare Embolien	2	0,004
Cerebrale Embolien	4	0,008
Perforationen des linken Ventrikels	4	0,008
Verschlüsse der A. brachialis	1482	2,79
AV-Fisteln der A. brachialis	2	0,004
Verletzungen des Nervus medianus	7	0,013

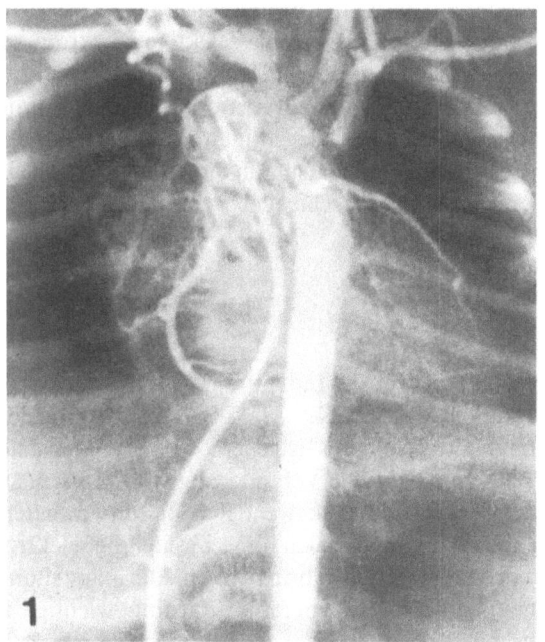

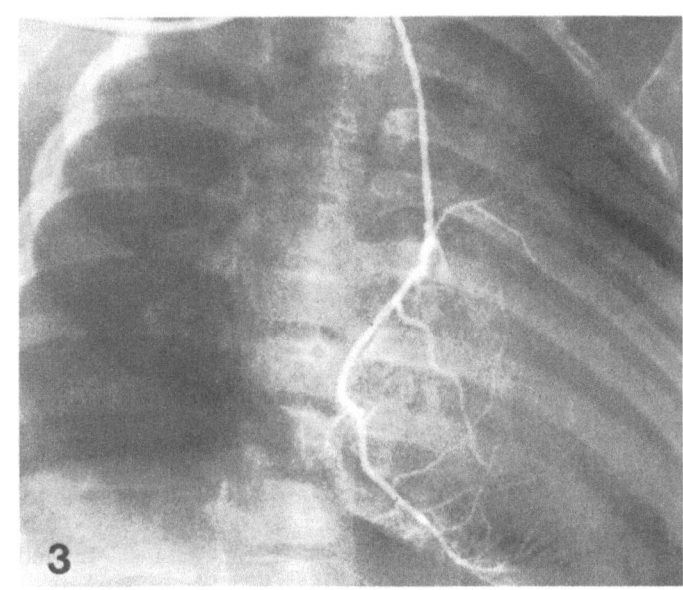

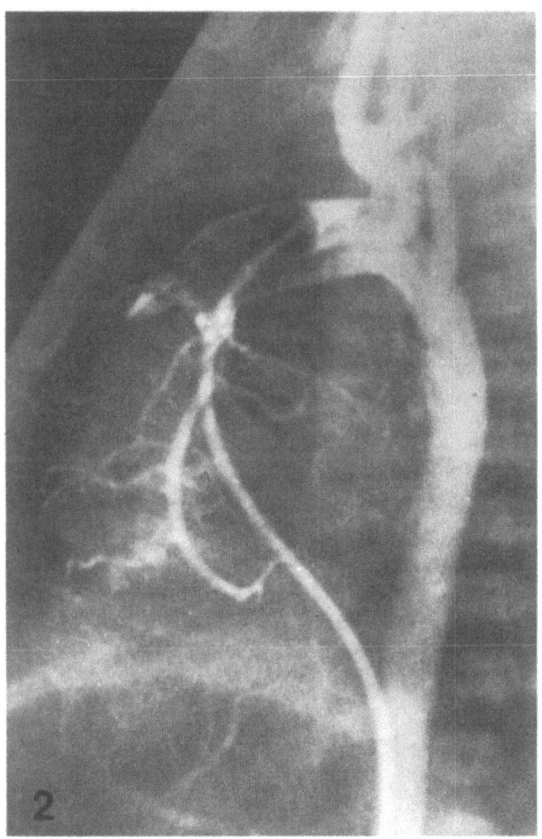

Abb. 1. Aortenwurzelinjektion zur Darstellung der Koronarien mit Hilfe eines Ballon-Katheters bei Transposition der großen Gefäße

Abb. 2. Dieselbe Aorteninjektion wie Abbildung 1 im seitlichen Strahlengang. Der CO_2-gefüllte Ballon ist gut zu erkennen

Abb. 3. Selektive Koronarographie bei einem Säugling

meln können, wobei es sich im wesentlichen um Aortenwurzelinjektionen handelt.

3. Indikation

Die Indikation zu dieser Untersuchung war in der überwiegenden Zahl der Fälle die Darstellung der Koronararterien bei komplexen Herzfehlern, um Anomalien in deren Verlauf zu erkennen und diese Anomalie für die geplante Operation zu wissen.

Auch Reoperationen können eine Indikation zur Koronardarstellung geben, da in dem verschwielten Gewebe es oft schwierig ist, die Koronaräste zu erkennen und durch vorherige Darstellung der Gefäße die Gefahr der Verletzung der Koronarien verringert werden kann.

Eine andere, wesentlich seltenere Indikation ist die Feststellung von Koronarabgangsanomalien wie etwa dem Fehlabgang der linken Arteria coronaria aus der Arteria pulmonalis.

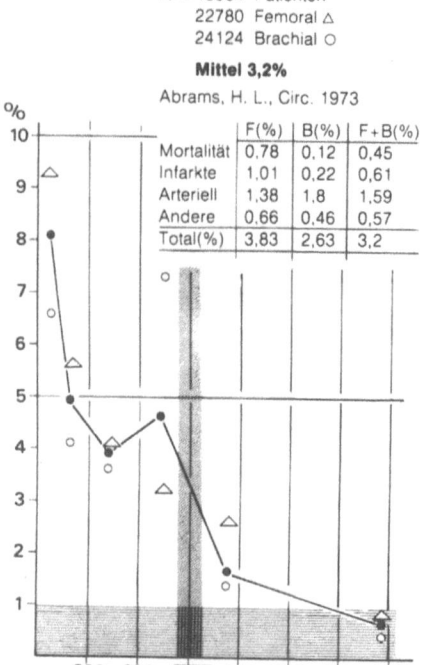

N = 46904 Patienten
22780 Femoral △
24124 Brachial ○

Mittel 3,2%

Abrams, H. L., Circ. 1973

	F(%)	B(%)	F+B(%)
Mortalität	0,78	0,12	0,45
Infarkte	1,01	0,22	0,61
Arteriell	1,38	1,8	1,59
Andere	0,66	0,46	0,57
Total(%)	3,83	2,63	3,2

Abb. 4. Komplikationshäufigkeit nach Koronarographie in Relation zu Zahl der Untersuchungen pro Jahr und pro Labor (Aus Lichtlen, Koronarographie)

4. Eigene Methodik

Im wesentlichen ist unser derzeitiges Vorgehen folgendes: Von der Arteria femoralis aus wird, falls nur eine Übersicht über die anatomische Situation des Koronarsystems gewonnen werden soll, ein Angiographiekatheter mit einem Ballon eingeführt. Nach Placierung in der Aortenwurzel wird der Ballon teilweise aufgeblasen, um den Kontrastmittelabstrom in verstärktem Maße in die Koronarien zu lenken (Abb. 2). Wird die Untersuchung zur Darstellung anatomischer Veränderungen, zum Beispiel

Stenosen oder als Basis für koronarchirurgische Eingriffe durchgeführt, so fordern wir eine selektive Injektion soweit irgend möglich in verschiedenen Strahlengängen. Auch hier werden der Katheter über die Arteria femoralis eingeführt und unter Berücksichtigung der aus der Kardiologie bekannten Vorsichtsmaßnahmen mehrere selektive Injektionen in verschiedenen Strahlenrichtungen durchgeführt (Abb. 3).

5. Indikation beim MCLS

So ergibt sich auch für die Indikationsstellung der Koronarangiographie beim Kawasaki-Syndrom folgende Überlegung: „was soll aus welchem Grund dargestellt werden". Aneurysmatische Veränderungen lassen sich sicher auch mit der von uns verwendeten Ballon-Katheter-Methode darstellen, wenn auch ohne Zweifel die selektive Injektion bessere Ergebnisse bringt. Wenn die Darstellung dieser Aneurysmen für die Therapie unbedingt wichtig ist, dann würde man nicht zögern, diese durchzuführen. Sollen im späteren Verlauf etwa Engstellen dargestellt werden, so wird man doch auf selektive Darstellung zurückgreifen. Auch hierfür besteht im Kleinkindesalter die Möglichkeit und entspricht das Risiko, über das keine genauen Zahlen vorhanden sind, etwa dem Risiko im Erwachsenenalter. Abbildung 4 stellt die Komplikationsrate nach Koronarangiographie in Relation zur Anzahl der Untersuchungen pro Jahr und Labor dar. Hieraus wird deutlich, daß diese Untersuchung nur in einer Abteilung durchgeführt werden sollte, in der sie einen Routineeingriff darstellt.

Prof. Dr. K. Bühlmeyer
Klinik für Herz- und Kreislauferkrankungen
Deutsches Herzzentrum
Lothstraße 11
D-8000 München 2

Klinische Beobachtungen über die Herzbeteiligung beim mukokutanen Lymphknotensyndrom (Kawasaki-Syndrom)

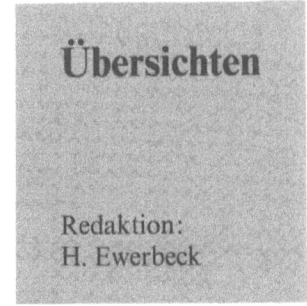

Übersichten

Redaktion:
H. Ewerbeck

Chr. Urban

Universitäts-Kinderklinik, Graz

Von insgesamt acht Patienten mit mukokutanem Lymphknotensyndrom, die wir seit Oktober 1978 beobachten konnten, wurden vier einer Koronararteriendarstellung mittels Kontrastmittelinjektion in den Bulbus aortae unterzogen. Ein fünfter Patient, bei dem diese Untersuchung geplant war, verstarb kurz zuvor an einem ausgedehnten Myokardinfarkt; bei zwei weiteren Patienten, die klinisch und im EKG keine Herzbeteiligung aufwiesen, wurde diese Untersuchung nicht durchgeführt – bei einem erst vor 3 Tagen aufgenommenen 6 Monate alten Säugling mit anteroseptalen Myokardinfarkt im Zwischenstadium, steht diese Untersuchung noch bevor (Tabelle 1).

Bei den bis jetzt koronarangiographierten Patienten handelte es sich um vier Knaben: Der erste, ein 20 Monate alter Knabe mit unauffälligen EKG-Befunden, wies auch angiographisch keine Veränderungen an den Herzkranzgefäßen auf, ebenso der zweite Patient, ein 11 Monate alter Säugling mit grenzwertiger AV-Überleitung im EKG, sowie ein 4½jähriger Knabe mit unauffälligem EKG, aber Sinusbradykardie von 50/min bei Fieber über 40 °C.

Beim vierten Patienten deckte die Koronarangiographie massive Veränderungen auf. Es handelte sich um einen 3½jährigen Knaben, der 6 Tage vor der Aufnahme mit Fieber bis 39 °C, Schmerzen bei Kopfbewegungen, Bauchschmerzen, Erbrechen und Durchfällen erkrankt war. Eine antibiotische Behandlung konnte das Fieber nicht senken und es kam im weiteren Verlauf zu einem generalisierten Exanthem, besonders an beiden Handflächen und Fußsohlen und mit besonderer Bevorzugung der Fingersptzen, Konjunktivitis, trockenen und erodierten Lippen (Abb. 1), Enanthem des Rachens mit „Himbeerzunge" (Abb. 2); im weiteren Verlauf typische subunguale Desquamation der Haut an den Fingerspitzen (Abb. 3).

Im EKG fanden sich am Beginn konkav angehobene ST-Strecken und biphasische T-Zacken als Ausdruck einer Innenschichtschädigung. Auskultatorisch war ein dritter Herzton und ein $^3/_6$ Systolikum sowie leises Diastolikum zu hören. Die weiteren EKG-Kontrollen waren unauffällig.

Die Behandlung erfolgte mit Steroiden und Salizylaten. Die in der fünften Woche durchgeführte Koronarangiographie mittels Kontrastmittelinjektion in den Bulbus aortae (Abb. 4) ergab die linke Koronararterie unmittelbar am Abgang von der Aorta extrem dilatiert, außerdem bestand eine massive aneurysmatische Aussackung des

Ramus circumflexus und leichtere aneurysmatische Aussackung und stärkere Schlängelung des Ramus anterior descendens. Im seitlichen Strahlengang (Abb. 5) sieht man, daß auch die rechte Koronararterie in ihrem Anfangsteil gering aneurysmatisch ausgeweitet ist, im weiteren Verlauf zeigt sich eine geringgradige, jedoch deutlich abnorme Schlängelung. Die weitere Behandlung erfolgte mit Aspirin 70 mg/kg/Tag und Dipyridamol 10 mg/kg/Tag.

Nach 6 Monaten ergab die Kontrolle der Koronarangiographie einen im wesentlichen unveränderten Befund. Das Kind war in der Zwischenzeit subjektiv beschwerdefrei.

Der fünfte Patient, ein ebenfalls 3½jähriger Knabe, verstarb kurz vor Durchführung einer Koronarangiographie am 25. Krankheitstag. Bei diesem Patienten war auskultatorisch ein deutlicher Galopprhythmus, bestehend aus Vorhofs- und 3. Herzton, zu hören. Das EKG ergab am 10. Krankheitstag das typische Bild eines ausgedehnten Vorderwand-Spitzeninfarktes im frischen Stadium (Abb. 6) mit deutlichen ST-Hebungen in Abb. I, aVL sowie Ableitung V_2 bis V_5. R-Verlust und reine QS-Komplexe in V_2 bis V_4. Splitterung des QRS-Komplexes in V_5 bis V_6, tiefes Q in I und aVL.

Als Ausdruck der Muskelnekrose war CPK auf 89 U/l erhöht.

Unter Behandlung mit Salizylaten, Digoxin und Prednisolon kam es rasch zur Normalisierung des klinischen Befundes und das EKG am 24. Krankheitstag ergab das Bild eines Vorderwandspitzeninfarktes im Folgestadium

Tabelle 1. Patienten mit mukokutanem Lymphknotensyndrom (Universitäts-Kinderklinik Graz von Oktober 1978 bis September 1979)

Patient	Geschlecht	Alter (Jahre)	EKG	Koronararterienveränderungen	
				Angiographie	Autopsie
1 Z. B.	m	$1^8/_{12}$	–	–	
2 P. A.	m	$1^1/_{12}$	+	–	
3 S. M.	m	$4^6/_{12}$	–	–	
4 H. G.	m	$3^6/_{12}$	+	+++	
				(Ko. n. 6 Mo.: +++)	
5 H. J.	m	$3^6/_{12}$	+++	nicht durchgeführt	+++
6 P. G.	m	$3^6/_{12}$	– +	nicht durchgeführt	
7 M. A.	w	$5^4/_{12}$	–	nicht durchgeführt	
8 K. E.	w	$^6/_{12}$	+++	noch ausständig	

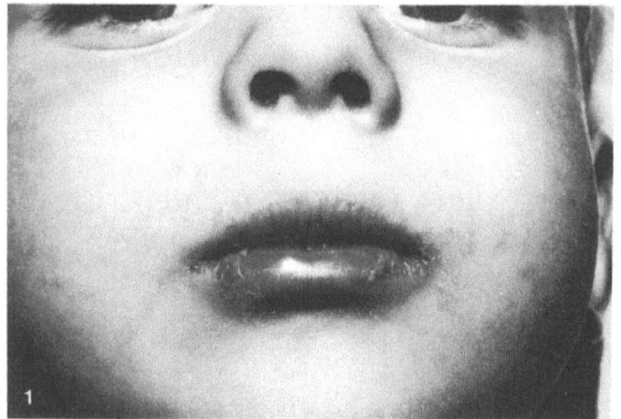

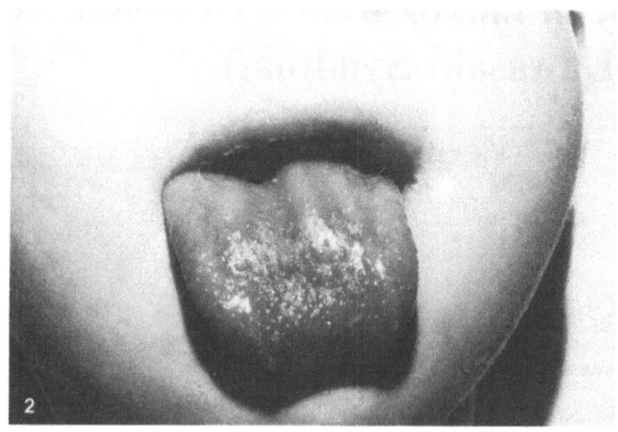

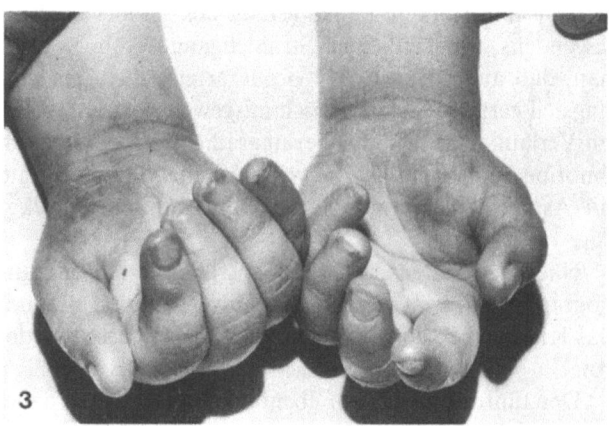

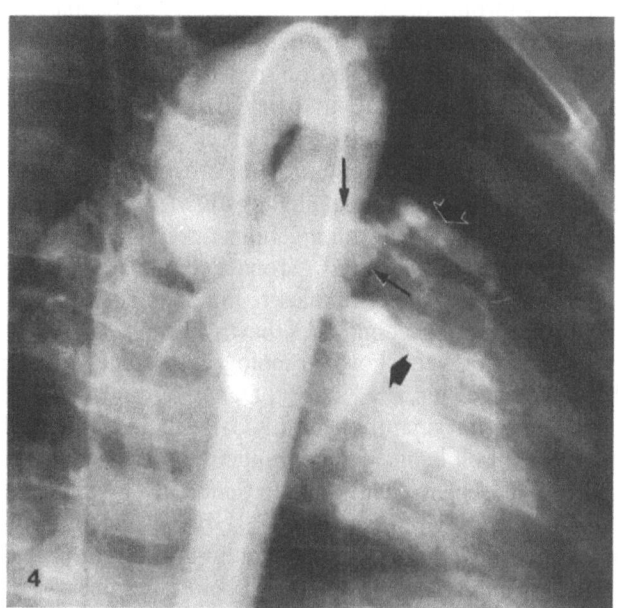

Abb. 1 und 2. Klinik des Patienten H. G. mit mukokutanem Lymphknoten-Syndrom und angiographisch nachgewiesenen Koronararterienaneurysmen. (Aus Urban 1979)

Abb. 3. Klinische Symptomatologie des Patienten H. G. mit mukokutanem Lymphknoten-Syndrom und angiographisch nachgewiesenen Koronararterienaneurysmen

Abb. 4. Aortographie mit Kontrastmittelinjektion in den Bulbus aortae im a-p.Strahlengang. Unmittelbar am Abgang von der Aorta ist die linke Koronararterie extrem dilatiert (dünne Pfeile). Massive aneurysmatische Aussackung des Ramus circumflexus sowie leichtere aneurysmatische Aussackungen und stärkere Schlängelung des Ramus anterior descendens (dicke Pfeile). (Aus Urban 1979)

Abb. 5. Aortographie mit Kontrastmittelinjektion in den Bulbus aortae im seitlichen Strahlengang. Die rechte Koronararterie ist nur in ihrem Anfangsteil gering aneurysmatisch ausgeweitet, im weiteren Verlauf zeigt sich eine geringgradige, jedoch deutlich abnorme Schlängelung (dünner Pfeil). (Aus Urban 1979)

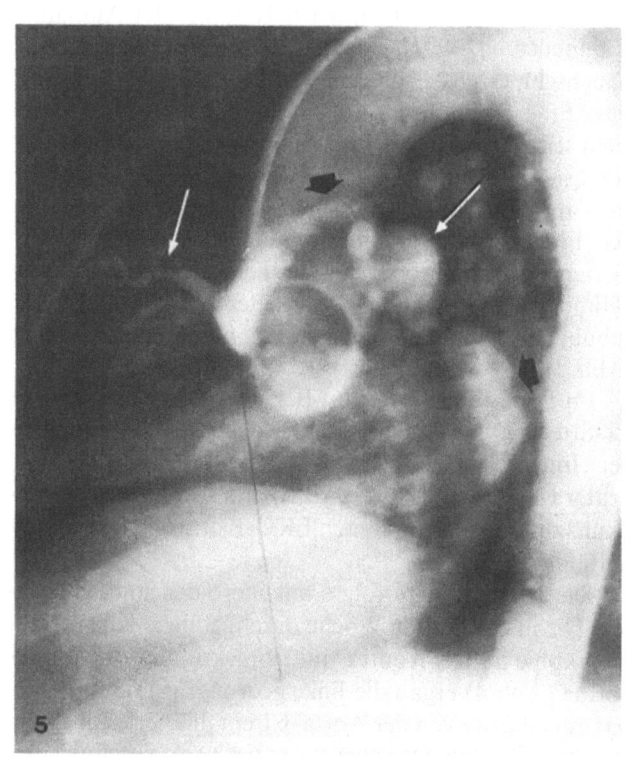

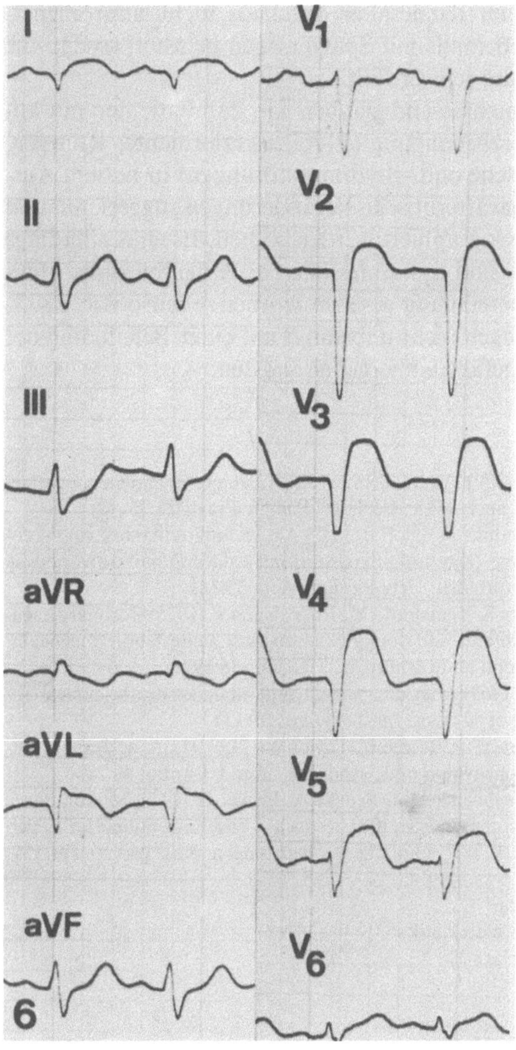

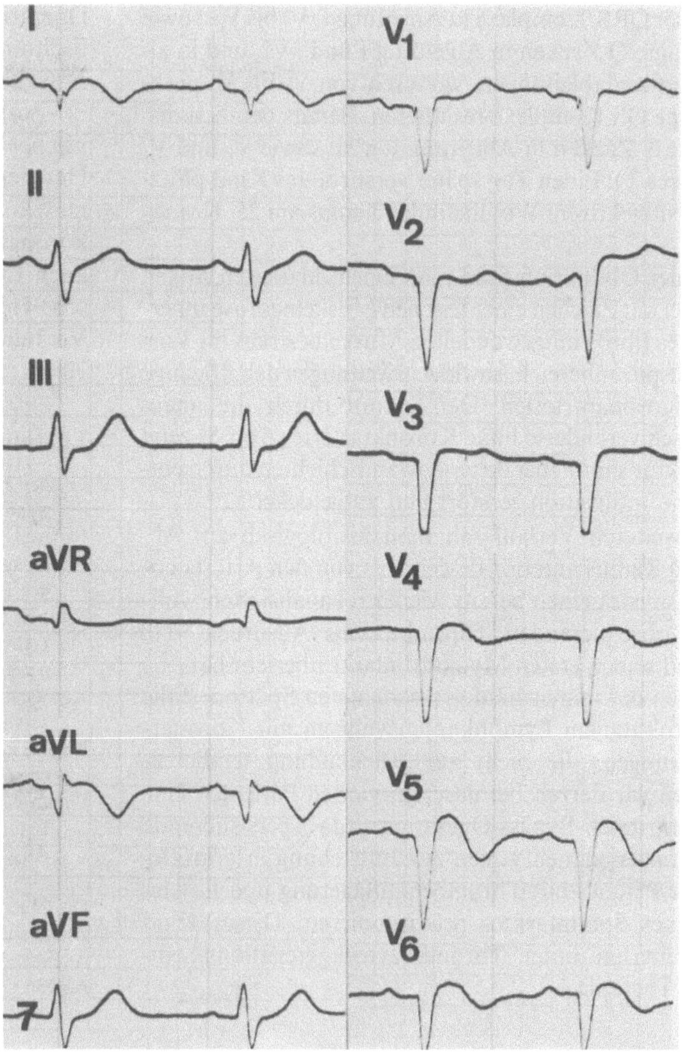

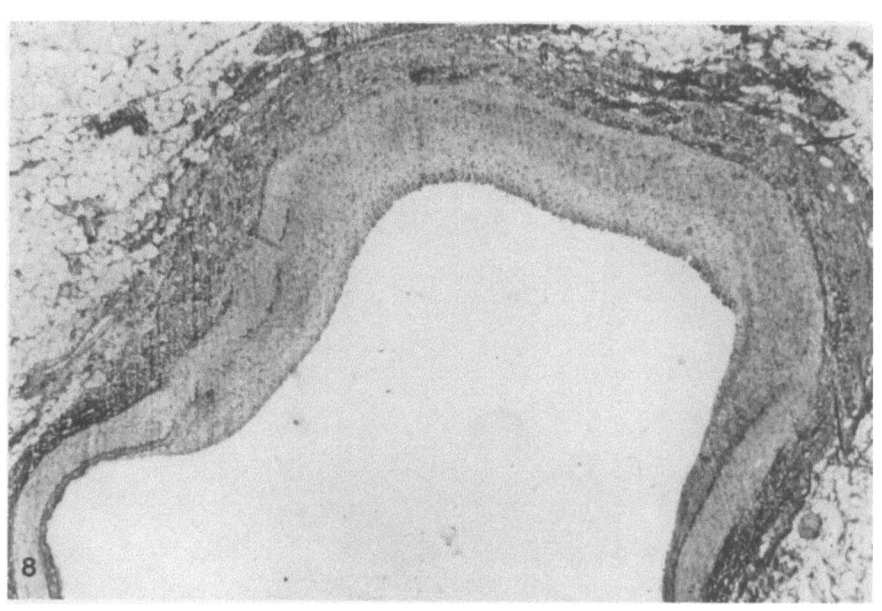

Abb. 6. Typisches Bild eines ausgedehnten Vorderwand-Spitzen-Infarktes im frischen Stadium: deutliche ST-Hebungen in Ableitung I, aVL sowie Ableitung V_2 bis V_5. R-Verlust und reine QS-Komplexe in V_2 bis V_4. Splitterung des QRS-Komplexes in V_5-V_6 deutlich, tiefes Q in I und aVL. (Aus Urban 1979)

Abb. 7. Vorderwand-Spitzeninfarkt im Folgestadium: Die ST-Hebungen bereits geringer ausgeprägt, Splitterung der QRS-Komplexe in I, V_1 bis V_2, sowie ausgeprägte Q-Zacken in I und aVL und in allen Brustwandableitungen, wodurch von V_1 bis V_6 praktisch reine QS-Komplexe resultieren. Bereits deutliche diskordante T-Zacken in I, aVL sowie V_5 und V_6 (koronares T). (Aus Urban 1979)

Abb. 8. Schnitt durch die aneurysmatisch veränderte linke Koronararterie unmittelbar nach dem Abgang aus der Aorta: Im oberen Teil der Abbildung ist die Struktur sämtlicher Arterienwandschichten durch entzündliche Infiltration zerstört und aufgelockert mit Bildung eines Wandaneurysmas, im unteren Teil ist die Struktur der Koronararterie erhalten geblieben. (Mit freundlicher Genehmigung von Herrn Prof. Dr. H. Becker, Pathologisch-Anatomisches Institut der Universität Graz)

(Abb. 7): ST-Hebungen bereits geringer ausgeprägt, Splitterung der QRS-Komplexe in Ableitung I, V_1 bis V_2, sowie ausgeprägte Q-Zacken in Ableitung I und aVL und in allen Brustwandableitungen, wodurch von V_1 bis V_6 praktisch reine QS-Komplexe resultieren. Bereits deutlich diskordante T-Zacken in Ableitung I, aVL sowie V_5 und V_6 (koronares T). Einen Tag später verstirbt das Kind plötzlich aus subjektivem Wohlbefinden heraus am 25. Krankheitstag.

Bei der Obduktion fand man einen dilatierten linken Ventrikel mit Zeichen einer frischen Muskelnekrose innerhalb eines fibrös umgewandelten Muskelbezirkes im Vorderwandspitzenbereich, sowie Ausweitungen der Abgänge beider Koronararterien. Der Schnitt durch die aneurysmatisch veränderte linke Koronararterie (Abb. 8) zeigt die Struktur sämtlicher Arterienwandschichten durch entzündliche Infiltration zerstört und aufgelockert.

Im weiteren Verlauf sah man histologisch am Abgang des Ramus anterior descendens von den Arteria coronaria sinistra einen bereits wieder rekanalisierten, vollständig obstruierenden Thrombus, als Ausdruck, daß das Kind seinen ersten Myokardinfarkt überlebt hat.

Wegen der immer häufiger berichteten Spättodesfälle bei mukokutanem Lymphknotensyndrom mit Koronarveränderungen, die nicht zur Rückbildung tendieren, überlegen wir derzeit bei unserem vierten Patienten eine Koronararterien-Bypass-Operation, da persistierende Koronararterienaneurysmen zur Entstehung arteriosklerotischer Plaques mit Thrombenauflagerung und Entstehung eines Spätinfarktes prädisponieren. Dieses Kind steht weiterhin unter Thrombozytenaggregations-hemmender Therapie.

Andererseits ist auch die Koronararterien-Bypass-Operation im Kindesalter durchaus nicht unproblematisch und ebenfalls mit Spätversagen belastet, so daß die Entscheidung schwer fällt.

Zusammenfassend glauben wir, daß Patienten mit klinischer Herzbeteiligung (EKG, Herzfermente, Röntgen, Herzgeräusche und -rhythmusstörungen) in hohem Ausmaß koronararteriitische Veränderungen suggerieren und koronarangiographiert werden sollten. Es sind allerdings auch Früh- und Spättodesfälle bei Patienten ohne klinische Herzbeteiligung gesehen worden, ebenso wie EKG-Veränderungen nicht unbedingt mit einer Beteiligung der Herzkranzgefäße einhergehen müssen.

Literatur

Cremer HJ (1979) Akutes febriles mukokutanes Lymphadenopathie-Syndrom auch in Deutschland? Pädiatr Praxis 21:75

Fanconi A, Bodmer P, Egloff B (1978) Akutes mukokutanes Lymphknotensyndrom (Kawasaki-Syndrom) mit letaler Periarteriitis nodosa der Kranzarterien. Helv Paediatr Acta 33:135

Kato H, Koike S, Yamamoto M, Ito Y, Yano E (1975) Coronary aneurysm in infants and young children with acute febrile mucocutaneous lymph node syndrome. J Pediatr 86:892

Kawasaki T (1967) Mucocutaneous lymph node syndrome-clinical observation of 50 cases. Jpn J Allergol 16:178

Kegel ST, Dorsey TJ, Rowen M, Taylor WF (1977) Cardiac death in mucocutaneous lymph node syndrome. Am J Cardiol 40:282

Urban Ch, Grubbauer HM, Beitzke A, Becker H (1979) Mukokutanes Lymphknotensyndrom in Österreich – Vier Fälle mit einem letalen Ausgang. 1. Teil: Klinische Beobachtungen. Klin Pädiatr 191:375

Dr. Chr. Urban
Universitäts-Kinderklinik
Auenbruggerplatz 30
A-8036 Graz

Immunreaktionen beim mukokutanen Lymphknotensyndrom (MCLS)

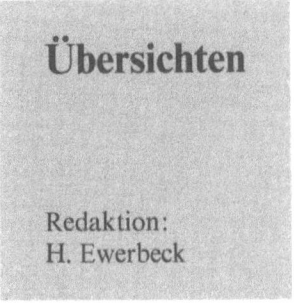

C. H. L. Rieger und R. Nolte

Kinderklinik der Medizinischen Hochschule Hannover

Das pathologisch-anatomische Substrat des mukokutanen Lymphknotensyndroms ist eine *generalisierte Vasculitis*, die in den kleinen Gefäßen – den Arteriolen, Kapillaren und Venolen – beginnt und sich auf die größeren Gefäße, insbesondere die Koronararterien ausbreitet. Gleichzeitig besteht eine *lymphoide Hyperplasie* im Bereich *der cervikalen Lymphknoten*, aber auch im Bereich *der Milz* und *der Mesenteriallymphknoten*.

Gefäßerkrankung unklarer Ätiologie

Das MCLS gehört damit in ein Spektrum von *Gefäßerkrankungen unklarer Ätiologie*, die oft auch klinisch schwer voneinander abtrennbar sind, wie z. B. die Purpura Schönlein-Henoch, die Vasculitis der rheumatoiden Arthritis, des systemischen Lupus Erythematodes oder der Dermatomyositis [1]. Mit der anaphylaktoiden Purpura, aber auch mit anderen Formen der Vasculitis, hat sie gemeinsam, daß es *bisher keinen Test gibt, der die Diagnose beweisen könnte*. Inhalt und Ziel klinisch-immunologischer Untersuchungen bei dieser Erkrankung können daher kurzgefaßt werden (Tabelle 1).

Immunreaktionen als diagnostische Hilfen

Die Suche nach antinukleären Faktoren (ANF) dient im wesentlichen dem Ausschluß eines Lupus Erythematodes oder möglicherweise einer ANF-positiven Form der rheumatoiden Arthritis. Ein positiver Coombs-Test ist für die Anämie des SLE typisch. Die üblichen Veränderungen der Immunglobuline sind in Tabelle 1 gezeigt. Sie haben auf Grund ihrer Variabilität nur wenig Aussagekraft.

Ein erniedrigtes Serumkomplement schließt eine rheumatoide Arthritis aus, ist jedoch kein konstanter Befund beim MCLS und kommt bei Vasculitiden anderer Genese ebenfalls vor.

Sinn der Tabelle soll lediglich sein, einen Überblick über die beschränkten Möglichkeiten immunologischer Diagnostik beim MCLS zu geben. Sie soll keinesfalls von der Tatsache ablenken, daß es beim MCLS neben der rheumatoiden Arthritis und dem Lupus Erythematodes andere differentialdiagnostisch wichtige Erkrankungen gibt, wie Scharlach, Masern, Listeriose oder die bakterielle Sepsis.

Interpretation der immunologischen Veränderungen

Schwieriger als die akute Diagnostik erscheint die Interpretation der wenigen immunologischen Untersuchungen, die bisher unternommen wurden, um zu einem besseren pathophysiologischen Verständnis zu gelangen. Trotz einer großen Zahl von Veröffentlichungen über das MCLS sind systematische Arbeiten über immunologische Mechanismen bisher selten.

Einen Hinweis für den Ablauf einer Typ-I-Reaktion, also einer durch Immunglobulin E vermittelten Reaktion, erbrachten Kusakawa u. Heiner, die während der akuten Phase der Erkrankung sowie während der Rekonvaleszenz Immunglobuline bestimmten. Dabei fand sich *keine konstante Veränderung der Immunglobuline G, A und D. Immunglobulin M* war in der Regel *vermehrt* vorhanden. Der signifikanteste Befund war jedoch eine *regelmäßig* beobachtete *Erhöhung des IgE* auf durchschnittlich 156,9 IE/ml, also etwa das 4fache der Altersnorm während der akuten Phase. Eine solche regelmäßige Erhöhung des Serum-IgE ist äußerst ungewöhnlich für eine akute fieberhafte Erkrankung. Nach Ansicht der Autoren des zitierten Artikels ist das MCLS möglicherweise die einzige derartige Erkrankung, bei der eine IgE-Erhöhung vorkommt [2]

Dazu paßt die Beobachtung von Hirose u. Hamashima, die in den Bezirken der oberflächlichen Hautarterien und Venen beim MCLS vermehrt Mastzellen mit häufiger Degranulation sahen [3]

Ein weiterer Versuch, im Bereich der humoralen Immunität Veränderungen zu finden, betraf die Suche nach *Immunkomplexen*. Yata berichtete 1977 in Tokio über den Nachweis von Immunkomplexen beim MCLS. Die höchsten Konzentrationen fanden sich zwischen dem 20. und 30. Tag der Erkrankung. Bei schweren Erkrankungen fanden sich höhere Konzentrationen als bei leichten Fällen

Tabelle 1. Klinisch-immunologische Befunde beim mukokutanen Lymphknotensyndrom (MCLS), juveniler rheumatoider Arthritis (JRA) und systemischem Lupus Erythematodes (SLE)

Test	Krankheit		
	MCLS	JRA	SLE
Anti-DNA	∅	∅	+
ANF	∅	(+)	+
Coombs-Test	∅	∅	+
Immunglobuline IgM	↑	(↑)	↑
Komplement (CH_{50}, C_3, C_4)	(↓)	↑	↓

Monatsschr. Kinderheilkd. 128, 587–588 (1980) © Springer-Verlag 1980

Übersichten

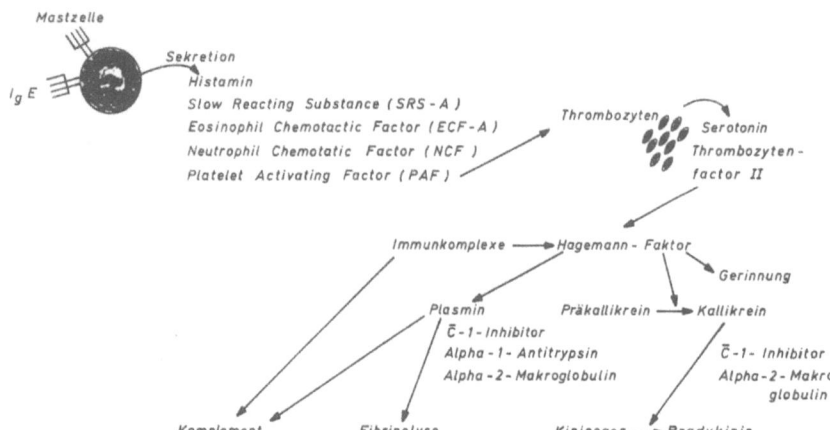

Abb. 1. Synergismen im Entzündungssystem

[4]. Yatas Beobachtung ist zumindest im Einklang mit Einzelberichten, in denen während der akuten Erkrankung der Nachweis von Immunkomplexen berichtet wurde. Die Methoden zum Nachweis solcher Komplexe sind zur Zeit jedoch noch problematisch, und der Nachweis gelingt keineswegs regelmäßig.

Es scheint daher zu früh, vom mukokutanen Lymphknotensyndrom als einer Immunkomplexerkrankung zu sprechen. Obgleich dies im Zusammenhang mit dem Nachweis von Immunkomplexen naheliegend wäre, konnten wir systematische Arbeiten über Veränderungen des Komplementsystems nicht finden. Immerhin wurde eine Erniedrigung der gesamthämolytischen Aktivität des Serums und auch eine Erniedrigung einzelner Komponenten von einigen Autoren berichtet.

Auch bei unseren Patienten fand sich *2mal in 5 Fällen* eine deutliche, in einem Fall eine extreme *Erniedrigung der 4. Komplementkomponente* mit einer *Verminderung der gesamthämolytischen Aktivität* des Serums auf eine CH_{50} von weniger als 10 E/ml. Diese Befunde sprechen dafür, daß es zumindest bei einigen Patienten zu einer Aktivierung des Komplementsystems über den klassischen Weg kommt.

Von Interesse für die Pathophysiologie des Morbus Kawasaki mag weiterhin eine Arbeit von Yamada sein, in der über eine *erhöhte Aggregierbarkeit der Thrombozyten* berichtet wurde, und zwar sowohl während des akuten Stadiums als auch bis zu einem Jahr nach Überstehen der Erkrankung [5].

Schließlich sollte eine regelmäßig auftretende blutchemische Veränderung erwähnt werden, nämlich die *Vermehrung des α-2-Globulins im Serum* der Patienten [6]. Diese Fraktion besteht zu 4/5 aus α-2-Makroglobulin, einem makromolekularen Protein, dessen wesentlichste Funktion die Hemmung von Plasmin sowie die Hemmung von Kallikrein bei der Aktivierung von Kininogen zu Bradykinin ist.

Wenn man davon ausgeht, daß der gemeinsame Angriffspunkt dieser Mechanismen beim MCLS die Gefäßwand ist, so bietet sich für ein Verständnis ihrer Auswirkung und ihres Synergismus ein Modell an, das von Sams et al. [7] entwickelt wurde. Danach führt die Bildung löslicher Immunkomplexe und ihr Festsetzen in der Gefäßwand zu einer Aktivierung des Komplementsystems. Die hierbei freiwerdenden chemotaktischen Komplementfaktoren C_{3a}, C_{5a} und C_{567} bewirken eine Ansammlung von Leukozyten. Die Freisetzung lysosomaler Enzyme aus diesen Leukozyten, insbesondere von Elastase und Kollagenase, führt zu einer Zerstörung der Gefäßwand.

Daß eine durch Leukozyten bewirkte Gefäßentzündung jedoch keineswegs eine Folge von Immunkomplexbildung sein muß, zeigt Abb. 1, in der einige der in den vergangenen Jahren gefundenen Zusammenhänge innerhalb des menschlichen Entzündungssystems dargestellt sind. Wie aus diesem Schema ersichtlich ist, könnte die Reaktion auch damit beginnen, daß durch IgE aus der Mastzelle chemotaktische Substanzen freigesetzt werden, die unmittelbar zu einer Ansammlung von Leukozyten führen. Alternativ oder gleichzeitig würde die Freisetzung von Thrombozytenaggregationsfaktor (PAF) zu einer Aktivierung von Thrombozyten führen. Die Folge könnte z. B. die Aktivierung des Hagemann-Faktors und damit nicht nur die Aktivierung des Gerinnungssystems, sondern auch des Plasmins sein. Plasmin setzt nicht nur die Fibrinolyse in Gang, sondern aktiviert auch die 1. und 3. Komponente des Komplementsystems, womit weitere anaphylatoxische sowie chemotaktische Substanzen freiwerden.

Wenngleich das Zusammenwirken der hier dargestellten Mechanismen beim MCLS spekulativ ist, so deuten doch die bisher vorliegenden Befunde auf eine gleichzeitige Aktivierung dieser Systeme hin.

Es sollte jedoch betont werden, daß die bisherigen Untersuchungen fragmentarisch sind und vor allem wenig über die Ätiologie dieser Erkrankung aussagen. Eine prospektive Studie zur Untersuchung der immunologischen Aspekte des mukokutanen Lymphknotensyndroms scheint daher dringend geraten.

Literatur

1 Fauci AS, Haynes BF, Katz P (1978) The spectrum of vasculitis. Ann Intern Med 89:660
2 Kusakawa S, Heiner DC (1976) Elevated levels of immunoglobulin E in the acute febrile mucocutaneous lymph node syndrome. Pediatr Res 108
3 Hirose S, Hamashima Y (1978) Morphological observations on the vasculitis in the mucocutaneous lymph node syndrome. Eur J Pediatr 129:17
4 Yata J (1977) In: Yuichi Shiokawa (ed) Vascular lesions of collagen diseases and related conditions. University Park Press, Baltimore London Tokyo, p 335
5 Yamada K, Fukumoto T, Shinkai A, Shirata A, Meguro T (1978) The platelet functions in acute febrile mucocutaneous lymph node syndrome and a trial of prevention for thrombosis by antiplatelet agent. Acta Haemotol Jpn 41:791
6 Kawasaki T, Kosaki F, Okawa S, Shigematsu I, Yanagawa H (1974) A new infantile febrile mucocutaneous lymph node syndrome (MLNS) prevailing in Japan. Pediatrics 54:271
7 Sams WM, Thorne EG, Small P, Mass MF, McIntosh RM, Stanford RE (1976) Leukocytoclastic vasculitis. Arch Dermatol 112:219

Dr. C. H. L. Rieger
Kinderklinik der Medizinischen Hochschule
Karl-Wiechert-Allee 9
D-3000 Hannover 61

Die Therapie beim Kawasaki-Syndrom[*]

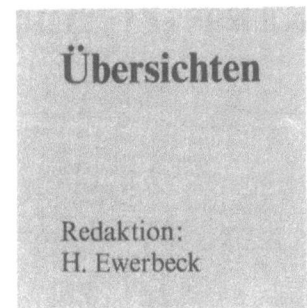

Übersichten

Redaktion:
H. Ewerbeck

H. Helwig

Kinderkrankenhaus St. Hedwig, Freiburg/Br.

Jede effektive Therapie hat eine exakte Diagnose zur Voraussetzung. Die Diagnose des Kawasaki-Syndrom wird nur ausnahmsweise vor Einleitung therapeutischer Maßnahmen gestellt. Bei Diagnose-Stellung stehen die Patienten also schon unterschiedlich lange unter z.T. sehr verschiedener medikamentöser Behandlung. Es wird daher zu Recht der mögliche Einfluß verschiedener Medikamente bei Entstehung und Ausprägung des Kawasaki-Syndroms diskutiert. In der recht umfangreichen Literatur, insbesondere auch der durch Coronar-Veränderungen komplizierten Krankheitsverläufe fehlen jedoch detaillierte Angaben über alle vorher gegebenen Medikamente.

Bei dem Versuch brauchbare Therapie-Vorschläge für das Syndrom zu erarbeiten stößt man bisher trotz der großen Zahl der beobachteten Krankheitsfälle auf ganz erhebliche Schwierigkeiten (Tabelle 1):

1. Eine *kausale Therapie* ist nicht möglich, da die Ätiologie der Krankheit nach wie vor unbekannt ist.

2. *Symptomatische Maßnahmen* sind in der Regel unabhängig von der Diagnose und beziehen sich auf Antipyrese und antiphlogistische bzw. antiallergische Maßnahmen. Inwieweit diese Therapie notwendig ist, muß im Einzelfall entschieden werden und ist prinzipiell diagnoseunabhängig.

3. *Unwirksame Therapie*, insbesondere in Form antibakteriell wirksamer Medikamente, wurde bei fast allen beobachteten Krankheitsfällen vor Diagnosestellung durchgeführt, da die Verdachtsmomente einer bakteriellen septischen Erkrankung sehr groß sind. In diesem Zusammenhang muß ganz allgemein vor dem Einsatz riskanter Medikamente ohne Nachweis ihrer therapeutischen Notwendigkeit gewarnt werden.

4. *Prophylaxe von Komplikationen*. Besondere Bedeutung wird neuerdings der *Prophylaxe* möglicher Komplikationen beigemessen. Eine Prophylaxe der Krankheit selber ist bei Unkenntnis der Ursache und eines eventuellen Auslösungs- oder Übertragungsmechanismus nicht möglich.

Die Untersuchungen von KATO (1979) und anderen haben gezeigt, daß bei kurzzeitig mit *Kortikosteroiden* behandelten Patienten die Koronararterien-Veränderungen im Sinne von *Aneurysmen* wie bei infantiler Periarteriitis nodosa (IPN) mit etwa 65% *signifikant häufiger* vorkommen als bei nicht steroid-behandelten mit 10–20%. Diese Veränderungen bedingen insgesamt eine Mortalität der

Tabelle 1. Mögliche therapeutische Ansatzpunkte bei Kawasaki-Krankheit

Kausal	Bisher nicht möglich
Symptomatisch	Antipyretisch Antiphlogistisch Antiallergisch??
Komplikations-Prophylaxe	Kortikoide??? Azetylsalicylsäure?? Antikoagulantien???

sonst gutartigen Krankheit von 1–2%. Ob das Weglassen der Kortikoide oder ihre gleichzeitige Gabe mit *Antikoagulantien* tatsächlich eine prophylaktischer Bedeutung haben, ist jedoch noch unbewiesen. Auch ein günstiger prophylaktischer Wert der langfristigen Gabe von *Acetylsalicylsäure ASS* (30 mg/kg tgl.) zur Hemmung der Thrombozytenaggregation, wie von KATO empfohlen, bedarf noch der Bestätigung durch statistisch verwertbare prospektive Langzeitstudien. Ob nicht auch die Kortikoide bei Langzeitgabe, wie bei Periarteriitis nodosa empfohlen einen günstigeren Effekt haben als bei der bisher nur durchgeführten kurzfristigen Anwendung, sollte ebenfalls überprüft werden.

Zusammenfassend lassen sich für das Kawasaki-Syndrom generell keine verbindlichen Therapie-Empfehlungen geben, die für die 90–99% gutartiger Verläufe auch ohnehin unnötig wären.

Wichtigste Empfehlung ist die Vermeidung unnötig riskanter Medikamente, insbesondere von Antibiotika oder Kortikoiden[1].

Nur durch ein besseres Verständnis der Krankheitsentstehung und ihrer Ursache ist mit brauchbaren therapeutischen und prophylaktischen Maßnahmen zu rechnen.

1 Siehe auch Seite 591

Literatur

Kato H, Sigeguki K, Yokoyama T (1979) Kawasaki disease: Effect of treatment on coronary artery involvement. Pediatrics 63:175–179

Kawasaki T (1967) Mucocutaneous lymph node syndrom – clinical observation of 50 cases. Jpn J Allergol 16:178

Kawasaki T, Kosaki F, Okawa S, Shigematsu I, Yanagawa H (1974) A new infantile acute febrile mucocutaneous lymph node syndrome. Prevailing in Japan. Pediatrics 54:271–6

Prof. Dr. H. Helwig
Kinderkrankenhaus St. Hedwig
Stadtstraße 3
D-7800 Freiburg/Br.

[*] Herrn Prof. Dr. W. Marget zum 60. Geburtstag gewidmet

Kawasaki-Syndrom – abortive Verlaufsformen?

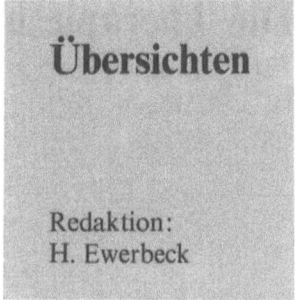

Übersichten

Redaktion:
H. Ewerbeck

P. Schweier

Kinderkrankenhaus München-Schwabing

Die Symptomatologie des typisch verlaufenden mukokutanen Lymphknotensyndroms erscheint – hat man erst einmal einige daran erkrankte Patienten erlebt – so einheitlich, daß man überzeugt ist, im Wiederholungsfalle bei der Diagnose dieser Erkrankung keine Schwierigkeiten zu haben. Die weiteren Erfahrungen lehren dann aber, daß diese Überzeugung eben nur für die Patienten mit typischen Verlaufsformen der Erkrankung zutreffend ist, daß es aber daneben höchstwahrscheinlich nicht wenige Verlaufsvariationen gibt, die zweifellos diagnostische Schwierigkeiten bereiten. Am einen Ende des Spektrums offenbar sehr verschiedenartig ausgeprägter Krankheitsverläufe stehen mit *wochenlangem Fieber* und allen übrigen *klassischen Symptomen* einhergehende Erkrankungen, die anscheinend nicht allzu selten *in schwere, ja manchmal tödlich endigende Kardiovaskuläre* Komplikationen ausmünden. Am anderen Ende des Spektrums steht dagegen eine unbekannte Zahl von diagnostisch nur unsicher erfaßbaren leichteren Erkrankungen, bei denen der charakteristische *Symptomenkomplex inkomplett* ist.

Es ist aus verschiedenen Gründen sehr schwierig, über diese abortiven Krankheitsverläufe genügend exakte Befunde und Beobachtungen zu sammeln. Der bekannte Trend, eine stationäre Aufnahme kranker Kinder zu vermeiden, soweit dies irgendwie möglich ist, führt dazu, daß der größere Teil der Informationen über diese Patienten von den Dienstärzten der Krankenhäuser oder auch von praktizierenden Pädiatern stammt.

Immerhin ist es epidemiologisch bemerkenswert, daß ab Spätherbst 1978 bis Frühjahr 1979, als in der Münchner Region die meisten eindeutigen Erkrankungen an mukokutanem Lymphknotensyndrom zu beobachten waren, auch relativ häufig Erkrankungen auftraten, die mit *mehrtägigem hohen Fieber* und *polymorphen Exanthemen* einhergingen; bei einem Teil dieser Patienten fanden sich keine pathologischen Lymphknotenschwellungen, dafür aber weitere Haut- oder Schleimhautveränderungen, wie sie beim typischen Kawasaki-Syndrom beobachtet werden. Soweit bei diesen Patienten überhaupt Laboruntersuchungen möglich waren, erwiesen sich die Blutsenkungsgeschwindigkeit und die Leukozytenzahl meist nicht so stark verändert, wie dies bei den typischen Erkrankungen in der Regel gefunden wird. Zusammen mit den charakteristischen Krankheitsverläufen hat auch die Häufigkeit dieser möglicherweise abortiven Erkrankungen im Frühjahr 1979 wieder erheblich nachgelassen.

Sucht man nach Erfahrungen und Übersichten aus dem europäischen Raum, die Zahlenangaben über die zu erwartende Häufigkeit der Hauptsymptome des Kawasaki-Syndroms bringen, stößt man auf eine französische Mitteilung aus dem Jahre 1978 (Le Houezec u. Mitarb.), aus der hervorgeht, daß außer dem über fünftägigen antibiotikaresistenten Fieber nur die typischen *Haut- und Schleimhauterscheinungen* in einer *Häufigkeit* von ca. *80–90%* zu erwarten sind. Für die zur Namensgebung wesentlich beitragenden *Lymphknotenschwellungen* wird schon nur noch eine Häufigkeit von *75%* angegeben, was auch zu der Überlegung anregt, ob es nicht besser wäre, regelmäßig vom „Kawasaki-Syndrom" zu sprechen, statt vom „Lymphknotensyndrom".

Die offenbar variable Häufigkeit der einzelnen als typisch geschilderten Symptome läßt jedenfalls die Vermutung zu, daß es eine mehr oder minder große Zahl von Erkrankungen an Kawasaki-Syndrom mit inkompletter Symptomatologie gibt, wofür auch die erwähnte jahreszeitliche Koinzidenz mit der Häufung klassischer Verlaufsformen sprechen könnte. Neben den Lymphknotenschwellungen scheinen auch die charakteristischen Blutbildveränderungen (starke Leukozytose mit Linksverschiebung) sowie die erhebliche Beschleunigung der Blutsenkung gelegentlich im Stich lassen zu können, was selbstverständlich die Differentialdiagnose zu anderen Erkrankungen wie Scharlach und der pluriorificiellen Ektodermose erschwert. Bis jetzt bestehen keine Hinweise, daß auch inkomplette bzw. leichte Verlaufsformen zu späteren kardiovaskulären Komplikationen tendieren, doch bedarf diese Frage sicher einer sorgfältigen Überprüfung.

Um einen möglichst kompletten Überblick über die symptomatologische Streubreite dieser Erkrankung zu erhalten, sollten bei einer künftigen Registrierung aller Erkrankungen auch sog. „Verdachtsfälle" mit erfaßt werden, die wesentliche Einzelsymptome wie z. B. die Lymphknotenschwellung vermissen lassen. Außer einer *wenigstens 5 tägigen Fieberdauer* sollten diese Patienten aber neben einem *multiformen Exanthem* auch einige der übrigen charakteristischen Einzelsymptome an Haut und Schleimhäuten aufweisen.

Literatur

Le Houezec D (1978) La médecine infantil. 85:109–120

Dr. P. Schweier
Kinderkrankenhaus München-Schwabing
Kölner Platz 1, D-8000 München 40

Abschließende Fragen zum Kawasaki-Syndrom

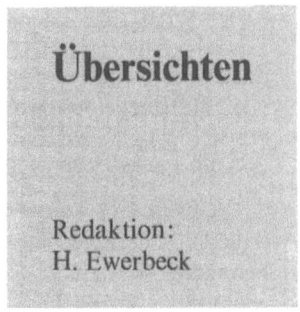

Übersichten

Redaktion:
H. Ewerbeck

H. J. Cremer

Städtische Kinderklinik, Heilbronn

1. Wann sollte eine Coronarangiographie durchgeführt werden?

Kato und Kusakawa erarbeiteten aufgrund der Auswertung Tausender von Erkrankungsfälle einen Risikoscore, welcher aufgrund klinischer Daten mit hoher Wahrscheinlichkeit die Abschätzung des Risikos einer Coronarbeteiligung beim Kawasaki-Syndrom erlaubt (s. Tabelle 1). Dieser Risikoscore scheint sich sehr zu bewähren und dient in Japan derzeit überwiegend zur Entscheidung der Frage, ob eine Coronarangiographie durchgeführt werden sollte.

2. Haben Corticosteroide einen ungünstigen Einfluß auf den Krankheitsverlauf vor allem bezüglich der Entwicklung von Coronaraneurysmen?

Kato beobachtete bei Kindern mit Kawasaki-Syndrom, welche ausschließlich mit Corticoiden behandelt worden waren, in einem sehr hohen Prozentsatz die Entwicklung von Coronaraneurysmen. Kawasaki ging dieser Fragestellung unter Berücksichtigung des von Asai und Kusakawa erstellten Risikoscore nach und fand dabei, daß die *Häufigkeit der Ausbildung von Coronaraneurysmen in keinem sicheren Zusammenhang stand mit der Therapieform*, sondern daß sich unter den einzelnen Therapieformen wiederum eine enge Korrelation zwischen Risikoscore und Aneurysmenentwicklung ergab. Mit anderen Worten: *Steroidbehandelte Fälle mit Coronaraneurysmen wiesen von vornherein einen erhöhten Risikoscore auf gegenüber steroidbehandelten Fällen ohne Coronaraneurysmen.* Entsprechend fand sich auch in der nicht mit Steroiden behandelten Gruppe ein hoher Risikoscore bei denjenigen Kindern, welche Coronaraneurysmen entwickelten.

3. Welche Therapie kann empfohlen werden?

Kawasaki gibt folgende Therapieempfehlung

Alle leichteren Erkrankungsformen, welche auf eine ausschließliche Salicylattherapie ansprechen, sollten hiermit behandelt werden. Die Höhe der Dosierung richtet sich

Tabelle 1. AK-„Risikoscore" Punkt-Skala zur Bestimmung des Risikos einer Coronarbeteiligung beim Kawasaki-Syndrom (MCLS). (Nach Asai und Kusakawa)

Klinische Daten	Bewertung 2	1	0	Bewertung
1 Geschlecht		♂	♀	
2 Alter		Unter 1 Jahr	Über 1 Jahr	
3 Fieber-Dauer	Über 16 Tage	14–15 Tage	Unter 13 Tage	
4 Doppelgipfeliger Fieber-Verlauf	Ja		Nein	
5 Schubweiser Verlauf		Ja	Nein	
6 HB unter 10 GR % oder Ery unter 3,5 Mill.		Ja		
7 Max. Leukowerte	Über 30000	26000–30000	Unter 26000	
8 Maximale BKS	Über 101 MM/H	61–100 MM/H	Unter 60 MM/H	
9 Dauer bis zur Normalisierung von CRP und BKS	Nach mehr als 30 Tagen		Nach weniger als 20 Tagen	
10 Erneuter Anstieg von CRP oder BKS	Ja		Nein	
11 Herzvergrößerung		Ja	Nein	
12 Arrythmie		Ja	Nein	
13 Tiefe Q-Zacken in Ableitung II und III QR in Abl. AVF	Ja		Nein	
14 Infarkt-verdächtige Symptome	Ja		Nein	
15 Erneutes Auftreten von Krankheitssymptomen		Ja	Nein	

Beurteilung und Schlußfolgerung:
Score 0–5: Wahrscheinlich keine Coronarbeteiligung, Angiographie nicht erforderlich.
Score 6–8: Coronarbeteiligung möglich, Angiographie erforderlich, Langzeittherapie mit Antikoagulantien ratsam.
Score 9 und mehr: Coronarbeteiligung wahrscheinlich, weitere Angiographie-Kontrollen erforderlich.
Unbedingt Langzeittherapie mit Antikoagulantien!

Monatsschr. Kinderheilkd. 128, 591–592 (1980) © Springer-Verlag 1980

nach dem Verlauf und – falls möglich – nach dem Ergebnis von Blutspiegelbestimmungen. Die untere Dosis dürfte bei 30 mg/kg liegen. Sie kann bei Bedarf bis auf eine Maximaldosis von 100 mg/kg gesteigert werden.

Schwere Erkrankungsformen, welche auf eine alleinige Salicylat-Therapie nicht ansprechen, sollten kombiniert behandelt werden, z. B. Prednison 2–3 mg/kg Körpergewicht über 4 Wochen. Gleichzeitig Verabreichung von Aspirin, wobei diese Behandlung wenigstens 4 Wochen bis nach Beendigung der Corticoid-Therapie weitergeführt werden sollte.

Beim Nachweis von Aneurysmen wird eine Langzeittherapie mit Salicylaten über 1 Jahr und nachfolgende erneute Coronarangiographie empfohlen. Eine solche Langzeitprophylaxe wäre auch dann zu diskutieren, wenn aus irgend welchen Gründen bei Kindern mit einem hohen Risikoscore (über 9) eine Coronarangiographie nicht durchgeführt wurde.

PD Dr. H. J. Cremer
Städtische Kinderklinik
Am Gesundbrunnen
D-7100 Heilbronn

Lithium verkürzt die leukopenische Phase unter der Behandlung mit Cytostatica

Bei 37 Patienten von 3 bis 26 Jahren (im Durchschnitt 15) mit normalem Knochenmark, die wegen solider Tumoren Cytostatica und dadurch eine Leukopenie (unter 1 000/mm³) bekamen, verkürzte die Lithium-Behandlung die wegen der Leukopenie notwendige Spitalbehandlung auf über die Hälfte im Vergleich zur nichtbehandelten Gruppe. Entsprechend sank auch die Gefährdung durch Sekundärinfektionen. Die Patienten erhielten Lithiumkarbonat in 300 mg-Kapseln (Körperoberfläche < 0,5 m² = 1,5 mg täglich, 0,5–1,0 m² = 300 mg täglich, 1,0–1,5 m² = 2 × 300 mg täglich, > 1,5 m² = 3 × 300 mg täglich, bei sehr großen Jugendlichen auch 4 × 300 mg). Die Blutspiegel wurden auf durchschnittlich 0,7 (0,2–1,2) mÄq/l gehalten. Die positiven Resultate sind statistisch gesichert.

Steinherz PG, Rosen G, Ghavimi F, Wang Y, Miller DR (1980) The effect of lithium carbonate on leukopenia after chemotherapy. J Pediatr 96:923–927

Bettnässen nicht nur ein psychosomatisches Leiden?

In einer Beobachtungsreihe von 12 Knaben und 8 Mädchen (mittleres Alter 6,6 ± 2,9 Jahre) mit einer langdauernden Enuresis-Anamnese zeigten nur 4 keine Heilung oder entscheidende Besserung auf die abendliche Gabe von DDAVP (Desmopressin), als Nasentropfen in einer Dosis von 10–40 µg über 14 Tage gegeben. Es erfolgte während der Therapie eine deutliche Einschränkung des nächtlichen Harnvolumens und eine Zunahme der Urinkonzentration.

Aus den Beobachtungen kann die Hypothese abgeleitet werden, daß ein Teil der Enuresiskinder unter einem gestörten Tag-Nach-Rhythmus der Urinproduktion mit ungenügender Adiuretinwirkung während der Nacht leiden.

Birkásová M, Birkás O, Flynn MJ, Cort H (1980) Pediatrics 62:970–974

Ein hoher Geräuschkegel kann Inkubatorkinder und Intensivpflegepatienten schädigen

Daß ein hoher Geräuschkegel in Inkubatoren die Gefahr von Hörschäden mit sich bringen kann, ist bekannt. Das Komitee für Feten und Neugeborene der Amerikanischen Akademie für Kinderheilkunde empfiehlt deshalb, als Geräusch-Höchstgrenze für Inkubatoren und auf Säuglingsstationen 75 Dezibel (für erwachsene Arbeiter sind 90 Dezibel für längstens 8 Stunden als Höchstgrenze erlaubt). Das Komitee für Umweltschäden der Akademie für Kinderheilkunde legt den Produzenten für Inkubatoren sogar eine Grenze unter 58 Dezibel nahe. Aber auch der Lärm aus anderen Quellen auf der Intensivpflege-Station (Telefonklingeln, Türenschlagen, lautes Rufen, Reinigungsmaßnahmen) beeinträchtigten das Verhalten der Kinder, zumal Geräusche von 55–75 Dezibel mit 50–57 Dezibel auch in die Inkubatoren eindringen und bei den Kindern Puls, Atemfrequenz und den intrakraniellen Druck steigern. Der Schlaftyp wird verändert, und weil bekanntlich während des aktiven Schlafs apnoische Anfälle häufiger eintreten und Apnoe mit Hypoxämie verbunden ist, muß ein hoher Geräuschpegel, vor allem auch intermittierender Art, als Ursache für hypoxämische Phasen verdächtigt werden. Die Autoren konnten dies durch polygraphische Registrierung bei Frühgeborenen nachweisen. Geräusche über 60 Dezibel sollten deshalb auch kurzfristig auf Intensivpflege-Einheiten vermieden werden. Nach Aufklärung der Pflegepersonen gelang es, den allgemeinen Geräuschpegel zwischen 50–60 Dezibel zu halten, während er vorher zwischen 60 und 70 mit Spitzen über 90 Dezibel lag. Nach diesen Beobachtungen ist es sicher notwendig, in Zukunft für größere Ruhe, nicht nur in den Inkubatoren, sondern auch insgesamt bei der Intensiv-Pflege zu sorgen.

Long JG, Lucey JF, Philip AGS (1980) Noise and hypoxemia in the intensive care nursery. Pediatrics 65:143

Rötelntest im Kapillarblut: eine zuverlässige, einfache und billige Methode zum Nachweis durchgemachter Röteln oder erfolgreicher Schutzimpfung

Wegen der Umständlichkeit (i. V. Blutabnahme) und der hohen Kosten wird in der Regel vor der Rötelnimpfung präpubertärer Mädchen nicht geprüft, ob sie die Röteln schon durchgemacht haben und findet nach der Impfung keine Erfolgskontrolle statt. Der Hämolysis-in Gel-Test (HIG) kommt mit Kapillarblut (0,3 ml) aus und erweist sich im Vergleich mit dem konventionellen Hämagglutinationstest als genauso verläßlich im Antikörpernachweis. Die Vorteile des HIG-Tests (Einfachheit, schnelle Durchführbarkeit, Eignung für Massen-Screening, Unabhängigkeit von Inhibitoren oder Agglutininen) sind so eindeutig, daß eine allgemeine Anwendung vor der Rötelnimpfung empfehlenswert ist, zumal 50–75% der zur Impfung kommenden Mädchen bereits eine Rötelnimmunität besitzen und damit die Impfung gespart werden kann.

Zippel C, Federmann G, Leidel J, Eggers HJ (1980) Quantitativer Nachweis von Rötelnvirusantikörpern im Kapillarblut. Münch Med Wochenschr 122:943

Wie lange benötigt das coeliakie-kranke Kind glutenfreie Diät?

Nach ausgeheilter Coeliakie durch glutenfreie Diät bleibt die Glutensensibilität der Schleimhaut bestehen und Rückfälle können noch nach über zwei Jahren bei klinisch scheinbar reaktionslos wieder ertragener glutenhaltiger Kost auftreten. Man kann deshalb nur raten, die glutenfreie Ernährung unbegrenzt fortzusetzen, wenn auch noch nicht sicher beweisbar ist, ob eine Malignombereitschaft bei unbehandelter Coeliakie zunimmt.

McNeish AS (1980) Coeliac disease: duration of gluten-free diet. Arch Dis Childh 55:110–111

Frühgeborene bekommen andere Muttermilch als Reifgeborene

Milchanalysen bei 18 Müttern reifgeborener und 33 Müttern frühgeborener Kinder ergaben in der Milch von Müttern frühgeborener Kinder einen signifikant höheren Proteingehalt (3,24 ± 0,31 gegenüber 2,29 ± 0,07 g/dl am 3. Tag und noch von 2,17 ± 0,12 gegenüber 1,57 ± 0,05 g/dl am 14. Tag nach der Entbindung). Auch der Natrium- und Chlorgehalt war höher, während die Lactose mit 5,96 ± 0,20 gegenüber 6,16 ± 0,10 g/dl am 3. Tag niederer war und es auch bis zum 21. Tag blieb. Der Kaloriengehalt, Kalium-, Calcium-, Phosphor- und Magnesiumgehalt waren etwa gleich.

Redaktion: H. Ewerbeck, Köln

PÄDIATRIE aktuell
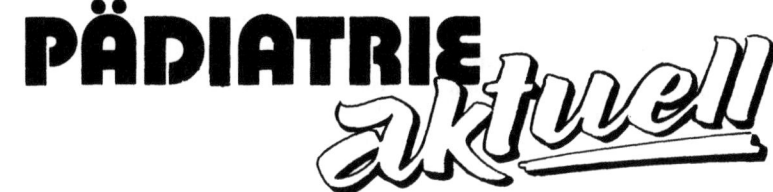

Gross SJ, David RJ, Baumann L, Tomarelli RM (1980) Nutritional composition of milk produced by mothers delivering preterm. J Pediatr 96:641–644

Lähmung des N. radialis bei Frühgeborenem durch Blutdruckmessung während der Intensivpflege

Bei einem 1 280 g schweren Kind, bei dem täglich 7- bis 16mal mit dem Ultraschall-Doppler-Verfahren und einer Plastikmanschette am rechten Oberarm der Blutdruck kontrolliert wurde, stellte sich am 20. Tag plötzlich eine Radialis-Lähmung ein. Die Verfasser schließen daraus, daß auch in solchen Fällen der Blutdruck nicht häufiger als unbedingt nötig gemessen werden sollte, insbesondere bei lethargischen oder bewußtlosen Neugeborenen, daß die Manschette anschließend völlig entleert werden müsse und von Zeit zu Zeit zu entfernen sei, um Druckzeichen durch den Ultraschall-Sensor festzustellen.

Töllner U, Bechinger D, Pohlandt F (1980) Radial nerve palsy in a premature infant following longterm measurement of blood pressure. J Pediatr 96:921–922

Kochsalz kann tödlich sein!
Vorsicht bei der Diätbehandlung durchfallskranker Säuglinge

Ein 7 Wochen alter Säugling wird in extremis stark exsikkiert, komatös mit röchelnder Atmung und intercostalen Einziehung aufgenommen. Es handelt sich um ein hyperosmolares Koma (Natrium 167, Chlor 188 mval/l), das entstanden war, weil die Eltern infolge Mißverständnis in 36 Stunden in Tee und Karottensuppe etwa 15 g Kochsalz verabreicht hatten. Trotz maximaler Therapie konnte das Leben des Kindes nicht gerettet werden, obwohl nach 5 Tagen die Serumelektrolyte normalisiert waren. Im Hinblick auf die so schlechte Prognose des hyperosmolaren Komas mit einer Letalität bis zu 30% und einer Defektheilungsrate bis zu 20% ist es dringend geboten, bei diätetischen Anordnungen im Rahmen der Behandlung einer Säuglingsdiarrhoe sehr exakte quantitative Angaben über die täglich zuzuführenden Flüssigkeits- und Kochsalzmengen zu machen.

Kosmützky J, Helwig H (1980) Tödliche Salzvergiftung. Pädiatr Prax 23:285–289

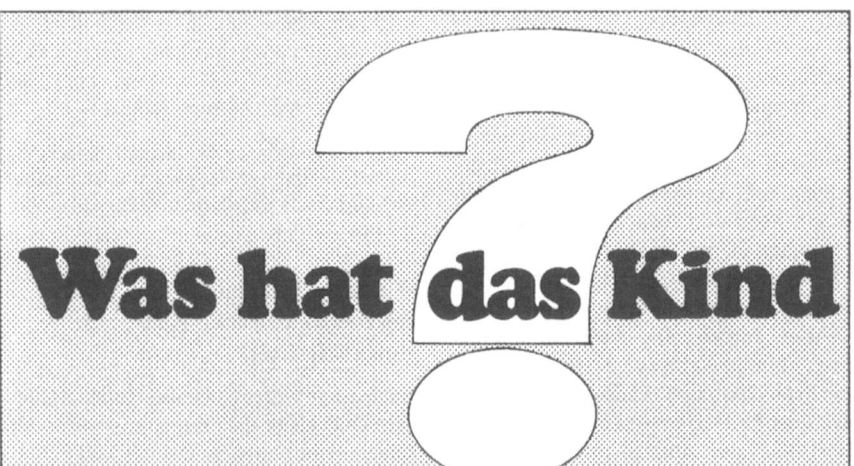

Redaktion: O. Hövels, Frankfurt/Main

Hinweis

Von den angebotenen Antworten können eine, mehrere oder alle richtig sein.

Frage 1

Ein $2^3/_{12}$ Jahre alter Junge ist vor 2 Wochen an intermittierendem Fieber mit Spitzen bis zu 40 Grad erkrankt. In den ersten Tagen der Erkrankung wurden Erbrechen und Durchfall beobachtet. Seit einer Woche klagt er über Kopfweh und Schmerzen bei Bewegungen des Kopfes.
Welche der aufgeführten Erscheinungen können auf die Verdachtsdiagnose „mucocutanes Lymphknotensyndrom" hinweisen?
A. Konjunktivitis bds. mit Erweiterung der Konjunktivalgefäße.
B. Rötung der Mund- und Pharynxschleimhaut mit Aphthenbildung.
C. „Himbeer"- oder „Erdbeerzunge"
D. Polymorphes Exanthem im Gesicht, am Stamm und den Extremitäten mit Blasenbildung.
E. Hochrote, trockene und rissige Lippen.

Frage 2

Welche weiteren Symptome sind mit der Diagnose MCLS vereinbar?
A. Rötung von Handinnenflächen und Fußsohlen im Anfangsstadium der Erkrankung.
B. Proteinurie.
C. Leukocyturie.
D. Gelenkschmerzen.
E. Abscedierende Lymphadenitis von Cervikallymphknoten.

Frage 3

Welche der folgenden Symptome sind beim MCLS mit einer Häufigkeit von 80% zu erwarten?
A. Fieber unklarer Aetiologie über 5 Tage.
B. Rötung der Mund- und Pharynxschleimhaut mit „Erdbeerzunge".
C. Polymorphes Exanthem am Stamm.
D. Cervikale Lymphknotenschwellung.
E. Altersdisposition $\leqq 5$ Jahre.

Frage 4

Welches der folgenden Laboratoriumsergebnisse beweist die Verdachtsdiagnose MCLS?
A. CRP positiv.
B. Erhöhung des Alpha-2-Globulins.
C. Thrombocytopenie.
D. Erhöhung des IgM.
E. Erhöhung des IgE.

Frage 5

Welche Aussagen zur Aetiologie, Pathogenese und Therapie des MCLS treffen zu?
A. Es handelt sich um eine generalisierte Arteritis.
B. Die Aetiologie ist unbekannt.
C. Es handelt sich um eine Immun-Komplexerkrankung.
D. Bei leichten und mittelschweren Verläufen reicht die Behandlung mit Acetylsalicylsäure aus.
E. Wird Prednison eingesetzt, ist eine Langzeittherapie erforderlich (>6 Monate).

Frage 6

Welche Fragen, die Ihnen ein Kollege zum MCLS vorlegt, können Sie mit „Ja" oder „vermutlich ja" beantworten?
A. Beträgt der Anteil bösartiger Verläufe etwa 20%?
B. Wird der Anteil bösartiger Verläufe im Wesentlichen durch die kardiale, insbesondere die coronare Beteiligung bestimmt?
C. Kommen coronare Aneurysmen signifikant häufiger als Folge einer Corticoidbehandlung vor?
D. Kann man Folgen einer coronaren Erkrankung (z. B. Aneurysmen, Stenosen) verifizieren?
E. Gibt es abortive Verlaufsformen?

Auflösung der Fragen auf Seite 627

Die Wirkung von Radium-224 bei Kindern und Erwachsenen *

Aus Klinik und Forschung

Originalien

Redaktion:
K. H. Schäfer

Ch. W. Mays

Radiobiology Division Department of Pharmacology,
University of Utah, Utah, USA

The Effects of Radium-224 in Children and Adults

Summary. During 1944–1952 a large number of German patients were injected with "Peteosthor", a solution of Ra-224 with added traces of eosin and colloidal platinum. In high doses this treatment has been followed by an increased frequency of malignant bone sarcomas, benign exostoses, growth retardation, tooth breakage, kidney diseases, liver diseases and cataracts. This information is being used to estimate the bone cancer risk from Plutonium.

Key words: Radium-224 – Th X – Peteosthor – Bone-cancer – Plutonium.

Zusammenfassung. In den Jahren 1944–1952 wurden in Deutschland eine große Zahl von Tuberkulose-Patienten mit Injektionen von „Peteosthor" behandelt, einer Lösung von Ra-224 mit zugesetzten Spuren von Eosin und kolloidalem Platin. Eine Folge der Behandlung in hoher Dosierung war eine ansteigende Häufigkeit von malignen Knochentumoren, benignen Exostosen, Minderwuchs, Zahn- und Nierenschäden sowie Leberschäden und Kataraktbildung. Diese Tatsache konnte zur Risikoabschätzung der Entstehung von Knochentumoren durch Plutonium mit herangezogen werden.

Schlüsselwörter: Radium-224 – Thorium-X – Peteosthor – Knochenkrebs – Plutonium.

In den Jahren von 1944–1952 wurden viele Patienten mit Tuberkulose und anderen Erkrankungen mit einem Medikament „Peteosthor" behandelt.

„Peteosthor" bestand aus einer Lösung von dem Chlorid des Radiumisotopes Ra-224, dem Spuren von Platinsol und Eosin beigemischt waren. Angeblich sollte das Eosin zusammen mit dem kolloidalen Platin die Radiumatome in das „entzündete" Gewebe steuern, wo dann die Strahlung des Radiums therapeutisch gegen die Tuberkulose-Bakterien wirken sollte.

Im Licht gegenwärtiger Kenntnisse ist diese Hypothese nicht gerechtfertigt – noch weniger berechtigt war aber die verbreitete Anwendung am Menschen ohne vorherige Untersuchungen an Versuchstieren und ohne ausführliche in vitro Untersuchungen auf die bakterizide Wirkung an Tuberkelbakterien.

Tietz u. Spiess (1950) fanden schon bald, daß eine Wachstumsunterdrückung der Tuberkelbazillen in vitro nur bei Anwendung unrealistisch hoher Dosen von Radium-224 möglich war. Autoradiographisch konnte gezeigt werden, daß die Verteilung von Radium-224 im Knochen des Kaninchens unabhängig davon war, ob Peteosthor oder Ra-224 allein injiziert wurde. Radium lagerte sich in konzentrierter Form in der Epiphyse des wachsenden Knochens an und rief dabei Minderwuchs hervor (Spiess 1951; Koch 1951).

Vor der Behandlung von Kindern mit Radium-224 wurde wiederholt gewarnt (Spiess 1950).

Die Injektionen des Ra-224 bei Kindern wurden dann praktisch 1951 eingestellt. Ebenso wurde die Radiumtherapie an erwachsenen Tuberkulosepatienten unterbunden, während die Behandlung von Morbus Bechterew mit niedrigen Dosen von reinem Ra-224 (ohne Platin oder Eosin) noch in manchen deutschen und französischen Kliniken fortgesetzt wurde (Müller u. Ebert 1978).

Ra-224-Behandlung in hoher Dosierung hat akute Strahlenschäden und Wachstumsstörungen hervorgerufen (Spiess 1952). Danach traten die ersten Knochensarkome auf (Spiess 1956). Spiess fand 898 Patienten, von denen 218 im Alter von 1–20 Jahren und 680 als Erwachsene behandelt worden waren. Mit diesen Patienten wurde brieflicher Kontakt aufgenommen, der jeweils im Abstand von drei Jahren wiederholt wurde (Spiess 1978; Spiess u. Mitarb. 1978). Knochensarkome traten in 54 dieser Patienten auf. Ohne Strahlenbehandlung wäre weniger als ein Fall zu erwarten gewesen (Mays u. Mitarb. 1978). Die Verteilung der Latenzzeiten (Injektion bis zur klinischen Diagnose) der durch das kurzlebige Isotop Ra-224 induzierten Knochensarkome (Mays u. Spiess 1978) ist ähnlich der Verteilungskurve für Leukämie unter den Atombomben-Überlebenden von Hiroshima und Nagasaki (Bizzozero u. Mitarb. 1966).

Bei den deutschen Patienten, die mit dem kurzlebigen Isotop Ra-224 behandelt waren, traten Knochensarkome etwa 4 Jahre später auf und erreichten ein Häufigkeitsmaximum zwischen 6 und 8 Jahren. Unter den von Spiess

---

*   Herrn Professor Dr. H. Spiess zum 60. Geburtstag gewidmet

Die Untersuchungen wurden durch das U.S. Department of Energy Contract No. DE-AC02-76 EV 00119 und von EURATOM-contract No. 218-76-1-BIO der Gesellschaft für Strahlen- und Umweltforschung (GSF), Neuherberg, unterstützt

verfolgten Patienten traten seit 1974, d.h. mehr als 25 Jahre nach der Applikation, keine zusätzlichen Sarkome mehr auf. Ganz ähnlich lagen die Latenzzeiten bei Röntgenbestrahlung zwischen 4 und 27 Jahren mit einem Mittelwert von 11 Jahren (Kim u. Mitarb. 1978). Im Gegensatz dazu traten Knochensarkome noch bis zu 52 Jahre nach dem Beginn kontinuierlicher Bestrahlung durch das langlebige Isotop Ra-226 auf (Rowland u. Mitarb. 1978). Diese Spätschäden können jedoch ohne weiteres lange Zeit nach der Ablagerung des langlebigen Ra-226 (Halbwertszeit ca. 1600 Jahre) induziert worden sein.

Die Patienten der Untersuchungen von Spiess lieferten die bis jetzt einzige Möglichkeit des Vergleichs der Wirksamkeit eines „knochensuchenden Strahlers" zwischen Kindern und Erwachsenen und zwischen männlichen und weiblichen Patienten. Beide Geschlechter scheinen gleich empfindlich für die Induktion von Knochensarkomen zu sein (Spiess u. Mays 1970). Für gleiche Skelettdosen und gleiche Protrahierung der Ra-224-Injektionen sind offensichtlich Kinder nur wenig empfindlicher als Erwachsene (Spiess u. Mays 1973).

1970 machte Müller die interessante theoretische Voraussage, daß Knochensarkome nach Verabreichung einer gegebenen Dosis des Alpha-Strahlers Ra-224 häufiger nach wiederholten und über lange Zeit protrahierten Injektionen auftreten sollten als nach einer Einzelgabe der Gesamtdosis.

Diese Vorhersage stand in genauem Gegensatz zu Beobachtungen mit locker ionisierenden Strahlungen (Röntgen-, γ-Strahlen und β-Teilchen). Die Theorie erwies sich jedoch als korrekt, sowohl für den Menschen (Spiess u. Mays 1973) als auch für Mäuse (Müller u. Mitarb. 1978). In den Ra-224-Patienten erhöhte sich das Auftreten von Knochensarkomen mit der Bestrahlungszeit. Für wöchentlich wiederholte Injektionen, die sich über mehrere Jahre ausdehnten, fanden wir eine Tumorinzidenz von annähernd 2%/Gray (1 Gray = 100 rad.).

Wegen der kurzen Halbwertszeit des Ra-224 ($T_{1/2}$ = 3,62 Tage) erfolgt im Skelett ein erheblicher Teil der radioaktiven Zerfälle an der Knochenoberfläche. Dadurch ist die örtliche Verteilung der Alpha-Strahlendosen ähnlich derjenigen des Pu-239. Unter der Annahme, daß das im Skelett angelagerte Pu-239 und Ra-224 jeweils zur Hälfte an der Knochenoberfläche und im Knocheninneren zerfällt, schlugen wir in einer ersten Schätzung vor, daß der Risikokoeffizient für Pu-239 im Menschen ungefähr gleich dem einer protrahierten Ra-224-Bestrahlung ist, nämlich ein kumulatives Auftreten von 2% Knochentumoren/Gray durchschnittlicher kumulativer Skelettdosis (Mays u. Spiess 1978). Vorläufige tierexperimentelle Ergebnisse scheinen die Äquivalenz des Risikos für Pu-239 oder Ra-224 induzierte Knochentumore bei Beagle-Hunden (Mays u. Mitarb. 1979) und Mäusen zu bestätigen (Kofranek 1977). Zuverlässige Kenntnisse über die Toxizität des Pu-239 im Vergleich zu wiederholten Injektionen mit Ra-224 können von umfangreichen Versuchen, die gegenwärtig an der University of Utah, USA, ausgeführt werden, erwartet werden. Multiplikation des Risikokoeffizienten für Ra-224 beim Menschen mit dem Toxizitätsverhältnis Pu-239/Ra-224 für Versuchstiere müßte zu einer zuverlässigeren Schätzung des Knochentumor-Risikos für Pu-239 beim Menschen führen.

Die meisten der 898 Patienten der Untersuchungsreih von Spiess erhielten durchschnittliche Skelettdosen vor mehr als 0,9 Gray (90 rad), der niedrigsten zu dieser Zei mit einem Knochensarkom verbundenen Bestrahlungsdosis. Aus diesem Grunde wurde die Untersuchung eine neuen Folgereihe mit etwa 1 000 Erwachsenen, die eine Bestrahlungsdosis von weniger als 0,9 Gray hatten, durch Hug und Schales eingeleitet (Schales 1978).

Die meisten zusätzlichen Patienten erhielten eine typi sche durchschnittliche Skelettdosis von 0,56 Gray (56 rad), verteilt über eine zweimonatige Injektionsspan ne. Das von Spiess u. Mays angewandte lineare „Dosis-Effekt"-Modell für diese Injektionsspanne errechnet 3 Knochensarkome für 1 000 solcher Patienten (Mays u. Spiess 1978). Bis heute wurden 2 Fälle von Knochentumoren in dieser neuen Serie identifiziert (Wick 1978), aber die meisten dieser Patienten wurden später mit Ra-224 behandelt als die Patienten der Spiess-Serie und müßten u. U. noch als gefährdet gelten. Die Möglichkeit eines linearen Modelles für diese Patienten kann gegenwärtig nicht ausgeschlossen werden.

Während bösartige Knochengeschwülste die höchst dramatische Nachwirkung der Ra-224-Therapie darstellen, hat diese Behandlung außerdem noch nicht-bösartige Exostosen (Spiess 1969; Spiess u. Mays 1979b), Minderwuchs (Spiess 1956, 1962, 1966, 1969, 1978; Mays u. Mitarb. 1978) und Zahnschäden hervorgerufen (Spiess 1969; Mays u. Mitarb. 1978). Katarakte wurden bei Kindern und möglicherweise auch bei Erwachsenen induziert (Spiess u. Mitarb. 1978). Nierenschäden waren die Todesursache in mehr als der doppelten Anzahl erwachsener Ra-224-Patienten als Sarkome (Spiess u. Mitarb. 1978). Es muß aber noch geklärt werden, ob all diese Schäden strahleninduziert oder auf das Platin des Peteosthor, andere Medikamente oder Komplikationen der ursprünglichen Krankheit zurückzuführen sind. Leberschäden – besonders Cirrhosen – waren hervorstechend unter erwachsenen männlichen Patienten (Spiess u. Mitarb. 1978; Spiess u. Mays 1979a).

Eine Menge neuer Erkenntnisse kann aus den tragischen Erfahrungen mit diesen Patienten gewonnen werden. Ihre laufenden, medizinischen Nachuntersuchungen sollten für lange Zeit fortgesetzt werden, so daß Krankheiten mit langer Latenzzeit, die gerade jetzt anfangen aufzutreten, diagnostiziert, behandelt und erfaßt werden können.

Literatur

1 Bizzozero OJ, Johnson KG, Ciocco A (1966) Radiation-related leukemia in Hiroshima and Nagasaki 1946–1964. N Engl J Med 274:1095–1101
2 Kim JH, Chu FC, Woodard HO, Melamed HR, Huvos A, Contlin J (1978) Radiation-induced soft-tissue and bone sarcoma. Radiology 129:501–508
3 Koch W (1951) Die Verteilung von Peteosthor und seiner Hauptbestandteile Thorium X und Platin im heranwachsenden Organismus und der Einfluß von Thorium X auf das Fugenwachstum beim jugendlichen Kaninchen. Strahlentherapie 85:253–289
4 Kofranek V (1979) Brief an Mays CW

5 Mays CW, Lloyd RD, Taylor GN, Atherton DR (1977) [224]Ra toxicity from a pilot study in beagles. In: Research in Radiobiology, University of Utah Report COO-119-252. University of Utah Press, Utah, pp 272–283

6 Mays CW, Spiess H, Gerspach A (1978) Skeletal effects following [224]Ra injections into humans. Health Phys 35:83–90

7 Mays CW, Spiess H (1978) Bone sarcoma risks to man from [224]Ra, [226]Ra, and [239]Pu. In: Müller WA, Ebert HG (eds) Biological effects of [224]Ra: Benefit and risk of therapeutic application. Martinus Nijhoff Medical Division, The Hague, pp 168–181

8 Müller WA, Ebert HG (1978) Biological effects of [224]Ra: Benefit and risk of therapeutic application. Martinus Nijhoff Medical Division, The Hague

9 Müller WA, Gössner W, Hug O, Luz A (1978) Late effects after incorporation of the short-lived α-emitters [224]Ra and [227]Th in mice. Health Phys 35:33–55

10 Rowland RE, Stehney AF, Lucas HF (1978) Dose-response relationships for female radium dial workers. Radiat Res 76:368–383

11 Schales F (1978) Problems and results of a new follow up study – [224]Ra in adult ankylosing spondylitis patients. In: Müller WA, Ebert HG (eds) Biological effects of [224]Ra: Benefit and risk of therapeutic application. Martinus Nijhoff Medical Division, The Hague, pp 30–36

12 Spiess H (1950) Verhandlungsbericht der Deutschen Orthopädischen Gesellschaft, 38. Kongreß, Hannover, September, S 205–206

13 Spiess H (1951) Tierexperimentelle Untersuchungen zur parenteralen Thorium-X-Anwendung. Z Exp Med 117:567–586

14 Spiess H (1952) Über Anwendung und Wirkung des Peteosthor bei pulmonaler und extrapulmonaler Tuberkulose im Kindesalter. Zugleich eine allgemeine Stellungnahme zur Thorium-X und Peteosthor-Therapie. Z Kinderheilkd 70:213–253

15 Spiess H (1956) Schwere Strahlenschäden nach der Peteosthorbehandlung von Kindern. Dtsch Med Wochenschr 81:1053–1054

16 Spiess H, Poppe H, Schoen H (1962) Strahleninduzierte Knochentumoren nach Thorium-X-Behandlung. Monatsschr Kinderheilkd 110:198–201

17 Spiess H (1966) Spätschäden am Skelett nach Thorium-X-Behandlung. In: Wiedemann HR (ed) Dysotosen. Fischer, Stuttgart, S 846–853

18 Spiess H (1969) [224]Ra-induced tumors in children and adults. In: Mays CW (ed) Delayed effects of bone-seeking radionuclides. University of Utah Press, Utah, pp 227–247

19 Spiess H, Mays CW (1970) Bone cancers induced by [224]Ra (ThX) in children and adults. Health Phys 19:713–729

20 Spiess H, Mays CW (1973) Protraction effect on bone-sarcoma induction of [224]Ra in children and adults. In: Sanders CL (ed) Radionuclide carcinogenesis. USAEC CONF-720505, Springfield Virginia, pp 437–450

21 Spiess H, Gerspach A, Mays CW (1978) Soft-tissue effects following [224]Ra injections into humans. Health Phys 35:61–81

22 Spiess H (1978) Clinical experiences concerning late effects and risks of [224]Ra. In: Müller WA, Ebert HG (eds) Biological effects of [224]Ra: Benefit and risk of therapeutic application. Martinus Nijhoff Medical Division, The Hague, pp 101–108

23 Spiess H, Mays CW (1979a) Liver diseases in patients injected with [224]Ra. Environ Res 18: 55–60

24 Spiess H, Mays CW (1979b) Exostoses induced by [224]Ra (ThX) in children. Eur J Pediatr 132:271–276

25 Tietz CH, Spiess H (1950) Über die Hemmwirkung des Peteosthor und seiner Komponenten auf das Wachstum humaner Tuberkelbakterien *in vitro*. Klin Wochenschr 28:420–421

26 Wick RR (1978) Brief an Mays CW

Prof. Dr. Ch. W. Mays
Radiobiology Division
Department of Pharmacology
University of Utah ·
Salt Lake City, UT 84112
USA

Vergleichende Bestimmung von indirekt (totale Eisenbindungskapazität) und direkt gemessenem Transferrin bei gesunden und kranken Kindern

Aus Klinik
und Forschung
Originalien

Redaktion:
K. H. Schäfer

Ch. Bender-Götze, C.E. v. Pilar und N. Fischer

Kinderpoliklinik (Direktor: Prof. Dr. H. Spiess) der Universität, München

Comparison of Indirect and Direct Measurement of Transferrin in Healthy and Sick Children

Summary. In 207 children chemical measurement of total iron binding capacity (TIBC) and direct immunological evaluation of transferrin by radial immunodiffusion were compared. In addition, serum ferritin was measured in nearly all cases, to exclude iron deficiency. In 14 newborns, 20 infants and 35 older children TIBC and transferrin values correlated significantly ($p < 0.001$), as well as in various disorders (infections, hyporegenerative anemia, β-thalassemia, acute blood loss) and in prelatent, latent and manifest iron deficiency. Standard deviations of both methods were comparable. Anemia and hyposideremia due to infection could be clearly distinguished from iron deficiency of all stages. The diagnosis of prelatent iron deficiency, however, can be definitely established only by measurement of serum ferritin or other more complicated procedures ($^{59}Fe^{2+}$-whole body retention test, estimation of diffuse iron in bone marrow macrophages). An interesting finding was the negative significant correlation ($r = 0.69$) between the two iron binding proteins in serum, transferrin and ferritin. In summary, the simple radial immunodiffusion technique for transferrin with its minimal requirement of serum can be recommended for pediatric routine laboratories in the differential diagnosis of anemia and hyposideremia, before unnecessary iron medication is instituted.

Key words: Intermethod comparison – Transferrin – TIBC – Ferritin – Iron deficiency – Anemia of infection.

Zusammenfassung. Bei insgesamt 207 gesunden und kranken Kindern wurden gleichzeitig die totale Eisenbindungskapazität (TEBK) chemisch und Transferrin direkt mittels radialer Immunodiffusion gemessen. Zur Abgrenzung von Depoteisenmangel wurde die Ferritinbestimmung im Serum herangezogen. Sowohl bei gesunden Kindern aller Altersstufen als auch bei Infektionen, hyporegenerativen Anämien, β-Thalassämien und akuten Blutverlusten korrelierten TEBK- und Transferrinwerte signifikant, ebenso bei prä-latentem, latentem und manifestem Eisenmangel ($p < 0,001$). Die Streuungen beider Methoden waren vergleichbar. Mittels der Transferrinbestimmung lassen sich Anämien und Hyposiderämien aufgrund

von Infektionen gut vom Eisenmangel abgrenzen. Nur für die Diagnose von Depoteisenmangel („prä-latentem" Eisenmangel) sind Messung von Ferritin oder noch aufwendigere diagnostische Techniken erforderlich. Zwischen beiden eisenbindenden Proteinen im Serum, Transferrin und Ferritin, fand sich eine signifikante negative Beziehung ($r = 0,69$). Wegen ihres geringen Serumbedarfes bei einfachem Arbeitsgang wird die Transferrinbestimmung in der kinderärztlichen Routine zur Differentialdiagnose von unklaren Anämien und Hyposiderämien empfohlen, auch um unkritische Eisengaben zu vermeiden.

Schlüsselwörter: Methodischer Vergleich – Transferrin – TEBK – Ferritin – Eisenmangel – Infektanämie.

Das eisenbindende Protein Transferrin ist wegen seiner von Schade u. Caroline [13] erstmals beschriebenen bakteriostatischen Eigenschaften erneut ins Interesse – auch des Pädiaters – gerückt. Die kontroverse Frage, ob der hohe ungesättigte Transferrinanteil im Eisenmangel einen Schutz vor Infektionen darstellt, ist noch offen und eher zweifelhaft (Übersicht des Committee on Nutrition [4]). Andererseits sollten unnötige Eisengaben bei Anämien, die durch floride Infektionen oder andere chronische Erkrankungen („Anemia of Chronic Disorders" [3] ausgelöst sind, möglichst vermieden werden. Das gleiche gilt auch für die bei uns häufiger zu beobachtenden congenitalen Anämien aus dem Mittelmeerraum (z. B. heterozygote β-Thalassämie).

Mit der direkten Messung des Transferrins nach dem Prinzip der radialen Imunodiffusion [9] steht eine Methode zur Verfügung, die wegen ihres geringen Serumbedarfes und wenig komplizierten Arbeitsganges für die kinderärztliche Routine zur Abgrenzung von Anämien und Hyposiderinämien gut geeignet erscheint. Bisher mitgeteilte größere Serien beziehen sich auf Frühgeborene [5], Säuglinge [6] und gesunde Kinder [16].
Vergleichsbestimmungen von TEBK, direkt gemessenem Transferrin und z. T. des Serum-Ferritins an gesunden und kranken Kindern sollten folgende Fragen beantworten:

1. sichere Abgrenzung von Eisenmangel-, Infekthyposiderämien und sonstigen Anämien möglich?

---

* Herrn Professor Dr. H. Spiess zum 60. Geburtstag gewidmet

Monatsschr. Kinderheilkd. 128, 598–601 (1980) © Springer-Verlag 1980

Tabelle 1. Zusammenstellung der durchschnittlichen Daten (Hb, Serum-Fe, TEBK, Transferrin, Ferritin) der untersuchten 207 Kinder

	n	Hb g/100 ml $\bar{x} \pm$ S.D.	Serum-Fe µg/100 ml $\bar{x} \pm$ S.D.	TEBK µg/100 ml $\bar{x} \pm$ S.D.	Transferrin mg/100 ml $\bar{x} \pm$ S.D.	Ferritin ng/ml $\bar{x} \pm$ S.D.
Neugeborene 0–4 Wochen	14	14,2 ± 2,47 (10,9–17,3)	122,5 ± 31,2 (52–174)	242,9 ± 55,3 (193–324)	212,6 ± 55,4 (136–307)	191 ± 130,8 (22–460)
Säuglinge 4 Wo.–6 Mo.	20	10,8 ± 1,3 (8,5–13,8)	78,3 ± 24,7 (51–148)	268,8 ± 53,8 (182–359)	252,3 ± 50,4 (165–335)	62,4 ± 72,4 (11–148)
Altersgruppe 6 Mo.–14 Jahre (Normal-Kollektiv)	35	13,1 ± 0,98 (11,6–14,7)	99,1 ± 41,1 (52–202)	330,7 ± 45,6 (185–393)	306,6 ± 46,3 (203–383)	29,1 ± 14,7 (13–74)
Infektionen	32	11,3 ± 1,69 (7,3–13,6)	32,2 ± 26,2 (10 130)	259,6 ± 55,8 (182–354)	242,7 ± 62,7 (125–370)	97 ± 84,1 (24–340)
Anämien	20	9,85 ± 1,74 (6,8–11,4)	113,4 ± 48 (48–240)	255,5 ± 72,2 (165–339)	262,8 ± 47,2 (100–380)	586 ± 735,3 (24–2050)
Akuter Blutverlust	18	11,1 ± 1,15 (9,4–13,6)	38,1 ± 26,9 (11–117)	296 ± 66 (162–404)	280,5 ± 59,3 (200–420)	n.u.
Eisenmangel manifest	32	10,3 ± 1,05 (7,8–11,8)	31,3 ± 12,4 (12–58)	379,8 ± 56,8 (282–537)	384 ± 54,2 (260–510)	4,4 ± 2,6 (0,5–10)
latent	20	12,8 ± 0,55 (12,0–13,8)	36,3 ± 10,6 (20–53)	339 ± 57,4 (285–487)	331,3 ± 69,1 (240–490)	9 ± 1,5 (6–10)
„prä-latent"	16	12,3 ± 0,94 (11,2–14,5)	83,8 ± 23,8 (58–136)	345,4 ± 42,5 (288–404)	339 ± 80 (216–475)	7,2 ± 2,6 (2–10)

2. Korrelation von TEBK und Transferrin ausreichend, um auf die aufwendigere und mehr Serum verbrauchende TEBK-Bestimmung ganz verzichten zu können?

3. Beziehungen zum Serum-Ferritin?

Material und Methoden

Die Blutentnahme (ca. 5 ml Venenblut) erfolgte möglichst immer zur gleichen Zeit (10–11 Uhr vormittags). Hämoglobin wurde photometrisch gemessen.

Die Bestimmung von Serum-Eisen und TEBK wurde mit Merckotest durchgeführt und regelmäßig durch Ringversuch kontrolliert. Zum direkten Transferrinnachweis wurden anfangs selbst gegossene antiserumhaltige Agargel-Platten, später gebrauchsfertige der Fa. Behring und Biotest verwendet. Letztere haben den Vorteil, daß eine Verdünnung des Patientenserums nicht erforderlich ist und damit eine Fehlerquelle fortfällt. Unserer Erfahrung nach kann man Seren zur Transferrinbestimmung tiefgefroren lagern, sie sollten nach dem Auftauen jedoch sofort verarbeitet werden, da es sich um ein labiles Protein handelt. Die Meßwerte für Transferrin in mg/100 ml wurden mittels der von den Firmen gelieferten Standardlösungen ermittelt.

Die Messung von Serum-Ferritin erfolgte mit dem Testbesteck der Fa. Ramco, das auf dem von Miles et al. [10] angegebenen "two site solid phase immunoradiometric assay" (IRMA) basiert. Der Test ist im unteren und Normalbereich recht zuverlässig, höhere Werte (> 200 ng/ml) müssen mit erheblicher Serumverdünnung gemessen werden. Die statistische Auswertung erfolgte mit dem t-test, Signifikanz wurde auf dem 1%-Niveau angenommen.

Probanden

Unter den insgesamt 207 untersuchten Kindern befanden sich 14 Reif- und Frühgeborene mit Geburtsgewichten zwischen 1 500 und 3 000 g und 20 ältere Säuglinge im Alter von 4 Wochen bis 6 Monaten. Da der Transferrinspiegel etwa ab 6. Lebensmonat den Erwachsenen angeglichen ist [6], wurden 35 hämatologisch gesunde Kinder ab diesem Alter bis 14 Jahre als „Normal-Kollektiv" zusammengefaßt und galten als Vergleichsgruppe.

In diese 3 Altersklassen wurden nur Kinder mit einem Ferritinwert > 10 ng/ml aufgenommen, um Eisenmangel sicher auszuschließen.

32 Kinder waren an akuten, vorwiegend bakteriellen *Infektionen* erkrankt (Harnwegsinfekte, Sinusitiden, Pneumonien, Anginen, Osteo-

myelitis). Der entzündliche Prozeß war dokumentiert durch erhöhte BKS (> 30 mm/lh.) und positives C-reaktives Protein (CRP).

20 Kinder mit *Anämien* unterschiedlicher Genese (hypo- und aplastische Anämien, hetero- und homozygote β-Thalassämien) wurden als eigene Gruppe gefaßt, ebenso 18 Kinder mit *akuten Blutverlusten* (nach HNO-Operationen, Traumen).

68 Kinder mit *Eisenmangel* wurden in *manifest* ($n = 32$) eingeteilt nach den Kriterien: Hb < 11 g/100 ml, Serum-Eisen < 50 µg/100 ml (Kinder 6–24 Monate) bzw. Hb < 12 g/100 ml, Serum Eisen < 60 µg/100 ml (Kinder 2–14 Jahre) und Ferritin < 11 ng/ml.

Bei *latentem Eisenmangel* ($n = 20$) waren nur Serum-Eisen und Ferritin, bei *prä-latentem* Eisenmangel ($n = 16$) nur Ferritin erniedrigt entsprechend den angegebenen Kriterien. Weitere diagnostische Möglichkeiten zur Abgrenzung des „prä-latenten" Eisenmangels [7] standen nicht zur Verfügung ($^{59}Fe^{2+}$-Ganzkörperretentionstest bzw. erschienen uns für die Kinder zu eingreifend (Bestimmung des diffusen Makrophageneisens im Knochenmark).

Ergebnisse

Die wesentlichen Befunde sind auf Tabelle 1 und Abb. 1–3 dargestellt.

Erwartungsgemäß stiegen die Transferrinwerte im 1. Lebensjahr an, umgekehrt verhielt sich das Serum-Ferritin. Einzelne niedrige Hb-Werte bei den Säuglingen erklären sich damit, daß Frühgeborene miteinbezogen wurden.

Bei den Kinder mit *Infektionen* bestanden bis auf wenige Ausnahmen eine mäßige Anämie und meist ausgeprägte Hyposiderinämie. Serumferritin war normal oder erhöht, im Durchschnitt signifikant ($p < 0,001$) über dem Normal-Kollektiv. Allerdings wurden 2 Kleinkinder mit Pyelonephritis und gleichzeitig bestehendem Eisenmangel (erniedrigtes Ferritin, erhöhtes Transferrin) der Eisenmangelgruppe zugeordnet. Die Transferrinwerte der Kinder mit Infektionen ließen sich sowohl vom Normal-Kollektiv als auch vom manifesten, latenten und prälatenten Eisenmangel signifikant ($p < 0,001$) unterscheiden.

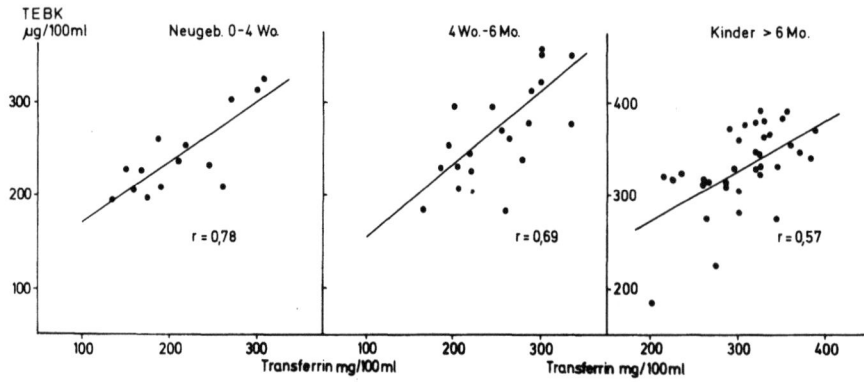

Abb. 1. Korrelation von TEBK und Transferrin bei Neugeborenen, Säuglingen und älteren Kindern

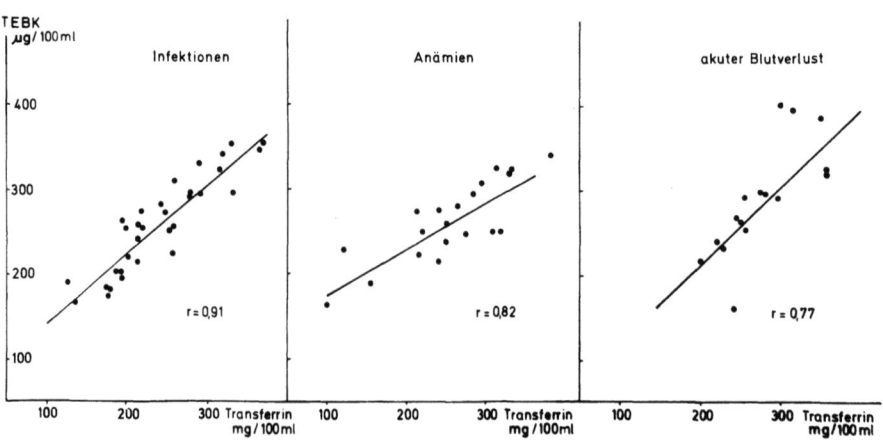

Abb. 2. Korrelation von TEBK und Transferrin bei Kindern mit Infektionen, Anämien (hyporegeneratorisch, Thalassämien) und akuten Blutverlusten

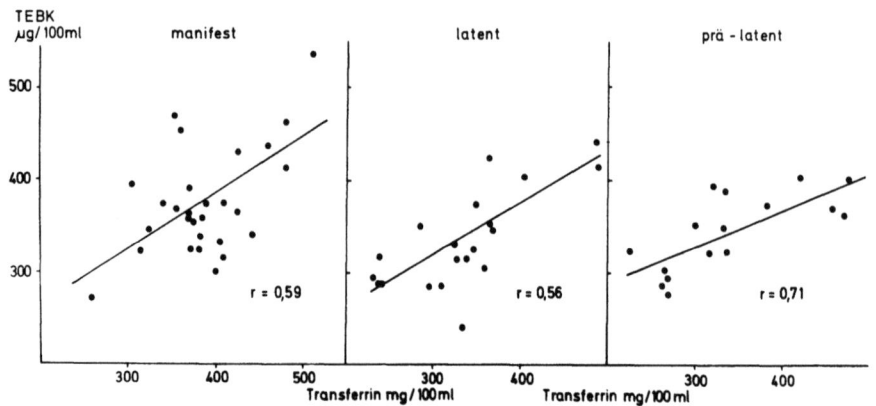

Abb. 3. Korrelation von TEBK und Transferrin bei Kindern mit manifestem, latentem und prä-latentem Eisenmangel

Die unter *„Anämien"* zusammengefaßten Kinder wiesen einen normalen bis erhöhten Serum-Eisenspiegel auf. Die Serumferritinwerte zeigten hier die größten Streuungen, da sich auch 2 Kinder mit homozygoter β-Thalassämie und Eisenüberladung (unter kontinuierlicher subcutaner Desferrioxamin-Therapie!) darunter fanden. Der Unterschied der Transferrinwerte zum Normal-Kollektiv war signifikant ($p < 0,001$).

Kinder mit akuten *Blutverlusten* waren häufig hyposiderämisch, aber Transferrin war durchschnittlich nicht signifikant gegenüber dem Normal-Kollektiv angestiegen. Beim *Eisenmangel* ließ sich nur die *manifeste Anämie* anhand der Transferrinwerte vom Normal-Kollektiv signifikant ($p < 0,001$) abgrenzen. Unter den nach unseren Definitionen eingeteilten Kindern mit latentem und prä-latentem Eisenmangel befanden sich zwar auch einige über die Norm erhöhte Transferrinwerte, der Durchschnitt lag jedoch nicht signifikant über dem Normal-Kollektiv.

Die *Korrelation* zwischen direkt bestimmten *Transferrin* und *TEBK* (Abb. 1–3) war bei allen Gruppen signifikant ($p < 0,001$). Der durchschnittliche Umrechnungsfaktor von Transferrin auf TEBK lag zwischen 0.98 und 1.14 und war damit etwas niedriger als der theoretisch zu errechnende von 1,24 [2].

Interessanterweise ergab sich in den Fällen, wo *Transferrin* mit dem *Serum-Ferritin* verglichen werden konnte, eine signifikante negative Korrelation mit einem Koeffizienten von $r = 0,69$, wenn die Ferritinwerte logarithmisch transformiert wurden. Dieses ist bei der logarithmischen Normalverteilung von Ferritin erlaubt [14].

Diskussion

Seit Einführung der direkten immunologischen Transferrinmessung wurden mehrere Vergleichsuntersuchungen mit der indirekten chemischen TEBK-Bestimmung vorgenommen [2, 11, 15]. Methodische Fragen standen im Vordergrund. Beide Verfahren waren gut vergleichbar sowohl bei der Wiederfindung reinen Transferrins [2] als auch bei Patientenseren. Den immunologischen Methoden wurde allgemein der Vorzug gegeben wegen ihrer einfachen Durchführbarkeit und niedrigen Serumverbrauches. Buffone et al. [2] empfehlen die *Immunnephelometrie* wegen ihrer geringen Fehlerbreite. Nachteil ist die wesentlich teurere apparative Ausrüstung.

Unserer Erfahrung nach waren die Streuungen von TEBK und Transferrin vergleichbar. Die Fehlerbreite von Mehrfachbestimmung eines Serums während eines Arbeitsganges lag bei 3,5%. Bei Analyse von Verdünnungen reinen Transferrins (Fa. Behring) betrugen die Abweichungen durchschnittlich 5%.

Die in der Literatur angegebenen Transferrindaten beziehen sich fast ausschließlich auf gesunde Probanden [5, 6, 16]. Zum Teil sind die Schwankungsbreiten recht hoch [2]. Hier liegt der Verdacht nahe, daß Kinder mit latentem oder „prä-latentem" Eisenmangel miteinbezogen wurden, der ja bei Säuglingen und Kleinkindern sehr häufig ist [12].

Wir haben versucht, „prä-latenten" oder Depoteisenmangel mit Hilfe des Ferritins im Serum auszuschließen. Gegenüber der einfachen immunologischen Bestimmung des Transferrins hat diejenige des Ferritins den Nachteil, daß eine spezielle Ausrüstung (Szintillationszähler!) erforderlich ist und mit Isotopen gearbeitet werden muß. Wir sind uns auch bewußt, daß für Kinder keine ausreichenden Daten mit anderen diagnostischen Verfahren (z. B. $^{59}Fe^{2+}$-Ganzkörperretentionstest) vorhanden sind, um den Ferritinbereich für latenten und „prä-latenten" Eisenmangel festzulegen, wie es für Erwachsene bereits geschehen ist [8]. Wir wählten den Ferritinwert von 10 ng/ml und weniger als Grenze, da er in der Literatur als sicherer Eisenmangelbereich angegeben wird [14], und wir selbst in einigen Fällen diesen mit dem Nachweis des diffusen Makrophageneisens im Knochenmark verifizieren konnten [1].

Vom Normal-Kollektiv ließ sich signifikant nur der *manifeste Eisenmangel* anhand der Transferrinwerte unterscheiden. „Prä-latenter" und latenter Eisenmangel waren jedoch sicher abzugrenzen von Infektionen, Blutverlusten und anderen Anämien (hyporegenerative Anämien, Thalassämien).

Transferrindaten über 400 mg/100 ml waren hinreichend verdächtig auf Eisenmangel, unter 200 mg/100 ml auf Infektionen oder Eisenüberladung.

Zusammenfassend läßt sich folgern:

1. Die Transferrinbestimmung sollte als einfaches Hilfsmittel im Vorfeld der Diagnostik von unklaren Anämien und Hyposiderämien mitherangezogen werden, um unkritische Eisengaben zu vermeiden.

2. Für die Pädiatrie ist die immunologische Transferrinbestimmung wegen ihres geringen Serumbedarfes (auch kapilläre Entnahme möglich!) günstiger als die Messung der TEBK. Die mit beiden Verfahren gewonnenen Werte zeigen ähnliche Streuungen und korrelieren ausreichend miteinander bei gesunden und kranken Kindern.

3. Erwartungsgemäß ist die Transferrinmessung nicht geeignet, um Depoteisenmangel („prä-latenter" Eisenmangel) zu diagnostizieren. Hierfür sind der Ferritinnachweis im Serum oder noch aufwendigere Verfahren ($^{59}Fe^{2+}$-Ganzkörperretentionstest, Knochenmarkspunktion) erforderlich. Interessanterweise fand sich jedoch eine signifikante negative Beziehung zwischen den beiden eisenbindenden Proteinen im Serum, Transferrin und Ferritin.

Literatur

1 Bender-Götze Ch (1980) Eisen-Mangel im Kindesalter. Fortschr Med 98:87

2 Buffone GJ, Lewis SA, Josefsohn M, Hicks JM (1978) Chemical and immunochemical measurement of total iron binding capacity compared. Clin Chem 24:1788

3 Cartwright GE, Lee GR (1971) The anemia of chronic disorders. Br J Haematol 21:147

4 Committee on Nutrition American Academy of Pediatrics (1978) Relationship between iron status and incidence of infection in infancy. Pediatrics 62:246

5 Galet S, Schulman M, Bard H (1976) The postnatal hypotransferrinemia of early preterm newborn infants. Pediatr Res 10:118

6 Gekle D, Kühner M, Kühner U (1974) Untersuchungen zum Transferrin- und Eisenstoffwechsel bei Säuglingen. Z Kinderheilkd 117:19

7 Heinrich HC, Bartels H (1967) Bestimmungsmethoden und Normalbereiche der intestinalen Eisenresorption. Klin Wochenschr 45:553

8 Heinrich HC, Gabbe EE, Bruggemann J (1977) Serum ferritin concentration and diagnostic $^{59}Fe^{2+}$-Absorption in humans with iron deficiency. Naturwissenschaften 64:595

9 Mancini G, Carbonara AO, Heremans JF (1965) Immunchemical quantitations of antigen by single radial immunodiffusion. Immunochemistry 2:235

10 Miles LEM, Lipschitz DA, Bieber CP, Cook JD (1974) Measurement of serum ferritin by a 2-site immunoradiometric assay. Anal Biochem 61:209

11 Rentsch J (1969) Quantitative immunologische Transferrinbestimmung. Klin Wochenschr 47:433

12 Schäfer KH (1977) Eisenstoffwechsel und exogener Eisenbedarf. In: Schreiber K, Eckert J (Hrsg) Ernährung und Umwelt. Eine Bestandsaufnahme. Thieme, Stuttgart, S 55

13 Schade AL, Caroline L (1946) An iron-binding component in human blood plasma. Science 104:340

14 Siimes MA, Addiego JE, Dallman PR (1974) Ferritin im Serum: Diagnosis of iron deficiency and iron overload in infants and children. Blood 43:581

15 Tsung SH, Rosenthal WA, Milewski KA (1975) Immunological measurement of transferrin compared with chemical measurement of total iron binding capacity. Clin Chem 21:1063

16 Tympner KD, Linderkamp O, Baumann E (1976) Transferrinkonzentrationen bei gesunden Kindern. Klinikarzt 5:565

PD Dr. Ch. Bender-Götze
Kinderpoliklinik der Universität
Pettenkoferstraße 8a
D-8000 München 2

Die Inanspruchnahme von niedergelassenen Ärzten durch Kinder und Jugendliche mit psychischen Störungen und Verhaltensauffälligkeiten *

R. Castell, Annemarie Biener, Karoline Artner und Elisabeth Kleeberger **

Kinderpoliklinik (Direktor: Prof. Dr. H. Spiess) und
Psychiatrische Klinik (Direktor: Prof. Dr. H. Hippius) der Universität München

**The Treatment of Children
with Psychiatric Disorders by General Practitioners and
Paediatricians in South-East Bavaria**

Summary. The treatment of children and juveniles with psychiatric disorders is seen as a problem of case identification. Paediatricians and general practitioners can treat behavior disorders of best together with a child psychiatrist.

Key words: Childpsychiatry – Outpatient treatment.

Zusammenfassung. Die Versorgung psychisch gestörter und verhaltensauffälliger Kinder und Jugendlicher wird als Problem der Fallidentifikation durch die niedergelassenen Ärzte angesehen. Verhaltensauffälligkeiten können von Pädiatern und Allgemeinärzten gegebenenfalls mit einem kinder- und jugendpsychiatrischen Konsiliarius behandelt werden.

Schlüsselwörter: Kinder- und Jugendpsychiatrie – ambulante Versorgung.

1. Einleitung

Die Versorgung psychisch gestörter und verhaltensauffälliger Kinder und Jugendlicher sollte überwiegend ambulant geschehen [6]. Dafür kommen Erziehungsberatungsstellen, kinder- und jugendpsychiatrische Ambulanzen, niedergelassene Kinder- und Jugendtherapeuten, klinische Psychologen und Ärzte in Frage. In Erziehungsberatungsstellen wird vorwiegend die Altersgruppe zwischen 6 und 13 Jahren wegen Störungen im Leistungs- und emotionalen Bereich vorgestellt. Meist werden Beratungen bis zu 3 Sitzungen vorgenommen; bei $^1/_4$ der vorgestellten Kinder wird eine Therapie durchgeführt [3]. Aber nur ca.

jedes zehnte verhaltensauffällige Kind kommt zu einer Erziehungsberatungsstelle [3].

Niedergelassene, psychoanalytisch ausgerichtete Therapeuten behandeln nur selten Kinder und Jugendliche. Verhaltens- und Gesprächspsychotherapeuten versorgen demgegenüber einen höheren Anteil von Patienten aus dieser Altersgruppe [5]. Niedergelassene Ärzte für Allgemeinmedizin und Kinderheilkunde dürften sich zunehmend mehr mit psychisch auffälligen Kindern und deren Familien beschäftigen. Doch ist für die Bundesrepublik das Ausmaß der von ihnen geleisteten diagnostischen und therapeutischen Arbeit bei Kindern und Jugendlichen nicht untersucht. Die vorliegende Arbeit hat es sich zur Aufgabe gemacht, derartige Daten zu erheben.

2. Methode

*2.1. Feststellung psychiatrischer Diagnosen
durch Felduntersucher*

In den Jahren 1977 und 1978 werden in einer Landgemeinde, einer kleineren Industrie- und Verwaltungsstadt in Südostbayern 358 deutsche Kinder und Jugendliche im Alter von 3 bis $14^{11}/_{12}$ Jahren einer Zufallsstichprobe aus der Bevölkerung untersucht.

Die 70minütige Befragung der Bezugspersonen des Kindes gibt Auskunft über die psychische Symptomatik und das Verhalten des Probanden. Aufgrund dieser Information und der Beobachtung des Kindes in der Untersuchungssituation wird gegebenenfalls eine psychiatrische Diagnose gestellt. Die Sprachentwicklung, die motorische Entwicklung und das Intelligenzniveau der Kinder werden mittels einer ca. 70minütigen standardisierten Testuntersuchung festgestellt. Somatische Diagnosen können durch körperliche Inspektion und Angaben der Angehörigen, bei Bedarf auch durch eine klinisch-neurologische Untersuchung erhoben werden.

Außerdem werden anamnestische Daten erhoben und nach der psychosozialen Situation der Familie gefragt. Durch das Interview erhalten die Untersucher den Namen des Hausarztes der Familie. Die erhobenen Befunde werden nach dem Multiaxialen Klassifikationsschema für psychiatrische Erkrankungen im Kindes- und Jugendalter nach Rutter, Shaffer und Sturge [12] in 5 Befundbereiche eingeordnet: Klinisch-psychiatrisches Syndrom, Entwicklungsrückstände, Intelligenzniveau, körperliche Symptomatik und abnorme psychosoziale Umstände. In dieser Darstellung werden nur Ergebnisse aus den Bereichen klinisch-psychiatrisches Syndrom und körperliche Symptomatik verwendet.

*2.2. Feststellung psychiatrischer Diagnosen
und körperliche Erkrankungen durch Hausärzte*

Im Zeitraum Januar 1978 bis Juli 1979 wird von Castell, Dilling und Kohl die Hausarztbefragung durchgeführt. Alle erhobenen Daten beziehen sich auf die letzten 12 Monate vor der Untersuchung des Kindes durch die Felduntersucher. Im allgemeinen werden Ärzte mit 5 und mehr Patienten aus dem Probandenkreis befragt. Zwei Ärzte für Allgemeinmedizin lehnen die Mitarbeit an der Untersuchung ab. 13 Ärzte für Allge-

* Diese Untersuchung ist Herrn Professor Dr. H. Spiess zum 60. Geburtstag gewidmet
Sie wurde als Teil der Erhebung „Behandelte und nicht behandelte psychiatrische Morbidität in der Bevölkerung" durchgeführt, im Sonderforschungsbereich 116 der DFG, Psychiatrische Epidemiologie, Projekt A 10 (Projektleiter: Prof. Dr. H. Dilling)
** Die Autoren danken Herrn Prof. Dr. H. Dilling, Herrn Dr. S. Weyerer, Frau M. Rhein und Herrn W. Bruder für die gewährte Hilfe und Mitarbeit. Insbesondere gilt unser Dank allen Familien und niedergelassenen Ärzten, die an der Untersuchung teilnahmen

Tabelle 1. Psychiatrische Diagnosen der Hausärzte bezogen auf die Teilstichprobe von $n = 236$

Psychiatrische Diagnosen der Hausärzte	ICD-Code	Jahresprävalenz	
		abs	%
Neurosen	300	3	1,3
Spezielle Symptome	307	13	5,5
Persönlichkeitsveränderung nach Hirnschädigung	310	2	0,8
Emotionale Störungen	313	1	0,4
Gesamt ($n = 236$)		19	8

Tabelle 2. Diagnostische Übereinstimmung zwischen Hausarzt und Felduntersucher bei psychiatrischen Diagnosen

Felduntersucher / Hausarzt	Psychiatrische Diagnose durch den Felduntersucher	Keine psychiatrische Diagnose durch den Felduntersucher	Gesamt
Psychiatrische Diagnose durch den Hausarzt	15[a]	4	19
Keine psychiatrische Diagnose durch den Hausarzt	41	176	217
Gesamt	56	180	236

[a] Von 15 sind 9 Fälle von Hausarzt und Felduntersucher identisch diagnostiziert; in 6 Fällen stellen die Hausärzte andere Diagnosen

Tabelle 3. Diagnostische Übereinstimmung zwischen Hausarzt und Felduntersucher bei chronischen körperlichen Erkrankungen

Felduntersucher / Hausarzt	Chronische somatische Diagnosen	Keine chronisch somatischen Diagnosen	Gesamt
Chronisch somatische Diagnose	41	22	63
Keine chronisch somatische Diagnose	27	145	172
Gesamt	68	167	235

meinmedizin und 3 Ärzte für Kinderheilkunde arbeiten mit den Felduntersuchern zusammen. Diese diskutieren mit den Hausärzten körperliche Erkrankungen und psychische Störungen von 236 Kindern und Jugendlichen. Die Hausärzte nehmen zu Behandlungsbedürftigkeit und gegebenenfalls zu laufenden Behandlungen Stellung. Mittels der erhobenen Daten wird die Übereinstimmung im diagnostischen Bereich errechnet. Nicht behandelte und behandelte psychiatrische Morbidität kann, ergänzt durch die entsprechenden Angaben der Bezugspersonen, ermittelt werden.

3. Ergebnisse

3.1. Daten der Felduntersuchung [1]

Nach den Ergebnissen der Felduntersuchung leiden 5% (Jahres- und Vierteljahresprävalenz) der 3;0 bis 14;11 jäh-

1 Die Untersuchung findet in der Wohnung der Familien statt. Die Stichprobe besteht aus 6% der gesamten Population 3- bis 14jähriger dreier Orte. 5% der ausgewählten und besuchten Familien verweigern die Teilnahme an der Untersuchung

rigen Kinder und Jugendlichen unter psychischen Störungen. Hierzu gehören vorwiegend emotionale Störungen, Störungen des Sozialverhaltens, hyperkinetische Syndrome und akute Belastungsreaktionen. Die Häufigkeit psychiatrischer Diagnosen erhöht sich auf 18 (Vierteljahresprävalenz) bzw. 21% (Jahresprävalenz), wenn man Verhaltensauffälligkeiten wie Tics, Schlafstörungen, Einnässen und Einkoten berücksichtigt.

26% ($n = 94$; Jahresprävalenz) der Kinder der Gesamtstichprobe leiden unter leichten oder schweren chronischen körperlichen Erkrankungen. Darüber hinaus sind 7% ($n = 24$; Jahresprävalenz) kurz- oder weitsichtig. Bei 31% ($n = 110$) der untersuchten Kinder wird von den Eltern angegeben, daß sie im Laufe des letzten Jahres nur akute Erkrankungen, zumeist Infektionskrankheiten hatten.

3.2. Daten der Hausärzte

Die Hausärzte stellen bei der Subpopulation von 236 Kindern und Jugendlichen über die sie Auskunft geben können, in 8% (Jahresprävalenz) psychiatrische Diagnosen. Im Vergleich dazu finden die Felduntersucher bei denselben Kindern in 24% (Jahresprävalenz) psychische Störungen und Verhaltensauffälligkeiten (vergleichsweise beträgt die Jahresprävalenz in der Gesamtstichprobe 21%). Die 13 Ärzte für Allgemeinmedizin und 3 Kinderärzte stellen folgende Diagnosen (Tabelle 1).

Bei 63 von 235 Kindern diagnostizieren die Hausärzte leichte oder schwere chronische somatische Erkrankungen im zurückliegenden Jahr. Diesen 27% steht eine Jahresprävalenzrate der Felduntersucher von 29% bei denselben Kindern gegenüber. (Die Brillenträger sind hier weder bei der Auswertung der Hausarztangaben, noch bei denen der Felduntersucher berücksichtigt.) Da die Erhebung keine Prävalenzstudie akuter Erkrankungen darstellt und es sich um keine Untersuchung zur Zahl von somatischen Erkrankungen handelt, verzichten wir im folgenden auf die Angabe der Häufigkeit der an akuten Erkrankungen leidenden und durch den Hausarzt behandelten Kinder. Zahlenwerte, die die Übereinstimmung zwischen den Hausärzten und den Felduntersuchern darstellen, sind unten aufgelistet. Die Übereinstimmungsraten zwischen den Hausärzten und den Felduntersuchern für psychiatrische Diagnosen und chronische somatische sind in Tabelle 2 und 3 dargestellt.

Von den 15 psychiatrischen Diagnosen, die sowohl die Hausärzte als auch die Felduntersucher angeben, sind 9 identische (5mal Enuresis) und 6 unterschiedliche Diagnosen. Bei den 4 Fällen, die nur der Hausarzt identifiziert, handelt es sich um je eine Enuresis diurna, Psychalgie, Depression und Neuropathia infantum.

Bei den chronischen somatischen Erkrankungen ohne Kurz- und Weitsichtigkeit findet sich folgende Verteilung (Tabelle 3).

In 4 Fällen (von insgesamt 41) geben die Hausärzte andere Diagnosen an als die Felduntersucher. In 22 Fällen informiert die Mutter den Felduntersucher offensichtlich nicht über eine chronische körperliche Erkrankung ihres Kindes im zurückliegenden Jahr. Über 27 Fälle chronischer Erkrankungen, die dem Felduntersucher berichtet werden, wissen die Hausärzte nichts.

14% ($n = 33$) der Kinder haben sowohl aufgrund der Information durch den Hausarzt als auch der des Felduntersuchers, durch die Mutter in der Jahresprävalenz keine akuten körperlichen Krankheiten. Bei 16% ($n = 38$) findet sich eine gute Übereinstimmung von 50% und mehr, bei 69% ($n = 163$) der Kinder eine geringe Übereinstimmung von weniger als 50% zwischen den diagnostischen Angaben der Mutter verglichen mit denen des Hausarztes hinsichtlich akuter körperlicher Erkrankung in den letzten 12 Monaten.

3.3. Versorgung

Aus der Population von 236 Kindern sind von den Felduntersuchern 56 als psychisch gestört oder verhaltensauffällig klassifiziert worden. Davon werden nach Angaben der Eltern oder des Hausarztes 3 Kinder psychotherapeutisch versorgt. Drei weitere Kinder sind wegen psychischer Störungen und zusätzlicher Behinderungen in einem Heim untergebracht. In der Gesamtstichprobe mit 358 Kindern sind es 7, die sich in Behandlung befinden.

4. Diskussion

Über den Verlauf psychischer Störungen im Kindes- und Jugendalter gibt es unterschiedliche Angaben.

Barcai et al. [2] betonen bei Schulkindern mit psychischen Störungen und Verhaltensauffälligkeiten die hohe Rate an Spontanremissionen. Rutter et al. [14] berichten, daß ein Teil der Kinder mit neurotischen Störungen im Erwachsenenalter unauffällig sind. Otto et al. [10] beschreiben dagegen die Kontinuität psychischer Störungen von der Adoleszenz bis ins Erwachsenenalter. Ein Drittel der Kinder mit emotionalen Störungen haben diese wenigstens 3 Jahre und leiden z. T. noch als Erwachsene an Neurosen [13]. Soziale Störungen verlaufen meist chronisch [4 und 11]; aus ihnen resultieren im Erwachsenenalter häufig Persönlichkeitsstörungen [8 und 13]. $^3/_5$ der in der Adoleszenz erhebbaren psychischen Störungen entstehen aber erst in der Pubertät [15]; sie sind im Grundschulalter noch nicht nachweisbar. Obwohl Kinder und Jugendliche mit psychischen Störungen im Verlauf von mehreren Jahren auch Besserung und spontane Remission des abnormen Verhaltens oder psychopathologischen Befundes zeigen, sollte eine Versorgung möglichst vieler verhaltensauffälliger und psychisch gestörter Kinder und Jugendlicher angestrebt werden, um die Entwicklung von sekundären Symptomen mit zusätzlichen Behinderungen zu vermeiden.

Die Felduntersucher stellen bei der Subpopulation von 236 Kindern 24% psychiatrische Diagnosen. Die Hausärzte geben 8% an. Somit ist als Voraussetzung für die Versorgung psychischer Störungen die Diagnostik eines der Hauptprobleme. Die von den Hausärzten gestellten Diagnosen, die von den Felduntersuchern nicht erkannt werden, fallen dabei kaum ins Gewicht (weniger als 2%). Das weist darauf hin, daß sich wegen emotionaler Barrieren, wie vereinzelt betont wurde, weder die Hausärzte in Scree-

ningform genügend Information über psychische Symptome bei Patienten im Kindes- und Jugendalter einholen, noch daß die Eltern von sich aus kontinuierlich über psychische Symptome berichten.

Die Häufigkeitsangaben für chronische körperliche Erkrankungen durch die Hausärzte unterscheiden sich nicht von denen der Felduntersucher. Bei vier von fünf Kindern stimmt die Fallidentifikation überein; bei 49 von 235 Probanden ist die Fallidentifikation unterschiedlich. Im Bereich der psychiatrischen Diagnostik werden von den Felduntersuchern vergleichsweise mehr Kinder identifiziert.

Zwischen den Angaben der Hausärzte und denen der Eltern über akute körperliche Erkrankungen im Lauf der letzten 12 Monate besteht in 69% der verglichenen Fälle eine geringe Übereinstimmung. Es zeigt sich somit, daß das Krankheitsbild für das Nachsuchen um ärztliche Hilfe mitbestimmend ist. Die geringe Übereinstimmung mag darauf beruhen, daß die Eltern akute Krankheiten, besonders Infekte z. T. selbständig behandeln und daß sie bestimmte Erkrankungen vergessen, d. h. im Interview nicht nennen [17].

Viele der im Multiaxialen Klassifikationsschema genannten psychischen Störungen und Verhaltensauffälligkeiten bei Kindern und Jugendlichen können bei Darstellung der intra- und interindividuellen Gesamtsituation als behandlungsbedürftig angesehen werden; zumindest sollten die Eltern der Kinder beraten werden. Eine Ausnahme können z. B. akute Belastungsreaktionen sein. Schmidt [16] legt dar, daß jedes 4. verhaltensauffällige Schulkind (5% der Gesamtpopulation) behandelt werden muß.

Aus der Population von 236 Kindern sind von den Felduntersuchern 56 als psychisch gestört oder verhaltensauffällig klassifiziert worden, von den Hausärzten 19. Von diesen Kindern werden nach Angaben der Eltern und des Hausarztes drei Kinder psychotherapeutisch betreut. Drei weitere Kinder sind in einem Heim wegen psychischer Störungen und zusätzlicher Behinderungen untergebracht. Über deren Versorgung sind die Hausärzte informiert.

Bezogen auf 56 durch die Felduntersucher wegen psychischer Störungen und Verhaltensauffälligkeiten identifizierten Kinder, beträgt der Prozentsatz der behandelten 11%. Dabei handelt es sich bei der einen Hälfte um ambulante Betreuung und bei der anderen um psychotherapeutische Heimbetreuung. Diese ermittelte Häufigkeit entspricht in der Größenordnung den anfangs zitierten 10% [3]. Nach den Ergebnissen von Rutter et al. [14] werden 20% der 10- bis 12jährigen Kinder mit psychischen Störungen auf der Isle of Wight psychotherapeutisch versorgt, die Hälfte von ihnen kinder- und jugendpsychiatrisch.

Es ist bekannt, daß vielen Eltern psychische Störungen ihrer Kinder bewußt sind, daß aber nur die Hälfte eine psychotherapeutische Behandlung wünscht [7]. Es gibt auch Eltern, die über die vorhandenen Behandlungsmöglichkeiten nicht informiert sind. Verbessert sich das Behandlungsangebot, so wird vermutlich auch die Zahl der Familien mit psychisch gestörten und verhaltensauffälligen Kindern, die Therapie in Anspruch nehmen, steigen [14]. Dies hat Nielsen [9] für den kinder- und jugendpsychiatrischen Bereich gezeigt. Von der Teilstichprobe ($n = 236$) werden insgesamt $2^1/_2\%$ ($n = 6$) der Probanden psychotherapeutisch betreut; in der Gesamtstichprobe mit $n = 358$ sind es 7 Probanden. Die Versorgung der 21% psychisch gestörten und verhaltensauffälligen Kinder und Jugendlichen in Form von ausführlicher Diagnostik und Psychotherapie könnte für 6% aller Vorschul- und Schulkinder möglich sein, da so viele Familien für Psychodiagnostik und Psychotherapie offen und motivierbar wären. Dabei denken die Autoren nicht nur an die Tätigkeit einzelner Therapeuten, sondern auch an Teamarbeit. Für die multidisziplinäre Versorgung sollten z. B. Ärzte, Heilpädagogen, Lehrer, klinische Psychologen und Sozialarbeiter zusammenarbeiten [7].

Der Anteil der Familien, die ihre Kinder nur vorstellen und bei denen gegebenenfalls kurze Beratungen notwendig wären, dürfte bei weiteren 6% der Gesamtpopulation liegen. Die genannten Prozentzahlen zur Versorgung beziehen sich auf die erhobene Jahresprävalenz psychiatrischer Diagnosen in der Gesamtstichprobe.

Um aktuellen Mängeln bei der Versorgung von psychisch gestörten Kindern abzuhelfen, sollte den niedergelassenen Kinderärzten Fortbildung im kinder- und jugendpsychiatrischen Bereich angeboten werden [1]; dadurch werden Möglichkeiten und Grenzen einer nichtfachspezifischen Tätigkeit bewußt. Bei schwierigen Patienten sollten Pädiater und Ärzte für Allgemeinmedizin das Konsilium bei dem Kinder- und Jugendpsychiater suchen [1].

Literatur

1 Asam U, Karrasz W (1979) Kinderpsychiatrie und Psychopharmakotherapie in der Allgemein-, Kinder- und nervenärztlichen Praxis. Z Kinder- Jugendpsychiatr 7:221–231
2 Barcai A, Dreman SB (1972) The natural history of childhood psychiatric disorders: differential spontaneous remission rates in a psychiatric outpatient clinic for children in Israel; a pilot study. Acta Paedopsychiatr (Basel) 39:335–346
3 Deutscher Bundestag (1975) Bericht über die Lage der Psychiatrie in der Bundesrepublik Deutschland – zur psychiatrischen und psychotherapeutisch/psychosomatischen Versorgung der Bevölkerung; Unterrichtung durch die Bundesregierung. Deutscher Bundestag, 7. Wahlperiode, Drs 7/4201, Bonn
4 Chazan M, Jackson S (1974) Behaviour problems in the infant school, changes over two years. J Child Psychol Psychiatry Allied Discip 15:33–46
5 Dvorak A, Fichter M, Wittchen HU (1979) Zusammenfassung des Abschlußberichts vom August 1978 über das Forschungsvorhaben betreffend nichtärztliche Psychotherapeuten. Spektr Psychiatr Nervenheilkd 8:131–148
6 Förster E (1973) Kinder- und jugendpsychiatrische Krankenversorgung. Probleme der institutionellen und interdisziplinären Kooperation. Z Kinder- Jugendpsychiatr 1:43–56
7 Leslie SA (1974) Psychiatric disorders in young adolescents of an industrial town. Br J Psychiatr 125:113–124
8 Mellsop GW (1972) Psychiatric patients seen as children and adults: childhood predictors of adult illness. J Child Psychol Psychiatry Allied Discip 13:91–101
9 Nielsen J (1976) The sam project from 1957 to 1974. Acta Psychiatr Scand 54:198–222
10 Otto G, Otto U (1978) Prognosis in child psychiatry, a follow-up study of a youth clientele. Acta Psychiatr Scand [Suppl] 273
11 O'Neal P, Robins LN (1958) The relationship of childhood behaviour problems to adult psychiatric status. Am J Psychiatr 114:961–969
12 Remschmidt H, Schmidt M (1977) Multiaxiales Klassifikationsschema für psychiatrische Erkrankungen im Kindes- und Jugendalter nach Rutter, Shaffer und Sturge. Huber, Bern Stuttgart Wien
13 Report of a WHO Expert Committee (1977) Child mental health and psychosocial development. Technical Report Series 613, Geneva
14 Rutter M, Tizard J, Whitemore K (1970) Education, health and behaviour. Longman, London
15 Rutter M, Tizard J, Yale W, Graham P, Whitemore K (1977) Epidemiologie in der Kinderpsychiatrie — die Isle of Wight Studien 1964–1974 (Epidemiology in child psychiatry — Isle of Wight Studies 1964–1975). Z Kinder-Jugendpsychiatr 5:238–279
16 Schmidt MH (1975) Die Bedeutung von Forschungsergebnissen für die Praxis und Planung in der Kinder- und Jugendpsychiatrie. In: Kulenkampff C, Picard N (Hrsg) Gemeindenahe Psychiatrie. Rheinland, Köln
17 Yarrow MR, Campbell YD, Burton RV (1970) Recollections of childhood, a study of the retrospective method. Monogr Soc Res Child Dev 35:1–83

PD Dr. R. Castell
Kinderpoliklinik der Universität
Pettenkoferstraße 8a
D-8000 München 2

Neurologische Komplikationen bei Kindern mit zyanotischen Herzfehlern*

Häufigkeit, Pathogenese und mögliche Risikofaktoren

Aus Klinik und Forschung

Originalien

Redaktion:
K. H. Schäfer

A. A. Schmaltz, P. Siegler**, R. Nolte und J. Apitz

Abteilung für Pädiatrische Kardiologie (Ärztlicher Direktor: Prof. Dr. J. Apitz) und
Abteilung für Allgemeine Pädiatrie (Ärztlicher Direktor: Prof. Dr. J. R. Bierich)
am Zentrum für Pädiatrie und Frauenheilkunde der Universität Tübingen

Neurological Complications in Children with Congenital Cyanotic Heart Disease

Summary. Figures of incidence and risk factors of neurological complications (NC) endangering children with cyanotic congenital heart disease (CCHD) are very different. We examined 308 children with CCHD over an 8 years' period finding 39 cases ($=12,7$) of NC. There were 5 hypoxic attacks and 3 brain abscesses. In 31 patients a cerebro-vascular accident was proven or probable. 56% of NC occured during the first year of life, most frequently in children with simple TGA. Mortality was not influenced by NC. Children without NC, surviving the first year of life represent the control group for comparison of the following hematologic parameters: erythrocytes, hematocrit, MCHC, hemoglobin, O_2-saturation, platelets count. Only the last two were significantly lower in patients with NC, but no parameter allows to predict NC. The hypothesis of hypochromic, microcytic anemia as essential pathogenetic factor for cerebro-vascular accidents has no base in our material.

Key words: Cyanotic congenital heart disease – Neurological complications – Follow-up.

Zusammenfassung. Da Häufigkeitsangaben und Risikofaktoren für neurologische Komplikationen bei zyanotischen Herzfehlern stark differieren, untersuchten wir 308 Kinder mit zyanotischen Herzfehlern, die in einem Zeitraum von 8 Jahren diagnostiziert wurden. In 39 Fällen ($=12,7\%$) fanden wir neurologische Komplikationen, davon 5 hypoxische Attacken, 3 Hirnabszesse und 31 Kinder mit nachgewiesenem oder wahrscheinlichem cerebrovaskulärem Insult. 56% der Komplikationen ereigneten sich während des 1. Lebensjahres, am häufigsten bei Kindern mit einfacher Transposition der großen Gefäße. Die Mortalität der Kinder wurde durch die neurologischen Komplikationen nicht beeinflußt. Kinder ohne neurologische Komplikationen, die das 1. Lebensjahr überlebten, dienten als Kontrollgruppe für den Vergleich für folgende hämatologische Parameter: Erythrozytenzahl, Hämatokrit, MCHC, Hb, O_2-Sättigung und Thrombozytenzahl.

Nur die letzten beiden Parameter waren bei Patienten mit Komplikationen signifikant niedriger, kein Parameter erlaubte jedoch die Voraussage einer Komplikation. Die Hypothese der hypochromen, mikrocytären Anämie als wesentlicher pathogenetischer Faktor für cerebrovasculäre Insulte findet in unserem Zahlenmaterial keine Unterstützung.

Schlüsselwörter: Angeborene zyanotische Herzfehler – Neurologische Komplikationen – Verlaufsbeobachtungen.

I. Einleitung

Cerebrovaskuläre Insulte (CVI) wie Thrombosen und Embolien, sowie Hirnabszesse sind als neurologische Komplikationen bei zyanotischen Herzfehlern lange bekannt [1, 3, 10, 11, 15, 17]. Doch gehen die Angaben über Häufigkeit und Risikofaktoren weit auseinander [12, 16]. Deshalb untersuchten wir die in den letzten 8 Jahren in unserer Abteilung diagnostizierten Kinder mit zyanotischen Vitien auf das Auftreten von neurologischen Komplikationen, sowie auf mögliche Risikofaktoren, die Hinweise auch auf die pathogenetischen Mechanismen geben könnten.

II. Patienten, Methodik

Zwischen dem 1.1.1970 und 31.12.1977 wurden in der Abteilung für Pädiatrische Kardiologie der Universitäts-Kinderklinik Tübingen 328 Kinder mit zyanotischen Herzfehlern der speziellen Herzdiagnostik unterzogen. Davon wurden 20 Kinder ausgeschlossen, bei denen aufgrund der Anamnese genetische, pränatale oder geburtstraumatische Schäden für die neurologischen Komplikationen verantwortlich gemacht werden konnten. Von den verbliebenen 308 Kindern wurden diejenigen als neurologisch auffällig eingestuft, die Paresen oder wiederholte Krampfanfälle aufwiesen.

Verschiedene hämatologische Parameter, sowie Untersuchungsergebnisse der Herzkatheteruntersuchung, die mit Routinemethoden gewonnen wurden, wurden als mögliche Risikofaktoren für neurologische Komplikationen überprüft. Dabei dienten als Kontrollgruppe die 183 neurologisch unauffälligen Kinder mit zyanotischen Herzfehlern, die das 1. Lebensjahr überlebten. Ihre zum Zeit-

---

* Teilweise vorgetragen auf der 17. Jahrestagung der Association of European Pediatric Cardiologists, Madrid 8. bis 11.5.1979
** Diese Arbeit enthält Ergebnisse der Dissertation von P. Siegler, Tübingen, 1980

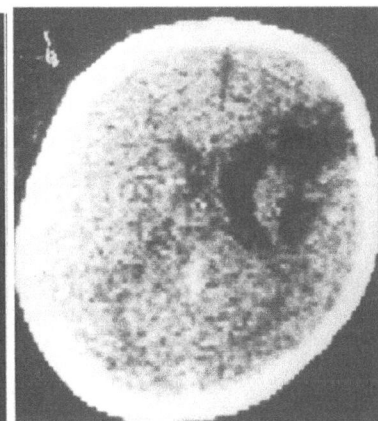
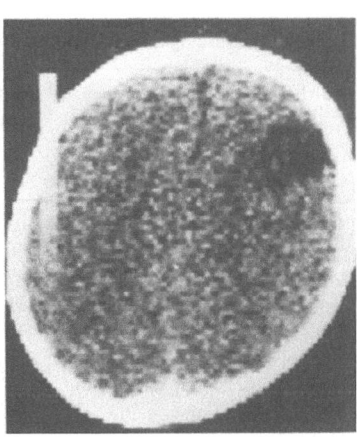

Abb. 1. Patient J. M., männlich, Zustand nach Mustard-Korrektur einer Transposition der großen Gefäße: Bei der venösen Phase des Karotisangiogramms erfolgt der Abfluß nur über die zentralen Gehirnnerven, der Sinus sagittalis bleibt infolge Thrombose völlig von Kontrastmittel ausgespart

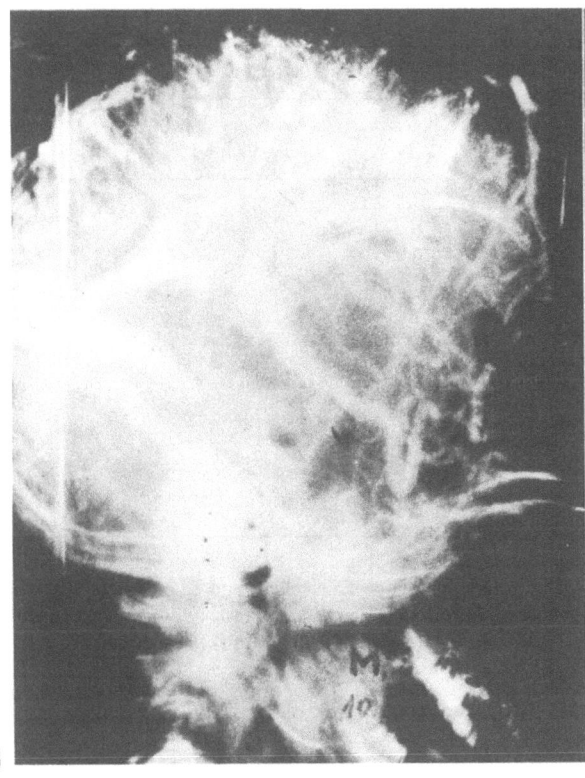

Abb. 2. R. J., männlich, Zustand nach schwerem hypoxämischen Anfall mit konsekutiver Hemiparese bei Fallotscher Tetralogie: Das Computertomogramm zeigt einen kontralateralen Erweichungsherd

punkt der Diagnostik gewonnenen Meßwerte wurden mit denen verglichen, die die Kinder mit neurologischen Komplikationen zum Zeitpunkt des Auftretens derselben boten.

Wegen fehlender Normalverteilung erfolgte die statistische Prüfung mit dem nicht-parametrischen Chi-Quadrat-Test.

III. Ergebnisse

Häufigkeit und Art der Komplikationen

Von unseren 308 Patienten mit zyanotischen Herzfehlern mußten 39 (= 12,7%) als neurologisch auffällig eingestuft werden. Jungen und Mädchen waren gleich oft betroffen. Die auffälligen Symptome waren 27mal wiederholte Krampfanfälle, 23mal Paresen, 11 Kinder fielen durch beide Symptome auf. 3 Arten von Komplikationen konnten unterschieden werden.

1. Cerebrovaskuläre Insulte (CVI)

a) CVI gesichert. Es konnten 4 venöse und 4 arterielle Gefäßverschlüsse angiographisch oder durch Sektion gesichert werden. Bei 2 weiteren Kindern wurden Thromboembolien in anderen Gefäßabschnitten nachgewiesen, so daß als Ursache für die neurologische Komplikation ebenfalls Embolien angenommen wurden. Die Symptome traten bei allen 10 Kindern schlagartig ohne jegliche Vorerkrankung auf.

b) CVI wahrscheinlich. Bei 12 Kindern wurde nach plötzlich aufgetretenen neurologischen Komplikationen klinisch die Verdachtsdiagnose CVI gestellt.

c) CVI nach Herzoperation. Von 86 Kindern, die eine Korrekturoperation länger als 1 Woche überlebten, zeigten 4 (= 4,7%) in der postoperativen Phase neurologische Komplikationen. Die Symptomatik legte auch hier die Diagnose CVI nahe, die in einem Fall angiographisch gesichert wurde (Abb. 1).

d) CVI möglich. Es verblieben 5 Kinder, die keiner der genannten Gruppen sicher zuzuordnen waren. Eine CVI konnte noch am ehesten die Symptomatik, bei allen plötzliche Krampfanfälle, erklären. Für eine andere Ursache gab es keine Hinweise.

2. Hypoxämische Anfälle mit neurologischen Folgen

Bei 5 Kindern wurden neurologische Komplikationen nach hypoxämischen Attacken manifest: 3 Kinder entwickelten rezidivierende cerebrale Anfälle, 2 eine Hemiparese (Abb. 2). Bei keinem dieser Kinder bestand zu dieser Zeit eine aortopulmonale Anastomose.

3. Hirnabszesse

Bei 3 Kindern wurde ein Hirnabszeß szintigraphisch gesichert. Alle 3 Kinder waren älter als 3 Jahre. Nach einem Vorstadium mit Fieber, Kopfschmerz und Erbrechen fielen sie durch akut einsetzende Paresen auf, in 2 Fällen bestanden gleichzeitig cerebrale Anfälle. Diese Kinder hatten einen Rechts-Links-Shunt während des gleichen Zeitraums.

Neurologische Komplikationen und kardiologische Diagnose

Tabelle 1 zeigt Häufigkeit und Art der Komplikationen bei den unterschiedlichen Herzfehlern. Mit 27,3% auffälli-

Aus Klinik und Forschung

Tabelle 1. Kardiologische Diagnosen, sowie Art und Häufigkeit der neurologischen Komplikationen

Kardiologische Diagnose	Anzahl gesamt	Davon neurologisch auffällig		Hirnabszeß	Hypoxämische Anfälle	Cerebrovaskulärer Insult			
		n	%			gesichert	wahrscheinlich	post Op.	möglich
Transposition	103	22	21,3						
Ohne VSD	66	18	27,3	—	1	6	7	3	1
Mit VSD	37	4	10,8	—	—	3	—	—	1
Fallot's Tetralogie	111	11	9,9	1	4	1	2	1	2
DORV	8	1	12,5	1	—	—	—	—	—
Hypoplastischer Rechtsherzshunt	37	3	8,1	—	—	—	3	—	—
Hypoplastischer Linksherzshunt	15	—	—	—	—	—	—	—	—
Truncus arteriosus	16	1	6,3	—	—	—	1	—	—
M. Ebstein	3	—	—	—	—	—	—	—	—
Arteriovenöse Lungenfistel	1	1	—	1	—	—	—	—	—
Sonstige	14	—	—	—	—	—	—	—	—
	308	39	12,7						

Erläuterungen: Transposition mit/ohne VSD = Transposition der großen Gefäße mit/ohne Ventrikelseptumdefekt. DORV = double outlet right ventricle = Ursprung beider großen Gefäße aus dem rechten Ventrikel. Hypoplastischer Rechtsherzshunt = Tricuspidal- und/oder Pulmonalatresie und/oder -stenose mit hypoplastischem rechtem Ventrikel. Hypoplastischer Linksherzshunt = Mitral- und/oder Aortenatresie und/oder -stenose mit hypoplastischem linken Ventrikel. Sonstige = total fehlmündende Lungenvenen, single ventricle, Pulmonalstenose mit Ventrikelseptumdefekt

gen Kindern war die Gruppe mit Transposition der großen Arterien (TGA) ohne Ventrikelseptumdefekt (VSD) immerzu am stärksten gefährdet. Transpositionen mit VSD und Kinder mit Fallot'scher Tetralogie hatten mit etwa 10% ein gleich großes Komplikationsrisiko. Umgekehrt hatten 85% der neurologisch auffälligen Patienten eine TGA oder Fallot'sche Tetralogie.

Altersverteilung und Mortalität

Die Altersverteilung bei Auftreten der neurologischen Komplikation ist in Abb. 3 dargestellt. Im 1. Lebensjahr der Kinder ereigneten sich 56% der neurologischen Komplikationen. 49% aller beobachteten Komplikationen entfielen auf die ersten 4 Lebensmonate. Dagegen traten nur 20,5% nach dem vollendeten 2. Lebensjahr auf. Nach dem 3. traten CVI nur noch in Verbindung mit Herzoperationen und Herzkatheteruntersuchungen auf. Hingegen wurden Hirnabszesse erst nach dem 3. Lebensjahr beobachtet.

Von den 308 Kindern mit zyanotischen Herzfehlern waren bis zum 1.2.1978 insgesamt 129 verstorben (41,9%). Von den 39 auffälligen Kindern waren es 15 (= 38,5%). 3 dieser auffälligen Kinder starben bei der Korrekturoperation, eines erlag einer Pneumonie. Die restlichen 7 starben an Hypoxie oder Herzinsuffizienz. Bei 4 Kindern wurden autoptisch Thrombosen der Hirnvenen nachgewiesen.

Die quoad vitam Prognose der Kinder mit neurologischen Komplikationen war also nicht schlechter als die der neurologisch unauffälligen Kinder. Die Mortalität war in beiden Gruppen mit über 30% im 1. Lebensjahr mit Abstand am größten.

Einfluß von Palliativ-Eingriffen auf die Häufigkeit von neurologischen Komplikationen

Unter 215 Kindern ohne Anastomosenoperation wurden 29 (= 13,5%) im Verlauf neurologisch auffällig, von den 93 Kindern mit Anastomosenoperation 10 (= 11%). 6 die

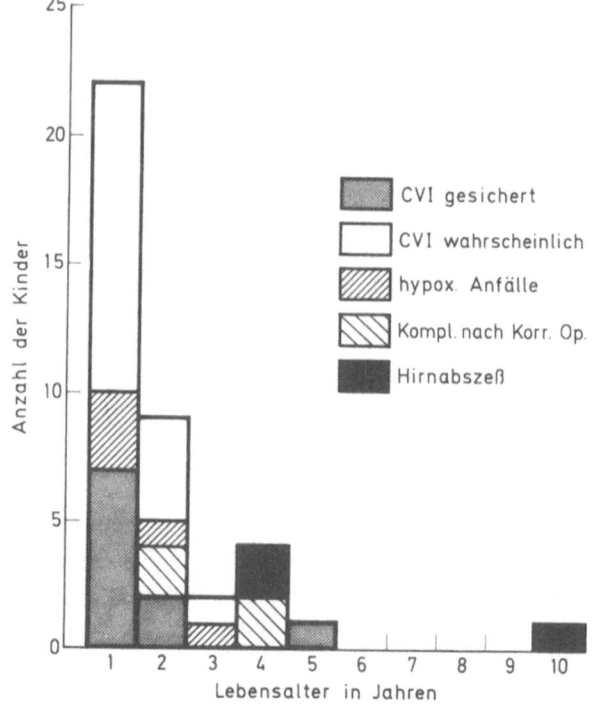

Abb. 3. Altersverteilung beim Auftreten von neurologischen Komplikationen bei zyanotischen Herzfehlern

ser 10 Kinder waren schon vor Operation auffällig, 4 (= 4,6%) erst nach erfolgter Anastomosenoperation. Bei der Operation waren die Kinder im Mittel 16,7 Monate alt, das Komplikationsrisiko nach der oben angeführten Altersverteilung betrug damit nur noch 2,5%.

Hämatologische Parameter als Risikofaktoren?

Wie aus Tabelle 2 zu ersehen ist, zeigten die Parameter Erythrozytenzahl, Hämatokrit, Hb_E (MCHC), Hb keinen signifikanten Unterschied zwischen neurologisch Auffälligen und der Kontrollgruppe.

Tabelle 2. Vergleich hämatologischer Parameter zwischen neurologisch auffälligen und Kontrollgruppe

	Auffällige Gruppe			Kontrollgruppe			Signifikanzniveau *p*
	n	*x*	*s*	*n*	*x*	*s*	
Ery (Mill/mm³)	23	5,5	1,3	84	5,5	1,1	n.s.
Hämatokrit (%)	35	52	12,8	126	51	10,6	n.s.
MCHC (pg/Ery)	30	29,7	4,0	117	29,5	3,5	n.s.
Hb (g/dl)	33	15,8	3,4	130	16,2	3,2	n.s.
O_2-Sättigung (%)	34	63,8	17,6	120	74	14,3	0,025
O_2-Gehalt (ml/100 ml)	27	13,6	4,3	113	16	3,8	0,025
Thrombocyten (1000/mm³)	19	160	93	75	200	89	0,025

n = Anzahl der verwerteten Meßergebnisse; *x* = Mittelwert; *s* = Standardabweichung

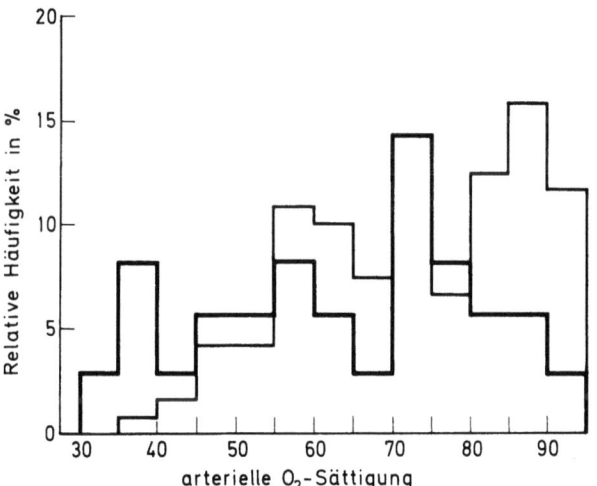

Abb. 4. Arterielle Sauerstoffsättigung bei Patienten mit zyanotischen Herzfehlern: Dünne Linie neurologisch unauffällige Kinder, dicke Linie neurologisch auffällige Kinder

Die arteriellen Sauerstoffsättigungswerte (SO_2) lagen bei den auffälligen Patienten signifikant niedriger, zeigten aber eine große Streubreite der Einzelwerte (Abb. 4). Arterielle Sättigungswerte unter 35% waren jedoch in allen beobachteten Fällen von neurologischen Komplikationen gefolgt. Ebenso waren die Thrombozytenzahlen der Auffälligen signifikant niedriger als in der Kontrollgruppe. Die von anderen Autoren [9, 18] gefundenen Unterschiede in den hämatologischen Parametern der Kinder unter und über 2 Jahre konnten von uns nur insoweit bestätigt werden, als bei den jüngeren Kindern mit neurologischen Komplikationen Thrombozytenzahlen signifikant niedriger lagen.

IV. Diskussion

Bei autoptischen Studien [1, 16] wurden in bis zu 60% der Gehirne von Kindern mit Herzfehlern hypoxische Schäden wie Nekrosen und Glianarben nachgewiesen. Tyler u. Clark [17] fanden bei einer großen Studie von 1875 Kindern bei 25% retrospektiv neurologische Auffälligkeiten, wie kurzzeitige Bewußtseinstrübung, Krampfanfälle, geistige Entwicklungsverzögerung und anderes. Phornphutkul et al. [12] fanden nur bei 1,6% der untersuchten Kinder einen CVI und Lindenkamp et al. [9] bei 4,4%. Diese Unterschiede in den Häufigkeitsangaben machen deutlich, daß sie nur in Verbindung mit der jeweils gebrauchten Definition für neurologische Komplikationen verglichen werden sollten. Terplan [16] fand bei 17% der Gehirne zyanotischer Kinder Nekrosen und Glianarben, die er als Folgen thromboembolischer Infarkte deutete. Angesichts dieser Zahlen erscheinen uns die 10% CVI bei unseren Patienten durchaus realistisch, zumal Terplans autoptische Studie eine negative Auslese dadurch darstellt, daß nur solche Kinder in die Untersuchung eingegangen sind, die ihrem Leiden erlagen.

Die Angaben über die Häufigkeit von Hirnabszessen in Zusammenhang mit angeborenen zyanotischen Herzfehlern stimmen in der Literatur dagegen weitgehend überein: Fishbein et al. [5] fanden ihn bei 2%, Cohen [1] bei 3% ihrer Patienten. Bei uns war in 1% der Fälle ein Hirnabszeß aufgetreten.

Die von uns gefundene Altersverteilung für das Auftreten neurologischer Komplikationen deckt sich weitgehend mit den Angaben anderer Autoren [2, 5, 9, 11, 12, 15, 17].

Hirnabszesse sind danach in den beiden ersten Lebensjahren ungewöhnlich. Dagegen erreicht der CVI in den ersten Lebensmonaten seinen Häufigkeitsgipfel, mit einem CVI muß nach unseren Ergebnissen aber auch noch später, besonders im Zusammenhang mit operativen Eingriffen und Herzkatheterisierungen gerechnet werden.

Zur Pathogenese der cerebrovaskulären Insulte werden verschiedene Erklärungen angeboten: Nach Taussig [15] kann eine akute Minderdurchblutung durch gesteigerte Viskosität infolge Dehydratation oder durch einen hypoxischen Anfall hervorgerufen werden. Terplan [16] sieht in Embolien den entscheidenden Pathomechanismus. Ekert [4] konnte eine Verminderung von Gerinnungsfaktoren nachweisen, die zu Diapedesisblutungen führen könnten. Demgegenüber nehmen die Arbeitsgruppen um Nadas [12, 13], Kaplan [2] und Martelle [10] als wesentliche pathogenetische Faktoren für das Zustandekommen lokaler Thrombosen eine mikrocytäre, hypochrome Anämie mit gesteigerter Viskosität an. Diese führt durch die verminderte Effektivität des O_2-Transportes zur Freisetzung von Gewebsthrombokinasen.

Im Gegensatz zu dieser Annahme fand sich in unserem Material jedoch kein anamnestischer oder am Hämatokrit ablesbarer Hinweis auf eine Dehydratation. Auch die einleuchtende Theorie der gesteigerten Viskosität bei mikrozytärer Anämie findet in unserem Zahlenmaterial – wie auch in dem von Cottrill u. Kaplan [2] selbst – keine Bestätigung, wobei bei diesen grundlegenden Parametern wohl keine methodischen Probleme oder Differenzen bestehen. Der wesentlichere Unterschied könnte eher durch den Umfang des Zahlenmaterials, mit dem diese theoretischen Überlegungen gestützt wurden [12, 13], zu erklären sein.

Unsere aus dem klinischen Alltag gewonnenen Zahlen sind doppelt so groß.

Aus Klinik und Forschung

Lediglich die Erniedrigung der Thrombozytenzahl wurde auch von anderen Autoren beobachtet [6–8]. Ob sie Folge oder Ursache der CVI sind, muß jedoch weiterhin offenbleiben.

Die Pathogenese der hypoxämischen Anfälle, die bekanntlich nicht allein bei der Fallot'schen Tetralogie auftreten, ist im Detail noch umstritten, doch lassen sich hierfür folgende ursächliche Faktoren anführen [14]:

a) Abnahme des peripheren Widerstandes (Immobilisation von Gliedmaßen, Fieber),

b) gesteigerte Auswurfleistung des Herzens (Essen, Schreien),

c) gesteigerte Kontraktilität des Ausflußtraktes des rechten Ventrikels durch Katecholamine (Aufregung).

Diese Faktoren führen zu einer Abnahme der Lungendurchblutung, zu einer Zunahme des Rechts-Links-Shunts und damit zur Hypoxämie, die sich auch auf die cerebrale Durchblutung auswirken und je nach Ausprägung und Dauer zu enzephalomalazischen Veränderungen führen kann.

Demgegenüber sind die Vorstellungen von der Pathogenese des Hirnabszesses in der Literatur weitgehend einheitlich. Nach Taussig [15] und Fischbein et al. [5] spielen das Zusammentreffen

1. einer intermittierenden Bakteriämie und

2. einer fokalen Enzephalomalazie

eine entscheidende Rolle bei der Entstehung des Hirnabszesses. Bei Kindern mit zyanotischen Herzfehlern werden im venösen Blut vom primären Infektionsherd eingeschwemmte Erreger nicht wie sonst im Lungenfilter phagozytiert, sondern können duch den Shunt direkt in das cerebrale Gefäßsystem gelangen. Das Risiko eines Hirnabszesses ist also solange gegeben, wie der Rechts-Links-Shunt besteht. Das Risiko einer fokalen Enzephalomalazie ist bei Kindern mit zyanotischen Herzfehlern aufgrund der ausgeprägten chronischen Hypoxie zweifellos erhöht.

V. Schlußfolgerungen

Aus den Ergebnissen unserer Studie ließen sich keine verläßlichen Einzelparameter zur Voraussage von neurologischen Komplikationen ersehen. Auch die O_2-Sättigungswerte lassen für den Einzelfall keine Voraussage zu. Die einzige Möglichkeit, das Risiko neurologischer Komplikationen zu senken, besteht in einer möglichst frühzeitigen Verbesserung der Sauerstoffsättigung durch eine korrektive Operation noch im 1. Lebensjahr, bei der der Rechts-Links-Shunt beseitigt wird. Das Anlegen einer Anastomose hat keinen entscheidenden Einfluß. Schließlich findet die Hypothese zur Entstehung lokaler Thrombosen durch die mikrocytäre hypochrome Anämie in unserem Zahlenmaterial keine Bestätigung.

Literatur

1 Cohen MM (1970) The central nervous system in congenital heart disease. Neurology 10:452–456

2 Cottrill CM, Kaplan S (1973) Cerebral vascular accidents in cyanotic congenital heart disease. Am J Dis Child 125:484–487

3 Dressler F (1964) Cerebrale Durchblutungsstörungen bei angeborenen Herzfehlern. Monatsschr Kinderheilkd 113:474–475

4 Ekert H, Gilchrist GS, Stanton R, Hammond, D (1970) Hemostasis in cyanotic congenital heart disease. J Pediatr 76:221–230

5 Fischbein CA, Rosenthal A, Fischer EG, Nadas AS, Welch K (1974) Risk factors for brain abscess in patients with congenital heart disease. Am J Cardiol 34:97–102

6 Goldschmidt B (1966) Untersuchung der Gerinnungsfaktoren an zyanotischen Kindern mit angeborenen Herzfehlern. Ann Paediat 207:321–328

7 Gross S, Keefer V, Liebmann J (1968) The platelets in cyanotic congenital heart disease. Pediatrics 42:651–658

8 Lenk H, Weißbach G, Bock K, Domula M (1975) Gerinnungsuntersuchungen an Kindern mit zyanotischen Herzfehlern. Z Inn Med 30:753–757

9 Linderkamp O, Mayer S, Sengeseik C, Klose H, Bethke K (1976) Eisenmangel bei Vorliegen von cyanotischen Herzvitien: Eine Ursache für cerebrale Komplikationen. Monatsschr Kinderheilk 124: 301–302

10 Martelle R, Linde LM (1961) Cerebrovascular accidents with tetralogy of Fallot. Am J Dis Child 101:98–101

11 Matson DD, Salam M (1961) Brain abscess in congenital heart disease. Pediatrics 27:772–780

12 Phornphutkul C, Rosenthal A, Nadas AS, Berenberg W (1973) Cerebrovascular accidents in infants and children with congenital heart disease. Am J Cardiol 32:329–334

13 Rosenthal A, Button LN, Nathan DG, Miettinen OS, Nadas AS (1971) Blood volume changes in cyanotic congenital heart disease. Am J Cardiol 27:162–167

14 Schmaltz AA, Leitritz H, Apitz J, Kemter BE, Löser H, Tjhen KY (1977) Propranolol bei der Fallotschen Tetralogie: hämodynamische Untersuchungen und ihre klinische Anwendung. Monatsschr Kinderheilkd 125:195–201

15 Taussig HB (1960) Congenital malformations of the heart, 2nd edn, Vol I, General considerations. Harvard University Press, Cambridge

16 Terplan KL (1973) Patterns of brain damage in infants and children with congenital heart disease. Am J Dis Child 125:175–185

17 Tyler HR Clark DB (1975) Incidence of neurological complications in congenital heart disease. Arch Neurol Psychiatr 77:17–22

18 Versmold H, Linderkamp O, Bühlmeyer K, Riegel K Das Blutvolumen, die Hämoglobinmasse und die arteriellen O_2-Parameter bei angeborenen Herzfehlern von Säuglingen und Kindern. Monatsschr Kinderheilkd 119:414–417

PD Dr. A. A. Schmaltz
Abteilung für pädiatrische Kardiologie
Universitäts-Kinderklinik
Rümelinstraße 21
D-7400 Tübingen

Longitudinale Entwicklung von Blutdruck und Pulsfrequenz während des Kindesalters*

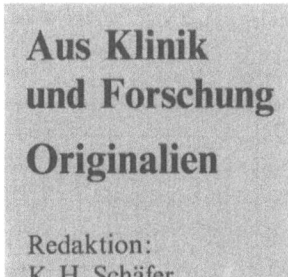
Aus Klinik und Forschung

Originalien

Redaktion:
K. H. Schäfer

L. Reinken, Helga Stolley und W. Droese

Forschungsinstitut für Kinderernährung (Direktor: Prof. Dr. W. Droese), Dortmund

Longitudinal Data of Blood Pressure and Pulse Frequency During Childhood

Summary. From 1968–1980 the development of blood pressure and pulse frequency in 221 healthy boys and 230 healthy girls aged 2–16 years was studied longitudinally. An automatic blood pressure device recording on a paper tape pulse frequence as well was used. Systolic readings are taken at the first appearance, diastolic readings at the disappearance of the Korotkoff sounds. A steady increase of the systolic, and to a lesser extent, of the diastolic pressure can be observed. Boys have a more pronounced increase of systolic pressure than girls. From year 2–16 the 50th percentile increases from 90 mm Hg to 128 mm Hg in boys and from 92 mmHg to 116 mm Hg in girls. The 50th percentile of diastolic pressure increases from 61 to 66 mm Hg in boys and 65 to 71 mm Hg in girls. Pulse frequency of boys is comparable to that of girls. The 50th percentile decreases from 100 to 75 beats. Increasing age is paralleled by decreasing pulse frequency.

Key words: Blood pressure – Pulse frequency – Childhood – Longitudinal study – Normal values – Hypertension.

Schlüsselwörter: Blutdruck – Pulsfrequenz – Kindesalter – Longitudinalstudie – Normalwerte – Vaskuläre Hypertonie.

Der Blutdruckmessung im Kindesalter kommt eine wichtige Bedeutung zu, da man durch frühzeitiges Erkennen einer vaskulären Hypertonie später auftretenden Komplikationen entgegenwirken kann. Das rechtzeitige Erkennen einer Hypertonie soll Rückschlüsse auf den pathophysiologischen Mechanismus der Entstehung eines Hochdruckes zulassen. Kein Zweifel besteht daran, daß in vielen Fällen der essentielle Hochdruck des Erwachsenen seine Grundlage in der Kindheit oder Adoleszenz hat [10]. Da Langzeituntersuchungen des Blutdruckes im Kindesalter selten sind, möchten wir im folgenden über die longitudinale Entwicklung des Blutdruckes und der Pulsfrequenz von Kindern im Alter von 2–16 Jahren berichten. Die vorliegenden Daten sollen Normalwerte für den klinischen Gebrauch sein.

Zusammenfassung. Bei 221 gesunden Jungen und 230 gesunden Mädchen wurden im Alter von 2–16 Jahren im Longitudinalverfahren in der Zeit von 1968 bis 1980 der Blutdruck und die Pulsfrequenz mit cincm halbautomatischen, elektronischen Gerät gemessen. Der systolische Blutdruck wurde beim Auftreten, der diastolische Blutdruck beim Verschwinden des Korotkoffschen Geräusches registriert. Die ermittelten Werte wurden als Percentilen berechnet. Der systolische Blutdruck steigt bei beiden Geschlechtern mit zunehmendem Alter an. Dieser Anstieg ist bei Jungen größer als bei Mädchen. Vom 2.–16. Lebensjahr steigt die 50. Percentile bei Jungen von 90 auf 128 mm Hg, bei Mädchen von 92 auf 116 mm Hg an. Die 50. Percentile des diastolischen Blutdrucks steigt bei Jungen von 61 auf 66 mm Hg und bei Mädchen von 65 auf 71 mm Hg an. Die Pulsrate ist bei Jungen und Mächen nicht unterschiedlich. Die 50. Percentile sinkt von 100 auf 75 Schläge pro Minute ab.

Untersuchungsgut und Methoden

In der Zeit von 1968 bis 1980 führten wir bei 451 gesunden Kindern im Alter zwischen 2 und 16 Jahren Blutdruck- und Pulsmessungen durch. 221 Jungen und 230 Mädchen wurden longitudinal 7–12mal in jährlichen Abständen untersucht. Blutdruck und Pulsfrequenz wurden mit einem halbautomatischen, elektronischen Blutdruck- und Pulsfrequenzmeßgerät (Bosograph) registriert. Der systolische Blutdruck war an einem Manometer und an einem gleichzeitig mitlaufenden Papierschreiber ablesbar. Jedes Korotkoff-Signal wurde bis zum diastolischen Blutdruck entsprechend angezeigt und registriert. Der diastolische Blutdruck wurde mit dem Verschwinden des Korotkoffschen Geräusches, der 5. Phase oder dem Diastolicum II entsprechend, erhalten.

Die Pulsfrequenz wurde mit demselben Gerät elektronisch gemessen. Während des Auftretens des Korotkoffschen Geräusches wurde die Pulsfrequenz auf einem Profilinstrument über dem Manometer angezeigt. Dabei wurde das Intervall von einem Impuls zum anderen gemessen und bis zum darauffolgenden Impuls elektronisch gespeichert. Änderte sich das Intervall aufgrund einer Arrhythmie, so erfolgte sofort eine entsprechende Korrektur der Anzeige nach oben oder unten in Umrechnung der Frequenz pro Minute.

Entsprechend den pädiatrischen Empfehlungen bedeckte die Manschettenbreite $^2/_3$ der Länge des Oberarmes. Der Blutdruck wurde immer auf der rechten Seite und im Liegen gemessen. Nach neueren Untersuchungen hat die Position eines Kindes keinen signifikanten Einfluß auf den Blutdruckwert [7].

Die Untersuchungen wurden im gesamten Untersuchungszeitraum von 4 Untersuchern durchgeführt. Die untersuchten Kinder stammten aus dem Großstadt-Gebiet von Dortmund, ihre Auswahl umfaßte alle sozialen Schichten [18].

* Die Untersuchungen wurden mit Mitteln des Ministeriums für Wissenschaft und Forschung des Landes Nordrhein-Westfalen und des Bundesministeriums für Jugend, Familie und Gesundheit durchgeführt

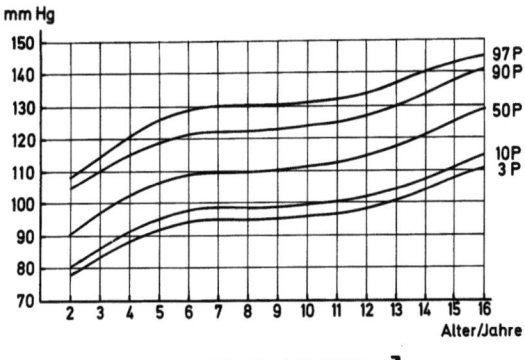

SYSTOLISCHER BLUTDRUCK ♂

Abb. 1. 3., 10., 50., 90. und 97. Percentile des systolischen Blutdruckes, angegeben in mm Quecksilbersäule bei 2- bis 16jährigen Jungen

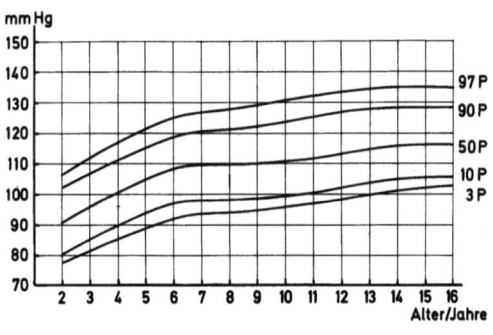

SYSTOLISCHER BLUTDRUCK ♀

Abb. 2. 3., 10., 50., 90. und 97. Percentile des systolischen Blutdruckes, angegeben in mm Quecksilbersäule bei 2- bis 16jährigen Mädchen

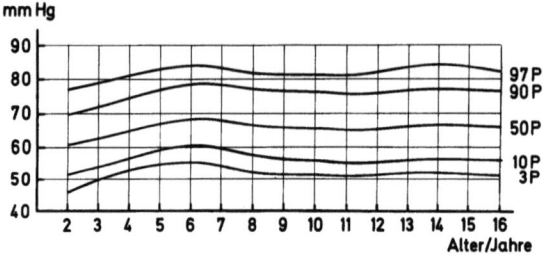

DIASTOLISCHER BLUTDRUCK ♂

Abb. 3. 3., 10., 50., 90. und 97. Percentile des diastolischen Blutdruckes, angegeben in mm Quecksilbersäule bei 2- bis 16jährigen Jungen

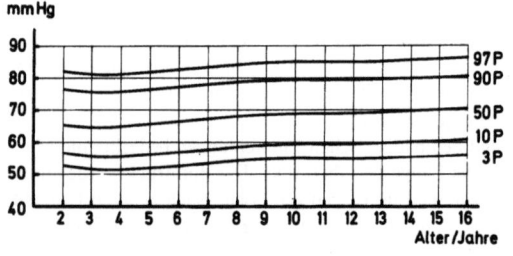

DIASTOLISCHER BLUTDRUCK ♀

Abb. 4. 3., 10., 50., 90. und 97. Percentile des diastolischen Blutdruckes, angegeben in mm Quecksilbersäule bei 2- bis 16jährigen Mädchen

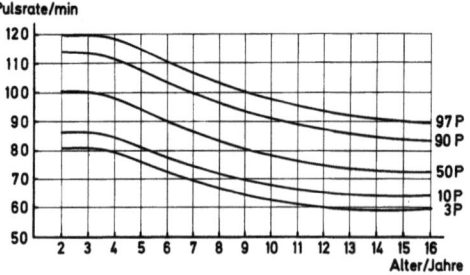

PULSFREQUENZ ♂

Abb. 5. 3., 10., 50., 90. und 97. Percentile der Pulsfrequenz bei 2- bis 16jährigen Jungen

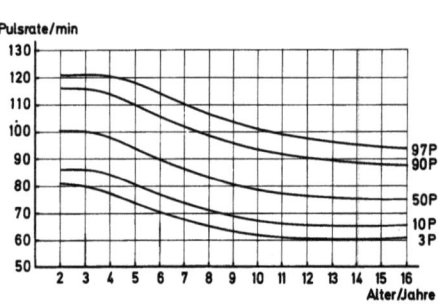

PULSFREQUENZ ♀

Abb. 6. 3., 10., 50., 90. und 97. Percentile der Pulsfrequenz bei 2- bis 16jährigen Mädchen

Die Blutdruck-Pulsfrequenzmessung erfolgt in jährlichen Abständen mit einer zeitlichen Toleranzspanne von 3 Monaten vor und nach dem Geburtstag. Alle Meßergebnisse wurden als Percentilen berechnet [2].

Ergebnisse

Die Percentilkurven der 3., 10., 50., 90. und 97. Percentile sind in Abb. 1 für den systolischen Blutdruck in mm Hg für Jungen und in Abb. 2 für Mädchen aufgetragen. Abbildung 3 zeigt dieselben Percentilkurven für den diastolischen Blutdruck in mm Hg für Jungen, Abb. 4 den diastolischen Blutdruck bei Mädchen. In Abb. 5 sind die Percentilen für die Pulsrate pro Minute für Jungen, in Abb. 6 für Mädchen aufgetragen.

Der systolische Blutdruck steigt bei beiden Geschlechtern mit zunehmendem Alter an. Dieser Anstieg ist bei Jungen größer als bei Mädchen und verläuft für die 50. Percentile von 90 bis 128 mm Hg bei Jungen und 92 bis 116 mm Hg bei Mädchen. Zwischen dem 7. und 10. Lebensjahr bildet die 50. Percentile bei beiden Geschlechtern ein Plateau bei 110 mm Hg. Ab einem Alter von 14 Jahren verlaufen die 3. und 97. Percentile bei Jungen höher als bei Mädchen.

Der diastolische Blutdruck steigt mit zunehmendem Alter bedeutend geringer an als der systolische. Der Anstieg vom 2.–16. Lebensjahr beträgt bei beiden Geschlechtern im Mittel 5 mm Hg. Die Ausgangswerte jedoch sind unterschiedlich. Bei Jungen ist die 50. Percentile im 2. Lebensjahr 61 mm Hg und im 16. Lebensjahr 66 mm Hg. Bei Mädchen beträgt der Ausgangswert im 2. Lebensjahr 65 mm Hg. Dieser steigt auf 71 mm Hg im 16. Lebensjahr an.

Die Pulsrate ist bei beiden Geschlechtern vom 2.–16. Lebensjahr nicht unterschiedlich. Die 50. Percentile fällt bei Jungen und Mädchen von 100 auf 75 Schläge pro Minute ab.

Diskussion

Unterschiedliche Methoden bei der Blutdruckmessung machen Vergleiche zwischen den einzelnen Studien schwierig. Beim häufig beschriebenen Gebrauch des Sphygmomanometers [23] wurden die systolischen Werte beim 1. Erscheinen des Korotkoff'schen Geräusches, die diastolischen Werte entweder beim Verschwinden des Korotkoffschen Geräusches (5. Phase) oder beim Leiserwerden (4. Phase) des Geräusches abgelesen. In den deutschsprachigen Ländern nimmt man zur Bestimmung des diastolischen Wertes gewöhnlich das Verschwinden des Korotkoffschen Geräusches, während in England [20] und in den USA [4] das Leiserwerden vorgezogen wird. Eine neue Studie weist darauf hin, daß der diastolische Blutdruck mit dem Verschwinden des Korotkoffschen Geräusches gleichgesetzt werden sollte [16].

Bei Kindern jedoch, wird der intra-arterielle Druck weder durch das Leiserwerden noch durch das Verschwinden des Korotkoff'schen Geräusches genau angegeben. Die 4. Phase ergibt meist zu hohe, die 5. Phase zu niedrige diastolische Werte [17]. Die Meßwerte zwischen der 4. und 5. Phase des Korotkoffschen Geräusches unterscheiden sich um 4–9 mm voneinander [15]. Oft laufen beide Phasen untrennbar voneinander ab, oder die 5. Phase des Korotkoffschen Geräusches ist überhaupt nicht zu bemerken [4]. Blutdruckmessungen mit automatischen Geräten schließen diese Fehlerquelle weitgehend aus.

Automatische Blutdruckmessungen, wie sie von uns durchgeführt wurden, sind in einer Reihe epidemiologischer Studien bei Kindern benutzt worden [22, 24–26]. Unsere Untersuchungsergebnisse sind direkt mit denen von Zinner et al. [24–26] vergleichbar, weil die Blutdruckmessungen ebenfalls mit einem automatischen Blutdruckgerät mit gleichzeitiger Registrierung auf einer Papierrolle erhoben wurden. Überdies wurden die Studien longitudinal durchgeführt. Die Ergebnisse unserer Untersuchung und der Untersuchung von Zinner et al. [24–26] zeigen dieselbe deutliche Abhängigkeit des systolischen Blutdrucks vom Alter. Übereinstimmung liegt auch bezüglich des geringen Anstieges beim diastolischen Blutdruck vor. Die Mittelwerte unserer Ergebnisse unterscheiden sich nicht wesentlich von den Ergebnissen von Zinner et al. [24–26].

Vergleiche unserer Ergebnisse mit Querschnittstudien sind nur mit Vorbehalt möglich [4, 6, 11–13, 19, 21]. Die von uns erhobenen Mittelwerte des *systolischen* Blutdruckes bei Jungen liegen vom 2. bis zum 6. Lebensjahr etwas über den Mittelwerten der Muscatinestudie aus Rochester [4] sowie den Werten von Londe [12, 13], ab dem 7. Lebensjahr liegt der systolische Blutdruckwert in demselben Bereich. Die von uns erhobenen systolischen Blutdruckwerte bei Jungen, die Werte aus Rochester [4] und die von Londe [12, 13] liegen höher als die systolischen Blutdruckwerte aus Iowa [4], der Bogalusa Studie [21], der Zürich-Studie von Leumann [10, 11] sowie der Werte von Richey [19].

Ähnliches gilt für den Vergleich des systolischen Blutdruckes von Mädchen.

Die von uns gefundenen mittleren *diastolischen* Blutdruckwerte bei Jungen liegen unterhalb der diastolischen Blutdruckwerte von Jungen aus der Iowa-Studie [4], der Rochester-Studie [4] sowie aus der Untersuchung von Cassimos [6]. Noch niedriger sind die diastolischen Werte, erhoben von Londe [12, 13], der Bogalusa-Studie [21], von Richey [19] sowie von Leumann aus Zürich [10, 11].

Die von uns erhobene 97. Percentile des *systolischen* Blutdruckes bei Jungen ist vergleichbar mit der 95. Percentile aus folgenden Querschnittsstudien [4, 6, 12, 13]. Die 95. Percentile der Bogalusa-Studie [21] und der Zürich-Studie [10, 11] liegen um 10–15 mm Hg tiefer als die 97. Percentile unserer Studie.

Die von uns erhobene 97. Percentile des systolischen Blutdruckes bei Mädchen ist vergleichbar mit der 95. Percentile von Londe [12, 13] sowie von Cassimos et al. [6]. Die 95. Percentile aus Rochester [4] ist bis zum 12. Lebensjahr 5–10 mm Hg niedriger, ab dem 12.–15. Lebensjahr liegt Übereinstimmung vor. Die 95. Percentile aus der Bugalusa-Studie [21] sowie der Züricher Studie [10, 11] liegen im Mittel um 20 mm Hg tiefer als unsere 97. Percentile.

Die 97. Percentile des *diastolischen* Blutdruckes bei Jungen aus unserer Studie ist mit der 95. Percentile aus Rochester vergleichbar [4]. Die 95. Percentile des diastolischen Blutdruckes von Cassimos [6] liegt um 10 mm Hg höher als die 97. Percentile unserer Studie. Die 95. Percentile der Bogalusa-Studie [21] und der Zürich-Studie [10, 11] sind 15–20 mm Hg tiefer als die 97. Percentile unserer Studie.

Die von uns erhobene 97. Percentile des diastolischen Blutdruckes bei Mädchen liegt in demselben Bereich wie die 95. Percentile aus Rochester [4] und von Londe [12, 13]. Die 95. Percentile des diastolischen Blutdruckes bei Mädchen aus der Studie von Cassimos [6] liegt im Mittel um 10 mm Hg höher als die von uns erhobene 97. Percentile. Die 95. Percentile der Bogalusa-Studie [21] und der Studie von Leumann [10, 11] liegen im Mittel um 10–15 mm Hg niedriger als die von uns erhobene 97. Percentile.

Die *Pulsfrequenz* nimmt mit dem Lebensalter ab. Die 50. Percentile sinkt bei Jungen und Mädchen von 100 auf 75 Schläge pro Minute. Im Gegensatz zum systolischen und diastolischen Blutdruck, bei denen sich eine geringe Rechtsverschiebung bei der Verteilung zeigt, ist die Pulsfrequenz bei beiden Geschlechtern normal verteilt.

Die Antwort auf die Frage nach der Normalität des Blutdruckes ist nicht einheitlich. Die Definition des normalen Blutdruckes für Erwachsene mit einer Angabe des systolischen Druckes unter 140 und des diastolischen Druckes unter 90 mm Hg wurde aus epidemiologischen Gründen eingeführt.

Die Definition einer vaskulären Hypertonie ist im Kindesalter schwieriger, da der Blutdruck physiologischerweise mit dem Alter ansteigt. Aus diesem Grunde wird im Kindesalter ein Blutdruck, der wiederholt entweder die 90. Percentile [14], die 95. Percentile [4], die 97. Percentile [1] oder den Mittelwert ±2 Standardabweichungen [3, 8] überschreitet, als hypertoner Wert akzeptiert. Diese Definitionen haben den Vorteil, für Kinder jeglichen Alters anwendbar zu sein. Man darf aber zugleich nicht den Nachteil übersehen, daß einige Kinder als Hochdruckpatienten angesehen werden, nur weil sie eine vorgegebene Percentile überschreiten, obwohl sie gesund sind und sich am oberen Rand eines Percentilenkanals entwickeln.

Zur Differenzierung der Schwere einer vaskulären Hypertonie scheint eine weitere Differenzierung notwendig. Leumann [11] weist darauf hin, daß eine grenzwertige oder mögliche Hypertension bei wiederholten systolischen und diastolischen Blutdruckwerten über der 90. Percentile vorliegen könnte. Die milde Form einer persistierenden vaskulären Hypertonie liegt bei wiederholten Blutdruckwerten vor, welche die 95. Percentile überschreiten. Um eine schwere vaskuläre Hypertonie handelt es sich bei Blutdruckwerten, welche die 97. Percentile bei wiederholten Messungen um mehr als 15 mm Hg überschreiten.

Literatur

1 André JL, Deschamps JP, Valantin G, Gueguen R (1978) Pression artérielle chez l'enfant et l'adolescent: valeurs normales et définition de l'hypertension. Nouv Presse Med 7:2576

2 Barr AJ, Goodnight JH, Sall JP, Helwig JT (1976) A user's guide to SAS 76. SAS Institute, Raleigh, North Carolina

3 Blaufox MD (1971) Systemic arterial hypertension in pediatric practice. Pediatr Clin North Am 18:577–593

4 Blumenthal S, Epps RP, Heavenrich R, Lauer RM, Lieberman E, Mirkin B, Mitchell SC, Naito VB, O'Hare D, McFate Smith W, Tarazi RC, Upson D (1977) Report of the Task Force on blood pressure control in children. Prepared by the National Heart, Lung, and Blood Institute's Task Force on blood pressure control in children. Pediatrics [Suppl] 59:797–820

5 Burlage SR (1923) The blood pressures and heart rate in girls during adolescence. Am J Physiol 64:252–284

6 Cassimos C, Varlamis G, Karamperis S, Katsouyannopulos V (1977) Blood pressure in children and adolescents. Acta Paediatr Scand 66:439–443

7 Esserman L, Levine RS, Hennekens CH, Jesse MJ (1979) Effect of position on blood pressure in infants. Clin Pediatr 18:649–656

8 Gill DG, Mendes da Costa B, Cameron JS, Joseph MC, Ogg CS, Chantler C (1976) Analysis of 100 children with severe and persistent hypertension. Arch Dis Child 51:951–956

9 Jaworski AA (1978) New boy – girl blood pressure chart for pediatric office use. Clin Pediatr 17:696–700

10 Leumann EP (1979) Blood pressure and hypertension in childhood and adolescence. Ergeb Inn Med Kinderheilkd 43:109–183

11 Leumann EP, Bodmer HG, Vetter W, Epstein FH (1979) Studies of blood pressures in school children of Zurich, Switzerland (abstract). Int Symp Juvenile Hypertension, Parma, June 4–6

12 Londe S (1966) Blood pressure in children as determined under office conditions. Clin Pediatr 5:71–78

13 Londe S (1968) Blood pressure standards for normal children as determined under office conditions. Clin Pediatr 7:400–403

14 Londe S, Bourgoignie JJ, Robson AM, Goldring D (1971) Hypertension in apparently normal children. J Pediatr 78:569–577

15 Long M, Dunlop JR, Holland WW (1971) Blood pressure recording in children. Arch Dis Child 46:636–640

16 Moser M, Guyther RJ, Finnerty F, Richardson DW, Langford H, Perry HM, Wood DE, Krishan I, Branche GC, McFate Smith W (1977) Report of the Joint National Committee on detection, evaluation, and treatment of high blood pressure. A cooperative study. JAMA 237:255–261

17 Moss AJ, Adams FH (1963) Index of indirect estimation of diastolic blood pressure. Am J Dis Child 106:364–367

18 Reinken L, Stolley H, Droese W, van Ooost G (1980) Longitudinale Körperentwicklung gesunder Kinder. II. Größe, Gewicht, Hautfettfalten von Kindern im Alter von 1, 5 bis 16 Jahren. Klin Pädiatr 192:25–33

19 Richey HG (1931) The blood pressure in boys and girls before and after puberty. Its relation to growth and to maturity. Am J Dis Child 42:1281–1330

20 Short D (1976) The diastolic dilemma. Br Med J 2:685–686

21 Voors AW, Forster TA, Frerichs RR, Webber LS, Berenson GS (1976) Studies of the blood pressures in children, aged 5–14 years, in a total biracial community. The bogalusa heart study. Circulation 54:319–327

22 Webber LS, Voors AW, Foster TA, Berenson GS (1977) Study of instruments in preparation for a blood pressure survey in children. Circulation 56:651–656

23 Wright BM, Dore CF (1970) A random-zero sphygmomanometer. Lancet 2:337–338

24 Zinner SH, Levy PS, Kass EH (1971) Familial aggregation of blood pressure in childhood. N Engl J Med 284:401–404

25 Zinner SH, Martin LF, Sacks F, Rosner B, Kass FH (1975) A longitudinal study of blood pressure in childhood. Am J Epidemiol 100:437–442

26 Zinner SH, Margolius HS, Rosner B, Kass EH (1978) Stability of blood pressure rank and urinary kallikrein concentration in childhood: An eight-year follow-up. Circulation 58:908–915

Dr. L. Reinken
Forschungsinstitut für Kinderernährung
Heinstuck 11
D-4600 Dortmund 50

Zwei weitere Fälle von Faciodigitogenital-Syndrom

DER *interessante* **FALL**

Redaktion: W. Schröter, Göttingen

J. J. Hoo

Institut für Humangenetik (Direktor: Prof. Dr. H. W. Goedde)
der Universität Hamburg

Two Further Cases of Faciodigitogenital Syndrome

Summary. Two brothers with faciodigitogenital syndrome are presented. The family pedigree shows an X-linked recessive mode of inheritance. A favorable outcome of this syndrome in terms of final height, intelligence and life expectancy is emphasized.

Key words: Aarskog syndrome – Faciodigitogenital syndrome – Short stature – X-linked inheritance.

Zusammenfassung. Zwei Brüder mit dem Faciodigito-genital-Syndrom werden präsentiert. Der Familien-stammbaum zeigt einen X-chromosomal rezessiven Vererbungsmodus. Die Prognose dieses Syndroms bezüglich der endgültigen Körpergröße, Intelligenz und Lebenserwartung ist günstig.

Schlüsselwörter: Aarskog-Syndrom – Faciodigitogenital-Syndrom – Minderwuchs – X-Chromosomale Vererbung

1970 erhob Aarskog bei sechs Jungen und einem Mann die gleichen klinischen Befunde, nämlich die charakteristischen Anomalien im Gesicht, an Fingern und Geschlechtsorganen. Andere Autoren (Scott, 1971; Furukawa et al., 1972; Sugarman et al., 1973; Kunze u. Spranger, 1973; Welch, 1974; Funderbrunk u. Crandall, 1974; Berman et al., 1975; Melnick u. Shields, 1976; Fryns et al., 1978; Hoo, 1979) berichteten dann bei weiteren Fällen und Familien die gleichen klinischen Manifestationen. Inzwischen sind über 50 Fälle in der Literatur bekannt geworden. Daraus ergab sich eindeutig eine X-chromosomale Vererbung dieses Syndroms, über das hier anhand zweier weiterer Fälle referiert wird.

Fallberichte (Abb. 1)

Proband Nr. 1 (Fall IV/10) (A. Y., elfjähriger Junge)

Anamnese: unauffällige Schwangerschafts- und Perinatalgeschichte; Geburtsgewicht 2950 g, Geburtslänge unbekannt; bereits im 6. Lebensmonat fiel seine Länge unter die 5. Perzentil und verblieb weiterhin reduziert; linksseitige Liderhebungsoperation im Alter von 4 Jahren; Schwierigkeiten im Lesen und Buchstabieren liegen vor, bis-her erfolgte aber die Versetzung regelmäßig in die jeweils nächste Klasse.

Befunde: Körpergröße 130 cm (unter der 5. Perzentil). Gewicht 31 kg (10. Perzentil) und Armbreite 131 cm; folgende Anomalien wurden festgestellt: Hypertelorismus, Ptosis, Hypermetropien, nach vorne gerichtete Nasenöffnung, Malokklusion der Zähne, Pectus excavatum, Brachydaktylien mit Schwimmhäuten zwischen den Fingern, Klinodaktylien, linker Hodenhochstand, schalartiger Hodensack um die Wurzel des Gliedes und kurze Zehen (Abb. 2).

Proband Nr. 2 (Fall IV/13) (L. Y., dreijähriger Junge)

Anamnese: wiederum unauffälliger Schwangerschafts- und Perinatal-Verlauf; Geburtsgewicht 2820 g; Geburtslänge unbekannt; im Alter von drei Monaten war die Körpergröße bereits unter der 5. Perzentil.

Befunde: Körpergröße 86 cm (unter der 5. Perzentil). Gewicht 11,25 kg (unter der 5. Perzentil). Die Malokklusion der Zähne ausgenommen wurden alle Anomalien des ältesten Bruders *(Fall IV/10)* beobachtet; zusätzlich wurde auch konvergenter Strabismus beobachtet (Abb. 3).

Fall IV/11, F. Y., neunjähriges Mädchen, normale Körpergröße und Gewicht, keinerlei Anomalien.

Fall IV/12, C. Y., 6 Jahre alt und nicht vom Syndrom der zwei Brüder betroffen; obwohl eine schwere neonatale Septicemia durchlaufen wurde und er an den Komplikationen der multiplen Osteomyelitis und Lebervenenthrombose leidet, ist die Körpergröße zwischen 5. und 10. Perzentil normal; äußeres Geschlechtsorgan unterscheidet sich eindeutig von dem seiner Brüder bezüglich des schalartigen Hodensack.

Fall III/10, 33jährige Mutter der zwei Probanden; nur 150 cm groß, aber keine Anomalien im Gesicht, an Fingern oder am Geschlechtsorgan.

Der Vater der Probanden, ein 35jähriger Neuseeländer englischer Abstammung, ist 170 cm groß.

Es wurde angegeben, daß die Fälle II/4, II/7, III/7 und IV/7 dieselben Manifestationen an Gesicht und Händen wie die zwei Probanden hatten.

Dermatoglyphische und zytogenetische Untersuchungen

Auffällig sind die Bogenmuster auf allen zehn Fingerbeeren der beiden Probanden. An den Handflächen weisen sie distale axiale Triradien und Vierfingerfurchen auf. Die Karyotypen der beiden Probanden sind normal.

Diskussion

Die klinischen Befunde dieses Syndroms sind hauptsächlich in den Gesichtsmerkmalen, Händen und männlichen Genitalien ausgeprägt, deshalb entstand auch die Bezeichnung „Faciodigitogenital-Syndrom".

Der interessante Fall

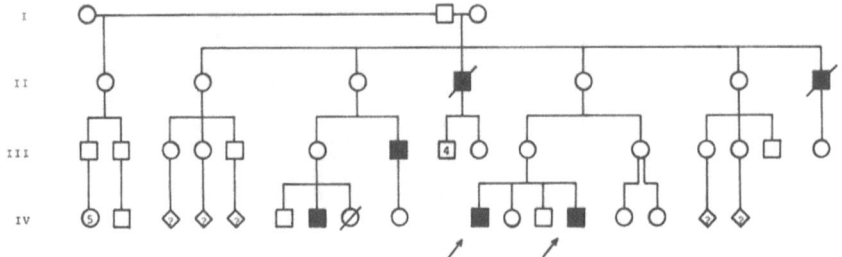

Abb. 1. Stammbaum der Familie.

■ = Faciodigitogenital-Syndrom;

◇ = Zahl und Geschlecht unbekannt;

∅ = Gestorben

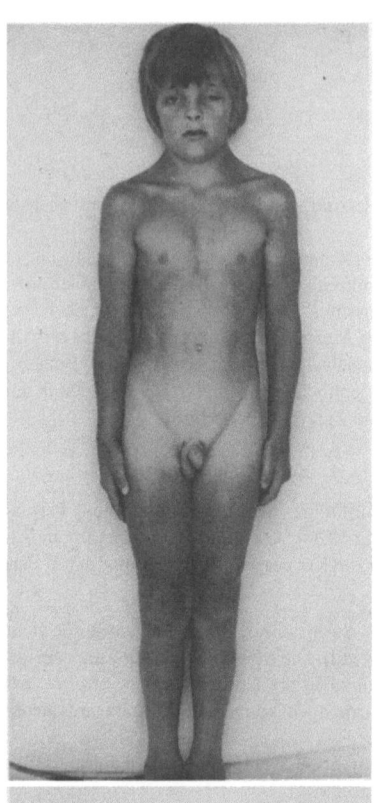

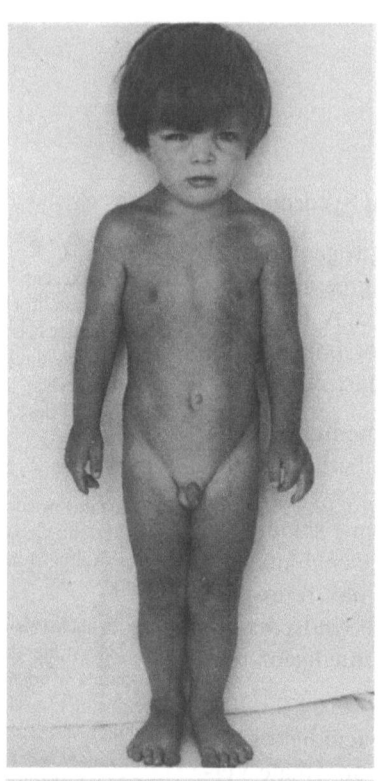

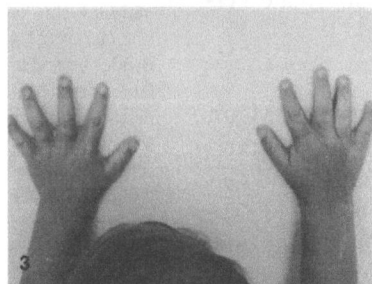

Abb. 2. Proband Nr. 1 (Fall IV/10), der ganze Körper und die Hände

Abb. 3. Proband Nr. 2 (Fall IV/13), der ganze Körper und die Hände

Dieses Syndrom wird auch häufig als Aarskog-Syndrom nach dem Namen des Erstbeschreibers benannt. Die wichtigsten klinischen Befunde sind in Tabelle 1 veranschaulicht.

Ein vollständiges Bild des Syndroms kommt nur bei männlichen Patienten vor, wobei die weiblichen Verwandten des jeweiligen Betroffenen nur gelegentlich einige mildere klinische Manifestationen bezüglich Körperbau, Gesicht oder Hände zeigen (Furukawa et al., 1972; Sugarman et al., 1973; Welch, 1974; Hoo, 1979).

Die Mehrheit der Patienten zeigen normale geistige Entwicklung und Lebenserwartung. Allerdings scheint die Fruchtbarkeit der männlichen Patienten vermindert zu sein; dies ist wahrscheinlich auf eine Atropie der abdominalen Hoden zurückzuführen. Deshalb ist eine rechtzeitige Orchidopexie von großer Bedeutung. Die Patienten zeigen auch eine normale Pubertät und sexuelle Entwicklung. Sie erreichen eine befriedigende endgültige Körpergröße, die im Vergleich zu den anderen Familienmitgliedern nicht übermäßig klein ausfällt.

Das Erkennen des Syndroms kann unnötige Untersuchungen ersparen. Es ermöglicht zugleich, der betreffenden Familie die richtige klinische Prognose und genetische Beratung zu erteilen. Wenn auch die betroffenen Kinder zuerst sehr klein erscheinen, können die El-

Tabelle 1. Die wichtigsten klinischen Befunde des Faciodigito-genital-Syndroms

Körperbau:	Minderwuchs
Gesicht:	Breites und rundes Gesicht, Hypertelorismus, Ptosis, starke Oberhelix des Ohres
Brust:	Pectus Excavatum
Hände:	Brachydaktylien, Klinodaktylien der V. Finger, Schwimmhäute zwischen den Fingern, Vierfingerfurchen, distale axiale Triradien
Füße:	Kurze Zehen
Geschlechtsorgan:	Schalartiger Hodensack um die Wurzel des Gliedes, Kryptorchismus, inguinale Hernien
Röntgenbilder:	Gelegentlich kleine Anomalien der C1 und C2, Spina bifida occulta und überzählige Rippen

tern jedoch dahingehend beraten werden, daß die Kinder eine normale Pubertät haben werden und daß sie eine befriedigende Körpergröße erreichen können.

Literatur

Aarskog, D.: A familial syndrome of short stature associated with facial dysplasia and genital anomalies. J. Pediatr. **77**, 856–861 (1970)

Berman, P., Desjardins, C., Fraser, F.C.: The inheritance of the Aarskog facial-digital-genital syndrome. J. Pediatr. **86**, 885–891 (1975)

Fryns, J.P., Macken, J., Vinken, L., Igodt-Ameye L., Van Den Berghe, H.: The Aarskog syndrome. Hum. Genet. **42**, 129–135 (1978)

Funderburk, S.J., Crandall, B.F: The Aarskog syndrome in three brothers. Clin. Genet. **6**, 119–124 (1974)

Furukawa, C.T., Hall, B.D., Smith, D.W.: The Aarskog syndrome. J. Pediatr. **81**, 1117–1122 (1972)

Hoo, J.J.: The Aarskog (facio-digito-genital) syndrome. Clin. Genet. **16**, 269–276 (1979)

Kunze, J., Spranger, J.: Aarskog-Syndrom. Klin. Pädiatr. **185**, 490–494 (1973)

Melnick, M., Shields, E.D.: The Aarskog syndrome: new oral-facial findings. Clin. Genet. **9**, 20–24 (1976)

Scott, C.I., Jr.: (1971). Unusual facies, joint hypermobility, congenital anomaly, and short stature: A new dysmorphic syndrome. Birth Defects **6**, 240–246 (1971)

Sugarman, G.I., Rimoin, D.L., Lachman, R.S.: The facio-digital-genital (Aarskog) syndrome. Am. J. Dis. Child. **126**, 248–252 (1973)

Welch, J.P.: Eucidation of a "new" pleiotropic connective tissue disorder. Birth Defects **10**, 138–146 (1974)

Dr. J. J. Hoo
Institut für Humangenetik
der Universität
Butenfeld 32
D-2000 Hamburg 54

Nanosomia diastrophica

DER *interessante* **FALL**

Redaktion: W. Schröter, Göttingen

A. Balcar-Boroń, Z. Boroń,
M. Czerwionka-Szaflarska und G. Gruchała

Pädiatrische Klinik (Leiter: Doz. Dr. A. Balcar-Boroń) und
Radiologische Anstalt (Leiter: Doz. Dr. Z. Boroń)
der Medizinischen Akademie Gdańsk, Filiale in Bydgoszcz

Diastrophic Dwarfism

Summary. On the basis of their own patient the authors discuss clinical and radiological features of diastrophic dwarfism. In this rare disorder the infant is dwarfed, the limbs are shortened. It is associatet with marked talipes equinovarus, limited movements and contractures of other joints. Dislocation in the hip or knee and development of kyphoscoliosis leads to further deformity. As aetiopathogenesis the authors consider the role of infection in the mother during her early pregnancy or teratogenic aspects of some drugs (tetracyclines, septrim).

Key words: Diastrophic dwarfism – Osteochondrodysplasia.

Zusammenfassung. Die Autoren besprechen anhand der Literatur und am eigenen Fall die klinischen und radiologischen Symptome der selten auftretenden Erkrankung, Nanosomia diastrophica. Bei dieser Krankheit werden Minderwuchs (infolge Verkürzung und Krümmung der Gliedmaßen), Kontrakturen, Verrenkung der Ellenbogen und Hüftgelenke, Mißstaltung der Hände und Füße festgestellt. Ein charakteristisches Symptom ist die Kyphoskoliose und eine im radiologischen Bild sichtbare Verunstaltung der Hände. Den beobachteten Fall bringen die Autoren mit einer überstandenen Eiterinfektion der Haut im ersten Trimester der Schwangerschaft. Der Einfluß der Einnahme durch die Mutter von Arzneimitteln der Tetraziklin und Septrimgruppe wird diskutiert.

Schlüsselwörter: Nanosomia diastrophica – Osteochondrodysplasie.

Die Nanosomia diastrophica (N.D.) zählt zu den klinischen Formen von Wachstumsstörungen der langen Knochen bei Kindern. Sie offenbart sich schon nach der Geburt. Als Erkrankung wurde sie 1960 von Lamy u. Marotaux [3] von der Achondrodysplasie abgegrenzt. Dabei war die folgende pathognomische Triade maßgebend: Deformation der Ohrmuscheln, verstärkte passive Beweglichkeit der Daumen und Zehen sowie Aequinovarusstellung der Füße. Das gleichzeitige Auftreten dieser 3 Zeichen wird bei Achondrodysplasie nicht beobachtet.

Die N.D. ist genetisch bedingt und autosomal rezessiv erblich. Pathogenetisch entscheidend ist bei der N.D. die Reifungsstörung der Knorpelzellen. Statt regelmäßiger Säulen der Knorpelzellen entstehen unregelmäßig gelagerte Nester der Knorpelzellen, umgeben von einer schmalen Proliferationsschicht, was zu einer abnormen Verknöcherung und zur Bildung einer verdichteten und unregelmäßigen Wachstumslinie führt. Es kommt zu enostalen Störungen der Knochenbildung, und die Wachstumslinie erhält eine schlüsselfertige Gestalt. Diese Veränderungen betreffen hauptsächlich die langen Knochen im meta-epiphysären Bereich.

Die proximalen Knochen sind kürzer als die distalen. Als Folge der Gliederverkürzung tritt Wachstumsminderung auf. Außerdem werden Muskelkrampf und Luxationen sowie herabgesetzte Mobilität festgestellt. Die Phalangen der Hände sind kurz und dick und spreizen sich proximalwärts. Mit der Entwicklung des Kindes tritt eine Kyphoskoliose auf. Die Beine sind nicht nur kürzer, sondern auch säbelförmig gekrümmt, wovon diese Krankheit ihre Beziehung erhielt [2–5]. Oft gesellen sich weitere Veränderungen wie z. B. Palatoschisis, Hernien hinzu. Deren Vorhandensein entscheidet manchmal das Überleben des Säuglingsalters. Die psychische und geschlechtliche Entwicklung verläuft normal.

Kasuistik

Knabe, 4 Monate alt, (Krg. 4955/77), Kind junger, gesunder Eltern vom Lande, nach dritter Schwangerschaft geboren, Termin und Verlauf der Geburt normal, Geburtsgewicht 2950 g. Länge 41 cm.

Die Mutter wurde im ersten Schwangerschaftsmonat wegen Handabszessen mit Penizillin, Tetrazyklin und Septrim behandelt. Weitere Nachforschungen über die Familie und den Schwangerschaftsverlauf ergaben keine Besonderheiten.

Nach der Geburt wurden beim Kind zahlreiche Anomalien festgestellt: erhebliche Verkürzung der Gliedmaßen, besonders der proximalen Abschnitte, Beugekontrakturen der Ellenbogen- und Kniegelenke, übermäßige passive Beweglichkeit beider Daumen, abnorme Länge der Phalangen beider Hände, säbelförmige Krümmung der unteren Gliedmaßen mit Pes aequino-varus, übermäßige Beweglichkeit der Zehen mit breitem Abstand zwischen 1. und 2. Finger beider Füße, Mißgestaltung der Ohrmuscheln, Palatoschisis, Mikrognathie.

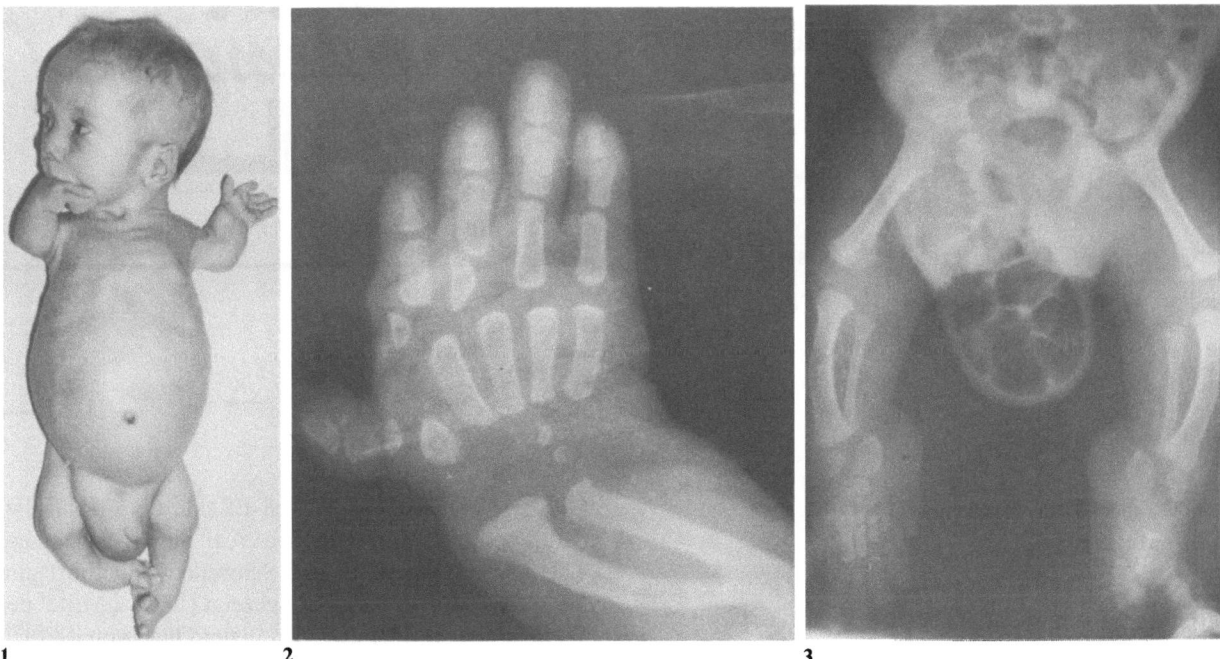

Abb. 1. Das Aussehen des Kindes, Größe ca. 48 cm
Abb. 2. Verkürzung und Verunstaltung der Vorderarmknochen und Deformation der Handknochen
Abb. 3. Verrenkung der Hüftgelenke, Verkürzung beider Femur und Unterschenkelknochen. Beiderseitiger Pes aequinovarus. Skrotumhernie

Außerdem wurden festgestellt: Inspirationsstellung des schmalen und kurzen Brustkorbes, Kyphoses der Lendenwirbelsäule und große, leicht reponierbare Skrotaehernie (Abb. 1).

Die Klinikaufnahme erfolgte wegen Pneumonie. Dabei stellte man 40% Mindergewicht und 26% Minderwuchs fest. Die physikalische Herzuntersuchung ergab keine Abweichung von der Norm ebenso wenig der ophthalmologische Befund. Zytogenetische Untersuchungen beim Kind und bei den Eltern ergaben normale Befunde. Weitere Laboruntersuchungen zeitigten normale Ergebnisse. Die psychische Entwicklung war dem Alter entsprechend. Laryngologisch wurde eine Hypoplasie und Schlaffheit des Kehlkopfes festgestellt.

Radiologische Untersuchung des Knochensystems

Schädel außer Mikrognathie ohne pathologischen Befund; deutliche Kyphose der Lendenwirbelsäule; keulenartige Auftreibungen der Metaphysen von Femures und Tibiae sowie besonders der distalen Metaphysen des Radii, die zusammen mit den Tibiae säbelförmige Krümmungen aufweisen; Verunstaltung der proximalen Metaphysen beider Oberarme; Fehlen der Knochenkerne in den distalen Epiphysen beider Femures; Verkürzung der proximalen Knochen der oberen und unteren Gliedmaßen; Verrenkung der Ellenbogen- und Hüftgelenke. Das Becken ist querdimensional verkürzt. Ein charakteristisches Bild beobachtet man an den Handknochen (Abb. 2): Der Mittelhandknochen I ist oval, die anderen (II–V) sind in den distalen Abschnitten verbreitert. Die basalen Phalangen des II. und III. Fingers beider Hände sind verkürzt und verkrümmt. Die übrigen Phalangen weisen ebenfalls Gestaltabweichungen auf. Beiderseits findet sich eine Pesaequinovarus. Die Aufnahme von Becken und unteren Gliedmaßen zeigt eine große Scrotumhernie (Abb. 3).

Sowohl der klinische und besonderes der radiologische Befund erlaubten die Diagnose einer N.D.

Diskussion

In dem dargestellten Fall sind Hautabszesse im ersten Trimester der Schwangerschaft anamnestisch bemerkenswert. Nicht ausgeschlossen ist eine teratogenetische Wirkung von Arzneimitteln, die zur Behandlung der Infektion eingenommen wurden, besonders Tetrazyklin und Septrim. Im letzteren Arzneimittel könnten außer der Sulfonbamidkomponente auch Trimetoprim den X Organopoeseprozeß stören.

Kinder mit N.D. weisen i. allg. eine normale geistige Entwicklung auf. Deshalb steht in der Behandlung eine der Situation angepaßte chirurgisch-orthopädische Korrektur der Fehlbildungen. Trotz großer Schwierigkeiten auf diesem Gebiet, erlangen viele Kinder einen bedeutenden Grad der Lebensanpassung. Über ein Überleben entscheiden gewöhnlich gleichzeitig auftretende Anomalien, z. B. eine Palatoschisis, die das Auftreten von Pneumonien, oft mit schwerem Verlauf, begünstigt [1].

Trotz Untersuchungen und Beobachtungen nicht weniger Fälle bleibt die N.D. in der Gruppe der Osteochondrodysplasie mit unbekannter Ätiologie.

Literatur

1. Freedman, S.I., Taber, P., et al.: A lethal form of diastrophic dwarfism. Birth Defects **10** (1974)
2. Kozłowski, K., Szmigiel, C.: Karłowatość wykrzywiająca u niemowlecia. Pol. Przegl. Radiol. **35**, 1–8 (1971)
3. Lamy, M., Maroteaux, P.: Le nanisme diastrophigue. Presse Med. **52**, 1960 (1977)
4. Langer, L.O.: Diastrophic dwarfism in early infancy. A.J.R. **93**, 399 (1965)
5. Stover, C.N., Hayes, J.T., Holt, J.F.: Diastrophic dwarfism. A.J.R. **98**, 914 (1963)
6. Wilson, D.W., Chrispin, A.R., Carter, C.O.: Diastrophic dwarfism. Arch. Dis. Child. **44**, 48 (1969)

Dr. Z. Boroń
ul Curri Sklodowskiej 9
PL-85-094 Bydgoszcz

Letale Nebenwirkungen bei ACTH-Behandlung von frühkindlichen Anfällen

DER interessante FALL

Redaktion: W. Schröter, Göttingen

J. Arvidsson, I. Ekengard und U. Jansson

Kinderklinik des Zentralkrankenhauses Jönköping

Lethal Side Effects by ACTH-Therapy in Infantile Spasm

Summary. ACTH in high doses and over long periods of time is the treatment of choice in infantile spasm. Serious side effects can occur, but are not so often described. Two cases are published with hypertonia and immunosuppression. Control of blood pressure and electrolytes is mandatory. The importance of rather careful control of infections is stressed, as symptoms during ACTH-therapy are somewhat altered.

Key words: Infantile spasm – ACTH-therapy – Hypertonia – Immunosuppression.

Zusammenfassung. ACTH-Behandlung kommt bei BNS-Krämpfen häufig vor. Die Nebenwirkungen sind noch nicht ganz durchschaubar. 2 Fälle mit letalen Nebenwirkungen bilden die Grundlage unserer Empfehlung einer verschärften Kontrolle. Hypertonie als Nebenwirkung muß unter Kontrolle bleiben. Aktives Mißtrauen gegenüber Infektionen, deren Symptomatologie auf Grund der Medizinierung unklar sein kann, ist notwendig. ACTH hat die Nebenwirkungen Hypertonie und Immunosuppression, die einen letalen Krankheitsverlauf verursachen können.

Schlüsselwörter: BNS-Krämpfe – ACTH-Behandlung – Hypertonie – Immunosuppression.

In dieser Zeitschrift haben Lagenstein u. Mitarb. [6, 7] in zwei Originalartikeln die Frage der ACTH- und Dexamethasonbehandlung bei frühkindlichen Anfällen diskutiert. Eine Routinebehandlung auf Grund der guten Resultate und dem Fehlen von ernsten Nebenwirkungen wurde empfohlen. Da wir in unserer kleinen Klinik während kurzer Zeit zwei Kinder gehabt haben, die während der ACTH-Behandlung gestorben sind, ist es uns von Bedeutung, die Nebenwirkungen näher zu beleuchten.

In Skandinavien wurde die Frequenz der frühkindlichen Anfälle auf 0,25/1000 Neugeborene geschätzt. Nach dem Bericht von Sorel u. Dusaucy-Bayloyes (1958) [11] über die positiven Effekte der ACTH-Behandlung bei frühkindlichen Anfällen, wurde diese Therapie in Dänemark und Schweden eingeführt und hat dabei positive Resultate gezeigt [12, 1]. „Mittel der Wahl" ist gegenwärtig ACTH in der Dosis von 180 IE/Tag während längerer Zeit [5].

In unserem Einzugsgebiet mit 320 000 Einwohnern und 75 000 Kindern zwischen 0 und 15 Jahren und ungefähr 3000 Geburten im Durchschnitt pro Jahr, behandeln wir jedes Jahr 1–3 neue Fälle von frühkindlichen Anfällen. In den Jahren 1977 und 1978 hatten wir 4 Fälle von Neuerkrankungen mit frühkindlichen Anfällen, wovon 2 Kinder während der ACTH-Behandlung gestorben sind.

Fall 1 (Knabe MM)

Der Patient war das erste Kind gesunder Eltern, ohne Heredität für neurologische Krankheiten. Kurz vor der Geburt wurden Zeichen der intrauterinen Asphyxie festgestellt, und der Knabe wurde deshalb durch Vakuumextraktion geboren. Die Nabelschnur hatte sich ihm einmal um den Hals gewickelt, und er war nach der Geburt etwas hypoton, hatte eine periphere Zyanose und langsame Herzfrequenz. Er erholte sich rasch und bekam Apgar score 7 nach einer Minute und 10 nach 5 min. Gewicht 2990 g, Länge 49 cm. Die ersten zwei Tage gab es keine Probleme, nachher aber traten Krämpfe auf, und das Kind wurde in die Kinderklinik eingewiesen. Der Knabe hatte während der folgenden drei Tage frequente Krämpfe sowie auch Hypoglykämie und Hypokalzämie. Er benötigte mehrmals Glukose, Kalziumglukonat, Lidocain (Xylocain) intravenös Steroide und Phenemalnatrium. Vom 17. Tag an hatte er keine Krämpfe mehr, und die antikonvulsive Therapie konnte außer Phenemalnatrium ausgesetzt werden. Im Alter von 28 Tagen wurde der Knabe entlassen.

Nachher wurde er regelmäßig poliklinisch kontrolliert. Er zeigte dabei bestehende neurologische Symptome, besonders einen lageabhängigen Hypertonus. Im Alter von 2½ Monaten wurde das Phenemalnatrium ausgesetzt.

Im Alter von 5 Monaten hatte sich der Zustand des Kindes verbessert. Es war jetzt weniger gespannt als früher, und gab guten Kontakt, lächelte und lallte, konnte nach Gegenständen greifen, nach beiden Seiten herumrollen und Kriechbewegungen ausführen.

Nach dem 5. Monat verschlimmerte sich jedoch der Zustand. Das Kind bekam häufige, jeweils einige Sekunden andauernde Anfälle von BNS-Charakter in Serien. Das EEG zeigte typische Hypsarrhythmie. ACTH-Behandlung mit zweimal 60 IE wurde sofort nach Sicherstellung der Diagnose eingeleitet. Der Knabe hatte jedoch weiterhin Krämpfe, weshalb die Dosis auf zweimal 80 IE erhöht wurde. Nach einer Zeit bekam er zusätzlich Dipropylazetat in steigender Dosis 600 mg/Tag, und schließlich wurde die ACTH-Dosis auf dreimal 60 IE erhöht. Während dieser Behandlung verschwanden die Krämpfe, aber das Kind wurde sehr gespannt und unharmonisch, nahm stark im Gewicht zu, und entwickelte eine Blutdrucksteigerung bis zu 180/80 mm Hg. Nach insgesamt 3 Wochen ACTH-Behandlung trat eine akute Zustandverschlechterung des Knaben ein. Ohne Prodromalsymptome wurde er im Bett bewußtlos angetroffen, ohne Tonus und mit unregelmäßiger Atmung. Einen Tag später trat Atemstillstand ein, und er wurde in den Respirator gelegt. Nach weiteren 24 Std starb das Kind. Die Lumbalpunktion zeigte blutigen Liquor.

Die *Obduktion* zeigte eine massive Blutung zentral basal in der linken Hemisphäre des Großhirns und eine subarachnoidale Blutung um den linken Teil des Pons. Gefäßmißbildungen wurden nicht gefunden.

Fall 2 (Knabe DN)

Erstes Kind gesunder Eltern, die in der chemisch-technischen Industrie arbeiten, ohne Heredität für neurologische Krankheiten. Geburt nach vollendeter, komplikationsfreier Gravidität. Geburtsgewicht 3140 g. Länge 48 cm. Neonatal waren keine Zeichen von zerebraler Irritation oder Blutung vorhanden. Der Knabe hatte angeborene Mißbildungen in Form von bilateralem Pes equinovarus und bilateraler Hüftgelenkluxation. Auf Grund dieser Schäden wurde er in den ersten 4 Monaten zum größten Teil in der orthopädischen Klinik betreut, weit vom Elternhaus entfernt. So waren die Möglichkeiten für die Eltern, einen guten, frühzeitigen Kontakt zu gewinnen, gering. Die Entwicklung des Kindes war während der ersten Monate nicht retardiert. Die Angaben sind etwas unsicher, aber im Alter von 4 Monaten, bei der Entlassung, hatte das Kind angefangen nach Gegenständen zu greifen.

Als das Kind 6 ½ Monate alt war, hatte die Mutter bei ihm leichte Muskelzuckungen beobachtet; sie wurde aber von dem Orthopäden beruhigt. Als die Eltern 1 ½ Monat später die Kinderklinik aufsuchten, hatten sie selbst bemerkt, daß das Kind in der Entwicklung stagniert hatte, und daß es keinen Blickkontakt mehr aufnahm. Der Knabe war inzwischen 8 Monate alt geworden. Bei der Aufnahme in die Kinderklinik beobachtete man einige Krampfanfälle vom BNS-Typ, Muskelhypotonie bei fehlendem Blickkontakt.

Das EEG zeigte kontinuierlich Hypsarrythmie. Die Behandlung mit ACTH zweimal 60 IE und Nitrazepam 1,25 mg dreimal täglich wurde sofort eingeleitet und führte zum Verschwinden der Krämpfe und zur Besserung des EEG-Befundes. Als Nebenwirkung der ACTH-Behandlung wurden eine gewisse Irritation, leicht cushingoides Aussehen und eine Tendenz zur Blutdrucksteigerung bis zu 150/90 mm Hg konstatiert.

Nach 3 Wochen bekam das Kind Schnupfen und Temperatursteigerung. Die ACTH-Dosis wurde reduziert auf 40 IE einmal täglich nach dem Schema, das an der Klinik angewendet wird. Er wurde mehrmals untersucht, ohne daß man Zeichen einer bakteriellen Infektion finden konnte. 4 Tage nach dem Auftreten dieser Luftwegsinfektion verschlechterte sich der Zustand des Patienten innerhalb weniger Stunden gravierend, er kam zum Schock. Die Lumbalpunktion zeigte trüben Liquor, die Direktmikroskopie suspekte Pneumokokken. Zytologisch zeigten sich 194 Erythrozyten/mikroliter, 114 Leukozyten/mikroliter, hiervon 70% polynukleäre Zellen. Der Liquorzucker betrug 0,5 nmol/l. Im peripheren Blut war das Hb 80 g/l, Leukozyten 3,2 × 10⁹/l, Trombozyten 5000 × 10⁹/l, die Senkung 76 mm. Es lag also eine Pneumokokkenmeningitis mit intravasaler Koagulation vor, eine niedrige Anzahl Leukozyten sowohl im peripheren Blut als auch im Liquor. Eine Behandlung mit der Antibiotikakombination Ampizillin, Cloxazillin und Chloromyzetin wurde unmittelbar eingesetzt. Heparin, frisches Blut und Plasma wurden gegeben. Trotz Behandlung starb der Knabe nach einigen Stunden. In der Liquorkultur bestätigte sich die Diagnose Pneumokokkenmeningitis.

Die *Obduktion* zeigte keine makroskopischen inneren Mißbildungen. Das Gehirn wies ein Bild mit Dysplasie des Cortex cerebri auf, ähnlich der sogenannten Polymikrogyrie. Dieser Zustand wird als eine Mißbildung mit Störung der Nervenzellenmigration im 5–6. Foetalmonat aufgefaßt.

Diskussion

Seit der Einführung der ACTH-Behandlung wurde das häufige Auftreten des *iatrogenen Cushing* berichtet. In den aktuellen Berichten aus der Hamburger Universitäts-Kinderklinik wird diese Nebenwirkung bei 25 von 35 Patienten angegeben [6]. Im gleichen Rapport werden 8 schwerere Nebenwirkungen ausgeführt, und zwar 5 mal Infektionen, 1 mal Pertussis, 2 mal Bronchopneumonie, 1 mal Virusmeningitis und 1 mal Harnwegeinfektion. Die übrigen drei werden bezeichnet als „Toxikose", „Hirnstammencephalopathie und zerebraler Gefäßprozeß unklarer Genese mit perlschnurartigen Verengungen der linken A. cerebri media", „Herzanfällen und Bewußtlosigkeit über 3 Wochen".

Hypertonie wird bisweilen im Zusmamenhang mit cushingoidem Bild und Elektrolytstörung kurz erwähnt [5]. ACTH wurde bei Versuchstieren eingesetzt, um experimentelle eine Hypertension hervorzurufen [3]. Es ist nicht klar welcher Mechanismus und welche Metaboliten für die Blutdrucksteigerung verantwortlich sind [10]. In der Pädiatrie sind einige Zustände mit adrenokortikaler Hypertension bekannt [8].

Unter ACTH-Behandlung wurde schon früher an unserer Klinik kräftige Blutdruckssteigerungen ohne klinische Symptome notiert. Bei einer geschädigten Gefäßwand jedoch kann eine Blutdruckssteigerung gefährlich werden. Im Fall 1 wurden bei der Obduktion keine Gefäßmißbildungen gefunden, aber das Gehirn war durch Blutung geschädigt. Ein angeborener oder perinatal aufgekommener Gefäßschaden kann doch nicht ausgeschlossen werden. Wir betreiben jetzt eine konsequente Blutdruckskontrolle und ändern unsere ACTH-Therapie bei einer anhaltenden Blutdruckssteigerung auf über 150/90.

ACTH bewirkt eine *Immunosuppression*. Neulich wurde ein fataler Fall mit einer reaktivierten Cytomegalievirus (CMV)-Infektion unter ACTH-Behandlung von Finland [9] publiziert. Immunosuppressive Therapie kann eine CMV-Infektion aktivieren oder den Patienten für eine klinisch schwere CMV-Infektion empfänglich machen [2, 4].

Im Hamburger Material wurde die Behandlung bei schweren Infektionen abgebrochen. In unserem Fall 2 trat eine maligne Pneumokokkeninfektion auf, da die Infektionsabwehr nicht normal reagierte. Das bewies die niedrige Anzahl der Leukozyten im peripheren Blut und die mäßige Pleozytose im Liquor.

Die meisten Autoren nehmen wie Lagenstein [6, 7] an, daß ACTH in hoher Dosierung und über lange Zeit bei frühkindlichen Anfällen indiziert ist. In Skandinavien ist die ACTH-Behandlung allgemein akzeptiert. Auf die Risiken dieser Behandlung wird jedoch zu wenig hingewiesen, und wir meinen, daß eine verschärfte Überwachung des Blutdruckes und der Elektrolyte notwendig ist, wie auch eine aktive Wachsamkeit gegenüber Infektionen, deren Symptomatologie auf Grund der Behandlung unklar sein kann, am Platze ist.

Der interessante Fall

Literatur

1. Alvin, A., Billing, L., Hagberg, B., Hagne, I., Hellström, B., Herrlin, K.M., Jacobsson, E., Kaijser, K., Karlsson, B., Kirstein, L., Larsson, L.E., Normark, A., Oberger, E., Petersén, I., Söderhjelm, L.: Kortikotropin vid infantil spasm med hypsarytmi. Nord. Med. **75**, 234–237 (1966)
2. Cangir, A., Sullivan, MP., Sutov, W.N., Taylor, G.: Cytomegalvirus syndrome in children with acute leukemia. JAMA **201**, 612–615 (1967)
3. Coghlan, J.P., Denton, D.A., Fan, J.S.K., Mc Dougall, J.G., Scoggins, B.A.: Further studies on the ACTH-induced hypertension in sheep: Involvement of new hypertensinogenic steroid hormones 69–98. In: Juvenile hypertension. New, M.I., Levine, L.S. (eds.). New York: Raven Press 1977
4. Fiala, M., Payne, J.E., Berne, T.V., Moore, T.C., Henle, W., Montgomerie, J.Z., Chatterjee, S.N., Guze, L.B.: Epidemiology of cytomegalvirus infection after transplantation and immunosuppression. J. Infect. Dis. **132**, 421–432 (1975)
5. Hagberg, B., Nilsson, D., Rasmussen, P.: ACTH och infantil spasm – analys av 48 fall med gott behandlingsresultat. Läkartidningen **74**, 1602–1604 (1977)
6. Lagenstein, I., Willig, R.P., Iffland, E.: Behandlung frühkindlicher Anfälle mit ACTH und Dexamethason unter standardisierten Bedingungen. I. Klinische Ergebnisse. Monatsschr. Kinderheilkd. **126**, 492–499 (1978)
7. Lagenstein, I., Willig, R.P., Iffland, E.: Behandlung frühkindlicher Anfälle mit ACTH und Dexamethason unter standardisierten Bedingungen. II. Electroencephalographische Bedingungen. Monatsschr. Kinderheilkd. **126**, 500–506 (1978)
8. New, M.I., Levine, L.S.: Adrenocortical hypertension. Pediatr. Clin. North Am. **25**, 67–81 (1978)
9. Riikonen, R.: Cytomegalovirus infection and infantile spasm. Dev. Med. Child. Neurol. **20**, 570–579 (1978)
10. Scoggins, B.A., Coghlan, J.P., Denton, D.A., Fan, J.K., Mc Dougall, J.G., Oddie, C.J., Shulhes, A.A.: The role of adrenocortical hormones in ACTH-induced hypertension. Clin. Exp. Pharmacol. Physiol. **2**, 119–122 (1975)
11. Sorel, L., Dusaucy-Banoye, A.: A propos de 21 cas d'hypsarhythmin de Gibbs. Son traitement spectaculaire par L'ACTH. Acta Neurol. Belg. **58**, 130–141 (1958)
12. Trojaborg, W., Plum, P.: Treatment of hypsarythmia with ACTH. Acta Paediatr. Scand. **49**, 572–582 (1960)

Dr. J. Arvidsson
Kinderklinik (Barnkliniken)
Zentrallasarettet
S-55185 Jönköping/Schweden

Haemophilus-influenzae-Perikarditis kompliziert durch Perikardtamponade und gekammerten Perikarderguß

G. Rupprath, J. Vogt, H. Hartung und D. Kececioglu

Abteilung für Pädiatrische Kardiologie (Direktor: Prof. Dr. A.J. Beuren)
der Universitäts-Klinik Göttingen
und Kinderklinik (Leitender Arzt: Prof. Dr. H. Wehinger)
des Stadtkrankenhauses Kassel

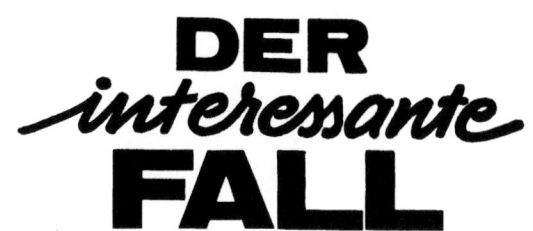

Redaktion: W. Schröter, Göttingen

Cardiac Tamponade and Chambered Pericardial Effusion Complicating Hemophilus Influenzae Pericarditis

Summary. An unusual case of a 9 year old girl with primary pericarditis and cardiac tamponade due to Hemophilus influenzae is reported. Meningitis or manifestations in other organs could be excluded. Despite pericardial drainage for three weeks beginning at the 11th day of illness, a chambered pericardial effusion developed, which could be localized more exactly by cross-sectional echocardiography than by axial computerized tomography

Key words: Cross-sectional echocardiography – Hemophilus influenzae – Pericarditis – Cardiac tamponade.

Zusammenfassung. Es wird über ein 9 Jahre altes Mädchen berichtet, bei dem eine primäre Perikarditis mit Perikardtamponade, hervorgerufen durch Haemophilus influenzae auftrat. Eine Meningitis oder Sepsis mit weiteren Organmanifestationen konnte nicht nachgewiesen werden. Trotz dreiwöchiger Perikarddrainage ab dem 11. Krankheitstag entwickelte sich ein gekammerter Erguß, der durch zweidimensionale Echokardiographie erstmals gesichert und genauer lokalisiert werden konnte als mit der gleichzeitig durchgeführten axialen Computertomographie des Thorax.

Schlüsselwörter: Zweidimensionale Echokardiographie – Haemophilus influenzae – Perikarditis – Perikardtamponade.

Haemophilus influenzae verursacht im Säuglings- und frühen Kindesalter eine Reihe lebensbedrohlicher Erkrankungen (Meningitis, Epiglottitis, Pneumonie, Arthritis, Otitis), [1, 5, 12, 16]. Eine Perikarditis tritt nur sehr selten auf, in einer großen Literaturübersicht von 425 gesicherten bakteriellen Perikarditiden war Staphylokokkus aureus der bei weitem häufigste Erreger, nach Streptokokken, Pneumokokken und Meningokokken stand Haemophilus influenzae an 5. Stelle. Das ungewöhnliche Krankheitsbild einer isolierten, eitrigen Perikarditis, die Diagnosesicherung und Verlaufsbeurteilung durch neuere, nichtinvasive Methoden (zweidimensionale Echokardiogra-

phie, axiale Computertomographie) soll darum im folgenden dargestellt werden.

Kasuistik

Ein 9 Jahre altes, bisher gesundes Mädchen (G. V. Nr. 172861), wurde unter der Verdachtsdiagnose Meningitis eingewiesen. Auffällig bei der Aufnahmeuntersuchung war eine auf 39 °C erhöhte Körpertemperatur, eine etwas teigige Schwellung der submandibulären Halsregion und ein nur leichter Meningismus. Herz und Lunge bis auf eine Tachykardie von 140/min unauffällig. Lumbalpunktion ohne pathologischen Befund. Virus- und Rheumaserologie ebenfalls negativ. Herzgröße am Aufnahmetag (Abb. 1A) mit einem CTR von 0,54 über der Norm bei plumper Herzkonfiguration, trotz Therapie weitere Zunahme der Herzgröße an den folgenden Tagen (Abb. 1B, 9. Behandlungstag). EKG am Aufnahmetag unauffällig, drei Tage später erhebliche, typische ST-Hebung (0,4 mV) mit erhöhtem ST-Abgang, später auch Niedervoltage. Durch eindimensionale Echokardiographie war am 2. Behandlungstag ein Perikarderguß mit einer Ausdehnung von 0,5 cm anterior und posterior nachweisbar, der ebenfalls während der folgenden Tage an Größe zunahm.

Nach Sicherung der Perikarditis erfolgte bei negativem Befund im Blut und Liquorkulturen die Behandlung mit Prednisolon (50 mg/die), Digoxin sowie Penicillin-G unter der Verdachtsdiagnose einer viralen Perikarditis. Nach vorübergehender Befundbesserung eine Woche später erneute Verschlechterung mit zunehmender Herzinsuffizienz, woraufhin das Kind unter der Diagnose einer Perikardtamponade zur Perikardiotomie in die Univ.-Klinik Göttingen verlegt wurde.

Entsprechend dem röntgenologisch massiv vergrößerten Herzen mit Perikardtamponade (Abb. 1C) zeigte die zweidimensionale Echokardiographie [1] kurz vor der chirurgischen Entlastung einen massiven Perikarderguß (Abb. 2). Durch die sofort von subxiphoidal aus durchgeführte Perikarddrainage konnten 1 200 ml eines gelblich-milchigen Ergusses abgelassen werden. Nur im Ergußmaterial war kulturell Haemophilus influenzae nachweisbar. Die systemische antibiotische Therapie erfolgte mit Gentamycin, nach Resistenztestung mit Cloramphenicol, später Nalidixinsäure und Cephalotin. Gleichzeitig wurde lokal über die Perikarddrainage 3 Wochen mit Trasylol und Polimyxin B gespült. Noch unter der Drainagebehandlung konnte mit zweidimensionaler Echokardiographie eine Kammerbildung im Perikardbeutel im Bereich der Herzspitzenregion gesichert werden. Von subxiphoidal wurde darum erneut am 11. Tag (22. Krankheitstag) nach der ersten Perikardentlastung der Herzbeutel eröffnet und in der durch Echokardiographie angesprochenen Region reichlich sulziges Material aus dem Perikardbeutel entfernt. Die Perikarddrainage wurde für weitere 10 Tage (insgesamt 21 Tage) belassen. Trotz Zustandsbesserung war erneut durch Sectorechokardiographie ein Hohlraum im Bereich des alten gekammerten Ergusses nachzuweisen, der insgesamt 8 Wochen bestand und inzwischen nahezu verschwunden ist.

Die axiale Computertomographie des Thorax, 6 Wochen nach Beginn der Erkrankung, zeigte als Folge der Perikarddrainage eine 2 cm breite Luftsichel im Perikard, es bestand eine Vergrößerung des Herzens nach linkslateral mit Anhalt für perikardialen Erguß ohne Hinweise auf Kalkeinlagerungen im Bereich des Perikards. Bei dem Kind, das nach dreimonatiger Behandlung nach Haus entlassen wurde, besteht noch ei-

* Mit Unterstützung des SFB Kardiologie 89, Göttingen

1 Roche RT 400

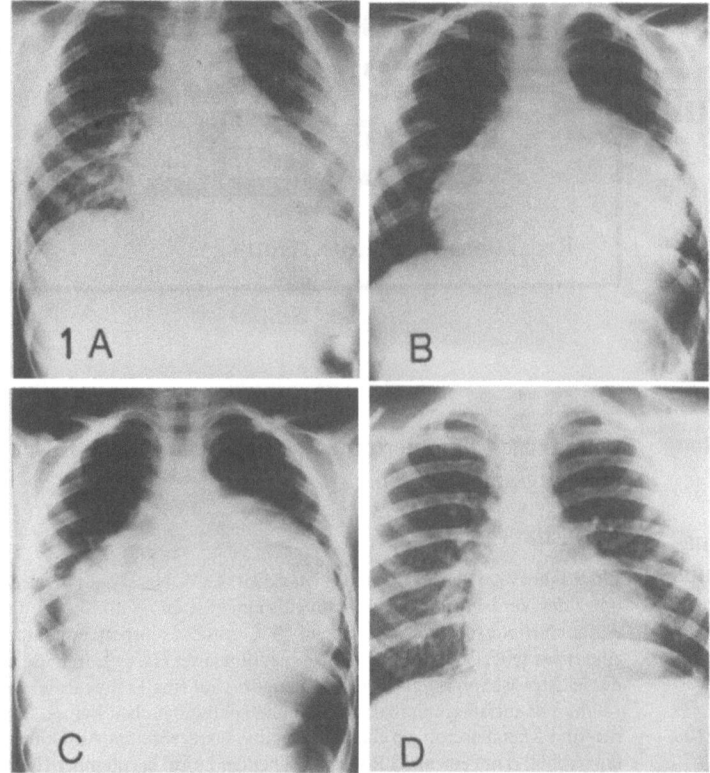

Abb. 1A-D. Perikarditis durch Haemophilus influenzae.
A Herz gering vergrößert am Aufnahmetag (CTR 0,54).
B 9. Behandlungstag. **C** 11. Behandlungstag,
Herzfernaufnahme vor Perikardiotomie. **D** 3 Monate nach
Behandlungsbeginn, geringe Herzvergrößerung und
Zwerchfellhochstand links

Abb. 2. Zweidimensionales Echokardiogramm, lange Achse,
unmittelbar vor Perikardiotomie. Massiver Erguß (PE) bis
an die Herzbasis reichend. *CW*= vordere Brustwand;
A = Herzspitze; *LV*= linker Ventrikel; *RV*= rechter
Ventrikel; *LA*= linker Vorhof; *Ao*= Aorta

Abb. 3. Gekammerter Perikarderguß 5 Wochen nach
Erkrankungsbeginn. Vierkammerblick. Gekammerter
Erguß (PE) linkslateral hinter dem linken Ventrikel. Weitere
Abkürzungen siehe Abb. 2

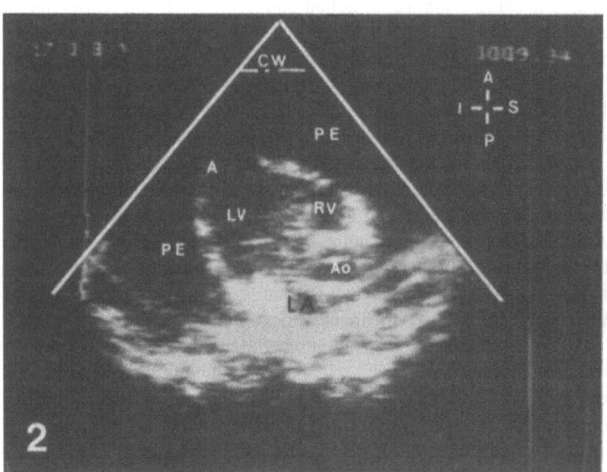
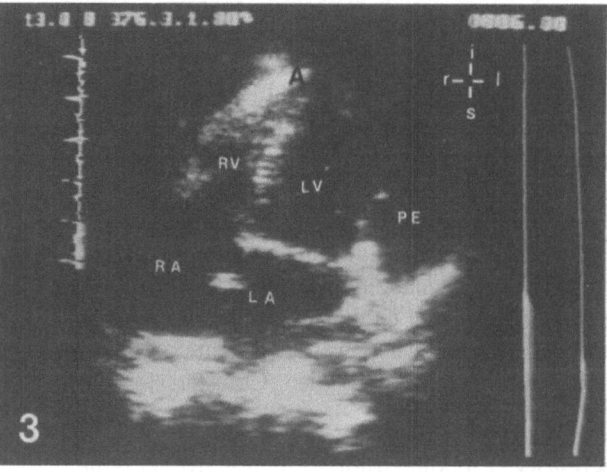

ne mäßige Herzvergrößerung mit Zwerchfellhochstand links (Abb. 1D), eine erhöhte Ruheherzfrequenz von 90/min, jedoch keine Herzinsuffizienz oder Einflußstauung. Im Echokardiogramm sind bisher keine für eine Perikarditis constrictiva typischen Veränderungen nachweisbar.

Diskussion

Nur selten verursacht Haemophilus influenzae eine Perikarditis im Kindesalter, bei Erwachsenen sind bisher nur wenige Einzelfälle beobachtet worden [6]. Als Eintrittspforte für den Erreger ist die Rachenregion anzunehmen, wobei gelegentlich gleichzeitig eine Epiglottitis und Meningitis vorhanden ist [1, 12]. Obwohl eine Perikarditis bei unserer Patientin sehr schnell durch typische echokardiographische, röntgenologische und elektrokardiographische Befunde gesichert wurde, war der Erreger weder in Liquor- noch Blutkulturen sondern erst im Exsudat nach Perikardiotomie nachzuweisen. Die Ausbildung eines ge-

kammerten Ergusses war auch durch gezielte und langdauernde systemische und zusätzlich dreiwöchige lokale Antibiotikatherapie über eine Perikarddrainage nicht zu verhindern. Andererseits hat gerade die Perikardiotomie mit anschließender Drainage eine signifikante Erhöhung der Überlebensraten bei eitriger Perikarditis bewirkt [10, 11, 13–16], die Mortalität in einer größeren Fallstudie ist dreimal so hoch bei solchen Kindern, die allein mit Antibiotika ohne zusätzliche Perikarddrainage theraphiert wurden [13].

Die Ausbildung einer kontriktiven Perikarditis ist nicht sicher zu verhüten. Sie entwickelt sich bei bis zu 13% der eitrigen Perikarditiden Monate bis Jahre nach der Ersterkrankung [4, 15, 17], im Extremfall schon innerhalb von 2 Wochen, wie wir kürzlich bei einem 8 Wochen alten Säugling beobachten konnten [19]. Durch Ultraschall konnte erstmals vor 25 Jahren ein Perikarderguß dargestellt werden [8], die Echokardiographie ist in der Folgezeit zur sichersten Nachweismethode geworden [9]. Der Vorteil der Sectorechokardiographie mit einem 80° großen Bildwinkel liegt darin, daß eine schnellere Abschätzung der Ergußausdehnung möglich ist und daß insbesondere, wie anhand unserer Patientin zu zeigen war, erstmals auch atypisch gelegene, gekammerte Perikardergüsse sicher nachgewiesen werden können, was für eine mögliche chirurgische Intervention von Bedeutung ist. Die Echokardiographie ist daher der Computertomographie sowohl an Sensitivität als auch an Spezifität noch überlegen.

Auch eine frühzeitige Cortisonmedikation kann die Ausbildung eines Perikardergusses bzw. dessen weitere Zunahme bei bakterieller Äthiologie nicht verhindern. Ein hemmender Einfluß auf die Entwicklung einer Perikarditis constrictiva ist unsicher [3], es wird sogar ein gegenteiliger Effekt diskutiert [15]. Ebenfalls umstritten ist die lokale antibiotische Behandlung über eine Perikarddrainage; die lymphatische Drainage aus dem Perikardbeutel ist relativ langsam, verglichen mit anderen Geweben [7], andererseits werden nach systemischer Antibiotikaanwendung beim gesunden Versuchstier bereits nach 2–4 Std Spiegel erreicht, die dem Serumspiegel entsprechen, bei infizierten Versuchstieren wurden noch höhere Antibiotikaspigel in der Perikardflüssigkeit als bei Normaltieren erreicht [18].

Nimmt ein Perikarderguß, der als rheumatisch oder viral bedingt angesehen wurde, trotz Cortisonmedikation zu, sollte bei negativen Blut- oder Liquorkulturen eine bakterielle, isolierte Perikarditis erwogen werden, die unbedingt einer diagnostischen und evtl. auch therapeutischen Perikardpunktion oder Perikardiotomie bedarf. Hierdurch kann die hohe Mortalität der eitrigen Perikarditis entschieden gesenkt werden.

Literatur

1 Baumeyer S (1933) Über Perikarditis purulenta mit stenoseartigem Anfangsbefund als Teilerscheinung einer Influenza-Allgemeininfekton. Monatsschr Kinderheilkd 55:123–133

2 Boyle JD, Pearce ML, Guze LB (1961) Purulent pericarditis: review of literature and report of eleven cases. Medicine (Baltimore) 40:119–144

3 Caddell JL, Friedman S, Johnson J (1960) Constrictive pericarditis. Am J Dis Child 100:850–856

4 Caird N, Conway N, McMillan IKR (1973) Purulent pericarditis followed by early constriction in young children. Br Heart J 35:201–203

5 Collier AM, Connor JD, Nyhan WL (1967) Systemic infection with Hemophilus influenzae in very young infants. J Pediatr 70:539–547

6 Crossley K, Bigos Th, Joffe CD (1973) Hemophilus influenzae pericarditis. Am Heart J 85:246–251

7 Drinker CK, Field MF (1930) Absorption from the pericardial cavity. J Med 53:143–150

8 Edler I (1955) The diagnostic use of ultrasound in heart disease. Acta Med Scand 308:32–36

9 Feigenbaum H, Waldhausen JA (1965) Use of ultrasound in the diagnosis of pericardial effusion. JAMA 191:107–110

10 Fowler O, Manitsas GT (1973) Infectious pericarditis. Prog Cardiovasc Dis 16:323–336

11 Gotoff SP, Fousek MD (1962) Purulent pericardtitis and cardiac tamponade due to Hemophilus influenzae, type B. J Pediatr 61:576–581

12 Kleinschmidt H (1939) Ein charakteristisches Syndrom durch Influenzae-Bazillen-Infektion. Kinderärztl Prax 10:53–58

13 Okoroma EO, Perry LW, Scott LP (19759 Acute bacterial pericarditis in children report of 25 cases. Am Heart J 90:709–713

14 van Reken D, Strauss A, Hernandez A, Feigin RD (1974) Infectious pericarditis in children. J Pediatr 85:165–169

15 Rubenstein JJ, Goldblatt A, Daggett WM (1972) Acute constriction complicating purulent pericarditis in infancy. Am J Dis Child 124:591–594

16 Sell SH (1970) the clinical importance of Hemophilus influenzae infections in children. Pediatr Clin North Am 17:415

17 Strauss AW, Santa-Maria M, Goldring D (1975) Constrictive pericarditis in children. Am J Dis Child 129:822–826

18 Tan JS, Holmes JC, Fowler NO, Manitas GT, Phar JP (1974) Antibiotic levels in pericardial fluid. J Clin Invest 53:7–12

19 Vogt J, Rupprath G, de Vivie R, Dähn D, Kunze E (im Druck) Konstriktive Perikarditis im frühen Säuglingsalter. Klin Pädiatr

Dr. G. Rupprath
Kinderkardiologische Abteilung
der Universitäts-Kinderklinik
Waldweg 33
D-3400 Göttingen

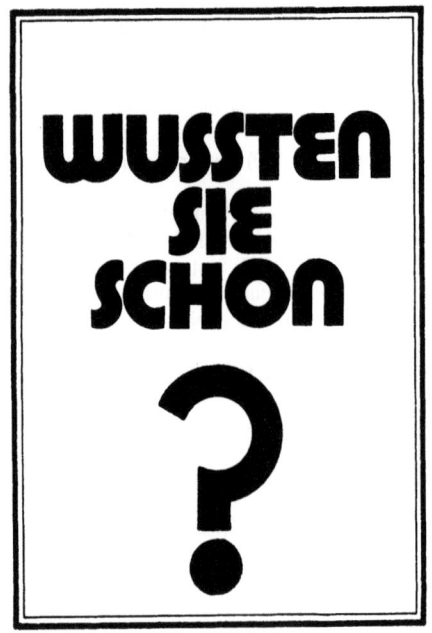

WUSSTEN SIE SCHON ?

Neues aus Therapie und Prophylaxe

Redaktion: F. Bläker, Hamburg

Cimetidin: Eine Bilanz der Wirkung und der Nebenwirkungen

F. Bläker
Universitäts-Kinderklinik Hamburg

Kaum ein anderes Arzneimittel hat in den vergangenen Jahren eine solche Verbreitung gefunden wie Cimetidin (Tagamet) [6]. Die zunehmende Anwendung vorwiegend bei gastrointestinalen Erkrankungen auch im Kindesalter gibt Anlaß zu einer kritischen Überprüfung der Wirksamkeit und der Nebenwirkungen des Mittels.

1. Wirkungsweise

Cimetidin ist ein Histamin-H2-Rezeptor-Antagonist. Anders als bei den üblichen Antihistaminica (Histamin-H1-Rezeptor-Antagonisten) ist seine Wirkung auf die Ausschaltung des Histamins in den säurebildenden Parietalzellen des Magens begrenzt. H2-Rezeptor-Antagonisten senken die durch Histamin bewirkte gastrinstimulierte Magensekretion und Säureproduktion. Nach dem Wirkungsmechanismus steht die Cimetidintherapie in Konkurrenz zu den operativen Eingriffen der Vagotomie und der Magenresektion. Therapeutische Alternativen medikamentöser Art sind die Applikation von Anticholinergica (z.B. Atropin, Scopolamin) und die Gabe von Antacida.

2. Indikationsbereich

Nach der Wirkungsweise von Cimetidin ist der Indikationsbereich für seine An-

wendung klar umrissen: Gastrointestinale Erkrankungen infolge säurebedingter peptischer Schleimhautschäden. Das sind: das Ulcus duodeni, das Zollinger-Ellison-Syndrom, die Refluxösophagitis, vor allem nach Dünndarmresektion und weniger gut begründet die erosive Gastritis sowie das Ulcus ventriculi. Vereinzelt wurde Cimetidin auch bei anderen Erkrankungen eingesetzt, z.B. bei der Urticaria pigmentosa [5], bei Hyperparathyreoidismus [12], bei Steatorrhoe infolge Pankreasinsuffizienz [3]. Aus den Ergebnissen läßt sich eine sichere Behandlungsindikation in den genannten Fällen nicht ableiten.

3. Verabreichungsform und Dosierung

Im allgemeinen wird Cimetidin oral verabreicht, bei akut blutenden Ulcera auch parenteral.

Die empfohlene Richtdosis liegt bei 1,2 g/Tag für Erwachsene; entsprechend 20 mg/kg Körpergewicht beim Kind. Sie wird in 4 Einzeldosen gegeben. Das Präparat kann mit der Nahrung aufgenommen werden. Es wird schnell resorbiert. Maximale Serumkonzentrationen werden 60–90 min nach Einnahme gemessen. Die Halbwertzeit beträgt 1,5–2 Std. Ist die Nierenfunktion eingeschränkt, muß in Abhängigkeit von der Schwere der Urämie die Dosis bis auf 30% der Richtdosis reduziert werden. Da eine hohe Dialysanz besteht, erhalten Dialysepatienten, die mit Cimetidine behandelt werden, nach Abschluß der Dialyse eine zusätzliche Dosis.

4. Wirksamkeit

Ulcus duodeni

Die Wirksamkeit von Cimetidin wird als gut beurteilt, vor allem bei akuten Krankheitserscheinungen [6, 14]. Gegenüber einer konsequenten Antacidatherapie besteht keine sichere Überlegenheit. Die Rezidivquote nach Absetzen des Medikamentes ist hoch, jedoch nicht höher als nach anderen Behandlungsmaßnahmen. Vor Rezidiven schützt nur eine Langzeittherapie, durch die im Vergleich zu einem Placebo, nicht aber im Vergleich zu einer kontinuierlichen Antacidagabe eine erhebliche Reduktion der Rezidivquote erreicht werden kann. Prophylaktisch wird Cimetidin vor allem bei kindlichen und erwachsenen Patienten nach Nierentransplantationen eingesetzt, da die Entwicklung von Magen-Darm-Ulcera mit Blutungs- und Perforationsgefahr nach Transplantationen häufig droht. Wir selbst haben 2 Kinder nach Nierentransplantationen infolge tödlich verlaufender Blutungen aus Duodenalulcera verloren. Obgleich Cimetidin die zellvermittelte Immunabwehr stimuliert – ein Effekt, der nach Nierentransplantation sicher uner-

wünscht ist –, hat sich bisher eine Zunahme der Frequenz von Abstoßreaktionen unter Cimetidingabe nicht nachweisen lassen.

Zollinger-Ellison-Syndrom

Die Cimetindingabe ersetzt operative Maßnahmen nicht, sie ergänzt sie, da es selten gelingt, gastrinproduzierende Tumoren in toto zu entfernen.

Reflux-Ösophagitis

Magensekretion und Säureproduktion, die vor allem nach Resektion größerer Dünndarmabschnitte (short-bowel-Syndrom) gesteigert sind, werden durch Cimetidin erheblich vermindert [10]. Nach den vorliegenden Ergebnissen ist es wahrscheinlich, daß Cimetidin sowohl eine Besserung der klinischen, wie auch der endoskopischen Befunde bewirkt.

Erosive Gastritis und Ulcus ventriculi

Die Wirksamkeit von Cimetidin ist bei Ulcus ventriculi und erosiver Gastritis geringer als beim Ulcus duodeni. Besserungen subjektiver Beschwerden werden beschrieben, auch bei carcinomatös entarteten Magenulcera. Dies birgt die Gefahr einer Verzögerung wirksamer Behandlungsmaßnahmen infolge verschleppter Diagnosestellung in sich.
Bei Pankreatitis und Pankreasinsuffizienz führt die Cimetidintherapie zur Verminderung der Steatorrhoe. Es ergibt sich kein Hinweis auf eine Beeinflussung der Grundkrankheit.

5. Nebenwirkungen

Die subjektive Verträglichkeit wird i. allg. als gut beschrieben. Nebenwirkungen finden sich kaum häufiger als bei Placebogabe. Gelegentlich treten Kopfschmerzen, Muskelschmerzen, Müdigkeit, Diarrhoen, aber auch Obstipation sowie Exantheme auf.
Verwirrtheitszustände, u.U. mit cerebralen Krämpfen, werden auch bei Kindern beschrieben [12]. Die Erscheinungen sind durch erneute Gabe von Cimetidin reproduzierbar. Wir selbst haben einen Jungen mit Ulcus duodeni beobachtet, bei dem unter Cimetidintherapie 2mal ein Verwirrtheitszustand mit Krämpfen auftrat. Gynäkomastie mit Galaktorrhoe kann bei erwachsenen Männern unter Langzeittherapie mit Cimetidine auftreten. Sie wird als Zeichen antiandrogener Wirkung interpretiert. Über Veränderungen des Prolaktinspiegels sowie der Spermienzahl im Ejakulat liegen unterschiedliche Befunde vor, die eine Beeinflussung der geprüften Parameter nicht sicher beweisen. Auch die Beeinflussung der Parathormonsynthese

ist umstritten. Die Empfehlung des therapeutischen Einsatzes bei Hyperparathyreoidismus ist auf der Basis der vorliegenden Untersuchungen nicht haltbar.

Knochenmarksschäden sind fast ausschließlich bei Kombination von Cimetidin mit anderen, z. T. myelotoxischen Mitteln, gefunden worden. Cimetidin absorbiert proteingebundenes Vitamin B 12. Obgleich die Entwicklung einer megaloblastären Anämie nach den vorliegenden Angaben, ebenso wie die Möglichkeit einer Knochenmarksschädigung bei Monotherapie mit Cimetidin gering zu sein scheinen, sollten bei Cimetidin-behandelten Patienten regelmäßige Blutbildkontrollen vorgenommen werden [2]. Cimetidin stimuliert die zellvermittelte Immunabwehr. Klinisch relevante Konsequenzen haben sich daraus bisher nicht ergeben [1, 9].

Unter Gabe von Cimetidin findet sich relativ häufig eine leichte, selten eine ausgeprägte Erhöhung des Kreatininwertes im Serum [6, 7]. Nach Reduktion der Dosis tritt meist eine Normalisierung ein.

Eine Erhöhung der Serumtransaminasen ohne Zeichen weiterer Hepatoxizität des Mittels wird als ein nicht gravierender Befund genannt, da es nach Absetzen des Mittels regelhaft zur Normalisierung kommt.

Von Bedeutung ist die Interaktion von Cimetidin mit anderen, auch in der Pädiatrie häufig eingesetzten Mitteln. Cimetidin führt zur Verminderung der Elimination von Diazepam und Diazepamabkömmlingen, von oralen Antikoagulantien und Antipyrin [8, 11].

6. Folgerungen

Die Indikation zur Cimetidintherapie muß angesichts der vorliegenden Erfahrungen über Wirksamkeit und Nebenwirkungen sehr kritisch gestellt werden. Eine wesentliche Voraussetzung ist der gezielte Einsatz des Präparates, da Cimetidin als Histamin-H2-Rezeptor-Antagonist nur in die Pathogenese säurebedingter Schleimhautschäden des Magens-Darm-Traktes eingreift. Zu bedenken ist, daß die alternative medikamentöse Therapie mit Antacida zu vergleichbar guten Ergebnissen führt [4].

Literatur

1 Avekla J, Madsen, JE, Binder HJ, Askenase PH (1978) Effect of histamine-H2-receptor antagonists on delayed hypersensitivity. Lancet I:624
2 Conn HF (1980) Current therapy. Saunders, Philadelphia London Toronto
3 Cox KL, Stenberg JN, Osher AB, Dooley RR (1979) The effect of cimetidine on maldigestion in cystic fibrosis. J Pediatr 94:488
4 Editorial (1979) Adverse effects of newly marketed drugs. N Engl J Med 300:1037
5 Gerrard JW, Ko C (1979) Urticaria pigmentosa. Treatment with cimetidine and chlorpheniramine. J Pediatr 94:843
6 Hotz J (1980) Cimetidin. Wirkungsweise und klinische Wirksamkeit bei verschiedenen gastrointestinalen Erkrankungen. Z Gastroentrol 18:353
7 Kimberly RP, Weinberg H, Rudd E (1980) Great reduction in renal function associated with cimetidine. Arthritis Rheum 23:613
8 Klotz U, Antilla VJ, Reimann I (1979) Cimetidine/diazepam interaction. Lancet II:699
9 Lipsmeyer EA (1980) Effect of cimetidine on delayed hypersensitivity. Clin Immunol Immunpathol 16:166
10 Murphy JP, King DR, Dubois A (1979) Treatment of gastric hypersecretion with cimetidine in the short bowel syndrome. N Engl J Med 300:80
11 Serlin MJ, Sibeon RG, Mossman S, Brekkenridce AM (1979) Cimetidine: interaction with oral anticoagulants in man. Lancet II:317
12 Sherwood JK, Ackroyd FW, Gracia M (1980) Cimetidine in hyperparathyreoidismus. Lancet I:1298
13 Thomsen J, Lilly J (1979) Cimetidine induced cerebral toxicity in children. Lancet 1:725
14 Wallin L (1980) The influence of cimetidine on the acid gastroduodenal reflux in duodenal ulcer patients. Scand J Gastroenterol 15:151

Prof. Dr. F. Bläker
Universitäts-Kinderklinik
Martinistraße 52
D-2000 Hamburg 20

Auflösung und Kommentar der Fragen „Was hat das Kind" (Seite 594)

Frage 1

Richtig: A, C, E

Bildung von Aphthen an der Mundschleimhaut und Blasen auf der Haut gehören ebensowenig zu den typischen Symptomen des MCLS wie eine Lokalisation des Exanthems im Gesicht und den Extremitäten.

Frage 2

Richtig: A, B, C, D

Erhebliche Schwellungen der Cervikallymphknoten kommen zwar häufig vor. Eine Abscedierung gehört nicht zum typischen Verlauf.

Frage 3

Richtig: A, B, C, E

Häufigkeit der cervikalen Lymphknotenschwellung ca. 75%; d.h. von 4 Kindern mit MCLS hat im Durchschnitt eines keine Lymphknotenschwellungen!

Frage 4

Richtig: keine

Obwohl A, B, D und E häufig beobachtet werden, so daß eine entsprechende Konstellation ein weiterer Hinweis auf die Diagnose ist, kann diese dadurch nicht bewiesen werden.

Frage 5

Richtig: B, D

Es handelt sich um eine Vaskulitis, da auch Kapillaren und Venolen betroffen sind. – Immunkomplexe sind zwar nicht selten nachgewiesen worden, doch erlauben die Häufigkeit der Berichte und die bedingte Zuverlässigkeit der Methoden die Aussage C derzeit nicht. – Der Einsatz von Prednison ist auf 4 Wochen begrenzt.

Frage 6

Richtig: B, D, E

Der Anteil gutartiger Verläufe beträgt 90–99%. – Der Zusammenhang C ist offenbar nur vorgetäuscht. Vergleiche dazu jedoch die unterschiedliche Interpretation der gleichen Arbeit durch Helbig (S. 589) und Cremer (S. 591).

Prof. Dr. O. Hövels
Zentrum der Kinderheilkunde
Johann-Wolfgang-Goethe-Universität
Theodor-Stern-Kai 7
D-6000 Frankfurt/Main 70

Laudationes

Professor Lothar Weingärtner 70 Jahre

Prof. Dr. sc. med. Lothar Weingärtner wurde am 23. 9. 1910 in Düren/Rheinland als Sohn eines Psychiaters geboren. Medizinstudium in Köln, Kiel, Königsberg, Düsseldorf und Göttingen, hier auch 1937 Staatsexamen und Promotion, in Leipzig 1 Jahr Kinderchirurgie, dann, unterbrochen durch Sanitätsdienst und Gefangenschaft, die Facharztausbildung zum Kinderarzt in Leipzig, 1952 die Habilitation mit einer Arbeit über „die Aufnahme, Verteilung und Ausscheidung verschiedener Penicillinzubereitungen", 1956 Ernennung zum Professor mit Lehrauftrag – das sind, in Kürze, die Daten des „Lebensweges", bis dann am 1. 1. 1959 Weingärtner auf den Lehrstuhl für Kinderheilkunde der Martin-Luther-Universität Halle-Wittenberg und zum Direktor der Universitäts-Kinderklinik berufen wurde. Zu diesem Lehramt, das Weingärtner bis zur Emeritierung am 1. 9. 1976 innehatte, kamen weitere Aufgaben: 1969 wurde Weingärtner Dekan der Medizinischen Fakultät und Direktor des Bereichs Medizin der Martin-Luther-Universität; er trug Ehre und Last dieses Amtes lange Jahre hindurch.

Schlossmann hat vor einem halben Jahrhundert in schöner Weise mit „cura, also Sorge tragen" die Aufgaben des Kinderarztes angesprochen. In Weingärtner verbindet sich in glücklicher Weise der sorgende Arzt mit dem engagierten Wissenschaftler, der, wie besonders auch Czerny es forderte, Probleme am Krankenbett erfaßt und sie – praxiszugewandt, für den Patienten – in exakten, fleißigen Untersuchungen zu lösen versucht. Viele Gebiete der Pädiatrie haben Weingärtner interessiert, viele hat er selbst allein oder mit seinen, ihm zugewandten Mitarbeitern bearbeitet. Als Schwerpunkte seiner weit über 200 Veröffentlichungen, darunter nicht wenige Buchbeiträge, seiner vielen Vorträge im In- und Ausland seien Probleme der Lungenkrankheiten des Kindes, der Röntgenologie, der modernen Therapie, der Nebenwirkungen von Arzneimitteln genannt, weiter die Infektionskrankheiten, Studien über die Pharmakokinetik von Antibiotika.

Auch nach seiner Emeritierung blieb Weingärtner aktiv – im Leben der Universitätsklinik und vor allem als Vorsitzender der Regionalgesellschaft West der Gesellschaft für Pädiatrie der DDR.

In nicht wenigen zentralen staatlichen Gremien hat Weingärtner zum Besten der Kinder gewirkt; die Pädiatrie der DDR ist von ihm entscheidend mit geprägt worden. Hohe staatliche Ehrungen der DDR wurden Weingärtner zuteil, aber auch solche Auszeichnungen, wie die Ernennung zum Ehrenmitglied der Österreichischen Gesellschaft für Kinderheilkunde oder die Purkyně-Medaille der tschechoslowakischen Purkyně-Gesellschaft.

Alle, die ihn kennen, schätzen in Weingärtner einen gebildeten, jung gebliebenen und warmherzigen Menschen; alle, denen sein immer gastfreundliches Haus offenstand, wissen, wieviel er seiner liebenswürdigen Gattin verdankt. Beiden sei von Herzen zu diesem Geburtstage gratuliert!

H. W. Ocklitz, Berlin-Buch

Aus Gesellschaften und Berufsverband

Säuglings-Botulismus,
mögliche Zusammenhänge mit einer
Fütterung von Honig

Säuglings-Botulismus wurde erstmalig 1976 beschrieben. Die Krankheit wird verursacht durch intraintestinale Produktion und Resorption von Toxinen bei Kindern von weniger als 6 Monaten. Erstes, uncharakteristisches Symptom ist eine Verstopfung, auf die Paresen folgen, welche in den Cranialnerven beginnen und sich dann peripher zu den Extremitäten und vor allem zu den respiratorischen Muskeln ausdehnen. Die Krankheitssymptome reichen von kaum bemerkbarer Lethargie und verlangsamter Essensaufnahme bis zur schweren Hypotonie und respiratorischen Insuffizienz. Das amerikanische Center for Disease Control, Atlanta, hat die in den USA bis Ende 1977 beobachteten 58 Erkrankungsfälle sorgfältig analysiert und dabei folgende Feststellungen getroffen:

Säuglings-Botulismus tritt dann auf, wenn die Säuglinge Sporen von Cl. botulinum aufnehmen, die sich im Darmtrakt absiedeln, auskeimen und Toxin produzieren. Die beobachteten Fälle traten sowohl bei mit Muttermilch als auch bei mit Muttermilchersatz ernährten Säuglingen auf; die meisten Säuglinge nahmen neben der Milch auch andere Nahrungsmittel auf. In allen dokumentierten Fällen von Säuglings-Botulismus wurden Cl. botulinum-Toxin und/oder die Mikroorganismen im Stuhl der Patienten gefunden. Botulinum-Toxin wurde im Stuhl von 52 der 58 Fälle identifiziert, während in den anderen 6 Fällen nur Clostridium botulinum isoliert werden konnte. Im Vergleich dazu zeigt eine derzeit laufende Studie in Kalifornien, daß in über 100 gesunden altersgleichen Säuglingen weder Botulinum-Toxin noch der Erreger nachzuweisen war.

Dem amtlichen amerikanischen Bericht ist zu entnehmen, daß ein Zusammenhang zwischen dem Auftreten von Säuglings-Botulismus und dem Honigverzehr zwar vermutet wird, aber noch nicht schlüssig bewiesen ist. In Europa wurde Säuglings-Botulismus nur einmal, und zwar in Großbritannien, beobachtet und beschrieben, wobei kein Zusammenhang zwischen dem Auftreten der Erkrankung und einem vorangegangenen Honigverzehr bestand. Das Fehlen weiterer Beobachtungen in Europa ist allerdings noch kein Hinweis auf das Nichtvorhandensein dieser Botulismusform; denn in USA steigt mit zunehmender Kenntnis des Symptomkomplexes die Häufigkeit der Beobachtungen.

Nach den bisher vorliegenden Informationen ist in der Bundesrepublik Deutschland bisher noch nicht über Säuglings-Botulismus in Verbindung mit der Verfütterung von Honig berichtet worden. Das Bundesgesundheitsamt bittet Ärzte und Kliniken, verstärkt auf Säuglings-Botulismus und vor allem einen möglichen Zusammenhang zwischen dieser Erkrankung und der Verfütterung von Honig zu achten und entsprechende Beobachtungen den obersten Landesgesundheitsbehörden mitzuteilen.

H. Olbing (Essen)

UNEPSA-Berichte:
Die Konferenz in Moskau über „das
gesunde Kind" (Zusammenfassung)

Die Konferenz über „das gesunde Kind" vom 25.–30. September 1979 in Moskau wurde von UNEPSA in Zusammenarbeit mit der wissenschaftlichen Pädiatriegesellschaft der UdSSR (Prof. Studenikin) und dem Gesundheitsministerium der UdSSR (stellv. Minister Prof. Elene Novikova) veranstaltet und vom internationalen Pädiatrieverband (Prof. Dogramaci, Prof. Hallmann) gefördert. 104 Pädiater aus fast allen europäischen Ländern in West und Ost nahmen daran teil und eine noch größere Zahl von Pädiatern aus allen Teilen der Sowjetunion. Die Hauptthemen waren: 1. Wachstum und Entwicklung des gesunden Kindes in physischer und neurologischer Hinsicht. 2. Gesundheit des Kindes und Prophylaxe (biologische und soziale Faktoren, medizinische Kontrolle, Vorsorgeprogramme, Gesundheitserziehung, Ernährung). 3. Sozialmedizinische Probleme bei der Betreuung und Erziehung der Kinder, einschließlich sportliches Training. 4. Jugendliche; Definition; Kriterien und Gesundheitsbetreuung dieser Altersgruppe.

Die Konferenz war ein Dialog zwischen den Pädiatern der Sowjetunion und denen der anderen (sozialistischen und nicht-sozialistischen) europäischen Ländern. Aus der vortrefflichen Rede von Prof. Novikowa und vielen Referaten der russischen Pädiater wurde deutlich, daß dieses riesige Land mit seiner verschiedenartigen

Bevölkerung im Gesundheitsbereich viele Probleme birgt, die die anderen europäischen Länder nicht haben. Die anderen europäischen Pädiater aus West und Ost konnten bemerkenswerte Forschungsergebnisse und -erkenntnisse präsentieren, aber nichts konnte den philosophischen und strategischen Überlegungen, die die UdSSR anstellt, um diese Erkenntnisse zu realisieren, gleichkommen.

Unseren Moskauer Kollegen war nicht nur eine perfekte Organisation der Konferenz gelungen, sondern durch eine Atmosphäre der freundlichen Fürsorge und Gastfreundschaft wurde die Konferenz zu einem großen Erfolg für den gemeinsamen Gedanken- und Erfahrungsaustausch in Europa.

Generalversammlung der UNEPSA (Zusammenfassung)

In Verbindung mit der Konferenz in Moskau fand eine Generalversammlung der UNEPSA statt. Nach der Aufnahme von fünf weiteren nationalen Pädiaterverbänden sind jetzt alle europäischen nationalen Pädiaterverbände Mitglieder der UNEPSA, mit Ausnahme von Irland, Albanien und der Sowjetunion. Prof. Studenikin von der pansowjetischen Pädiatriegesellschaft erklärte vor der Generalversammlung, daß man gerade dabei sei, die Frage der Mitgliedschaft zu erörtern. Zu neuen Vizepräsidenten wurden gewählt: Prof. Gornicki/Warschau und Prof. Kattamis/Athen; in den Vorstand wurde neu gewählt. Prof. Ballabriga/Barcelona und Prof. Houstek/Prag. Der Präsident, Prof. Lindquist, sprach den bisherigen Vizepräsidenten Prof. Bakalova/Sofia und Prof. Mande/Paris im Namen der UNEPSA seinen Dank aus für ihre Mithilfe beim Aufbau des Verbandes.

K. Betke (München)

UNEPSA Neuropädiatrie

In der ersten Ausgabe von News-Letter wurde das Problem der Unterfachgebiete in der Pädiatrie diskutiert. In diesem Zusammenhang wird die Situation in den verschiedenen Unterfachgebieten untersucht. Wir beginnen mit einem Artikel von Prof. Dr. Melchior, Kopenhagen:

Definition

Es gibt verschiedene Definitionen:
1. eingeschlossen sind nur strikt neurologische Störungen, d. h. Störungen des zentralen und peripheren Nervensystems, bei Kindern und Kleinkindern.
2. Gewöhnlich wird der Begriff „Neuropädiatrie" im erweiterten Sinn verstanden, und zwar einschließlich zahlreicher Entwicklungsstörungen, psychologischen und Verhaltensstörungen möglicherweise verbunden mit organischen Veränderungen des ZNS; ferner zahlreiche angeborene Stoffwechsel-

störungen und andere kindliche Störungen (angeborene Herzleiden), denen eventuell ZNS-Störungen sekundär zugrundeliegen, sowie ZNS-Komplikationen der modernen Krebs-Chemotherapie und Rehabilitationsprobleme.

Aus zahlreichen Berichten pädiatrischer Ausbildungskrankenhäuser geht hervor, daß 15–25% aller Diagnosen primär oder sekundär der Neuropädiatrie zukommen.

Geschichte

Das Unterfachgebiet „Neuropädiatrie" ist nicht neu; es besteht seit einigen Jahren und hat sich unterschiedlich in den einzelnen Ländern entwickelt. In den meisten europäischen Ländern ist es traditionsgemäß ein Unterfachgebiet der Pädiatrie. Durch die Arbeit einzelner Pädiater sind in der Entwicklung dieses Unterfachgebietes beachtliche Fortschritte in den letzten zehn Jahren erzielt worden. Besonders hervorzuheben ist der Name von Ronald McKeith.

Die Neuropädiater rekrutieren sich entweder aus den Reihen der Pädiater (in Ländern mit einer großen pädiatrischen Tradition) oder aus den Reihen der Neurologen (in Ländern, in denen die neurologische Tradition überwiegt).

Ausbildung der Neuropädiater

Sowohl Neurologen als auch Pädiater sollten Neuropädiater werden können, und zwar mit einer entsprechenden Zusatzausbildung in Pädiatrie oder in Neurologie. Für die Neuropädiatrie sind Erfahrungen in beiden Fachgebieten erforderlich, deshalb ist die Zusatzausbildung eine unbedingte Notwendigkeit, ebenso die Tätigkeit in einer neuropädiatrischen Spezialabteilung, die in unseren Ländern vorwiegend den Universitätskrankenhäusern angeschlossen sind.

Im Januar 1978 haben die Dänische Pädiatrische Gesellschaft und die Dänische Neurologische Gesellschaft folgende Empfehlungen vereinbart:

A. Kinderfachärzte müssen folgende Zusatzausbildung haben:

1. ein Jahr Tätigkeit in einer neurologischen Abteilung;
2. 18 Monate Tätigkeit in einer neuropädiatrischen Abteilung, davon mindestens 12 Monate als „Senior".

B. Neurologen brauchen folgende Zusatzausbildung:

1. ein Jahr Tätigkeit in einer pädiatrischen Abteilung,
2. wie unter A 2.

Diese Empfehlungen haben das Dänische Gesundheitsministerium leider nicht dazu veranlaßt, das Unterfachgebiet „Neuropädiatrie" offiziell anzuerkennen.

Neuropädiatrie als Teil der Pädiatrie

Im UNEPSA News-Letter wurden zwei Fragen hinsichtlich der Unterfachgebiete aufgeworfen: Erstens, welche Bedeutung hat eine „Subspezialisierung" für die Patienten; zweitens, welche Bedeutung hat sie für die Pädiatrie.

Zur ersten Frage: Da in den meisten neuropädiatrischen Fällen keine rein neurologischen Störungen vorliegen, sondern Störungen, die das zentrale Nervensystem in seiner Entwicklung und somit die Gesamtentwicklung des Kindes beeinträchtigen, sind vor allem gute pädiatrische Kenntnisse für die Behandlung dieser Patienten erforderlich. Aus psychologischer und medizinischer Sicht sind die Kinder mit solchen Störungen in pädiatrischen Abteilungen besser untergebracht als in neurologischen Abteilungen für Erwachsene.

Zur zweiten Frage: Die neurologische Entwicklung im Kindesalter ist so eng verbunden mit der allgemeinen Entwicklung des Kindes und mit Störungen und Krankheiten, die andere Fachgebiete der Pädiatrie betreffen, daß es für die Pädiatrie unerläßlich ist, die Neuropädiatrie in ihre Ausbildung und Tätigkeit zu integrieren. Daraus folgt: Auf dem Gebiet der pädiatrischen Neurologie müssen Neurologie und Pädiatrie in der pädiatrischen Abteilung eng zusammenwirken, um optimale Bedingungen für diese Patienten zu schaffen. Außerdem ist die Zusammenarbeit mit vielen anderen Fachgebieten erforderlich, wie Entwicklungswissenschaft, Neurochemie, Neurophysiologie, Neuropathologie, angeb. Stoffwechselstörungen, pränatale genetische Diagnose etc., so daß auch in dieser Hinsicht ein weitgefächertes Wissen erforderlich ist.

Ausblick

Für die kommenden Jahre ist zu wünschen, daß die Neuropädiatrie in allen europäischen Ländern anerkannt werden kann und daß Pädiaterverbände und Neurologen die Notwendigkeit einer Spezialausbildung auf diesem Gebiet erkennen; daß die Einrichtung von Neuropädiatrischen Spezialabteilungen nicht nur in den größeren Ländern, sondern bald auch in den kleineren erfolgt, und zwar möglichst innerhalb der pädiatrischen Abteilung, um so allen Pädiatern ungeachtet ihrer späteren Tätigkeit eine gewisse neuropädiatrische Ausbildung zu ermöglichen.

In Europa haben sich die von interessierten Ärzten gebildeten Regionalgruppen für Neuropädiatrie zu einer europäischen Föderation für Kinderneurologie zusammengeschlossen, die jedes Jahr zu einer Sitzung zusammentritt. Durch die Arbeit dieser Gruppen und dieser Föderation ist die Neuropädiatrie zweifellos als Wissenschaft sehr gefördert worden, aber noch immer sind in vielen Ländern Europas die Bedeutung und Rolle der Neuropädiatrie nicht ausreichend bekannt. Hier könnte UNEPSA wertvolle Arbeit leisten.

J. C. Melchior (Kopenhagen)

Tagesgeschichte, Personalia

Prof. Dr. H. Dost (Gießen) wurde anläßlich seines 70. Geburtstages die Ehrendoktorwürde des Fachbereichs Medizin der Universität Frankfurt verliehen.

Prof. Dr. E. Kleihauer (Ulm) und Prof. Dr. K. Riegel (München) sind von der Deutschen Forschungsgemeinschaft als Fachgutachter gewählt worden.

Prof. Dr. D. Karitzky (Freiburg) ist zum Chefarzt der Städtischen Kinderklinik in Leverkusen gewählt worden.

22.–26. 9. – Bamberg: XVIII. Pädiatrische Fortbildungskurs der Universitäts-Kinderklinik Hamburg. Hauptthemen: Neuropädiatrie, Vorsorge, Notfälle, Nebenwirkungen bei medikamentöser Dauerbehandlung, Infektionskrankheiten, Harnwegsinfektion und Reflux. Anmeldung und Auskunft: Frau Brüning, Universitäts-Kinderklinik, Martinistraße 52, D-2000 Hamburg 20, Tel. 040-468 2702.

3.–5. 10. – Stuttgart: XXVI. Jahrestagung über Zytoplasmatische Therapie und Methoden der Serum-Desensibilisierung. Thema: Organotherapie; Molekularbiologische Methoden in der Medizin; Desensibilisierungsmethoden.
Auskunft: Dr. H. Porcher, Brunnwiesenstraße 21, D-7302 Ostfildern 1 / Ruit.

11.–17. 10. – Lübeck: 9. Norddeutsche Psychotherapietage. Leitthema: Die gestörte Beziehung – Gründe, Folgen, ärzliche Hilfen.
Auskunft: Tagungsbüro der Norddeutschen Psychotherapietage, Postfach 3045, D-2400 Lübeck 111.

15.–19. 10. – Acapulco/Mexiko: V. Welt Symposium über Pädiatrische Chirurgie.
Auskunft: Insurgentes Sur 3700, Mexico 22, D. F., Mexico City, 573-53-48.

16.–19. 10. – Bad Hofgastein/Österreich: 18. Jahrestagung der Österreichischen Gesellschaft für Kinderheilkunde. Hauptthemen: Humangenetik; Atemstörungen im Kindesalter; Der chronische Bauchschmerz (Gemeinsam mit der Österreichischen Gesellschaft für Kinderchirurgie).
Auskunft: Sekretariat der Österreichischen Gesellschaft für Kinderheilkunde, Krankenhaus der Barmherzigen Schwestern, Langgasse 16, A-1010 Linz.

17.–18. 10. – Münster: 17. Tagung der Gesellschaft für Pädiatrische Radiologie. Themen: Fehldiagnose und Befundvalidität; Röntgenologie der Hals-Nasen-Ohren-Region.
Auskunft: Prof. Dr. H.-J. v. Lengerke, Kinderklinik der Westfälischen Wilhelms-Universität, Robert-Koch-Straße 31, D-4400 Münster.

17.–19. 10. – Basel: 6. Jahrestagung der Gesellschaft für Neuropädiatrie. Hauptthemen: Myopathien; cerebrovasculäre Krankheiten.
Auskunft: Priv.-Doz. Dr. H. R. Hirt, Universitäts-Kinderklinik Basel, Postfach, CH-4005 Basel.

20.–25. 10. – Bern: Fortbildungskurs der Schweizerischen Gesellschaft für Pädiatrie.
Auskunft: Dr. R. Kraemer, Universitäts-Kinderklinik, Inselspital Bern, CH-3010 Bern.

1.–2. 11. – Gießen: Tagung der Arbeitsgemeinschaft „Klinische Genetik" der Gesellschaft für Anthropologie und Humangenetik.
Auskunft: Prof. Dr. W. Fuhrmann, Institut für Humangenetik der Justus-Liebig-Universität, Schlangenzahl 14, D-6300 Gießen.

6.–8. 11. – Berlin: Jahrestagung der Deutschen Sektion der Internationalen Liga gegen Epilepsie. Themen: Psychosoziale Aspekte der Epilepsien; Posttraumatische Epilepsien.
Auskunft: Prof. Dr. Dr. H. Remschmidt, Abteilung für Psychiatrie und Neurologie des Kindes- und Jugendalters, Freie Universität Berlin, Platanenallee 23, D-1000 Berlin 19.

8. 11. – Duisburg: Herbsttagung der Rheinisch-Westfälischen Kinderärztevereinigung. Hauptthemen: Anfallsleiden; Neugeborenenkrämpfe; Pädiatrische Gynäkologie; Freie Vorträge.
Auskunft: Prof. Dr. E. Gladtke, Universitäts-Kinderklinik, D-5000 Köln-Lindenthal.

14.–15. 11. – Basel: Jahrestagung der Arbeitsgemeinschaft für Pädiatrische Nephrologie. Themen: Tupulopathien; Nierentransplantat-Abstoßung.
Auskunft: PD Dr. F. Egli, Universitäts-Kinderklinik, Römergasse 8, CH-4005 Basel.

21.–22. 11. – Erlangen: Internationales Symposium über entzündliche Erkrankungen des Dünn- und Dickdarmes (Morbus Crohn; Colitis ulcerosa). Veranstalter: Deutsche Gesellschaft für Chirurgie, Arbeitsgemeinschaft für Endoskopie.
Auskunft: Dr. H. Groitl, Chirurgische Universitäts-Klinik, D-8520 Erlangen.

26.–28. 11. Neuherberg bei München: Internationales Symposium über Entwicklungsstörungen nach pränataler Bestrahlung. Veranstalter: Institut für Strahlenhygiene des Bundesgesundheitsamtes gemeinsam mit der Gesellschaft für Strahlen- und Umweltforschung und der Strahlenbiologischen Arbeitsgemeinschaft der Deutschen Röntgen-Gesellschaft.
Auskunft: Prof. Dr. H. Kriegel, Abteilung für Nuklearbiologie, Institut für Biologie der GSF, Ingolstädter Landstraße 1, D-8042 Neuherberg.

---

26. 2.–1. 3. – Miami Beach/Florida: VIII. Pediatric Dermatology Seminar.
Auskunft: Guinter Kahn, M.D. 16800 N.W., 2nd Ave., Miami, Florida 33169, USA.

20.–21. 3. – München: 1. Europäisches Symposium für Gynäkologie des Kindes- und Jugendalters. Themen: Intrauterine Entwicklung der weiblichen Geschlechtsorgane; Störungen der Geschlechtsdifferenzierung und ihre Behandlung; Blutungsstörungen; Kindheit und Adoleszenz.
Auskunft: Prof. Dr. K. Richter, Universität München, Marchioninistraße 15, D-8000 München 70.

7.–10. 5. – Bad Lippspringe/Westf.: 15. Tagung der Deutschen Gesellschaft für Allergie- und Immunitätsforschung. Hauptthemen: Immunpharmakologie allergischer Reaktionen; Allergische und pseudoallergische Reaktionen durch Hilfs- und Zusatzstoffe in Nahrungs- und Arzneimitteln sowie Kosmetika.
Auskunft: Dr. M. Debelić, Cecilienallee 6–8, D-4792 Bad Lippspringe

18.–30. 9. – Zadar: 2. Jugoslawisches Symposium der Gesellschaft Jugoslawischer Ophthalmologen und der Ophthalmologischen Sektion der Medizinischen Gesellschaft Kroatiens. Thema: Ambliopie und Strabismus.
Auskunft: Prim. Dr. Bogomir Smekinić, Medicinski centar, I. G. Kovàcića 1, 57000 Zadar, Jugoslawien.

22.–23. 9. – Bern: 10. Tagung der European Working Group for Cystic Fibrosis (EWGCF).
Auskunft: Dr. R. Kraemer, Universitäts-Kinderklinik, Inselspital, CH-3010 Bern.

24.–26. 9. – Bern: Tagung der European Paediatric Research Societies. Beteiligt sind: European Society for Paediatric Research (ESPR); European Society for Paediatric Gastroenterology and Nutrition (ASPGN); European Society for Paediatric Hematology and Immunology (ESPHI); European Paediatric Respiratory Society (EPRS).
Auskunft: Prof. N. Herschkowitz, Universitäts-Kinderklinik, Inselspital, CH-3010 Bern.

24.–30. 7. – Dublin (U. K.): 10. Internationaler Kongreß der International Association for Child and Adolescent Psychiatry and Allied Proffessions.

Auskunft: Lionel Hersov. M. D., The Maudsley Hospital, Denmark Hill, London SE5 8AZ, United Kingdom.

Für den Textteil verantwortlich: Prof. Dr. H. Ewerbeck, Kinderkrankenhaus der Stadt Köln, Amsterdamer Straße 59, D-5000 Köln 60, und Prof. Dr. K. H. Schäfer, Universitäts-Kinderklinik und Poliklinik, Martinistraße 52, D-2000 Hamburg 20 – Für den Anzeigenteil: L. Siegel, W. Pehla, Kurfürstendamm 237, D-1000 Berlin 15, Fernsprecher (030) 8821031, Telex: 01-85411. Springer-Verlag Berlin, Heidelberg, New York.   Druck: Brühlsche Universitätsdruckerei, Gießen.   Printed in Germany.   © by Springer-Verlag Berlin, Heidelberg 1980.
Das Heft enthält eine Beilage der Behringwerke AG, Frankfurt/Main.

Der plötzliche Kindstod

Bei einer Häufigkeit bis zu 3,5 auf 1 000 Lebendgeborene wird jeder Kinderarzt in Klinik und Praxis mit dem bedrückenden Ereignis des plötzlichen Kindstods konfrontiert. 60% der Fälle ereignen sich in den ersten 6 Lebensmonaten, 90% im ersten Lebensjahr. Gerade hat das Kind begonnen, Kontakt mit seiner Umgebung aufzunehmen, reaktiv zu lächeln, da wird es plötzlich aus scheinbar voller Gesundheit nachts oder morgens von den Eltern tot im Bett gefunden. Jetzt ist nur noch den Eltern zu helfen, und dafür ist es wichtig, daß schon der erste Arzt die richtige Auskunft gibt und im Hinblick auf den meist negativen Obduktionsbefund nicht dazu beiträgt, bei den Eltern oder der Mutter, meist verstärkt durch die Vorwürfe einfältiger Verwandtschaft, unauslöschliche Schuldkomplexe entstehen zu lassen.

Morphologische und funktionelle Beobachtungen weisen darauf hin, daß in der Regel ein Atemstillstand die Ursache ist. Bei „gerade noch einmal davongekommenen" Kindern (near-miss cases) wird über gehäufte Schlafapnoen, vermehrte Hypoventilation oder periodische Atmung berichtet und eine verzögerte oder fehlende Ventilationsantwort auf erhöhten CO_2- oder erniedrigten O_2-Gehalt der Inspirationsluft. Diese Auffälligkeiten der Atemkontrollmechanismen sind besonders bei Kindern mit zu niedrigem oder zu hohem Geburtsgewicht, nach erschwerten Entbindungen, Atemnotsyndrom oder neurologischen Auffälligkeiten beobachtet worden. Diese Belastungsfaktoren sind Schicksal, auslösende Faktoren, wie leichte Virusinfekte, in der Regel auch nicht zu vermeiden, ein wichtiges Faktum im Gespräch mit den Eltern.

Der Kinderarzt in Klinik und Praxis sollte bei Risikokindern sorgfältig auf Schlafapnoen achten und ggf. durch Monitor-Einrichtungen (Apnoematratze) auch eine häusliche Überwachung ermöglichen, insbesondere bei nachfolgenden Geschwistern und bei Kindern, die durch rechtzeitige Wiederbelebungsmaßnahmen dem plötzlichen Kindstod noch einmal entkommen sind.

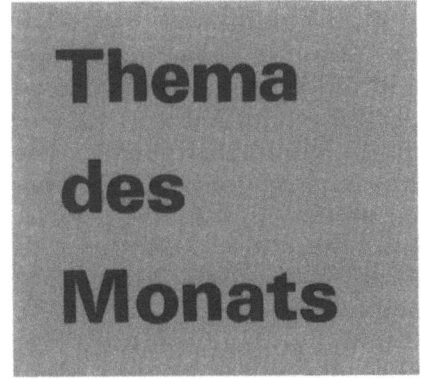

Thema des Monats

Monatsschr. Kinderheilkd. 128, 631 (1980) © Springer-Verlag 1980

Der plötzliche Kindstod

Mögliche Ursachen und praktische Konsequenzen

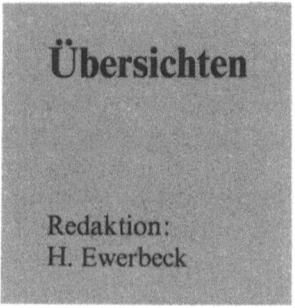
Übersichten

Redaktion:
H. Ewerbeck

M. Gabriel

Universitäts-Kinderklinik Göttingen

Cot Death, Contributing Factors and Practical Implications

Summary. A review is given on the current knowledge regarding the sudden infant death syndrome. Facts of epidemiology, morphological and physiological results recently reported are discussed for the question of SIDS-etiology, where developmental defects in cardiorespiratory control might play an important role. Practical implications are presented for future research as well as for current handling of infants at risk.

Key words: SIDS – Postneonatal mortality – Breathing control – Home monitoring.

Zusammenfassung. Die Ätiologie des plötzlichen Kindstodes (SID) ist noch ungeklärt. Die Ergebnisse epidemiologischer, morphologischer und physiologischer Untersuchungen gestatten es jedoch zunehmend besser, die Gruppe der vom SIDS betroffenen Säuglinge näher zu charakterisieren, ohne allerdings schon das individuelle Risiko abschätzen zu können. Prädisponierend scheinen Störungen cardiorespiratorischer Kontrollmechanismen beteiligt zu sein, woraus sich praktische Konsequenzen bezüglich weiterer wissenschaftlicher Forschung, aber auch hinsichtlich der medizinischen Betreuung sog. abortiver SIDS-Fälle ergeben.

Schlüsselwörter: Plötzlicher Kindstod – Säuglingssterblichkeit – Atmungskontrolle – Häusliches Monitoring.

Unter dem plötzlichen Kindstod (sudden infant death syndrome = SIDS) versteht man den *plötzlichen, unerwarteten Tod eines Säuglings,* dessen *autoptische Untersuchung keine befriedigende Todesursache* erbringt; die Kinder sterben offensichtlich während des Schlafes und werden meist morgens tot aufgefunden. In der BRD erliegen jährlich schätzungsweise 2000–4000 Säuglinge diesem sog. SIDS, wobei eine exakte Erfassung all derartiger Todesfälle durch verschiedene Faktoren erschwert wird: die Todesursachenstatistik in der BRD führt zwar seit 1968 „plötzliche Todesfälle unbekannter Ursache" als eigene Rubrik, der plötzlich Kindstod scheint jedoch als zwar ätiologisch ungeklärtes, in seinem Erscheinungsbild aber einheitliches Phänomen nicht genügend im Bewußtsein der Öffentlichkeit, der Eltern wie Ärzte verankert zu sein. Darüber hin-

aus dürfte die akute, psychologisch enorm belastende Situation der betroffenen Familie den ebenfalls vor einem Rätsel stehenden Hausarzt gelegentlich dazu verleiten, eine vermeintliche Todesursache wie z. B. „Aspiration von Erbrochenem" zu benennen, um staatsanwaltschaftliche Ermittlungen und Autopsie zu vermeiden. Wird zwecks Ausschluß eines etwaigen Fremdverschuldens eine Autopsie durchgeführt, mag es auch hier aus einem verständlichen Kausalitätsbedürfnis heraus zu Diagnosen kommen (z. B. Broncholitis), die als konstatierte Todesursachen gelegentlich in Diskrepanz zu dem Ausmaß der pathologisch-anatomischen Befunde stehen.

Aus den bisher vorliegenden Studien zum SIDS ergeben sich epidemiologische, morphologische und physiologische Faktoren, die statistisch gesehen die Gruppe der am plötzlichen Kindstod verstorbenen Säuglinge näher zu kennzeichnen vermag (s. auch [4, 15, 18, 27]).

Epidemiologische Faktoren

Der plötzliche Kindstod (Krippentod, crib death, cot death, SIDS) befällt vorwiegend *Säuglinge zwischen dem 2.–4. Lebensmonat,* wobei sich ca. 60% der SIDS-Fälle bis zum 6. Lebensmonat über 90% bis zum 1. Lebensjahr ereignet haben; übereinstimmend scheint der erste postnatale Lebensmonat ausgeschlossen zu sein. Zumindest im Bereich der westlichen Welt ist der plötzliche Kindstod mit 30–50% die häufigste Einzelursache der Säuglingssterblichkeit, seine Gesamthäufigkeit wird mit 0,4–3,5/1000 Lebendgeburten angegeben. *Männliche Säuglinge* sind *öfter* betroffen als weibliche, wobei in einigen SIDS-Studien das Merkmal „männlich" häufiger vertreten ist, als es dem generellen Trend in der Säuglingssterblichkeit entspricht.

Bezüglich perniataler Faktoren findet sich unter Neugeborenen mit einem *ehemals niedrigen Geburtsgewicht* (und damit auch unter Frühgeborenen sowie Mehrlingsgeburten) eine höhere SIDS-Häufigkeit als unter jenen mit hohem Geburtsgewicht. So errechnete sich z. B. aus einer Untersuchungsreihe (s. [27]) ein Häufigkeitsanstieg von 0,87 auf 6,55 pro 1000 Lebendgeburten im Vergleich von Neugeborenen über 4500 bzw. unter 2000 Gramm Geburtsgewicht. Unter den 125 SIDS-Fällen, die sich während der prospektiven Verlaufsbeobachtung von ehemals 59379 Schwangerschaften ereigneten (s. [27]), fanden sich *häufiger belastende peri- und postnatale Faktoren* als in einer Kontrollgruppe aus dem gleichen Gesamtkollektiv: die betroffenen Säuglinge hatten im Mittel einen niedrigeren Apgar, benötigen häufiger Wiederbelebung, Beatmung und Sauerstoffzufuhr, wiesen öfter ein Atemnotsyndrom auf, erhielten häufiger Antibiotika, zeigten vermehrt Fütterungs- und Temperaturregulationsprobleme und wurden häufiger als neurologisch auffällig (z. B. hyperexzitabel oder hypoton) beurteilt.

Unter den *mütterlichen Faktoren* führen zu einer erhöhten SIDS-Häufigkeit: Gebäralter der Mutter unter 20 Jahren, Multipara, Nichtehelichkeit, unregelmäßige Schwangerschaftsfürsorge, Drogen und Nikotinabusus. Darüber hinaus findet sich gehäuft ein niedriger sozioökonomischer Status (Bildung, Beruf, Einkommen, Wohnverhältnisse).

Bezüglich einer saisonalen Verteilung finden sich SIDS-Fälle *häufiger in kalten* als in warmen *Monaten*. Dies korreliert zu den Angaben, daß etwa 50% der betreffenden Säuglinge eine vorausgehende, milde Erkältungssymptomatik aufweisen, und die SIDS-Altersverteilung jener von Säuglingen ähnelt, die an letal verlaufenden Infekten des Respirationstrakes versterben [15].

Es muß betont werden, daß diese epidemiologischen Faktoren aus retrospektiven Studien der letzten 10–15 Jahre stammen, wobei offensichtlich verschiedene Faktoren voneinander abhängen oder sich gegenseitig beeinflussen, und selbst multifaktorielle Analysen – in Reihen mit genügend Fällen – keinen einzelnen Faktor als signifikante Riskioerhöhung zum SIDS evaluieren konnten. Es scheint vielmehr, daß sich im Zuge einer sich ändernden Gesundheitsfürsorge auch das Muster bisher eruierter Faktoren bzw. deren Wertigkeit wandelt, wie die Kopenhagener Studie zeigt [4, 15]. Statistisch findet sich darüber hinaus ein Großteil der aufgeführten Faktoren auch in Untersuchungen zu verschiedenen anderen Morbiditätsrisiken (wie z. B. für cerebrale Bewegungsstörungen), so daß diese bisher epidemiologisch erfaßten Faktoren zwar eine statistische Beschreibung des SIDS-Umfeldes ermöglichen, jedoch keine prognostische Aussage zulassen, in wieweit ein bestimmtes Kind SIDS-gefährdet ist.

Morphologische Faktoren

Angesichts der früheren, unbefriedigenden autoptischen Befunde bei SIDS-Fällen wurden in den letzten Jahren detaillierte pathologisch-anatomische und histologische Untersuchungen vorgenommen (s. [18, 27]), die in einem Teil der SIDS-Fälle tatsächlich den Nachweis morphologisch-struktureller Veränderungen erbrachten. *Im Bereich kleiner Lungenarterien* fanden sich bei ca. 50% der SIDS-Fälle eine *Hyperplasie und Hypertrophie der Mediamuskulatur* [28], in den Nebennieren ein erhöhtes Volumen chromaffiner Zellen, periadrenal ein vermehrte Retention von braunem Fett, in der Leber eine vermehrte extramedulläre Erythropoese. *Im Bereich des ZNS* wurde eine Vermehrung von Astrogliafasern im Hirnstammbereich, subcorticale wie periventrikuläre Leukomalazien, verminderte Myelinisierung des Corpus callosum und unreife Dendritenaussprossungsmuster in Pons und kaudaler Medulla häufiger bei SIDS-Fällen als bei Kontrollgruppen beschrieben [3, 25]. Diese Veränderungen wurden von den verschiedenen Autoren auf chronische oder intermittierend stattgefundene Hypoxiezustände der Säuglinge zurückgeführt, zumal ähnliche morphologische Veränderungen bei Kindern mit cynaotischen wie acyanotischen Herzfehlern und Neugeborenen mit hyalinem Membransyndrom gefunden wurden. Diese Hypothese chronischer oder häufiger Hypoxie könnte die verzögerte Zunahme somatischer Parameter (Gewicht, Länge, Kopfumfang) erklären, die für SIDS-Fälle beschrieben wird (s. [27]).

Ebenso fanden sich in anderen, in die Atmungsregulation involvierten Strukturen, gehäuft Veränderungen: die Zahl der dünnen Vagusfasern soll bei SIDS-Fällen erniedrigt sein (s. [3]; im Glomus caroticum finden sich teilweise licht- wie elektronenmikroskopische Veränderungen, die auf eine funktionelle Störung dieses chemosensitiven Areals hindeuten [6, 7, 21].

Einen anderen Aspekt verfolgte Althoff [2], indem er mit einer speziellen Technik die anatomischen Verhältnisse der Nase und des Nasopharynx bei SIDS-Fällen untersuchte. Bei dem Großteil der betroffenen Säuglinge, die übrigens oft noch obligate Nasenatmer sind, fand sich eine hochgradige Einengung des ohnehin sehr engen Lumens, verbunden mit erheblichen, z. T. nekrotisierenden, meist bakteriell bedingten entzündlichen Veränderungen.

Wiederum ist festzuhalten, daß auch die morphologischen Befunde nur als statistische Merkmale vorhanden sind und keiner dieser Faktoren im jeweiligen Einzelfall dem Pathologen zu beweisen vermag, daß hier ein plötzlicher Kindstod vorliegt. Allerdings führte die Gesamtheit dieser subtileren autoptischen Untersuchungen zu einer wichtigen Erkenntnis: *ein Teil der Säuglinge, die am SIDS versterben, scheint keinesweg so „gesund und unauffällig" gewesen zu sein, wie anamnestisch eruierbar.*

Physiologische Faktoren

Trimenonanämie, inadäquate Immunglobulinsynthese, inadäquate Streßreaktionen oder foudroyant verlaufende Infektionen, Rachitis, Kuhmilchallergie und ähnliche Faktoren wurden verschiedentlich als auslösende Ursachen für den plötzlichen Kindstod genannt (s. [18]), hielten jedoch einer kritischen und experimentellen Überprüfung nicht stand. Analog zu den epidemiologischen und morphologischen Befunden zeigte sich, daß Einzelfaktoren als SIDS-Ursache nicht zu ermitteln sind, oft schon deshalb, weil viele andere Säuglinge unbeschadet den gleichen Faktor aufweisen.

Um den offensichtlich multifaktoriellen Charakter der SIDS-Ätiologie auch im Bereich physiologischer Faktoren zu überprüfen, hat man sich auf die Untersuchung abortiver SIDS-Fälle (sog. near-miss cases) beschränkt, bei denen der Säugling meist blaß-cyanotisch, reglos und ohne Atmung angetroffen wird und sich durch sofortige Stimulation oder gar Mund-zu-Mund-Beatmung wiederbeleben läßt.

Basierend auf den ersten Befunden von Steinschneider [24] über gehäufte Schlafapnoen bei abortiven SIDS-Fällen, rückten entwicklungsphysiologische Aspekte der Atmungsregulation in den Vordergrund der Ätiologiediskussion. Während die besonders bei Frühgeborenen, aber auch bei reifen Neugeborenen durch neuronale Mechanismen des aktiven Schlafes verursachten Apnoen als physiologisch anzusehen sind [9], reduziert sich im ersten postnatalen Monat die schlafabhängige Apnoehäufigkeit und Apnoedauer [12, 23]. In mehreren polygrafischen Studien bei abortiven SIDS-Fällen (ausgenommen [8, 26]) fanden sich gegenüber Kontrollgruppen *vermehrt Hypoventilation im ruhigen Schlaf* [22], häufige kurze [17], aber auch vermehrt längere (über 15 s dauernde) *Apnoen im Schlaf* [10, 24] sowie eine ausgeprägtere periodische Atmung [17]. Diese Schlafapnoen werden als obstruktive (verschlossene Glottis mit erhaltener Atemanstrengung) bzw. überwiegend als gemischte Apnoen (zusätzlich fast paralleles Sistieren der Zwerchfellatmung) charakterisiert [10, 11]; auch das Ausmaß von Körperbewegungen und Herzfrequenzänderungen, die solche Apnoen begleiten, scheinen gegenüber Kontrollkindern different auszufallen [13]. Die Ventilationsantworten auf erhöhte CO_2- bzw. erniedrigte O_2-Konzentrationen in der Inspirationsluft scheinen sich ebenfalls zu unterscheiden [5, 10].

In der retrospektiven Durchsicht ehemaliger Neugeborenenpolygramme beschrieb Monod [20] bei 6 späteren SIDS-Fällen eine auffallende Häufung postnataler Apnoen. Bei einem Vergleich ihrer intrapartal registrierten Herzaktion ließ sich zwischen späteren SIDS-Fällen und anderen Säuglingen nicht unterscheiden [14].

Die beschriebenen Befunde könnten bei einem Teil der SIDS-Fälle das funktionelle Korrelat zu den morphologischen, als Hypoxiefolge vermuteten Veränderungen bilden. Zumindest zeigt sich, daß auch auf physiologischer Ebene wenigstens ein Teil der Kinder ebenfalls *Auffälligkeiten,* insbesondere bezüglich *ihrer Atemkontrollmechanismen* aufweisen.

Die Problematik eines Ätiologiekonzeptes

Der plötzliche Kindstod scheint ein *multifaktorielles Geschehen* darzustellen, d. h. erst das Zusammentreffen verschiedener (akuter wie prädisponierender?) Faktoren führt zum SIDS eines bestimmten Säuglings. Die auffallende Altersverteilung sowie die Tatsache, daß der Tod sich während des Schlafes ereignet, sind die derzeit eindeutigsten Charakteristika des plötzlichen Kindstodes; darüber hinaus erleiden die Kinder offensichtlich *primär* einen, wie auch immer zustandekommenden *Atemstillstand* und keinen primären Herztod. Bemerkenswert ist somit, daß in dieser Situation die physiologischen, reflektorischen Abwehrmechanismen versagen bzw. insuffizient bleiben. Ein Grund hierfür mag in der Tatsache des Schlafes zu suchen sein, d. h. in den schlafspezifischen neuronalen Einflüssen auf die Atemkontrollmechanismen. Da dies jedoch prinzipiell für alle Säuglinge gilt, bleibt nur zu konstatieren, daß gegenüber dem Wachsein die Schlafperiode physiologischerweise eine vulnerable Phase darstellt. Eine weitere physiologische Bedingtheit scheint im Alter der betroffenen Säuglinge zu liegen; verschiedene, wie auch immer im einzelnen zu definierende Reifungsprozesse, insbesondere zentralnervöse, bewirken offenbar eine erhöhte, entwicklungsphysiologisch bedingte Vulnerabilität. Angesichts der noch zu klärenden Frage, ob die SIDS-Al-

tersverteilung ehemaliger Frühgeborener von jener reifer Neugeborener abweicht (s. Diskussion in [15], läßt sich derzeit noch nicht entscheiden, ob hierbei dem generellen Konzeptionsalter oder dem postnatalen Alter ein höherer Stellenwert zukommt.

Weiterführende Überlegungen bewegen sich angesichts des heutigen Wissensstandes noch auf spekulativem Boden. Aufgrund der morphologischen wie physiologischen Befunde bei (abortiven) SIDS-Fällen läßt sich vermuten, daß bei einem Teil der Säuglinge weitere prädisponierende Faktoren hinzukommen, seien es strukturelle Anomalien und/oder abnorme Regulationsmechanismen; ungeklärt bleibt, ob es sich dabei um echte Defekte oder, etwa im Sinne von Lerndefekten [19], um defizitäre Entwicklungsprozesse handelt. Darüber hinaus dürfte der plötzliche Kindstod zumindest einiger Säuglinge durch *zusätzliche, akute Ereignisse* (wie z. B. respiratorische Infekte, Verlegung des Nasopharynx) ausgelöst werden.

Praktische Konsequenzen

Der heutige Wissensstand gestattet es nicht, dem Pathologen Charakteristika für die definitive Autopsiediagnose „SIDS" zu liefern, sie bleibt vorerst noch eine Ausschlußdiagnose. Für die wissenschaftliche Aufarbeitung der SIDS-Fälle wäre es begrüßenswert, einen einheitlichen Katalog der autoptischen Untersuchungen zu erstellen; ähnliches wäre für die Erfassung detaillierter epidemiologischer Daten zu fordern. Die Schwierigkeit solcher, wie z. B. von Althof [1] bereits 1977 erstellten, Kataloge zwecks überregionaler Erfassung der Umstände und Befunde bei plötzlichem Kindstod liegt vorerst noch in einer aus personellen sowie finanziellen Gründen erschwerten Handhabbarkeit.

Auch dem Pädiater bieten die bisherigen Untersuchungen zum SIDS keine gesicherte Möglichkeit, das Risiko, am plötzlichen Kindstod zu versterben, für einen bestimmten Säugling abzuschätzen. Prospektive Studien zur Evaluierung signifikanter Risikofaktoren müssen vorerst noch an dem immensen Aufwand scheitern, den aufgrund der SIDS-Häufigkeit eine detaillierte, entwicklungsphysiologisch orientierte Untersuchung Tausender von Neugeborenen und Säuglingen erfordert, – und dies angesichts des Problems, was eigentlich untersucht werden soll. Die derzeitige Entwicklung der Ätiologiediskussion legt außerdem nahe, vorerst möglichst ausführliche, normative Daten zu entwicklungsphysiologischen Aspekten cardiorespiratorischer Kontrollmechanismen von Neugeborenen und Säuglingen zu erheben.

Ein gesondertes Problem stellen die *abortiven SIDS-Fälle* dar. Angesichts des hohen Wiederholungsrisikos (z. B. 43% bei [16]) ist zu fordern, daß jeder Säugling mit einer solchen Attacke (= near-miss case) nach ausführlicher Diagnostik *langfristig zu Hause überwacht* wird. Dies geschieht durch ein die äußere Atmung des Säuglings registrierendes System, z. B. als *Apnoematratze,* das bei einem Atemstillstand definierter Dauer Alarm gibt; die Eltern werden hierzu ausführlich mit der Problematik des plötzlichen Kindstodes, mit der Monitortechnik und mit Wiederbelebungsmaßnahmen vertraut gemacht [16]. Kritiker dieses Vorgehens weisen auf die psychologischen, das Eltern-Kind-Verhältnis möglicherweise belastenden Gefahren hin, wobei bisher noch keine kontrollierte Studie über derartige Auswirkungen des sog. home-monitoring vorliegt. Die Dauer dieser Überwachung wird unterschiedlich gehandhabt und wird auch von der elterlichen Einstellung abhängen; in der Studie von Kelly et al. [16] geschah dies durchschnittlich bis zum 8. Lebensmonat.

Eine erweiterte Indikationsstellung für häusliche Monitorübertragung wäre evtl. bei jüngeren Geschwistern ehemals am SIDS verstorbener Kinder zu stellen, sofern die Eltern den Wunsch hierzu äußern; es gibt zwar keinen Anhalt für einen genetischen Faktor bei der Entstehung des SIDS, statistisch wurde dennoch für nachfolgende Geschwister ein erhöhtes Risiko errechnet (s. [27]). Pädiatrischerseits könnte darüber hinaus eine derartige Indikation häuslicher Überwachung diskutiert werden für Neugeborene, die zum Zeitpunkt ihrer geplanten Entlassung noch polygraphisch faßbare Episoden mit Bradykardien und längeren Apnoen (mehr als 15 s) aufweisen, ohne daß hierfür diagnostisch eine ausreichende Erklärung (z. B. cerebrale Anfälle) gefunden wird.

Schlußbemerkung

Die ungeklärte Ätiologie des plötzlichen Kindstodes stellt eine Herausforderung an die interdisziplinäre Forschung dar. Der multifaktorielle Charakter des SIDS-Phänomens erfordert einen breiten Spielraum für unterschiedlichste wissenschaftliche Ansätze. Ein enger Informationsaustausch interessierter Wissenschaftler sollte gewährleisten, rechtzeitig etwaige aus Einzelstudien hervorgehende, erfolgversprechende Faktoren überregional in breit angelegten, prospektiven Untersuchungsreihen zu verifizieren, um somit beizutragen, die noch relativ hohe Säuglingssterblichkeit weiter zu senken.

Literatur

1 Althoff H (1977) Studie über statistisch auswertbare Untersuchungsbefunde zur überregionalen Erfassung plötzlicher Kindstodesfälle. Aachen
2 Althoff H (1978) Der plötzliche und unerwartete Säuglingstod (SIDS) – derzeitige Standortbestimmung. Beitr Gerichtl Med 36:127
3 Amery JL (1979) The central nervous system and cot deaths. Dev Med Child Neurol 21:238
4 Biering-Sörensen F, Jörgensen T, Hilden J (1979) Sudden infant death in Copenhagen 1956–1971. II. Social factors an morbidity. Acta Paediatr Scand 68:1
5 Brady JP, Ariagno R, Walts JL (1978) Apnea, Hypoxemia and aborted sudden infant death syndrome. Pediatrics 62:686
6 Cole S, Lindenberg LB, Galiota FM (1979) Ultrastructural abnormalities of the carotid body in sudden infant death syndrome. Pediatrics 63:13

7 Dinsdale F, Emery JL, Gadson DR (1977) The carotid body – a quantitative assessment in children. Histopathology 1:79
8 Friedmann M, Geidel S, Havens B (1975) Near-miss for sudden infant death syndrome. Clin Res 23:142
9 Gabriel M (1977) Zur Apnoegenese gesunder Neugeborener. Monatsschr Kinderheilkd 125:181
10 Guilleminault C, Ariagno R (1977) Sudden infant death syndrome. Bull Eur Physiopathol Respir 13:591
11 Guilleminault C, Ariagno RL, Foro LS (1979) Obstructive sleep apnea and near-miss for SIDS: I. Report of an infant with sudden death. Pediatrics 63:837
12 Hoppenbrouwers T, Hodgman JE, Harper RM (1977) Polygraphic studies of normal infants during the first six months of life: III. Incidence of apnea and periodic breathing. Pediatrics 60:418
13 Hoppenbrouwers T, Hodgman JE, Arakawa K (1978) Sleep apnea as part of a sequence of events: a comparison of three months old infants at low and increased risk for sudden infant death syndrom (SIDS). Neuropädiatrie 9:320
14 Hoppenbrouwers T, Zanini B, Hodgman JE (1979) Intrapartum fetal heart rate and sudden infant death syndrome. Am J Obstet Gynecol 133:217
15 Jörgensen T, Biering-Sörensen F, Hilden J (1979) Sudden infant death in Copenhagen 1956–1971. III. Perinatal and perimortal factors. Acta Paediatr Scand 68:11
16 Kelly DH, Shannon DC, O'Connel K (1978) Care of infants with near-miss sudden infant death syndrome. Pediatrics 61:511
17 Kelly DH, Shannon DC (1979) Periodic breathing in infants with near miss sudden infant death syndrome. Pediatric 63:355
18 Kendeel SRM, Ferris JAJ (1977) Sudden infant death syndrome (a review of literature). J. Forensic Sci Soc 17:223
19 Lipsitt LP (1978) Perinatal indicators and psychophysiological precursors of crib death. In: Horowitz FD (ed) Early developmental hazards: predictors and precautious. Westview Press, Colorado
20 Monod N, Curzi-Dascalova L, Guidasci S, Valenzeula S (1976) Pauses respiratoires et sommeil chez le nouveau-né et le lourisson. Rev Electroencephalogr Neurophysiol Clin 6:105
21 Naeye RL, Fisher R, Ryser M (1976) Carotid body in sudden infant death syndrome. Science 191:567
22 Shannon DC, Marsland DW, Gould JB (1976) Central hypoventilation during quiet sleep in two infants. Pediatrics 57:342
23 Stein IM, White A, Kennedy JL (1979) Apnea recordings of healthy infants at 40, 44 and 52 weeks postconception. Pediatrics 63:724
24 Steinschneider A (1972) Prolonged apnea and the sudden infant death syndrome: clinical and laboratory observations. Pediatrics 50:646
25 Takashima S, Armstromg D, Becker L, Bryan C (1978) Cerebral hypoperfusion in the sudden infant death syndrome? Brainstem gliosis and vasculature. Ann Neurol 4:257
26 Thoman EB, Miano VN, Freese MP (1977) The role of respiratory instability in the sudden infant death syndrome. Dev Med Child Neurol 19:729
27 Valdes-Dapena M (1977) Sudden unexplained infant death, 1970 through 1975. An evolution in understanding. Pathol Ann 12:117
28 Williams A, Vawter G, Reid L (1979) Incrased muscularity of the pulmonary circulation in victims of sudden infant death syndrome. Pediatrics 63:18

Priv. Doz. Dr. M. Gabriel
Universitäts-Kinderklinik
Humboldt-Allee 38
D-3400 Göttingen

Paradoxe Reaktionen und Interaktionen von Psychopharmaka bei Kindern und Jugendlichen

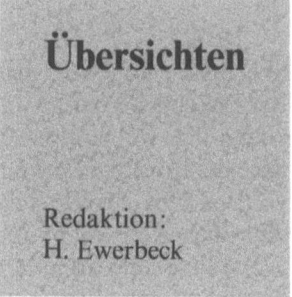

Übersichten

Redaktion:
H. Ewerbeck

H. Remschmidt

Abteilung für Psychiatrie und Neurologie des Kindes- und Jugendalters
(Leiter: Prof. Dr. med. Dr. phil. H. Remschmidt) der Freien Universität Berlin

Paradoxical Reactions and Interactions of Psychopharmaca in Children and Adolescents

Summary. After a discussion of the various basic problems concerning the application of psychopharmacological drugs in children and adolescents, paradoxical reactions and interactions of some psychopharmaca are considered. Stimulantia can especially cause disturbances of growth and as a paradoxial reaction the increase of hypermotoric behaviour. Neuroleptics may lead to tardive dyskinesia, to interactions with hypotensors and occasionally to epileptic seizures. As to tricyclic antidepressiva it is known that they can cause interactions with hypotensors and thyroid hormones, as well as paradoxical aggressive reactions. In connection with tranquilizers paradoxical reactions as anxiety and agitation as well as the so-called paradoxical rage reaction could be observed. Combinations of antiepileptica and psychopharmaca should only be used if there is no other possibility for adequate treatment. After all, the field of indications of psychopharmacological drugs in children and adolescents seems to be rather narrow.

Key words: Psychopharmaca – Paradoxical reactions – Interactions – Children – Adolescents.

Zusammenfassung. Nach einer Diskussion der unterschiedlichen Voraussetzungen für die Psychopharmakotherapie bei Kindern und Jugendlichen wird auf paradoxe Reaktionen und Interaktionen von einigen Psychopharmaka eingegangen. Stimulantien können insbesondere Wachstumsstörungen sowie als paradoxe Wirkung Steigerungen der Hypermotorik hervorrufen. Neuroleptika können zu Späthyperkinesen, zu Interaktionen mit blutdrucksenkenden Substanzen und gelegentlich zu epileptischen Anfällen führen. Von trizyklischen Antidepressiva sind Interaktionen mit blutdrucksenkenden Substanzen sowie mit Schilddrüsenhormonpräparaten bekannt, ferner paradoxe aggressive Reaktionen. Bei Tranquilizern wurden als paradoxe Wirkungen Angst und Agitation sowie die sogenannte paradoxe Wutreaktion beobachtet. Die Kombination von Antiepileptika und Psychopharmaka sollte nur bei zwingender Notwendigkeit erfolgen. Insgesamt wird das Indikationsgebiet von Psychopharmaka bei Kindern und Jugendlichen als schmal angesehen.

Schlüsselwörter: Psychopharmaka – Paradoxe Reaktionen – Interaktionen – Kinder – Jugendliche.

1. Einleitung

Die Anwendung von Psychopharmaka bei Kindern und Jugendlichen hat eine langsamere Entwicklung durchlaufen als bei Erwachsenen. Dies war sicher gut so. Denn Indikationsgebiete, Wirkungen, Nebenwirkungen, paradoxe Reaktionen und Interaktionen unterscheiden sich zum Teil vielfältig. Dafür gibt es eine Reihe von Gründen.

(1) Es existieren erhebliche Unterschiede bezüglich der Stoffwechsellage und der physiologischen Abläufe auf verschiedenen Altersstufen. Dies geht beispielhaft aus Tabelle 1 hervor, die die Unterschiedlichkeit der Halbwertzeit des plasmagebundenen Diazepam auf verschiedenen Altersstufen wiedergibt (Morselli et al. 1978). Es wird deutlich, daß zwischen Frühgeborenen, Reifgeborenen, Säuglingen, Kindern und Erwachsenen erhebliche Unterschiede existieren. Ähnliche Unterschiede lassen sich für die clearance (ml/h/kg) nachweisen.

(2) Im Gegensatz zu Erwachsenen spielt der Entwicklungsfaktor (physisch wie psychisch) eine außerordentlich große Rolle. Wenn man z. B. ein 6jähriges Kind ein ganzes Jahr lang mit einem differenten Psychopharmakon behandelt, so hat sich dieses Kind (natürlich auch ohne Medikation) im Verlaufe dieses Jahres in seiner kognitiven, emotionalen und sozialen Entwicklung tiefgreifend verändert. Bei einer derartig langen Behandlungsdauer (selbstverständlich muß die Wirkung schon nach Wochen feststellbar sein) wird man schwer entscheiden können, welcher Anteil auf die Entwicklung und welcher auf das Psychopharmakon bzw. auf eine Wechselwirkung zwischen beiden zurückzuführen ist.

Tabelle 1. Halbwertzeit von Diazepam auf verschiedenen Altersstufen

Frühgeborene	75,3 ± 35,5
Neugeborene (reif)	31,0 ± 2,2
Säuglinge	10,6 ± 2
Kinder	17,3 ± 3
Erwachsene	24,1 ± 5

Tabelle 2. Indikationsgebiete der wichtigsten Psychopharmaka bei Kindern und Jugendlichen

Präparategruppe	Hyperaktivität	Narkolepsie	Enuresis	Enkopresis	Schlafstörungen	Depression	Impulsivität	Schulverweigerung	Agitierte schizophrene Psychose	Schizophrene Psychose mit Rückzug	Aggressivität (nicht-psychotisch)	Angstsymptomatik (nicht-psychotisch)	Unruhe, Erregung	Schizophrenie in der Adoleszenz
1. Stimulantien														
Methylphenidat	×	×												
Dextroamphetamin	×	×												
Pemoline	×													
2. Antidepressiva														
Amitriptylin		×		×	×									
Imipramin	×		×	×	×	×								
3. Neuroleptika														
Chlorpromazin														
Trifluoperazin														
Thioridazin	×				×	×			×				×	
Thiothixen							×	×			×			
Haloperidol														
4. Tranquilizer									×		×			×
Diphenhydramin	×			×						×				×
Hydroxyzin	×						×	×			×	×		×
Diazepam				×				×						×
Chlordiazepoxid								×						×
Promethazin	×													
								×				×	×	
												×	×	
								×				×		
												×		

(3) Auch hinsichtlich der Wirkungen und Nebenwirkungen, der paradoxen Reaktionen und Interaktionen gibt es Unterschiede. Um wiederum ein Beispiel herauszugreifen: die von den Stimulantien (Methylphenidat, Dextroamphetamin and Pemoline), auch in geringerem Maße von Imipramin bekannten Wachstumsverzögerungen können bei Erwachsenen ja nicht mehr auftreten und sind insofern für die Beurteilung der Wirkung dieser Pharmaka bei Erwachsenen nicht mehr relevant.

(4) Schließlich existieren auch im Hinblick auf die Phänomenologie und Definition der einzelnen Krankheitsbilder und Zielsymptome erhebliche Unterschiede zwischen Kindern und Erwachsenen. Auch diese lassen sich schlaglichtartig erhellen, wenn man etwa an Störungen denkt wie das hyperkinetische (hyperaktive) Syndrom, die Schulphobie, kindliche Depressionen, den frühkindlichen Autismus oder die verschiedenen Formen der spezifischen emotionalen Störungen (vgl. Remschmidt u. Schmidt 1977).

Eine weitere Schwierigkeit der Anwendung, besonders in jüngster Zeit, liegt vor allem im Kindesalter auch darin begründet, daß in vielen Fällen – und hier wird schon von gesicherten und notwendigen Indikationen ausgegangen – bei den Eltern nicht unerhebliche Widerstände zu überwinden sind, wenn man Psychopharmaka bei Kindern oder Jugendlichen anwenden will. Die Gegenargumente kann man täglich in der Presse lesen:

(1) Seelische Störungen bei Kindern und Jugendlichen sind ausschließlich umweltbedingt.

(2) Psychopharmaka wirken daher nur symptomatisch und verschleiern die zugrunde liegenden Faktoren.

(3) Sie verhindern folglich eine Auseinandersetzung mit den realen Schwierigkeiten und Problemen des alltäglichen Lebens, „decken" die Symptomatik zu, führen häufig zu Abhängigkeit und Sucht oder hüllen das Kind gar in eine chemische Zwangsjacke ein.

Wenngleich man vor einer zu häufigen Anwendung von Psychopharmaka im Kindes- und Jugendalter eindringlich warnen muß (und es gibt handfeste Gründe, dies zu tun), so darf man andererseits nicht so weit gehen und die Anwendung von Psychopharmaka auf diesen Altersstufen generell ablehnen.

Zugegeben werden muß allerdings, daß der Wissensstand in vielen Bereichen noch gering ist (geringer als im Erwachsenenalter), und daß kontrollierte Studien ausgesprochen fehlen. Angesichts mancher Unklarheiten, die sich sowohl auf die Abgrenzung der Krankheitsbilder als auch auf die Wirkungsweise der Psychopharmaka beziehen, befindet sich die Kinder- und Jugendpsychiatrie noch in einem Stadium, das (mit wenigen Ausnahmen) noch von einer Behandlung von Zielsymptomen im Sinne Freyhan's (1959) ausgeht. Die Beeinflussung der wichtigsten Zielsymptome geht aus der nächsten Tabelle hervor (modifiziert nach White 1977).

Um schließlich den allgemeinen Rahmen für die Anwendung von Psychopharmaka im Kindes- und Jugendalter zu skizzieren, sei folgendes eindringlich herausgestellt:

● Psychopharmaka können bei Kindern und Jugendlichen nie alleiniges Instrument der Behandlung sein. Sie sind auch kein Ersatz für Psychotherapie und pädagogische Führung.

● Sie erleichtern vielfach den therapeutischen und pädagogischen Zugang zum psychisch kranken Kind oder Jugendlichen und zu seiner Familie.

● Sie dürfen nur nach sorgfältigster Diagnostik und auf dem Hintergrund des empirischen Wissens eingesetzt werden.

Erhebungen in der Praxis haben gezeigt, daß die Anwendung von Psychopharmaka nicht selten ist: Nervenärzte behandeln rd. 30% der bei ihnen auftretenden kinderpsychiatrischen Patienten mit Psychopharmaka, Kinderärzte rd. 38% und Ärzte für Allgemeinmedizin etwa 35% (Asam u. Karrasz 1979). Das heißt in rd. einem Drittel aller kinderpsychiatrischen Fälle werden von den drei genannten Ärztegruppen Psychopharmaka verordnet. Die Hauptindikationsgebiete bei Psychiatern und Kinderärzten sind: Schlafstörungen, Angstsyndrome und Enuresis, bei den Ärzten für Allgemeinmedizin kommen noch Konzentrations- und Schulleistungsstörungen hinzu. Vor der voreiligen Behandlung letzterer mit Psychopharmaka muß allerdings nachdrücklich gewarnt werden. Man muß stets fordern, daß zunächst eine Klärung der Ursachen erfolgt. In vielen Fällen zeigt sich dann nämlich, daß eine Behandlung mit Psychopharmaka gar nicht indiziert ist.

2. Paradoxe Reaktionen und Interaktionen

Wenn nun von paradoxen Reaktionen und Interaktionen die Rede sein soll, so gerät man, jedenfalls für das Kindes- und Jugendalter, in nicht geringe Schwierigkeiten. Es soll ja nicht von üblichen Wirkungen und Nebenwirkungen die Rede sein, sondern von jenen selteneren Ereignissen, die von der intendierten pharmakologischen Eigenwirkung abweichen oder die auf anderem Wege, z. B. Interaktion mit anderen Pharmaka, zu unerwarteten Reaktionen oder zur Potenzierung, Aufhebung bzw. Wandlung von Wirkungen führen. Von ihnen soll im folgenden die Rede sein. Angesichts des derzeitigen Kenntnisstandes können die Ausführungen jedoch nur sehr fragmentarisch sein.

2.1. Stimulantien

Mit ihnen wird begonnen, weil ihre Anwendung im Kindes- und Jugendalter relativ gut (im Vergleich zu anderen Psychopharmaka wohl am besten) erforscht ist.

Ihr Hauptanwendungsgebiet ist das sogenannte hyperkinetische Syndrom (übermäßige motorische Unruhe, Konzentrationsstörungen, vermehrte Ablenkbarkeit). Man hat die Wirkung bei dieser Störung an sich paradox genannt, aber es gibt gute Gründe, von dieser These abzugehen, da die Verminderung der motorischen Aktivität sich auf eine gesteigerte Aufmerksamkeit und Ökonomisierung der kognitiven Funktionen zurückführen läßt, die auch bei Gesunden (Erwachsenen wie Kindern) nachweisbar ist. Die These, wonach Stimulantien nur bei hypermotorischen Kindern mit einer nachweisbaren hirnorganischen Schädigung wirksam sind, kann heute nicht mehr aufrechterhalten werden. An der gezielten Beeinflussung der überschießenden motorischen Unruhe und der gestörten Aufmerksamkeitsfunktion kann heute kein Zweifel mehr sein (Werry 1977; White 1977). Als Nebenwirkungen sind bekannt: Magenbeschwerden, Schlaflosigkeit, Gewichtsabnahme, Tachykardie, aber auch paradoxerweise Agitation und Unruhe sowie psychotische Episoden mit eindrucksvoller produktiver Symptomatik (Halluzinationen). Nie wurde jedoch ein Fall von Abhängigkeit im Kindesalter (bis zum 10.–12. Lebensjahr) beschrieben. Angesichts dieser Gefahr wird von der Verabreichung von Stimulantien jenseits des 12. Lebensjahres abgesehen. Die genannten und im folgenden geschilderten Wirkungen gelten sowohl für Methylphenidat, Dextroamphetamin und Pemoline. Ich möchte im folgenden nur zwei Wirkungen herausgreifen: die Wachstumsstörungen und die paradoxe Wirkung, die sich in einer Steigerung der Hypermotorik zeigt.

(1) Wachstumsstörungen. Die durch Stimulantien hervorgerufenen Wachstumsstörungen sind dosisabhängig. Sie betreffen sowohl die Körpergröße als auch das Gewicht. Ab einer Dosis von 15 mg Dextroamphetamin täglich oder 30–40 mg Methylphenidat ist eine Wachstumshemmung zu beobachten. Sie ist beim Dextroamphetamin größer als beim Methylphenidat, weshalb letzterem heute in der Behandlung der Vorzug gegeben wird. Nach Absetzen der Medikation kommt es zu einem rebound-Phänomen, d. h. wieder zu einer gewissen Beschleunigung des Körperwachstums. Es ist jedoch nicht bekannt, ob eine normale Körpergröße wieder erreicht wird. Die Wirkung mit Stimulantien behandelten Kinder, obwohl sie nach Absetzen einen Wachstumsschub durchgemacht hatten, nach einem Jahr die erwartete Körpergröße nicht erreicht hatten (Quinn u. Rapoport 1975). Um diese unerwünschte Wirkung zu verhindern, werden medikationsfreie Perioden (z. B. Ferienzeiten, Wochenenden) eingeschoben, was aufgrund des raschen Wirkungseintrittes der Substanz und der relativ raschen Elimination möglich ist.

(2) Steigerung der Hypermotorik. Mehrfach beschrieben wurden paradoxe Reaktionen in Form von Agitation und Steigerung der Hypermotorik (vorwiegend beim Methylphenidat), aber auch unmotivierte Schreiepisoden (Dextroamphetamin) sowie toxische Psychosen. Letztere wurden bei Überdosierung beobachtet und lassen sich durch Absetzen bzw. durch Verabfolgung von Chlorpromazin und Diazepam (Werry 1977) günstig beeinflussen.

2.2. Neuroleptika

Bei dieser Gruppe kann nur auf einige wenige Substanzen eingegangen werden (Chlorpromazin, Thioridazin und auf das Butyrophenon-Derivat Haldol).

(1) Beim Chlorpromazin sind nach Langzeitanwendung auch bei Kindern Dyskinesien zu beobachten, die allerdings ein anderes Bild zeigen als diejenigen des Erwachsenenalters. Sie äußern sich in einer Steigerung unwillkürlicher Bewegungen mit Ataxie und vor allen Dingen choreiformen Bewegungen der oberen Extremitäten. Sie treten häufig nach Absetzen der Medikation auf, was die psychotische Symptomatik, gegen die sie eingesetzt wurden, häufig wieder aktiviert. Als Interaktionen mit anderen Pharmaka sind erwähnenswert: die Blockierung des antihypertensiven Effektes mancher blutdrucksenkenden Substanzen (z. B. von Guanethidin) sowie eine Steigerung des sedierenden Effektes anderer Substanzen.

(2) Thioridazin wird in der Kinder- und Jugendpsychiatrie hauptsächlich bei psychotischen Zielsymptomen angewandt, ferner bei aggressivem Verhalten, auch bei Angstzuständen und zur Verbesserung der Aufmerksamkeitsspanne (Remschmidt et al. 1977). Wegen seiner anxiolytischen Eigenschaft wurde es auch mit Erfolg bei der Schulphobie angewandt.

Die Nebenwirkungen sind ähnlich wie beim Chlorpromazin. Im Hinblick auf Interaktionen ist Vorsicht geboten bei einer kombinierten Anwendung mit Antikonvulsiva. Verschiedene Autoren sind der Ansicht, daß diese Kombination gut verträglich ist. Allerdings wurde auch bei einem Kind unter Thioridazin ein Status epilepticus beobachtet (Alderton u. Hoddinot 1964).

(3) Die Hauptindikationsgebiete für Butyrophenone (z. B. Haldol) im Kindes- und Jugendalter sind schizophrene Psychosen, Tics und das Gilles de la Tourette-Syndrom. Weitere relative Indikationsgebiete sind übermäßig aggressives Verhalten und Impulsivität. Die Nebenwirkungen sind ausgeprägter als beim Thioridazin. So treten extrapyramidale Nebenwirkungen bis zu 80% häufiger auf als bei Phenothiazinen.

Es ist in diesem Zusammenhang darauf hinzuweisen, daß bei Kindern von Müttern, die im 1. Trimenon der Schwangerschaft Haldol eingenommen haben, Gliedmaßenmißbildungen beobachtet worden sind. Die teratogene Wirkung wurde bei Mäusen sicher nachgewiesen. Im Hinblick auf Interaktionen ist beobachtet worden, daß Haldol die toxischen Effekte von Imipramin potenziert.

Auf weitere Neuroleptika kann hier nicht eingegangen werden.

2.3. Antidepressiva (Thymoleptika)

Anwendungsgebiet: Enuresis, Pavor nocturnus, Somnambulismus, hyperaktives Syndrom, Angstzustände, Schulphobie (Gittelman-Klein u. Klein 1973; Rabiner u. Klein 1969). In der zuletzt genannten Studie konnte ein Erfolg bei 24 von 28 Patienten mit Schulphobie erzielt werden.

Gravierende Auswirkungen des Imipramin sind folgende:

(1) Reizleitungsstörungen. Diese sind dosisabhängig und treten nur bei einer Dosis von mehr als 5 mg/kg/Tag auf. Die therapeutische Breite beträgt 1–2,5 mg/kg/Tag (White 1977).

(2) Es sind auch Wachstumsstörungen beschrieben worden, jedoch in geringerem Ausmaß als bei Stimulantien. Als Gegenmaßnahme werden auch hier drogenfreie Perioden empfohlen.

(3) Unter den Interaktionen ist hervorzuheben, daß Imipramin den antihypertensiven Effekt von Guanethidin blockiert. Es sollte daher nicht bei Kindern angewandt werden, die mit derartigen Substanzen wegen eines Hochdruckleidens behandelt werden. Dies ist aber ein seltener Fall.

(4) Es ist auch eine Potenzierung der Trijodthyronin-Wirkung beobachtet worden: Ein Kind, das wegen einer Hypothyreoidose mit Trijodthyronin und wegen einer gleichzeitig vorhandenen Enuresis mit Imipramin behandelt worden war, entwickelte eine Thyreotoxikose. Offenbar haben sich in diesem Fall die sympathikomimetische Wirkung des Imipramins und die des Trijodthyronins addiert oder potenziert (Calontonia u. Orson 1974).

(5) Auch an die Reduktion der Schwelle für cerebralorganische Anfälle muß gedacht werden.

(6) Bei Kindern wie bei Erwachsenen bekannt sind paradoxe aggressive Reaktionen nach Anwendung trizyklischer Antidepressiva. So ist der Fall eines 8jährigen Jungen zu erwähnen, der nach Imipramin-Gabe eine erhebliche Steigerung seines aggressiven Verhaltens zeigte (Tec 1963), ferner der Fall einer 40jährigen schizophrenen Mutter, die unter der Einwirkung von Imipramin in einem raptusartigen Erregungszustand ihre drei Kinder umbrachte (Brzezicki 1966). Natürlich muß man sich fragen, ob es sich hier um eine direkte Imipramin-Wirkung gehandelt hat.

Bezüglich des Mechanismus für die Auslösung aggressiver Impulse bei trizyklischen Antidepressiva werden mehrere Möglichkeiten diskutiert: so eine Einwirkung auf die Formatia reticularis, die aus der Wirkung trizyklischer Antidepressiva bei der Kataplexie abgeleitet wird. Ferner existieren Beobachtungen, wonach Depressive unter Imipramin in vermehrtem Maße aggressive Inhalte projizieren, was sich unter anderem auch in einer gesteigerten physischen und verbalen Aktivität äußert.

2.4. Tranquilizer, Anxiolytika, Sedativa

Unter ihnen soll ausschließlich auf die Benzodiazepine (Chlordiazepoxid; Diazepam; Oxazepam und Lorazepam) eingegangen werden.

Das Indikationsgebiet dieser Substanzen im Kindes- und Jugendalter ist sehr begrenzt (Angstzustände, Schlaflosigkeit, innere Unruhe, zur Entspannung, gegebenenfalls in Kombination mit verhaltenstherapeutischen Methoden). Sie sollten nur kurzfristig angewandt werden.

An gravierenden paradoxen Reaktionen und Interaktionen sind hervorzuheben:

(1) Agitation, Angst, Stimmungsschwankungen und innere Unruhe.

(2) Die sogenannte paradoxe Wutreaktion (paradoxical rage reaction).

(3) Suizidphantasien bzw. Suizidalität.

Im Hinblick auf die aggressiven Reaktionen (paradoxe Wutreaktion) wird davon ausgegangen, daß diese besonders bei Patienten auftritt, die in der Vorgeschichte durch aggressives Verhalten und mangelhafte Impulskontrolle aufgefallen waren. Eine schlüssige Erklärung für das Auftreten dieser Zustände ist noch nicht bekannt, wenn man von der allgemeinen Behauptung absieht, wonach sie durch eine Interaktion zwischen Droge, Persönlichkeit und Umgebung zustandekommen. Es wurde auch ein Mechanismus diskutiert, der mit der Aktivierung einer temporalen Epilepsie zu tun hat, wie sie nach Alkoholmißbrauch beobachtet wurde (Marinacci 1963). Diese These ist jedoch sehr unwahrscheinlich.

Es ist fraglich, ob man bei der paradoxen Wutreaktion angesichts der Tatsache, daß sie besonders bei Kindern und Jugendlichen auftritt, die in der Vorgeschichte hinsichtlich aggressiven und destruktiven Verhaltens aufgefallen waren und die über eine insuffiziente Impulskontrolle verfügen, von einer paradoxen Reaktion sprechen kann. Es handelt sich vielmehr in diesen Fällen um einen eher voraussagbaren oder wahrscheinlichen Effekt (Di Mascio et al. 1970).

2.5. Lithium

Das Indikationsgebiet beginnt erst im Jugendalter und erstreckt sich auf manisch-depressive Psychosen. Es gibt Hinweise darauf, wonach Lithium auch spezifische antiaggressive Wirkungen bei oligophrenen und psychotischen Kindern ausübt, insbesondere wenn das aggressive Verhalten mit erhöhter Explosibilität und Erregbarkeit einhergeht.

Infolge der zahlreichen Nebenwirkungen (feinschlägiger Tremor, gastrointestinale Beschwerden, Polyurie, Muskelschwäche, EKG-Veränderungen, Störungen der Schilddrüsenfunktion, gelegentlich auch Anfälle) sollen Lithium-Präparate im Kindesalter gar nicht angewandt werden. Die bisher vorliegenden Erfahrungen sind auch noch nicht schlüssig. Ihre Anwendung ist nur bei manisch-depressiven Psychosen jenseits des 13. Lebensjahres angezeigt, wobei die in der Erwachsenenpsychiatrie üblichen Kontrolluntersuchungen erforderlich sind (z. B. regelmäßige Bestimmungen des Blutspiegels). Neuerdings sind bei Erwachsenen nachteilige Interaktionen mit Haldol beobachtet worden. Es wurden irreversible organische Psychosyndrome und persistierende Dyskinesien festgestellt (Cohen et al. 1974).

2.6. Antiepileptika und Psychopharmaka

Es wurden verschiedene Versuche unternommen, Antiepileptika bei einer Reihe von kindlichen Verhaltensauffälligkeiten anzuwenden. Diese Studien (die meisten wurden mit Diphenylhydantoin durchgeführt) führten zu negativen Ergebnissen oder sind methodisch unsauber, so daß man den Resultaten nicht trauen kann.

Es liegen Beobachtungen vor, wonach bei Kindern, die an einer Epilepsie leiden und zugleich ein hyperkinetisches Syndrom aufweisen, paradoxe Wirkungen von Phenobarbital vorkommen. Phenobarbital steigert die hypermotorische Symptomatik und schwächt die Wirksamkeit von Methylphenidat ab.

Ein weiteres Problem stellt sich dort ein, wo anfallskranke Kinder, die gut antiepileptisch eingestellt sind, eine Psychopharmakamedikation aus anderen Gründen benötigen. Viele Psychopharmaka reduzieren bekanntlich die Anfallsschwelle (z. B. Imipramin, die meisten Neuroleptika). Es spricht jedoch nichts grundsätzlich gegen eine Kombinationstherapie, sofern sie unbedingt erforderlich ist (beispielsweise bei einer nicht durch die antiepileptischen Medikamente bedingten Psychose). Allerdings sollte sie stets unter Blutspiegelkontrolle der antikonvulsiven Medikation erfolgen.

3. Mechanismen

Im Hinblick auf die Ursachen von Nebenwirkungen sowie paradoxen Reaktionen und Interaktionen müssen folgende Faktoren bedacht werden: Die Eigenwirkung der Droge, die Dosis (toxische Dosis, Normaldosis), situative Faktoren, Umgebungs- und familiäre Faktoren, die psychopathologischen Ausgangslage sowie Persönlichkeit und Entwicklungsstand. Die Interaktion dieser Faktoren ist im einzelnen schwer zu eruieren. Es gibt jedoch genügend Hinweise dafür, daß jeder dieser Einflüsse gerade im Kindes- und Jugendalter bedeutsam ist. Auf diese Faktoren kann im einzelnen hier nicht eingegangen werden. Im übrigen ist noch weitgehend unklar, in welcher Weise sie verknüpft sind. Es soll jedoch auf eines hingewiesen werden: Aufgrund der Persönlichkeit und ihres Entwicklungsstandes sind Kinder vielfach in hohem Maße suggestibel. So erzielte Werry (1977) in seinen Studien mit hyperaktiven Kindern nach der Verabfolgung von Placebos Besserungsraten zwischen 18 und 45%. Dies führte ihn zu der Empfehlung, bei derartigen Störungsmustern mit einem Placebo zu beginnen, um nichtspezifische Besserungen feststellen zu können.

4. Leitsätze für die Praxis

Aus den bisherigen Ausführungen sowie aus den Erfahrungen mit Psychopharmaka bei Kindern und Jugendlichen generell kann folgendes abgeleitet werden:

(1) Ihr Indikationsgebiet in der Kinder- und Jugendpsychiatrie ist schmal und noch weitgehend an Zielsymptomen orientiert.

(2) Die Anwendung sollte in diesem Sinne gezielt nach vorhandenem empirischen Wissen erfolgen und ein halbes Jahr in der Regel nicht überschreiten.

(3) Man sollte stets von einer Monotherapie ausgehen und die Kombination verschiedener Psychopharmaka möglichst vermeiden.

(4) Die Notwendigkeit der Anwendung und die Modalität muß mit den Eltern und dem Kind eingehend besprochen werden unter stetiger Rückversicherung, ob auch alles verstanden wurde.

(5) Die Verordnung eines Psychopharmakons darf nie einziger Therapieschritt bleiben, sondern muß stets in einen umfassenderen Therapieplan eingebaut werden, in dem pädagogische Führung, Beratung der Eltern und gegebenenfalls auch Psychotherapie von Eltern und Kind ihren Platz haben.

(6) Eine ungezielte Anwendung von Psychopharmaka im Kindes- und Jugendalter sollte unbedingt vermieden werden und auch ihr Einsatz dort, wo sie zum bequemen Ersatz für erzieherische Maßnahmen werden können.

Literatur

Asam U, Karrasz W (1979) „Kinderpsychiatrie" und „Psychopharmakotherapie" in der Allgemein-, kinder- und nervenärztlichen Praxis. Z Kinder-Jugendpsychiatr 7:221–231

Alderton HR, Hoddinot BA (1964) A controlled study of the use of thioridazine in the treatment of hyperactive and aggressive children in a children's psychiatric hospital. Can Psychiatr Assoc J 9:239–347

Brzezicki E (1966) Comportement imprévu, inopine et parfois dangereux à la suite de l'ingestion de médicaments modernes antihistaminiques et tranquillisants. Ann Med Psychol (Paris) 124:652–660

Calontonia LA, Orson JA (1974) Trijodthyronine thyreotoxicosis. Am J Dis Child 128:396–397

Freyhan FA (1959) Clinical and investigative aspects. In: Kline NS (ed) Psychopharmacology frontiers. Little Brown, Boston

Gittelman-Klein R, Klein DF (1973) School phobia: diagnostic considerations in the light of imipramine effects. J Nerv Ment Dis 156:199–215

Lion JR, Azcarate CL, Koepke HH (1975) "Paradoxical rage reaction" during psychotropic medication. Dis Nerv Syst 36:557–558

Marinacci AA (1963) Special type of temporal lobe seizures following ingestion of alcohol. Bull Los Angeles Neurol Soc 28:241–250

Di Mascio A, Shader RJ, Giller DR (1970) Behavior toxixity, Part III: Perceptual-cognitive functions, and Part IV: Emotional (mood) states. In: Shader RJ, Di Mascio A (eds) Psychotropic drug side effects. Williams and Wilkins, Baltimore

Morselli PL, Cuche H, Zarifian E (1978) Pharmacokinetics of psychotropic drugs in the pediatric patient. In: Mendlewicz J, van Praag HM (eds) Childhood psychopharmacology. Karger, Basel München London

Quinn PO, Rapoport JL (1975) One year follow-up of hyperactive boys treated with imipramine or methylphenidate. Am J Psychiatr 132:241–245

Rabiner CJ, Klein DF (1969) Imipramine treatment of school phobia. Compr Psychiatry 10:387–390

Remschmidt H, Mewe F, Mewe G, Dauner I, Merschmann W (1977) Der Einfluß von Thioridazin (Melleril®-Sandoz) auf Psychomotorik, Konzentrationsverhalten und Reaktionsvermögen bei verhaltensgestörten Kindern. Pharmakopsychiatr Neuropsychopharmakol 10:1–9

Remschmidt H, Schmidt MH (1977) Multiaxiales Klassifikationsschema für psychiatrische Erkrankungen im Kindes- und Jugendalter nach Rutter, Shaffer und Sturge. Huber, Bern Stuttgart Wien

Tec L (1963) Unexpected effects in children treated with imipramine. Am J Psychiatr 120:603

Werry JS (1977) The use of psychotropic drugs in children. J Am Acad Child Psychiatry 16:446–467

White JH (1977) Pediatric psychopharmacology. A practical guide to clinical application. Williams and Wilkins Co, Baltimore

Prof. Dr. med. Dr. phil. H. Remschmidt
Abteilung für Psychiatrie und Neurologie
des Kindes- und Jugendalters der Freien Universität
Platenenallee 23
D-1000 Berlin 19

Auswirkungen der Medikamentenwechselwirkung auf den therapeutischen Erfolg im Kindesalter

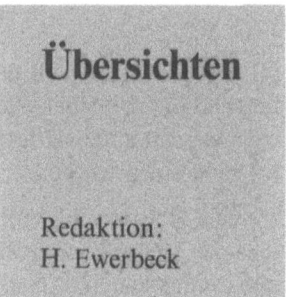

Übersichten

Redaktion:
H. Ewerbeck

A. Windorfer, K. Alterthum, P. Bauer und S. Stünkel

Kinderklinik und Kinderpoliklinik der Technischen Universität München

Effects of Drug Interaction in Infancy

Summary. In numerous therapeutic regimens for infants it often happens that more than one drug is given. Most doctors however, do not know sufficiently if and to which extend an interaction between the different substances takes place in the human organism. Phenytoin in combination with other drugs (anticonvulsives, antibiotics etc.) demonstrates the many different mechanisms of interaction.

Key words: Drug interaction – Infancy.

Zusammenfassung. Bei zahlreichen Therapieregimen im Kindesalter werden oft gleichzeitig mehrere Substanzen verabreicht. In vielen Fällen ist dem behandelnden Arzt jedoch nicht bekannt, ob und in welchem Ausmaß eine Wechselwirkung zwischen diesen Substanzen im Organismus erfolgen kann. Am Beispiel des Phenytoin in Kombination mit anderen Medikamenten (Antiepileptika, Antibiotika u. a.) werden die vielfältigen Mechanismen aufgeführt.

Schlüsselwörter: Medikamentenwechselwirkung – Säuglingsalter.

Die Einzelfallberichte über Medikamentenwechselwirkungen bei den verschiedensten Kombinationsbehandlungen sind fast wie eine Flut über die behandelnden Ärzte hereingebrochen. Folge davon ist häufig eine gewisse Verunsicherung bei therapeutischen Überlegungen, da es nicht immer klar ist, ob die geschilderten Medikamenten-Interaktionen tatsächlich eine therapeutische Bedeutung haben, oder nur Veränderungen nach sich ziehen, die ohne Belang für den Verlauf der Behandlung sind.

Werden mehrere Medikamente gleichzeitig gegeben, so ist folgendes in Rechnung zu stellen:

1. Sind alle gleichzeitig gegebenen Medikamente wirklich notwendig? d.h. kann in dem vorliegenden Fall nicht auf das eine oder andere Medikament verzichtet werden?

2. Besteht eine bekannte Beeinflussung der verschiedenen Medikamente untereinander?

3. Können unangenehme Reaktionen durch die gleichzeitig gegebenen Medikamente die Folge sein?

Es ist dann zu bedenken, ob durch eine Medikamentenwechselwirkung eine stärkere Giftigkeit der einzelnen Substanzen, oder aber eine Unwirksamkeit der Medikamente verursacht werden kann. Für den klinischen Pharmakologen stellt sich weiter die Frage, ob eine pharmakokinetische oder eine pharmakodynamische Beeinflussung vorliegt.

Im folgenden möchten wir uns auf die Medikamenten-Wechselwirkung beschränken, die durch eine pharmakokinetische Beeinflussung hervorgerufen werden.

Tabelle 1 zeigt die wesentlichsten dieser Mechanismen:

a) Störungen der Resorption eines Medikamentes durch ein zweites. Als Beispiel hier ist die Resorptionshemmung des Phenytoins durch Valproinat zu nennen [14]. Aber auch die Resorption von Furosemid kann durch die gleichzeitige Gabe von Phenytoin gesenkt werden [4]. Weiter kann durch die gleichzeitige Gabe von Antacida, z.B. Aluminiumhydroxyd die Resorption von anderen Medikamenten, wie Isoniacid, Ethionamid, Nalidixinsäure, Chinin, Sulfonamiden, Tetracyclinen und zahlreichen anderen Stoffen deutlich reduziert werden. Niedrigere, d.h. oft therapeutisch unwirksame Konzentrationen sind dann auch hiervon die Folge.

b) Als nächster Punkt ist die Veränderung der Medikamenten-Proteinbindung aufzuführen. Hier haben wir als Beispiel die Verdrängung des Metothrexat durch Sulfonamide aufgeführt [3]. Dieses Beispiel erscheint uns daher besonders wichtig, da die zusätzliche Gabe von Cotrimoxazol (Sulfamethoxazol u. Trimethoprim) bei Metathrexatbehandelten heute nicht selten vorkommt; hier muß

Tabelle 1. Mechanismen der Medikamentenwechselwirkung

1. Beeinflussung der Resorption
   (Beispiel: Valproinat-Phenytoin)
2. Änderung der Medikamenten-Proteinbindung
   (Beispiel: Methotrexat-Sulfonamide)
3. Hemmung des Metabolismus
   (Beispiel: Phenytoin-INH)
4. Steigerung des Metabolismus
   (Beispiel: Phenytoin-Carbamazepin)
5. Hemmung der tubulären Sekretion
   (Beispiel: Chloramphenicol-Penicillin)
6. Hemmung der tubulären Rückresorption
   (Beispiel: Barbiturat-Na-bikarbonat bei Vergiftungen)

Tabelle 2a. Interaktionen von Phenytoin mit anderen Substanzen (I)

Phenytoin + Phenobarbital	Erhöhung der Phenobarbital-konzentration
Phenytoin + Clonazepam	Erhöhung der Phenytoin-konzentration
Phenytoin + Valproinat	Phase 1 (1.–5. Tag) Abfall der Phenytoinkonzentration Phase 2 (6. Tag–3. Monat) Anstieg der Phenytoin-konzentration Phase 3 (4. Monat – langfristig) Abfall der Phenytoinkonzentration
Phenytoin + Chloramphenicol	Erhöhung der Phenytoin- und der Chloramphenicolkonzentration
Phenytoin + INH	Erhöhung der Phenytoin- und der INH-Konzentration
Phenytoin + Sulfonamide	Erhöhung der Phenytoin-konzentration
Phenytoin + Phenothiazine	Erhöhung der Phenytoin-konzentration
Phenytoin + Phenylbutazon	Erhöhung der Phenytoin-konzentration

Tabelle 2b. Interaktionen von Phenytoin mit anderen Substanzen (II)

Phenytoin + Carbamazepin	Abfall des Phenytoinspiegels
Phenytoin + Dexamethason	Abfall des Dexamethasonspiegels
Phenytoin + Doxyzyklin	Abfall des Doxyzyklinspiegels

wegen der vermehrten Metothroxat-Toxicität besondere Vorsicht gelten. Aber auch zahlreiche andere Medikamente werden in ihrer Wirksamkeit durch Veränderungen einer anderen Substanz erheblich beeinflußt. So können einige trizyklische Antidepressiva einschließlich Imipramin u. Nortryptelin durch Phenytoin aus der Plasmaverbindung verdrängt werden [11, 1]. Andere Autoren zeigten eine Steigerung einer Pentobarbital-Narkose durch Gabe von radiolog. Kontrastmitteln, die ebenfalls eine Verdrängung der Barbiturate aus dem Protein verursachen können. Eine ausführliche Übersicht über die Bedeutung der Medikamenten-Proteinbindung, bzw. über die gegenseitige Verdrängung der Medikamente aus ihrer Proteinbindung wurde von Jusko und Gretch publiziert [6].

c) Als nächste sind eine Hemmung des Metabolismus sowie eine Steigerung des Metabolismus aufzuführen: Die Hemmung des Phenytoin-Metabolismus durch Isonikotinhydrazid (INH) ist besonders deutlich [2]. Auf der anderen Seite finden wir eine Steigerung des Phenytoin-Abbaus durch Carbamazepin [14].

Weitere Punkte sind eine Hemmung der tubulären Sekretion, wie es z. B. bei gleichzeitiger Gabe von Chloramphenicol u. Penicillin der Fall ist [13], sowie als letzte Möglichkeit noch eine Hemmung der tubulären Rückresorption; als Beispiel sei hier die Alkali-Gabe bei einer Barbituratvergiftung angeführt.

Um ein Bild von der Vielgestaltigkeit von Medikamenten-Wechselwirkungen geben zu können, soll im folgenden speziell auf die Interaktionen von Phenytoin mit anderen Substanzen etwas näher eingegangen werden (Tabelle 2).

1. Phenytoin und Phenobarbital

Es liegen zwar Fallberichte vor, die leichte Erniedrigungen der Phenytoin-Konzentrationen unter gleichzeitiger Phenobarbitalbehandlung aufführen [5, 10]; eine klinische Relevanz scheint diese Phenytoinerniedrigung jedoch nicht zu haben. Anders ist es, betrachten wir uns die Phenobarbital-Konzentrationen, die sich unter gleichzeitiger Phenytoingabe deutlich verändern, d. h. erhöhen können. Sie steigen unter gleichzeitiger Phenytoinbehandlung gelegentlich so stark an, daß tatsächliche Phenobarbital-Intoxikationen zu sehen sind. Bedeutsam erscheinen in diesem Zusammenhang Untersuchungen von Guclen und Mitarbeitern [5], die zeigen konnten, daß die Clearance des Phenobarbitals in Gegenwart von Phenytoin um etwa 20 % reduziert ist, während sich die von Phenytoin in Gegenwart von Phenobarbital nicht verändert. Wichtig ist hierbei jedoch vor allem, daß diese Art der Medikamenten-Wechselwirkung auftreten kann, jedoch nicht immer klinische Bedeutung haben muß; sie ist insgesamt nicht von der Art, daß die gleichzeitige Gabe von Phenytoin und Phenobarbital gefährlich sein muß. Vermehrte Müdigkeit während der Kombination dieser beiden Substanzen müssen die Möglichkeit jedoch in Betracht ziehen lassen.

2. Phenytoin und Carbamazepin

Durch zusätzliche Carbamazepingaben können die Phenytoin-Konzentrationen so erheblich absinken, daß es trotz vorher guter antiepileptischer Einstellung erneut zu Krampfanfällen kommen kann. Die enzyminduzierende Wirkung des Carbamazepins, d. h. die Steigerung des Phenytoinmetabolismus durch Carbamazepin ist seit längerem in der Literatur bekannt [14]. Wir erleben immer wieder, daß Eltern epileptischer Kinder selbständig die Carbamazepin-Therapie absetzen, wenn unter der Kombination Krämpfe auftreten. Auch diese Erscheinung muß nicht auftreten, wird aber relativ häufig beobachtet, und sie hat, wenn sie auftritt, erhebliche klinische Bedeutung. Daher sollte bei Ansetzen dieser Kombination immer auch mit einem Schwächerwerden der Phenytoinwirkung gerechnet werden.

3. Phenytoin und Valproinat

Am Beispiel dieser Kombination und ihrer gegenseitigen Beeinflussung kann man besonders gut ablesen, daß eine Medikamentenwechselwirkung sehr verschiedenartige Gestalt annehmen kann, und nicht immer in derselben Weise ablaufen muß; in den ersten 6–8 Tagen einer Valproinat-Zugabe zu Phenytoin sinken die Phenytoin-Konzentrationen deutlich ab (Phase I). Unserer Meinung nach handelt es sich hierbei um eine Resorptionshemmung des Phenytoins bedingt durch Valproinat, vielleicht verursacht durch eine Verminderung der Galle-Sekretion bzw. des Galleflusses. Wir stehen hierbei im Gegensatz zu anderen Untersuchern, die eine Verdrängung des Phenytoins aus seiner Proteinbindung, bedingt durch Valproinat, annehmen [8]. Sowohl in Einzelmessungen mit der Gleichgewichtsdialyse, als auch in ausführlichen statistischen Untersuchungen konnten wir diesen vermuteten Mechanismus der Interaktionen zwischen Valproinat und Pheny-

Tabelle 3a. Interaktionen bei antibiotischen Therapie (I)

Aminoglykoside + Carbenicillin oder Ticarcillin	Aktivitätsverlust bei Zusammenmischen in vitro, in vivo nicht beobachtet
Aminoglykoside + Cephalosporine	Möglichkeit gesteigerter Nephrotoxizität bei vorgeschädigter Niere
Aminoglykoside + Ethacrynsäure	Verstärkte Ototoxizität
Aminoglykoside + Methoxyfluran	Verstärkte Nephrotoxizität
Aminoglykoside + Muskelrelaxantien	Gesteigerte Neuromuskuläre Blockade (Vorsicht bei Op!)
Cephalosporine + Diuretika (z. B. Furosemid oder Ethacrynsäure)	Gesteigerte Nephrotoxizität bei vorgeschädigter Niere

Tabelle 3b. Interaktionen bei antibiotischer Therapie (II)

Chloramphenicol + Penicillin	Bei Neugeborenen und Säuglingen erhöhte Chloramphenicolspiegel
Chloramphenicol + Phenobarbital	Absinken der Chloramphenicolspiegel
Chloramphenicol + Phenytoin	Anstieg der Chloramphenicol- und Phenytoinspiegel
Chloramphenicol + Sulfonamide	Anstieg der Chloramphenicolspiegel
Tetrazykline + Carbamazepin	Abfall der Tetrazyklinspiegel
Tetrazykline + Diuretika	Harnstoffanstieg
Tetrazykline + Heparin	Hemmung des Heparineffektes

toin nicht bestätigen. In der Phase II der Phenytoin-Valproinatwechselwirkung kommt es zu einem erheblichen Anstieg der Phenytoin-Serumkonzentration bis in toxische Bereiche. Wir nehmen an, daß es zu einer erheblichen Metabolisierungshemmung des Phenytoins durch Valproinat kommt. Dadurch steigen trotz verminderter Resorption des Phenytoins die Phenytoin-Serumkonzentrationen stärker an, bei wahrscheinlich verlängerter Phenytoin-Halbwertszeit. In der Phase III, die 3–4 Monate nach Kombinationsbeginn anfängt, fallen die Phenytoin-Konzentrationen wieder ab und können im Laufe von einigen Wochen Werte erreichen, die unter denen bei Phenytoin-Monotherapie liegen. Eine Erklärung gelingt uns noch nicht hierfür. Ein neu sich ausbildender Stoffwechselweg in dieser Phase III kann spekulativ postuliert werden.

Dieser unterschiedliche, zeitlich bedingte Ablauf der Phenytoin-Valproinat-Interaktion ist wohl auch eine Ursache für die auf den ersten Blick widersprüchlichen Literaturangaben über die Interaktion dieser beiden Substanzen. Je nachdem, zu welchem Zeitpunkt Untersuchungen vorgenommen wurden, finden wir in der Literatur einen Anstieg oder einen Abfall der Phenytoin-Serumkonzentrationen bedingt durch Valproinat. Der hier aufgezeigte zeitliche Ablauf der Valproinat-Phenytoin-Wechselwirkung ist relativ häufig zu beobachten, und es spielt neben dem zeitlichen Ablauf sicher auch die Konzentration der Substanzen eine Rolle. Die vermehrte Kumulation des Phenytoin unter Valproinat muß jedoch nicht immer toxische Werte zur Folge haben. Bei Reduzierung der Valproinatdosen reguliert sich in der Regel auch der Phenytoinspiegel in normale Werte ein.

4. Phenytoin und Clonazepam

Unter gleichzeitiger Gabe von Clonazepam kann es zu einem deutlichen Anstieg der Phenytoin-Konzentrationen in toxische Bereiche kommen [14]. Auch bei dieser Kombination ist die Betonung auf das Wort „kann" zu legen, denn wir sehen auch hier Patienten, bei denen die Phenytoinkonzentrationen auch unter Clonacepam-Kombination in normalen Bereichen bleiben.

5. Phenytoin und Chloramphenicol

Bei der gleichzeitigen Gabe dieser beiden Medikamente wurde eine Erhöhung der Phenytoin-Konzentrationen beschrieben [12, 7]. Diese Phenytoin-Konzentrationserhöhung kommt relativ regelmäßig bei der Kombination mit Chloramphenicol vor. Nicht bisher beschrieben, aber desgleichen nicht ohne Bedeutung, ist ein Ansteigen der Chloramphenicol-Serumkonzentrationen bei dieser Kombination. Wir sahen bei einem antiepileptisch behandelten Kind, das wegen einer Meningitis mit Chloramphenicol zusätzlich behandelt wurde, einen massiven Anstieg der Chloramphenicol-Konzentrationen bis in toxische Bereiche. Die gegenseitige Abbauhemmung ist, da es sich bei beiden Medikamenten um toxische Substanzen handelt, von erheblicher Bedeutung.

6. Phenytoin und INH

Unter dieser Kombination kommt es in der Regel zu einer deutlichen und zum Teil dramatischen Erhöhung der Phenytoin- aber auch der INH-Konzentrationen. Erhebliche Intoxikationssymptome von seiten des Phenytoins sind bei Außerachtlassen dieser Erscheinung eine fast regelmäßige Folge. Aber auch hier wieder, wie bei Chloramphenicol, sollte ein besonderes Augenmerk den INH-Konzentrationen geschenkt werden; aus eigener Beobachtung wissen wir, daß unter dieser Kombination toxische INH-Konzentrationen resultieren können [2].

7. Phenytoin und Sulfonamide

Die Kombination von Phenytoin mit Sulfonamiden z. B. in Cotrimoxazol führt zu gesteigerten Phenytoin-Konzentrationen, die gelegentlich auch in toxische Bereiche kommen können. Die Abbauhemmung durch Sulfonamide scheint jedoch nicht das Ausmaß anzunehmen, wie dies bei der Kombination Chloramphenicol und Phenytoin, oder INH- und Phenytoin der Fall ist. Eine toxische Gefährdung ist zwar möglich, die Wahrscheinlichkeit ist jedoch nicht so groß.

8. Phenytoin und Metronidazol

Die gelegentlich vorkommende gleichzeitige Behandlung von Phenytoin mit Clont kann ebenfalls zu einer deutlichen Phenytoinkonzentrationssteigerung bis in toxische Bereiche führen.

9. Phenytoin und Dexamethason

Unter dieser Kombination kann es zu einem deutlichen Abfall des Dexometason kommen [9].

Tabelle 4. Interaktionen bei cytostatischer Therapie

Azathioprim + Allopurinol	Erhöhter Anfall des 6-Mercapto-purin, dadurch erhöhte Toxizität
Cyclophosphamid + Allopurinol	Gefahr gesteigerter Knochenmark-Toxizität
Cyclophosphamid + Barbiturate	Gefahr gesteigerter Toxizität durch gesteigerten Metabolismus
6-Mercaptopurin + Allopurinol	Gefahr gesteigerter Toxizität
Methotrexat + Sulfonamide (z.B. Cotrimoxazol)	Gesteigerte Toxizität durch Verdrängung aus Proteinbindung

Tabelle 5. Interaktionen bei Herz-Kreislauf Substanzen

Propanolol + Aminophyllin	Gesteigerte Bronchuskonstriktion
Propanolol + Curare	Verlängerte Curarewirkung
Propanolol + Chloroform	Gesteigerte Myokarddepression
Propanolol + Digitalis	Verstärkte Bradykardie z.B. bei Digitalisintoxikation
Propanolol + Epinephrin	Verstärkte Bradykardie
Reserpin + Digitalis	Gefahr einer Arrhythmie

In Tabelle 3–5 sind weitere Medikamenten-Kombinationen aufgenommen, bei denen eine Medikamenten-Wechselwirkung mit nachteiligen Folgen auftreten kann. Es handelt sich hierbei um Kombinationen, die vor allen Dingen in der Pädiatrie von Bedeutung sind, so die Kombination bei der antibiotischen Therapie und die Kombination bei der zytostatischen Therapie. Auch in der Pädiatrie wird Propranolol – ein Betarezeptorenblocker – gelegentlich eingesetzt, so daß man auch hier über die möglichen Medikamentenwechselwirkungen Bescheid wissen sollte.

Als Summe des Gesagten möchten wir festhalten, daß es auch bei notwendigen Medikamenten-Kombinationen Wechselwirkungen geben kann, die bei Nichtbeachten toxische Reaktionen oder aber einen Wirkungsverlust zur Folge haben können. Deshalb müssen diese Kombinationen nicht unbedingt vermieden werden, nur müssen wir um ihre Gefährlichkeit wissen, um dieser Folge rechtzeitig begegnen zu können. Gerade bei einer medikamentösen Kombinationsbehandlung sind daher relativ häufige Me-dikamenten-Konzentrationsbestimmungen eine wesentliche Hilfe und sollten relativ engmaschig durchgeführt werden.

Literatur

1 Borga O, Azarnoff DL, Forshell GP, Sjöqvist F (1969) Plasma protein binding of tricyclic antidepressants in man. Biochem Pharmacol 18:2135
2 Buttar HS (1977) Isoniazid-induced inhibition in the biotransformation of C-14-Diphenylhydantoin in rat. Res Commun Chem Pathol Pharmacol 18:35
3 Dixon RL, Henderson ES, Rall DP (1965) Plasma protein binding of methotrexat and its displacement by various drugs. Fed Proc 24:454
4 Fine A, Henderson I, Morgan DR, Tistone WJ (1977) Malabsorption of frusemide caused by phenytoin. Br Med J 1061
5 Guelen P, van der Kleijn JM, Wouchstra E (1975) Statistical analysis of pharmacokinetic parameters in epileptic patients chronically treated with antiepileptic drugs. In: Schneider H (ed) Clinical pharmacology of antiepiletic drugs. Springer, Berlin Heidelberg New York
6 Jusko WJ, Gretch M (1976) Plasma and tissue protein binding of drugs in pharmacokinetics. Drug Metab Rev 5:43
7 Koup JR, Gibaldi M, McNamara P, Hilligoss DM, Colburn WA, Bruck E (1978) Interaction of chloramphenicol with phenytoin and phenobarbital. Clin Pharmacol Ther 24:571
8 Lecchini S, Gatti G, de Bernardi M, Caravaggi M, Frigo GM (1977) Serum protein binding of dihenylhydantoin in man. Il Farmaco 33:80
9 McLelland J, Jack W (1978) Phenytoin-Dexamethason interaction: a clinical problem. Lancet 1:1096
10 Morselli PL, Rizzo M, Garattini S (1971) Interaction between phenobarbital and dihenylhydantoin in animals and epileptic patients. Ann NY Acad Sci 1979:88
11 Perucca E, Richens A (1977) Interactions between phenytoin and Imipramine. Br J Clin Pharmacol 4:485
12 Rose JQ, Choi HK, Shentag JJ, Kinkel WR, Jusko WJ (1977) Intoxication caused by interaction of chloramphenicol and phenytoin. JAMA 237:2630
13 Windorfer A (1972) Untersuchungen über das Verhalten der Serumspiegel von Chloramphenicol bei gleichzeitiger Penicillintherapie. Z Kinderheilkd 112:79
14 Windorfer A, Sauer W (1977) Drug interactions during anticonvulsant therapy in childhood: diphenylhydantoin, primidone, phenobarbitone, clonazepam, nitrazepam, carbamazepine and dipropylacetate. Neuropädiatrie 8:29

PD Dr. A. Windorfer
Kinderklinik und -Poliklinik
der Technischen Universität
Kölner Platz 1
D-8000 München 40

Kinder von heftig rauchenden Müttern leiden häufiger an Bronchitis, Bronchiolitis oder Pneumonie

1 180 Kinder wurden im ersten Lebensjahr nach der Häufigkeit der Luftwegserkrankungen überprüft. Dabei erwies sich, daß Kinder von rauchenden und nicht rauchenden Müttern zwar gleich häufig an Luftwegserkrankungen litten, die von rauchenden Müttern aber statistisch häufiger Krankheiten der unteren Luftwege (Bronchitis, Bronchiolitis oder Pneumonie) bekamen. Das Rauchverhalten des Vaters hatte darauf keinen Einfluß. Daraus geht hervor, daß die rauchgeschwängerte Luft in der Umgebung des Kindes, in der Regel erzeugt durch die Mutter, offensichtlich die kindliche Lunge belastet und dort das Um-sich-greifen von Infektionen erleichtert, da die Luftverschmutzung durch heftig rauchende Väter offenbar mehr außerhäuslich entsteht. Personen, die sich regelmäßig und langdauernd in der engeren Umgebung von Kindern aufhalten, sollten deshalb nicht rauchen oder ihr Bedürfnis wenigstens nicht in dem vom Säugling benützten Raum befriedigen.

Ferguson DM, Horwood LJ, Sahannon FT (1980) Parenteral smoking and respiratory illness in infancy. Arch Dis Child 55:358–361

Männliches oder weibliches „Rollenspiel": Ein Produkt der Erziehung oder der geschlechtsspezifischen Hormone?

In einer Untersuchungsreihe von 33 Patienten mit Pseudohermaphroditismus masculinus waren 19 der Kinder bis zur Pubertät als Mädchen aufgezogen worden, weil infolge eines 5-α-Reductasemangels pränatal durch ungenügende Dihydrotestosteronproduktion ein weitgehend weibliches äußeres Genitale entstanden war. In der Pubertät kam es nun unter dem Einfluß der dann normalen Testosteronproduktion zu immer deutlicheren männlichen Geschlechtsmerkmalen mit der Folge, daß nach gewissen Übergangsschwierigkeiten von 16 Patienten die Rolle gewechselt wurde, weil sie sich als Mann fühlten und im weiteren Verlauf auch männliche Tätigkeiten, wie Bauern, Berg- und Waldarbeiter übernahmen.

Nimmt man diese Beobachtungen ernst, bekommt man Zweifel über die heute moderne Theorie, die eine frühkindliche Prägung durch Erziehung im konventionellen Rollenverständnis als Ursache für spätere Verhaltensweisen beschuldigt: das Puppenspiel der Mädchen und das technische Spiel der Knaben als Quelle späterer emanzipatorischer Schwierigkeiten!

Imperato-Mc Ginley J, Peterson RE, Gautier T, Sturla E (1979) Androgens and the evolution of male-gender identity among male pseudohermaphrodites with 5 α-reductase deficiency. N Engl J Med 300:1233

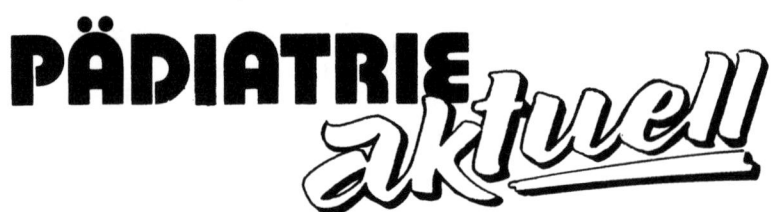

Redaktion: H. Ewerbeck, Köln

Kann eine forcierte intermittierende positive Druckbeatmung (IPPV) Hypoxie erzeugen?

An einem Säugling entstand unter IPPV mit 100%igem Sauerstoff eine Zyanose, die schnell verschwand, nachdem der Spitzendruck von 15 cm H_2O auf 5 cm H_2O reduziert wurde. Die Beobachtung wird damit erklärt, daß es während der IPPV zu einem Anstieg des pulmonalen Gefäßwiderstandes und damit zu einem Abfall des kardialen Ausstoßes kommt, begleitet von einem Anstieg des Drucks im rechten Vorhof.

Ein Anheben des inspiratorischen Drucks und des Verhältnisses Inspiration: Exspiration verstärkt diesen Vorgang. Der steigende Gefäßwiderstand mag mit dem Auseinanderziehen der Gefäße durch die Lungenentfaltung und durch die Erschwerung der Kapillardurchblutung infolge wachsenden Alveolarinnendrucks zu erklären sein. Jedenfalls führt der wachsende Druck im rechten Vorhof zu einer Shuntumkehr im Foramen ovale und später auch bei Überschreitung des Systemdrucks im Ductus Arteriosus. Die Folge der Shuntumkehr ist die Zyanose. Diese Folgen treten nicht oder geringer auf, wenn die Beatmung bei Kindern mit hyalinen Membranen (steiferer Lunge) durchgeführt wird.

Beddis IR, Silverman M (1980) Hypoxia in a neonate caused by intermittent positive pressure ventilation. Arch Dis Child 55:403

Therapieresistente chronische Säuglings-Diarrhoe durch Hyperplasie der Nichtbeta-Inselzellen im Pankreas mit erhöhter Produktion von vasoaktiven intestinalen Peptiden (VIP)

Schon zwei Wochen nach der Geburt begannen therapieresistente wäßrige Durchfälle bei einem Säugling, bei dem sich schließlich um das Dreifache erhöhte vasoaktive intestinale Peptide nachweisen ließen und bei der Probelaparotomie eine Nonbeta-Inselzellhyperplasie des Pankreas gefunden wurde. Die vasoaktiven intestinalen Peptide normalisierten sich nach einer 95%igen Pankreatektomie.

Nach der Operation normalisierten sich die vasoaktiven intestinalen Peptide im Plasma und die Diarrhoe verschwand.

Gishan FK, Soper RT, Nassif EG, Younoszai MK (1979) Chronic diarrhea of infancy: nonbeat islet cell hyperplasia. Pediatrics 64:46–49

Geht die Anorexia nervosa mit einer Hirnatrophie einher?

Von 14 Jugendlichen, die infolge einer A. n. einen Gewichtsverlust von mindestens 10%, meist über 20%, des Sollgewichts erlitten hatten, wies die Hälfte im CT entweder eine kortikale Atrophie oder eine Erweiterung des Ventrikelsystems oder beides auf, ohne daß periphere neurologische Hinweise dafür bestanden. Die beiden Gruppen unterschieden sich sonst nicht auffällig bis auf die Tatsache, daß 3 von den 7 Patienten mit abnormalem CT männlich waren, während die Patienten mit normalen Befunden alle weiblich waren. Der auffälligste Unterschied bestand darin, daß die Patienten mit anomalem CT über eine kürzere Zeit (durchschnittlich 10,6 Monate gegenüber 14,1 Monaten) mehr an Gewicht verloren hatten (durchschnittlich 35,2% gegenüber 22,1%) im Vergleich zu den Patienten mit normalem CT. Bei 2 Patienten wurde nach Rekonvaleszenz die Untersuchung wiederholt: beide hatten ihre kortikale Atrophie behalten, wenn auch bei einem eine gewisse Besserung festzustellen war.

Ist die Gehirnatrophie nun ein Begleitsymptom einer schweren Anorexia nervosa oder gehört sie zum Ursachenkomplex? Auffällig ist ja, daß auch die Amenorrhoe bei dieser Krankheit oft dem Gewichtsverlust vorangeht.

Halme KA, Goldberg SC, Eckert E, Casper R, Davis JM (1977) Pretreatment evaluation in anorexia nervosa. In: Vigersky RA (ed) Anorexia nervosa. Raven Press, New York

Nußbaum M, Shenker IR, Marc J, Klein M (1980) Cerebral atrophy in anorexia nervosa. J Pediatr 96:867–869

Schwerer Mangel an Magnesium, Calcium und Kalium nach langdauernder Gentamycinbehandlung

Ein 12jähriger Junge erhielt in 4 Monaten insgesamt 14,4 g Gentamycin. Zunehmende Schmerzen in Fingern und Füßen, ein positiver Chvostek und Trousseau machten auf die Folgen eines zunehmenden renalen Magnesium-, Calcium- und Kaliumverlustes ohne nachweisbaren Hyperaldosteronismus aufmerksam.

Kelnar CJH, Taor WS, Reynolds DJ, Smith DR, Slavin BM, Brook CGD (1978) Hypomagnesaemic hypocalcaemia with hypokaliaemia caused by treatment with high dose gentamycin.

Bluthochdruck bei 8 Wochen altem Säugling durch sympathicomimetische Augentropfen

Während einer Bronchopneumonie erhielt ein zwei Monate alter Säugling 10%ige epinephrinhaltige Augentropfen (Neosynephrine) zur Besserung der Nasendurchgängigkeit in die Nase. Der kausale Zusammenhang wurde erst spät bei der Suche nach der Ursache einer Hypertonie von 180/100 entdeckt. Das Kind hatte die Medikation von 1 Tropfen (0,05 mg/kg/ Körpergewicht) 4× täglich für eine Woche erhalten. Ein akuter Blutdruckanstieg konnte auch durch die Instillation von der 10%igen Augentropfenlösung, 3 × täglich (0,6 mg/kg Körpergewicht) in jedes Auge festgestellt werden. Bei der offensichtlich guten Resorption durch Augenschleimhaut und Nase ist bei der Anwendung von epinephrinhaltigen Lösungen mit solcher Blutdruckerhöhung zu rechnen.

Saken R, Kates GL, Miller K (1979) Drug-induced hypertension in infancy. J Pediatr 95:1077–1078

Schwere muskuläre Hypotonie bis zur Gehunfähigkeit und Hypercalciämie drei Monate vor der Diagnose einer akuten lymphatischen Leukämie

Ein 2jähriges Mädchen mit zunehmender Müdigkeit, Inappetenz und Polydipsie verlor schließlich die Geh- und Stehfähigkeit bei normalem Reflexverhalten. Eine Hypercalciämie bis zu 4,5 mmol/l und Hypokaliämie (2,9 mmol/l) konnte ursächlich nicht geklärt werden. Erst unter Prednisolon normalisierte sich der Calciumspiegel. Mehrere Knochenmarkspunktionen ergaben nur normale Befunde. Das Skeletsystem ließ röntgenologisch eine Kalkarmut und schließlich disseminierte osteolytische Herde erkennen. Erst nach 12 Wochen ließ sich im Knochenmark eine T-Zell-Leukose nachweisen. Zweifellos wurde die Diagnose durch das wegen der Hypercalciämie gegebene Prednisolon verschleiert.

Resch R, Haas H, Berger H (1980) Dtsch Med Wochenschr 105:123–127

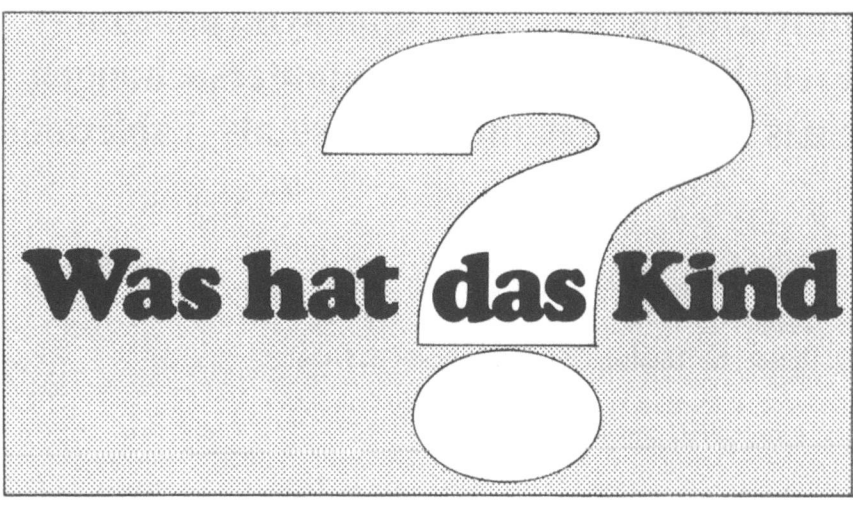

Redaktion: O. Hövels, Frankfurt/Main

Hinweis

Von den angebotenen Antworten kann eine, können mehrere oder alle richtig oder falsch sein.

Frage 1

Welche Aussagen über die Epidemiologie des plötzlichen Kindstodes treffen zu?
A. In der Bundesrepublik Deutschland fallen ihm jährlich 2000–4000 Kinder zum Opfer.
B. Er befällt in der Mehrzahl Säuglinge zwischen dem ersten bis vierten Lebensmonat.
C. 90% der betroffenen Kinder sind nicht älter als ein Jahr alt.
D. Überzufällig häufig werden Kinder mit einem überdurchschnittlichen Geburtsgewicht betroffen.
E. Er ist in hochzivilisierten Ländern eine häufige Ursache der Säuglingssterblichkeit.

Frage 2

Welche Beobachtungen sprechen dafür, daß infektiöse Noxen beim plötzlichen Kindstod mitbeteiligt sein können?
A. 50% der betroffenen Kinder wiesen vorausgehend milde Symptome einer Erkältungskrankheit auf.
B. Plötzlicher Kindstod kommt häufiger in der kalten als in der warmen Jahreszeit vor.
C. Die Altersstruktur der an plötzlichem Kindstod verstorbenen Kinder ähnelt derjenigen von Kindern, die an akuten Infektionen der Luftwege verstorben sind.
D. Bei einem Teil der Kinder lassen sich nekrotisierende, vermutlich bakteriell verursachte entzündliche Veränderungen an den Schleimhäuten der Nase und des Nasopharynx nachweisen.
E. Bei einem Teil der Kinder konnte eine Einengung der Luftpassage durch die Nase nachgewiesen werden.

Frage 3

Welche Faktoren spielen – sei es bedingend, sei es ursächlich – vermutlich ebenfalls beim plötzlichen Kindstod eine Rolle?
A. Perinatale Schädigung.
B. Gebäralter der Mutter.
C. Erstgeburt.
D. Störungen der Atemregulation.
E. Primärer Herzstillstand.

Frage 4

Welche Aussagen treffen für die Interaktion zwischen Phenytoin und Phenobarbital zu?
A. Gleichzeitige Phenytoingabe kann den Phenobarbitalspiegel im Blut höher ansteigen lassen als dies die gleiche Phenobarbitaldosis bewirkt, wenn sie allein gegeben wird.
B. Das Phänomen kommt durch eine Hemmung des Phenobarbitalabbaus zustande.
C. Das Phänomen hat keine klinische Bedeutung.
D. Gleichzeitige Gabe von Phenytoin und Phenobarbital sind kontraindiziert.
E. Es gibt keine Interaktion zwischen Phenytoin und Phenobarbital.

Frage 5

Welche der folgenden Medikamente können bei gleichzeitiger Phenytoingabe den Phenytoinblutspiegel so steigern, daß er in toxische Bereiche kommen kann?
A. Clonazepam.
B. Chloramphenicol.
C. Isonikotinsäurehydrazid (INH).
D. Sulfonamide.
E. Metronidazol.

Auflösung der Fragen auf Seite 677

Bioverfügbarkeit von Diphenylhydantoin – Freie Säure – Serumspiegeluntersuchungen eines Präparates mit Laktose als Tablettenbasis

Aus Klinik
und Forschung
Originalien

Redaktion:
K. H. Schäfer

G. Fritsch, M. Haidvogl, G. Füger[1] und Ch. Urban

Universitäts-Kinderklinik (Vorstand: Univ.-Prof. Dr. B. Hadorn)
und [1] Radiologische Universitätsklinik (Vorstand: Univ.-Prof. Dr. E. Vogler), Graz

Bio-Availability of Phenytoin Free-Acid Serum Level Determinations Whilst Using a Lactose-Based Tablet-Preparation

Summary. Phenytoin serum levels were determined in 103 children during the steady state of phenytoin therapy using a radio-immuno-assay. 94% of the patients had been treated as outpatients, 54% received phenytoin in combination with other antiepileptic drugs. The preparation used was phenytoin as free acid in lactose tablets (Epilan D). A therapeutic serum level of 10–20 mcg/ml was reached by an oral intake of $6{,}1 \pm 1{,}6$ mg/kg/d. 27 children had plasma levels above 20 mcg/ml, their oral dose was $7{,}1 \pm 1{,}8$ mg/kg/d. Most of these children showed clinical signs of intoxication. The bioavailability of phenytoin preparations is not only dependend on the type of the substance used (salt, free acid), but also on the excipients used for the preparation of tablets. Therefore, general dosage recommendations are useless and even dangerous, unless the preparations used are extensively specified.

Key words: Phenytoin – Bioavailability.

Zusammenfassung. Bei 103 Kindern wurden im Rahmen einer Diphenylhydantoin-Dauertherapie Serumspiegel mittels Radioimmunoassay bestimmt. 94% dieser Patienten wurden ambulant behandelt, 54% erhielten Phenytoin in Kombination mit anderen Antiepileptika. Das verwendete Präparat enthielt Diphenylhydantoin freie Säure in Laktosetabletten (Epilan D). Ein „therapeutischer" Serumspiegel von 10–20 µg/ml wurde mit einer oralen Tagesdosis von $6{,}1 \pm 1{,}6$ mg/kg erzielt. 27 Kinder hatten Serumspiegel über 20 µg/ml, ihre Tagesdosis war $7{,}1 \pm 1{,}8$ mg/kg. Die meisten dieser Kinder zeigten klinische Zeichen einer Hydantoinüberdosierung. Die Bioverfügbarkeit von Diphenylhydantoin-Präparaten hängt nicht nur davon ab, ob die Substanz als Salz oder freie Säure vorliegt, sondern auch von der Galenik der Tabletten. Aus diesem Grund sind generelle Dosierungsempfehlungen gefährlich, solange sie nicht die genaue Zusammensetzung des verwendeten Präparates beinhalten.

Schlüsselwörter: Diphenylhydantoin – Bioverfügbarkeit.

Unter Bioverfügbarkeit versteht man das Verhältnis der resorbierten Arzneistoffmenge zur applizierten Dosis. Die enterale Resorption unterliegt einer Reihe von äußeren Einflüssen. So werden bei Einnahme von Diphenylhydantoin (DPH) auf nüchternen Magen signifikant niedrigere Serumspiegel erzielt als nach Mahlzeiten [21].

Wiederholt wurde in letzter Zeit auch auf unterschiedliche Resorptionsquoten bei Präparaten verschiedener Herstellerfirmen hingewiesen (1, 4, 11, 15, 18, 19, 21). Dies versuchte man dadurch zu erklären, daß DPH einmal als freie Säure, zum anderen als Natrium- oder Calciumsalz vorliegt. Die Lösungsgeschwindigkeit von DPH in wäßrigen Systemen und somit auch das Ausmaß der Resorption aus dem Gastrointestinaltrakt wird beeinflußt durch die Teilchengröße der Wirksubstanz – je kleiner die Teilchengröße, um so rascher die Resorption [6].

Des weiteren ist die Bioverfügbarkeit eines DPH-Präparates in entscheidendem Maße abhängig von seiner Galenik [4]. Laktose als Tablettenbasis führt zu einer signifikant besseren Resorption von DPH als Calciumsulfat [2]. Dies erklärt eine Häufung von Intoxikationen in Australien, nachdem eine Erzeugerfirma ohne Ankündigung die Basis ihrer DPH-Kapseln von Calciumsulfat auf Laktose umgestellt hatte [19].

Dieser Tatsache muß bei der Dosierung Rechnung getragen werden. Dosierungsrichtlinien können sich daher nur auf ein Firmenpräparat beziehen. Wir haben daher retrospektiv die Serumspiegel unserer Patienten, die mit Epilan D behandelt wurden, analysiert.

Patientengut und Methodik

Bei 103 Patienten, die unter einer Dauertherapie mit Epilan D standen, wurden insgesamt 189 Serumspiegel kontrolliert. Die Blutentnahme erfolgte zehnmal während eines stationären Klinikaufenthaltes, 179 mal im Rahmen einer ambulanten Kontrolle, 2–4 Std nach der Tabletteneinnahme. Patienten mit ambulanter Blutentnahme wurden zum Zeitpunkt der Einstellung auf die Möglichkeit einer Serumspiegelkontrolle aufmerksam gemacht und vor der Blutentnahme nochmals nach der Regelmäßigkeit der Medikamenteneinnahme befragt. Es wurden nur Serumspiegel mit anamnestisch konstanter Tabletteneinnahme verwertet. Das mittlere Lebensalter der Kinder betrug $11{,}8 \pm 3{,}1$ Jahre. Nur ein Patient, der mit 3 Serumspiegeln in der Untersuchung enthalten ist, war jünger als 6 Jahre. 54% der Kinder erhielten DPH in Kombination mit anderen Antiepileptika, 46% standen unter Monotherapie. Die Bestimmung der Serumkonzentrationen erfolgte mittels Radioimmunoassay (Gamma Goat™(^{125}I) Phenytoin Radioimmunoassay Kit, Clinical Assays, Cambridge, Massachusetts 02139).

Tabelle 1. Mittlere Tagesdosis für die Serumspiegelbereiche 5–10, 10–20 und über 20 µg/ml

Serumspiegel-bereich in µg/ml	Mittlere Tages-dosis in mg/kg	Korrelations-koeffizient	Zahl der Einzel-bestimmungen
5–10	5,8 ± 1,3 (3,0 – 9,2)	0,15	54
10–20	6,1 ± 1,6 (3,0 – 11,4)	0,23	48
> 20	7,1 ± 1,8 (4,3 – 12)	0,53	27

Tabelle 2. Prozentsatz der Serumspiegel unter 8 µg/ml bzw. über 20 µg/ml in Abhängigkeit von der Tagesdosis (Monotherapie)

DPH-Dosis mg/kg/die	% der Serumspiegel		n
	Unter 8 µg/ml	Über 20 µg/ml	
4 (3,6–4,5)	82,3	5,8	17
5 (4,6–5,5)	65,2	—	23
6 (5,6–6,5)	35,2	29,4	17
7 (6,6–7,5)	25,0	33,3	12
8 (7,6–8,5)	14,2	42,8	7

Tabelle 3. Therapeutischer Bereich für DPH

	Tagesdosis (mg/kg)	Serumspiegel (µg/ml)
Goodman und Gilman (1975)	4– 8	10–20
Schmidt (1977)	7– 8	5–25
Windorfer et al. (1977)	8–12	6–12
Stögmann (1978)	8–12	6–14
Fritsch et al. (1980)	5– 8	10–20

Ergebnisse

Die mittleren Dosierungen für die Serumspiegelbereiche 5–10, 10–20 und über 20 µg/ml sind in Tabelle 1 dargestellt (Monotherapie + Kombinationstherapie). Eine verläßliche Korrelation zwischen Tagesdosis und Serumspiegel besteht nicht, sie scheint noch am besten im toxischen Bereich. 27 Kinder hatten Serumspiegel im toxischen Bereich, davon zeigten 21 akute cerebelläre Intoxikationserscheinungen.

Unter Monotherapie wurden Serumspiegel zwischen 10 und 20 µg/ml mit einer Tagesdosis von 6,4 ± 1,9 mg/kg erreicht, der toxische Bereich mit einer Tagesdosis von 7,3 ± 1,8 mg/kg.

Die mittleren Serumspiegel in Abhängigkeit von der Dosierung sind in Abb. 1 dargestellt. Unter Monotherapie war mit steigender Dosis ein konstanter Anstieg der Serumspiegel zu verzeichnen, während unter Kombinationstherapie mit anderen Antiepileptika ab einer Tagesdosis von 6 mg/kg keine Korrelation mehr bestand, sondern sogar ein geringes Absinken der Blutspiegel zu sehen war. Bei Monotherapie mit Epilan D führte eine orale Tagesdosis von 6 mg/kg (5,6–6,5) zu einem mittleren Serumspiegel von 15,6 ± 13,4 µg/ml.

Tabelle 2 zeigt das Verhältnis formeller Unterdosierungen bzw. Überdosierungen in bestimmten Dosierungs-

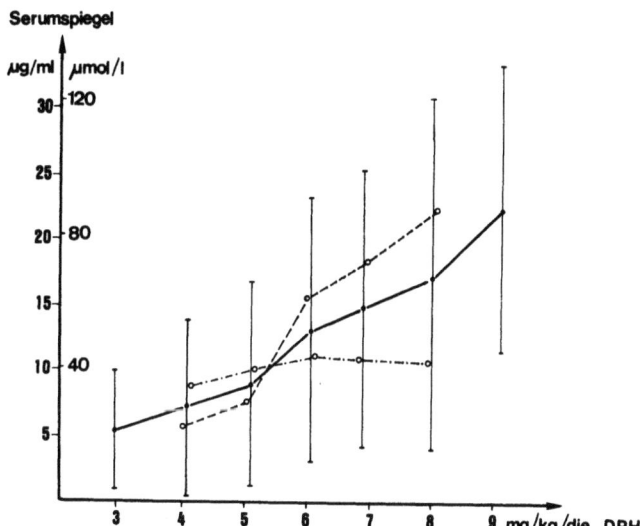

Abb. 1. Mittlere Serumspiegel in Abhängigkeit von der Tagesdosis. —— Monotherapie + Kombinationstherapie; – – – – Monotherapie; –·–·– Kombinationstherapie

bereichen. Der optimale Dosierungsbereich für einen Therapiebeginn liegt um 5 mg/kg/die.

Diskussion

Zur Ermittlung der optimalen Dosierung wurde der von Kutt [9] vorgeschlagene therapeutische Bereich von 10–20 µg/ml angenommen. Hier werden die Grenzen einerseits durch das Auftreten von Nebenwirkungen, andererseits durch die klinische Wirksamkeit bestimmt und können im Einzelfall sowohl nach oben als auch nach unten überschritten werden. Nystagmus ist bei Serumspiegeln von 15–30, Ataxie über 30 und Lethargie oder Verschlechterung der Krampfanfälle bei Spiegeln von 40 µg/ml und darüber zu erwarten [9]. Wir beobachteten akute Intoxikationserscheinungen bei 21 von 27 Patienten mit Serumspiegeln über 20 µg/ml, in keinem Fall aber unter 20 µg/ml.

Während die Obergrenze in gutem Einklang zum Auftreten akuter Nebenwirkungen zu stehen scheint, sind 10 µg/ml als Untergrenze willkürlich gewählt, da über diese Grenze zwar mit einem höheren Maß an Anfallssicherheit gerechnet werden kann, beim einzelnen Patienten Absinken unter 10 µg/ml aber nicht zwingend zu einer Zunahme der Anfallsfrequenz führt. Dies mag auch der Grund sein, warum wiederholt verschiedene Angaben über einen therapeutischen Bereich von DPH-Tagesdosis und Serumspiegel gemacht wurden (Tabelle 3). Unsere eigenen Ergebnisse, die sich allein auf das Präparat Epilan D beziehen, stimmen am ehesten mit den Angaben von Goodman u. Gilman [7] sowie Schmidt [14] überein, während die Empfehlungen von Windorfer [20] und Stögmann [16] deutlich darüber liegen, was bei Verwendung von Epilan D nach unserer Erfahrung ein hohes Maß an Überdosierungen bedeutet.

Die vorwiegend ambulant durchgeführten Serumspiegelkontrollen stellen einen Unsicherheitsfaktor dar, wenngleich auffallend hohe oder niedrige Serumspiegel wiederholt kontrolliert wurden. In der Annahme unregelmäßiger

Aus Klinik und Forschung

Medikamenteneinnahme und daraus resultierender falsch niedriger Serumspiegel würde sich die erforderliche Dosis für die einzelnen Serumspiegelbereiche noch verringern. Die großen individuellen Schwankungen der Serumspiegel bei einer gegebenen Dosierung scheinen uns jedoch vor allem auf unterschiedliche Ausscheidungs- und Metabolisierungsgeschwindigkeit zurückzuführen zu sein [8, 20].

Svensmark u. Buchthal [17] wiesen darauf hin, daß Kinder unter 15 kg eine höhere Dosierung benötigen. Da unsere Untersuchung nur 3 Serumspiegel eines 3jährigen Kindes beinhaltet, alle übrigen Patienten Schulkinder waren, wurde der Altersfaktor nicht berücksichtigt.

Der fehlende Anstieg der Serumkonzentrationen unter Kombinationstherapie mag einerseits auf Medikamenteninteraktionen, hier vor allem bei Kombination mit Carbamazepin, zurückzuführen sein, andererseits Ausdruck unregelmäßiger Tabletteneinnahme mit zunehmender Anzahl der verschiedenen Medikamente sein.

Die Schwierigkeit, die sich bei der Ermittlung einer adäquaten Dosierung im Einzelfall ergeben, spiegeln sich in Tabelle 2 wider. Während noch bei einer mittleren Tagesdosis von 5 mg/kg rund $^2/_3$ der Serumspiegel im subtherapeutischen Bereich lagen, hatten bei 6 mg/kg mehr als $^1/_3$ der Kinder Serumspiegel über 20 µg/ml mit klinischen Intoxikationserscheinungen. Dies erklärt sich aus der begrenzten Enzymkapazität, die für den Abbau von Diphenylhydantoin zur Verfügung steht. Je höher die Konzentration von Diphenylhydantoin im Serum ist, um so langsamer erfolgt der Abbau [13].

Die Erstellung genereller Dosierungsrichtlinien erscheint somit auch unter Bezugnahme auf ein einzelnes Firmenpräparat problematisch, regelmäßige Serumspiegelkontrollen nach jeder Neueinstellung und im Verlauf einer Therapie mit Diphenylhydantoin sind unumgänglich.

Literatur

1 Albani M (1978) An unusual case of phenytoin intoxication. Neuropädiatrie 9:185
2 Bochner F, Hooper WD, Tyrer JH, Eadie MJ (1972) Factors involved in an outbreak of phenytoin intoxications. J Neurol Sci 16: 481
3 Borofsky LG, Louis S, Kutt H, Roginsky M (1972) Diphenylhydantoin: Efficacy, toxicity, and dose – serum level relationships in children. J Pediatr 81:995
4 Brandau R, Wehnert HU (1979) Lösungsgeschwindigkeit und Bioverfügbarkeit von Phenytoinzubereitungen. Arzneim Forsch 29:552
5 Curless RG, Walson PD, Carter DE (1976) Phenytoin kinetics in children. Neurology 26:715
6 Dill WA, Kazenko A, Wolf LM, Glazko AJ (1956) Studies on 5,5'-diphenylhydantoin (Dilantin) in animals and man. J Pharmacol Exp Ther 118:270
7 Goodman LS, Gilman A (1975) The pharmacological basis of therapeutics, 5th edn. Macmillan, New York
8 Koch-Weser J (1972) Serum drug concentrations as therapeutic guides. N Engl J Med 287:227
9 Kutt H, McDowell FH (1968) Management of epilepsy with diphenylhydantoin sodium. JAMA 203:969
10 Kutt H, Winters W, Kokenge R, McDowell F (1964) Diphenylhydantoin metabolism, blood levels and toxicity. Arch Neurol 11:642
11 Lund L (1974) Clinical significance of generic inequivalence of three different pharmaceutical preparations of phenytoin. Eur J Clin Pharmacol 7:119
12 Matthes A (1977) Leistungsfähigkeit und Grenzen der Plasmakonzentrationsbestimmung von Antiepileptika in der Praxis. Pädiatr Praxis 18:427
13 Remmer H, Hirschmann J, Greiner I (1969) Die Bedeutung von Kumulation und Elimination für die Dosierung von Phenytoin (Diphenylhydantoin). 94:1265
14 Schmidt D (1977) Die Behandlung der Epilepsien mit Hilfe der Blutspiegelbestimmung von Antiepileptika. Nervenarzt 48:183
15 Stewart MJ, Ballinger BR, Devlin EJ, Miller AY, Ramsay AC (1975) Bioavailability of phenytoin. A comparison of two preparations. Eur J Clin Pharmacol 9:209
16 Stögmann W (1978) Überwachung der antikonvulsiven Langzeittherapie im Kindesalter. Wien Med Wochenschr 128:89
17 Svensmark O, Buchthal F (1964) Diphenylhydantoin and phenobarbital: Serum levels in children. Am J Dis Child 108:82
18 Tammisto P, Kauko K, Viukari M (1976) Biovailability of Phenytoin. Lancet 1:254
19 Tyrer JH, Eadie MJ, Sutherland JM, Hooper WD (1970) Outbreak of anticonvulsant intoxication in an Australian city. Br Med J 4:271
20 Windorfer A, Weinmann HM, Stünkel S (1977) Laborkontrolle bei Langzeittherapie mit Antiepileptika. Monatsschr Kinderheilkd 125:122
21 Windorfer A, Stünkel S, Weimann HM (1978) Influences on the absorption of diphenylhydantoin preparations. Neuropädiatrie 9:120

Dr. G. Fritsch
Universitäts-Kinderklinik
Auenbruggerplatz
A-8036 Graz

Regulation und Funktion der Schilddrüse Frühgeborener im ersten Lebensmonat * **

Aus Klinik und Forschung

Originalien

Redaktion:
K. H. Schäfer

V. Grimm***, J. Homoki, U. Loos, W. Gaus und W. M. Teller

Zentrum für Kinderheilkunde der Universität Ulm/Donau

Thyroid Function in Premature Infants of Different Gestational Age During the First Month of Life

Summary. To assess the function of the thyroid gland in premature infants of different gestational ages during the first month of life we determined simultaneously TSH, T_4, T_3, and rT_3 serum concentrations in 116 preterm infants (gestational ages 31st to 38th week) during each of the first 30 days of life. The serum concentrations of TSH, T_3, and rT_3 changed significantly during this period. The TSH and rT_3 values were highly increased on the first day and decreased thereafter. The T_3 values, however, increased significantly during this period. During the first month of life the T_4 values remained roughly unchanged independent of the age of the children. There was no significant influence on serum concentrations of thyroid hormones by gestational age. The 65 preterm infants with adaptational disorders showed no difference in their patterns of TSH and thyroid gland activity during the first month of life compared with 51 healthy premature infants. From the 4th to the 6th day of life – a recommended period for the screening of congenital hypothyroidism – the differences of TSH values measured were insignificant (16–18 µU/ml). The T_4 values on these days remained all above 6.8 µg/dl.

Key words: Thyroid function – Premature infants – First month of life.

Zusammenfassung. Zur Beurteilung der Schilddrüsenfunktion bei Frühgeborenen verschiedenen Gestationsalters wurden während der ersten 30 Lebenstage simultan TSH-, T_4-, T_3- und rT_3-Serumkonzentrationen von 116 Frühgeborenen (GA: 31.–38. SSW) bestimmt. Die Konzentrationen von TSH, T_3 und rT_3 im Serum veränderten sich signifikant während des 1. Lebensmonats. Dabei fielen die am 1. Lebenstag stark erhöhten TSH- und rT_3-Werte in der Folgezeit ab. Die T_3-Werte hingegen stiegen innerhalb des Untersuchungszeitraumes deutlich an. Die T_4-Serumspiegel streuten im 1. Lebensmonat unabhängig vom Lebensalter. Eine signifikante Beeinflussung dieser vier Hormone durch das Gestationsalter der Frühgeborenen konnte nicht nachgewiesen werden. Die 65 Frühgeborenen während oder nach Adaptationsstörungen zeigten im 1. Lebensmonat kein unterschiedliches Verhalten der TSH- und Schilddrüsenhormonkonzentrationen im Serum, verglichen mit 51 gesunden Frühgeborenen. In dem für das Screening auf angeborene Hypothyreose wichtigen Zeitabschnitt vom 4.–6. Lebenstag waren die Unterschiede der gemessenen TSH-Spiegel sehr gering (16–18 µE/ml). Die T_4-Konzentrationen im Serum lagen alle über 6,8 µg/dl.

Schlüsselwörter: Schilddrüsenfunktion – Frühgeborene – Erster Lebensmonat.

Zum besseren Verständnis der im folgenden abgehandelten, zum Teil recht komplexen Materie soll kurz die innersekretorische Funktion der Schilddrüse rekapituliert werden: Unter dem Einfluß des thyreotropen Hormons (TSH) der Hypophyse wird in der Schilddrüse Thyroxin (T_4) gebildet. Nach Abgabe in den Blutstrom erfolgt der Transport des Thyroxins an thyroxin-bindendes Globulin (TBG) gekoppelt. Hauptsächlich in der Leber, aber auch in anderen Organen tritt eine Dejodierung zu Trijodthyronin (T_3) ein, das seinerseits hormonelle Eigenschaften besitzt. Hinsichtlich seiner biologischen Wirksamkeit ist Trijodthyronin sogar wirksamer als Thyroxin. Neuere Forschungsergebnisse haben gezeigt, daß auch ein Stereoisomer des Trijodthyronins, das sogenannte reverse Trijodthyronin (rT_3), peripher aus Thyroxin gebildet wird, wobei dieser Metabolit biologisch inert ist. Interessanterweise entsteht vor allem bei Feten mehr reverses Trijodthyronin als Trijodthyronin, was als Schutz vor der Überflutung mit biologisch wirksamen Schilddrüsenhormonen während der Gestation angesehen werden kann. Hypothalamus, Hypophyse und Schilddrüse sind durch einen Regelkreis funktionell miteinander verbunden: hohe Konzentrationen von Schilddrüsenhormonen im peripheren Blut bewirken eine Drosselung der TSH-Sekretion, während umgekehrt ein peripherer Hormonmangel zu einem steilen Anstieg der TSH-Ausschüttung führt. Schon intrauterin ist dieser Regelkreis entwickelt und wirksam.

* Herrn Prof. Dr. H. R. Wiedemann, Kiel, zum 65. Geburtstag gewidmet
** Auszugsweise vorgetragen auf dem 23. Symposion der Deutschen Gesellschaft für Endokrinologie, 22. bis 25. Februar 1978, Ulm
*** Teil der Dissertation Ulm 1980

Abkürzungen: GA = Gestationsalter; LT = Lebenstag; TSH = Thyreotropes Hormon; TBG = Thyroxin-bindendes Globulin; T_4 = 3,5,3',5'-Tetrajodthyronin (Thyroxin); T_3 = 3,5,3'-Trijodthyronin; rT_3 = 3,3',5'-Trijodthyronin (reverses Trijodthyronin); RDS = Atemnotsyndrom (respiratory distress syndrome); SSW = Schwangerschaftswoche; SD = Standardabweichung (standard deviation).

Aus Klinik und Forschung

Die Regulation der Schilddrüsenfunktion des Feten verläuft unabhängig von derjenigen der Mutter, da ein diaplacentarer Austausch von TSH und Schilddrüsenhormonen praktisch nicht möglich ist. Auch bei stark erhöhten mütterlichen T_4- und T_3-Serumkonzentrationen liegt die transplacentare Passage zum Feten unter 1% [13, 31]. Die Serumkonzentrationen von TSH und T_4 sind beim Feten vor der 20. SSW sehr niedrig und liegen unterhalb der radioimmunologischen Nachweisgrenze [15]. T_3-Spiegel sind bis zur 28. SSW nicht meßbar [17]. Ab Schwangerschaftsmitte steigt dann die TSH-Konzentration im Serum des Feten an und ist am Ende der Gestation nicht selten höher als bei der Mutter [12, 19]. Die dadurch zunehmende Aktivität der fetalen Schilddrüse ist am ansteigenden T_4 [30, 21] und freien T_4 [18] Serumwert mit zunehmenden GA erkennbar. Die T_3-Konzentration hingegen bleibt während des gesamten intrauterinen Lebens niedrig. Erst ab der 28. SSW sind T_3-Werte um 20 ng/dl meßbar [18]. Im Fruchtwasser bestimmte rT_3-Konzentrationen liegen um ein Vielfaches höher als die T_3-Konzentrationen. Die höchsten rT_3-Werte wurden zwischen der 12. und 30. SSW gemessen und fallen danach bis zur Geburt wieder ab [8, 22, 27a]. Im Nabelschnurserum liegt der rT_3-Spiegel wesentlich höher als im Serum gesunder Erwachsener [5, 7, 22].

Es ist bekannt, daß reife Neugeborene unter physiologischen Bedingungen nach der Geburt serumchemisch den Zustand einer „transitorischen" Hyperthyreose entwickeln, der sich im Verlaufe der 1. Lebenswoche wieder zurückbildet [2–4, 14, 16, 34]. Unbeeinträchtigte Frühgeborene zeigen in der 1. Lebenswoche im wesentlichen die gleichen Veränderungen der TSH- und Schilddrüsenhormonkonzentrationen wie Reifgeborene, jedoch liegen die Absolutwerte niedriger [24, 27, 35]. Bei Frühgeborenen mit Atemnotsyndrom (RDS) sind während der akuten Phase die TSH-, T_4- und T_3-Konzentrationen noch stärker erniedrigt [1, 35] als bei gesunden Vergleichskindern. Andererseits wurden beim RDS aber auch transitorisch erhöhte TSH-Werte und niedrige T_4-Konzentrationen gemessen [9, 33]. Die in der Literatur publizierten TSH- und Schilddrüsenhormonwerte bei Frühgeborenen stammen aus alimentär normal jodversorgten Gegenden. Wir untersuchten hingegen diese Parameter der Schilddrüsenfunktion bei Frühgeborenen in einem Jodmangelgebiet (analog [28]).

Material und Methoden

Untersuchungsgut und Probengewinnung

Während der ersten 30 Lebenstage wurde bei 116 Frühgeborenen (51 gesunde, 65 mit leichten Adaptationsstörungen einschließlich 9 Kinder mit RDS nach der klinischen Besserung) mit einem mittleren Geburtsgewicht von 2140 g (GA: 31.–38 SSW) von jedem Kind, beginnend an unterschiedlichen Lebenstagen, in wöchentlichen Intervallen eine Blutprobe (Einzelabnahme max. 3 ml) aus einer peripheren Vene entnommen. Keines der Kinder hatte eine Struma. Die Adaptationsstörungen waren vorübergehend und leicht. Sie bestanden in Tachypnoe, Polyglobulie, Hypotonie, herabgesetztem Saugreflex. Die Eltern der Kinder wurden um Einverständnis zur Blutentnahme gefragt. Auf diese Weise erhielten wir insgesamt 269 Blutproben, die sich über den 1. Lebensmonat wie folgt verteilten:

1. Tag (13 Proben)	2. Tag (13 Proben)
3. Tag (17 Proben)	4. Tag (10 Proben)
5. Tag (5 Proben)	6. Tag (9 Proben)
7. Tag (9 Proben)	8. Tag (13 Proben)
9. Tag (11 Proben)	10. Tag (21 Proben)
11. Tag (12 Proben)	12. Tag (9 Proben)
13. Tag (10 Proben)	14. Tag (11 Proben)
15. Tag (7 Proben)	16. Tag (9 Proben)
17. Tag (12 Proben)	18. Tag (12 Proben)
19. Tag (10 Proben)	20. Tag (5 Proben)
21. Tag (6 Proben)	22. Tag (5 Proben)
23. Tag (8 Proben)	24. Tag (7 Proben)
25. Tag (7 Proben)	26. Tag (6 Proben)
27. Tag (1 Probe)	28. Tag (5 Proben)
29. Tag (1 Probe)	30. Tag (5 Proben)

Das Vollblut wurde sofort nach Entnahme zentrifugiert und das Serum anschließend auf −28 °C tiefgefroren.

Bestimmungsmethoden

Nach Auftauen der Serumproben wurde jedes der vier Hormone (TSH, T_4, T_3 und rT_3) radioimmunologisch mittels kommerzieller Kits in einem einzigen Ansatz bestimmt. Der h-TSH Kit wurde von der Firma Isotopen-Dienst-West GmbH in Dreieich bezogen. Die T_4- und T_3-Kits wurden beide von der Firma Henning, Berlin, bezogen. Für die rT_3-Bestimmung wurde ein Reagenziensatz von der Firma Serono, Freiburg, verwandt.

Statistik

Zur statistischen Auswertung der Meßdaten wurden Regressions- und Varianzanalysen durchgeführt. Die ursprünglich gemessenen Hormonwerte wurden wegen der linksgipfligen Verteilung zuvor mit log 10 transformiert. Die Lebenstage wurden wegen der größeren Bewegungen der Hormonwerte in den ersten Lebenstagen gegenüber der Folgezeit ebenfalls mit log 10 transformiert. Mit den transformierten Werten wurde eine lineare Regression gerechnet und a und b geschätzt. Rücktransformiert ergibt sich die Regressionskurve als $y = 10 (a + b \log(x))$. Die so errechneten Regressionskurven stellten die *Erwartungswerte* für die entsprechenden Lebenstage dar. Die Signifikanz des Einflusses der freien Variablen (x), wurde mit einer sich an die lineare Regression anschließenden einfachen Varianzanalyse geprüft.

Tabelle 1. Median- und Extremwerte der Konzentrationen im Serum von TSH und Schilddrüsenhormonen, gemessen in der 1. Lebenswoche bei 76 Frühgeborenen

GA (SSW)	TSH (µE/ml)			T_4 (µg/dl)			T_3 (ng/dl)			rT_3 (ng/dl)		
	(n)	Median	Extremwerte	(n)	Median	Extremwerte	(n)	Median	Extremwerte	(n)	Median	Extremwerte
32	(1)	5,3		(1)	15,2		(1)	170		(1)	96	
33	(5)	8,9	2,4– 10,4	(5)	15,6	5,0–26,5	(5)	130	40–230	(3)	110	80–190
34	(13)	5,4	3,1–129,1	(12)	11,0	5,8–29,5	(13)	200	84–250	(9)	111	80–250
35	(18)	10,4	3,8– 46,1	(18)	12,1	6,6–20,0	(17)	160	76–280	(14)	153	80–300
36	(18)	6,7	2,3– 16,3	(17)	14,5	9,3–26,7	(18)	143	90–284	(12)	140	78–240
37	(8)	8,4	2,0– 19,2	(8)	12,7	7,3–17,8	(8)	153	100–390	(6)	145	64–175
38	(12)	6,9	3,2– 14,8	(13)	14,0	8,5–22,4	(11)	170	100–284	(8)	125	34–390

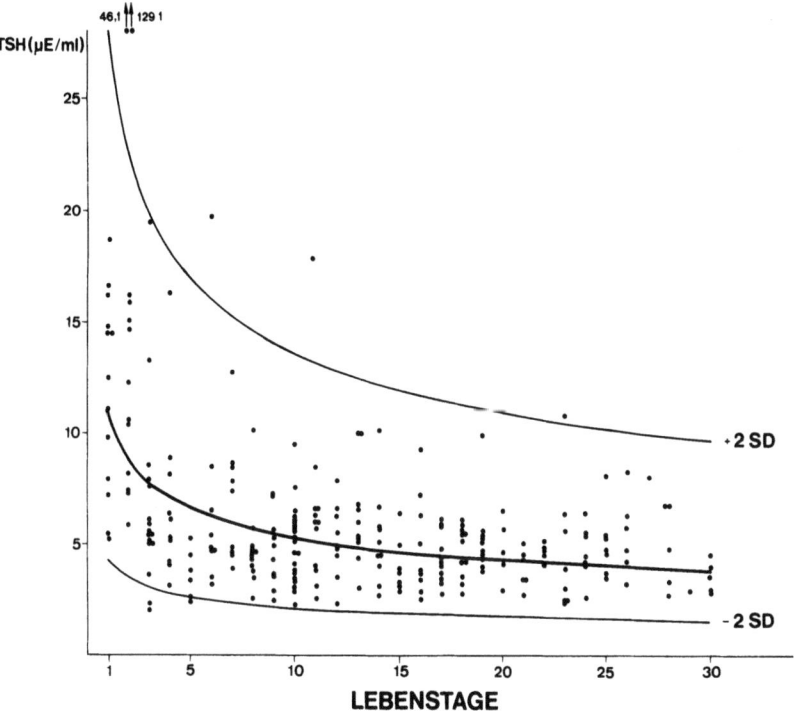

Abb. 1. Verlauf des aus der Regressionsgleichung errechneten *Erwartungswertes* (dicke Linie) und der 2fachen Standardabweichung (−2 SD und +2 SD, dünne Linien) der *TSH-Konzentrationen* im Serum bei 116 Frühgeborenen während der ersten 30 Lebenstage. Die gemessenen Einzelwerte sind durch Punkte dargestellt

Ergebnisse

Zur Prüfung der Abhängigkeit der Serumkonzentrationen der vier Hormone vom GA der Frühgeborenen wurden die in der 1. Lebenswoche gemessenen Werte herangezogen. Dabei ließen die TSH- und rT_3-Extremwerte bis zur 38. SSW eine abfallende Tendenz erkennen. Die Medianwerte streuten aber jeweils unabhängig vom GA. Ein gegensinniges Verhalten beobachtete man bei den T_4- und T_3-Extremwerten. Diese stiegen im unteren Bereich mit zunehmendem GA an. Die errechneten Medianwerte ließen aber die ansteigende Tendenz nicht erkennen (Tabelle 1).

Die im 1. Lebensmonat gemessenen Hormonkonzentrationen für die 52 „gesunden" und die 65 Frühgeborenen mit Adaptationsstörungen wurden getrennt untersucht. Die errechneten Erwartungswerte und die dazugehörigen Streubereiche (−2 SD und +2 SD) waren bei beiden Kollektiven für alle vier Hormone nahezu identisch. Deshalb wurden die Erwartungswerte (samt Streubereich) der Hormonkonzentrationen im Serum in Abhängigkeit vom Lebensalter für das Gesamtkollektiv (gesunde und kranke Kinder) berechnet.

Die Medianwerte der TSH-Serumspiegel betrugen am 1. LT 12,5 µE/ml, am 5. LT 3,6 µE/ml, am 10. LT 5,2 µE/ml und am 30. LT 3,5 µE/ml (Tab. 2). Die Kurve der Erwartungswerte fiel in den ersten 5 LT um fast 40% von 11,0 auf 6,6 (2,6–16,9) µE/ml ab. In den folgenden Wochen zeigte sich ein langsamer Abfall bis auf 3,8 µE/ml (1,5–9,7) am Ende des 1. Lebensmonats (Abb. 1 und Tabelle 2).

Die T_4-Medianwerte blieben während des gesamten Beobachtungszeitraums hoch und streuten zwischen 10,3 µg/dl und 12,9 µg/dl (Tab. 2). Die Regressionskurve der T_4-Konzentrationen im Serum zeigte gering ansteigende Tendenz von 12,9 (6,6–25,2) µg/dl am 1. LT auf 13,5 (6,9–26,4) µg/dl am 30. LT (Tabelle 2 und Abb. 2).

Tabelle 2. Mediane, Extremwerte und aus den Regressionsgleichungen errechnete Erwartungswerte (−2 SD und +2 SD) der TSH- und Schilddrüsenhormonkonzentrationen im Serum an verschiedenen Lebenstagen (LT) im ersten Lebensmonat bei Frühgeborenen ($n = 116$)

LT	Gesamtkollektiv				
LT	Median	Extrem-werte	Erwartungs-wert	−2 SD	+2 SD
TSH (µE/ml)					
1.	12,5	5,2– 18,7	11,0	4,3	27,9
5.	3,6	2,4– 5,3	6,6	2,6	16,9
10.	5,2	2,3– 17,9	5,3	2,1	13,6
30.	3,5	2,8– 4,5	3,8	1,5	9,7
T_4 (µg/dl)					
1.	10,3	7,8– 17,7	12,9	6,6	25,2
5.	11,4	5,0– 26,4	13,2	6,8	25,8
10.	12,9	7,0– 26,0	13,3	6,8	26,0
30.	11,7	10,7– 19,0	13,5	6,9	26,4
T_3 (ng/dl)					
1.	120	62–284	128	69	239
5.	170	40–207	166	89	307
10.	190	110–300	185	99	341
30.	240	170–310	219	118	406
rT_3 (ng/dl)					
1.	150	125–300	179	82	393
5.	103	84–250	114	52	249
10.	80	24–150	93	43	204
30.	70	56– 80	68	32	152

Die T_3-Medianwerte stiegen innerhalb der ersten 10 LT um mehr als die Hälfte von 120 ng/dl auf 190 ng/dl an und nahmen in den folgenden drei Wochen langsamer bis auf 240 ng/dl am 30. LT zu (Tabelle 2). Der Erwartungswert zeigte einen exponentiellen Anstieg von 128 (69–239) ng/dl am 1. LT bis 219 (118–406) ng/dl am 30. LT (Tabelle 2 und Abb. 3).

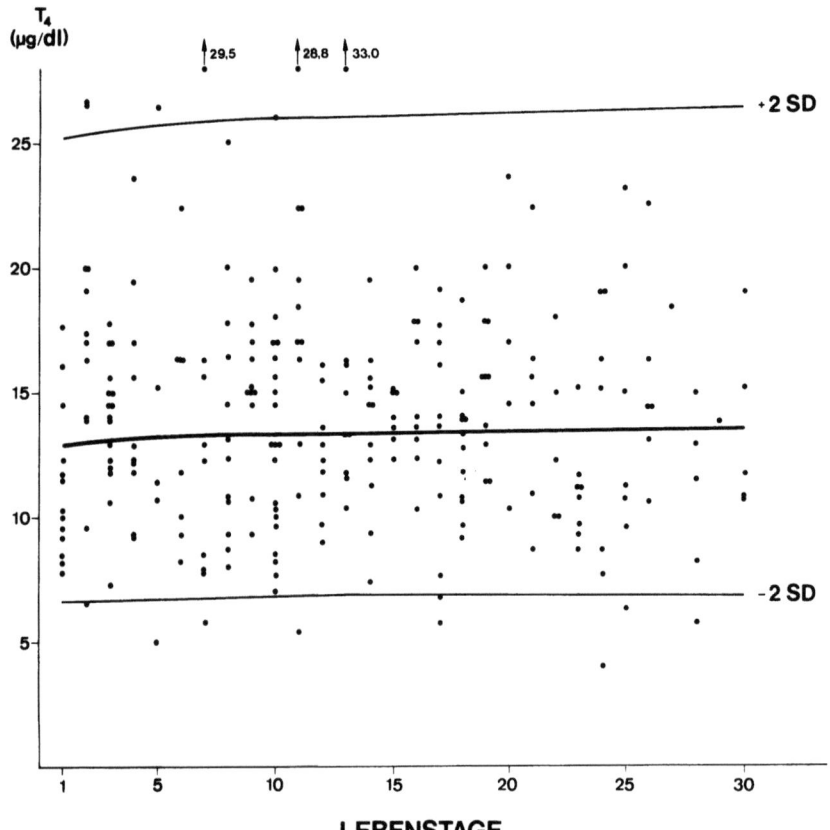

Abb. 2. Erwartungswerte der *T₄-Konzentrationen* im Serum Frühgeborener im ersten Lebensmonat (Erklärungen siehe Abb. 1)

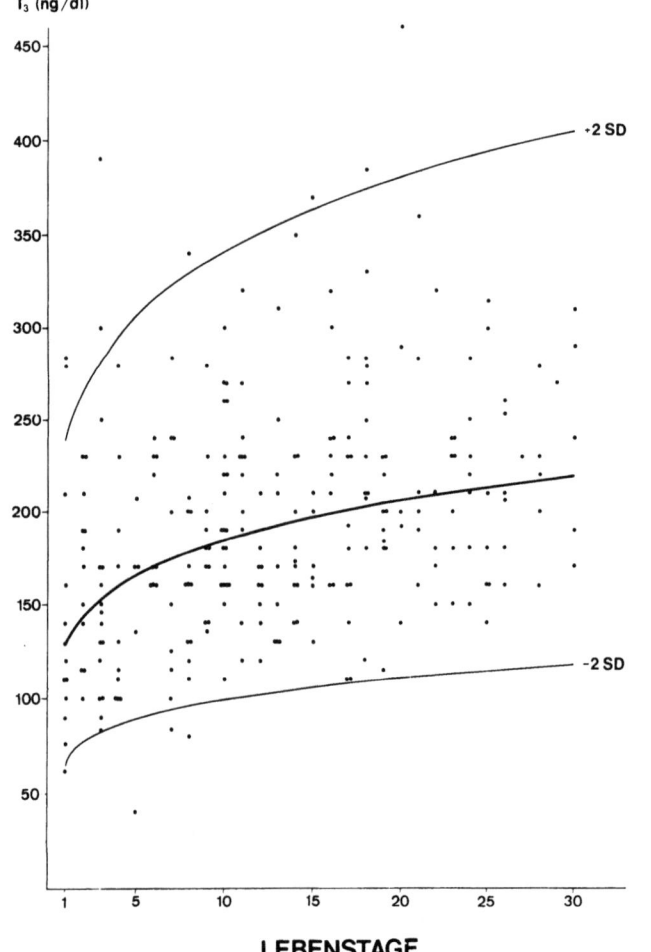

Abb. 3. Erwartungswerte der *T₃-Konzentrationen* im Serum Frühgeborener im ersten Lebensmonat (Erklärungen siehe Abb. 1)

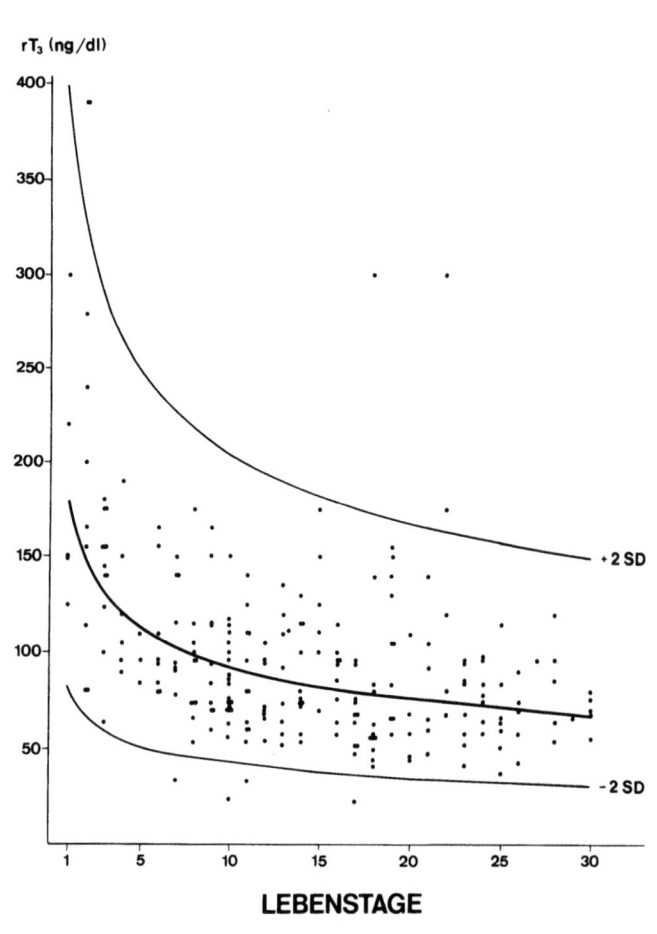

Abb. 4. Erwartungswerte der *rT₃-Konzentrationen* im Serum Frühgeborener im ersten Lebensmonat (Erklärungen siehe Abb. 1)

Tabelle 3. Ergebnisse der Regressions- und Varianzanalysen (nach log-Transformation) zur Untersuchung des Einflusses des Lebensalters auf die TSH- und Schilddrüsenhormonkonzentrationen im Serum bei Frühgeborenen während des ersten Lebensmonats ($a = y$-Achsenabschnitt; $b =$ Regressionskoeffizient; $r =$ Korrelationskoeffizient und $p =$ Signifikanzniveau)

Regressionsgleichung ($\log y = a + b \cdot \log x$)	b	r	p
Kollektiv gesunder Probanden			
$\log \text{TSH} = 1{,}043 - 0{,}329 \cdot \log \text{LT}$	$-0{,}329$	$-0{,}532$	$<0{,}01$
$\log \text{T}_4 = 1{,}117 + 0{,}001 \cdot \log \text{LT}$	$+0{,}001$	$+0{,}004$	$>0{,}05$
$\log \text{T}_3 = 2{,}088 + 0{,}165 \cdot \log \text{LT}$	$+0{,}165$	$+0{,}414$	$<0{,}01$
$\log \text{rT}_3 = 2{,}262 - 0{,}284 \cdot \log \text{LT}$	$-0{,}284$	$-0{,}552$	$<0{,}01$
Kollektiv kranker Probanden			
$\log \text{TSH} = 1{,}040 - 0{,}297 \cdot \log \text{LT}$	$-0{,}297$	$-0{,}511$	$<0{,}01$
$\log \text{T}_4 = 1{,}106 + 0{,}025 \cdot \log \text{LT}$	$+0{,}025$	$+0{,}066$	$>0{,}05$
$\log \text{T}_3 = 2{,}134 + 0{,}145 \cdot \log \text{LT}$	$+0{,}145$	$+0{,}404$	$<0{,}01$
$\log \text{rT}_3 = 2{,}240 - 0{,}279 \cdot \log \text{LT}$	$-0{,}279$	$-0{,}422$	$<0{,}01$
Gesamtkollektiv			
$\log \text{TSH} = 1{,}040 - 0{,}311 \cdot \log \text{LT}$	$-0{,}311$	$-0{,}519$	$<0{,}01$
$\log \text{T}_4 = 1{,}111 + 0{,}014 \cdot \log \text{LT}$	$+0{,}014$	$+0{,}038$	$>0{,}05$
$\log \text{T}_3 = 2{,}134 + 0{,}145 \cdot \log \text{LT}$	$+0{,}145$	$+0{,}411$	$<0{,}01$
$\log \text{rT}_3 = 2{,}254 - 0{,}284 \cdot \log \text{LT}$	$-0{,}284$	$-0{,}489$	$<0{,}01$

Bei den rT$_3$-Serumspiegeln fielen die Medianwerte am 1. bis 10. LT um fast 50% von 150 ng/dl auf 80 ng/dl ab, danach sah man nur noch einen geringen Abfall bis auf 70 ng/dl am 30. LT (Tab. 2). Der Verlauf der Erwartungswerte folgte einem logarithmischen Abfall von 179 (82–393) ng/dl am 1. LT auf 68 (32–152) ng/dl am 30. LT (Tabelle 2 und Abb. 4).

Die varianzanalytische Prüfung zeigte, daß sowohl die TSH- und rT$_3$-Serumkonzentrationen (Abfall der Regressionskurven) als auch die von T$_3$ (Anstieg der Regressionskurve) vom Lebensalter der untersuchten Frühgeborenen (während des 1. Lebensmonats) statistisch signifikant beeinflußt wurden. Die in diesem Zeitraum gemessenen T$_4$-Werte hingegen streuten unabhängig vom Lebensalter (Tabelle 3 und Abb. 2).

Diskussion

Wir schicken voraus, daß unsere Probanden aus einem Jodmangelgebiet stammten. Manche Unterschiede zu den Ergebnissen anderer Autoren sollten vor dem Hintergrund dieser Tatsache gewertet werden. Sie finden dadurch eine plausible Erklärung. Von verschiedenen Autoren [10, 24, 35] wurde in letzter Zeit berichtet, daß die Schilddrüsenfunktion bei gesunden Frühgeborenen, im Vergleich zu Reifgeborenen, nach der Geburt qualitativ ähnlich, aber quantitativ unterschiedlich sei.

Im Nabelschnurserum fanden Oddie et al. [29] bei Frühgeborenen mit steigendem GA signifikant zunehmende T$_4$-Konzentrationen. Die TSH-Konzentration wies eine negative Korrelation mit dem GA auf. Isaac et al. [23] zeigten ebenfalls im Nabelschnurserum, daß bei Frühgeborenen für T$_3$- und rT$_3$-Konzentrationen eine signifikant negative Korrelation zum Reifegrad besteht. Auch Ginsberg et al. [20] berichteten über signifikant niedrigere T$_4$- und höhere rT$_3$-Spiegel im Nabelschnurse-

rum bei Frühgeborenen verglichen mit Reifgeborenen. Andererseits fanden aber Byfield et al. [6] keinen Unterschied des TSH- und rT$_3$-Spiegels im Nabelschnurblut bei Früh- und Reifgeborenen. Dieselben Untersucher beschrieben bei Reifgeborenen höhere T$_4$- und T$_3$-Werte als bei Frühgeborenen. Gorodzinsky et al. [21] konnten bei Frühgeborenen zwischen der 20. und 30. SSW keine Korrelation der T$_4$-Konzentration im Nabelschnurserum mit dem GA finden. Jacobsen et al. [25] vermuteten anhand ihrer Ergebnisse, daß die Hauptursache für die unterschiedlichen Serum-T$_4$-Konzentrationen bei Früh- und Reifgeborenen die unterschiedlichen Serum-TBG-Konzentrationen verantwortlich seien. Die T$_4$- und TBG-Konzentrationen nahmen bei Frühgeborenen proportional mit dem GA zu. Die Abhängigkeit der Serumkonzentrationen von TSH und den drei Schilddrüsenhormonen vom GA, die von den obengenannten Autoren [20, 23, 29] unmittelbar nach der Geburt beschrieben wurde, war in unserer Untersuchung nur noch tendentiell erkennbar.

In einigen Veröffentlichungen der letzten Jahre wurde über die Schilddrüsenfunktion bei Frühgeborenen im Verlaufe der ersten Lebenswochen berichtet. Die Ergebnisse sind wegen der statistisch unterschiedlichen Auswertung der Meßdaten allerdings nur bedingt mit den unsrigen vergleichbar. Der von uns bei Frühgeborenen bestimmte TSH-Erwartungswert entsprach den Mittelwerten bzw. Medianwerten der TSH-Konzentrationen am 1. LT, die von anderen Autoren [10, 24, 35] bestimmt wurden. Der Verlauf des TSH-Erwartungswertes während der ersten Lebenswochen ist ähnlich dem Verlauf der mittleren TSH-Konzentrationen in den obengenannten Studien, wobei die dort angegebenen TSH-Mittelwerte in den ersten Lebenstagen steiler abfielen. Unsere TSH-Werte lagen nach dem 1. LT während des gesamten Beobachtungszeitraumes höher und fielen erst zum Ende der 2. Lebenswoche unter 5 µE/ml. Eine mögliche Erklärung für diese Diskrepanz kann in der unterschiedlichen Empfindlichkeit der jeweils verwandten TSH-Bestimmungsmethode liegen. Unsere T$_4$-Erwartungswerte stimmten mit den von Jacobsen et al. [24] bei 38 normalgewichtigen Frühgeborenen in den ersten 6 LT gemessenen T$_4$-Konzentrationen überein. Die von Uhrmann et al. [35] im Serum von Frühgeborenen während der ersten 3 Lebenswochen bestimmten mittleren T$_4$-Konzentrationen lagen jedoch deutlich niedriger als unsere T$_4$-Erwartungswerte. Cuestas et al. [10] fanden bei gesunden Frühgeborenen unterhalb der 34. bis 35. SSW in den ersten drei Lebensmonaten im Mittel ebenfalls wesentlich niedrigere T$_4$-Serumspiegel als wir. Diese Unterschiede bleiben unerklärt, wenn man von möglichen methodischen Varianzen absieht.

Der Verlauf des von uns für den 1. Lebensmonat berechneten T$_3$-Erwartungswertes entsprach demjenigen anderer Autoren [10, 35]. Diese Untersuchungen zeigten ebenfalls einen eindeutigen Anstieg der Mittelwerte der T$_3$-Serumspiegel bei Frühgeborenen während der ersten Lebenswochen. Jedoch lagen sie während des gesamten Untersuchungszeitraumes klar erkennbar unter unseren T$_3$-Erwartungswerten. Hierfür könnte die Tatsache verantwortlich gemacht werden, daß die von uns untersuchten Frühgeborenen aus einem Jodmangelgebiet stammten. Die von Jacobsen et al. [24] bei einem Frühgeborenen-kollektiv gemessenen T_3-Konzentrationen zeigten im Verlauf der Medianwerte im Gegensatz zu unseren Ergebnissen und denen der anderen Autoren [10, 35] nach dem 2. LT keinen weiteren Anstieg. Die Absolutwerte an den einzelnen LT lagen mehr als 50% niedriger als unsere T_3-Erwartungswerte. Da unser Untersuchungskollektiv und das von Jacobsen et al. vergleichbare durchschnittliche GA und Geburtsgewichte aufwiesen, kann für diese offensichtlichen Abweichungen nur der relative Jodmangel im Einzugsbereich unserer Probanden verantwortlich gemacht werden.

Die bei unseren Frühgeborenen errechneten rT_3-Erwartungswerte zeigen einen ähnlichen Verlauf wie die von Uhrmann et al. [35] in den ersten 3 Lebenswochen bestimmten mittleren rT_3-Serumspiegel. Dabei lagen allerdings unsere rT_3-Erwartungswerte während der 1. Lebenswoche niedriger.

Mehrfach wurde in der Literatur berichtet, daß bei Frühgeborenen, die an RDS erkrankt sind, während der ersten Lebenswochen die TSH- und Schilddrüsenhormonspiegel niedriger als bei gesunden Frühgeborenen sind [1, 11, 26, 32, 35]. Simultan gemessene TBG-Serumkonzentrationen ergaben bis zum 5. Lebenstag ebenfalls signifikant niedrigere Werte als bei gesunden Frühgeborenen. Schon früher fanden Cuestas et al. [9] im Nabelschnurserum von Frühgeborenen mit Atemnotsyndrom (RDS) niedrigere Schilddrüsenhormonkonzentrationen, jedoch höhere TSH-Konzentrationen als bei einer gesunden Kontrollgruppe. Der Grund dieser unterschiedlichen Befunde ist zur Zeit noch ungeklärt; möglicherweise ist die Funktion der Schilddrüse bei RDS temporär eingeschränkt.

Von den in unserem Untersuchungsgut enthaltenen 65 Frühgeborenen mit Adaptationsstörungen waren nur 9 Kinder an RDS erkrankt. Diese 9 Kinder wurden erst nach Abklingen der akuten Phase des Atemnotsyndroms in die Untersuchung einbezogen. Möglicherweise liegt hierin die Erklärung dafür, daß wir kein unterschiedliches Verhalten der gemessenen TSH- und Schilddrüsenhormonspiegel im Serum beider untersuchter Frühgeborenenkollektive gefunden haben.

Die Mittelwerte der TSH-, T_4- und T_3-Serumkonzentrationen bei Frühgeborenen der 35. und 36. SSW aus unserem Untersuchungskollektiv, gemessen am 4., 5. und 6. LT, stimmten mit den von Dahlem et al. [12] am 5. LT bei Frühgeborenen des 8. Schwangerschaftsmonats bestimmten Werten überein.

Die vom ersten Lebenstag an hohe T_4-Konzentration im Serum verringert möglicherweise über den negativen "feed-back" die TSH-Sekretion der Hypophyse, wodurch es zu einem schnellen Abfall der TSH-Konzentration im Serum bei den Frühgeborenen in den ersten Lebenstagen kommt. Eine funktionsfähige Hypophysen-Schilddrüsen-Achse scheint daher bei Frühgeborenen vorhanden zu sein. Vorausgesetzt, daß auch beim Frühgeborenen T_3 und rT_3 überwiegend aus Thyroxin durch Dejodierung in der Peripherie entstehen, könnte der Anstieg der T_3-Konzentration und der gleichzeitige Abfall der rT_3-Spiegel im

geborenen mit der Aktivitätszunahme des 5′-Jodthyronin-Dejodinase-Enzymsystems erklärt werden.

Wir sind der Firma Merck AG, Darmstadt, für die finanzielle Unterstützung dankbar. Frau J. Oberem danken wir für die sorgfältige Erstellung des Manuskriptes.

Literatur

1 Abbassi V, Merchant K, Abramson D (1977) Postnatal triiodothyronine concentrations in healthy preterm infants with respiratory distress syndrome. Pediatr Res 11:802–804

2 Abuid J, Stinson DA, Larsen PR (1973) Serum triiodothyronine and thyroxine in the neonate and the acute increase in these hormones following delivery. J Clin Invest 52:1195–1199

3 Abuid J, Klein AH, Foley TP, Larsen PR (1974) Total and free triiodothyronine and thyroxine in early infancy. J Clin Endocrinol Metab 39:263–268

4 Brien TG, Fay JA, Griffin EA (1974) Thyroid status in the newborn infant. Effective thyroxine ratio and free thyroxine index. Arch Dis Child 49:225–227

5 Burmann KD, Read J, Dimond RC, Strum D, Wright FD, Patow W, Earill JM, Wartofsky L (1976) Measurements of 3,3′,5′-triiodothyronine (reverse T_3), 3,3′-L-diiodothyronine, T_3 and T_4 in human amniotic fluid and in cord and maternal serum. J Clin Endocrinol Metab 43:1351–1359

6 Byfield PGH, Bird D, Yepez R, Land M, Himsworth RL (1978) Reverse triiodothyronine, thyroid hormone, and thyrotrophin concentrations in placental cord blood. Arch Dis Child 53:620–624 (1978)

7 Chopra IJ, Sack J, Fisher DA (1975) Circulating 3,3′,5′-triiodothyronine (reverse T_3) in the human newborn. J Clin Invest 55:1137–1141

8 Chopra IJ, Crandall BF (1975) Thyroid hormones and thyrotropin in amniotic fluid. N Engl J Med 293:740–743

9 Cuestas RA, Lindall A, Engel RR (1976) Low thyroid hormones and respiratory distress syndrome of the newborn. Studies on cord blood. N Engl J Med 295:297–302

10 Cuestas RA, Shreveport PD (1978) Thyroid function in healthy premature infants. J Pediatr 92:963–967

11 Cuestas RA, Engel RR (1979) Thyroid function in preterm infants with respiratory distress syndrome. J Pediatr 94:643–646

12 Dahlem A, Delange F, Bourdoux P, Glinoer D, Lagasse R, Odstrchel G, Ermans AM (1978) Prematurity and high risk of thyroid failure. Annual meeting American Thyroid Assoc, Portland, Oregon, September 13–16, Abstract, p. 15

13 Fisher DA, Lehman H, Lackey C (1964) Placental transfer of thyroxine. J Clin Endocrinol Metab 24:393–400

14 Fisher DA, Odell WD (1969) Acute release of thyrotropin in the newborn. J Clin Invest 48:1670–1677

15 Fisher DA, Hobel CJ, Garza R, Pierce CA (1970) Thyroid function in the preterm fetus. Pediatrics 46:208–216

16 Fisher DA (1973) Advances in the laboratory diagnosis of the thyroid disease, Part II. J Pediatr 82:187–191

17 Fisher DA, Dussault JH, Hobel CJ, Lam R (1973) Serum and thyroid gland triiodothyronine in human fetus. J Clin Endocrinol Metab 36:397–400

18 Fisher DA (1974) Fetal thyroid hormone metabolism. Contemp Obstet Gynecol 3:47–54

19 Fukuchi M, Inoue T, Abe H, Kumahara Y (1970) Thyrotropin in human fetal pituitaries. J Clin Endocrinol Metab 31:565–569

20 Ginsberg J, Walfish PG, Chopra IJ (1978) Cord blood reverse T_3 in normal, premature, euthyroid low T_4, and hypothyroid newborns. J Endocrinol Invest 1:73–77

21 Gorodzinskiy P, Howard NJ, Ginsberg J, Walfish PG (1979) Cord serum thyroxine and thyrotropin values between 20 and 30 weeks' gestation. J Pediatr 94:971–973

22 Hüfner M, Grusendorf M, Lorenz U, Knöpfle M (1977) 3,3′,5′-triiodothyronine (reverse T_3) in amniotic fluid and cord serum. Eur J Pediatr 125:213–217

23 Isaac RM, Hayer A, Standefer JC, Eaton PHD, Eaton RPH (1979) Reverse tri-iodothyronine to tri-iodothyronine ratio and gestational age. J Pediatr 94:477–479

24 Jacobsen BB, Andersen HJ, Peitersen B, Dige-Petersen H, Hummer L (1977) Serum levels of thyrotropin, thyroxin and triiodothyronine in fullterm, small-for-gestational age and preterm newborn babies. Acta Paediatr Scand 66:681–687

25 Jacobsen BB, Peitersen B, Andersen HJ, Hummer L (1979) Serum concentrations of thyroxin-binding globulin, prealbumin and albumin in healthy fullterm, small-for-gestational age and preterm newborn infants. Acta Paediatr Scand 68:49–55

26 Jacobsen BB, Peitersen B, Hummer L (1979) Serum concentrations of thyrotropin, thyroid hormones and thyroid hormone-binding proteins during acute and recovery stages of idiopathic respiratory distress syndrome. Acta Paediatr Scand 68:257–264

27 Klein AH, Stinson D, Foley B, Larsen PR, Foley TP Jr (1977) Thyroid function studies in preterm infants recovering from the respiratory distress syndrome. J Pediatr 91:261–263

27a. Meinhold H, Dudenhausen JW, Wenzel KW, Saling E (1979) Amniotic fluid concentrations of 3,3′,5′-tri-iodothyronine (reverse T_3), 3,3′-di-iodothyronine, 3,5,3′-tri-iodothyronine (T_3) and thyroxine (T_4) in normal and complicated pregnancy. Clin Endocrinol 10:355–365

28 Mertz DP, Stelzer M, Heizmann M, Koch B (1973) Der Jodgehalt des Trinkwassers im endemischen Kropfgebiet von Südbaden. Schweiz Med Wochenschr 103:550–556

29 Oddie TH, Fisher DA, Bernard B, Lam RW (1977) Thyroid function at birth in infants of 30 to 45 weeks' gestation. J Pediatr 90:803–806

30 Osorio C, Myandt NB (1962) The binding of thyroxine by human fetal serum. Clin Sci 23:277–284

31 Raiti S, Holyman CB, Scott RL, Blizzard RM (1967) Evidence for the placental transfer of triiodothyronine in human beings. N Engl J Med 277:456–459

32 Redding RA, Pereira C (1974) Thyroid function in respiratory distress syndrome (RDS) of the newborn. Pediatrics 54:423–428

33 Schönberger W, Grimm W, Gempp W, Dinkel E (1979) Transient hypothyroidism, associated with prematurity, sepsis, and respiratory distress. Eur J Pediatr 132:85–92

34 Similä S, Koivisto M, Ranta T, Leppäluoto J, Reinilä M, Haapalahti J (1975) Serum tri-iodothyronine, thyroxine and thyrotropine concentrations in newborns during the first 2 days of life. Arch Dis Child 50:565–567

35 Uhrmann S, Marks KH, Maisels MJ, Friedman Z, Murray F, Kulin HE, Kaplan M, Utiger R (1978) Thyroid function in preterm infant: a longitudinal assessment. J Pediatr 92:968–973

Dr. V. Grimm
PD Dr. J. Homoki
Prof. Dr. W. M. Teller
Zentrum für Kinderheilkunde der Universität
Prittwitzstraße 43

Dr. U. Loos
Zentrum für Innere Medizin der Universität
Steinhövelstraße 9

Prof. Dr. W. Gaus
Klinische Dokumentation und Statistik
der Universität
Prittwitzstraße 6

D-7900 Ulm/Donau

Spenderauswahl
für Knochenmarkstransplantation* **

Aus Klinik
und Forschung

Originalien

Redaktion:
K. H. Schäfer

E. D. Albert, S. Scholz, K. Zier, B. Gänsbacher, R. Wank und D. Schendel

Nationales Referenzlabor für Gewebetypisierung an der Kinderpoliklinik (Direktor: Prof. Dr. H. Spiess)
und Institut für Immunologie (Direktor: Prof. Dr. G. Riethmüller) der Universität München

Selection of Donors for Bone Marrow Transplantation in Childhood Leucemia

Summary. The problems of immunological donor selection for bone marrow transplantation (BMT) are discussed: In acute childhood leucemia, the possibility of BMT should be discussed already at the time of diagnosis, in case the orthodox treatment of leucemia is not successful. The tests for donor selection should best be done during the first remission and should include the antigens of HLA-A,B,C,DR and D-loci as well as the Bf and GLO-Systems. Is ist important to include in the tests as many as possible first degreee relatives in order to establish the inheritance of the HLA-Antigens. If there is no HLA-genetically identical sibling, it also possible to consider other relatives, provided there is genetic identity for one HLA-Haplotype and chance-compatibility for the other haplotype.

Key words: Bone marrow transplantation – HLA-system – Acute Leucemia – Bf-system – GLO-system.

Zusammenfassung. Die Schwierigkeiten der immunologischen Spenderauswahl werden an Hand von ausgewählten Beispielen aus dem Bereich der Arbeitsgemeinschaft für Knochenmarktransplantation München diskutiert. Bei akuten Leukämien des Kindesalters sollte schon bei der Diagnosestellung die Möglichkeit einer Knochenmarktransplantation eruiert werden für den Fall des Versagens der orthodoxen Leukämietherapie. Die zur Spenderauswahl notwendigen Untersuchungen umfassen die Antigene der HLA-A,B,C,DR und D-Genorte, sowie die Polymorphismen Bf und GLO, und sollten wenn möglich in der ersten Remission durchgeführt werden. Es ist bedeutsam, möglichst viele Verwandte (Eltern, Großeltern, Onkel, Tanten) mit zu untersuchen, um die Vererbung der HLA-Antigene eindeutig ableiten zu können. Falls kein HLA-genetisch identisches Geschwisterkind als Spender zur Verfügung steht, so kann in besonderen Fällen auch ein anderer Verwandter als Spender in Betracht gezogen werden, wenn er für einen HLA-Haplotypen genetisch identisch und für den anderen zufallsbedingt kompatibel ist.

Schlüsselwörter: Knochenmarktransplantation – HLA-System – Akute Leukämie – Bf-System – GLO-System.

1. Einleitung

Die Knochenmarktransplantation (KMT) ist inzwischen weithin als Therapieform bei anderweitig aussichtslosen Fällen von Aplastischer Anämie, Akuter Leukämie und kombinierten Immundefekten akzeptiert. Auch in Deutschland wird in einigen Arbeitsgruppen seit mehreren Jahren erfolgreich transplantiert (*Ulm:* Immundefekte, Aplastische Anämien, Akute Leukämien. *München:* Aplastische Anämien, Akute Leukämien, *Essen:* Akute Leukämien, Aplastische Anämien, *Tübingen:* Akute Leukämien, Aplastische Anämien). Dabei sind die Ergebnisse denen aus USA und einigen europäischen Zentren durchaus vergleichbar [5].

Gerade bei der Akuten Leukämie haben sich die Ergebnisse der KMT in den letzten beiden Jahren dadurch ganz erheblich verbessert [3, 8], daß man zu einem früheren Zeitpunkt im Verlauf der Erkrankung und dabei möglichst in der Remission transplantiert, und zwar in solchen Fällen, die durch Auftreten eines oder mehrerer leukämischer Rezidive erkennen lassen, daß mit den üblichen Behandlungsschemata eine Heilung der Leukämie nicht mehr möglich ist. Die besonders aus Seattle [8] und Duarte [3] berichteten Ergebnisse lassen erwarten, daß etwa 50% dieser Patienten mit einer Heilung rechnen können. Dies hat dazu geführt, daß in manchen onkologischen Zentren die Möglichkeit der KMT bereits bei der Diagnosestellung erwogen wird für den Fall, daß es unter der Behandlung mit einem der üblichen Therapieschemata zu einem Rezidiv kommen sollte. Dann wird man versuchen, mit den üblichen Mitteln eine erneute Remission zu erreichen, um dann die KMT bei gutem klinischem Zustand des Patienten durchzuführen. Der hier geschilderte Therapieplan hat zu einer starken Zunahme der Spendersuche für KMT geführt.

Unser Labor hat allein in den letzten 18 Monaten über 150 Familien auf das Vorliegen eines Spenders für eine mögliche KMT untersucht.

In der vorliegenden Arbeit soll versucht werden, an Hand einiger ausgewählter Familien, auf die Möglichkeiten und Grenzen der Spenderauswahl für KMT hinzuweisen.

---

 * Herrn Professor Dr. H. Spiess zum 60. Geburtstag gewidmet
** Unterstützt durch SFB 37, München

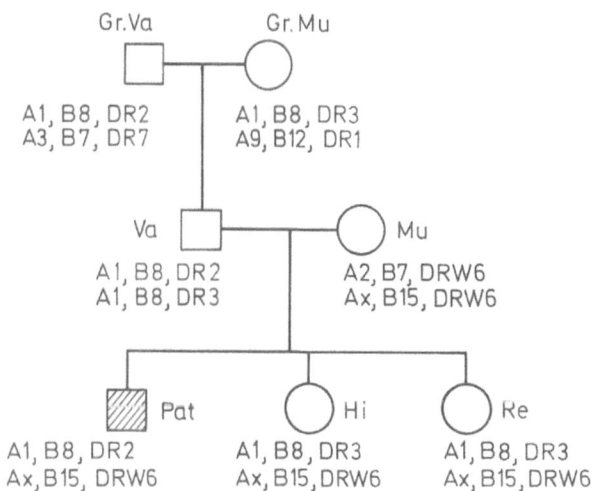

Gr.Va — Gr.Mu
A1, B8, DR2 / A3, B7, DR7   A1, B8, DR3 / A9, B12, DR1

Va — Mu
A1, B8, DR2 / A1, B8, DR3   A2, B7, DRW6 / Ax, B15, DRW6

Pat   Hi   Re
A1, B8, DR2 / Ax, B15, DRW6   A1, B8, DR3 / Ax, B15, DRW6   A1, B8, DR3 / Ax, B15, DRW6

Abb. 1. Familie mit HLA-A, B-Homozygotie eines Elternteils (Fam. Wi., Apl. Anämie)

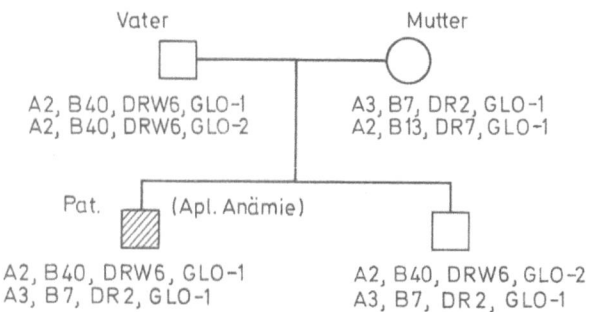

Vater — Mutter
A2, B40, DRW6, GLO-1 / A2, B40, DRW6, GLO-2   A3, B7, DR2, GLO-1 / A2, B13, DR7, GLO-1

Pat.   (Apl. Anämie)
A2, B40, DRW6, GLO-1 / A3, B7, DR2, GLO-1   A2, B40, DRW6, GLO-2 / A3, B7, DR2, GLO-1

Abb. 2. Familie, in der ein Elternteil HLA-A,B,DR und D-homozygot ist

2. Material und Methoden

Die Blutproben der untersuchten Familien wurden uns aus den an der Arbeitsgemeinschaft für KMT München beteiligten Kliniken und von verschiedenen onkologischen Zentren aus ganz Deutschland zugesandt.

Die Typisierung von HLA-A, B und C-Antigenen erfolgte in der Standardmethode nach Terasaki u. Mc Clelland 1964 [9]. Zur Bestimmung der HLA-DR-Antigene verwenden wir die Methode von van Rood 1975 [7] mit einigen Modifikationen (Albert et al. 1977) [2]. Die gemischte Leukozytenkultur (MLC für engl. Mixed *Leucocyte Culture*) und die Bestimmung der Allele des Glyoxalase-I Polymorphismus folgten bereits früher publizierten Techniken (Zier et al. 1978) [10] bzw. Pretorius et al. 1975 [6].

3. Suche nach einem HLA-identischen Geschwister als KMT-Spender

Neben der sehr seltenen – aber natürlich optimalen – Konstellation von eineiigen Zwillingen, stellen die HLA-identischen Geschwister die genetisch günstigste Spender-Empfänger-Kombination dar, weil die beiden Geschwister das jeweils gleiche Chromosom Nr. 6 (auf dem HLA liegt) von ihren beiden Eltern geerbt haben. Das (haploide) Chromosom Nr. 6, das jeder Elternteil an sein Kind weitergibt, wird auch als Halotyp bezeichnet. Wenn nun zwei Geschwister zwei gleiche HLA-Haplotypen geerbt haben, ist die Wahrscheinlichkeit groß, daß sie nicht nur

für HLA, sondern auch für die übrigen auf Chromosom 6 lokalisierten Gene identisch sind. Von den Ergebnissen bei Nierentransplantation wissen wir, daß neben den bisher bekannten HLA-loci noch andere transplantationsrelevante Systeme auf Chromosom 6 gelegen sein müssen, für die HLA-identische Geschwister identisch sind, während HLA-identische Unverwandte diese Übereinstimmung nicht aufweisen. Um HLA-Identität bei Geschwistern festzustellen, genügt es im allgemeinen, die HLA,B,C-Antigene zu bestimmen, wobei jedoch betont werden muß, daß möglichst alle erreichbaren Eltern, Geschwister, Onkel und Tanten untersucht werden, auch wenn sie als Spender von vornherein nicht in Frage kommen. Es gibt nicht selten Konstellationen, die genetisch eindeutig nur durch Einbeziehung zusätzlicher Verwandter gelöst werden können. Das erste Beispiel (Abb. 1) zeigt eine solche Familie.

Bei der primären HLA-A, B-Typisierung (HLA-C ist aus Gründen der Vereinfachung weggelassen) zeigte sich, daß die beiden Geschwister Hi und Re mit dem Patienten identisch für HLA-A und B sind. Da der Vater jedoch nur die Antigene HLA-A1 und B8 aufweist, mußten noch die väterlichen Großeltern des Patienten untersucht werden um zu etablieren, daß der Vater tatsächlich homozygot für A1 und B8 ist. Da dies so ist, können z. B. der Patient und seine Schwester Hi verschiedene Haplotypen vom Vater geerbt haben. Dieser Verdacht bestätigt sich durch die Einbeziehung der HLA-DR-Antigene: die beiden Haplotypen des Vaters sind unterschiedlich für HLA-DR, und der Patient hat den Haplotyp A1, B8, DR2 geerbt, während seine beiden Schwestern den anderen väterlichen Haplotyp: A1,B8,DR3 aufweisen.

Damit findet sich in dieser Familie kein HLA-identischer Spender. Diese Schlußfolgerung wurde auch durch eine positive MLC zwischen dem Patienten und seinen Schwestern bestätigt, was zeigt, daß auch Inkompatibilität für die in der MLC definierten HLA-D-Antigene besteht. Diese Familie zeigt also, daß bei HLA-A, B-homozygoten Eltern zwei Geschwister zwar HLA-A, B-identisch, aber D- und DR-inkompatibel sein können, so daß zur Absicherung der HLA-Identität immer auch eine MLC durchgeführt werden muß.

Im zweiten Beispiel (Abb. 2) ist der Vater des Patienten homozygot für HLA-A2, B40 und DRW6. Der Patient und sein Bruder haben den gleichen mütterlichen Haplotypen (A3, B7, DR2) geerbt und beide besitzen den väterlichen Haplotyp A2, B40, DRW6. Die gemischte Leukozytenkultur (MLC) zwischen dem Patienten und seinem Bruder war negativ, so daß geschlossen werden kann, daß die Brüder identisch sind für HLA-A,B,DR und D-Antigene. Dennoch ist noch nicht erwiesen, daß beide den gleichen väterlichen Haplotyp geerbt haben. Um diese Frage zu klären, haben wir die Allele der Glyoxalase I (GLO) bestimmt, und es zeigt sich, daß die Brüder verschiedene GLO-Allele aufweisen. Das kann bedeuten, daß trotz Identität für HLA-A,B,DR und D die Brüder unterschiedliche Haplotypen geerbt haben, oder daß mindestens einer der Brüder einen rekombinanten Haplotyp geerbt hat. Jedenfalls sind der Patient und sein Bruder nicht als HLA-identische Geschwister im strengen genetischen Sinne anzusehen. Es mag Zufall sein, aber bei dem Patienten (der an einer schweren aplastischen Anämie litt) ist das Transplantat seines Bruders nicht angegangen. Wir schließen aus dieser Familie und aus weiteren, ähnlichen Fällen, daß bei Homozygotie eines Elternteils zwei Geschwister, trotz Identität für HLA-A,B,DR und D, nicht identisch sein müssen für alle transplantationsrelevanten Systeme auf Chromosom 6. Aus diesem Grunde ist es wichtig, in die Spenderauswahl Außenmarker wie GLO oder Komplementpolymorphismen wie Bf, C2 und C4 einzubeziehen. Die Reihenfolge der Gene auf dem Chromosom 6 ist in Abb. 3 dargestellt.

Das Problem der Homozygotie eines Elternteils wurde ausführlich dargestellt, weil der Eindruck entstanden ist, daß dieses Phänomen gerade in den Familien von Patienten mit aplastischer Anämie häufiger ist, als man dies auf Grund der relativen Seltenheit der verschiedenen Haplotypen erwarten sollte. Die bisher untersuchten Patientenkollektive sind jedoch leider nicht genügend groß (Albert et al. 1976 [1]: 200 Patienten und deren Familien) um diesen Eindruck statistisch zu sichern.

4. Spendersuche beim Fehlen eines HLA-identischen Geschwisters

Leider findet sich in der Mehrzahl der Fälle, in denen eine KMT indiziert wäre, kein HLA-identischer Geschwisterspender. Es gilt daher, den Personenkreis, der als Spender in Frage kommt zu erweitern. Wegen des extremen Polymorphismus des HLA-Systems (es gibt über 14 Millionen verschiedene Genotypen) ist es außerordentlich schwierig, einen Unverwandten HLA-A-B-C-DR und D-identischen Knochenmarksspender zu finden. Dazu kommt, daß solche Transplantationen von unverwandten Spendern nur in einzelnen Ausnahmefällen klinischen Erfolg hatten. Man wird daher mit wesentlich mehr Aussicht auf Erfolg bei den Verwandten des Patienten nach einem möglichen Spender suchen. Hier sollte man Personen auswählen, die mit dem Patienten mindestens einen genetisch identischen HLA-Haplotypen gemein haben (wie es z. B. in jeder Eltern-Kind-Situation der Fall ist), und die für den zweiten „unverwandten" HLA-Haplotypen eine Zufallskompatibilität für möglichst viele Marker des Chromosom 6 aufweisen. In Abb. 4 ist eine Familie eines ALL-Patienten dargestellt, der keine Geschwister hat, bei dem aber nach einer HLA-A,B-Typisierung einige Familienmitglieder in die engere Auswahl genommen wurden: Die Mutter (II8) des Patienten ist mit dem Patienten identisch für alle 4 HLA-A und -B-Antigene, die beiden Großväter (I1 und I3) stimmen mit dem Patienten in 3 von vier HLA-A- und -B-Antigenen überein. Im nächsten Schritt wurde die HLA-DR-Typisierung der ganzen Familie vorgenommen (die nicht in der engeren Auswahl befindlichen Familienmitglieder wurden DR-typisiert, um die Genotypen eindeutig festlegen zu können). Hier ergibt es sich dann, daß der väterliche Großvater (I1) als Spender nicht in Frage kommt, weil er mit dem Patienten für ein DR-Antigen (und ein A-Antigen) differiert. Der Großvater mütterlicherseits (I3) und die Mutter des Patienten (II8) sind DR-identisch mit dem Patienten. Es ist jedoch klar, daß hier

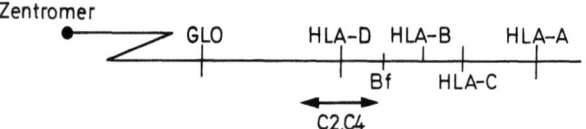

Abb. 3. Die polymorphen Gene auf dem Chromosom C6

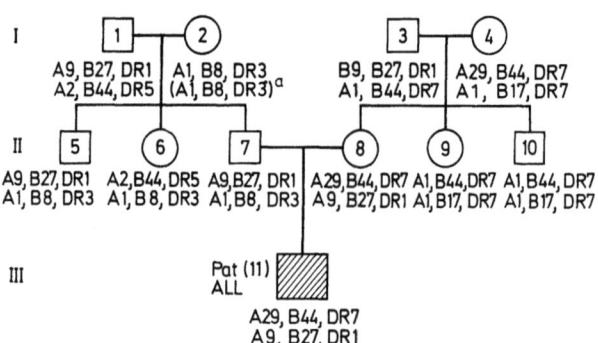

Abb. 4. Spendersuche in einer Familie in der kein HLA-identisches Geschwisterkind existiert (Die GLO-Daten sind nicht informativ und daher der besseren Übersichtlichkeit wegen weggelassen worden). Die Klammer deutet an, daß der Genotyp von I2 nicht eindeutig abgeleitet werden kann

die Mutter die eindeutig günstigere Konstellation bietet: Sie hat den Haplotyp A29, B44, DR7 an den Patienten vererbt. Für diesen Haplotypen besteht also genetische Identität zwischen Mutter und Patienten. Der zweite mütterliche Haplotyp A9, B27, DR1 ist zufällig identisch mit dem zweiten Haplotypen des Patienten, ist also „unverwandt", es sei denn, Vater (II7) und Mutter (II8) des Patienten seien blutsverwandt, wofür wir aber bei der Anamnese keine Hinweise gewinnen konnten. Der Großvater mütterlicherseits (I3) ist für beide HLA-Haplotypen „unverwandt" mit dem Patienten, trotz Identität für 5 von 6 HLA-A-,-B,-DR-Antigenen. Im letzten Schritt wurde durch gemischte Leukozytenkultur (MLC) versucht, eine Identität zwischen Mutter und Patient auch für HLA-D nachzuweisen. Leider war die MLC jedoch aus technischen Gründen nicht interpretierbar und konnte nicht wiederholt werden, weil der Patient interkurrent auswärts verstorben war.

Bei der Überlegung, ob eine KMT von einem anderen Spender, als vom HLA-identischen Geschwister durchgeführt werden soll, ist es selbstverständlich geboten, die Familie über das unsichere Risiko zu informieren, das sicher über dem einer HLA-identischen Geschwistertransplantation liegt. Nach einer Zusammenstellung von Hansen et al 1980 [4] sind allein in Seattle 37 Knochenmarktransplantationen durchgeführt worden, bei denen der Spender nicht ein HLA-identisches Geschwister war. Bei den Patienten mit aplastischer Anämie sind die Ergebnisse sehr schlecht, während sie bei Akuter Leukämie insgesamt erstaunlich gut sind. Man sollte daher einem Leukämiepatienten dieser Kategorie, dessen einzige Überlebenschance in einer KMT liegt, diese Chance nicht verwehren, solange er keinem Patienten mit einer besseren Prognose den Behandlungsplatz nimmt.

5. Praktische Konsequenzen

1. Die Untersuchungen zur Spenderauswahl sollten möglichst früh beginnen.

Es hat sich bewährt, gleich bei der Diagnosestellung die Möglichkeit einer KMT für den Fall eines Versagens der konservativen Therapie zu erwägen. Da bei Leukämie-Patienten im Schub sowohl die HLA-A,B,C, DR-Typisierung, als auch ganz besonders die MLC häufig technische Schwierigkeiten bereitet, ist es am günstigsten, diese Untersuchungen frühzeitig in der ersten Remission durchführen zu lassen. Die Anwesenheit von großen Zahlen von leukämischen Blasten im peripheren Blut, kann bei der MLC zu genetischen Fehlinterpretationen führen. Es muß daher genügend Zeit bleiben, fragliche Experimente zu wiederholen.

2. Alle verfügbaren Geschwister, Eltern, Kinder und andere Blutsverwandte sollten in die Untersuchungen einbezogen werden.

Dies schließt auch immer Familienmitglieder ein, die – aus welchen Gründen auch immer – nicht als Knochenmarkspender in Frage kommen. Je mehr Familienmitglieder untersucht werden, um so sicherer ist die Ableitung der Genotypen, eine unabdingbare Voraussetzung für die Spenderauswahl. Darüber hinaus sind unter den untersuchten Verwandten häufig gut HLA-kompatible Spender zur Thrombozyten- oder Granulozyten-Substitution des Patienten für die aplastische Phase bis zum Angehen des Transplantates.

3. Auch Geschwisterpaare, die die gleichen HLA-A,B,C,DR-Antigene zeigen und die negativ in der MLC sind, können genetisch different sein.

Diese Möglichkeit besteht zum Beispiel, wenn einer der Eltern homozygot ist, oder wenn beide Eltern für mehrere HLA-Antigene übereinstimmen. Es ist daher erforderlich, in solchen Familien zusätzliche Markersysteme wie Bf und GLO einzusetzen.

4. Beim Fehlen eines HLA-MLC identischen Geschwisters können zumindest bei Akuter Leukämie auch andere Verwandte als Spender in Betracht gezogen werden.

Hier richtet sich die Suche nach Verwandten, die für einen HLA-Haplotyp genetisch identisch sind mit dem Empfänger, und für den anderen Haplotypen eine Zufallskompatibilität aufweisen.

Literatur

1 Albert ED, Thomas ED, Nisperos B, Storb R (1976) HLA-antigens and haplotypes in 200 patients with aplastic anemia. Transplantation 22:528–531
2 Albert ED, Andreas A, McNicholas A, Scholz S, Kuntz B (1977) B- and T-cell specific alloantigens in man. Scand J Immunol 6:427
3 Blume HG (1979) Critical issues of bone marrow transplantation. Internationales Symposium, Titisee, in press
4 Hansen JA, Clift RA, Mickelson EM, Thomas ED (in press) Marrow transplantation from donors other than HLA identical siblings. In: Terasaki PI (ed) Histocompatibility testing. Los Angeles
5 Kolb HJ et al (in Vorbereitung) Ergebnisse der Arbeitsgemeinschaft für Knochenmarktransplantation München
6 Pretorius AMG, Scholz S, Kuntz B, Albert ED (1976) Investigations of the red cell glyoxalase (GLO) in recombinant families. Eur Immunol 6:759–761
7 Rood JJ van, Leeuwen A van, Keuning JJ, Bussé O van, Alblas A (1975b) The serological recognition of the human MLC determinants using a modified cytotoxicity technique. Tissue Antigens 5:73–79
8 Storb R (1979) Critical issues of bone marrow transplantation. Internationales Symposium, Titisee, in press
9 Terasaki PI, McCelland JD (1964) Microdroplet assay of human serum cytotoxins. Nature 206:998
10 Zier K, Grosse-Wilde H, Huber Ch, Braunsteiner H, Albert ED (1978) Restimulation in secondary MLC by a non-D locus determinant within the MHC. Immunogenetics 6:459–469

Prof. Dr. E. D. Albert
Kinderpoliklinik der Universität
Pettenkoferstraße 8a
D-8000 München 2

Zur Diagnostik von Überernährung und Übergewicht *

Ein neues Somatogramm

Aus Klinik und Forschung

Originalien

Redaktion:
K. H. Schäfer

L. Reinken, Helga Stolley und W. Droese

Forschungsinstitut für Kinderernährung (Direktor: Prof. Dr. W. Droese), Dortmund

Diagnosis of Overnutrition and Overweight. A New Somatogram

Summary. From 1968–1978 weight, height and thickness of triceps-, subscapular-, and suprailiacal skinfolds were longitudinally investigated in 1593 healthy children. Thickness of the three skinfolds measured was indicated as sum. Weight and sum of skinfold thickness were related to height and represented in form of a somatogram. Development of body weight and skinfold thickness does not follow a gaussian distribution. Therefore it was necessary to express the 2-sigma deviation asymmetrically. The somatogram represents the physical development of healthy infants and children in West Germany. The combination of a height/weight/skinfold thickness somatogram permits to differentiate between overweight and overnutrition.

Key words: Overweight – Overnutrition – Somatogram.

Zusammenfassung. In den Jahren 1968–1978 wurden bei 1593 gesunden Kindern im reinen Längsschnittverfahren Körpergröße, Körpergewicht sowie die Dicke der Triceps-, Subscapular- und Suprailiacal-Hautfettfalten gemessen. Die Dicke der drei Hautfettfalten wurde als Summe angegeben. Gewicht sowie Hautfettfaltensumme wurden auf Größe bezogen und in Form eines Somatogrammes dargestellt. Der nicht normal verteilten Entwicklung des Körpergewichtes und der Summe der Hautfettfalten wurde durch die Angabe asymmetrischer 2-Sigma-Grenzen entsprochen. Dieses Somatogramm hat im Vergleich zu den herkömmlichen einmal den Vorteil der schnellen Differenzierungsmöglichkeit zwischen Übergewicht und Überernährung, zum anderen hat man durch die Erfassung des Wachstums im Längsschnittverfahren eine sichere Aussage über die tatsächliche körperliche Entwicklung in der Hand.

Schlüsselwörter: Übergewicht – Überernährung – Somatogramm.

In der täglichen Praxis ist die Unterscheidung zwischen Übergewicht und Überernährung mittels der herkömmlichen Somatogramme von Vogt [19], von Maaser aus unserem Institut [9] und von Kunze [7] nicht durchführbar. Ein häufig gemachter Fehler ist die Gleichsetzung von Übergewicht und Überernährung. Ausgeprägte Muskulatur oder kräftige Skelettentwicklung können als Übergewicht imponieren, ohne ein Zeichen für Überernährung zu sein. Umgekehrt kann bei einem Mißverhältnis von Fettgewebe zu Muskulatur eine Überernährung vorliegen, ohne daß ein Übergewicht imponiert.

Um eine klare Abgrenzung zwischen Übergewicht und Überernährung schnell und übersichtlich zu ermöglichen, wurde ein Somatogramm erarbeitet, das neben Gewicht und Größe auch die Messung des Unterhautfettgewebes beinhaltet. Dieses Somatogramm hat weiterhin den Vorteil, daß es im Vergleich zu den herkömmlichen [7, 9, 19] im Längsschnittverfahren erstellt wurde. Diese Voraussetzung wird für eine zuverlässige Aussage zur Bestimmung der Wachstumsgeschwindigkeit gefordert [11].

Untersuchungsgut und Methodik

In den Jahren 1968–1978 wurden bei 173 gesunden Säuglingen sowie 1420 gesunden Kleinkindern, Kindern und Adolescenten im Alter zwischen 1 Monat und 16 Jahren die Entwicklung der Körpergröße, des Körpergewichtes sowie der Hautfettfalten im reinen Längsschnittverfahren untersucht. Jeder Säugling wurde im 1. Lebensjahr mindestens dreimal, höchstens siebenmal vermessen, im Kleinkindes-, Kindes- und Adolescentenalter erfolgten die Messungen vier- bis zwölfmal in halb- bzw. jährlichen Abständen. Alle Säuglinge und Kinder leben in einer Großstadt (Dortmund), ihre Auswahl umfaßte alle sozialen Schichten [12, 13]. Die untersuchten Kinder waren ausnahmslos deutschen Ursprungs. Die Messungen wurden seit 1968 von denselben Untersuchern durchgeführt.

Das *Körpergewicht* der Säuglinge wurde mit einer elektronischen Säuglingswaage Mettler BS 15 festgestellt. Die Meßgenauigkeit betrug 1 g, das Gewicht wurde über 3 s integriert. Die Körperlänge der Säuglinge wurde mit einem an unserem Institut entwickelten Meßstab aus Leichtmetall gemessen. Die Skala kann mit einer Meßgenauigkeit von 1 mm abgelesen werden.

Die *Körpergröße* der Kinder wurde am Stadiometer bestimmt. Die Größe war elektronisch ablesbar, mit einer Meßgenauigkeit von 1 mm. Das Köpergewicht der Kinder wurde auf einer Laufgewichtswaage gemessen, Ablesegenauigkeit 50 g.

Die *Hautfettfaltendicke* wurde mit dem Harpenden und dem Holtain-Skinfold Caliper [1] (s. Abb. 1) gemessen, Ablesegenauigkeit 1 mm. Wesentliche Unterschiede in den Meßergebnissen zwischen beiden Calipern bestehen nicht [3]. Die Messungen mit den Calipern wurden entsprechend den Empfehlungen des Committee on Nutritional Anthropometry [2] auf der rechten Körperseite durchgeführt.

---

* Die Untersuchungen wurden mit Mitteln des Ministeriums für Wissenschaft und Forschung des Landes Nordrhein-Westfalen und des Bundesministeriums für Jugend, Familie und Gesundheit durchgeführt

1 Erhältlich: Silber, Hegner Maschinen AG, Postfach 348, CH-8022 Zürich

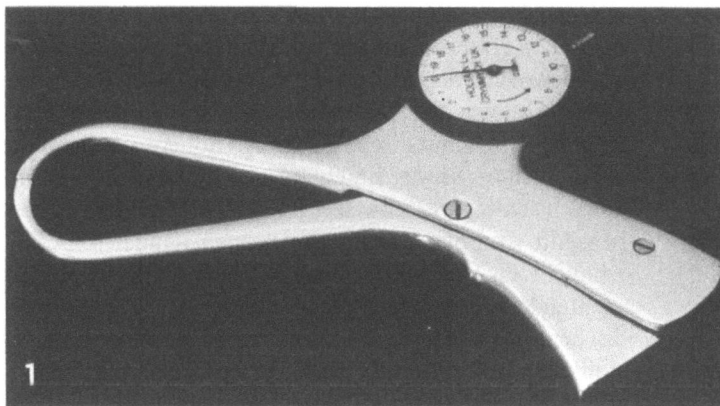

Abb. 1. Holtain Caliper zur Messung der Hautfettfaltendicke

Abb. 2. Technik der Hautfettfaltenmessung

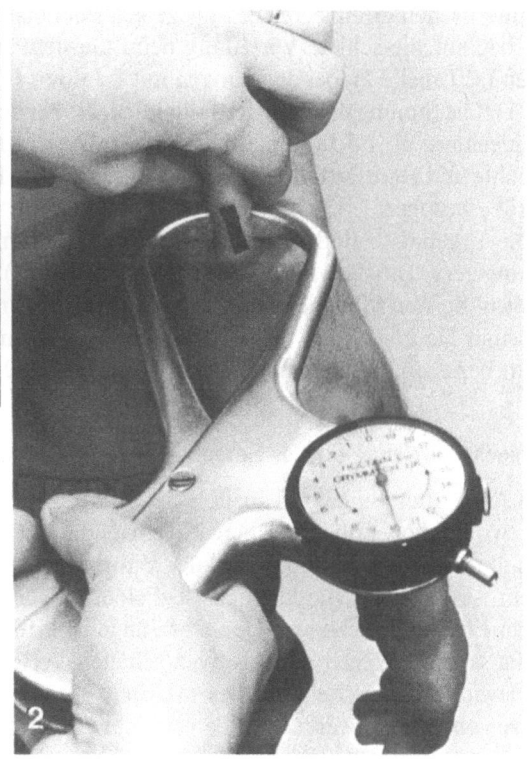

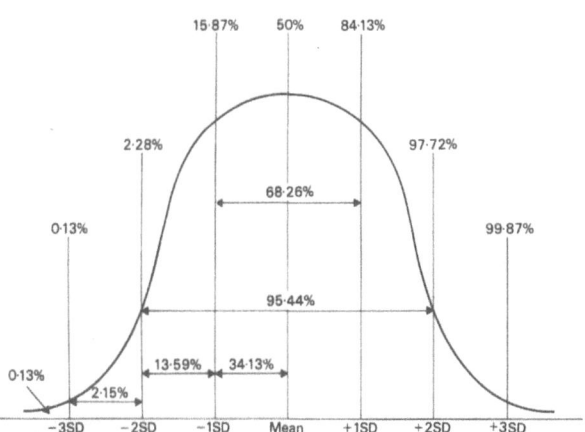

Abb. 3. Beziehung zwischen Standarddeviationen und Percentilen für Meßwerte, die einer Gauß'schen Normalverteilung unterliegen

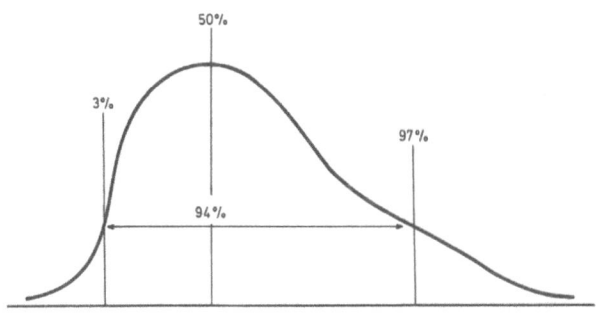

Abb. 4. Verlauf von Meßwerten, die einer asymmetrischen Verteilung folgen. Die 97. Percentile ist von der 50. Percentile weiter entfernt als die 3. Percentile. Um Auskunft über 94% der erhaltenen Meßwerte zu geben, ist die Angabe eines asymmetrischen Grenzbereiches notwendig

Wir haben aus der Vielzahl der international gebräuchlichen Meßpunkte zur Bestimmung der Unterhautfettgewebs-Dicke drei Punkte ausgewählt und die Summe dieser drei Hautfettfalten in unser Somatogramm eingearbeitet [5].

Die *Triceps-Hautfettfalte* wurde an der Rückseite des Oberarmes in der Mitte zwischen Acromion und Olecranon in vertikaler Richtung gemessen. Die Messung der *Subscapular-Hautfettfalte* erfolgte am lateralen unteren Scapularwinkel in Richtung des Rippenverlaufes. Die *Suprailiacal-Hautfettfalte* wurde in der mittleren Axillarlinie über der Crista iliaca in vertikaler Richtung gemessen.

Zur Messung des Unterhautfettgewebes wird mit dem Zeigefinger und Daumen der linken Hand eine Hautfettfalte ca. 1–2 cm von der Muskulatur abgehoben und unmittelbar daneben gemessen (s. Abb. 2). Die Meßdauer sollte 5 s nicht überschreiten, um eine Beeinflussung der Meßwerte durch Verschiebungen von Gewebsflüssigkeit zu vermeiden.

Darstellungsmodus und Ergebnisse

Die Körpergröße ist annähernd normal verteilt, d. h. der Abstand der 1- und 2-Sigma-Grenze sowie der 3. und 97. Percentile vom Medianwert sind immer gleich weit und folgen somit einer Gauß'schen Normalverteilung (s. Abb. 3). Körpergewicht und Summe der Hautfettfaltendicke sind dagegen nicht normal verteilt. Beim Körpergewicht und in ausgeprägterem Maße bei der Hautfettfaltensumme liegt eine positiv schiefe Verteilung vor. Die Werte oberhalb der 50. Percentile, z. B. die 97. Percentile, sind weiter vom Medianwert entfernt, als die Werte unterhalb der 50. Percentile, z. B. die 3. Percentile (s. Abb. 4).

Um der schiefen Verteilung im Laufe der normalen körperlichen Entwicklung gerecht zu werden, sind in den vorliegenden Somatogrammen die nicht normal verteilten

Aus Klinik und Forschung

asymmetrischen Grenzbereiche angegeben. Bei den Mädchen beginnt die schiefe Verteilung beim Gewicht mit 6 Jahren (s. Tabelle 2), bei den Jungen mit 8 Jahren (s. Tabelle 1). Die Summe der Hautfettfaltendicke ist bei beiden Geschlechtern ab 1,5 Jahren schief verteilt. Die mittleren Gewichte und Hautfettfaltensummen wurden auf die Körpergröße bezogen.

Die Ergebnisse sind in Form eines Somatogrammes für Jungen (s. Tabelle 1) und Mädchen (s. Tabelle 2) aufgetragen. Bei den Mädchen konnten wir die Daten für Gewicht und Hautfettfalten von einer Größe von 50 cm bis 1,70 m beziehen, bei den Jungen von 50 cm bis 1,80 m.

Gebrauchsanweisung für das Somatogramm

Ein 8 Jahre alter Junge (s. Tabelle 1) ist im Mittel 130 cm groß, wobei die Größe zwischen 120 cm und 140 cm als normal angesehen wird. Wenn der Junge kleiner als 120 cm ist, liegt ein Minderwuchs, bei einer Größe über 140 cm ein Hochwuchs vor. Derselbe Junge ist im Mittel 26,9 kg schwer. Wegen der positiven schiefen Verteilung der Gewichtsentwicklung ab diesem Alter, ist die obere Grenze vom Medianwert (= 50. Percentile) weiter entfernt als die untere. Daher ist der 8jährige Junge zwischen 21,4 kg und 32,9 kg als normalgewichtig anzusehen. Beträgt das Gewicht mehr als 32,9 kg, so liegt ein Übergewicht vor, beträgt es weniger als 21,4 kg, dann ist der Junge dystroph. Die Summe der drei Hautfettfalten ist bei einem 8jährigen Jungen im Mittel 20 mm dick. Ähnlich wie das Gewicht, ist diese nicht normal verteilt, so daß die obere Grenze weiter vom Medianwert entfernt ist als die untere. Bei einer Hautfettfaltendicke von 36 mm ist der 8jährige Junge genauso als normalernährt zu betrachten, wie bei einer Dicke von 13,5 mm. Oberhalb einer Hautfettfaltendicke von 36 mm liegt Überernährung, unterhalb von 13,5 mm Unterernährung vor.

Diskussion

In einer longitudinalen Wachstumsstudie werden dieselben Kinder während der Wachstumsperiode in regelmäßigen Zeitabständen an altersmäßig definierten Zeitpunkten gemessen. Wegen des großen Aufwandes solcher Untersuchungen ist es leicht verständlich, daß nur wenige derartige Studien vorliegen [6, 11, 12, 13, 16, 17].

Die von uns gemessenen Säuglinge wachsen bei zunächst größerer Geburtslänge bis zum 8. Lebensmonat langsamer als schweizer Säuglinge [11]. Ab dem 9. Lebensmonat verschwindet dieser Unterschied. Verglichen mit Untersuchungen Tanner's von 1966 [16] sind die von uns gemessenen Säuglinge größer, beim Vergleich mit der Studie von 1976 [17] bestehen gleiche Längenverhältnisse. Die schwedischen Kinder sind ähnlich wie die schweizer Säuglinge zunächst größer, ab dem 6. Lebensmonat findet sich jedoch kein Unterschied mehr [6, 11].

Die älteren Kinder sind in den vergleichbaren Studien und in unseren Untersuchungen ähnlich groß [6, 11, 17].

Der Vergleich des Körpergewichtes der von uns untersuchten Säuglinge mit schweizer Untersuchungs-Ergebnissen [11] zeigt bei den schweizer Säuglingen etwas höhere Gewichte und Gewichtszunahmen. Verglichen mit den britischen Untersuchungen von 1966 [16] sind die von uns erhobenen Gewichte höher, beim Vergleich mit denen von 1976 [17] tiefer. Die Untersuchungen von Karlberg et al. [6] geben für schwedische Säuglinge höhere Gewichte an als wir. Ältere Kinder sind in unserer Untersuchungsreihe ähnlich schwer wie schweizer Kinder [11]. Ab dem 11. Lebensjahr sind die von uns gemessenen Kinder schwerer. Ähnliche Gewichtszunahmen wie bei den von uns untersuchten Kindern finden sich bei englischen [17] und schwedischen [6] Kindern. Im Kindesalter wurden eine bestimmte Größe und ein bestimmtes Gewicht früher erreicht, wobei die Relation von Größe zu Gewicht im Vergleich zu Untersuchungen aus den letzten Jahrzehnten nahezu gleich geblieben ist [1, 4, 8, 10–14, 15–19].

Das subkutane Fettgewebe wächst nicht an allen Stellen gleich schnell [11–13]. Mit der Summenbildung aus der Triceps-, Subscapular- und Suprailiacal-Hautfettfalte erhält man eine Übersicht über den Fettansatz und die Fettverteilung des kindlichen Organismus [5, 12, 13]. Neuere Untersuchungen haben gezeigt [3], daß das Wachstum des Unterhautfettgewebes mit dem mittleren Fettzelldurchmesser-Wachstum parallel geht. Der mittlere Durchmesser der Fettzelle nimmt bis zum 5. Lebensmonat im Säuglingsalter an Ausdehnung zu, um dann bis zum Ende des 1. Lebensjahres abzunehmen. Dies konnten wir mit der Summe der drei Hautfettfalten bestätigen [12, 13].

Bis zum Ende des 6. Lebensmonates haben schwedische [6] und englische [16] Säuglinge ein dünneres Unterhautfettgewebe als die von uns untersuchten Säuglinge. Nach dem 6. Lebensmonat gleichen sich diese Unterschiede aus. Das Wachstum der Triceps- und Subscapular-Hautfettfalte der von uns gemessenen älteren Kinder liegt in der gleichen Größenordnung wie das aus schweizer [11] und schwedischen [6] Untersuchungen. Englische Kinder haben ein dickeres Unterhautfettpolster [18].

Obwohl regionale Unterschiede in der Dicke der Hautfettfalten bestehen, lassen sich diese nicht auf unterschiedliche Ernährungsgewohnheiten zurückführen. Untersuchungen aus unserem Institut haben gezeigt, daß die Ernährungsgewohnheiten von Kindern in den westeuropäischen Ländern ähnlich sind. Da dennoch Unterschiede bestehen, ergibt sich daraus die Notwendigkeit, solche Somatogramme an unterschiedlichen Orten zu erarbeiten.

Die 3. und 97. Percentile sind die international definierten Grenzbereiche für die „Normalität". Es steht außer Zweifel, daß diese Grenzen für die Hautfettfalten abhängig sind von der Höhe der Nährstoffzufuhr. Einschränkung des Nahrungsangebotes wäre voraussichtlich mit einem Absinken der momentan relativ hoch liegenden 97. Percentile und mit einer Verminderung der positiv schiefen Verteilung verbunden. Der in den englischen Untersuchungen [16, 17] beobachtete Wandel der Hautfettfaltendicke nach oben hin, könnte die Folge eines vermehrten Nährstoffangebotes sein.

Die Angabe von Hautfettfaltendicken und ihre Heranziehung zur Bestimmung des Ernährungszustandes dürfte dann nur für einen begrenzten Zeitraum von 10 bis 15 Jahren gelten.

Tabelle 1. Somatogramm für Jungen von der Geburt bis zum Alter von über 15 Jahren. Angabe von Größe in cm, Gewicht in kg, der Summe der Hautfettfaltendicke (ΣHFF) der Triceps-, Subscapular- und Suprailiacal-Hautfettfalte in mm sowie der 2-Sigma-Grenzen für diese Parameter

Datum	Jahre	Größe (cm)	±2σ (cm)	Gewicht (kg)	±2σ (kg)	Σ[a]HFF (mm)	±2σ (mm)	Datum	Jahre	Größe (cm)	±2σ (cm)	Gewicht (kg)	±2σ (kg)	Σ[a]HFF (mm)	±2σ (mm)
		180		67,8					5,5	114		19,9			
		179		65,8						113		19,2			
		178		64,9						112		19,1			+9,5
		177		62,9	+11,0		+14,0		5,0	111	± 8	19,1	±3,0	20,0	−6,0
	15,0	176	±14	59,3	−10,0	23,0	− 7,0			110		18,6			
		175		59,2						109		18,4			
		174		58,9			+18,0		4,5	108		18,0			
		173		58,2						107		17,6			
		172		57,9						106		17,2			
		171		56,8						105		17,1			+8,5
		170		54,3					4,0	104	± 8	16,8	±2,5	20,0	−6,0
		169		53,9	+13,0		+18,0			103		16,3			
	14,0	168	±17	53,5	−12,0	24,0	− 8,5			102		16,1			
		167		53,4					3,5	101		16,1			
		166		51,4			+22,0			100		15,8			
		165		51,1						99		15,6			
		164		51,0						98		15,1			+8,5
		163		50,9					3,0	97	± 7	14,9	±2,5	20,0	−6,0
		162		50,8	+12,0		+22,0			96		14,8			
	13,0	161	±16	50,5	−11,0	25,5	−10,0			95		14,1			
		160		49,6						94		13,9			
		159		49,1						93		13,8			
		158		45,7					2,5	92		13,8			
		157		45,1	+11,0		+20,0			91		13,1			
	12,0	156	±14	45,1	−10,5	24,5	−10,0			90		12,9			+8,0
		155		44,4					2,0	89	± 6	12,8	±2,0	20,0	−5,0
		154		42,2						88		12,6			
		153		42,1						87		12,4			
		152		41,0						86		12,3			
	11,5	151		40,5						85		12,0			
		150		39,9						84		11,6			
		149		38,9						83		11,5			+8,0
		148		38,6	+ 9,0		+18,0		1,5	82	± 6	11,4	±2,0	20,5	−4,5
	11,0	147	±13	37,1	− 7,5	23,5	− 9,5			81		11,1			
		146		36,4						80		10,7			
		145		36,0						79		10,6			
	10,5	144		35,1						78		10,3			
		143		34,1					1,0	77	± 6	10,3	±2,0	23,0	±8,0
		142		33,9	+ 9,0		+16,0	Monate		76		10,0			
	10,0	141	±12	33,5	− 7,0	22,0	− 9,0			75		9,6			
		140		33,0					10	74		9,4		24,5	
		139		32,2						73		9,2			
	9,5	138		31,0					9	72		8,9		24,5	± 8,0
		137		30,8						71		8,7			
		136		30,2	+ 8,0		+16,0			70		8,6			
	9,0	135	±11	29,6	− 6,5	20,5	− 8,0		7	69	± 5	8,2	±1,2	25,0	
		134		29,3						68		7,8			
		133		28,6					6	67		7,7		26,0	
	8,5	132		28,4						66		7,3			
		131		27,1	+ 6,0		+16,0		5	65		7,1		27,0	
	8,0	130	±10	26,9	− 5,5	20,0	− 6,5			64		7,1			
		129		26,5					4	63		6,8		25,0	
		128		25,8						62		6,4			
		127		25,1					3	61		6,2		23,5	
	7,5	126		25,0						60		6,0			
		125		24,1			+16,0			59		5,7			± 7,0
	7,0	124	±10	24,0	± 4,5	20,0	− 6,0			58		5,4			
		123		23,9						57		5,1			
		122		23,2					2	56		4,7		18,5	
		121		22,6						55		4,5			
	6,5	120		22,0						54		4,2			
		119		21,8						53		4,0			
		118		21,6			+12,0		1	52	± 4	3,7	±0,7	17,0	
	6,0	117	± 9	21,2	± 4,0	20,0	− 6,0			51		3,6			
		116		20,8						50		3,3			
		115		20,6											

[a] ΣHFF = Summe der Hautfettfalten von Triceps, Subscapular, Suprailiacal

Aus Klinik und Forschung

Tabelle 2. Somatogramm für Mädchen von der Geburt bis zum Alter von über 14 Jahren. Angabe von Größe in cm, Gewicht in kg, der Summe der Hautfettfaltendicke (ΣHFF) der Triceps-, Subscapular- und Suprailiacal-Hautfettfalte in mm sowie der 2-Sigma-Grenzen für diese Parameter

Datum	Jahre	Größe (cm)	±2σ (cm)	Gewicht (kg)	±2σ (kg)	Σ[a]HFF (mm)	±2σ (mm)
		170		57,1			
		169		56,9			
		168		56,0			
		167		55,2			
		166		54,8	+12,0		+21,5
	14,0	165	±11	54,3	−10,0	28,0	−11,5
		164		53,5			
		163		52,5			
		162		52,2			
		161		49,7			
		160		48,7			
		159		47,2	+13,0		+24,0
	13,0	158	±13	46,3	−12,0	27,0	−10,0
		157		45,7			
		156		44,7			
		155		44,1	+12,0		+23,0
	12,0	154	±14	43,7	−10,0	26,0	−9,5
		153		42,0			
		152		41,4			
	11,5	151		41,2			
		150		40,1			
		149		38,8	+10,5		+21,5
	11,0	148	±12	38,8	−7,5	26,0	−9,5
		147		37,3			
		146		36,9			
	10,5	145		36,2			
		144		35,5			
		143		34,9	+9,0		+21,0
	10,0	142	±11	34,5	−7,0	26,0	−9,0
		141		34,0			
		140		33,5			
		139		32,5			
	9,5	138	±10	31,4			
		137		31,4			
		136		30,7	+8,5		+20,0
	9,0	135	±10	29,8	−6,0	25,0	−9,0
		134		29,6			
		133		28,2			
	8,5	132		28,0			
		131		28,0			
		130		27,2	+6,5		+18,0
	8,0	129	±10	26,8	−5,5	23,5	−8,5
		128		25,8			
		127		25,4			
	7,5	126		24,7			
		125		24,6			
		124		24,0			
		123		23,5	+6,0		+18,0
	7,0	122	±9	23,3	−5,0	23,5	−8,0
		121		22,8			
	6,5	120		22,3			
		119		22,1			
		118		21,8	+5,0		+14,5
	6,0	117	±9	21,0	−4,5	23,5	−8,0
		116		20,8			
		115		20,1			
	5,5	114		19,9			
		113		19,6			
		112		19,2			+12,0

Datum	Jahre	Größe (cm)	±2σ (cm)	Gewicht (kg)	±2σ (kg)	Σ[a]HFF (mm)	±2σ (mm)
	5,0	111	±9	19,0	±3,0	23,0	−8,0
		110		18,7			
		109		18,3			
		108		18,1			
		107		17,6			
	4,5	106		17,2			
		105		17,0			
		104		16,7			+9,5
	4,0	103	±8	16,6	±3,0	23,5	−8,0
		102		16,1			
		101		16,0			
		100		15,4			
	3,5	99		15,3			
		98		15,0			
		97		14,6			+9,0
	3,0	96	±7	14,5	±2,0	22,0	−8,0
		95		14,1			
		94		14,1			
		93		13,7			
		92		13,1			
	2,5	91		13,1			
		90		13,0			
		89		12,5			
		88		12,3			+9,0
	2,0	87	±7	12,2	±2,0	22,0	−8,0
		86		11,7			
		85		11,5			
		84		11,5			
		83		11,1			
		82		11,0			+9,0
	1,5	81	±6	10,8	±1,6	22,0	−7,0
		80		10,4			
		79		10,3			
		78		10,1			
		77		9,9			
		76		9,6			
	1,0	75	±6	9,3	±1,6	23,0	±8,0
Monate		74		9,1			
		73		9,0			
	10	72		8,8		23,5	
		71		8,4			
	9	70		8,2		24,0	
		69		8,0			
		68		7,7			
		67		7,5			
	7	66	±4	7,2	±1,3	25,0	±8,0
	6	65		7,1		25,0	
	5	64		6,7		28,0	
		63		6,7			
	4	62		6,4		26,0	
		61		6,0			
		60		5,7			
	3	59		5,6		25,0	
		58		5,3			
		57		5,2			
		56		4,8			
	2	55		4,6		21,0	
		54		4,3			
		53		4,0			
	1	52	±4	3,7	±0,8	17,0	±6,0
		51		3,6			
		50		3,5			

[a] ΣHFF = Summe der Hautfettfalten von Triceps, Subscapular, Suprailiacal

Literatur

1 Brundtland GH, Lieströl K, Wallö L (1975) Height and weight of school children and adolescent girls and boys in Oslo 1970. Acta Paediatr Scand 64:565

2 Commitee on Nutritional Anthropometry (1956) Recommendations concerning body measurements for the characterisation of nutritional status. Hum Biol 28:111

3 Dauncey MJ, Gairdner D (1975) Size of adipose cells in infancy. Arch Dis Childh 50:286

4 Department of Health, Education and Welfare: Ten State Nutrition Survey 1968–1970. III. Clinical, Anthropometry, Dental. DHEW Publication No (HSM) 72-8131

5 Droese W, Stolley H, Zeh E (1977) Zur Diagnostik der Fettgewebsentwicklung. Kinderarzt 5:659

6 Karlberg P, Taranger J, Engström I, Karlberg J, Landström I, Lichtenstein H, Lindström B, Svenneberg-Redegren I (1968) The development of children in a Swedish urban community. A prospective longitudinal study. II. Physical growth during the first three years of life. Acta Paediatr Scand (Suppl) 187:48

7 Kunze D, Murken JD (1974) Diagnostik von Längenalter und Gewichtsalter mit neuen Somatogrammen. Kinderarzt 12:1077

8 Luyken R, de Wijn JF, Zaat JCA, Schreinemakers K (1977) Somatometrische gegevens van nederlandse adolescenten en jonge volwassenen van 12 to 25 jaar (1960–1973). Voeding 38:340

9 Maaser R (1974) Eine Untersuchung gebräuchlicher Längen-/Gewichtstabellen, zugleich ein Vorschlag für ein neues Somatogramm 0–14 jähriger Kinder. Monatsschr Kinderheilkd 122:146

10 Pirquet E (1913) Tafel zur Bewertung von Größe, Gewicht und Brustumfang der Kinder und Jugendlichen. Z. Kinderheilkd 6:253

11 Prader A, Budliger H (1977) Körpermasse, Wachstumsgeschwindigkeit und Knochenalter gesunder Kinder in den ersten zwölf Jahren (longitudinale Wachstumsstudie Zürich). Helv Paediatr Acta [Suppl] 337:1

12 Reinken L, Stolley H, Droese W, van Oost G (1979) Longitudinale Entwicklung von Körpergewicht, Körperlänge, Hautfettfaltendicke, Kopf-, Brust- und Bauchumfang bei gesunden Kindern. I. Säuglingsalter. Klin Pädiatr 191:556

13 Reinken L, Stolley H, Droese W, van Oost G (1980) Longitudinale Körperentwicklung gesunder Kinder. II. Größe, Gewicht, Hautfettfalten von Kindern im Alter von 1,5 bis 16 Jahren. Klin Pädiatr 192:25

14 Schlesinger E (1933) Tafel zur Bewertung von Größe, Gewicht und Brustumfang der Kinder und Jugendlichen. Z Kinderheilkd 55:389

15 Spranger J, Ochsenfahrt A, Kock AP, Henke J (1968) Anthropometrische Normdaten im Kindesalter. Z Kinderheilkd 103:1

16 Tanner JM, Whitehouse RH, Takaishi M (1966) Standards from birth to maturity for height, weight, height velocity, and weight velocity: British children, 1965, part II. Arch Dis Childh 41:613

17 Tanner JM, Whitehouse RH (1976) Clinical longitudinal standards for height, weight, height velocity, weight velocity, and stages of puberty. Arch Dis Childh 51:170

18 Vaugham V (1969) Growth and development. In: Nelson WE, Vaugham VC, McKay RN (ed) Textbook of pediatrics, 9th ed. Saunders Co, Philadelphia London Toronto

19 Vogt D (1959) Über den gegenwärtigen Stand der Akzeleration in Bayern. Arch Kinderheilkd 159:141

Dr. L. Reinken
Forschungsinstitut für Kinderernährung
Heinstück 11
D-4600 Dortmund 50

Einfluß hypokalorischer Kost auf die Thrombocyten übergewichtiger Kinder [*]

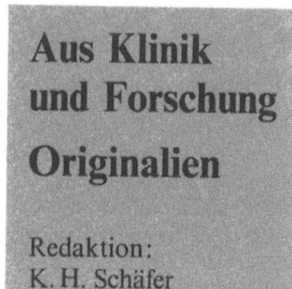

Aus Klinik und Forschung

Originalien

Redaktion:
K. H. Schäfer

Anne-Marie Mingers und J. Ströder

Universitäts-Kinderklinik (Direktor: Prof. Dr. Dr. h.c. J. Ströder), Würzburg

Influence of Hypocaloric Diet on the Platelets of Overweight Children

Summary. 20 overweight, otherwise healthy children aged 8–15 years received a hypocaloric mixed diet. Platelet counts and qualities were examined. Before dieting in relation to the weight platelet counts were elevated, their spreading capacity diminished, but the values were still within the normal range. Some tests of platelet qualities were abnormal. During the first weeks of dieting platelet counts decreased continuously while some of their qualities worsened.

Key words: Overweight children – Hypocaloric diet – Blood platelets.

Zusammenfassung. 20 übergewichtige, im übrigen gesunde Kinder im Alter von 8–15 Jahren wurden mehrere Wochen lang mit einer hypokalorischen Mischkost ernährt und gleichzeitig ihre Plättchenzahlen und -qualitäten überprüft. In Abhängigkeit vom Übergewicht waren die Thrombocytenzahlen erhöht, ihre Ausbreitungsfähigkeit gemindert. Die Werte lagen jedoch noch im Normalbereich. Weitere Untersuchungen zeigten Qualitätsminderungen der Thrombocyten. In den ersten Diätwochen nahmen die Thrombocytenzahlen kontinuierlich ab, gleichzeitig verschlechterte sich ihre Qualität.

Schlüsselwörter: Übergewichtige Kinder – Hypokalorische Diät – Thrombocyten.

Während der letzten Jahre haben wir uns eingehend mit den Veränderungen des Stoffwechsels und des Gerinnungssystems sowie hämostatisch wichtiger Thrombocytenfunktionen adipöser Kinder vor und während einer mehrwöchigen Kur zur Reduzierung ihres Körpergewichtes befaßt. Die Ergebnisse der den Stoffwechsel sowie das Gerinnungssystem betreffenden Untersuchungen sind bereits mitgeteilt [14, 15, 19]. In dieser Arbeit soll auf die gleichzeitig festgestellten Besonderheiten der Thrombocyten unserer Probanden näher eingegangen werden.

Probanden [14]

10 männliche und 10 weibliche übergewichtige, sonst gesunde Kinder im Alter von 8–15 Jahren mit einem mittleren Übergewicht von $50,9 \pm 4,6\%$ $(m \pm \sigma m)$.

Kurbedingungen [14]

Die Kur erfolgte bei allen Probanden stationär. Sie bestand in einem regelmäßigen körperlichen Training unter Überwachung von Krankengymnastinnen sowie einer eiweißreichen, kohlehydrat- und fettarmen Mischkost, in der 1. Diätwoche 800 Kalorien, in der Folgezeit täglich 600 Kalorien. Medikamente wurden nicht verabreicht. Auf ausgiebige Zufuhr kalorienfreier Flüssigkeit wurde strikt geachtet. Unter diesen Maßnahmen nahm jeder Proband kontinuierlich an Gewicht ab, naturgemäß in der 1. Woche am stärksten [14].

Methodik [1]

Die Blutabnahmen – Citratblut 1:10 (1 Teil Citrat-Pufferlösung [2] + 9 Teile Blut) – erfolgten unter allgemein üblichen Kautelen, ausnahmslos morgens beim nüchternen Kind, für die ersten Untersuchungen vor Diätbeginn nach nächtlicher Nahrungskarenz von 12–15 Std.

Die Untersuchungen wurden den Angaben der Autoren entsprechend im Citratvollblut, plättchenreichen Plasma (PRP) oder plättchenarmen Plasma (PAP) durchgeführt.

Zur Gewinnung plättchenreichen Plasmas wurde Citratvollblut schonend 10 min lang bei 120 g im Plastikröhrchen zentrifugiert. Nach Abhebern des Überstandes (PRP) wurde der restliche Inhalt des Zentrifugenröhrchens nochmals zentrifugiert und zwar 10 min lang bei 2250 g. Das nun überstehende Plasma wurde als PAP verwendet.

Zur Beurteilung der Thrombocyten und ihrer Funktionstüchtigkeit dienten folgende Parameter:

Thrombocytenzahl, mikroskopisch ausgezählt in der Bürker-Kammer.

Thrombelastogramm nach Hartert [8], im rotierten wie nichtrotierten Citratvollblut nach Jürgens [10]. Beide Thrombelastogramme wurden immer gleichzeitig im selben Gerät durchgeführt.

Retraktion: 0,50 ml PRP (Thrombocytenzahl 250000–300000/mm³) +1,00 ml PAP (Normalplasma) + 3,40 ml physiol. NaCl-Lösung wurden im graduierten silikonierten Glasröhrchen mit 0,10 ml Test-Thrombin (30 E/ml) versetzt und nach gutem Durchmischen 4 Std lang im Wasserbad (37 °C) gehalten. Dann wurde das Gerinnsel entfernt. Maß für die Retraktion war das im Röhrchen verbliebene Serum (Beispiel: Serum = 4,8 ml = 96% Retraktion).

Adhaesion, Aggregation und Ausbreitungsfähigkeit der Thrombocyten nach Breddin u. Mitarb. [3, 4, 5].

Thrombopoese-Index nach Podolsak [16].

Faktor I nach Haupt u. Mitarb. [9].

Fibrinstabilisierender Faktor (FSF) nach Bohn u. Mitarb. [2].

[*] Herrn Professor Dr. H. Rodeck zu seinem 60. Geburtstag in Freundschaft gewidmet

1 Wir danken Frau Dipl.-Math. Dr. I. Haubitz für die statistische Auswertung, Frau H. Beyer und Frau E. Bretscher für ihre labortechnische Assistenz
2 Citratgehalt 0,1 mol/l, pH 4,5 bis 4,8

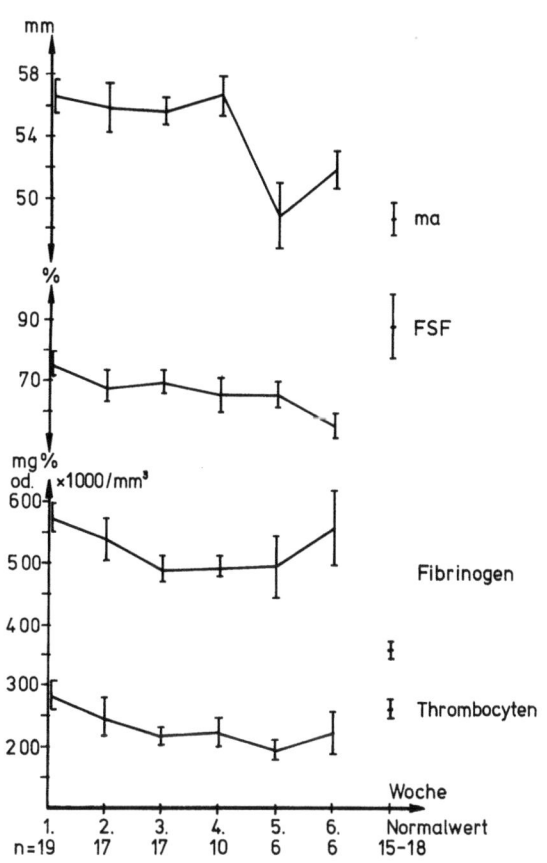

Abb. 1. TEG-Maximalamplitude, FSF, Fibrinogen und Thrombocytenzahl $(m \pm \sigma m)$

Tabelle 1. Thrombocyten-Aggregation, Anzahl der Probanden

Aggregations-stufe[a]	Woche					
	1.	2.	3.	4.	5.	6.
1–2	17	14	12	6	7	5
3–5	4	1	2	2	0	1

[a]   Normalwert: 1–2

(ma), Fibrinogengehalt des Plasmas, FSF und Thrombocytenzahlen zum Vergleich dargestellt.

Der Fibrinogengehalt war in statistisch signifikanter Abhängigkeit vom prozentualen Übergewicht signifikant über die Altersnorm erhöht und nahm wie die Thrombocytenzahlen kontinuierlich statistisch signifikant ab [15]. Abgesehen vom Wiederanstieg von der 5. zur 6. Kurwoche verlief die Mittelwertskurve des FSF wie die des Fibrinogens und die der Thrombocytenzahlen, allerdings nun im unteren Normbereich bzw. darunter gelegen [15]. Der Verlauf der *ma*-Mittelwertskurve war anders, d. h. bis zur 4. Woche waren die Werte nahezu unverändert hoch, in der 5. und 6. Woche deutlich niedriger. Bei den Korrelationsrechnungen ergaben sich keine statistisch signifikanten Beziehungen zwischen Maximalamplitude und einem der anderen drei Parameter.

Thrombelastogramme rotierten Blutes im Vergleich zu denen nichtrotierten Blutes (Abb. 2)

Die *r*-Strecken des rotierten Blutes waren ohne statistisch signifikante Besonderheiten bei den Übergewichtigen stets wie bei den Normalgewichtigen kürzer als die des nichtrotierten Blutes. Dagegen zeigten die Maximalamplituden ein deutlich von der Norm abweichendes Verhalten. Sie waren im Gegensatz zur Vergleichsgruppe bei den Übergewichtigen vor wie während der ersten Kurwochen im rotierten Blut schmaler statt breiter als im nichtrotierten. In den beiden letzten Behandlungswochen waren die Werte des rotierten Blutes praktisch gleich hoch wie die des nichtrotierten. Die Thrombocyten lagen während der gesamten Beobachtungszeit ohne statistisch signifikante Abweichungen bei den Übergewichtigen wie bei den Normalgewichtigen im rotierten Blut stets niedriger als im nichtrotierten.

Ergebnisse

Alle Normalwerte stammen von gesunden Kindern im Alter von 10–14 Jahren [12, 13, 18]. Bei den Korrelationsrechnungen wurde die Wahrscheinlichkeitsgrenze bei 95% festgelegt.

Thrombocytenzahl (Abb. 1)

Die Thrombocytenzahlen lagen im Mittel vor Kurbeginn im mittleren bis oberen Normbereich und nahmen in den ersten Wochen kontinuierlich ab, so daß sie schließlich statistisch signifikant niedriger lagen als der Ausgangswert [15]. Im übrigen standen sie in positiver Korrelation zum prozentualen Übergewicht, d. h. je stärker das Übergewicht war, um so höher lagen die Thrombocytenzahlen.

Thrombelastogramme nichtrotierten Blutes (Abb. 1)

Über die Ergebnisse der thrombelastographischen Messungen im nichtrotierten Citratvollblut wurde bereits ausführlich berichtet [15]. Es soll deshalb hier nur auf die Befunde eingegangen werden, die zur Beurteilung der Thrombocyten notwendig sind. Auffälligster Befund war bei unseren Probanden eine hochsignifikante Verbreiterung der Maximalamplitude während der gesamten Beobachtungszeit.

Da die Maximalamplitude, d. h. die Gerinnselfestigkeit von Quantität und Qualität des Fibrinogens und des FSF wie auch der Thrombocyten abhängig ist, haben wir in Abb. 1 die Mittelwertskurven von Maximalamplituden

Retraktion

Nur bei einem Probanden wurden pathologische Werte gefunden; sie schwankten kurunabhängig zwischen 80 und 90%. Bei allen übrigen Probanden bewegten sich die Werte im Normalbereich über 90%. Ein sicherer Einfluß der Kur war nicht erkennbar. Deshalb wird auf eine Darstellung der Ergebnisse verzichtet.

Adhaesion (Abb. 3)

Der Adhaesions-Index nahm im Mittel initial ab, stieg dann aber wieder an. Alle Mittelwerte lagen unter dem Normalwert Gleichaltriger, vor der Kur bis zur 3. Woche statistisch signifikant.

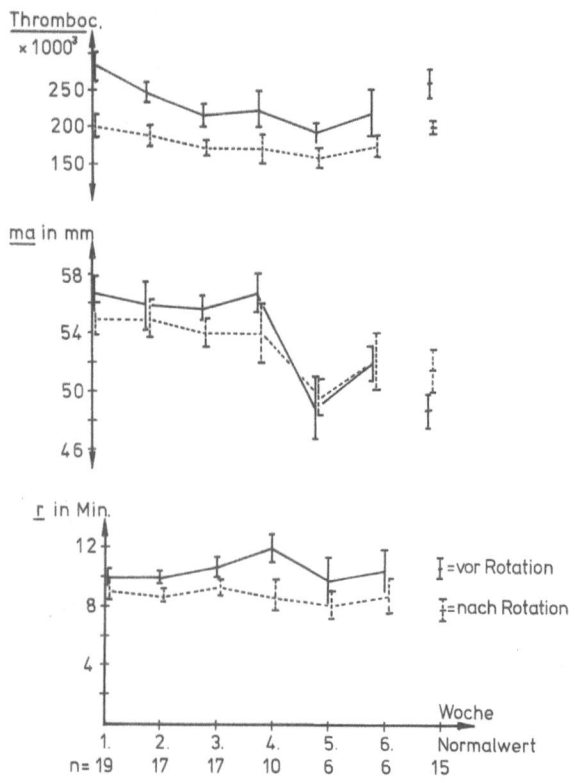

Abb. 2. Thrombocyten und Thrombelastogramm vor und nach Rotation
$(m \pm \sigma m)$

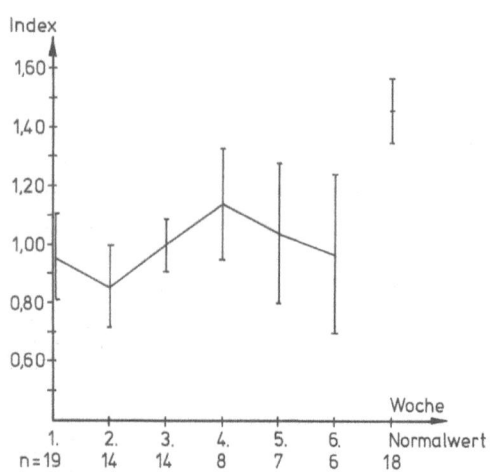

Abb. 3. Thrombocyten-Adhaesion

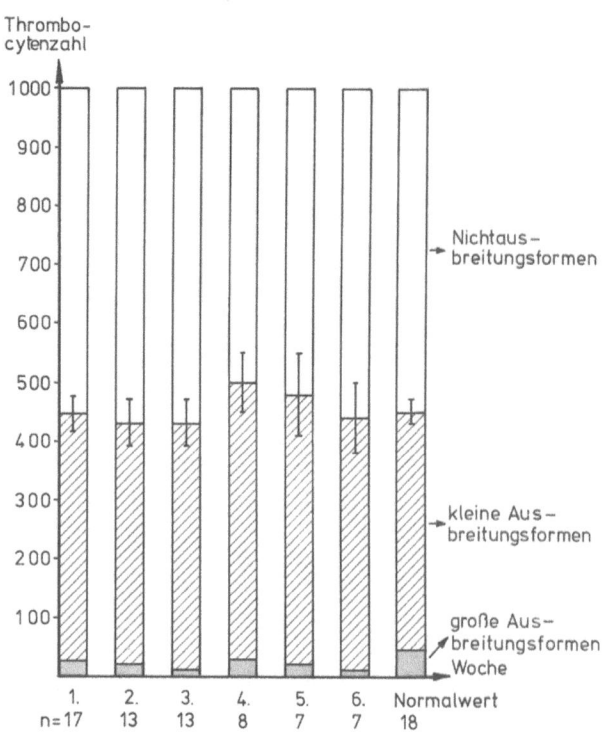

Abb. 4. Thrombocyten-Ausbreitung

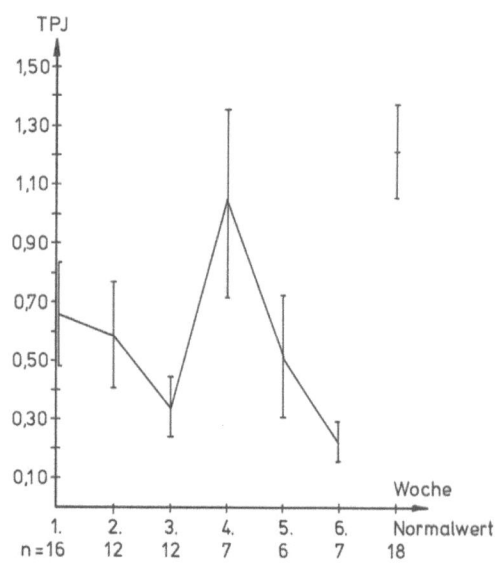

Abb. 5. Thrombopoese-Index (TPJ). TPJ = Anzahl der großen Ausbreitungsformen/32; 32 = Durchschnittswert der großen Ausbreitungsformen gesunder Erwachsener

Aggregation (Tabelle 1)

Die Studie wurde vor mehreren Jahren begonnen; deshalb erfolgten die Aggregationsmessungen nach einer heute nicht mehr üblichen Methode. Pathologisch gesteigerte Thrombocyten-Aggregationen, d. h. Werte über Stufe 2 sehen wir bei Kindern selten. Von dieser Tatsache ausgehend vermittelt Tabelle 1 den Eindruck, daß bei übergewichtigen Kindern eher mit einer Steigerung der Thrombocyten-Aggregationsfähigkeit zu rechnen ist. Die Beobachtung der Einzelverläufe zeigte, daß die hier aufgeführten Aggregationssteigerungen immer dieselben Patienten betrafen.

Die Thrombocyten-Aggregationen standen u. a. in positiver Korrelation zu den Triglyzeriden [14].

Thrombocytenausbreitungsfähigkeit (Abb. 4)

Bei diesen Untersuchungen fiel zunächst auf, daß das Verhältnis der Ausbreitungsformen zu den Nichtausbreitungsformen bei mehreren Probanden von Woche zu Woche sehr großen Schwankungen unterworfen war. Im Mittel war dieses Verhältnis bei unseren Probanden jedoch vor wie während der Kur wie bei gesunden Gleichaltrigen. Abweichungen zeigten sich lediglich bei den großen Thrombocyten. Diese waren ohne statistisch signifikante Unterschiede stets im Vergleich zur Norm vermindert.

Es bestand eine statistisch signifikante Korrelation zum prozentualen Übergewicht und der Ausbreitungsfähigkeit der Thrombocyten, d. h. mit zunehmendem Übergewicht fand eine Verschiebung zu Gunsten der Nichtausbreitungsformen statt.

Thrombopoese-Index (Abb. 5)

Der Thrombopoese-Index gestattet den Vergleich, wieviel jugendliche Thrombocyten eines Probanden sich im Vergleich zu denen gesunder Erwachsener in der Blutbahn befinden bzw. vom Knochenmark abgegeben werden. Der Standardwert liegt der Formel entsprechend bei 1,0 [5, 16].

Der Thrombopoese-Index liegt bei gesunden Kindern im Alter von 11–14 Jahren oberhalb des Standardwertes [13, 18]. Bei den übergewichtigen Kindern dagegen waren die Werte stets niedriger, abgesehen von der 4. Woche immer statistisch signifikant. Unter der Diät nahmen die bereits pathologisch niedrigen Werte sogar noch weiter ab.

Diskussion

Beim Vergleich der verschiedenen Abbildungen fällt auf, daß bei mehreren Parametern der Mittelwert der 4. oder 5. Woche herausspringt. Aufgrund der Auswertung des Gesamtmaterials dieser Studie [14, 15] sowie der Beobachtung der Einzelverläufe darf man diesen Befund nicht primär statistisch, d. h. mit der geringeren Probandenzahl erklären wollen. Die Gewichtskurve [14] bietet keinen Anhalt für grobe Diätfehler als Ursache. Die Mittelwertskurven und insbesondere die Einzelverläufe sprechen dafür, daß etwa in der 3.–5. Kurwoche der Organismus sich auf die veränderten Lebensbedingungen anders einstellt. Diese Umstellungsvorgänge wirken sich auch auf die Thrombocyten aus.

Die Thrombocytenzahlen standen bei unseren Probanden in statistisch signifikanter positiver Korrelation zum Übergewicht. Eine entsprechende Korrelation hatten Warlow u. Mitarb. [20] bei adipösen Erwachsenen nicht feststellen können.

Vor Kurbeginn waren die die Thrombusfestigkeit steigernden Parameter Fibrinogen und Thrombocyten quantitativ mäßig bzw. stark erhöht, der fibrinstabilisierende Faktor vermindert. Unter der Diät verhielten sich die drei letztgenannten Parameter hinsichtlich ihrer Abnahme anders als die Maximalamplituden. Das besagt, daß außer quantitativen auch qualitative Änderungen haben stattfinden müssen. Unterstützt wird die Annahme durch die Tatsache, daß keine statistisch zu sichernde Korrelation zwischen den Meßwerten bestand.

Ein Absinken der Thrombocytenzahlen während einer Kur zur Gewichtsreduktion – allerdings unter Null-Diät – hatten auch Egberg u. Mitarb. [6] bei ihren Probanden beobachtet.

Die bereits vor Kurbeginn feststellbare Minderung des FSF ist insofern auffällig, da mit der hier gewählten Methode die gerinnungsaktive Untereinheit A bestimmt wurde, die sowohl im Plasma als auch im Thrombocyten vorhanden ist [1]. Zu diesem Zeitpunkt lagen alle Gerinnungsaktivitäten im oberen Normbereich. Das spätere Absinken des FSF ist durch das Verhalten der Thrombocytenzahlen wie der Gerinnungsfaktoren erklärlich.

Zur Frage, ob die gesteigerte Gerinnselfestigkeit mehr auf den erhöhten Fibrinogenspiegel zurückzuführen oder eher thrombocytogen bedingt ist, bietet der Vergleich der Maximalamplituden rotierten zu nichtrotierten Blutes Aufschluß. Nach Jürgens [10] liefert bei intakten Thrombocyten das rotierte Citratblut eine kürzere *r*-Strecke sowie eine breitere Maximalamplitude als das nichtrotierte.

Bei den übergewichtigen Kindern verhielten sich die Maximalamplituden genau entgegengesetzt. Die Thrombocytenzahlen zeigten keine entsprechenden Änderungen. Man muß deshalb annehmen, daß die Thrombocyten Adipöser über weniger für die Thrombusfestigkeit verantwortlichen Intrinsicfaktor [10] verfügen – oder zumindest weniger frei setzen – als Normalgewichtige. Daher ist es auch unwahrscheinlich, daß die Ursache für die Verbreiterung der Maximalamplitude, d. h. Steigerung der Gerinnselfestigkeit bei den Thrombocyten mitgefunden werden kann.

Die relativ niedrigen Werte des Adhaesion-Index sind als weitere Zeichen einer qualitativen Minderung der Thrombocyten aufzufassen.

Bezüglich der leicht gesteigerten Aggregationsneigung der Thrombocyten in unter anderem statistisch signifikanter Abhängigkeit vom Triglyzeridspiegel ist die Arbeit von Gjesdahl u. Mitarb. [7] zu beachten. Die Autoren hatten bei ihren Probanden unter totalem Fasten – allerdings handelte es sich um gesunde normalgewichtige Männer – in den ersten 48 Std eine statistisch signifikante Zunahme reversibler Thrombocyten-Aggregate festgestellt sowie eine signifikante Korrelation zwischen Plättchen-Aggregation und der Konzentration der langkettigen, gesättigten freien Fettsäuren.

Auffällig war die Ausbreitungsfähigkeit der Thrombocyten. Wenn auch im Mittel die Ausbreitungsfähigkeit während der gesamten Beobachtungszeit nicht statistisch signifikant von der Altersnorm abwich, so ist doch bemerkenswert, daß statistisch signifikant mit zunehmendem Übergewicht nicht nur die absolute Anzahl der Thrombocyten zunahm, sondern auch die Nichtausbreitungsformen im Verhältnis zu den Ausbreitungsformen.

Zu beachten ist ferner, daß bei sonst gesunden übergewichtigen Kindern im Vergleich zu gesunden gleichaltrigen Normalgewichtigen sich offensichtlich weniger Riesenformen und große Thrombocyten im zirkulierenden Blut befanden. Bei gleichzeitig normaler oder gar erhöhter Thrombocytenzahl besagt das, daß entweder die Thrombocytenüberlebenszeit verlängert ist oder – was wahrscheinlicher ist –, daß neben großen Thrombocyten auch kleinere – und dann mitunter sogar vermehrt – vom Knochenmark abgegeben werden. Nach Legrand u. Mitarb. [11] sowie eigenen Untersuchungen [17] ist hiermit bei hämostatischem Gleichgewicht zu rechnen.

Insgesamt kann man sagen, daß die Thrombocyten übergewichtiger Kinder qualitativ gemindert sind und in den ersten Wochen einer vorwiegend diätbedingten Gewichtsabnahme qualitativ und nun auch quantitativ eine zusätzliche Verschlechterung erfahren.

Aus Klinik und Forschung

Literatur

1 Bohn H, Becker W, Trobisch H (1973) Die molekulare Struktur der fibrinstabilisierenden Faktoren des Menschen. Blut 26:303

2 Bohn H, Haupt H (1968) Eine quantitative Bestimmung von Faktor XIII mit Anti-Faktor XIII-Serum. Thromb. Diathes. Haemorrh. 19:309

3 Breddin K (1964) Zur Messung der Thrombocytenadhäsivität. Thromb. Diathes. Haemorrh. 12:269

4 Breddin K, Bauke J (1963) Thrombocytenagglutination und Gefäßkrankheiten. Blut 11:144

5 Breddin K, Bürck KH (1963) Zur Klinik der Thrombocytenfunktionsstörungen unter besonderer Berücksichtigung der Ausbreitungsfähigkeit der Thrombocyten an silikonierten Glasflächen. Thromb. Diathes. Haemorrh. 9:525

6 Egbert N, Cockum C, Palmblad J (1977) Fasting (acute energy deprivation) in man, effect on blood coagulation and fibrinolysis. Am J Clin Nutr 30:1963

7 Gjesdahl K, Norday A, Wang H, Berntsen H, Mjos OD (1976) Effects of fasting on Plasma and Platelet-free-fatty acids and Platelet function in healthy males. Thromb Haemostas 36:325

8 Hartert H (1952) Klinische Blutgerinnungsstudien mit der Thrombelastographie. Dtsch Arch Klin Med 199:284

9 Haupt H, Beseke M, Zimmermann H von (1959) Untersuchungen zur Differenzierung von Blutungsübeln der Neugeburtsperiode. Klin Wochenschr 37:220

10 Jürgens J, Jürgens R (1958) Untersuchungen zur Pathogenese der Thrombopathien. Proc 7th Intern Congr Intern Soc Hematol, Rome, Vol II, p 817

11 Legrand D, Eberlin A, Caen JP (1973) Vincristine-induced thrombopoiesis in the rat. Thrombopoieses and platelet populations. Pathol Biol 21:41

12 Mingers AM, Fischer U unveröffentlicht

13 Mingers AM, Podolsak B, Öller J (1977) Thrombocytenfunktionstests. Spontane Aggregation und Ausbreitung unter Berücksichtigung des Lebensalters. In: Göbel U (Hrsg) Bücherei des Pädiaters, Bd 78. Erworbene Gerinnungsstörungen im Kindesalter. Enke, Stuttgart, S 90

14 Mingers AM, Ströder J, Pfüller H (1980) Stoffwechsel- und Gerinnungsstudien bei übergewichtigen Kindern vor und während einer mehrwöchigen Kur zur Gewichtsreduktion. 1. Teil: Biochemische Parameter. Monatsschr Kinderheilk 128:170

15 Mingers AM, Ströder J (im Druck) Einfluß hypokalorischer Kost auf die Blutgerinnung übergewichtiger Kinder. Monatsschr Kinderheilk

16 Podolsak B (1974) Thrombopoese-Index und Thrombopoese-Bilanz bei Erkrankungen im Kindesalters. Monatsschr Kinderheilk 122:655

17 Podolsak B, Mingers AM, Engelke A (im Druck) The influence of rabbit and human platelet homogenate on thrombopoiesis in rabbits. Thromb Res

18 Podolsak B, Mingers AM, Öller J (1977) Thrombocyte functions, thrombelastograms and fibrinogen of healthy children in different age groups. Eur J Pediatr 127:27

19 Ströder J, Mingers AM (1979) Gerinnungsstudien bei adipösen Kindern unter Reduktionsdiät. Monatsschr Kinderheilk 127:265

20 Warlow CP, McNeill A, Ogston D, Douglas AS (1972) Platelet adhesiveness coagulation and fibrinolytic activity in obesity. J Clin Pathol 25:484

Prof. Dr. Anne-Marie Mingers
Universitäts-Kinderklinik
Josef-Schneider-Straße 2
D-8700 Würzburg

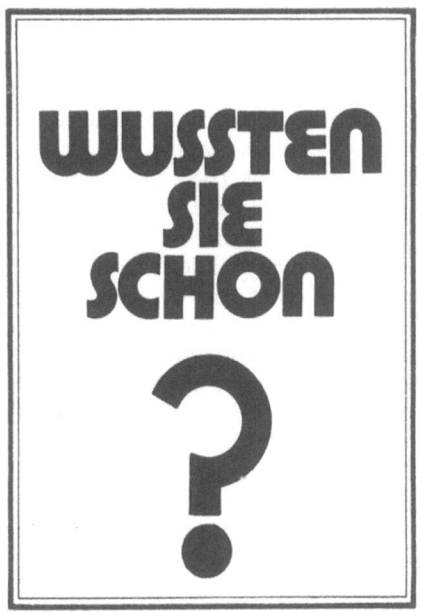

Neues aus Therapie
und Prophylaxe
Redaktion: F. Bläker, Hamburg

Duchenne Muskeldystrophie –
Mögliche Maßnahmen

W. Mortier

Die nach Duchenne (1861, 1868) benannte maligne Form der x-chromosomal rezessiv vererbten Form der Muskeldystrophie (*D*uchenne-*M*uskel-*D*ystrophie = DMD) manifestiert sich bei Jungen zwischen dem 1. bis 6. Lebensjahr. Das Leiden ist progredient. Die meisten Patienten zeigen bereits vor dem 5. Lebensjahr eine motorische Retardierung, gehäuftes Hinfallen und einen Watschelgang, sind vor dem 11. Lebensjahr auf den Rollstuhl angewiesen, verlieren jede Gehfähigkeit bis zum 16. Jahr und sterben überwiegend (75%) in der zweiten, spätestens in der 3. Dekade an einer Ateminsuffizienz. Ein Drittel der Kranken hat zwar eine leichte, nicht zunehmende und von der körperlichen Behinderung unabhängige Minderung der intellektuellen Kapazität, doch erleben praktisch alle bewußt ihren zunehmenden Funktionsverlust (Übers. Dubowitz 1978; Gardner-Medwin 1980; Mortier 1980).

Häufigkeit

Die DMD tritt mindestens einmal bei 4 000 männlichen Neugeborenen auf, was, als Mittelwert neuerer Angaben von 3 000–5 000, einer Inzidenzrate von 25 pro 100 000 männlichen Geburten entspricht (Becker 1980; Emery 1980). In der Bundesrepublik Deutschland (BRD) werden derzeit *jährlich* 300 000 Jungen lebend geboren und somit *75 Jungen mit einer DMD*. Bei einem Drittel der Patienten ist eine familiäre Belastung mit einer DMD bei einem männlichen Verwandten mütterlicherseits nachweisbar; bei einem Drittel handelt es sich um die Folge einer Mutation am x-Chromosom in den Gameten eines männlichen oder weiblichen Vorfahren, so daß die Mutter Genträgerin (Konduktorin, Carrier) der Krankheit ist, ohne daß es vorher zur DMD in der Familie gekommen war.

In einem letzten Drittel wird erst in der Eizelle der Mutter des Patienten eine Spontanmutation angenommen. Bei Annahme einer gleichen Mutationsrate beim männlichen und weiblichen Geschlecht ist nach mathematisch-genetischer Kalkulation das Verhältnis von Heterozygoten (weibliche Anlageträgerinnen) zu Hemizygoten (männliche Patienten) 1,33:1. Neben der Geburt von 75 Jungen mit DMD muß in der BRD deshalb *jährlich* mit einem *Zuwachs von 100 Genträgerinnen der DMD* gerechnet werden.

Folgt man Hinweisen einer etwa fünfmal höheren Mutationsrate in männlichen Gameten, so würde das den Anteil von Spontanmutationen an der Gesamtzahl von Duchenne-Patienten auf 15% senken (Übers. Emery 1980). Das Verhältnis von Heterozygoten zu Hemizygoten wäre dann 1,71:1 und die jährliche Zahl neugeborener Konduktorinnen in der BRD betrüge 128. Bei dieser – eher unwahrscheinlichen (Emery 1980; Yasuda u. Kondo 1980) – Annahme einer höheren Mutationsrate beim männlichen Gschlecht wäre die Erfassung von Trägerinnen der DMD noch erfolgversprechender als bei Annahme einer Spontanmutation in 33% der Duchenne-Kranken.

Fehlende Therapie

Bei noch fehlender Kenntnis des primären – wahrscheinlich strukturellen oder biochemischen – Membrandefektes, sind alle bisherigen *medikamentösen Therapieansätze bei der DMD erfolglos* geblieben, einschließlich neuerer Versuche mit Penicillamin und Carnitin (Roelofs und Mitarb. 1979a, b), Allopurinol (Mendell u. Wiechers 1979), Orgotein (Stern 1980) und Wachstumshormon (Mortier u. Kauther 1980).

Problem der Konduktorinnen

Die Unkenntnis des Basisdefektes der Krankheit erschwert auch die Erfassung von Anlageträgerinnen, da bisher überwiegend nur sekundäre Veränderungen überprüft werden konnten; hierzu zählen Bestimmungen von Enzymen, Myoglobin und Hämopexin im Serum, histologische, histochemische und elektronenoptische Untersuchungen von Muskelexzidaten, Änderungen der Aminosäureninkorporation an Polyribosomen bzw. der Relaxationszeit der Muskulatur (Übers. Mortier 1980). Mehr unmittelbare, biochemische oder strukturelle Folgen des Gendefektes dürften sich in der Überprüfung von Heterozygoten als bessere Indikatoren erweisen. Es bleibt abzuwarten, ob sich die elektronenoptisch im Gefrierätzbild gefundenen Veränderungen der inneren Molekularstruktur des Sarkolemms bei Patienten mit DMD (Übers. Schotland u. Mitarb. 1980) auch bei den Konduktorinnen finden werden. Gleiches gilt für mitgeteilte morphologische, chemische und physikochemische Veränderungen an Erythrozyten und fluoreszenzmikroskopisch darstellbaren Umverteilungen der Oberflächenrezeptoren nach Antigenkontakt an Lymphozyten (Lymphozyten-Capping) bei DMD und ihre Nachweisbarkeit bei Anlageträgerinnen (Übers. Emery 1980; Ho u. Mitarb. 1980; Goldsmith u.Mitarb. 1980; Rowland 1980). Es bleibt auch die Frage derzeit offen, ob eine verminderte Stimulation der Adenylcyclase des Plasmalemms durch Katecholamine (Willner u. Mitarb. 1978) dem Gendefekt funktionell näher steht als z.B. der Eflux der Kreatinkinase vom Muskel ins Serum.

Möglichkeiten der Bekämpfung

Wie andere z.Z. unbehandelbare Krankheiten kann die DMD mit ihren fatalen Folgen für die Patienten, ihre Familien und die Gesellschaft nur durch eine Verminderung neuer Kranker bekämpft werden. Möglichkeiten hierzu bieten die pränatale Diagnostik, eine postnatale Früherkennung und eine genetisch-ärztliche Beratung von Überträgerinnen und ihrer Männer im späteren Alter. Die *pränatale Diagnostik* der DMD durch eine Kreatinkinase (CK)-Bestimmung im fetalen Blut in der 16.–20. Gestationswoche ist noch nicht sicher genug, da falsch positive (Kontamination mit mütterlichem Blut) und falsch negative Werte konstatiert werden mußten (Übers. Emery 1980; Golbus u. Mitarb. 1979; Mahoney u. Mitarb. 1977). Die Möglichkeit einer Schwangerschaftsunterbrechung bei nachgewiesenem männlichen Geschlecht ist unbefriedigend, weil kranke und gesunde Söhne abortiert werden.

Eine *postnatale Früherkennung der DMD* ist möglich, da die CK-Werte im Serum der Kranken bereits in der Neugeborenenperiode auf über 1 000 IU/l erhöht sind, was eine Fehlinterpretation in mindestens 10 von 11 Fällen praktisch ausschließt (Heyck und Laudahn 1969; Dubowitz

© Springer-Verlag 1980

1978; Zellweger 1976). Einmal unter 11 Patienten kann es sich um die benigne x-chromosomal rezessive erbliche Form der Muskeldystrophie handeln (Typ Becker-Kiener); hierbei ist die Prognose besser als bei der DMD, doch tritt auch hier der Tod je nach Manifestation und Verlauf früher als normal um das 35. bzw. 50. Lebensjahr ein (Bradley u. Mitarb. 1980; Mortier 1980). In der BRD überwiegen derzeit 2-Kinder-Ehen und deshalb werden bei 16 Konduktorinnen der DMD achtmal Jungen mit der Krankheit geboren und zwar zwei Jungen in einer Familie hintereinander (Bickel u. Mitarb. 1979). Einer von acht entspricht 12,5% und unter Berücksichtigung von $\frac{1}{3}$ Spontanmutationen könnten bei einer Früherkennung des ersten Patienten und Beratung der Eltern 8,3% oder 6 von jährlich 75 Kranken vermieden werden. Außerdem können sich die Eltern bei früher Information über eine DMD des Sohnes planend auf die kommenden schwierigen Jahre (Wohnung, Schule, Finanzen) einstellen, nehmen dafür allerdings die Problematik voraus, da noch keine Symptome manifest sind.

Voraussetzung eines Früh-Screening wäre entweder die Kenntnis aller Konduktorinnen, was wegen der Spontanmutationen und vorhandenen Erfassungsmethoden unmöglich ist, oder ein Neugeborenenscreening aller Jungen, wie es in einigen Zentren der Vereinigten Staaten Nordamerikas, Frankreichs und der BRD praktiziert wird oder wurde (Übers. Beckmann u. Mitarb. 1980; Gardner-Medwin 1979). In der BRD ist eine solche Screeningmöglichkeit auf breiter Basis mit einem zuverlässigen Filterpapiertest per Post zu verschicken, aus einem Tropfen Blut, zu einem Preis von 10,- DM gegeben [1]. Bei CK-Werten unter 1 000 IU/l sind bei einem angenommenen oberen Referenzbereich von 100–120 IU/l im Alter von 4–6 Wochen eine Quote von falsch positiven CK-Werten (0,16%) mitgeteilt worden (Beckmann u. Mitarb. 1980). Diese Erhöhungen sind zu kontrollieren und gegebenenfalls mit üblichen Spezialverfahren (u. a. Elektrodiagnostik, muskel- und nervenbioptische Methoden) auf ihre Ätiologie hin zu überprüfen (Übers. Mortier 1980). Sie sollten zu keinen Dauerverunsicherungen Anlaß geben.

Zur *Erkennung von erwachsenen Konduktorinnen* gilt bisher die CK-Bestimmung als Einzeltest bei mehrfacher Wiederholung als bestes Verfahren mit einer Erfassungsquote von 50–80% sicherer Genträgerinnen (Emery 1980; Nicholson u. Mitarb. 1979; Rotthauwe u. Kowalewski 1973). Eine Erfassung von 100% kann nicht erreicht werden, wenn man nach der Lyon-Hypothese annehmen muß, daß bei einem bestimmten Prozentsatz der Konduktorinnen per Zufall so viele defekte x-Chromosome in den Zellen inaktiviert werden, daß die normalen weit überwiegen und der unspezifische CK-Test negativ ausfallen muß. Die Erfassungsquote kann aber offenbar durch Bestimmungen der CK in jungen Jahren nahe an 100% herankommen, was nach einem Abfall der Werte mit zunehmendem Alter nicht mehr möglich ist (u. a. Dreifuß u. Mitarb.: 1970, Moser u. Vogt 1974; Nicholson u. Mitarb. 1979).

Problematisch ist die *CK-Screeninguntersuchung bei Mädchen in den ersten Lebensjahren*. Erhöhte CK-Werte können, müssen aber nicht eine Konduktorin anzeigen. Abgesehen von Erhöhungen durch verschiedene Krankheiten müssen höhere Werte im Vergleich zu Erwachsenen bei Neugeborenen berücksichtigt werden (u. a. Gilboa u. Swanson 1976) und unterschiedliche Referenzbereiche in späteren Jahren, wobei offenbar Schulkinder die höchsten, Mädchen nach der Menarche sinkende, Frauen von 20–35 die niedrigsten und Frauen nach der Menopause leicht ansteigende Werte aufweisen (Bundey u. Mitarb. 1979; Gale und Murphy 1979; Percy u. Mitarb. 1979). Solange sich der Referenzbereich gesunder Personen mit dem vom Patienten und möglichen Anlageträgerinnen überschneiden kann, muß es je nach Festlegung der oberen „Normgrenze" zu mehr falsch positiven oder negativen Beurteilungen der CK-Werte kommen. Eine adäquate statistische Analyse [2] gefundener CK-Werte bei 26 wahrscheinlichen Konduktorinnen unter 14 Jahren [3] (Mutter jeweils erhöhte CK im Serum, ein Bruder mit DMD) ergibt bei Annahme eines oberen „Normwertes" von 120 IU/l eine falsch negative Zuordnung in 17–27 Fällen und eine falsch positive Bewertung in 0–6. Einige CK-Ergebnisse bei jungen wahrscheinlichen Genträgerinnen lassen schließen, daß die CK-Werte in den ersten Lebensmonaten deutlich unter 1 000 IU/l liegen und erst mit sechs Monaten bis zu zwei Jahren auf höhere Werte – nicht immer über 1 000 IU/l ansteigen (Beckmann u. Mitarb. 1980).

Die sicherste Trennung potentieller Konduktorinnen mit dem CK-Test dürfte zu diesem frühen Zeitpunkt möglich sein, da mitgeteilte CK-Werte im zweiten Lebensjahr bei gesunden Mädchen im Vergleich zu allen anderen Altersklassen am niedrigsten lagen (Salapathy u. Skinner 1979). Eine gezielte Studie müßte diese Möglichkeit systematisch überprüfen. Bestätigt sich dabei eine hohe Unterscheidungssicherheit zwischen normal und pathologisch, so könnten zu diesem Zeitpunkt Mädchen in Familien mit DMD sicherer als Anlageträgerin erkannt und ihre Mütter u. U. besser klassifiziert und genetisch beraten werden. Theoretisch bleibt jedoch auch bei optimaler Zeitwahl für den CK-Test eine Quote falsch positiver und negativer Werte, die wegen ihrer Auswirkungen auf die Familien und Mädchen nicht akzeptiert werden dürfen und z. Z. eine Screening bei jungen Mädchen nicht empfehlen läßt.

Neben der Klärung des optimalen Zeitpunktes für die Erfassung von Konduktorinnen steht deshalb die Forderung nach sicheren Erfassungsmethoden. Vorläufige Daten solcher Möglichkeiten liegen vor (s. o.), reichen aber für die praktische Anwendung noch nicht aus (Übers. Mortier 1980). Könnten durch Testkombination oder sichere Einzelverfahren Überträgerinnen der DMD zweifelsfrei erkannt werden, wäre ein möglichst frühes Screening aller Mädchen wünschenswert. Bei den jährlich in der BRD geborenen Konduktorinnen handelt es sich in 50% um Spontanmutationen; bei 50 besteht in 12,5% – bei Berücksichtigung überwiegender 2-Kinder-Ehen – die Wahrscheinlichkeit, daß ein kranker Bruder folgt, also insgesamt 6 neue DMD-Kranke. Durch ein Screening bei allen Neugeborenen würden also maximal von allen DMP-Patienten jährlich als Soforteffekt 12 (16%) vermieden, wenn die betroffenen Familien der genetisch-ärztlichen Beratung folgen. Als Langzeiteffekt könnte ein treffsicheres und lückenloses Screeningsystem im Idealfall die angenommene Quote (66%) vererbter DMD – unter Abzug der Spontanmutationen – wesentlich vermindern.

Probleme

Bei noch fehlender Therapie läßt sich einerseits fragen, wie man bei einem *Screening männlicher Neugeborener* jährlich 75 Eltern vor dem Auftreten von Krankheitssymptomen die kommende harte Wirklichkeit klar macht, andererseits feststellen, daß durch ein Screening jährlich 6 von 75 Patienten vermieden werden können. Da es Mitteilungen über Eltern gibt, die nicht früh über das Schicksal des Neugeborenen informiert werden möchten (Gardner-Medwin 1976), bleibt als Möglichkeit ein freiwilliges Screening neugeborener Jungen, auch wenn hierdurch eine Effizienzeinbuße der Patientenerfassung hingenommen werden muß. Es ist zu beachten, daß bei einer Maximalerfassung von jährlich 75 Kranken 69 Familien gewarnt und beraten werden müssen, ohne daß die nachfolgende Geburt eines zweiten kranken Jungen droht. Meines Erach-

1 CK-Testlaboratorium, Im Talgrund 2, D-7821 Breitnau bei Freiburg, Dr. Scheuerbrand

2 Dankenswerterweise durchgeführt von Dr. Trampisch, Institut für Medizinische Statistik und Biomathematik der Universität Düsseldorf

3 Herrn Dr. Scheuerbrandt sei für die Überlassung der Daten besonders gedankt – Teilmaterial der Publikation von Beckmann u. Mitarb. 1980

tens dürfte die Mehrheit der freiwillig an einem Screening Teilnehmenden dieses Vorgehen wünschen, da keiner sicher weiß, welche Familie von der Zweiterkrankung betroffen wird. Die Beteiligung an einem solchen Programm hängt wesentlich von den betreuenden Kinderärzten ab, die zum Zeitpunkt der U2-Untersuchung die CK-Bestimmung veranlassen können.

Bei weiterem eigenen *Kinderwunsch* in den betroffenen Familien bliebe als unbefriedigender Ausweg die pränatale Geschlechtsbestimmung und im Falle eines Jungen der Abort, wenn man die Inszidenz der DMD senken will. Die durchschnittlich *späte Diagnostik* der DMD im Kindesalter könnte und müßte durch eine systematische und wiederholte ärztliche Fortbildung beschleunigt werden, was den Screeningeffekt auf freiwilliger Basis wirkungsvoll ergänzen würde.

Ein weiteres Hauptproblem der Prophylaxe liegt in der erwähnten Unsicherheit von Erfassungsmethoden der Konduktorinnen. Jüngste Stellungnahmen betonen bei dem Versuch einer *Trägerinnenerfassung in früher Kindheit* die Verunsicherung von Familien, resultierende emotionale Belastungen, mögliche psychische Folgen für die Mädchen und finanzielle Belastungen der Gesellschaft (Übers. Bickel u. Mitarb. 1979; Gardner-Medwin 1979). Diese berechtigten Überlegungen und Vorbehalte müssen vordringlich durch verbesserte und zweifelsfreie Erfassungsmethoden der Konduktorinnen ausgeräumt werden. Nur dann kann ein Frühscreening auch bei Mädchen akzeptiert werden. Unter der Voraussetzung einer sicheren Identifikation der Trägerinnen wäre die wiederholte, kompetente *genetische Beratung* der Familien entscheidend für den direkten Erfolg der Vermeidung von jährlich maximal 6 Patienten der BRD wie auch für den möglichen Langzeiteffekt später bei Verzicht der Konduktorinnen auf eigene Kinder oder Söhne (Emery 1972; Moser 1977). Bei geschickter ärztlicher Führung sollten psychisch schwerwiegende Familienprobleme vermieden werden können, auch wenn hierzu noch wissenschaftliche Fakten erarbeitet werden müssen. Auftretende psychische Fehlhaltungen in Familien mit DMD sind verständlich und belegt (Übers. Gardner-Medwin 1979). Eine Beratung der Eltern junger Trägerinnen kann das Gesundbleiben der Mädchen hervorheben und wird die organischen, psychischen, familiären, sozialen und finanziellen Probleme bei Auftreten der DMD in der Familie erläutern müssen, um den Eltern eine wirkliche Entscheidung zu ermöglichen. Bei Erfassung aller Trägerinnen müßten doppelt so viele Eltern mit dem möglichen Problem einer DMD konfrontiert werden, wie eigentlich – bei Abzug von 50% Spontanmutationen

– nötig wäre. Bei Unklarheit darüber, in welcher Familie früher oder später ein Junge mit DMD geboren wird, dürften die Eltern – bei freier Teilnahme am Screening – überwiegend die Entscheidung mittragen wollen.

Nur als vorläufige Not- und Übergangsmaßnahme kann das alleinige *CK-Screening* in den ersten Lebenswochen bei Jungen und eventuell nach Erarbeitung zweifelsfreier Identifikationsmethoden von Anlageträgerinnen auch bei Mädchen in früher Kindheit gelten, doch könnte so die Quote der DMD um maximal 16% gesenkt werden. Personelle und fachliche Voraussetzungen zur Beratung und Versorgung betroffener Familien in der BRD dürften ausreichend vorhanden oder zu erreichen sein. Ein CK-Screening in früher Zeit könnte sich auch dann noch besonders günstig auswirken, wenn einmal eine gezielte Therapie im frühen Krankheitsstadium möglich und eine sichere Identifikation von Trägerinnen mit einer Methode möglich wird, die nicht screeningmäßig einzusetzen wäre.

Die *Entwicklung besserer Methoden* zur Erfassung von Trägerinnen wären in zweifacher Hinsicht wirksam: Einmal könnten bei CK-Werten mit Hinweis auf eine DMD (oder selten Becker-Kiener-Form der Muskeldystrophie) die Mütter gezielt untersucht werden; Mütter von Jungen mit einer Spontanmutation könnten bezüglich weiterer Risiken beruhigt werden. Zum anderen könnte die Hälfte der Mütter neugeborener Trägerinnen, von weiteren Risiken frei, lediglich auf die Beratung der Tochter im heiratsfähigen Alter verwiesen und so beruhigt werden. Voraussetzungen hierzu wären Methoden zur Konduktorinnenerfassung, die altersunabhängig sind. Wichtigste Forschungsarbeit bleibt zweifelsfrei die Entwicklung einer wirksamen Behandlung der DMD, da die Spontanmutationen immer zu berücksichtigen sein werden, abgesehen von der dann gegebenen Hilfe auch für die vererbten Formen.

Überlegungen zu entstehenden Kosten gegenüber dem fianziellen Nutzen von Früherkennungsuntersuchungen ergeben bereits allein beim Screening von Jungen eine deutliche Geldeinsparung für die Gesellschaft (Grimm 1980). Freiwillige Vorsorgeuntersuchungen sollten auch unter diesem Aspekt voll unterstützt und wahrgenommen werden.

Zusammenfassung

1. Eine mögliche Bekämpfung der DMD besteht z. Z. nur in einer Senkung der Inzidenzrate, die durch eine freiwilliges Screening in den ersten Lebenwochen bei Jungen (maximal 8,3%) und gezielte Untersuchungen auffälliger Kleinkinder (denkbar zusätzlich 25%) bei nachfolgender gene-

tisch-ärztlicher Beratung der Eltern sofort erreicht werden kann. Voraussetzungen wären eine hohe Beteiligung an einem freiwilligen CK-Screeningprogramm im Alter von 4–6 Wochen, eine verbesserte Erkennung und Beratung von Konduktorinnen und eine frühere Diagnostik der DMD im Kleinkindalter. Viele dieser Faktoren hängen entscheidend von der Beratung und Behandlung durch die Kinder- und Allgemeinärzte ab.

2. Vor der Empfehlung eines CK-Screeningprogramms junger Mädchen muß eine sichere Methode zur Erfassung von Trägerinnen geschaffen werden (Testkombination, spezifische Einzelmethode?). Bei einer solchen Möglichkeit würde ein CK-Screening der Mädchen in früher Kindheit maximal weitere 8% der Patienten bei Befolgung entsprechender Beratungen vermeiden helfen.

3. Genetisch-ärztliche Beratungen müssen selbstverständlich bei der Früherkennung von DMD-Kranken und Konduktorinnen kompetent und wiederholt durchgeführt werden.

4. Wichtigste Nahziele der Forschung sind neben der Entwicklung besere Methoden zur Trägerinnenerfassung die zweifelsfreie Pränataldiagnostik der DMD und eventuell auch der Anlageträgerinnen, wie es bei Stoffwechselkranken teilweise bereits erreicht ist, und schließlich eine mögliche Therapie. Letzteres setzt wahrscheinlich zunächst die Lösung des Basisdefektes der DMD voraus.

5. CK-Früherkennungs-Untersuchungen können auch dann noch wichtig bleiben, wenn die Probleme einer sicheren Konduktorinnenerfassung und wirksamen Therapie gelöst sind, da Behandlungen im Krankheitsfrühstadium erfahrungsgemäß besonders wirksam sind.

6. Personelle und fachliche Engpässe dürften weder gegenwärtig – bei fehlender Therapie – noch nach der Entwicklung von Behandlungsmethoden bei der Versorgung von Patienten mit DMD eine begrenzende Rolle spielen. Auch finanzielle Überlegungen drängen zu Früherkennungs-Untersuchungen bei dieser Krankheit.

Literatur

1 Becker PE (1980) International Symposium on Muscular Dystrophy Research, Venedig

2 Beckmann R, Robert JM, Zellweger H, Beubl L, Dellamonica C, Scheuerbrandt G (1980) Neoanatal screening for muscular dystrophy. In: Bickel H, Guthrie R, Hammersen G (eds) Neonatal screening for inborn errors of metabolism. Springer, Berlin Heidelberg New York, 155–166

3 Bradley WG, Jones MZ, Mussini JM, Fawcett PRW (1979) Muscle and Nerve 1:111–132

4 Bundey A, Crawley JM, Edwards JH, Westhead RA (1979) J Med Genet 16:117–121

5 Dreyfuß JC, Schapira G, Démos J (1970) Nature of the carrier state in progressive muscular dystrophy. In: Walton JN, Canal N, Scarlato G (eds) Muscle diseases. Amsterdam, pp 417–423

6 Dubowitz V (1978) Muscle disorders in childhood. Saunders, London pp 22–40

7 Duchenne GB (1861) De l'electrisation localisée et de son application à la pathologie et à la therapeutique, 2. Aufl. Baillière, Paris

8 Duchenne GB (1868) Arch Gén Méd 11:5, 179, 305, 421, 552

9 Emery AEH, Watt MS, Clack ER (1972) Clin Genet 3:147–150

10 Emery AEH (1980) Br Med Bull 36/2:117–122

11 Gale AN, Murphy EA (1979) J Chronic Dis 32:639–651

12 Gardner-Medwin D (1976) Arch Dis Childh 51:982–983

13 Gardner-Medwin D (1979) Dev Med Child Neurol 21:390–393

14 Gardner-Medwin D (1980) Br Med Bull 36/2:109–115

15 Gilboa N, Swanson J (1976) Arch Dis Childh 51:283–285

16 Colbus MS, Stephens JD, Mahoney MJ, Hobbins JC, Haseltine FP, Caskey CT, Banker BQ (1979) N Engl J Med 300:860

17 Goldsmith B, Gruemer HD, Hawley RJ, Pickard NA, Verrill HL, Nance WE, Miller G, Crawford RG (1980) Clin Chem 26/6; 754–759

18 Grimm T (im Druck) Ist ein Neugeborenen-Screening bei Duchenne'scher Muskeldystrophie sinnvoll?

19 Heyck H, Laudahn G (1969) Die progressiv-dystrophen Myopathien. Springer, Berlin Heidelberg New York

20 Ho AD, Stojakowits S, Reitter B, Fiehn W, Zipperle G, Hunstein W, Lipinski C (1980) Klin Wochenschr 58:377–381

21 Mahoney MJ, Haseltine FP, Hobbins JC, Banker BQ, Caskey CTh, Golbus MS (1977) N Engl J Med 297:968–973

22 Mendell JR, Wiechers DO (1979) Muscle and Nerve 2:53–56

23 Mortier W (im Druck) Progressive Muskeldystrophien. In: Hopf HC, Poeck K, Schliack H (Hrsg) Neurologie in Praxis und Klinik, Bd II. Thieme, Stuttgart

24 Moser H, Vogt J (1974) Lancet II:661–662

25 Moser H (1977) Schweiz Rdsch Med (Praxis) 66:814–822

26 Nicholson GA, Gardner-Medwin D, Pennington RJT, Walton JN (1979) Lancet I: 692–694

27 Percy ME, Chang LS, Murphy EG, Oss I, Verellen-Dumoulin C, Thompson MW (1979) Muscle Nerve 2:329–339

28 Roelofs RI, Borum P, Saavedra de Arango (1978). IVth International Congress on Neuromuscular Diseases, Abstract Nr 398, 17–21 September

29 Roelofs RI, Saavedra de Arango G, Law PK, Kinsman D, Buchanan DC, Park JH (1979) Arch Neurol 36:266–268

30 Rotthauwe HW, Kowalewski S (1973) Z Kinderheilkd 115:333–342

31 Rowland LP (1980) Muscle Nerve 3:3–20

32 Salapathy RK, Skinner R (1979) J Med Genet 16:49–51

33 Schotland D, Bonilla E, Van Meter N (1977) Science 196:1005–1007

34 Stern L (1980) Muscular dystrophy research 1980: Advances and new trends. Vortrag, Venedig, 10–12 April

35 Willner JH, Cerri C, Somer H, Rowland LP (1978) VIth International Congress in Neuromuscular Disceases Abstract Nr 489 17–21 September

36 Yasuda N, Kondo K (1980) J Med Genet 17:106–111

37 Zellweger H (1976) Dev Med Child Neurol 18:3–10

Prof. Dr. W. Mortier
Universitäts-Kinderklinik
Moorenstraße 5
D-4000 Düsseldorf

Aus der Klinik – für die Klinik

Redaktion: O. Butenandt, München

Beeinflussung der Medikamentenresorption durch die Nahrung

A. Windorfer und W. Rabl

Kinderklinik und Poliklinik der TU, München

Ein 9 jähriges Mädchen erhielt wegen einer schweren Dermatomykose in unserer Ambulanz eine orale Behandlung mit Griseofulvin (Likuden M). Nach gutem Anfangserfolg bei Serumkonzentrationen des Griseofulvin von 2,5 mcg/ml kam es 14 Tage nach Behandlungsbeginn zu einem erneuten Aufflackern der Hauterscheinungen. Die Serumkonzentrationen von Griseofulvin lagen bei einer erneuten Kontrolle bei 0,9 mcg/ml. Zwar ist für Griseofulvin bekannt, daß es im Sinne einer Enzyminduktion seinen eigenen Metabolismus im Rahmen einer Langzeitbehandlung zu beschleunigen vermag, so daß dadurch die Serumkonzentrationen absinken und der therapeutische Erfolg nachläßt. In der Regel geschieht dies jedoch erst nach mehreren Wochen Behandlung. Bei weiterem Befragen der Eltern erfuhren wir, daß das Medikament – 3 × täglich verordnet – zumindest morgens und mittags vor dem Essen von dem Kind eingenommen wird. Diese Maßnahme war von den Eltern ergriffen worden, obwohl

wir das Medikament während oder nach den Mahlzeiten verordnet hatten.

Griseofulvin gehört zu den Medikamenten, die unbedingt während oder kurz nach der Mahlzeit eingenommen werden müssen, da es sonst zu einer erheblich verminderten Resorption kommt [1]. Auch bei unserer Patientin konnten die Griseofulvin-Konzentrationen nach Befolgen dieser Anweisung bei unveränderter Dosis wieder deutlich angehoben werden, auf Werte zwischen 2 und 2,4 mcg/ml. Entsprechend diesen Konzentrationen kam es schnell wieder zu einem deutlichen therapeutischen Erfolg der Griseofulvin-Behandlung.

Außer Griseofulvin gibt es *einige weitere Medikamente, die immer während bzw. kurz nach einer Mahlzeit eingenommen werden sollten*, da sonst durch eine verringerte Resorption unsichere Konzentrationen im Organismus auftreten können. Dies ist besonders bei allen Formen einer Langzeitbehandlung zu beachten.

An erster Stelle stehen hierbei die *Antiepileptika*:

Phenytoin wird auf nüchternen Magen eingenommen erheblich schlechter resorbiert, als nach einer Mahlzeit [7]. Allerdings verringert viel Milcheiweiß während der Mahlzeit (z. B. Pudding, Quark, viel Milch) ebenfalls wieder die Resorption [4]. Aber auch bei Primidon und Carbamacepin ist die Resorption besser, wenn das Medikament nicht auf nüchternen Magen eingenommen wird. Allerdings sind die Unterschiede in der Resorption für diese beiden Medikamente zwischen nüchtern

und nicht nüchtern nicht so ausgeprägt, wie für Phenytoin.

Bei Valproinat wird nicht die Menge der resorbierten Substanz durch die Nahrung verändert, sondern nur die Geschwindigkeit beeinflußt, so daß hier kein wirklicher Resorptionsunterschied bei der Medikamenteneinnahme auf nüchternen oder nicht nüchternen Magen besteht.

Bei diesen bisher geschilderten Medikamenten ist nicht der Füllungszustand des Magens die Ursache für die bessere Resorption, sondern die Zusammensetzung der Nahrung; je fettreicher die Nahrung ist, um so besser ist die Resorption der geschilderten Medikamente.

Bei den *Chemotherapeutika* ist vor allem von Nitrofurantoin bekannt, daß es auf nüchternen Magen eingenommen lediglich halb so gut resorbiert wird, wie bei oder nach einer Mahlzeit [6].

Bei mehreren *anderen Medikamenten* wissen wir im Gegensatz dazu, *daß sie während oder nach einer Mahlzeit eingenommen etwas schlechter resorbiert werden*, als auf nüchternen Magen: Ampicillin, Cloxacillin, Erythromycin, Lincomycin, Penicillin-G, Tetracyclin (außer Doxycyclin) und Methyldigoxin.

Besonders ausgeprägt ist die Verringerung der Resorption bei den Tetracyclinen; dieses Medikament wird während oder nach dem Essen eingenommen, praktisch gar nicht resorbiert [2]. Da die normalen Tetracycline in der Pädiatrie jedoch praktisch keine Verwendung mehr finden und diese Resorptionsbesonderheit bei dem Derivat Doxycyclin keine Rolle spielt, ist diese Hemmung der Resorption für die Kinderheilkunde prinzipiell ohne Bedeutung.

Die Resorption eines Medikamentes kann durch die nahrungsbedingte verzögerte Passage aus dem Magen in den Dünndarm verringert sein; aber auch ein Abbau oder eine Zersetzung des Medikamentes im Magen ist möglich, wie dies vor allem bei Penicillin und Methyldigoxin der Fall ist [5]. Die nahrungsbedingte Verzögerung der Medikamentenpassage ist dabei von zahlreichen zusätzlichen Faktoren abhängig, wie dem autonomen Nervensystem, der hormonalen Aktivität, dem Füllungszustand des Magens, dem pH-Wert, dem Muskeltonus sowie der Temperatur des Mageninhalts [3, 5].

Bei den meisten dieser aufgeführten *Medikamente ist die Verringerung der Resorption durch gleichzeitige Nahrungsaufnahme jedoch nicht größer als 20%*. Die bessere Verträglichkeit dieser Medikamente bei Einnahme während oder kurz nach den Mahlzeiten sowie die Möglichkeit einer besseren Einnahmedisziplin zu diesen Zeitpunkten lassen uns *daher die Gabe der aufgeführten Medikamente regelmäßig während der Mahlzeiten empfehlen*; zu den wenigen Ausnahmen gehören nur Penicillin-G und Methyldigoxin. Lediglich eine leichte Anhebung der Dosis speziell bei den Antibiotika wäre zu diskutieren. Im Erwachsenenalter, mit der Vielzahl von antihypertensiven und herzkreislaufwirksamen Medikamenten ist das Problem der gleichzeitigen Nahrungsaufnahme zu der Medikamenteneinnahme sicher anders gelagert.

Nicht ohne Bedeutung scheint uns jedoch das *Medium zu sein, das nach der Medikamenteneinnahme nachgetrunken wird*; so führt das *Nachtrinken von Fruchtsaft* bei Ampicillin, Cloxacillin, Erythromycin und Penicillin-G zu einer verminderten Resorption, da diese Substanzen bei saurem pH-Wert instabil sind.

Bei Einnahme von INH, Tetracyclinen und Phenytoin sollte *keine Milch nachgetrunken oder Milchprodukte wie Quark, Joghurt und Pudding in größerer Menge* dazu gegessen werden, da es dann zur Bildung unlöslicher Komplexe oder Salze mit den Kalziumionen der Milch kommen kann.

Zum Nachtrinken bei Medikamenten empfiehlt sich daher vor allem reines Wasser.

Von den oralen Cephalosporinen ist für die Substanz Cefatroxil die Resorption bei gleichzeitiger Nahrungsaufnahme am besten untersucht. Die Resorption ist bei dieser Substanz kaum durch die Nahrungsaufnahme beeinflußt. Auch für Cotrimoxazol hat das gleichzeitige Essen keinen nennenswerten Einfluß hinsichtlich der Resorption, so daß wir auch bei diesen beiden Medikamenten empfehlen, daß sie nur während oder kurz nach den Mahlzeiten

eingenommen werden sollten und Wasser nachgetrunken werden muß.

Arzneimittel als Adsorbentien, die als Magen-Darm-Therapeutikum verwendet werden, wie *Tierkohle oder Koapectin-Suspension (Kaopectate)*, können die Resorption eines Arzneistoffes durch adsorptive Hemmung im Magen-Darm-Trakt herabsetzen oder sogar völlig aufheben. Diese Wirkung wurde für mehrere Antibiotika nachgewiesen. Deswegen sollte bei gleichzeitiger Gabe von Antibiotika und Adsorbentien die Gabe dieser letzteren Substanz erst 2 Stunden nach der Antibiotikaeinnahme erfolgen.

Wird zur Verbesserung der Darmtätigkeit *Paraffinöl* gegeben, so konnten wir bei gleichzeitiger Gabe des Phenytoin und Paraffinöl eine dramatische Verringerung der Resorption des Phenytoin sehen. Daher ist auch in einem solchen Fall zu empfehlen die beiden Substanzen nicht gleichzeitig zu geben, sondern das Paraffinöl 2–3 Std. vor der Medikamentengabe.

Wie gezeigt, gibt es wenige Medikamente, bei denen die gleichzeitige Nahrungsaufnahme einen wirklich drastischen Einfluß auf die Resorption ausüben kann; vor allem für die Antiepileptika Phenytoin, aber auch Primidon und Carbamacepin sowie für die Chemotherapeutika Griseofulvin und Nitrofurantoin ist dieser Einfluß deutlich. Bei diesen Substanzen handelt es sich um Medikamente, die in der Regel über längere Zeit, d. h. Wochen bzw. Monate eingenommen werden müssen; es ist daher hier besondere Aufmerksamkeit der Tatsache zu schenken, daß die Medikamente wirklich nur zu einem regelmäßigen und ausreichenden Frühstück und Abendessen eingenommen werden sollen. Ein hastig heruntergeschlungenes Frühstück, womöglich nur aus einer Tasse Schokolade bestehend, kann die Resorption stark verändern, d. h. drastisch verrin-

gern und damit erheblich schwankende Konzentrationen im Serum und am Wirkort zur Folge haben.

Situationen, wie der eingangs geschilderte Fall sind dann leicht erklärlich. Die Eltern sollten auf diese Bedeutung immer wieder hingewiesen werden. Für die große Anzahl der anderen Medikamente empfehlen wir mit wenigen Ausnahmen ebenfalls, daß sie insgesamt – unabhängig von der leichten Beeinflussung durch die gleichzeitige Nahrungsaufnahme – immer während oder nach dem Essen zusammen mit Wasser eingenommen werden sollten.

Literatur

1 Crounse RG (1961) Human pharmacology of griseofulvin: the effect of food on gastrointestinal absorption. J Invest Dermatol 37:529
2 Kirby NM, Roberts CE, Burdick RE, (1970) Comparison of two new tetracyclines with tetracycline and demethyltetracycline. Antimicrob Agents Chemother 1:286
3 Levine RR (1970) Factors affecting gastrointestinal absorption of drugs. Digest Dis 15:171
4 Neuvonen PJ, Lehtovaara R, Bardy A (1980) Effect of some gastrointes gastrointestinal factors on serum phenytoin concentratio concentrations. In: Johannessen SJ, et al (eds) Antiepileptic therapy: Advances in drug monitoring. Raven Press, New York, p. 149
5 Prescott LF (1974) Gastrointestinal absorption of drugs. Symposium-individualisation of drug therapy. Med Clin North Am 58:907
6 Rosenberg HA, Bates TR (1978) The influence of food on nitrofurantoin bioavailability. Clin Pharmacol Ther 20:227
7 Windorfer A, Stünkel S, Weinmann HM (1978) Influences on the absorption of diphenylhydantoin preparations. Neuropädiatrie 9:120

PD Dr. A. Windorfer
Kinderklinik und Poliklinik der TU
Kölnerplatz 1
D-8000 München 40

Auflösung und Kommentar der Fragen „Was hat das Kind" (Seite 647)

Frage 1

Richtig: A, C, E

Im ersten Lebensmonat werden Säuglinge so gut wie nie vom plötzlichen Kindstod betroffen, dem überdurchschnittlich häufig untergewichtige Kinder zum Opfer fallen.

Frage 2

Richtig: alle

Frage 3

Richtig: A, B, D

Es werden häufig die Kinder von Müttern < 20 Jahren und Mehrgebärenden betroffen. Es besteht ein berechtigter Verdacht, daß der Tod durch Atemstillstand eintritt.

Frage 4

Richtig: A

Das Phänomen beruht auf einer Verminderung der Phenobarbitalclearance durch Phenytoin. Obwohl gelegentlich Phenobarbitalintoxikationen bei gleichzeitiger Phenytoingabe beobachtet werden, muß das Phänomen nicht in jedem Fall eine klinische Bedeutung haben, so daß eine Kontraindikation für die gleichzeitige Verwendung nicht besteht.

Frage 5

Richtig: alle

A und C können auch zu toxischen Clonazepam- und INH-Spiegeln führen, da eine wechselseitige Abbauhemmung besteht.

Laudationes

Professor Dr. Wilhelm Kosenow 60 Jahre

Am 26. März 1980 feierte Herr Prof. Dr. med. W. Kosenow, Direktor der Kinderklinik der Städtischen Krankenanstalten Krefeld, seinen 60. Geburtstag. Er wurde 1920 in Glashütte/Pommern geboren und studierte in Freiburg, Göttingen, Wien, Königsberg und Jena Medizin. Seine pädiatrische Weiterbildung erhielt er an der Universitäts-Kinderklinik Münster unter der Leitung von Prof. Dr. Dr. h. c. Mai. 1961 übernahm er als Nachfolger von Prof. Wiedemann die Leitung der Krefelder Kinderklinik.

W. Kosenow ist ein hervorragender Kliniker und ein erfolgreicher Wissenschaftler. Weit über hundert Zeitschriftenartikel und Buchbeiträge spiegeln sein umfassendes klinisches Wissen und den weitgespannten Rahmen seiner Interessen wider, die sich nicht auf einzelne Fachfragen beschränken, sondern auch Probleme allgemeiner Art betreffen (Überdiagnostik, Gefahren der modernen Therapie, Jugendmedizin u. a.). Das Schwergewicht seiner wissenschaftlichen Aktivität lag zunächst auf dem Gebiet der Hämatologie: Funktionsprüfungen der Leukocyten, Alder-Anomalie, Leukämietherapie waren Themen dieses Arbeitsgebietes. 1953 habilitierte er sich mit der Arbeit „Das Strukturbild lebender Blutzellen im Fluoreszenz- und Phasenkontrastmikroskop". Im gleichen Jahr konnte er zusammen mit Treibs erstmalig zwei Fälle von Porphyrie beschreiben, welche mit rezidivierender Lichtüberempfindlichkeit der Haut einhergingen und die von der Güntherschen Porphyrie abzugrenzen waren. In den Erythrocyten wurde Protoporphyrin vermehrt nachgewiesen. Das Krankheitsbild wurde später (1964) von Heilmeyer als Erythropoetische Koproporphyrie beschrieben. W. Kosenow war es, der 1961 als erster (zusammen mit R. A. Pfeiffer) auf die Besonderheit des Mikromelie-Syndroms hinwies, als dessen Ursache 1962 von W. Lenz das Thalidomid ermittelt wurde. – Intensiv befaßte sich Kosenow mit den chromosomalen Aberrationen und konnte – z. T. in Zusammenarbeit mit Schönenberg, Wiedemann, Spranger und Pfeiffer – zahlreiche angeborene Mißbildungen beschreiben und definieren.

Schon früh gehörte die Röntgendiagnostik des Kindesalters zu den Schwerpunkten von Kosenows klinischer und wissenschaftlicher Tätigkeit, und er ist einer der Begründer der Gesellschaft für pädiatrische Radiologie, die ihren Jahreskongreß 1979 unter seiner Leitung in Krefeld abhielt. – Bei der Einbeziehung der Krefelder Krankenanstalten in den Studentenunterricht der Medizinischen Fakultät der Universität Düsseldorf spielte Kosenow eine führende Rolle.

Unzählige Patienten, zahlreiche Studenten und viele Ärzte und Freunde aus dem In- und Ausland dankten W. Kosenow für sein intensives Engagement in Klinik, Hörsaal und Labor und wünschten ihm noch viele Jahre erfolgreiche Tätigkeit.

G.-A. von Harnack (Düsseldorf)

Neue Bücher

Die Bedeutung der medikamentösen Therapie bei Verhaltensstörungen im Kindesalter. Beiträge zu einem Symposium, veranstaltet am 6. Weltkongreß für Psychiatrie, Honolulu, Hawaii, August 1977. Hrsg. von G. Nissen. Bern, Stuttgart, Wien: Hans Huber 1979. 65 S., 6 Abb. u. 11 Tab. SFr. 24,–.

In diesem Heft werden 6 Vorträge mit anschließenden Diskussionsbeiträgen veröffentlicht: Eingeleitet durch Betrachtungen über Bedeutung (Nissen, Deutschland) und grundlegende klinische Aspekte (Makita, Japan) der medikamentösen Therapie, berichten Hechtman und Weiß (Kanada) über das hyperkinetische Kind, Frommer (England) über das depressive Kind, Ohtahara (Japan) über das aggressive Kind und wieder Nissen über das ängstliche Kind. Das Thema wurde auf die Frage eingegrenzt, welche Medikamente sich für spezielle psychische Störungen am besten eignen, wie sie zu dosieren sind und welche Nebenwirkungen auftreten können. Daß Medikamente lediglich als unterstützende Maßnahme in der kinderpsychiatrisch-psychologischen Behandlung gegeben werden sollen, und daß die Kenntnisse über Wirkungsweise und Nebenwirkungen von Psychopharmaka besonders im Kindesalter noch sehr dürftig fundiert sind, betonen die Autoren. Das Studium dieser für die Praxis wichtigen, knapp gehaltenen, sehr übersichtlichen Vorträge darf dem Kinderarzt sehr empfohlen werden.

H. Schlange (Göttingen)

Remschmidt, H. und H. Stutte: Neuropsychiatrische Folgen nach Schädel-Hirn-Traumen bei Kindern und Jugendlichen. Ergebnisse klinischer, neuropsychologischer und katamnestischer Untersuchungen. – Mit Beiträgen von M. Geyer, E. Haussmann, G. Lamberti, W. Merschmann, G. Niebergall, H. Remschmidt, R. Sachartschenko und H. Stutte. Berlin, Stuttgart, Wien: Hans Huber 1980. 379 S., 59 Abb. u. 91 Tab. DM 64,–.

Im vorliegenden Buch wird über die Ergebnisse von Untersuchungen zum Anpassungsverhalten von Kindern und Jugendlichen mit Zustand nach Schädel-Hirn-Traumen berichtet, die von Ärzten und Diplom-Psychologen unter der Leitung von Remschmidt (Berlin) und Stutte (Marburg) in den Jahren 1972–1978 durchgeführt wurden. In den 11 Kapiteln des Buches wird zunächst aus der Literatur über epidemiologische und phänomenologische Daten von Schädel-Hirn-Traumen und ihre neurologischen, psychischen und psychosozialen Folgen berichtet. Es folgt die Mitteilung methodischer Probleme bei der Planung der Untersuchungen und schließlich die ausführliche und sehr interessante Darstellung der Längsschnittuntersuchungen, begonnen spätestens 3 Tage nach dem Schädel-Hirn-Trauma, nach 3 Wochen erstmals und teilweise nach mehreren Jahren erneut kontrolliert. Die Autoren fanden unterschiedlich stark störbare Hirnfunktionen, deren Wiederherstellung von der Schwere des Traumas, gemessen u. a. an der Dauer der posttraumatischen Bewußtlosigkeit, abhängig zu sein scheint. Die Kapitel berichten getrennt über Untersuchungen bei akuten Schädel-Hirn-Traumen, bei Zustand nach Hirnkontusion, nach apallischem Syndrom und zur Rückbildung von Aphasien. Schließlich finden sich Angaben zur Anwendung des Token-Tests in der Aphasie-Diagnostik und zur Normierung des Diagnostikums für Cerebralschädigung (DCS) für Kinder und Jugendliche. Abgesehen von der Bedeutung dieser Untersuchung für gezielt anzusetzende Rehabilitationsmaßnahmen bei hirngeschädigten Kindern und Jugendlichen zeichnen sich in ihr neue Möglichkeiten zur Erforschung weiterer neuro-psychologischer Probleme ab. Das Buch enthält nach jedem Kapitel ein Literatur-Verzeichnis, ein Inhaltsverzeichnis, ein Stichwortverzeichnis und ein Personenregister. Es darf dem Kinderarzt zum Studium sehr empfohlen werden.

H. Schlange (Göttingen)

Ileus. Symposion Marburg, November 1976. Hrsg. von Hans Richter und Peter Eckert. Geleitwort von Martin Reifferscheid. (Intensivmedizin, Notfallmedizin, Anästhesiologie. Hrsg.: Peter Lawin, Volker von Loewenich, Georg Rodewald, Paul Schölmerich u. Horst Stoeckel. Bd. 10.). Stuttgart: Georg Thieme 1978. XII, 143 S., 80 Abb. u. 57 Tab. DM 39,–.

Wenn auch das Vorwort etwas hochgegriffen formuliert, besteht doch kein Zweifel, daß wir eine sehr interessante Sammlung von Einzelvorträgen zur Pathologie, Pathophysiologie und zur Klinik der Ileusproblematik vorliegen haben. Ergänzt werden diese Beiträge eingangs durch kurze Abschnitte zur normalen Physiologie und Motilität des Darmes. Der Tenor der Darlegungen gilt dem Erwachsenen. Aus jedem Abschnitt zieht aber auch der Pädiater wertvolle Folgerungen. Seine eigenen Probleme sind geschlossen in einem eigenen Abschnitt durch *Mengel* und *Hecker* berücksichtigt. Der mechanische Ileus wird im Kindesalter häufiger beobachtet, weniger als Hernieninkarzeration als in Form eines Strangulations- und Adhäsionsileus. Leider werden zunehmend die Kinder mit Ileus relativ spät eingewiesen, vor allem Neugeborene, die besonders anfällig für Ileusbedingungen sind. Somit ist bei Neugeborenen die Häufigkeit der Begleitperitonitis verständlich (28,5%).   M. Hertl (Mönchengladbach)

Teilleistungsstörungen im Kindesalter. Hrsg. von Reinhart Lempp. Unter Mitarbeit von K. Akert, G. Göllnitz, J. Graichen u.a. Bern, Stuttgart, Wien: Hans Huber 1979. 159 S., 34 Abb. u. 6 Tab. DM 36,–.
Früher wurden neuere Ergebnisse natürlich auch zuerst auf Kongressen gebracht, zur Publikation gingen sie aber in der Regel in die Zeitschriften. Die heute verbreitete Einstellung, aus einem Symposion gleich ein Buch zu machen (mit einem Titel, der eine abgerundete und ausgewogene Monografie verspricht), führt oft zu einer unbefriedigenden Kapitelprägung durch zu verschiedene Gewichtigkeit der Autoren, Inhalte, Schwerpunkte, zu Mangel an Vollständigkeit, neben gerafften Übersichtsreferaten zu ausführlichen Materialdarlegungen, die das Buch und damit den Leser belasten. Zudem hat ein (gesprochener) Vortrag in mancher Hinsicht eine andere Sprachstruktur als ein (gut geschriebener) Aufsatz. In einer Rede kann man manches Persönliches bringen, was gedruckt besser wegbleibt. Hier dafür zu sorgen, daß das

Wichtige und Neue komprimiert und gut gegliedert als Buchkapitel gebracht wird, daß sprachlich aus einer Rede eine Schreibe wird, muß eine (gewiß nicht leichte) Aufgabe eines Herausgebers sein. Solche „Teilleistungsschwächen" vieler heute üblicher Symposionbücher betreffen bis zu einem gewissen Grade auch dieses Buch. – Teilleistungsschwächen sind unter anderem umschriebene Lese-Rechtschreibschwäche, Rechenschwäche, andere umschriebene Lernschwächen, isolierte Rückstände in der Sprech- und Sprachentwicklung oder in der motorischen Entwicklung und Leistungsfähigkeit; auch die affektive Belastungs- und Reaktionsfähigkeit dieser Kinder zeigt Abweichungen. Die vorliegenden Beiträge zur Neuroanatomie, Neuropsychologie und Testsystematik bereichern in erster Linie die spezialistische Diskussion der Kinderpsychiater und Psychologen. Sie bringen vertieft und verbreitert Ausschnitte aus dem großen Problemkreis. Lediglich der Abschnitt von Lempp bringt einen geschlossenen Überblick, ohne dabei aber verständlicherweise auf die praktisch bedeutsamen Einzelheiten einzugehen. Seine Stärke liegt in der methodischen Darstellung des diagnostischen und therapeutischen Vorgehens. Der praktisch tätige Pädiater und Psychologe wünscht gegenüber dem Spezialisten eine andere, ihm gemäßere Darstellungsform, und er wartet damit weiterhin auf „das" Lehrbuch zu diesen drängenden Alltagsproblemen.   M. Hertl (Mönchengladbach)

Harnack, Gustav-Adolf von und Folker Janssen: Pädiatrische Dosistabellen. Mittlere Gebrauchsdosen kinderärztlich verwendeter Medikamente. 6., überarb. u. erw. Aufl. Stuttgart: Deutscher Apotheker Vlg. 1979. XVI, 191 S. DM 28,–.
Schon die früheren Auflagen der „Pädiatrischen Dosistabellen" von von Harnack und Janssen waren zu einem Standardwerk des praktisch tätigen Pädiaters geworden. Die jetzt vorliegende 6. Auflage hat die bewährte Gliederung beibe-

halten, die auf engem Raum eine rasche Orientierung über generische und Handelsnamen, Indikationen, Arzneiformen und -mengen, Dosierung, Nebenwirkungen und Preise der wichtigsten in der deutschen Pädiatrie verwendeten Arzneimittel ermöglicht. Bedeutsame Neuentwicklungen bis Ende 1978 wurden aufgenommen und dafür nicht mehr empfehlenswerte Substanzen wie Aminophenazon eliminiert. So können die Autoren sicher sein, daß auch diese Auflage wieder eine günstige Aufnahme und weite Verbreitung finden wird. Schade, daß nach wie vor der Druckfehlerteufel an verschiedenen Stellen sein Unwesen treibt.   M. Neidhardt (Augsburg)

Neth, Rolf D.: Blutbild und Urinstatus. Unter Mitarbeit von Heidi Aust. Berlin, Heidelberg, New York: Springer 1979, X, 78 S. u. 23 Abb. DM 35,–.
Die wissenschaftlichen Themen liegen auf der Straße; man muß sie nur sehen und sich danach bücken. Das diagnostische Alltagsproblem „Blutbild und Urinstatus" hat eine sehr genaue, für die Praxis ganz und gar fruchtbare Bearbeitung gefunden, aus der zudem erfreulich spürbar wird, mit wieviel Liebe zur Sache der Autor vorgegangen ist. Es ist zu wünschen, daß nicht nur jeder praktisch tätige Arzt, sondern auch jeder Kliniker dieses Büchlein immer wieder zu Rate zieht, die Aussageinhalte der besprochenen Untersuchungen voll ausschöpft und sich vielleicht persönlich entschließt, mehr als bisher selbst ins Mikroskop zu sehen. Viele einfach zu erlangende Aussagen zum Patienten gehen bei der üblichen Arbeitsweise heute unter, es sei denn, es ist eine besonders erfahrene Laborantin am Werk. Manche aufwendigere Untersuchungen kann man sich evtl. ersparen. Somit könnte dieses Büchlein auch ein Beitrag zur Kostendämpfung im Gesundheitswesen sein, falls der auffallend hohe Preis den einzelnen Arzt und die Laborantin nicht am Erwerb hindert.   M. Hertl (Mönchengladbach)

Tagesgeschichte, Personalia

Professor Dr. *J. Oehme*, Chefarzt der Kinderklinik am Krankenhaus Holwedestraße der Stadt Braunschweig, wird Ende des Jahres 1980 in den Ruhestand treten. – Seine klinische und wissenschaftliche Grundausbildung in der Pädiatrie hat er bei Peiper an der Leipziger Universitäts-Kinderklinik genossen. Mitte der fünfziger Jahre wechselte er in die Bundesrepublik Deutschland über und fand bei Linneweh in der Marburger Universitäts-Kinderklinik Aufnahme. Während der Jahrzehnte in Leipzig und Marburg erstellte Oehme ein reiches, weithin beachtetes, klinisch wissenschaftliches Werk mit gewissen Schwerpunkten auf den Gebieten konnatale Lues, Cytomegalie und Leukämie im Kindesalter. Von Marburg kommend, übernahm er 1965 aus der Hand des unvergessenen Kollegen Dr. Dannenbaum die Leitung der Braunschweiger Kinderklinik. Auch die Zeit in Braunschweig war von umfassender, solider klinischer Arbeit und wissenschaftlicher Aktivität erfüllt. – Darüber hinaus hat Oehme sehr wichtige, fruchtbare Arbeit für die gesamte deutsche Pädiatrie geleistet; viele Jahre - 1966 bis 1975, bis zum Inkrafttreten der neuen Satzung mit der Einführung des Präsidialsystems - hat er in

der Deutschen Gesellschaft für Kinderheilkunde das gewichtige Amt des Schriftführers mit Energie und Geschick außerordentlich erfolgreich versehen. Hierfür gebührt ihm bester Dank. – In einer festlichen Veranstaltung hatte Oehme am 27. September 1980 in Braunschweig eine Abschiedsvorlesung gehalten mit dem Thema „Fortschritte und Fehlentwicklungen der Pädiatrie meiner Zeit"; anschließend sprach sein Nachfolger im Amt, Priv.-Doz. Dr. med. G. Mau, über „Klinische Pädiatrie – Probleme der Zukunft".

Prof. Dr. *G. Joppich* (Göttingen) wurde von der Deutschen Gesellschaft für Sozialpädiatrie zum Ehrenmitglied ernannt.

Priv.-Doz. Dr. *G. Schütze* (Tübingen) hat einen Ruf auf die ordentliche Professur für Kinder- und Jugendpsychiatrie der Universität Kiel erhalten.

Priv.-Doz. Dr. *K.-H. Niessen* (Tübingen) ist zum Professor ernannt worden.

Dr. *P. Osswald* (Tübingen) habilitierte sich für das Fachgebiet Kinderheilkunde.

Dr. *M. Gabriel* (Göttingen) habilitierte sich für das Fachgebiet Kinderheilkunde.

Ausschreibung des *Friedrich-von-Bodelschwingh-Preises* für das Jahr 1980

Der *Friedrich-von-Bodelschwingh-Preis* wurde 1973 von der ICI-Pharma, Arzneimittelwerk Plankstadt, Niederlassung der Deutschen ICI GmbH, gestiftet. Er wird alle zwei Jahre in Höhe von DM 20 000 für die beste wissenschaftliche Arbeit auf dem Gebiet der Epilepsie verliehen. Es können Einzelpersonen oder Arbeitsgruppen ausgezeichnet werden. Über die Preisvergabe entscheidet in geheimer Wahl ein Kuratorium. Die Arbeiten sind in doppelter Ausfertigung bis spätestens 31. Dezember 1980 an den Vorsitzenden des Kuratoriums, Herrn Prof. Dr. H. Penin, Universitäts-Nervenklinik, Sigmund-Freud-Straße, D-5300 Bonn-Venusberg, zu senden. Es können sowohl unveröffentlichte als auch in dem der Preisverleihung vorausgehenden Kalenderjahr publizierte Arbeiten eingereicht werden. Die Arbeiten sollen in deutscher Sprache verfaßt sein. *Dem Kuratorium können auch Arbeiten zur Preisvergabe vorgeschlagen werden.* Die Preisverleihung erfolgt auf der Jahrestagung der Deutschen Sektion der Internationalen Liga gegen Epilepsie 1981.

10.–11.10. – Heidelberg: Wissenschaftliches Kolloquium im Rahmen der erweiterten Lehr- und Fortbildungsveranstaltung über „Klinisch bakteriologische Aspekte der Pathogenitäts- und Abwehrmechanismen im Verlauf von aeroben und anaeroben bakteriellen Infektionen".
Auskunft: Prof. Dr. B. Urbaschek, Institut für Hygiene und Medizinische Mikrobiologie der Fakultät für Klinische Medizin Mannheim der Universität Heidelberg, D-6800 Mannheim.

11.–17.10. – Lübeck: 9. Norddeutsche Psychotherapietage. Leitthema: Die gestörte Beziehung – Gründe, Folgen, ärzliche Hilfen.
Auskunft: Tagungsbüro der Norddeutschen Psychotherapietage, Postfach 3045, D-2400 Lübeck 111.

15.–19.10. – Acapulco/Mexiko: V. Welt Symposium über Pädiatrische Chirurgie.
Auskunft: Insurgentes Sur 3700, Mexico 22, D. F., Mexico City, 573-53-48.

16.–19.10. – Bad Hofgastein/Österreich: 18. Jahrestagung der Österreichischen Gesellschaft für Kinderheilkunde. Hauptthemen: Humangenetik; Atemstörungen im Kindesalter; Der chronische Bauchschmerz (Gemeinsam mit der Österreichischen Gesellschaft für Kinderchirurgie).
Auskunft: Sekretariat der Österreichischen Gesellschaft für Kinderheilkunde, Krankenhaus der Barmherzigen Schwestern, Langgasse 16, A-1010 Linz.

17.–18.10. – Münster: 17. Tagung der Gesellschaft für Pädiatrische Radiologie. Themen: Fehldiagnose und Befundvalidität; Röntgenologie der Hals-Nasen-Ohren-Region.
Auskunft: Prof. Dr. H.-J. v. Lengerke, Kinderklinik der Westfälischen Wilhelms-Universität, Robert-Koch-Straße 31, D-4400 Münster.

17.–19.10. – Basel: 6. Jahrestagung der Gesellschaft für Neuropädiatrie. Hauptthemen: Myopathien; cerebrovasculäre Krankheiten.
Auskunft: Priv.-Doz. Dr. H. R. Hirt, Universitäts-Kinderklinik Basel, Postfach, CH-4005 Basel.

20.–25.10. – Bern: Fortbildungskurs der Schweizerischen Gesellschaft für Pädiatrie.
Auskunft: Dr. R. Kraemer, Universitäts-Kinderklinik, Inselspital Bern, CH-3010 Bern.

1.–2.11. – Gießen: Tagung der Arbeitsgemeinschaft „Klinische Genetik" der Gesellschaft für Anthropologie und Humangenetik.
Auskunft: Prof. Dr. W. Fuhrmann, Institut für Humangenetik der Justus-Liebig-Universität, Schlangenzahl 14, D-6300 Gießen.

6.–8.11. – Berlin: Jahrestagung der Deutschen Sektion der Internationalen Liga gegen Epilepsie. Themen: Psychosoziale Aspekte der Epilepsien; Posttraumatische Epilepsien.
Auskunft: Prof. Dr. Dr. H. Remschmidt, Abteilung für Psychiatrie und Neurologie des Kindes- und Jugendalters, Freie Universität Berlin, Platanenallee 23, D-1000 Berlin 19.

8.11. – Duisburg: Herbsttagung der Rheinisch-Westfälischen Kinderärztevereinigung. Hauptthemen: Anfallsleiden; Neugeborenenkrämpfe; Pädiatrische Gynäkologie; Freie Vorträge.
Auskunft: Prof. Dr. E. Gladtke, Universitäts-Kinderklinik, D-5000 Köln-Lindenthal.

14.–15.11. – Basel: Jahrestagung der Arbeitsgemeinschaft für Pädiatrische Nephrologie. Themen: Tupulopathien; Nierentransplantat-Abstoßung.
Auskunft: PD Dr. F. Egli, Universitäts-Kinderklinik, Römergasse 8, CH-4005 Basel.

21.–22.11. – Erlangen: Internationales Symposium über entzündliche Erkrankungen des Dünn- und Dickdarmes (Morbus Crohn; Colitis ulcerosa). Veranstalter: Deutsche Gesellschaft für Chirurgie, Arbeitsgemeinschaft für Endoskopie.
Auskunft: Dr. H. Groitl, Chirurgische Universitäts-Klinik, D-8520 Erlangen.

26.–28.11. Neuherberg bei München: Internationales Symposium über Entwicklungsstörungen nach pränataler Bestrahlung. Veranstalter: Institut für Strahlenhygiene des Bundesgesundheitsamtes gemeinsam mit der Gesellschaft für Strahlen- und Umweltforschung und der Strahlenbiologischen Arbeitsgemeinschaft der Deutschen Röntgen-Gesellschaft.
Auskunft: Prof. Dr. H. Kriegel, Abteilung für Nuklearbiologie, Institut für Biologie der GSF, Ingolstädter Landstraße 1, D-8042 Neuherberg.

1981   Tagungskalender

26.2.–1.3. – Miami Beach/Florida: VIII. Pediatric Dermatology Seminar.
Auskunft: Guinter Kahn, M.D. 16800 N.W., 2nd Ave., Miami, Florida 33169, USA.

20.–21.3. – München: 1. Europäisches Symposium für Gynäkologie des Kindes- und Jugendalters. Themen: Intrauterine Entwicklung der weiblichen Geschlechtsorgane; Störungen der Geschlechtsdifferenzierung und ihre Behandlung; Blutungsstörungen; Kindheit und Adoleszenz.
Auskunft: Prof. Dr. K. Richter, Universität München, Marchioninistraße 15, D-8000 München 70.

7.–10.5. – Bad Lippspringe/Westf.: 15. Tagung der Deutschen Gesellschaft für Allergie- und Immunitätsforschung. Hauptthemen: Immunpharmakologie allergischer Reaktionen; Allergische und pseudoallergische Reaktionen durch Hilfs- und Zusatzstoffe in Nahrungs- und Arzneimitteln sowie Kosmetika.
Auskunft: Dr. M. Debelić, Cecilienallee 6–8, D-4792 Bad Lippspringe

18.–30.9. – Zadar: 2. Jugoslawisches Symposium der Gesellschaft Jugoslawischer Ophthalmologen und der Ophthalmologischen Sektion der Medizinischen Gesellschaft Kroatiens. Thema: Ambliopie und Strabismus.
Auskunft: Prim. Dr. Bogomir Smekinić, Medicinski centar, I.G. Kovàcića 1, 57000 Zadar, Jugoslawien.

22.–23.9. – Bern: 10. Tagung der European Working Group for Cystic Fibrosis (EWGCF).
Auskunft: Dr. R. Kraemer, Universitäts-Kinderklinik, Inselspital, CH-3010 Bern.

24.–26.9. – Bern: Tagung der European Paediatric Research Societies. Beteiligt sind: European Society for Paediatric Research (ESPR); European Society for Paediatric Gastroenterology and Nutrition (ASPGN); European Society for Paediatric Hematology and Immunology (ESPHI); European Paediatric Respiratory Society (EPRS).
Auskunft: Prof. N. Herschkowitz, Universitäts-Kinderklinik, Inselspital, CH-3010 Bern.

1982   Tagungskalender

24.–30.7. – Dublin (U.K.): 10. Internationaler Kongreß der International Association for Child and Adolescent Psychiatry and Allied Proffessions.
Auskunft: Lionel Hersov. M. D., The Maudsley Hospital, Denmark Hill, London SE5 8AZ, United Kingdom.

Für den Textteil verantwortlich: Prof. Dr. H. Ewerbeck, Kinderkrankenhaus der Stadt Köln, Amsterdamer Straße 59, D-5000 Köln 60, und Prof. Dr. K. H. Schäfer, Universitäts-Kinderklinik und Poliklinik, Martinistraße 52, D-2000 Hamburg 20 – Für den Anzeigenteil: L. Siegel, W. Pehla, Kurfürstendamm 237, D-1000 Berlin 15, Fernsprecher (030) 8821031, Telex: 01-85411.
Springer-Verlag Berlin, Heidelberg, New York.   Druck: Brühlsche Universitätsdruckerei, Gießen.   Printed in Germany.   © by Springer-Verlag Berlin, Heidelberg 1980.

Das Heft enthält je eine Beilage der Firmen Behringwerke AG, Frankfurt/M. und Synthera Dr. Friedrichs & Co KG, Remscheid.

Aktuelle Probleme aus der pädiatrischen Nephrologie

In der Meinung, daß Nieren- und Harnwegserkrankungen sehr leicht zu erkennen seien, besteht oft noch eine Zurückhaltung gegen ein Screening auf Nierenkrankheiten bei Kindern. Doch gehört die Harnwegsinfektion (HWI) zu den häufigsten Krankheiten, insbesondere bei Mädchen und wird oft nicht erkannt, weil eine antibiotische Behandlung einer fieberhaften Erkrankung ohne sichere Diagnose die Symptome eines HWIs vertuscht und erst die später auftretende Niereninsuffizienz infolge pyelonephritischer Narben die Leichtfertigkeit vorangehender Behandlungen erkennen läßt. Deshalb ist eine Routineuntersuchung auf Leuko- und Bakteriurie genauso gerechtfertigt wie auf Proteinurie und Hämaturie, um langsam fortschreitende Nephropathien zu erkennen.

Die Therapie des nephrotischen Syndroms kann nach den Ergebnissen internationaler Studien mit einer 4 Wochen langen kontinuierlichen und einer anschließenden vierwöchigen alternieren Prednisontherapie optimiert werden. Ein langfristiger Therapieplan in hausärztlicher Aufsicht, möglichst im Verbund mit einem pädiatrisch-nephrologischen Zentrum, ist wünschenswert.

Die Entscheidung zwischen medikamentöser Therapie oder Operation beim vesico-renalen Reflux fällt trotz der erheblichen Fortschritte der konservativen Behandlung in den letzten Jahren, zumal nach der Einführung des Cotrimoxazol, noch immer schwer. Bei jeder schweren Harntransportstörung und bei bis in die Nieren reichendem Reflux mit Dilatation des Nierenbeckens wird man sich auch heute zur Operation entschließen müssen, insbesondere bei Ostiumveränderungen oder häufigen Rezidiven.

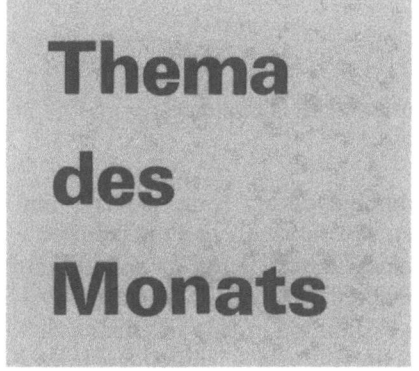

Thema des Monats

Die progressive chronische Niereninsuffizienz bei Kindern ist zwar immer noch eine schwere psycho-soziale Belastung, aber nicht mehr unbedingt vom letalen Ausgang bedroht, wenn es gelingt, die Kinder in ein Dialyseverfahren einzuschleusen und womöglich einer Nierentransplantation entgegen zu führen. Die hier bestehenden Möglichkeiten, die Probleme der Dialysebehandlung und die Möglichkeiten einer Transplantation zu erkennen, sollten heute auch zum Wissensstand eines auf anderen Gebieten oder in der Praxis tätigen Pädiaters gehören, weil er bei der Dauerbetreuung dieser chronisch kranken Kinder segensreich mit eingeschaltet werden kann.

Monatsschr. Kinderheilkd. 128, 681 (1980) © Springer-Verlag 1980

Screening auf Nierenkrankheiten im Kindesalter*

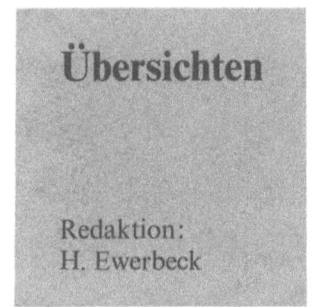

Übersichten

Redaktion:
H. Ewerbeck

N. Hallman

Universitäts-Kinderklinik, Helsinki

Screening for Kidney Diseases in Childhood

Summary. In the light of present knowledge, the routine screening for renal disease in the pediatric age group is not generally indicated. Asymptomatic proteinuria and microscopic hematuria are common but generally harmless, and only in exceptional cases do they indicate a latent progressive renal disease that could be influenced by early treatment. The finding of asymptomatic bacteriuria in the school age is associated with vesicoureteral reflux and pyelonephritic scars in one-third of the cases. Medical treatment of all cases with bacteriuria in this age group does not, however, seem justified. Screening for urinary tract infection would thus appear sensible only during the first years of life. However, with the presently available methods they are technically difficult and expensive. Examination of the urine is, of course, indicated in all children with suspected infectious disease or failure to thrive, and repeated studies are often advisable.

Key words: Kidney diseases – Diagnosis.

Zusammenfassung. Nach heutigen Vorstellungen ist ein routinemäßiger Screening auf Nierenkrankheiten im Kindesalter nicht generell indiziert. Die häufig vorkommende asymptomatische Proteinurie und mikroskopische Hämaturie sind im allgemeinen harmlos und nur in Ausnahmefällen Zeichen einer latenten progredienten Nierenerkrankung, die durch frühzeitige Behandlung zu beeinflussen ist. Der Befund einer asymptomatischen Bakteriurie im Schulalter ist in einem Drittel der Fälle mit einem vesicoureteralem Reflux und pyelonephritischen Narben assoziiert. Eine medikamentive Behandlung in diesem Alter erscheint jedoch nicht generell gerechtfertigt. Screening-Untersuchungen auf Harnwegsinfektionen scheinen nur in den ersten Lebensjahren sinnvoll zu sein. Mit gegenwärtig gebräuchlichen Methoden sind sie aber technisch schwierig durchführbar und teuer. Eine Harnuntersuchung ist auf jeden Fall bei allen unklaren Infektionen und bei schlechtem Gedeihen, und unter Umständen auch wiederholt, indiziert.

Schlüsselwörter: Nierenkrankheiten – Diagnose.

---

* Herrn Professor Dr. Andrea Prader gewidmet

Nierenkrankheiten kommen im Kindesalter in allen Altersklassen relativ häufig vor. Die Harnwegsinfektionen machen den größten Teil davon aus. Chronisch-progrediente Krankheiten des Nierenparenchyms sind viel seltener und beruhen häufig auf angeborenen oder hereditären Störungen. Aus verschiedenen Statistiken ist ersichtlich, daß alle Formen von Nephropathien zur chronischen Niereninsuffizienz führen können, wobei der Anteil der Pyelonephritis etwa die Hälfte ausmacht.

Die meisten Krankheiten der Nieren und Harnwege machen Symptome, welche relativ rasch eine Diagnose erlauben. Beachtenswert ist jedoch die Vielfalt und die Variabilität der Symptome. Um so wichtiger sind deshalb die **einfachen Routineuntersuchungen im Harn** zur Bestimmung von Eiweiß, Blut und Bakterienzahl. Man muß in diesem Zusammenhang betonen, daß diese Untersuchungen unabhängig vom Alter beim leisesten Verdacht auf eine Harnwegsinfektion und vor allem auch im Rahmen anderer Infektionen oder bei unklarer Beeinträchtigung des Allgemeinzustandes wiederholt werden sollten.

Von ganz besonderer Bedeutung ist die Früherfassung jener progredienten Nierenkrankheiten, die keine nennenswerten klinischen Zeichen verursachen oder sogar symptomlos sind. Dies gilt besonders für die Früherfassung der Pyelonephritis, aber auch anderer Nephropathien. Auch wenn unsere therapeutischen Möglichkeiten oft sehr dürftig sind, sollte stets geprüft werden, ob eine Behandlung durch Medikamente oder diätetische Maßnahmen schon im Frühstadium sinnvoll ist.

Im folgenden wollen wir kurz einige Möglichkeiten eines Screening auf Nierenkrankheiten im Kindesalter zusammenfassen. Darunter verstehen wir vor allem das **Auffinden solcher Nephropathien**, die wegen ihrer **geringen oder fehlenden Symptomatik** nicht vorher entdeckt worden sind.

Proteinurie und mikroskopische Hämaturie

1. Proteinurie

In mehreren bisher durchgeführten Screening-Programmen wurde beobachtet, daß die kindliche **Proteinurie** relativ **häufig** ist [3, 6]. In einer Untersuchung, die wir im Jahre 1977 in Helsinki veranlaßten, wurden 8 954 Schüler im Alter von 8, 10, 13 und 15 Jahren auf eine Eiweißausscheidung im Urin untersucht [10]. Von jedem Kind wurden 4

Proben genommen. Wir verwendeten dabei eine Streifenmethode mit einer Empfindlichkeit bei 250–300 mg Eiweiß pro Liter. Insgesamt wurde bei **10,7% aller Kinder** ein **positiver Test** gefunden. Bei 2,5% waren mindestens zwei Tests positiv. Die Prävalenz war stark altersabhängig; das Maximum lag bei Mädchen um 13 Jahre und bei Jungen um 15 Jahre. Die **Mehrzahl** der positiven Proben wurde **am Abend** gefunden, was darauf hinweist, daß es sich häufig um eine orthostatische Proteinurie handelt. **Alle Kinder mit mindestens zwei positiven Proben – nämlich 199 – wurden anschließend poliklinisch untersucht. In keinem Fall** stellte sich aber eine **Nierenkrankheit** heraus. 27 Kinder untersuchten wir genau mittels Urographie, Nierenfunktionsprüfungen und Nierenbiopsie, wobei folgende Auswahlkriterien angewandt wurden:

1. deutliche Proteinurie im Nachturin von über 6 mg pro m² pro Std,
2. beträchtliche Proteinurie im Tagesurin von über 20 mg pro m² pro Std,
3. kontinuierliche Proteinurie in der Mehrzahl aller Urinproben.

Die Befunde waren im allgemeinen geringfügig. In der Biopsie wurde dreimal eine geringe Proliferation der mesangialen Zellen und eine einmal fokale Tubulusatrophie beobachtet. Eine **eindeutige Nierenerkrankung** wurde **bei keinem Kind** festgestellt.

2. Hämaturie

Epidemiologische Untersuchungen über die **Hämaturie** wurden im Kindesalter bisher nur selten mitgeteilt, und die Resultate waren recht unterschiedlich [3, 6]. Viele Untersucher befassen sich nur oder hauptsächlich mit rezidivierenden Formen der **makroskopischen** Hämaturie. Die positiven Fälle wurden dabei in keinem Screeningprogramm systematisch evaluiert. Die vorhin erwähnte Kindergruppe aus Helsinki wurde mittels einer neuen „Dispstick"-Methode, dem sog. Improved Hema-Combistix auf mikroskopische Hämaturie untersucht [10]. Als Hämaturie wurde definiert, wenn mehr als 6 Erythrozyten pro 0,9 mm³ oder über 100 000 Erythrocyten pro Std in der Addis-Count vorhanden waren.

Wir fanden eine **mikroskopische Hämaturie** in mindestens einer Urinprobe **bei 4,1%** und in mindestens zwei Proben **1,1%**. Die erste Gruppe wurde innerhalb 6 Monaten zweimal erneut untersucht, wobei 33mal die beiden Proben wiederum eine Hämaturie anzeigten. Bei 28 dieser Kinder wurde neben anderen Untersuchungen eine perkutane **Nierenbiopsie** durchgeführt. Das Ergebnis war zweimal eine IgA-Nephropathie, einmal eine fokal-segmentale Glomerulosklerose, einmal eine endo-/extrakapilläre Glomerulonephritis mit Halbmondbildungen und einmal eine hereditäre Nephritis. Elf Biopsien waren völlig normal, und der Rest hatte nur geringfügige Veränderungen. Wir sind der Auffassung, daß bei dieser Gruppe von Kindern eine **leichte Hämaturie noch im Rahmen der biologischen Variabilität** liegt.

Aus unserem Ergebnis möchte ich den Schluß ziehen, daß **ein Screening auf Proteinurie** und **mikroskopische Hä**maturie bei Kindern **im Schulalter kaum indiziert ist**, wenigstens nicht in einer Bevölkerung, in welcher die gesundheitliche Überwachung der Kinder adäquat organisiert ist. Damit ist jedoch nicht gesagt, daß ein Screening auf Hämaturie in Ländern mit geringerer präventivmedizinischer Versorgung nicht angezeigt ist, vor allem dann, wenn die äußeren Umstände dies ohne großen Aufwand und preiswert ermöglichen. Eine Voraussetzung ist allerdings, daß die positiv bewerteten Fälle weiter untersucht und behandelt werden können.

Harnwegsinfektionen

Nach verschiedenen Untersuchungen ist bekannt, daß etwa 1% der Jungen und 3% der Mädchen während der ersten zehn Lebensjahre wenigstens einmal eine symptomatische Harnwegsinfektion durchmachen. Nur **während des ersten Lebensjahres sind Harnwegsinfektionen häufiger bei Knaben als bei Mädchen.** Asymptomatische Bakteriurien werden in allen Altersklassen festgestellt [2, 4, 9]. Screening-Untersuchungen auf *asymptomatische* Harnwegsinfektionen wurden jedoch besonders **im Schulalter bei Mädchen** durchgeführt. Die Prävalenz der gefundenen **Bakteriurien schwankt zwischen 0,7 und 2%**. Oft besteht eine Bakteriurie ohne gleichzeitige Leukozyturie. Radiologisch werden **pyelonephritische Narben** in den Nieren **bei 10–25% und ein vesicoureteraler Reflux bei 20–35%** festgestellt. Nach neueren Nachuntersuchungen ist das Wachstum der Nieren bei asymptomatischer Bakteriurie aber nicht beeinträchtigt [1, 7]. Im Laufe der Zeit nimmt der Grad des Reflux oder die Narbenbildung in der Niere nicht zu, was möglicherweise der antibakteriellen Behandlung zuzuschreiben ist. Allgemein wird die Verwendung von **Antibiotika** heute **abgelehnt, wenn keine** klinischen **Zeichen einer Pyleonephritis** vorhanden sind **oder der Reflux nur geringgradig** ist.

Die **Ursache** der asymptomatischen Bakteriurie ist unbekannt. Sie könnte Folge einer früheren, nicht ausgeheilten symptomatischen Harnwegsinfektion sein. Sie könnte auch durch verminderte Virulenz der Bakterien zustandekommen. Im Moment scheint die allgemeine Auffassung zu bestehen, daß **Screening**-Untersuchungen **auf Bakteriurie** wenigstens **für Mädchen im Schulalter nicht indiziert** sind. Wenn ein Screening aber durchgeführt wird, müssen unbedingt auch die Voraussetzungen für weitere Kontrollen vorhanden sein. Falls man Nierennarben oder einen massiven vesicoureteralen Reflux feststellt, sollten die Kontrollen bis zum Erwachsenen-Alter und besonders während späterer Schwangerschaften weitergeführt werden.

Die Meinung der Epidemiologen geht heute dahin, den **Schwerpunkt der Früherfassung** von Harnwegsinfektionen auf die **Vorschulzeit** zu verlagern. Hierfür spricht unter anderem, daß man bereits unter dem Alter von 4 Jahren einen intrarenalen Reflux auf Grund besonderer Veränderungen der Papillenstruktur festgestellt hat, der mit massivem vesicorenalem Reflux und Vernarbungen der betreffenden Nierenabschnitte einhergeht [5, 8]. Der **Nachweis und die Behandlung einer Harnwegsinfektion** ist darum **um so wichtiger je jünger das Kind** ist. Dies ist aber aus verschiedenen Gründen bei Kleinkindern besonders problematisch, z. T. aus rein technischen Gründen wie die Schwierigkeit, eine saubere Uringewinnung und häufige Kontrolluntersuchungen durchzuführen, was bei Kleinkindern im Vergleich zu älteren Kindern mühsamer zu realisieren ist und das Screening erheblich verteuert.

Eine **asymptomatische Bakteriurie** kann man auch **schon im Säuglingsalter** feststellen und hat dann eine große Neigung, spontan zu verschwinden. Andererseits kommt es aber bei Säuglingen nicht selten auch vor, daß bei ausgeprägten Mißbildungen der ableitenden Harnwege Infektionen derselben vermißt werden.

Wiederholt wurde schon auf die **stark wechselnde Symptomatik der Harnwegsinfektion** im Kindesalter hingewiesen. Nach wie vor ist deshalb zu fordern, daß bei jeder fieberhaften Erkrankung von Kindern im Vorschulalter und bei jeder Form von schlechtem Gedeihen der Harn auf Bakterien und auf die Zellzahl untersucht wird, um eine latente Infektion festzustellen, noch bevor mit einer antibakteriellen Therapie angefangen wird. Mit der heutigen Dip-Slide-Technik und Mikroskopie sind die Voraussetzungen in jeder Praxis vorhanden. Man sollte auch bedenken, daß ein einmalig negativer Harnbefund die Möglichkeit nicht ausschließt, daß hinter der nächsten Infektion eine Beteiligung der Harnwege steckt. Deshalb soll man keinesfalls zögern, die entsprechenden Möglichkeiten eines modernen Praxislabors großzügig auszunutzen. Es wäre auch anzuraten, eine Liste jener Risikofälle zusammenzustellen, bei denen die Urinuntersuchung screeningmäßig wiederholt werden sollte.

Wie bei jeder Art von Screening muß die Möglichkeit bestehen, **in positiven Fällen weiter abzuklären,** d. h. bei einer Harnwegsinfektion urologische, immunologische und bakteriologische Untersuchungen anzuschließen und diese regelmäßig zu kontrollieren. Ohne diese Möglichkeit ist ein Screening sinnlos.

Literatur

1 Cardiff-Oxford Bacteriuria Study Group (1978) Sequelae of covert bacteriuria in schoolgirls. A four-year follow-up study. Lancet I:889–893

2 Davies JM, Gibson GL, Littlewood JM, Meadow R (1974) Prevalence of bacteriuria in infants and preschool children. Lancet II:7–9

3 Dodge WF, Evelyn F, West RN, Smith EH, Bunce H III (1976) Proteinuria and hematuria in schoolchildren: Epidemiology and early natural history. J Pediatr 88:327–347

4 Dodge WE, West EF, Fras PA, Travis LB (1974) Bacteriuria in schoolchildren. Am J Dis Childh 127:364–370

5 Hodson CJ, Maling TM, McMarramon PJ, Lewis MEG (1975) Reflux nephropathy. Kidney Int 8 [Suppl 4]:50

6 James JA (1976) Proteinuria and hematuria in children: Diagnosis and assessment. Pediatr Clin North Am 23/4:807–818

7 Lindberg U, Claesson J, Hanson LA, Jodal U (1978) Asymptomatic bacteriuria in schoolgirls. VIII. Clinical course during 3-year-follow-up. J Pediatr 92:194–199

8 Rolleston GL, Shannon ET, Utley WL (1975) Follow-up of vesicoureteric reflux in the newborn. Kidney Int 8 [Suppl 4]:59

9 Schärer K (1976) Screening auf Harnwegsinfektionen. Monatsschr Kinderheilkd 124:664–666

10 Vehaskari M, Rapola J, Koskimies O, Savilahti E, Hallman N (in press) Microscopic hematuria in childhood. Prevalence and significance. J Pediatr

11 Wettergren B, Marild S (1979) Klinik och bakteriologi vid urinvägsinfektioner i en prospektivt följd spädbarnspopulation. A. Asymptomatiska infektioner. B. Symptomgivande infektioner. Proc XIX Nordiska Pediatr Congress, Göteborg

Dr. N. Hallman
Universiäts-Kinderklinik
Stenbäckinkat 11
SF-00290 Helsinki 29

Therapie des nephrotischen Syndroms im Kindesalter

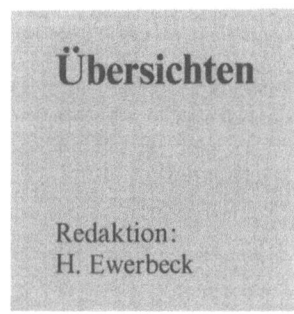

Übersichten

Redaktion:
H. Ewerbeck

K. Schärer

Universitäts-Kinderklinik (Direktor: Prof. H. Bickel), Heidelberg

Treatment of Nephrotic Syndrome in Children

Summary. The treatment of nephrotic syndrome by corticosteroids is standardized today for the first bout as well as for the relapse. In the frequently relapsing steroidsensitive nephrotic syndrome satisfactory results have been obtained by alternate – day steroid treatment during six months and in selected cases by the use of cytostatic drugs (cyclophophamide or chlorambucil). Controlled cooperative trials in pediatric nephrology centres are needed in order to improve the actual therapeutic results. The role of the family doctor in the care of the nephrotic child is described.

Key words: Nephrotic syndrome – Corticosteroids – Cytostatics.

Zusammenfassung. Die Behandlung des nephrotischen Syndroms mit Corticosteroiden wird heute sowohl beim ersten Schub wie auch beim Rezidiv in standardisierter Form durchgeführt. Beim steroidsensiblen, häufig rezidivierenden nephrotischen Syndrom haben sich eine sechsmonatige alternierende Steroidbehandlung und in Ausnahmefällen Cytostatica (Cyclophosphamid oder Chlorambucil) bewährt. Zur weiteren Verbesserung der Therapie sind kontrollierte Studien erforderlich, die nur auf kooperativer Basis in pädiatrisch-nephrologischen Zentren erfolgversprechend sind. Die Rolle des praktischen Kinderarztes bei der Betreuung nephrotischer Kinder wird umschrieben.

Schlüsselwörter: Nephrotisches Syndrom – Corticosteroide – Cytostatica.

Definitionen

Unter einem nephrotischen Syndrom (NS) versteht man heute nach der Definition des International Study of Kidney Disease in Children (ISKDC) eine massive Proteinurie, die 40 mg/m²/Std, entsprechend ca. 1 g/m²/Tag übersteigt, bei gleichzeitiger Erniedrigung des Serumalbuminspiegels unter 2.5 g/dl [2, 6]. In Tabelle 1 sind weitere Definitionen aufgeführt, die bei der Therapie des NS heute gebräuchlich sind und die von der Arbeitsgemeinschaft für pädiatrische Nephrologie (APN) übernommen wur-

den [1]. In der folgenden Zusammenstellung sollen einige Prinzipien der modernen Therapie des NS beim Kind besprochen werden. Eingehendere Arbeiten siehe Literatur [3–5, 10].

Tabelle 1. Definitionen in bezug auf das Ansprechen von Kindern mit nephrotischem Syndrom auf die Corticosteroid-Behandlung, laut International Study of Kidney Disease in Children

Response
   Urin eiweißfrei an drei aufeinanderfolgenden Tagen: quantitativ gemessen unter 4 mg/m²/Std oder Albustixprobe negativ oder Spur im Morgenurin
Rezidiv
   Proteinurie an drei aufeinanderfolgenden Tagen: quantitativ gemessen über 4 mg/m²/Std oder Albustixprobe 2+(100 mg-%) oder mehr
Intitial Responder
   Patient, der nach 8wöchiger Standardtherapie eines frischen NS gemäß ISKDC ein Response zeigt
Initial Non-Responder
   Patient, der nach 8wöchiger Standardtherapie eines frischen NS keinen Response gezeigt hat
Infrequent Relapser
   Responder, der innerhalb der ersten 6 Monate nach dem ersten Response weniger als 2 Rezidive bekommt
Frequent Relapser (häufig rezidivierendes NS)
   Responder, der innerhalb der ersten 6 Monate nach dem ersten Response zwei oder mehr Rezidive oder innerhalb irgendeiner 12-Monatsperiode mindestens 4 Rezidive bekommt

Tabelle 2. Therapie des nephrotischen Syndroms im Kindesalter

1. Hohe Eiweißzufuhr bei starker Hypoproteinämie bzw. Oedemen: Diät-Protein 3–4 g/kg/Tag, Eiweißkonzentrate, Aminosäuren per os, Albumininfusionen
2. Salzreduktion bei Oedemen und Hypertonie: Diät-Natrium max. 2 mEq/kg/Tag
3. Einschränkung der Flüssigkeitszufuhr bei Oligurie (Urinvolumen < 300 ml/min/m²)
4. Diuretica: bei starken Oedemen bzw. Oligurie Hydrochlorothiazid, (Esidrex), Furosemid, (Lasix), Spironolacton (Aldactone), beginnend mit je 1–2 mg/kg/Tag
5. Antibiotica bei Infektionen, in Einzelfällen prophylaktisch
6. Immunglobuline bei Hypogammaglobulinämie mit starker Infektionsgefährdung
7. Corticosteroide (s. Text)
8. Cytostatica: Cyclophosphamid, Chlorambucil nur bei häufigen Rezidiven mit ausgeprägten Zeichen von Steroidintoxikation oder bei Steroidresistenz mit minimalen Glomerulusveränderungen
9. Immuntherapie (subcutane Hyposensibilisierung durch spezifische Allergenextrakte bei allergischer Anamnese)
10. Symptomatisch: Antihypertensiva, Digitalis, Lipidsenker (nur bei klinischen Zeichen der Hyperlipidämie), Calzium (bei Osteoporose)

Tabelle 3. Ansprechen auf eine standardisierte Prednisontherapie laut ISKDC während 4 bzw. 8 Wochen bei Vorliegen verschiedener histologischer Formen des idiopathischen nephrotischen Syndroms im Kindesalter (7).

Zeitdauer nach Behandlungsbeginn	Minimale Glomerulus-veränderungen ($n=363$) %	Fokal-segmentale Glomerulussklerose ($n=38$) %	Membrano-proliferative Glomerulonephritis ($n=29$) %	Andere ($n=43$) %	Total %
4 Wochen	87	24	7	37	73
8 Wochen	93	27	7	43	78

Allgemeine Therapiemaßnahmen

Die heute üblichen Maßnahmen bei der Therapie des NS im Kindesalter sind in Tabelle 2 zusammengefaßt. An erster Stelle steht die **hohe Eiweißzufuhr** (ca. 3–4 g/kg/Tag), bei deren Verordnung die Hilfe einer erfahrenen Diätassistentin nützlich ist. Bei steroidresistenten Fällen hat sich die zusätzliche Verwendung von **Eiweißkonzentraten und Aminosäuren per os** bewährt. **Albumininfusionen** (salzarm) sollten nur gegeben werden, wenn die perorale Eiweißzufuhr nicht genügt und durch die Ödembildung lebensgefährliche Folgen (z. B. Kollaps, Sepsis) drohen. Die **Salzzufuhr** sollte nur bei ausgeprägten Ödemen oder bei Hypertonie **reduziert** werden (auf ca. 2 meq Na/kg/Tag). Eine **Einschränkung der Wasserzufuhr** ist bei ausgeprägter **Oligurie** (unter 300 ml/m²/Tag) notwendig. In solchen Fällen hat sich die frühzeitige Anwendung von **Diuretica** (z. B. Furosemid, Hydrochlorothiazid oder Spironolacton beginnend mit 1–2 mg/kg/Tag) bewährt. Zur Dauerbehandlung werden Diuretica beim steroidresistenten NS verwendet. **Antibiotika** sollten prinzipiell vorübergehend nur bei klinischen Anzeichen einer Infektion (Tonsillitis, Pharyngitis, Sinusitis, Harnwegsinfektion), dann aber frühzeitig, gegeben werden. **Immunglobuline** sind nur in der aktiven Krankheitsphase bei besonders infektionsgefährdeten Kindern indiziert. In Einzelfällen von allergisch bedingtem NS hat sich eine **parenterale Desensibilisierung** als wirksam erwiesen [9]. Die körperliche Aktivität soll bei Kindern mit NS prinzipiell nicht eingeschränkt werden.

Einteilung des nephrotischen Syndroms nach Ansprechen auf Corticosteroide und histopathologischem Befund

Das NS wird heute hauptsächlich aufgrund des Ansprechens auf eine standardisierte Corticosteroidbehandlung und nach dem histopathologischen Befund der Nierenbiopsie unterteilt [5, 6]. In Tabelle 3 ist für die drei häufigsten histologischen Veränderungen der Anteil der Kinder mit frischem, unbehandeltem NS aufgeführt, die nach einer 4- bzw. 8 wöchigen Standard-Initial-Therapie mit Prednison durch Verschwinden der Proteinurie reagieren [7]. Es ist daraus ersichtlich, daß die meisten **steroidsensiblen** Patienten histologisch nur **minimale Glomerulusveränderungen** aufweisen. Die folgenden Ausführungen beziehen sich hauptsächlich auf diese häufigste Form des NS. Sie umfaßt laut ISKDC 3/4 **aller Kinder mit frischem NS** [6] und ist in Abb. 1 nach ihrem Ansprechen auf eine standardisierte Steroidtherapie näher analysiert. Es geht daraus hervor, daß zwar 93% der Patienten mit minimalen Glomerulusveränderungen auf die 8 wöchige Standardbehandlung ansprechen, sechs Monate später jedoch nur noch 36% dieser Kinder in der Remission verbleiben (Non-relapsers); 18% haben seltene und 39% häufige Rezidive (mindestens 2 in 6 Monaten) erlitten. Diese letzte Gruppe der „**frequent relapsers**" umfaßt zum großen Teil Patienten, die auch in der Folge häufige Rezidive haben und wegen des protrahierten Verlaufs meist hohe Steroiddosen erhalten, welche oft Intoxikationserscheinungen hervorrufen. Sie stellen neben den rund 15% aller NS-Pa-

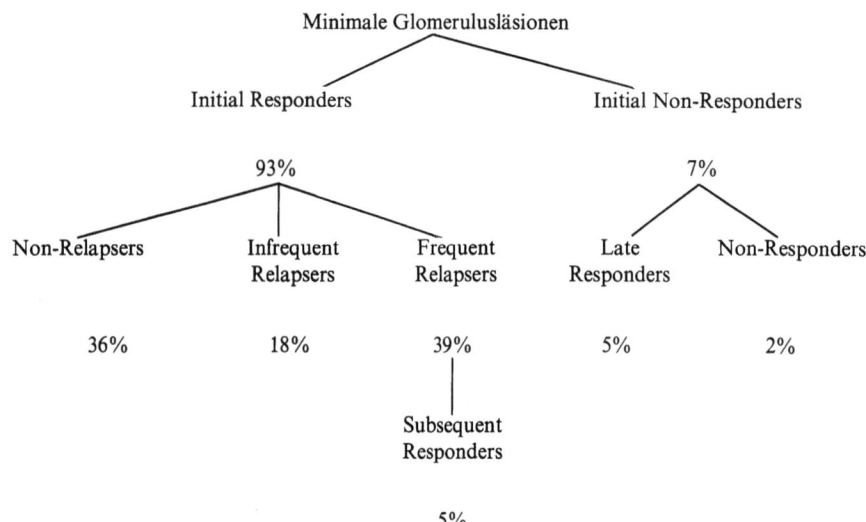

Abb. 1. Ansprechen von Kindern mit nephrotischem Syndrom und minimalen Glomerulusveränderungen auf eine standardisierte Initialtherapie mit Prednison (4 Wochen 60 mg/m²/Tag und 4 Wochen 40 mg/m²/Tag an 3 von 7 Tagen der Woche), laut ISKDC (2)

tienten, die gegenüber Steroiden **resistent** sind, die wichtigste **Risikogruppe** dar.

Corticosteroide

Seit Einführung der Corticosteroidtherapie beim NS vor 30 Jahren wurden die verschiedensten Behandlungsschemen verwendet. Heute werden die Corticosteroide gewöhnlich **in standardisierter Form** per os verabreicht. Das angestrebte Ziel ist, bei steroidsensiblen Fällen die Proteinurie möglichst bald und dauerhaft zum Verschwinden zu bringen und hierbei ein Minimum an Nebenwirkungen in Kauf nehmen zu müssen. Erst seit Einführung multizentrischer, kontrollierter Behandlungsstudien ist es gelungen, allgemein gültigere Aussagen zur Steroidbehandlung des NS zu treffen.

Abbildung 2 zeigt die **Standardtherapie beim ersten Schub** eines NS, wie sie von der APN, in Anlehnung an das Schema der ISKDC, durchgeführt wird. Nach einer täglichen Verabreichung von Prednison, 60 mg/m²/Tag (in 3 Tagesdosen) während 4 Wochen schließt sich eine alternierende Verabreichung von 40 mg/m² jeden 2. Tag (als Einzeldosis) während ebenfalls 4 Wochen an.

Es wurde die Frage aufgeworfen, ob die Form einer relativ langdauernden, fest fixierten Standardtherapie beim ersten Schub eines NS berechtigt ist, da rund 85% aller Patienten mit minimalen Glomerulusveränderungen schon nach 4 Wochen Prednison (60 mg/m²/Tag) ihre Proteinurie verlieren und ca. 10% aller Kinder mit NS ohne Steroide eine Spontanremission zeigen. Es wäre denkbar, daß durch Suppression der Nebennierenrindenfunktion infolge der Steroidmedikation oder unabhängig davon das Auftreten späterer Rezidive eher ermöglicht wird. Die APN hat deshalb seit Herbst 1979 eine multizentrische Studie begonnen, welche zum Ziel hat, die bisherige Initialbehandlung mit Prednison während 8 Wochen mit einer kürzeren, dem individuellen Ansprechen angepaßten Initialbehandlung zu vergleichen, wodurch die gesamte verabreichte Steroiddosis tiefer gehalten werden könnte.

Für die **Steroidbehandlung des einfachen Rezidivs** des NS hat sich heute weitgehend die sog. Standardrezidivbehandlung, entsprechend der Praxis der APN, bewährt (Abb. 2). Es wird zunächst wieder mit Prednison 60 mg/m²/Tag (in drei Tagesdosen) behandelt, bis der Urin während mindestens 3 Tagen eiweißfrei geworden ist; anschließend werden 40 mg/m² jeden 2. Tag (als Einzeldosis) während 4 Wochen verabreicht.

Beim **häufig rezidivierenden NS** kann durch eine **langdauernde Verabreichung von Corticosteroiden** die Rezidivhäufigkeit vermindert werden. Die APN hat in den letzten Jahren zwei verschiedene Verabreichungsformen von Prednison bei Kindern mit häufig rezidivierendem NS geprüft [1]. Die Ergebnisse sind in Abb. 3 zusammengefaßt. Die eine Gruppe von 25 Patienten erhielt **Prednison** während 6 Monaten **an 3 Tagen** der Woche (sog. **intermittierende Verabreichungsform),** die andere Gruppe von 23 Kindern 35 mg/m² als Einzeldosis alle 48 Std. Die Gesamtdosis in beiden Gruppen ist etwa dieselbe. **Rezidive** traten **unter** der **alternierenden Therapie** signifikant **seltener** auf als unter der intermittierenden (0.87 gegenüber

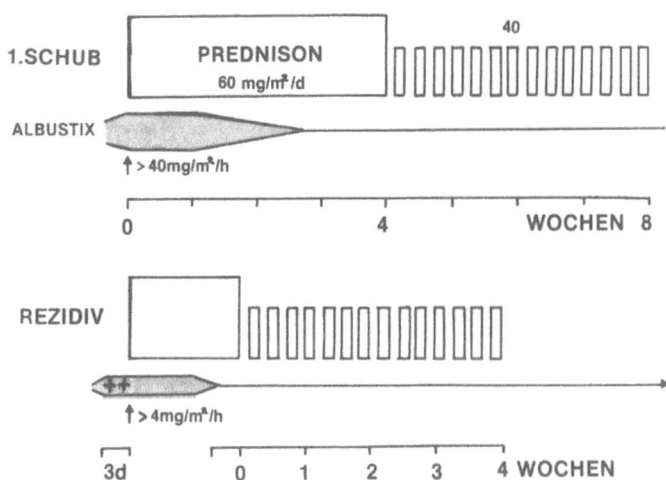

Abb. 2. Standard-Prednisontherapie des idiopathischen nephrotischen Syndroms beim 1. Schub und beim Rezidiv

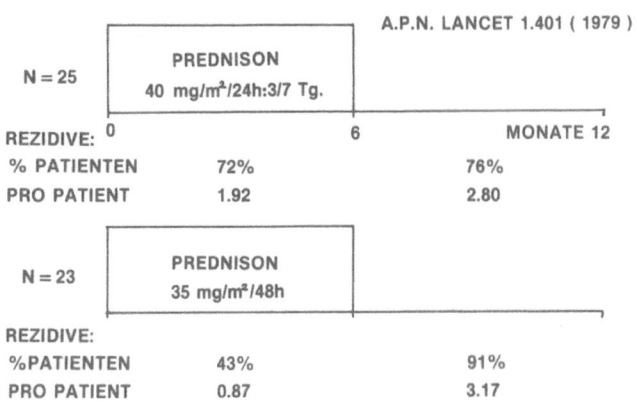

Abb. 3. Ergebnisse einer multizentrischen, kontrollierten Therapiestudie der Arbeitsgemeinschaft für pädiatrische Nephrologie: geringere Rezidivquote unter alternierender im Vergleich zur intermittierenden Prednisontherapie, jedoch ähnliche Rezidivquote nach Absetzen des Prednison [1]

1.92 Rezidive pro Patient pro 6 Monate). Leider war jedoch der günstige Therapieeffekt der alternierenden Steroidbehandlung in den 6 Monaten, die dieser folgten, nicht mehr nachweisbar. Die Studie läßt den Schluß zu, daß eine **alternierende** Prednisonbehandlung (40 mg/m²/ 48 Std) während 6 Monaten bei NS-Patienten mit häufigen Rezidiven berechtigt ist, sofern nicht schon schwere Nebenwirkungen seitens der vorangegangenen Steroidtherapie aufgetreten sind.

Cytostatische Therapie

Eine cytostatische Therapie mit **Cyclophosphamid** (Endoxan) oder **Chlorambucil** (Leukeran) hat sich sowohl bei minimalen Glomerulusveränderungen mit Steroidresistenz als auch beim steroidsensiblen NS mit häufigen Rezidiven als **wirksam** erwiesen [2, 3].

Bei steroidsensiblen Rezidiven wird sowohl die Rezidivfrequenz gesenkt wie auch die Zeitdauer bis zum Eintreten des ersten Rezidivs nach Verabreichung des Cytostatikums verlängert [2]. Zwei Jahre nach Verabreichung von Cyclophosphamid zeigen noch 50–80% aller Kinder

Tabelle 4. Rollenverteilung bei der Betreuung von Kindern mit nephrotischem Syndrom

Prakt. Kinderarzt bzw. nicht-spezialisierte Kinderklinik	Pädiatrisch-nephrologische Ambulanz
Diagnosestellung (1. Schub und Rezidiv)	Nierenfunktionsprüfungen
Infektionstherapie (evtl. Prophylaxe)	Nierenbiopsie
Überwachung der medikamentösen Therapie mit	Einleitung der medikamentösen Therapie mit
– Corticosteroiden	– Corticosteroiden
– Cytostatica (Leukozytenkontrollen 2 × /Woche)	– Cytostatika
Diätüberwachung	
Albumininfusionen	
Psychosoziale Betreuung	
Kurzfristige Verlaufskontrollen (Albustixproben im Urin!)	Langfristige Verlaufskontrollen (Nierenfunktionen, körperliche Entwicklung)

mit steroidsensiblem, häufig rezidivierendem NS, die während 2–3 Monaten mit **Cyclophosphamid (2–3 mg/kg/d)** behandelt wurden, eine **Dauerremission.** Akute Nebenwirkungen von Cyclophosphamid bzw. Chlorambucil können mit der genannten Dosierung weitgehend vermieden werden. Gewisse potentielle **Nebenwirkungen** der Cytostatika, wie die Schädigung der Gonaden bei Knaben und die viel seltenere Entstehung maligner Tumoren, die nur mit hohen Dosen bzw. nach längerer Verabreichung beobachtet werden, sind potentiell aber so gefährlich [8], daß der **Einsatz dieser Mittel** nur bei ausgeprägten, unakzeptablen Nebenwirkungen seitens der vorher verabreichten Corticosteroide und u. E., **nur im Rahmen kontrollierter Therapiestudien** verantwortet werden kann. Eine entsprechende multizentrische Cytostatikastudie ist gegenwärtig innerhalb der APN bei gewissen Formen des häufig rezidivierenden NS und des steroidabhängigen NS im Gang. Hierbei wird nach Eintreten einer Remission unter Corticosteroidtherapie die anschließende Gabe von Cyclophosphamid (2 mg/kg/Tag) mit derjenigen von Chlorambucil (0.15 mg/kg/Tag) verglichen. Beide Medikamente werden nur während 8 Wochen verabreicht.

Die Rolle des praktischen Kinderarztes bei der Betreuung von Kindern mit nephrotischem Syndrom

Der Tätigkeit des **praktischen Kinderarztes** kommt bei der Betreuung von Kindern mit NS schon deshalb eine große Bedeutung zu, weil Rezidive oft unvermittelt und häufig ausgelöst durch Infekte auftreten. Durch eine frühe Diagnosestellung und eine gezielte antibiotische Therapie können viele Schübe von steroidsensiblem NS oftmals ohne Steroidtherapie beherrscht werden. Der praktische Kinderarzt spielt auch bei der Betreuung von steroidresistenten Fällen eine wichtige Rolle, u. a. in der Diätüberwachung, durch häuslichen Einsatz von Albumininfusionen und in der psychosozialen Betreuung. Dem **pädiatrisch-nephrologischen Zentrum** bleibt in erster Linie die Überprüfung der Nierenfunktionen, die Indikationsstellung und Durchführung einer Nierenbiopsie und die differenzierte Anwendung der Corticosteroid- und Cytostaticatherapie vorbehalten. Bei Adoleszenten, deren NS noch nicht ausgeheilt ist, muß für eine fortgesetzte internistische (nephrologische) Betreuung gesorgt werden. Dies gilt besonders für Patienten mit steroidresistentem NS, wo vor allem auf das Auftreten einer Hypertonie und einer Niereninsuffizienz zu achten ist.

Literatur

1 Arbeitsgemeinschaft für pädiatrische Nephrologie (1979) Alternate day vs intermittent prednisone in frequently relapsing nephrotic syndrome. Lancet I:401–404
2 Barnett HL, Schoeneman M, Bernstein J, Edelmann CM (1978) The minimal change nephrotic syndrome. In: Edelman CM (ed) Pediatric kidney disease. Little, Brown Co, Boston, p 695–711
3 Brodehl J, Brandis M (1976) Glomeruläre Erkrankungen. In: Harnack GA von (Hrsg) Therapie der Krankheiten des Kindesalters. Springer, Berlin Heidelberg New York, S 556–565
4 Egli F (1978) Nephrotisches Syndrom. In: Bachmann KD, et al. (Hrsg) Pädiatrie in Praxis und Klinik. Thieme, Stuttgart, Bd 1, S 9.65–9.73
5 Habib R, Lévy M, Gubler MC (1979) Clinicopathologic correlations in the nephrotic syndrome. Pediatrician 8:325–348
6 International Study of Kidney Disease in Children (1978) Nephrotic syndrome in children: Prediction of histopathology from clinical and laboratory characteristics at time of diagnosis. Kidney Int 13:159–165
7 International Study of Kidney Disease in Children (in press) The nephrotic syndrome. Prognostic significance of initial response to prednisone in patients with different glomerular lesions I. Pediatrics
8 Lenoir G, Guesry P, Kleinknecht C, Gagnadoux MF, Broyer M (1977) Complications extragonadiques du chlorambucil chez l'enfant. Arch Fr Pediatr 34:798–807
9 Rebien W, Müller-Wiefel DE, Wahn U, Schärer K (in preparation) IgE mediated hypersensitivity in children with idiopathic nephrotic syndrome
10 Schärer K (1978) Das nierenkranke Kind. II. Diagnostik der Proteinurie und des nephrotischen Syndroms im Kindesalter. Monatsschr Kinderheilk 126:57–61

Prof. Dr. K. Schärer
Sektion für pädiatische Nephrologie
Universitäts-Kinderklinik
Im Neuenheimer Feld 150
D-6900 Heidelberg

Vesico-renaler Reflux – medikamentöse Therapie oder Operation?

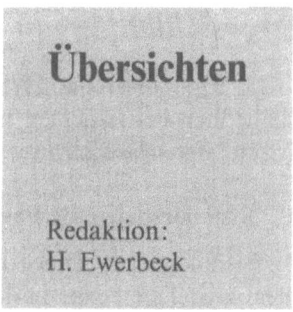

Übersichten

Redaktion:
H. Ewerbeck

H. Olbing

Universitäts-Kinderklinik, Essen

Vesico-Uretral Reflux – Surgical or Conservative Management?

Summary. The dangers of VUR for structure and function of renal parenchyma and for blood pressure are described together with factors determining the individual risk for the patient. For the conservative management only continuous antibiotic prophylaxis combined with early and intense antibiotic treatment can be approved as appropriate today. For surgical management, the methods described by Lich-Gregoir and by Politano-Leadbetter have stood the test of time. The prevalence of post-surgical persistance of VUR and of post-surgical obstruction for those reflux grades for which today a primary operation would be acceptable, is between 5 and 10%. The primary conservative management is adequate particularly for children with non-dilating reflux, whereas primary surgical management is preferred by most in children with gross reflux (grade V). For moderate reflux (grades III and IV) it is unknown whether non-surgical or surgical management gives the better results. Only a prospective clinical study comparing surgical and non-surgical management can answer this urgent question.

Key words: Vesico-ureteral reflux – Conservative management – Surgical management – Continuous antibiotic prophylaxis – Renal parenchymal damage – Renal insufficiency – Hypertension.

Zusammenfassung. Die Gefahren des VUR für Struktur und Funktion des Nierenparenchyms und für den Blutdruck und die im individuellen Einzelfall risikobestimmenden Faktoren werden beschrieben. Für die konservative Behandlung kann heute nur die kontinuierliche antibiotische Reinfektionsprophylaxe in Kombination mit frühzeitiger und intensiver antibiotischer Schubbehandlung akzeptiert werden. Für die operative Behandlung haben sich die Methoden nach Lich-Gregoir und nach Politano-Leadbetter bewährt. Die Häufigkeit der postoperativen Refluxpersistenz und Obstruktion bei denjenigen Refluxgraden, für welche heute eine primäre Operation am ehesten in Betracht kommt, liegt zwischen 5 und 10%. Die primär konservative Behandlung kommt bevorzugt für Kinder mit nicht dilatierendem Reflux in Betracht, die primär operative Behandlung vor allem bei exzessiv starken Refluxen (Grad V). Für mittelschwere Reflux (Grad III und IV) ist bisher nicht bekannt, ob eine der beiden zur Verfügung stehenden Behandlungsmethoden gegenüber der anderen den Vorzug verdient. Nur eine prospektive vergleichende klinische Studie kann in dieser praktisch außerordentlich wichtigen Frage den dringend benötigten Aufschluß geben.

Schlüsselwörter: Vesico-uretero-renaler Reflux – Konservative Behandlung – Operative Behandlung – Kontinuierliche antibiotische Reinfektionsprophylaxe – Nierenparenchymschäden – Nierenfunktionsschäden – Hypertonie.

Der vesico-uretero-renale Reflux (VUR) ist eine häufige, in der Regel **angeborene Anomalie,** die **in der Mehrzahl** der Fälle **spontan verschwindet,** in einem Teil der Fälle unter Hinterlassung von Dauerschäden.

I. Gefahren

1. Röntgenologisch nachweisbare **segmentale Nierenparenchymnarben** (Hodson) scheinen nur beim Zusammentreffen von VUR und bakterieller interstitieller Nephritis (akute Pyelonephritis) zur Entwicklung zu kommen; die Einschwemmung von Bakterien ins Nierengewebe durch einen meist röntgenologisch nicht nachweisbaren intrarenalen Reflux scheint eine Voraussetzung für ihre Entstehung zu sein. Die segmentalen Narben bestehen viel häufiger schon bei der ersten röntgenologischen Untersuchung, als sie während der späteren Verlaufsbeobachtung nachweisbar werden.

2. Auch eine **generalisierte Verschmächtigung** des Nierenparenchyms tritt in enger Korrelation mit einem VUR auf, findet sich aber auch nach Nierenpapillennekrose und Nierenvenenthrombose.

3. Voraussetzung für eine **Beeinträchtigung des Nierenwachstums** ist eine bakterielle interstitielle Nephritis; ein VUR ist nicht obligat, besteht aber in einem großen Teil der Fälle.

4. **Nierenfunktionsstörungen** werden wegen der häufigen Einseitigkeit und der auch bei doppelseitigem Reflux in der Regel vorhandenen Asymmetrie in der Ausprägung der Refluxkrankheit nur durch seitengetrennte Untersuchungsmethoden zuverlässig erfaßt. Die relative Häufigkeit einer chronischen Niereninsuffizienz bei VUR ohne sonstige Harntransportstörungen ist gering; wie häufig bei der Pathogenese angeborene **Dysplasien des Nierenparenchyms** eine Rolle spielen, ist unbekannt.

5. Eine **arterielle Hypertonie** entwickelt sich ausschließlich bei Patienten mit röntgenologisch nachweisbaren **Nierenparenchymschäden.**

II. Risikobestimmende Faktoren

1. Pathologische **Druckerhöhungen** im Nierenhohlsystem korrelieren eng mit der Entwicklung von Nierenparenchymschädigungen. Die Druckerhöhungen können Folge einer organischen Obstruktion, aber auch einer neuralen Fehlsteuerung des Zusammenspiels von Detrusor und Schließmuskel der Harnblase sein ("uninhibited bladder contraction").

2. Jeder Schub einer bakteriellen interstitiellen Nephritis **(akute Pyelonephritis)** kann zu einer Nierenparenchymschädigung führen.

3. **Stark ausgeprägte Refluxgrade** mit Dilatation der Kelchenden während der Miktion beweisen ein hohes Risiko einer Nierenparenchymschädigung.

4. Ein weiterer risikobestimmender Faktor ist das **Alter;** je jünger das Kind, desto größer die Gefährdung.

III. Behandlungsmöglichkeiten heute

1. Ziel der **konservativen** Behandlung ist die **Ausschaltung bakterieller interstitieller Nephritiden** (akute Pyelonephritis). Jede Infektion muß rasch und wirksam behandelt werden. Anschließend ist eine **kontinuierliche antibiotische Reinfektionsprophylaxe** erforderlich, solange der VUR besteht.

Zur **Therapie** wird ein gegen den jeweiligen Erreger gut wirksames Antibiotikum in therapeutischer Dosis 7–10 Tage lang verabreicht. Winberg beobachtete bei Kindern, deren erste bakterielle interstitielle Nephritis bereits rasch und intensiv behandelt worden war, in 4,5% der Fälle später röntgenologisch nachweisbare Nierenparenchymnarben; wenn die prompte und wirksame Behandlung erst beim 2. Schub einsetzte, stieg die Häufigkeit auf 12%.

Für die Prophylaxe haben sich vor allem Nitrofurantoin (1 mg/kg täglich) und Cotrimoxazol (1 mg Trimethoprim und 5 mg Sulfamethoxazol/kg täglich) bewährt; eine Einzeldosis am Tage reicht aus. Die Prophylaxe wird vor den erforderlichen Kontrolluntersuchungen des Harns nicht unterbrochen. Wenn man Patienten und Eltern eindringlich über die Notwendigkeit der regelmäßigen Medikamentengabe belehrt, kann eine befriedigende Zuverlässigkeit erreicht werden. In der empfohlenen Dosierung ist die Verträglichkeit gut; bei Gabe nur einer einzigen Tagesdosis am Abend gilt dies auch für Nitrofurantoin, vor allem bei makrokristalliner galenischer Zubereitung.

Die Einführung der kontinuierlichen antibiotischen Reinfektionsprophylaxe, bei der im Gegensatz zur unterbrochenen Prophylaxe vor den Kontrolluntersuchungen des Harns das Antibiotikum nicht ausgesetzt wird, brachte eine entscheidende Verbesserung der Prognose. Dies zeigt ein Vergleich der von Smellie u. Mitarb. (1975) unter kontinuierlicher Reinfektionsprophylaxe und der von Filly u. Mitarb. (1974) sowie Lenaghan u. Mitarb. (1976) lediglich nach Schubbehandlung erzielten Ergebnisse. Bei Kindern mit **zu Beginn** der Beobachtung röntgenologisch

unauffälligen Nieren, die unter der kontinuierlichen Reinfektionsprophylaxe infektfrei blieben, trat in insgesamt 150 Nieren mit Reflux in keinem einzigen Fall eine neue Narbe auf, bei Kindern mit Reinfektionen trotz Prophylaxe in 5% von 222 Nieren mit Reflux. Im Gegensatz hierzu entwickelten sich bei Kindern, die lediglich während Rezidiven behandelt wurden, aber keine Prophylaxe erhielten, in der einen Studie in 12,5% von 160 und in der anderen in 21% von 76 Nieren röntgenologisch nachweisbare Nierenparenchymnarben. Ähnlich groß waren die Unterschiede bei Kindern, deren Nieren **schon zu Beginn** der Beobachtungszeit **Narben** aufwiesen. Während kontinuierlicher Prophylaxe entwickelten sich in 2% von 109 Nieren neue Narben, ohne Prophylaxe dagegen in einer Studie in 62% von 24 und in der anderen in 66% von 44 Nieren.

2. Für eine **operative** Refluxbehandlung haben sich vor allem die Methoden nach Lich-Gregoir und die nach Politano-Leadbetter sowie deren Modifikationen bewährt. Die Operationsergebnisse sind weitgehend abhängig vom Refluxgrad, vom Zustand der Harnblase und vom Alter des Patienten. Für dilatierende Refluxe, bei welchen am ehesten eine operative Behandlung in Betracht kommt, dürften die Häufigkeiten der postoperativen Refluxpersistenz und der postoperativen Obstruktion derzeit jeweils zwischen 5 und 10% liegen.

Die Häufigkeit von Rezidiven einer bakteriellen Harnwegsinfektion nimmt nach operativer Refluxbeseitigung nicht ab. Dagegen wird der Anteil der Rezidive, welche unter dem klinischen Bild einer akuten Pyelonephritis verlaufen, nach der operativen Refluxbeseitigung erheblich geringer. Sofern es jedoch zu Rezidiven mit dem klinischen Bild einer akuten Pyelonephritis kommt, ist die Gefahr der Entwicklung von Nierenparenchymschäden nicht geringer als bei Patienten mit Reflux.

Die Entwicklung einer Hypertonie wird durch die operative Refluxbeseitigung nicht eliminiert.

3. Sowohl die konservative als auch die operative Behandlung haben **spezifische Vor- und Nachteile.**

Ein ernstzunehmender Nachteil der konservativen Behandlung besteht darin, daß man sich sehr weitgehend von der Zuverlässigkeit der Medikamenteneinnahme durch den Patienten abhängig macht. Diese ist im Einzelfall nicht zuverlässig vorauszusagen. Sie scheint aber um so besser zu sein, je intensiver Patient und Eltern bei regelmäßigen Vorstellungen immer wieder neu über die Notwendigkeit der regelmäßigen Medikamenteneinnahme belehrt werden.

Die Kosten der bei kontinuierlicher Prophylaxe erforderlichen Medikamente sind sehr gering und fallen kaum ins Gewicht; für ein 10 kg schweres Kind kostet die Tagesdosis je nach Wahl der galenischen Zubereitung DM 0,05–0,10. Bei Patienten mit intakter Nierenfunktion ist das Risiko gefährlicher unerwünschter Medikamentenwirkungen bei der minimalen erforderlichen Dosis sehr gering.

Nachteile der Operation sind die Belastung des Patienten durch die Allgemeinanästhesie und den Eingriff selbst; hinzukommt das Risiko der Refluxpersistenz und der postoperativen Obstruktionen.

Die notwendigen Kontrolluntersuchungen sind bei konservativer und operativer Behandlung weitgehend identisch. Wegen ihrer biologischen Relevanz gehe ich zunächst auf radiologische Kontrolluntersuchungen ein. Diese müssen, solange bei konservativer Behandlung der Reflux persistiert, zur Überprüfung des Zustandes des Nierenparenchyms eingesetzt werden, nach operativer Behandlung jedoch zur Überprüfung des Harnabflusses. Die Möglichkeit, diese Fragen durch Einsatz der nicht mit einer biologischen Belastung verbundenen Sonographie zu ersetzen, gibt es derzeit in der Praxis nur für einen kleinen Teil aller Patienten. Harnuntersuchungen sind nach erfolgreicher Refluxoperation mindestens ein halbes Jahr lang, in allen anderen Fällen bis zum Verschwinden des Refluxes regelmäßig durchzuführen.

IV. Entscheidung zwischen konservativer und operativer Behandlung heute

Die einzige **prospektive Studie** mit randomisierter Patientenzuweisung zu operativer bzw. medikamentöser Behandlung von Scott und Stansfeld im Jahre 1968 ist heute aus mehreren Gründen überholt. In der medikamentös behandelten Gruppe wurde keine kontinuierliche Reinfektionsprophylaxe durchgeführt. Außerdem konnten die seither entwickelten, sehr viel trennschärferen Methoden zur röntgenologischen Beurteilung des Nierenparenchyms von Claësson und Mitarbeitern (1979) und zur seitengetrennten nuklearmedizinischen Beurteilung der Nierenfunktion noch nicht eingesetzt werden.

Retrospektive Vergleiche operierter und medikamentös behandelter Patientenkollektive liegen in großer Zahl vor. Bei ihrer Bewertung müssen die gleichen Vorbehalte gemacht werden wie gegen die Studie von Scott und Stansfeld. Bei ihnen kommt aber noch hinzu, daß wegen des Fehlens einer randomisierten Patientenzuordnung die Vergleichbarkeit der verschiedenen Patientenkollektive nicht gewährleistet ist. Darum verwundert es nicht, daß die Ergebnisse sich widersprechen. So kommen Willscher u. Mitarb. (1976) zu der Schlußfolgerung, daß die Krankheitsverläufe in der operierten Patientengruppe günstiger seien als in der nicht operierten, während Babcock u. Mitarb. (1976) zur genau gegenteiligen Schlußfolgerung gelangten; diese beiden Studien werden nur als besonders häufig zitierte Beispiele für viele andere hier angeführt.

Beim lückenhaften derzeitigen Wissensstand scheint mir folgendes **pragmatische Vorgehen** vernünftig zu sein:

Alle zusätzlichen Harntransportstörungen sind so weit wie möglich operativ zu beseitigen.

Ein primärer konservativer Behandlungsversuch verdient den Vorzug bei Refluxen ohne Dilatation der Kelchenden während der Miktion.

Bei extrem starkem, dilatierendem Reflux (entsprechend Grad V der Klassifikation nach Heikel und Parkkulainen) ziehen die meisten Experten heute die unverzügliche operative Behandlung vor.

Bei **Refluxen** mit **leichter** und **mittelstarker Dilatation** der Kelchenden während Miktion (entsprechend Grad III und IV der Klassifikation nach Heikel und Parkkulainen) entscheidet sich derzeit ungefähr die Hälfte der Ärzte primär für die konservative bzw. für die operative Behand-

lung. Bisher ist nicht bekannt, ob eines dieser beiden Verfahren im Vergleich zum anderen bessere Resultate bringt. Wenn man sich primär für die konservative Behandlung entscheidet, muß der Patient so sorgfältig überwacht werden, daß in folgenden Situationen sekundär operiert wird:

Trotz Verordnung einer kontinuierlichen Reinfektionsprophylaxe Rezidive der Harnwegsinfektion unter dem klinischen Bild einer akuten Pyelonephritis.

Unverträglichkeit der für eine Reinfektionsprophylaxe in Betracht kommenden Antibiotika.

Ablehnung einer kontinuierlichen Reinfektionsprophylaxe nach Aufklärung über die möglichen Konsequenzen.

Um die Therapie wenigstens in Zukunft auf eine sichere Basis stellen zu können, ist dringend eine prospektiv vergleichende Studie mit Einsatz aller heute zur Verfügung stehenden diagnostischen und therapeutischen Möglichkeiten erforderlich. Eine derartige Studie beginnt in diesen Wochen in einer Reihe europäischer und nordamerikanischer Kliniken und wird durch die Stiftung Volkswagenwerk und die National Institutes of Health gefördert. Überzeugende Ergebnisse sind erst in einigen Jahren zu erwarten.

Literatur

1 Babcock JR, Keats GK, King LR (1976) Renal changes after an uncomplicated antireflux operation. J Urol 115:720

2 Bensman A, Lasfargues G, Ricquier B, Brueziere J, Jablonski JP (1979) Infection urinaire et croissance renale après intervention antireflux chez l'enfant. Arch Fr Pediatr 36:446

3 Claësson I, Jacobsson B (1980) Standardisierte Messungen der Nierenparenchymdicke: Methode und diagnostischer Wert bei Kindern. In: Olbing H (Hrsg) Rezidivierende nichtobstruktive Harnwegsinfektionen bei Kindern. Springer, Berlin Heidelberg New York

4 Edwards D, Normand ICS, Prescod N, Smellie JM (1977) Disappearance of reflux during long-term prophylaxis of urinary tract infection in children. Br Med J II: 285

5 Filly RF, Friedland GW, Govan D, Fair WF (1974) Development and progression of clu-bing and scarring in children with recurrent urinary tract infections. Radiology 113:145

6 Heikel P-E (1966) Parkkulainen Vesico-ureteric reflux in children. A classification and results of conservative treatment. Ann Radiol 9:37

7 Hodson CJ, Edwards D (1960) Chronic pyelonephritis and vesicoureteric reflux. Clin Radiol 11:219

8 Hodson CJ, Maling TMJ, McManaman PJ, Lewis MG (1975) Reflux nephropathy. Kidney Int 8:50

9 Lenaghan JD, Whitaker G, Johnson F, Stephens FD (1976) The natural history of reflux and long-term effects of reflux on the kidney. J Urol 115:728

10 Scott JES, Stansfeld JM (1968) Ureteric reflux and kidney scarring in children. Arch Dis Child 43:468

11 Smellie JM, Edwards D, Hunter N, Normand ICS, Prescod N (1975) Vesicoureteric reflux and renal scarring. Kidney Int 8:565

12 Smelli J (1980) Ein Vergleich von Kindern mit Harnwegsinfektion mit und ohne vesico-uretero-renalem Reflux. In: Olbing H (Hrsg) Rezidivierende nichtobstruktive Harnwegsinfektionen bei Kindern. Springer, Berlin Heidelberg New York

13 Willscher MK, Bauer SB, Zammuto PJ, Retik AB (1976) Infection of the urinary tract after antireflux surgery. J Pediatr 89:743

14 Willscher MK, Bauer SB, Zammuto PJ, Retik AB (1976) Renal growth and urinary tract infection following antireflux surgery in infants and children. J Urol 115:722

Prof. Dr. H. Olbing
Kindernephrologische Abteilung
Universitäts-Kinderklinik
Hufelandstraße 55
D-4300 Essen 1

Dialyse oder Transplantation?

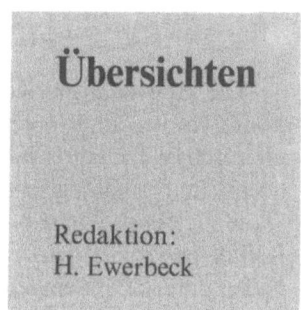

Übersichten

Redaktion:
H. Ewerbeck

D. E. Müller-Wiefel

Universitäts-Kinderklinik (Direktor: Prof. Dr. H. Bickel), Heidelberg

Dialysis or Transplantation?

Summary. Survival of children with chronic renal failure has been improved by the introduction of dialysis and transplantation, especially in pediatric nephrology units. Unfortunately transplantation is still underrepresented in the Federal Republic of Germany, compared with other European countries. The different significance of both procedures is illustrated on the basis of the therapeutic experience in 178 children with chronic renal failure at the University Children's Hospital Heidelberg. Differential indications and contraindications for dialysis and transplantation in childhood are discussed and the advantages of both procedures are compared. It is concluded that dialysis and transplantation in children are not alternative but complementing forms of management. A careful organisation has to guarantee the smooth transition between both forms of treatment.

Key words: Dialysis – Transplantation – Chronic renal failure – Childhood.

Zusammenfassung. Die heute entscheidend verbesserten Überlebenschancen chronisch niereninsuffizienter Kinder basieren auf zunehmend erfolgreicher Dialyse und Transplantation, vor allem in pädiatrisch-nephrologischen Zentren. Leider ist die Transplantation in der BRD im Vergleich zu anderen europäischen Staaten zahlenmäßig noch immer unterrepräsentiert. Die unterschiedliche Bedeutung beider Therapieverfahren wird anhand der Erfahrung in der Betreuung von 178 Kindern mit chronischer Niereninsuffizienz an der Universitätskinderklinik Heidelberg dargelegt. Differentialindikationen und Kontraindikationen für die Dialyse- und Transplantationsbehandlung im Kindesalter werden erörtert und die Vorteile beider Verfahren einander gegenübergestellt. Es wird gefolgert, daß Dialyse und Transplantation beim Kind nicht alternative, sondern einander sinnvoll ergänzende Maßnahmen darstellen. Die Dialyse, die sich für das Kindesalter vor allem als Heimdialyse anbietet, hat ihren Platz vor, für und nach Transplantation. Es muß organisatorisch gewährleistet sein, daß beide Therapieverfahren nahtlos ineinander übergreifen können.

Schlüsselwörter: Dialyse – Transplantation – Chronische Niereninsuffizienz – Kindesalter.

Lebenserwartung bei terminaler chronischer Niereninsuffizienz (CNI)

Die Lebenserwartung urämischer Kinder wurde noch 1967 folgendermaßen beschrieben:

„Die Prognose der echten Urämie ist schlecht, es gelingt höchstens, durch weitgehende Nierenschonung und reichliche Flüssigkeitszufuhr die Ausscheidung der Schlacken zu fördern und so den Tod um einige Monate herauszuschieben" [1].

Seither hat sich die **Prognose** der terminalen Niereninsuffizienz im Kindesalter durch Einführung der intermittierenden Dialyse und Transplantation schlagartig **gebessert** [2, 3].

In Abbildung 1 sind die heute relativ günstigen Überlebenschancen terminal niereninsuffizienter Kinder im Vergleich zu anderen chronisch kranken Kindern mit ungünstiger Prognose verdeutlicht. Anhand der letzten Sammelstatistik der European Dialysis und Transplant Association (EDTA) zeigen sich für dialysierte wie für transplantierte Kinder sogar bessere Überlebenschancen im Vergleich zu Kindern mit Transposition der großen Gefäße, akuter lymphatischer Leukämie oder Neuroblastom. **Mit** dem für Kinder besonders geeigneten Dialyseverfahren, der **Heimdialyse,** sind nach 5 Jahren noch **80%** der kindlichen Patienten **am Leben, nach Transplantation** einer Verstorbenenniere, die in der Regel der Lebendspende vorgezogen wird, **69%** [4].

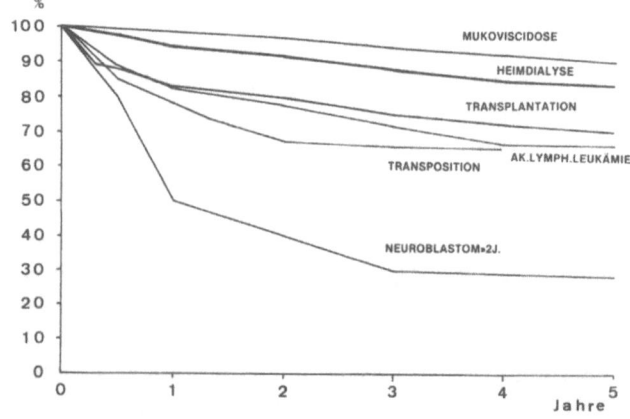

Abb. 1. Kumulative 5-Jahres-Überlebenszeit von Kindern mit progredienten chronischen Erkrankungen vom Zeitpunkt des Therapiebeginns [4–8]

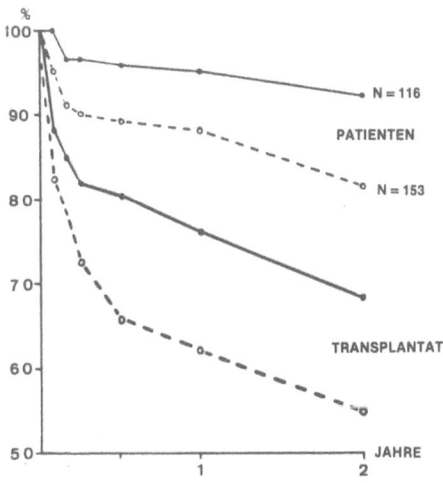

Abb. 2. Vergleich der kumulativen Überlebenszeit transplantierter Kinder (oben) und des Transplantates (unten) zwischen pädiatrisch spezialisierten (——) und nicht spezialisierten (– – –) Behandlungszentren in Europa, umgezeichnet nach [9]

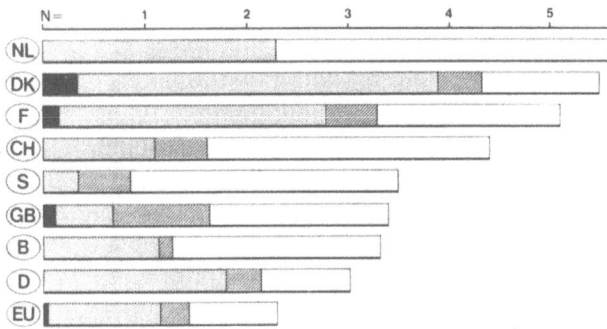

Abb. 3. Häufigkeit der Behandlung lebender niereninsuffizienter Kinder bezogen auf 1 Million Einwohner in verschiedenen europäischen Ländern, aufgegliedert nach verschiedenen Therapieverfahren: ■ = Peritonealdialyse; ▦ = Klinikdialyse; ▨ = Heimdialyse; ☐ = Transplantation, am 31.12.1977. Gezeichnet nach [4]

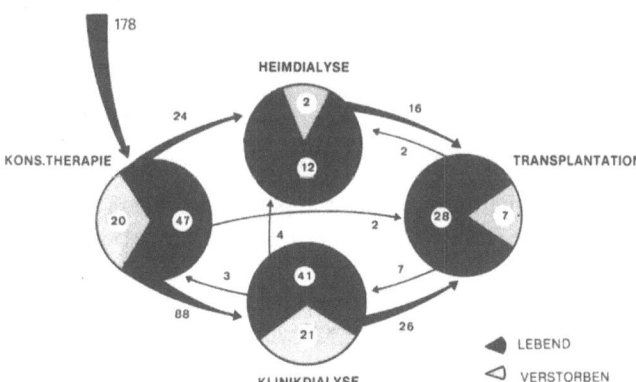

Abb. 4. Therapieverlauf von 178 Kindern mit chronischer Niereninsuffizienz, die in der Universitäts-Kinderklinik Heidelberg in Behandlung standen. Die Zahlen in den Kreisen geben den Status am 1.9.1979 wieder; neben den Pfeilen ist die Zahl der Kinder angegeben, die von einer Behandlungsform in eine andere übergetreten sind

In der europäischen Sammelstatistik konnte neuerdings auch nachgewiesen werden, daß bei Kindern, die **in voll ausgerüsteten pädiatrisch-nephrologischen Zentren** behandelt werden, der **Therapieerfolg,** gemessen an der Überlebenszeit und der Zahl tödlicher Komplikationen, **besser** ist als in nicht spezialisierten Zentren [9]. Dieser un-

terschiedliche Behandlungserfolg gilt sowohl für die Zentrumsdialyse wie für die Tranplantation (Abb. 2).

Behandlungsmethoden

Grundsätzlich stehen für das Kind mit CNI im Terminalstadium folgende Behandlungsmethoden zur Verfügung:

1. die **Hämodialyse**

2. die **Peritonealdialyse**

3. die **Nierentransplantation** von einem lebenden Verwandten oder frisch verstorbenen Spender [2].

Beide Dialyseverfahren können entweder in der Klinik als **Zentrumsdialyse** oder zu Hause als **Heimdialyse** durchgeführt werden.

Die Praxis der verschiedenen Behandlungsmethoden ist für eine Reihe europäischer Staaten in Abb. 3 wiedergegeben. Für die Bundesrepublik Deutschland (D) liegt die Anzahl behandelter Kinder hinter allen angegebenen Staaten und nur knapp über dem europäischen Durchschnitt. Zum anderen fällt für die Bundesrepublik der relativ niedrige Prozentsatz von erfolgreich transplantierten Kindern auf, was in erster Linie auf ein **mangelhaftes Spenderangebot** zurückzuführen ist.

Die letzten Jahre haben gezeigt, daß der Erfolg eines Behandlungsprogramms für Kinder mit terminaler Niereninsuffizienz entscheidend von den Möglichkeiten abhängt, Dialyse und Transplantation richtig einzusetzen und die beiden Behandlungsmethoden miteinander verknüpfen zu können.

Abbildung 4 demonstriert die **enge Verbundenheit** zwischen konservativer, Dialyse- und Transplantationsbehandlung anhand von 178 Kindern und Jugendlichen mit CNI, die an der **Universitäts-Kinderklinik Heidelberg** zur Behandlung kamen. 24 dieser Kinder mit terminaler CNI absolvierten erfolgreich ein Heimdialysetraining an unserer Klinik. Bei 88 Kindern wurde größtenteils an anderen Kliniken eine Zentrumsdialyse begonnen. Bei 16 Kindern war der Transplantation die Heimdialyse und bei 26 Kindern die Zentrumsdialyse vorausgegangen. In zwei Fällen war es möglich, ohne vorherige Dialyse zu transplantieren. Andererseits konnte nach Abstoßung eines Transplantates bei zwei Patienten die Heimdialyse und bei 7 die Klinikdialyse wieder aufgenommen werden. Diese Übergänge charakterisieren deutlich den sich sinnvoll ergänzenden Charakter eines solchen Dialyse- und Transplantationsprogramms. Die gegenwärtige Bestandsaufnahme (1.9.1979) zeigt, daß noch 47 Kinder und Jugendliche mit CNI unter konservativer Therapie am Leben sind, 12 sind in der Heimdialyse, 41 in der Zentrumsdialyse und 28 besitzen ein funktionierendes Transplantat. Verstorben sind 20 Patienten unter konservativer Therapie, 2 unter Heimdialyse, 21 unter Klinikdialyse und 7 nach Transplantation. Die Todesursachen unter konservativer Therapie beruhen dabei zum Teil auf urämischen Komplikationen, häufig infolge einer zu späten Zuweisung. In anderen Fällen wurde seitens des Patienten, der Eltern und/oder unseres Behandlungsteams bewußt auf eine weiterführende Therapie im Terminalstadium verzichtet [10].

Kontraindikationen zur Therapie der terminalen Niereninsuffizienz

Voraussetzung für jede weiterführende Behandlung der terminalen Niereninsuffizienz sind die Gewährleistung sowohl der **Durchführbarkeit** als auch der **Rehabilitationsmöglichkeit**. Dabei ist die Durchführbarkeit, vor allem im Kleinkindesalter, sehr verschieden. Stets sollte der Grundsatz verfolgt werden, daß im Kindesalter eine **optimale Rehabilitation** auf die Dauer **nur durch spätere Transplantation** zu erreichen ist.

Als **Kontraindikation** zur Therapie der terminalen Niereninsuffizienz werden heute für Kinder angesehen:

1. **Fehlende Rehabilitationsmöglichkeit**, z. B. maligne Zweiterkrankung, Mehrfachbehinderung oder Debilität [11].

2. **Fehlende Kooperation** von Eltern und Kind, die keine befriedigende Therapiebasis darstellt [12]. Dabei kann allerdings eine optimale Mitwirkung von Elternseite die mangelnde Kooperation des Patienten, z. B. im Kleinkindesalter, ersetzen.

3. **Fehlender medizinischer Erfolg**, welcher heute noch z. B. im Säuglingsalter zu erwarten ist, sowie bei nicht beeinflußbarem Grundleiden (z. B. Oxalose).

Kontraindikationen zur Transplantation

Die Transplantation sollte im Hinblick auf die damit erforderliche medikamentöse Immunsuppression nur durchgeführt werden unter strenger Berücksichtigung ihrer Kontraindikationen (Tabelle 1). Eine akute Infektion, vor allem eine akute Hepatitis, muß abgeklungen sein. Eine chronische Infektion, z. B. im Zahn- oder H-N-O-Bereich, muß saniert werden. Der Harntrakt muß infektionsfrei sein und einen ungestörten Urintransport aus der Blase gewährleisten. Toxische Nebenwirkungen von seiten der Corticosteroide, nach Verabreichung derselben bei nephrotischem Syndrom oder vorausgegangener Transplantation sollten abgeklungen sein. Eine schwere Hypertension erfordert u. U. eine bilaterale Nephrektomie. Ein Ulcus ventriculi bzw. duodeni muß ausgeschlossen sein. Seitdem der positive Einfluß von Bluttransfusionen auf die Transplantatüberlebenszeit bekannt ist, sollte zuvor mindestens einmal transfundiert werden [13]. Darüber hinaus ist die Transplantation bei noch aktiver Grunderkrankung, z. B. beim hämolytisch-urämischen Syndrom oder bei Purpura Schönlein-Henoch Nephritis aufzuschieben.

Indikationen zur intermittierenden Dialysetherapie

Bei Beachtung der Kontraindikation für eine Transplantation befindet sich der Patient mit terminaler CNI zunächst häufig noch nicht in einem transplantationsfähigen Zustand. Hieraus leitet sich die wichtigste Indikation zur intermittierenden Dialysetherapie ab (Tabelle 2). Diese wird in erster Linie zur Vorbereitung auf die Transplantation eingesetzt, d. h. zur Beseitigung der beschriebenen Kontraindikationen; ferner zur Überbrückung der Wartezeit auf einen kritisch ausgewählte Spenderniere (Wartezeit bei „Eurotransplant" auch für Kinder derzeit noch durchschnittlich 18 Monate) und 3. zur Therapiefort-

Tabelle 1. Kontraindikationen zur Transplantation

1. Akute Infektion
2. Nicht sanierte chronische Infektion
3. Nicht sanierter Harntrakt
4. Steroidtoxizität
5. Schwere Hypertension
6. Ulcus ventriculi/duodeni
7. Fehlende Bluttransfusion

Tabelle 2. Indikationen zur Dialysebehandlung

1. Vorbereitung zur Transplantation = Beseitigung der Kontraindikationen zur Transplantation (z. B. Nephrektomie)
2. Überbrückung der Wartezeit auf kritisch ausgewählte Spenderniere
3. Therapiefortsetzung nach Transplantatabstoßung

Tabelle 3. Siehe Text

	Überlegenheit von	
	Dialyse	Transplantation
Letalität	●	●
Lebensqualität		●
Zeitaufwand		●
Schulbesuch		●
Ökonomie		●
Renale Osteopathie		●
Anämie		●
Urämische Herzkrankheit		●
Wachstum		●
Gonadentoxizität		●
Hypertension	●	
Infektion	●	
Medikamentennebenwirkung	●	

setzung nach Transplantatabstoßung in Hoffnung auf eine erfolgreiche zweite Organverpflanzung. Die Art der Dialysebehandlung sollte dabei die psychosoziale Entwicklung des Kindes berücksichtigen. Wir ziehen deshalb die Heimdialyse der Klinikdialyse vor [14].

Vergleich von Dialyse und Transplantation

Unter Einhaltung der oben angegebenen Therapierichtlinien ist die Beantwortung der Frage „Dialyse oder Transplantation?" bei jedem Kind vorgezeichnet und wird bestimmt vom zeitlichen Ablauf seiner Erkrankung und vom bisherigen Therapieerfolg. Obwohl zwischen beiden Verfahren nicht willkürlich alternativ gewählt werden kann, ist in Tabelle 3 der Versuch gemacht, die Überlegenheit eines jeden Verfahren gegenüber dem anderen aufzuschlüsseln. Die **Vorteile der Transplantation** sind evident: Die Lebensqualität ist besser, der Zeitaufwand sowohl für den Patienten wie die Therapeuten geringer, der Schulbesuch ist regelmäßiger gewährleistet, selbst im Vergleich zur Heimdialyse, wo die Dialysezeiten flexibel sind und dem Stundenplan angeglichen werden können. Außerdem ist die Transplantation ökonomischer. Durch den Ersatz der endokrinen Nierenfunktion heilen renale Osteopathie und Anämie ohne zusätzliche Medikamente. Durch Elimination toxischer Urämiemetabolite werden die urämische

Herzkrankheit, Wachstum und Gonadentoxizität nach Transplantation besser beeinflußt [9]. Allerdings ist die Überlebenszeit statistisch gesehen bei der Heimdialyse noch etwas besser als nach Transplantation [4], und stellen Hypertension, Infektion und Medikamentennebenwirkungen beim Dialysierten geringere Probleme dar als beim Transplantierten, welcher oft hohe Mengen von Arzneimitteln konsumieren muß. Nach Transplantation bei bestimmten Grundkrankheiten ist auch zu bedenken, daß ein Rezidiv der Nephropathie im verpflanzten Organ auftreten kann. So konnten wir z. B. bei 5 von 9 Kindern mit fokal-segmentaler Glomerulosklerose beobachten, daß nach unterschiedlicher Zeit sich wieder die Symptomatik der Grunderkrankung (z. T. mit schwerem nephrotischen Syndrom und CNI) einstellte [3].

Die bisherigen Erfahrungen sprechen dafür, daß **Dialyse** und **Transplantation beim Kind,** im Gegensatz zum Erwachsenen, **nicht alternativ** einzusetzen sind, **sondern** einander sinnvoll **ergänzende Therapiemaßnahmen** in der Behandlung der terminalen Niereninsuffizienz darstellen, wobei die **Dialyse** ihren Platz **vor, für** und **nach** der **Transplantation** findet. Es sollte organisatorisch gewährleistet sein, daß beide Therapieverfahren nahtlos ineinander übergreifen können,so daß insbesondere bei irreversibler Transplantatabstoßung eine adäquate Dialysebehandlung ohne zeitliche Verzögerung wiederaufgenommen werden kann.

Literatur

1 Fanconi G, Sundal A (1967) Erkrankungen des Urogenitalsystems. In: Fanconi G (Hrsg) Lehrbuch der Pädiatrie. Schwabe und Co, Basel Stuttgart, S 806–807
2 Schärer K, Chantler C, Donckerwolcke RA (1978) Pediatric dialysis. In: Drukker W, Parsons FM, Maher JF (eds) Replacement of renal function by dialysis. Nijhoff, Den Hague, p 444–461
3 Müller-Wiefel DE, Schindera F, Niggemann B, Dreikorn K, Halbfass H, Mehls O, Michalk D, Klare B, Schärer K Nierentransplantation im Kindesalter. Fortschr Med 97:1951–1957
4 Donckerwolcke RA, Chantler C, Brunner FP, Brynger H, Hathway RA, Jacobs C, Selwood NH, Wing AJ (1978) Combined report on regular dialysis and transplantation of children in Europe, 1977. Proc Eur Dial Transplant Assoc 15:77–114
5 Stern RC, Boat TF, Doershuk CF, Tucker AS, Primiano FP, Matthews LW (1976) Course of cystic fibrosis in 95 patients. J Pediatr 89:406–411
6 Riehm H, Gadner H, Welte K (1977) Die West-Berliner Studie zur Behandlung der akuten lymphoblastischen Leukämie des Kindes — Erfahrungsbericht nach 6 Jahren. Klin Pädiatr 189:89–102
7 Haas RJ, Lampert F, Janka G, Helmig M, Holschneider AN, Hecker WCh (1979) Neuroblastom im Kindesalter. Klinische Diagnostik und Therapiemöglichkeiten. Klin Pädiatr 191:347–355
8 Paul MH (1978) Transposition of great arteries. In: Moss AJ, Adams FH, Emmanouilides GC (eds) Heart disease in infants, children, and adolescents. Williams and Wilkins, Baltimore, p 302
9 Chantler C, Donckerwolcke RA, Brunner FP, Brynger H, Hathway RA, Jacobs C, Selwood NH, Wing AJ (1979) Combined report on regular dialysis and transplantation of children in Europe, 1978. Proc Eur Dial Transplant Assoc 16:76–104
10 Müller-Wiefel DE, Schärer K, Michalk D, Mehls O, Gilli G, Klare B (1978) Die Bedeutung der frühzeitigen und langfristigen Betreuung von Kindern mit chronischer Niereninsuffizienz. Therapiewoche 28:4220–4230
11 Leumann EP (1978) Selektion der pädiatrischen Patienten: In: Pädiatrischer Fortbildungskurs Praxis, vol. 45. Karger, Basel, 70–73
12 Oetliker O (1978) Beteiligung der Eltern an der Entscheidung der Therapie. In: Pädiatrischer Fortbildungskurs Praxis, vol. 45. Karger, Basel, 74–77
13 Opelz G (1979) Transplant histocompatibility. In: Chatterjee SN (ed) Manual of renal transplantation. Springer, Berlin Heidelberg New York, p 27–34
14 Wass VJ, Barratt TM, Howarth RV, Marshall WA, Chantler C, Ogg CS, Cameron JS, Baillod RA, Moorhead JF (1977) Home haemodialysis in children. Lancet I:242–246

Dr. D. E. Müller-Wiefel
Sektion für pädiatrische Nephrologie
Universitäts-Kinderklinik
Im Neuenheimer Feld 150
D-6900 Heidelberg

Psychosoziale Betreuung des chronisch nierenkranken Kindes

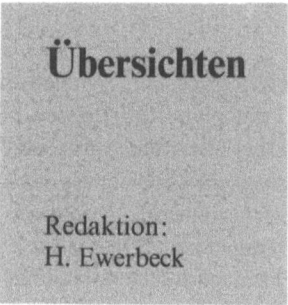

Übersichten

Redaktion:
H. Ewerbeck

Th. Lennert

Kinderklinik der Freien Universität Berlin

Psychosocial Care for Children with Chronic Renal Failure

Summary. After dialysis and kidney transplantation have become widely accepted methods to ensure the survival of uremic children, adequate psychosocial care for those affected becomes more and more important. Problems like parental overprotection, sibling rivalry, low school attendance rates, non-compliance with medical measures, social and economical stress in the family can only be overcome by the combined efforts of a specialized team. Comprehensive medical information, psychological support for individuals and groups, continuous critical evaluation of all medical measures, parents' groups and organized holiday activities for uremic, dialyzed and transplanted children have proved to be helpful methods.

Key words: Chronic renal failure in children – Psychosocial care – Overprotection – Compliance.

Zusammenfassung. Chronisch niereninsuffiziente Kinder bedürfen einer besonders intensiven psychosozialen Betreuung, nachdem ihr physisches Überleben inzwischen durch Dialyse und Transplantation möglich gemacht wurde. Familiäre Überbehütung, Fehleinschätzung der physischen Leistungsfähigkeit, Verdrängungsphänomene, Geschwisterrivalitäten, Schulprobleme und die soziale Belastung der Familien können durch gezielten Einsatz eines Betreuerteams erheblich gemindert werden. Praktisch bewährt haben sich neben ausführlichen ärztlichen Informationsgesprächen psychologische Familienberatung, die selbstkritische Überprüfung ärztlicher Maßnahmen, Elternselbsthilfegruppen und organisierte Ferienaufenthalte für niereninsuffiziente, dialysierte und transplantierte Kinder.

Schlüsselwörter: Chronisch niereninsuffiziente Kinder – Psycho-soziale Betreuung – Überbehütung – „Compliance".

In der pädiatrischen Nephrologie besteht heute weitgehend Übereinstimmung darüber, daß Nierenerkrankungen wie die akute, postinfektiöse Glomerulonephritis, die akute, nicht durch Obstruktion der Harnwege oder Reflux komplizierte Pyelonephritis oder das nephrotische Syndron mit minimalen Glomerulusveränderungen entgegen früheren Befürchtungen selbst dann nicht zur Urämie führen, wenn sie rezidivieren. Man wird sich deshalb bei diesen Krankheiten auf die akute Behandlung beschränken können und die Eltern bezüglich der Prognose beruhigen. Eine Langzeitprophylaxe oder -therapie ist in der Regel nicht angezeigt.

In eine zweite Kategorie fallen Nierenkrankheiten, bei denen die Prognose nicht ganz so günstig einzuschätzen ist, bei denen jedoch in der Mehrzahl der Fälle die Nierenfunktion langfristig erhalten bleibt, wenn auch zum Teil mit gewissen Einschränkungen oder Komplikationen wie Hochdruck. Hierzu zählen zum Beispiel die Nierenveränderungen bei Schönlein-Henoch-Purpura, hämolytisch-urämischen Syndrom, Nierenvenenthrombose, Nierenrindennekrose, akuter interstitieller Nephritis oder Vergiftungen. Die Gruppe ist charakterisiert durch einen akuten, oft dramatischen Beginn, dem oft eine ebenso rasche Besserung folgt, die dazu verführt, eine Ausheilung anzunehmen. Hier kann nur die sorgfältige Langzeit-Kontrolle Gewißheit verschaffen.

Die dritte Gruppe erscheint am problematischsten und soll im Zentrum der folgenden Überlegungen stehen. Hierzu zählen unter anderem die obstruktive Pyelonephritis, die Refluxnephropathie, verschiedene Formen der chronischen Glomerulonephritis (fokal-segmentale Glomerulosklerose, mesangial-proliferative oder membranoproliferative Glomerulo-Nephritis), die Nierenbeteiligung bei Lupus erythematodes, aber auch die große Gruppe hereditärer und kongenitaler Erkrankungen wie Nephronophthise, Oligomeganephronie, segmentale Nierenhypoplasie, Alport-Syndrom, polyzystische Nierendegeneration, Oxalose oder Cystinose. Diese Krankheiten zeigen meist erst im Kleinkindes- oder Schulalter klinische Symptome. Eine kausale Therapie ist in der Regel nicht möglich, die Behandlung muß sich auf Sekundärerscheinungen wie Anämie, Hochdruck oder renale Osteopathie beschränken. Die langfristige Prognose ist ungünstig. Eine wichtige Aufgabe des Arztes ist es, rechtzeitig den Zeitpunkt zu erkennen, an dem mit einer irreversiblen Beeinträchtigung der Nierenfunktion zu rechnen ist, um Kinder und Eltern behutsam auf das Schicksal der chronischen Niereninsuffizienz vorzubereiten und rechtzeitig Maßnahmen zur Dialysetherapie und ggf. Nierentransplantation zu treffen. Erfahrungsgemäß ist unabhängig von der Grundkrankheit mit einer progredienten Nierenisuffizienz zu rechnen, wenn der Serum-Kreatininwert über sechs Monate nicht mehr unter 2 mg/dl abgefallen ist. Die Geschwindigkeit der Progredienz ist von der Grundkrankheit abhängig, exakte Vorhersagen sind kaum möglich.

Als Beispiel sei das Schicksal eines jetzt 17jährigen Jungen aus unserem Beobachtungsgut erwähnt, bei dem seit 8 Jahren eine chronische Niereninsuffizienz auf dem Boden einer juvenilen Nephronophthise bekannt ist. Seit 5 Jahren liegen die Serumkreatininwerte über 5 mg/dl. Vor 1 ½ Jahren wurde bereits eine Cimino-Fistel angelegt, ohne daß es bisher zur Dialysepflichtigkeit gekommen ist. Der Junge hat abgesehen von einem deutlichen renalen Minderwuchs und einer Anämie keine Beschwerden und hat regelmäßig die Schule besucht.

Das genannte Beispiel läßt ahnen, welche psychologischen Konflikte mit einem solchen chronischen Krankheitsverlauf verbunden sind. Da die Bewältigung psychosozialer Probleme der chronischen Niereninsuffizienz eine entscheidende Voraussetzung jeglicher langfristigen Rehabilitation darstellt, sollen im folgenden einige typische Probleme, wie sie bei Kindern auftreten, behandelt werden.

1. Overprotection

Die familiäre Situation ist meist durch **Überbehütung** gekennzeichnet [2, 8, 10, 11].

Entsprechend ist die **Leistungsmotivation** der Kinder **eingeschränkt.** Die körperliche Leistungsbereitschaft ist oft geringer als es dem Grad dem Niereninsuffizienz entspricht. Die Kinder sind häufig schon langjährig vom Sport befreit, selten gelingt es, eine differenzierte Befreiung von bestimmten Sportarten durchzusetzen. Bedingt durch lange Krankenhausaufenthalte und zeitraubende Arztbesuche sind die Kinder häufig **von Gleichaltrigen isoliert,** der soziale Kontakt nimmt parallel zum Grad der Niereninsuffizienz weiter ab [11]. **Körperliche Deformierungen** wie Minderwuchs, iatrogener Cushingoid, harnableitende Operationen, aber auch die häufig verzögerte Pubertätsentwicklung tragen weiter zur Isolierung bei. Auffallend ist gelegentlich die Diskrepanz zwischen dem Versuch der Kinder, ihren Zustand nach außen zu verbergen, und der Überbetonung der Krankheit durch die Eltern im Kontakt mit der Umwelt.

2. Compliance

Da der subjektive physische **Leidensdruck** zunächst **gering** sein kann, werden **diagnostische** oder **therapeutische Maßnahmen** oft **vernachlässigt** bzw. verdrängt. Das ist unbedingt zu berücksichtigen, wenn Maßnahmen wie Urinkontrollen, Blutdruckmessungen, Medikamenteneinnahme oder diätetische Restriktionen der häuslichen Kontrolle überlassen werden. Andererseits besteht die Gefahr, daß Schwankungen bestimmter Parameter wie z. B. Erythrozyten oder Eiweiß im Urin überbewertet werden und dadurch falsche Ängste oder Hoffnungen erzeugt werden. Schließlich kann eine nicht ausreichend koordinierte Betreuung des Kindes durch verschiedene Ärzte und Fachrichtungen eine Quelle erheblicher Verunsicherung der Betroffenen sein.

Tabelle 1. Familiäre Situation chronisch dialysierter Kinder in der Bundesrepublik 1969–1979. Umfrage an 10 pädiatrisch orientierten Dialysezentren (Universitäts-Kinderkliniken)

Zentrum	Zahl aller dialysierten Kinder	Davon nur bei einem oder keinem leiblichen Elternteil lebend	%
Heidelberg[a]	23	1	4
Köln	50	3	6
Hannover	60	5	8
Münster	35	4	11
Freiburg	15	2	13
Frankfurt	25	4	16
Essen	24	4	17
Hamburg	23	7	30
München	42	17	41
Berlin	8	5	63
Gesamt	305	52	17

[a] Die Zahlen der Heidelberger Kinderklinik sind nicht vergleichbar, da nur Kinder erfaßt wurden, die für eine Heimdialyse in Betracht kamen. Ohne die Heidelberger Kinder steigt der Prozentsatz in unvollständigen Familien lebender Kinder auf 18%

Tabelle 2. Soziale Situation bei Dialyse-Kindern in Glasgow [5]

Gesamtzahl der Kinder	24		
Davon aus „stabilen" Familien		11	
Davon aus „Problemfamilien"		13	
Davon Eltern geschieden			10 ×
1 oder 2 Eltern verstorben			3 × (2 × Suizid)
Adoptiert			3 ×
Bei Großeltern oder Geschwistern			2 ×
Alkoholismus in der Familie			6 ×

3. Soziale Probleme

Die **innerfamiliären Beziehungen** sind oft nachhaltig **gestört.** Der krankheitsbedingte zeitliche Aufwand trägt ebenso wie Schwierigkeiten in der Schule oder im Urlaub, z. B. durch Bettnässen, Diät oder eingeschränkte körperliche Belastbarkeit dazu bei, daß die Krankheit des Kindes von den Eltern und auch den Geschwistern als Belastung empfunden wird. Schon bestehende Geschwister-Rivalitäten können dadurch erheblich verstärkt werden. Ein bis heute nicht ausreichend erklärtes Phänomen ist die nicht nur auf Deutschland beschränkte Beobachtung, daß Kinder im Stadium der terminalen Niereninsuffizienz überproportional häufig in **schlechten sozialen Verhältnissen** leben. Ein Teilaspekt hiervon betrifft das Problem der **unvollständigen Familien.** Eine hierzu kürzlich von uns unter den pädiatrisch orientierten Dialysezentren der Bundesrepublik durchgeführte Befragung ergab, daß von 305 seit 1969 chronisch dialysierten Kindern bei Dialysebeginn 52, das sind 17%, nur noch bei einem oder keinem leiblichen Elternteil lebten, gegenüber 8% in der Normalbevölkerung [9] (Tabelle 1). Dabei fanden sich erstaunliche regionale Unterschiede. Ähnliche Zahlen berichtete kürzlich auch Murphy aus Glasgow (Tabelle 2) [5]. Die Deutung dieser Zahlen ist schwierig. So naheliegend der Schluß wäre, daß Familien unter der Belastung einer chronischen Erkrankung eines Kindes zerbrechen können, so muß auch die Möglichkeit in Betracht gezogen werden, daß sich die Urämie unter ungünstigen sozialen Bedingungen rascher entwickelt und damit die Terminalphase schon in das Kindesalter vorverlegt wird. Hier könnten Vergleiche mit der sozialen Schichtung erwachsener Dialyse-Patienten möglicherweise einen Aufschluß bringen. Die praktischen Konsequenzen dieser Zahlen liegen auf der Hand, besonders in Hinblick auf die Frage einer möglichen Heimdialysebehandlung.

Was können Ärzte, aber auch Schwestern, Psychologen, Sozialarbeiter und Lehrer tun, um den Kindern in dieser Situation zu helfen?

a) Information

Am Anfang und dann den Verlauf begleitend muß die **ausführliche**, geduldige **Information der Eltern und Patienten** über die Krankheit, ihre Symptome, Auswirkungen und langfristige Konsequenzen stehen. Das verlangt erhebliche Anstrengungen auf beiden Seiten. Es gehört sicher zu den schwierigsten psychologischen Situationen in der Pädiatrie, diesen oben erwähnten „point of no return" im Verlaufe einer chronischen Nierenerkrankungen sich selbst als Arzt einzugestehen und gleichzeitig diese Erkenntnis den Eltern zu vermitteln zu einem Zeitpunkt, da das betroffene Kind in der Regel noch kaum von der Krankheit beeinträchtigt erscheint. Mit Verdrängen ist jedoch niemandem geholfen und nichts ist verheerender – für die Kinder wie für die Eltern und die behandelnden Ärzte – als das plötzliche Hereinbrechen einer terminalen Niereninsuffizienz. Trotz intensiver Aufklärung wird man allerdings immer wieder erleben, daß Eltern ihre Hoffnung auf eine Spontanheilung oder eine Wundertherapie noch jahrelang nicht aufgeben und dabei so manche Irrwege, auch paramedizinischer Natur, beschreiten. Andererseits darf nicht verschwiegen werden, daß auch unter Kollegen, die nicht speziell nephrologisch vorgebildet sind, oft noch sehr vage und emotional gefärbte Vorstellungen über Anwendungsmöglichkeiten und Zumutbarkeit von Dialyse und Transplantation im Kindesalter bestehen, die nicht immer hilfreich für die Entscheidung der Eltern sind. Daß ein Kind nicht gegen den Willen seiner Familie einer chronischen Dialysetherapie unterzogen werden darf, darüber herrscht unter pädiatrischen Nephrologen ein uneingeschränkter Konsens. Schwieriger ist die Situation in den seltenen Fällen, in denen die Eltern auf einer Therapie bestehen, die von den Ärzten aus medizinischen oder psychologischen Gründen abgelehnt wird. Auf keinen Fall darf man die Eltern bei ihrer Entscheidung allein lassen. Leumann et al. haben kürzlich in einer eindrucksvollen Fallschilderung auf die Verantwortung des betreuenden Teams auch im Falle einer Ablehnung der lebensverlängernden Therapie hingewiesen [4].

b) Lebensplanung

Der Patient muß gedrängt werden, sein Leben so normal wie möglich zu gestalten. Er sollte so lange wie irgend möglich eine **normale Schule** besuchen. Die Erfahrung zeigt, daß bei konsequenter Vorbereitung die Kinder bis in die Dialyse-Phase ohne wesentliche Schulversäumnisse geführt werden können. Hauslehrer sollten immer eine Notlösung bleiben, da sie die soziale Integrationsfunktion der Schule nicht ersetzen können. In den Fällen, in denen die Entfernung zum Dialysezentrum so groß ist, daß an Dialyse-Tagen kein Unterricht möglich ist, sollten Kliniklehrer die Ausfälle auffangen. Unter den derzeitigen Bedingungen des Arbeitsmarktes spielt die Schulbildung eine entscheidende Rolle bei der Frage, ob jugendlichen Dialysepatienten jemals der Schritt in das Arbeitsleben gelingt. Die Fähigkeit zu sozialen Kontakten entscheidet auch über die spätere Chance der Partnerfindung, was wiederum für eine anzustrebende Heimdialyse-Behandlung bedeutsam wird. **Die körperliche Belastbarkeit** chronisch niereninsuffizienter Kinder ist deutlich eingeschränkt, kann jedoch individuell sehr variieren. Pauschale Restriktionen sollten ebenso vermieden werden wie ein unkontrolliertes laissez-faire. Limitierende Faktoren sind in erste Linie die Anämie, die urämische Cardiomyopathie und die Osteopathie. Eindrucksvoll ist die Besserung der körperlichen Leistungsfähigkeit nach erfolgreicher Nierentransplantation.

c) Medizinische Maßnahmen

Diagnostische und therapeutische Maßnahmen sollten für den Patienten, soweit es sein Alter gestattet, verständlich und **so wenig eingreifend wie möglich** sein. Je strenger und unrealistischer z. B. Diätpläne sind, desto mehr wird der Patient sich von Kindheit an daran gewöhnen, sie zu durchbrechen. Das aber wird es ihm später schwer machen, aus eigener Überzeugung z. B. die lebensnotwendige Kalium- und Flüssigkeitseinschränkung unter Dialysebedingungen zu beachten.

Ein besonderes Augenmerk sollte der **Medikamentenzufuhr** gewidmet werden. Hier droht oft eine Polypragmasie, wenn zu viele Ärzte an der Behandlung des Kindes beteiligt sind. Eine kürzlich anläßlich eines Ferienaufenthaltes für chronisch nierenkranke Kinder durchgeführte Zählung ergab, daß von 28 Kindern – darunter die Hälfte dialysepflichtig oder transplantiert – lediglich zwei keine Medikamente nehmen mußten. Die übrigen 26 teilten sich die tägliche Menge von 409 Einzeldosen, im Tagesdurchschnitt 16 pro Kind mit einer Streuung von 4 bis 48. Hier kann nur eine strenge Indikationsstellung und sorgfältige Überprüfung der notwendigen Dosierungsintervalle weiterhelfen. Diagnostische **Verlaufskontrollen** lassen sich unter Berücksichtigung des unter „Compliance" Gesagten nach entsprechender Anleitung durchaus zu Hause durchführen (z. B. Gewicht, Urinvolumen, Eiweißausscheidung, Blutdruck und Uricult-Kontrollen). Vom Telefon sollte in beiden Richtungen viel Gebrauch gemacht werden.

d) Psychologische Betreuung

In vielen Fällen wird man nicht ohne die Hilfe eines Psychologen oder eines kinderpsychiatrisch erfahrenen Arztes auskommen. Das ausgefeilteste psychologische Testprogramm kann jedoch nicht menschliches Engagement ersetzen, das heute in vielen Dialysezentren unauffällig, aber wirksam von keineswegs immer primär dafür ausgebildeten Menschen aufgebracht wird. Ein besonderes Problem stellt bis heute die **Elternarbeit** dar, die aus Überforderung des Personals häufig noch nicht ausreichend geleistet werden kann. Erste positive Erfahrungen mit Elternselbsthilfegruppen liegen inzwischen vor. Viele der angeschnittenen Probleme werden heute noch an Erwachsenen-Dialysezentren, an denen Kinder nur „mit-dialysiert" werden, trotz vielfach guten Willens aus organisatorischen und personellen Gründen vernachlässigt. Es sollte daher an dieser Stelle noch einmal die Forderung der pädiatrischen Nephrologen bekräftigt werden, daß Kinder soweit irgend möglich an **speziellen pädiatrisch orientierten Zentren dialysiert** werden sollten. Über die personelle Mindestausstattung pädiatrischer Dialysezentren liegen inzwischen präzise Forderungen der European Dialysis and Transplant Association vor [1].

e) Ferienaktivitäten

Gemeinsame **Ferienaufenthalte** für chronisch nierenkranke Kinder können eine große Hilfe sein, nicht nur für die Kinder, sondern auch für die Eltern und das beteiligte Personal [2, 6, 7]. Dies gilt sowohl für chronisch niereninsuffiziente Kinder, die erst noch auf ihr zukünftiges Schicksal vorbereitet werden müssen, als auch für Dialyse-Patienten und schließlich ebenso für Transplantierte, die ja entgegen verbreiteten Vorstellungen keineswegs als endgültig geheilt angesehen werden dürfen. Gerade die in zahlreichen Untersuchungen belegten gravierenden psychischen Konflikte Transplantierter und die Tatsache, daß sie jederzeit wieder mit der Rückkehr an die Dialysemaschine rechnen müssen, verlangen eine intensive Betreuung dieser Patientengruppe. Andererseits haben wir die Erfahrung gemacht, daß die Anwesenheit und Aktivität erfolgreich transplantierter Kinder einen enorm ermunternden und stabilisierenden Effekt auf chronisch dialysierte Kinder ausüben und gleichzeitig den noch nicht dialysierten chronisch niereninsuffizienten Kindern eine wichtige Zukunftsperspektive vermitteln kann [3]. Es muß für die Zukunft angestrebt werden, daß derartige Aktivitäten nicht mehr wie bisher vorwiegend vom Zufall der persönlichen Opferbereitschaft einzelner Idealisten oder der finanziellen Kapazität der betroffenen Familien abhängig bleiben,

sondern einen festen finanziell und organisatorisch gesicherten Platz im **Rehabilitationsprogramm** dieser vom Schicksal so außergewöhnlich benachteiligten Kinder einnehmen.

Literatur

1 Chantler C, Donckerwolcke RA, Brunner FP, Gurland HJ, Hathway RA, Jacobs C, Selwood NH, Wing AJ (1978) Combined report on regular dialysis and transplantation of children in Europe, 1977. Proc Eur Dial Transplant Assoc 15:70–111

2 Lennert Th, Schumacher HK, Ulmer HE, Schärer K (1976) Ferienaufenthalte für chronisch nierenkranke Kinder. Monatsschr Kinderheilkd 124:76–81

3 Lennert TH, Reichwald-Klugger E, Niemann A, Schärer K (1980) Integration of children with various stages of chronic renal disease in a holiday camp. European Working Group on the Psycho-social Aspects of Children with Chronic Renal Failure. Annual Meeting, London, 19–20 October, 1979. Internat J Pediat Nephrology 1:73

4 Leumann EP, Ackeret C, Merz-Ammann A (1980) Ethical considerations before initiating active therapy in the terminal ureemic child. Eureopean Working Group on the Psycho-social Aspects of Children with Chronic Renal Failure. Annual Meeting, London, 19–20 October, 1979. Internat J Pediat Nephrology 1:71

5 Murphy AV (1980) Is there an optimum time/age for transplantation? European Working Group on the Psycho-social Aspects of Children with Chronic Renal Failure. Annual Meeting, London, 19–20 October, 1979. Internat J Pediat Nephrology 1:74

6 Otto-Unger G, Fukala E (1973) Ferienlager für nierenkranke Kinder des Bezirkes Halle. Dtsch Gesundh-Wes 28:369–373

7 Primack WA, Greifer I (1977) Summer camp hemodialysis for children with chronic renal failure. Pediatrics 60:46–50

8 Raimbault G (1973) Psychological aspects of chronic renal failure and hemodialysis. Nephron 11:252

9 Statistisches Bundesamt Wiesbaden (1979) Die Situation der Kinder in der Bundesrepublik

10 Steffen H, Grubel-Kaiser S, Mehls O, Schüler HW, Schärer K (1974) Psychische Reaktionen chronisch niereninsuffizienter Kinder auf intermittierende Hämodialyse und Nierentransplantation. Z Kinderheilkd 116:117–126

11 Steinhausen HCh (1977) Probleme und Aufgaben der Psychologie bei terminaler Niereninsuffizienz im Kindesalter. Fortschr Med 95:137–142

Dr. Th. Lennert
Kinderklinik der FU
Heubnerweg 6
D-1000 Berlin 19

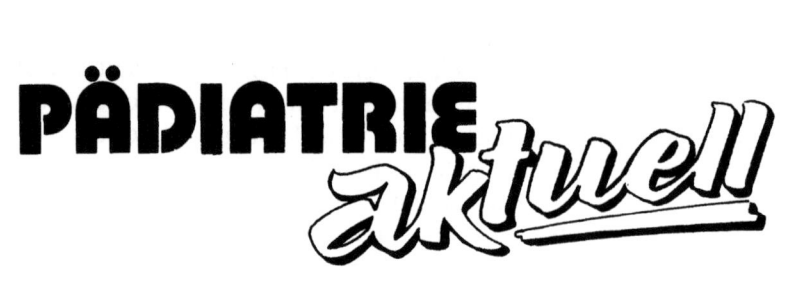

Aufgetriebenes Abdomen bei Fototherapie wegen neonataler Hyperbilirubinämie: eine Folge des Occlusionsverbandes der Augen?

Unter den beschriebenen, oft widersprechenden Folgen der Fototherapie (verzögerte Magen-Darm-Passage, Stuhlvermehrung bis Durchfall, vorübergehender Lactasemangel) wird immer wieder auch auf das zunehmend aufgetriebene Abdomen hingewiesen. An 90 Fällen konnte wahrscheinlich gemacht werden, daß eine bei mit Occlusionsverband geschützten Neugeborenen auftretende größere Unruhe mit vermehrter Areophagie offensichtlich Ursache der Bauchauftreibung war, weil solche Symptome ausblieben, wenn die Augen des Kindes nur durch einen Schirm bei der Fototherapie geschützt wurden.

Preis O, Rudolfph N (1979) Abdominal distension in new-born infants on phototherapy – the role of eye occlusion. J Pediatr 94:816–819

Nach infektiöser Säuglingsenteritis nicht nur erworbene Zuckerintoleranz, sondern auch Kuhmilchintoleranz

Bei 23 Säuglingen wurde nach einer infektiösen Gastroenteritis Kumilch-freie Nahrung gegeben. Nach 6 Wochen ergab eine Milchbelastung bei 17 von 18 Kindern eine erhebliche Reduzierung der Schleimhaut-Dissacharidasen und eine Mukosaschädigung, die bioptisch vor der Milchbelastung nicht nachweisbar war. 10 der getesteten Kinder bekamen auch prompt Durchfälle, obwohl die gegebene Nahrung praktisch lactosefrei war. Die durch das verabfolge Kuhmilchprotein eingetretene Schädigung beeinträchtigt also offensichtlich nicht nur den Abbau und die Absorption von Dissacchariden, sondern auch von Monosacchariden. Nach schwerer Säuglingsenteritis und erstem Rückfall sollte deshalb der Nahrungsaufbau kuhmilch- und lactosefrei sein.

Iyngkaran N, Davis K, Robinson MJ, Boey CG, Sumithran E, Yadav M, Lam SK, Puthucheary D (1979) Cow's milk protein-sensitivie enteropathy. An important contributing cause of secondary sugar intolerance in young infants with acute infective enteritis. Arch Dis Childh 54:39–43

Blutungsneigung durch Vitamin K-Mangel bei vollgestilltem Kind

Ein 6 Wochen altes Kind, das wegen unbestätigten Verdachtes auf Meningitis lumbalpunktiert wurde, entwickelte an der Punktionsstelle ein ausgedehntes Hämatom und eine Sickerblutung nach einer Venenpunktion. Bei normalen Thrombozytenzahlen bestand eine für Vitamin K-Mangel typische Gerinnungsstörung, die durch Vitamin K-Gabe beseitigt werden konnte. Weder Muter noch Kind hatten anläßlich der Entbindung Vitamin K erhalten, so daß der viermal niedrigere Vitamin K-Gehalt der Brustmilch (15 µg/l gegenüber 16 µg/l in der Kuhmilch) den Bedarf des Brustkindes nicht gedeckt hatte.

Minford AMB, Eden OB (1979) Haemorrhage responsive to vitamin K in a 6-week-old infant. Arch Dis Childh 54:310–311

Rezidivierende Schwindelattacken bei Kindern: Ein Migräne-Äquivalent

Anhand eines Krankengutes von 5 Mädchen und 3 Knaben wird dieses häufige Krankheitsbild geschildert, das meist im Alter von 2–3 Jahren zum erstenmal mit Schwindelattacken von einer Minute bis einer Stunde auftritt, die sich alle 2–10 Monate wiederholen können. Außer dem deutlichen Rotationsschwindel fällt die Blässe des Gesichtes während des Anfalls auf, der Nystagmus, mögliche Kopfschmerzen, Übelkeit bis zum Erbrechen sowie Störungen der Bewußtseinslage. Auch Hörverlust ist schon beschrieben worden. Neurologisch finden sich keine Auffälligkeiten bis auf EEG-Anomalien während der Hyperventilation. Im EKG können Zeichen der orthostatischen Dysregulation auftreten. Weil bei allen Patienten in der nächsten Familie häufige Migrä-

ne-Attacken auftreten und mehr als ein Drittel der Kinder später echte auf Ergotamin reagierende Migräne-Anfälle aufweisen sowie im Hinblick auf die klinischen Zeichen einer starken vasculären Instabilität wird das Syndrom als frühkindliches Migräne-Äquivalent aufgefaßt.

Koehler B (1980) Benign paroxysmal vertigo of childhood: A migraine equivalent. Eur J Pediatr 134:149–151

Personen im engen Kontakt mit leukämie-kranken Kindern haben häufiger Antiglobulin-Antikörper im Serum

Bei gesunden Erwachsenen (Eltern, Pflegepersonen, Nachbarn), die ständig engen Kontakt mit Leukämiekindern hatten, fanden sich statistisch häufiger gegen IgG gerichtete IgM-Antikörper als bei entsprechenden Kontrollpersonen, während ein häufigeres Auftreten von gegen Epstein-Barr-Virus gerichtete IgM-Antikörpern nicht bestätigt werden konnte. Diese wenig spezifischen Befunde werden mit der Hypothese erklärt, daß es möglicherweise ein neoplastisches infektiöses Agens gäbe von geringer Morbiditätswirkung. Zur Erkrankung gehörten dann noch zusätzliche Umgebungsfaktoren oder Anlagen einschließlich spezifischer Immunmangelzustände.

Wang A, Till M, Soothill JF (1980) Antiglobulin antibody in the sera of contacts of children with leukaemia. Arch Dis Childh 55:384–388

Höhere Bilirubinwerte bei Neugeborenen bei Zimmerdesinfektion mit phenolhaltigen Mitteln

An über 2000 Neugeborenen wurde nachgewiesen, daß die Zimmerdesinfektion mit phenolhaltigen Mitteln auch bei Einhaltung der vorgeschriebenen Konzentrationen am 3. Tag durchschnittlich höhere Bilirubinwerte erzeugte als bei der Zimmerdesinfektion mit quarternären Ammoniumbasen.

Doan McK, Keith L, Shennan T (1979) Phenol and neonatal jaundice. Pediatrics 64:324

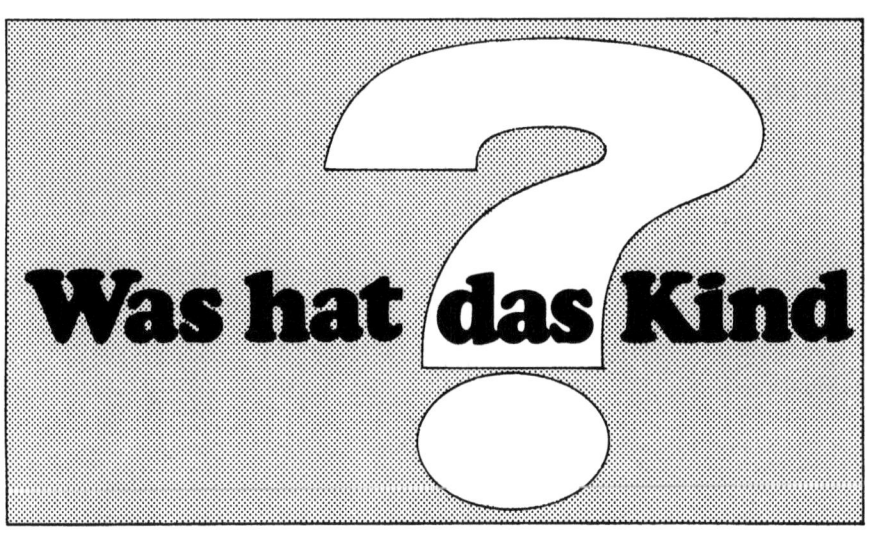

Redaktion: O. Hövels,
Frankfurt/Main

Hinweis

Von den angebotenen Lösungen kann eine oder können mehrere richtig oder falsch sein.

Frage 1

Bei einem 7 Jahre alten, normal entwickelten gesunden Mädchen, das schon dreimal wegen einer akuten Pyelonephritis, zum letzten Mal vor 4 Monaten, erfolgreich behandelt wurde, wird bei 3 Untersuchungen folgender Befund erhoben: Eiweiß negativ; Sediment unauffällig; mehr als 100 000 Keime/ml. Was ist zunächst zu veranlassen?

A. Gar nichts.
B. Lediglich weitere Kontrollen des Befundes.
C. Ausscheidungsurogramm.
D. Refluxcystographie.
E. Seitengetrennte Nierenfunktionsprüfungen.

Frage 2

Bei einem 10 jährigen, normal entwickelten gesunden Mädchen, das schon fünfmal eine akute Pyelonephritis durchgemacht hat, ergibt die radiologische Untersuchung folgende Befunde:

Ausscheidungsurographie: Normales Kelchsystem, Ureteren und Nierenstruktur unauffällig.

Refluxcystographie: Reflux in den rechten Ureter ohne Dilatation des Nierenbecken-Kelchsystems.

Welche Maßnahme(n) ist/werden am zweckmäßigsten zu ergreifen/ergriffen?

A. Bis auf die Behandlung akut auftretender Pyelonephritiden gar keine.
B. Intermittierende antibiotische Reinfektionsprophylaxe.
C. Kontinuierliche antibiotische Reinfektionsprophylaxe.

D. Operative Refluxbeseitigung nach Lich-Gregoir.
E. Operative Refluxbeseitigung nach Politano-Leadbecker.

Frage 3

Welche Aussage(n) über die operative Behandlung des vesiko-ureteralen Refluxes trifft/treffen zu?

A. Bei leicht- bis mittelgradigen dilatierendem Reflux ist die Entscheidung zwischen operativer und konservativer Behandlung nicht eindeutig zu treffen.
B. Bei etwa 5% der operativ behandelten Patienten ist mit Refluxpersistenz oder persistierenden Obstruktionen zu rechnen.
C. Eine operative Refluxbeseitigung scheint das Risiko späterer bakterieller Harnwegsinfektionen nicht zu mindern.
D. Treten unter einer kontinuierlichen Reinfektionsprophylaxe weiterhin Harnwegsinfektionen auf, ist eine operative Behandlung indiziert.
E. Eine operative Behandlung ist ratsam, wenn die Eltern eine kontinuierliche Reinfektionsprophylaxe ablehnen.

Frage 4

Anläßlich einer im Rahmen einer Allgemeinuntersuchung ausgeführten Urinuntersuchung wird bei einem $8^9/_{12}$ Jahre alten, normal entwickelten gesunden Jungen eine deutliche Proteinurie gefunden, die bei 2 Kontrolluntersuchungen im Abstand von jeweils 2 Wochen nicht mehr nachgewiesen werden konnte.
Welche Aussage(n), mit denen Sie den Eltern Ihre Einschätzung des Befundes erläutern, ist/sind richtig?

A. Eine gelegentliche Proteinurie wird bei Schulkindern relativ häufig gefunden.
B. Sie ist in den seltensten Fällen Ausdruck einer Nierenkrankheit.

C. Eine orthostatische Genese spielt vermutlich häufig eine Rolle.
D. Eine Ausscheidungsurographie ist angezeigt.
E. Eine Nierenbiopsie ist ratsam.

Frage 5

Ein 5 jähriger normal entwickelter Junge erkrankte vor 5½ Monaten an einem klassischen nephrotischen Syndrom. Bereits nach 4 Wochen der insgesamt 8 Wochen dauernden Standardtherapie konnte im Morgenurin mittels der Albustixprobe nur noch gelegentlich eine Spur, meist kein Protein mehr nachgewiesen werden. In den letzten 3 Tagen war die Albustixprobe 2 fach (100 mg%) positiv.
Welche Aussage(n) trifft/treffen zu?

A. Bei dem Jungen ist ein Rezidiv des nephrotischen Syndroms aufgetreten.
B. Es handelt sich um einen „initialresponder".
C. Es handelt sich um einen „non-responder".
D. Es handelt sich um einen „infrequentrelapser".
E. Es handelt sich um einen „frequentrelapser".

Frage 6

Der in Frage 5 geschilderte Junge hat geringe Ödeme, keine Hypertonie und scheidet 400 ml/m²/Tag aus.
Welche Maßnahme(n) ist/sind angezeigt?

A. 60 mg²/Tag Prednison bis der Urin während mindestens 3 Tage eiweißfrei ist.
B. 40 mg/m²/täglich während 4 Wochen.
C. Albumininfusionen.
D. Einschränkung der Kochsalzzufuhr bis auf ca. 2 mEq/Na/kg/Tag.
E. Cyclophosphamid (2—3 mg/kg/Tag) für 2—3 Monate.

Auflösung der Fragen auf Seite 726

Erste Erfahrungen mit der Hämofiltration – einem neuen Blutreinigungsverfahren – im Kindesalter

Aus Klinik und Forschung

Originalien

Redaktion:
K. H. Schäfer

B. Klare, D. E. Müller-Wiefel, P. Lutz, O. Mehls,
D. Michalk, F. Manz und K. Schärer

Universitäts-Kinderklinik (Direktor: Prof. Dr. Bickel), Heidelberg

Haemofiltration in Children. First Experiences

Summary. Haemofiltration was used in 12 children with terminal chronic renal failure. This method is an alternative for short-term treatment of renal failure by haemodialysis and can be combined with the single-needle-technique. It was also used in a 2 years old girl with acute renal failure. The main advantages of haemofiltration versus haemodialysis are a more rapid removal of fluid in the presence of stable blood pressure readings and a good tolerance by the patient. The primary indication for haemofiltration is hypervolaemia. The high water and salt losses during the procedure have to be axactly calculated and substituted. According to our current experience the volumne needed for substitution of filtrate by fluid to be infused i. v. has to be in the range of 50% of body weight.

Key words: Haemofiltration – Haemodialysis – Renal failure.

Zusammenfassung. Bei 12 Kindern mit terminaler chronischer Niereninsuffizienz wurde die Hämofiltration (HF) zur Blutreinigung eingesetzt. Diese Methode stellt als Kurzzeitbehandlung eine Alternative zur Hämodialyse (HD) dar und ist selbst mit dem Single-needle-Verfahren praktikabel. Sie bewährte sich auch bei einem Kleinkind mit akutem Nierenversagen. Ihr Hauptvorteil gegenüber der HD ist ein rascherer Flüssigkeitsentzug bei besserer Blutdruckstabilität und subjektiv guter Verträglichkeit. Damit besteht die wichtigste Indikation der Hämofiltration bei starker Überwässerung. Die hohen Wasser- und NaCl-Verluste während HF müssen exakt substituiert werden. Nach den bisherigen Erfahrungen hat sich ein Austauschvolumen (Ersatz von Filtrat durch intravenös zugeführte Substitutionslösung) von ca. 50% des Körpergewichtes (KG) als günstig erwiesen.

Schlüsselwörter: Hämofiltration – Hämodialyse – Niereninsuffizienz.

Als Blutreinigungsverfahren bei akuter und chronisch terminaler Niereninsuffizienz wurden im Kindesalter bisher die Hämodialyse (HD) und die Peritonealdialyse (PD) eingesetzt. Das Prinzip dieser Verfahren beruht darauf, daß niedermolekulare harnpflichtige Substanzen wie Stickstoff-Schlacken und Elektrolyte durch eine semipermeable Membran infolge eines Konzentrationsgefälles aus dem Blut ins Dialysat diffundieren. Wasser wird bei der HD mit Hilfe eines transmembranösen hydrostatischen Drucks als sog. Ultrafiltrat, bei der PD durch erhöhten osmotischen Druck im Dialysat (z. B. hochkonzentrierte Glucoselösung) entzogen (Abb. 1).

In den letzten Jahren wurde auf verschiedenen Wegen versucht, die extrakorporalen Entschlackungsverfahren besser der natürlichen Nierenfunktion anzupassen. Eine entsprechende Methode, die inzwischen zunehmend bei Erwachsenen angewandt wird [9, 10, 17], ist die sog. *Hämofiltration* (HF). Im Gegensatz zur HD, bei der nur Moleküle bis zu einem Molekulargewicht (MG) von ca. 1 000 Dalton die Membran passieren, lassen hochpermeable Hämofilter wie auch das Peritoneum [1, 24] mittelgroße Moleküle bis zu einem MG von 60 000 Dalton durch [23, 25]. Damit können dem Organismus mittelmolekulare Polypeptide entzogen werden, denen heute bei der Urämie besondere toxische Eigenschaften zugeschrieben werden [2, 7]. Dank der großporigen Membran sind die Flüssigkeitsmengen, die bei HF abgepreßt werden, weit größer als bei HD.

Das Hämofiltrat entspricht weitgehend dem Primärharn des menschlichen Glomerulus. Da eine dem Tubulusapparat der menschlichen Niere vergleichbare Konzentrierung und Bearbeitung des Filtrates bisher nicht mög-

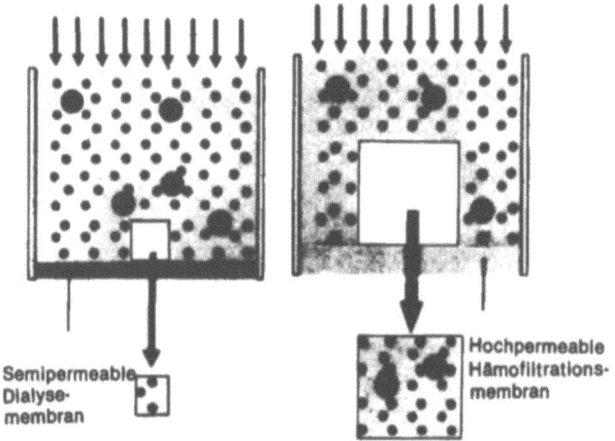

Abb. 1. Bei hochpermeablen asymmetrischen Membranen (Zelluloseazetat, Polysulfon u. a.) werden bei gleicher transmembranöser Druckdifferenz größere Volumina an Filtrat – Wasser mit niedermolekularen Substanzen (kleine schwarzgefüllte Kreise) – abgepreßt als bei semipermeablen Dialysemembranen (Cuprophan). Mittelmolekulare Substanzen (große schwarzgefüllte Kreise) passieren nahezu ausschließlich hochpermeable Membranen

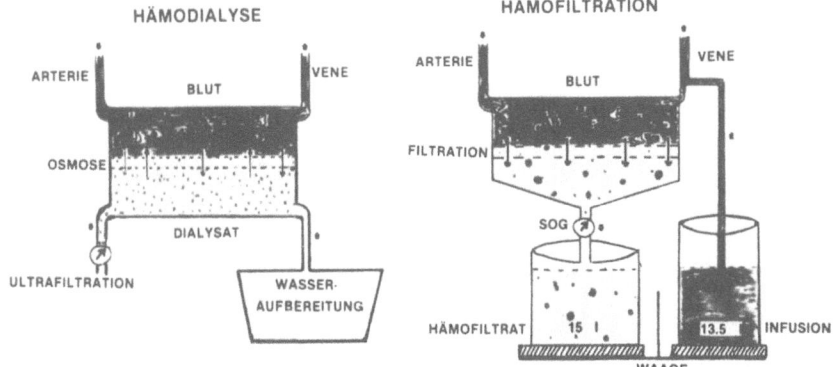

HÄMODIALYSE

HÄMOFILTRATION

Abb. 2. Bei der Hämodialyse erfolgt die Klärung des Blutes von harnpflichtigen Substanzen durch deren Diffusion ins Dialysat (Osmose) und durch Entzug von Wasser mit den darin gelösten niedermolekularen Substanzen (Ultrafiltration). Bei der Hämofiltration werden dagegen dank hochpermeabler Membranen große Filtratvolumina mit nieder- und mittelmolekularen Substanzen abgepreßt und durch eine modifizierte Ringer-Lactat-Lösung ersetzt

lich ist, wird dasselbe verworfen und durch eine modifizierte Ringer-Lactat-Lösung ersetzt (Abb. 2). Durch Reduktion der Menge dieser Substitutionslösung kann das meist pathologisch erhöhte Körpergewicht (KG) vermindert werden. Die Gewichtsabnahme folgt einem gravimetrischen Prinzip und kann bei neueren Hämofiltrationsgeräten von einem Mikroprozessor gesteuert werden.

Seit der ersten klinischen Anwendung der HF im Jahre 1973 [9, 18] wird besonders deren günstige Wirkung bei hyper- und hypotonen Blutdruckregulationsstörungen hervorgehoben [8, 10–12, 20, 21]. Weitere Vorteile gegenüber der HD ergeben sich nach Angaben der Literatur bei der Langzeitbehandlung von erwachsenen Patienten durch Besserung der urämischen Polyneuropathie [6, 22], Senkung der Triglyceride im Serum [16], stärkere Elimination von Phosphaten [5] und eine positive Kalziumbilanz [5, 19]. Bisher liegen außer den von uns berichteten metabolischen Veränderungen [14] noch keine Berichte über die Anwendung der HF im Kindesalter vor.

Material und Methode

Wir führten bei 13 Patienten im Alter zwischen 2 und 16 Jahren insgesamt 87 HF-Sitzungen durch (Tabelle 1). Außer einem Kind mit akutem Nierenversagen (Nr. 1) litten alle Patienten an chronischer Niereninsuffizienz.

Die Anzahl der HF-Sitzungen pro Patient variierte zwischen 1 und 41. Das KG bei HF-Beginn lag zwischen 9, 6 und 65,6 kg. Der Gefäßan-

Tabelle 1. Klinische Daten bei 13 Patienten, die mittels Hämofiltration behandelt wurden

Pat. Nr.	Initialen	Ge-schlecht	Alter Jahre	Diagnose	Gefäßzugang	Dauer der vorhergehenden Hämodialyse (Monate)	Anzahl HF-Sitzungen
1	Bö., S.	w	$2^3/_{12}$	Akutes Nierenversagen, maligne Hypertonie	Scribner-Shunt Unterschenkel	$\emptyset$	15
2	Br., S.	w	$13^2/_{12}$	Nephronophthise	Ciminofistel Unterarm	2	2
3	B., V.	m	$14^6/_{12}$	Nephrocalcinose	Ciminofistel Unterarm	10	1
4	H., D.	m	$8^5/_{12}$	Interstitielle Nephritis	Ciminofistel Unterarm	3	2
5	J., C.	w	$15^8/_{12}$	Refluxnephropathie	Ciminofistel Unterarm	1	1
6	K., J.	m	$12^5/_{12}$	Obstruktive Uropathie	Bovine graft Oberschenkel	9	2
7	K., K.	w	$13^5/_{12}$	Obstruktive Uropathie	Bovine graft Unterarm	24	3
8	M., M.	m	$7^3/_{12}$	Fokal-segmentale Glomerulosklerose	Ciminofistel Unterarm	3	2
9	N., E.	w	$15^6/_{12}$	Oligomeganephronie	Bovine graft Oberschenkel	13	12
10	Ö., R.	m	$9^9/_{12}$	Obstruktive Uropathie	Bovine graft Oberschenkel	4	41
11	S., A.	w	$11^5/_{12}$	Cystinose	Ciminofistel Unterarm	3	2
12	S., G.	w	12	Oxalose	Ciminofistel Unterarm	55	1
13	V., H.	m	$9^5/_{12}$	Nephropathie bei Purpura Schönlein-Henoch	Ciminofistel Unterarm	5	3
Mittel			$11^3/_{12}$			132	87

Aus Klinik und Forschung

schluß erfolgte bei allen Kindern über einen getrennten arteriellen und venösen Zugang mit Ausnahme von Patient Nr. 13, bei welchem zeitweise das Single-needle-Verfahren über einen Sheldon-Katheter in der Vena subclavia angewandt wurde. Zur Durchführung der HF diente 83mal der Hämoproezessor der Fa. Sartorius und 4mal das Hämofiltrationsgerät der Fa. Dialysetechnik. Als Filter wurde ein asymmetrischer Zellulosefilter (Fa. Sartorius, Oberfläche 0,29 m²) oder ein Kapillarfilter (Diafilter 30, Fa. Amicon, Oberfläche 0,5 m²) verwendet. Der Ersatz der Flüssigkeit erfolgte nach dem sog. Postdilutionsverfahren mit einer modifizierten Ringer-Lactat-Lösung (Na 140; K 2,0; Ca 4,25; Mg 1,5; Cl 112; Lactat 35,75 mval/l; Osmolarität 301 mOsmol/l). Die zugeführten Volumina wurden je nach Ausgangsgewicht des Patienten auf 1,2 bis 18 l festgelegt. Während der HF wurden mittels Bettenwaage die Gewichtsabnahme sowie Blutdruck, Puls und subjektives Befinden stündlich protokolliert. Diese Daten wurden mit denjenigen einer entsprechenden Zahl vorausgegangener HD-Sitzungen von etwa gleicher Dauer (Mittel 6 Std) bei denselben Patienten verglichen.

Für die HD wurden Cuprophan-Platten (Gambro Lundia optima bzw. minor, Oberfläche 0,50 bzw. 1,0 m³, Membrandicke 13,5 bzw. 17 micron) verwendet. Das Dialysat setzte sich wie folgt zusammen: Na 140; K 3,0; Ca 3,5; Mg 2,0; Cl 113; Lactat 35,5 mval/l; Osmolalität 294 mOsmol/l. Unmittelbar vor, während und nach der HF wurden bei allen Patienten im Serum und Hämofiltrat Elektrolyte, Harnstoff, Kreatinin, Glucose und Aminosäuren (mittels Säulenchromatographie) bestimmt.

Ergebnisse

In Tabelle 2 sind die wichtigsten technischen und klinischen Daten aufgeführt. Der maximale Blutfluß während einer HF-Sitzung betrug durchschnittlich 254 ml/min, der mittlere Filtratfluß 51 ml/min. Die mittlere Gewichtsabnahme pro Patient wechselte zwischen 0,6 und 2,4 kg und betrug im Mittel 1,6 kg entsprechend einer durchschnittlichen Abnahme des KG um 5,5%. Die effektiven mittleren Substitutionsvolumina variierten zwischen 13,5 und 18 l mit Ausnahme des jüngsten Kindes (4,5 l). Im Mittel wurden 57% des KG substituiert bei großen individuellen Abweichungen (35–92% des KG). Das Verhalten von Blutdruck und Pulsfrequenz bei HF im Vergleich zu HD ist in Abb. 3 zusammengefaßt. Bei vergleichsbarer Gewichtsab-

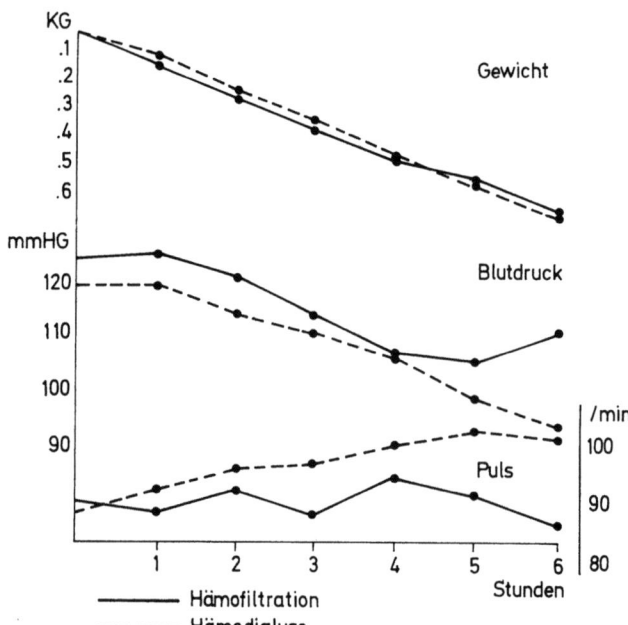

Abb. 3. Verhalten von Gewicht, Blutdruck und Pulsfrequenz während 87 Hämodialysen und 87 Hämofiltrationen bei 12 Kindern. (Mittelwerte)

nahme zeigte sich unter HF im Mittel ein geringerer Blutdruckabfall und kein Anstieg der Plusfrequenz im Gegensatz zur HD. Diese Unterschiede waren in der 5. und 6. Stunde signifikant.

Das stabilere Kreislaufverhalten unter HF zeigte sich insbesondere bei starker Überwässerung. So konnte z. B. bei dem 2jährigen Kleinkind mit akutem Nierenversagen, beginnendem Lungenödem und Blutdruckkrisen (Nr. 1) bei der ersten HF-Sitzung innerhalb 60 min mühelos 1 l Filtrat (10,4% des KG) entzogen werden, wobei es zu einer eindrucksvollen Besserung der vorher bestehenden Dyspnoe sowie zum Abfall des erhöhten Blutdrucks und der Pulsfrequenz kam (Abb. 4).

Tabelle 2. Technische Daten, Gewichtsabnahme und Beschwerden bei Hämofiltration (HF)

Pat. Nr.	Maximaler Blutfluß (ml/min)	Mittlerer Filtratfluß (ml/min)	Substitutions-volumen (1)		Körper-gewicht (kg)	Mittlere Gewichtsabnahme		Beschwerden	
			Absolut[b]	% des KG		kg[b]	% des KG	Qualitativ	Anzahl/ n HF[a]
1	120	38	4,5	47	9,6	0,6	6,3	∅	0/15
2	200	34	13,5	35	39,1	1,6	4,1	∅	0/2
3	170	51	18,0	40	45,0	1,9	4,2	∅	0/1
4	170	52	13,5	67,5	24,9	1,7	1,5	Erbrechen 1 ×	1/2
5	250	66	18,0	50	35,0	1,6	4,5	∅	0/1
6	280	57	18,0	73	24,5	1,4	5,7	Schüttelfrost 2 ×	2/2
7	350	59	18,0	77	23,5	1,2	5,2	Frieren 1 ×	1/3
8	240	40	18,0	92	20,0	2,3	11,8	Erbrechen 1 ×	1/2
9	350	68	18,0	28	65,5	2,4	3,7	Wadenkrämpfe 1 ×	1/12
10	310	57	13,5	68	19,8	1,6	8,1	Frieren 3 × Kopfweh 9 × Zehenkrämpfe 1 ×	9/41
11	280	51	13,5	60	22,4	1,4	6,2	Erbrechen 1 ×	1/2
12	200	43	13,5	48	27,5	1,5	5,4	∅	0/1
13	380	50	18,0	60	30,0	1,8	6,0	Rückenschmerz 1 ×	1/3
Mittel	254	51	15,2	57,3	29,8	1,6	5,5		17/87 (= 19,7%)

[a] Anzahl HF-Sitzungen mit Beschwerden im Vergleich zu gesamter Zahl HF-Sitzungen
[b] Mittelwerte

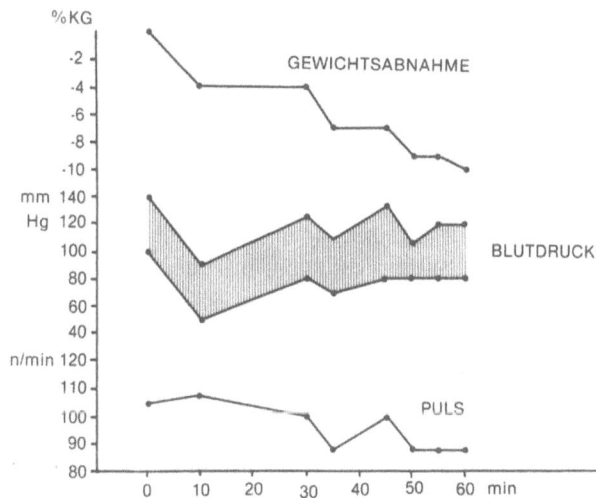

Abb. 4. Blutdruck- und Pulsverhalten bei einem $2^{3}/_{12}$jährigen überwässerten, hypertensiven Kleinkind (Nr. 1 KG 9,6 kg) während Entzug von 1 l Filtrat (Gewichtsabnahme = 10,4% des KG) innerhalb einer Stunde. Dabei deutliche Besserung einer anfangs erheblichen Dyspnoe

Subjektive Beschwerden traten bei 20% aller HF-Sitzungen auf, gegenüber 26% bei vorangegangenen HD-Sitzungen derselben Patienten (Tabelle 2).

Die Verluste von Elektrolyten, Harnstoff, Kreatinin, Glucose und Aminosäuren pro Liter Filtrat sind in der linken Spalte der Tabelle 3 aufgeführt. Die Zahlen machen deutlich, daß mit steigendem Filtratvolumen besonders Na und Cl-Verluste ins Gewicht fallen. Ersetzt man hingegen 1 l Filtrat durch 1 l i.v. zugeführter Substitutionslösung, ergibt sich für Na, Cl und Ca eine positive –, für K und die übrigen Substanzen (die nicht ersetzt werden) weiterhin eine negative Gesamtbilanz (mittlere Spalte der Tabelle 3). Der tatsächliche Verlust an filtrierten Substanzen resultiert also aus Verlusten der Filtratmenge, die zum Zwecke der Gewichtsabnahme des Patienten nicht durch Substitutionsvolumen ersetzt werden und aus Verlust bzw. Gewinn beim Austausch des übrigen Filtratvolumens durch Substitutionsvolumen.

Die Verluste bei einer vorgesehenen HF-Sitzung können genau vorausberechnet werden. Ein theoretisches Beispiel ist in der rechten Spalte der Tabelle 3 aufgeführt. Bei

einer Gewichtsabnahme von 2 kg ohne Ersatz von Substitutionsvolumen verliert ein Patient im Filtrat beispielsweise 268 mval Na. Da ihm beim Austausch weiterer 13,5 l Filtrat gegen 13,5 l Substitutionsflüssigkeit 81 mval Na zugeführt werden, beträgt der Nettoverlust an Hand unserer Daten nur 187 mval Na.

Über Verluste an Aminosäuren soll an anderer Stelle ausführlicher berichtet werden. Es sei nur darauf hingewiesen, daß die Medianwerte der *Aminosäurenkonzentrationen* im Serum vor, während und nach HF keine wesentlichen Veränderungen erfuhren. Nur die Konzentration von Zystein sank am Ende der HF signifikant auf 30% des Ausgangswertes. Die Konzentrationen der Aminosäuren im Hämofiltrat wichen, mit Ausnahmen von Taurin, Tryptophan und Asparaginsäure, die ca. 50% tiefer als im Serum gefunden wurden, nur wenig von den Serumwerten ab.

Diskussion

Technische Aspekte

Nach unserer Erfahrung ist es möglich, die HF bei Kindern ohne technische Probleme oder Gefahren anzuwenden. Bei allen Kindern konnte ein hoher Blutfluß, der eine Voraussetzung für einen effizienten Filtratfluß darstellt, erzielt werden. Der Filtratfluß von durchschnittlich 51 ml/min war für viele Kinder höher als erforderlich. Wir sahen uns veranlaßt, das Substitutionsvolumen von 25–30% des KG, wie es im Erwachsenenalter üblicherweise verwendet wird, auf durchschnittlich 50% des KG zu erhöhen, um die Gewichtabnahme langsamer zu gestalten. Eine Verkürzung der HF-Dauer unter ca. 4–5 Std pro HF-Sitzung ist möglich, wenn nur ein geringer oder kein Flüssigkeitsentzug erforderlich ist. Andernfalls wäre die Gewichtsabnahme so rasch, daß hypotone Kreislaufsymptome zu erwarten sind. In einzelnen Fällen haben wir den Blutfluß oder den Filtratfluß gedrosselt.

Bei dem Patienten Nr. 13 konnten wir unseres Wissens erstmals zeigen, daß die HF auch mit der Single-needle-Technik problemlos durchgeführt werden kann. Damit wird demonstriert, daß sie auch für Patienten geeignet ist,

Tabelle 3. Bilanz niedermolekularer Substanzen bei Hämofiltration (HF)

	Verluste/l Filtrat[a] (Substitutionsvolumen = 0)		Bilanz/l Austauschvolumen[b] nach 100%igem Volumenersatz (Substitutionsvolumen = Filtratvolumen)		Beispiel einer Nettobilanz: Patient: Körpergewicht 30 kg Hämofiltrat = 15,5 l Substitutionsvolumen = 13,5 l. (Gewichtsabnahme 2 kg)	
Na	− 134	mval/l	+ 6	mval/l	− 187	mval
Cl	− 105	mval/l	+ 7	mval/l	− 115,5	mval
Ca	− 3,32	mval/l	+ 0,93	mval/l	+ 5,92	mval
K	− 4,3	mval/l	− 2,3	mval/l	− 39,65	mval
P	− 37	mg/l	− 37	mg/l	− 573,5	mg
Harnstoff-N	− 520	mg/l	− 520	mg/l	− 8060	mg
Kreatinin	− 69	mg/l	− 69	mg/l	−10695	mg
Glucose	−1060	mg/l	−1060	mg/l	−16430	mg
Aminosäuren	− 231	mg/l	− 231	mg/l	− 3580	mg

[a] *Mittelwerte von 13 HF-Sitzungen*
[b] *Errechnet als Differenz von Konzentration niedermolekularer Substanzen in Substitutionslösung minus Konzentration im Filtratvolumen*

bei denen kein getrennter arterieller und venöser Gefäßzugang vorhanden ist. Dies ist vor allem für die Behandlung des akuten Nierenversagens wichtig.

Klinische Aspekte

Die HF scheint gegenüber der HD einige bedeutende Vorteile zu besitzen. Wir können das *stabilere Kreislaufverhalten* bei HF, wie dies in der Literatur für Erwachsene einheitlich mitgeteilt wird [12, 19, 21] für Kinder voll bestätigen. Bei vergleichbarer Gewichtsabnahme fiel der Blutdruck unter HF weniger ab als unter HD, was insbesondere bei Kindern mit hypotoner Ausgangslage von Vorteil war. Ähnliche Vorteile bietet die sog. Sequenz-Ultrafiltrations-Hämodialyse, die neuerdings auch bei Kindern zur Anwendung kommt [4].

Subjektive *Beschwerden* wurden bei 20% der HF-Sitzungen gegenüber 26% der HD-Sitzungen beobachtet, was keinen signifikanten Unterschied bedeutet (s. Tabelle 2). Sie traten bei beiden Verfahren meist bei zu hohem Volumenentzug pro Zeiteinheit auf, waren unter HF jedoch weniger ausgeprägt. Die bessere Verträglichkeit der HF im Vergleich zur HD wurde bereits bei Erwachsenen berichtet [13]. Es war auffällig, daß sich Beschwerden unter HF rascher überwinden ließen als unter HD. Dies dürfte u. a. darauf zurückzuführen sein, daß der Volumenentzug bei HF jederzeit sofort unterbrochen und das Filtrat vollständig durch Substitutionslösung ersetzt werden kann. Bei der HD bleibt der Patient dagegen trotz Reduktion des transmembranösen Druckgradienten immer einer systembedingten leichten Zwangsultrafiltration ausgesetzt. Wir beobachteten Erbrechen und Kopfschmerzen nur bei Gewichtsabnahmen über 5% des KG pro HF-Sitzung bzw. bei Gewichtsabnahmen über 1% des KG/Std. Die genannten Größen gelten insbesondere gegen Ende einer HF-Sitzung.

Einen großen Vorteil bietet die HF mit der Möglichkeit, Verluste verschiedener Substanzen während der HF exakt und ohne technisch großen Aufwand zu messen und auch vorauszuplanen. Das Beispiel des Kindes in Tabelle 3 (rechte Spalte) zeigt, daß die Verluste von Glukose und Aminosäuren (pro HF) 16,4 bzw. 3,6 g) gering und damit leicht ersetzbar sind.

Unsere Ergebnisse zeigen, daß die *Gesamtverluste* während der HF-Behandlung nur einen kleinen Prozentsatz des täglichen Energie- und Eiweißbedarfs darstellen. Ob diese an sich geringen Verluste bei Langzeit-Anwendung der HF für den Ernährungszustand Bedeutung erlangen, kann im Moment noch nicht abgeschätzt werden. Es ist zu bedenken, daß auch unter HD bei Kindern erhebliche Verlust an Aminosäuren und anderen organischen Substanzen stattfinden [3]. Zur Zeit bleibt deshalb offen, ob die Substitutionslösung bei Langzeit-Anwendung der HF im Kindesalter Zusätze von Energiespendern wie Glukose oder Aminosäuren enthalten soll.

Besser überschaubar ist das Problem der *Salzdepletion*. Bei einzelnen Patienten beobachteten wie Muskelschwäche und einmal Wadenkrämpfe noch einen Tag nach der HF. Diese Symptome ließen sich durch Salzzulage rasch kopieren. Wir deuten sie als Ausdruck des Salzverlusts.

Dem Körper werden während einer HF-Sitzung bei einer Gewichtsabnahme von 1 kg ca. 8 g Salz entzogen. Die Gefahr der Salzdepletion besteht vor allem bei starker Überwässerung, da bei diesen Fällen ein hoher Flüssigkeitsentzug während der HF erforderlich ist [13, 19, 22]. Diese Problematik betrifft besonders Kinder, die ihr Trinkverhalten schlecht zügeln können. Es wird daher zur Zeit erwogen, Substitutionslösungen mit höheren Na-Konzentrationen anzuwenden.

Unsere bisherigen Untersuchungen gestatten noch nicht, zur Langzeitanwendung der HF Stellung zu nehmen. Die gute Verträglichkeit der HF bei unserem Fall Nr. 10, der während Wochen intermittierend hämofiltriert wurde, zeigt jedoch, daß prinzipiell der langfristigen Anwendung der HF im Kindesalter nichts im Wege steht. Langzeitbeobachtungen sind notwendig, um anhand von Veränderungen urämischer Symptome (Wachstumsrückstand, Anämie, Osteopathie, Neuropathie usw.) die klinische Relevanz einer verbesserten Eliminiation toxischer Mittelmoleküle zu prüfen. Andererseits müssen weitere Untersuchungen klären, inwieweit dem wachsenden Organismus durch die HF hormonell wirksame Peptide verloren gehen und welche Folgerungen daraus zu ziehen sind [15].

Literatur

1 Babb AL, Johansen PJ, Strand MJ, Tenkhoff H, Scribner BH (1973) Bi-directional permeability of the human peritoneum to middle-molecules. Proc EDTA 10:247
2 Bergström J, Fürst P, Zimmermann L (1979) Uremic middle-molecules exist and are biologically active. Clin Nephrol 11:229
3 Byrd DJ, Andritschky N, Gilli G, Schüler HW, Schärer K (1977) Aminosäuren und organische Säuren im Dialysat bei jugendlichen Patienten. In: Dittrich P von, Kopp KF (Hrsg) Aktuelle Probleme der Dialyseverfahren und der Niereninsuffizienz. Carl Bindernagel, Friedberg/Hessen, S 82
4 Diekmann L, Palm D, Bonzel KE, Hülsmeier J, Geyer C (1979) EEG-Veränderungen bei Kindern während Sequenz-Ultrfiltratonshämodialyse und konventioneller Hämodialyse. Nieren-Hochdruckkrankh 8:106
5 Fuchs C, Dorn, D, Henning HV, Matthae D, McIntosh C, Ritter D (1978) Calcium-Phosphat-Stoffwechsel und Hämofiltration. Klin Wochenschr 56:1163
6 Funck-Brentano JC, Man NK, Sausse A, Zingraff J, Woudet J, Bekker A, Cueille GF (1976) Characterisation of a 1000–1300 MW uremic neurotoxins. Trans Am Soc Artif Intern Organs 22:163
7 Goubeaud G, Leber HP, Schott HH, Schütterle G (1977) Serum-Mittelmolekülkonzentration bei Dialysepatienten und Patienten mit kompensierter Retention. – Untersuchungen zur klinischen Relevanz und in-vitro Toxizität. In: Dittrich P von, Kopp KF (Hrsg) Aktuelle Probleme der Dialyseverfahren und der Niereninsuffizienz. Carl Bindernagel, Friedberg/Hessen, S 144
8 Hampel H, Paeprer H, Unger V, Kessel M (1978) Vergleichende hämodynamische Studien bei konventioneller Hämodialyse zur Hämodialyse mit vorangehender Ultrafiltration und Hämofiltration. Nieren-Hochdruckkrankh 7:28
9 Henderson LW, Livoti LG, Ford CA, Kelly AB, Lysaght MJ (1973) Clincial experience with intermittent hemofiltration. Trans Am Soc Artif Intern Organs 19:119
10 Henderson LW (1978) Hemofiltration. Clin Nephrol 9:43
11 Herrath D von, Asmus G, Hüfler M, Schaefer K (1978) Klinische Erfahrungen und Probleme bei chronischer Hämofiltration. Nieren-Hochdruckkrankh 7:16
12 Knobloch M, Baldamus CA, Koch KM, Schoeppe, W (1979) Hämodialyse/Hämofiltration: Eine kontrolliere Studie. Nieren-Hochdruckkrankh 8:234

13 Mann H (1978) Arbeitstagung „Hämofiltration" Berlin,S 6

14 Müller-Wiefel DE, Klare B, Schärer K (1979) Effect of haemofiltration (HF) and haemodialysis (HD) on erythrocyte organic phosphates in uremic patients. Proc EDTA 16:723

15 Offermann G, Herrath D von, Schaefer K (1979) Verhalten von Parathormon-Peptiden bei Hämofiltration und Hämodialyse. Nieren-Hochdruckkrankh 8:241

16 Pogglitsch H, Waller J, Pristautz H, Katschnigg H (1978) Hämofiltration: Erfahrungen mit einer neuen Alternativbehandlung bei terminaler Niereninsuffizienz. Wien Med Wochenschr 21:680

17 Quellhorst E, Fernandez E, Scheler F (1972) Treatment of uremia using an ultrafiltration-filtration system. Proc EDTA 9:584

18 Quellhorst E, Rieger J, Doht B, Beckmann H, Jacob I, Kraft B, Mietzsch G, Scheler F (1976) Treatment of chronic uremia by an ultrafiltration kidney. First clinical experience. Proc EDTA 13:314

19 Quellhorst E (1979) Hämofiltration – Differentialindikation zur Hämodialyse unter Berücksichtigung hämodynamischer und metabolischer Aspekte. Klin Wochenschr 57:1060

20 Quellhorst E, Schünemann B, Burkhardt J, Jacob I, Mietzsch G (1979) Influence of hemofiltration on blood pressure regulation. Clin Nephrol 11:150

21 Schneider H, Streicher F (1978) Klinische Erfahrungen mit der chronisch intermittierenden Hämofiltrationsbehandlung. Nieren-Hochdruckkrankh 7:21

22 Schneider H, Streicher F (1979) Tagung AN-69-Polyacrylnitril, Frankfurt. Abstracts, S. 15

23 Schneider H, Streicher F (1979) Technical aspects of hemofiltration. Dial Transplant 8:371

24 Scribner BH (1965) Discussion. Trans Am Soc Artif Intern Organs 11:29

25 Streicher F, Schneider H, Maylius U von (1978) Theoretische und technische Grundlagen der Hämofiltration. Nieren-Hochdruckkrankh 1:9

Dr. B. Klare
Universitäts-Kinderklinik
Im Neuenheimer Feld 150
D-6900 Heidelberg

Die Kontrastmitteldarstellung des ableitenden Shuntsystems beim kindlichen Hydrocephalus

Aus Klinik
und Forschung

Originalien

Redaktion:
K. H. Schäfer

R. Pothmann[1], D. P. Lim[2], H. Kemperdick[1], H. Seibert[2] und R. Kiekens[1]

[1]Universitätskinderklinik (Direktor: Prof. Dr. G. A. von Harnack),
Neuropädiatrische Abteilung (Leiter: Prof. Dr. W. Mortier) und
[2]Neurochirurgische Klinik (Direktor: Prof. Dr. W. J. Bock) der Universität Düsseldorf

Valvulography for the Evaluation of the Cerebrospinal Shunt in Childhood Hydrocephalus

Summary. Infection and obstruction of the cerebrospinal shunt are the most important disturbances in the management of childhood hydrocephalus. Often an occlusion of the shunt cannot be localized by conventional diagnostic means. Therefore the patency of Heyer-Systems was studied in 28 hydrocephalic children aged 2 months to 15 years with clinical signs of an increased intracranical pressure. The so-called valvulography with ^{99m}Tc-pertechnetate or Metrizamide (Amipaque). In more than 96% the results were confirmed during operation. The advantages of the X-ray method are: instrument and contrast medium are available at any time and the combination with cranial computertomography gives more precise data than scintigraphy alone.

Key words: Childhood hydrocephalus – Cerebrospinal shunt obstruction — Valvulography.

Zusammenfassung. In der Betreuung von shunt-operierten Hydrocephaluskindern ist neben der Ventilinfektion die Verlegung des ableitenden Systems die häufigste Ursache einer Störung. Mit herkömmlichen diagnostischen Mitteln kann die Abflußbehinderung in vielen Fällen nicht lokalisiert werden. Mit Isotopen (^{99m}Technetium) und einem wasserlöslichen Kontrastmittel (Amipaque) wurde bei 28 Kindern im Alter von 2 Monaten bis 15 Jahren, die mit einem Pudenz-Heyer-Ventil versorgt waren, bei dem Verdacht auf eine Abflußbehinderung eine Darstellung des Shuntsystems vorgenommen (Valvulographie). Die Untersuchungsergebnisse wurden in mehr als 95% der Fälle intraoperativ bestätigt. Die Verwendung von Röntgenkontrastmittel erwies sich aufgrund der Verfügbarkeit von Kontrastmittel und Untersuchungsgerät, sowie der verbesserten Aussage durch den Einsatz der Computertomographie, gegenüber dem szintigraphischen Verfahren als vorteilhaft.

Schlüsselwörter: Hydrocephalus — Kindesalter — Kontrastmitteldarstellung — Ableitendes Shuntsystem.

Die einfachste Methode, die Funktion eines Hydrocephalus-Shuntsystems zu überprüfen, ist die manuelle Betätigung der Ventilpumpe. Die Beurteilung erfordert jedoch große Erfahrung und ist deshalb beim Ungeübten relativ ungenau und unzuverlässig [7, 14]. Die Nativ-Röntgenaufnahme des Kathetersystems liefert nur eine eingeschränkte Aussage und kann im seltenen Fall eines abgerutschten bzw. abgerissenen Katheters die Störung der Liquordrainage erklären und lokalisieren. Außerdem muß mit einer Thrombosierung des zu kurzen peripheren Katheters gerechnet werden, wenn dieser röntgenologisch zu hoch in der Vena cava superior bzw. Vena jugularis liegt.

Aus der Notwendigkeit heraus, die Durchgängigkeit des Shuntsystems genauer zu überprüfen, wurden verschiedene Methoden entwickelt. Seit 1966 wurden Untersuchungen mit Radioisotopen [5, 10, 11, 3, 13, 15], Thermographie [2] und Ultraschall [9] durchgeführt; sie erfordern jedoch spezielle technische Voraussetzungen. Seit 1969 setzten verschiedene Autoren wasserlösliche Röntgenkontrastmittel ein, um die Funktion des liquorableitenden Systems zu überprüfen [1, 6, 7, 4]. Unter den verwendeten Begriffen (shuntgram, valvogram, valvulography) scheint sich dabei die Bezeichnung Valvulographie durchgesetzt zu haben. In der vorliegenden Untersuchung soll der Stellenwert dieses Verfahrens bei Störungen des Hydrocephalus-Shuntsystems erörtert werden.

Patientengut und Methode

Bei Kindern im Alter zwischen 2 Monaten und 15 Jahren, mit Pudenz-Heyer-Ventil-versorgtem Hydrocephalus, wurde bei klinischen Anzeichen eines erhöhten intracraniellen Druckes eine Darstellung des Shuntsystems vorgenommen. In 23 Fällen verwendeten wir 5 ml des wasserlöslichen Röntgenkontrastmittels Metrizamid (Amipaque) in einer Konzentration von 270 mg Jod/ml, in 5 Fällen 0,5 mCi ^{99m}Technetium.

Die Haut über der Ventilpumpe wurde zunächst rasiert und antiseptisch vorbereitet, sowie die Umgebung steril abgedeckt. Anschließend erfolgte die Punktion der äußeren Pumpenkammer mit einer dünnen Kanüle (Nr. 18) bzw. mit einem entsprechenden Säuglings-Infusionsbesteck von der Seite her. Nach Abziehen von 2 ml Liquor für diagnostische Zwecke wurde die Hälfte des Kontrastmittels injiziert und dessen Verlauf im ableitenden atrialen bzw. peritonealen Katheter beobachtet.

Freier Abfluß und Entleerung der Pumpe bei manueller Betätigung waren die Kriterien für eine ungestörte Funktion des distalen Shuntanteils.

Anschließend wurde die Kanüle in die proximale Ventilkammer vorgeschoben und der ableitende Katheter während der Injektion des restlichen Kontrastmittels über den Processus mastoideus abgedrückt. Leichter Injektionsdruck und freie Verteilung im Ventrikelsystem wurden als Parameter einer normalen Funktion des zentralen Katheters angesehen.

Die röntgenologische Untersuchung erfolgte über eine Durchleuchtungseinrichtung, wobei die entscheidenden Phasen auf einem 70-mm-

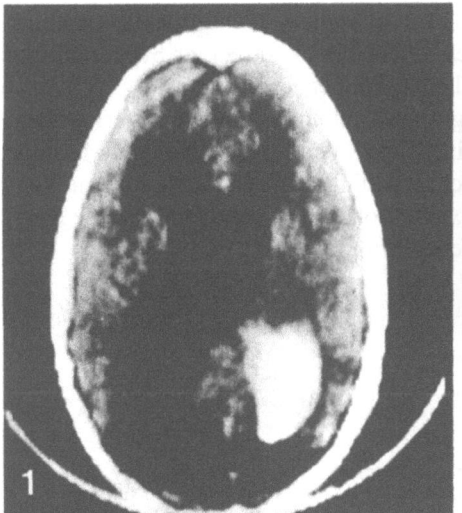
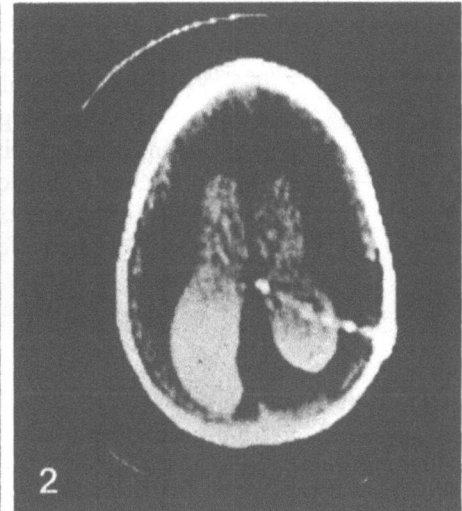
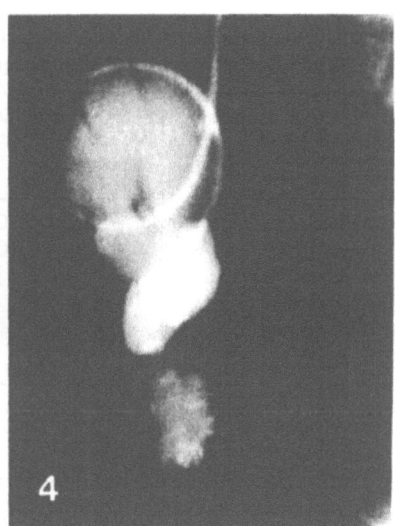

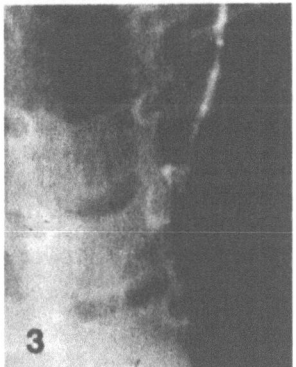

Abb. 1. Kontrastmitteldarstellung einer cystischen Plexusummauerung des zentralen Shunt-Katheters

Abb. 2. Computertomographisches Bild einer normalen Verteilung des Kontrastmittels in den Ventrikelräumen

Abb. 3. Kontrastmitteldepot an der Spitze des thrombosierten peripheren Shuntkatheters im Bereich der Vena cava superior

Abb. 4. Verschluß des peritonealen Katheters in Form einer Bauchwandcyste, in der sich das Schlauchende befindet

Film dokumentiert wurden. Innerhalb von 30–60 min nach der Valvulographie schloß sich eine craniale Computertomographie an, wenn kein ausreichender ventrikulographischer Effekt zustande gekommen war.

Die szintigraphische Darstellung erfolgte mit einer initialen Bildfrequenz von 3 Sekunden, später in größeren Abständen, einschließlich Dokumentation auf einem Bandspeichergerät.

Ergebnisse

In 17 von 28 Fällen war entweder der zentrale oder der periphere Katheter valvulographisch nicht mehr funktionstüchtig (Tabelle 1).

Am Ventrikelkatheter konnte eine Abflußbehinderung in 9 Fällen festgestellt werden. Dabei fanden sich neben einem vollständigem Verschluß durch Plexus chorioideus-Gewebe auch cystische Umwachsungen, die zwar eine gute Darstellung des Katheters, aber keine freie Verteilung des Kontrastmittels im Ventrikelsystem zuließen. In 2 Fällen wurde diese Drainagestörung erst im Computertomogramm sichtbar (Abb. 1), wobei ein normaler ventrikulographischer Effekt (Abb. 2) nicht erzielt werden konnte.

Der Vorhofkatheter war in 7 von 18 Fällen nicht für Kontrastmittel frei durchgängig (Tabelle 1). Die Störung war durch Thrombosierung der Katheterenden bei Fehllage in der Vena cava superior bedingt (Abb. 3). Nur in einem Fall war es eine Woche nach operativer Shuntrevision zu einem erneuten Verschluß des atrialen Katheters durch Endocardgewebe gekommen.

Ein falsch-negatives Ergebnis trat bei einer szintigraphischen Untersuchung auf, wobei, wie im Nativ-Röntgenbild, die Dekonnektion des atrialen Katheters im Halsbereich nicht erkannt werden konnte.

Tabelle 1. Valvulografische Befunde bei 28 Kindern mit klinischem Verdacht auf Störung des liquorableitenden Systems

Shunt-Katheter	Röntgen		Szintigraphie	
	Störung	Normal	Störung	Normal
Peritoneal	1	9	0	0
Atrial	6	7	1	4 (−1)[a]
Ventrikel	9	14	0	3 (+2)[b]
	CT:3	CT:3		
Gesamt-N: 28	16	30	1	9

[a] Ein falsch negatives Ergebnis
[b] Nur indirekt nachweisbar in 2 weiteren Fällen

Der peritoneale Katheter war nur in einem von zehn Fällen nicht mehr funktionstüchtig (Tabelle 1). Hierbei war valvulographisch eine Bauchwandcyste nachweisbar, in der sich der aufgeschlungene distale Katheter befand (Abb. 4). Dieser Fall wurde weiter kompliziert, da sich im Anschluß an eine Pneumonie eine Shuntinfektion entwickelte.

Bei einem Kind wurde eine Wiederholung der röntgenologisch durchgeführen Valvulographie innerhalb eines Monats notwendig: möglicherweise war beim ersten Versuch die zugrundeliegende Plexusverwachsung durch einen zu hohen Injektionsdruck gelöst worden.

Diskussion

Mit Hilfe des dynamischen Verfahrens der Valvulographie ließ sich aufgrund der vorliegenden Ergebnisse die

Aus Klinik und Forschung

Tabelle 2. Vergleich der Hydrocephalus-Shunt-Darstellung mit Isotopen (^{99m}Tc) und Röntgenkontrastmittel (Amipaque)

	Valvulographie	
	Röntgen	Szintigraphie
Validität	++/+++ (CT)	++
Objektivität	++/+++ (CT)	+
Verfügbarkeit	+++ (CT +)	+
Strahlenbelastung	++	+
Nebenwirkungen	+	(+)
Sedierung	−/+ (CT)	+

Störung des liquorableitenden Systems mit mehr als 95 prozentiger Sicherheit lokalisieren. Hierdurch wird eine vollständige Revision des Shuntsystems überflüssig, da man den funktionsgestörten Anteil direkt ersetzen kann [17]. Intraoperativ konnten die valvulographisch ermittelten Abflußstörungen in 27 von 28 Fällen bestätigt werden, in einem Fall war die Lokalisation unklar geblieben.

Im Vergleich zur szintigraphischen Methode erlaubte das gleichwertige röntgenologische Verfahren bereits bisher eine raschere Aussage aufgrund der allseitigen Verfügbarkeit eines Röntgengerätes. Dieser Vorteil gilt auch gegenüber anderen Methoden wie der Thermographie und der Sonographie [2, 9]. Darüber hinaus konnte durch Kombination mit der cranialen Computertomographie die Aussagekraft der röntgenologischen Methodik deutlich verbessert werden (Tabelle 2).

Als nachteilig muß, im Vergleich zur Szintigraphie, die höhere Strahlenbelastung beim röntgenologischen Vorgehen angesehen werden. Insbesondere bei akuten Ventilstörungen dürften jedoch neben der computertomographisch präzisierten Aussage die ständige Verfügbarkeit von Röntgenapparat und Kontrastmittel ausschlaggebend sein für das röntgenologische Verfahren.

Neben einer Abflußstörung des Shuntsystems mit Ventrikelerweiterung kann die Valvulographie auch bei einem Ventrikelkollaps indiziert sein. Dieser kann klinisch nicht sicher von der Symptomatik einer manifesten intrakraniellen Drucksteigerung bei erweiterten Ventrikelräumen unterschieden werden. Die aneinanderliegenden Ventrikelwände können zu einer intermittierenden Katheterocclusion führen, die gelegentlich manifest wird [12, 16]. In den von uns untersuchten 4 Fällen von „Slit-Ventricle-Syndrome" konnte mit Hilfe der Valvulographie durch den Nachweis eines funktionierenden Shunts die Prognose besser abgeschätzt werden.

Nebenwirkungen konnten bei den angewandten Verfahren nicht beobachtet werden. Kopfschmerzen, Kreislaufregulationsstörungen, zentralnervöse Erregungszustände und EEG-Veränderungen bei höheren Konzentrationen von Amipaque sollten jedoch beachtet werden. Bei einem kürzlich untersuchten Kind mit erhöhtem intracraniellem Druck trat direkt nach der Valvulographie ein tonisch-klonischer Grand Mal-Anfall auf.

In unserem Untersuchungsgut hat die Punktion des Heyer-Ventils in keinem Fall zu einer Funktionsstörung des Shuntsystems geführt.

Wichtig scheint hierbei die seitliche Injektionstechnik zu sein, weil sich Löcher bei senkrechter Strichrichtung weniger gut schließen können.

Die Valvulographie stellt in der Hand eines erfahrenen Untersuchers eine sichere und aussagefähige Methode dar. Sie ermöglicht bei klinischem Verdacht auf eine Ventilstörung eine exakte Lokalisation und eine gezielte Revision des betroffenen Shuntanteiles.

Literatur

1 Amador LV, Jara O, Porras CL (1969) Valvulography. A test for patency of Holter valve shunts. Am J Dis Child 117:190–193

2 De Laender F, Monteyne R, de Schryver L (1976) L'utilisation de la téléthermographie chez les malades porteurs d'une dérivation du liquide céphalo-rachidien selon la technique de Holter. Neurochirurgie 22:693–700

3 Depresseux JC, Stevenaert A (1976) Méthodes radio-isotopiques d'etude du fonctionnement des dérivations du liquide céphalo-rachidien. Neurochirurgie 22:411–428

4 Dewey RC, Kosnık EJ, Sayers MP (1976) A simple test of shunt function: the shuntgram. Technical note. J Neurosurg 44:121–126

5 Di Chiro G, Grove AS, Jr (1966) Evaluation of surgical and spontaneous cerebrospinal fluid shunts by isotope scanning. J Neurosurg 24:743–748

6 Evans RC, Thomas MD, Williams LA (1975) The use of the valvogram for the detection of shunt blockage in hydrocephalic children. Dev Med Child Neurol [Suppl] 35:94–98

7 Evans RC, Thomas MD, Williams LA (1976) Shunt blockage in hydrocephalic children: the use of the valvogram. Clin Radiol 27:489–495

8 Fischer EG, Shillito J Jr (1969) Large Abdominal cysts: a complication of peritoneal shunts. Report of three cases. J Neurosurg 31:441–444

9 Flitter MA, Buchheit WA, Murtagh F, et al (1975) Ultrasound determination of cerebrospinal fluid shunt patency. Technical note. J Neurosurg 42:728–730

10 Frick M, Rösler H, Kinser J (1974) Functional evaluation of ventriculo-atrial and ventriculo-peritoneal shunts with ^{99m}Tc-pertechnetate. Neuroradiology 7:145–152

11 Harbert J, Haddad D, McCullough D (1974) Quantitation of cerebrospinal fluid shunt flow. Radiology 112:379–387

12 Kiekens R, Pothmann R, Seibert H, Mortier W (1980) Das Slit-Ventricle-Syndrom beim shuntversorgten Hydrocephalus im Kindesalter. Neuropädiatrie (im Druck)

13 Lebatard-Sartre R, Guihard D, Resche F, Lajat Y (1977) Patency of cerebrospinal fluid shunts monitored by sequential scintiscans. Z Kinderchir 22:452–460

14 Osaka K, Yamasaki S, Hirayama A, et al (1977) Correlation of the reponse of the flushing device to compression with the clinical picture in the evaluation of the functional status of the shunting system. Childs Brain 3:25–30

15 Otto H, Göbel S, Bock WJ, Strötges MW (1978) Funktionskontrollen ventrikulo-atrialer und ventrikulo-peritonealer Anastomosen mit ^{99m}Tc-Albumin. Nuklearmediziner 2:103–106

16 Salmon JH (1978) Collapsed ventricle: management and prevention. Surg Neurol 9:349–352

17 Savoiardo M, Solero CL, Passerini A, Migliavacca F (1978) Determination of cerebrospinal fluid shunt function with water-soluble contrast medium. J Neurosurg 49:398407

Dr. R. Pothmann
Universitäts-Kinderklinik
Moorenstraße 5
D-4000 Düsseldorf 1

Epilepsien
mit myoklonisch-astatischen Anfällen*

Eine klinische und elektroenzephalographische Verlaufsstudie an 95 Patienten

I. Klinische Ergebnisse

Aus Klinik
und Forschung
Originalien

Redaktion:
K. H. Schäfer

I. Lagenstein

Universitäts-Kinderklinik, Hamburg-Eppendorf

Epilepsies with Myoclonic-Astatic Seizures. A Clinical and Electroencophalographical Study in 95 Patients.
I. Clinical Results

Summary. In 95 children with myoclonic-astatic seizures starting within the first 10 years of life we studied their clinical characteristics by a systematic longitudinal study. Grouping was according to the classification systems of epilepsies currently used simultaneously, and according to the EEG Pattern at onset of myoclonic-astatic seizures and before a specific therapy was initiated. Patients with infantile spasms-myoclonic and/or astatic seizures with hypsarrhythmia during infancy – were excluded. 1. *Myoclonic-astatic petit mal* (all patients): Patients with different EEG patterns and myoclonic and/or astatic seizures. – 2. *Primary generalized epilepsy or centrencephalic myoclonic-astatic petit mal* (group I): Patients with centrencephalic EEG pattern (generalized spike-wave pattern and abnormal rhythms). – 3. *Secondary generalized epilepsy or myoclonic-astatic petit mal of focal origin* (group II): Patients with focal signs and/or different secondary generalized EEG pattern (generalized sharp-wave groups, hypsarrhythmia and/or sw-variant pattern). Patients with myoclonic-astatic seizures (all patients) represent two different and independent courses of epilepsy or self sustained epilepsies, the only connecting characteristic is the seizure type: a) primary generalized (centrencephalic) epilepsy, and b) secondary generalized (focal/multifocal) epilepsy. Differentiation of myoclonic-astatic seizures into these two epilepsies has its reason in many statistically significant differences: patients with the primary generalized epilepsy (group I) more frequently had the following characteristics, if compared to those with secondary generalized epilepsy (group II): more favourable course of epilepsy, less concomitant focal seizures and grand-mal seizures with focal signs; patients with secondary generalized epilepsy (group II) more often had following characteristics: early onset of epilepsy, late onset of myoclonic-astatic seizures, frequently preceding seizures like seizures during infancy, infantile spasms, grand mal seizures with focal signs and grand mal status, more frequent and more severe cerebroorganic disturbances like retarded statomotoric development, retarded intellectual development and pathologic neurologic findings, more frequent and more severe pathologic findings in canial computerized tomography or air insufflation encephalography, more frequently microcephalus and concomitant cerebral diseases most probably connected to epilepsy. Secondary generalized epilepsy (group II) has further been devided into two subgroups: patients with Lennox syndrome (sw-variant pattern at onset of myoclonic-astatic seizures subgroup IIa); and patients with focal changes and/or other secondary generalized EEG characteristics (hypsarrhythmia and/or generalized sharp-wave pattern = group IIb). There were no statistically significant differences between these two subgroups when the clinical characteristics as mentioned above were investigated. Both groups with primary and secondary generalized courses of epilepsies (group I and group II) were mostly homogeneous with respect to their clinical characteristics throughout the time observed.

Key words: Petitmal epilepsy – Myoclonic-astatic seizures – Centrencephalic myoclonic-astatic petit mal – Lennox syndrome – Sw-variant pattern.

Zusammenfassung. Die klinischen Merkmale von 95 Kindern mit myoklonisch-astatischen Anfällen wurden mittels einer systematischen Längsschnittstudie untersucht. – Kinder mit Propulsiv Petit Mal waren ausgeschlossen. Die Gruppierung der Patienten entsprach den derzeitigen, nebeneinander verwendeten Einteilungen in epileptische Verlaufsformen (Epilepsien). Die Einteilung erfolgte mittels der EEG-Muster bei Petit Mal-Beginn, vor Einleitung einer petit-mal-spezifischen Therapie: 1. *Myoklonisch-astatisches Petit Mal* (Gesamtkollektiv): Patienten mit verschiedenen EEG-Mustern und myoklonischen und/oder astatischen Anfällen. – 2. *Primär generalisierte Verlaufsform bzw. zentrenzephales myoklonisch-astatisches Petit Mal* (Gruppe I): Patienten mit zentrenzephalen EEG-Mustern (generalisierte Spike wave-Muster und abnorme Rhythmisierung). – 3. *Sekundär generalisierte Verlaufsform bzw. myoklonisch-astatisches Petit Mal fokaler Genese* (Gruppe II): Patienten mit Herdbefunden und/oder verschiedenen sekundär generalisierten EEG-Mustern (generalisierte Sharp wave-Gruppen, Hypsarrhythmie und/oder SW-Variantmuster). – Aufgrund der Ergebnisse ist zu folgern, daß das myoklonisch-astatische Petit Mal (Gesamtkollektiv) zwei voneinander unabhängige, ei-

---

* Herrn Prof. Dr. K. H. Schäfer zum 70. Geburtstag gewidmet

genständige Epilepsien (=epileptische Verlaufsform) umfaßt, deren gemeinsames Merkmal allein der Anfallstyp ist: a) primär generalisierte (zentrenzephale) Verlaufsform (Gruppe I) b) sekundär generalisierte (fokale/multifokale) Verlaufsform (Gruppe II). Die Differenzierung des myoklonisch-astatischen Petit Mal in diese beiden Verlaufsformen gründet sich auf vielfache, statistisch gesicherte Unterschiede: Patienten mit primär generalisierter Verlaufsform (Gruppe I) wiesen, verglichen mit Kindern mit sekundär generalisierter Verlaufsform (Gruppe II) häufiger folgende Merkmale auf: günstigere Epilepsieverläufe, seltener begleitende Herdanfälle und Grand Mal-Anfälle mit Herdsymptomatik. Patienten mit sekundär generalisierter Verlaufsform (Gruppe II) zeigten gehäuft folgende Merkmale: früherer Beginn des Anfallsleidens, späterer Beginn der Petit Mal-Anfälle, häufige, den Petit Mal-Anfällen vorausgehende andere Anfälle (Neugeborenenkrämpfe, Propulsiv Petit Mal, Grand Mal-Anfälle mit Herdzeichen und Grand Mal-Status), häufigere und ausgeprägtere hirnorganische Störungen (statomotorische Entwicklung, Intelligenz, neurologischer Befund), häufigere und schwerere pathologische Befunde in der kranialen Computertomographie und Luftenzephalographie, häufiger Mikrozephalus und zerebrale Begleiterkrankungen mit hochgradig wahrscheinlicher Beziehung zur Epilepsie. Die sekundär generalisierte Verlaufsform (Gruppe II) war in zwei Untergruppen unterteilt worden: Patienten mit Lennox-Syndrom (SW-Variantmuster bei Petit Mal-Beginn = Untergruppe IIa) und Patienten mit Herdveränderungen und/oder anderen sekundär generalisierten EEG-Merkmalen (Hypsarrhythmie und/oder generalisierte Sharp wave-Muster = Untergruppe IIb). Zwischen diesen beiden Untergruppen fanden sich keine Unterschiede bezüglich der geprüften klinischen Merkmale (s. o.). Die Gruppen mit primär und sekundär generalisierter Verlaufsform (Gruppe I und II) blieben bezüglich ihrer klinischen Merkmale im gesamten beobachteten Epilepsieverlauf weitgehend homogen.

Schlüsselwörter: Petit Mal-Epilepsie – Myoklonisch-astatisches Petit Mal – Zentrenzephales myoklonisch-astatisches Petit Mal – Lennox-Syndrom – SW-Variantmuster.

Beschreibungen astatischer Anfälle erfolgten erstmals Ende des 19. Jahrhunderts [21].

Lennox (1945) griff das Anfallsbild 1945 erneut auf, und in den folgenden Jahren beschäftigten sich Pädiater und Neurologen zunehmend mit dieser Anfallsform [1, 2, 5, 6–9, 16, 31–33, 43, 50, 57, 59].

Seit den Arbeiten von Kruse (1968) über das „myoklonisch-astatische Petit Mal" und Doose et al. (1970) über das „centrencephalic myoclonic astatic petit mal" ist dieser Typ kleiner epileptischer Anfälle kaum mehr untersucht worden, obwohl die Meinungen stark divergieren und keine einheitliche, verständliche Nomenklatur besteht.

Während im außerdeutschen Sprachraum neben BNS-Krämpfen mit Hypsarrhythmie und Petit Mal-Anfällen mit den Kriterien des Lennox-Syndroms selten andere Petit Mal-Formen des Säuglings bzw. Kleinkindalters er-

wähnt werden, haben in Deutschland zusätzlich auch die – allerdings in wesentlichen Bereichen unterschiedlichen – Auffassungen von Kruse (1968) und Doose et al. (1970) Bedeutung erlangt. Die „Internationale Klassifizierung der Epilepsien" [48] berücksichtigt weitgehendst die von Gastaut et al. (1966) vertretene Auffassung, daß das Lennox-Syndrom die einzige Petit Mal-Epilepsie mit myoklonisch-astatischen Anfällen sei.

Folgende Auffassungen bestehen nebeneinander:

a) Lennox-(Gastaut)Syndrom nach Gastaut et al. (1966). Petit Mal-Epilepsie mit vorwiegend (atypischen) Absencen und/oder tonischen Anfällen und SW-Variantmuster (diffuse slow spike wave). Myoklonische und/oder astatische Anfälle können fakultativ hinzutreten. In der internationalen Nomenklatur werden sie als sekundär generalisierte Epilepsie klassifiziert. Myoklonische und/oder astatische Anfälle ohne das EEG-Muster SW-Variant können definitionsgemäß nicht eingeordnet werden.

b) Myoklonisch-astatisches Petit Mal nach Kruse (1968). Myoklonische und/oder astatische Anfälle werden als einheitliche, altersgebundene Petit Mal-Verlaufsform unabhängig vom EEG-Muster zusammengefaßt. Eine Trennung in unterschiedliche Verlaufsformen wird nicht vorgenommen.

c) Myoklonisch-astatisches Petit Mal zentrenzephaler und fokaler Genese nach Doose et al. (1970) und Doose (1976). Petit Mal-Epilepsien mit myoklonisch und/oder astatischen Anfällen werden in zwei pathogenetisch unterschiedliche Verlaufsformen unterteilt: eine generalisierte primäre (zentrenzephale) und eine generalisierte sekundäre (fokale) Verlaufsform.

Vergleichende Untersuchungen an einem größeren Kollektiv, die den theoretischen Ansatz dieser drei Auffassungen berücksichtigen, wurden bisher nicht durchgeführt. Darüber hinaus stehen auch systematische Längsschnittuntersuchungen bei den genannten Verlaufsformen noch aus.

Die nachfolgende Studie hat folgende Ziele:

1. Die klinischen Merkmale im Epilepsieverlauf darzustellen.

2. Statistisch abgesicherte Unterschiede zwischen den verschiedenen, allein durch Anfallstyp und EEG-Muster determinierten Epilepsien herauszuarbeiten.

3. Einen Beitrag zu der Frage zu leisten, ob es sich bei den myoklonisch-astatischen Anfällen um eine eigenständige epileptische Verlaufsform (nosologische Entität) oder lediglich um eine terminale Reaktionsform des Gehirns handelt, der unterschiedliche epileptische Verlaufsformen zugrunde liegen.

4. Letztlich soll der Stellenwert des Lennox-Syndroms im engeren Sinne untersucht werden [16].

Methodik

Anfallstypologie

Die Klassifizierung der Anfälle erfolgte in der üblichen, mehrfach beschriebenen Weise [12, 27, 47].

Bewertung des Petit Mal-Verlaufs (Schweregrad)

Zur Skalierung der Schwere des Petit Mal-Verlaufs wurden vier Klassen gebildet, wobei die Dauer des Petit Mal-Verlaufs, die Häufigkeit von An-

fällen und das Auftreten von Petit Mal-Staten die entscheidenden Kriterien bildeten:
Leichter Verlauf (Grad A): Sistieren der Petit Mal-Anfälle innerhalb des
ersten Verlaufsjahres und Fehlen von Petit Mal-Staten.
Mittelschwerer Verlauf (Grad B): Sistieren der Anfälle im 2.–4. Verlaufsjahr, nicht mehr als ein Petit Mal-Status.
Schwerer Verlauf (Grad C): lange Verlaufsdauer, gehäuftes Auftreten
von Petit Mal-Staten, aber doch deutliches Reagieren auf medikamentöse Therapie.
Therapieresistenter Verlauf (Grad D).

Beurteilung klinischer Merkmale

Die Daten zur Schwangerschaft und Geburt wurden mit einem standardisierten Bogen unter Zuhilfenahme von Geburtsjournal und Anamnese
erfaßt. Die Skalierung des Risikos erfolgte nach der Tabelle von Prechtl
(1968). Die übrigen Daten (Familienanamnese, Entwicklungsdaten,
Vorerkrankungen usw.) erfragte der Autor anhand standardisierter Bögen bei allen Patienteneltern.

Dokumentation und Statistik

Die Dokumentation der Daten erfolgte durch den Autor mittels vorbe-
reiteter Bögen, die Auswertung in der Großrechenanlage der Universität
Hamburg (Telefunken TR 440). Alle vorkommenden Anfallsformen und
EEG-Muster wurden unabhängig voneinander erfaßt. Bei auch nur ein-
maligem Auftreten einer Anfallsform bzw. eines EEG-Musters im entsprechenden Zeitabschnitt wurde dies als positiv bewertet.

Statistische Methoden

Hypothesengemäß erfolgten zwischen den Anfallsgruppen Häufigkeits-
vergleiche, bei kleinen Fallzahlen mit dem exakten Test nach Fisher, bei
größeren mit dem CHI-Quadrat-Test. Vergleiche zwischen den Gruppen
über den Anfalls- und Petit Mal-Beginn erfolgten mit dem Rangsum-
mentest nach Wilcoxon, Mann und Whitney [56].

Stichprobe

Die Patienten entstammen ausschließlich der Anfallsambulanz der Universitätskinderklinik Hamburg-Eppendorf. Die Kinder wurden in regelmäßigen Abständen untersucht, die klinischen und elektroenzephalographischen Merkmale systematisch erfaßt. Von ursprünglich 121 Patienten erfüllten 95 die Bedingungen für die Studie: Patienten mit
myoklonischen und/oder astatischen Anfällen – Patienten mit Propulsiv
Petit Mal waren ausgeschlossen –, Diagnosestellung und Therapiebeginn in unserer Klinik mindestens eine EEG-Ableitung vor
Einleitung einer petit-mal-spezifischen Therapie, eine Mindest-Beobach-
tungszeit von 12 Monaten, mindestens drei EEG-Ableitungen im ersten
Jahr nach Petit Mal-Beginn, übliche neurologische Durchuntersuchung.
Die computertomographischen Untersuchungsbefunde wurden an anderer Stelle veröffentlicht [40]. Die Beobachtungszeit betrug durchschnittlich 7,5 Jahre (13 Monate bis 16 Jahre). Die Patientenzahlen in den Verlaufsjahren nach Petit Mal-Beginn sind den Abb. 2 und 3 zu entnehmen.

Gruppenbildung

Die Gruppeneinteilung entspricht den verschiedenen, in der Literatur beschriebenen und klinisch nebeneinander verwendeten Einteilungen. Die
Zuordnung der Patienten zu den Gruppen erfolgte allein mittels der bei
Petit Mal-Beginn und vor Einleitung einer petit-mal-spezifischen Therapie erhobenen EEG-Befunde (s. Teil II dieser Arbeit):
Gesamtkollektiv (95 Pat.): diese Obergruppe entspricht dem myoklo-
nisch-astatischen Petit Mal nach Kruse (1968).
Gruppe I (52 Pat.): diese Gruppe entspricht der generalisierten primären
(zentrenzephalen) Verlaufsform nach Doose et al. (1970). Kennzeich-
nend sind generalisierte, irreguläre Spike wave-Gruppen und abnorme
Rhythmen im EEG.
Gruppe II (43 Pat.): Die Gruppe entspricht der generalisierten, sekundären Verlaufsform. Wir unterteilten sie in:
Untergruppe IIa (22 Pat.): Diese Untergruppe entspricht dem Lennox-
Syndrom [16] mit SW-Variantgruppen bei Petit Mal-Beginn.
Untergruppe IIb (21 Pat.): Diese Untergruppe wurde in der Literatur
bisher nicht gesondert bearbeitet. Patienten mit herdförmigen Störungen
und anderen sekundär generalisierten EEG-Mustern (Hypsarrhythmie
und/oder generalisierte Sharp wave-Gruppen) bei Petit Mal-Beginn.

Ergebnisse

Klinische Befunde

Geschlechtsverteilung. Unter den 95 Kindern befanden
sich 39 Mädchen, in der Gruppe I überwogen die Jungen
[34 Jungen (65%) : 18 Mädchen (35%)], während die Gruppe II und die beiden Untergruppen im Hinblick auf das
Geschlecht etwa gleichverteilt waren.
Familienanamnese. Eine familiäre Belastung mit Epilepsie
fand sich bei insgesamt 21 Kindern [Gruppe I: 14 Patienten (27%), Gruppe II: 7 Patienten (16%), p = NS] in der engeren Familie (Geschwister, Eltern, Elterngeschwister und
Großeltern).
Prä- und perinatale Risikofaktoren. Die nach der Tabelle 1
von Prechtl erfaßten Risikopunkte für eine prä- oder perinatale Schädigung waren zwischen den Ober- und Untergruppen nicht unterschiedlich, darüber hinaus ließ sich
auch für keine der Gruppen ein besonders häufig vorkom-
mendes Merkmal herausstellen (z. B. Infektion während
der Schwangerschaft, Vakuumextraktion o. a.).
   Motorische Entwicklung (Tabelle 1). 29 Kinder (31%)
zeigten eine deutlich gestörte motorische Entwicklung bis
zum Petit Mal-Beginn, weitere 12 einen Grenzbefund (Be-
wertungskriterien nach dem Zeitpunkt des freien Laufens:
Grenzbefund (16–18 Monate), deutlich gestört (19–36
Monate), schwerst gestört nach dem 37. Monat).
   Im einzelnen ergaben sich folgende Unterschiede zwischen den Gruppen: Kinder mit schwerster motorischer
Entwicklungsstörung ($p < 0,01$) traten in der Obergruppe II deutlich gehäuft auf. Die geringen zahlenmäßigen
Unterschiede zwischen den Untergruppen waren statistisch nicht signifikant.
Geistige Entwicklung bis Petit Mal-Beginn (Tabelle 1). Eine deutliche bis schwerste intellektuelle Entwicklungsverzögerung zeigten 33 Kinder. Deutliche Unterschiede bestanden zwischen den Hauptgruppen, nicht aber zwischen
den Untergruppen: schwerste intellektuelle Entwicklungsstörung ($p < 0,001$) und deutliche oder schwerste Störung
($p < 0,001$).
Geistige Entwicklung am Ende der Beobachtungszeit. Einen
deutlichen oder schwersten intellektuellen Entwicklungs-
rückstand zeigten 43 Patienten (45%), 10 Kinder (10%)
boten einen Grenzbefund (Sonderschulniveau) und 42
Kinder (45%) waren normal entwickelt. Die Zahl intellek-
tuell gestörter Kinder hatte im Verlaufe der Epilepsie um
insgesamt 10 zugenommen (Gruppe I: 4 Pat., Gruppe II:
6 Pat.), unter Berücksichtigung von Grenzbefunden sogar
um 12 Patienten. Zwischen den Hauptgruppen ergaben
sich im einzelnen folgende Unterschiede: schwerste geistige Retardierung ($p = 0,001$) und schwerste oder deutliche
Störung ($p < 0,001$). Insgesamt zeigten 24 Patienten eine
deutliche bis schwerste geistige und körperliche Entwicklungsstörung ($p < 0,001$), Unterschiede zwischen den Untergruppen fanden sich nicht.
Begleiterkrankungen. Eine Vor- oder Begleiterkrankung
mit hochgradig wahrscheinlicher Beziehung zur Epilepsie
bestand bei 20 Patienten (21%) (Gruppe I: 5 Pat., Gruppe II: 15 Pat., $p < 0,01$). Am häufigsten waren Meningoenzephalitiden vorausgegangen ($N = 4$). Alle 3 Kinder mit
ersten Grand Mal-Anfällen im Rahmen der Pocken-

Tabelle 1. Entwicklungsdaten und Untersuchungsbefunde

	Patientenzahl				
	Gesamt 95	Gruppe I 52	Gruppe II 43	Gruppe IIa 22	Gruppe IIb 21
Ohne hirnorganische Störungen	39 (41%)	34 (65%)	5 (12%)	2 (9%)	3 (14%)
Mit hirnorganischen Störungen	56	18	38	20	18
Motorische (neurologische) Störungen					
Normal	66 (69%)	43 (83%)	23 (53%)	10 (45%)	13 (62%)
Pathologisch	29	9	20	12	8
Intelektuelle Entwicklung					
Bei Petit Mal-Beginn					
Normal[a]	62 (65%)	44 (85%)	18 (42%)	9 (41%)	9 (43%)
Pathologisch	33	8	25	13	12
Bei Beobachtungsende					
Normal[a]	52 (55%)	40 (77%)	12 (28%)	4 (18%)	8 (38%)
Pathologisch	43	12	31	18	13
Motorische und intelektuelle Störungen insgesamt	24 (25%)	4 (7%)	20 (47%)	10 (45%)	10 (48%)
Mikrozephalus (< 3er Perz.)	17 (18%)	4 (8%)	13 (30%)	5 (23%)	8 (38%)
Luftenzephalographie	39	16	23	12	11
Normal	16 (41%)	13 (81%)	3 (13%)	2 (17%)	1 (9%)
Pathologisch	23	3	20	10	10
Computertomographie	77	43	34	20	14
Normal	29 (38%)	26 (60%)	3 (9%)	2 (10%)	1 (7%)
Pathologisch insgesamt	48 (62%)	17 (40%)	31 (91%)	18 (90%)	13 (93%)
Leicht	22	13	9	6	3
Mittel	17	3	14	8	6
Schwer	9	1	8	4	4

[a] Incl. Grenzbefunde und reversible Störungen

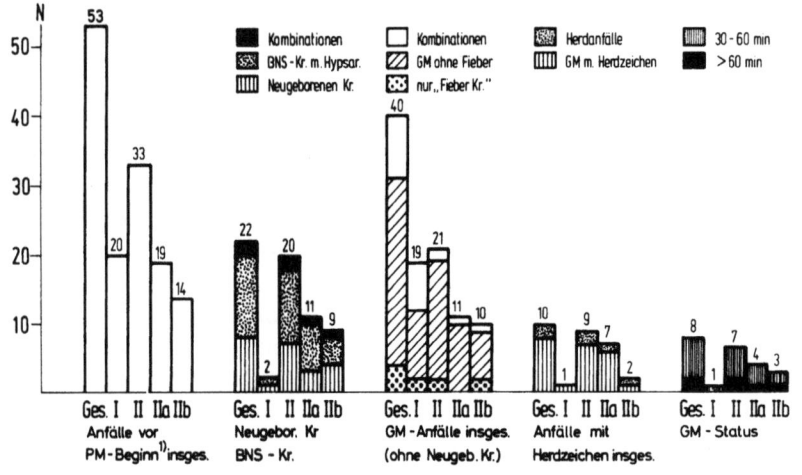

Abb. 1. Anfallsformen bis zum Petit Mal-Beginn.
[1] Zeitpunkt von vorausgegangenen BNS-Krämpfen wurde nicht als Petit Mal-Beginn gewertet

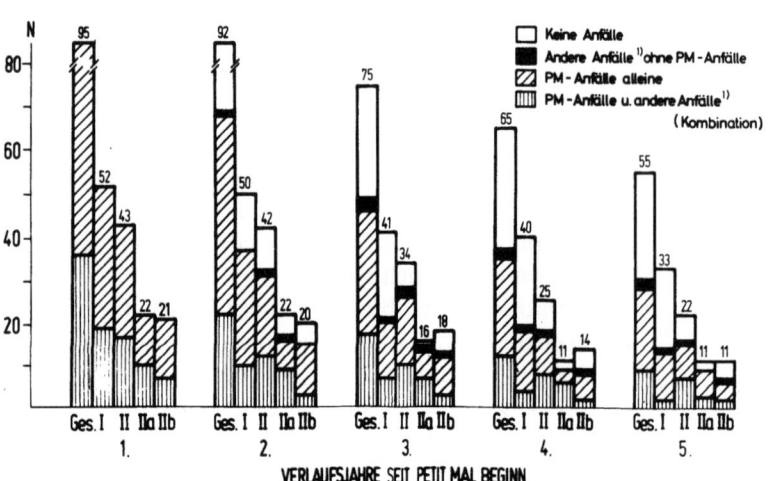

Abb. 2. Patientenzahl und Auftreten von Anfällen im Epilepsieverlauf. [1] Grand Mal-Anfälle und Herdanfälle

schutzimpfung gehörten der Gruppe I an, 2 Patienten mit Zustand nach Hirnblutung (perinatale Hirnblutung bei schwerer Geburt, intrakranielle Blutung bei Anlegen eines Überdruckventils), je 1 Kind mit Zustand nach Hirnkontusion, apallischem Syndrom (Zustand nach Status epilepticus), Nahtsynostose (Hirndruck und Entlastungstrepanation), Hirnmißbildung (Enzephalozele), Laurence-Moon-Bardet-Biedl-Syndrom und Turner-Mosaik mit Oligophrenie gehörten alle der Hauptgruppe II an, gleichmäßig auf die Untergruppen verteilt. 1 Patient mit einer angeborenen, nicht progredienten Polyneuroenzephalopathie unklarer Genese bot elektroenzephalographisch alle Merkmale der Gruppe I.

Ophthalmologische Befunde. Alle 95 Kinder waren ophthalmologisch mindestens einmal untersucht worden. Abgesehen von Nebenbefunden (Strabismus, Hyperopie, Myopie, Katarakte u. a.) fanden sich bei 12 Kindern Befunde, die Hinweise auf eine zerebrale Schädigung gaben. Ein Kind der Gruppe I bot ein angeborenes Horner-Syndrom, die übrigen 11 Kinder gehörten der Gruppe II an. Der häufigste Befund war eine mehr oder weniger ausgeprägte beidseitige Optikusatrophie bei 9 Patienten. Ein weiteres Kind wies eine Retinopathia pigmentosa bei einem Laurence-Moon-Bardet-Biedl-Syndrom auf, ein weiterer Patient einen peripapillären Tumor bei tuberöser Sklerose.

Kopfumfang, Echoenzephalographie, zerebrale Angiographie, Luftenzephalographie und kraniale Computertomographie (Tabelle 1). 27 Patienten (28%) zeigten bei wiederholten echoenzephalographischen Untersuchungen einen leichten bis ausgeprägten Hydrocephalus internus (Gruppe I: 4 Pat., Gruppe II: 23 Pat.). Bei 4 Patienten, alle der Gruppe II angehörend, war ein Überdruckventil angelegt worden. Bei den luftenzephalographischen Untersuchungen boten die Patienten der Gruppe I deutlich seltener pathologische Befunde ($p < 0,001$), desgleichen auch bei den computertomographischen Untersuchungen sowohl bezüglich der Häufigkeit ($p < 0,001$) wie auch der Schwere ($p < 0,001$) pathologischer Veränderungen, verglichen mit den Kindern der Gruppe II. Auch Patienten mit einem Mikrozephalus traten in der Gruppe II deutlich gehäuft auf ($p < 0,01$). Zwischen den beiden Untergruppen fanden sich bezüglich dieser Kriterien keine signifikanten Unterschiede.

Anfalls- und Petit Mal-Beginn. Der durchschnittliche Anfallsbeginn lag bei 22 Monaten (0–107 Monate). Erste zerebrale Anfälle traten in der Gruppe I durchschnittlich 7 Monate später auf als in der Gruppe II (Gruppe I: 25 Monate (0–68), Gruppe II: 18 Monate (0–107), $p < 0,05$). Zwischen den Untergruppen bestanden keine Unterschiede.

Durchschnittlich begannen die Petit Mal-Anfälle im 38. Lebensmonat, in der Gruppe I mit 33 Monaten deutlich früher ($p < 0,05$).

Zerebrale Anfälle bis zum Petit Mal-Beginn (Abb. 1). 53 Patienten (56%) litten vor dem Petit Mal-Beginn an anderen Anfällen, häufiger betroffen waren die Kinder der Gruppe II ($p < 0,001$). Kinder der Gruppe I hatten seltener Neugeborenenkrämpfe ($p < 0,05$), BNS-Krämpfe mit Hypsarrhythmie ($p < 0,001$) und Grand Mal-Anfälle mit Herdsymptomatik ($p < 0,01$). Hingegen traten Grand

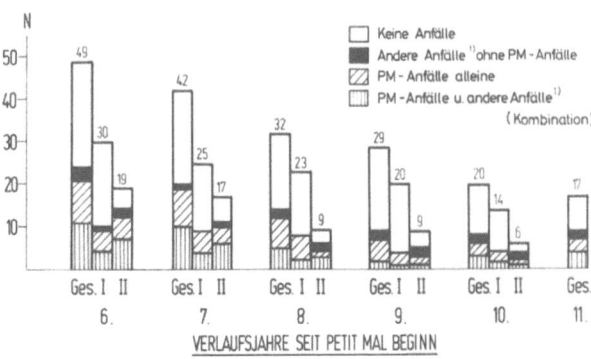

Abb. 3. Patientenzahl und Auftreten von Anfällen im Epilepsieverlauf.
[1] Grand Mal-Anfälle, Herdanfälle und psychomotorische Anfälle

Mal-Anfälle in den beiden Hauptgruppen nicht unterschiedlich häufig auf. Zwischen den Untergruppen fanden sich bezüglich aller Parameter keine signifikanten Unterschiede.

Zerebrale Anfälle vom Petit Mal-Beginn bis zum Ende der Beobachtungszeit (Abb. 2, 3 und 4). Petit Mal-Anfälle mit eindeutiger Herdsymptomatik (Abb. 4) traten bei 13 Patienten, begleitende Grand Mal-Anfälle bei 46 auf – Unterschiede zwischen den Gruppen fanden sich nicht. In der Gruppe II traten hingegen gehäuft Herdanfälle auf ($p < 0,05$). Kinder mit Herdsymptomen im Anfallsablauf waren in der Gruppe I seltener ($p < 0,05$).

Die Patientenzahlen in den einzelnen Verlaufsjahren nach Petit Mal-Beginn sind in den Abb. 2 und 3 dargestellt. Ab dem 3. Verlaufsjahr waren Kinder der Gruppe I häufiger anfallsfrei: drittes ($p < 0,01$), viertes ($p < 0,05$) und sechstes Verlaufsjahr ($p < 0,01$). Wesentliche Unterschiede zwischen den Untergruppen fanden sich nicht.

Myoklonische und/oder astatische Anfälle allein ($N = 48$) traten bei Petit Mal-Beginn ungefähr in gleicher Zahl auf wie deren Kombination mit Bewußtseinspausen ($N = 35$), 3 Patienten zeigten eine Kombination mit tonischen Anfällen.

23 Patienten boten auch im weiteren Verlauf alleinige myoklonische, astatische oder myoklonisch-astatische Anfälle, bei den übrigen 25 Kindern traten andere Petit Mal-Formen, insbesondere Bewußtseinspausen hinzu. Wesentliche Unterschiede zwischen den Hauptgruppen ergaben sich lediglich bezüglich eines gehäuften Auftretens tonischer Anfälle in der Gruppe II.

Bei 9 Patienten begann der Petit Mal-Verlauf mit Bewußtseinspausen (Gruppe I: 7 Pat., Gruppe IIa: 2 Pat.). Durchschnittlich 9,5 Monate (1–25 Monate), später stellten sich bei diesen Patienten myoklonische und/oder astatische Anfälle ein, bei einem weiteren Patienten erst nach einem Verlauf von 10 Jahren.

Weitere 8 Patienten bekamen tonische Anfälle, durchschnittlich nach $4\,7/12$ Jahren (1–10 Jahre).

7 Kinder erlitten nach dem Petit Mal-Beginn einen Grand Mal-Status (Gruppe I: 1 Pat., Gruppe II: 6 Pat.). 25 Kinder hatten mindestens einen Petit Mal-Status (Gruppe I: 13 Pat., Gruppe II: 12 Pat., in jeder Untergruppe jeweils 6 Pat.).

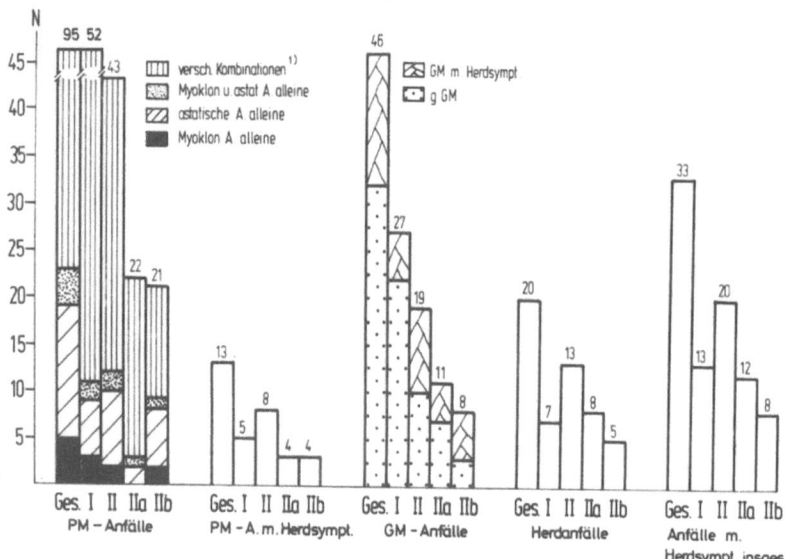

Abb. 4. Zerebrale Anfälle vom Petit Mal-Beginn bis zum Ende der Beobachtungszeit (summarische Erfassung). [1] Kombination myoklonischer und/oder astatischer Anfälle mit Bewußtseinspausen oder tonischen Anfällen

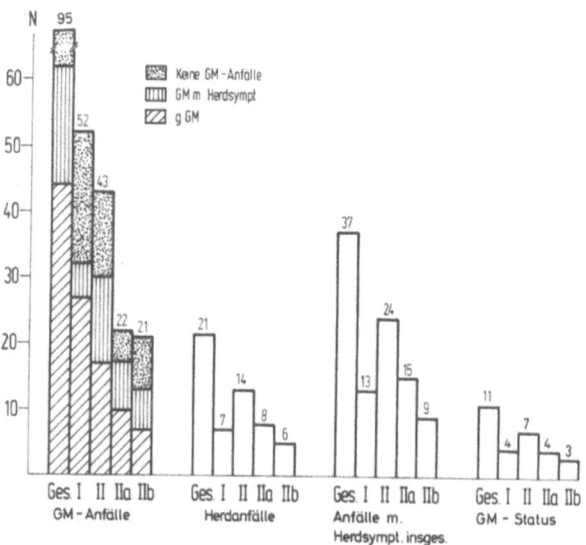

Abb. 5. Begleitende Anfälle im gesamten Epilepsieverlauf (summarische Erfassung)

Zusammenfassende Befunde von Epilepsiebeginn bis zum Ende der Beobachtungszeit:

Zerebrale Anfälle (Abb. 5). 62 Patienten (65%) hatten neben den Petit Mal-Anfällen andere Anfälle die entweder vorausgegangen waren oder begleitend auftraten. Sämtliche Kinder litten an Grand Mal-Anfällen, sie verteilten sich gleichmäßig auf die Haupt- und Untergruppen.

18 Patienten litten an Grand Mal-Anfällen mit Herdsymptomen, 21 an Herdanfällen, 29 Kinder an einem der beiden Anfallstypen oder an einer Kombination. Die Unterschiede zwischen den Hauptgruppen waren deutlich, wobei die Gruppe I wesentlich seltener betroffen war (Grand Mal-Anfälle mit Herdsymptomen: $p < 0,001$, Herdanfälle: $p < 0,05$, Kombinationen: $p < 0,01$). 6 Patienten litten vor und nach dem Petit Mal-Beginn an begleitenden Anfällen mit Herdsymptomatik (Gruppe I: 1 Pat., Gruppe II: 5 Pat.). Unter Einschluß von Petit Mal-Anfällen mit Herdsymptomen wiesen insgesamt 37 Patienten zerebrale Anfälle mit Herdsymptomatik ($p < 0,05$) auf.

Grand Mal-Staten stellten sich bei 11 Patienten einmal oder häufiger ein. Die Unterschiede zwischen den Grup-

pen waren unbedeutend. 4 Patienten hatten Grand Mal-Staten vor und nach dem Petit Mal-Beginn, alle gehörten der Gruppe II an.

Schwere des Epilepsieverlaufes. 28 Kinder zeigten einen leichten, 23 einen mittelschweren und 44 einen schweren oder therapieresistenten Verlauf. In der Hauptgruppe I waren leichte oder mittelschwere ($p < 0,05$) häufiger als in der Gruppe II. Die Häufigkeitsunterschiede zwischen den Untergruppen waren statistisch nicht signifikant.

Einzelne klinische Merkmale wurden daraufhin geprüft, ob sie signifikant häufiger bei leichten und mittelschweren einerseits oder schweren und therapieresistenten Verläufen andererseits auftraten.

Ein Hydro- oder Mikrozephalus fand sich bei schweren Verläufen nicht gehäuft, wohl aber eine deutliche oder schwere Entwicklungsstörung ($p < 0,05$). Kinder der Gruppe I ohne hirnorganische Veränderungen zeigten einen günstigen Verlauf ($p < 0,01$), desgleichen Kinder mit nur einem Petit Mal-Typ im gesamten Petit Mal-Verlauf ($p < 0,001$), nicht aber Patienten, die lediglich bei Petit Mal-Beginn einen Petit Mal-Typ aufwiesen.

Patienten mit Petit Mal-Staten ($p < 0,05$) tonischen Anfällen ($p < 0,001$), vorausgegangenem Propulsiv Petit Mal ($p < 0,001$), begleitenden Anfällen mit Herdsymptomen ($p < 0,05$) zeigten häufig schwere bzw. therapieresistente Verläufe. Andererseits schienen Neugeborenenkrämpfe, Grand Mal-Anfälle und auch ein einmaliger Grand Mal-Status vor Petit Mal-Beginn und generalisierte Grand Mal-Anfälle im Petit Mal-Verlauf keine Wirkvariablen zu sein. Patienten der Gruppe II mit Anfallsbeginn im 1. Lebensjahr hatten meist schwere Epilepsieverläufe ($p = \text{n.s.}$). Kinder, deren Petit Mal-Beginn in den ersten beiden Lebensjahren lag, hatten ähnliche Verläufe wie Kinder mit späterem Beginn kleiner Anfälle.

Literatur und zusammenfassende Diskussion in Teil II dieser Arbeit.

PD Dr. I. Lagenstein
Universitäts-Kinderklinik
Martinistraße 52, D-2000 Hamburg 20

Liquorlysozymspiegel bei Meningitis im Kindesalter

Aus Klinik
und Forschung
Originalien

Redaktion:
K. H. Schäfer

H. M. Grubbauer

Universitäts-Kinderklinik (Vorstand: Univ.-Prof. Dr. B. Hadorn), Graz

Spinal Fluid Lysozyme Levels in Childhood Meningitis

Summary. Lysozyme was determined with a turbidimetric assay in blood and cerebrospinal fluid. There were 17 children without CNS-disease, 30 patients with viral meningitis, 5 patients with encephalitis, 3 with symphatetic meningitis, 3 with Guillain Barré syndrome, 25 children with bacterial meningitis, 1 patient with tuberculous meningitis and two with intracranial tumors. The lysozyme level was below $0.5\,\mu g\,Hl/ml$ in patients without CNS-disease, in viral and symphatetic meningitis, Guillain Barré syndrome and encephalitis. Elevated lysozyme levels were found in bacterial meningitis, in the one case with tuberculous meningitis and in brain tumors (Ependymoma and Medulloblastoma). In our opinion the lysozyme level is a valuable aid in the differentiation of viral meningitis to bacterial meningitis.

Key words: Lysozyme activity in cerebrospinal fluid and blood – Viral meningitis – Bacterial meningitis – Differential diagnosis.

Schlüsselwörter. Lysozymspiegelmessung im Liquor und Blut – Virale Meningitis – Bakterielle Meningitis – Differentialdiagnose.

Zusammenfassung. Lysozymspiegel wurden mit der turbidimetrischen Methode bei 86 Kindern, sowohl im Liquor cerebrospinalis als auch im Serum gemessen. Das Krankengut bestand aus 17 Gesunden, 30 Patienten mit abakteriellen Meningitiden, 5 Krankheitsfällen mit viralen Meningoencephalitiden, 3 mit Polyradiculoneuritiden, weiteres aus 25 Kindern mit bakteriellen Meningitiden, 1 Krankheitsfall mit tuberkulöser Meningitis und 2 Kindern mit intrakraniellen Tumoren. Lysozym konnte auch von uns nicht oder nur in einer Konzentration unter $0,5\,\mu g\,Hl/ml$ im normalen Liquor, im Liquor von seröser und Begleitmeningitis, bei Polyradiculoneuritis und Meningoenzephalitis nachgewiesen werden. Deutlich erhöht mit Werten bis zu $10\,\mu g\,Hl/ml$ war hingegen der Lysozymspiegel im Liquor bakterieller Meningitiden weniger deutlich, jedoch über $0,5\,\mu g\,Hl/ml$ liegend bei dem Krankheitsfall von tuberkulöser Meningitis, sowie bei den Patienten mit Ependymom und Medulloblastom. Mit Hilfe der Lysozymbestimmung im Liquor gelang uns immer eine sichere Unterscheidung zwischen bakteriellen und viralen Meningitiden. Da die Methode rasch, leicht und sicher auch in kleineren Laboratorien durchzuführen ist, erscheint uns die Bestimmung des Liquorlysozyms eine wertvolle Bereicherung der Liquordiagnostik zu sein.

Das Lysozym ist ein bakteriolytisches Enzym, 1922 von Flemming entdeckt, welches in verschiedenen biologischen Flüssigkeiten und Geweben unter normalen Umständen vorkommt, jedoch nicht im Liquor cerebrospinalis. So findet man es im menschlichen Organismus in der Tränenflüssigkeit, im Nasensekret, im Speichel, der Milz, der Plazenta, in Leukozyten, im Plasma, im Harn und auf der Haut. Es ist ein saccharolytisches Enzym, welches die Verbindung zwischen der Muraminsäure und N-Azetylglukosamin in den Bakterienzellwänden zerstört, so daß diese aufgelöst werden. Das Enzym wurde daher auch Muramidase genannt. Besonders empfindlich sind grampositiven Kokken, unter ihnen der Mikrococcus lysodeikticus, welcher zum quantitativen Nachweis des Lysozyms verwendet wird. Diese Arbeit beschäftigt sich mit Liquorlysozymbestimmungen bei bakteriellen und viralen Meningitiden und deren Differenzierung durch unterschiedliche Lysozymspiegel. Mit der Bestimmung des Liquorlysozymspiegels ist eine Differenzierung zwischen eitriger und viraler Meningitis möglich, wenn andere Liquorparameter, wie Zahl und Art der Zellen, Eiweiß- und Zuckergehalt sowie die bakteriologischen Färbungen kein eindeutiges Ergebnis liefern. Das Liquorlysozym ist bei bakteriellen Meningitiden im Unterschied zu viralen Meningitiden deutlich erhöht.

Material und Methode

Lysozymaktivitäten wurden bei Kindern mit der Verdachtsdiagnose Meningitis gleichzeitig mit der übrigen Diagnostik (Zellzahl, Sediment, Eiweiß, Zucker, Gramfärbung, bakteriologische Kulturen) im Liquor gemessen. Lysozym wurde mit dem turbidimetrischen Test Properzym – Lysozym des Behring-Institutes – bestimmt. Die Methode stammt von Prockop und Davidson und beruht auf dem Bakterienzellwandauflösungsvermögen des Lysozyms [7]. Die Trübung einer quantifizierten Bakteriensuspension von Mikrococcus lysodeikticus wird je nach Konzentration des Lysozyms in der Lösung verringert und damit der Lysozymgehalt quantitativ bestimmt. Zur Messung wird ein Spektrallinienphotometer Eppendorf unter Verwendung der Rechteckblende für Trübungsmessungen benützt. Gemessen wird bei einer Wellenlänge von 546 nm mit einer Reaktionstemperatur von 25 °C. Das Reagens-Properzym Lysozym des Behring-Institutes enthält folgende Konzentrationen: Phosphatpuffer, pH 6,3 67 mMol/l, Natrium-Azid. 0,5 g/l, Mikrococcus lysodeikticus 0,2 g/l. Das Reagens wird mit 3 ml Aqua dest. aufgelöst und nach einer Temperierung auf 25 °C mit 0,05 ml Liquor (Serum,

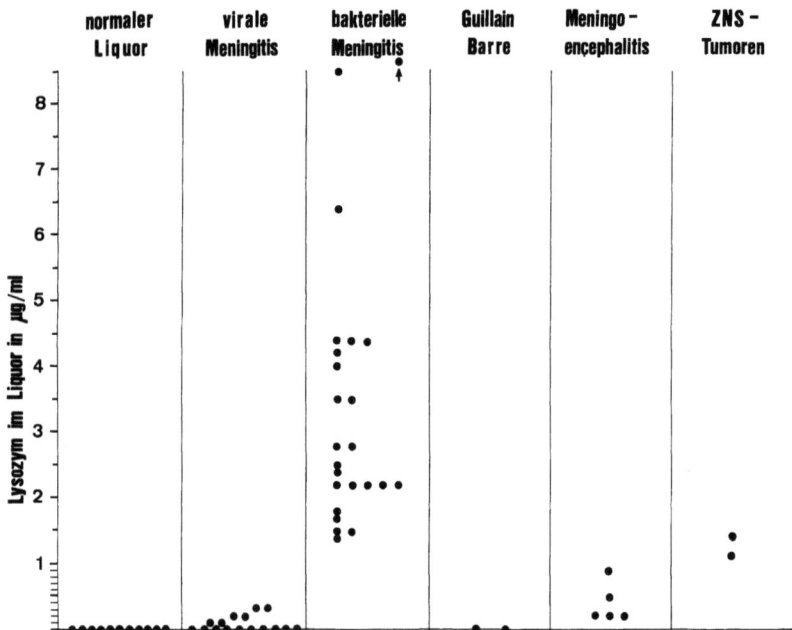

Abb. 1. Ergebnisse der Liquorlysozymmessungen

Urin) gemischt und nach 30 s (E 1) und nach 2 min (E 2) die Extinktion gemessen. Danach wird der Extinktionsunterschied (delta E/2 min = E 1–E 2) ermittelt. Auf der beigefügten Standardkurve Properzym-Lyso-zym K.-/Batch No. 1002 wird danach die Lysozymkonzentration in mg Humanlysozym/l oder mg Hühnereiklarlysozym/l gemessen. Unsere Konzentrationswerte werden in mikrogramm Humanlysozym/ml angegeben. Die Bestimmungszeit der Lysozymaktivität beträgt ungefähr 10 min.

Liquorlysozymprovokationsversuch

In 1 ml Liquor wurden 10^5, 10^6, 10^7 Leuko vor und nach physikalischer Belastung (3 × tieffrieren bei −20 °C) zugegeben. Die Präparation des Leukozytenkonzentrates erfolgte mit 8 ml heparinisiertem Blut (10 E Heparin/ml) plus 2 ml 5%iges Dextran. Dies wird 45–60 min bei 37 °C sedimentieren gelassen. Danach wird das überstehende Plasma abgezogen, für 5 min bei 800 RPM zentrifugiert, der Überstand abgegossen und die Zellen in 2 ml Ringer resuspendiert. Danach werden die Leukozyten der Lösung gezählt und differenziert. Einstellen der Lösung mit Ringer auf 10^5, 10^6, 10^7 PMN/ml.

Resultate

Die Resultate der Liquorlysozymbestimmungen sind in Abb. 1 zusammengefaßt. Sämtliche bakterielle Meningitiden hatten Lysozymwerte von 1,1 µg Humanlysozym/ml und mehr. Die höchsten Liquorlysozymwerte wurden bei massiver Bakterieninvasion und geringer Zellzahlvermehrung gemessen. Die Höhe des Liquorlysozyms war dabei unabhängig von der Bakterienart (Tabelle 1). Der Korrelationskoeffizient für Muramidase zu Granulozyten betrug 0,2 (Abb. 2), zu Liquoreiweiß und Glucose 0,75 bzw. −0,487. Liquorlysozymbestimmungen bei malignen Tumoren des Zentralnervensystems ergaben bei einem Krankheitsfall mit einem Ependymom bei einer Zellzahl von 43/mm³ mit 10% Tumorzellen einen Lysozymwert von 1,4 µg/ml, bei einem Medulloblastom mit einem Liquorbefund von 1,3 Zellen/mm³ und einem Eiweiß von 114 mg-% 1,1 µg/ml Lysozym. Bei viralen Meningitiden und Meningoenzephalitiden, beim Guillain-Barré-Syndrom, wurden Liquorlysozymwerte zwischen 0,0 und 0,5 gemessen, die Liquorlysozymwerte beim normalen Liquor lagen zwischen 0 und 0,2 µg/ml (Abb. 1). Das gleichzeitig

Tabelle 1. Liquorlysozymaktivität bei verschiedenen Bakterien

	Zahl	Lysozymaktivität µg/ml
Unbekannter Erreger	5	1,0– 4,5
Meningokokken	6	1,1– 3
Pneumokokken	3	1,5–10,9
Aerobacter aerogenes	1	2,4
Staphylococcus epidermis	4	2,2– 8,5
Haemophilus influenzae	4	2,2– 4,2
Coli haemolyticum	2	2,2– 4,4

mitbestimmte Serumlysozym lag zwischen 0,7 und 3,8 µg/ml.

Der Lysozymprovokationsversuch ergab bei intakten Leukozyten und einer Leukozytenkonzentration von 10^5, 10^6 und 10^7 keine Veränderungen des Liquorlysozyms, bei denselben Konzentrationen nach physikalischer Belastung der Leukozyten mit 3maligem Tieffrieren bis −20 °C Liquorlysozymwerte bei 10^5 Leuko von 0,2 bei 10^6 Leuko von 0,7 und bei 10^7 Leuko von 2,8 µg/ml.

Diskussion

Menschliches Lysozym kommt in vielen Organen, Geweben und Flüssigkeiten des menschlichen Körpers vor. Besonders reichlich wird es in den Granulozyten und auch Monozyten gefunden. Während Lysozym im normalen Liquor cerebrospinalis nicht oder nur in Spuren nachweisbar ist, und dies auch bei viralen Erkrankungen des zentralen Nervensystems unverändert bleibt, kommt es zu deutlich nachweisbaren Lysozymaktivitäten bei bakterieller Meningitis [1–3, 5, 7, 8]. Dies bestätigten auch die Lysozymuntersuchungen von unserem Krankengut. Während bei 30 Fällen von viralen Meningitiden das Liquorlysozym immer unter 0,5 µg Hl/ml lag, waren bei den bakteriellen Meningitiden, unabhängig von der Höhe der Zellzahl, immer deutlich erhöhte Liquorlysozymspiegel – sämtliche gemessene Werte lagen über 1,1 µg Hl/ml –

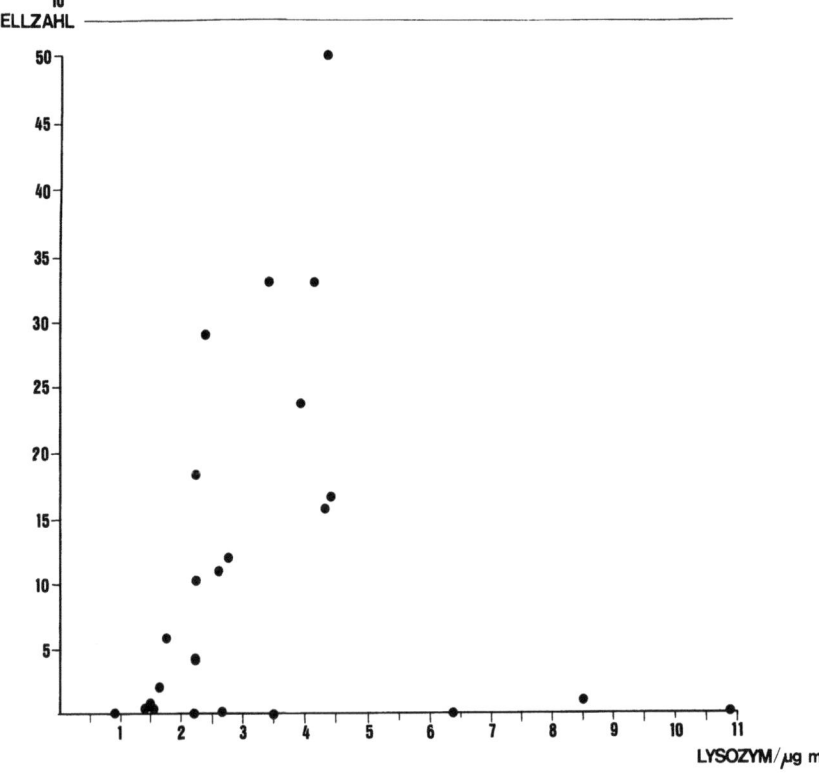

Abb. 2. Korrelation zwischen Liquorzellzahl und Liquorlysozym

nachweisbar. Eine Differentialdiagnose viraler Meningitis zu bakterieller Meningitis war mit der Liquorlysozymbestimmung in unserem Krankengut immer möglich. Falsch positive oder falsch negative Resultate kamen dabei nicht vor.

Die Herkunft des Liquorlysozyms ist jedoch noch nicht gänzlich klar. Deutlich sieht man bei unserem Patientengut, daß eine Korrelation zwischen Granulozyten und Lysozymaktivität im Liquor nicht besteht, da die höchsten Werte der Liquorlysozymaktivität bei Ventrikulitiden und Sepsis gemessen wurde, deren Liquorzellzahl niedrig, deren Bakterienüberschwemmung jedoch massiv war. Der Korrelationskoeffizient lag bei 0,2, woraus sich kein sicherer Zusammenhang zwischen Liquorgranulozyten und Lysozym ableiten läßt. Eine mögliche Erklärung dafür wäre, daß bei massiver Bakterieninvasion und -vermehrung im Liquor ein rascher Granulozytenzerfall stattfindet und dadurch Lysozym in hohen Werten nachweisbar wird. Der Liquorlysozymprovokationstest konnte zeigen, daß, sollte das Liquorlysozym ausschließlich von den Leukozyten stammen, ein massiver Zellzerfall im Liquor vorhanden sein muß, um die gemessenen Lysozymwerte zu erreichen. Rabe konnte zeigen, daß Bakterien kein Lysozym enthalten und sie nicht die Ursache des erhöhten Liquorlysozyms sein können [7]. In einer Aufschwemmung mit 50 Mill. Keimen/mm³ von Staphylokokkus epidermidis, einem Ventrikulitiskeim mit hohen Liquorlysozymspiegeln, konnte von uns ebenfalls kein Lysozym nachgewiesen werden[1]. Es konnte auch nachgewiesen werden, daß Hirngewebe und der Plexus chorioideus kein Lysozym enthalten [8]. Lysozym scheint daher aus zwei Quellen in den Liquor zu gelangen, einerseits durch eine gestörte Blutliquorschranke, andererseits durch emigrierte Blutzellen, hauptsächlich den Granulozyten und Monozyten, welche im Zerfallen Lysozym freigeben.

Der Liquorlysozymspiegel fällt innerhalb von 10–14 Tagen auf nicht meßbare Werte ab, der Heilung der Meningitis entsprechend. Er bleibt jedoch bei Persistieren der Bakterien im Liquor in erhöhten Werten nachweisbar [1]. Damit ist auch eine Beurteilung des Behandlungserfolges möglich, wie dies auch durch die anderen Liquorparameter möglich ist. Hauptbedeutung der Liquorlysozymbestimmung liegt jedoch sicher in der Möglichkeit, bakterielle und virale Meningitiden sicher im Zusammenhang mit den anderen Liquorparametern zu differenzieren. Die Lysozymbestimmung ist einfach, rasch (durchschnittliche Dauer 10 min) und billig.

Literatur

1 Ansai A, Lipsey A, Nachum R (1979) Cerebrospinal fluid muramidase levels in meningitis. J Pediatr 94:752–755
2 Constantopoulos A, Zamboulakis D, Karaboula K, Matsaniotis M (1977) Cerebrospinal fluid and serum lysozyme activity in bacterial and viral meningitis. Helv Paeditr Acta 32:217–220
3 Gekle D, Kult J, Roth R (1977) Lysozym und β-2-Mikroglobulin im Liquor gesunder Kinder und bei Kindern mit Erkrankungen des Zentralnervensystems. Klin Wochenschr 55:189–191
4 Grossgebauer K, Langmaak H (1968) Lysozyme: Ergebnisse und Probleme. Klin Wochenschr 46:1121–1127
5 Grossgebauer K, Pohle HD, Langmaak H (1968) Vermehrtes Auftreten von Lysozym im Liquor und Urin bei Fällen von Meningitis. Klin Wochenschr 46:1127–1131
6 Newmann J, Cacatian A, Josephson AS, Tsang A (1974) Spinal fluid lysozyme in the diagnosis of centralnervous system tumours. Lancet II:756–757
7 Prockop DJ, Davidson WD (1964) A study of urinary and serum lysozyms in patients with renal disease. N Engl J Med 270:269–274
8 Rabe EF, Curnen EC (1951) The occurrence of Lysozyme in the cerebrospinal fluid and serum of infants and children. J Pediatr 38:147–153
9 Reitamo S, Klockars M (1976) Lysozyme activity in cerebrospinal fluid. Acta Med Scand 199:321–325

Dr. H. M. Grubbauer
Universitäts-Kinderklinik
Auenbruggerplatz
A-8036 Graz

---

1 *Die Herstellung der Staphylokokkenaufschwemmung verdanken wir dem Bakteriologischen Institut Graz (Dr. Stojakovic)*

Propionacidämie mit hypertrophischer Pylorusstenose und Entgleisungen im Glukosestoffwechsel

Aus Klinik und Forschung Originalien

Redaktion:
K. H. Schäfer

W. Lehnert[1], A. Junker[1], H. Wehinger[2], H. G. Zöberlein[2],
R. Baumgartner[3] und H.-H. Ropers[4]

[1] Universitäts-Kinderklinik (Direktor: Prof. Dr. W. Künzer), Freiburg/Br.,
[2] Stadtkrankenhaus, Kinderklinik (Leitender Arzt: Prof. Dr. H. Wehinger),
[3] Universitäts-Kinderklinik, Basel und
[4] Institut für Humangenetik und Anthropologie der Universität Freiburg/Br.

Propionic Acidemia Associated with Hypertrophic Pyloric Stenosis and Bouts of Severe Hyperglycemia

Summary. A newborn is presented with hyperexcitability, drowsiness and later-on with frequent vomiting and muscular hypotonia. Examination of the urine by gas chromatography-mass spectrometry lead to the diagnosis of propionic acidemia which was confirmed enzymatically in fibroblasts. Two unusual features were encountered in this case: There were severe bouts of hyperglycemia with blood glucose values up to 396 and 747 mg/100 ml; furthermore x-ray studies and autopsy revealed a hypertrophic pyloric stenosis.

Key words: Propionic acidemia – Pyloric stenosis – Hyperglycemia.

Zusammenfassung. Es wird über einen Säugling berichtet, der zunächst durch eine Hyperexzitabilität, vermehrtes Schlafbedürfnis und später auch durch rezidivierendes Erbrechen und Muskelhypotonie auffiel. Eine gaschromatographische und gaschromatographisch-massenspektrometrische Untersuchung des Urins erbrachte die Diagnose Propionacidämie, die auch enzymatisch an Fibroblastenkulturen bestätigt werden konnte. Auffallend waren zwei hypergykämische Krisen mit maximalen Blutzuckerwerten von 396 und 747 mg/100 ml. Röntgenologisch und autoptisch wurde des weiteren eine hypertrophische Pylorusstenose gefunden.

Schlüsselwörter: Propionacidämie – Pylorusstenose – Glucosestoffwechsel.

Die Propionacidämie stellt eine seltene hereditäre Erkrankung im Stoffwechsel des Propionyl-CoA's dar, eines Produktes des Intermediärstoffwechsels, das verschiedenen Quellen entstammen kann (Abb. 1). Der Krankheit liegt ein Defekt der Propionyl-CoA-Carboxylase (E.C.6.4.1.3) zugrunde [1, 2, 3], eines biotinabhängigen Enzyms, das Propionyl-CoA zu D-Methylmalonyl-CoA carboxyliert (Abb. 1). Als Folge des Anstaus von Propionyl-CoA findet man meist große Mengen Propionsäure in allen Kör-

perflüssigkeiten sowie eine Reihe von Sekundärmetaboliten des Propionyl-CoA's im Serum und vor allem im Urin (Abb. 1). Daneben ist häufig eine Hyperammonämie [4, 5] sowie eine Hyperglycinämie und -urie nachzuweisen [6].

Klinisch fallen die Patienten durch eine Reihe von Symptomen auf, die für viele Erkrankungen aus der Gruppe der Organoacidurien charakteristisch sind: Man beobachtet in der Regel wenige Tage nach der ersten Nahrungsaufnahme zunehmend Bewegungsarmut, Trinkschwäche, Apathie, Muskelhypo- und -hypertonien, Hypothermie, eine metabolische Acidose bzw. Ketoacidose, Erbrechen, Lethargie, cerebrale Krampfanfälle und Koma.

Die Diagnose ist durch eine gaschromatographische oder auch hochspannungselektrophoretische [7] Untersuchung der organischen Säuren im Urin eindeutig zu stellen, wohingegen die üblichen klinisch-chemischen Untersuchungen im Stich lassen. Eine Behandlung der Propionacidämie ist nicht unproblematisch, jedoch möglich. Man setzt dabei eine valin-, isoleucin-, threonin- und methioninarme Diät und, wo eine Biotinabhängigkeit gegeben ist, zusätzlich pharmakologische Dosen Biotin ein. In der vorliegenden Arbeit beschreiben wir einen neuen Fall einer Propionacidämie, bei dem als zusätzliche Komplikationen eine röntgenologisch und autoptisch nachgewiesene hypertrophe Pylorusstenose vorlag sowie Imbalanzen im Glucosestoffwechsel auftraten.

Material und Methoden

Die organischen Säuren analysierten wir, wie bereits beschrieben, nach Extraktion mit Äther und Umsetzen mit Diazomethan gaschromatographisch [8]. Die eindeutige Identifizierung der Metabolite erfolgte gaschromatographisch-massenspektrometrisch (Varian MAT 112).

Die Bestimmung der Propionyl-CoA-Carboxylase-Aktivität erfolgte grundsätzlich nach der Methode von Weyler et al. [9]. Nähere Einzelheiten sind der Arbeit von Baumgartner et al. [10] (Assay-System II) zu entnehmen.

Falldarstellung

Aus der *Familienanamnese* ist zu erwähnen, daß 2 Jahre vor der Geburt unseres Patienten ein weibliches Geschwisterkind im Alter von 12 Tagen im Coma unter totaler Entgleisung des Elektrolytstoffwechsels an einer nicht diagnostizierten Krankheit verstarb.

Die *Geburt* unseres Patienten (Wi., Fr.) erfolgte nach zunächst unauffälliger Schwangerschaft wegen einer drohenden Asphyxie zum er-

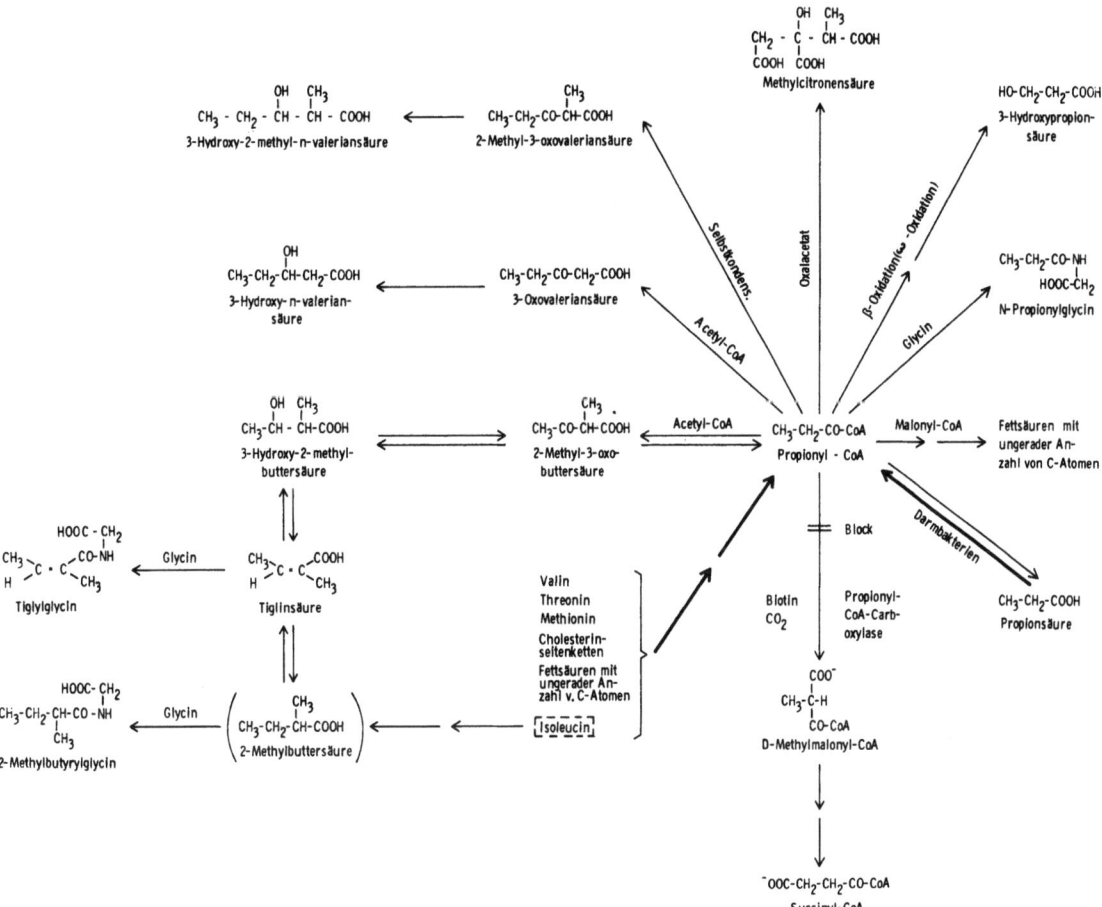

Abb. 1. Bildung des Propionyl-CoA's nebst seiner bei Propionacidämie vorwiegend im Urin nachweisbaren Sekundärmetabolite

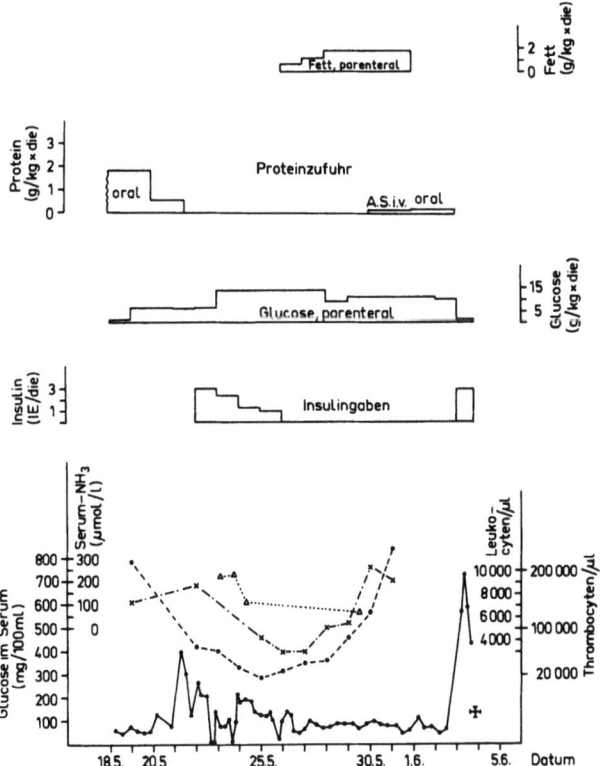

Abb. 2. Die Abbildung zeigt den Verlauf einiger wichtiger Parameter (Glucose · — ·, Thrombocyten · – – ·, Leukocyten × – · – × und Ammoniak △ · · · △ im Blut) in Korrelation zur Ernährung (Glucose, Protein, Fett) und Insulintherapie bei unserem Patienten mit Propionacidämie

rechneten Termin durch Sectio. Das Geburtsgewicht betrug 3 670 g, die Körperlänge 53 cm. Die Sofort-APGAR-Werte lagen bei 10. Wegen Trinkschwäche und einer schon vorher feststellbaren Hyperexzitabilität wurde der Säugling am 9. Tag in die Kinderklinik des Stadtkrankenhauses Kassel eingeliefert.

Zur *Aufnahme* kam ein eutropher Säugling mit zunächst hypertoner Muskulatur, seitengleicher Spontanmotorik sowie normalem Neugeborenen-Reflexverhalten. Auffallend war eine Zittrigkeit und ein vermehrtes Schlafbedürfnis. Später stellte sich rezidivierendes Erbrechen ein. Die üblichen Laborwerte waren zum Zeitpunkt der Aufnahme normal. Insbesondere bestand weder eine metabolische Acidose (p_{CO_2} 33,1 mm Hg, pH 7,42, Basendefizit 1,9 mval/l, Standardbicarbonat 21,3 mval/l) noch eine Ketonurie.

Röntgenologisch war eine Pylorusstenose nachzuweisen. Jedoch hatte der Säugling normalen Stuhlgang.

Im weiteren *Verlauf* der Erkrankung nahmen die genannten Symptome (Erbrechen, Hyperexzitabilität, Trinkschwäche, Schläfrigkeit) weiter zu. Im Verlaufe des 4. Tages nach der Aufnahme glitt der Säugling schließlich in ein tiefes Coma ab. Die Pupillen waren mittelweit und fast lichtstarr. Es bestand eine totale Bewegungslosigkeit bei extremer Muskelhypotonie. Die Blase wurde nicht mehr spontan entleert. Die Leber war bis 4 cm unter dem Rippenbogen tastbar. Der Patient mußte am gleichen Tage intubiert und kontrolliert beatmet werden.

In diese Zeit fiel eine hyperglykämische Krise mit Spitzenwerten von 396 mg Glucose/100 ml Serum. Der Zustand konnte unter anfänglich starken Schwankungen des Blutzuckerspiegels durch vorsichtige Insulintherapie beherrscht werden (Abb. 2). Gleichzeitig traten eine Leuko- und Thrombozytopenie auf, die sich in den nächsten Tagen besserte (Abb. 2).

Nachdem der Säugling die ersten beiden Tage normal ernährt worden war, wurde, da der Verdacht auf eine angeborene Stoffwechselerkrankung aufkam, die Eiweißzufuhr reduziert und mit Eintritt des Comas parenteral mit 10%iger Glucoselösung unter Zusatz der notwendigen Elektrolyte ernährt (Abb. 2). Eine nun eingeleitete Suche nach congenitalen Stoffwechselstörungen erbrachte eine leicht erhöhte Glycinkonzentration im Serum sowie eine stark vermehrte Ausscheidung von

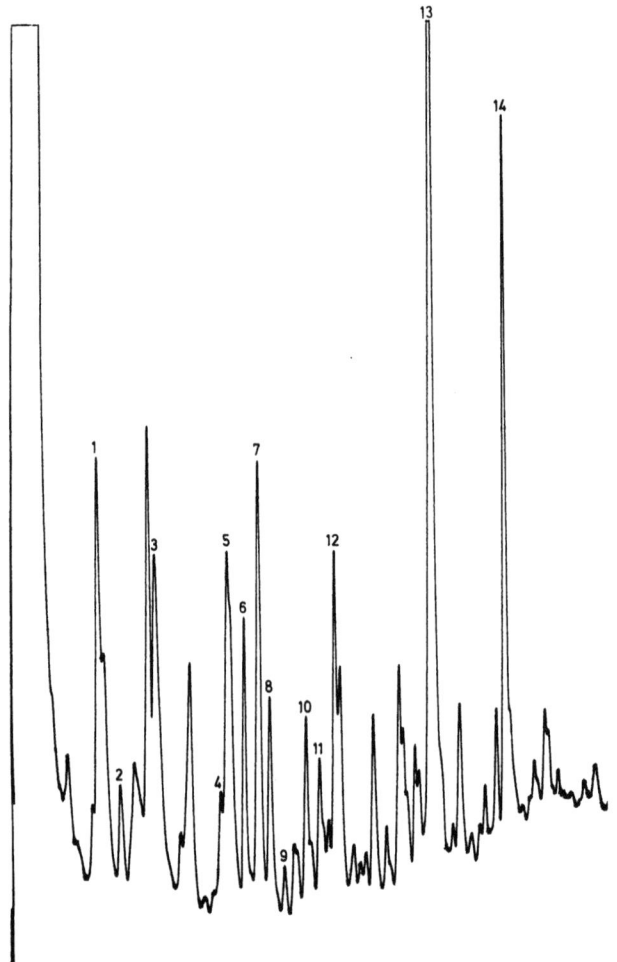

Abb. 3. Gaschromatogramm einer mit Äther extrahierten und mit Diazomethan veresterten Urinprobe des Patienten Wi., Fr. mit Propionacidämie. *1* = Milch-; *2* = 2-Methoxypropion- (Artefakt aus Milchsäure und Diazomethan); *3* = 3-Hydroxypropion-; *4* = Phosphor-; *5* = 2-Methyl-3-oxo-valerian-; *6* = Bernstein-; *7* = Isopropylmalon- (interner Standard); *8* = Benzoe-; *9* = Glutar-; *10* = Phenylessig-; *11* = 3-Hydroxy-3-methyl-glutarsäure; *12* = N-Propionylglycin; *13* = Methylcitronen- + wenig 4-Hydroxyphenylessig-; *14* = Hippursäure, Mono-, Di- bzw. Trimethylester

Glycin und Lysin. Die gaschromatographische Analyse der organischen Säuren im Urin ergab eine erhöhte Ausscheidung von 2-Methyl-3-oxo-valerian-, 3-Hydroxypropion-, Methylcitronen- und Propionsäure sowie N-Propionylglycin, womit die Diagnose Propionacidämie eindeutig gestellt war.

Im Verlaufe des 7. Tages nach der Aufnahme besserte sich die Bewußtseinslage des Säuglings wieder. Die zu Beginn des Komas erhöhten Ammoniakkonzentrationen im Serum normalisierten sich (Abb. 2, Norm: 53–88 µmol/l) und die Muskelhypotonie ging in eine Hypertonie über, wobei sich auch die Hyperexzitabilität wieder einstellte. Die Spontanatmung stabilisierte sich allmählich. In den folgenden 8 Tagen war der Zustand des Kindes gleichbleibend. Nachdem die Diagnose gestellt war, begannen wir wieder mit der Zufuhr kleinster Eiweißmengen, anfangs parenteral, dann oral als Frauenmilch (Abb. 2). Dabei kam es unter heftigem, rezidivierendem Erbrechen erneut zu einer Verschlechterung des Allgemeinzustandes mit Ateminsuffizienz und Bewußtlosigkeit (3. Juni 1978). Am Todestag mußte der Säugling wieder intubiert und kontrolliert beatmet werden. Kurze Zeit später trat Bradycardie mit Abfall der Herzfrequenz unter 50/min. auf. Das Kind verstarb nach mehreren Reanimationsversuchen im Herz- und Kreislaufversagen. Am letzten Lebenstag war es erneut zu einer Hyperglykämischen Krise mit Spitzenwerten von 747 mg Glucose/100 ml gekommen.

Autoptisch fand sich eine deutliche muskuläre Hypertrophie des Pylorus. Außerdem bestand ein Ödem des 440 g schweren Gehirns (Nor-

malgewicht: 350–440 g). Im übrigen war der pathologisch-anatomische Befund, insbesondere auch in Hinblick auf Leber und Pankreas, unergiebig.

Ergebnisse und Diskussion

Wie schon eingangs erwähnt, treten bei der Propionacidämie insbesondere im Urin viele ungewöhnliche Metabolite des Propionyl-CoA's auf (Abb. 1), die zur Sicherung der Diagnose herangezogen werden können. Die Menge und Art dieser Substanzen scheint von mindestens drei Faktoren abhängig zu ein,

1. von der zugeführten Eiweißmenge,

2. von der Restaktivität der Propionyl-CoA-Carboxylase sowie

3. von der Aktivität der verschiedenen mit der Propionyl-CoA-Carboxylase um das Substrat konkurrierenden Enzyme.

Dementsprechend groß ist daher auch die Variabilität des Metabolitenmusters bei verschiedenen Patienten [11, 12]. Im vorliegenden Fall war bereits vor der Diagnosestellung jegliche Eiweißnahrung abgesetzt worden, so daß viele Metabolite gar nicht und andere in nur mäßigen Konzentrationen vorlagen. Den ersten Hinweis auf die richtige Diagnose gab die 2-Methyl-3-oxovaleriansäure (Abb. 3, Peak 5), deren Ausscheidung bei Propionacidämie wir kürzlich beschrieben haben [8, 12]. Zuammen mit den klinischen Symptomen, der Hyperglycinämie und -urie sowie der Hyperammonämie war die Diagnose eindeutig zu stellen. Sie wurde durch enzymatische Messungen an Fibroblastenkulturen bestätigt: Die Aktivität der Propionyl-CoA-Carboxylase war auf nicht meßbare Werte erniedrigt. Sie konnte weder durch Zusatz von Biotin in vitro noch nach der Kultur der Fibroblasten in mit Biotin angereicherten Kulturmedien stimuliert werden.

Im weiteren Verlauf der Erkrankung waren die typischen Metabolite der Propionacidämie kaum mehr nachweisbar (Tabelle 1). Präfinal wurden jetzt große Mengen an Milchsäure sowie an den Dicarbonsäuren Oxal-, Bernstein- und 2-Oxoglutarsäure ausgeschieden (Tabelle 1). Ursachen und Bedeutung der vermehrten Dicarbonsäuren-Ausscheidung bleiben unbekannt, jedoch haben wir ähnliche Befunde bei schwerstkranken Kindern mit Acidose schon häufiger erhoben. Bei Störungen des Fettsäuren-Abbaus kommt es durch ω-Oxidation und anschließende β-Oxidation zur Bildung der längerkettigen Dicarbonsäuren Adipin-, Pimelin- und Suberinsäure [13].

Abbildung 2 zeigt den Verlauf einiger klinischer und klinisch-chemischer Parameter während des stationären Aufenthaltes. Auffallend ist das Absinken der Thrombo- und Leukozytenzahlen. Nach Abklingen der durch die Propionacidämie bedingten metabolischen Krise, normalisierten sich beide Parameter wieder. Thrombo- und Leukozytopenien sind bei Propionacidämie häufiger beschrieben [6, 14], jedoch selten ausreichend dokumentiert worden.

Zweimal traten bei dem Kind hyperglykämische Krisen auf und zwar erstmals am 4. Behandlungstag, sodann

Tabelle 1. Serumkonzentrationen und Ausscheidung verschiedener Metabolite bei unserem Patienten mit Propionacidämie. Geburtstag 9. Mai und Todestag 3. Juni 1978

Datum	Unter-suchungs-material	Propion-säure (μmol/ml)	Andere Metabolute
22. Mai	Urin	1,1	2-Methyl-3-oxovalerian-, Methyl-citronen-, 3-Hydroxypropionsäure, N-Propionylglycin (vgl. Abb. 3)
23. Mai	Serum	<0,02	–
24. Mai	Serum	0,2	–
1. Juni	Serum	0,03	–
2. Juni	Serum	<0,02	–
	Urin	<0,02	Spuren Methylcitronensäure, große Mengen Milch- und Oxalsäure
3. Juni	Serum	<0,02	–
	Urin	<0,02	Spuren Methylcitronen- und 3-Hydroxypropionsäure, große Mengen Milch-, Oxal- und 2-Oxoglutatsäure

wenige Stunden vor dem Tode. Eine Acetonurie konnte dabei nicht beobachtet werden. Als Ursache kam eine überhöhte exogene Glucosezufuhr bei beiden Gelegenheiten nicht in Betracht. Die erste Hyperglykämie klang unter vorsichtigen Insulingaben in 4 Tagen wieder ab, wobei vorübergehend eine besondere Labilität der Stoffwechsellage, jetzt auch mit Hypoglykämien, zu beobachten war. Die zweite Hyperglykämie trat unvermittelt auf und leitete in das Finalstadium über. Zwar liegen vereinzelt Berichte über Hypoglykämien bei Propionacidämie vor [6], doch sind uns bisher keine solchen über Hyperglykämien bekannt geworden. In diesem Zusammenhang soll jedoch auf eine Arbeit von Grenne und Mitarbeitern [15] hingewiesen werden, die bei einem Säugling mit einer angeborenen Lactatacidose während der Behandlung einer acidotischen Krise einen Anstieg der Blutzuckerkonzentrationen auf 230 und 315 mg/100 ml beobachtet haben. Als mögliche Erklärung verweisen die Autoren auf Arbeiten von Guest et al. [16] sowie Mackler et al. [17], die zeigen konnte, daß während schwerer acidotischer Zustände die Wirksamkeit des Insulins beeinträchtigt ist: Es kommt zu einer reduzierten Glucosetoleranz mit verminderter Aufnahme der Glucose in die Zelle. Da die Blutzuckerentgleisungen bei unserem Patienten von schweren Acidosen begleitet waren, halten wir den geschilderten Entstehungsmechanismus der Hyperglykämie bei unserem Patienten ebenfalls für möglich.

Bemerkenswert am vorliegenden Fall ist auch die röntgenologisch und autoptisch nachgewiesene Pylorusstenose bzw. -hypertrophie. Ein typisches Symptom vieler Organoacidurien stellt das unstillbare oder rezidivierende Erbrechen dar, das in der Vergangenheit des öfteren im Sinne einer Pylorusstenose fehlgedeutet wurde [18]. Eindeutig gesicherte Pylorusstenosen bei angeborenen Stoffwechselerkrankungen sind selten. Wir haben kürzlich über einen Patienten mit Isovalerianacidämie berichtet, bei dem beide Diagnosen zutrafen und auch durch das Ansprechen auf die jeweilige Therapie gesichert werden konnten [19].

Wenn also der atypische Verlauf einer vermuteten Pylorusstenose immer an eine Organoacidurie denken lassen muß, schließt umgekehrt der Nachweis einer Organoacidurie die hypertrophische Pylorusstenose doch nicht aus.

Literatur

1 Hsia YE, Scully KJ, Rosenberg LE (1969) Defective propionate carboxylation in ketotic hyperglycinemia. Lancet I:757–758
2 Hsia YE, Scully KJ, Rosenberg LE (1970) Inherited propionyl-CoA-carboxylase deficiency in ketotic hyperglycinemia. Proc Soc Pediatr Res 40:26
3 Gompertz D, Storrs CN, Bau DCK, Peters TJ, Hughes EA (1970) Location of enzymic defect in propionic acidemia. Lancet I:1140–1143
4 Wolf B, Hsia YE, Tanaka K, Rosenberg LE (1978) Correlation between serum propionate and blood ammonia concentrations in propionic acidemia. J Pediatr 93:471–473
5 Shafai T, Sweetman L, Weyler W, Goodman SI, Fennessey PV, Nyhan WL (1978) Propionic acidemia with severe hyperammonemia and defective glycine metabolism. J Pediatr 92:84–86
6 Ando T, Nyhan WL (1974) Propionic acidemia and the ketotic hyperglycinemia syndrome. In: Nyhan WL (ed) Heritable disorders of amino acid metabolism. Patterns of clinical expression and genetic variation. Wiley & Sons, New York, pp 37–60
7 Brechbühler T, Baumgartner R, Wick H (1973) Früherfassung von Stoffwechselkrankheiten bei Säuglingen: Das erweiterte Screening-Programm beim kranken Säugling. Chem Rdschau 26:15
8 Lehnert W, Schuchmann L, Urbánek R, Niederhoff H, Böhm N (1978) Excretion of 2-methyl-3-oxovaleric acid in propionic acidemia. Eur J Pediatr 128:205
9 Weyler W, Sweetman L, Maggio DC, Nyhan WL (1977) Deficiency of propionyl-CoA Carboxylase and methylcrotonyl-CoA carboxylase in a patient with methylcrotonylglycinuria. Clin Chim Acta 76:321–328
10 Baumgartner ER, Bachmann C, Brechbühler T, Wick H (1975) Acute neonatal nonketotic hyperglycinemia: Normal propionate and methylmalonate metabolism. Pediatr Res 9:559–564
11 Duran D, Gompertz D, Bruinsvis L, Ketting D, Wadman SK (1978) The variability of metabolite excretion in propionic acidemia. Clin Chim Acta 82:93–99
12 Lehnert W, Junker A (1980) 2-Methyl-3-oxovaleriansäure: Ein charakteristischer Metabolit bei Propionacidämie. Clin Chim Acta 104:47–51
13 Gregersen N, Ingerslev J (1979) The excretion of C_6–C_{10} Dicarboxylic acids in the urine of newborn infants during starvation. Evidence for ω-oxidation of fatty acids in the newborn. Acta Paediatr Scand 68:677–681
14 Koepp P, Hommes FA, Roerdink FH, Nienhaus AJ (1977) Propionacidämie bei einem Neugeborenen. Autoradiographische, enzymatische und gaschromatographische Untersuchungen. Monatsschr Kinderheilkd 125:464–466
15 Greene HL, Schubert WK, Hug G (1970) Chronic lactic acidosis of infancy. J Pediatr 76:853–860
16 Guest GM, Mackler B, Knowles HC (1952) Effect of acidosis on insulin action and on carbohydrate and mineral metabolism. Diabetes 1:276–282
17 Mackler B, Lichtenstein H, Guest GM (1952) Effects of ammonium chloride acidosis on glucose tolerance in dogs. Am J Physiol 168:126–130
18 Nyhan WL (1974) Patterns of clinical expression and genetic variation in the inborn errors of metabolism. In: Nyhan WL (ed) Heritable disorders of amino acid metabolism. Patterns of clinical expression and genetic variation. Wiley & Sons, New York, pp 3–14
19 Lehnert W, Schenck W, Niederhoff H (1979) Isovalerianacidämie kombiniert mit hypertrophischer Pylorusstenose. Klin Pädiatr 191:477–482

Dr. W. Lehnert
Universitäts-Kinderklinik
Mathildenstraße 1
D-7800 Freiburg/Br.

Erfolgreiche Behandlung einer renalen Hypertension bei einem 2½ Jahre alten Mädchen mit dem Converting-Enzym-Inhibitor Captopril

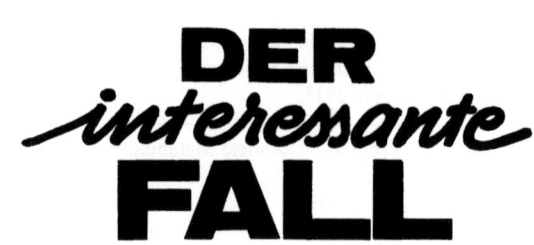

Redaktion: W. Schröter, Göttingen

Christa Lütkenhaus, K. Bonzel,
L. Diekmann und H. Koch

Universitäts-Kinderklinik (Direktor: Prof. Dr. K. D. Bachmann), Münster

Successful Treatment of Renal Hypertension in a 2½-Year-Old Girl with the Converting Enzyme Inhibitor Captopril

Summary. A girl aged 2 ½ year on chronic hemodialysis, treated with the converting enzyme inhibitor Captopril because of severe uncontrollable renal hypertension, returned for the first time to a satisfactory stable blood pressure. After three months of this therapy the bilateral nephrectomy was performed. Two weeks later the patient showed a stable blood pressure, normal for age. None of the known side effects was seen. Whether the oxalat deposits found with nephrectomy were due to the treatment with Captopril, cannot yet be answered.

Key words: Renal hypertension – Converting enzyme inhibitor Captopril.

Zusammenfassung. Ein 2½ Jahre altes dialysepflichtiges Mädchen wurde wegen therapierefraktärer renaler Hypertension mit dem Converting-Enzym-Inhibitor Captopril behandelt. Damit ließ sich erstmals ein zufriedenstellendes stabiles Blutdruckniveau erreichen. Nach dreimonatiger Behandlung wurde die bilaterale Nephrektomie durchgeführt. Zwei Wochen später wies die Patientin ausschließlich altersnormale Blutdruckwerte auf. Keine der bisher bekannten Nebenwirkungen wurde beobachtet. Ob die bei Nephrektomie gefundenen Oxalatablagerungen der Captopril-Behandlung anzulasten sind, muß offenbleiben.

Schlüsselwörter: Renale Hypertension – Converting-Enzym-Inhibitor Captopril.

In den letzten zehn Jahren wurden zwei Medikamente zur Behandlung der reninabhängigen Hypertension entwickelt, Saralasin und Captopril[1]. Beim ersteren handelt es sich um einen kompetitiven Hemmer des Angiotensin II, der heute vorwiegend diagnostisch eingesetzt wird [3, 4]. Seine Nachteile sind die ausschließlich venöse Applikationsform und eine geringe agonistische Aktivität, die besonders bei Natrium-Überladung zu einem initialen zusätzlichen Blutdruckanstieg führt [1, 4]. Beim Captopril

handelt es sich um einen Antagonisten des Converting-Enzyms, das Angiotensin I in Angiotensin II überführt. Captopril wird oral angewandt, hat keine Pressoreigenschaften und eine längere antihypertensive Wirkung, möglicherweise durch einen Antagonismus zu dem Bradykininabbau [1, 2, 4]. Im Gegensatz zum Saralasin ist es nicht nur bei renovaskulärer Hypertension wirksam, sondern auch beim essentiellen Hochdruck, vor allem bei Beschränkung der Natrium-Zufuhr und/oder in Kombination mit Diuretika [1, 7].

Da es bisher kaum Erfahrungen mit Captopril im Kindesalter gibt, soll über eine erfolgreiche Therapie bei einer 2½ Jahre alten Patientin berichtet werden [10].

Falldarstellung

Ina P., geboren am 11. Januar 1977, erkrankte Ende Mai 1979 unter dem Bild einer akuten Glomerulonephritis mit Hypertonie und leichter Retention der harnpflichtigen Substanzen. Wegen erheblicher Blutdruckprobleme mit Werten bis 220/190 mm Hg erfolgte am 31. Mai 1979 die Verlegung in die Universitäts-Kinderklinik Münster. Trotz Gaben von Furosemid[2], Beta-Rezeptorenblockern[3], Dihydralazin[4], Clonidin[5] und Diazoxid[6] in steigender Dosierung gelang keine befriedigende Einstellung der Hypertonie (s. Abb. 1). Das EKG zeigte eine zunehmende Linksherzbelastung; röntgenologisch fand sich eine deutliche Größenzunahme des Herzens. Zehn Tage später traten hämolytische Anämie (Hämoglobin 6,6 g%, Retikulozyten 200‰, Lactatdehydrogenase 1271 U/l), Thrombocytopenie und Oligurie in den Vordergrund und ließen an ein haemolytisch-uraemisches Syndrom (HUS) denken. Die typische Anamnese fehlte jedoch. Wegen Anurie wurde am 12. Juni 1979 die erste Haemodialyse durchgeführt. Die Nierenfunktion erholte sich in den folgenden Wochen jedoch nicht, und auch der Hochdruck mit seiner kardialen Belastung blieb unverändert bestehen. Plasma-Renin-Aktivität (PRA) und Aldosteron waren deutlich erhöht (s. Abb. 2). Aus diesen Gründen wurde am 29. Juni 1979 die Therapie mit Converting-Enzym-Inhibitor eingeleitet, nachdem zuvor alle Antihypertensiva abgesetzt worden waren. Die initiale Dosis betrug $2 \times 3,5$ mg Captopril. Nach vorsichtiger Dosissteigerung konnten zehn Tage später mit $4 \times 12,5$ mg Captopril erstmals stabile Blutdruckwerte von 120/85 mm Hg im Mittel erreicht werden (s. Abb. 1). PRA stieg von 35053 auf 67833 pg/ml/h, der Aldosteronspiegel fiel von 560 auf 40 pg/ml (s. Abb. 2). Die Zeichen der Linksherzbelastung verschwanden, und das Herz wurde röntgenologisch kleiner. Nach vier Wochen mußte die Dosis einmal um die Hälfte erhöht werden.

Der klinische Verdacht auf eine maligne Nephrosklerose konnte am 10. Juli 1979 durch eine Nierenblindpunktion bestätigt werden. Die Histologie zeigte schwere Veränderungen im Bereich der kleinen Arterien und Arteriolen mit massiver Wandverdickung, z. T. hochgradiger Lu-

---

1 Beide Präparate in Deutschland noch nicht im Handel; Bezugsadresse für Captopril: Squibb-Heyden München

Handelsbezeichnungen: 2 Lasix, 3 Tenormin, 4 Nepresol, 5 Catapresan, 6 Hypertonalum

Der interessante Fall

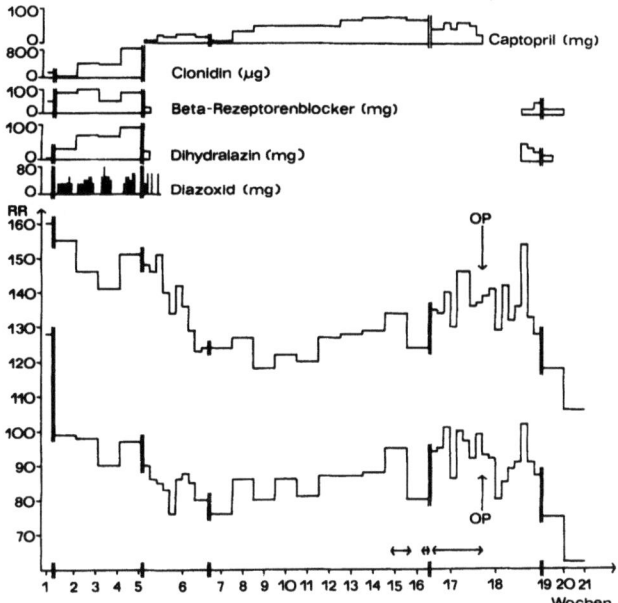

Abb. 1. Verlauf der mittleren Blutdruckwerte mit Darstellung der jeweiligen antihypertensiven Therapie vom Beginn der stationären Behandlung bis zur Nierentransplantation. OP = bilaterale Nephrektomie; ⟷ Überwässerung

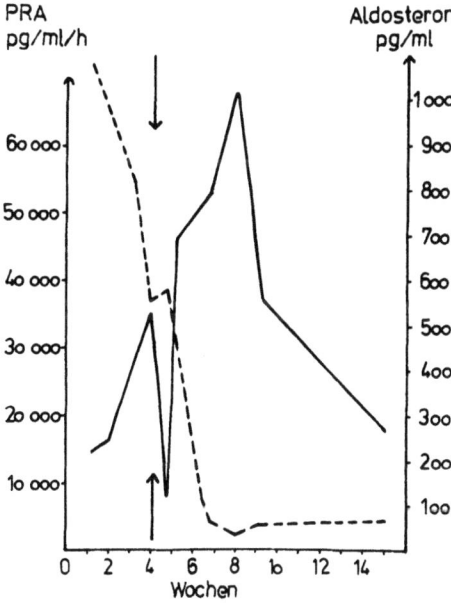

Abb. 2. Verlauf der PRA (———) und Aldosteronspiegelbestimmung (-----) vor und unter Captoprilbehandlung. ↑ Beginn der Captopril-Therapie. Normalwerte: Aldosteron 35–115 pg/ml, PRA 1000–maximal 13 500 pg/ml/h

meneinengung bzw. Verschluß durch kleine Thromben[7]. Bei anhaltender kompletter Anurie wurde am 25. September 1979 die bilaterale Nephrektomie durchgeführt, nachdem die Captopril-Therapie 12 Std zuvor beendet worden war. Die intraoperative Blutdruckkontrolle bereitete keine Schwierigkeiten. 14 Tage danach wurden noch erhöhte Blutdruckwerte gemessen – wie auch bei anderen nephrektomierten Kindern –, später jedoch ausschließlich altersentsprechende Werte. Am 17. Oktober 1979 erhielt die Patientin eine Leichenniere transplantiert mit bis heute guter Funktion.

---

7 Wir danken Herrn Priv.-Doz. Dr. Witting, Pathologisches Institut, Universität Münster, für die histologische Beurteilung

Diskussion

Wie dieser Therapieversuch gezeigt hat, führt Converting-Enzym-Inhibitor auch im Kindesalter zu einer befriedigenden Blutdruckregulation. Größere Druckschwankungen, wie sie gegen Ende der dreimonatigen Behandlung auftraten, waren fast ausschließlich volumenbedingt. Eine Natrium-arme Diät wurde von der Patientin verweigert und war bei der insgesamt geringen Nahrungsaufnahme auch nicht von großer Bedeutung. Eine partielle Erholung der Nierenfunktion durch Reduktion des renalen Gefäßwiderstandes und Verbesserung der renalen Durchblutung trat nicht ein, wahrscheinlich aufgrund der schweren und fortgeschrittenen Grunderkrankung [6, 8].

Wie zu erwarten, fand sich unter Captopril-Behandlung ein deutlicher Anstieg der PRA, bedingt durch das fehlende negative Feedback von Angiotensin II. Gleichzeitig fiel der Aldosteronspiegel auf Werte im unteren Normbereich[8] (s. Abb. 2; [4, 5, 7, 9]). Gegen Ende der Behandlung sank die PRA wieder ab. Auch Gavras und Mitarbeiter beobachteten diesen erstaunlichen Abfall des Reninspiegels. Eine mögliche Erklärung wäre eine Erschöpfung des juxta-glomerulären Apparates nach maximaler Stimulation [4]. Ein Anstieg der Pulsfrequenz konnte übereinstimmend mit Johnston und Mitarbeitern nicht beobachtet werden [7].

Nebenwirkungen wie Rash, Fieber und Bronchospasmus traten nicht auf; auch kam es nie zu einem so bedrohlichen Blutdruckabfall, daß Kochsalzinfusion erforderlich wurde. Allerdings fanden sich zum Zeitpunkt der Nephrektomie in den Tubuli beider Nieren Oxalatablagerungen, die im Biopsiematerial zuvor nicht nachweisbar waren und auch im Transplantat und anderen Organen bisher nicht aufgetreten sind. Es stellt sich die Frage, ob es sich um eine urämisch bedingte, terminal sekundäre Oxalose oder um eine Captopril-Nebenwirkung handelt. Bekanntlich wirkt Converting-Enzym nicht spezifisch. Es ist z. B. identisch mit der Kininase II, die Bradykinin abbaut. Möglicherweise hat es eine ähnliche Wirkung bei anderen Stoffwechselschritten, z. B. beim Oxalsäureabbau.

Nach Durchsicht der Literatur und eigener Erfahrung muß die Indikation zum Einsatz von Captopril für gegeben angesehen werden, wenn mit konventionellen Antihypertensiva keine befriedigende Blutdruckeinstellung möglich ist. Wegen der noch ungeklärten Nebenwirkungen bei Langzeitbehandlung sollte die Dauer der Therapie von vornherein begrenzt sein. Eine besondere Indikation besteht in der Vorbereitung zur Nephrektomie. Im geschilderten Fall ließ sich erst unter Captopril eine stabile Herzkreislaufsituation und damit Narkose- und Operationsfähigkeit erreichen.

Literatur

1 Case DB, Wallace JM, Laragh JH (1979) Comparison between saralasin and converting enzyme inhibitor in hypertensive disease. Kidney Int 15: 107–114

2 Editorial (1978) Kinins and blood-pressure. Lancet II:663–665

---

8 Wir danken Herrn Prof. Dr. Wagner, Medizinische Klinik, Universität Münster, für die PRA- und Aldosteronbestimmungen

Der interessante Fall

3 Favre L, Boerth RC, Braren V, Dean RH, Hollifield JW (1979) Angiotensin II blockade by saralasin in the evaluation of hypertension in children. Kidney Int 15: 75–82

4 Gavras J, Brunner HR, Turini GA, Kershaw GR, Tifft CP, Cuttelod S, Gavras J, Vukovich RA, McKinstry DN (1978) Antihypertensive effect of the oral angiotensin converting-enzyme inhibitor SQ 14225 in man. N Engl J Med 298: 991–995

5 Haber E, Koerner T, Page LB, Kliman B, Purnode A (1969) Application of a radioimmunoassay for angiotensin I to the physiologic measurements of plasma renin acitivity in normal human subjects. J Clin Endocrinol 29: 1349–1355

6 Hollenberg NK, Swartz SL, Passan DR, Williams GH (1979) Increased glomerular filtration rate after converting-enzyme inhibition in essential hypertension. N Engl J Med 301: 9–12

7 Johnston CI, Millar JA, McGrath BP, Matthews PG (1979) Long-term effects of captopril (SQ 14225) on blood-pressure and hormone levels in essential hypertension. Lancet II:493–495

8 Lopez-Ovejero JA, Saal SD, D'Angelo WA, Cheigh JS, Stenzel KH, Laragh JH (1979) Reversal of vascular and renal crises of scleroderma by oral angiotensin-converting-enzyme blockade. N Engl J Med 300: 1417–1419

9 Malvano R, Gandolfi C, Dianessi D, Dianotti D, Grosso P (1976) Radioimmunoassay of aldosterone in crude plasma extract. J Nucl Med Allied Sci 20:37–41

10 Weber B, Guignard JP, Brunner HR, Turini GA, Gavras H (1978) Treatment of severe renal hypertension in a child with an inhibitor of the angiotensin converting enzyme (SQ 14225). Helv Paediatr Acta [Suppl] 40:10–11

Dr. Christa Lütkenhaus
Universitäts-Kinderklinik
Robert-Koch-Straße
D-4400 Münster

Auflösung und Kommentar der Fragen „Was hat das Kind?" (Seite 701)

Frage 1

Richtig: C, D

Man muß bei einer asymptomatischen Bakteriurie, zumal dann damit rechnen, daß jedes 3. bis 5. Kind einen vesiko-ureteralen Reflux und jedes 4. bis 10. pyelonephritische Narben hat, wenn bereits wiederholt eine Pyelonephiritis aufgetreten ist. Seitengetrennte Funktionsuntersuchungen sind in erster Linie bei beiderseitigem Reflux und Narbenbildung indiziert; d. h. für ihre Ausführung besteht zu diesem Zeitpunkt keine Veranlassung.

Frage 2

Richtig: C

Auch wenn die Gefährdung durch Folgen einer bakteriellen Infektion des Nierenparenchyms im Schul- geringer als im Kleinkindesalter sind, stellen diese den wichtigsten Risikofaktor des vesiko-ureteralen Refluxes dar. Sie lassen sich anscheinend durch antibiotische Dauerprophylaxe besser als durch intermittierende Prophylaxe verringern. Angesichts der Tatsache, daß

bei 4 von 5 Kindern unter der vorgeschlagenen Behandlung innerhalb von 5 Jahren mit einer Rückbildung zu rechnen ist, erscheint eine operative Behandlung nicht angezeigt.

Vergleiche dazu jedoch die abweichende generelle Aussage von Hallman zur antibiotischen Therapie bei Bakteriurie oder geringfügigem Reflux.

Im speziellen Falle wird man jedoch angesichts der Anamnese einer Reinfektionsprophylaxe befürwortet.

Frage 3

Richtig: Alle

Allerdings kommt schon an der vorsichtigen Formulierung der Aussagen A, C und E zum Ausdruck, daß hier eher fundierte Meinungen als zuverlässiges Wissen wiedergegeben werden.

Frage 4

Richtig: A, B und C

Hallmann fand eine vorübergehende Proteinurie bei gut 10% der untersuchten ge-

sunden Schulkinder. Selbst bei erheblicher und andauernder Proteinurie ließ sich mit dem dann gebotenen diagnostischen Aufwand keine eindeutige Nierenkrankheit nachweisen, so daß sich D und E in dem geschilderten Fall verbieten.

Frage 5

Richtig: A, B und D

Siehe Tabelle 1 der Arbeit Schärer.

Frage 6

Richtig: A

Bei eiweißfreiem Urin wird Prednison nur jeden 2. Tag gegeben. Albumininfusionen sind bei lebensgefährlichen Ödemen, Einschränkungen der Kochsalzzufuhr bei Hypertonie und ausgedehnten Ödemen, cytostatische Behandlung bei häufigen Rezidiven angezeigt.

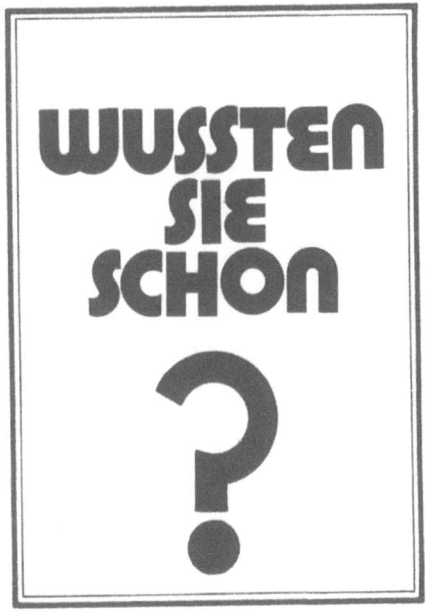

Neues aus Therapie und Prophylaxe
Redaktion: F. Bläker, Hamburg

Antivirale Mittel

F. Bläker
Universitäts-Kinderklinik Hamburg

Unter zahlreichen Substanzen mit antiviraler Aktivität, die zur Prophylaxe und Therapie von Virusinfektionen eingesetzt worden sind, haben nur wenige eine für klinisch-therapeutische Belange relevante Bedeutung erlangt.

Amantadine

Die Wirkung von Amantadine ist auf Influenza A-Viren begrenzt, sie umfaßt alle Influenza-A-Stämme.

Amantadine schützt bei prophylaktischer Anwendung in etwa 60% vor dem Ausbruch klinischer Krankheitszeichen. Bei therapeutischer Anwendung am 1. oder 2. Krankheitstag kommt es bei etwa der Hälfte der Patienten zu einer Fiebersenkung und zu einer Verkürzung der Krankheitsdauer um durchschnittlich 1–2 Tage. Manifeste Organerkrankungen, z. B. eine Influenza-Viruspneumonie, werden durch Amantadine nicht sicher beeinflußt.

Vidarabin

(Adenin-Arabinosid, Ara-A, Vira-A)

Vidarabin wirkt in Zellkulturen auf viele humanpathogene Herpes-Viren (Herpes simplex, Varizella zoster, Cytomegalie-Viren). Es ist bei höherer antiviraler Aktivität weniger toxisch als die Vorläufer Cytosin-Arabinosid und Idoxuridin.

Der prophylaktische Einsatz von Vidarabin nach Knochenmarks- und Nierentransplantationen hat keinen machweisbaren Schutzeffekt gegen Cytomegalieinfektionen erkennen lassen. Überzeugende und auswertbare Studien zur Prophylaxe von Varizellen und Herpes-simplex-Infektionen liegen noch nicht vor.

In kontrollierten Therapiestudien erwies sich Vidarabin als wirksam in der Behandlung des Herpes zoster bei Patienten mit unterdrückter Immunabwehr. Die Wirksamkeit zeigte sich in rascherer Schmerzfreiheit, in der beschleunigten Elimination von Viren aus den Hauteffloreszenzen sowie in der Verhinderung neuer Bläschenbildung.

Mehr als 100 Patienten mit Herpes simplex-Encephalitis wurden unter kontrollierten Bedingungen mit Vidarabin behandelt. Die Behandlung führte zu einer Senkung der Mortalität von ca. 70 auf ca. 30%. 40% der überlebenden Patienten hatten keine neurologischen Residuen.

Die strikte Forderung nach Sicherung der Diagnose einer Herpes-simplex-Encephalitis durch Hirnbiopsie kompliziert das therapeutische Vorgehen und belastet es mit dem Risiko des diagnostischen Eingriffes. Angesichts der guten Verträglichkeit des Präparates und der Empfehlung, bei gegebenem Verdacht in jedem Fall bis zur Sicherung der Diagnose, d. h. bis zu 5 Tagen, eine Behandlung mit Vidarabin durchzuführen, verliert das Argument, daß in 50% fokal-entzündliche cerebrale Erkrankungen durch andere Viren oder Krankheitserreger verursacht seien und deshalb eine andere Therapie erforderten, an Überzeugungskraft. Die Sicherung der Diagnose sollte durch weniger invasive Eingriffe versucht werden.

Auch bei der Behandlung der neonatalen Herpes-simplex-Infektion zeichnet sich in einer noch laufenden Studie ein günstiger Effekt des Vidarabins ab.

Neben systemischer Anwendung wird Vidarabin mit Erfolg lokal appliziert, vor allem bei der Herpes-Keratitis. Es beeinträchtigt die Wundheilung weniger als Idoxuridin, es führt nicht zu lokalen Unverträglichkeitsreaktionen und ist wirksamer als Cytosin-Arabinosid.

Interferon

Interferon ist eine relativ speziesspezifische Substanz mit nicht selektiver antiviraler Aktivität.

Interferon wurde mit Erfolg zur Prophylaxe von Virusinfektionen nach Transplantationen und unter immunosuppressiver Therapie eingesetzt. Es erwies sich als wirksam in der Prophylaxe des Herpes labialis nach chirurgischer Behandlung von Trigeminusneuralgien.

Die Behandlung manifester Virusinfektionen mit Interferon hat nicht zuletzt wegen der unterschiedlichen Qualitäten der eingesetzten Präparate zu keinem überzeugenden Ergebnis geführt. Bei weiteren therapeutischen Studien sollten Herkunft, Präparationsverfahren und Dosierung von Interferon nach einheitlichen Kriterien festgelegt werden.

Bei lokaler Anwendung wirkt Interferon in der Rezidivprophylaxe der Herpes-simplex-Keratitis sowie in der Prophylaxe von Rhinovirusinfektionen.

Die Chemotherapie von Virusinfektionen hat in den vergangenen Jahren beachtliche Fortschritte gemacht. Einen aktuellen Überblick über den derzeitigen Entwicklungsstand über pharmakologische und toxikologische Grundlagen antiviraler Substanzen vermitteln die Beiträge von M. S. Hirsch und M. N. Swartz unter dem Titel "Antiviral Agents" im New England Journal of Medicine 302, S. 903 sowie S. 949 1980.

Prof. Dr. F. Bläker
Universitäts-Kinderklinik
Martinistraße 52
D-2000 Hamburg 20

Aus der Klinik – für die Klinik
Redaktion: O. Butenandt, München

Therapie des nephrogenen Diabetes insipidus*

R. Joppich
Universitäts-Kinderklinik München

Die *Ursachen des nephrogenen Diabetes* insipidus (NDI) sind vielfältig [1]. Bei den angeborenen Formen konnte eine Störung im ADH (antidiuretisches Hormon) – empfindlichen cAMP (zyklisches AMP)-System wahrscheinlich gemacht werden [2]. Möglicherweise sind aber noch weitere Hormonsysteme an der Konzentrierungsstörung beteiligt. Das gilt besonders für die Prostaglandine (PG) der E-Serie, die die cAMP Ausscheidung bei Neugeborenen hemmen [3].

Bei männlichen Patienten mit angeborenem NDI, davon 2 Säuglingen im Alter von 2 Wochen (D.M.) und 4 Monaten (M.H.) und einem Jungen von 13 Jahren

---

* Die Untersuchungen wurden mit dankenswerter Unterstützung der Deutschen Forschungsgemeinschaft durchgeführt

Monatsschr. Kinderheilkd. 128, 727–728 (1980) © Springer-Verlag 1980

Tabelle 1. Einfluß des DDAVP, der PG-Hemmer und des Saluretikums Hydrochlorothiazid, das über eine Woche in der Dosierung 3×25 mg gegeben worden war, auf den renalen Konzentrierungsapparat und das cAMP bei 3 Patienten mit NDI. Dauer der Urinsammelperioden jeweils 6 Std. Nach Gabe der Medikamente erfolgte ein Entzug der Flüssigkeit bis zum Ende der Sammelperiode

	HV ml/h	U_{osm} mosm/l	GFR ml/min/1,73 m²	U_{cAMP}	Nephr. cAMP pMol/min/1,73 m²
D. M.					
Vor DDAVP	12	150	32	1875	903
Nach DDAVP	9	250	26	1629	942
Vor DDAVP + Indo 3 mg/kg	7,5	190	28	1161	646
Nach DDAVP + Indo 3 mg/kg	0,7	670	26	3095	2673
M. H.					
Vor DDAVP	33	170	33	3075	824
Nach DDAVP	24	200	27	2251	901
Vor DDAVP + Acetylsalicylsäure 60 mg/kg	28	190	28	2157	1483
Nach DDAVP + Acetylsalicylsäure 60 mg/kg	24	150	21	2572	1415
Vor DDAVP + Indo 3 mg/kg	22	160	24	1655	650
Nach DDAVP + Indo 3 mg/kg	16	260	18	1198	718
Vor DDAVP + Indo 6 mg/kg	30	150	27	2345	716
Nach DDAVP + Indo 6 mg/kg	5	400	9	1349	1002
J. M.					
Vor DDAVP	305	110	90	5614	3593
Nach DDAVP	278	115	86	6048	3709
Vor DDAVP + Hydrochlorothiazid	167	215	68	3353	1100
Nach DDAVP + Hydrochlorothiazid	160	225	60	3848	1203

(J. M.), versuchten wir, die Harnkonzentrierungsstörung medikamentös zu beeinflussen. Symptome bei den Säuglingen waren trotz reichlich Flüssigkeit Fieber, Dehydratation, Erbrechen, schlechtes Gedeihen, Hypernatriämie bis 156 mmol/l, Hyperchlorämie bis 117 mmol/l und eine Plasmaosmolalität bis 345 mosmol/l. Der 13jährige Junge nahm täglich ca. 8 l an Flüssigkeit zu sich.

Folgende Medikamente wurden bei den Untersuchungen *verwandt:* das ADH-Präparat DDAVP (20 µg intranasal) zur Stimulierung des cAMP Systems, die PG-Hemmer Indomethacin (Amuno), Acetylsalicylsäure (Aspirin) und das Saluretikum Hydrochlorothiazid (Esidrix).

Gemessen wurden: das Harnvolumen (HV), die Harnosmolarität (U_{osm}), die Kreatininclearance (GFR), die cAMP-Gesamtausscheidung im Urin (U_{cAMP}) und der von der Niere gebildete Anteil des cAMP (nephrogenes cAMP). Das nephrogene cAMP läßt sich bei Kenntnis des cAMP Plasmaspiegels und der GFR ermitteln [4].

Die *Ergebnisse* sind in der *Tabelle 1* dargestellt.

Zusammengefaßt ergab sich folgendes: Bei beiden Säuglingen mit angeborenem NDI gelang mit DDAVP und Indomethacin eine Stimulierung des nephrogenen cAMP. Die Niere schied nun einen zum Plasma hypertonen Urin aus. Allerdings war die Wirkung bei beiden Säuglingen unterschiedlich. Bei D. M. konnte mit der gegebenen Indomethacindosis eine deutliche Wirkung auf das nephrogene cAMP und U_{osm} bei nur wenig veränderter GFR beobachtet werden. Die gleiche Dosierung war bei M. H. genauso wenig wirkungsvoll wie Acetylsalicylsäure. Hier konnte eine Wirkung erst mit einer relativ hohen Indomethacindosis errreicht werden, die dann – wie erwartet [5] – zu einem vorübergehenden GFR Abfall führte. Patient J. M. zeigt aber, daß ein GFR Abfall allein nicht zum Anstieg des nephrogenen cAMP führt und der Urin bei diesem Patienten somit hypoton zum Plasma blieb. Beim Hydrochlorothiazid wird ein anderer Wirkungsmechanismus diskutiert [6].

Beide Säuglinge wurden mit einer relativ niedrigen DDAVP-($2 \times$ tgl. 5–10 µg) und Indomethacindosis ($2 \times$ tgl. 0.5–1 mg/kg KG per os) in ambulante Betreuung entlassen. Auch bei M. H., bei dem der Stimulationstest (s. Tabelle) unbefriedigend gewesen war, kam es unter dieser Behandlung zu einem Verschwinden der Symptome des NDI und zu einer altersgemäßen Entwicklung. Bei J. M. führte die Hydrochlorothiazidgabe zu einem Rückgang der Urinausscheidung um etwa die Hälfte.

Die *Untersuchungen zeigen,* daß zumindest bei bestimmten Formen des NDI die Möglichkeit auch bei Säuglingen gegeben ist, die Harnkonzentrierungsstörung dieser Krankheit medikamentös zu beeinflussen.

Literatur

1 Stern P (1978) Nephrogenic defects of urinary concentration. In: Edelmann CM jr (ed) Pediatric kidney disease. Little, Brown and Company, Boston, p 987
2 Mc Connell RF jr, Lorentz WB, Berger M, Smith EH, Carragal HF, Travis LB (1977) The mechanism of urinary concentration in nephrogenic diabetes insipidus. Pediatr Res 11:33
3 Joppich R, Scherer B, Weber PC (1979) Renal prostaglandins: relationship to the development of blood pressure and concentrating capacity in pre-term and full term healthy infants. Eur J Pediatr 132:253
4 Joppich R, Kiemann U, Mayer G, Häberle D (1979) Effect of antidiuretic hormone upon urinary concentrating ability and medullary cAMP formation in neonatal piglets. Pediatr Res 13:884
5 Friedman WF, Printz MP, Kirkpatrick SE (1978) Blockers of prostaglandin synthesis: a novel therapy in the menagement of the premature human infant with patent ductus arteriosus. In: Coceani F, Olley PM (eds) Advances in prostaglandin and thromboxane research, Vol 4. Raven Press, New York p. 373
6 Early LE, Orloff J (1962) The mechanism of antidiuresis associated with the administration of hydrochlorothiazide to patients with vasopressin-resistant diabetes insipidus. J Clin Invest 41:1988

Dr. R. Joppich
Universitäts-Kinderklinik im
Dr. v. Haunerschen Kinderspital
Lindwurmstraße 4
D-8000 München 2

Laudationes

Professor Helmut Karte 60 Jahre

Am 4. September d. J. wurde Helmut Karte 60 Jahre alt. Er wurde in Lichtenstein in Sachsen als Sohn des Volksschullehrers Georg Karte und seiner Ehefrau Maria geboren. Nach Schulabschluß und Ableistung des Arbeitsdienstes begann er in Leipzig 1939 mit dem Medizinstudium, das jedoch im Oktober 1940 durch Wehrdienst an der Ostfront unterbrochen wurde, aber im Rahmen einer Heeresstudentenkompanie 1942 fortgesetzt werden konnte. Er beendete sein Studium in Göttingen, wo er 1947 promovierte. Nach Ausbildung in Dermatologie und in Hygiene in Göttingen kam er 1950 zu Prof. Kleinschmidt an die Kinderklinik. Dort erhielt er nicht nur die umfassende klinische Ausbildung, die Kleinschmidt zu vermitteln wußte, sondern richtete sich alsbald im Keller der Klinik ein eigenes Laboratorium ein, in welchem er sich trotz bescheidener Umstände die Möglichkeit zu fruchtbringender wissenschaftlicher Forschung verschaffte. Im Vordergrund standen Untersuchungen über Blut- und Milchproteine, deren Ergebnisse er in mehr als 20 Publikationen – einige in Zusammenarbeit mit K.-H. Schäfer – niederlegte. 1957 habilitierte er sich mit einer Schrift über Veränderungen der Milchproteine durch Hitzeeinwirkung. Seine vielseitige Ausbildung aber ermöglichte ihm auch die erfolgreiche Bearbeitung von Problemen der Immunologie, z. B. der immunologischen Impfenzephalitisprophylaxe in der Form, wie sie jetzt amtlich empfohlen wird. Nicht zuletzt aber kam der erfahrene Kliniker mit klinischen Themen zu Wort. Mehr als 70 Arbeiten sind bisher aus seiner Feder erschienen.

Seit 1960 ist Helmut Karte der Leiter des St. Annastiftes in Ludwigshafen. Trotz der damit verbundenen umfangreichen klinischen Arbeit blieb er seiner Forschungsneigung treu. Er wurde daher 1963 zum apl. Professor in Göttingen und durch Umhabilitation 1968 in Heidelberg ernannt. Seit 1945 ist er mit Rita, geb. Brückner, aus Bismarckhütte in Oberschlesien verheiratet. Dieser Ehe wurden 8 Kinder geschenkt.

Es ist nicht nur Forschungseifer und klinischer Sachverstand, sondern vor allem auch die Harmonie und Treue seines Wesens und die Warmherzigkeit seiner ärztlichen Persönlichkeit, die seine Leistung bestimmte, ihm schon an der Göttinger Klinik die Zuneigung von Ärzten und Schwestern erwarb und bewirkt hat, daß seine Klinik weit über Ludwigshafen hinaus bekannt und Zuflucht besorgter Eltern wurde.

Wir wünschen ihm noch viele Jahre erfolgreichen Schaffens im Interesse seiner kleinen Patienten.

G. Joppich (Göttingen)

Neue Bücher

Handbuch der medizinischen Radiologie / Encyclopedia of medical radiology. Hrsg. von L. Diethelm, F. Heuck, O. Olsson, F. Strnad, H. Vieten und A. Zuppinger. Bd. 15: Nuklearmedizin. Teil 2: Diagnostik, Therapie, Klinische Forschung. Von K. Anger, D. V. Becker. W. Bessler u. a. Redig. von H. Hundeshagen. Berlin, Heidelberg, New York: Springer 1978. XXVII, 1156 S. u. 369 Abb., geb. DM 780,–.

In diesem umfangreichen Werk werden die in der Klinik eingeführten Verfahren der Nuklearmedizin dargestellt, ausgenommen die Herz-Kreislaufdiagnostik und die Onkologie.

Die für den Pädiater wichtigen Abschnitte behandeln die Untersuchungsmethoden von Hirn und Liquorräumen, der Schilddrüse, der Lunge (Perfusion und Ventilation), dem Mediastinum, den blutbildenden Systemen, Niere und Harnwegen, Knochen und Gelenken und den Organen im Abdomen. „In-Vitro"-Methoden werden außer bei der Schilddrüse nur sehr knapp geschildert. – Der Interessierte wird ausführlich und anschaulich mit den eindrucksvollen Methoden der Nuklearmedizin vertraut gemacht, das umfangreiche Literaturverzeichnis ermöglicht eine weitere Vertiefung in die komplizierte Materie. – Allerdings wird auf die speziellen Belange der Pädiatrie viel zu wenig Rücksicht genommen – nur das Kapitel „Nephrologie und Urologie" (Pabst u. Hör) ist eine hervorzuhebende Ausnahme! Zum Beispiel würde man sich ausführlichere Angaben über die Möglichkeiten der Shunt-Kontrolle beim Hydrozephalus und die Diagnostik bei der Osteomyelitis wünschen. Die Früherkennung des M. Perthes ist nicht erwähnt, auch die Untersuchungstechnik beim Ikterus des jungen Säuglings (Gallengangsatresie!) fehlt. Zum Nachweis des Meckelschen Divertikels und des gastro-ösophagealen Refluxes findet man nur Literaturangaben. – Abgesehen von diesen Einschränkungen handelt es sich um ein hervorragend ausgestattetes Nachschlagewerk, das – auch wegen des Preises – wohl in erster Linie für die Klinikbibliothek gedacht ist.

Kl.-D. Ebel (Köln)

Aus Gesellschaften und Berufsverband

Pädiatrie in der EWG: Griechenland

Nach einer harten Auswahl (Zulassungsquote zum Medizin-Studium 12:1) und einer 7jährigen Ausbildung an einer medizinischen Hochschule hat der künftige Facharzt für Kinderheilkunde noch eine 4jährige Facharztausbildung zu absolvieren (30 Monate allgemeine klinische Pädiatrie, 4–6 Monate Neugeborenenabteilung, 6 Monate Ambulanz und Notfallpädiatrie, 6 Monate Vorsorgepädiatrie im Bereich Gesundheitsberatung, Erziehung, Sozialpädiatrie). Die fachärztliche Ausbildung kann nur an Universitätsabteilungen für Pädiatrie und an Lehrkrankenhäusern absolviert werden, ein Teil der fachärztlichen Ausbildung bis zu 12 Monaten auch an lizensierten pädiatrischen Kliniken im Land. Nach einer Ausbildungszeit von 10–14 Monaten erfolgt ein Zwischenexamen, am Ende der Ausbildungszeit ein Abschlußexamen (mündlich, selten am Krankenbett) vor einem Examensausschuß bestehend aus 2 Professoren für Pädiatrie, einem Leiter einer nicht der Universität angeschlossenen pädiatrischen Klinik und einem Vertreter des Gesundheitsministeriums. Die Prüfung kann nach 3 Monaten wiederholt werden und muß nach dem dritten Mal bestanden werden. In Zukunft soll diese Abschlußprüfung außer einem mündlichen Examen auch aus einer klinischen Prüfung am Krankenbett und einem multiple choice-Teil bestehen. Ein besonderes Gremium soll in Zukunft alle die fachärztliche Ausbildung betreffenden Fragen bearbeiten, wie Bedarf an Pädiatern in Griechenland, Ausbildungsprogramm, Zulassung der Krankenhäuser zur gesamten oder teilweisen Ausbildung. Dieser Ausschuß soll aus Vertretern der medizinischen Schulen an den Universitäten, aus Vertretern des Ärzteverbandes und aus Mitgliedern bestehend, die auf dem Gebiet der medizinischen Ausbildung tätig sind.

Die Ausbildung der griechischen Kinderärzte wird damit weitgehend identisch sein mit der im Bundesgebiet.

H. Ewerbeck (Köln)

Tagesgeschichte, Personalia

Prof. Dr. Dr. h. c. *J. Ströder* (Würzburg) wurde aus Anlaß des 100. Geburtstages des bedeutenden polnischen Pädiaters, Pädagogen und Schriftstellers Dr. *Janusz Korczak* von der „Internationalen Gesellschaft Janusz Korczak" zum Ehrenmitglied gewählt. Korczak ist der Verfasser international hochgeachteter und von großer Liebe für das Kind getragener pädagogischer Schriften. Im Jahre 1942 wählte er zusammen mit 200 ihm anvertrauten jüdischen Kindern im Konzentrationslager Treblinka freiwillig den Opfertod, obwohl ihm der Fluchtweg offengestanden hätte.

Prof. Dr. *H. Harbauer*, Leiter der Abteilung für Kinder- und Jugendpsychiatrie der Universität Frankfurt, ist am 6. September 1980 im 61. Lebensjahr verstorben. Eine Würdigung seiner hervorragenden Verdienste um die Entwicklung seines Fachgebietes in der Bundesrepublik Deutschland folgt im nächsten Heft der Monatsschrift.

Prof. Dr. *K. Wechselberg*, Leiter der Abteilung für Kinderklinische Ambulanz und Sozialpädiatrie der Universität Köln, vollendete am 24. September 1980 sein 60. Lebensjahr.

Prof. Dr. *K.-H. Degenhardt*, Direktor des Instituts für Humangenetik und vergleichende Erbpathologie, ist am 12. September 1980 60 Jahre alt geworden.

Prof. Dr. Dr. *H. Remschmidt*, Leiter der Abteilung für Psychiatrie und Neurologie des Kindes- und Jugendalters der Freien Universität Berlin, hat einen Ruf auf den Lehrstuhl seines Fachgebietes an der Universität Marburg angenommen.

Dr. *Monika Bulla* (Köln) habilitierte sich für das Fach Kinderheilkunde, Dr. *M. Gharib* (Köln) für das Fachgebiet Kinderchirurgie.

1981 Tagungskalender

15.–18. 2. – Wien: Leukemia Marker Conference. Auskunft: W. Knapp, Wiener Medizinische Akademie, Alser Straße 4, A-1090 Wien.

23.–27. 2. – Aspen, Colorado: Ausbildungskurs für Ärzte in pädiatrischer Hämatologie, Onkologie, Immunologie. Ausbildungsziele: Information über Diagnose und Behandlung hämatologischer Krankheiten sowie Defekte der körpereigenen Abwehr bei Säuglingen und Kindern.
Auskunft: Office of Postgraduate, Medical Education, University of Colorado, School of Medicine, Campus Box C 295, 4200 East Ninth Avenue, Denver, Colorado 80262, USA.

26.2.–1.3. – Miami Beach/Florida: VIII. Pediatric Dermatology Seminar.
Auskunft: Guinter Kahn, M.D. 16800 N.W., 2nd Ave., Miami, Florida 33169, USA.

20.–21.3. – München: 1. Europäisches Symposium für Gynäkologie des Kindes- und Jugendalters. Themen: Intrauterine Entwicklung der weiblichen Geschlechtsorgane; Störungen der Geschlechtsdifferenzierung und ihre Behandlung; Blutungsstörungen; Kindheit und Adoleszenz.
Auskunft: Prof. Dr. K. Richter, Universität München, Marchioninistraße 15, D-8000 München 70.

7.–10. 5. – Bad Lippspringe/Westf.: 15. Tagung der Deutschen Gesellschaft für Allergie- und Immunitätsforschung. Hauptthemen: Immunpharmakologie allergischer Reaktionen; Allergische und pseudoallergische Reaktionen durch Hilfs- und Zusatzstoffe in Nahrungs- und Arzneimitteln sowie Kosmetika.
Auskunft: Dr. M. Debelić, Cecilienallee 6–8, D-4792 Bad Lippspringe

8.–9. 5. – Graz: 7. Symposium über pädiatrische Intensivmedizin. Themen: Probleme der Langzeitbeatmung; bakterielle Infektionen; Längsschnittuntersuchungen nach Intensivbehandlung.
Auskunft: Univ.-Doz. Dr. W.D. Müller, c/o Sekretariat R. Hammer, Universitäts-Kinderklinik, Auenbruggerplatz, A-8036 Graz.

23.–27. 8. – München: 10. Kongreß der International Society for Experimental Hematology.
Auskunft: Kongreßsekretariat, Institut für Hämatologie, Landwehrstraße 61, D-8000 München 2.

18.–30.9. – Zadar: 2. Jugoslawisches Symposium der Gesellschaft Jugoslawischer Ophthalmologen und der Ophthalmologischen Sektion der Medizinischen Gesellschaft Kroatiens. Thema: Ambliopie und Strabismus.
Auskunft: Prim. Dr. Bogomir Smekinić, Medicinski centar, I.G. Kovàcića 1, 57000 Zadar, Jugoslawien.

20.–23. 9. – Düsseldorf: 77. Tagung der Deutschen Gesellschaft für Kinderheilkunde. Thema: Was ist begründet, was ist gesichert in der pädiatrischen Therapie? Die Tagung findet gemeinsam mit der Deutschen Gesellschaft für Sozialpädiatrie („Schutzimpfungen") mit der Deutschen Gesellschaft für Pädiatrische Cardiologie („angeborene Herzfehler") und der Deutschen Gesellschaft für Kinderchirurgie („optimaler Zeitpunkt kinderchirurgischer Eingriffe" und „Intersexualität – Diagnostik und Therapie") statt. Zwanzig für Praxis und Klinik bedeutsame therapeutische Themen sollen an drei Tagen abgehandelt werden. Außerdem Podiumsdiskussionen, aktuelle Kurzvorträge und wissenschaftliche Ausstellung. Gleichzeitig findet eine Tagung für Kinderschwestern statt.
Auskunft: Prof. Dr. von Harnack, Universitäts-Kinderklinik, Moorenstraße 5, D-4000 Düsseldorf.

22.–23.9. – Bern: 10. Tagung der European Working Group for Cystic Fibrosis (EWGCF).
Auskunft: Dr. R. Kraemer, Universitäts-Kinderklinik, Inselspital, CH-3010 Bern.

24.–26.9. – Bern: Tagung der European Paediatric Research Societies. Beteiligt sind: European Society for Paediatric Research (ESPR); European Society for Paediatric Gastroenterology and Nutrition (ASPGN); European Society for Paediatric Hematology and Immunology (ESPHI); European Paediatric Respiratory Society (EPRS).
Auskunft: Prof. N. Herschkowitz, Universitäts-Kinderklinik, Inselspital, CH-3010 Bern.

1982 Tagungskalender

24.–30.7. – Dublin (U.K.): 10. Internationaler Kongreß der International Association for Child and Adolescent Psychiatry and Allied Proffessions.

Auskunft: Lionel Hersov. M.D., The Maudsley Hospital, Denmark Hill, London SE5 8AZ, United Kingdom.

Für den Textteil verantwortlich: Prof. Dr. H. Ewerbeck, Kinderkrankenhaus der Stadt Köln, Amsterdamer Straße 59, D-5000 Köln 60, und Prof. Dr. K. H. Schäfer, Universitäts-Kinderklinik und Poliklinik, Martinistraße 52, D-2000 Hamburg 20 – Für den Anzeigenteil: L. Siegel, W. Pehla, Kurfürstendamm 237, D-1000 Berlin 15, Fernsprecher (030) 8821031, Telex: 01-85411.
Springer-Verlag Berlin, Heidelberg, New York. Druck: Brühlsche Universitätsdruckerei, Gießen. Printed in Germany. © by Springer-Verlag Berlin, Heidelberg 1980.
Das Heft enthält je eine Beilage der Firmen Behringwerke AG., Frankfurt/M., Synthera Dr. Friedrichs & Co. KG, Remscheid, und Gustav Fischer-Verlag, Stuttgart.

Pankreasdiagnostik und Pankreasinsuffizienz bei Kindern

Bis auf die Mucoviszidose sind die meisten chronischen Verdauungsstörungen bei Kindern enterogen, die Folge einer Malabsorption. Exokrine Pankreasfunktionsstörungen sind seltener als beim Erwachsenen aber häufiger als sie im Bereich der Kinderheilkunde diagnostiziert werden. Das liegt daran, daß die exakteren Methoden zur Pankreasfunktionsdiagnostik belastend und Säuglingen und Kleinkindern meist nicht zumutbar sind und indirekte Methoden die Unterscheidung zwischen Malabsorption und Maldigestion oft nicht ermöglichen. In letzter Zeit wurden neue Testmethoden erarbeitet, die zumindest in der Klinik das Erkennen einer Pankreasinsuffizienz erleichtern, wie etwa der PABA-Peptid-Test und der Pankreolauryl-Test, die mit einer Trefferquote von über 90% bei geringer Patientenbelastung indiziert sind, um eine gezielte Therapie zu rechtfertigen.

Erkrankungen im exokrinen oder endokrinen Bereich des Pankreas bleiben nach wie vor eine Herausforderung für den Pädiater. Deshalb erscheint es notwendig, unseren derzeitigen Stand an Wissen und Können zu überprüfen.

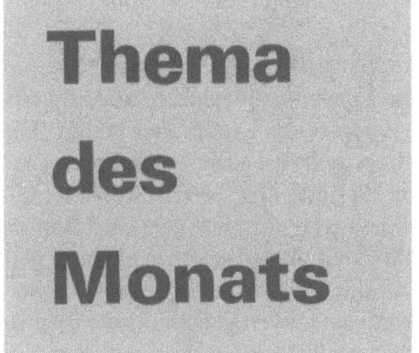

Thema

des

Monats

Pankreasfunktionsdiagnostik, insbesondere PABA-Test, im Kindesalter

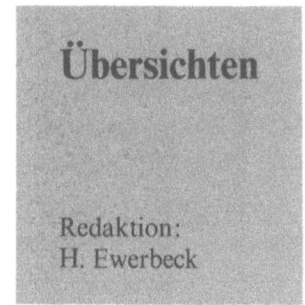

Übersichten

Redaktion:
H. Ewerbeck

G. Dockter und F. C. Sitzmann

Kinderklinik (Direktor: Prof. Dr. F. C. Sitzmann) der Universität des Saarlandes, Homburg/Saar

Examination of Pancreatic Function in Children with Special Reference to the PABA-Test

Summary. To establish the diagnosis of acute pancreatitis the estimation of amylase in serum and urine, lipase and radio-immunoreactive trypsin in the serum are useful. Lipase estimatimations are more helpful than measuring amylase values. Trypsin-RIA-tests are increasingly important in adults. But in chronic pancreatitis and inborn secretory insufficiencies of the pancreas these methods are less helpful. PABA-test, pancreolauryl-test (PLT), and the estimation of chymotrypsin in faeces are screening procedures, although their results correlate well amongst each other. As compared to the chymotrypsin estimation in faeces PABA test and PLT allow for some semiquantitative estimation of the secretory function and dynamics of the gland. The influence of malabsorption, liver and kidney diseases on these parameters is not yet quite clarified. Besides screening they are undoubtedly of value for judging the course and therapy of cystic fibrosis, Shwachman-syndrome, iatrogenic leasons by cytostatics (immunosuppressives and cortosteroids). Quantitative estimations of fat in faces and the pancreozymin test are no longer of sigdnificance.

Key words: Pancreas function tests – Amylase – Lipase – Trypsin – PABA-test – Pancreolauryl test – Chymotrypsin in faeces.

Zusammenfassung. Die Bestimmung der Serum- und Urin-Amylase, der Serum-Lipase und des radioimmunreaktiven Trypsins im Serum leistet wertvolle Dienste zur Diagnosestellung der akuten Pankreatitis. Die Lipase- ist der Amylase-Bestimmung überlegen. Nach bisherigen Erfahrungen bei Erwachsenen gewinnt der Trypsin-RIA-Test zunehmend an Bedeutung. Bei chronischen Pankreatitiden und bei angeborenen sekretorischen Insuffizienzen versagen jedoch diese Methoden. PABA-Test, Pankreolauryl-Test (PLT) und Stuhlchymotrypsin-Bestimmung sind derzeit noch als Suchteste anzusehen. Ihre Ergebnisse korrelieren jedoch untereinander relativ gut. PABA-Test und PLT haben aber gegenüber der Chymotrypsin-Bestimmung im Stuhl den Vorteil, daß sie eine halbquantitative Beurteilung der Sekretfunktion und -dynamik erlauben. Ihre Beeinflussung durch Malasorption, Leber- und Nierenerkrankung ist noch nicht hinreichend gesichert. Neben ihrem Einsatz als Screeningmethoden haben sie sicherlich Bedeutung bei Verlaufs- und Therapiekontrollen von cystischer Fibrose, Shwachman-Syndrom sowie iatrogener Pankreasläsion durch Cytostatika, Immunsuppressive und Corticoide. Quantitativen Stuhlfettanalysen und Pankreozymin-Sekretion-Test kommt nur noch eine geringe Bedeutung zu.

Schlüsselwörter: Pankreasfunktionsdiagnostik – Amylasen – Lipasen – Trypsin – PABA-Test – Pankreolauryltest – Chymotrypsin im Stuhl.

1 Einleitung

Während die **akute Pankreatitis** etwa 2,2% des Krankengutes in der Erwachsenenmedizin ausmacht und davon etwa zwei Drittel aller Fälle erst jenseits des 50. Lebensjahres auftreten [15], findet sich dieses Krankheitsbild **im Kindesalter seltener.** Man beobachtet es im Rahmen einer Mumpserkrankung, jedoch ohne die meist schweren klinischen Symptome, wie sie bei Erwachsenen gesehen werden. Wie dort, unterscheidet man **auch im Kindesalter akute, akut rezidivierende, chronische** und **chronisch rezidivierende Pankreatitiden** [32].

Die Ergebnisse neuerer Untersuchungen sprechen dafür, daß **Pankreatitiden bei Kindern etwa gleich häufig wie bei Erwachsenen** auftreten. Ihre Frequenz wird auf 10–15/100 000 geschätzt [6, 18, 28]. Insbesondere *traumatisch bedingte Entzündungen* nach Bagatallunfällen werden bei Kindern zunehmend häufiger diagnostiziert. Gleichfalls zugenommen haben *Pankreatitiden* unter *immunsuppressiver, cytostatischer* und *Glucocorticoid-Therapie.* Die Steroid-Pankreatitis ist mit einer hohen Letalität von über 60% belastet.

Chronische Pankreaserkrankungen, einhergehend mit globalen und isolierten Enzyminsuffizienzen, sind, abgesehen von der Mucoviscidose, im Kindesalter selten. Die Mucoviscidose allerdings stellt bei einer Neugeboreneninzidenz von 1:2 000 die häufigste angeborene Stoffwechselerkrankung des Kindesalters dar. Sie geht fast immer schon von der Säuglingszeit an mit einer exokrinen verschieden stark ausgeprägten Pankreasinsuffizienz einher. Beim Shwachman-Syndrom [36] ist gleichfalls die exokrine Funktion der Bauchspeicheldrüse stark eingeschränkt, gleichzeitig werden hierbei zyklische Granulopenien und Skelettanomalien beobachtet.

Die Topographie der Bauchspeicheldrüse, ihre vielfältigen endokrinen und exokrinen Funktionen im Bereich der Digestion und des Stoffwechsels sowie das komplizierte Zusammenspiel von humoralen und neuronalen Steuerungsmechanismen erschweren eine aussagekräftige Pankreasfunktionsdiagnostik. Diese wurde daher notgedrungen in der Erwachsenenmedizin entwickelt, wird aber zunehmend auch den Besonderheiten des kindlichen Organismus angepaßt und modifiziert [11, 13, 27, 29]. Neben der reinen Funktionsdiagnostik müssen hier auch besonders die abdominelle Computertomographie, die Sonographie und die endoskopisch retrograde Darstellung des Pankreasgangsystems (ERCP) erwähnt werden. Diesen Untersuchungen kommt zwar kaum eine funktionsdiagnostische Bedeutung zu, sie geben aber mittlerweile hervorragende Informationen über den morphologischen Zustand dieser Drüse.

Während bis vor wenigen Jahren der Anstieg der Amylase im Serum bzw. im 24 Std-Urin als wesentlicher diagnostischer Hinweis für eine Pankreas-Erkrankung angesehen worden ist, wird heute das Schwergewicht auf indirekte und direkte Funktionsanalysen der sekretorischen Leistung selbst gelegt [14, 31]. Da ein Teil dieser Untersuchungen immer noch eine erhebliche Belastung für die Kinder darstellt, werden an dieser Stelle vorwiegend weniger beeinträchtigende Methoden erläutert. Dabei soll nicht unerwähnt bleiben, daß einfache Untersuchungen wie **Registrierung der Gewichtszunahme, Messung des subkutanen Fettpolsters, Bestimmung des Knochenkernalters** sowie Beurteilung der **Qualität und Quantität der täglich abgesetzten Stühle** erste **Hinweiszeichen** für das Vorliegen einer Pankreaserkrankung geben können. Die kontinuierliche Protokollierung dieser klinischen Parameter stellt zudem eine gute klinische Verlaufs- und Therapiekontrolle bei chronischen Pankreaserkrankungen dar.

Auf die Aussagekraft und damit die **Bedeutung der funktions-diagnostischen Maßnahmen** soll im folgenden näher eingegangen werden.

2 Prinzip der einzelnen Teste und ihre Aussagekraft

2.1 Amylase-Bestimmung

Die α-Amylase (E.C. 3.2.1.1.) spaltet aus glukose-zusammengesetzten Polysacchariden (Stärke, Glykogen) größere molekulare Bruchstücke zur Maltose ab. Als Kofaktor ist Chlorid erforderlich. Das Enzym wird vorwiegend im Pankreas, weniger in der Parotis gebildet und ist besonders bei akuten Pankreasentzündungen vermehrt im Blut und Urin nachweisbar. Aufgrund des nur geringen Molekulargewichtes von 45 000 wird die Amylase rasch durch die Niere ausgeschieden, so daß der Aktivitätsbestimmung im Urin durch die dort höhere Konzentration der Vorzug zu geben ist.

Das **Prinzip der Amylase-Bestimmung** besteht darin, daß Serum bzw. Urin mit Stärke versetzt bei 37 °C inkubiert und dann mit Jod geprüft wird, bis zu welcher Verdünnung **Stärke** gerade vollständig **abgebaut** ist. Verschie-

dene Variationen dieser Methoden werden vom Handel als gebrauchsfertige Kits angeboten. Verwirrend sind die Angaben der Aktivitätseinheiten der Amylase. Internationale Einheiten (μmol/min und l) haben sich gegenüber den früher gebräuchlichen Wolgemut-Einheiten, Street-Close-Einheiten und Somogyi-Einheiten allmählich durchgesetzt.

Erhöhte Enzymaktivitätswerte findet man bei akuter Pankreatitis, insbesondere bei Mumps, bei Pankreastraumen sowie Pankreaskopfcysten, weniger stark erhöhte Aktivitäten bei chronischen Pankreatitiden. Entzündliche und medikamentös bedingte Paralysen des oberen Dünndarms, seltener auch Abusus von Opiaten, führen ebenfalls zur Amylaseerhöhung.

Erniedrigte Werte mißt man beim diabetischen Koma, Hyperthyreosen, schweren Infektionen, ausgedehnten Verbrennungen, bei Herzinsuffizienz und gelegentlich auch bei Hepatitis. Als einzelne Untersuchung ist die Amylase relativ unspezifisch, ihre diagnostische **Bedeutung** ist vor allem **im Vergleich mit anderen Enzymaktivitätswerten,** also im Enzymmuster, zu sehen.

2.2 Lipase-Bestimmung

Dieses Enzym (E.C. 3.1.1.3.) findet sich jenseits der Säuglingszeit fast ausschließlich im Pankreas und hydrolysiert Fettsäureester. Erhöhungen der Lipase im Serum stellen ein empfindlicheres Indiz für akute Pankreatitiden als die Aktivitätsveränderung der Amylase dar. Zuverlässige im Handel erhältliche Monotests stehen für die Bestimmung des Enzyms zur Verfügung. Dabei handelt es sich in der Regel um turbidimetrische Methoden. Ihr **Prinzip** beruht darauf, daß die Lipaseaktivität durch **Änderung der Turbidität** während 5 min mit Hilfe **einer Olivenöl-Suspension** in Trispuffer mit Desoxycholat als Aktivator im Spektralfotometer gemessen werden kann. **Erhöhungen der Serumlipase** finden sich vor allem bei **akuten** und **chronischen Entzündungen des Pankreas** sowie **Obstruktionen** im Bereich des **Galle- und Pankreasgangsystems** sowie des **oberen Dünndarmtraktes.** Auch bei chronischen Nierenerkrankungen, selbst ohne Erhöhung von Harnstoff und Kreatinin kann man erhöhte Lipasewerte messen, wie das auch bei der Amylase zu verzeichnen ist. Dies ist durch die Verminderung der Harnclearance der Pankreasenzyme zu erklären. Die Lipase kann im Harn wegen der hier vorkommenden Antilipasen nicht bestimmt werden. Die **gleichzeitige Erhöhung der Amylase und Lipase im Serum** ist ein **sehr zuverlässiger Parameter** für eine akute Pankreaserkrankung.

2.3 Serum-Trypsin-Bestimmung

Der Nachweis der enzymatischen Aktivität von Trypsin (E.C. 3.4.2.1.4.) im Serum war bisher nahezu unmöglich, da die Kapazität der Serum-Trypsin-Inhibitoren (α-1-Antitrypsin, α-2-Macroglobuline u.a.) ausreicht, um etwa 1 mg Trypsin pro ml Serum zu inaktivieren.

Erst die Entwicklung eines spezifischen **Radioimmunassay, der die immunologische Konzentration** und nicht die Enzymaktivität **mißt,** ließ die Bestimmung von Trypsin im Serum zu. Bei den mittlerweile im Handel befindlichen

Test-Kits handelt es sich um Doppelantikörper-RIA-Tests. Der Assay umfaßt einen Bereich von 0–1 280 ng Trypsin Standard/ml Serum. Bei gesunden Erwachsenen liegen die mittleren Serumkonzentrationen bei 273 ± 67 ng/ml ($\pm$ SD) mit einer Streuung von 140–400 ng/ml. Aufgrund der bisherigen Untersuchungen scheint eine Altersabhängigkeit zu existieren. Verläßliche Angaben über die **Werte im Kindesalter fehlen** jedoch noch. Unsere eigenen Bestimmungen bei 46 pankreas-, leber- und darmgesunden Kindern sowie 4 Kindern mit Hepatitis und 12 mit Darmerkrankungen zeigen einen Streubereich von 35–485 ng/ml. Eine diagnostische Zuordnung zu einem Krankheitsbild war bislang nicht möglich. Von Elias und Mitarbeitern wurden eindeutig erhöhte Konzentrationen bei Erwachsenen mit akuter Pankreatitis gemessen, während Streuungen von stark erniedrigt bis stark erhöht bei Pankreascarcinomen, chronischer Pankreatitis und Ikterus festgestellt wurden [9, 19]. Wie bei der Bestimmung der Serum-Amylase und -Lipase beeinflußt eine Niereninsuffizienz die Trypsin-Clearance und führt zu falsch erhöhten Werten. Crossley und Mitarbeiter [7] bestimmten aus Filterpapierplättchen des Guthrie-Tests das immunreaktive Trypsin bei Neugeborenen und jungen Säuglingen mit Mucoviscidose (CF) und stellten eine deutliche Erhöhung der Werte fest. Daraus hoffen sie, eine Screening-Methode zur Früherkennung der CF entwikkeln zu können. Weitere Indikationen zur Trypsin-Bestimmung werden in differentialdiagnostischen Überlegungen bei vorerst unklaren Hyperamylasämien sowie in der Nachkontrolle nach ERCP (endoskopisch-retrograde Cholangeo-Pancreaticographie) gesehen. Bei der Frühdiagnostik entzündlicher Pankreaserkrankungen scheint die Trypsinbestimmung den Serumbestimmungen von Amylase und auch von Lipase überlegen zu sein.

Die Wertigkeit des Tests im Kindesalter bleibt aber so lange umstritten, so lange nicht verläßliche Normalwerte und Erfahrungen über das Verhalten des Trypsins bei Leber- und Nierenerkrankungen vorliegen.

2.4 Stuhluntersuchungen

Im Stuhl können sowohl die in das Darmlumen sezernierten Pankreassekrete als auch nicht vollständig verdaute Nahrungsbestandteile untersucht werden. Eine oft angewandte Methode ist die **mikroskopische Stuhlanalyse** (Prüfung auf das Vorliegen von Stärkepartikeln, Muskelfasern und sichtbaren Fetttropfen) und die quantitative **Zählung von Fettkorpuskeln** in einer Stuhlaufschwemmung [14, 32]. Beide Untersuchungen haben aber **nur eine geringe Aussagekraft.** Ähnlich sind die Stuhlschwimmprobe und Serumtrübungs-Teste nach dem Essen fettreicher Mahlzeiten zu werten. Alle diese Untersuchungen sind bestenfalls grob orientierend und sollten bei klinisch verdächtigem Befund Anlaß zu weiteren Untersuchungen sein.

2.4.1 Quantitative Stuhlfettbestimmung

Der quantitativen Stuhlfettbestimmung nach van de Kamer kommt dagegen eine **hohe Aussagekraft** zu, wenn die Stuhlgewinnung korrekt in definierter Zeiteinheit und unter Standard-Diät durchgeführt wird [21].

In der Regel wird über einen Zeitraum von 3–5 Tagen Stuhl gesammelt, wobei Beginn und Ende dieser Sammelperiode durch die Einnahme von Karminrot markiert werden. Ein Aliquot der jeweiligen gut durchgemischten Tagesstuhlmenge wird untersucht. Dabei werden die im Stuhl enthaltenen Fette durch Kochen mit alkoholischer Kalilauge verseift und anschließend nach saurer Hydrolyse die Fettsäuren mit Petroläther extrahiert. Beim Verdampfen des Petroläthers löst man den Rückstand mit Alkohol und titriert diesen Extrakt mit Natronlauge. Aus dem Fettsäuregehalt kann dann auf die Menge des im Stuhl enthaltenen Gesamtfettes geschlossen werden.

Nach Andersson soll die in 24 Std ausgeschiedene Stuhlfettmenge bei Kindern 4 g nicht überschreiten.

Shmerling [35] gibt folgende Werte in den verschiedenen Altersgruppen an:

Säuglinge bis 3 Monate:	0 –1,3 g/Tag
Säuglinge 3–6 Monate:	0,6–2,1 g/Tag
Säuglinge 6–12 Monate:	0,3–1,8 g/Tag
Ältere Kinder jenseits der Säuglingszeit:	1,2–2,5 g/Tag.

Bei Mucoviscidose, Shwachman-Syndrom und isolierten Lipasedefekten werden oft Stuhlfettwerte über 20 g/Tag gemessen [35], während dagegen der Verlust an Fett bei Coeliakie vergleichsweise gering ist. Bei Stuhlfettbestimmung nach van de Kamer ist laborchemisch **sehr aufwendig** und erfordert große methodische Sorgfalt. Das Einhalten einer standardisierten Fettdiät stößt bei Kindern oft auf Schwierigkeiten. Wird eine altersgemäße und ausgewogene Mischkost verabreicht, kann man auf diese Fettdiät verzichten, wenn z. B. lediglich der Effekt der Enzymsubstitution bei Mucoviscidose zu kontrollieren ist.

2.4.2 Chymotrypsin-Aktivität (CTA) im Stuhl

Die Bestimmung des Chymotrypsins im Stuhl erfordert einen **geringeren Arbeitsaufwand** als die Fettanalyse. Auch reicht zur Bestimmung ein Aliquot eines beliebigen Stuhls aus. Die **diagnostische Wertigkeit** ist aber gegenüber der Stuhlfettbestimmung auch **bedeutend geringer.** Zur CTA-Analyse stehen verschiedene Methoden zur Verfügung. Die gebräuchlichsten sind die titrimetische Bestimmung nach Haverback [16] und die colorimetrische Bestimmung nach Nagel [26]. Auch hier sind entsprechende Test-Kits im Handel.

2.4.2.1 Titrationsverfahren.
Die durch Chymotrypsin aus dem Testsubstrat freigesetzten Säureäquivalente werden mit einem Autotitrator titriert und als Kurve registriert. Diese Methode erfordert ein automatisches Titriergerät mit Schreiber.

2.4.2.2 Photometrische Bestimmung.
Durch Chymotrypsin wird von dem spezifischen Substrat Carboxyproprionyl-phenylalanin-p-nitranilit ($=$ Supheba) der Farbstoff p-Nitranilin abgespalten und photometrisch gemessen.

Die Titrationsmethode erfaßt die Gesamt-Chymotrypsinaktivität, während bei der photometrischen Methode partikelgebundenes Chymotrypsin nicht gemessen wird [3, 4]. Nach Haverback [16] liegt der Durchschnittswert bei 481 µg/g Feuchtstuhl. Beyreiss fand eine Streuung von 75 bis 839 µg/g Feuchtgewicht im Stuhl [2]. Die Gefahr, bei nur leichter Pankreasinsuffizienz falsch patho-

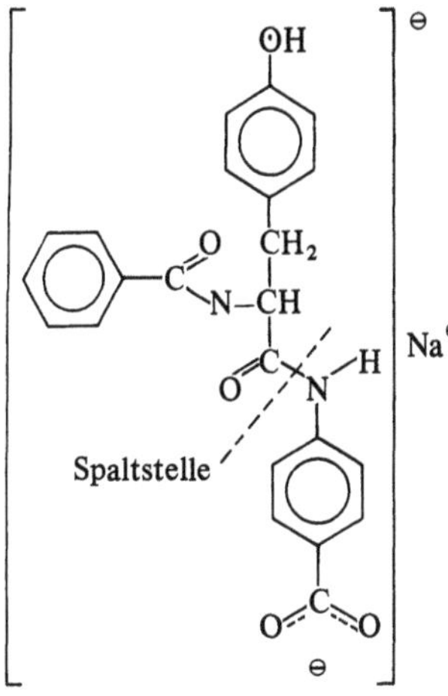

Abb. 1. Das an Paraaminobenzoesäure (PABA) gekoppelte Di-Peptid (Benzol-Tyrosyl) wird von Chymotrypsin gespalten. Spaltstelle ist mit gestrichelter Linie angedeutet

logische Werte zu bestimmen, ist bei der photometrischen Methode noch größer als bei der Titrationsmethode. **Nur bei erheblicher exkretorischer Pankreasinsuffizienz korreliert die Chymotrypsinaktivität im Stuhl mit der** echten Sekretionsleistung des Pankreas. Die CTA-Bestimmung im Stuhl ist daher nur als Screeningtest verwertbar.

2.4.3 Trypsinaktivität im Stuhl

Trypsin im Stuhl kann ebenfalls nach einer von Haverback publizierten Methode bestimmt werden. Da die Untersuchung aber im allgemeinen bei uns nicht gebräuchlich ist, soll an dieser Stelle nicht weiter darauf eingegangen werden.

3 Indirekte, funktionelle Testmethoden

3.1 PABA-Peptid-Test

Auch bei diesem Test dient die **Chymotrypsinaktivität als Parameter für die Sekretionsleistung des exokrinen Pankreas.** Ein an Paraaminobenzoesäure-Na-Salz (PABA) gekoppeltes Di-Peptid (Benzoyl-Tyrosyl) wird spezifisch von Chymotrypsin abgespalten, die Paraaminobenzoesäure resorbiert, in der Leber metabolisiert und azetyliert und über die Nieren ausgeschieden (Abb. 1). Im Sammelurin über 6–9 Std lassen sich PABA und seine Metaboliten nach saurer Hydrolyse und Azotierung zu einem Farbstoff photometrisch erfassen (Gruppenreaktion nach Bratton u. Marschall) [5]. Voraussetzung für eine korrekte Durchführung des Tests ist das Absetzen von Pankreasfermentpräparaten und sulfonyl-harnstoffhaltigen Medikamenten mindestens 48 Std vor Beginn. Die Probanden erhalten 15 mg PABA-Peptid/kg KG als 0,2–0,3%ige Lösung in gesüßtem Tee zum normalen Frühstück. Vorher sollte ein Urinleerwert gewonnen werden. Anschließend wird der Urin über 6 Std bei älteren Kindern bzw. 9 Std bei Säuglingen gesammelt. Während des Testablaufes soll beliebig gegessen und getrunken werden. Im Sammelurin wird dann die wieder ausgeschiedene Menge PABA nach einer, bezüglich der Hydrolyse modifizierten Methode

nach Bratton u. Marschall bestimmt. Da nach White-Tabor [39] die Paraaminobenzoesäure nicht nur zur Paraaminohippursäure und N-Glucuroniden, sondern auch zu N-Acetylderivaten metabolisiert wird, muß, um eine komplette Koppelung an den Azurfarbstoff zu erreichen, über eine Stunde mit konzentrierter Salzsäure bei 100 °C hydrolysiert werden. Zum Ausschluß weiterer Mitreaktionen ist der Urin zusätzlich mit destilliertem Wasser zu verdünnen, sowie korpuskuläre Bestandteile durch Filtern zu entfernen [3]. Nach dieser von Imondi [17], Gyr [12], Bornstein [3], Fettes [10] u. a. modifizierten Methode gelang es uns, bei gesunden Kindern im Durchschnitt 66% der verabreichten PABA-Dosis im 6 Std-Sammelurin wiederzugewinnen. Diese Ergebnisse stimmen mit den Werten der genannten Autoren überein. Dagegen lag die Recovery-Rate bei mucoviscidose-kranken Kindern deutlich unter 15%. Ähnliche Ergebnisse fanden Sacher u. Mitarb. [33]. Die gleichen Autoren stellten wie wir fest, daß **bei Säuglingen unter 6 Monaten** die Urin-PABA-Bestimmung **unzuverlässig** ist, da sich die Durchschnittswerte im Säuglingsalter nicht signifikant von denen der Mucoviscidosen und anderer pathologischer Werte trennen ließen. Ursache dafür schienen ihnen in erster Linie die **Schwierigkeiten beim korrekten Urinsammeln** sowie die oft noch nicht ausgereifte Funktion der Säuglingsniere zu sein. Um diese Fehlerquellen zu umgehen, haben wir die Urinmethode modifiziert und **Serumbestimmungen** durchgeführt. Die Applikation des Testpeptids bleibt unverändert, die Serumentnahmen wurden vor Einnahme des PABA-Peptids und 90 min nach Einnahme durchgeführt. In der Regel waren 2 ml Serum ausreichend. Die Proben waren mehrere Tage im Kühlschrank tiefgekühlt unbegrenzt haltbar. Wir bestimmten PABA nach der von Smith [37] modifizierten Methode von Iwatake wie folgt:

2 ml Serum werden mit 20 ml Aqua dest., 6 ml Kadmium-Sulfat und 2 ml 1,1-N Natronlauge deproteinisiert, zentrifugiert und filtriert. Der Überstand bzw. das Filtrat kann dann nach der Bratton-Marschall-Methode wie beschrieben weiterbehandelt werden.

Die von uns untersuchten Kinder ($n = 90$) wiesen, sofern sie älter als 2 Monate waren, nach 90 min Serumkonzentrationen von $0,40 \pm 0,06$ mg/dl auf (Mittelwert $\pm$ einfache Standardabweichung), Säuglinge unter 2 Monate Werte von $0,29 \pm 0,06$ mg/dl ($n = 17$). Bei Kindern mit Mucoviscidose ($n = 14$) lagen die Werte durchschnittlich unter 0,1 mg/dl (Abb. 2).

90 bis 150 min nach Applikation des Test-Peptids konnten wir bei freiwilligen erwachsenen Probanden PABA-Konzentrationen nachweisen, die im 2-S-Streubereich der Werte gesunder Kinder und Erwachsener lagen.

Mehrere Untersucher fanden gute Korrelationen zwischen den Werten des Urin-PABA-Tests und der Aktivitätsbestimmung des Chymotrypsins im Stuhl. Soweit bei unserer Fallzahl schon erkennbar, korrelieren Serum- und Urinwerte gesunder und mucoviscidosekranker Kinder ausreichend miteinander, während wir bei kleinen Säuglingen, bedingt durch die genannten Schwierigkeiten, bei

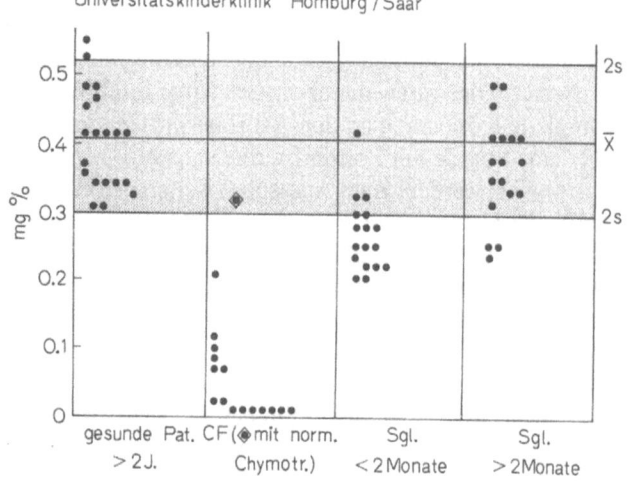

Universitätskinderklinik Homburg/Saar

Abb. 2. Ergebnisse des PABA-Tests bei gesunden Kindern unter 2 Jahren, bei Kindern mit cystischer Fibrose (CF), bei Säuglingen unter und über 2 Monate (Einzelbefunde siehe Text!)

Tabelle 1. Untersuchungen der exokrinen Pankreasfunktion

1. *Gedeihverhalten*
1.1 Gewicht, Percentilenverlauf
1.2 Subkutanes Fettgewebe
1.3 Knochenalter

2. *Stuhl*
2.1 Anzahl, Masse, Konsistenz
2.2 Quantitative Stuhlfettbestimmung (Stuhlausnutzung)
2.3 Stuhlchymotrypsin
2.4 Stuhltrypsin

3. *Serumuntersuchungen*
3.1 Serumamylasen
3.2 Serumlipasen
3.3 Serumtrypsin (RIA)

4. *Urin*
4.1 Amylasen

5. *Indirekte funktionelle Tests*
5.1 PABA im Urin und Serum (chymotrypsin-spezifisch)
5.2 Fluoreszein-Dilaurat-Test im Urin (lipase-spezifisch)

6. *Sekretanalysen im Duodenalsaft*
6.1 Basalsekret
6.2 Sekret nach Stimulation
6.2.1 CCK-Sekret-Test
6.2.2 „Test-Meal"

7. *Radiologische (Röntgen, computertomographische, Ultraschall-Untersuchungen) und gewebsmorphologische Untersuchungen sowie ERCP (morphologische Klärung)*

der Urinmethode keine zufriedenstellende Korrelation fanden. Diese Untersuchungen bestätigten die 1973 von Zoppi [39] und Mitarbeitern publizierte Feststellung, daß die exokrine Pankreasfunktion bei Neugeborenen und jungen Säuglingen noch nicht ausgereift ist. Die Aktivierung der Proteinasenzymogene durch Enterokinase ist ebenfalls altersabhängig und bei Säuglingen unvollständig. Die Mitarbeitergruppe um Lebenthal [22] fand bei reif geborenen Säuglingen nur 20% der Enterokinaseaktivität älterer Kinder.

Ungewißheit über die Höhe der PABA-Clearance, den Grad der Enterokinaseaktivität und die Resorptionsfähig-

keit der Dünndarmmukosa **schränken die Wertigkeit des PABA-Tests im Säuglingsalter** daher **ein.** Unberücksichtigt bleiben dabei Einflüsse der Gallensäuren, der Passagegeschwindigkeit des Chymus und neurogene Faktoren, von denen ebenfalls vermutet werden muß, daß sie einen erheblichen Einfluß auf den Aktivitätsgrad des Chymotrypsins haben. Der Grad der Beeinflussung läßt sich zwar insofern relativieren, als man dem PABA-Peptid-Test einen Resorptionstest mit entsprechenden Mengen des reinen PABA folgen läßt. Keine Untersuchungen liegen aber bislang vor, in welchem Umfang ungespaltenes PABA-Peptid bei Mucosaläsion resorbiert wird. Die **Genauigkeit** beider PABA-Tests ist aber **ausreichend, um mittelschwere bis schwere Pankreasinsuffizienzen zu erfassen.** Es bleibt weiteren Untersuchungen vorbehalten, ob und inwieweit der PABA-Test eine quantitative Beurteilung der Pankreasexkretionsleistung erlaubt.

3.2 Fluoreszein-Dilaurat-Test (Pankreolauryl-Test, PLT)

Kaffarnik [20] und Meyer-Bertenrath [24] führten 1968 einen indirekten Pankreasfunktionstest ein, der auf der **Verseifung** von Fluoreszein-Dilaurat **durch hochspezifische Pankreas-Aryl-Esterasen** beruhte. Das nach der Hydrolyse freie, wasserlösliche Fluoreszein wird enteral resorbiert, über die Nieren ausgeschieden und kann photometrisch nachgewiesen werden. Zur Stimulation der spezifischen Esterasen ist eine **Probemahlzeit notwendig,** da ohne Reizung farbloses Floureszein-Dilaurat zu 95% im Stuhl ausgeschieden wird. Eine Modifikation dieses Tests für Kinder ist kürzlich von Schönberger und Weitzel publiziert worden [34].

Das Verfahren besitzt für einen biologischen Test eine **hohe Trefferquote** von über 90% und **belastet** dabei den Patienten **kaum.** Die technische Durchführung ist einfach. Von Nachteil ist, daß mit der Testsubstanz eine große Flüssigkeitsmenge getrunken werden muß, um Fluoreszein in ausreichender Menge auszuscheiden. Zum Ausschluß enteraler Resorptionsstörungen sowie renaler Ausscheidungsinsuffizienzen muß zusätzlich eine äquivalente Menge Fluoreszein in einem zweiten Test unter gleichen Bedingungen eingenommen werden. Untersuchungsergebnisse über die Anwendbarkeit im Vorschul- und Säuglingsalter fehlen. Auch ist hier, ähnlich wie beim PABA-Test, noch nicht geklärt, wie weit eine Beeinflussung durch Galle- und Lebererkrankungen sowie durch Malabsorption möglich ist. Korrelationsuntersuchungen zwischen Chymotrypsinbestimmung im Stuhl und Pankreolauryl-Test sprechen für letzteren. Allerdings kann dies nur auf die globale exkretorische Leistung des Pankreas bezogen werden.

4 Quantitative Pankreas-Sekret-Analysen

4.1 Direkte Stimulation durch Pankreozymin (Cholecystokinin)-Sekretin (CCK-S-Test)

Während alle oben beschriebenen Untersuchungen eine mehr oder minder indirekte Beurteilung der Sekretionsleistung des exokrinen Pankreas erlauben, ist es nach Stimu-

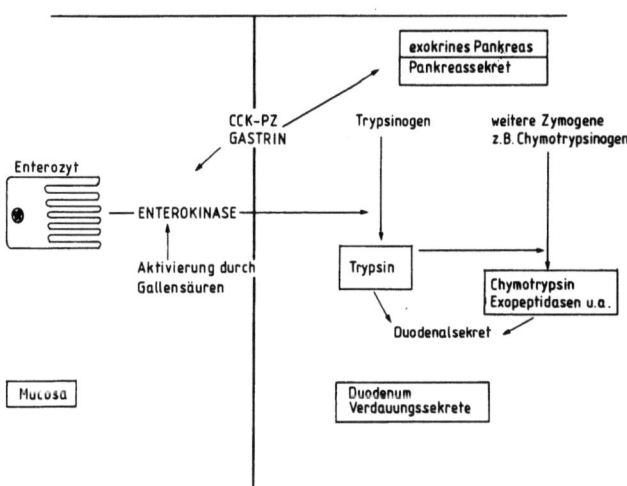

Abb. 3. Aktivierung der proteolytischen Enzyme in vereinfachter Darstellung in Anlehnung an die Ausführungen von Hadorn

lation mit den physiologischen Steuerhormonen Pankreozymin und Sekretin möglich, Proteasen, Lipase, Amylase und Bicarbonat quanitativ **im durch Sonden gewonnenen Pankreas-Sekret** zu analysieren (Abb. 3). Der Test wird folgendermaßen ausgeführt:

Nach 4–12 stündiger Fastenperiode (altersabhängig) werden die Kinder sediert und unter Röntgenkontrolle eine Duodenalsonde sowie eine Magensonde gelegt. Alternativ kann auch, wie beim Erwachsenen, zumindest bei größeren Kindern die Intubation mit einer Lagerlöf- oder Bartelheimersonde erfolgen. Magensekret sowie Pankreasbasalsekret werden zunächst über Vakuumpumpen konstant abgesaugt, evtl. mengenmäßig bestimmt. Nach Hadorn [13] soll dann zunächst 1 mg Pankreozymin/kg KG langsam i. v. injiziert und anschließend 2–3 mal über je 10 min Pankreassekret abgesaugt werden. Darauf folgt die Injektion von 1 mg/kg KG Sekretin mit anschließendem Sammeln von 4–5 Pankreassaftproben wieder jeweils über 10 min. Ein vom europäischen Pankreas-Club konzipiertes Verfahren [8] schreibt nach Verwerfen eines über 30 min gewonnenen Basalsekretes erst die Sekretstimulation mit Bicarbonatgewinnung über 6 × 10 min, dann unter kombinierter Gabe von Pankreozymin und Sekretin jeweils 1 mg/kg KG die Entnahme des Sekrets über 1 Std vor. Unvermeidbare Volumenverluste sollten durch Instillation und Wiedergewinnung von radioaktivem Vitamin B_{12} oder Chromalbumin korrigiert werden, eine Methode, die bei Kindern obsolet ist.

Nach Oswald u. Niessen [30] kann durch Bestimmung des Gesamtbilirubins im Duodenal- und Magensaft in zeitgerechten Proben der durch Reflux in den Magen verlorengegangene Duodenalsaft abgeschätzt werden. Das gewonnene Pankreassekret muß in gekühlten Gefäßen aufgefangen und rasch verarbeitet oder tiefgekühlt werden. In der Regel werden neben den Sekretvolumina die Aktivitäten von Trypsin, Chomytrypsin, Lipase, α-Amylase und Bicarbonat quantitativ bestimmt.

Der Pankreozymin-Sekretin-Test ist sowohl seitens der technischen Ausführung als auch der biochemischen Analyse methodisch **sehr aufwendig** und **Kindern nur bei** **strenger Indikation zumutbar.** Die quantitative Bestimmung der Pankreassekretaktivitäten erlaubt aber nicht nur eine Globalinsuffizienz, sondern auch isolierte Enzymdefekte nachzuweisen. Der Test stellt **zur Zeit die einzige voll zuverlässige Methode zur Diagnose der exokrinen Pankreasfunktion** dar. Um Fehler bei der Manipulation der Sonden und Gewinnung des Sekrets zu vermeiden, sollte die Untersuchung nur von Erfahrenen durchgeführt werden. Die Sekretanalyse selbst setzt ein leistungsfähiges Labor mit in den einzelnen Tests eingearbeitetem Personal voraus. Ansonsten scheint eine Auswertung der Ergebnisse fragwürdig und rechtfertigt nicht den Aufwand der Untersuchung.

4.2 Quantitative Sekretanalyse nach indirekter Stimulation (Lundh-Test)

Die indirekte Stimulation des Pankreassekretes durch eine quantitativ und qualitativ definierte Testmahlzeit [1, 23, 31] wird bei uns seltener eingesetzt. Gegenüber dem Pankreozymin-Sekretin-Test wird durch das „test-meal" eine physiologische Stimulation der Pankreassekrete erzielt. Die Sekretgewinnung zur Analyse entspricht derjenigen des Pankreozymin-Sekretin-Tests [25].

Daten der Pankreassekret-Analysen sollen an dieser Stelle nicht angegeben werden, da sie methodisch und vom Untersucher abhängig sind, infolgedessen – soweit publiziert – auch enorme Streuungen aufweisen.

4.3 Weitere Untersuchungen zur Pankreasdiagnostik

Röntgenaufnahmen des Abdomens (Pankreasverkalkungen bei chronischer Pankreatitis), Sonographie (Pankreas-Pseudocyste), endoskopisch-retrograde Cholangiopankreaticographie (ERCP), deren diagnostische Wertigkeit in der Erwachsenen-Gastroenterologie anerkannt sind, werden zunehmend auch bei Kindern eingesetzt. Sie dienen aber in erster Linie der morphologischen Differentialdiagnose. Die Indikation ist bei Kindern streng zu stellen. Diese Untersuchungen haben keine direkte funktionsdiagnostische Bedeutung.

Literatur

1 Aenishänslin WH, Kayassek L, Stalder GA (1973) Die Pankreasfunktionsprüfung mit dem Lundh-Test. Dtsch Med Wochenschr 98:2192–2196
2 Beyreiss K (1974) Funktionsprüfungen des exokrinen Pankreas. In: Steininger U, Theile, H (Hrsg) Funktionsdiagnostik im Kindesalter. Thieme, Leipzig, S 276–281
3 Bornschein W, Goldmann FL, Otte M (1976) Methodische und erste klinische Untersuchungsergebnisse mit einem neuen indirekten Pankreasfunktionstest. Clin Chim Acta 67:21–27
4 Bornschein W (1977) Klinische und methodische Untersuchungen zur Bestimmung des Chymotrypsins im Stuhl. Leber Magen Darm 7:334–340
5 Bratton AC, Marshall EK (1939) A new coupling component for sulfanilamide determination. J Biol Chem 128:537–543
6 Buntain WL, Wood JB, Woolley MM (1978) Pancreatitis in childhood. J. Pediatr Surg 13:143–149
7 Crossley JR, Elliott RB, Smith PS (1979) Dried-blood spot screening for cystic fibrosis in the newborn. Lancet I:472–474
8 Domschke W, Domschke S (1979) Pankreasfunktionsanalyse. In: Domschke W, Koch H (Hrsg) Diagnostik in der Gastroenterologie. Methodik und Bewertung. Thieme, Stuttgart, S 201–210

Übersichten

9 Elias W, Redshaw M, Wood T (1977) Diagnostic importance of changes in circulating concentrations of immuno reactive trypsin. Lancet II:66–68

10 Fettes F, Gyr K, Singeisen M, Kayasseh L, Stalder GA (1978) Stellenwert des oralen Prankreasfunktionstest mit N-benzoyl-L-Tyrosyl-Paraaminobenzoesäure (PABA-Test) in der exokrinen Pankreasfunktionsdiagnostik. Z Gastroenterol 16:141–148

11 Gowenloch AH (1977) Tests of exobrine pancreatic function. Ann Clin Biochem 14:61–89

12 Gyr K, Stalder GA, Schiffmann J, Fehr C, Vonderschmitt D, Fahrlaender H (1976) Oral administration of a chymotrypsin-labile peptide – a new test of exocrine pancreatic function in man (PFT). Gut 17:27–32

13 Hadorn B, Zoppi G, Shmerling DH, Prader A, McIntyre J, Anderson CM (1968) Quantitative assessment of exocrine pancreatic function in infants and children. J Pediatr 73:39–50

14 Hadorn B (1975) The exocrine pancreas. In: Anderson Ch, Burke V (eds) Paediatric gastroenterology. Brackwell, Oxford London Edinburgh Melbourne, p 289–327

15 Hartung H, Kirchner R (1980) Diagnostik und Therapie der akuten Pankreatitis. Leber Magen Darm 10:1–5

16 Haverback BJ, Dyce BJ, Gutentag PJ, Montgomery DW (1963) Measurement of trypsin and chymotrypsin in stool. A diagnostic test for pancreatic exocrine insufficiency. Gastroenterology 44:588–597

17 Imondi AR, Stradley RP, Wolgemuth R (1972) Synthetic peptides in the diagnosis of exocrine pancreatic insufficiency in animals. Gut 13:726–731

18 Jordan HC, Ament ME (1977) Pancreatitis in children and adolescents. J Pediatr 91:211–216

19 Kaffarnik H, Meyer-Bertenrath JG (1968) Ein neuer Pankreaslipasetest und seine klinische Anwendung. Verh Dtsch Ges Inn Med 74:237–239

20 Kaffarnik H, Klimkett P, Zöfel P, Otte K, Meyer-Bertenrath JG (1977) Zur klinischen Wertigkeit des oralen Pankreasfunktionstests mit Fluoreszein-Dilaurat. Münch Med Wochenschr 119:1467–1470

21 Kamer JH van de, Bokkel Huinink H ten, Weyers HA (1949) Rapid method for the determination of gat in feces. J Biol Chem 177:347–355

22 Lebenthal E, Antonocoicz J, Shwachman H (1976) Enterokinase and Trypsin activities in pancreatic insufficiency and disease of the small intestine. Gastroenterology 70:508–512

23 Lundh G (1962) Pancreatic exocrine function in neoplastic and in flammatory disease: a simple and reliable new test. Gastroenterology 42:275–285

24 Meyer-Bertenrath JG, Kaffarnik H (1968) Über Eigenschaften neuer Substrate zur Bestimmung von Pankreasenzymen. Z Klin Chem Klin Biochem 6:484–489

25 Mottaleb A, Kopp F, Noguera ECA, Kellock TD, Waggins HS, Waller SL (1973) The Lundh test in the diagnosis of pancreatic disease: a review of five years' experience. Gut 14:835–841

26 Nagel W, Lillig F, Peschke W, Schmidt FH (1965) Über die Bestimmung von Trypsin und Chymotrypsin mit Aminosäuren-p-nitroaniliden. Hoppe Seylers Z Physiol Chem 340:1–7

27 Niessen KM, Osswald P, Brügmann G, Hartmann F, Droste E, Schmidt K (1974) II. Befunde bei Patienten mit Coeliakie, Mucovuscidose und exokriner Pankreasinsuffizienz. Z Kinderheilkd 116:291–304

28 Niessen KH (1980) Erkrankungen des exokrinen Pankreas bei Säuglingen und Kleinkindern (3 Teile). Fortschr Med 98:263–268, 319–324, 475–479

29 Niessen KH (1980) Pankreaserkrankungen im Kindesalter – einschließlich neuer diagnostischer Methoden. Monatsschr Kinderheilkd 128:301–306

30 Osswald P, Niessen KH, Hartmann F, Droste E, Brügmann G, Schmidt K (1974) Untersuchungen der Pankreas- und Gallefunktion bei Säuglingen und Kindern (I. Methodik). Z Kinderheilkd 116:281–290

31 Packer SM, Milla PJ, Tripp JH (1977) Investigatory techniques. In: Harvies GT (ed) Essentials of paediatric gastroenterology. Livingstone Edingburgh London New York, p 53–60

32 Ritter U (1971) Erkrankungen des exkretorischen Pankreas. Thieme, Stuttgart

33 Sacher M, Kobsa A, Shmerling DH (1978) PABA-Screening test for exocrine pancreatic function in infants and children. Arch Dis Child 53:639–641

34 Schönberger W, Weitzel D (1980) Diagnose der exokrinen Pankreasinsuffizienz mit Fluoreszein-Dilaurat bei Patienten mit cystischer Fibrose. Arch Kinderheilkd 128:195–198

35 Shmerling DH, Prader A, Forrer ICW (1970) Fecal fat and nitrogen in healthy children and in children with malabsorption or maldigestion. Pediatrics 46:690–695

36 Shwachman H, Diamond LK, Oski FA, Khaw KT (1964) The syndrom of pancreatic insufficiency and bone marrow dysfruction. J Pediatr 65:645–661

37 Smith HW, Finkelstein N, Aliminosa L, Crawford B, Graber M (1945) The renal clearances of substituted hippuric acid derivates and other aromatic acids in dog and man. J. Clin Invest 24:388–404

38 White-Tabor C, Freemann M, Baily J. Smith PK (1951) Studies on the metabolism of para-aminobenzoic acid. J Pharmacol Exp Ther 102:98–102

39 Zoppi G, Andreotti G, Pajano-Ferraro F, Bellini P, Gaburro D (1973) The development of specific responses of the exocrine pancreas to pancreocymin and secretive stimulation in the newborn infants. Pediatr Res 7:198–203

Dr. G. Dockter
Abteilung Gastroenterologie
Kinderklinik der Universität
Gebäude 60
D-6650 Homburg/Saar

Diagnostik bei Pankreaserkrankungen aus der Sicht des Internisten

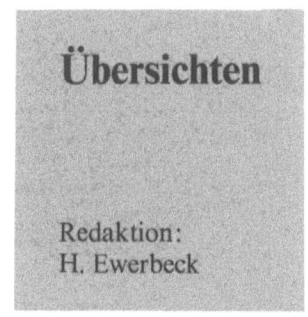

Übersichten

Redaktion:
H. Ewerbeck

P. G. Lankisch

Abteilung für Gastroenterologie und Stoffwechsel, Medizinische Klinik der Universität, Göttingen

Diagnosis of Pancreatic Diseases from a Clinical Point of View

Summary. Diagnosis of acute or chronic pancreatitis is based on clinical symptoms as well as on laboratory, X-ray and sonographic findings. This review represents the present-day knowledge of diagnostic procedures in pancreatic diseases and especially that of laboratory methods. In chronic pancreatitis it can be decided by means of pancreatic function tests whether and to what extent exocrine and endocrine pancreatic function is impaired. In acute pancreatitis laboratory tests are necessary for the diagnosis and evaluation of the prognosis of the disease.

Key words: Pancreatitis – Symptoms – Laboratory diagnostic procedures – X-ray – Sonography – ERCP – Pancreatic function tests.

Zusammenfassung. Die Diagnose einer akuten oder chronischen Pankreatitis wird auf Grund der klinischen Symptomatik sowie laborchemischer, röntgenologischer und sonographischer Befunde gestellt. Diese Übersicht gibt den derzeitigen Stand der diagnostischen Maßnahmen bei Pankreaserkrankungen unter besonderer Berücksichtigung der Labordiagnostik wieder. Während bei der chronischen Pankreatitis mit Hilfe der Funktionstests festgestellt werden kann, ob und in welchem Ausmaße die exokrine und endokrine Pankreasfunktion beeinträchtigt sind, dienen die Laboruntersuchungen bei der akuten Pankreatitis gleichzeitig zur Diagnosestellung und Beurteilung der Prognose der Erkrankung.

Schlüsselwörter: Pankreatitis – Symptomatik – Labordiagnostik – Röntgen – Sonographie – ERCP – Pankreas-funktions-Tests.

1 Definition entzündlicher Pankreaserkrankungen

Nach der Definition von Marseille [17] unterscheidet man akut-reversible von chronisch-progressiven Formen einer Pankreatitis. Eine **akute Pankreatitis** ist nach dieser Definition gekennzeichnet durch eine akute Schmerzattacke, begleitet von einer parallelen Fermententgleisung im Serum und Urin und einer passageren exokrinen Insuffizienz. Bei der **rezidivierenden akuten Pankreatitis** treten diese akut entzündlichen Schübe in unregelmäßigen Interval-

len auf. Die exo- und endokrine Pankreasfunktion normalisieren sich jeweils nach Abklingen der akuten Attacken. Im Gegensatz dazu treten die Schmerzschübe bei der **chronisch-rezidivierenden Pankreatitis** immer häufiger auf, klingen schließlich nicht mehr ab und gehen in eine Art Dauerschmerz über. Das zugrundegehende Pankreas ist bald nicht mehr in der Lage, mit einem adäquaten Enzymanstieg im Serum oder Urin zu reagieren. Die exo- und endokrine Pankreasfunktion kommen allmählich zum Erliegen. Diese chronisch-rezidivierenden Pankreatitiden machen 95% der chronisch-progressiven Formen aus. Relativ selten findet man eine chronische, schmerzlos verlaufende Pankreatitis, bei der zu keinem Zeitpunkt Enzymanstiege im Serum und Urin meßbar sind.

2 Diagnose und Prognose einer akuten Pankreatitis

Leider gibt es **kein klinisches Symptom, keinen Laborparameter** oder sonstigen Untersuchungsbefund, **der allein das Vorliegen** einer akuten Pankreatitis **beweist** oder ausschließt.

2.1 Klinische Symptomatik

In Tabelle 1 sind die klinischen Symptome einer akuten Pankreatitis nach der Häufigkeit ihres Auftretens geordnet. Von besonderer Bedeutung sind neben meist besonders **heftigen Bauchschmerzen,** die oft in den Rücken aus-

Tabelle 1. Klinische Symptome der akuten Pankreatitis, modifiziert nach Schmidt u. Creutzfeldt [18]

Symptome	Häufigkeit in % der Fälle
Schmerzen	90–100
Übelkeit, Erbrechen	75–85
Meteorismus, Darmparese	70–80
Fieber	60–80
Schmerzausstrahlung in den Rücken	50
Elastische Bauchdeckenspannung („Gummibauch")	50
Schock	40–60
Respiratorische Insuffizienz	20–45
Ikterus, Subikterus	20
Anurie, Oligurie	20
Palpabler Oberbauchtumor	10–20
Passagere Hypertonie	10–15
Melaena	4
Hämatemesis	3

Tabelle 2. Labordiagnostik der akuten Pankreatitis

Notdienst:	Amylase im Serum und Urin
	Calcium
	Hämatokrit, Leukozyten
	Quick
	Elektrolyte, Kreatinin
	Blutzucker
	pO$_2$
Routine:	*Zusätzlich:*
	Methämalbumin
	Gesamteiweiß + Albumin
	CK
	GPT, GOT, AP, γGT
	Gerinnungsstatus

Tabelle 3. Hyperamylasämie bei extrapankreatischen Erkrankungen

Intraabdominal
    Ulkus- und Gallenblasenperforation
    Ileus
    Peritonitis
    Salpingitis
    Extrauteringravidität
    Mesenterialinfarkt
    Aneurysma dissecans

Extraabdominal
    Parotitis
    Niereninsuffizienz
    Makroamylasämie

Tabelle 4. Prognostische Parameter für den Verlauf der akuten Pankreatitis [16]

Alter über 55 Jahre	
Bei der Aufnahme-Untersuchung	
Blutzucker	> 200 mg-%
Leukozyten	> 16000/mm^3
LDH	> 700 IE/l
GOT	> 166 U/l
Innerhalb der ersten 48 Std	
Hämatokritabfall um	> 10%
Serum-Calcium	< 8 mg-%
Basendefizit	> 4 mVal/l
Anstieg des Harnstoff-N um	> 5 mg-%
Geschätzte Flüssigkeitsretention	> 6 l
Arterielle O$_2$-Spannung	< 60 mm Hg

strahlen, **Meteorismus, Übelkeit, Erbrechen** und **Darmparese.** Bei der klinischen Untersuchung ist häufig eine elastische Bauchdeckenspannung, der sogenannte „**Gummibauch**", tastbar. Gefürchtet sind an Komplikationen **Schock, respiratorische** und **renale Insuffizienz.**

2.2 Laborchemische Untersuchungen

Die Labordiagnostik bei akuter Pankreatitis kann eingeteilt werden in Untersuchungen, die sofort zur Diagnose und Einschätzung des Schweregrades der Erkrankung erforderlich sind, und in ergänzende, die auf die Aufnahme des Routinebetriebs im Labor, aber nicht länger als 12 Stunden, verschoben werden können (Tabelle 2).

Bei Verdacht auf eine akute Pankreatitis sollten immer die **Amylasen im Serum** und **Urin** gemessen werde. Ihr **Anstieg** ist **nicht spezifisch** für das Vorliegen einer akuten Pankreatitis, da auch eine Reihe von extrapankreatischen Erkrankungen zu einer Hyperamylasämie führen kann (Tabelle 3). Die Höhe des Amylaseanstiegs darf nicht als Maß für den Schweregrad der Erkrankung gelten. Gerade bei schweren akuten Pankreatitiden findet man häufig kaum erhöhte oder bereits im Normalbereich liegende Amylasen, da das Organ dann nicht mehr in der Lage ist, mit einem adäquaten Anstieg der Enzyme zu reagieren. In der Regel führen wir keine Lipase-Bestimmungen durch, da der Anstieg der Lipase im Serum in etwa parallel dem der Amylase verläuft und somit eine weitere diagnostische Aussage nicht zu erhalten ist. Die Lipase-Bestimmung kann in Einzelfällen jedoch von besonderem Interesse sein. So zeigt ein Anstieg der Serum-Lipase bei Parotitis das gleichzeitige Vorliegen einer akuten Pankreatitis an.

Das **Serum-Calcium** ist insbesondere bei der Ausbildung von intraabdominellen Fettgewebsnekrosen **erniedrigt** und signalisiert somit ein eher schweres Krankheitsbild. **Leukozytosen** sind häufig, eine **Gerinnungsstörung,** insbesondere bei der schweren Pankreatitis, nicht selten. Elektrolyte und Kreatinin sollten zum Ausschluß einer renalen, die arterielle Sauerstoffspannung zum Ausschluß einer respiratorischen Insuffizienz gemessen werden. Bei schweren Pankreatitiden sind oft **erhöhte Blutglukosewerte** nachweisbar.

Am folgenden Tage, bzw. wenn das Routinelabor zur Verfügung steht, sollten die Transaminasen kontrolliert werden, um einen Hinweis auf eine Lebermitbeteiligung zu erhalten, und vor allem das Gesamteiweiß und das Albumin bestimmt werden, da bei schweren Pankreatitiden häufig durch die Eiweißansammlung im Aszites ein Eiweiß- bzw. Albuminmangel auftritt.

2.3 Röntgen

An Röntgenuntersuchungen sind die Thoraxaufnahme in 2 Ebenen zur Frage, ob ein **begleitender Pleuraerguß** vorliegt, sowie eine Abdomenübersicht im Stehen zum Nachweis eines, insbesondere bei der schweren Pankreatitis, nicht seltenen Ileus erforderlich.

2.4 Sonographie

Sonographisch kann festgestellt werden, ob das **Pankreas** insgesamt **vergrößert** ist und ob sich Zysten bzw. Nekrosen abzeichnen. Die Ultraschalldiagnostik kann aber wegen des bei akuter Pankreatitis häufigen Meteorismus schwierig sein.

2.5 Prognostische Faktoren

Mit der Feststellung, daß eine akute Pankratitis vorliegt, sind die diagnostischen Maßnahmen nicht abgeschlossen. Von besonderer Bedeutung ist es, rechtzeitig festzustellen, wann eine schwere akute Pankreatitis vorliegt. Hierzu haben Ranson und Mitarbeiter ein aus 11 Punkten bestehendes Schema (Tabelle 4) empfohlen [16]. Eine Studie dieser Arbeitsgruppe zeigt, daß mit der Anzahl der nachweisbaren prognostischen Faktoren die Letalität deutlich ansteigt und die Liegezeit auf der Intensivstation zunimmt. Die Bestimmung so vieler laborchemischer Parameter ist allerdings aufwendig.

Bei einer akuten hämorrhagischen Pankreatitis wird Hämoglobin frei, wobei wiederum durch proteolytische Enzyme Hämatin gebildet wird (Abb. 2). Dieses Hämatin bindet sich an Albumin und ist als **Methämalbumin** spektralphotometrisch nachweisbar. Der Nachweis von Methämalbumin ist nicht spezifisch für das Vorliegen einer akuten Pankreatitis. Methämalbumin ist auch dann vorhanden, wenn im Rahmen von Hämolysen die Haptoglobin-Kapazität erschöpft ist. Bei Verdacht auf eine akute Pankreatitis kann jedoch die Methämalbumin-Bestimmung von diagnostischer und prognostischer Bedeutung sein. Bei einer Untersuchung von 62 Patienten fanden wir Methämalbumin im Serum bzw. Aszites bei 26; 54% von ihnen verstarben. Dies ist der Prozentsatz, der bei einer akuten hämorrhagischen Pankreatitis zu erwarten ist. Demgegenüber verstarben nur 6% der Patienten, bei denen der Methämalbumin-Nachweis nicht gelang. Dies entspricht dem Prozentsatz der Letalität bei einer ödematösen Pankreatitis. Bei jedem Patienten, bei dem intraoperativ oder bei Sektion eine Kontrolle des Methämalbumin-Nachweises möglich war, wurde eine hämorrhagische Pankreatitis gefunden, gleichgültig, ob es sich um eine Totalnekrose oder nur um Nekrosen gehandelt hat, die peripankreatisch nachweisbar waren. Der Prozentsatz renaler und respiratorischer Komplikationen war hoch bei gleichzeitigem Methämalbumin-Nachweis, so daß dieser Bestimmung auch eine prognostische Bedeutung zukommt [11].

Zur weiteren Beurteilung der Prognose sind Verlaufskontrollen erforderlich (Tabelle 5). Besondere Bedeutung kommt der klinischen Untersuchung zu, bei der auf den abdominellen Tastbefund und den Nachweis von Aszites bzw. braungrünlicher Hautverfärbung im Bereich des Nabels (Cullensches Zeichen) und/oder der Flanke (Grey-Turnersches Zeihen) zu achten ist.

3 Diagnose einer chronischen Pankreatitis

Ebensowie bei der akuten ist auch bei der chronischen Pankreatitis die Diagnose des Krankheitsbildes nicht möglich auf Grund eines Symptoms oder eines Untersuchungsbefundes allein. Sie beruht auf der klinischen Symptomatik, Röntgenuntersuchungen, der Sonographie und vor allem auf der Funktionsprüfung, denn sie entscheidet, ob es sich bei den Schmerzattacken um Schübe einer rezidivierenden akuten oder chronisch-rezidivierenden Pankreatitis handelt (Abb. 1).

3.1 Klinische Symptomatik

Die klinische Symptomatik ist häufig charakteristisch (Tabelle 6). Im Vordergrund stehen rezidivierende Schmerzattacken, Speisenunverträglichkeiten, Gewichtsabnahme sowie an wesentlichen Komplikationen die Steatorrhoe und der Diabetes mellitus.

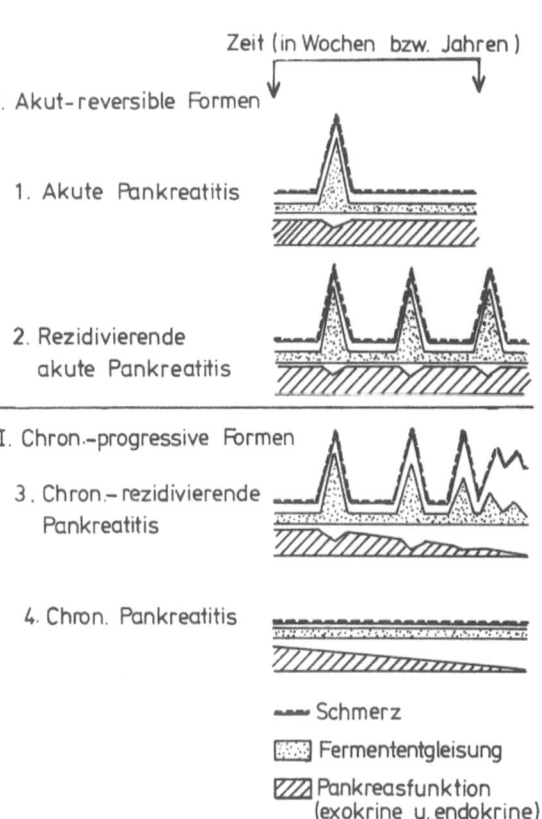

Abb. 1. Verlaufsformen der Pankreatitis nach R. Ammann [1]

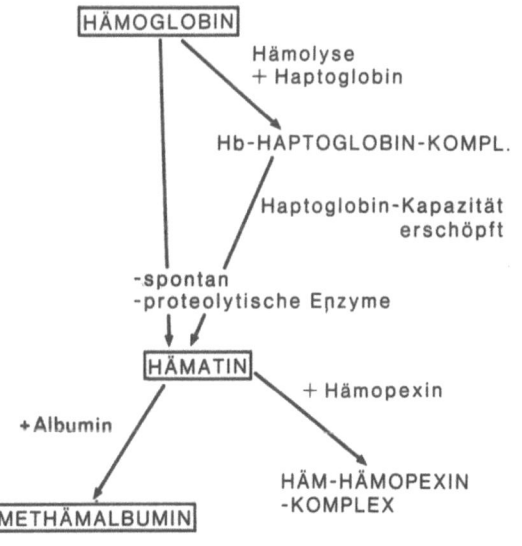

Abb. 2. Möglichkeiten der Methämalbumin-Entstehung

Tabelle 5. Verlaufskontrollen bei akuter Pankreatitis

Stündlich
 RR, Frequenz, Urinausscheidung

Alle 6 bis 8 Std
 Temperatur, Hämatokrit, Blutzucker, Elektrolyte, Blutgase, Einfuhr-Ausfuhr-Bilanz

2 × täglich
 Klinische Untersuchung (Abdomen, Aszites, Cullensches Zeichen, Grey-Turnersches Zeichen, Tetanie)

Täglich
 Amylase, Leukozyten, Thrombozyten, Albumin, Gesamteiweiß, Kreatinin, Calcium, Methämalbumin, Gerinnungsstatus

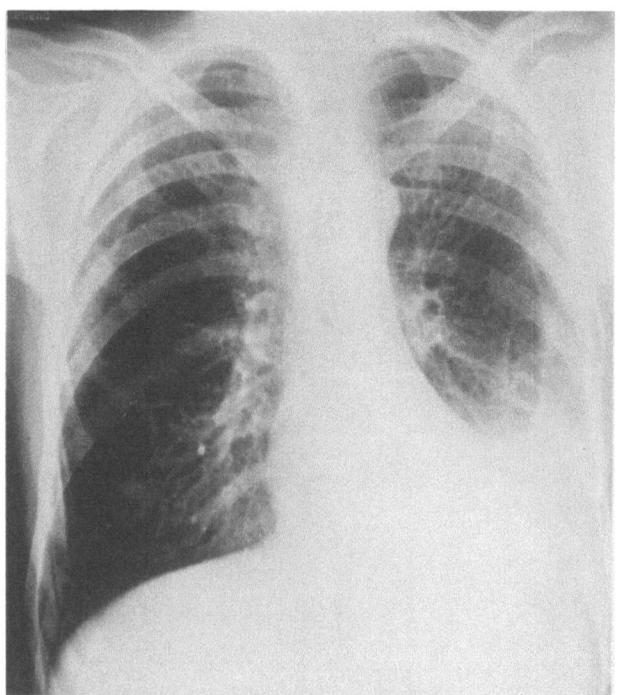

Abb. 3. Patient mit chronisch rezidivierender Pankreatitis. Während eines akuten Schubs Pleuraerguß links

Tabelle 6. Häufigkeit klinischer Symptome der chronischen Pankreatitis [5]

Rezidivierender Schmerz	90%	
Gewichtsabnahme	70%	
Übelkeit und Erbrechen	50%	
Steatorrhoe	40%	15% massiv 25% latent
Fettunverträglichkeit	33%	
Dyspeptische Beschwerden	25%	
Diabetes Mellitus	20%	
Ikterus	15%	
Kalzifikation	15%	
Hypoglykämische Zeichen	5%	

3.2 Röntgen

Ein charakteristischer Röntgenbefund für eine akute Pankreatitis ist **ein meistens linksseitiger Pleuraerguß,** der bei der chronisch-rezidivierenden Pankreatitis häufig mit einer Pankreaszyste verbunden ist (Abb. 3). Bei Punktion ist das **Punktat amylasehaltig.**

Eine **Abdomenübersicht** bei Patienten mit chronisch-rezidivierender Pankreatitis zeigt in etwa einem Drittel der Fälle eine mehr oder weniger ausgeprägte schollige **Verkalkung.**

Insbesondere in der vorsonographischen Ära war eine Breipassage von Bedeutung, um durch die Verdrängung des Magens oder Aufweitung des duodenalen C den Nachweis einer Pankreas-Pseudozyste zu erbringen.

Nicht ganz selten findet man unterhalb der linken Kolonflexur Stenosen, die am ehesten durch vom Pankreasschwanzbereich ausgehende entzündliche Veränderungen bedingt sind (12).

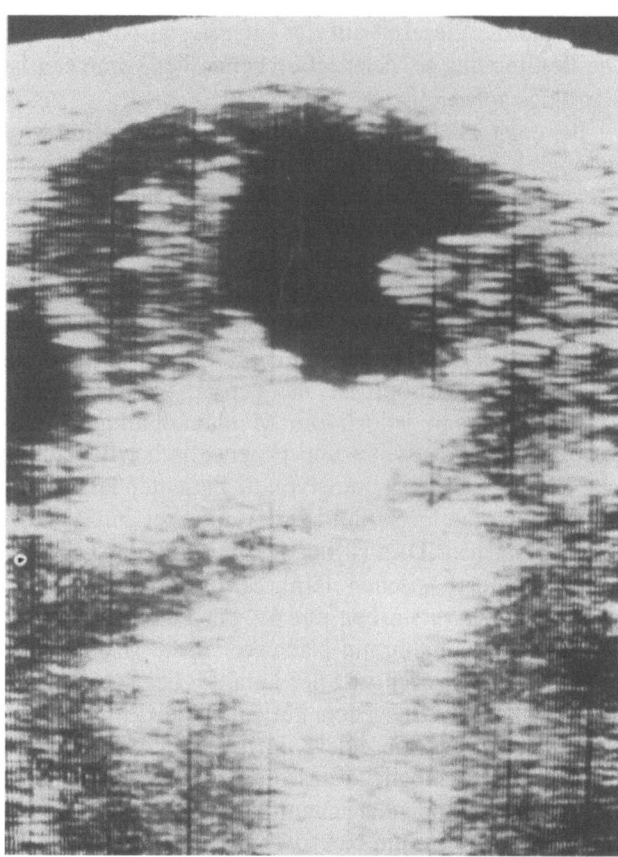

Abb. 4. Patient mit chronisch rezidivierender Pankreatitis, Flankenschnitt links: unterhalb der Milz Pankreasschwanz-Zyste mit Sequesterbildung

3.3 Sonographie

Mit dem Ultraschall können die **Pankreasgröße,** die Randkontur sowie das Pankreasparenchym selbst beurteilt werden. Das Pankreas ist, wenn überhaupt, gering vergrößert und die Randkontur als Folge der abgelaufenen Entzündungen unscharf. Das Pankreasparenchym stellt sich nicht selten, bedingt durch Narbenbildung oder Kalk, unregelmäßig dar. Die Domäne der Ultraschalldiagnostik ist der **Nachweis von Pseudozysten** als Folge des entzündlichen Schubs der Erkrankung (Abb. 4).

3.4 Endoskopische retograde Cholangio-Pankreatikographie (ERCP)

Eine endoskopische retrograde Pankreasgang-Darstellung im Rahmen einer ERCP ist sinnvoll, um festzustellen, ob die rezidivierenden Schmerzattacken auf Pankreasgangveränderungen beruhen, die möglicherweise operativ zu beseitigen sind. Charakteristische Befunde sind **Gangerweiterungen** ("chain of lakes") mit Stenosen bis zum Gangabbruch (Abb. 5). Nicht selten sind **Pankreassteine** im Gangsystem nachweisbar.

3.5 Funktionsdiagnostik

Während die erwähnten röntgenologisch oder sonographisch sichtbaren Veränderungen auch bei einer akuten

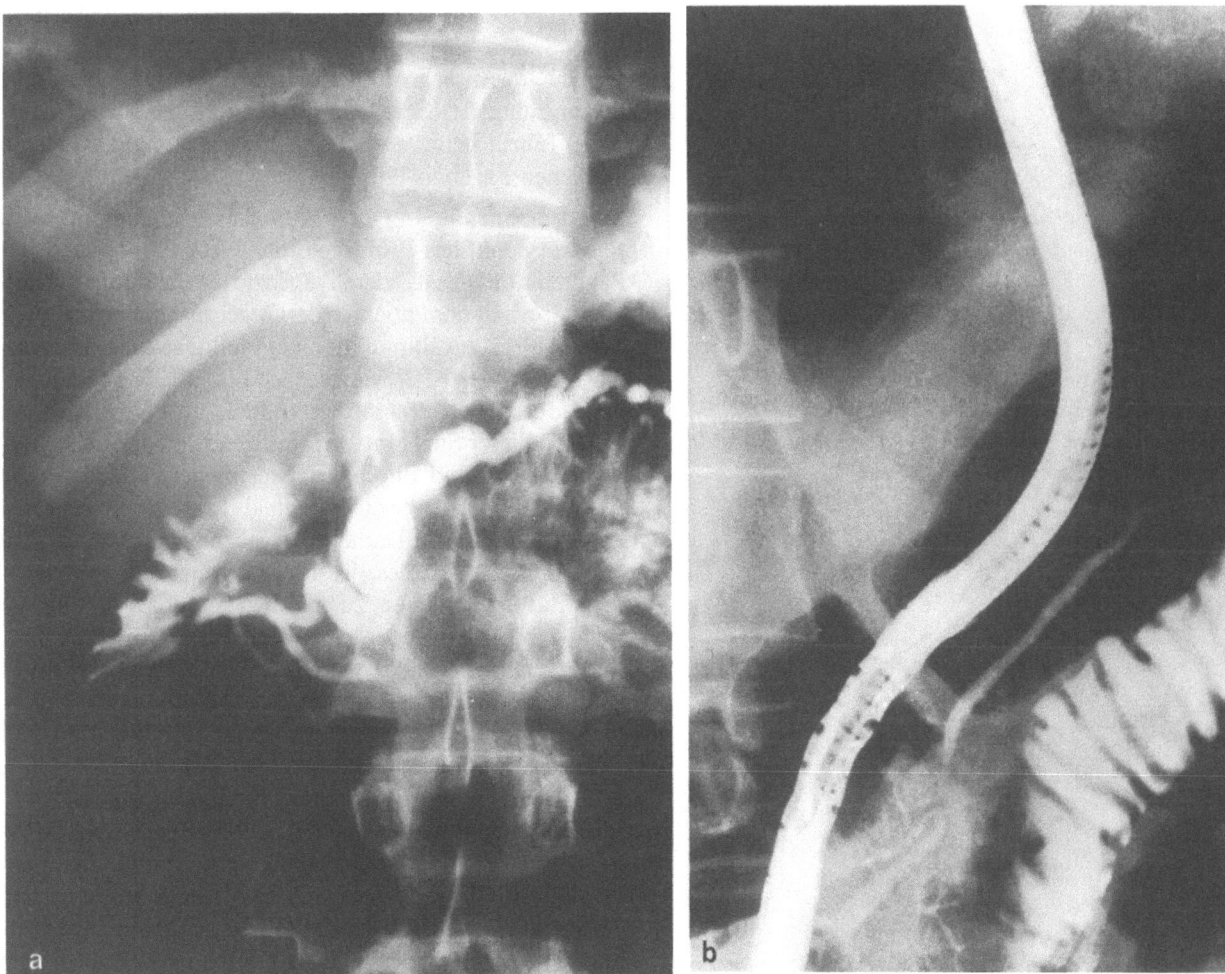

Abb. 5.a Patientin mit chronisch rezidivierender Pankreatitis: Erweiterung des Ductus pancreaticus am Übergang vom Kopf- zum Korpusbereich. Gang im Schwanzanteil torquiert, Nebenäste lakunenartig erweitert. **b** Patient mit chronisch rezidivierender Pankreatitis. Gangabbruch mit kurzbogiger Überbrückung im Korpusanteil

Tabelle 7. Funktionsprüfungen des exokrinen Pankreas

Direkt	Sekretin-Pankreozymin-Test
	Lundh-Test
Indirekt	*Messung eines Enzym*
	Chymotrypsin im Stuhl
	Trypsin im Stuhl
	Pankreas-Isoamylasen im Serum
	Serum-Trypsin (RIA)
	Messung einer Enzymleistung
	NBT-PABA-Test
	Pancreolauryl-Test
	Stuhlfettgehalt

Pankreatitis auftreten können, kann mit Hilfe der Funktionsprüfung entschieden werden, ob bei dem Patienten eine rezidivierende akute oder chronisch-rezidivierende Pankreatitis vorliegt.

Die Funktionsprüfungen werden eingeteilt in direkte, bei denen nach Stimulation Pankreasenzyme im Duodenalsaft gemessen werden, oder in solche, bei denen auf Grund der Messung eines Enzyms oder einer Enzymleistung indirekt auf die Pankreasfunktion geschlossen werden kann (Tabelle 7). In Deutschland wird von den beiden direkten Funktionsprüfungen in der Regel nur der **Sekre-** **tin-Pankreozymin-Test** verwandt. Hierbei wird bei dem Patienten eine doppelläufige Lagerlöf-Sonde in das Duodenum vorgeschoben, und das Pankreas wird nach einer Leerperiode zunächst mit Sekretin, später mit Cholezystokinin-Pankreozymin stimuliert. Zur Beurteilung der Pankreasfunktion dienen Volumen, Bikarbonatkonzentration und -sekretion innerhalb von 30 min nach Sekretin-Gabe sowie der Amylase-, Trypsin- und Lipase-„output" innerhalb von 30 min nach Cholezystokinin-Pankreozymin-Injektion [4].

Diese direkte Pankreasfunktions-Prüfung ist der derzeit sicherste Test zur Diagnostik einer exokrinen Pankreasinsuffizienz. Da er jedoch zeitlich, technisch und fianziell aufwendig ist, haben insbesondere in den letzten Jahren indirekte Pankreasfunktions-Prüfungen ein besonderes Interesse gefunden.

Seit etwa 15–20 Jahren wird die Bestimmung des **Chymotrypsin-** bzw. **Trypsingehaltes im Stuhl** für die Pankreasfunktions-Prüfung empfohlen. Übereinstimmend haben mehrere Untersuchungen zeigen können, daß die Chymotrypsin- der Trypsin-Bestimmung weit überlegen ist und die Sensitivität dieser Untersuchung insbesondere bei Patienten mit schwerer exokriner Pankreasinsuffizienz hoch ist [2, 6]. In Fällen leichter oder mäßiger Insuffizienz erhielt man jedoch wiederholt falsch normale Testergebnis-

Übersichten

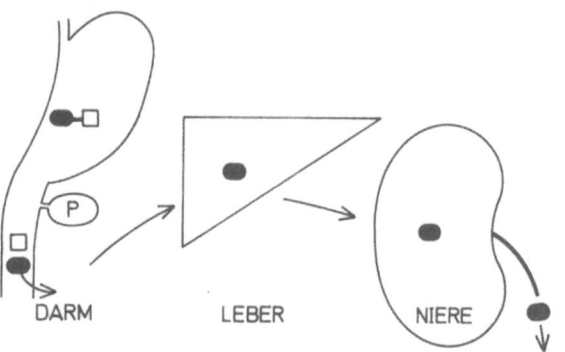

Abb. 6. Prinzip oraler Pankreasfunktions-Tests

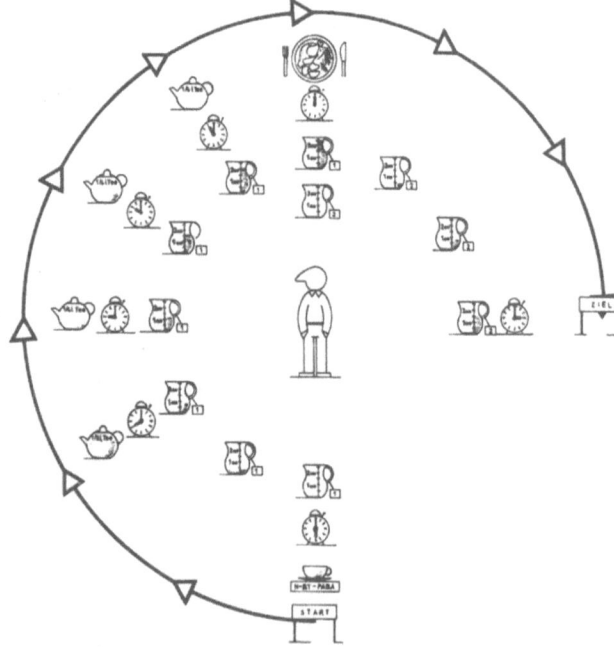

Abb. 7. Ablauf des NBT-PABA-Tests mit Sammelperioden von 6 und 9 Std

se. Wegen der unangenehmen Aufbereitung hat die Bestimmung der Stuhlenzyme keine weite Verbreitung gefunden.

Seit langem ist bekannt, daß säulenchromatographisch bzw. elektrophoretisch eine Auftrennung der Gesamtamylase in Speichel- und Pankreas-Isoamylase möglich ist. Diese Verfahren sind aber ebenfalls nicht in größerem Umfange angewandt worden, da sie aufwendig und nicht rasch durchzuführen sind. Vor kurzem konnte jedoch von einer irischen Arbeitsgruppe ein Amylase-Inhibitor isoliert werden, der spezifisch die Speichel-Isoamylase hemmt [15]. Somit ist es durch ein einfaches photometrisches Verfahren möglich, die Gesamtamylase mit und ohne diesen Inhibitor zu messen und damit den Anteil der **Pankreas-Isoamylasen** zu bestimmen. Erste Untersuchungen mit dieser Methode haben gezeigt, daß in 60–70% der Fälle mit einem pathologischen Sekretin-Pankreozymin-Test die Diagnose einer exokrinen Pankreasinsuffizienz durch erniedrigte Pankreas-Isoamylasen bestätigt werden konnte [13]. Diese Befunde bedürfen weiterer Überprü-

fung. Der Test ist zur Zeit noch nicht kommerziell erhältlich.

Die wesentlich aufwendigere radioimmunologische Bestimmung des **Serum-Trypsins** (Behring-Werke, Marburg) führte beim vergleichbaren Krankengut zu einem ähnlichen Ergebnis [9].

Von besonderem Interesse sind die sogenannten **oralen Pankreasfunktions-Prüfungen,** der NBT-PABA- und der Pancreolauryl-Test, deren Prinzip Abbildung 6 zeigt. Hierbei erhält der Patient in der Regel zusammen mit einer Testmahlzeit zur Stimulation des Pankreas eine Substanz, die ungehindert den Magen passiert, im Duodenum jedoch durch Pankreassaftbestandteile aufgespalten wird. Ein Teil dieser Substanz wird resorbiert, in der Leber verstoffwechselt und durch die Nieren ausgeschieden. Die Ausscheidungsmenge dient dann als Maß für die exokrine Pankreasfunktion. Dadurch ergeben sich bereits Einschränkungen für diese Tests hinsichtlich der Pankreasspezifität. Sie müssen zu falschen Ergebnissen führen, wenn Resorptions- oder Leberstoffwechselstörungen bzw. eine Niereninsuffizienz vorliegen. Die Pankreasspezifität kann jedoch verbessert werden, wenn die Tests zur Untersuchung der individuellen Resorption, Konjugation und Exkretion nur mit der abgespaltenen Substanz allein (reine PABA bzw. reines Fluoreszein) wiederholt werden.

Beim bisher nicht kommerziell erhältlichen NBT-PABA-Test wird Paraaminobenzoesäure durch das pankreasspezifische Chymotrypsin von einem synthetischen Tripeptid abgespalten. Nach Abgabe des Morgenurins erhält der Patient um 6.00 Uhr 1 g NBT-PABA zusammen mit einer Testmahlzeit. Zur Forcierung der Diurese bekommt er zu verschiedenen Zeiten Tee oder Mineralwasser zu trinken (Abb. 7). Die Sammelperiode dauert in der Regel 6 Std; eine Verlängerung auf 9 Std hat in einer eigenen Untersuchung zu keiner besseren Aussagekraft geführt [10].

Das Prinzip des **Pancreolauryl-Testes** (Temmler-Werke, Marburg) ist ganz ähnlich: Ein Fluoreszein-Dilaurinsäureester wird mit einer Testmahlzeit dem Patienten gegeben; der Ester wird durch pankreasspezifische Arylesterasen in Fluoreszein und Laurinsäure aufgespalten. Auch hier dient die ausgeschiedene Menge als Maß für die exokrine Pankreasfunktion. Die Urinsammel-Periode beträgt 10 Std. Zum Ausschluß einer individuellen Resorptions- oder Leberstoffwechselstörung bzw. einer Niereninsuffizienz wird der Test 2 Tage nach dem ersten Untersuchungstag wiederholt. Aus der Ausscheidung am Test(T)- und Kontroll(K)-Tag wird dann der TK-Quotient ermittelt.

Alle bisherigen Untersuchungen zeigen, daß beide oralen Pankreasfunktions-Prüfungen mit hoher Treffsicherheit eine schwere exokrine Pankrasinsuffizienz anzeigen, während **bei leichter oder mäßiger Insuffizienz falsch normale Testergebnisse** registriert werden können [14, 19]. Untersuchungen zur Spezifität beider Tests sind bisher noch nicht ausreichend durchgeführt worden. Leider haben einige Untersucher gefunden, daß auch nach totaler Pankreatektomie eine gewisse PABA- bzw. Fluoreszin-Ausscheidung im Urin erfolgt [3, 7, 10, 14]. Dieser Befund muß weiter abgeklärt werden, um festzustellen, ob diese oralen Pankreasfunktions-Prüfungen eine quantitative oder nur qualitative Aussage über die exokrine Pankreasfunktion machen können.

Weitere Untersuchungen zur Spezifität und Sensitivität der oralen Pankreasfunktons-Prüfungen sind sinnvoll, zumal diese Tests eine Alternative für Kollegen darstellen, denen die Durchführung direkter Pankrasfunktions-Messungen zu aufwendig ist.

Die **Stuhlfett-Analyse** an drei aufeinanderfolgenden Tagen [8] ist eine wertvolle Untersuchung, um festzustellen, ob eine Pankreasenzym-Substitution bei Patienten mit exokriner Pankreasinsuffizienz erforderlich bzw. erfolgreich ist. Der Nachweis einer Steatorrhoe ist jedoch nicht spezifisch für das Vorliegen einer chronischen Pankreatitis.

Neben der Prüfung der exokrinen Pankreasfunktion sind ein oraler Glukosetoleranz-Test bzw. Blutzucker-Tagesprofile notwendig, um herauszufinden, ob eine endokrine Pankreasinsuffizienz vorliegt.

Literatur

1 Ammann R (1968) Die Differentialdiagnose zwischen akut-reversibler und chronisch-progressiver Pankratitis. Schweiz Med Wochenschr 98:744–755

2 Ammann RW, Tagwercher E, Kashiwagi H, Rosenmund H (1968) Diagnostic value of fecal chymotrypsin and trypsin assessment for detection of pancreatic disease. Am J Dig Dis 13:123–146

3 Bornschein W, Goldmann FL, Dressler J (1978) Diagnostik der exokrinen Pankreasinsuffizienz mit einem synthetischen chymotrypsinspezifischen Peptid. Klin Wochenschr 56:197–207

4 Creutzfeldt W (1964) Funktionsdiagnostik bei Erkrankungen des exokrinen Pankreas. Verh Dtsch Ges Inn Med 70:781–801

5 Creutzfeldt W (1977) Erkrankungen der Bauchspeicheldrüse (mit Spontanhypoglykämie, ohne Diabetes). In: Gross R, Schölmerich P (Hrsg) Lehrbuch der Inneren Medizin, 5. Aufl., Schattauer, Stuttgart New York, S 557–570

6 Dürr HK, Otte M, Forell MM, Bode JC (1978) Fecal chymotrypsin: a study on its diagnostic value by comparison with the secretin-cholecystokinin-test. Digestion 17:404–409

7 Gyr K, Stalder GA, Schiffmann I, Fehr C, Vonderschmitt D, Fahrlaender H (1976) Oral administration of a chymotrypsin-labile peptide – a new test of exocrine pancreatic function in man (PFT). Gut 17:27–32

8 van de Kamer JH, ten Bockel H, Weijers HA (1949) Rapid method for the determination of fat in feces. J Biol Chem 177:347–355

9 Koop H, Lankisch PG, Stöckmann F, Arnold R (1980) Trypsin radioimmunoassay in the diagnosis of chronic pancreatitis. Digestion 20:151–156

10 Lankisch PG, Ehrhardt-Schmelzer S, Koop H, Caspary WF (1980) Der NBT-PABA-Test in der Diagnostik der exokrinen Pankreasinsuffizienz. Dtsch Med Wochenschr 105:1418–1423

11 Lankisch PG, Koop H, Otto J, Oberdieck U (1978) Evaluation of methaemalbumin in acute pancreatitis. Scand J Gastroenterol 13:975–978

12 Lankisch PG, Lopez E, Winckler K, Schuster R (1976) Kolonstenosen nach Pankreatitis. Schweiz Med Wochenschr 106:1243–1247

13 Lankisch PG, Luerßen K, Koop H, O'Donnell MD, Arglebe C, Chilla R, Arnold R, Otto J, Bothe E (1980) Serum-Enzymbestimmung zur Diagnostik der chronischen Pankreatitis. Verh Dtsch Ges Inn Med 86, im Druck

14 Lankisch PG, Schreiber A, Otto J, Koop H, Caspary WF (1980) Der Pancreolauryl-Test: ein Screening-Test für die Diagnostik der chronischen Pankreatitis? Verh Dtsch Ges Inn Med 86, im Druck

15 O'Donnell MD, FitzGerald O, McGeeney KF (1977) Differential serum amylase determination by use of an inhibitor and design of a routine procedure. Clin Chem 23:560–566

16 Ranson JHC, Rifkind KM, Roses DF, Fink SD, Eng K, Localio SA (1974) Objective early identification of severe acute pancreatitis. Am J Gastroenterol 61:443–451

17 Sarles H (1965) Pancreatitis Symposium, Marseille, April 25–26, 1963. Bibl. Gastroenterol 7:7

18 Schmidt H, Creutzfeldt W (1973) Akute und rezidivierende Pankreatitis (einschl. der sog. Begleitpankreatitis). In: Demling L (Hrsg) Klinische Gastroenterologie, 1. Aufl. Thieme, Stuttgart, S 929–957

19 Stock KP, Schenk J, Schmack B, Domschke W (1980) Screening-Methoden des exokrinen Pankreas (FDL-, PABA-Test, Stuhlchymotrypsinbestimmung) im Vergleich zum Sekretin-Pankreozymin-Test. Verh Dtsch Ges Inn Med 86, im Druck

Priv.-Doz. Dr. P. G. Lankisch
Medizinische Universitätsklinik
Robert-Koch-Straße 40
D–3400 Göttingen

Diagnostik der Pankreaserkrankungen aus der Sicht des Pädiaters***

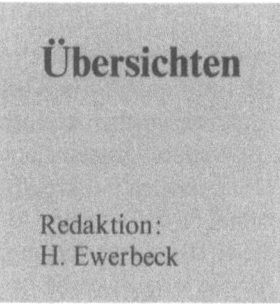

Übersichten

Redaktion:
H. Ewerbeck

K. H. Niessen

Universitäts-Kinderklinik (Direktor: Prof. Dr. J. R. Bierich), Tübingen

Diagnosis of Pancreatic Diseases in Childhood

Summary. In many ways diagnosis of pancreatic disorders in children is difficult. Since pancreatic parameters are age-dependent, reliable laboratory parameters are not easily established. Children are less likely than adults to endure tolerance tests and invasive test methods should therefore be used only in special situations. Estimation of chymotrypsin in faeces seems to be an earlier indicator of pancreatic insufficiency than the PABA-peptide-test. A secretin-pancreozymin test can only be advised for first diagnosis after screening has repeatedly indicated pathological values and malabsorption has more or less been ruled out. A threefold rise in serum amylase values – matched for age – suggests pancreatitis and sonography should then be applied to obtain further clarification.

Key words: Pancreatic diseases – Diagnosis – Insufficiency – Inflammation – Childhood.

Zusammenfassung. Die Pankreasdiagnostik unterliegt im Kindesalter eigenen Bedingungen und zahlreichen Besonderheiten. Vor allem die Altersabhängigkeit der Parameter erschwert die Diagnosestellung auf der Basis zuverlässiger Laborwerte. Kinder sind zudem weniger belastungsfähig als Erwachsene, so daß nicht-invasive Methoden im frühen Lebensalter bevorzugt eingesetzt werden sollten. Unter diesen scheint die Chymotrypsin-Bestimmung im Stuhl eine Pankreasinsuffizienz früher als der PABA-peptid-Test anzuzeigen. Ein Sekretin-Pankreozymintest empfiehlt sich nur dann, wenn die Screeninguntersuchungen mehrfach pathologische Werte ergeben, eine Malabsorption weitgehend ausgeschlossen ist und eine Erstdiagnose ansteht. Steigt die Serum-Amylase mindestens 3fach über die Altersnorm an, so muß man eine Pankreatitis denken und mittels anderer Untersuchungen wie z. B. der Sonografie dieser Verdachtsdiagnose nachgehen.

Schlüsselwörter: Pankreasdiagnostik – Insuffizienz – Entzündungen – Kindesalter.

---

* Herrn Prof. Dr. J. R. Bierich zum 60. Geburtstag gewidmet
** Referat, gehalten auf der 29. Jahrestagung der Nordwestdeutschen Gesellschaft für Kinderheilkunde, Göttingen, 30. 5.–1. 6. 1980

Monatsschr. Kinderheilkd. 128, 746–750 (1980) © Springer-Verlag 1980

Anders als bei Erwachsenen dominieren im Kindesalter Resorptionsstörungen der Dünndarmschleimhaut und nicht intraluminale Störungen der Verdauung. Der Schwerpunkt gastroenterologischer Diagnostik liegt deshalb in der Pädiatrie nach wie vor auf Untersuchungsmethoden, die der Abklärung einer Malabsorption dienen. Hinzu kommt, daß zur Aufdeckung der häufigsten Ursache einer kindlichen exokrinen Pankerasinsuffizienz, der Mucoviscidose, ein anderer probater Test als eine Pankreasfunktionsanalyse zur Verfügung steht. Das restliche **im Kindesalter** in Frage kommende **Klientel** mit exokriner Pankreasfunktionsstörung ist vergleichsweise **klein** und hat die Entwicklung der Pankreasdiagnostik in der Pädiatrie nicht gerade beflügelt. Auch die Auswahl der zur Verfügung stehenden Testverfahren für Kinder wurde durch andere bzw. zusätzliche Aspekte zur Erwachsenenmedizin beeinflußt.

Uns Kinderärzten sagt man z. B. eine noch größere **Zurückhaltung gegenüber invasiven Methoden** als unseren internistischen Kollegen nach. Vielleicht ist gerade deshalb auch die Anzahl der in der Pädiatrie bisher eingesetzten sog. „indirekten Pankreasfunktionsteste" besonders groß (Tabelle 1). Sie alle sind nicht-invasiv oder doch zumindest nur wenig eingreifend. Von ihnen hat in letzter Zeit vor allem der PABA-Peptid-Test, noch bevor er überhaupt auf den Markt gekommen ist, von sich Reden gemacht. Unter den sog. „direkten Methoden" zählt derzeit als nicht-invasive Untersuchung die Bestimmung der Chymotrypsin-Aktivität im Stuhl und von den invasiven Methoden der Sekretin-Pankreozymintest zu den gängigen Untersuchungsverfahren.

Der **PABA-Peptid-Test** ist offenbar **recht zuverlässig,** sofern eine schwere generalisierte Pankreasinsuffizienz wie bei Kindern mit Mucoviscidose oder Shwachman-Syndrom vorliegt [17, 25, 29]. Wie alle anderen indirekten Methoden **vermag** aber auch dieser Test alleine **nicht, zwischen einer Maldigestion und einer Malabsorption zu unterscheiden.** Darüber hinaus gelten für die Neugeborenen-Periode und frühe Säuglingszeit andere PABA-Normalwerte als späterhin; sie stehen bis dato noch aus. Schwierigkeiten bereitet es auch, den Urin über 6, 9 oder sogar 12 Std quantitativ bei Kleinkindern zu sammeln. Dockter und seine Kollegen haben deshalb versucht, den Test durch Messung des PABA im Serum zu modifizieren, wodurch jedoch weder die Empfindlichkeit noch die Spezifität der Untersuchungsmethode wesentlich verbessert wurde [7].

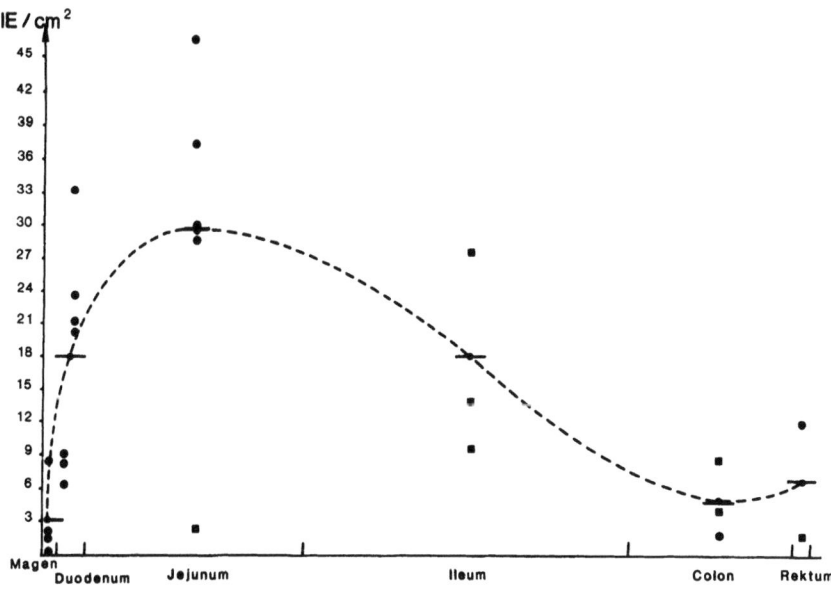

Abb. 1. Spaltrate von N-Benzoyl-L-tyrosyl-p-Amino-benzoesäure (Pabapeptid) durch Schleimhaut von 24 Resektionspräparaten (■ = Kinder; ● = Erwachsene). Gestrichelte Kurve aus den Mittelwerten extrapoliert

Tabelle 1. Pankreasfunktionsteste in der Pädiatrie (Literaturhinweise in Klammern)

I. Indirekte Untersuchungsmethoden	*II. Direkte Methoden*	
1. Diastatische Aktivität:	A. Nicht-invasiv	B. Invasiv
a) Stärke- und Glukosebelastung [18]	Bestimmung der Pankreas-enzyme im Stuhl:	Sondenteste:
2. Proteolytische Aktivität:	a) Trypsin [1, 8, 13, 30, 34, 39]	a) Pankreasstimulation durch Testmahlzeit [20]
a) Casein- und Caseinhydrolysat-Belastung [40]	b) Chymotrypsin [1, 4, 5, 8, 30, 39]	b) Sekretin-Pankreozymin-Test [2, 10, 23, 26, 41]
b) Gelatine- und Glycinbelastung [6, 40]		
c) Stickstoffbilanz, mit und ohne Pankreatin [33]		
d) Papapeptid-Test und Paba-Belastung bzw. mit und ohne Pankreatin [17, 25, 29]		
3. Lipolytische Aktivität:		
a) Vitamin-A-Resorptionstest [19]		
b) Postprandiale Zählung der Chylomikronen [9]		
c) Postprandialer Anstieg der Fettsäurenester [11]		
d) Lipiodoltest und Belastung mit jodierten Fettsäuren [35]		
e) Stuhlfettbilanz mit und ohne Pankreatin [22, 23]		
f) Exhalationsteste, 14C- bzw. 13C-Trioctanoin, -Tripalmitin, -Triolein [3]		
4. Andere:		
a) Fluoresceindilaurat- und Fluoresceintest [32]		
b) Mikroskopische Stuhluntersuchung [21]		

Selbst wenn dies in naher Zukunft gelingen sollte, bleibt immer noch die Imponderabilität der sog. **PABA-Malabsorption.** So stellte Oßwald fest, daß 17,6% der untersuchten Kinder die in einem zweiten Test zugeführte Makersubstanz p-Aminobenzoesäure ungenügend ausschieden, vermutlich sogar nicht resorbierten, obwohl sie eine normale Dünndarmschleimhaut aufwiesen [27]. Weiterhin wagen wir zu bezweifeln, daß der PABA-Peptid-Test bei Kindern genügend empfindlich ist, um mehr als nur eine schwere Pankreasinsuffizienz anzuzeigen. Auffallend ist z. B. die relativ hohe PABA-Ausscheidung der Mucoviscidose-Patienten, obwohl sich bei diesen Kindern mit einem direkten Pankreasfunktionstest nur eine minimale Restfunktion der Bauchspeicheldrüse nachweisen ließ.

Dies könnte u. a. die Folge einer starken Adsorption und vielleicht auch Kumulation des Chymotrypsins an der Schleimhaut des Magen-Darm-Trakts sein, wie wir sie an 24 Resektions-Präparaten von Kindern und Erwachsenen festgestellt haben (Abb. 1 [24]). Ob und ggf. inwieweit die Spaltungsrate des PABA-Peptids von dieser Bindung des außerordentlich resistenten Enzyms an die Mucosa beeinflußt oder sogar gänzlich abhängig ist, werden weitere Untersuchungen zeigen.

Ungeachtet dieser noch ausstehenden Ergebnisse sind wir in jüngster Zeit wieder auf die Bestimmung der **Chymotrypsinausscheidung im Stuhl als Screening-Methode** zurückgekommen [1, 4, 5, 8, 30, 39]. Demgegenüber scheint uns die anderenorts neuerdings bevorzugte Messung der Lipaseexkretion als Indikator einer Pankreasinsuffizienz für das Kindesalter weniger geeignet zu sein. Mit Ausnahme von 4 Patienten zeigten nämlich alle anderen Kinder, bei denen wir eine dissoziierte Pankreasfunktionsstörung beobachteten, zunächst isoliert oder auch bereits in Kombination mit weiteren Enzymdefekten einen Aktivitätsverlust des Chymotrypsins im Duodenalsaft. Diese direkt gemessenen Werte scheinen im übrigen besser mit dem Chy-

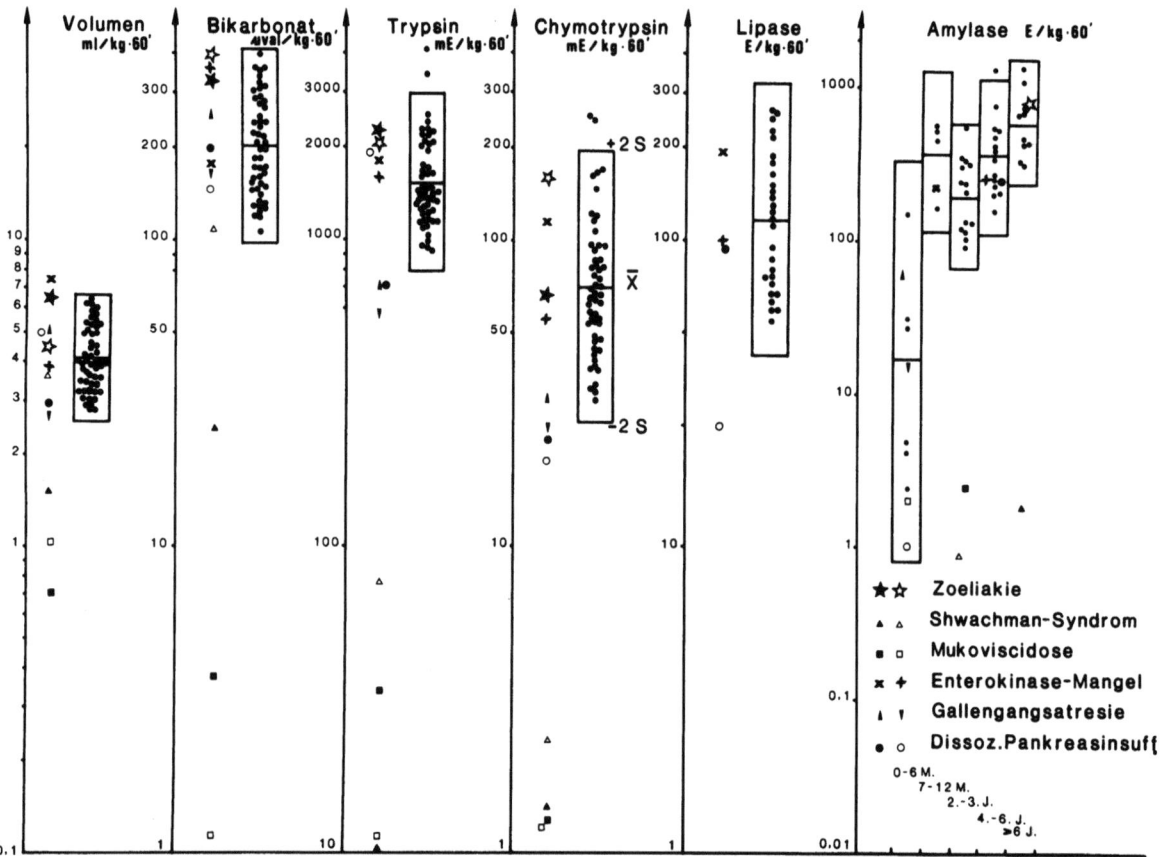

Abb. 2. Referenzbereiche der Pankreasparameter aus den Untersuchungsergebnissen von 53 pankreasgesunden Säuglingen und Kindern im Sekretin-Pankreozymintest. Links daneben jeweils 2 Beispiele von Patienten mit verschiedenen Malabsorptions- und Maldigestionssyndromen

motrypsin im Stuhl als mit der PABA-Ausscheidung im Urin zu korrelieren. Von einigen Seiten wird der Bestimmung des Stuhlchymotrypsins sogar eine größere Sensitivität als sämtlichen indirekten Methoden nachgesagt. Für uns Pädiater ist jedoch besonders wichtig, daß dieser Test beliebig oft, und zwar völlig unmerklich für den Patienten, wiederholt werden kann. Ein weiterer nicht zu unterschätzender Vorteil ist die Unabhängigkeit der Werte vom Alter. Nach Sälzer sollen selbst Frühgeborene unter 1 500 g ebensoviel Chymotrypsin pro Gramm Stuhl ausscheiden wie Kinder bis zum 12. Lebensjahr [30]. Letztlich ist es wohl aber die bestechende Simplizität für den Patienten, die die Bestimmung des Chymotrypsins im Stuhl zu einer geeigneten Untersuchungsmethode der Pankreasfunktion im Rahmen der Vorfelddiagnostik macht. Darüber hinaus läßt sich die Untersuchung zur Verlaufskontrolle jeder Art von Pankreatitis einsetzen.

Erst wenn mehrere, an verschiedenen Tagen abgenommene Stuhlproben eindeutig pathologische Werte ergeben, bieten wir einen **Sekretin-Pankreozymintest** an, und das in der Regel auch nur dann, nachdem eine Malabsorption als Ursache der Symptomatik weitgehend ausgeschlossen ist und eine Erstdiagnose ansteht. Diese Voraussetzungen empfehlen sich, da Kinder erfahrungsgemäß nur ganz ausnahmsweise freiwillig dazu zu bewegen sind, die **Strapazen** eines Sekretin-Pankreozymin-Tests ein zweites Mal auf sich zu nehmen [2, 10, 23, 26, 41].

Aus eben diesem Grund brauchten wir 8 Jahre um eine relativ bescheidene Kontrollgruppe von 53 pankreasge-

sunden Kindern zusammenzutragen (Abb. 2). Währenddessen konnten wir es uns nicht leisten, den Bemühungen unserer internistischen Kollegen zu folgen, die Methodik und biochemische Auswertung des Tests zu verändern. Stattdessen haben wir die Untersuchungen von Anfang an gleichbleibend nach der von Burton ursprünglich für Erwachsene angegebenen Empfehlung durchgeführt, zumal sie uns wegen der relativ kurzen Testzeit von nur 90 Min für unser Patientengut sehr geeignet erschien. Als Sonden verwenden wir nach wie vor doppelläufige der Firma Sherwood, von denen eine in die C-Schlinge des Duodenums und eine andere in den Magen gelegt wird. Sämtliche Pankreasparameter scheinen im Kindesalter am ehesten einer logarithmischen Normalverteilung zu folgen; mit Ausnahme der Amylase sind die auf die Einheit des Körpergewichts bezogenen Werte vom 2. Lebensmonat an altersunabhängig. Außer den Referenzbereichen sind in Abb. 2 je zwei Beispiele verschiedener organischer und funktioneller Pankreasfunktionsstörungen eingetragen. Auffallend **hoch** sind **die Werte der Zöliakie-Patienten,** bei denen im floriden Stadium der Erkrankung eine funktionelle Pankreassekretionsstörung vorliegt. In solchen Fällen erreicht der Sekretin-Pankreozymin-Test die Grenzen seiner Wertigkeit, da er lediglich über die Pankreaskapazität und nicht über die physiologische Funktion der Bauchspeicheldrüse Auskunft gibt. Zum Nachweis solcher funktioneller Störungen wäre die Bestimmung der Pankreasparameter nach einer Probemahlzeit wie z. B. nach Lundh geeigneter [20]. Jedoch hat sich dieses Vorgehen in der

Pädiatrie nicht allgemein durchsetzen können. Eine weitere Grenze des Sekretin-Pankreozymin-Tests betrifft eigentlich nur die Pädiatrie. Im Gegensatz zu allen anderen Enzymen des Pankreas steigt die **Amylaseaktivität in den ersten 6 Monaten** port partum ständig und rapide an, so daß wir mangels zeitlich engerer determinierter Normalwerte während dieser Zeit **keine verläßliche Aussage** über die Aktivität der Amylase machen können.

Bereits vor 16 Jahren wies Kleinbaum auf ein ähnliches Verhalten der Serum-Alpha-Amylase hin, deren Gesamtaktivität aus mindestens 7 Isoenzymen verschiedenster Organe zusammengesetzt ist [16]. Zusätzlich zur relativen Unspezifität eines Serum-Amylaseanstiegs in jedem Lebensalter kommt also für die Säuglingszeit die Unsicherheit über den Normalbereich hinzu. Anhand der wenigen vorliegenden Arbeiten läßt sich die obere Normgrenze lediglich abschätzen [14]. Für die ersten 6 Lebensmonate scheint sie $^1/_3$ und für das 2. Lebenshalbjahr $^2/_3$ der oberen Vertrauensgrenze der Norm von Erwachsenenwerten zu sein. Ein mindestens 3facher Anstieg über diese Grenze hinaus deutet auf eine Pankreasentzündung hin, ohne sie zu verifizieren. Als gezieltere Untersuchung bietet sich neben der neuerlich empfohlenen, jedoch nur wenigen zugänglichen Auftrennung der Amylase-Isoenzyme die Bestimmung der vom Alter unabhängigen Serumlipaseaktivität an [15, 36, 37]. Sie ist bei einer nichtpankreatogenen Hyperamylasämie, im Verlauf einer Hepatitis, diabetischen Azidose oder Parotitis sowie im seltenen Fall der Makroamylasämie nicht erhöht. Andere intra- oder extraabdominelle Ursachen für einen Amylaseanstieg ohne Pankreasbeteiligung sollen durch den Quotienten der Amylase-Clearance zur Kreatinin-Clearance mit größerer Spezifität ausgeschlossen werden können. Neuerlich sind dagegen allerdings einige Vorbehalte angemeldet worden. Nevin Isenberg fand z.B., daß dieser Parameter bei Kindern frühestens 12 Std nach Beginn einer akuten Pankreatitis über die Norm von 3% hinaus ansteigt [12].

Angesichts der offenkundigen **Schwierigkeiten**, eine **akute oder chronische Pankreatitis bei Kindern oder gar Säuglingen frühzeitig** bzw. überhaupt **zu diagnostizieren**, sind wir Pädiater natürlich an Neuerungen wie der Computertomographie, endoskopisch-retrograden Pankreographie oder Sonographie besonders interessiert [28, 31, 38]. Zweifellos haben diese Untersuchungen bereits jetzt ihren festen Platz bei der Suche nach Pankreas-Cysten und -Tumoren sowie in der präoperativen Diagnostik des Kindesalters gefunden. Die darüber hinausgehende Leistungsfähigkeit dieser Methoden zu eruieren, insbesondere ihre Grenzen unter den speziellen Anforderungen und Bedingungen der Pädiatrie herauszufinden, gehört derzeit zu unseren Aufgaben. Schon bevor die erste Euphorie abgeklungen ist, sind wir uns allerdings darüber im klaren, daß diese hochtechnisierten Untersuchungsmethoden nicht allen zugänglich sein werden und darüber hinaus eine weitere Spezialisierung notwendig machen. Um z. B. eine Vergrößerung des Pankreaskopfes als mögliches Zeichen einer Pankreatitis bei einem Kind sonographisch aufzufinden und dazu noch richtig zu interpretieren, bedarf es einer längeren Schulung und einer reichlichen Erfahrung.

Literatur

1 Barbero GJ, Sibinga MS, Marino JM, Seibel R (1966) Stool trypsin and chymotrypsin. Am J Dis Child 112:536–540
2 Barbezat GO, Hansen JDL (1968) The exocrine pancreas and protein-calorie malnutrition. Pediatrics 42:77–92
3 Barr RG, Perman JA, Schoeller DA, Watkins JB (1978) Breath tests in pediatric gastrointestinal disorders: New diagnostic opportunities. Pediatrics 62:393–401
4 Bhavani S, Eggermont E, Standaert L, De Cock P, Carchon H (1979) Stool chymotrypsin in the pre-term infant. Acta Paediatr Belg 32:51–53
5 Bonin A, Roy CC, Lasalle R, Weber A, Morin CL (1973) Fecal chymotrypsin: A reliable index of exocrine pancreatic function in children. J Pediatr 83:594–660
6 Christensen HN, Shwachman H (1949) Determination of the plasma glycine after gelatin feeding as a diagnostic procedure for pancreatic fibrosis. J Clin Invest 28:319–321
7 Dockter G (1979) Bestimmung der durch Proteasen abgespalteten Paraaminobenzoesäure im Serum nach oraler Gabe von N-Benzoyl-L-Tyrosyl-PABA. Vortrag anläßlich der 17. Jahrestagung der Österreichischen Gesellschaft für Kinderheilkunde, Salzburg, 11.–15. Oktober
8 Dyck WP (1967) Titrimetric measurements of fecal trypsin and chymotrypsin in cystic fibrosis with pancreatic exocrine insufficiency. Am J Dig Dis 12:310–317
9 Elghammer WR, Reichert JM, Philipsborn HF (1950) Postprandial lipemic response in infants and children. Pediatrics 5:621–625
10 Hadorn B, Zoppi G, Shmerling DH, Prader A, McIntyre J, Anderson CM (1968) Quantitative assessment of exocrine pancreatic function in infants and children. J Pediatr 73:39–50
11 Hirsch EF, Carbonaro L, Biggs AD, Phillips FL (1953) Postprandial hypolipemia in pancreatic fibrocystic disease. Am J Dis Child 86:721–725
12 Isenberg JN (1978) Pancreatitis, amylase clearance, and azathioprine. J Pediatr 93:1043–1044
13 Johnstone DE, Neter E (1951) Studies on the laboratory diagnosis of cystic fibrosis of the pancreas. Pediatrics 7:483–490
14 Jordan SC, Ament ME (1977) Pancreatitis in children and adolescents. J Pediatr 91:211–216
15 Kenny D, Cooke A, Tempany E, McGeeney KF (1978) Activity of serum alpha-amylases in cystic fibrosis. Clin Chim Acta 89:429–433
16 Kleinbaum H (1964) Über die alpha-Amylase-Aktivität des Serums im Säuglingsalter. Z Kinderheilkd 90:7–13
17 Mališ F, Trič P, Kasafírek E, Jodl J, Vávrová V, Slaby J (1979) A peroral test of pancreatic insufficiency with 4-(N-acetyl-L-tyrosyl)-aminobenzoic acid in children with cystic fibrosis. J Pediatr 94:942–944
18 Martin Du Pan R, Infante F (1961) Quelques études biologiques concernant l'intolérance aux farineux chez l'enfant. Int Z Vitaminforsch 1:67–81
19 May CD, Blackfan KD, McCreary JF, Allen FH (1940) Clinical studies of vitamin A in infants and in children. Am J Dis Child 59:1167–1184
20 McCollum JPK, Muller DPR, Harries JT (1977) Test meal for assessing intraluminal phase of absorption in childhood. Arch Dis Childh 52:887–889
21 Moore, JG, Englert E, Biglir AH, Clark RW (1971) Simple fecal tests for absorption. A prospective study and critique. Am J Dig Dis 16:97–105
22 Niessen KH, Brügmann G, Schmidt K, Osswald P, Dress N (1973) Fettresorption mit und ohne Pankreasenzymsubstitution bei Kindern mit zystischer Pankreasfibrose. Klin Pädiatr 185:271–279
23 Niessen KH, Osswald P, Brügmann G, Hartmann F, Droste E, Schmidt K (1974) Untersuchung der Pankreas- und Gallenfunktion bei Säuglingen und Kindern. II. Befunde bei Patienten mit Cöliakie, Mucoviscidose und exokriner Pankreasinsuffizienz. Z Kinderheilkd 116:291–304
24 Niessen KH, Trautwein R (1980) Spaltaktivität menschlicher Magen-Darmschleimhaut gegenüber Pabapeptid. In Vorbereitung
25 Nousia-Arvanitakis S, Arvanitakis C, Desai N, Greenberger NJ (1978) Diagnosis of exocrine pancreatic insufficiency in cystic fibrosis by the synthetic peptide N-benzoyl-L-tyrosy-p-aminobenzoic acid. J Pediatr 92:734–737

Übersichten

26 Osswald P, Niessen KH, Hartmann F, Droste E, Brügmann G, Schmidt K (1974) Untersuchung der Pankreas- und Gallenfunktion bei Säuglingen und Kindern. I. Methodik. Z Kinderheilkd 116:281–290

27 Osswald P (1980) Der PABA-Peptid-Test. Erprobung eines neuen, sondenlosen Pankreasfunktionstestes im Kindesalter. Habilitationsschrift Tübingen

28 Reither M (1979) Indikation und Aussagekraft verschiedener bildgebender Untersuchungsmethoden (Szintigraphie, Computertomographie und Ultraschalldiagnostik). Kinderarzt 10:367–372

29 Sacher M, Kobsa A, Shmerling DH (1978) PABA screening test for exocrine pancreatic function in infants and children. Arch Dis Childh 53:639–641

30 Sälzer K, Kobayashi Y, Tolckmitt W (1976) Tryptische und chymotryptische Aktivität im Stuhl von Kindern verschiedener Altersgruppen. Eur J Pediatr 121:279–285

31 Samuels BJ, Culbert SJ, Okamura J, Sullivan MG (1976) Early detection of chemotherapy-related pancreatic enlargement in children using abdominal sonography. Cancer 38:1515–1523

32 Schönberger W, Weitzel D (1980) Diagnose der exokrinen Pankreasinsuffizienz mit Fluorescein-Dilaurat bei Patienten mit cystischer Fibrose. Monatsschr Kinderheilkd 128:195–198

33 Shmerling DH, Forrer JCW, Prader A (1970) Fecal fat and nitrogen in healthy children and in children with malabsorption or maldigestion. Pediatrics 46:690–695

34 Shwachman H, Patterson PR, Laguna J (1949) Studies in pancreatic fibrosis. A simple diagnostic gelatin film test for stool trypsin. Pediatrics 4:222–230

35 Silverman FN, Shirkey HC (1955) A fat absorption test using iodized oil, with particular application as a screening test in the diagnosis of fibrocystic disease of the pancreas. Pediatrics 15:143–148

36 Sitzman FC (1976) Normalwerte. Marseille-Verlag, München

37 Taussig LM, Wolf RO, Woods RE, Deckelbaum RJ (1974) Use of serum amylase isoenzymes in evaluation of pancreatic function. Pediatrics 54:229–234

38 Urakami Y, Seki H, Kishi S (1977) Endoscopic retrograde cholangiopancreatography (ERCP) performed in children. Endoscopy 9:86–91

39 Weise J, Kobayashi Y, Tolckmitt W (1976) Untersuchungen über die Anwendbarkeit tryptischer und chymotryptischer Aktivitätsmessung im Stuhl in Diagnostik und Therapie der Mucoviscidosis. Eur J Pediatr 122:107–115

40 West CD, Wilson JL, Eyles R (1946) Blood amino nitrogen levels. Changes in blood amino nitrogen levels following ingestion of proteins and of a protein function. Am J Dis Child 72:251–273

41 Zoppy G, Hitzig WH, Shmerling DH, Plüss H, Hadorn B, Prader A (1968) Protein content and pancreatic enzyme activities of duodenal juice in normal children and in children with exocrine pancreatic insufficiency. Helv Paediatr Acta 23:577–590

Prof. Dr. K. H. Niessen
Universitäts-Kinderklinik
Rümelinstraße 23
D-7500 Tübingen 1

Klinik der exokrinen Pankreasinsuffizienz*

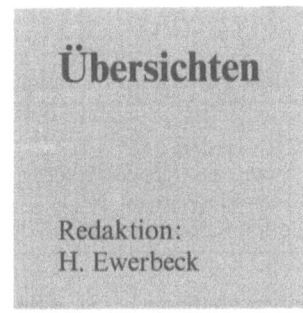

Übersichten

Redaktion:
H. Ewerbeck

H. Götze

Kinderklinik des Universitätsklinikums der Gesamthochschule Essen

Exocrine Pancreatic Insufficiency

Summary. Exocrine pancreatic insufficiency usually does not develop before reduction of enzyme output by more than 90%. Patients with pancreatic insufficiency have a ravenous appetite but fail to thrive from malnutrition. The caloric deprivation is primarly due to fat malabsorption, recognized by the passage of bulky foul smelling greasy stools. Several isolated enzyme deficiencies can be seperated from diseases with generalised pancreatic insufficiency. Under replacement therapy with pancreatic enzyme supplements most patients improve and gain weight, although fat and bile acid malabsorption are not abolished.
Key words: Exocrine pancreas – Reserve capacity – Exocrine pancreatic insufficiency – Malabsorption – Isolated enzyme deficiencies – Enzyme replacement.

Zusammenfassung. Eine exokrine Pankreasinsuffizienz wird klinisch erst dann manifest, wenn die Enzymsekretion auf weniger als $1/_{10}$ der Norm reduziert ist. Patienten mit diesem Syndrom sind heißhungrig, gedeihen aber infolge mangelhafter Kalorienzufuhr schlecht. Im Vordergrund der Malassimilation steht eine Fettmalabsorption, die zu massigen, übelriechenden, öligen Stühlen führt. Neben Krankheitsbildern mit einer generalisierten Pankreasinsuffizienz gibt es seltene isolierte Enzymdefekte. Die Behandlung mit Enzympräparaten führt zur Besserung des Allgemeinbefindens und einer Gewichtszunahme, Fett- und Gallensäuremalabsorption bleiben jedoch bestehen.
Schlüsselwörter: Exokrines Pankreas – Reservekapazität – Exokrine Pankreasinsuffizienz – Malassimilation – Isolierte Enzymdefekte – Enzymtherapie.

Das exokrine Pankreas produziert beim Erwachsenen täglich zwischen 1 500 und 2 000 ml eines bicarbonatreichen Sekrets, in dem 6–10 g Enzymprotein enthalten sind. Dieses wird nach Nahrungsreiz, unter Vermittlung gastrointestinaler Hormone und nervaler Impulse, in das Darmlumen freigesetzt. Beim Kind liegt die Sekretionsrate – bezogen auf das Körpergewicht – etwa in der gleichen Größenordnung [13]. Diese Menge übersteigt den Bedarf um ein Vielfaches, so daß das Pankreas den Ausfall größerer Ge-

websbezirke funktionell kompensieren kann. So fanden Hotz u. Mitarb. [9], daß bei Ratten eine Steatorrhoe erst dann auftrat, wenn 95% des gesamten Pankreasgewebes reseziert worden waren. **Beim Menschen** läßt sich nach den Untersuchungen von Di Magno et al. [4] eine **Steatorrhoe erst** nachweisen, **wenn die Lipaseaktivität** im Duodenalsaft **weniger als** $1/_{10}$ **der Norm** beträgt. Dies zeigt, daß eine exokrine Pankreasinsuffizienz sich klinisch erst dann manifestiert, wenn es bereits zu weit fortgeschrittenen morphologischen und/oder funktionellen Veränderungen der Bauchspeicheldrüse gekommen ist.

Definition

Eine exokrine Pankreasinsuffizienz liegt vor, wenn bei normaler Ernährung eine pankreatogene Steatorrhoe und Azotorrhoe bestehen und die Aktivitäten der Pankreasenzyme im Duodenalsaft nach Stimulation mit Cholecystokinin weniger als $1/_{10}$ der Norm betragen.

Mechanismen

Ekbole und hydrobole Funktion der Bauchspeicheldrüse können isoliert oder kombiniert beeinträchtigt sein. Bei der ekbolen Funktionsstörung sind in der Regel Synthese oder Sekretion der Pankreasenzyme vermindert. **Ursache** für eine mangelhafte Enzymsynthese können **Proteinmangelzustände** – wie beim Kwashiorkor – oder eine ausgedehnte Zerstörung von funktionsfähigen Acinuszellen – wie bei chronischer **Pankreatitis, Shwachman-Syndrom** und **Mucoviscidose** – sein. Eine verminderte Freisetzung von Pankreasenzymen kann theoretisch durch einen **Mangel an Cholecystokinin,** eine verminderte Freisetzung dieses Peptids und schließlich eine **verminderte Ansprechbarkeit des Rezeptors für Cholecystokinin** erfolgen. Dies spielt vor allem bei der sekundären Funktionsstörung des Pankreas im Rahmen einer Coeliakie eine wichtige Rolle [3].

Ist die hydrobole Funktion gestört, so führt dies zur Bildung eines hochviskösen Sekrets. Sekundär kann es zur Obstruktion von Gangelementen mit Sekretstau und Fibrosierung des Drüsengewebes kommen. Ein Beispiel für diesen Mechanismus sind die Veränderungen bei der Mucoviscidose.

Pathophysiologie und Klinik

Patienten mit einer exokrinen Pankreasinsuffizienz **sind aktiv,** nicht apathisch wie die meisten Coeliakiepatienten. Sie haben – wieder im Gegensatz zu Coeliakiepatienten –

* Referat, gehalten auf der 29. Jahrestagung der Nordwestdeutschen Gesellschaft für Kinderheilkunde, Göttingen, 30.5.–1.6.1980

Übersichten

Tabelle 1. Exokrine Pankreasinsuffizienz im Kindesalter

A. Generalisiert	B. Isolierte Enzymdefekte
Mucoviscidose	Lipasemangel
Shwachman-Diamond-Syndrom	Amylasemangel
Chronische Pankreatitis	Trypsinogenmangel
Protein-Kalorien-Mangelernährung	Enteropeptidasemangel

einen **Heißhunger**. Sie **nehmen aber** trotz des Riesenappetits **ab**, es kommt zu einem Gewichts- und Wachsstumsstillstand. Häufig klagen die Patienten über **Bauchschmerzen, Meteorismus und Flatulenz.** Sie setzen **massige, übelriechende, dünne Stühle** ab; diese sind oft von einem öligen Hof umgeben.

Die klinischen Zeichen sind Folge der gestörten Assimilation von Nahrungsbestandteilen. So führt ein Mangel an proteolytischen Enzymen zu einer **Azotorrhoe** und, vor allem im Säuglingsalter, nicht selten zu einer **Hypoproteinämie mit Oedemen.** Bei etwa 50% aller Patienten mit exokriner Pankreasinsuffizienz besteht außerdem eine **Malabsorption von Vitamin B 12** [11]. Diese ist wahrscheinlich auf eine mangelhafte Inaktivierung des sogenannten R-Proteins zurückzuführen [1]. R-Protein bindet Vitamin B 12 im sauren Magensaft, wird aber im alkalischen Dünndarmmilieu durch Pankreasproteasen inaktiviert. Erst nach dieser Inaktivierung wird eine Bindung von Vitamin B 12 an den Intrinsic-Faktor und damit eine Absorption möglich.

Durch den Mangel an α-Amylase kann Stärke nicht verdaut werden. **Stärkehaltige Nahrungsbestandteile erscheinen unverändert im Stuhl.**

Bei der Fettverdauung sind die Verhältnisse komplexer. Die normale intestinale Fettverdauung verläuft in drei Schritten: der Lipolyse durch die Pankreaslipase, der Solubilisation und Verpackung von Produkten der Lipolyse in Micellen durch Gallensäuren und der Diffusion von gemischten Micellen in die Enterocyten. Fettlösliche Vitamine und Cholesterin werden ebenfalls in gemischten Micellen transportiert.

Für die normale intraluminale Fettverdauung sind somit ausreichende Lipaseaktivitäten und Gallensäurekonzentrationen im Darmlumen notwendig. Bei Patienten mit exokriner Pankreasinsuffizenz sind aber sowohl die Lipaseaktivitäten als auch die micelläre Gallensäurekonzentration vermindert [14]. **Lipolyse** und **micelläre Solubilisation** sind somit gleichermaßen **beeinträchtigt.** Die Folgen sind eine **Malabsorption von Fett, fettlöslichen Vitaminen, Gallensäuren, Cholesterin und Kalzium,** sowie eine **vermehrte Ausscheidung von Fett und Gallensäuren im Stuhl.** Daraus resultiert wiederum ein Mangel an Kalorien, essentiellen Fettsäuren und fettlöslichen Vitaminen. Außerdem verursachen Fette und Gallensäuren bei ihrer Passage in das Colon eine **Nettosekretion von Natrium, Kalium, Chlor und Wasser** [12]. Diese ist neben dem **osmotischen Effekt unverdauter Nahrungsbestandteile** ein wichtiger Faktor bei der Genese der Durchfälle im Rahmen einer Pankreasinsuffizienz.

Krankheitsbilder

Tabelle 1 gibt eine Übersicht über die wichtigsten Krankheitsbilder, die im Kindesalter mit einer exokrinen Pan-

kreasinsuffizienz einhergehen. 85% aller Patienten mit **Mucoviscidose** leiden an einer exokrinen Pankreasinsuffizienz mit Einschränkung der Wasser-, Elektrolyt- und Enzymsekretion. Die restlichen 15% zeigen bei normaler Enzymsekretion eine verminderte Wasser- und Elektrolytsekretion [6]. Die Pankreasinsuffizienz kann im Säuglingsalter zu Gewichtsstillstand, Hypoproteinämie und Oedemen führen, das Schicksal der Patienten wird jedoch durch die Lungenveränderungen bestimmt. Das **Shwachman-Diamond-Syndrom** [16] ist durch die Kombination von **exokriner Insuffizienz,** zyklischer **Neutropenie** und – bei einigen Patienten – **metaphysären Dysostosen und Kleinwuchs** gekennzeichet. Bei diesem Krankheitsbild ist im Gegensatz zur Mucoviscidose vor allem die Enzymsekretion beeinträchtigt. Die Bedeutung einer Eiweißmangelernährung wurde besonders von Barbezat und Hansen in Südafrika bei Kinder mit **Kwashiorkor** untersucht [2]. Alle Kinder zeigten eine massive exokrine Pankreasinsuffizienz, diese bildete sich nach ausreichender Eiweißzufuhr vollständig zurück.

Isolierte Enzymdefekte sind selten. Beim **kongenitalen Lipasemangel** [15] tritt schon kurz nach der Geburt eine massive Steatorrhoe auf, die Stuhlfettausscheidung der Patienten erreicht das 10- bis 15fache der Norm, im Duodenalsaft läßt sich keinerlei Lipaseaktivität nachweisen. Die körperliche Entwicklung der Patienten verläuft normal.

Beim **Amylasemangel** handelt es sich um einen passageren, während der ersten 4–6 Lebensmonate auftretenden Enzymmangel. Die Patienten sind unfähig, Stärke zu verdauen. Werden zu früh stärkehaltige Nahrungsmittel gefüttert, so kann es zu profusen wäßrigen Durchfällen mit saurem Stuhl-pH und positiver Lugolscher Probe kommen. Diese Störung läßt sich durch Weglassen von Stärke aus der Ernährung beheben. Spätestens mit 15 Monaten haben sich die Amylasekonzentrationen normalisiert.

Zwei Krankheitsbilder gehen mit einem isolierten Mangel an proteolytischen Enzymen einher: der **kongenitale Eteropeptidasemangel** [7] und der **Trypsinogenmangel** [17]. Die intestinale Enteropeptidase katalysiert die Umwandlung von Trypsinogen in Trypsin, Trypsin aktiviert seinerseits die anderen proteolytischen Pankreasenzyme. Beide nehmen damit eine Schlüsselstellung bei der Aktivierung der proteolytischen Enzyme ein. Enteropeptidase- und Trypsinogenmangel führen zu den gleichen klinischen Symptomen. Die Patienten zeigen von Geburt an Durchfälle, es kommt zu Anorexie, Wachstumsstillstand, Azotorrhoe, Steatorrhoe, Hyproproteinämie und Oedemen. Im Duodenalsaft fehlen die Aktivitäten der proteolytischen Enzyme vollständig, eine Trennung der beiden Krankheitsbilder ist durch den Zymogenaktivationstest möglich.

Diagnostik

Stuhlchymotrypsin und PABA-Peptid-Test sind als Suchteste zur Diagnose einer exokrinen Pankreasfunktion geeignet, eine genauere Analyse des Sekrets ist jedoch nur mit Hilfe des Pancreozymin-Sekretin-Test möglich (s. Beiträge Dockter, Niessen).

Therapie

Patienten mit einer exokrinen Pankreasinsuffizienz erhalten eine kalorien- und eiweißreiche Kost (100–150 kcal-kgKG, 20% Eiweiß, 60% Kohlenhydrate, 20% Fett), ein Teil der Fette sollte möglichst in Form von mittelkettigen Triglyceriden verabreicht werden.

Eckpfeiler der Behandlung sind **Pankreasenzympräparate**. Ihre Dosierung sollte je nach Schweregrad der Pankreasinsuffizienz individuell vorgenommen werden. Man sollte auch immer daran denken, daß der Enzymgehalt der auf dem Markt befindlichen Präparate sehr verschieden ist.

Meist bessert sich durch die orale Enzymsubstitution das Allgemeinbefinden der Patienten deutlich. Sie nehmen an Gewicht zu, zeigen eine Besserung von Stuhlfrequenz und -konsistenz und entwickeln eine positive Stickstoffbilanz.

Es gelingt dagegen **in der Regel nicht, mit Enzympräparaten die Fett- und Gallensäurenmalabsorption vollständig zu beheben.** Dies deutet darauf hin, daß die intraluminal erreichten Enzymaktivitäten trotz Enzymzufuhr wahrscheinlich nicht ausreichend sind. Dies wird durch Perfusionsuntersuchungen von Di Magno und Mitarbeitern [5] bei Erwachsenen mit exokriner Pankreasinsuffizienz belegt. Nach Einnahme von 8 Tabletten Viokase (30 000 Einheiten Lipase und 10 000 Einheiten Trypsin) zusammen mit einer Testmahlzeit erreicht nur 8% der verabreichten Lipase und 22% des Trypsins die Flexura duodeno-jejunalis in aktiver Form. Ursache für diesen Aktivitätsverlust sind vor allem das saure pH und die Pepsinaktivität des Magens. Bei einer exokrinen Pankreasinsuffizienz liegt darüber hinaus das pH im Dünndarm unter dem pH-Optimum der meisten Pankreasenzyme. Ein pH unter 4 führt zu einer irreversiblen Inaktivierung der Lipase [8], es kommt außerdem zu einer reversiblen Verminderung der micellären Gallen- und Fettsäurekonzentrationen [14].

Die **Effektivität der oralen Enzymtherapie** kann theoretisch durch eine Erhöhung der Dosis, durch eine **verbesserte Verabreichungsform** und durch eine Hemmung der Magensäuresekretion **gesteigert** werden.

Extrem hohe Gaben von Pankreasenzymen, die die intraluminale Lipaseaktivität auf etwa 10% der Norm anheben würden, sind möglich, aber **nicht ungefährlich.** Aufgrund des hohen Gehaltes an Nucleinsäuren in einigen Präparaten besteht bei dieser Art Behandlung die Gefahr einer Hyperuricaemie mit Bildung von Uratsteinen. **Erfolgversprechender** ist die Verabreichung von Pankreasenzymen in Form eines **Granulats.** Untersuchungen von Ihse u. Mitarb. [10] haben gezeigt, daß dabei die in der Flexura duodeno-jejunalis gemessenen Enzymaktivitäten deutlich höher sind, als nach Einnahme der Enzyme in Tablettenform. Interessant ist schließlich auch die Kombination von Enzympräparaten mit H_2-Antagonisten, wie Cimetidine. Dabei kommt es, wie eine Studie von Reagan und Mitarbeitern [14] ergeben hat, zu einem Anstieg des intraluminalen pH. Gallen- und Fettsäuren liegen bei dieser Kombinationstherapie überwiegend in micellärer Form vor. Bei 4 von 6 Patienten mit exokriner Pankreasinsuffizienz gelang es auf diese Weise, die Steatorrhoe zu beheben, bei den restlichen 2 Patienten kam es zu einer deutlichen Besserung. Wegen möglicher Nebenwirkungen des Cimetidins kann diese ideal erscheinende Kombination jedoch nicht für eine Dauertherapie empfohlen werden.

Gibt es neben der exokrinen Pankreasinsuffizienz noch weitere Indikationen für eine orale Enzymsubstitution? Die von den Herstellern angegebene Indikationsliste umfaßt eine breites Spektrum gastroenterologischer Krankheitsbilder. Bedenkt man jedoch die enorme Funktionsreserve der gesunden Bauchspeicheldrüse, so muß man den Nutzen einer oralen Enzymsubstitution bei Patienten, die nicht an einer exokrinen Pankreasinsuffizienz leiden, anzweifeln.

Literatur

1 Allen RH, Seetharam B, Podell E, Alpers DH (1978) Effect of proteolytic enzymes on the binding of cobalamin to R protein and intrinsic factor. In vitro evidence that a failure to partially degrade protein is responsible for cobalamin malabsorption in pancreatic insufficiency. J Clin Invest 61:1628–1634

2 Barbezat GO, Hansen JDL (1968) The exocrine pancreas and protein caloric malnutrition. Pediatrics 42:77–92

3 Di Magno EP, Go VLW, Summerskill WHJ (1972) Impaired cholecystokinin – pancreozymin secretion, intraluminal dilution and maldigestion of fat in sprue. Gastroenterology 63:25–32

4 Di Magno EP, Go VLW, Summerskill WHJ (1973) Relations between pancreatic enzyme outputs and pancreatic insufficiency. N Engl J Med 288:813–815

5 Di Magno EP, Malagelada JR, Go VLW, Moertel CG (1977) Fate of orally ingested enzymes in pancreatic insufficiency. Comparison of two dosage schedules. N Engl J Med 296:1318–1322

6 Hadorn B, Johansen PG, Anderson CM (1968) Pancreozymin – secretin test of exocrine pancreatic function in cystic fibrosis and the significance of the result for the pathogenesis of the disease. Can Med Assoc J 98:377–385

7 Hadorn B, Tarlow M, Lloyd J, Wolff OH (1969) Intestinal enterokinase deficiency. Lancet I:812–813

8 Heizer WD, Cleveland CR, Iber FL (1965) Gastric inactivation of pancreatic supplements. Bull Johns Hopkins Hosp 116:261–270

9 Hotz J, Goberna P, Clodi PH (1973) Reserve capacity of the exocrine pancreas. Digestion 9:212–223

10 Ihse I, Lilja P, Lundquist I (1980) Intestinal concentration of pancreatic enzymes following pancreatic replacement therapy. Scand J Gastroenterol 15:137–144

11 Matuchansky C, Rambaud JC, Modigliani R, Bernier JJ (1974) Vitamin B 12 malabsorption in chronic pancreatitis. Gastroenterology 67:406–407

12 Mekhjian HS, Phillips SF, Hofmann AF (1971) Colonic secretion of water and electrolytes induced by bile acids: Perfusion studies in man. J Clin Invest 50:1569–1577

13 Niessen KH, Oßwald P, Brüggemann G, Droste E, Schmidt K (1974) Untersuchung der Pankreas- und Gallenfunktion bei Säuglingen und Kindern. II. Befunde bei Patienten mit Coeliakie, Mukoviscidose und exokriner Pankreasinsuffizienz. Z Kinderheilkd 116:281–290

14 Reagan PT, Malagelada JR, Di Magno EP, Go VLW (1979) Reduced intraluminal bile acid concentrations and fat maldigestion in pancreatic insufficiency: correction by treatment. Gastroenterology 77:285–289

15 Sheldon W (1964) Congenital pancreatic lipase deficiency. Arch Dis Childh 39:268–271

16 Shwachman H, Diamond LK, Oski FA, Khaw KT (1964) The syndrome of pancreatic insufficiency and bone marrow dysfunction. J Pediatr 65:645–663

17 Townes PL (1965) Trypsinogen deficiency disease. J Pediatr 66:275–285

Priv.-Doz. Dr. H. Götze
Universitäts-Kinderklinik
Hufelandstraße 55
D-4300 Essen 1

Physiologie und Klinik der endokrinen Funktion des Pankreas*

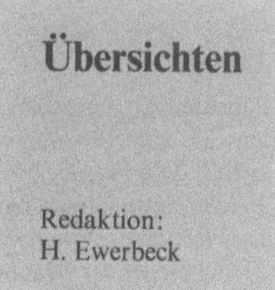

Übersichten

Redaktion:
H. Ewerbeck

P. Stubbe

Universitäts-Kinderklinik (Direktor: Prof. Dr. W. Schröter), Göttingen

Physiology and Disease of the Endocrine Function of the Pancreas

Summary. Qualitative and quantitative immunocytochemistry, electronmicroscopy and radio-immuno-assays led to the discovery of 5 pancreatic polypeptide hormones under physiological conditions. The activ endocrine cells and the produced hormones are termed A, B, D, D_1, and PP cell and glucagon, insulin, somatostatin, vasoactive intestinal polypeptide (VIP) and pancreatic polypeptide (PP) respectively. Beside the physiology of secretion and action a survey of pathological conditions in the paediatric age group is given. Insulin is the most important of pancreatic hormones in childhood. Therefore diagnosis and treatment of hyperinsulinism are described in extension.

Key words: Endocrine pancreas – Insulin – Glucagon – Somatostatin – Vasoactive intestinal polypeptide – Pancreatic polypeptide – Hyperinsulinism – Hypoglycemia.

Zusammenfassung. Qualitative und quantitative Immunzytochemie, Elektronenmikroskopie sowie Radioimmunoassays haben zum Nachweis von 5 Polypeptidhormonen im Pankreas unter physiologischen Bedingungen geführt. Die endokrin aktiven Zellen und die in ihnen produzierten Hormone werden als A-, B-, D-, D_1- und PP-Zellen bzw. Glukagon, Insulin, Somatostatin, vasoaktives intestinales Polypeptid (VIP) und pankreatisches Polypeptid (PP) bezeichnet. Neben der Physiologie dieser Hormone wird ein Überblick über die pathologischen Sekretionsformen gegeben, die auch für den Pädiater von zunehmendem Interesse sind. Das Insulin spielt im Kindesalter die Hauptrolle der Pankreashormone, weshalb der Diagnose und Therapie des Hyperinsulinismus besondere Aufmerksamkeit gewidmet wird.

Schlüsselwörter: Endokrines Pankreas – Insulin – Glukagon – Somatostatin – Vasoaktives intestinales Polypeptid – pankreatisches Polypeptid – Hyperinsulinismus – Hypoglykämie.

Die endokrine Funktion des Pankreas wird durch die endokrin aktiven Zellen dieses Organs bestimmt. Neben dem **Insulin** als klinisch wichtigstem und dem **Glukagon** als schon länger bekanntem haben sich in den letzten Jahren durch qualitative und quantitative Immunzytochemie, Elektronenmikroskopie sowie Radioimmunoassays noch **eine Reihe weiterer Hormone** im Pankreas lokalisieren lassen. In Tabelle 1 sind die unter physiologischen Bedingungen im Pankreas vorkommenden Hormone zusammengestellt und den Zellen zugeordnet, in denen sie produziert werden. Nach der gegenwärtig empfohlenen Nomenklatur [17] werden die endokrin aktiven Zellen des Pankreas als A-, B-, D-, D_1- und PP-Zellen bezeichnet. Die A-Zellen synthetisieren Glukagon, die B-Zellen Insulin und die D-Zellen **Somatostamin.** In den D_1-Zellen wird das **VIP** oder **vasoaktive intestinale Polypeptid** und in den PP-Zellen das **pankreatische Polypeptid** gebildet. Unter pathologischen Verhältnissen kann zusätzlich ein weiteres gastrointestinales Hormon im Pankreas sezerniert werden, nämlich das **Gastrin** in den G-Zellen beim Zollinger-Ellison-Syndrom.

Physiologie der Pankreashormone

Insulin

Eine Stimulation der Insulinsekretion erfolgt durch Glukose und Aminosäuren, besonders Arginin, Lysin und Leucin. Die orale Gabe von Glukose ist ein wirksamerer Stimulus für die Insulinfreisetzung als die intravenöse, was durch die gleichzeitige Beteiligung anderer gastrointestinaler Hormone bewirkt wird. Insulin beschleunigt den **Einbau von Glukose in Fettgewebszellen, stimuliert** die **Synthese** und **verhindert** den **Abbau von Glykogen.**

Tabelle 1. Endokrine Zellen im Pankreas

Bezeichnung	Hormon	Aminosäuren
a) Physiologisch		
A	Glukagon	29
B	Insulin	51
D	Somatostatin	14
D_1	VIP (vasoaktives intestinales Peptid)	28
PP	PP (pankreatisches Polypeptid)	36
b) Pathologisch		
G	Gastrin	G 13
		G 17
		G 34

* Referat, gehalten auf der 29. Jahrestagung der Nordwestdeutschen Gesellschaft für Kinderheilkunde, Göttingen, 30.5.–1.6.1980

Tabelle 2. Häufigkeit und Verteilung der Hypoglykämien im Kindesalter [18]

Ursache	Zahl der Kinder	
	Gesamt	1. Lebensjahr
Hyperinsulinismus	29	26
(mit Hypopituitarismus)	(2)	(1)
Hypopituitarismus	5	5
Ketotische Hypoglykämie	50	5
Leberenzymdefekte		
Glucose-6-Phosphatase	7	7
Amylo-1,6-Glucosidase	3	3
Fructose-1,6-Diphosphatase	1	1
Störung der Ketogenese	1	
Unbekannte Ursache	2	
Summe	98	47

Glukagon

Die wesentlichen Wirkungen von Glukagon bestehen in einer **Glukosefreisetzung aus Leberglykogen** (inaktive Phosphorylase b wird in die aktive Phosphorylase a überführt) und Glukosebildung durch Gluconeogenese. Glukagon ist ein Hormon, welches seine Hauptwirkung im Hungerzustand entfaltet, während Insulin dagegen vorwiegend nach der Nahrungsaufnahme seine Bedeutung besitzt. Eine Glukosebelastung führt zu einem Abfall der Glukagonspiegel, nach Argininfusion kommt es dagegen zu einer Stimulation der Glukagonsekretion und Anstieg im Plasma.

Somatostatin

Das Somatostatin wurde auf der Suche nach dem Releasing-Hormon für Somatotropin zuerst aus dem Hypothalamus isoliert, später durch Immunfluoreszenz auch in den D-Zellen des Pankreas gefunden. Dieses Hormon hat einen **hemmenden Einfluß auf die Sekretion von Insulin, Glukagon, Somatotropin, TSH, Gastrin, Secretion, Pepsin und Magensäure** [2]. Es setzt die Motilität des Darmes und die Kontraktionsfähigkeit der Gallenblase herab.

Pankreatisches Polypeptid

Über das pankreatische Polypeptid (PP) besteht hinsichtlich seiner physiologischen Bedeutung noch Unsicherheit. Speciesverschiedene Wirkungen sind bekannt. Es wird nach der Nahrungsaufnahme besonders durch Proteine freigesetzt [1, 8].

Vasoaktives intestinales Polypeptid

Das vasoaktive intestinale Polypeptid (VIP) **stimuliert die intestinale Sekretion von Wasser und Elektrolyten,** hemmt die Säuresekretion des Magens und erweitert die peripheren Blutgefäße [16].

Gastrin

Das wohl nur unter pathologischen Verhältnissen im Pankreas sezernierte Gastrin benötigt als physiologischen Reiz für seine Freisetzung die Nahrungsaufnahme. Es **stimuliert** die Parietalzellen im Magenfundus zur **Säuresekretion,** hat einen Einfluß auf die **Magenmotilität** und das Wachstum der Fundusschleimhaut [6].

Pathologie der Pankreashormone

Insulin

Nach dem gegenwärtigen Stand spielen von den Pankreashormonen die Unter- und Überfunktionszustände des Insulins die wichtigste Rolle im Kindesalter, wobei im Rahmen dieser Darstellung nicht auf den durch Insulinmangel bedingten Diabetes mellitus eingegangen wird.

Der **Hyperinsulinismus** hat als führendes Symptom eine Hypoglykämie zur Folge, wobei es keine Rolle spielt, ob es sich um eine persistierende oder passagere Form des Hyperinsulinismus handelt. Bei jeder Hypoglykämie im Kindesalter ist differentialdiagnostisch immer an einen Hyperinsulinismus zu denken. Innerhalb der Hypoglykämien stellt zwar die **ketotische Hypoglykämie** die **größte Zahl der Patienten dar,** jedoch folgt schon an **zweiter Stelle der Hyperinsulinismus** (Tabelle 2). Aus dieser Tabelle geht hervor, daß die durch Hyperinsulinismus hervorgerufen Hypoglykämien besonders bei Kindern unter einem Jahr häufig sind, die ketotischen Hypoglykämien dagegen erst jenseits des 1. Lebensjahres häufig werden. Noch in dem 1966 von Cornblath u. Schwartz herausgegebenen Buch über Störungen des Kohlenhydratstoffwechsels bei Kindern [5] war nachzulesen, daß die häufigste Form der Hypoglykämie im 1. Lebensjahr als leucinempfindlich, persistierend, unbehandelbar und familiär bezeichnet wurde. Diese Bezeichnungen sind jetzt nahezu verschwunden. In der von Stanley u. Baker [18] gezeigten Zusammenstellung und auch in der Neuauflage von Cornblaths Buch [5] fehlt diese Bezeichnung der Hypoglykämien. Sie fehlt, weil sich aufgrund der Möglichkeiten des radioimmunologischen Nachweises von Insulin eine ganz deutliche Tendenz zur Aufklärung vieler von Mcquarrie 1954 [13] noch als idiopathisch angesehenen Hypoglykämieformen ergeben hat. Der Begriff **idiopathische Hypoglykämie (Mcquarrie)** sollte heute **nur noch** außerordentlich selten **bei unklassifizierbaren Formen der Hypoglykämie** benutzt werden (um 2%). Innerhalb des 1. Lebensjahres führen außer dem Hyperinsulinismus nur noch wenige andere Erkrankungen zu einer kontinuierlichen Hypoglykämie, wozu die Enzymdefekte des Glucose-6-phosphatase-Mangels, des Amylo-1,6-glucosidase-Mangels, des Fructose-1,6-diphosphatase-Mangels sowie Hypopituitarismus und ketotische Hypoglykämie zählen. In dieser Zusammenstellung (Tabelle 2) sind nicht Galaktosämie, Hypothyreose und Reye-Syndrom enthalten, bei denen die Hypoglykämie nur eines unter vielen anderen Symptomen darstellt. Das erste Ziel bei der Aufklärung der Hypoglykämie muß neben einer genauen anamnestischen und klinischen Untersuchung ein Ausschluß des Hyperinsulinismus sein, wobei durch eine fehlende Hepatomegalie Stoffwechseldefekte schon sehr unwahrscheinlich werden. Einige **bei Hyperinsulinismus** auftretenden **Nebensymptome** sind schnell zu suchen und sehr verdächtig auf Hyperinsulinismus. Dazu gehören: eine **fehlende Ketonurie,** das Auftreten einer **Hypoglykämie schon nach kurzer Nahrungskarenz** und die Notwendigkeit, **mit einer mehr als 10%igen Glu-koseinfusion die Blutglukosekonzentrationen im Normal-bereich zu halten.**

Die exakte *Diagnose eines Hyperinsulinismus* kann auf zwei Wegen vorgenommen werden:

1. Hohe Insulinkonzentrationen in der Gegenwart einer Hypoglykämie.
2. Nachweis eines pathologischen Insulinanstieges nach Stimulierung der Insulinsekretion durch Glukose, Leucin, Glukagon und Tolbutamid.

Wird ein **Insulinspiegel von über 50 μE/ml** in Gegenwart einer Hypoglykämie gefunden, so ist an der Diagnose kein Zweifel. Es sind aber viele Patienten beschrieben worden, bei denen die **Insulinkonzentrationen trotz Vorliegens eines B-Zelladenoms im Normalbereich** lagen. Auch nach der Stimulierung mit Tolbutamid, Leucin oder Glukose kann es zu falsch-positiven oder falsch-negativen Ergebnissen kommen. Außerdem erlauben die starken Glukose-schwankungen häufig die Durchführung solcher Untersuchungen nicht, bereiten Schwierigkeiten bei der Interpretation oder bergen die Gefahr weiterer Schäden für das Kind in sich. Nach den Untersuchungsergebnissen von Stanley u. Baker [18] stellen die **Konzentrationen der freien Fettsäuren** und des β-Hydroxy-Butyrats die **besten Parameter** für einen Hyperinsulinismus dar, da selbst bei normalen Insulinkonzentrationen in Gegenwart einer Hypoglykämie und fehlender Signifikanz eines typischen Glukose/Insulin-Verhältnisses mit den beiden genannten Parametern die beste Differenzierung möglich ist. Die Erklärung für dieses Phänomen dürfte in der Hemmung der Lipolyse und damit Ketogenese durch Insulin liegen. Bei einer Glukosekonzentration von 40 mg/dl sollte β-Hydroxy-Butyrat unter 1,1 mmol/l, das Insulin über 12 μE/ml und die freien Fettsäuren unter 0,46 mmol/l beim Hyperinsulinismus liegen. Die Schwierigkeit der Provokationsteste wie Leucin-, Glukagon- und Tolbutamid-Belastung liegt in der Gefahr für den Patienten und auch in der Interpretation der Ergebnisse, da nur bei Erwachsenen Vergleichswerte vorliegen. Nach Finegold u. Mitarb. [7] hat sich nach Glukagongabe der Anstieg der Glukosekonzentration um 30 mg/dl bei einer Plasmaglukosekonzentration von unter 40 mg/dl als gutes **Unterscheidungskriterium des Hyperinsulinismus gegenüber der ketotischen Hypoglykämie** und hungernden gesunden Kindern herausgestellt. Patienten mit Hypopituitarismus und Glykogen-Speicherkrankheit (Typ I) haben bei Auftreten einer Hypoglykämie ebenfalls keinen sehr guten Glukoseanstieg nach Glukagon zu verzeichnen. Möglicherweise wird sich durch die Bestimmung des Proinsulins auch bei Kindern ein Hinweis für einen Hyperinsulinismus finden lassen, da zumindest bei Adenomen und der Nesidioblastose eine Erhöhung des Proinsulins gefunden wurde.

Ist die Diagnose des Hyperinsulinismus bestätigt, kann die **Frage nach der Art der zugrunde liegenden Störung** gestellt werden. Letzlich ist diese **nur durch die Patho-histologie zu beantworten,** wobei sich in den letzten Jahren durch spezifische immunzytochemische Verfahren interessante ätiologische Erkenntnisse ergeben haben. Neuere Befunde lassen vermuten, daß die verschiedenen Prolifera-tionsmuster der Inselzellen wie Nesidioblastose, diffuse Hyperplasie der B-Zellen, Mikroadenome, Adenome und fokale Adenomatose möglicherweise nur morphologische Varianten des gleichen Basisdefektes darstellen [11]. Die interessanteste dieser insulinproduzierenden Veränderungen im Pankreas stellt wohl die **Nesidioblastose** dar, weil es sich hier um die **Neubildung von B-Zellen aus Ductulus-epithelien** handelt, eine Entstehung, wie sie auch in der Embryonalentwicklung physiologischerweise vor sich geht. Während bei Erwachsenen das B-Zelladenom ca. 80% der Fälle Hyperinsulinismus bestreitet, ist die Nesidioblastose **bei Kindern unterhalb des 1. Lebensjahres die häufigste Form** des kindlichen Hyperinsulinismus [18].

Von den drei prinzipiellen **Möglichkeiten der Behandlung des** kindlichen **Hyperinsulinismus:**

1. der Behandlung mit Medikamenten, die die Insulinse-kretion unterdrücken (Diazoxid, Epinephrin, Diphenyl-hydantoin, proteinreduzierte Diät, Somatostatin),
2. Medikamente, die der Insulinfreisetzung entgegenwirken (Glucocorticoide, Epinephrin, Glukagon) und
3. einer Therapie, die das Ziel hat, die B-Zellen zu entfernen oder zu zerstören (Operation, Streptozotocin),

haben sich das **Diazoxid** und die **Operation** als wichtigste bewährt. Auf die Diazoxidtherapie sprechen die Adenome relativ am schlechtesten an ebenso wie auch Kinder innerhalb des 1. Lebensmonats. Bei guter Kontrolle werden die Nebenwirkungen einer Diazoxidtherapie bei Kindern als gering angesehen, so daß eine jahrelange Behandlung durchgeführt werden kann [18].

Passagerer Hyperinsulinismus

Zwei Formen eines passageren Hyperinsulinismus bei Neugeborenen verdienen eine kurze Betrachtung: neugeborene Kinder einer diabetischen Mutter und Neugeborene mit einer Erythroblastose.

Neugeborene einer diabetischen Mutter

Der Hyperinsulinismus dieser Kinder ist auf die intrauterinen mütterlichen Glukoseschwankungen zurückzuführen und findet sein Korrelat in einer **Hyperplasie und Hypertrophie der Pankreasinseln.** Diese Kinder sind postpartal gelegentlich durch eine bald nach der Geburt auftretende Hypoglykämie gefährdet. 1979 durchgeführte Untersuchungen [20] haben gezeigt, daß die Hypoglykämie bzw. der starke Abfall der Blutglukosekonzentrationen bei diesen Kindern nicht allein auf den Hyperinsulinismus, sondern auch auf die fehlende Stimulierbarkeit der A-Zellen zurückzuführen ist. Möglicherweise ist dieser Adaptationsstörung noch eine insuffiziente Katecholaminfreisetzung kausal vorangestellt, deren Ursache bisher unklar ist.

Neugeborene mit Erythroblastose

Diese Form des passageren Hyperinsulinismus wurde pathologisch-anatomisch schon früher beobachtet [15]. Der Nachweis **erhöhter Insulinkonzentrationen** gelang erst später [10]. Die durch massive Hämolyse bedingte Freisetzung von Glutathion soll die Stimulation der B-Zellen bewirken.

Neben dem Insulin spielt die Pathologie der übrigen Hormone des Pankreas im Kindesalter keine oder nur eine sehr untergeordnete Rolle.

Glukagon

Überfunktionen der A-Zellen sind bisher bei Kindern nicht beobachtet worden. Bei Erwachsenen macht sich das Glukagonom mit dem charakteristischen Bild einer chronischen ekzematösen Dermatitis oder auch bullösem Exanthem bemerkbar, dazu kommen Diabetes mellitus und Gewichtsverlust. Unterfunktionen des Glukagons spielen differentialdiagnostisch bei jeder Hypoglykämie eine Rolle, wenn auch die mit radioimmunologischen Methoden nachgewiesenen Glukagonmangelzustände außerordentlich selten vorkommen.

Somatostatin, pankreatisches Polypeptid, vasoaktives intestinales Polypeptid

Unterfunktionen von Somatostatin, pankreatischem Polypeptid (PP) und vasoaktivem intenstinalen Polypeptid (VIP) können bisher als isolierte Krankheitsbilder nicht erkannt werden. Ein Teil der physiologischen Wirkung dieser Hormone wurde überhaupt erst durch ihre Überproduktion bekannt. So kann ein Somatostatinom des Pankreas mit Diabetes mellitus, Steatorrhoe und Cholelithiasis einhergehen [12].

Das 1958 von **Verner u. Morrison** [19] beschriebene Bild einer **refraktären wäßrigen Diarrhoe mit Hypokaliämie** und nicht insulinproduzierendem **Tumor der Inselzellen** geht nach den Untersuchungen von Bloom bei der weitaus größten Mehrzahl der Fälle mit einer **Erhöhung des VIP-Spiegels** im Serum einher [4]. Mitte 1979 wurde das erste Kind mit diesem Syndrom beschrieben, das im Alter von zwei Wochen an einer refraktären schweren wäßrigen Diarrhoe erkrankte [9].

Die bisher mit isolierter Erhöhung des pankreatischen Polypeptids einhergehenden Erkrankungen haben noch keine einheitlichen Charakteristika, die die Abgrenzung eines typischen Syndroms erlauben. Keiner der Patienten hatte eine Diarrhoe, einer eine Steatorrhoe.

Bei der Mehrzahl der endokrinen Pankreastumoren hat sich mit der Immunzytochemie ergeben, daß sie mehrere Hormone enthalten, wenn auch das klinische Bild in der Regel durch das Überwiegen eines dieser Hormone geprägt wird. So ist das pankreatische Polypeptid das am häufigsten bei endokrinen Tumoren vorkommende Peptid, und es bleibt abzuwarten, ob sich diese Substanz in Zukunft als ein geeigneter Tumormarker für einen Pankreastumor erweisen wird [14].

Die auch unter dem Oberbegriff des **Apudom** zusammengefaßten endokrinen Pankreastumoren können als einzige endokrine Läsion im Pankreas auftreten oder aber auch in Kombination mit Hyperplasien oder Neoplasien anderer endokriner Organe im Sinne einer multiplen endokrinen Adenomatose vorhanden sein, wobei Tumoren von Parathyreoidea und Adenohypophyse mit Pankreastumoren vergesellschaftet vorkommen. Häufig haben derartige Patienten zusätzlich ein peptisches Ulcus oder ein **Zollinger-Ellison-Syndrom.** Dieses Syndrom ist eine Krankheit, die nicht nur im Erwachsenenalter vorkommt,

kindliche Fälle sind beschrieben worden. Im Vordergrund steht eine therapierefraktäre duodenale Ulcuskrankheit, eine Hypersekretion des Magens mit Hyperazidität und oft ein maligner, Nicht-B-Zelltumor des Pankreas. Weitere Symptome sind Durchfälle und Steatorrhoe. Die Diagnose des Zollinger-Ellison-Syndroms wird durch **erhöhte Gastrinspiegel** gestellt. Bei Vorhandensein einer klinischen Symptomatik gelingt es meistens nicht mehr, den Tumor radikal zu entfernen [3].

Literatur

1 Adrian TE, Bloom SR, Besterman HS, Bryant MG (1978) PP-physiology and pathology. In: Bloom SR (ed) Gut hormones. Churchill Livingstone, Edinburgh, p 254–260

2 Arimura A, Coy DH, Chihara M, Fernandez-Durango R, Samols E, Chihara K, Meyers CA, Schally AV (1978) Somatostatin. In: Bloom SR (ed) Gut hormones. Churchill Livingstone, Edinburgh, p 437–445

3 Arnold R, Fuchs K, Siewert R, Peiper HJ, Creutzfeldt W (1974) Zur Morphologie, Klinik, Diagnostik und Therapie des Zollinger- Ellison-Syndrom. Dtsch Med Wochenschr 99:607–616

4 Bloom SR (1978) VIP and watery diarrhea VI. In: Bloom SR (ed) Gut hormones. Churchill Livingstone, Edinburgh, p 583–588

5 Cornblath M, Schwartz R (1976) Disorders of carbohydrate metabolism in infancy. Saunders, Philadelphia

6 Dockray GJ (1978) Gastrin overview. In: Bloom SR (ed) Gut hormones. Churchill Livingstone, Edinburgh, p 129–139

7 Finegold DN, Stanley CA, Baker L (1980) Glycemic response to glucagon during fasting hypoglycemia: an aid in the diagnosis of hyperinsulinism. J Pediatr 96:257–259

8 Floyd JC, Fajans SS, Pek S (1978) Physiologic regulation of plasma levels of PP in man. In: Bloom SR (ed) Gut hormones. Churchill Livingstone, Edinburgh, p 247–253

9 Gishan FK, Soper RT, Younoszai MK (1979) Chronic diarrhea of infancy: nonbeta-islet-cell hyperplasia. Pediatrics 64:46–49

10 Haseltine FG (1967) Hypoglycemia and RH erythroblastosis fetalis. Pediatrics 39:696–699

11 Heitz PU, Klöppel G, Häcki WH, Polak JM, Pearse AGE (1977) Nesidioblastosis: the pathological basis of persistent hyperinsulinemic hypoglycemia in infants. Diabetes 26:632–642

12 Krejs GJ, Orci L (1980) Somatostatinoma Syndrome: biochemical, morphological and clinical features. N Engl J Med 301:285–292

13 McQuarrie I (1954) Idiopathic spontaneously occuring hypoglycemia in infants. Clinical significance of problem and treatment. Am J Dis Child 87:399–428

14 Polak JM, Adrian TE, Bryant MG, Bloom SR, Heitz Ph, Pearse AGE (1976) Pancreatic polypeptide in insulinomas, gastrinomas, vipomas, and glucagonomas. Lancet I:328–330

15 Potter EI., Steckel HPE, Stryker WA (1941) Hypertrophy and hyperplasia of islets of Langerhans of fetus and newborn. Arch Pathol 31:467–475

16 Said SI (1978) VIP: overview. In: Bloom SR (ed) Gut hormones. Churchill Livingstone, Edinburgh, p 465–469

17 Solcia E, Polak JM, Pearse AGE, Forssmann Wg, Larsson LI, Sundler F, Lechago J, Grimelius L, Fujita T, Creutzfeldt W, Gepts W, Falkmer S, Lefranc G, Heitz Ph, Hage E, Buchan AMJ, Bloom SR, Grossmann MI (1978) Lausanne 1977 classification of gastroenteropancreatic endocrine cells. In: Bloom SR (ed) Gut hormones. Churchill Livingstone, Edinburgh, p 40–48

18 Stanley CA, Baker L (1976) Hyperinsulinism in infants and children: Diagnosis and therapy. Adv Pediatr 23:315–355

19 Verner JV, Morrison AB (1958) Islet cell tumor and a syndrome of refractory watery diarrhea and hypokalemia. Am J Med 25:375

20 Williams PR, Sperling MA, Racasa Z (1979) Blunting of spontaneous and alanine-stimulated glucagon secretion in newborn infants of diabetic mothers. Am J Obstet Gynecol 133:51–56

Dr. P. Stubbe
Universitäts-Kinderklinik
Humboldtallee 38
D-3400 Göttingen

Pädiatrisch bedeutsame kinderchirurgische Probleme des Pankreas*

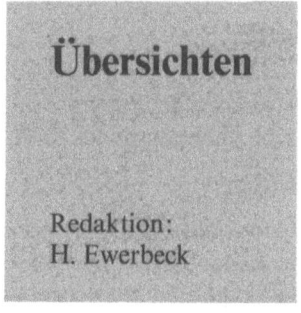

Übersichten

Redaktion:
H. Ewerbeck

W. Ch. Hecker, H. Kraeft und M. Ströh

Kinderchirurgische Klinik (Direktor: Prof. Dr. W. Ch. Hecker)
der Universitäts-Kinderklinik München im Dr. von Haunerschen Kinderspital

Pediatric Problems Arising from Surgery of the Pancreas in Childhood

Summary. The annular pancreas which is responsible for one third of the cases of duodenal obstruction plays a central role in pancreatic malformations. Therapy of choice is a duodeno-duodenostomy. Prognosis is deteriorated by frequent premature delivery, Down's syndrome and associated malformations. Among pancreatic tumors the congenital pancreatic cyst, the cysto-papillary adenoma and the insulinoma are particularly considered the latter in connection with the discussion of hyperinsulinism which also nesidioblastosis is associated. Pancreatic tumors to require surgical therapy and a subtotal excision of the pancreas is frequently necessary in nesiodioblastosis. Besides pancreatitis which is diagnosed in Germany also pancreatic rupture with subsequent posttraumatic pancreatitis leading to pancreatic pseudocysts is discussed. There are no deaths after isolated pancreatic trauma or surgery of pancreatic pseudocysts.

Key words: Pancreas – Annular pancreas – Congenital pancreatic cyst – Pancreatic tumors – Cysto-papillary adenoma – Insulinoma – Hyperinsulinemia – Pancreatitis – Pancreatic pseudocyst – Pancreatic rupture.

Zusammenfassung. Unter den Fehlbildungen der Bauchspeicheldrüse dominiert das Pancreas anulare, welches in einem Drittel der Fälle von duodenalen Obstruktionen im Kindesalter gefunden wird. Die Therapie ist die Duodeno-Duodenostomie, die Prognose wird getrübt durch häufige Frühgeburtlichkeit, Mongolismus, zusätzliche Fehlbildungen. Unter den Pankreastumoren finden die kongenitalen Pankreaszysten, das zysto-papilläre Adenom und das Inselzelladenom besondere Berücksichtigung. Letzteres im Zusammenhang mit der Besprechung des Hyperinsulinismus, zu dem auch die Nesidioblastose gehört. Die Therapie bei den Tumoren ist eine operative, bei der Nesidioblastose in vielen Fällen die subtotale Pankreasresektion. Bei den Erkrankungen der Bauchspeicheldrüse wird zur Pankreatitis – die in Deutschland nur selten diagnostiziert wird – und auf die Pankreasruptur mit der traumatischen Pankreatitis sowie der Ausbildung von Pankreas-Pseudozysten eingegangen. Es wird hier die frühe operative Intervention vertreten und begründet. Eine Letalität tritt bei isolierten Pankreastraumen sowie bei der Korrektur der Pankreas-Pseudozysten nicht ein.

Schlüsselwörter: Pankreas – Pancreas anulare – Kongenitale Pankreaszyste – Pankreastumoren – Zysto-papilläres Adenom – Insulinom – Hyperinsulinismus – Pankreatitis – Pankreas-Pseudozyste – Pankreasruptur.

Kenntnisse um die Chirurgie des kindlichen Pankreas sind für den Pädiater von nicht unerheblicher Bedeutung, weil er in den allermeisten Fällen die Erstdiagnose stellt und die spätere Nachbetreuung übernimmt, er muß die Spätkomplikationen nach Tumorresektionen und nach Pankreasverletzungen kennen, um auch hier rechtzeitig eventuell notwendige Indikationen zu weiteren Operationen stellen zu können.

Es sollen hier die Fehlbildungen, die Tumoren, die Erkrankungen und die Verletzungen der Bauchspeicheldrüse abgehandelt werden.

1 Fehlbildungen

Das **Pancreas anulare,** welches in einem Drittel der Fälle von duodenalen Obstruktionen im Kindesalter – meist **im Neugeborenenalter** – gefunden wird (Tabelle 1), bietet in der Regel **das Vollbild des duodenalen Ileus** mit galligem Erbrechen – oft auch mit Hämatinerbrechen – Stuhlverhalten, aufgetriebenem Oberbauch und sichtbare Peristaltik des Magens, ähnlich wie bei der Pylorusstenose. Die Diagnose des duodenalen Ileus ist einfach: Fast in allen Fällen reicht die **Abdomenleeraufnahme** aus. Man findet hier das typische **Zweiblasenbild** (Double-Bubble) im Oberbauch. Ist man sich seiner Sache nicht sicher, kann durch eine einfache Lufteinblasung in den Magen die Diagnose gesichert werden, die Kontrastmitteluntersuchung ist in der Regel nicht notwendig. Die Prognose der Patien-

Tabelle 1. Duodenalileus im Kindesalter

Pancreas anulare	54 =	**28%**
Andere Duodenalobstruktionen	139 =	72%
Gesamt	193 =	100%

---

* Referat, gehalten auf der 29. Jahrestagung der Nordwestdeutschen Gesellschaft für Kinderheilkunde, Göttingen, 31. 5. 1980

Tabelle 2. Schwere Begleitmißbildung bei 54 Kindern mit Pancreas anulare

Mongolismus	13
Vitium cordis	8
Malrotation	8
Darmatresie	3
Oesophagusatresie	3
Hydronephrose	1

Tabelle 3. Geburtsuntergewichtigkeit bei Pancreas anulare (in %)

Geburtsgewicht unter 2000 g	= 11
Geburtsgewicht 2000 bis 2500 g	= 25
Gesamt	= 36

Tabelle 4. Letalität der Operation des Pancreas anulare

Fallzahl 54   Gestorben 12 = 22%

Unter 12 Gestorbenen waren:
   5 Morbus Down
   10 andere schwere Mißbildungen
   7 Geburtsgewicht unter 2500 g

Tabelle 5. Postoperative Todesursachen bei 12 Patienten mit Pancreas anulare

Sepsis	7
Pneumonie	3
Herzversagen bei Vitium cordis	1
Pulmonale Dysplasie	1
	12

Tabelle 6. Einteilung der kindlichen Pankreastumoren

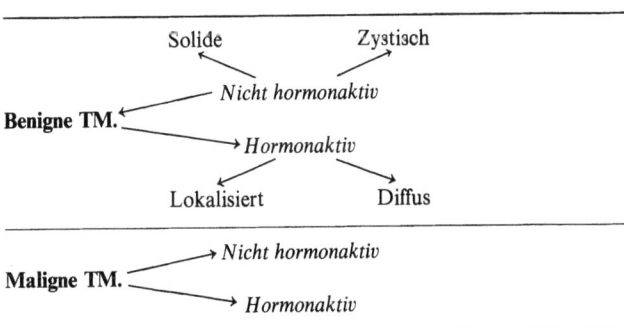

ten mit Pancreas anulare wird getrübt durch **schwere Begleitmißbildungen** (Tabelle 2). In einem Viertel der Fälle sind die Kinder mongoloid. Fast die Hälfte der Patienten haben andere, schwere zusätzliche Fehlbildungen. 37% sind untergewichtig (Tabelle 3). Die **Letalität** (Tabelle 4) 22% bewegt sich in unserem Krankengut in derselben Höhe wie sie Rickham aus Zürich und Joppich in Mannheim für den Dünndarmileus des Neugeborenen errechnet haben.

Unter unseren 12 gestorbenen Patienten befanden sich 5 mongoloide Kinder, 10 hatten zusätzliche schwere Fehlbildungen, 7 waren untergewichtig. Alle gestorbenen Patienten wurden obduziert. Der Pathologe fand 7mal eine Sepsis, 3mal eine Pneumonie (Tabelle 5). Damit ist die beherrschende Todesursache mit 83% eine bakterielle postoperative Komplikation.

An weiteren Pankreasfehlbildungen wurde **aberrierendes Pankreasgewebe** intramural **in der Region der Papilla Vateri** gefunden, was immer zu einem **Ikterus** führte. Der Würzburger Kinderchirurg Höcht berichtete über einen solchen Fall und fand 7 weitere in der Literatur. Die Korrektur besteht in der Regel in einer Papillotomie.

Zur operativen Korrektur des Pancreas anulare wird heute von den Kinderchirurgen einheitlich die Duodeno-Duodenostomie durchgeführt.

2 Pankreastumoren

Sie sind selten. Zur Orientierung und Einteilung bevorzugen wir ein Schema, das in Tabelle 6 dargestellt ist. **Kongenitale Pankreaszysten** wurden bisher erst 19mal beobachtet.

Wir selbst konnten einen 4 Wochen alten Jungen operieren, der mit dem Leitsymptom eines großen Abdomens zur Aufnahme kam. Neben einem normalen Pankreas fand sich eine doppelfaustgroße Zyste, in der bereits makroskopisch Pankreasgewebe erkennbar war, die sich ohne Schwierigkeiten exstirpieren ließ.

In die Gruppe der **soliden benignen Tumoren** müssen die *zysto-papillären Adenome* eingereiht werden, von denen bisher nur 7 in der Weltliteratur bei Kindern beschrie-

ben worden sind, im Erwachsenenalter fand Becker hier 156 Patienten.

Wir selbst beobachteten ein 13jähriges Mädchen, welches mit Bauchschmerzen und Durchfällen erkrankte. In einer Klinik wurde eine Verdauungsinsuffizienz diagnostiziert und durch Substitution mit Pankreasfermenten behandelt. Es trat aber keine entscheidende Besserung ein. Ein Jahr später bemerkte das Mädchen selbst einen faustgroßen schmerzhaften Tumor im Oberbauch. Blutsenkung, Blutbild, Serum und Urin, Amylase sowie der Blutzucker waren normal. Im Röntgenbild fand man eine Verdrängung des Magens nach dorsal und eine Ausweitung der duodenalen C's. Die Cholezysto-Cholangiographie zeigte ein stark gestautes Gallengangssystem, das Mädchen hatte aber keinen Ikterus. Bei der Operation wurde ein Tumor im Pankreaskopf gefunden und eine sogenannte Whipplesche Operation durchgeführt. Die oberste Jejunumschlinge wurde mit dem Ductus Hepaticus, dem Magen und der Bauchspeicheldrüse anastomosiert. Der postoperative Verlauf war ohne Störungen, das Mädchen wurde letztmals im Alter von 17 Jahren gesehen, sie war beschwerdefrei. Wichtig ist die Beobachtung von Grosfeld, der über einen Fall berichtete, bei dem ein Zystadenom der Bauchspeicheldrüse unvollständig entfernt wurde, der Patient starb später an der malignen Degeneration des verbliebenen Tumorrestes.

Maligne Tumoren der Bauchspeicheldrüse werden auch bei Kindern beoachtet. Hasse stellte in der Weltliteratur 26 Fälle fest und zwar **Adeno-Carcinome, Inselzellcarcinome** und **Rhabdomyosarkome.** Welch fand bei 22 Kindern mit malignen Pankreastumoren 78% letale Ausgänge.

Unter den **hormonaktiven Tumoren** dominiert der Hyperinsulinismus. Das sogenannte Zollinger-Ellison-Syndrom wird bei Kindern nur extrem selten gesehen. Den **Hyperinsulinismus** kann man pathologisch-anatomisch in 3 große Gruppen einteilen:

a) Inselzelladenome,
b) Inselzellcarcinome,
c) B-Zellhyperplasie-Nesidioblastose.

Die **Leitsymptome** sind Bewußtseinsstörung, Krampfanfälle – besonders morgens – Apathie, Muskelzittern, Hungergefühl. Die Leitdiagnostik hat sich mit der Unfähigkeit der Kinder zu fasten zu beschäftigen. Das hauptbiochemische Kriterium ist der absolute oder relative Hyperinsulinismus bei tiefem Blutzucker. Ist dieses festgestellt, muß nun als nächstes die Suche nach einem möglichen Tumor erfolgen. In der Literatur sind bis heute etwa 100 Insulinome bei Patienten unter 15 Jahren festgestellt worden. Diese Suche muß sonographisch, angiographisch eventuell mit der ERCP und durch das Computerprogramm erfolgen. Dem Chirurgen ist hier besonders die angiographische Untersuchung von Wert, weil sie ihm eventuell die genaue Lokalisation des Gewächses in der Bauchspeicheldrüse zeigt. Es existiert zur Zeit kein funktioneller Test, um im Neugeborenenalter sicher zwischen einem Tumor und einer Nesidioblastose zu differenzieren. Wird ein Tumor gefunden, ist die Operationsindikation sofort gegeben.

Wird kein Tumor gefunden, stellt sich die Operationsanzeige erst dann, wenn die konservative Therapie nicht zum Ziel führt. Janec sah diese Situation bei 31 Säuglingen zweimal, Gauderer fand die Operationsindikation bei 28 Kindern 12mal.

Für den Kinderchirurgen gelten bei der Operation folgende Regeln:

a) Bei der Tumorsuche sich nicht vornehmlich auf den Schwanz oder Korpus der Bauchspeicheldrüse konzentrieren, denn über 50% der Adenome befinden sich im Kopf der Bauchspeicheldrüse. Ein Tumor kann entweder enukleiert werden oder er wird mit einer Pankreasresektion beseitigt.

b) Ist der Tumor nicht zu tasten, soll eine 85%ige subtotale Pankreasresektion durchgeführt werden. Nach dem Vorschlag von Morger und Werder ist hier eine simultane Insulinbestimmung aus der Vena portae und der Vena cava hilfreich, um zu erkennen, ob ausreichend genug reseziert wurde. Ist das nicht der Fall, muß die Bauchspeicheldrüse eventuell total reseziert werden.

Turner, Morris, Lee und Harris katheterisieren die Milzvene entweder durch eine Laparotomie vom Milzhilus aus oder percutan transhepatisch, bestimmen dann in kleinen Abschnitten von Zentimeter zu Zentimeter den Insulingehalt in der Milzvene und können so durch den plötzlichen Anstieg des Insulinspiegels den Pankreastumor exakt lokalisieren.

c) Die Frequenz einer Nachresektion bis zur totalen Pankreatektomie – unter Erhalt des Duodenums möglich! – Gibt Schiller mit 4 von 9 Patienten, Harken mit 5 von 10 Patienten, an. Zuppinger stellte in einer Sammelstatistik fest, daß von 11 totalen Pankreatektomien 8 einen behandlungsbedürftigen Diabetes bekamen. Wurde ausreichend reseziert, normalisiert sich der Blutzucker prompt, wie wir auch in einem eigenen Fall erleben konnten (Abb. 1). In einer Sammelstatistik von 41 Fällen kindlicher Pankreasresektionen fanden wir einen Todesfall = 2,4%.

Ist man gezwungen, das Pankreas zu reserzieren, muß auf jeden Fall die Milz erhalten bleiben, ist sie doch für die Immunabwehr, besonders bei Säuglingen und Kleinkindern, von bedeutender Wichtigkeit. Wird unbeabsichtigterweise die Milz oder ihre Gefäße derart verletzt, daß das Organ entfernt werden muß, soll es fragmentiert entweder retroperitoneal oder in eine Netztasche replantiert oder

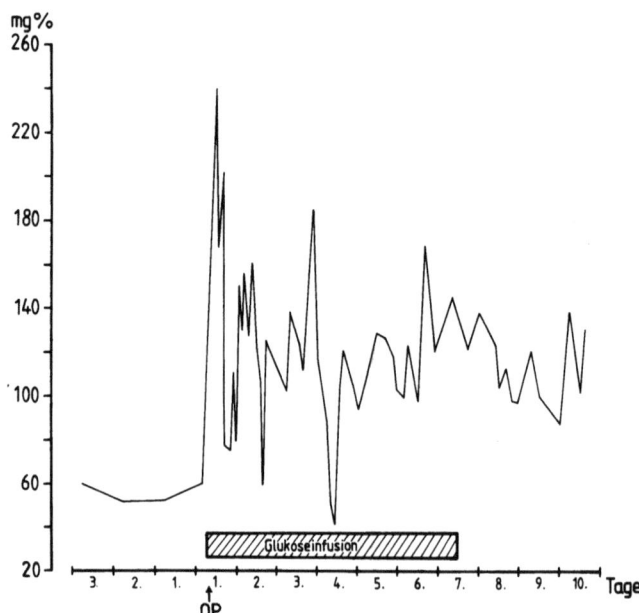

Abb. 1. Blutzuckerverhalten bei einem 2 Monate alten Säugling mit Nesidioblastose vor und nach einer 85%igen Pankreasresektion

homogenisiert intraperitoneal installiert werden. Die so replantierte Milz behält ihre Immunfunktion.

Zur Geschichte der kindlichen Pankreaschirurgie ist von Interesse, zu wissen, daß Graham u. Hartmann 1934 die erste B-Zell-Hyperplasie erfolgreich operierten, Sauerbruch 1937 ein Inselzelladenom bei einem 7jährigen Kind und Rabinovitsch 1945 erstmals ein Insulinom bei einem Säugling entfernte.

3 Erkrankungen der Bauchspeicheldrüse

Die **Pankreatitis,** ein primär pädiatrisch-internistisches Krankheitsbild, wirft deswegen aber chirurgische Probleme auf, weil die hämorrhagische nekrotisierende Pankreatitis die operative Intervention genau so erfordert wie die Spätfolgen der Pankreatitis: Die Pseudozysten. Zur kindlichen Pankreatitis ist folgendes festzustellen: Es fällt auf, daß die ausländische Literatur sich mit diesem Problem wesentlich intensiver beschäftigt als das deutsche Schrifttum. In der neuen, in diesem Jahr herausgekommenen „Pädiatrie in Klinik und Praxis" sind den internen Formen der Pankreatitis nur 11 Zeilen gewidmet, der längere Beitrag von Schultze-Jena in dem „Handbuch der Kinderheilkunde" von 1965 gipfelt in dem Satz: „Die meisten Diagnosen werden vom Chirurgen auf dem Op.-Tisch oder vom Pathologen gestellt". W. Buntain u. Mitarb. aus Los Angeles berichten 1978 über 20 nicht traumatische akute Pankreatitiden mit einer Letalität von 40%, alle medikamentös induzierten Pankreatitiden gingen letal aus. Die Autoren publizierten eindeutige Indikationen zum diagnostischen und therapeutischen Handeln bei der akuten Pankreatitis und zur Operationsanzeige (Tabelle 7). Sie fordern, wenn die Diagnose nicht klar ist und wenn die konservative Behandlung keine Besserung bringt, eine peritoneale Lavage durchzuführen. Von dem Ergebnis dieser Lavage machen sie dann auch die Anzeige zur Operation abhängig. Buntain wies auch auf den diagnostischen Wert der einfachen Röntgenleerübersichtsaufnahme hin: Man findet eine isolierte obere luftgefüllte Jejunalschlinge oder ein besonders auffälliges, gasgefülltes Duodenum.

Tabelle 7. Vorgehen bei Pancreatitis im Kindesalter. (Nach W. Buntain)

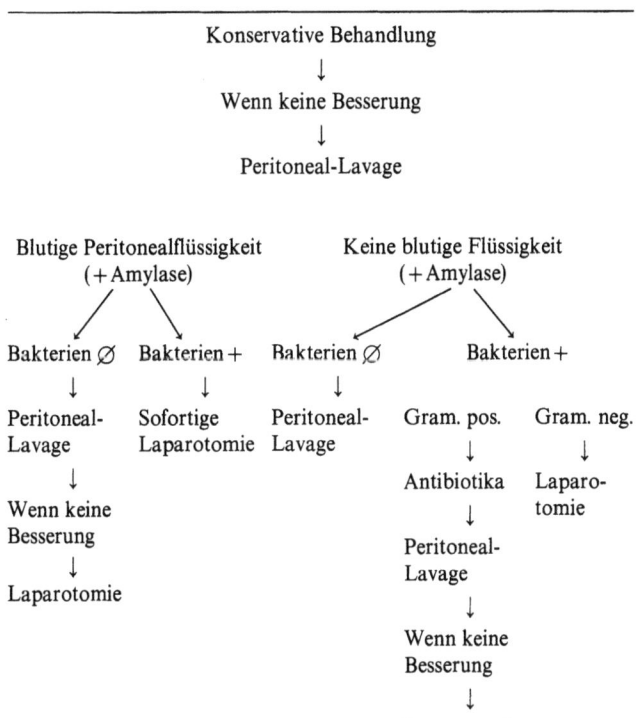

Konservative Behandlung
↓
Wenn keine Besserung
↓
Peritoneal-Lavage

Blutige Peritonealflüssigkeit (+ Amylase) — Keine blutige Flüssigkeit (+ Amylase)

Bakterien ∅ — Bakterien + — Bakterien ∅ — Bakterien +

Peritoneal-Lavage ↓ Wenn keine Besserung ↓ Laparotomie

Sofortige Laparotomie

Peritoneal-Lavage

Gram. pos. ↓ Antibiotika ↓ Peritoneal-Lavage ↓ Wenn keine Besserung ↓ Laparotomie

Gram. neg. ↓ Laparotomie

Tabelle 8. Unfallursachen der Pankreasverletzungen im Kindesalter. 93 Fälle (in %). (Sammelstatistik Dissertation Turowski, 1978)

Lenkstangenverletzung (Fahrrad oder Roller)	35,5	
Sturz vom Fahrrad oder Roller (Lenkstange?)	17,2	**52,7**
Andere Ursachen	47,3	47,3
	100,0	

Tabelle 9. Zeitliches Auftreten der Bauchsymptomatik bei 93 kindlichen Pankreasverletzungen (in %). (Sammelstatistik Turowski, 1978)

Sofort	**71**
Nach 1 Tag	6,5
Nach 2 Tagen	5,4
Nach 3–14 Tagen	9,9
Nach 15 Tagen und länger	7,4

Faßt man die Meinung derjenigen Autoren, die sich mit der kindlichen, nicht traumatischen Pankreatitis beschäftigen und die eigenen Erfahrungen zusammen, so kann man folgendes postulieren:

Man muß **bei akuten, abdominalen Erkrankungen immer an die Pankreatitis denken.** Die Pankreatitis muß bei akuten Baucherkrankungen entweder erkannt oder ausgeschlossen werden!

Die akute Pankreatitis hat eine **hohe Letalität.** Wie viele Allgemeinchirurgen, zum Beispiel Stock, Kümmerle, Nagel, Grill, Alexandre, Hollender, glauben auch die Kinderchirurgen, daß die rechtzeitige (frühzeitige!) operative Intervention die bisherigen Behandlungsergebnisse der akuten kindlichen Pankreatitis verbessern kann. Das chirurgische Vorgehen besteht dann je nach der Situation in Drainage der Pankreasloge, digitale Ausräumung der Ne-

Tabelle 10. Positive Werte der laufenden Amylasenbestimmung im Serum und Urin bei kindlichen Pankreasverletzungen (in %). (Sammelstatistik Turowski, 1978)

	Serum 27 Patienten	Urin 30 Patienten
Ab 1. Tag	70,4	80,0
Ab 2. Tag	3,7	10,0
Ab 3. Tag	11,1	3,3
Ab 4.–7. Tag	11,1	6,7
Ab 8. Tag und später	3,7	

Tabelle 11. Frequenz der Pseudozystenbildung kindlicher Pankreasverletzungen (in %). (Sammelstatistik Turowski, 1978)

43 primäre Operationen der Pankreasverletzung	10 Pseudozysten	= 23%
	33 ohne Pseudozysten	= 77%
37 konservative Therapien der Pankreasverletzung	24 Pseudozysten	= **65%**
	13 ohne Pseudozysten	= 35%

krosen oder Sequester, Linksresektion, Spül-Saugdrainage oder bei einer Totalnekrose in einer subtotalen Linksresektion in Kombination mit Spül-Saugdrainage.

4 Pankreasverletzungen

Vornehmlich ist hier deswegen der Pädiater angesprochen, da er häufig die Erstdiagnose zu stellen hat, die Nachbetreuung der operierten oder konservativ behandelten pankreas-traumatisierten Patienten zu übernehmen hat und auf die **Spätfolgen,** nämlich die **Pseudozysten,** zu achten und sie rechtzeitig zu erkennen hat.

3% aller stumpfen Bauchtraumen sind Pankreasverletzungen. Die Hauptursache einer Pankreaskontusion oder Ruptur ist der Sturz vom Fahrrad oder Roller und zwar derart, daß der Oberbauch mit der Lenkstange kollidiert. Das konnte Turofski in einer Sammelstatistik – an der auch wir beteiligt waren – feststellen und zwar nachgewiesenermaßen in 35% und wahrscheinlich in insgesamt 52% (Tabelle 8). Das Leitsymptom der Pankreasverletzung ist in 91,7% der Bauchschmerz und in 71,4% das Erbrechen. Die Symptome treten nur in 71% sofort auf (Tabelle 9). Die **Amylasewerte,** die **im Urin** und **im Serum** immer zu erheben sind, treten ebenfalls nicht immer sofort, sondern oft erst nach Tagen auf (Tabelle 10). Es zeigt sich hier, daß die Urinamylase häufiger als die Serumamylase positive Werte ergibt. Die isolierte Pankreasverletzung sieht man nur in 51%, in 49% liegen Mehrfachverletzungen vor. Sehr häufig ist die Pankreasverletzung mit einer Duodenalverletzung, zum Beispiel einem duodenalen Haematom, kombiniert.

Zur Theapie der Pankreasverletzung ist festzustellen, daß bei Blutungen, Peritonitis und sogenannten hochakutem Abdomen sofort operiert werden muß. In Zweifelsfällen, in denen man sich nicht sicher ist, ob man operieren oder konservativ behandeln soll, hilft die statistische Erhebung von Turowski, die ergab, daß bei primärem operativen Vorgehen die Pseudozystenbildung über die Hälfte geringer ist als beim konservativen Vorgehen (Tabelle 11).

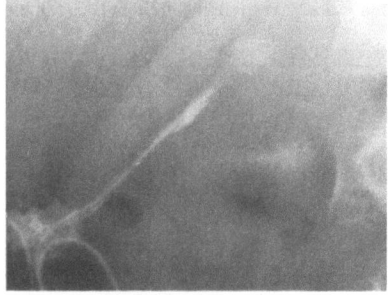
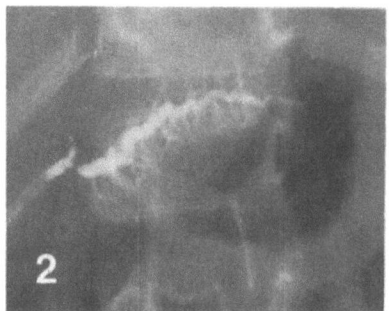
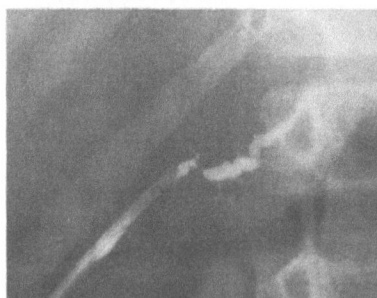

Abb. 2. Fistelfüllung einer Pankreasfistel nach Pankreasverletzung und primärer Laparotomie mit Drainage. Es stellt sich sehr gut der Ductus Wirsungianus dar

Abb. 3a und b. Röntgenologische Darstellung einer Pankreas-Pseudozyste bei einem 4jährigen Jungen. **a** ap-Strahlengang, Ausweitung des duodenalen C's, **b** seitlicher Strahlengang, Verdrängung des Magens nach vorne

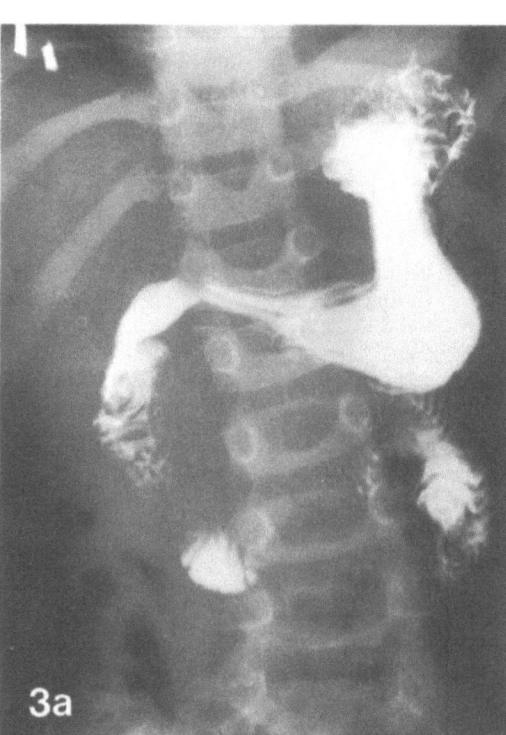

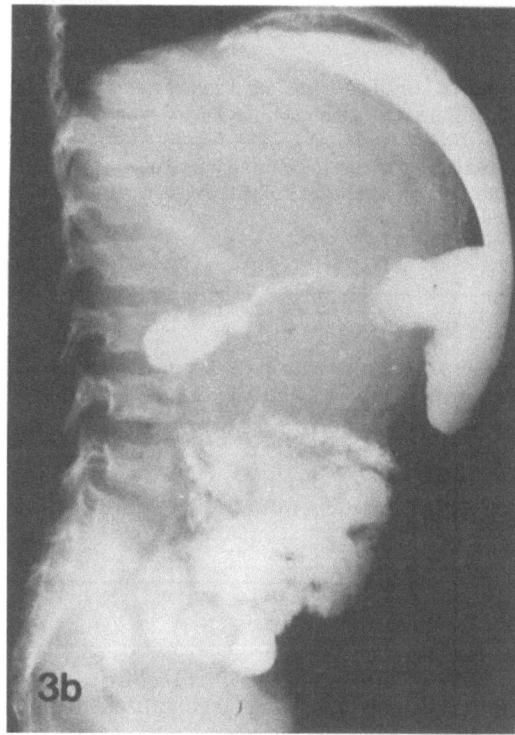

Entschließt man sich zur Operation, ist das Verfahren dann entweder die Resektion, die Drainage oder die Spül-Saugdrainage. Entschließt man sich zu drainieren, resultiert oft eine Pankreasfistel, die sich nicht spontan schließt und die später mit einer ausgeschalteten Dünndarmschlinge verbunden werden muß (Abb. 2 und 3).

Wichtig ist die Feststellung, daß nach operativen Eingriffen bei einem Pankreastrauma im Kindesalter in der Statistik unserer Klink, (Turowski, Othersen) keine Letalität verzeichnet wird.

Die Folge eines Pankreastraumas ist in einem beachtlichen Prozentsatz eine **Pseudozyste.** Man muß **in etwa 40% der Fälle** damit rechnen. Um sie rechtzeitig zu erkennen, ist eine kontinuierliche sonographische Kontrolle aller Oberbauchverletzungen notwendig. Es muß hier aber angeführt werden, daß **Pankreas-Pseudozysten nach einem Trauma durchaus rückbildungsfähig** sind.

Faßt man alle Pseudozysten der Bauchspeicheldrüse zusammen, so fanden wir in einer Sammelstatistik in 58% das Trauma vorherrschend (Tabelle 12). In 19% der Fälle war die akute Pankreatitis die Ursache. Im eigenen Krankengut wurden Pseudozysten nur nach einem Trauma gesehen.

Die **Diagnostik der Pankreaspseudozyste** erfolgt **sonographisch, röntgenologisch,** durch die Leeraufnahme sowie durch Kontrastuntersuchung (Abb. 3). Um die Beziehung der Pseudozyste zu den Nachbarorganen klar zu erkennen, ist neben der Magen-Darm-Passage auch das intravenöse Pyelogramm notwendig. Wir selbst verfügen über Beispiele, bei denen eine Pankreaszyste die Kompression des rechten Ureters hervorrief mit dem Ergebnis einer deutlichen Aufstauung im rechten Nierenbecken. Ist eine Pseudozystenbidung erkannt, **muß frühzeitig operativ interveniert werden,** denn es besteht die Gefahr der Ruptur in die Nachbarorgane, wie zum Beispiel in die Vena cava – mit dann letaler Blutung – in das Colon, in den Magen sowie Hydronephrose und durch Kompression der Gallengänge ein Ikterus.

Tabelle 12. Ursachen der Pseudozysten im Kindesalter (in %)

Sammelstatistik	Trauma	58%
Bolkenius, Daum (1974)	Pankreatitis	19%
126 Fälle	Unbekannt	23%
Eigenes Krankengut		
15 Fälle	Trauma	100%

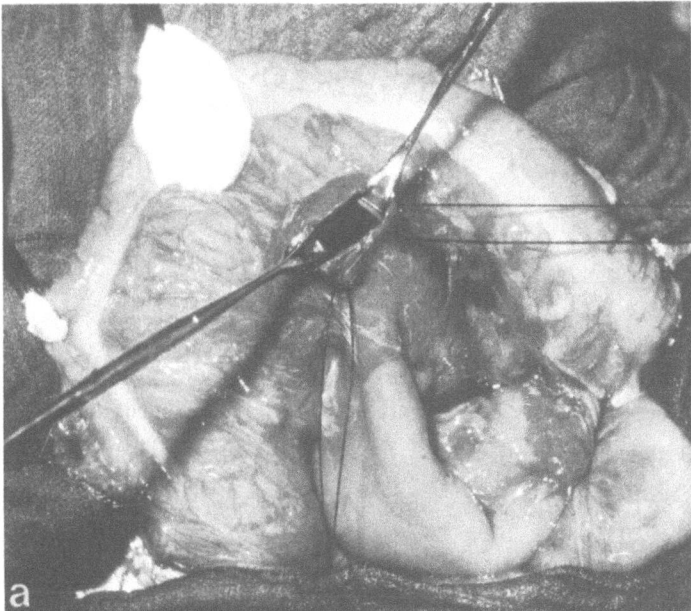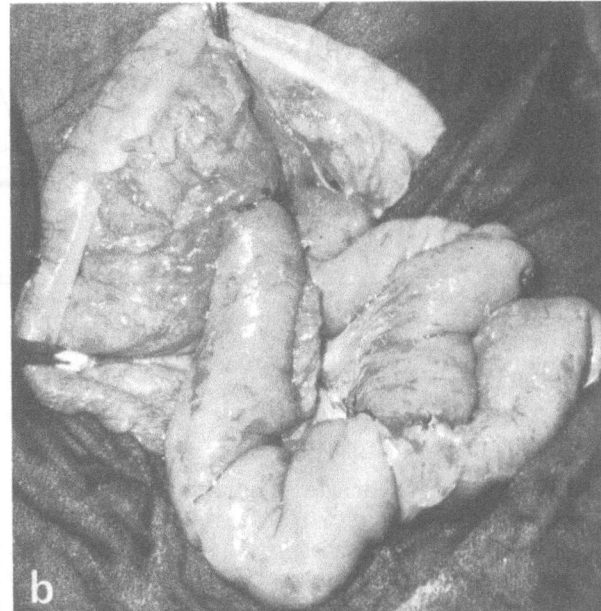

Abb. 4a und b. Operation einer Pankreas-Pseudozyste durch Zystjejunostomie in Form einer Y-Anastomose. **a** Eröffnung der Zyste durch das Mesesolon oberhalb der Flexura Duodena-Jejunalis. **b** fertige Anastomose der Zyste mit einer nach Roux ausgeschalteten Jejunumschlinge

Die Therapie einer Pankreas-Pseudozyste ist heute einheitlich: Nämlich die Zystjejunostomie (Abb. 4). Die operative Intervention bei Pseudozysten der Bauchspeicheldrüse ist im eigenen Krankengut ohne Letalität. Auch größere Serien wie z. B. Cooney mit 75 Fällen und Turowski mit 93 Kindern verzeichnen keinen Todesfall. Rezidive werden allerdings nach operativer Intervention von Cooney mit 6% angegeben. Wir selbst haben kein Rezidiv nach einer Zystjejunostomie gesehen. Im Erwachsenenalter ist die Letalität der Pseudozysten-Chirurgie dagegen nach Shaney bei 119 Fällen mit 19% belastet und bei Frey von 131 Patienten mit 8%.

Literatur

Alexandre JH, Chambon H, Assan R (1976) Total pancreatectomy in the treatment of acute, necrotising and haemorrhagic pancreatitis. Langenbecks Arch Chir 340:231

Buntain WL, Wood JB, Wooby MM (1978) Pancreatitis in childhood. J Pediatr Surg 13:143

Cooney DR, Grosfeld JL (1975) Operative management in pancreatic pseudocyst in infants and children. Ann Surg 182:590

Daum R, Hecker WCh, Grözinger KH (1972) Die stumpfen Pankreasverletzungen im Kindesalter. Z Kinderchir 11:544

Frey ChF (1978) Pancreatic pseudocyst – operative strategy. Ann Surg 188:652

Gauderer, zitiert nach Hasse W

Graham EA, Hartmann AF (1934) Subtotal resection of the pancreas for hypoglycemia. Surg Gynecol Obstet 59:474

Grill W, Persönliche Mitteilung

Grosfeld JL, Clatworthy HW jr, Hamondi HB (1970) Pancreatic malignancy in children. Arch Surg 101:370

Harken AH, Filler RM, Avruskia TW (1971) The rat of total pancreatectomie in the treatment of unremitting hypoglycemia in infancy. J Pediatr Surg 6:284

Hasse W (1980) Pancreaschirurgie im Kindesalter. Monatsschr. Kinderheilkd 128:306

Höcht B, Gay B, Klein HD (1975) Aberrierendes Pankreas im Bereich der Papilla Vateri als Ursache eines Verschlußikterus im Kindesalter. Münch Med Wochenschr 117:367

Hollender LF, Bur F, Marriet A (1973) Chirurgie der akuten Pankreatitis. Langenbecks Arch Chir 334:337

Joppich I, Helferich G (1979) Intestinal obstruction in neonates, causes of death. In: Causes of postoperative death in children. Urban & Schwarzenberg, Baltimore, München

Kraeft H, Hecker WCh (1980) Beitrag zur Klinik der kongenitalen Pankreaszyste im Neugeborenenalter. Z Kinderchir 29:188

Kümmerle F, Neher M, Schöneborn H, Mangold G (1975) Vorzeitige Operation bei akuter hämorrhagisch-nekrotisierender Pankreatitis. Dtsch Med Wochenschr 100:2241

Morger R (1979) Chirurgische Eingriffe am Pankreas bei Erkrankungen von Tumoren im Kindesalter. Vortrag auf dem 17. Deutschen Kinderchirurgenkongreß 12. 10. 1979, Tübingen

Nagel M (1971) Zur Pathogenese und Pathophysiologie der posttraumatischen Pankreatitis. Springer, Berlin Heidelberg New York (Hefte zur Unfallheilkunde, Heft 107, S 95)

Othersen HB (1968) Traumatic pancreatitis and pseudocyst in childhood. J Trauma 8:535

Rabinowitsch J, Achs S (1945) Tumor of the island of langerhans. Arch Pathol 40:74

Ravitch MM (1975) The Pancreas in infants and children. Surg Clin North Am 55:377

Rickham PP, Zgraggen Y (1979) Postoperative causes of death of neonatal intestinal obstruction. In: Causes of postoperative death in children. Urban & Schwarzenberg, Baltimore München

Sauerbruch F, zitiert nach Hasse W

Schiller M, Krausz M, Meyer S, Lijovetzky G, Landau H (1980) Neonatal hyperinsulism. J Pediatr Surg 15:16

Schultze-Jena BS (1965) Pancreas. In: Opitz H, Schmid F (Hrsg) Handbuch der Kinderheilkunde, Bd. 4: Stoffwechsel – Ernährung – Verdauung. Springer, Berlin Heidelberg New York, S 1186

Stock W (1974) Die Indikation zur chirurgischen Therapie bei akuter Pankreatitis. Dtsch Med Wochenschr 99:1570

Turner RC, Morris PJ, Lee EGG, Harris EA (1978) Localisation of insulinomas. Lancet I: 515

Turowski Ch (1978) Die posttraumatische Pankreatitis im Kindesalter. Dissertation Berlin

Zuppinger K (1979) Erkrankungen und Tumoren des Pankreas. Vortrag auf dem 17. Deutschen Kinderchirurgenkongreß 12. 10. 1979, Tübingen

Prof. Dr. W. Ch. Hecker
Kinderchirurgische Klinik
der Universitäts-Kinderklinik
im Dr. von Haunerschen Kinderspital
Lindwurmstraße 4
D-8000 München 2

Redaktion: H. Ewerbeck, Köln

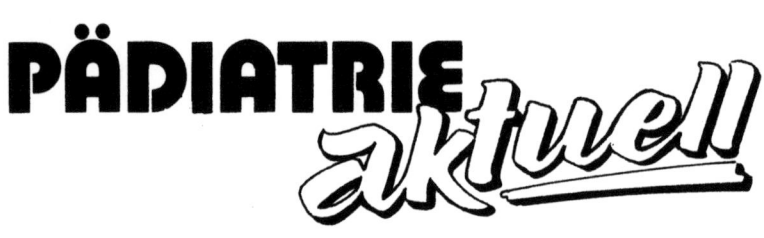

Wasserintoxikation bei normaler Flüssigkeitszufuhr mit Hyponatriämie durch erhöhte ADH-Produktion

Bei Krankheiten mit verminderten intravasculärem Volumen, auch in Teilbereichen des Körpers (insbesondere verminderter Füllung des linken Vorhofs, auch unmittelbar nach Herzoperationen) steigt der Blut-ADH-Spiegel an und unter gleichbleibender Flüssigkeitszufuhr resultiert eine Hyponatriämie (Beispiel Nephrose, Leberzirrhose mit ungenügender Albuminproduktion, Mangel an Nebennierenrindenhormon). Nur bei reduzierter Flüssigkeitszufuhr bleibt die Hyponatriämie aus. Der gleiche Mechanismus läßt sich bei schwerem Bronchialasthma, ausgedehnten Bronchopneumonien, Emphysem und obstruktiven Lungenerkrankungen feststellen, weil dabei infolge des erhöhten Lungenwiderstandes der linke Vorhof einen verminderten Füllungsdruck aufweist. Schließlich kann eine Hyponatriämie mit hoher Adiuretinausschüttung auch bei cerebralen Erkrankungen (Schädeltrauma, Menigitis, Encephalitis, Hirntumoren, cerebrale Mißbildungssyndrome) diagnostische Schwierigkeiten bereiten. Nur durch eine verminderte Flüssigkeitszufuhr gelingt es dann, die Zeichen der Wasserintoxikation zu bekämpfen.

Friedemann AL, Segar WF (1979) J Pediatr 94:521–526

Akrodermatitis enteropathica-ähnliche Zustände durch Zinkmangel bei antileukämisch behandelten Kindern

Bei 2 Kindern mit ALL beobachteten Lasson, Dörner u. Mau ausgeprägte Enterocolitiden verbunden mit gangränösen und akrodermatitischen Veränderungen an den Fingern. Der Nachweis stark erniedrigter Zinkspiegel im Blut und therapeutische Erfolge durch orale Zinkbehandlung sprechen für die Richtigkeit der pathogenetischen Deutung.

Lasson U, Dörner K, Mau G (1979) Zinkmangelsyndrom bei antileukämisch behandelten Kindern. Dtsch Med Wochenschr 104:1283

Erblich belastet zum Syndrom des „plötzlichen Säuglingstodes"?

Unter den über 100 Hypothesen der Ursache eines plötzlichen Säuglingstodes gewinnt in der letzten Zeit die der primären, besonders leicht störbaren Atmungskontrolle an Interesse. So konnte an 12 Eltern, die ihr Kind durch einen unerwarteten plötzlichen Kindstod verloren hatten, im Vergleich zu passenden Kontrolleltern nachgewiesen werden, daß die betroffenen Eltern alle selbst bei der Lungenfunktionsprüfung bei Belastung mit erhöhtem CO_2-Gehalt der Einatemluft oder erhöhtem Atemwiderstand zu einer signifikant geringeren kompensatorischen Leistung ihrer Atmung imstande waren. Sollte sich das bestätigen, könnte das Verfahren nicht nur im Säuglingsalter benützt werden, um gefährdete Kinder zu erkennen, die dann etwa unter den Bedingungen eines Infektes der oberen Luftwege einer besonderen Überwachung bedürften, sondern auch bei prospektiven Eltern festzustellen, welches Risiko für die Kinder besteht, wenn beide Elternteile die Eigenschaft besitzen, nur langsam und ungenügend mit der Atmung der CO_2-Belastung zu reagieren.

Schiffmann PL, Westlake R, Santitago TV, Edelmann H (1980) Ventilatory control in parents of victims of sudden-infant-death syndrom. New Engl J Med 302:486–491

Wie kann man den Bakteriengehalt der abgepumpten Frauenmilch reduzieren?

Die Untersucher prüften die ersten 5 ml unter sterilen Bedingungen abgepumpter Frauenmilch und fanden einen Keimgehalt von 200–17 000, im Durchschnitt 3 500 Keimkolonien/ml, die anschließend abgepumpte Frauenmilch enthielt Keimzahlen von unter 100–4 800, im Durchschnitt 700 Keime/ml. Bei der Frauenmilchsammlung empfiehlt sich also, die ersten 5 ml von den Spenderinnen verwerfen zu lassen.

Asquith MT, Harrod JR (1979) Reduction of bacterial contamination in banked human milk. J Pediatr 95:993–994

Vorsicht mit intravenösen Fett-Infusionen bei Frühgeborenen in der ersten Lebenswoche

18 Frühgeborene von 770–1890 g zeigten einen deutlichen pO_2-Abfall und starken Triglyzerid-Anstieg nach einer i. v. Infusion von einem Gramm Fett/kg Körpergewicht innerhalb 4 Stunden. Dies betraf vor allem die unreiferen Kinder. Erst von der zweiten Lebenswoche an ergab sich eine höhere Fettoleranz.

Pereira R, Fox W, Stanley CA, Baker L, Schwartz JG (1980) Decreased oxygenation and hyperlipemia during intravenous fat infusions in premature infants. Pediatrics 66:26–27

Im Schulalter meist wieder normale kardio-pulmonale Funktionsfähigkeit nach durchgemachter Hyalinen-Membranen-Krankheit

62 Schulkinder, die wegen hyalinen Membranen nach der Geburt entweder nur Sauerstoff oder CPAP (erste Gruppe), Sauerstoff, CPAP und mechanische Beatmung mit intermittierendem positivem Druck (zweite Gruppe) oder Beatmung mit Komplikationen, wie Pneumothorax oder Mediastinalemphysem (dritte Gruppe) erhielten, wurden einer Lungen- und Kreislauffunktionsprüfung mit submaximaler Belastung im Fahrradergometer unterzogen. Im Vergleich mit randomisierten Kindern ohne derartige Geburtsanamnese hatten fast alle mit Ausnahme von dreien eine völlige Erholung ihrer Lungen- und Kreislauffunktion. Auch bei diesen bestand in Ruhe keine Abweichung von der Norm. Sie zeigte sich erst unter körperlicher Belastung.

Heldt P, McIlroy B, Hansen TN, Tooley WH (1980) Exercise performance of the survivors of hyaline membrane disease. J Pediatr 96:995–999

Redaktion: O. Hövels,
Frankfurt/Main

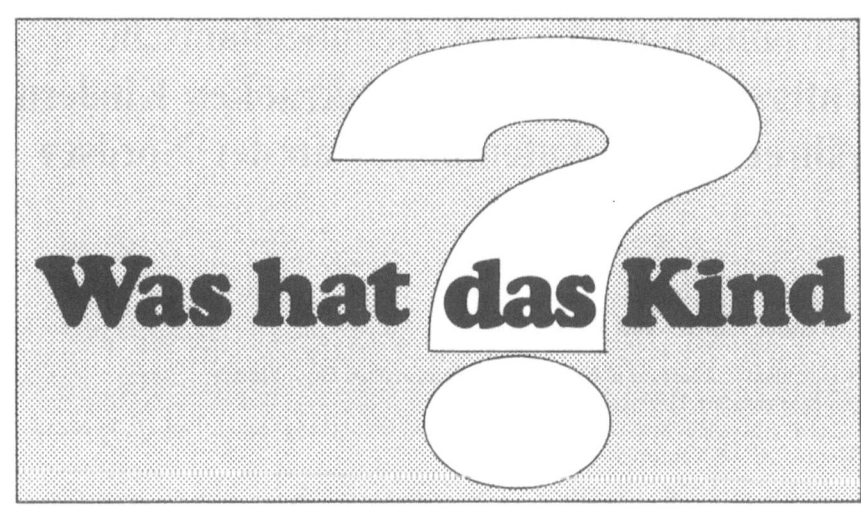

Hinweis

Von den angebotenen Antworten kann eine, können mehrere oder alle richtig oder falsch sein.

Frage 1

6 Monate alter Säugling, Geburtsgewicht 3 320 g, jetziges Gewicht 5 800 g, fällt seit 3 Monaten durch schlechtes Gedeihen sowie durch häufige, voluminöse und stinkende Stühle auf. Er hatte im Alter von 2 und 4 Monaten eine Bronchopneumonie. Seit 2 Wochen bemerken die Eltern expiratorisches Keuchen und zeitweilig heftige Hustenattacken.
Welche Untersuchung klärt die Ursache der zu vermutenden Verdauungsstörung eindeutig?
A. Quantitative Stuhlfettbestimmung nach van de Kamer
B. Bestimmung der Chymotrypsinaktivität im Stuhl
C. Pankreozymin-(Cholecystokinin)-Sekretin-Test
D. BM-Test
E. Keine von diesen

Frage 2

Ein 3 Jahre altes Kind von Flüchtlingen aus Somalia wird mit folgender Anamnese vorgestellt: Im Laufe des letzten Jahres

Mangelernährung im Hinblick auf Kalorien und Protein. Während der Behandlung in einem auswärtigen Kinderkrankenhaus verschwanden ausgedehnte Ödeme. Das Kind nimmt aber nicht zu, obwohl es gut ißt.
Welche weiteren Symptome passen zur Verdachtsdiagnose Pankreasinsuffizienz?
A. Heißhunger
B. Bauchschmerzen
C. Meteorismus
D. übelriechende, dünne Stühle
E. Apathie

Frage 3

Welche der aufgeführten Untersuchungen können die Verdachtsdiagnose in einem für Therapie und Prognose ausreichenden Ausmaß sichern?
A. Bestimmung der Amylase- und Lipaseaktivität im Serum
B. Pankreozymin-(Cholecystokinin)-Sekretin-Test
C. Serum-Trypsinbestimmung
D. Quantitative Stuhlfettbestimmung nach van de Kamer
E. Bestimmung der Chymotrypsinaktivität im Stuhl

Frage 4

Welche Kriterien reichen in der Regel aus, um den Erfolg der Behandlung einer Pankreasinsuffizienz zu beurteilen?

A. Gewichtsverlauf
B. Längenwachstum
C. Skelettreifung
D. Stuhlschwimmprobe
E. Quantitative Fettbestimmung im Stuhl nach van de Kamer

Frage 5

Ein 4 jähriger Junge ist mit dem Roller eine abschüssige Straße heruntergefahren und gestürzt. Außer Schürfwunden an den Beinen war zunächst kein pathologischer Befund zu erheben. Zwei Tage nach dem Unfall klagt er über Schmerzen im Oberbauch. Am 3. Tag nach dem Unfall setzt heftiges Erbrechen ein. Er bietet am 4. Tag das Syndrom des „hochakuten Abdomens".
Welche Untersuchungen sind für die Sicherung des Verdachts auf Pankreasverletzung in der Regel ausreichend?
A. Bestimmung der Amylaseaktivität im Urin und Serum
B. Bestimmung von Hämoglobin, Erythrozytenzahl und Hämatokrit
C. Röntgenaufnahme des Abdomens in aufrechter Position
D. Obere Magen-Darm-Passage
E. Sonographie

Auflösung der Frage auf Seite 782

Spiromechanische und atemmechanische Untersuchungen bei asthmakranken Kindern während eines Aufenthaltes an der Nordsee

Aus Klinik
und Forschung
Originalien

Redaktion:
K. H. Schäfer

H. von der Hardt[1] und W. Menger[2]

[1] Kinderklinik I, Abteilung pädiatrische Pneumologie (Prof. Dr. J. Wenner),
der Medizinischen Hochschule Hannover, und

[2] Kinderkrankenhaus Seehospiz „Kaiserin Friedrich" (Ärztlicher Direktor: Prof. Dr. W. Menger),
Nordseeheilbad Norderney

Assessment of Lung Function in Asthmatic Children During a Stay on North Sea Coast

Summary. In a group of 40 asthmatic children, the following lung function parameters were measured during symptom free period: functional residual capacity (FRC); vital capacity (VC); total lung capacity (TLC); total pulmonary flow resistance (R_1) and dynamic lung compliance (C_1dyn). All the children were examined during their stay on Norderney (an island in the North Sea). The mean values of all measured lung volumes were significantly larger than the predicted values ($p < 0.001$), the mean value of R_1 corresponded to the predicted one whereas the mean value of C_1dyn was significantly smaller ($p < 0.001$), most of the individual values being within the normal range. After inhalation of Orciprenaline the mean value of R_1 was significantly smaller than the initial value (about 15%; $p < 0.001$), whereas the lung volumes as well as C_1 dyn were still unchanged. The influence of Orciprenaline on R_1 and was only temporary and was reproducible 24 h later. Ther low mean value of C_1 dyn was independent of the length of stay on Norderney. The reasons for this phenomena are discussed: obstructions and/or occlusions in the smallest airways seem to be the most important factor, uninfluenced by β-2-mimetic drugs.

Key words: Childhood asthma – Lung function – Orciprenaline – North Sea climate.

Zusammenfassung. Es wurden bei 40 asthmakranken Kindern während eines Aufenthaltes an der Nordsee folgende Lungenfunktionsparameter bestimmt: funktionelle Residualkapazität (FRC), Vitalkapazität (VC), Totalkapazität (TLC), Gesamtlungenwiderstand (R_L) und dynamisch gemessene Lungendehnbarkeit ($C_L$dyn). 20 der Kinder waren bereits länger als 30 Tage an der See. Alle Kinder waren klinisch symptomfrei. Die Lungenvolumina waren im Mittel signifikant größer als die entsprechenden Sollwerte, bezogen auf die Körpergröße ($p < 0,001$). Der Gesamtlungenwiderstand war im Mittel um 1,1% niedriger als der Sollwert ($p = 0,03$), die dynamische Lungendehnbarkeit war im Mittel um 24% niedriger als der Sollwert ($p < 0,001$). Nach Inhalation von Orciprenalin (Alupent®) änderten sich die Lungenvolumina nicht signifikant, auch die dynamische Lungendehnbarkeit blieb im Mittel unverändert erniedrigt. Lediglich der Gesamtlungenwiderstand sank nach Inhalation von Orciprenalin noch weiter ab (um ca. 15% des Ausgangswertes, $p < 0,001$). Dieser Effekt war aber nur vorübergehend und 24 Std später reproduzierbar. Die Ursache der insgesamt erniedrigten Lungendehnbarkeit bei symptomlosen asthmakranken Kindern wird diskutiert und als Folge von Obstruktionen und Okklusionen in den kleinsten Bronchien angesehen. Diese Beeinträchtigung der Lungenfunktion ist unabhängig von der Aufenthaltsdauer der Kinder auf der Insel.

Schlüsselwörter: Asthmakranke Kinder – Lungenfunktion – Orciprenalin – Nordseeklima.

Die Definition des Asthma bronchiale im Kindesalter bleibt unbefriedigend [13]. Objektive Kriterien, wie Lungenfunktionsuntersuchungen, geben im Stadium klinischer Symptome nicht wesentlich mehr Informationen als eine gründliche klinische Untersuchung. Im symptomfreien Intervall sind bei asthmakranken Kindern die spirographischen Meßwerte meist unauffällig [4], nur wenige atemmechanische Untersuchungen wurden bisher systematisch vorgenommen [3, 4, 6–8, 14]. Ziel der vorliegenden Untersuchung war es zu prüfen, inwieweit verschiedene spirographische und atemmechanische Lungenfunktionsparameter in typischer Weise bei symptomfreien asthmakranken Kindern von den Meßwerten gesunder Kinder abweichen. Da die untersuchten Kinder unter für sie als klimatisch günstig geltenden Bedingungen lebten, konnte gleichzeitig ein möglicher Einfluß dieser örtlichen Faktoren auf die Erkrankung des Kindes miterörtert werden.

Methodik und untersuchte Kinder

Bei 40 Kindern wurden folgende Lungenfunktionsparameter bestimmt: funktionelle Residualkapazität (FRC; ml) mit der Helium-Verdünnungsmethode; Vitalkapazität (VC; ml) und Totalkapazität (TLC; ml); Gesamtlungenwiderstand (R_L; hP/l/s) und dynamisch gemessene Lungendehnbarkeit ($C_L$dyn; ml/hP). Die Lungenvolumina wurden alle für BTPS-Bedingungen angegeben.

Mit einem Glockenspirographen Typ Benetict-Roth (Expirograph, Godart, N. V.) wurden die Lungenvolumina gemessen. Eine detaillierte Beschreibung der mechanischen Eigenschaften dieses Gerätes wurde von Hofmann u. Geubelle (1974) gegeben. Die Meßmethodik und die Auswertung der Spirogramme entsprachen vollkommen der früher veröffentlichten Angaben [7]. Die in dieser Studie erarbeiteten Sollwerte für gesunde Kinder wurden zur Beurteilung der Meßwerte der asthmakranken Kinder herangezogen.

Tabelle 1. Abweichung der Ist-Werte von den Soll-Werten für verschiedene Lungenfunktionsparameter bei 40 asthmakranken Kindern im symptomfreien Intervall. Berücksichtigt wurden jeweils die Meßwerte am 1. Tag der Untersuchung vor Inhalation von Orciprenalin (s. Text). FRC = funktionelle Residualkapazität; VC = Vitalkapazität; TLC = totale Lungenkapazität; C_L dyn = dynamische Lungendehnbarkeit; R_L = totaler Lungenwiderstand

Meßwert		$\bar{d}$	SD	p	n
FRC	(Ist > Soll)	18,7%	19,0%	< 0,001	40
VC	(Ist > Soll)	8,6%	14,0%	< 0,001	40
TLC	(Ist > Soll)	12,7%	13,0%	> 0.001	40
C_L dyn	(Ist < Soll)	24,3%	22,0%	> 0,001	40
R_L	(Ist < Soll)	1,1%	31,0%	= 0,031	40

Tabelle 2. Änderungen verschiedener Lungenfunktionsparameter (Indizes siehe Tabelle 1) bei einer Gruppe asthmakranker Kinder im symptomfreien Intervall innerhalb von 24 Std (1 und 2) bzw. vor und nach Inhalation von Orciprenalin (1 und 3 bzw. 2 und 4). Die Änderungen der Meßwerte wurden jeweils als Änderung der prozentualen Abweichung der Ist-Werte von den Soll-Werten angegeben

Meßwert	$\bar{d}$	SD	p	n
$\Delta FRC_1 > \Delta FRC_2$	0,59%	10,4%	> 0,05	40
$\Delta VC_1 < \Delta VC_2$	1,41%	8,4%	> 0,05	40
$\Delta TLC_1 > \Delta TLC_2$	1,93%	29,3%	> 0,05	40
$\Delta C_L dyn_1 > \Delta C_L dyn_2$	2,24%	27,3%	> 0,05	40
$\Delta R_{L1} > R_{L2}$	2,08%	29,9%	> 0,05	40
$\Delta C_L dyn_1 > \Delta C_L dyn_3$	5,45%	22,4%	= 0,044	40
$\Delta C_L dyn_2 < \Delta C_L dyn_4$	1,45%	24,3%	> 0,05	40
$\Delta R_{L1} < \Delta R_{L3}$	14,37%	16,8%	< 0,001	40
$\Delta R_{L2} < \Delta R_{L4}$	14,76%	13,5%	< 0,001	40

Die atemmechanischen Parameter wurden mit Hilfe der Oesophaguskathetertechnik und der Pneumotachographie bestimmt. Die Methodik und die Auswertung der Kurven entsprachen auch hier den früher veröffentlichten Angaben [6].

Die jetzt bei asthmakranken Kindern gefundenen Meßwerte wurden mit den dort veröffentlichten Sollwerten für gesunde Schulkinder verglichen.

Die untersuchten 40 Kinder wurden wegen der klinisch gestellten Diagnose „Asthma bronchiale" im Seehospiz in Norderney stationär behandelt. Die Untersuchungen erfolgten innerhalb von 4 Wochen in den Monaten Juni und Juli eines Jahres. 24 Kinder waren 6–10 Jahre alt, 16 Kinder waren 11–14 Jahre alt. 3 Kinder waren zum Zeitpunkt der Untersuchung erst bis zu 10 Tagen auf der Insel, 17 Kinder 11–30 Tage, 16 Kinder 31–50 Tage und 4 Kinder länger als 50 Tage. Bei 21 Kindern begann die Erkrankung vor dem vollendeten 3. Lebensjahr, nur bei 7 Kindern lag der Erkrankungsbeginn jenseits des 9. Lebensjahres.

Als symptomfreies Intervall definierten wir einen Zeitraum von wenigstens 10 Tagen vor der jeweiligen Untersuchung, in welchem das Kind keinen Asthmaanfall mehr hatte und das Kind in Ruhe klinisch symptomfrei erschien (Auskultationsbefund unauffällig). Steroidhaltige Präparate und Dinatrium chromoglycat wurden in dieser Zeit nicht verordnet. Wenigstens 48 Std vor der Untersuchung wurden xanthinhaltige Präparate und β-2-Mimetika nicht mehr gegeben – die Mehrzahl der Kinder erhielt diese Medikamente überhaupt nicht. Eine gründliche Untersuchung der Kinder erfolgte vor der Testung; ergaben sich positive Auskultationsbefunde (Hinweis für Obstruktion in den Bronchien), nahm das Kind an der folgenden Laboruntersuchung nicht teil.

Da wir die Eltern dieser Kinder nicht selbst detailliert zur Krankengeschichte befragen konnten – und in Ermangelung einheitlicher und klarer Definitionen des Schweregrades der Erkrankung –, berücksichtigten wir zur Charakterisierung der Gruppe lediglich die Dauer der Erkrankung von Beginn bis jetzt zur Untersuchung. Die durchschnittliche Dauer der Erkrankung betrug bei allen Kindern zusammen im Mittel 6½ Jahre, maximal 13 Jahre und minimal 1 Jahr. Bei 7 Kindern lag die

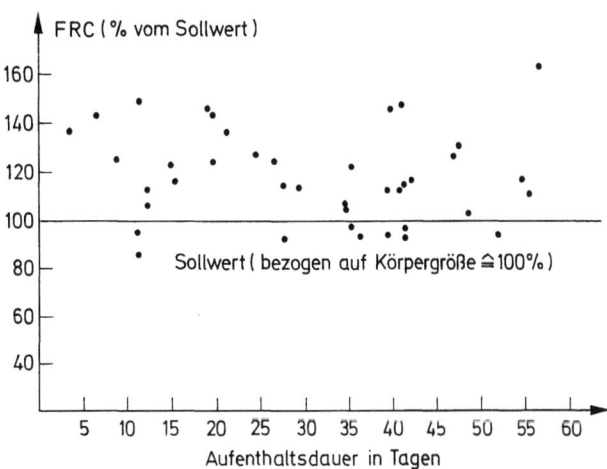

Abb. 1. Beziehung zwischen der Abweichung der funktionellen Residualkapazität (FRC) vom Sollwert und der Aufenthaltsdauer an der See bei 40 asthmakranken Kindern im symptomfreien Intervall

Krankheitsdauer bei maximal 3 Jahren, 19 Kinder hatten eine Krankheitsdauer von mehr als 5 Jahre.

Über die vorausgegangene, zum Teil jahrelange und auch sehr wechselnde Therapie führten wir keine zusammenfassende Erhebung durch, da die Vielfalt und die unterschiedliche Präzision dieser Angaben eine sinnvolle Ordnung nicht zuließen. Bei 5 der 40 Kinder wurde ausdrücklich auf eine längerfristige Therapie mit steroidhaltigen Präparaten hingewiesen.

Die genannten Lungenfunktionsparameter wurden bei allen Kindern zwischen 8.30 Uhr und 11.00 Uhr bzw. zwischen 13.30 Uhr und 16.00 Uhr bestimmt, und zwar jeweils vor und nach Inhalation von 2 „Hüben" Orciprenalin (Dosieraerosol). Am folgenden Tag wurde diese Messung bei dem Kind zur gleichen Uhrzeit wiederholt. Alle gewonnenen Daten sind in Prozent des jeweiligen Sollwertes angegeben, die Sollwerte beziehen sich auf die Körpergröße.

Ergebnisse

1.

Wie bei gesunden Kindern sind auch bei asthmakranken Kindern die Lungenvolumina abhängig von der Körpergröße: die Korrelationskoeffizienten (r) betragen 0,82 für FRC; 0,88 für VC und 0,88 für TLC. Sowohl FRC als auch VC und TLC sind bei diesen 40 Kindern im Mittel größer als bei gesunden Kindern. Diese Differenz, angegeben als prozentuale Abweichung der individuellen Istwerte vom jeweiligen Sollwert, ist statistisch signifikant (Tabelle 1). FRC/TLC betrug im Mittel $49 \pm 5,1\%$ (bei gesunden Kindern $46 \pm 4,3\%$), RV/TLC betrug im Mittel $26 \pm 4,5\%$ (bei gesunden Kindern $23 \pm 5,0\%$). Diese Werte unterschieden sich jeweils statistisch nicht signifikant von den Sollwerten ($p > 0,05$).

18 der 40 Kinder hatten am Tag der Untersuchung eine Überblähung der Lunge (FRC um mindestens 25% über Sollwert erhöht oder FRC zwischen +15% und +25% des Sollwertes bei gleichzeitiger Erhöhung von FRC/TLC über 50%) [4].

Die Abweichung der gemessenen funktionellen Residualkapazität vom jeweiligen Sollwert war unabhängig von der Aufenthaltsdauer der Kinder auf der Insel (Abb. 1).

Im Mittel änderte sich die Abweichung der Lungenvolumina vom Sollwert nicht an zwei aufeinanderfolgenden Tagen (s. Tabelle 2). 17 der 18 Kinder mit Überblähung der Lunge zeigten diesen Befund auch 24 Std später. Von den 22 Kindern ohne Lugenüberblähung am ersten Tag der Untersuchung wiesen 2 Kinder 24 Std später diese Überblähung auf.

2.

R_L unterschied sich im Mittel bei diesen 40 Kindern nicht signifikant vom Sollwert (Tabelle 1). Nur 2 der 40 Einzelwerte lagen außerhalb des auf die Köpergröße bezogenen Normbereiches. Wie bei gesunden Kindern ist der Gesamtlungenwiderstand bei asthmakranken Kindern abhängig von der jeweiligen Körpergröße, wenn auch der Korrelationskoeffizient mit 0,36 niedrig ist ($p < 0,01$).

Nach Inhalation von Orciprenalin war R_L im Mittel signifikant niedriger als der Sollwert (Tabelle 2), allerdings hielt dieser bronchospasmolytische Effekt nicht über 24 Std an: am folgenden Tage entsprach der Gesamtlungenwiderstand im Mittel wiederum dem Sollwert. Die Wirkung von Orciprenalin war nach 24 Std wieder unverändert nachweisbar (Tabelle 2).

Zwischen der erhöhten Atemmittellage (FRC in Prozent vom Sollwert, FRC/TLC) und dem Gesamtlungenwiderstand (R_L in Prozent vom Sollwert) ergab sich keinerlei statistisch signifikante Korrelation ($p < 0,05$).

3.

$C_L$dyn war im Mittel vor Inhalation von Orciprenalin signifikant niedriger als der Sollwert (Tabelle 2). Zwar lagen außer bei einem Kinde alle Einzelwerte im Normbereich, bezogen auf die Körpergröße, doch befanden sich außer bei 4 Kindern alle anderen Einzelwerte unterhalb der für gesunde Kinder berechneten Regressionsgraden (Abb. 2). Unabhängig von dieser Erniedrigung der individuellen Werte änderten sich diese wie bei gesunden Kindern mit der Körpergröße ($r = 0,62$). 24 Std später konnte die Lungendehnbarkeit im Mittel unverändert erniedrigt nachgewiesen werden (Tabelle 2). Orciprenalin beeinflußte die Erniedrigung von $C_L$dyn nicht.

Wir berechneten für die Gruppe von asthmakranken Kindern eine mittlere spezifische Lungendehnbarkeit ($C_L$dyn/FRC; ml/hPA/ml) von 0,049 ($\pm 0,011$). Für gesunde Kinder errechnet sich eine spezifische Lungendehnbarkeit von 0,077 ($\pm 0,015$). Die Differenz zwischen den gesunden und den hier untersuchten asthmakranken Kindern ist statistisch signifikant ($p < 0.01$).

Auffallend war, daß der Grad der Überblähung der Lunge nicht mit einer Abnahme der Lungendehnbarkeit korrelierte, sondern eher umgekehrt: in der Gruppe der Kinder mit Überblähung der Lunge war im Mittel die Erniedrigung von $C_L$dyn in Prozent vom Sollwert weniger ausgeprägt ($-13,7\%$) als in der Gruppe der Kinder ohne Überblähung ($-33,1\%$). Der Unterschied in beiden Gruppen war signifikant ($p < 0,01$).

Wurden die jeweiligen Mittelwerte beider Gruppen von asthmakranken Kindern für die spezifische Lungendehnbarkeit verglichen, ergab sich keine signifikante Differenz mehr ($p < 0,05$).

Dieses Ergebnis spiegelt sich auch wider in der signifikanten Korrelation zwisch FRC und C_L. Je größer FRC,

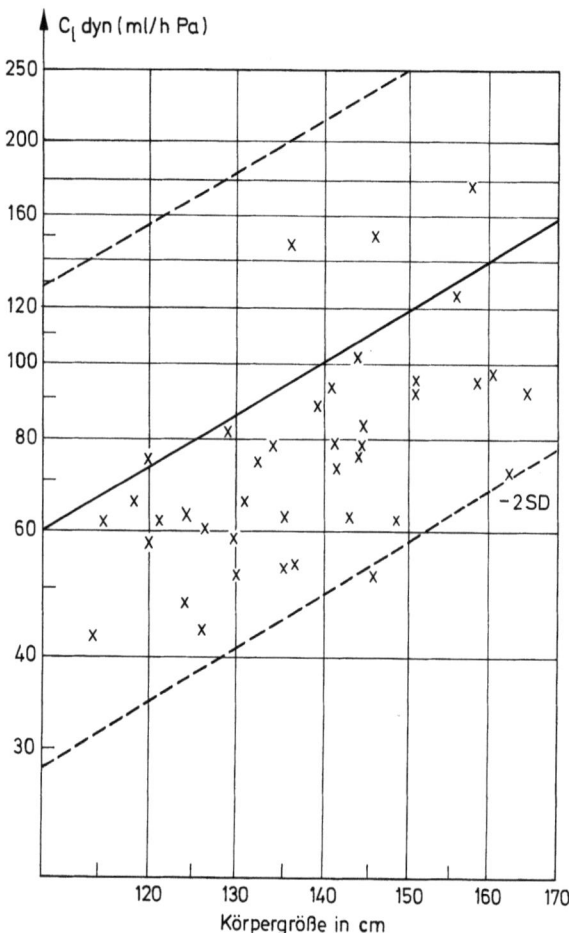

Abb. 2. Relation zwischen der dynamischen Lungendehnbarkeit ($C_L$dyn) und der Körpergröße bei 40 Kindern mit Asthma bronchiale im symptomfreien Intervall. Eingetragen ist die Regressionsgrade für gesunde Kinder mit der doppelten Standardabweichung (Reststreuung)

um so größer auch $C_L$dyn ($r = 0,51$; $p < 0,01$). Eine nur schwache Korrelation bestand zwischen dem Ausmaß der Verschiebung der Atemmittellage zur Inspirationsseite (FRC/TLC) und $C_L$dyn ($r = 0,32$; $p = 0,041$); keinerlei Korrelation zwischen RV/TLC und $C_L$dyn ($r = 0,14$; $p < 0,05$).

Schließlich bestand auch keinerlei Beziehung zwischen dem Ausmaß der Erniedrigung von $C_L$dyn und der Aufenthaltsdauer der Kinder auf der Insel bis zum Tage der Untersuchung ($p < 0,05$).

4.

Es bestand eine statistisch signifikante Korrelation zwischen der Abweichung von R_L und von $C_L$dyn (jeweils bezogen auf den Sollwert): je niedriger $C_L$dyn, um so größer R_L ($r = 0,50$; $p < 0,05$).

Diskussion

1.

Nach den klinischen Kriterien und nach den Werten für den Gesamtlungenwiderstand befanden sich die in Norderney untersuchten Kinder alle in einem ausgezeichneten klinischen Zustand: keine nachweisbare Obstruktion in den Atemwegen. Der Einfluß von Orciprenalin-Inhalation auf R_L spricht nicht gegen diese Aussage: die Verminderung von R_L im Mittel um ca. 15% des Ausgangswertes entspricht der Beeinflussung des physiologischen Grundtonus, der Bronchialmuskulatur durch ein β-2-Mimetikum [5]. Diese Autoren konnten ebenfalls nach kurzfristigem Aufenthalt von schwer asthmakranken Kindern in einem für sie günstigen Milieu (hier Aufenthalt im Hochgebirge) eine rasche Normalisierung der Strömungswiderstände in den Atemwegen beobachten.

2.

Der gute klinische Zustand der Kinder – objektiviert mit dem Gesamtlungenwiderstand – täuscht aber. Unvermindert zeigt die Gruppe der untersuchten Kindern unabhängig von der Aufenthaltsdauer an der See eine Obstruktion in den peripheren Bronchien, die mit der Bestimmung von R_L nicht mehr erfaßt wird: Erniedrigung der unter dynamischen Bedingungen gemessenen Lungendehnbarkeit $C_L$dyn.

Diese $C_L$dyn Erniedrigung ist nicht Ausdruck einer definitiven Schädigung des Lungenparenchyms (Lungenversteifung): in einer Vergleichsstudie zwischen der unter statischen und unter dynamischen Bedingungen gemessenen Lungendehnbarkeit bei asthmakranken Kindern konnten wir zeigen, daß die elastischen Eigenschaften bei asthmakranken Kindern völlig der Norm entsprechen, auch dann, wenn die dynamisch gemessene Lungendehnbarkeit erheblich erniedrigt war. Auch die Retraktionskraft der Lunge bei 80% TLC ist bei asthmakranken Kindern nicht eingeschränkt [6–8].

Vielmehr ist die erniedrigte dynamisch gemessene Lungendehnbarkeit Folge einer in der Peripherie der Bronchien gelegenen Obstruktion und Okklusion, die durch die Anwendung von β-2-Mimetika kaum beeinflußt wird [1, 10].

3.

1966 beschrieb Geubelle bereits, daß asthmakranke Kinder im symptomfreien Intervall erhöhte Lungenvolumina aufweisen. Diese Überblähung wird auch als Emphysem bezeichnet, wenn auch das Emphysem pathologisch-histologisch als eine definitive Parenchymschädigung der Lunge definiert ist. Langzeituntersuchungen, vor allem von [12] ergaben aber, daß die Volumenvermehrung bei asthmakranken Kindern dann reversibel ist, wenn diese Kinder über Jahre konsequent behandelt wurden und sie keine schweren asthmatischen Symptome mehr hatten.

Die Ursache dieser Volumenvermehrung ist unklar. Sie ist im symptomfreien Intervall weder Ausdruck einer Obstruktion in den großen Bronchien (keine Korrelation zu R_L) noch finden sich Hinweise für eine Parenchymschädigung (spezifische Lungendehnbarkeit – unter statischen Bedingungen gemessen – nicht pathologisch verändert [6–8]). Bei den hier untersuchten Kindern fällt aber auf, daß $C_L$dyn eher dann erniedrigt ist, wenn FRC weniger von der Norm abweicht. Wahrscheinlich ließen sich bei diesen Kindern in Kombination mit ganzkörperplethysmogra-phischen Untersuchungsmethoden "trapped-gas"-Bezirke nachweisen als Folge von Obstruktionen und auch Okklusionen in den kleinsten Bronchien. FRC wird dann meist eher dem Sollwert entsprechend oder erniedrigt gemessen, die Überblähung der Lunge entzieht sich dem Nachweis.

4.

Die Beurteilung der Lungenfunktion mit differenzierteren Methoden gibt Aufschluß über Funktionsstörungen, die sich dem klinischen Nachweis sonst entziehen. Pathologische Veränderungen im Bereich der kleinen Bronchien bei symptomfreien asthmakranken Kindern werden gehäuft gefunden [14]. Die therapeutische Beeinflussung dieser Funktionsstörung ist schwierig, sie scheint die insgesamt doch noch düstere Prognose des Asthma bronchiale im Kindesalter zu bedingen.

Literatur

1 Comroe JH, Forster RE, DuBois AB, Briscoe NA, Carlsen E (1962) The lung: clinical physiology and pulmonary function tests, 2nd edn. Yearbook Publ Inc, Chicago Illinois

2 Engström I, Karlberg P (1958) Respiratory studies in children. II. Lung volumes in symptom free asthmatic children, 6–14 years of age. Acta Paediatr Scand 47:339

3 Gaultier CL, Allaire Y, Pappo A, Girard F, Gerbeaux J (1975) Resistance pulmonaire totale chez l'enfant sain et l'enfant asthmatique. Rév Fr Mald Resp 3:827

4 Geubelle F (1966) Contributuion à l'etude fonctionelle du poumon de l'enfant sain et de l'enfant asthmatique. Duculot Gembloux

5 Geubelle F, Ernould Ch, Bauduin A, Jovanovic M (1975) L'enfant asthmatique en altitude. Press Univ., Liège

6 Hardt H von der, Nowack A (1976) Mechanics of respiration in healthy children, 5 to 15 years of age. Pneumonology 153:261

7 Hardt H von der, Nowack-Beneke R (1976) Lung volumes in healthy boys and girls, 6 to 15 years of age. Pneumonolgy 154:51

8 Hardt H von der, Geubelle F, Hellweg H (1976) Static and dynamic lung compliance in asthmatic children in symptom free period. Respiration 33:349

9 Hardt H von der, Miels M, Geubelle F (1977) Bronchial inhalation challenge by plethysmography in asthmatic children. Respiration 34:9

10 Hill DJ, Landau LJ, Phelan PD (1972) Small airway disease in asymptomatic asthmatic adolescents. Am Rev Respir Dis 106:873

11 Hofmann D, Geubelle F (1974) Die Sekundenkapazität und der Lungengesamtwiderstand bei Kindern mit Asthmasyndrom. Helv Paediatr Acta 29:269

12 Kraepelin S (1959) Respiratory studies in children. VII. A longitudinal study of the lung volumes in asthmatic children during symptom free periods. Acta Paediatr Scand 48:335

13 Wenner J (1976) Klinik und Differentialdiagnose der obstruktiven und rezidivierenden Bronchialerkrankungen im Kindesalter. Monatschr Kinderheilkd 124:198

14 Zapletal A, Paul T, Samanek M (1977) Die Bedeutung heutiger Methoden der Lungenfunktionsdiagnostik zur Feststellung einer Obstruktion der Atemwege bei Kindern und Jugendlichen. Z Erkrank Atmungsor 149:343

Dr. H. von der Hardt
Kinderklinik der
Medizinischen Hochschule
Postfach 61 01 80
D-3000 Hannover

Insulin- und Wachstumshormonspiegel bei kindlicher Malabsorption und gemischter Kost

Aus Klinik
und Forschung

Originalien

Redaktion:
K. H. Schäfer

Maria Goncerzewicz, W. Cichy und J. Socha

Stoffwechselabteilung des Institutes für Pädiatrie (Leiter: Prof. Dr. Maria Goncerzewicz,
Direktor: Prof. Dr. O. Szczepski), Poznań

Food Stimulated Release of IRI and HGH in Children with Malabsorption

Summary. Malnutrition may cause to the damage intestinal epithelium and pancreas resulting in overt signs of malabsorption syndrome. The diet protein, fats and carbohydrates stimulate secretion, CCK-P, GIP, and gastrin release and effect insulin and HGH release. The amounts of the hormones released depends on intestinal absorption and pancreas secretory function. Therefore, in undernourished children with malabsorption syndrome on impaired function of the hormonal entero-insular axis is likely. In 30 children hormonal component of malnutrition was studied. Digestion and absorption were asseyed by glimemic levels and FFA, with hydroxyprolinuria studies following administration of the mixed test meal. HGH and IRI levels were measured following mixed test meal stimulation. Hormonal studies data were correlated with digestion and absorption indices. In undernourished children low levels of HGH and IRI were frequently found. In certain patients with malnutrition the administration of anabolic drugs seems to be advisable.

Key words: Malabsorption – Test-meal – Hormones.

Zusammenfassung. Unterernährung kann Darmschleimhaut und Pankreas schädigen und dadurch zu einem vollen Malabsorptionssyndrom/MS führen. Eiweiß, Fett und Glukose stimulieren z. B.: Sekretin-, CCK-PZ-, GIP-, Gastrinausschüttung, und weiter haben sie einen Einfluß auf die HGH- und IRI-Sekretion. Die hormonellen Veränderungen hängen von der Darmabsorption ab. Bei dystrophischen Kindern mit MS ist die „Hormonalantwort" der Enteroinsular-Achse vermindert. Es wurden bei 30 Kindern die hormonalen Auswirkungen der Unterernährung untersucht. Die Digestion und Absorption wurde mit dem D-Xylose-Test, dem Glukosetoleranztest, dem Spiegel der FFA, und der Hydroxyprolinurie nach der Testernährung beurteilt. Außerdem wurden die Konzentrationen von HGH und IRI nach der Testernährung bestimmt. Die HGH- und IRI-Spiegel waren bei den dystrophischen Kindern niedriger als bei der Kontrollgruppe.

Schlüsselwörter: Malabsorption – Testnahrung – Hormone.

Mit dem Malabsorptionssyndrom ist immer eine mehr oder weniger ausgeprägte Unterernährung verbunden. Manifestiert es sich schon in der frühen Kindheit und wird kein schneller Behandlungserfolg erreicht, so ist bei der weiteren Entwicklung der Kinder nicht nur das somatische Gedeihen, sondern auch die geistige Entwicklung gestört.

Wachstum und Differenzierung der Zellen des Organismus werden durch verschiedene Faktoren, wie genetische, hormoale und Milieueinflüsse, gesteuert. Sehr wichtig ist die Kenntnis der Wechselbeziehungen, besonders bei pathologischen Zuständen. Störungen der Interaktion zwischen den obengenannten Faktoren werden beim Malabsorptionssyndrom angetroffen, und hormonale Komponenten, Wachstumshormon (HGH) und Insulin (IRI), haben dabei eine besondere Bedeutung. Nach Cheek [2] soll das HGH in Verbindung mit IRI die Teilung der Zellen beeinflussen. Insulin, Schilddrüsenhormone und die Testosteronderivate vergrößern die Zellmasse, während die Glukokortikoide einen hemmenden Einfluß auf die Zellteilung haben [2, 9].

Die Kenntnis der entscheidenden Faktoren für Teilung, Wachstum und Differenzierung der Zellen hat eine große theoretische und praktische Bedeutung.

In dieser Arbeit soll das Verhalten von Insulin und Wachstumshormon bei dystrophen Kleinkindern mit und ohne Malabsorptionssyndrom beschrieben werden. Die Untersuchungen erfolgten nach Verabreichung einer gemischten Kost.

Material und Methode

Es wurden 15 dystrophische Kinder mit Malabsorptionssyndrom im Alter von 10 bis 28 Monaten und 15 dystrophische Kinder ohne Malabsorptionssyndrom im Alter von 9 bis 35 Monaten untersucht. In der Kontrollgruppe waren 10 gesunde Kinder im Alter von 14 bis 36 Monaten. Die Diagnose des Malabsorptionssyndroms (MS) wurde auf Grund der klinischen Symptomatik (langanhaltende Durchfälle, Unterernährung, Inappetenz, Meteorismus), der bakteriologischen, parasitologischen und Labor-Untersuchungen (D-Xylose-Test, Bestimmung der Stuhlfette, der Milchsäure, der Reduktionssubstanzen, Laktosebelastungstest, Bestimmung der Elektrolyte im Schweiß) und der Darmbiopsie gestellt. Bei der Mehrzahl des gewonnenen Biopsiematerials konnte eine Schleimhautatrophie 1. oder 2. Grades nach der Shiner Klassifikation [10] festgestellt werden.

Die untersuchten Kinder erhielten eine Testnahrung mit folgender Zusammensetzung: Rind- oder Geflügelfleisch mit 1 g Eiweiß/kg/die, standardisierte 8 ml/kg/die 18%ige Sahne = 1,5% Fett/kg/die und 1,75 g Glukose/kg/die.

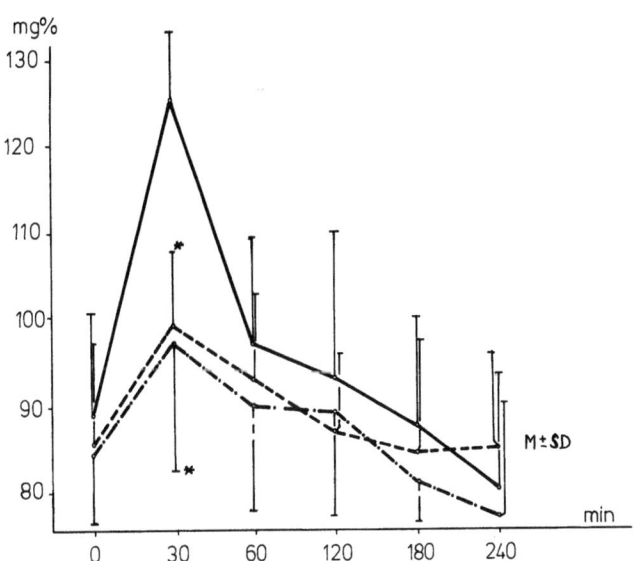

Abb. 1. Blutglukosekurven. O----O Kinder mit Malabsorptionssyndrom; O-·-·-O Dystrophe Kinder ohne Malabsorptionssyndrom; O———O Kontrollgruppe; * Statistisch signifikante Unterschiede ($p < 0,05$)

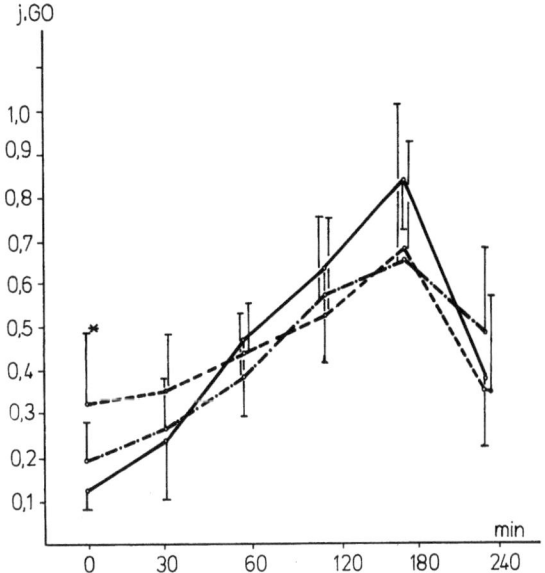

Abb. 2. Serumtrübungskurven

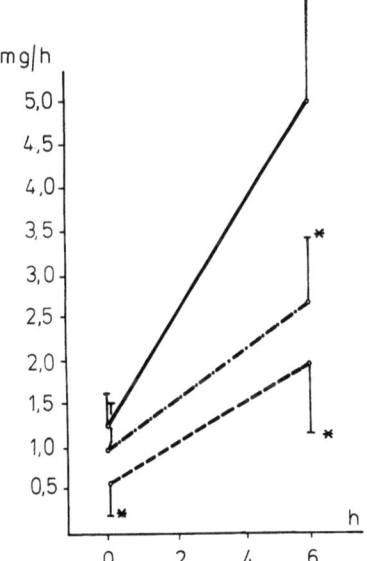

Abb. 3. Die Hydroxyprolinurie der untersuchten Kindergruppen

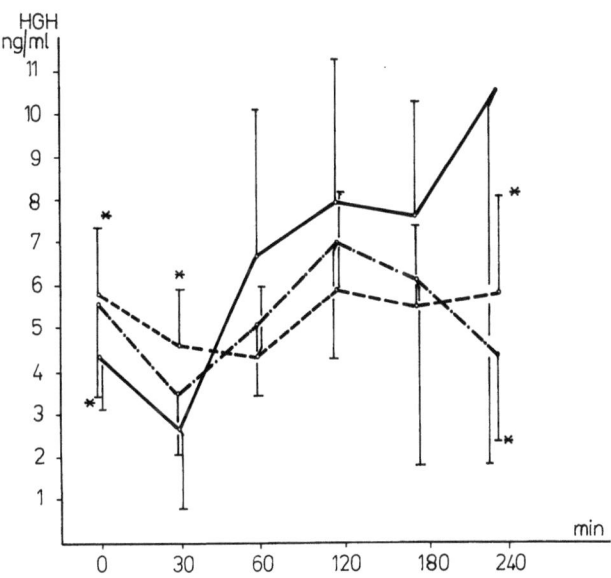

Abb. 4. Somatotropinämie der untersuchten Kindergruppen

Während der Tests wurden keine zusätzlichen Flüssigkeiten verabreicht. Das Resorptionsverhalten und die Digestion der eingenommenen Nahrung wurden an Hand des Glukosetoleranztestes, der Serum-Trübungskurve und der Hydroxyprolinurie analysiert. Parameter wurden nüchtern und postprandial nach 30, 60, 120, 180 und 240 min bestimmt. Insulin und Wachstumshormon wurden radioimmunologisch gemessen. (Kit: Sorin Gruppo Radiochemica, 13 040 Saluggia/Vercelli, Italien). Normalwert der basalen Insulinspiegel mit dieser Methode 12 ± 5 µU/L.

Die statistische Absicherung wurde mit dem *T*-Student-Test durchgeführt. Statistisch signifikante Unterschiede waren durch ein $p < 0,05$ gesichert.

Ergebnisse

Das Blutzuckerverhalten, die Serum-Trübungskurve und die Hydroxyprolinurie sind in den Abb. 1–3 dargestellt. Der Glukosetoleranztest fällt bei den dystrophischen Kindern mit und ohne MS ähnlich aus, die Kurven sind flach

und der maximale Anstieg beträgt $17,91 \pm 7,48$ mg/dl bzw. $16,00 \pm 7,54$ mg/dl. In der Kontrollgruppe ist der Blutzuckeranstieg nach 30 min am höchsten und beträgt $36,00 \pm 14,11$ mg/dl.

In der Gruppe der gesunden Kinder wurde auch eine bessere Fettresorption gefunden. Der maximale Anstieg der Trübungswerte betrug hier $0,70 \pm 0,11$ Einheiten. Die Kinder mit MS zeigten einen Anstieg von $0,44p0,18$ E. und die dystrophischen Kinder einen solchen von $0,31 \pm 0,15$ E. Das Trübungsmaximum fiel bei allen drei untersuchten Gruppen in die 3. Stunde der Untersuchung.

Die bessere Resorption bei den gesunden Kindern könnte als stärkerer Reiz für die Insulinsekretion und die Verminderung des Wachstumshormons in der ersten Phase (30 min) nach Verabreichung der Standardkost angesehen werden. Die Meßwerte zeigen, daß nüchtern nur ein mäßiger Unterschied im Wachstumshormonspiegel der

Aus Klinik und Forschung

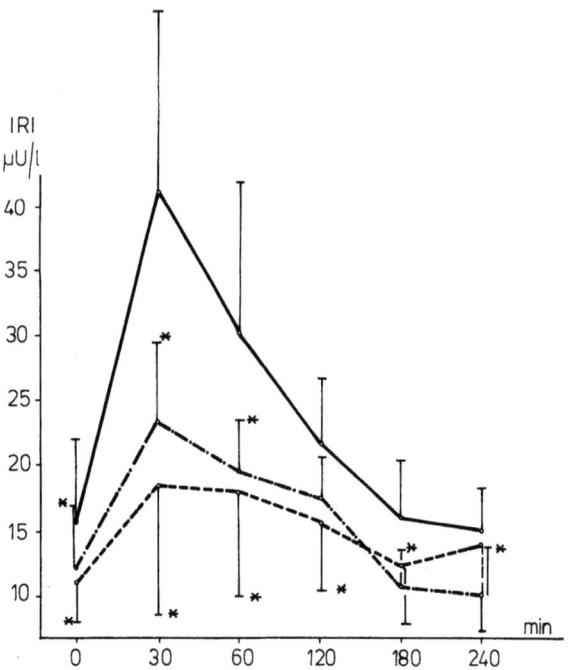

Abb. 5. Insulinämie der untersuchten Kindergruppen

untersuchten Gruppen besteht (Abb. 4). In allen 3 Kollektiven fällt 30 min nach Nahrungsbelastung der Wachstumshormonspiegel ab, später ist die Antwort des Wachstumshormons auf die Nahrungsstimulation in der Gruppe der kranken Kinder herabgesetzt und verkürzt. Nach 240 min ist der Unterschied zwischen den Wachstumshormonspiegeln und der Gruppe der kranken Kinder und dem der Kontrollgruppe statistisch signifikant.

Die Insulinausschüttung (Abb. 5) ist in der Gruppe der dystrophischen Kinder mit und ohne MS herabgesetzt und verläuft auf niedrigem Niveau. In der Kontrollgruppe fallen die höheren Nüchterninsulinwerte und ein deutlicher, statistisch signifikanter Anstieg der Sekretion 30 min nach Belastung auf, der zeitlich mit dem Blutglukosegipfel zusammenfällt. Der Anstieg des IRI 30 min nach Belastung ist – in Absolutwerten ausgedrückt – in allen drei Kollektiven verschieden. In allen Gruppen sinkt zum Zeitpunkt des Insulinmaximums der Wachstumshormonspiegel ab. In der Gruppe der kranken Kinder wurde auch eine statistisch signifikant niedrigere Hydroxyprolinausscheidung nach der Testnahrung gefunden (Abb. 3). Der maximale Anstieg der Trübung in der Gruppe der gesunden Kinder: 3,60 ± 1,51 mg/h, die Kinder mit MS: 1,26 ± 0,69, die dystrophen Kinder 1,57 ± 0,76. Die einzelnen Nahrungskomponenten wirken nach der Verdauung verschieden auf die Freisetzung der Darmhormone und führen über die enteroinsuläre Achse zur Insulinausschüttung [1, 9].

Diskussion

Bezüglich der Ätiologie der beobachteten hormonalen Störungen bei der Unterernährung gibt es widersprüchliche Meinungen. Vanderschueren u. Mitarb. [11] beobachteten bei Unterernährung mit Hypoglykämie und Ödemen höhe Nüchternwerte des Wachstumshormons [5, 7]. Nach Cheek und Rabinowitz [9] wurden beim MS manchmal niedrige Schilddrüsenhormonjod (PBI)-Werte beobachtet, wobei eine gleichzeitige Hypoglykämie keinen Anstieg des Wachstumshormons zur Folge hatte.

Day, Godart u. Zahnd, Pimstone und Prinsloo haben bei Unterernährung verschiedener Genese Störungen der Insulinsekretion nach Glukose und Tolbutamidbelastung gesehen [3, 4, 7, 8].

Unsere Beobachtungen zeigen, daß sowohl bei Dystrophie differenter Ätiologie als auch bei gesichertem Malabsorptionssyndrom die Wachstumshormon- und Insulinkurven nach der Nahrungsstimulation abnorm flach sind.

Möglicherweise wird das somatische Gedeihen der unterernährten Kinder mit und ohne MS dadurch zusätzlich negativ beeinflußt.

Literatur

1 Cacciari E, Tassoni P, Cicognani A, Pirazzdi, Collina A (1972) Entero-insular axis and relationship between insulin and growth hormone in the normal and obese children. Effects of oral lipide and proteid load. Helv Paediatr Acta 27:405

2 Cheek DB, Craystone JB, Read MS (1970) Cellular growth, nutrition and development. Pediatrics 45:315

3 Day G, Evans K, Wharton B (1973) Abnormalities of insulin and growth, Cheek DB, ed; Lea and Febiger, Philadelphia, p 207 Child 48:41

4 Godard C, Zahnd GR (1971) Growth hormone and insulin in severe infantile malnutrition. I. Plasma growth hormone response to hypoglycemia. Helv Pediatr Acta 26:266

5 Kerpel-Fronius E, Gacs G, Hervei Ch (1973) Growth hormone in marasmus due to cerebral disease. Am J Dis Child 126:303

6 Norman A, Strandvik B, Zetterström R (1971) Test-meal in the diagnosis of malabsorption in infancy. Acta Paediat Scand 60:165

7 Pimstone BL, Barbezat G, Hansen JD, Murray P (1976) Growth hormone and protein-calorie malnutrition: impaired suppression during induced hyperglycemia, Lancet 2:1333

8 Prinsloo JG, De Bruin EJ, Kruger H (1971) Comparison of intravenous glucose tolerance tests and serum insulin levels in kwashiorkor and pellagra. Arch Dis Child 46:795

9 Rabinowitz D, Merimee TJ (1968) Peripheral actions and regulation of insulin and growth hormone secretion in intact man. In Human growth, Cheek DB (ed); Lea and Febiger, Philadelphia, p 207

10 Shiner M (1964) Problems in interpretation of intestinal mucosal hopsies. JAMA 45:188

11 Vanderscheuren-Lodeweyckx M, Wolter R, Molla A, Eggermont E, Eeckels R (1973) Plasma growth hormone in coeliac disease. Helv Paediatr Acta 28:439

Prof. Dr. Maria Goncerzewicz
ul. Szpitalna 27/33
60-572 Poznań

Hypophysenfunktion und Wachstum bei Kindern unter Leukämiebehandlung

Aus Klinik und Forschung

Originalien

Redaktion:
K. H. Schäfer

D. Schuler, G. Gács, T. Révész, R. Koós und J. Keleti

II. Universitäts-Kinderklinik, Semmelweis Universität, Budapest

Pituitary Function and Growth in Children Under Treatment for Leukemia

Summary. The effect of cranial irradiation with doses of 2,400 and 4,800 rad on the pituitary function of children with acute lymphoblastic leukaemia was studied. The plasma growth hormone level after arginine stimulations was normal in 13 out of 15 children. The rise of TSH after TRH stimulation and the metyrapon test were also normal. The growth of 40 children during an observation period of 3 or more years was also normal.

Key words: Leukaemia – Growth hormone – TSH – growth.

Zusammenfassung. Der Effekt von Röntgenbestrahlungen des Schädels mit Dosen von 2 400 und 4 800 rad auf die Hypophysenfunktion von Kindern mit akuter lymphoblastischer Leukämie wurde untersucht. Der STH-Spiegel im Plasma nach Arginin-Stimulation war bei diesen Kindern im Alter von 13 bis 15 Jahren normal, ebenso der TSH-Anstieg nach TRH-Stimulation und das Ergebnis des Metopiron-Tests. Schließlich war das Wachstum von 40 solchen Kindern während einer Beobachtungszeit von 3 oder mehr Jahren regelrecht.

Schlüsselwörter: Leukämie – Wachstumshormon – TSH – Wachstum.

Mit Besserung der Prognose der akuten, lymphoblastischen Leukämie (ALL) im Kindesalter erlangte das Studium von Spätwirkungen der Therapie große Bedeutung. Die Röntgenbestrahlung des ZNS im Rahmen des Therapieplanes ist potentiell schädlich für die Funktion des Hypothalamus-Hypophysen-Systems und für das Wachstum. Die bisher vorliegenden Ergebnisse von Studien dieses Problems sind kontrovers.

Gegenstand unserer Studie war, einige Aspekte der Hypophysenfunktion nach Co-Röntgenbestrahlung mit verschiedenen Strahlendosen zu untersuchen und zu ermitteln, ob eine Wachstumsverzögerung bei den wegen Leukämie behandelten Kindern zu verzeichnen ist.

Patienten und Methodik

Die Hypophysenfunktion wurde bei 15 Kindern im Alter von 2 bis 14 Jahren untersucht. Alle Patienten wurden wegen akuter lymphoblastischer Leukämie mit Chemotherapie, gefolgt von Röntgenbestrahlungen des Kopfes (2 400 rad Co) und intrathekaler Gabe von Methotrexat (4 × 12 mg/m³) behandelt. 5 Patienten bekamen 1 bis 3 Jahre später wegen eines meningealen Rezidivs eine zweite Bestrahlungsserie. Die 2 400 rad wurden innerhalb 3 Wochen in Fraktionen von 150 rad gegeben.

Die hormonalen Untersuchungen wurden bei 12 Patienten 2–8 Wochen nach der Röntgenbestrahlung und bei 3 Patienten 3–18 Monate nach Beendigung der Bestrahlungsserie ausgeführt. Keiner der Patienten erhielt Kortikosteroide zur Zeit der Untersuchung oder während 2 Monaten danach.

Zur Bestimmung des Wachstumshormons und zur Stimulation der TSH-Sekretion wurden 200 µg TRH i. v. verabfolgt, gefolgt von einer 30 min währenden Infusion von 0,5 g/kg l-Arginin-HCl. Blutabnahmen erfolgten vorher sowie 20, 40, 60 und 90 min nach Stimulation. Die Normalwerte für TSH liegen in unserem Laboratorium bei < als 5 µU/ml im Nüchternplasma bei einem Anstieg auf bis 7 µU/ml nach TRH-Gabe. Die Sekretionsrate des Wachstumshormons gilt als normal, wenn eine Konzentration von 7 ng/ml oder mehr in einer der Plasmaproben gemessen wird. 15% der gesunden Kinder zeigen jedoch keine Reaktion auf Arginin-Stimulation.

Die Hypophysen-Nebennierenrinden-Funktion wurde mit dem Metopirontest studiert. Hierzu wurde der Urin am Tage davor und nach der Gabe von 300 mg/m³ Metopiron alle 4 Std für einen Tag gesammelt. Normalerweise steigt die Ausscheidung von ketogenen Steroiden um bis zu 50% an. Die Wachstumshormonbestimmung wird mittels Radioimmunoassay [3] und TSH durch den Byk-Mallinckordt Kit durchgeführt.

Bei 40 Kindern wurde die Körpergröße zur Zeit der Diagnose und 3 oder mehr Jahren danach gemessen. Die Größe der Patienten wurde als Differenz vom Altersmittelwert, ausgedrückt in Standardabweichungen (SDS), dargestellt.

Ergebnisse

Die Wachstumshormon-Exkretion war mit Ausnahme von 2 Patienten in allen Fällen normal (Abb. 1). Der Nüchtern-TSH-Spiegel war in allen Fällen normal und sein Anstieg nach TRH-Gabe in 2 Fällen subnormal (Abb. 2). Die Patienten mit subnormalen Wachstumshormonwerten und TSH-Reaktion waren nicht identisch. Der Anstieg der Ausscheidung von ketogenen Steroiden im Urin unter der Wirkung von Metopiron war bei allen untersuchten Kindern normal (Abb. 3).

Die Größenzunahme der Patienten war ähnlich der altersgleicher gesunder Kinder (Abb. 4).

Diskussion

Die von uns gezeigte normale Konzentration von Wachstumshormonen bei leukämischen Kindern nach Röntgen-

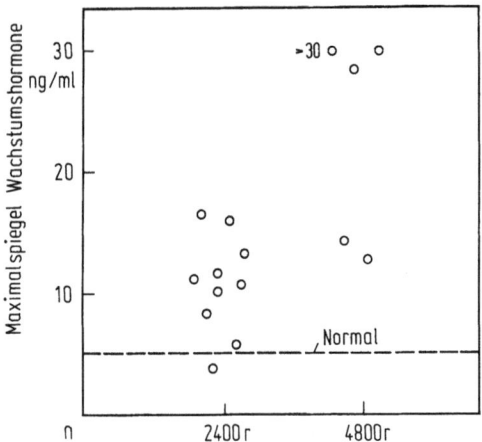

Abb. 1. Spitzenkonzentrationen von Wachstumshormon bei leukämischen Patienten nach Schädel-Röntgenbestrahlung. Antwort auf Arginin

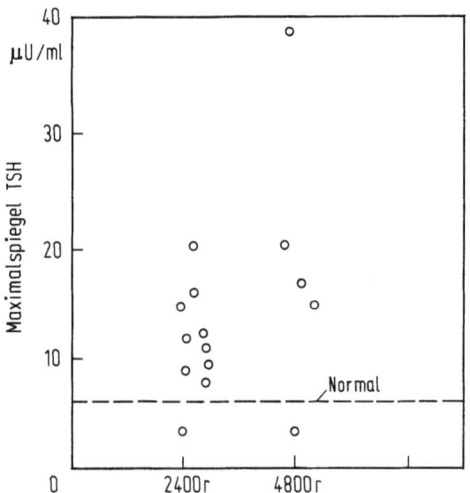

Abb. 2. Spitzenkonzentrationen von TSH bei leukämischen Patienten nach Schädel-Röntgenbestrahlung. Antwort auf TRH

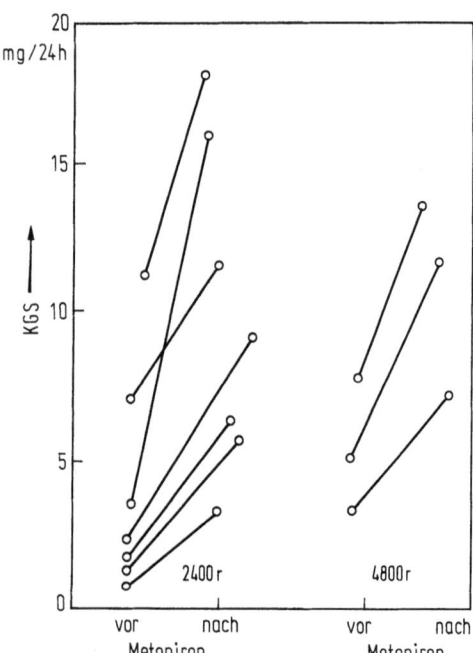

Abb. 3. Metopiron-Test bei leukämischen Patienten nach Schädel-Röntgenbestrahlung

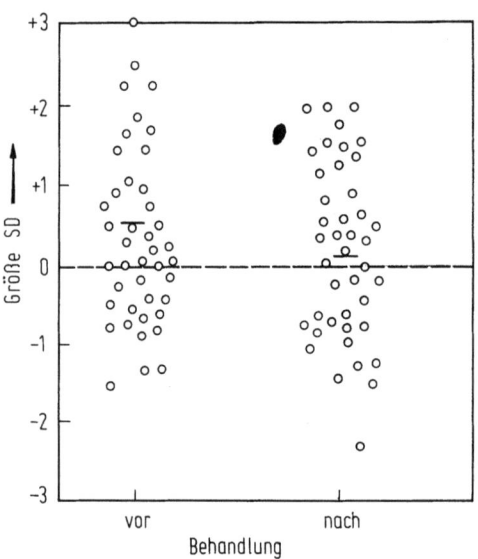

Abb. 4. Körpergröße von Kindern zur Zeit der Leukämiediagnose und 3 Jahre später. Die Größe wird als Differenz zur mittleren Altersgröße in Standardabweichungen dargestellt

bestrahlung des Schädels steht im Gegensatz zu Befunden verschiedener anderer Autoren, welche eine verminderte Sekretionsrate beschrieben haben [1, 2, 9, 11]. Mutt u. Bullimore [5] sowie Mühlendahl [6] beobachteten demgegenüber ebenfalls normale Wachstumshormonwerte. Diese Differenzen mögen durch verschiedene Faktoren bedingt sein. McIntosh et al. [4] beschrieben, daß cerebrale Läsionen häufiger auftreten bei ansteigenden Dosen intrathekaler Gaben von Methotrexat. In den meisten Studien, in denen eine Verschlechterung der Hypophysenfunktion gefunden wurden, war die Methotrexat-Dosis höher als bei unseren Patienten. Dies und weitere Differenzen in der cytostatischen Therapie dürften für die Unterschiede der Untersuchungsergebnisse verantwortlich sein. Die für die Stimulation der Sekretion von Wachstumshormon benutzten Methoden waren ebenfalls different, was einen weiteren Grund für manche Diskrepanzen der Ergebnisse darstellen dürfte. Arginin und Insulin zum Beispiel lösen ihren Effekt auf verschiedene Weise aus, wie sowohl während der Kortikosteroidtherapie [2, 7] als auch nach Röntgenbestrahlung des Nervensystems gezeigt wurde. Shalet et al. [10] nahmen an, daß die Diskrepanzen der Antwort von Wachstumshormon durch Variationen der totalen Strahlendosis aber auch durch Differenzen in der Einzeldosis bedingt sind. Unsere Resultate zeigen, daß die untersuchten Hormone auch nach Bestrahlungen mit 4800 rad normal sezerniert werden. Die gleiche Dosis könnte möglicherweise einen verschiedenen Effekt haben, wenn sie in kürzerer Zeit gegeben wird. Ein wichtiger indirekter Beweis der normalen Sekretionsrate von Wachstumshormon bei unseren Patienten ist deren normales Wachstum während einer Beobachtungszeit von 3 Jahren oder mehr. Die normalen TSH-Spiegel und der normale Metopiron-Test zeigen ebenfalls, daß die Hypothalamus-Hypophysen-Funktion nicht geschädigt wurde, ebenso wenig wie unter hohen Dosen der Co-Röntgenbestrahlung.

Literatur

1 Dacou-Voutetakis C, Xypolito A, Haidas S, Constantinidis M, Zannos-Marioleo L (1975) Irradiation of the head, immediate effect on growth hormone secretion in childhood. Paediatr Res 9:686

2 Dickinson WP, Berry DH, Dickinson L, Irvin BA, Schedewie H, Fiser RH, Elders MJ (1978) Differential effects of cranial radiation on growth hormone response to arginine and insulin infusion. J Paediatr 92:754–757

3 Gács G, Kun E, Czirbesz Z (1973) Growth hormone secretion in children during corticosteroid treatment. Responses to arginine. Horm Metab Res 5:106–108

4 McIntosh S, Fisher DB, Rothman SG, Rosenfield N, Lobel JS, O'Brien RT (1977) Intracranial calcifications in childhood leukaemia. J Paediatr 91:909–913

5 Mott M, Bullimore J (1978) Late effects of prophylactic cranial radiation for childhood ALL. Xth Meeting of the SIOP, Brussels, September 20–23, Abstract, p 99

6 Mühlendahl KF, Gadner H, Riehm H, Helge H, Weber B, Müller Hess R (1976) Endocrine function after antineoplastic therapy in 22 children with acute lymphoblastic leukaemia. Helv Paediatr Acta 31:463–471

7 Nakagana K, Horiuchi Y, Marhino K (1969) Responses of plasma growth hormone and corticosteroids to insulin and arginine with or without prior administration of dexamethasone. J Clin Endocrinol Metab 29:35–40

8 Pearson D (1977) Endocrine function following the treatment of acute leukaemia in childhood. J Paediatr 90:920–923

9 Shalet SM, Beardwell CG, Twomey JA, Morris Jones PM, Pearson D (1977) Endocrine function following the treatment of acute leukaemia in childhood. J Paediatr 90:920–923

10 Shalet SM, Price DA, Beardwell CG, Morris Jones M, Pearson D (1979) Normal growth despite abnormalities of growth hormone secretion in children treated for acute leukaemia. J Paediatr 94: 719–722

11 Swift PGF, Kearney PJ, Dalton RG, Bullimore JA, Mott MG, Savage DCL (1978) Growth and hormonal status of children treated for acute lymphoblastic leukaemia. Arch Dis Childh 53: 890–894

Prof. Dr. D. Schuler
II. Universitäts-Kinderklinik
Semmelweis Universität
Tüzolto u. 7–9
H-1094 Budapest

β-Zell-Residualfunktion bei kindlichen Diabetikern

Aus Klinik und Forschung

Originalien

Redaktion:
K. H. Schäfer

Edith Schober, G. Schernthaner und H. Frisch

Universitätskinderklinik (Vorstand Univ.-Prof. Dr. E. Zweymüller),
II. Medizinische Universitätsklinik (Vorstand Prof. Dr. G. Geyer) und
Ludwig Boltzmann-Institut für klinische Endokrinologie und Nuklearmedizin (Leiter: Prof. Dr. G. Geyer), Wien

β-Cell Residual Function in Juvenile Diabetes Mellitus

Summary. Estimation of C-peptide (IRCP) can be used to measure the residual β-cell function in insulin treated diabetics. IRCP was estimated in 46 juvenile diabetics. A significant correlation between basal IRCP-levels and duration of diabetes as well as daily insulin requirement could be shown. There was no linear correlation between glucosuria and IRCP. However, patients with IRCP > 1,0 ng/ml had significantly lower glucosuria ($p < 0,005$). Endogenous residual function of the β-cells seems to be of importance for metabolic control in diabetic children.

Key words: Juvenile diabetes mellitus – β-Cell residual function – Immune reactive C-peptide.

Zusammenfassung. Durch die Bestimmung des immunreaktiven C-Peptids (IRCP) ist es möglich, die Residualfunktion der β-Zellen bei insulinisierten juvenilen Diabetikern quantitativ zu ermitteln. Bei 46 Kindern mit juvenilem Diabetes mellitus wurde während eines Sommerlagers C-Peptid bestimmt. Es fand sich eine signifikant negative Beziehung zwischen Diabetesdauer und dem Ausmaß der β-Zell-Restfunktion. Zusätzlich war eine signifikante, negative Korrelation zwischen täglicher Insulindosis und IRCP-Konzentration zu beobachten. IRCP-Spiegel und Glucosurie-Mittelwerte waren nicht signifikant korreliert. Kinder mit einem C-Peptid-Spiegel über 1,0 ng/ml zeigten aber eine signifikant geringere mittlere Glucosurie ($p < 0,005$). Die Ergebnisse dieser Studie sprechen dafür, daß die endogene Residualfunktion der β-Zellen für die Stoffwechselkontrolle von Bedeutung ist.

Schlüsselwörter: Juveniler Diabetes mellitus – β-Zell-Residualfunktion – Immunreaktives C-Peptid.

Die Erschöpfung der insulinproduzierenden β-Zellen des endokrinen Pankreas stellt ein charakteristisches Kennzeichen des insulinpflichtigen Typ I Diabetes dar. Untersuchungen der letzten Jahre [7, 12] haben gezeigt, daß zumindest bei einem Teil der kindlichen Diabetiker eine Residualfunktion der β-Zellen über einen längeren Zeitraum erhalten bleibt. Durch radioimmunologische Bestimmung des immunreaktiven C-Peptids (IRCP) kann auch bei in-

sulinbehandelten Diabetikern diese endokrine Restaktivität erfaßt werden.

In den Sekretionsgranula der β-Zellen wird Proinsulin in die beiden Peptide Insulin und Connecting-Peptide = C-Peptid gespalten. Diese Peptide werden äquimolar in den Portalkreislauf sezerniert, wobei Insulin vorwiegend hepatal, C-Peptid zum überwiegenden Anteil renal degradiert wird [10, 19, 20].

In der folgenden Untersuchung wurde bei 46 kindlichen Diabetikern die β-Zell-Restfunktion in Form der basalen IRCP-Konzentrationen bestimmt und zur 24 Std-Glukosurie (ermittelt über einen Zeitraum von 3 Wochen) sowie zum mittleren täglichen Insulinbedarf korreliert.

Patienten und Methoden

Während eines 4 wöchigen Ferienlagers für diabetische Kinder aus ganz Österreich wurde bei 46 Kindern, 19 Mädchen und 27 Knaben, nach 12 stündigem Fasten um 6 Uhr früh vor Verabreichung der morgendlichen Insulininjektion Blut zur Bestimmung des basalen IRCP und des Blutzuckers abgenommen. Für die Untersuchung lag das schriftliche Einverständnis der Eltern vor.

In Tabelle 1 sind das aktuelle Alter der Kinder bei der Untersuchung, deren Manifestationsalter, die Krankheitsdauer sowie Insulindosis, Glukosurie, Nüchternblutzuckerwerte und basale IRCP-Spiegel zusammengefaßt. 41 der 46 Kinder waren normal groß, bzw. lagen mit ihrer Körperlänge innerhalb der einfachen Standardabweichung. 36 Kinder hatten ein ihrer Körperlänge entsprechendes Normalgewicht [23].

Die Blutzuckermessung erfolgte mit Hilfe eines Technikonautoanalysers. Während der gesamten Dauer des Ferienlagers erfolgte eine tägliche Urinkollektion in zwei 12 Std-Perioden; die Glukosurie wurde polarimetrisch bestimmt, wobei pro Kind zumindest 18 vollständige 24 Std-Harnmengen für die Glukosuriebestimmung zur Verfügung stan-

Tabelle 1. Klinische Charakteristika der kindlichen Diabetiker

	Mittelwert	Bereich
Alter (Jahre)	11,7	7,25 – 14
Manifestationsalter (Jahre)	6,8	1 – 14
Krankheitsdauer (Jahre)	4,9	1 – 13
Insulindosis (E/kgKG)	0,78	0,19 – 1,53
Glukosurie (g/24 h)	40,2	7 – 93
Nüchternblutzucker (mmol/l)	10,3	1,39 – 23,8
IRCP (ng/ml)	0,85	0 – 2,5 [a]

[a] 2 Kinder zeigten auffallend hohe IRCP-Werte von 9,0 und 11,0 ng/ml, die sich wahrscheinlich durch das im Assay mitbestimmte Proinsulin erklären [1, 8, 9]. Diese beiden Kinder wurden nicht in die Berechnung einbezogen.

den. Das Immunreaktive C-Peptid (IRCP) wurde mittels eines Doppel-
antikörper-Radioimmunoassays nach der Methode von Kaneko und
Mitarbeitern bestimmt [18]. Intraassayvariationskoeffizient 5,3%, Inter-
assayvariationskoeffizient 8,2%, Detektionslimit 0,3 ng/ml. Normalwert
bei Kindern ($n = 20$) 2,6 ± 0,8 ng/ml. Bei der verwendeten Methode wurde Proinsulin nicht entfernt, ein Befund, der bei der Beurteilung der
IRCP-Konzentrationen berücksichtigt werden muß.

Als statistische Methoden wurden der Spearman-Rank-Correlation-
Test und der unpaired Student's *T*-Test verwendet[1].

Ergebnisse

Bei 38 Kindern (83%) konnte eine basale IRCP-Konzentration höher als 0,5 ng/ml gemessen werden, ein Wert,
der eindeutig über der Sensitivitätsgrenze der verwendeten
radioimmunologischen Methode liegt.

Mit zunehmender Krankheitsdauer konnte eine signifikante Abnahme der IRCP-Spiegel beobachtet werden
(Abb. 1), wobei bemerkenswert erscheint, daß bei gleicher
Krankheitsdauer beträchtlich unterschiedliche Restsekre-
tionskapazitäten der β-Zellen zu verzeichnen waren.

Zwischen den basalen IRCP-Spiegeln und der applizierten Insulintagesdosis in IE/kg Körpergewicht bestand
eine signifikante negative Korrelation (Abb. 2), d.h., Patienten mit einer höheren Restfunktion hatten deutlich geringere Insulindosen erhalten als Patienten mit nur geringer oder fast fehlender β-Zell-Aktivität.

Es konnte keine statistisch signifikante Beziehung zwischen der mittleren 24 Std-Glukosurie (aus den über 3
Wochen gemessenen Werten errechnet) und dem basalen
IRCP-Spiegel beobachtet werden (Abb. 3). Ebenso konnte keine Korrelation zwischen den Nüchternblutzucker-
werten und den IRCP-Konzentrationen gefunden werden
($r = 0,03$, n.s.). Die vergleichende Analyse der mittleren
24 Std-Glukosurie zwischen Patienten mit einem basalen
IRCP unter und über 1,0 ng/ml ergab einen signifikanten
Unterschied zwischen den beiden Gruppen (Abb. 4). Patienten mit IRCP-Werten über 1,0 ng/ml hatten neben der
signifikant geringeren Mittleren 24 Std-Glukosurie auch
eine deutlich geringere Insulindosis erhalten als Patienten
mit einem IRCP unter 1,0 ng/ml. Erwartungsgemäß hatte
diese Patientengruppe mit der noch beträchtlich erhaltenen Restfunktion der β-Zellen und der befriedigenderen
Stoffwechselkontrolle auch eine signifikant kürzere
Krankheitsdauer.

Diskussion

Die ursprüngliche Annahme der totalen Erschöpfung der
β-Zellen bei juvenilen Diabetikern konnte vom Block 1973
durch den Nachweis einer C-Peptidsekretion bei einem 12
Jahre alten Diabetiker in der Remissionsphase widerlegt
werden [3]. Seither wurde in einer Reihe von Studien gefunden, daß auch bei juvenilen Diabetikern in einem hohen Prozentsatz meßbare C-Peptidspiegel bestimmt werden können [1, 2, 5–7, 11–17, 22]. Während der initialen
Remissionsphase konnte Ludvigsson bei allen untersuchten Patienten β-Zell-Restaktivität nachweisen [15], so daß
die relativ leicht zu erzielende ausgeglichene Stoffwechsel-

[1] Für die statistischen Berechnungen danken wir Frau Dr. Havelec (Institut für Medizinische Statistik der Universität Wien)

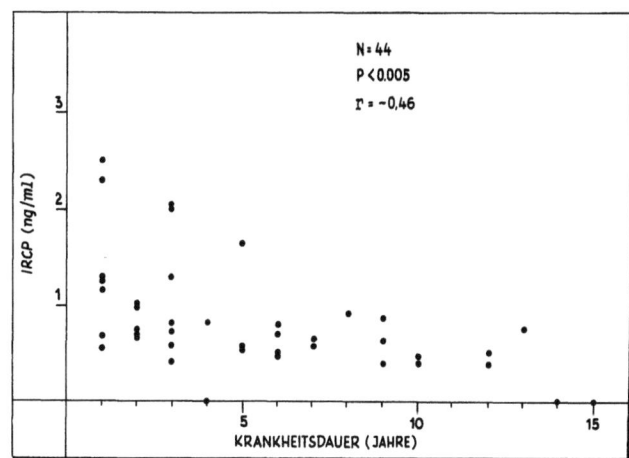

Abb. 1. Korrelation zwischen Krankheitsdauer und IRCP

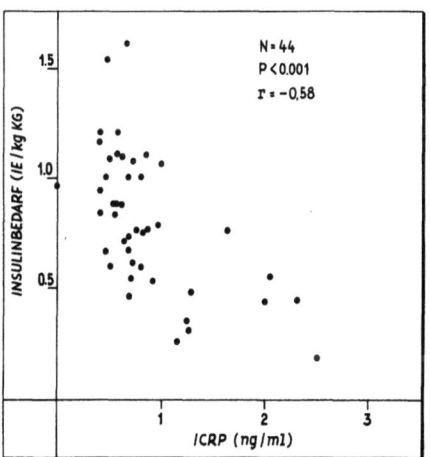

Abb. 2. Korrelation zwischen Insulinbedarf und ICRP

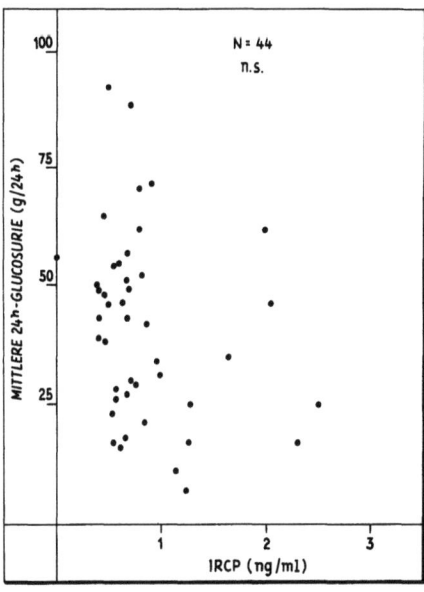

Abb. 3. IRCP und mittlere 24 Std-Glukosurie

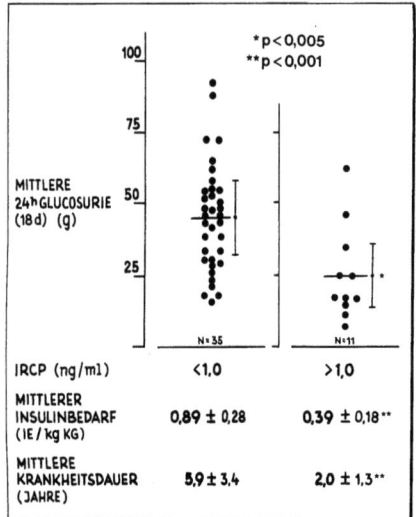

Abb. 4. Vergleich von Glukosurie, Insulinbedarf und Krankheitsdauer bei kindlichen Diabetikern mit einem IRCP-Basalspiegel über und unter 1,0 np/ml

lage in dieser Phase der Erkrankung durch die vorübergehend wieder einsetzende Restsekretion von Insulin erklärbar ist.

Mit zunehmender Krankheitsdauer kommt es zu einem Absinken des C-Peptid-Spiegels [7, 15, 21], wobei wie auch bei unserem Patientengut relativ große individuelle Schwankungen bestehen. Bei bis zu 75% der Patienten mit einer Krankheitsdauer bis zu 5 Jahren lassen sich noch deutliche C-Peptid-Spiegel messen [2, 15, 21].

Warum im Verlauf der Krankheit die Sekretionskapazität der β-Zellen in einem individuell unterschiedlichen Ausmaß abnimmt und schließlich gänzlich erlischt, ist bisher weitgehend ungeklärt. Ludvigsson beobachtete, daß eine rasche Normalisierung der Stoffwechselsituation zu Beginn der Erkrankung zur Erhaltung einer höheren Restfunktion der β-Zellen beitragen kann [15]. Bezüglich eines möglichen Einflusses der Typ-I Diabetes assoziierten immungenetischen Faktoren (HLA B8, B15, Cw3, DRw3/Dw3, DRw4/Dw4) bestehen widersprüchliche Literaturangaben [15, 16, 22].

Inwieweit die als Folge der Insulintherapie auftretende Insulinantikörperproduktion für die Erschöpfung der β-Zellen verantwortlich ist, und ob durch die Verwendung von hochgereinigten weniger immunogenen Insulinen (MC-Insuline oder RI-Insuline) die Erhaltung der Restfunktion der β-Zellen positiv beeinflußt werden kann, muß in zukünftigen Studien geklärt werden. Bezüglich der Frage, ob die Residualfunktion der β-Zellen einen positiven Einfluß auf den Einstellungszustand nach Ablauf der Remissionsphase hat, konnte Grajwer et al. [7] zeigen, daß stabil eingestellte juvenile Diabetiker höhere C-Peptid-Werte als instabil eingestellte aufwiesen. Es fanden sich jedoch auch unter den von Grajwer et al. untersuchten Patienten Diabetiker mit guter Einstellung ohne meßbare C-Peptid-Werte [7].

Auch Ludvigsson et al. [15] fanden eine positive Korrelation zwischen metabolischem Kontrollgrad und β-

Zell-Residualfunktion bei kindlichen Diabetikern. Ikeda et al. [11] konnten hingegen keine Beziehung zwischen den durch orale Glukose stimulierten C-Peptid-Werten und den Grad der Diabeteseinstellung bzw. der Diabetesdauer bei jungen insulinbehandelten Patienten feststellen.

In der vorliegenden Untersuchung konnten wir keine lineare Beziehung zwischen den basalen C-Peptid-Spiegeln und der mittleren 24 Std-Glukosurie, gemessen über einen durchschnittlichen Zeitraum von 18 Tagen, als Stoffwechselparameter finden, ebenso nicht mit dem aktuellen Blutzuckerwert. Es konnte aber gezeigt werden, daß Kinder mit C-Peptid-Werten über 1,0 ng/ml und damit einer noch beträchtlichen β-Zell-Residualfunktion eine nach dem Kriterium der Glukosurie bessere Stoffwechseleinstellung im Beobachtungszeitraum von 4 Wochen gezeigt haben. Diese Patientengruppe hat auch signifikant geringere tägliche Insulindosen/kg Körpergewicht benötigt.

In Übereinstimmung mit den Literaturangaben zeigt die vorliegende Studie, daß die β-Zell-Restfunktion für den diabetischen Stoffwechselkontrollgrad in den ersten Krankheitsjahren von großer Bedeutung ist. Da erste Untersuchungen [4] darauf hinweisen, daß eine persistierende C-Peptidsekretion über einen längeren Zeitraum mit einer bezüglich der mikrovaskulären Komplikationen guten Krankheitsprognose korreliert sein dürfte, muß es Ziel weiterer Untersuchungen sein, zu prüfen, durch welche Maßnahmen diese klinisch bedeutsame β-Zell-Restfunktion bei kindlichen Diabetikern für eine längere Zeitperiode erhalten werden kann.

Literatur

1 Beischer W, Keller L, Heinze E, Kerner W, Jonatha EM, Pfeiffer EF (1977) The relevance of extremely high serum C-peptide concentrations in three cases of juvenile diabetes mellitus. Proceedings of the first international Symposium on C-peptide, Mainz
2 Binder C, Faber OK (1978) Residual β-cell function and its metabolic consequences. Diabetes [Suppl 1] 27:226
3 Block MB, Rosenfield RL, Mako ME, Steiner DF, Rubenstein AH (1973) Sequential changes in β-cell function in insulin-treated diabetic patients assessed by C-peptide immuno reactivity. N Engl J Med 288:1144
4 Eff Ch, Faber O, Deckert T (1978) Persistent insulin secretion asessed by plasma C-peptide estimation in long-term juvenile diabetics with a low insulin requirement. Diabetologia 15:169–172
5 Faber OK, Binder C (1977) C-peptide response to glucagon. Diabetes 26:605
6 Faber OK, Binder C (1977) B-cell function and blood glucose control in insulin dependent diabetics within the first month of insulin treatment. Diabetologia 13:263
7 Grajwer LA, Pildes RS, Horwitz DL, Rubenstein AH (1977) Control of juvenile diabetes mellitus and its relationship to endogenous insulin secretion as measured by C-peptide immunoreactivity. J Pediatr 90:42
8 Heding LG (1977) Specific and direct raioimmunoassay for human proinsulin in serum. Diabetologia 14:468
9 Heding LG (1978) Insulin, C-peptide, and proinsulin in nondiabetics and insulin-treated diabetics. Diabetes [Suppl 1] 27:178
10 Horwitz DL, Starr JJ, Mako ME, Blackard WG, Rubenstein AH (1975) Proinsulin, insulin an C-peptide concentrations in human portal and peripheral blood. J Clin Invest 55:1278
11 Ikeda Y, Ando N, Minami N, Ide Y (1975) B-cell function of insulin-dependent young onset diabetics assessed by C-peptide immunoreactivity. Diabetologia 11:351–352

12 Ludvigsson J, Heding LG (1976) C-peptide in children with juvenile diabetes. Diabetologia 12:627

13 Ludvigsson J, Heding LG, Linköping PhD (1978) Beta-cell function in children with diabetes. Diabetes [Suppl. 1] 27:230

14 Ludvigsson J, Heding LG, Larsson Y, Leander E (1977) C-peptide in juvenile diabetics beyond the postinitial remission period. Acta Paediatr Scand 66:177

15 Ludvigsson J, Hedings LG (1977) C-peptide in juvenile diabetes. Acta Paediatr Scand [Suppl] 270:53

16 Ludvigsson J, Säfwenberg J, Heding LG (1977) HLA-types, C-peptide and insulin antibodies in juvenile diabetes. Diabetologia 13:13

17 Ludvigsson J, Heding LG (1977) C-peptide in diabetic children after stimulation with glucagon compared with fasting C-peptide levels in non-diabetic children. Acta Endocrinol 85:364

18 Kaneko T, Oka H, Mummemura M, (1974) Radioimmunoassay of human proinsulin C-peptide using synthetic human connecting peptide. Endocrinol Jpn 21:141–145

19 Schernthaner G, Stummvoll HK, Spona J (1979) Prolactin, growth hormone, thyrotropin, insulin, C-peptide, glucose-tolerance and pituitary gonadal axis in patients with compensated renal failure. In: Proceedings of the XVIth Congress Europ renal Dialysis and Transplant Assoc. Excerpta Medica, Amsterdam

20 Schernthaner G, Mühlhauser J, Stummvoll HK (1979) Parameter der exokrinen und endokrinen Pankreasfunktion bei chronischer Niereninsuffizienz: Analysen von immunreaktivem Trypsin, immunreaktivem Glucagon, immunreaktivem Insulin, immunreaktivem C-peptid und Glykohemoglobin (HbA1). In: Watschinger B (ed) Proceedings 4. Internat. Donausymposium für Nephrologie, im Druck

21 Schernthaner G, Ludwig H, Altmann Ch (1978) Die Hormone des endokrinen Pankreas. Österr Ber Klin Chem 1:91–105

22 Schernthaner G, Ludwig H, Mayr WR (1978) C-peptid, IgG-Insulinantikörper, Inselzellantikörper und Ia-Gene beim Diabetes mellitus. Verh Dtsch Ges Inn Med 84:1200–1204, Schlegal B (Hrsg). Bergmann, München

23 Tanner JM (1973) Growth at adolescence, 2nd edn. Blackwell, Oxford

Dr. Edith Schober
Universitäts-Kinderklinik
Währinger Gürtel 74–76
A-1090 Wien

Hereditäre Pankreatitis im Kleinkindesalter

DER *interessante* **FALL**

Redaktion: W. Schröter, Göttingen

M. Scharnetzky* und W. Schröter

Universitäts-Kinderklinik und Poliklinik Göttingen

Hereditary Pancreatitis in Early Childhood

Summary. Hereditary pancreatitis was diagnosed in a dystrophic boy at the age of $2^1/_2$ years after recurring episodes of severe abdominal pain. Extensive left-sided pleural effusions caused surgical exploration. Pancreatography showed typical dilation of the pancreatic ductal system. After hemipancreatectomy the boy recovered very fast.

Characteristic features in diagnosing of hereditary pancreatitis are the onset of recurring attacks of abdominal pain in early childhood and anatomical defects in the pancreatic ductal system. The disease shows variability between family members.

Key words: Hereditary pancreatitis – Pancreatography – Hemipancreatectomy – Diagnostic features.

Zusammenfassung. Nach wiederholten heftigen abdominellen Schmerzattacken wurde bei einem $2^1/_2$jährigen dystrophen Jungen die Diagnose „hereditäre Pankreatitis" gestellt. Ausgedehnte linksseitige Pleuraergüsse erforderten eine chirurgische Exploration. Typische Erweiterungen des Pankreasgangsystems konnten pankreatographisch nachgewiesen werden. Nach der Hemipankreatektomie erholte sich der Junge rasch.

Für die Diagnosestellung charakteristische Merkmale der hereditären Pankreatitis sind im frühen Kindesalter beginnende rezidivierende Schmerzattacken sowie anatomische Defekte im Pankreasgangsystem. Die Erkrankung kann innerhalb der gleichen Familie sehr unterschiedlich verlaufen.

Schlüsselwörter: Hereditäre Pankreatitis – Pankreatographie – Hemipankreatektomie – Diagnostische Merkmale.

Das Krankheitsbild der hereditären Pankreatitis wurde erstmals 1952 beschrieben [1]. Charakteristisch sind im Kleinkindesalter einsetzende heftige Bauchschmerzen [4, 8, 13], die meist 1–3 Tage anhalten und in unregelmäßigen Abständen rezidivieren [6, 8, 11]. Diese Attacken gehen meist mit Amylase- und Lipaseerhöhungen im Serum so-

wie einer Leukozytose einher [9]. Die Diagnose wird wegen der uncharakteristischen Symptome zu diesem Zeitpunkt in der Regel verfehlt und oft erst nach Ausbildung einer klinisch manifesten exokrinen Pankreasinsuffizienz oder typischer Verkalkungen des Pankreas im frühen Erwachsenenalter gestellt [6].

Kasuistik

Der Patient (S. G., geb. 11. 10. 1973, Kr.-Bl. Nr. 42601) hatte sich bis zu seinem 18. Lebensmonat normal entwickelt. In der Folgezeit fielen von Nahrungsverweigerung und Übelkeit begleitet häufig rezidivierende Leibschmerzen auf. Tagelanger Obstipation folgten massige, übelriechende Stuhlentleerungen. Es entwickelte sich eine ausgeprägte Dystrophie. Während einer besonders heftigen Schmerzattacke wurde erstmals eine stark erhöhte Amylaseaktivität bestimmt, die Anlaß zur Verlegung in die Universitäts-Kinderklinik Göttingen war.

Auch der Vater des Patienten litt seit der Kindheit an häufigen Leibschmerzen. Bei ihm wurde im Alter von 22 Jahren eine Pankreatitis mit hämorrhagischem linksseitigen Pleuraerguß diagnostiziert. Danach traten in unregelmäßigen Abständen mehrere Rezidive auf. Die Mutter und zwei ältere Schwestern sind symptomfrei.

Bei der Aufnahme befand sich der $2^1/_2$jährige Junge in schlechtem Allgemeinzustand. Das Gewicht lag mit 10,0 kg unter der 3., die Länge mit 91 cm auf der 50. Perzentile.

Das Abdomen war deutlich vorgewölbt und diffus druckschmerzhaft. Pathologische Resistenzen waren nicht tastbar. Ferner fiel ein ausgeprägtes „Tabaksbeutelgesäß" auf (Abb. 1).

Laborbefunde

BSG 44/82 mm n. W., Hämoglobin 11,4 g/dl, Leukozyten 14600/mm³ mit unauffälliger Verteilung. Eisen 22 pg/100 ml, Amylase 910 I.E./l, Lipase 1950 I.E./l. Nicht pathologisch verändert waren: γ-Glutamyltransferase, alkalische Phosphatase, Glutamat-Oxalacetat-Transaminase, Glutamat-Pyruvat-Transaminase, Calcium, Phosphat, Gesamtprotein, Immunglobuline, Cholesterin, Triglyceride, das Lipoproteinmuster, die Pilocarpin-Iontophorese und der Dünndarmschleimhautaufbau. Röntgenologisch fanden sich keine Verkalkungen im Pankreasbereich. Auffällig waren bei der Magen-Darm-Passage eine Peristaltikanomalie im Bereich des Bulbus duodeni sowie eine postbulbäre Einengung. Der Sekretin-Pankreozymin-Test zeigte eine ausgeprägte exokrine Pankreasinsuffizienz für Volumen und Enzyme. Das Stuhlgewicht war erhöht bei gering vermehrter Stuhlfettausscheidung. Eine Sonographie und die abdominelle Computertomographie ergaben keinen Hinweis für Zysten im Pankreasbereich.

Im weiteren Verlauf traten ausgedehnte sterile linksseitige Pleuraergüsse auf (Abb. 2). Die Lipaseaktivität war in dem hämorrhagischen Punktat auf 26800 I.E./l erhöht. Bei chirurgischer Exploration fand sich ein ödematös aufgequollenes Pankreas ohne Hinweis auf Zystenbildung. Auch die Gallenblase war gestaut. Cholangiographisch sah man eine langgestreckte Röhrenstenose des terminalen Choledochus. Die Pankreatographie zeigte neben einer erheblichen Dilatation des Ductus

* Vorgetragen auf der 29. Tagung der Nordwestdeutschen Gesellschaft für Kinderheilkunde, Göttingen, 30. 5.–1. 6. 1980

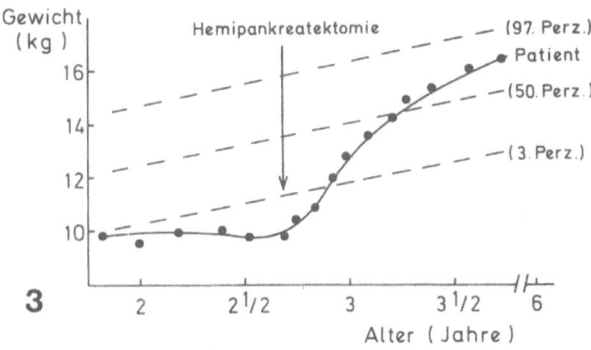

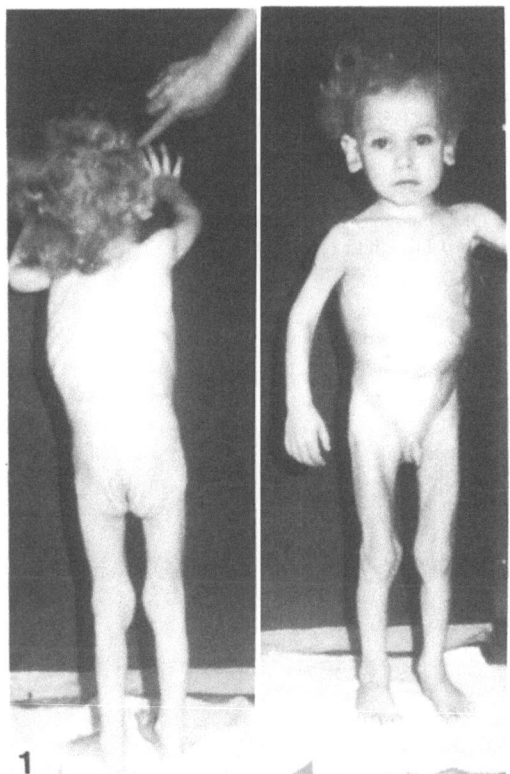

Abb. 1. (Pat. S. G.):Kurz vor der Pankreatektomie

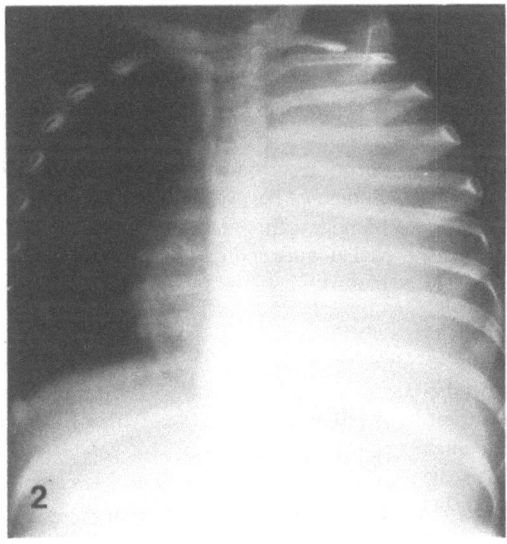

Abb. 2. (Pat. S. G.): Ausgedehnter linksseitiger Pleuraerguß

pancreaticus und der kleinen Gänge auch mehrere Stenosierungen im Kopfbereich. Der distale Pankreasanteil füllte sich nicht. Auf Grund dieser Befunde wurde eine distale Hemipankreatektomie durchgeführt, wobei das obere Jejunum als Roux-Schlinge mit dem Pankreas anastomosiert wurde (Operation nach Mercadier-Puestow). Der Operationssitus erforderte die gleichzeitige Splenektomie. Unter Penicillin-Prophylaxe und Pankreasenzymsubstitution traten bis auf ein leichtes Rezidiv im Alter von 3¹/₂ Jahren keine Komplikationen auf. Der Junge erreichte mit seinem Gewicht innerhalb weniger Monate die 50. Perzentile (Abb. 3) und ist seit nunmehr drei Jahren beschwerdefrei.

Der interessante Fall

Abb. 3. (Pat. S. G.): Gewichtsentwicklung

Diskussion

Im Kindesalter sind akute Pankreatitiden am häufigsten traumatisch oder infektiös bedingt. Häufig bleibt die Ursache unklar [3, 8]. Bei chronisch rezidivierenden Formen steht dagegen die hereditäre Ätiologie ganz im Vordergrund [3, 6, 8, 9, 12]. Differentialdiagnostisch zu erwägende Krankheiten wie Mukoviszidose, Hyperparathyroidismus, Hyperlipoproteinämie und Ascariasis müssen ausgeschlossen werden [6, 9]. Die hereditäre Pankreatitis ist ein autosomal dominantes Erbleiden mit inkompletter Genpenetranz [1, 6, 8, 11], wobei angenommen wird, daß das klinische Bild Ausdruck verschiedenartiger anatomischer Anomalien ist [7]. Neben Defekten des Sphinkter Oddi sind besonders Erweiterungen des Pankreasgangsystems charakteristisch [2, 3, 9, 10]. Diese sollen zu intermittierenden Obstruktionen des Ductus pancreaticus mit Lipase- und Amylaseerhöhungen disponieren [7]. Bei schweren Verläufen ist eine frühzeitige röntgenologische Darstellung des Pankreasgangsystems zu empfehlen, da bei ausgeprägten anatomischen Veränderungen meist nur durch chirurgische Maßnahmen weitere Rezidive vermeidbar sind [7, 10].

Die Schwere des Krankheitsbildes und auch der Krankheitsbeginn sind variabel [3, 8, 11]. So ließ sich auch bei symptomfreien Familienmitgliedern eine exokrine Pankreasinsuffizienz nachweisen [6, 8]. Auch eine unauffällige Familienanamnese ist durchaus mit der Diagnose vereinbar [8]. Die zur Abgrenzung von idiopathischen Formen aufgestellte Forderung, daß mindestens drei Familienangehörige an einer ätiologisch unklaren Pankreatitis erkrankt sein müssen [5], läßt sich nicht mehr aufrechterhalten.

An der Richtigkeit der Diagnose haben wir bei dem hier vorgestellten Patienten auf Grund der väterlichen Erkrankung, des klinischen Verlaufs und der nachgewiesenen anatomischen Veränderungen des Pankreasgangsystems keinen Zweifel. Auch der histologische Befund mit deutlicher interstitieller Fibrosierung sowie akuten und chronischen Entzündungszeichen [9] ist in diesem Sinne verwertbar.

Literatur

1 Comfort MW, Steinberg AG (1952) Pedigree of a family with hereditary chronic relapsing pancreatitis. Gastroenterology 21:54–63

Der interessante Fall

2 Cornet E, Dupon H, Hardy M, Gordeef A (1962) Pancreatite chronique familiale primitive avec ectasies canalaires. J Chir 84: 527–542

3 Fried AM, Selke AC (1978) Pseudocyst formation in hereditary pancreatitis. J Pediatr 93:950–953

4 Gross JB, Gambill EE, Ulrich JA (1962) Hereditary pancreatitis. Description of a fifth kindred and summary of clinical features. Am J Med 33:358–364

5 Gross JB, Ulrich JA, Maher FT (1962) Further observations on hereditary form of pancreatitis. In: De Reuck AVS, Cameron MP (eds) Ciba Foundation Symposium on the Exocrine Pancreas, Little Brown and Co, Boston, p 278–305

6 Kattwinkel J, Lapey A, di Saint'Agnese PA, Edwards WA, Hufty MP (1973) Hereditary pancreatitis: Three new kindreds and a critical review of the literature. Pediatrics 51:55–69

7 Malik SA, van Kley H, Knight WA (1977) Inherited defect in hereditary pancreatitis. Am J Dig Dis 22:999–1004

8 Ricardi VM, Shih VE, Holmes LB, Nardi GL (1975) Hereditary pancreatitis: Non-specifity of aminoaciduria and diagnosis of occult disease. Arch Intern Med 135:822–825

9 Roy CC, Silverman A, Cozzetto FJ (1975) Pediatric clinical gastroenterology. 2nd ed. Mosby Co, Saint-Louis

10 Sato T, Saitoh Y (1974) Familial chronic pancreatitis associated with pancreatitic lithiasis. Am J Surg 127:511–517

11 Sibert JR (1978) Hereditary pancreatitis in England and Wales. J Med Genet 15:189–201

12 Sibert JR (1979) Pancreatitis in childhood. Postgrad Med J 55:171–175

13 Whitten DM, Feingold M, Eisenklam EJ (1968) Hereditary pancreatitis. Am J Dis Child 116:426–428

Dr. M. Scharnetzky
Universitäts-Kinderklinik
Humboldtallee 38
D-3400 Göttingen

Auflösung und Kommentar der Fragen „Was hat das Kind?" (Seite 765)

Frage 1

Richtig: E

Es handelt sich um die Schilderung eines klassischen Beginns der cystischen Fibrose (Mucoviscidose) im Säuglingsalter. Wird sie durch die erhöhte NaCl-Sekretion im Schweiß bewiesen, ist eine weitere Diagnostik der Pankreasinsuffizienz unnötig (s. Arbeit Niessen). Der BM-Test im zuerst entleerten Mekonium ist nur eine Suchreaktion, die falsch positive und falsch negative Ergebnisse haben kann.

Frage 2

Richtig: A, B, C und D

Nimmt ein Kind nach hypokalorischer Proteinmangelernährung und Umstellung auf eine altersentsprechende Kost nicht zu oder weiter ab, muß der Verdacht auf eine begleitende massive Pankreasinsuffizienz geäußert werden, deren Symptome mit A–D angeboten wurden. Patienten mit Pankreasinsuffizienz sind in der Regel nicht apathisch (s. Arbeit Götze).

Frage 3

Richtig: D, E

Erhöhungen von Amylase- und Lipaseaktivität im Serum finden sich bei akuten Pankreaserkrankungen (s. Arbeit Dockter und Sitzmann). Der Cholecystokinin-Sekretin-Test ist so belastend, daß er bei dieser Erkrankung, deren Prognose gut ist, nicht in Betracht kommt (s. dazu auch noch Niessen). Beachte jedoch, daß die Chymotrypsinaktivität im Stuhl nur bei erheblicher exkretorischer Insuffizienz mit der echten Sekretionsleistung des Pankreas korreliert (s. Arbeit Dockter und Sitzmann).

Frage 4

Richtig: A, B und C

(s. dazu Arbeit Dockter und Sitzmann); Die Beurteilung der Fettausscheidung ist deswegen ein ungeeigneter Parameter, weil es auch unter sachgerechter Therapie in der Regel nicht gelingt, die Fettmalabsorption zu beseitigen (s. Arbeit Götze). Zudem ist der Ausfall von D nahrungsabhängig, während E zur Verlaufskontrolle viel zu aufwendig ist (s. Dockter und Sitzmann).

Frage 5

Richtig: A, B und C

In fast 90% der Fälle ist zu diesem Zeitpunkt die Amylaseaktivität in Blut und Urin als Zeichen der Pankreasverletzung erhöht. Blutungen sind nicht ungewöhnlich. In etwa der Hälfte der Fälle ist mit weiteren Verletzungen im Oberbauchbereich zu rechnen. Die Unfallsituation ist, abgesehen vom Sturz mit dem Fahrrad, typisch (s. Hecker und Mitarbeiter). Da bei einem Krankheitsbild des „hochakuten Abdomens" ohnehin die Indikation zur Operation gegeben ist, kann auf weitere Untersuchungen verzichtet werden, zumal sie zu diesem Zeitpunkt unter Umständen wenig zusätzliche Information bringen.

Akut-rezidivierende Pankreatitis als Folge einer Duodenalduplikatur

DER
interessante
FALL

Redaktion: W. Schröter, Göttingen

W. Schröter, H. H. Peters* und M. Scharnetzky

Universitäts-Kinderklinik und Poliklinik Göttingen

Acute Relapsing Pancreatitis Due to Duodenal Duplication

Summary. After recurring episodes of abdominal pain acute pancreatitis was diagnosed in a 5 year old girl. Two years later a duodenal duplication was recognized as the reason for relapsing pancreatitis. After resection of the duplication no further relapse occured.

Key words: Acute relapsing pancreatitis – Duodenal duplication.

Zusammenfassung. Bei einem fünfjährigen Mädchen, das schon seit längerer Zeit an gehäuft auftretenden Leibschmerzen litt, wurde die Diagnose „akute Pankreatitis" gestellt. Zwei Jahre später wurde eine Duodenalduplikatur als Ursache der rezidivierenden Pankreatitis erkannt. Nach Resektion der Duplikatur traten keine weiteren Rezidive auf.

Schlüsselwörter: Akut-rezidivierende Pankreatitis – Duodenalduplikatur.

Über die Häufigkeit kindlicher Pankreatitiden herrscht Unsicherheit; sie soll 10–15/100 000 Kinder betragen [7]. Die Pankreatitis verläuft bei Kindern in der Regel akut oder akut-rezidivierend. Ursachen sind meist Traumata, Medikamente oder Infektionen. Mißbildungen stellen eine der seltenen Ursachen dar [3, 5]. So fanden sich unter 67 Duplikaturen des Verdauungstraktes lediglich vier Duodenalduplikaturen [6]. Von diesen lagen drei an der Innenseite und eine an der Außenseite des Pars descendens duodeni. Bei mehr als der Hälfte von 503 Patienten mit Anomalien des Duodenums kamen auch andere Mißbildungen vor [5]. Bei 28 Kindern mit Duplikaturen des Gastrointestinaltraktes wurden drei Duodenalduplikaturen gefunden [1].

Kasuistik

Die Patientin (N. S., geb. 9. 10. 1970, Kr.-Bl. Nr. 40 651) ist das dritte Kind gesunder Eltern. Seit Beginn des dritten Lebensjahres habe das Mädchen häufig über Leibschmerzen geklagt. Im Alter von 2½ Jahren wurde eine Appendektomie durchgeführt; die Appendix war unauffällig.

---

* Vorgetragen auf der 29. Tagung der Nordwestdeutschen Gesellschaft für Kinderheilkunde, Göttingen, 30. 5.–1. 6. 1980

Nach kurzfristiger Besserung seien rezidivierende Fieberschübe, meist verbunden mit Leibschmerzen, aufgetreten. Mit 4 Jahren kam das Kind erneut mit einer Bauchsymptomatik zur Behandlung. Jetzt fiel erstmals eine mäßig erhöhte Aktivität der Serum-Amylase auf, die jedoch bei kurzfristiger Kontrolle normal war. Vier Monate später war bei erneuten Leibschmerzen die Amylaseaktivität im Serum wiederum erhöht. Im Alter von 6 Jahren erkrankte das Kind aus völligem Wohlbefinden heraus mit heftigen abdominellen Schmerzen, unstillbarem Erbrechen und Fieber. Das Sensorium war getrübt, das Abdomen prallelastisch gespannt („Gummibauch") und druckschmerzhaft. Die Aktivitäten der Amylase und Lipase im Serum waren deutlich erhöht, so daß an der Diagnose „akute Pankreatitis" nicht zu zweifeln war. Unter symptomatischer Therapie erholte sich das Kind innerhalb weniger Tage. Bei anschließenden diagnostischen Untersuchungen konnte eine geringgradige Steatorrhoe nachgewiesen werden. Die Mutter berichtete, daß die Stühle schon häufiger massig, hell und übelriechend gewesen seien. Röntgenologisch fiel eine abnorme Kontur des Duodenums mit einer mehrbogigen Impressionsfigur und dem für die chronische Pankreatitis typischen „ε" auf (Abb. 1). Unter der Annahme einer exokrinen Pankreasinsuffizienz (die Funktionsdiagnostik mittels Sekretin und Pankreocymin wurde vom Kind nicht toleriert) wurden Pankreasenzyme substituiert und Fett in Form mittelkettiger Trigylceride gegeben. Weitere stationäre Aufenthalte wegen zunehmender klinischer Symptomatik waren in etwa vierteljährlichen Abständen notwendig.

Da die Krankheit ätiologisch nicht geklärt werden konnte, wurde im Alter von 6½ Jahren eine endoskopisch-retrograde Cholangiopankreaticographie (ERCP) durchgeführt. Dabei stellte sich der Ductus pancreaticus unter Aussparung des papillennahen Anteils dar (Abb. 2), so daß der Verdacht auf einen Tumor im Pankreaskopf geäußert wurde. Bei der daraufhin durchgeführten Laparotomie fand sich kein solider Tumor, sondern eine 5 cm lange Duodenalduplikatur unmittelbar distal der Papilla vateri. Die cystisch erweiterte Duplikatur wurde weitgehend reseziert, ein kleiner Rest marsupialisiert. Nach dieser Operation traten keine weiteren Schübe der Pankreatitis auf. 2½ Jahre später wurde unter stationären Bedingungen eine abschließende Diagnostik durchgeführt. Klinisch und laborchemisch war kein Befund von Krankheitswert zu erheben, insbesondere fand sich kein Anhalt für eine exokrine Pankreasinsuffizienz.

Diskussion

Die Seltenheit der Pankreatitis im Kindesalter und die anfangs recht uncharakteristische Symptomatik führten dazu, daß die Diagnose „akut-rezidivierende Pankreatitis" erst nach einem mehr als dreijährigen Krankheitsverlauf gestellt werden konnte. Rückblickend muß angenommen werden, daß die seit Anfang des dritten Lebensjahres rezidivierend aufgetretenen Beschwerden Schübe der Krankheit waren. Nach weitestgehendem Ausschluß einer Virus- oder bakteriellen Genese, eines Traumas, einer Applikation von Medikamenten (insbesondere Glucocorticoiden), eines Hyperparathyreodismus und einer Hyperlipoproteinämie war bei der zunehmenden Symptomatik eine weiter-

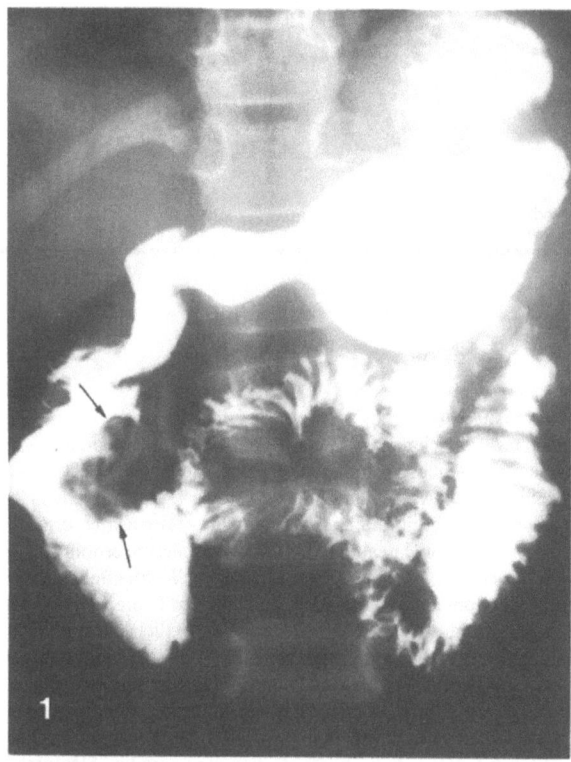

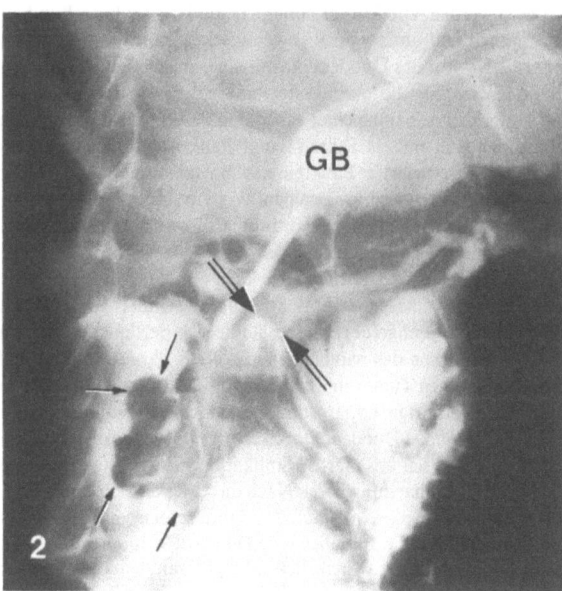

Abb. 1. Magen-Darm Passage (Pat. N. S.). Abnorme Kontur des Duodenums (siehe Pfeile)

Abb. 2. Endoskopisch-retrograde Cholangiopankreatographie (Pat. N. S.). Kontrastmittelaussparung im papillennahen Anteil des Ductus pancreaticus (siehe Doppelpfeile), abnorme Duodenalkontur (siehe Einzelpfeile; GB = Gallenblase)

gehende Diagnostik indiziert. Die ERCP gab denn den entscheidenden Hinweis auf eine papillennahe Anomalie. Diese Untersuchung ist zum Nachweis eines tumorösen Prozesses oder einer Anomalie im Bereich des Pankreas, auch bei dem Verdacht auf eine häufig ebenfalls mit zunehmender Symptomatik verlaufende hereditäre Pankreatitis [8], von hohem Aussagewert.

Unter den Anomalien des Duodenums (1/10 000–20 000 Kinder) sind die Duplikaturen prozentual offenbar wenig vertreten [1, 3, 5, 6]. In der Literatur werden sie häufig nicht exakt von den insbesondere bei Ewachsenen vorkommenden Duodenaldivertikeln getrennt. Zur Genese der Duplikatur gibt es mehrere Theorien, so zum Beispiel, daß sie aus dem Versuch des Organismus resultieren könnte, Zwillinge zu bilden. In einer anderen Theorie wird angenommen, daß sich in der 6. Embryonalwoche das Lumen von Teilen des Intestinaltraktes durch rasche Proliferation der Epithelzellen verschließt. Danach würden sich Vakuolen in Längsrichtung des Darmes ausbilden, die sich später zu den Duplikaturen entwickeln, die mit Schleimhaut ausgekleidet sind [2].

Je nach der Lokalisation kommt es zu Schmerzen, Übelkeit, Erbrechen, Cholestase, Ikterus und Peritonitis. Die Therapie der Wahl ist die Resektion der Duplikatur [4] einschließlich des anliegenden Teiles des Duodenums mit Duodeno-Duodenostomie [5] oder eine Marsupialisation [4]. Die Operationserfolge sind meist gut. Bei frühzeitiger Diagnose kann eine Restitutio ad integrum erwartet werden.

Literatur

1 Basu R, Forhsall J, Rickham PP (1960) Duplications of the alimentary tract. Br J Surg 47:477–484
2 Bremer JL (1944) Diverticula and duplications of intestinal tract. Arch Pathol 38:132–140
3 Cocheton JJ, Poulet J, Bowry G, Mathéy JC (1974) Duplication duodénale, diaphragme duodénal on divercule interne du duodénum? Sem Hôp Paris 50:2929–2934
4 Edwards H (1929) Congenital diverticula of intestine with report of case exhibiting heterotropia. Br J Surg 17:7–21
5 Fonkalsrud EW, de Lorimier AA, Hays DM (1969) Congenital atresia and stenosis of the duodenum. Pediatrics 43:79–83
6 Gross RE, Holcomb GW, Farber S (1952) Duplications of the alimentary tract. Pediatrics 9:449–468
7 Niessen KE (1980) Pankreaserkrankungen im Kindesalter – einschließlich neuer diagnostischer Methoden. Monatsschr Kinderheilkd 128:301–306
8 Scharnetzky M, Schröter W (1980) Hereditäre Pankreatitis im Kleinkindesalter. Monatsschr Kinderheilkd 128:780–782

Prof. Dr. W. Schröter
Universitäts-Kinderklinik
Humboldtallee 38
D-3400 Göttingen

Rezidivierende Pankreatitis bei Verdacht auf Hemmungsmißbildung der Bauchspeicheldrüse

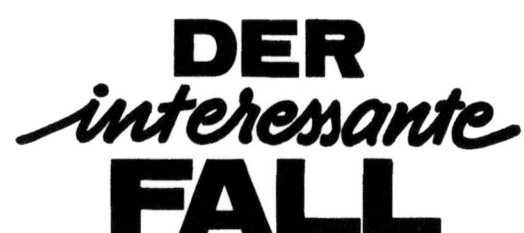

Redaktion: W. Schröter, Göttingen

Ch. Speer* und W. Schröter

Universitäts-Kinderklinik und Poliklinik Göttingen

Relapsing Pancreatitis Due to Malformation of the Pancreatic Duct

Summary. A case of relapsing pancreatitis in a now 10 years old boy with no history of previous illness or trauma is described. The first attack with typical clinical and laboratory findings was in 1978 and reoccurred two times. With the help of endoscopic retrograde choledocho-pancreatico-graphy a defect in the morphological development of the pancreas was found: the absence of a single main pancreatic duct.

Key words: Relapsing pancreatitis – Development of the pancreas – Malformation of the pancreas.

Zusammenfassung. Ein inzwischen 10 jähriger Patient erkrankte 1978 erstmals an einer von typischen klinischen und laborchemischen Veränderungen begleiteten Pankreatitis; es folgten zwei weitere Rezidive. Mit Hilfe der endoskopisch-retrograden Cholangiopankreatikographie wurde eine morphologische Fehlentwicklung des Pankreas festgestellt: Eine Hemmungsmißbildung des Pankreasgangsystems.

Schlüsselwörter: Rezidivierende Pankreatitis – Entwicklung des Pankreas – Mißbildung des Pankreas.

Als Ursache der im Kindesalter selten auftretenden rezidivierenden Pankreatitiden kommt den primären Mißbildungen der Bauchspeicheldrüse eine besondere klinische Bedeutung zu [1, 3]. In der folgenden Kasuistik wird von einem 10 jährigen Patienten mit einer inzwischen seit zwei Jahren bestehenden rezidivierenden Pankreatitis berichtet, bei dem nach ausgedehnter Diagnostik eine Hemmungsmißbildung des Pankreasgangsystems gefunden wurde.

Kasuistik

Der inzwischen 10 jährige Patient (M.H., geb. 7. 8. 1970, Kr.-Bl. Nr. 117819) hatte, von einer serösen Meningitis abgesehen, bis zum Ende seines 8. Lebensjahres keine ernsthafte Erkrankung. Er wurde im März 1978 nach heftigen, einen Tag anhaltenden abdominellen Schmerzen, die

---

* Vorgetragen auf der 29. Tagung der Nordwestdeutschen Gesellschaft für Kinderheilkunde, Göttingen, 30. 5. – 1. 6. 1980

von galligem Erbrechen begleitet waren, in eine chirurgische Abteilung eingeliefert und dort wegen eines akuten Abdomens laparotomiert. Dabei fiel eine ausgeprägte intraabdominelle Exsudatansammlung auf, eine Appendizitis lag nicht vor. Postoperativ konnte anhand deutlich erhöhter Urinamylaseaktivitäten (maximal 8 000 mU/ml) die Diagnose einer akuten Pankreatitis gestellt werden, die unter einer symptomatischen Therapie ausheilte.

10 Monate später wurde der Junge erneut mit einer wenige Stunden bestehenden abdominellen Symptomatik stationär aufgenommen. Klinisch imponierte lediglich ein stark druckempfindliches Abdomen mit einem Schmerzmaximum im Oberbauch. Die Amylaseaktivität in Serum und Urin war wieder deutlich erhöht, alle übrigen Laborbefunde waren bis auf eine Leukozytose von 13 000 Leukozyten/mm^3 mit dem Überwiegen der Segmentkernigen (70%) normal. Blutsenkungsgeschwindigkeit 12/35 mm n. W.

Knapp 1 Jahr später erkrankte der Patient an einem den beiden ersten Episoden klinisch und laborchemisch ähnlichen Rezidiv einer akuten Pankreatitis.

Diagnostik

Nach Ausschluß einer akuten Infektion, eines Hyperparathyreodismus und einer Hyperlipoproteinämie folgte die weitere Pankreasdiagnostik.

Im Ultraschall stellte sich, ebenso wie im Computerprogramm des Oberbauchs, eine unscharfe Kontur des Pankreas als Ausdruck einer kurz vorher abgelaufenen Entzündung dar. Die Cholezystographie zeigte eine kontraktionsfähige Gallenblase ohne Konkremente und einen unauffälligen Ductus choledochus. Auch die hypotone Duodenographie ergab keinen Hinweis auf eine abnorme Pankreaskontur oder -lage.

Die spezifische Pankreasfunktionsprüfung, der Sekretinpankreozymintest, offenbarte eine leichte exokrine Pankreasinsuffizienz. Sowohl die Bicarbonatkonzentration und -sekretion sowie die Lipasesekretion waren erniedrigt, Amylase- und Trypsinaktivitäten lagen im Normbereich (Tabelle 1). Das Ergebnis der endoskopisch-retrograden Cholangiopankreatikographie überraschte insofern, als sich lediglich im Kopfbereich des mutmaßlichen Pankreas ein schmales graziles Gangsystem mit Seitenästen darstellte, der Gang des Corpus und des Caudabereiches färbte sich nicht an (Abb. 1).

Tabelle 1. Sekretin-Pankreozymin-Test. Injektion von 1 E/kg Sekretin bzw. Cholecystokinin-Pankreozymin i.v.; nach jeweils 30 min Bestimmung der Bicarbonat-Sekretion und der Pankreasenzymaktivitäten im Pankreassekret

		Normalwerte		Patient M. H.
30 min nach Sekretin	Volumen (ml)	>	67	90
	HCO$_3$-Konzentr. (mMol/l)	>	70	62,5
	HCO$_3$-Menge (mMol abs.)	>	6,5	4,8
30 min nach Cholecystokinin-Pankreozymin	Amylase (U/30 min)	>	12000	14860
	Lipase (U/30 min)	>	65000	47340
	Trypsin (U/30 min)	>	30	35,7

Der interessante Fall

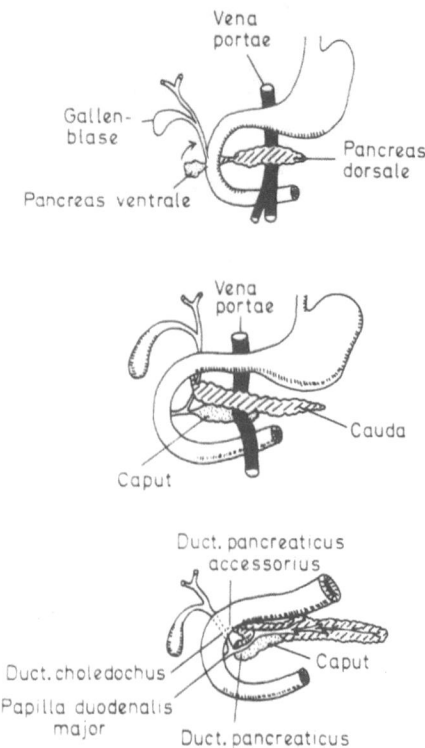

Abb. 1. Schematische Darstellung der Pankreasentwicklung, aus Starck [5]

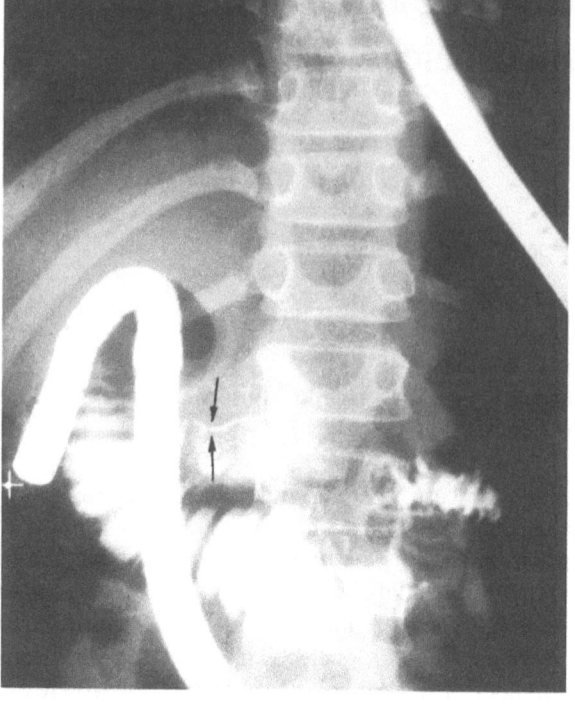

Abb. 2. (Pat. M.H.) Endoskopisch-retrograde Cholangiopankreaticographie. Nur im Kopfbereich des Pankreas stellt sich ein schmales graziles Gangsystem mit Seitenästen dar (siehe Pfeile)

Diskussion

Ausgehend von zwei entodermalen Ausstülpungen des Duodenums bildet sich eine dorsale und eine ventrale Pankreasanlage (Abb. 2). Aus dem dorsalen Anteil entstehen Schwanz, Körper und Teile des Kopfbereiches, aus dem ventralen der restliche Kopfteil. Beide Anlagen besitzen eigene Ausführungsgänge [5]. Nach einer Drehung des ventralen Anteils verschmelzen die beiden Gangsysteme miteinander und bilden so den Hauptabfluß für das Drüsensekret, den Ductus pancreaticus. Die selbständige Mündung des dorsalen Ganges obliteriert oder sie bleibt als akzessorischer Gang bestehen [4].

In dem hier mitgeteilten Fall konnte in zwei Versuchen nur die ursprünglich ventrale Pankreasanlage mit dem embryonalen Gangsystem dargestellt werden [2]; da somit die Drainage des größten pankreatischen Anteils über den akzessorischen Ductus erfolgt, wird vermutet, daß veränderte Abflußbedingungen als entscheidender pathogenetischer Faktor der rezidivierenden Pankreatitis anzusehen sind. Sollten weitere Rezidive auftreten, ist die chirurgi-sche Exploration vermutlich nicht zu umgehen. Auf Grund des Operationssitus müßte entschieden werden, ob die Abflußverhältnisse für das Pankreassekret verbessert werden können.

Literatur

1 Buntain L, Wood JB, Woolley MM (1978) Pancreatitis in childhood. J Ped Surg 13:143–149
2 Dawson W, Langman J (1961) An anatomical radiological study on the pancreatic duct pattern in man. Anat Rec 139:59–66
3 Grozinger KH, Wanke M (1976) Angeborene Fehlbildungen des Pankreas. In: Schwiegk H (Hrsg.) Handbuch der inneren Medizin. Springer, Berlin Heidelberg New York, S 921–924
4 Lebenthal E, Shwachman H (1977) The pancreas – development, adaptation and malfunction in infancy and childhood. Clin Gastroenterol 6:397–413
5 Starck D (1975) Embryologie, 3. erw Aufl. Thieme, Stuttgart

Prof. Dr. W. Schröter
Universitäts-Kinderklinik
Humboldtallee 38
D-3400 Göttingen

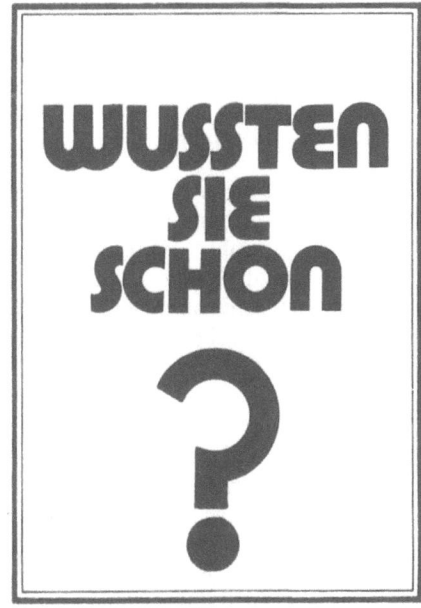

Neues aus Therapie und Prophylaxe
Redaktion: F. Bläker, Hamburg

Voraussetzungen und Ergebnisse der Östrogenbehandlung extrem großer Mädchen

R. P. Willig, D. Christiansen,
N. Kuhn, E. Schaefer und N. Stahnke
Universitäts-Kinderklinik Hamburg

Die kürzlich erschienene Arbeit zur Östrogentherapie hochwüchsiger Mädchen [3] veranlaßt uns, auch anhand eigener Daten die Zuverlässigkeit der unterschiedlichen Verfahren zur Beurteilung der Wachstumsprognose kritisch zu analysieren.

Die rechnerisch ermittelte voraussichtliche Erwachsenengröße (Wachstumsprognose) entscheidet über die Therapieindikation. Diese wichtige Vorhersage wird üblicherweise mit dem Knochenalter nach Greulich u. Pyle und dem Tabellenwerk von Bayley u. Pinneau ermittelt. Seit 1975 steht eine weitere Methode zur Verfügung: TW 2 (nach Tanner u. Whitehouse), die exakter sein soll [1, 4], aber zeitlich aufwendiger ist. Untersuchungen an normal großen Kindern zeigten keinen Nachteil der erstgenannten Methode. Wie sicher die Wachstumsprognosen aber bei großen Mädchen wirklich sind, wie groß die Irrtumswahrscheinlichkeit im Einzelfall und welche Art der Berechnung zu empfehlen ist, wurde bisher nur in kleinen Gruppen untersucht. Die dabei getroffenen Feststellungen werden durch eigene Untersuchungen an 92 *unbehandelten* konstitutionell hochwüchsigen Mädchen (Gruppe I) und 62 *behandelten* großen Mädchen (Grup-

pe II) gestützt. Die Wachstumsprognosen wurden jeweils mit der Endlänge nach Epiphysenschluß und Wachstumsabschluß verglichen.

Bewertung der Methoden zur Beurteilung der Wachstumsprognose

Gruppe I

Im Alter von $12,5 \pm 1,7$ (SD) Jahren hatten 92 unbehandelte Mädchen ein Knochenalter nach Greulich u. Pyle von $12,7 \pm 1,6$ Jahren, so daß sich bei der gemessenen Körpergröße von $168,6 \pm 11,0$ cm nach den Tabellen von Bayley u. Pinneau eine mittlere Wachstumsprognose von $178,8 \pm 4,7$ cm ergab.

Bei der Nachuntersuchung hatten alle Patientinnen das 16. Lebensjahr vollendet. Das Knochenalter nach Greulich und Pyle betrug 16 Jahre oder mehr. Die Patientinnen waren ausgewachsen. Die mittlere Erwachsenengröße betrug $179,5 \pm 4,1$ cm. Die Differenz zur Wachstumsprognose lag im Durchschnitt bei $+0,7$ cm, d. h. bei der Voraussage nach Greulich u. Pyle/Bayley u. Pinneau wurde die Endlänge um durchschnittlich 0,7 cm unterschätzt.

Bei Aufschlüsselung der Wachstumsprognosen in unterschiedlichen Altersstufen stellte sich jedoch heraus, daß der Fehler in der Vorhersage am größten bei 10 jährigen ($-3,0$ cm) und am kleinsten bei 13 jährigen Mädchen ($-0,3$ cm) ist. Bei 11- und 12 jährigen Mädchen wird die WP eher überschätzt ($+0,6$ bzw. $+0,7$ cm). Die Unter- und Überschätzungen waren im Einzelfall erheblich und betrugen einmal $-11,2$ cm.

Zum Vergleich wurden von den gleichen Patientinnen Wachstumsprognosen nach der Methode TW 2 ermittelt, einmal basierend auf dem chronologischen Alter zum anderen auf dem Knochenalter. Unter Berücksichtigung beider Bezugsgrößen wurden die zu erwartenden Endlängen mit $177,8 \pm 3,8$ cm unter Berücksichtigung des chronologischen Alters und $176,8 \pm 4,2$ cm unter Berücksichtigung des Knochenalters durchschnittlich um $-1,7$ cm bzw. um $-2,7$ cm unterschätzt. Alle Altersstufen waren etwa gleich betroffen, der größte individuelle Fehler lag bei $-9,5$ bzw. $-9,8$ cm. Durch die Berücksichtigung der durchschnittlichen Elterngröße oder des Zeitpunktes der Menarche ließ sich keine Verbesserung der Vorhersage erzielen.

Gruppe II

Bei 62 Jugendlichen, bei denen die Östrogentherapie bis zu einem Knochenalter von 16 Jahren abgeschlossen ist, lag das chronologische Alter zu Beginn der Therapie im Durchschnitt bei 12,8 Jahren. Gleichzeitig betrug das Knochenalter nach Greulich u. Pyle 12,5 Jahre und die

Körperlänge 175,8 cm. Nach Bayley u. Pinneau ergab sich eine Wachstumsprognose von 186,8 cm. Therapiert wurde cyclisch mit 0,5 mg/d Äthinyloestradiol vom 1.–25. Tag und Norethisteron (15 mg/d) vom 21.–25. Tag jeden Monats [4] über durchschnittlich 2¼ Jahre. Die bleibende Körpergröße lag ein halbes Jahr nach Therapieabschluß bei 179,9 cm, so daß sich zwischen WP und Endlänge eine Differenz von $6,9 \pm 2,9$ cm ergibt, die durch die Behandlung eingespart wurde.

Diskussion

Vergleicht man Aufwand und Treffsicherheit der Methoden zur Erstellung einer Wachstumsprognose nach Greulich-Pyle/Bayley-Pinneau mit der nach Tanner-Whitehouse 2, erscheint bei deutschen Mädchen die erste der zweiten überlegen: da jedoch ein differierender Knochenalterbefund nach Greulich u. Pyle auf die daraus zu berechnende Wachstumsprognose nach Bayley u. Pinneau stärkere Konsequenzen nach sich zieht als für die Methode TW 2, setzt die Wachstumsprognose nach Bayley u. Pinneau eine sichere Befundung des Knochenalters nach Greulich u. Pyle voraus. Dies kann nur durch einen erfahrenen Radiologen als Untersucher gewährleistet sein und sollte Spezialisten vorbehalten bleiben. Die daraus ermittelte Wachstumsprognose ist dann für klinische Zwecke ausreichend genau, auch wenn sie die Endlänge hochwüchsiger Patienten gering um durchschnittlich $0,7 \pm 2,9$ cm unterschätzt.

Nach der TW 2-Methode hingegen ist es auch einem bis dahin ungeübten Untersucher möglich, das Knochenalter selbständig zu befunden. So erlaubt diese Methode dem Pädiater, die Wachtsumsprognose ohne Hilfe erfahrener Radiologen zu erstellen, weil das Skelettalter nach der TW 2-Methode nicht so stark gewichtet wird wie nach der Berechnung nach den Tabellen von Bayley u. Pinneau.

Zur Beurteilung des Therapieerfolges muß berücksichtigt werden, daß in der Regel die Wachstumsprognose, die die Therapieeinleitung indiziert, um das 12. Lebensjahr erstellt wird. In dieser Altersstufe überschätzt man die zu erwartende Endlänge unter Anwendung der Tabellen von Bayley u. Pinneau um 0,6–0,7 cm.

Die durch die Behandlung rechnerisch eingesparten 6,9 cm reduzieren sich demnach um 0,7 cm, so daß die Mädchen effektiv durchschnittlich 6,2 cm kleiner bleiben als ohne Therapie. Die Anwendung unterschiedlicher Dosen, anderer Östrogen-Präparate, die kontinuierliche Östrogen-Therapie oder die Injektion von „natürlichen" Östrogenen [1] haben nicht zur Verbesserung des Behandlungserfolges beigetragen [2, 3], sondern waren teilweise schlechter [1].

Die Sicherheit der Wachstumsprognose läßt sich nicht an behandelten Kindern ablesen. Die an unbehandelten hochwüchsigen Mädchen erhobenen Befunde zeigen, daß die Berechnung der prospektiven Endlänge nach der Methode von Bayley u. Pinneau ausreichende Sicherheit bietet, sofern Erfahrung besteht in der Bestimmung des Knochenalters nach Greulich u. Pyle.

Nach Abwägen des schmalen Therapieerfolges mit allen beobachteten und theoretisch möglichen Nebenwirkungen [1–4] der Hormontherapie muß deren Indikation im Einzelfall unter Einbeziehung der psychischen Situation des Kindes immer wieder kritisch neu überdacht werden.

Literatur

1 Andersen H, Jacobsen BB, Kastrup KW, Krabbe S, Peitersen B, Petersen KE, Thamdrup E, Wichmann R (1980) Treatment of girls with excessive height prediction. Acta Paediatr Scand 69:293

2 Bierich JR (1979) Hochwuchs. Monatsschr Kinderheilkd 127:551

3 John G, Schellong G (1980) Östrogentherapie hochwüchsiger Mädchen. Monatsschr Kinderheilkd 128:545

4 Kuhn N, Blunck W, Stahnke N, Wiebel J, Willig RP (1977) Estrogen treatment in tall girls. Acta Paediatr Scand 66:161

Priv.-Doz. Dr. R. P. Willig
Universitäts-Kinderklinik
Martinistraße 52
D–2000 Hamburg 20

Bedeutung der Sonographie für die Pankreasdiagnostik im Kindesalter

M. Reither[1] und F. Schumacher[2]

[1] Röntgenabteilung Pädiatrie (Leiter: Prof. Dr. W. Schuster) und

[2] Röntgenabteilung Chirurgie (Leiter: Prof. Dr. S. Bayindir) im Zentrum für Radiologie der Justus-Liebig-Universität Gießen

Untersuchungsverfahren mit Ultraschall (Sonografie) haben in den letzten 10 Jahren vor allem über die Innere Medizin eine breite Anwendung auch in der Pädiatrie gefunden.

Die Gründe hierfür sind:

1. Die Sonografie ist risikolos, es werden keine ionisierenden Strahlen verwendet.

2. Die Ultraschalluntersuchung erlaubt eine maßstabsgetreue, zweidimensionale Abbildung von Organschnitten mit guter Differenzierungsmöglichkeit zwischen soliden und flüssigen Krankheitsprozessen.

3. Das Verfahren ist nicht auf die Gabe von Kontrastmittel angewiesen, es ist billig, wenig material- und personalaufwendig, beliebig oft wiederholbar und deswegen auch sehr gut geeignet für Verlaufskontrollen.

4. Die Sonografie kann direkt am Krankenbett bei Schwerkranken und traumatisierten Patienten eingesetzt werden. Die Darstellung der parenchymatösen Organe und großen Gefäße des Bauchraumes sowie des Retroperitoneums läßt sich rasch und im Zusammenhang durchführen.

In Anbetracht dieser Vorzüge gegenüber anderen Untersuchungsverfahren und der steigenden Anzahl polytraumatisierter Kinder nimmt die Sonografie als diagnostisches und kontrollierendes Untersuchungsverfahren bei der Beurteilung eines stumpfen Bauchtraumas einen hohen Rang ein: Da entzündliche Veränderungen und Tumoren des Pankreas im Kindesalter selten sind, ergibt sich für die Sonografie der Bauchspeicheldrüse fast ausschließlich die Frage nach einer posttraumatischen Pankreaspseudocyste, wobei man sich die hohe Sensibilität der Untersuchungsmethode bei der Differenzierung solider und flüssiger Prozesse zunutze macht.

Im Normalfall ist das Pankreas beim Oberbauchquerschnitt als kommaförmiges Organ mit homogen verteilten Binnenechos nachweisbar und wird nach ventral vom linken Leberlappen, nach links von der Milz, nach dorsal von den großen Bauchgefäßen Aorta und V. cava und nach rechts von der Pfortader und dem Duodenum begrenzt. Die Pulsation der großen Gefäße und die durch das Pankreas ziehende V. linealis dienen als Leitschienen.

Im Oberbauchlängsschnitt nimmt die Bauchspeicheldrüse eine rundlich-ovale Form ein (Abb. 1a). Im Falle einer Verletzung und Bildung einer Pseudocyste werden die Binnenechos ausgelöscht, es erscheint ein homogener, schwarzer Bezirk, der die Schallwellen wenig schwächt, so daß an der Hinterseite der Pseudocyste eine Echoverstärkung auftritt (Abb. 1b).

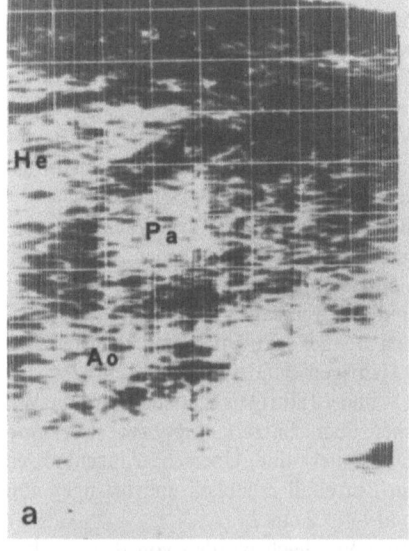

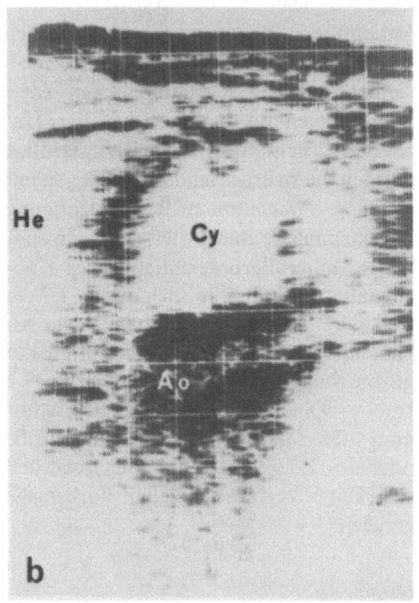

Abb. 1a und b. Darstellung eines intakten Pankreasorganes **a** und einer posttraumatischen Pankreaspseudocyste **b** im medianen Längsschnitt. Oberer Bildrand: Ventral; unterer Bildrand: Dorsal; linker Bildrand: Kranial; rechter Bildrand: Caudal. (*Pa* = Pankreas; *Cy* = Zyste; *He* = Leber)

Literatur

1 Kratochwil A, Rosenmayr F (1973/74) Möglichkeiten der Ultraschall-Diagnostik in der Pädiatrie. Pädiatr Prax 13:615–623

2 Lutz, H (1978) Ultraschall-Diagnostik (B-scan) in der Inneren Medizin. Springer, Berlin Heidelberg New York

3 Schulz RD et al (1978) Pancreatic pseudocyst in children: Echographic and angiographic demonstration. Ann Radiol 21:173–178

4 Schulz RD (1979) Ultraschalluntersuchung. In: Ebel K-D, Willich E (Hrsg) Die Röntgenuntersuchung im Kindesalter. Springer, Berlin Heidelberg New York, 2. Aufl

Dr. M. Reither
Röntgenabteilung Pädiatrie
Klinikum der Universität
Feulgenstraße 12
D-6300 Gießen

Professor Erich Huth
60 Jahre

Am 3. Februar 1980 feierte Erich Huth seinen 60. Geburtstag. Wenn ich ihm erst heute für seine Freunde und alle mit ihm verbundenen Kollegen sehr herzlich gratulieren kann, so hat dies seinen besonderen Grund. Erich Huth wollte in seiner uns allen vertrauten natürlichen Bescheidenheit eine Würdigung zu Beginn des neuen Dezenniums nicht zulassen.

In seiner Geburtsstadt in Gera/Thüringen verbrachte er seine Kindheit und machte 1938 in Dessau sein Abitur. Es folgten die für den Jahrgang 1920 so kennzeichnenden Abschnitte mit Arbeitsdienst, Wehrdienst, Krieg, mit Abkommandierung zum Studium, 1944 Staatsexamen in Leipzig und bei Kriegsende Marinearzt. Unter schwierigsten Umständen kam er im März 1946 nach Berlin an die zu großen Teilen zerstörte Univ.-Kinderklinik der Charité. Seinen ersten Lehrer, Professor Stölzner, bis zur Zwangsemeritierung 1936 Ordinarius in Königsberg, hatte man aus dem Ruhestand geholt, um die Leitung der Kinderklinik zu übernehmen. In ihm fand er einen gütigen und klugen Lehrer und diese Jahre an der Kinderklinik in der Trümmerstadt Berlin bezeichnet E. Huth als besonders schön.

Mit großem Fleiß und Eifer wandte er sich verschiedenen Arbeitsgebieten zu. Ein besonders interessantes Gebiet war zu jener Zeit die Coeliakie. Mit der sog. „Bessau-Nahrung", die kein Gluten enthielt, konnte er mit anderen 1948 über ausgezeichnete Heilungserfolge berichten; allerdings mit falschen Vorstellungen über ihre Pathogenese. Eingehend beschäftige er sich auch mit Problemen der Tuberkulose. In seinem ersten Buch „Die Tuberkulose im Kindesalter", 1956 im de Gryter-Verlag Berlin erschienen, fanden diese Arbeiten ihren Niederschlag.

Entscheidende Impulse erhielt er durch Prof. Karl Klinke, der als Nachfolger von Prof. Stölzner auf den Lehrstuhl der Kinderklinik der Charité berufen wurde. Wer Erich Huth aus seiner Berliner Zeit berichten hört, kann nachempfinden, wie prägend diese Jahre für ihn waren.

1951 folgte er Prof. Klinke, der inzwischen nach Düsseldorf berufen worden war. Hier hatte er die Möglichkeit, auf einem Gebiet zu arbeiten, das ihn schon ab 1948 gefesselt hatte, nämlich die Frage des „Antagonismus zwischen eitrigen Infektionen und malignen Erkrankungen". Spezielle Themen waren Leukämie und maligne Tumoren mit zahlreichen Tierversuchen. Auch die Habilitation 1954 erfolg-

te über dieses Gebiet. 1960/61 erhielt er ein Stipendium für einen Studienaufenthalt in Dallas, Texas.

Im April 1962 wurde Huth dann Chefarzt der Kinderklinik Mannheim, einer der größten Städt. Kinderkliniken in Deutschland, mit 380 damals stets vollbelegten Betten und 20 Assistenten. In unserer Freude über seine Wahl empfanden wir doch alle sein Ausscheiden aus unserem Kreis als einschneidend.

Er war in unserer Gemeinschaft mit recht unterschiedlichen Temperamenten und wissenschaftlichen Neigungen stets der ruhende und ausgleichende Pol und ein Kollege, dem man sich vorbehaltlos, auch mit persönlichen Problemen anvertrauen konnte. Das in dieser Zeit entstandene vertrauensvolle und freundschaftliche Verhältnis unter uns Kollegen hat sich bis heute fortgesetzt.

Ab 1964 begann die Umwandlung des Klinikums in eine II. Medizinische Fakultät der Universität Heidelberg. In dieser harten Zeit im Schatten der „Alma mater heidelbergensis", baute Erich Huth seine Klinik aus, so daß sie heute über alle erforderlichen Spezialabteilungen verfügt. Gerade ist er dabei, auch noch eine Abteilung für klinische Immunologie aufzubauen.

Die Gründung der „Deutschen Arbeitsgemeinschaft für Leukämie-Forschung und -Behandlung im Kindesalter" 1966 war mit sein Werk. Ebenso wie in Düsseldorf nahm er sich mit Hilfe des von ihm gegründeten Elternvereins der gesamten Versorgung körperbehinderter Kinder im Raum Mannheim an.

Erich Huth ist einer der inzwischen seltener gewordenen Hochschullehrer, die das breite Spektrum der Pädiatrie vertreten.

Seinem Wesen entspricht die Freude an der Gärtnerei. In seiner knappen Freizeit kann man ihn als Obstbauern und Rosenspezialisten auf seinem Landstück vor den Toren Mannheims bewundern.

Wir gratulieren ihm sehr herzlich mit vielen guten Wünschen für die kommenden Jahre.

E. G. Janssen (Kaiserslautern)

Professor Heinrich Rodeck
60 Jahre

Am 1. November 1980 feierte Prof. Dr. Heinrich Rodeck seinen 60. Geburtstag. Aus alter Gladbecker Familie stammend, durchlief er, noch unter glücklichem Stern trotz allem, den Lebensweg dieses Jahrgangs im damaligen Deutschen Reich: Abitur, Arbeits- und Wehrdienst, unterbro-

chen zeitweilig vom Medizinstudium, gefolgt von Staatsexamen und Promotion unter schwierigen Nachkriegsumständen. Schließlich konnte er an den Aufbau der beiden tragenden Säulen seiner Auffassung der Human-Medizin gehen: Wissenschaftliche medizinische Forschung und Umsetzen dieser Forschungsergebnisse bzw. auch dieser Denkweise und geistigen Haltung in die Klinik. Ab 1946 arbeitete er für 2 Jahre am Physiologischen Institut der Universität Münster unter Prof. E. Schütz, dann weitere 2 Jahre am Physiologisch-Chemischen Institut unter Prof. E. Lehnartz, insbesondere über Probleme der Analyse und des Stoffwechsels des Kaliums.

Mit dieser fundierten theoretischen Vorbildung trat H. Rodeck 1950 in die Kinderklinik der Medizinischen Akademie Düsseldorf ein. Auf Grund klinischer Beobachtungen wandte er sich zuerst unter Prof. F. Goebel, später unter Prof. K. Klinke dem Studium des Neurosekretorischen Systems zu, unterstützt durch Studienaufenthalte bei Prof. W. Bargmann in Kiel und bei Prof. H. Selye in Montreal. So trug seine Habilitationsarbeit (1956) den Titel: „Die Entwicklung des neurosekretorischen Systems im Zusammenhang mit der Regulation des Wasserhaushaltes bei Neugeborenen und Säuglingen." Seine Arbeiten auf diesem Gebiet wurden 1957 durch die Verleihung des Moro-Preises der Deutschen Gesellschaft für Kinderheilkunde besonders hervorgehoben und anerkannt.

Mich verbinden viele persönliche Erinnerungen an diese gemeinsame Düsseldorfer Zeit mit H. Rodeck, dem geborenen Wissenschaftler, der fleißig und unermüdlich tätig war trotz mangelhafter Laborbedingungen, dem eleganten Redner, der bei Vorträgen und Diskussionen auch eine scharfe Klinge fechten konnte.

Im Jahre 1960 übernahm H. Rodeck die Stelle des Ärztlichen Direktors der Vestischen Kinderklinik in Datteln bei Recklinghausen, mit damals 280 Betten eine der größten Kinderkliniken im Ruhrgebiet, die erst nach dem letzten Kriege aus kleinen Anfängen entstanden war. Hier hat er als Kinderarzt und vorzüglicher Organisator Großes geleistet und zwar auf dem Gebiet der unmittelbar helfenden praktischen Pädiatrie. Klare Entscheidungen in der Diagnostik und Therapie bei straffer Leitung der Klinik mit einem persönlich ausgebildeten Stamm von Mitarbeitern, das war der sofortige Eindruck beim Besuch der Rodeck'schen Klinik. Durch diese Situation bedingt, wandelten sich auch seine eigenen Arbeitsgebiete: Probleme der Risikokinder und ihrer Rehabilitation, Fragen der Krankenhausorganisation auch auf Landesebene, der Ausbildung und Weiterbildung von Ärzten und Kinderkrankenschwestern traten mehr in den Vordergrund. Auch war H. Rodeck Vorsitzender der Krankenhauskommission der Deutschen Gesellschaft für Kinderheilkunde als Zeichen seines Einsatzes für die Belange aller Kinderärzte.

Entsprechende Anfragen und Ehrungen als Mitglied wissenschaftlicher Gesellschaften blieben nicht aus. H. Rodeck blieb aber seiner ärztlichen Aufgabe an seiner von ihm aufgebauten Klinik und seinem Lebenskreis treu.

Einem Lebenskreis, mitgeprägt durch seine Frau Käthe, durch die Kinder, in seinem Haus eines Sammlers alter und schöner Dinge, aber auch neuer Kunst und Li-

teratur, durch seine Beschäftigung mit westfälischer und deutscher Geschichte. Wie dankbar bin ich, daß ich als Freund daran teilnehmen durfte.

So möchte ich mich den Glückwünschen seiner Schüler und Freunde an dieser Stelle anschließen und ihm zum 60. Geburtstag sehr herzlich gratulieren.

E. Huth (Mannheim)

Neue Bücher

Alagille, Daniel, and Michel Odievre: Liver and biliary tract disease in children. Transl. by Micheline Ste-Marie. New York; John Wiley & Sons; Paris: Flammarion 1979. XI, 364 S. mit Abb. u. Tab. geb. £ 23.–.
Professor Daniel Alagille ist einer der bekanntesten pädiatrischen Hepatologen. Es gibt wohl kaum einen Pädiater, der über eine so reiche Erfahrung auf dem Gebiet der Hepatologie des Kindesalters verfügt. Außerdem sind weitere 12 Mitarbeiter an der Erstellung des Werkes beteiligt, das außer der Weltliteratur der letzten Jahre vor allem die eigenen klinischen Erfahrungen und Untersuchungsergebnisse berücksichtigt. – Die Gliederung umfaßt 19 Kapitel, angefangen bei den Untersuchungsmethoden, ferner einige Abschnitte über spezielle Leberkrankheiten des Neugeborenen und Säuglings, akute und chronische Leberentzündungen des älteren Kindes, parasitäre Lebererkrankungen, Beteiligung der Leber bei angeborenen Stoffwechselkrankheiten, portale Hypertension, Lebertumoren, bis hin zur Diät bei Stoffwechselerkrankungen. Jedem Abschnitt ist sehr ausführlich die neuere Literatur angefügt. Da ein vergleichbares Werk im deutschsprachigen Raum fehlt, kann dieses Buch allen Ärzten, die sich mit der Diagnostik und Therapie von Leberkrankheiten bei Kindern zu befassen haben, ganz besonders warm empfohlen werden.   R. Grüttner (Hamburg)

Nierenbiopsie bei Kindern. Hrsg. von H. Olbing. Stellungnahme der Arbeitsgemeinschaft für pädiatrische Nephrologie. Berlin, Heidelberg, New York: Springer 1979. VII, 108 S., 35 Abb. u. 37 Tab. DM 26,80.
In der Einleitung zu der Broschüre über Nierenbiopsie bei Kindern wird der Stellenwert histologischer und immunhistologischer Untersuchungen von Nierengewebe in der Diagnostik vor allem glomerulärer Nierenerkrankungen betont und die Zielgruppe, zu deren Information das Buch gedacht ist, genannt. Das Buch soll eine Orientierungshilfe für pädiatrische Kollegen sein, die nicht in nephrologischen Zentren arbeiten und dementsprechend nicht über alle

Fortschritte und Möglichkeiten der nephrologischen Diagnostik informiert sind. Der Entschluß, eine Nierenbiopsie durchführen zu lassen, muß in jedem Einzelfall gefaßt und überprüft werden. Eine Indikation besteht – wenn klinische Zeichen oder Laborparameter auf eine Nierenerkrankung hinweisen, deren Art nur durch Gewebsuntersuchungen geklärt werden kann, – wenn zu erwarten ist, daß entscheidende prognostische Aussagen aufgrund des morphologischen Befundes getroffen werden können und – wenn von dem Ergebnis der histologischen und immunhistologischen Untersuchung des Nierenpunktates therapeutische Schritte abhängig sind. Die kritische Indikationsstellung beinhaltet weitere Überlegungen. Die eine Nierenbiopsie durchführenden Ärzte müssen in der Technik erfahren sein, da sonst das Risiko des Eingriffs seinen Informationswert übersteigen kann. Die Möglichkeiten einer umfassenden Diagnostik an dem gewonnenen Gewebe müssen gegeben und genutzt werden. Über die einfachen histologischen Untersuchungen hinaus kommen andere Techniken, wie elektronenmikroskopische Untersuchung und immunhistologische Untersuchung zum Einsatz. Zu all diesen Punkten findet man in der Broschüre „Nierenbiopsie bei Kindern", herausgegeben von H. Olbing, aufklärende Beiträge, die in sachlicher und umfassender Art über Grundsätzliches informieren. In einer abschließenden Stellungnahme wird der Indikationsbereich noch einmal kritisch durchleuchtet. Man wird bei der Lektüre feststellen, daß es neben Befundkonstellationen mit unstrittiger Indikation zur Nierenbiopsie Krankheitszustände gibt, bei denen sich einzelne zur Biopsie entscheiden würden, während andere sie ablehnen. In einem besteht jedoch Einigkeit: eingreifende therapeutische Verfahren, wie Cytostatikatherapie, Behandlung mit Antikoagulantien, sind nur gerechtfertigt, wenn über klinische und Laboratoriumsbefunde hinaus morphologische und immunhistologische Befunde vorliegen, die eine eindeutige Klassifizierung der Nierenerkrankung und eine sichere Aussage über die Prognose zulassen. Abschließend ist festzustellen, daß

der Zweck des Buches erreicht wird. Die einzelnen Beiträge sind praxisnah und ausgezeichnete Orientierungshilfen.   F. Bläker (Hamburg)

Bäumler, Ernst: Paul Ehrlich. Forscher für das Leben. Frankfurt: Societäts-Verlag 1979. 376 S., 48 S. Abbildungen, geb. DM 35,–.
Ernst Bäumler ist ein großer Wurf gelungen. Er hat bisher unbekannte Quellen in Europa und in den USA erschlossen: Die Gestalt des Forschers und des Menschen Paul Ehrlich steht nun endlich von allen Seiten sichtbar da. Eine Gestalt sui generis, kaum vergleichbar mit anderen Gelehrten seines Ranges. Eine Schlüsselfigur dieses „heroischen" halben Jahrhunderts, in dem die Schlachten gegen jene unsichtbaren Krankheitserreger geschlagen wurden, die weitaus gefährlicher waren und noch sind als sämtliche Großraubtiere, den Säbelzahntiger nicht ausgenommen.
Folgerichtig weitet sich Bäumlers Buch zu einer Synopsis, die so ziemlich alles umfaßt, was in dieser Zeit von Medizinern, Biologen, Bakteriologen, Chemikern getan, geschaffen – und oft auch gelitten worden ist.
Ein bedeutender und oft übersehener Aspekt ist dabei die Zusammenarbeit zwischen Forschung und Industrie, die eben in diesen Jahren begann. Unternehmer faßten Vertrauen zu Leuten, die mit Objekten operierten, die noch niemand mit bloßem Auge gesehen hatte und deren schiere Existenz von durchaus seriösen Leuten noch immer angezweifelt wurde!
In diesem Zusammenhang werden hier Männer vorgestellt, die bisher noch längst nicht ausreichend gewürdigt worden sind. Das Vorstandsmitglied der Farbwerke Hoechst zum Beispiel, August Laubenheimer, der ein Gespür dafür hatte, was kommen würde, und es unter heute absurd erscheinenden Schwierigkeiten erreichte, daß Hoechst gleich mit allen drei Großen zusammenarbeitete: mit Robert Koch, mit Emil von Behring, der sein Diphtherieserum erst später in seiner eigenen Marburger Fabrik herstellte, und vor allem eben mit Paul Ehrlich.

(Nach einer Pressenotiz)

Aus Gesellschaften und Berufsverband

Feststellung des Hirntodes

(Die Arbeitsgemeinschaft der Wissenschaftlichen Medizinischen Fachgesellschaften hat nachstehende Ausführungen formuliert)

Über das Eintreten des Hirntodes – Coma dépassé, brain death – unter künstlicher Beatmung bei noch erhaltenem Körperkreislauf liegen seit der Erstbeobachtung von Mollaret u. Mitarb. (1959) über 20 jährige Erfahrungen vor. Während aber die Todesfeststellung nach allgemeinem Kreislaufstillstand anhand der gültigen Todeszeichen allerorts und durch jeden Arzt erfolgen kann, ist die Feststellung des Hirntodes an besondere Voraussetzungen gebunden. International wurden mit Bezug auf die maßgeblichen Kriterien und die sonstigen Voraussetzungen zahlreiche Vorschläge zur klinischen Feststellung des Hirntodes ausgearbeitet (Walker 1977), um Irrtum und Mißbrauch der Diagnose auszuschließen. Unter Berücksichtigung dieser bisherigen Arbeiten, der mitgeteilten Erfahrungen und der zwischenzeitlichen weiteren Entwicklung wird hier das Ergebnis einer erneuten kritischen Überprüfung und Bewertung der für die Diagnose des Hirntodes maßgeblichen Kriterien als Entscheidungshilfe für die Feststellung des Hirntodes vorgelegt.

Der Hirntod ist der vollständige und irreversible Zusammenbruch der Gesamtfunktion des Gehirns bei noch vorhandener Kreislauffunktion. Er ist mit dem Tod des Menschen gleichzusetzen. Der Tod kann festgestellt werden, wenn das Vorliegen der nachfolgenden Kriterien des Hirntodes nachgewiesen ist, gestützt auf klinische Symptomatik, angemessene Beobachtungszeit und für den gegebenen Fall apparative Zusatzuntersuchungen.

1 Klinisch-neurologische Zeichen eines Ausfalls der Hirnfunktion sind:

1.1 Bewußtlosigkeit (cerebrales Coma)
1.2 Ausfall der Spontanatmung
1.3 Lichtstarre beider mydriatischen Pupillen
1.4 Fehlen des Cornealreflexes
1.5 Fehlen von Reaktionen auf Schmerzreiz, insbesondere im Trigeminusbereich.

2 Nach Vorliegen – wiederholter Feststellung – dieser klinisch-neurologischen Symptome sind als weitere Kriterien erforderlich:

2.1 Nachweis einer *hirnelektrischen Stille im EEG* bei kontinuierlicher Registrierung während mindestens 30 Minuten nach den technischen Richtlinien der Deutschen EEG-Gesellschaft
oder
2.2 Nachweis eines *zerebralen Zirkulationsstillstandes* z. B. bei diagnostisch durchgeführter beidseitiger Angiografie, bei einem Systemblutdruck von mindestens 80 mm Hg (systolisch)
oder
falls keine Untersuchung nach 2.1 oder 2.2 erfolgt ist:
2.3 Klinische Verlaufsbeobachtung der unter 1 genannten Faktoren
a) über wenigstens 12 Std nur bei eindeutig diagnostizierten schweren primären Hirnschädigungen mit akuter intrakranieller Drucksteigerung, *insbesondere schweren Hirn-Verletzungen, Hirnblutungen oder Hirninfarkt*

b) über wenigstens drei Tage bei sekundären Hirnschädigungen, wie nach Anoxie oder nach kardial bedingtem Kreislaufstillstand.

3 Besonderheiten:

Voraussetzung für die Gültigkeit der Kriterien zu 1, 2.1 und 2.3a) ist, daß medikamentöse Intoxikation, Unterkühlung, Kreislaufschock als mögliche Ursache oder wesentliche Mitursache des Ausfalles der Hirnfunktion im Untersuchungszeitraum mit einer jeden vernünftigen Zweifel ausschließenden Gewißheit fehlen.

Arbeitsgemeinschaft der Wissenschaftlichen Medizinischen Fachgesellschaften

Bericht über die Pädiatrie in der EWG: Griechenland

Definition

Pädiatrie ist die gesamte Medizin für Säuglinge, Kinder und – bis zu einem gewissen Grade – für Jugendliche. Das Interesse der Pädiatrie erstreckt sich aber auch schon auf die Zeit vor der Geburt (genetische Beratung, Fötusprobleme) und über die Pubertät hinaus, und zwar bei der Behandlung einiger Krankheiten, die sehr früh eingesetzt haben oder festgestellt wurden (Diabetes Homozygot. b-Thalassämie).
Die Pädiatrie umfaßt alles, was die Betreuung gesunder Kinder betrifft (Vorsorgepädiatrie) sowie die Behandlung kranker Kinder (klinische Pädiatrie) und die Betreuung der Kinder in ihrer Beziehung zur Gemeinschaft (Sozialpädiatrie).

Zulassung zur pädiatrischen Ausbildung

a) Besitz des medizinischen Grads, der an der medizinischen Fakultät nach einer sechsjährigen Ausbildung erworben wird. Es dürfte von Interesse sein, daß die Zulassungsprüfungen zu den medizinischen Schulen hohe Anforderungen stellen. Die Bewerber müssen in den staatlichen Prüfungen sehr gute Noten in einigen Fächern erreicht haben (Mathematik, Chemie, Physik). Die derzeitige Zulassungsquote liegt bei 12:1. Neue gesetzliche Regelungen sehen künftig ein zusätzliches siebentes Jahr „klinische Praxis" vor. Somit wird von den Pädiateranwärtern eine siebenjährige Ausbildung an der medizinischen Schule verlangt werden.
b) Zur Zeit gibt es keinerlei Auswahlverfahren („Sieben") bei der Zulassung zur pädiatrischen Ausbildung. Allerdings ist die Zahl der Ausbildungsplätze beschränkt, so daß die Kandidaten sehr lange Wartezeiten haben (bei den Pädiatern über zwei Jahre). Nach den künftigen Gesetzesänderungen soll es nach Abschluß des Studiums ein Zulassungsexamen zur pädiatrischen Ausbildung geben. Außerdem soll der Bedarf an Pädiatern jedes Jahr für das ganze Land ermittelt werden.

Ausbildungsprogramm

Dauer: Zur Zeit beträgt die Ausbildung 3 Jahre, davon 1 Jahr Ausbildung in innerer Medizin und die restlichen 2 Jahre in Pädiatrie.
Nach den künftigen Gesetzesänderungen soll die fachärztliche Ausbildung 4 Jahre dauern, und zwar ausschließlich in Pädiatrie. Das 1 Jahr

innere Medizin soll fallen gelassen werden. Nachstehend ein Schema über die Aufteilung der Ausbildungszeit:
a) 30 Monate allgemeine klinische Pädiatrie;
b) 4–6 Monate Ausbildung in einer Neugeborenenabteilung;
c) 6 Monate Ausbildung in der Ambulanz mit besonderem Akzent auf die Notfallpädiatrie;
d) 6 Monate Ausbildung in der Vorsorgepädiatrie und Gesundheitsberatung und -erziehung der Kinder und ihrer Familien (Sozialpädiatrie).

Ziel der fachärztlichen Ausbildung

Am Ende dieser Ausbildung soll der Pädiater in der Lage sein,
a) Diagnosen zu stellen (aufgrund der Krankengeschichte, klinischen Untersuchung und mit Hilfe der üblichen Methoden der Diagnose) und eine Therapie für alle bekannte Kinderkrankheiten zu verordnen;
b) schnell eine Diagnose zu stellen und bei Notfällen (Meningitis, Intussuszeption, Arzneimittel/Drogenvergiftung, traumatische Verletzung etc.) eine sofortige Behandlung einzuleiten;
c) Eltern und andere Personen in der Umgebung des Kindes korrekt, eigenverantwortlich und klar über die Art der Krankheit, die Bedeutung der angewendeten Therapie und die Aussichten zu informieren;
d) sich ständig in seinem Fachgebiet auf dem laufenden zu halten;
e) die Allgemeinheit über einige grundlegende Erkenntnisse der Pädiatrie zu informieren (z. B. über die fundamentale Bedeutung der Brusternährung, die Notwendigkeit von Impfungen, die Notwendigkeit, Fettleibigkeit bei Kindern zu verhüten etc.);
f) zunächst an Forschungsprogrammen mitzuarbeiten und später selbst Forschungsprogramme zu leiten.

Tätigkeit des Praktikanten

Zur Zeit ist das Programm der fachärztlichen Ausbildung nicht von Anfang an im einzelnen festgelegt, sondern nur die zum Abschluß geforderten Mindestbedingungen. Somit wird die Entscheidung über das Ausbildungsprogramm fast vollständig dem Ausbilder überlassen. Die komplette fachärztliche Ausbildung ist nur in den Universitätsabteilungen für Pädiatrie und in den Lehrkrankenhäusern möglich. Ein Teil der fachärztlichen Ausbildung (3 bis 12 Monate) kann auch in einigen pädiatrischen Kliniken (und mehreren Krankenhäusern des Landes) erfolgen, die vom Gesundheitsministerium anerkannt sind.
Es sollte allerdings hinzugefügt werden, daß die Qualität der Ausbildung in den einzelnen Kliniken sehr unterschiedlich ist.
Nachstehend folgt eine Zusammenstellung des Ausbildungsprogramms in einer gut geleiteten Universitätsabteilung.
Die Ausbildung ist eine praktische Ausbildung (am Krankenbett) und schließt Visiten in den einzelnen Abteilungen der Kinderstation ein (Neugeborene, Säuglinge, Infektionskrankheiten, etc.).
Der Praktikant ist für 6–8 Patienten voll „verantwortlich", d. h. er versorgt den Patienten, überwacht systematisch den Krankheitsverlauf

(Monitor), erhält alle Untersuchungsberichte und verordnet die Therapie während des gesamten Krankenhausaufenthaltes bis zur Entlassung des Patienten. Selbstverständlich steht der Praktikant unter der Aufsicht eines erfahrenen Kinderfacharztes.

Tägliches Arbeitsprogramm des Praktikanten

Täglich: a) 2$^{1}/_{2}$ Std klinische Untersuchung der Patienten;
b) 1 Std laufende Karteiführung und Ausarbeitung von Berichten über die Kinder, die entlassen werden;
c) 1$^{1}/_{2}$ Std Besprechungen mit dem stellvertr. Professor oder dem Leiter der Abteilung.
Wöchentlich: a) 3 Std Teilnahme an Besprechungen, in denen interessante Fälle vorgeführt werden oder an Diskussionen über klinische und anatomisch-pathologische Fälle;
b) 1 Std Teilnahme an Informationsgesprächen über Fachliteratur („journal club").
Alle 14 Tage: 1–2 Std Teilnahme an Zusammenkünften, in denen die Todesfälle besprochen werden.

Weitere Aktivitäten des Praktikanten

Der Praktikant
a) referiert über Krankheitsfälle in der Mitarbeiterversammlung und beteiligt sich an der Diskussion und Analyse dieser Fälle;
b) nimmt an regelmäßigen Sitzungen teil, in denen die Praktikanten abwechselnd unter der Leitung eines erfahrenen Mitarbeiters über Krankheitsfälle referieren und diese analysieren sollen;

c) wird angehalten, die neuesten Fachzeitschriften zu lesen und sich auf dem laufenden zu halten, um in der Lage zu sein, besondere Probleme nachzulesen und darüber in dem Literaturklub („journal club") der Klinik zu diskutieren.

Ausbildungsstufen

Zur Zeit kann der Praktikant nach den ersten 10–14 Monaten der Facharztausbildung, je nach Qualifikation und Examen, mit den Aufgaben eines „Internen" betraut werden (aber stets unter der Aufsicht eines Kinderfacharztes).

Lehrtätigkeit

Am Ende der Facharztausbildung wird der Kandidat mit der Unterweisung von Studenten und jüngeren Kollegen betraut. Die Lehrtätigkeit soll sich auf die klinische Grundausbildung erstrecken (Semiologie, Differentialdiagnose) sowohl während der Visiten als auch (sofern möglich) in der Ambulanz.

Bewertungsmethoden

a) Nach einer Ausbildungszeit von 10–14 Monaten als „Externer" erfolgt das Examen zum „Internen" (resident).
b) Abschlußexamen.
Am Ende der Ausbildungszeit ist ein Abschlußexamen vorgeschrieben. Dieses Examen (gewöhnlich mündlich und selten am Krankenbett) erfolgt vor einem Sonderausschuß (zwei Professoren für Pädiatrie, ein Leiter einer nicht der Universität angeschlossenen pädiatrischen Klinik und ein Vertreter des Gesundheitsmini-

steriums). Die Durchfallquote übersteigt selten 15%. Die Prüfung kann nach 3 Monaten wiederholt werden. Nach dreimaligem Nichtbestehen kann die Prüfung nicht ein viertes Mal wiederholt werden.
Nach den künftigen Gesetzesänderungen soll diese Prüfung aus drei Teilen bestehen:
1. mündliche Prüfung;
2. klinische Prüfung (am Krankenbett);
3. Beantwortung einer vielfältigen Auswahl von Fragen. Die Meinung des Tutors des Praktikanten (oder der Tutoren) soll maßgeblich berücksichtigt werden.

Anerkennung von Ausbildungszentren und Ausbildern

Zur Zeit erfolgt die Zulassung der verschiedenen Krankenhäuser und Anstalten zur kompletten oder teilweisen fachärztlichen Ausbildung durch einen Ausschuß des Gesundheitsministeriums.
Nach der künftigen gesetzlichen Regelung soll es einen Sonderausschuß geben, der sich mit allen die fachärztliche Ausbildung betreffenden Angelegenheiten befassen soll (Bedarf an Pädiatern in Griechenland, detailliertes Ausbildungsprogramm, Zulassung der Krankenhäuser und Anstalten zur Erteilung der gesamten oder teilweisen Ausbildung).
Dieser Ausschuß soll bestehen aus Vertretern der medizinischen Schulen der Universitäten, Vertretern des panhellenistischen Ärzteverbandes und hochgestellten Persönlichkeiten, die auf dem Gebiet der medizinischen Ausbildung tätig sind.
H. Olbing (Essen)

Tagesgeschichte, Personalia

Professor Dr. H.-J. *Rind*, Chefarzt der Kinderklinik der Städtischen Kliniken in Fulda, beging am 10. November 1980 seinen 60. Geburtstag. Nach Studium in Jena, Breslau und Leipzig war er zunächst in der Kinderklinik Görlitz tätig. Seit 1953 arbeitete er in der Kinderklinik der Charité in Berlin unter F. H. Dost und befaßte sich vor allem mit phasenkontrastmikroskopischen Studien. 1958 erschien der weithin beachtete Atlas der Phasenkontrasthämatologie. 1960 ging er zusammen mit Dost nach Gießen, habilitierte sich 1963 über angewandte Phasenkontrasthämatologie und wurde 1969 zum apl. Professor ernannt. 1965 übernahm er die Leitung der Kinderklinik in Fulda und konnte 1976 den Neubau der Klinik beziehen. Die große Zahl seiner wissenschaftlichen Publikationen und Filme betreffen viele pädiatrische Gebiete, vor allem aber die Hämatologie und angewandte Pharmakokinetik. Sein umfassendes klinisches Wissen, seine Bemühungen um Nachwuchskräfte wie auch sein wissenschaftliches Werk geben Zeugnis von einem engagierten Pädiater, dem die Deutsche Kinderheilkunde viel verdankt. Seine Freunde und Mitarbeiter wünschen ihm ein langes Fortbestehen seiner lebensfrohen Schaffenskraft.

Prof. em. Dr. Dr. h.c. H. *Asperger* (Wien) ist am 21. Oktober 1980, kurz vor Vollendung des 75. Lebensjahres plötzlich und unerwartet verstorben. Mit ihm hat die Pädiatrie unserer Zeit eine der bedeutenden, gestaltenden Persönlichkeiten verloren. Ein ausführlicher Nachruf folgt.

Prof. em. Dr. Dr. G. O. *Harnapp*, langjähriger Direktor der Kinderklinik der Medizinischen Akademie „Carl Gustav Carus" Dresden, ist am 10. September 1980 im 78. Lebensjahr in Leipzig verstorben. Ein ausführlicher Nachruf folgt.

Prof. em. Dr. K. H. *Schäfer* (Hamburg) wurde vom International College of Pediatrics zum Ehrenmitglied gewählt.

Prof. Dr. H. *Ewerbeck* (Köln) ist zum korrespondierenden Mitglied der Belgischen Gesellschaft für Pädiatrie und zum Ehrenmitglied der Gesellschaft für Pädiatrische Radiologie e. V. ernannt worden.

Prof. Dr. E. *Rossi* (Bern) wurde von der Asociacion Espanola de Pediatria zum Ehrenmitglied ernannt.

Dr. W.-M. *Pieper* (Mainz) erhielt die Venia legendi für Kinderchirurgie.

Der mit DM 5 000,– dotierte, von der Kongreßgesellschaft für ärztliche Fortbildung e. V., Berlin, gestiftete *Curt-Adam-Preis* ist für das Jahr 1981 für die beste Arbeit zu dem Thema Medikamentöse Therapie der koronaren Herzkrankheiten ausgeschrieben worden. Arbeiten, die der Fortbildung der Ärzte dienen und die bis zum Abgabetermin fertiggestellt oder veröffentlicht werden, können bis zum 31. Januar 1981 zur Bewerbung um den Preis in dreifacher Ausfertigung als Sonderdruck oder Manuskript einge-

reicht werden an: Kongreßgesellschaft für ärztliche Fortbildung e. V., Klingsortstraße 21, D-1000 Berlin 41.

Der Zentralverband schweizerischer Milchproduzenten hat für 1981 und für 1982 den von ihm gestifteten *Internationalen Preis für moderne Ernährung* ausgeschrieben. Der Preis beträgt SFr 15 000.–. Thema 1981: Der Einfluß von Nahrungsmittelwahl und -zubereitung auf die Qualität der Nahrung (Eingangsfrist: 15. 2. 1981); Thema 1982: Die Ernährung des Frühgeborenen (Eingangsfrist: 15. 2. 1982). Auskunft erteilt: Prof. Dr. H. Aebi, Medizinisch-chemisches Institut der Universität, CH-3000 Bern 9.

Die Hanse-Merkur-Krankenversicherungs AG hat einen *Hanse-Merkur-Kinderschutzpreis* gestiftet, der erstmalig 1980 vergeben werden soll. Ziel der Stiftung ist es, Verbesserungen auf dem Gebiet Kind und Gesundheit in der Bundesrepublik Deutschland zu fördern sowie den Preisträger finanziell zu unterstützen und zu ehren. Auskunft erteilt: Hanse-Merkur-Versicherungsgruppe, Kinderschutzpreis, Neue Rabenstraße 3–12, D-2000 Hamburg 36.

Der *Michael-Preis* für Epilepsieforschung wird von 1980 an alle 2 Jahre verliehen. Die Dotierung wird auf DM 20 000,– angehoben. Nächster Einreichungstermin: 31. Dezember 1981. Auskunft erteilt: Dr. H. Bühler, Vorstand der Stiftung Michael, Karthäuserstraße 10, D-5300 Bonn 1.

17.1. – Tübingen: Workshop on Growth Hormone Deficiency. Auskunft: Dr. M. Ranke, Universitäts-Kinderklinik, Rümelinstraße 23, D-7400 Tübingen.

15.–18. 2. – Wien: Leukemia Marker Conference. Auskunft: W. Knapp, Wiener Medizinische Akademie, Alser Straße 4, A-1090 Wien.

23.–27. 2. – Aspen, Colorado: Ausbildungskurs für Ärzte in pädiatrischer Hämatologie, Onkologie, Immunologie. Ausbildungsziele: Information über Diagnose und Behandlung hämatologischer Krankheiten sowie Defekte der körpereigenen Abwehr bei Säuglingen und Kindern. Auskunft: Office of Postgraduate, Medical Education, University of Colorado, School of Medicine, Campus Box C 295, 4200 East Ninth Avenue, Denver, Colorado 80262, USA.

26.2.–1.3. – Miami Beach/Florida: VIII. Pediatric Dermatology Seminar. Auskunft: Guinter Kahn, M.D. 16800 N.W., 2nd Ave., Miami, Florida 33169, USA.

16.–18.3. – Innsbruck: Internationales pädiatrisches Symposium anläßlich des 60. Geburtstages von Prof. Dr. H. Berger. Thema: Die Gefährdung des Kindes heute. Auskunft: Dr. H. Frisch, Universitäts-Kinderklinik, Anichstraße 35, A-6020 Innsbruck.

20.–21.3. – München: 1. Europäisches Symposium für Gynäkologie des Kindes- und Jugendalters. Themen: Intrauterine Entwicklung der weiblichen Geschlechtsorgane; Störungen der Geschlechtsdifferenzierung und ihre Behandlung; Blutungsstörungen; Kindheit und Adoleszenz. Auskunft: Prof. Dr. K. Richter, Universität München, Marchioninistraße 15, D-8000 München 70.

25.–28.3. – Tübingen: 2. Tübinger Symposium über rechnergestützte Intensivpflege. Auskunft: Dr. R. Frey, Abteilung für pädiatrische Kardiologie, Universitätskinderklinik, Rümelinstraße 21, D-7400 Tübingen.

27.–28.3. – Brüssel: 10. Kongreß der Belgischen Gesellschaft für Kinderchirurgie (BELAPS). Themen: Enterale und parenterale postoperative Ernährung, dringliche Chirurgie in der Neugeborenenzeit; Nephrologie. Auskunft: Prof. Dr. J. B. Otte, Cliniques Saint-Luc, Avenue Hippocrate 10, B-1200 Bruxelles.

7.–10. 5. – Bad Lippspringe/Westf.: 15. Tagung der Deutschen Gesellschaft für Allergie- und Immunitätsforschung. Hauptthemen: Immunpharmakologie allergischer Reaktionen; Allergische und pseudoallergische Reaktionen durch Hilfs- und Zusatzstoffe in Nahrungs- und Arzneimitteln sowie Kosmetika. Auskunft: Dr. M. Debelić, Cecilienallee 6–8, D-4792 Bad Lippspringe

8.–9. 5. – Graz: 7. Symposium über pädiatrische Intensivmedizin. Themen: Probleme der Langzeitbeatmung; bakterielle Infektionen; Längsschnittuntersuchungen nach Intensivbehandlung. Auskunft: Univ.-Doz. Dr. W. D. Müller, c/o Sekretariat R. Hammer, Universitäts-Kinderklinik, Auenbruggerplatz, A-8036 Graz.

18.–21.5. – Hradec Králové/CSSR: Symposium über Muttermilch: Sammelmethoden, Qualitätskontrollen, Konservierung, Lagerung. Auskunft: Tkáňoá ústředna, Fakultni nemocnice, 500 36 Hradec Králové ČSSR.

25.–26.5. – München: Tagung der Deutschen Vereinigung zur Bekämpfung der Viruskrankheiten in Verbindung mit dem Deutschen Grünen Kreuz. Thema: Der pränatale und perinatale Virusinfekt. Auskunft: Prof. Dr. H. Spiess, Kinderpoliklinik der Universität, Pettenkoferstraße 8a, D-8000 München 2.

9.–13.6. – Berlin: 30. Deutscher Kongreß für ärztliche Fortbildung in Verbindung mit dem 12. Fortbildungskongreß für Krankenschwestern und Krankenpfleger. Auskunft: Kongreßgesellschaft für ärztliche Fortbildung e.V., Klingsortstraße 21, D-1000 Berlin 41.

30.6.–2.7. – Toulouse: XXVI. Congrés de l'Association des Pédiatres de Langue Française. Auskunft: Secrétariat XXVIè de l'Associazion des Pédatres de Langue Française, Service de Médecine Infantile B, C.H.U. Pupran, F-31059 Toulouse Cedex.

23.–27. 8. – München: 10. Kongreß der International Society for Experimental Hematology. Auskunft: Kongreßsekretariat, Institut für Hämatologie, Landwehrstraße 61, D-8000 München 2.

18.–30.9. – Zadar: 2. Jugoslawisches Symposium der Gesellschaft Jugoslawischer Ophthalmologen und der Ophthalmologischen Sektion der Medizinischen Gesellschaft Kroatiens. Thema: Ambliopie und Strabismus. Auskunft: Prim. Dr. Bogomir Smekinić, Medicinski centar, I.G. Kovàcića 1, 57000 Zadar, Jugoslawien.

20.–23. 9. – Düsseldorf: 77. Tagung der Deutschen Gesellschaft für Kinderheilkunde. Thema: Was ist begründet, was ist gesichert in der pädiatrischen Therapie? Die Tagung findet gemeinsam mit der Deutschen Gesellschaft für Sozialpädiatrie („Schutzimpfungen") mit der Deutschen Gesellschaft für Pädiatrische Cardiologie („angeborene Herzfehler") und der Deutschen Gesellschaft für Kinderchirurgie („optimaler Zeitpunkt kinderchirurgischer Eingriffe" und „Intersexualität – Diagnostik und Therapie") statt. Zwanzig für Praxis und Klinik bedeutsame therapeutische Themen sollen an drei Tagen abgehandelt werden. Außerdem Podiumsdiskussionen, aktuelle Kurzvorträge und wissenschaftliche Ausstellung. Gleichzeitig findet eine Tagung für Kinderschwestern statt. Auskunft: Prof. Dr. von Harnack, Universitäts-Kinderklinik, Moorenstraße 5, D-4000 Düsseldorf.

22.–23.9. – Bern: 10. Tagung der European Working Group for Cystic Fibrosis (EWGCF). Auskunft: Dr. R. Kraemer, Universitäts-Kinderklinik, Inselspital, CH-3010 Bern.

24.–26.9. – Bern: Tagung der European Paediatric Research Societies. Beteiligt sind: European Society for Paediatric Research (ESPR); European Society for Paediatric Gastroenterology and Nutrition (ASPGN); European Society for Paediatric Hematology and Immunology (ESPHI); European Paediatric Respiratory Society (EPRS). Auskunft: Prof. N. Herschkowitz, Universitäts-Kinderklinik, Inselspital, CH-3010 Bern.

24.–30.7. – Dublin (U.K.): 10. Internationaler Kongreß der International Association for Child and Adolescent Psychiatry and Allied Proffessions. Auskunft: Lionel Hersov. M. D., The Maudsley Hospital, Denmark Hill, London SE5 8AZ, United Kingdom.

6.–10.12. – Wien: 14th International Meeting Organisation Gestosis. Auskunft: Mondial Congress, Börsendorferstraße 4, A-1010 Vienna.

Sachregister

Für den Textteil verantwortlich: Prof. Dr. H. Ewerbeck, Kinderkrankenhaus der Stadt Köln, Amsterdamer Straße 59, D-5000 Köln 60, und Prof. Dr. K. H. Schäfer, Universitäts-Kinderklinik und Poliklinik, Martinistraße 52, D-2000 Hamburg 20 – Für den Anzeigenteil: L. Siegel, W. Pehla, Kurfürstendamm 237, D-1000 Berlin 15, Fernsprecher (030) 8821031, Telex: 01-85411. Springer-Verlag Berlin, Heidelberg, New York. Druck: Brühlsche Universitätsdruckerei, Gießen. Printed in Germany. © by Springer-Verlag Berlin, Heidelberg 1980.

Das Heft enthält je eine Beilage der Firmen Behringwerke AG., Frankfurt/M. und Synthera Dr. Friedrichs & Co. KG, Remscheid.